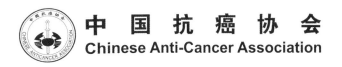

中国抗癌协会
Chinese Anti-Cancer Association

肿瘤护理学

The Nursing on Cancer

主　编　强万敏　姜永亲

主　审　王　平

U0276536

天津出版传媒集团

天津科技翻译出版有限公司

图书在版编目（CIP）数据

肿瘤护理学/强万敏，姜永亲主编．—天津：天津科技翻译
出版有限公司，2016.7
ISBN 978-7-5433-3512-7

Ⅰ．①肿…　Ⅱ．①强…　②姜…　Ⅲ．①肿瘤学－护理学
Ⅳ．①R473.73

中国版本图书馆CIP数据核字（2015）第130831号

出　　　版：天津科技翻译出版有限公司
出 版 人：刘　庆
地　　　址：天津市南开区白堤路244号
邮政编码：300192
电　　　话：（022）87894896
传　　　真：（022）87895650
网　　　址：www.tsttpc.com
印　　　刷：山东鸿君杰文化发展有限公司
发　　　行：全国新华书店
版本记录：889×1194　16开本　51.5印张　2000千字
　　　　　　2016年7月第1版　2016年7月第1次印刷
　　　　　　定价：240.00元

（如发现印装问题，可与出版社调换）

编委会名单

名誉主编　陈荣秀　高　明

主　　编　强万敏　姜永亲

主　　审　王　平

常务编委　王　琦　董凤齐　冯莉霞　沙永生　王会英
　　　　　岳　林　阎　玲　李　峥　王　悦

其他编委（按姓氏汉语拼音排序）

序　一

众所周知，恶性肿瘤在我国乃至全世界范围内日益呈现高发趋势，已成为威胁人类健康最大的杀手。医学界始终不辍于攻克肿瘤的研究，取得了突破性的进展，实现了观念与科技上的进步，治疗肿瘤的方法也更加多样而且实效，肿瘤患者的生存质量均有显著的提高。"三分治，七分养"，护理功不可没，护理人员在肿瘤的防治中发挥着巨大的作用，做出了突出贡献。肿瘤护理已彰显出独特的专业性和实践性，专科护理特色显著。

继1999年张惠兰教授、陈荣秀主任主编中国第一部《肿瘤护理学》之后，时隔15年，新一部《肿瘤护理学》已编撰成书。我为肿瘤护理人员在理论汇总、科技创新及萃取提炼等能力的提升而深感欣慰。

仔细阅读这本书，感觉架构清晰，内容翔实，几乎涵盖了当今国内外肿瘤护理领域最新的理论、知识和技术，循证与临床经验有效结合，内容直接反映了肿瘤护理的学术研究进展。该书循证严谨、理论充实、知识全面，具有很强的专业实用性，为读者打开了学习肿瘤护理专业知识的快捷之门。

癌症不仅给患者造成生理上的巨大伤害，同时在心理上、精神上也给患者带来严重的创伤。用护理知识与技能为患者解除身心痛苦，提供高质量的专业化护理服务，满足患者的需求，是肿瘤护士的职责。一切的著述来源于实践，《肿瘤护理学》亦如此，它是广大肿瘤护理人员长期实践的产物。我相信这部书的出版，将为中国肿瘤护理的发展提供丰富的信息，为肿瘤护理实践完善理论，为实施科学性的护理方法提供依据，为专科护理的发展注入动力。

我希望《肿瘤护理学》将成为肿瘤护士的良师益友、临床实践的参考用书。更期待肿瘤护理人员在专科领域中不断探索、创新和发展，使该书内容不断充实、日臻完善。

中国工程院院士
中国抗癌协会理事长

郝希山

序 二

近年来肿瘤医学迅猛发展，对肿瘤护理专业提出了更高的要求，需要广大护理人员不断更新观念，汲取全新知识的营养来丰富和武装自己的头脑，以科学的护理理念、专业的服务技能、细腻的人文关怀为患者提供最佳的护理服务。《肿瘤护理学》全面介绍了当前肿瘤护理的新理念、知识、技术与实践经验，展现了国内外肿瘤护理的新进展，为肿瘤护士提供了一部具有较强专业性、可操作性和拓展性的教科书和参考书，以传递给全国的肿瘤护士。该书中每一章节的论述都贯穿着人文关怀的元素，体现着肿瘤护理的精髓，指导意义深远。

学科的发展需要继承与发扬，需要我们努力地研究与探索，需要我们旁征博引、博采众长，从中提炼自己的专业特色。这部著述蕴含着多年的积淀和传承，承载着创新发展的足迹，是大家潜心完成的结果，是集体智慧的结晶，更是广大护理人员厚积薄发的专业著作。

《肿瘤护理学》作为传播肿瘤防治知识及护理知识的载体，对于健康理念的传播将起到不可估量的作用，我衷心期待中国肿瘤护理界好书层出不穷，能为民众健康理念的传播和疾病的预防做出应有的贡献！

天津医科大学护理学院院长
中华护理学会理事
天津市护理学会副理事长

前　言

近年来，随着医学科学的迅猛发展和医学护理模式的转变，肿瘤护理专业正在逐渐向专科化、系统化、精细化方向发展，而成为一门专业性较强的护理学科，肿瘤护理的职能和实践范围也随之同步不断地扩展和延伸。

恶性肿瘤已经成为当今威胁人类健康的第一杀手，是中国乃至全球面临的最大的公共卫生问题，严重影响人类的身心健康。肿瘤患者一旦确诊将面临治疗周期长、疾病复发及转归等问题，肿瘤科护士不仅在疾病治疗、并发症预防及减轻放、化疗毒副反应等过程中起着重要的作用，而且在关注肿瘤患者的心理健康，缓解疾病症状，满足患者日益增长的健康需求等方面成为重要角色，并最大限度地提高肿瘤患者的生活质量。

肿瘤护理是一门专业性和实践性较强的护理专业，肿瘤科护士需要全面、系统地掌握本学科内的专业知识及技能，了解国内外肿瘤护理发展的前沿动态，将肿瘤护理的最新理论知识及临床护理实践相结合，聚焦姑息护理、临终关怀、心理护理、延续护理、健康教育、人文关怀、营养支持、多学科合作、肿瘤疾病的治疗、预防及康复护理等，为患者提供优质的照护。根据目前肿瘤护理专业发展的现状及肿瘤科护士的实际需要，我们受中国抗癌协会的委托，邀请了国内外享有威望的知名医学、护理学专家，同时组织了具有丰富临床实践经验及专科理论知识的专业人员及研究生护士，集国内外肿瘤护理的前沿进展、实践经验和临床研究于一体，共同完成了中国抗癌协会系列丛书之《肿瘤护理学》的编写工作。

本书涵盖五篇二十九章，内容涉及肿瘤预防与诊断、肿瘤治疗的护理、症状护理及多维度护理、各病种护理等。本书在编写过程中汲取了国内外诸多专业人员丰富的临床实践经验，参阅了众多肿瘤护理专业书籍，检索了大量国内外文献资料，循证依据性强，内容丰富，突出了肿瘤护理专业特色，融入了肿瘤护理最新的理念，运用了肿瘤护理现有理论及研究结果作为循证依据，具有丰富的护理内涵。此外，该书涉及肿瘤专科知识全面，理论翔实，内容丰富，具有很强的实用性及参考价值，亦可作为院校培训及教学专业用书。

本书是继张惠兰教授、陈荣秀主任1999年主编《肿瘤护理学》一书之后，为广大肿瘤护理工作者提供的又一综合性肿瘤护理专业参考书籍。

本书编者特聘天津医科大学肿瘤医院院长王平教授担任主审，特别邀请天津市护理质控中心主任、肿瘤护理学专家、第43届国际南丁格尔奖获得者陈荣秀主任及天津医科大学肿瘤医院副院长高明教授担任名誉主编。本书在编写、出版、发行过程中得到了中国抗癌协会、天津医科大学肿瘤医院的各位领导及天津科技翻译出版有限公司的大力支持；另外，本书还特别邀请美国肿瘤护理学会（Oncology Nursing Society，ONS）首席执政官 Brenda Nevidjon教授和香港中文大学苏帼慧教授共同完成部分内容的编撰，值此，谨表示衷心的感谢和崇高的敬意！在书稿编审整理过程中，天津医科大学肿瘤医院马婷婷、焦杰、武佩佩、任海玲等研究生护士及参编科室中多位骨干护士都为编写工作付出了辛勤的劳动，在此一并表示感谢。

由于时间仓促加之编审水平所限，难免存在一些不足和疏漏之处，真诚希望各位同仁及广大读者给予批评和指正。

谨将此书呈现给社会各界及广大肿瘤专业的护理同仁。

强万敏　姜永亲

目　录

第一篇　绪　论

第二篇　肿瘤诊治及护理

第三篇　肿瘤患者的症状护理

第四篇　肿瘤患者多维度护理

第五篇　肿瘤疾病护理

第一篇

绪　论

第一章 肿瘤护理概述

第一节 肿瘤护理的发展史

癌症是一种古老的疾病。2010年美国的Mukherjee在其《疾病之王》一书中提到癌症的最早记载可被追溯至公元前2500年。公元前17世纪的埃及纸莎草纸译本（Egyptian papyrus）中记载了埃及医师Imhotep记述的48个病例，其中的第45例是乳腺癌病例，Imhotep首次对乳腺癌进行了形象的描述。公元前440年首次出现有关炎性乳腺癌的记述。而在秘鲁保留下来的千年木乃伊中，科学家发现了迄今为止最早的完整肿瘤实体——骨肉瘤标本。

因此可以推测，最早对癌症患者实施照护的人可以被认为是第一批肿瘤护理者。现代肿瘤护理学诞生于18世纪末19世纪初，但那时照护癌症患者的护士还尚未被称为肿瘤护士，许久以后，"肿瘤护士"这一称谓及肿瘤护理专业才开始出现。一直以来，肿瘤护理专业的名称多采用"肿瘤护理（oncology nursing）"和"癌症护理（cancer nursing）"两个词。美国的Hilkemeyer在1985年参考了有关专业命名问题的文献，发现这两种命名法直至20世纪70年代末仍辩论未果，且至今尚未达成共识。例如澳大利亚癌症护士学会（Cancer Nurses Society of Australia，CNSA）等采用"癌症护理"一词，而美国肿瘤护理学会（Oncology Nursing Society，ONS）则采用"肿瘤护理"一词。

目前，肿瘤护理专业相对比较年轻，在一些国家中，肿瘤护理甚至还处在起步阶段，因此当今的肿瘤护士多受益于本国创建此专业的开拓者。肿瘤护士在肿瘤预防、筛查、早期发现、治疗、症状控制、生存者的管理以及临终护理过程中发挥着积极且不可替代的作用。但并非所有参与肿瘤护理的护士都称为肿瘤护士。伴随着癌症病例的重担不断增加，肿瘤防治进程中的新发现、新治疗方法、新技术、新医疗模式还在继续，肿瘤护理专业也必将不断发展，而肿瘤护士也必将在肿瘤防治的道路上承担更多的重任。

一、照护肿瘤患者时护士的角色——早期历史

Hilkemeyer在1985年发表的文章中指出，有关癌症护理的早期文献大都来自英国。美国肿瘤护理的历史在许多文章和书籍中也有记载。而其他国家有关肿瘤护理发展的记载则相对较少，但这些国家的护士可利用这一机会去探索和记载本国早期肿瘤护理专业的发展历程。美国的McDonnell在2011年发表的文章中指出，在20世纪之前，人们对癌症的误解成为患者到医院就医的阻碍，且大多数癌症患者都处于晚期，治疗仅限于控制疼痛和清除病灶异味，因此大多数肿瘤患者都是在家中接受治疗，而到家中随访癌症患者是随访护士的工作内容之一。美国的Lusk在2011年发表的文章中转述了几例照护癌症患者的早期记录，其中的描述意指肿瘤护理比一般护理更加令人紧张和吃力。

美国的Johnson等在2001年发表的文章中指出，职业和专业的形成是通过非常人的努力所建立的，这些新型职业和专业的建立旨在改变社会和经济状况。专门治疗癌症机构的出现促进了早期治疗和护理癌症患者历史的出现和发展。1851年，威廉·马斯顿博士在英国威斯敏斯特创建世界第一家专门照护癌症患者和从事疾病研究的免费肿瘤医院，即今天的英国皇家马斯顿医院（Royal Marsden Hospital）。该医院最早设置了提供疼痛缓解和症状控制药物的药房，且于1862年在颇具影响力的捐助者的赞助下更新了设备，并对住院患者开放。

而在美国，癌症患者的代言人敦促政府改变当时癌症患者就医难的不良状况，促使美国于1884年建立了第一家美国癌症医院——纽约癌症医院，也就是后来的纪念斯隆-凯特琳癌症中心（Memorial Sloan-

Kettering Cancer Center）。这两家医院为肿瘤护理在20世纪70年代发展成为正式专业打下了坚实的基础。早期在这两家医院工作的护士不仅要照护患者，而且要创建肿瘤护理标准，而这些标准已被本国及国际所采纳应用。上述仅仅反映了早期肿瘤护理的几个侧面，而在文献中，关于肿瘤护士角色的描述则非常有限。

20世纪50年代，护士照护癌症患者的工作角色和内容是用先进的方法控制症状或实施术后护理。

Hopp在1941年发表的文章中描述了放射治疗（简称放疗）中护士应承担的角色，并指出当时许多人认为放射治疗的技术员应该是受过专业教育的护士。但她认为护士的作用应该是保障患者舒适、安全、处理治疗副作用，而不是技术员所承担的职责。

Lusk在2011年发表的文章中也指出，20世纪中期，在护士的职业选项中包括放射学护士和放射学技师，因此说明两者分属于不同的职业。今天肿瘤放疗护士承担着与前辈类似的照护和教学工作，除此之外，他们还必须了解技术进展、掌握复杂的计算机系统等。

1967年英国桑德斯博士在伦敦创立了世界上第一家临终关怀机构——圣克里斯多弗临终关怀医院。该医院不仅为癌症患者，而且也为其他疾病的临终患者提供服务。随后，临终关怀的概念在美国和其他国家得到进一步拓展，许多肿瘤护士开始转到临终关怀的领域工作。

随着化学治疗（简称化疗）逐渐发展成为癌症治疗的重要手段之一，门诊诊所和私人诊所便成为癌症患者接受化疗的重要场所。在这里工作的护士，其工作角色和内容主要为协助医生实施治疗和为患者提供教育。

Lusk在2005年发表的文章中利用档案资料叙述了肿瘤护理专业化之前的状况，其中之一是癌症诊断通常不告知患者。即便告知，往往也是由医生来决定告知患者或家属的诊断内容和范围，并要求护士照此去做，显然这会令护士在实施护理中处于尴尬的境地。而现如今，某些国家受其本土文化影响，仍然选择不告知或不直接告知患者癌症诊断这一事实。

二、肿瘤护理专业的发展

（一）肿瘤专业机构的发展

19世纪，英国和美国相继建立本国的癌症医院。至20世纪中叶，世界上其他国家也陆续建立了自己的癌症医院。

1950年，以彼得·麦卡勒姆（Peter McCallum）先生命名的彼得·麦卡勒姆门诊诊所成立，即现如今的彼得·麦卡勒姆癌症中心（Peter McCallum Cancer Center），它是目前澳大利亚唯一专门致力于癌症治疗、研究和教育的公立医院。

1952年，金显宅教授（Hyen Taik Kimm）在天津创建了中国第一个肿瘤病房，该病房历经60余年的发展，目前已经成为一所肿瘤专科医院，即以中国肿瘤学的发祥地而闻名的天津医科大学肿瘤医院（Tianjin Medical University Cancer Institute & Hospital）。

1952年，加拿大安大略政府创建了安大略癌症研究所，该研究所于2012年被重新命名为玛格丽特公主癌症中心（Princess Margaret Cancer Center）。

20世纪50年代，Antonio Prudente基金会建立了A.C.Camargo癌症医院，该医院是巴西第一家致力于癌症治疗的医院。

（二）肿瘤护理专业的形成

19世纪伴随着英、美两国相继建立癌症医院，初到英国或美国的癌症医院学习如何照护癌症患者的外国护士不仅将学到的知识带回到自己的国家，同时也将肿瘤护理专业的概念传播到了自己的国家。因此，英美两国在推动肿瘤护理向专业化发展的过程中发挥了巨大作用。

20世纪后期，照护癌症患者的护士越来越多地工作在医院、放射治疗中心、门诊诊所、私人诊所和临终关怀机构，同时也为居家患者实施家庭护理。肿瘤护理专业便是从那时初现雏形的。

Johnson等（2001）曾评论道："虽然现在良好的知识体系构成了肿瘤护理专业，但是关于肿瘤护理领域的分类是如何出现的，如何被研究、提炼、实施的，如何通过学院、医院和继续教育项目传授的，如何最终被纳入护理文献等，却极少被提及。"

1971年，美国国家癌症法案的出台加速了肿瘤护理专业的发展。美国的Ash在1985年发表的文章中探讨了世界各地肿瘤护理专业的发展情况，认为医疗服务系统和护理实践的多样性导致对肿瘤护理及肿瘤护理实践内容的统一标准没有明确规定。美国的Haylock在2008年发表的文章中指出，临床试验的出现对肿瘤医学和肿瘤护理的发展也起到了很大的推动作用。肿瘤护理实践已从20世纪初的对晚期癌症患者的普通家庭护理发展为当今的高级实践护理（Advanced Practice Nursing，APN），可服务特定人群，开办癌症生存者诊所等。如今肿瘤护理已成为一门专业，并在护士能力、角色定位、培训方案及研究内容等方面均有了明确的标准。肿瘤护理继续吸引和支持着肿瘤护士在该领域拓展新的角色。

值得注意的是，美国的Quinn在2008年发表的文章中指出，亚洲国家对肿瘤护士的需求及肿瘤护士发挥的作用正在增大。由于肿瘤护士通常是先从普通护士做起，在全世界护士短缺的现状下，亚洲国家中总体护理人员的短缺和肿瘤护理专业发展相对滞后必然会制约着这些国家肿瘤护理专业的进一步发展。而在较富裕的国家，尽管护士的地位及受尊重的程度较高，但仍然难免护士短缺的窘况，也会进一步限制肿瘤护理专业的发展。因此亟待各国积极解决护士短缺的现状，促进肿瘤护理专业的进一步发展。

（三）肿瘤护士的角色分类

依照癌症的不同种类，肿瘤护理可被划分为多个亚学科，肿瘤护士可从事不同肿瘤亚学科的护理（如脑肿瘤、妇科肿瘤）；或肿瘤的某种治疗（如干细胞移植、化疗等）。肿瘤护士在临床照护、教育、高级实践、临床试验、管理和研究中均发挥着重要作用。而工作场所，从综合医院癌症中心、癌症医院、诊所、临终关怀机构到患者家庭，肿瘤护士几乎可在任何癌症医疗机构、场所中工作。1987年，英国的Tiffany 将从事肿瘤护理实践的护士分为三个层级。

1.普通护士（generalist nurse）

许多癌症患者并非在癌症中心接受治疗，因此照护他们的多是护理非肿瘤疾病患者的护士，即普通护士。

2.肿瘤专业护士（oncology nurse）

指在癌症机构的住院部或门诊工作的护士，他们接受过肿瘤护理的正规教育或正在接受继续教育培训。Ash 在1985年发表的文章中提到，在美国和英国正规课程于20世纪50年代已经形成，并沿用至今。

3.肿瘤护理专家（specialist oncology nurse）

肿瘤护理专家是肿瘤护理某一领域的专家，可以是专门从事放射护理的护士，也可以是接受过研究生教育的高级实践护士，如专门负责结肠癌患者医疗护理的开业护士（Nurse Practitioner，NP）等。

开业护士最早出现在美国，当时被称为引导护士（navigator），其工作内容符合肿瘤护士的范畴，负责在癌症治疗的所有阶段，即从筛查、诊断、治疗到带癌生存，为患者提供帮助。但今天开业护士工作范围主要集中在肿瘤治疗机构的住院部和门诊。2013年菲律宾护士协会报告称，目前在泰国开业护士的角色是在农村地区提供基础医疗，且作用正在增加。可以预见，开业护士在其他国家所扮演的角色也将超出基础医疗，也必将有更多的如Tiffany所描述的肿瘤护理专家的出现。

Tiffany这一肿瘤护士的分级框架依然沿用至今，并且仍然可以为肿瘤护理发展初期或正处于发展阶段的国家的护士所采用。目前在许多国家，因大多数癌症患者是在非癌症专业治疗机构接受治疗，导致癌症患者的照护工作由普通护士来承担，故有必要对他们进行癌症相关知识的培训。

（四）肿瘤护理教育的发展

随着肿瘤护理专业的发展，肿瘤护理教育已经进入学术机构和肿瘤护理组织提供的继续教育项目之中。Nelson是最早提倡将肿瘤护理作为专业的教育家之一。

Johnson等在2001年发表的文章中提到1947年纽约大学教育学院推出一个申请硕士学位的一年制、16学分的项目。Craytor在1985年发表的文章中指出，1978年美国癌症学会在一个聚集了护士教育者、研究者、实践者和管理者的会议上，促使各方就肿瘤护理专家的角色和教育背景达成了共识，将硕士学历作为肿瘤护理专家最低的入门学历。目前此项要求在其他国家也同样被采纳，同时他还描述了普通护理教育如何从工作场所的学徒式培训到以学术为基础的教育的转变。Lusk在2005年发表的文章中提到，阐明早期肿瘤护理教学是以医生讲座的形式进行。Katherine Nelson 创立了世界上第一个先进的癌症护理临床项目。

国际抗癌联盟（International Union Against Cancer，UICC）和美国癌症协会（American Cancer Society，ACS）在世界卫生组织和国际护士联盟的协助下，对不同国家的护士进行了调查，了解他们在照护癌症患者过程中对教育的需求。这项首次调查的结果促使国际抗癌联盟设立了护士教育项目，且此项目持续了许多年。

随着肿瘤护理教育的发展，肿瘤护理相关书籍及杂志也在日益增多。最早的肿瘤护理教材由Eleanor Barton编写，并于1923年在英国出版。Lusk在2005年发表的文章中提到，在Eleanor之后的几十年，肿瘤护理专业书籍如雨后春笋般陆续出版。这些书籍或涵盖肿瘤护理的众多方面或只专注于一个方面。例如，在美国普通护理教科书中都有针对癌症的内容，因此所有的护士都能学到一点关于癌症的知识。与此同时，肿瘤护理学术期刊也在加速发展，这一现象表明了肿瘤护理人员对专业兴趣的倍增。迄今为止，全世界大约有20余种肿瘤护理专业学术期刊。

美国的Grant和Padilla在1985年发表的文章中指出癌症护理专业对孕育护理研究的重要性。而促进肿瘤护理研究发展的重要因素则是肿瘤护士的教育背景。与美国护士协会中的其他成员相比，美国的肿瘤护士具有较高的教育水平，而且能得到肿瘤护理学会的积极支持。由于许多肿瘤护士是以合作小组的方式工作，"这样的经验帮助肿瘤护士拓展了研究能力，与其他护理专业相比，这种能力显得尤为突出"。澳大利亚的Yates和Aranda在2013年发表的文章中指出，肿瘤护理研究加强了肿瘤护理临床实践的证据基础，使护理干预措施和患者的医疗效果均得到提高。循证实践始于英国的Archie Cochrane的工作成果，也就是Cochrane系统综述的命名来源。在澳大利亚，Joanna Brigs研究所已经与世界各国的70多个组织进行合作，目标是"将可行的、适当的、有意义的和有效的医疗实践提升并促使其合成、转化和利用，以期协助改善全球医疗效果"。目前，美国肿瘤护理学会（ONS）已形成其自己的循证实践资源，并可供全球肿瘤护士借鉴，其中一些资源已被翻译成其他语言。

三、肿瘤护理组织

随着肿瘤护理专业化的发展，建立专业组织来为肿瘤护士提供支持和帮助则显得尤为重要。Tiffany在1987年发表的文章中指出，专业协会的结构可有不同的形式：①独立实体；②国家协会的组成部分；③隶属于国家癌症组织；④隶属于医生的组织。美国护士协会2010年在http://www.nursingworld.org发表的文章中提出了一系列专业标准（表1-1-1），其中包括专业组织要由国家或国际专业协会来组织或代表。20世纪末，世界许多国家的肿瘤护士已成立了专业的学会，代表自己的专业和所服务的患者发出有力的呼声。

1973年，美国癌症协会邀请全美的护士代表参加了其主办的重要会议。参加此次会议的护士分别于1974年创建了儿科肿瘤护士协会，1976年创建了美国肿瘤护理协会。美国的Greene和Yarbro在回忆这些组织的创建历程时，非常感谢当时共事的医生、医院和其他协会的支持。ONS有一个由创立肿瘤护理的前辈所组成的顾问委员会，这些委员们同样为新的肿瘤护理组织做出了重要贡献。

1978年，英国建立了自己的肿瘤护理学会，并成为国家护理协会的一个组成部分。

Yates和Aranda在2013发表的文章中认为，在澳大利亚肿瘤护士的组织是澳大利亚临床肿瘤协会（Clinical Oncological Society of Australia，COSA）下属的医学肿瘤学会的分支。到20世纪80年代中期，这一护理分支发展成为COSA的护士学会，且在COSA理事会中占有一席之地。之后，这一护士学会形成了澳大利亚癌症护士学会，该学会与COSA保持密切联系，但已成为独立的护士学会。从附属到独立，再到专业间的合作及尊重，该组织充分体现了一个团体逐渐成熟的过程。Ash在1985年发表的文章中列出了其他国家的肿瘤护理组织结构，均属于Tiffany描述的四个结构之一。

在20世纪80年代，巴西和智利的肿瘤护理学会建立。

1983年，非洲癌症研究与培训组织成立，肿瘤护士是该组织中的活跃成员。

1984年，加拿大癌症护士协会（Canadian Association of Nurses in Oncology，CANO）作为一个独立实体建立，其联合了省级肿瘤护理团体，组成了国家级的肿瘤护理组织。该学会良好的声誉使CANO的代表进入国家委员会，让肿瘤护士有了更多的话语权。CANO期刊是北美唯一的双语护理杂志。

1986年，以色列肿瘤护理学会被承认为专业组织，其组织特点是制定了本国及地区具有影响力的护理标准。

1987年，中华护理学会外科护理专业委员会成立了肿瘤护理专业组。1989年，经中国科学技术协会批准，中华护理学会正式成立肿瘤护理专业委员会。

早在20世纪90年代初，中国肿瘤护理专家张惠兰教授等向中国抗癌协会提交了"关于成立中国抗癌协会肿瘤护理专业委员会的申请"报告，历经十余年工作历程，中国抗癌协会肿瘤护理专业委员会于2014年初正式获批成立。

20世纪80年代中期，以各国肿瘤护理学会为基础、引领世界肿瘤护理发展的两个国际组织，即国际肿瘤护士协会（International Society of Nurses in Cancer Care，ISNCC）和欧洲肿瘤护理协会（European Oncology Nursing Society，EONS）成立。ISNCC的使命是将肿瘤护理的影响最大化，以减少全球的癌症负担。目前有40多个国家的肿瘤护理学会成为ISNCC具有投票权的正式成员，还有超过6万名的个人会员。除了这两种形式的成员外，还有协会会员，即各国的非国家级的肿瘤组织可以申请成为协会会员。ISNCC拥有自己的网站，其中的内容就有指导肿瘤护士如何建立国家级肿瘤护理学会的指南。ISNCC作为肿瘤护士的代表反映全球肿瘤护理的问题。EONS代表着33个国家层面的学会、22个癌症医疗机构和万余名肿瘤护士个人。EONS致力于发展教育项目、研究，构建了欧洲癌症护理知识体系。2013年，亚洲国家的肿瘤护理领导者创办了亚洲肿瘤护理协会（Asian Oncology Nursing Society，AONS），并于当年举办了第一届地区性会议。与EONS一样，AONS为本地区的肿瘤护士创造机会，汇聚大家的声音，以推动本地区肿瘤护理的发展。

最早的肿瘤护理已经显示出肿瘤护理实践中所蕴含的科学性和艺术性。尽管肿瘤护理工作艰苦，护士情绪常受患者影响，波动于喜悦和悲伤之间，但通过肿瘤护士的努力能让癌症患者和家属摆脱痛苦，让癌症患者能带癌健康地生活，这样的回报是无价的。尽管目前世界范围内就肿瘤护理专业如何形成的历史记载很少，但肿瘤护理的未来是光明的，因为所有的肿瘤护理学会及其成员们有着对肿瘤护理专业的美好憧憬，并将为肿瘤护理专业和他们所照护的患者发出职业的最强音。

表1-1-1　美国护士协会定义护理专业的标准

有清晰的护理定义
具有衍化良好的知识基础，尤其是针对护理专科实践的知识
与护理学科的现象密切联系
与护理的所有目标和功能一致，能证实自身存在的必要性
体现出需要和自身的需求
有职业执照、证书及教育背景的要求规定
有专业护理实践范围内能力的要求规定
具有支持、评审、传播研究结果；支持其知识体系和循证实践的机制
有专业准备或学历上的要求规定
有继续教育或其他机制来培养本专业护士的能力
在国内或国际上该专业已经发展成熟
具有相当多的注册护士将其职业生涯致力于本专业
隶属于国家或国际专业协会或相应上级组织的分支

（Brenda Nevidjon　王琦）

第二节　肿瘤护理的特点及应用理论

肿瘤护理是伴随肿瘤学、生理学、病理学、预防学等医学科学和心理学、社会学、伦理学等边缘学科及与肿瘤密切相关的营养学、康复学的发展而发展起来的。目前，肿瘤护理已成为一门独立的，集肿瘤预防、护理和康复为一体的专科护理学科。肿瘤专科护理集许多其他学科的理论于一体，在这些理论的基础上，形成了肿瘤护理学这一护理学中的重要分支。肿瘤护理之所以成为独立的专科护理学科，是由肿瘤疾病的特点所决定的。要了解肿瘤护理学，应首先来认识一下肿瘤疾病的特点。

一、肿瘤疾病的特点

（一）肿瘤的特点

肿瘤一词代表的不仅仅是一种疾病，它涵盖了约150种不同类型的疾病。肿瘤几乎可发生在机体的各个部位。每一种肿瘤都有其特征及相应的治疗方式。依据肿瘤学理论，所有肿瘤都是从单个细胞发生的。无论哪个部位的肿瘤，乳腺、肺、结直肠或血液等均是从单个细胞通过一系列复杂的变化转变为癌细胞的。

1.正常与异常细胞生长的区别

机体是由数十亿细胞构成，每个细胞通过分裂产生新的细胞，这种持续性的细胞分裂使机体组织得以生长、修复，是一个正常的、健康的过程。当生长、修复过程完成后，相应的基因会控制机体停止细胞分裂，细胞生长停止。而癌细胞由于控制细胞分裂的基因密码发生改变，致使癌细胞以一种非正常的疯狂速度不受控制地自由生长，最终逐步形成肿瘤。

2.良性与恶性肿瘤的区别

几乎所有的良性肿瘤都呈膨胀性生长（expansive growth），只局限于其发生部位，推挤但不侵犯周围组织，肿瘤分界清楚，可形成包膜，相对容易完整切除，不易复发，但会出现局部膨胀感及局部不适感伴阻塞症状，如食管良性肿瘤患者可出现进食不顺畅，结肠良性肿瘤患者可出现便秘等。而少数良性肿瘤，如血管瘤通常无包膜，可浸润周围的组织。

恶性肿瘤多呈浸润性生长（infiltrative growth），肿瘤组织像树根扎入土壤一样，不断浸润、破坏周围组织，无包膜形成，边界不清，局部切除后，可能会有肿瘤残留。因此单纯手术切除者容易复发，需要比较广泛地切除周围可能受累的组织。恶性肿瘤还可通过血液和淋巴液转移至身体的其他部位，并在身体的其他部位形成新的肿瘤。

良性及恶性肿瘤都可呈外生性生长（exophytic growth），但有无表皮或上皮基底膜的破坏是两者的区别。

3.恶性肿瘤的分类

肿瘤分为实体肿瘤和血液肿瘤两大类。实体肿

瘤又分为腺癌和肉瘤。腺癌来源于器官及相连的管道内膜的上皮细胞，是最常见的肿瘤类型，占所有癌症的85%，如皮肤癌、乳腺癌、肺癌、结肠癌、子宫癌等都属于腺癌。肉瘤是来源于结缔组织、肌肉及骨组织的恶性肿瘤。血液肿瘤是另外一种肿瘤类型，包括骨髓瘤、白血病和淋巴瘤。骨髓瘤来源于血浆细胞，而血浆细胞是骨髓的构成部分。多发性骨髓瘤侵及骨髓并破坏骨组织。白血病的特点是机体生成过量的、失去正常功能的白细胞。淋巴瘤来源于淋巴系统的细胞。淋巴系统遍布于全身，淋巴液通过淋巴结循环至全身，其主要作用为抗感染。淋巴结（腺）位于机体的颈部、腹股沟、腋下、脾脏。自原位肿瘤脱落的细胞可停留于颈淋巴结中。

4.肿瘤细胞的生长速度

通常情况下，从镜下细胞发展成为大到可引起可疑症状的肿瘤时，需要经过几年的时间。有些肿瘤细胞大约经过100天，才由一个细胞分裂为两个细胞，以这样的速率，需要8～9年发展成为可触及的或可以在X线片上显像的实体肿块，如乳腺癌、结肠癌都具有这样的细胞分裂速度。但乳腺癌中的炎性癌是一特例，其生长和分裂速度非常快。而有些肿瘤细胞的生长、分裂速度相当快，从镜下细胞发展成为肉眼可见的肿瘤组织仅需要1～2个月的时间，如小细胞肺癌、某些类型的白血病和淋巴瘤都属于快速生长性的恶性肿瘤。

5.肿瘤的好发人群

肿瘤可被称作"机会均等的"疾病，可发生在任何年龄组、任何种族、任何人种的人群中。在肿瘤人群中，55岁及以上的患者占据肿瘤总患病人数的大部分。与中老年人群相比，儿童和青少年的肿瘤发病率较低。白血病及中枢神经系统的肿瘤在儿童和青少年中多见，颅脑肿瘤则多见于20岁左右的人群。

目前的研究表明，肿瘤是非传染性疾病。同时研究还表明，外伤并不会引起肿瘤。但目前在公众中有一些误解，认为肿瘤具有传染性，因此有些人疏远肿瘤患者。另外，还有些公众误认为创伤是造成癌变的原因，如乳腺遭到撞击后不久发现患了乳腺癌，其实不然，或许在乳腺遭撞击之前，尚不可触及的癌变已经存在，而非创伤所致。

（二）肿瘤治疗的特点

肿瘤学发展至今天，已经研究到了分子水平，随着对肿瘤认识的深入，对肿瘤治疗也更具针对性和个体化。因此即使同一部位的肿瘤，不同的个体会接受不同的治疗方案。每一位患者的治疗方案都需经过仔细讨论，这就是肿瘤不同于其他疾病之所在。如阑尾炎一旦确诊，采用抗生素治疗，若无法控制炎症时，

行手术切除，治愈后一切如初。对于阑尾炎的诊断和治疗无需讨论，而对于肿瘤，确诊后需要制订针对性极强的综合治疗方案，需要不同学科之间的相互合作、共同参与。多学科综合治疗协作组是实现有效抗肿瘤治疗的组织保障。另外，肿瘤治疗引起的反应较多且痛苦，容易导致患者中途停止治疗。姑息照护是肿瘤治疗过程中重要的组成部分，以使患者在接受治疗中享有较高的生活质量。这种治疗方式的目的在于帮助患者摆脱肿瘤或治疗引起的痛苦，也用于帮助那些不久于人世的患者舒适、安静、有尊严地离开人世。

（三）肿瘤患者的特点

Frank在他的*At the Will of the Body*一书中描述，"肿瘤击碎的不只是患者的机体，而是他的全部"。肿瘤本身及治疗对患者的生理、心理、家庭及社会造成很大的影响。患者机体承受着不同程度的痛苦，如疼痛、疲乏、食欲不振、放化疗引起的较剧烈的恶心、呕吐、骨髓抑制、脱发以及一些器官功能障碍，如喉癌术后丧失或影响发音功能、性器官手术后导致的性功能下降等。

同时患者普遍存在较严重的心理障碍，一旦得知诊断时，患者会出现复杂的心理反应：或惧怕肿瘤会夺走生命；或愤恨肿瘤为什么会长在自己身上；或感到悲观失望，陷入极度痛苦中；或意识到自己还有未完成的重要事情，要坚持活下去等。总之，患者情绪变化多端，波动大，对周围人的言行、表情十分敏感。肿瘤患者最基本的心理变化是心境压抑、意志较薄弱。但一段时间后，经过自我调整，大多数人心情会逐渐平静，并能面对现实，接受治疗；但有些患者则需要医护人员或心理咨询师的帮助才能摆脱不良的情绪，从而避免不良情绪演化为严重的心理问题，而进一步影响机体的免疫功能，并妨碍治疗。另外，肿瘤的治疗给家庭的经济带来很大影响；患者在家庭中角色的改变导致家庭原有的平静、生活模式、运行常态和幸福感失衡，而使患者产生负罪感。在治疗期间，甚至治疗结束后的一段时间，患者基本丧失日常工作、学习和参加社会活动的精力，而感到焦虑不安或出现孤独感。因此肿瘤不仅给患者机体造成重创，同时也给其心理、家庭和社会造成很大影响。

二、肿瘤护理的特点

（一）广泛的理论知识是肿瘤专科护理的基础

肿瘤护理是护理学的一个重要分支，因此护理学是肿瘤护理的基础。而护理学既是自然科学又属于

社会科学，从属于两种科学，故涉及学科很多。与肿瘤护理关系密切的有生理学、病理学与病理生理学、药理学、医学免疫学、护理学基础、临床营养学、康复护理学、老年护理学、中医护理学、护理健康教育学、护理心理学、急救护理学、社区护理学及基础护理学、护理伦理学、宗教、社会学、文学、政治学及法律等。

肿瘤学又为肿瘤护理提供了特殊的专科理论基础。主要涉及范围包括：肿瘤生物学、免疫学、流行病学、肿瘤预防动态学、健康普查和早诊，基因学的相关风险和家族性癌症综合症状、诊断评估、分类、分期，各部位肿瘤的治疗及护理，各类肿瘤症状及治疗副作用的控制，肿瘤急症的处理、姑息和临终照护等。

涉及相关学科理论还包括生活质量理论、肿瘤心理学、社会支持理论、研究理论、管理理论、循证护理、宗教知识等。从肿瘤预防直至死亡照护，整个过程无不涉及和运用这些知识和理论。这些广泛的知识、理论相互融合形成了肿瘤护理特有的理论基础，指导着肿瘤护理实践，使之成为一门独立的护理专科。另外，随着肿瘤护理的不断发展，还将有更多的理论被引入到肿瘤护理当中。

（二）心理、社会支持在肿瘤护理中占重要地位

尽管当今医学飞速发展，肿瘤医疗水平不断提高，但是人们还认为"肿瘤=绝症"（因为人类迄今为止未攻克这一世界性难题）。人们面对肿瘤诊断的反应与面对其他灾难，如亲人去世、车祸、地震等发生时的反应是一样的；而且肿瘤患者还会有丧失或即将丧失生命及其他有价值东西的感觉，故肿瘤诊断对患者的威胁更大。这一名词强烈地刺激着患者，造成极大的负性情绪反应，而直接影响患者的心理健康。例如，一辆悬挂着的玩具车，在悬绳上还挂有很多的小风铃，当轻轻用手撞击玩具车时，整套玩具会摇摆、震动，但不久便恢复至静止状态；当一只大拳头猛击玩具车时，玩具车及悬绳上的小风铃会向着不同的方向剧烈震荡，需要经过很长时间方可恢复至平静状态。前者如同一般事件对个人及家庭的影响，而后者如同肿瘤诊断，对患者的内心及家庭产生的打击是巨大的。要消除这种影响，使患者机体、内心、家庭秩序恢复如初，将需要很长的时间，因此需要护理干预来加速恢复平静的进程。

在肿瘤护理实践中，我们要：运用肿瘤心理学恰当地做好告知诊断；观察患者在疾病不同阶段对肿瘤的心理反应，并给予相应的心理疏导；了解患者在整个疾病发展轨迹中的不同需求和心理变化；在不同生命周期中，给予不同心理问题的护理；对不同年龄、文化背景、人格特征的肿瘤患者给予相应的心理护理。帮助患者消除负性情绪，面对现实和挑战，有能力参与自己的医疗决策，配合治疗的全过程，学会带癌健康生存。

社会支持理论认为，除了自我防御这一内在心理系统能够抵御和缓解精神疾病外，个体所处的社会关系背景这一外在因素对于精神疾病的防御与治疗也起着积极的作用。因此，除了心理支持外，社会支持对肿瘤患者极其重要。社会支持是一种资源，是个人处理紧张事件的潜在资源。依据社会支持理论的观点，一个人所拥有的社会支持越强大，就越能更好地应对不同事件的挑战。

荷兰社会学家马特·G.M.范德普尔指出，社会支持除了情感支持和实际支持以外，还包括社会交往或社会活动的参与。他还指出，广义的社会支持包括：物质帮助，如提供金钱、实物等有形帮助；行为支持，如分担劳动等；亲密的互动，如倾听，表示尊重、关怀、理解等；指导，如提供建议、信息；反馈，对他人行为、思想和感受给予反馈；正面的社会互动，即为了放松而参与社会活动等。

除了医务人员外，患者的家人、亲戚、朋友、同事、志愿者及社会工作者都是社会支持的提供者，但重要的支持来自家庭。

除上述的社会支持内容外，参加某些患者俱乐部、患者支持小组、健康课堂、心理支持小组等都是患者获得社会支持的有效途径。例如，患者支持小组是将有相似诊断和问题的患者聚集一起，目的在于学习、分享及相互支持。患者在小组中会从他人的勇气中获得鼓励，增强抗癌的动机，获得重新掌控生命的感觉，树立生的希望：对治愈的希望，对改善生活的希望，对重新获得良好生活的希望，对能够平静度过人生最后时刻的希望。美国加利福尼亚州斯坦福大学医院将86名乳腺癌转移的妇女分为两组，除治疗外，一组参加每周一次的支持小组活动，另一组患者不参加。经过10年的随访，仅有支持组的3名患者10年后仍存活。结果表明，获得小组支持的患者比未获得支持的患者生存期平均延长18个月。

有些俱乐部组织肿瘤生存者宿营、郊游等来接触自然，在活动期间加入音乐、艺术、游戏、幽默表演。大家不但欣赏娱乐活动，还可以结交朋友，交流应对治疗副作用的方法，这些方法是书本和医院内学不到的。

（三）肿瘤护理涉及的范围广
1.服务的人群广

从健康人群、住院人群、带癌生存人群到临终患

者。所服务的患者年龄跨度大，从婴儿到耄耋老人。

由流行病学我们知道，老年人群是肿瘤多发的年龄组。据卫生部信息统计中心和全国肿瘤防治办公室试点地区调查资料显示，我国肿瘤发病率和死亡率均在55～60岁年龄段呈大跨度上升，而且年龄段越高，这种跨度越大。因此老年肿瘤患者是肿瘤护理的主要人群，肿瘤护士需要掌握老年护理学，了解老年的生理学、心理学、社会学及老年护理理论及模式，从而为老年患者提供科学的适合老年患者的个体化护理。

2.服务范围广

（1）工作的机构多　包括（不限于）肿瘤诊所、综合医院中的肿瘤科、肿瘤专科医院、肿瘤中心、研究机构、社区医院及学校等。

（2）服务的范畴广　从公众宣教、公众普查、早期诊断、临床治疗、后期随访、康复、复发监视、姑息护理、临终关怀一直到居丧护理，即WHO提出的肿瘤三级预防中，从肿瘤预防，沿着肿瘤疾病发展的轨迹直至患者死亡后对家属的居丧照护的每项工作中，护士都发挥着重要作用。不同阶段肿瘤护理的重点内容不同，因此需要运用上述诸多学科理论来支持护理实践。

（四）多学科综合治疗模式中护士的角色与面临的挑战

近年来，已有较多的循证医学证据证明，单一的肿瘤治疗手段往往不能取得良好的效果，只有借助多学科的综合治疗才能获得最佳的疗效。肿瘤的多学科系统治疗（Multidisciplenary Systematic Therapy，MST）是根据患者身心状况、肿瘤的具体部位、病理类型、侵犯范围和发展趋向，结合细胞生物学的改变，有计划地、合理地应用现有的、多学科的各种有效治疗手段，以最适当的经济费用取得最好的治疗效果，同时最大程度改善患者的生存质量。

MST是由与肿瘤相关的不同学科医务人员构成的，包括肿瘤外科医师、肿瘤内科医师、放射医师、病理医师、放射诊断医师、肿瘤生物和分子生物学的研究员、普通内科医师、专科护士和社会工作者。除上述人员外，还可以有理疗师、康复训练师、营养师、心理咨询师及神职人员。MST团队协同为患者提供系统的整体医疗。

由于护士每天与患者接触的时间最多，最了解患者的情况、对治疗的反应、对疾病和治疗的心理反应、社会心理需求等，并具备全面的理论与实践能力，因此在多学科综合治疗的团队中起着协调者和组织者的作用。他们像交通灯一样控制着以患者为中心的各专业人员的往来、沟通与交流，同时提供完整的医疗资料，确保医疗有序进行。除了组织者和协调者外，专科护士还是患者的教育者、指导者、咨询者和代言人。要扮演好多种角色，并统筹好这一医疗团队，我们除需要专科理论知识外，还需要运用沟通学和管理学作为实践的指导。

在一项对澳大利亚4个乳腺中心的47位医务人员的访谈中发现，专科护士不仅可以提高团队的工作效率，而且能使团队中每一位人员的能力和资源得到充分发挥和有效利用。

由于我国目前专科护士队伍尚处于起始阶段，迫切需要培养和建立一支具有肿瘤治疗最新理念和专业性强的专科护理团队，以便在综合医疗团队中发挥应有的作用，使患者真正得到规范、高效的治疗和护理。

（五）肿瘤患者生存质量是评价肿瘤治疗及护理的重要指标

现代肿瘤学认为，肿瘤患者的生存质量是新世纪临床医学的一个重点，生存质量比生存率和死亡率更能反映治疗和康复的水平。生存质量的内涵丰富，包括个体的生理健康、心理健康、独立能力、社会关系、个人信仰及与周围环境的关系，不同领域研究者对此概念的解读不同。世界各国的学者提出过数以百计的生存质量概念。诸多生存质量概念可概括为两类，即社会领域生存质量和与医学领域健康相关的生存质量。肿瘤患者的生存质量则属于后者。肿瘤对患者生存质量的影响涉及生理、心理、家庭及社会等几个方面。

1.影响肿瘤患者生存质量的因素

（1）一般人口学特征　主要有性别、年龄、婚姻状况、职业等。

（2）精神与心理因素　生理、心理、家庭和社会是影响患者生存质量的几大因素。良好的心理状态是肿瘤患者高生存质量的表现之一。相反，不良的心理可导致肿瘤患者躯体症状加重、饮食和睡眠紊乱、日常生活不规律或致其社会功能缺陷，进一步降低患者的生存质量。同时身心是相互影响的，机体的痛苦势必引起心理上的异常反应，因此患者的生理、心理问题相互交错、互相影响，使生存质量严重受到影响。

（3）营养因素　有专家揭示，内科肿瘤患者中，近半"死"于营养不良；重视和推广对内科肿瘤患者进行规范化的营养支持和治疗，可很好地提高内科患者的生存质量并延长生存时间。营养状况与机体的健康密不可分，是影响患者生存质量的重要因素。

（4）治疗方式　手术目前仍被视为肿瘤的最有效的治疗方法之一。但有些手术可致患者外表形象受损、器官残缺等后遗症和功能障碍，影响患者的生存质量，如Mile手术造成的腹壁人造肛门、有些手术遗留的性功能障碍等都会造成患者生存质量评分下降。化疗引起的副作用可使患者处于慢性能量消耗的痛苦状态，导致躯体功能和角色功能降低。

（5）躯体症状　疼痛是肿瘤患者普遍存在的症状，可从身体、心理、家庭及社会等方面严重影响肿瘤患者的生存质量。除疼痛之外，由于疾病本身以及治疗产生的副作用，如疲乏、恶心、呕吐、便秘、脱发、皮肤反应、口腔炎、腹泻、味觉改变、食欲不振，以及疾病晚期患者出现的呼吸困难等，都会造成患者在机体上的极度痛苦，从而大大降低患者的生存质量。

（6）照顾及支持　晚期关怀涉及各种症状的姑息治疗，既要减轻肿瘤患者的痛苦，又要减轻肿瘤患者自身及其家庭、社会的精神压力和心理负担，想方设法让肿瘤患者在充满关爱的温馨环境中，舒适安详地走完人生的最后旅程。做好肿瘤患者的晚期关怀，是提升其生存质量的重要手段。

2. 肿瘤患者生存质量的评估

目前，标准化量表测定是肿瘤患者生存质量量化评定的主流，故涌现出大量肿瘤患者生存质量评定量表。根据使用的目的、对象和排列方式等将量表分为四类。

（1）按照使用对象分类

1）普适性量表：适合各种肿瘤患者使用的量。主要测评肿瘤患者与一般人群生存质量的共性部分。如肿瘤患者生活功能指标、肿瘤康复评价系统的生存质量核心量表、中国肿瘤化疗患者生存质量量表。

2）疾病专表：用于特定人群（患者及某些特殊人群）。如针对肿瘤患者的特异性量表，其采用共性模块和特异模块相结合的方式形成的针对各种特定肿瘤的特异量表。此外，还有某些肿瘤的特异量表，如肺癌量表、肝癌量表、宫颈癌量表等。

3）领域专表：侧重于评定某类肿瘤患者生存质量的量表。如鹿特丹症状定式检查侧重于肺癌患者症状和治疗的不良作用评定；卡氏评分侧重于肿瘤患者活动状况的评定。

（2）按照应用目的分类

1）判别量表：用于区分不同的受试患者。如说明治疗组患者与非治疗组患者、男性患者与女性患者之间生存质量有无不同等，往往重视患者个体的判别。

2）评定量表：主要说明生存质量随着时间的变化而变化。能较好地反映个体敏感性，而不是个体间的差异。

3）预测量表：主要用于根据肿瘤患者的生存质量预测某些现象（如疾病复发、治疗反应）。量表的使用价值主要取决于预测效度和效标效度。

目前的生存质量测定量表一般均具有前两个功能，且都被称为评定量表；预测作用的量表很少涉及。

（3）按照评分方式分类

1）线性评定量表：通过被评估者在线段上定位打分获得，如用于晚期乳腺癌患者生活质量测定的线性模型自我评定方法。

2）等级描述评定量表：通过被评估者在给定的几个等级中选择打分获得，如健康检查简表。

（4）按照评定者分类

1）自评量表：量表由被测者自行完成。

2）他评量表：量表由他人完成。有时既可由评定者自行完成，也可由家属、朋友在专业人员的指导下替代完成。

随着肿瘤患者生存质量概念的变化，此类评估将更注重肿瘤患者的主观体验，此类评估工具中的他评量表将逐渐被自评量表所取代。

我国于1990年参考国外的指标制定了一个草案，其标准可归为机体、心理、社会等几大方面。因此，在准确评估的基础上，找出影响肿瘤患者生活质量的因素。运用肿瘤学、社会学、营养学等理论与实践知识，提供科学合理的肿瘤治疗及膳食营养，有效地处理好肿瘤及其治疗引起的症状，提供良好的心理和社会支持，做好居家护理教育等综合方式，来保障肿瘤患者享有高水平的生存质量。即使患者治愈无望，但可通过症状控制、心理和社会支持以及精神（灵性）照护，实现让患者健康地带癌生存。

（六）肿瘤治疗副作用的干预是肿瘤护理实践的重要内容

肿瘤患者治疗过程中，手术的并发症及放化疗引起的副作用，远远多于肿瘤本身所致的症状。因此，预防手术并发症，预防和减轻放化疗副作用的护理尤为突出且至关重要。它涉及患者是否能顺利完成治疗计划的整个过程，进而影响其治疗效果及生存质量。

肿瘤及其治疗产生的副作用包括疲乏、骨髓抑制、感染、记忆障碍、疼痛、口腔并发症、恶心呕吐、肠道障碍、呼吸道障碍、脊髓压迫、恶性积水、上腔静脉综合征、肿瘤代谢性急症等。

肿瘤患者对治疗的反应差别很大，然而，肿瘤治疗的副作用比肿瘤本身更可怕的认知被公众所接受。事实上，并不是所有的患者都会经历那些不良反应。很多人会发现放疗丝毫不疼，化疗只引起轻微的不适。但这些反应反而会引起患者的焦虑，因为人们认为，反应越强烈治疗的效果越好。这是完全错误的。

因此护士在患者接受治疗之前，一定要让患者了解上述事实。

在副作用干预的护理实践中，营养支持尤为重要。有些肿瘤患者在接受治疗期间，需要充足的营养与热量。良好的营养会产生积极的作用，例如，能够承受治疗的副作用，并可耐受高剂量的治疗；能帮助机体修复治疗导致的正常细胞的损伤，维持良好的精神状态并减少感染的发生。在帮助患者维持良好的营养中，护士需要设法保证患者摄入充足的蛋白质和热量。要利用所学的方法刺激患者的食欲，减轻恶心、呕吐、口腔黏膜炎、咽炎，消除或减轻口腔的苦味或金属味，减轻腹泻或便秘等症状，以便实现营养的摄入和维持良好的营养状况。

在症状控制中，有效的疼痛控制至关重要。客观地评估疼痛的程度、原因、性质，运用三阶梯给药原则，并结合非药物的方法是有效控制疼痛的主要因素。另外，疲乏是肿瘤患者治疗期间发生率最高的症状且不被人重视，但患者往往认为疲乏是疾病恶化的表现，而引起不必要的焦虑和担忧。因此，护士要重视疲乏给患者带来的影响，采用相应的方法减轻、消除疲乏。再有，性生活的问题及治疗引起的生育问题等都是护士在症状控制护理实践中要预防和干预的。

实施症状控制中，护士需要掌握肿瘤的生物学特性、治疗的特点、症状部位的生理功能以及肿瘤引起的病理生理改变，以便从根本上预防、控制、消除不良反应，以及预判不良症状发展的趋势，做到以循证为基础的症状控制。

要使肿瘤患者享受较好的生存质量，症状控制是主要的因素，欲有效地控制症状，需采用有效、个体化的方法，而正确的评估是有效控制症状的依据。许多国家已经在循证基础上建立了肿瘤患者症状控制指南，指南中都附带相应症状的评估表，为肿瘤临床护理提供了工具和依据。

（七）持续性护理为肿瘤患者提供终身服务

据统计，1970年美国带癌生存人数为300万，到2013年已上升至1370万，估计至2020年可达1800万，美国是这样，全世界也具有相同的趋势。

2012年，国际癌症研究机构（International Agency for Research on Cancer，IARC）调查结果显示，全球最常见的癌症有肺癌（180万，占全部癌症诊断的13%）、乳腺癌（170万，占全部癌症诊断的12%）和结直肠癌（140万，占全部癌症诊断的10%）。

2012年，全球癌症死亡率较高的疾病有肺癌（160万，占全部癌症死亡的19%）、肝癌（80万，占全部癌症死亡的9%）和胃癌（70万，占全部癌症死亡的9%）。

死于肿瘤的人数是死于艾滋病、疟疾、结核人数总和的两倍。随着肿瘤生存者人数的不断上升，肿瘤护理面临的压力与挑战也在增加。

肿瘤永远改变着患者的生活，也改变着患者对医疗服务的需求。肿瘤生存者的人数增加，同时对治疗服务的需求也增加。在带癌生存的不同时期，生存者对医疗服务的需求有所不同，要使生存者有较高的生活质量，必须正确判断和评估生存者所处的生存期，以提供相应的持续性照护。

肿瘤生存分为三个期：

诊治期（acute survivorship）指患者刚诊断为肿瘤和（或）正在接受肿瘤治疗；

延长期（extended survivorship）指刚刚结束肿瘤治疗至1年内；

永久期（permanent survivorship）指肿瘤治疗后的数年内。

在不同的肿瘤生存阶段，患者经历着不同方面的问题。以一位生存多年的肿瘤生存者为例说明肿瘤生存者在各个阶段可能经历的问题。该患者于1972年诊断为霍奇金病，经过放疗后至今已生存42年，在整个过程中，她经历了机体上的痛苦、疲乏、绝经症状、放疗引起的持续性疼痛和精神抑郁（因为未婚夫在她患病期间离开了她）等。19年后她又被诊断为乳腺癌，被认为与19年前接受的放疗有关，再次入院接受双乳切除术及再造术，然而几年后植入的假体发生迁移。23年后，她再次被诊断为膀胱癌，仍被认为与最初的放疗有关，接受化疗治疗膀胱癌，治癌效果良好，但化疗导致了膀胱内膜萎缩致只能容一杯水的量，患者每2～3小时就要排尿一次，影响睡眠及参加长时间的活动。然而，问题还在不断出现，最早的放疗又引起她的肺和心脏的问题，于是她不得不接受心脏手术。

这一典型的肿瘤生存者的实例表明，尽管治疗后不再有癌病灶存在或称为治愈，但肿瘤患者仍会在其长久生存期间经历许多由治疗带来的其他问题，需要护士关注和干预。作为肿瘤护士，他们在患者身边的时间最多，最了解患者的需求及治疗后需要注意的问题，他们在计划和实施患者持续性照护的治疗中起着重要作用，是患者和医生之间的桥梁。

我国肿瘤患者的持续性医疗正在兴起，还有待于发展、普及和完善。欲实施持续性照护，资源共享是前提，在这一前提下，护士需要在知识和提供持续性照护的专业能力上做好充分准备，以迎接挑战。

（八）临终关怀是护士必须掌握的特殊护理技能

临终关怀（hospice）始于20世纪50年代的美国，80年代引入中国。临终关怀专注于患者逝世前的几周或几个月的时间，患者的治愈不再是治疗的目的，一切治疗只是为了缓解症状，让患者尽可能地舒适、无痛苦。除控制症状的治疗之外，心理、社会和灵性的照护是临终关怀的重要护理内容。通过各种方式调动患者参与到自己的治疗计划中，医疗方法的决策要尊重患者的选择，帮助患者获得家人、朋友在情感上的慰藉，即使在生命的最后阶段，也要使患者感到有能力掌控自己，有尊严地度过人生最后一刻。

临终关怀可在医院，也可在患者家中实施。临终关怀的人员构成包括医护、社工、心理学者、神职人员及接受过特殊培训的义工。这支医疗团队的全体人员相互合作，为每一个接受临终关怀照护的家庭制订具有个体化的照护内容，充分考虑患者的宗教信仰和文化习俗。

事实上，接受临终关怀照护意味着患者的家庭第一次思考自己的亲人将离去的现实。因此，需要为患者家属提供咨询，帮助他们面对将失去亲人的事实，并对他们的哀痛给予抚慰。

当今世界各国的护士正在改变人们的文化行为和习惯，改变人们的信念，所以他们也能改变人们死亡的方式。因此肿瘤医学和护理的专业人员正在努力，要实现让肿瘤患者在生命的最后阶段无痛苦、平静、有尊严地离开人世这一临终关怀医疗与照护的目标。要达到目标，从事临终关怀照护的护士要接受专门的培训，如果不具备疼痛控制、症状控制、哀伤支持、伦理、文化及灵性照护、沟通与交流等知识，就无法照顾好临终患者的身、心、灵，无法让患者平静地离去，因此培训是临终关怀照护质量的必要保障。

当前，世界各国从事临终关怀的护理同仁们正在创立姑息照护专科知识，加大护理的权重，关注机体症状的缓解和临终患者心灵的体验，让患者心灵平静、机体舒适、有尊严地告别这个世界。总之，对社会需求而言，临终关怀是人类文明发展的标志。

（九）患者教育在肿瘤护理中的优势作用

知识就是力量，没有知识，这种力量会从你的身边溜掉。知识为人们的生活平添了翅膀，可驱逐惊恐，让人面对现实，这就是患者教育的作用。

肿瘤疾病的特点、国家的医疗现状和医疗水平、公众对肿瘤及其治疗认识误区、医疗模式的改变、肿瘤治疗的复杂性、康复的需要以及肿瘤复发监视等，都需要护士对公众及肿瘤患者进行知识的普及和深入教育，以利于患者在全面了解自身疾病、治疗以及预后的情况下，积极参与自身治疗计划的制订，增强依从性，配合治疗的全过程，以使整个治疗顺利完成。通过患者教育使患者能够有能力应对复杂的情况，改变健康意识。因为不同的信念产生不同的结果，所以要让患者了解"我将死于癌症"和"我要学会带癌生存"意识之间的差别，"我害怕死亡"和"我要活下去"意识之间的差别，以及"被癌症控制"和"我要控制癌症"意识之间的区别。意识决定行动，患者教育正是要培养患者正确的健康意识、如何面对癌症的事实去思考、改负面情绪为积极信念、改变不良的生活方式、战胜自我和提高自我应对的能力，从而获得带癌仍能健康生活的效果。因此，护士要认识到患者教育在肿瘤护理中的特殊作用，掌握患者教育程序、内容、途径、方法及影响因素。采用最有效的方式实现患者教育的目的——让患者有能力地健康带癌生存。

（十）护理科研是肿瘤护理发展的基石

作为护理创始人，南丁格尔也是护理研究的先行者。在克里米亚战争中伤员的死亡率很高，有些死亡是完全可避免的，因此她改变医疗环境、培训护理人员如何处理伤员的伤口、争取政府的支持，从而将伤员的死亡率由42%降至2.2%。这就是最早的护理研究。她通过改进当时的方法，然后用统计学证明了她的改进是科学有效的。

护理学发展到今天，成为自然科学中生命科学的分支，是以科学为依托的。护理研究是推动护理学科发展，提高临床护理质量的重要手段，没有科学研究的学科是没有生命力的。

我国的肿瘤护理是随着我国第一所肿瘤专科医院的建立而形成和发展的，虽然只有近50年的时间，但发展迅速。其原因在于肿瘤护理不断面临着挑战，且不断创新以迎接挑战。社会的需求增加、患者对肿瘤护理质量要求的提高、改善肿瘤患者带癌生存质量的迫切要求、推动肿瘤护理事业发展的愿景等这些新形势下的挑战，促使肿瘤护士用护理研究作为科学实施肿瘤临床护理的基础，以循证为依据、以患者为中心实施护理，以达到改善患者机体症状，改善不良的心理状态，从而实现带癌健康生存的目标。国际移民组织（IOM）预测，以循证为基础的实践将为患者带来更好的健康、更长的寿命、更少的痛苦，从而减少疾病，降低成本，增加个人生产力。随着护理研究的深入及能力的提高，越来越多研究成果通过转化医学的理论被引入到临床护理实践，从而加速了肿瘤护理的发展，提高了肿瘤护理质量。

肿瘤学和护理科研的结果为护理实践和患者教育提供了充分的依据，使肿瘤护理实践更具科学性和有效性，使患者得到高质量的护理服务。例如，生物标志物与患者症状群之间关系的护理研究，为临床指明哪些生物标志物的出现与哪些症状群密切相关，以指导临床将生物信息与患者症状群相联系，预测和预防症状群的出现，使护理更具有可预见性，并可充实患者教育的内容。

肿瘤护理作为独立的护理专科，面对肿瘤的挑战及社会需求的提高，必将继续拓展其科研及实践领域，提高护理质量，为全世界的肿瘤患者造福。

（王琦）

第三节　肿瘤护理的研究现状及发展未来

癌症控制是一个世界性的问题。2012年估计全球约有1410万癌症新增病例和820万癌症死亡病例。在中国，癌症发病率持续上升，预计2020年将达到550万例。WHO预测，到2030年全球癌症患者将增加50%，中国癌症发病率居世界各国之首。随着世界范围内癌症负担的不断加重，肿瘤护理工作正在不断向规范化、专业化方向发展。肿瘤护士将面临专业发展和高质量护理服务需求的双重挑战；肿瘤护士在癌症控制的各个阶段（癌症预防、早期发现、诊断、治疗、带癌生存和临终期）都发挥着重要的作用。因此肿瘤护士要以循证护理为基础，为患者提供有科学依据的护理措施，最终提高患者生理-心理-社会整体生活质量。护理研究是循证护理的核心基础，它的发展对提升护理水平和改善患者预后有重大的影响。因此本节将回顾国内外肿瘤护理研究的发展历程，展望肿瘤护理研究的未来。

一、国际肿瘤护理研究的发展

（一）国际护理研究的发展

一方面，早在克里米亚战争时期，南丁格尔详细记录了她所观察到的护理活动，这些后来都作为改善护理的依据。同时，这也是护理研究的雏形，并在那个时候就确认了护理和医学的区别，从整理过的观察记录可得到许多临床护理经验知识。另一方面，由于社会多元化发展的现状，护理教育程度相对较低，使得护理被视为医生的附属品。护理界一直没有护理科研理论的出现，对于什么是好的护理说不出所以然，护理也一直没有实现自己对健康照护的极大影响力。

二次世界大战期间，妇女的角色因战争需要而有所改变，她们能够走出家庭参加护理服务，最早期的护理研究是在军队中做的。1900—1940年间大多数的护理研究都是关于护理教育方面的。当时护生的教育是以服务为重，而不是以教育为主，护理教师并不具有教育研究背景。1923年，由于美国公共卫生护理组织要求由一个委员会研究护理教育问题，研究全国护理教师、行政人员、公共卫生护理人员的教育背景以及护生的临床经验。他们发现教育背景有许多不足之处，认为教师们以及行政人员、公共卫生护理人员必须加强受教育背景。此次研究促成了耶鲁大学护理学校的成立。也由于这次研究，促使医院开始雇佣注册护理人员。20世纪40年代，研究的重点继续放在护理教育方面。然而，二次世界大战期间，由于患者数量的增加，对于护理人力需求的增加，研究者开始研究护理人力的供需、医院的环境及护理人员地位的差别等问题。研究内容还包括护理人员与患者的互动、护理人员的角色与态度等。研究结果显示，护理的质量参差不齐，护理功能也有错误的定义。这些研究也指出了未来该研究的发展方向，奠定了美国定期查核护理需要，并根据需求进行政策的调整。二次世界大战结束后，美国护理教育由医院附设的学徒式教育走入较高等的学府中，并开始设立了研究所。少数受研究所教育的护理人员懂得研究方法之后，就渐渐开始寻找发展护理科研理论。

20世纪50年代，有许多因素促使护理研究有了快速的发展，到研究所进修的护理人员数量增加，政府成立了护理研究中心。1952年美国的*Nursing Research*杂志问世，对护理研究影响极大。同时大学护理系里的毕业生增加，更有许多护理研究所成立了硕士班，开设护理研究法的课程，使护理人员对护理研究的认识越来越高。此时期护理研究的重点是护理人员的界定、工作内容、工作意向、职业目的、职业特性及职业期望等。虽然与其他专业比起来，早期的护理研究缺乏学术品质，对护理的观念也模糊不清，对护理的价值观也各有不同的派别，但此阶段的研究结果却可作为更进一步探讨和发展护理科研理论的基础。

20世纪60年代，护理文献中出现了许多名词，如护理概念架构、概念模式、护理过程、护理理论等。护理人员做研究时，比以往更加注重与其他专业人员的合作。以科学的方法研究而得的结果，例如知觉剥削、疼痛理论等，都纳入了护理课程中，供教学者及临床工作者改善护理质量。护理教育者继续研究护生的特质，比较不同学制的护生，也比较护生与其他院系专业学生的人格、态度的特质等。60年代晚期，波士顿大学的Mugar图书馆建立了护理史上的第一个护理档案架，促进了护理研究的风气。在此时期，美国成立了护理博士班，在文献中可以看出来，护理博士致力于寻找护理科研理论，因此也产生了许多争执、辩论及不同的主张。争论虽然有其负面的影响，但它使护理界学习到敏锐的评判性思考方式，学到科学方法及形成新理论的方法。

20世纪70年代，护理成就非常大。此时期认为临床护理问题是迫切需要研究的护理问题，同时此时期有数种新的护理杂志问世，包括*Advances in Nursing Science，Research in Nursing and Health，Western Journal of Nursing Research*等。这一阶段的研究重点包括护理教学、护理行政管理、护理课程设置、护理人员聘用、护理人员本身以及改善护理方法等。70年代末期，美国已有约2000名护理博士，有20个研究所设立了博士班，而且硕士班已不再仅是培养师资及护理行政人员，而是培养临床实际工作人员的教育场所了。1975年美国肿瘤护士学会（ONS）建立之后，英国、瑞士等许多国家相继建立了自己的肿瘤护士学会或护士学会下的肿瘤护士兴趣小组。1978年，第一届国际肿瘤护理大会在伦敦召开。

美国医学研究所1983年的一份报告中建议护理研究应包括在生物医学和行为科学中。1984年美国国立卫生研究院的一项研究中认为护理研究活动势在必行。这两项研究结果也促成了立法行动。1984年8月英国伦敦创立了国际肿瘤护士协会（International Society of Nurses in Cancer Care，ISNCC）。ISNCC的成立明确了肿瘤护理专业在国际护理舞台上的发展地位，为推动和发展国际肿瘤护理事业、传播肿瘤理论知识、促进国际间肿瘤护理信息交流等奠定了基础。1986年4月，美国国立卫生研究院（National Institute of Health，NIH）建立了"国家护理研究中心"，并在1993年成为美国国立护理研究院（National Institute of Nursing Research，NINR），获研究基金1600万，为开展广泛的护理研究奠定了坚实的基础。2000年，美国M.D.安德森癌症中心研制出了安德森多症状评估量表（M.D.Anderson Symptom Inventory，MDASI），包括评估疼痛、疲乏、嗜睡等13项肿瘤患者常见症状，作为肿瘤患者症状测量工具进行肿瘤患者症状群的相关研究。2004年经汉化证明中文版安德森症状评估量表（MDASI-C）具有良好的信效度，适合中国肿瘤患者使用，为我国开展肿瘤患者症状群研究奠定了基础。

（二）国际肿瘤护理研究的现状

目前，国际肿瘤护理研究的热点主要集中在肿瘤预防与控制、疲乏护理研究、疼痛护理研究、症状评估及管理、姑息护理及支持性照护研究、循证护理的护理介入等方面。焦慧利用文献计量学方法对国外近两年内肿瘤护理领域文献进行分析，梳理出目前肿瘤护理发展领域的研究现状，主要分为5个方面：从心理学角度对肿瘤患者治疗及并发症的护理；抗肿瘤药物不良反应的护理方法；护士在护患关系中的作用；护士在肿瘤护理实践中的教育培训；社会支持对患者生活质量的改善。Zhang，Huan和Li使用文献计量学分析，总结2001—2010年期间在PuBMed发表的肿瘤护理研究文献，共2933篇有关肿瘤护理的研究。其中10个最常见的MeSH关键词如下：

1.护士的角色（nurse's role）（795，19%）；

2.肿瘤护理/方法（oncology nursing/methods）（551，13%）；

3.肿瘤护理/机构与管理（oncology nursing/organization & administration）（536，13%）；

4.医护人员的态度（attitude of health personnel）（359，9%）；

5.问卷（questionnaires）（353，9%）；

6.患者教育（patient education）（321，8%）；

7.护理评估（nursing assessment）（312，8%）；

8.心理适应（adaptation，psychological）（303，7%）；

9.护士和患者的关系（nurse-patient relations）（283，7%）；

10.护理方法学研究（nursing methodology research）（270，7%）。

MeSH关键词主要分为三方面：护理实践、护理评估与教育、护理相关的社会支持。这份报告通过使用计量学分析方法概括地报道了有关近期肿瘤护理研究的主要范畴。

Molassiotis等在其所做的系统综述中，评价了自1994—2003年期间发表在护理及辅助医疗文献累积索引（Cumulative Index of Nursing and Allied Health Literature）内，肿瘤护理文献的研究质量，这篇系统综述搜集了619篇文献进行分析，大部分的文献来自美国（49.1%），其次是英国（18.4%）、瑞典（8.2%）、加拿大（7.4%）和澳大利亚（3.9%）。研究地点主要是在医院或肿瘤中心（71.1%）和社区（20.4%）。研究对象包括成人肿瘤患者（49.8%）、护士（31.5%）、儿童和青少年（15.9%）。如按肿瘤诊断分类，大部分研究都是招募不同肿瘤种类的肿瘤患者为研究对象（63.6%），其次是招募乳腺癌患者

（14.6%）和血液肿瘤患者（10.5%）进行研究。至于研究设计方面，大多数文献都是采用描述性（40.4%）和横向（29.5%）研究，其次是比较性/准实验的研究（7.7%）以及现象学研究（7.4%）。使用随机试验研究只有总数的5.9%。以出现的数量计算，5个最常见的研究类别是：症状（108篇），护理角色（87篇），心理问题（57篇），肿瘤服务（48篇），患者、照护者和护士的经历（33篇）。美国肿瘤护理学会发表了一份研究议程，为研究和循证实践提供发展方向。这份文献列出了7个研究范畴：健康促进、肿瘤症状及副作用、肿瘤治疗的后期影响和长期生存者有关的问题、临终关怀问题、社会心理和家庭问题、护理敏感性的患者治疗效果、转化科学。此外，欧洲肿瘤护理学会也确定了以下三个方面为日后研究的焦点：症状管理、临终关怀问题和肿瘤生存者。

二、国内肿瘤护理研究的发展

（一）国内护理研究的发展

我国护理科学研究的发展受社会、历史因素的影响，起步晚，进展缓慢。根据对有关护理资料的调查分析，护理研究发展可分为以下几个时期。

1.开创时期

1954年，《中华护理杂志》创办，它是我国护理界发刊最早的一本杂志。60年间，作为国内护理研究工作的载体，记录了我国护理研究工作的发展历史，推动了国内护理研究的发展进程。1956年，佘韫珠在中国护士学会第十七届二次全国理事及各地分会理事长会议上提出护理工作的节力原则，可以认为护理研究已有了端倪。在建国初期，随着全国第一届卫生工作会议的召开，中国护士学会学术委员会的成立在全国掀起了广泛交流护理经验的高潮。此时期护理研究的重点是护理教育中对教学课程与方法的探讨，护理人员编写了我国自己的护理专业书籍，虽然这一时期护理研究以单纯的经验总结为主，但却标志着护理人员开始涉足科学研究领域。

2.恢复时期

1976年后护理工作进入恢复、整顿、再发展的新时期。1977年中华护理学会和各地分会先后恢复，并相继成立了5个专业委员会。1985年全国护理中心成立，与国际间的学术交流扩大，从而促进了护理学术的交流，增强了护理研究的氛围。在此期间的护理研究内容和水平有所发展，包括以下几个方面。①健全护理教育体制。随着医学科学的飞速发展、对外开放政策的实行，面对我国护理与国际护理的差距，护理学科的发展迫在眉睫，老一辈护理专家调查研究护理教育落后的现状及原因。分析结果之一是护理教育体制不健全，缺乏高级护理人才。研究结果促成了1983年天津医学院护理系的创建，招收护理专业本科生，恢复了本科护理教育，北京、上海等其他各省市相继发展护理高等教育，为开展护理研究奠定了基础。②护理理论方面的研究。随着生物-心理-社会医学模式取代生物医学模式的转变，为护理学提出了更多研究的课题。为使护理模式从单纯疾病护理发展到对患者全身心的护理，80年代初，心理学大量渗透到护理学科，国内相继出版了一些护理心理方面的书刊，在临床实践中探讨患者的需要、护士角色、护患关系等方面的问题。③临床专科护理方面的研究。随着医学科学的发展，学科分化越来越细，相应的专科护理研究有了很大发展，如心脏瓣膜修补、脏器移植手术的配合与护理等。④护理器具革新的研究，如床上洗头器、多用护理车等，对传统的临床护理操作进行了改进，节省了人力、物力，有利于疾病的康复，推动了临床护理技术的进步。这一时期的护理研究领域有了较大的拓展空间，初步形成了良好的护理研究氛围。

3.加速发展时期

1992年后，有两所医科大学面向全国招收护理硕士研究生。1993年上海市成立高级护理培训中心，建立了高级人才培养基地。2004年，中国人民解放军第二军医大学、中山大学等院校开始在国内率先招收护理学博士研究生。大量高级护理人才陆续充实到临床、教学、科研等岗位，为从事护理研究工作奠定了基础。同时，1986年以来，护理学术期刊不断涌现，正式出版发行的护理核心期刊由一种发展到21种，这对我国护理研究的交流和发展起到推动作用。护理特色的研究主题扩展、研究范围拓宽，研究水平也有了很大的提高。

2013年5月中华护理学会加入了国际护士会，完成了几代护理人的梦想，意味着中国的护理事业真正地走上了国际舞台，为我国护理事业的发展提供了更为广阔的平台。

（二）国内肿瘤护理研究的现状

我国肿瘤护理研究的发展起步较晚。1951年，原天津市人民医院即现在的天津医科大学肿瘤医院创建了国内第一个肿瘤科，自此以后，国内各省市相继成立了肿瘤科、肿瘤医院或肿瘤研究所，从而也推动了肿瘤护理专业的发展。1988年，中国医学科学院肿瘤医院原护理部主任张惠兰教授当选为国际肿瘤护士学会理事。此后，我国护士相继接任此职或参与该协会的相关工作，推进我国肿瘤护理事业与国际的接轨，并促进了肿瘤护理研究的发展。

近年来，随着肿瘤治疗方法的不断改进和提高，对肿瘤治疗过程中的护理工作提出了更高的要求。王恒俊和王维利在其所做的系统综述中，评价了自1998—2009年间发表在中国期刊全文数据库核心期刊中肿瘤护理实验类文献的研究质量。共检出87篇文献，文章表明，大多数研究中，实施干预措施的对象侧重于住院患者，研究重点放在以下的目标人群：肿瘤生存者、家人或照护者、弱势群体（老年人、儿童和少数民族）；干预措施包括肿瘤预防和早期发现、姑息治疗、临终护理和补充疗法等。文献报道中指出，男性最常见的5种肿瘤是肺癌、胃癌、肝癌、食管癌和直肠癌；而女性最常见的5种肿瘤是肺癌、乳腺癌、宫颈癌、胃癌和肝癌。因此，大多数研究选择乳腺癌患者或肝癌患者作为研究对象，而就其他常见的肿瘤研究则较为少见，故在这方面需要更多的研究，以便能为患其他肿瘤的患者提供高质量的医疗护理。症状管理是所有被采纳的文献中最常见的干预措施。其中疼痛是研究最多的症状，而其他症状（如疲乏、皮肤反应、黏膜炎和淋巴水肿等）被重视的程度较小。因为疼痛是肿瘤患者最常见的症状，因此疼痛管理自然是最常见的症状干预内容。但是其他常见的症状亦不容忽视，因为其他的症状也会对肿瘤患者的生活质量有负面的影响。此外，肿瘤患者很少只发生单独症状，而是多种症状同时发生。但是没有研究探讨对缓解症状群（symptom cluster）干预的有效措施。这方面需要更多的实验类研究，以帮助肿瘤患者应对存在的多种症状。第二个最常见的干预措施是社会心理干预。为肿瘤患者提供整体护理是护理的核心原则，而焦虑和抑郁恰是肿瘤患者最普遍的心理问题。因此掌握有关患者的心理健康和生活质量的知识，对护理人员提供高质量的护理干预极为重要。此外，PICC置管的技巧及其维护也是较普遍的护理研究范畴，其中的原因可能是PICC是实施化疗时最常用的中心静脉装置。国内的肿瘤科护士负责为患者进行PICC置管，并提供护理，以减少PICC相关的并发症。由于接受这种治疗的需求很多，而护士要为这些患者提供高质量的护理，因此需要更多的现代化知识，才能以循证护理为基础，提升PICC护理干预的质量。大多数实验研究都是在肿瘤治疗期间进行的，对于肿瘤其他控制阶段的研究似乎被忽略了，这可能是由于中国肿瘤护士主要在医院工作，预防肿瘤可能是医生的工作，护士的参与较少，而肿瘤生存者的护理尚待开发和发展。此外，极少的研究涉及弱势群体（如老年人、儿童和少数民族），而这方面的研究亦不容忽视。

三、未来肿瘤护理研究的方向

1.预防疾病，促进健康

护士的基本职责是促进健康、预防疾病、恢复健康、减轻因健康不佳所造成的痛苦，因此肿瘤护理研究也应遵循这方面开发新知识及改善目前的护理状况。要达到此目标，了解患者的切实需求是首要的条件。将这方面的知识应用于建立新的护理实践和改善目前的干预措施，可进一步提升患者的医疗成效，达到整体护理的目标。

2.提高医疗护理资源的有效利用率

不同国家和地区的肿瘤医疗重任状况有所不同。深入了解肿瘤医疗重任在所服务地区的真实情况，找出其主要的诱因，可帮助公众获得更有效的肿瘤预防和医疗护理资源。同样，护理研究方向也需要因国情所需来决定，减轻国家的医疗负担，提供更有效的措施，并广泛应用于更多的肿瘤患者。例如肺癌是我国最常见的肿瘤，通过研究可找出有效的预防肺癌的措施。此外，护理研究可以以肺癌患者的症状管理和提升他们的生活质量为目标，研究结果会令更多的肿瘤患者受益。

3.拓展专科护理职能

研究可考虑每个国家或地区护士的工作范畴和患者背景而确立方向，通过发展科研提升我国特有的护理干预质量，并与其他国家的护理同仁分享。例如我国的肿瘤科护士负责PICC的置管及其维护，因需要置管的肿瘤患者较多，我国的肿瘤护士已经在实践中积累了丰富的临床经验，如在此范畴中进行高质量研究，必定会提升这方面的护理干预水平，也能进一步发展，进而居于领先地位。同样，我国大部分人口来自农村，可通过科研深入了解他们跟肿瘤或肿瘤治疗有关的健康问题，建立更适合他们的护理措施，同国际的肿瘤科护理专家分享科研成果。

4.关注肿瘤控制的整体过程

肿瘤控制包括预防和早期发现期、治疗期、生存期、临终期的不同阶段，但目前我国护理研究发展着重于治疗期，其他肿瘤控制的阶段似乎被忽略了。护士可在肿瘤控制的不同阶段中担当重要的角色，也需要进行有关的科研增加知识，提供更多证据为未来循证护理措施打好基础。此外，极少的研究集中在弱势群体（如老年人、儿童和少数民族），这方面的研究亦不容忽视。

5.重视伦理道德问题

目前肿瘤护理研究的发展已经进入另一个阶段，

从一些题目可以看出新世纪的特性，其中之一是研究的方向偏向于探讨健康与疾病的生物现象同行为现象间的基本关系。例如我们有许多争论不休的伦理道德问题，如安乐死的问题，要研究护理人员对安乐死的看法，也可以探讨对安乐死的态度是否会影响护理人员对临终患者的护理行为。

近年来，随着国内护理领域与国际间学术交流合作的增加以及我国护理学科的发展，我国在临床已经开展了一些质量较高的肿瘤护理研究。例如在围术期护理、化疗护理、放疗护理、症状管理、临终关怀和姑息护理等方面，但仍然需要不断拓展肿瘤护理的研究领域，同时在研究方法上不断创新。例如在定量研究基础上结合定性研究，探索肿瘤患者在治疗和康复过程中的体验和需求，只有通过高质量的肿瘤护理研究，才可能提高肿瘤护理的学科水平。

研究是一个系统性解决问题的方法，整个过程需要详细的描述和解释，才可判断出进行整个研究过程的严谨性、研究结果的可信性、研究结果可否应用于临床护理，改善患者医疗效果，提升护理水平。研究报告缺乏这些有用的数据，学者和临床专家也无法判断出整个研究过程的质量，故也不会考虑采用研究结果，这便失去做临床护理研究的意义了。目前有些国际性的护理专业期刊会有发表文献必需包括哪些内容的说明，建议参考这些有用的数据，与国际水平接轨，提升文献质量水平。研究是循证护理的重要部分，只有从严谨的研究得出来的结果，才能转化为科学知识，为护士提供在临床决策和行动方面强而有力的证据。建立和推行以循证为基础的护理干预，确保患者安全，提升护理服务的质量，护理干预的成效便会更显著。

（苏帼慧　王盈）

第四节　精准医疗时代下肿瘤护理的机遇与挑战

在过去的几十年，肿瘤治疗通常是以经验为主导，结合基于大规模人口数据的循证医学（evidence-based medicine）的临床实践。然而患者作为独一无二的个体，其疾病特征、对治疗的反应不尽相同，通过经验判断和循证医学得出的治疗方案可能并不适合于每一个个案，这不仅难以确保治疗的安全和有效实施，而且容易造成医疗资源的浪费和卫生成本的增加。基因技术和医疗大数据的快速发展为解决这一问题提供了契机，2015年初，美国政府宣布启动精准医疗计划（precision medicine initiative），旨在从基因水平深入、准确、全面地反映疾病本质特征，直接定位疾病基因缺陷，进而精准用药。这意味着临床决策将从以群体为中心逐渐向以个体为中心转变，决策依据也随之将从追求标准化向在标准化基础上综合考虑个体特征和个体意愿过渡，这种转变对促进基础医学研究成果向临床转化，进而提高各类疾病诊断和治疗的精确性，尤其是肿瘤诊断和治疗的精确性和疗效具有重要意义。

精准医疗计划一经提出，就在学术界掀起了热潮。2015年3月，中华人民共和国国家卫生和计划生育委员会和中华人民共和国科学技术部先后召开精准医学战略研讨会，将精准医学作为"十三五"健康保障问题研究的重大专项进行讨论。同年6月，在由中国抗癌协会胃癌专业委员会和北京大学肿瘤医院共同举办的第十届全国胃癌学术会议上，成立了以北京大学肿瘤医院为首的肿瘤精准医疗联盟，迈出了我国精准医疗走向临床的重要一步。12月24日，由中日友好医院发起倡议，北京、上海、四川、湖北及江苏等多家三甲医院和机构共同成立了"中国精准医学临床研究和应用联盟"，旨在达到治疗疗效最大化、损害最小化和资源最优化。2016年1月15日，中国首家"肿瘤精准医学大数据中心"在天津医科大学肿瘤医院成立，该中心以推进我国精准医学建设为核心，打造肿瘤生物医疗大数据科研平台。不可否认，精准医疗时代已经全面到来。作为肿瘤护理工作者，我们应紧跟医疗发展的前沿动态，保持理念、知识与技能的实时更新，深化个性化护理的开展和实施，以寻求肿瘤护理在精准医疗时代的创新和突破。

一、肿瘤精准医疗的发展

（一）精准医疗

1.精准医疗的概念

美国国家癌症研究所（National Cancer Institute，NCI）将精准医疗定义为将个体疾病的遗传信息用于指导其诊断或治疗的医学。简言之，精准医疗就是根据患者特征"量体裁衣"，制订个性化的精确治疗方案。我国专家也指出精准医学是以个体化医疗为基础，由基因组、蛋白质组测序技术的快速发展和生物信息与大数据科学的交叉应用而形成的新型医学概念和医疗模式。

2.精准医疗的目标

精准医疗的目标是建立一个综合性的科学知识环境，把精准医学实践规模扩大，提升对疾病风险评估、疾病机制把握以及疾病最佳治疗方案的预测，为健康和卫生保健领域带来最大利益。

（二）肿瘤精准医疗

1.肿瘤精准医疗的概念

肿瘤精准医疗是指基于肿瘤分子分型、病理诊断和基因组学研究成果，制订个性化肿瘤精确治疗方案的医疗实践。肿瘤学是精准医疗发展最快的领域，基于个体基因诊断并选择个性化靶向药物可最大限度地诠释精准医疗的内涵。正如NCI所长Harold Varmus所指出的，我们正处于一个肿瘤研究不断突破的机遇期，或将进入一个新的医疗实践时代——精准医疗时代。

2.肿瘤精准医疗的目标

肿瘤精准医疗的目标是致力于扩大肿瘤基因组学研究的成果，基于对患者生物学指标、个体基因检测、肿瘤分子分型诊断等信息的准确把握，精准预测，及时调整治疗方案，实现精准预防、治疗及全程健康管理。

3.肿瘤精准医疗的实践

目前正在进行的肿瘤领域精准医疗相关内容包括：①转化医学和肿瘤临床治疗方案研究，主要通过分子研究方法确定具有最佳疗效的肿瘤药物，如针对同一疾病的不同基因靶点设计不同的治疗方案；②肿瘤基因组学和生物学研究，旨在开发肿瘤靶点网络项目，如让有相同分子靶点的几种不同肿瘤类型的患者参与同一试验，针对共同的分子靶点进行试验，选择获益人群并预测靶点；③免疫学和免疫治疗研究；④肿瘤成像研究，主要用于改进肿瘤的检测手段，以帮助肿瘤学家设计出针对个体患者的最佳治疗途径。

二、肿瘤精准护理的发展

（一）肿瘤精准护理发展的时代需求

1.个性化肿瘤护理评估的需求

当前临床护理评估以护理程序为指导开展护理诊断，强调全面评估。护理人员针对肿瘤患者的评估一般包括社会人口学资料、主要症状、实验室检查结果、治疗方案、毒副反应等。然而肿瘤治疗和康复是一个长期、动态、专业的实践过程，涉及手术、化疗、放疗、靶向治疗等多种治疗方案。且由于患者各自的疾病体验、心理状态、社会支持等的不同，其对护理的需求也存在差异。虽然目前的肿瘤护理评估也贯穿肿瘤治疗全过程，涉及患者诊断及治疗的各个方面，但基于患者个体特征的个性化评估还在起步探索阶段，较少考虑不同肿瘤患者的不同护理需求。精准护理时代的个性化肿瘤护理评估目标是准确定位患者差异，并预测患者护理需求的区别和侧重点，是实现以个体为中心的精准护理干预的前提，且有着不容忽视的必要性。

2.个性化肿瘤护理干预的需求

肿瘤治疗护理具有复杂性和多样性。就其治疗方案而言，肿瘤患者的治疗涉及多个科室，包括术前症状控制、手术、术后放化疗、辅助治疗、康复锻炼等一系列问题，需要不同临床专业的参与。不同类型的肿瘤患者采取的诊疗方案不同，其带来的护理问题和需求也不相同。处于不同阶段的肿瘤患者，其护理需求也不相同。疾病确诊阶段及入院前的患者更关注疾病相关信息、希望尽快确诊并及早接受治疗，有良好的就医和治疗环境等；入院后患者的需求重点逐渐向自身疾病、预后状况转移，并渴望获得有效且安全的救治方案，与医生充分沟通等；术后患者的需求主要集中在规范化的综合治疗，获得更好的疾病和生活护理、康复锻炼指导等；出院前患者则希望对出院后注意事项、突发情况的应对以及营养、康复和社交等方面有更详尽的了解；针对临终阶段的肿瘤患者，缓解疼痛、提高生活质量、实现未完成的心愿、家属陪伴等将成为其主要需求。因此，改变当前护理干预标准化的现状，针对不同类型、不同疾病阶段的肿瘤患者提供基于患者需求的个性化护理干预是肿瘤精准护理的重要实践手段之一。

3."互联网+"时代对肿瘤护理的要求

"互联网+"是指以互联网为主的一整套信息技术（包括移动互联网、云计算、大数据技术等）在经济、社会生活各部门的扩散、应用过程，其本质是传统产业的在线化和数据化。随着李克强在2015年政府工作报告中将医疗定义为"互联网+"战略的内涵之一，"互联网+医疗"模式迅速渗透医疗卫生行业的各个层面，并带来颠覆性改变。事实上，"互联网+医疗"模式已在当前临床医疗护理实践中展开了全面的布局和架构。数字化医院的基础建设在全国大面积落成，建立了有相当数据处理能力的高速医疗网络信息系统。就护理领域而言，要想实现"互联网+医疗"模式，应实现肿瘤护理的数字化、个体化和远程化。智慧护理理念已被护理工作者广泛接受，带来了护理评估、护理数据收集、记录和分析的革命。其中移动医疗技术是近年来的重要发展成果之一，是指将移动计算、医学传感和通信技术融为一体的新型医疗保健技术，是护理在"互联网+"时代实现软着陆的重要手段之一。基于我国庞大的患者数量和数据收集、处理新技术，其形成的海量数据为肿瘤护理实践和研究带来了新的机遇，然而如何充分有效地利用大数据，将其转化为护理实践成果是亟须思考的问题。

（二）肿瘤精准护理的实践发展

1.肿瘤精准护理评估的实践发展

在肿瘤精准护理评估上已有学者率先前行，开展了基于科学研究的临床实践。以肿瘤患者的信息需求评估为例，传统的健康教育追求全面的、标准化的信息支持，尽管其涵盖面广、涉及知识丰富，但在信息侧重点上并未充分考虑到患者的重点需求和特异性需求。有学者通过大数据分析，区分了不同特征的肿瘤患者不同的信息需求特点，识别出在实际信息需求行为上的4个亚组，即：无信息需求亚组、高心理护理信息需求亚组、高治疗相关信息需求亚组及高心理护理+治疗相关信息需求亚组。同时该研究以人口学特征为变量，探讨了不同人口学特征与不同信息需求亚组之间的关系并构建了肿瘤患者信息需求的预测模型，通过个性化评估，预测其需求行为，为临床护理前瞻性的干预和支持提供了可能。又比如在患者的饮食习惯和特点的评估上，一项来自欧洲的研究分析了12 018位不同类型肿瘤患者的饮食习惯，并将之与其肿瘤类型相关联，最终形成不同饮食习惯与疾病结局的预测模型，为患者饮食的针对性干预措施的制订提供了理论依据。

另外，护理领域内的评估指标多为潜变量，如疼痛、满意度、焦虑抑郁、生活质量等，多通过量表实施，本质上属于主观评估，存在测量误差，评估的客观性不够。精准医疗所依赖的基因技术在护理评估上也为精准护理的实施提供了新的依据和指导。美国国立卫生研究院（National Institutes of Health，NIH）指出，护理学家应对基因知识有一定的了解，因此NIH联合美国国家人类基因组研究中心（National Human Genome Research Institute，NHGRI）发起了美国遗传学/基因组护理计划，并成立了基因组护理专家组。美国国立护理研究所（National Institutes of Nursing Research，NINR）也相应地成立了相关研究的专项资金支持。目前，已经有研究从基因水平上解释了患者症状表现和行为差异的原因。如一项研究关注乳腺癌患者术后细胞因子基因突变与自我报告睡眠障碍之间的关系，结果显示细胞因子基因的多态性能部分解释个体间的睡眠障碍差异，能预测患者的睡眠障碍类别。因此，高风险表型测定和相关分子标记或能早期识别和预测患者的睡眠障碍类型，成为临床患者的评估指标之一。另有一项针对肿瘤患者及照护者的基因多态性和生活质量的相关性研究显示，白细胞介素1受

体Ⅱ型和核转录因子NF-KB2能部分解释患者及其照护者个体间生活质量差异的原因。美国2013年的一项报告指出，尽管基因组学及相关技术发展迅速，但其带给护理领域的效果甚微。事实上，患者的症状、对护理干预的反应及护理干预结局等的差异均可与基因差异产生联系，使之成为确定患者评估指标、构建个性化护理干预措施的基础和依据。

2.肿瘤精准护理干预的实践发展

在肿瘤精准护理干预方面部分学者也开展了相关研究。精准护理的核心内涵是个性化护理，是针对不同性别、年龄、性格、社会地位及工作性质的人群采用针对性的护理措施来最大限度满足患者生理健康及心理状态需求的一种以人为本的护理方法。肿瘤精准护理的核心内涵是针对不同类型肿瘤患者的个性化特征开展个性化干预。肿瘤精准护理干预方案的制订和实施首先要建立在对患者全面的精准评估之上，充分考虑患者生理、心理、社会、精神和文化多层面的因素，同时要兼顾肿瘤专科疾病的特点，根据患者不同的生活背景、文化程度、家庭状况、心理状态和疾病的不同发展阶段与治疗手段等特点提供灵活的、有针对性的护理措施，如支持性照护、健康教育、心理护理、饮食护理、疼痛护理、并发症护理等。比如，针对前述例子中的实际信息需求行为上的4个亚组，可根据评估结果开展精准干预，高心理护理信息需求亚组健康教育的重点为心理护理相关信息，高治疗相关信息需求亚组则多提供与肿瘤治疗及不良反应相关的信息，高心理护理+治疗相关信息需求亚组则更全面提供心理护理和肿瘤治疗及其副作用的相关信息；而对无信息需求亚组，则可在健康教育上的支持方面予以相对弱化。

居家肿瘤患者由于缺乏护理支持，面临着服药、锻炼等依从性逐渐下降，健康教育信息获取渠道匮乏，自我管理不良等诸多问题，也同样成为肿瘤精准护理的重点研究和实践内容。移动医疗为解决院外患者的精准护理干预实施方面提供了思路，它的出现使我们得以在个体水平上收集、记录并分析信息，为肿瘤精准医疗下护理的个性化干预提供了途径和方法，包括疾病筛查、信息支持及症状管理等。如智能手机应用程序Health Weaver Mobile可以帮助肿瘤患者随时随地获得健康相关知识，方便其在随访时有针对性地与临床医生进行交流。通过这一程序的应用，患者对于健康知识的管理能力和自我照护能力逐渐增强，对于自我健康的管理也更为自信，显示了智能手机应用程序在健康知识管理中的有效性。此外，Weaver等研制了针对肿瘤患者化疗期间各种不良反应的症状管理的智能手机应用程序。患者可以随时记录自己的症

状和感受并上传至医护人员处，当出现紧急症状时，医护人员可以对患者进行针对性的指导与干预。由此可见，以智能手机软件作为载体的护理干预，在疾病预防、健康教育以及评估化疗相关症状等功能上可以部分代替护士工作，有效提高护理效率，节约医疗资源，帮助实现个性化和延续性的护理，尤其是对居家肿瘤患者的追踪随访有重要意义。未来的肿瘤患者在住院诊疗阶段将通过基因诊断方法确定发病基因型，选择最为理想的治疗方案；在院外护理阶段，借助移动医疗技术实时记录症状信息、服药情况、运动锻炼计划等，并向护理工作站远程传输数据，精准反映只属于该患者个人的生理数据和需求，从而由护士给出针对性的处理和建议。从诊断用药到护理照护，患者将得到量身定造的医疗护理服务，实现从精准医疗到护理的一站式延续。

三、精准医疗时代下肿瘤护理研究的新机遇

护理临床实践模式应及时、全面地反映时代发展需求和特质。精准医疗时代对肿瘤护理提出了新的要求，也带来了新的机遇。肿瘤精准护理的核心内涵是基于患者需求的精准评估和精准干预，这种新的护理模式的实践核心是患者需求的精准识别和定位。大数据时代数据收集和分析技术为精准识别提供了可能，医疗大数据技术实现了个体层面的数据收集、记录和分析，定义了不同患者的倾向和需求；先进的数据分析技术则帮助护理工作者充分利用海量信息数据，构建相应的理论和模型，提高了护理评估的准确性和信息转化效率，进而诠释了精准护理的内涵。

（一）肿瘤精准护理模式对大数据收集的机遇与挑战

1.数据收集内容的机遇和挑战

临床护理实践是一个丰富的数据宝库，若能真实记录和收集护理实践信息并形成海量数据，一定会在探索创新和护理干预效果评价等各方面发挥重要的作用。随机对照研究（Randomized Controlled Trial，RCT）作为金字塔尖端的证据，是学术界较为认可的研究方法。然而护理研究具有科学学科特质和人文学科特质共存的特点，受到治疗措施、环境、患者及护士自身等多种因素的影响，难以达到RCT的严格标准。幸运的是，大数据时代打破了数据收集的技术限制，使我们能够获取数量尽可能多、内容尽可能全面的数据，使科研不再依赖于随机抽样，从而促进临床护理研究从随机对照研究向"真实世界"研究的转

变。真实世界研究主要是指在不限定治疗干预措施的情况下评价效果，其目的在于获得更符合临床实际的证据，使研究结果更易向临床实践转化。真实世界研究范式的核心要素包括遵从临床医疗的实际、构建相对结构化的信息采集系统以及通过海量数据挖掘、解决实际问题。因此在真实世界研究中，护理研究的数据收集应更全面化、系统化和规范化，其内容应包括患者的基本信息、治疗信息、护理记录、生理信息、心理信息、社会信息以及患者的真实体验和想法等。因此，如何设计出能反映护理实践需要、为精准护理实践服务的大数据收集内容是精准护理的重要发展环节之一。

2.数据收集方法的机遇和挑战

移动医疗技术打破了时间与空间的阻碍，为护理人员快捷简便地获取每一位患者的标准化信息提供了可能。作为一种便捷的数据收集技术，移动医疗一经提出便引起了广泛的关注。移动护理车、移动护理工作站等是移动医疗技术在护理临床实践的体现之一。以移动护理工作站为例，它以医院信息系统（Hospital Information System，HIS）为支撑系统，以个人数字助理（Personal Digital Assistant，PDA）为硬件支持，以无线局域网为网络辅助，实现了HIS向病房的扩展和延伸，同时也实现了数字化护理办公，不仅提高了信息记录的准确性，也节省了护士的文件书写时间。此外，近年来各种形式的移动医疗，包括可穿戴设备、基于智能手机的社交软件及应用程序等以井喷之势迅速发展，当前已有多家医院创建了科室的微信公众号等信息平台，对移动医疗技术在临床的实践起到了重要推动作用，围绕移动医疗与肿瘤护理的相关研究将持续成为未来几年的研究热点。

移动医疗技术作为一种新兴技术，在护理领域仍存在诸多问题。首先，纵观当前已投入使用的各类应用程序，多数为非医疗专业机构和人员开发的软件，其正确性和科学性尚有待考证；其次，关于应用程序的构建与检验在国内尚属初步探索阶段，缺乏一定的规范和相应的方法学指导；再次，就应用程序的功能而言，以健康教育为主，缺乏护患互动，无法体现移动医疗技术的真正内涵；最后，患者信息安全也是需要考量的重要问题之一。鉴于移动医疗技术对肿瘤患者的重要作用和意义，护理专家下一步亟须总结相应的理论和方法学以指导开发针对不同功能、不同目标人群的应用程序构建，为后续研究提供强有力的支持。此外，护理专家应与医疗人员及软件工程师等通力合作，构建内容专业、功能全面、后台支持强大的应用程序，以实现患者院内-院外个性化护理的无缝衔接，并积极推动移动医疗技术在临床实践中的应用。

因此，如何利用移动医疗技术为精准护理实践服务是精准护理的另一机遇和挑战。

（二）肿瘤精准护理模式对大数据分析技术的机遇与挑战

1.肿瘤精准护理模式带来护理研究目的的变化与拓展

临床护理实践和大数据收集技术的发展创造了海量信息，而实现精准护理的其中一个关键就在于对现有数据的充分利用。因此，护理研究应采用先进的数据分析技术，把护理实践与科学计算相结合，其核心目的在于分类并预测。分类是指关注肿瘤患者的人群异质性，如不同人群症状、信息需求、饮食习惯、自我管理、对护理干预的反应及护理干预结局等方面的差异；预测是以分类为基础，根据基因信息及可测量得到的变量预示患者未来的症状发展、信息需求变化、自我管理行为趋势及最终护理结局等。这些变化带来了护理科研目的的改变与拓展，有别于传统护理科学研究更多关注群体标准化干预的研究目的，精准护理将个性化护理真正纳入科学研究的轨道，使个性化护理在规范严谨的科学研究助力下真正落地于临床实践中。

2.肿瘤精准护理模式带来先进数据分析技术的运用与拓展

由于既往对数据的记录、存储和分析工具上的局限，传统统计方法讲求抽样的随机性和代表性，以探索概率事件的意义，其分析方法是以变量为中心，分析变量之间的关系。分析的前提假设是研究对象的同质性，也就是说，传统统计方法假设抽取样本所代表的总体具有同质性，不存在不同特征子总体差异的问题。因此，当子总体本身存在差异时，传统统计分析结论可能发生误导。而大数据时代可以获得海量数据，其分析是建立在掌握所有数据或至少是尽可能多的数据基础上，这就让我们可以在宏观层面拥有更好的洞察力，通过识别现象之间的关联和相关关系来更好地理解纷繁复杂的真实世界，所以大数据时代的新型统计分析是以个体为中心的混合模型分析，它不事先假定研究人群的同质性而关注人群异质性，在目标人群中界定不可直接观察的亚人群，并基于模型和参数检验获得亚人群的分组。同时由于护理学的学科特点，在护理实践和研究中面临的变量多为潜变量，如患者的疾病不确定感、社会支持、情绪状态及生活质量等，潜变量分析方法相对于可观察变量的分析方法而言，具有不可比拟的优越性，可以使众多复杂的变量综合明朗化，克服变量描述的单一性，更重要的一点是能发掘潜在的类别。

混合模型有很多类型，如潜在类别模型、潜在轮廓模型、潜在转变模型和增长混合模型等。潜在类别模型是基于对一系列可观察到的分类变量的反应来确定总体中潜在的子总体或组别的一种统计方法，其目的在于以最少的潜在类别数目来解释显变量之间的关联，关注个体之间的异质性，不但能更准确刻画出个体之间的量化差异，同时还能总结个体间多维的质化差异，上文所述的识别肿瘤患者信息需求及饮食特点即是对潜在类别模型的应用。潜在转变模型是一种个体定向的纵向数据分析方法，能够通过转变矩阵估计个体在不同时间点潜在状态的变化，从转变概率的角度研究个体的阶段性发展，是潜在类别分析的纵向拓展，适用于分析外显变量和潜在变量都属于类别变量的数据。增长混合模型可以帮助研究者检验和界定总体中潜在子总体的结局随时间变化轨迹类型，并检验不同结局变化轨迹类型与预测变量和终端结局变量之间的关系，为分析个体之间发展变化的差异提供了更加合理有效的工具，具有传统追踪研究方法无法比拟的优势，是近年来国际学术界广泛应用的先进统计分析方法之一。这些混合模型的几种基本类型为肿瘤精准护理的开展提供了数据分析技术的支撑，当然，也对护理研究者如何借助先进的数据分析技术，结合准确的护理科学问题开展科学研究带来了机遇和挑战。

总之，过去的几十年已经见证了科学技术的进步带给医疗行业的发展和巨变，肿瘤精准医疗的理念也注定将为护理学科的发展提供新的指引和思考。在精准医疗时代即将全面到来的今天，作为肿瘤护理人，我们要紧跟时代的脚步，抓住机遇，迎接挑战，在肿瘤预防、治疗照护及健康促进等多领域发挥积极作用，提升护理学科的科学性和学科地位，并最终造福肿瘤患者。

（袁长蓉 吴傅蕾）

参考文献

[1]Dodd MJ, et al. Symptom Clusters and Their Effect on the Functional Status of Patients with Cancer[J].Oncol Nurs Forum,2001,28(3):465-470.

[2]Christine M, et al. Preliminary Evidence of An Association Between a Functional Interleukin-6 Polymorphism and Fatigue and Sleep Disturbance in Oncology Patients and Their Family Caregivers[J].Journal of Pain and Symptom Management,2010,40:531-544.

[3]Dodd M.J, et al. Advancing the Science of Symptom Management[J].Journal of Advanced Nursing,2001,33(5):670.

[4]Judi J. I Can Cope[M].CHRONIMED,1994.

[5]Qi W, Rui-Shuang Z, Judi J. A Report on the First Asian

Oncology Nursing Society Conference [J]. Asia-Pacific Journal of Oncology Nursing,2014,1(1):4-8.

[6]ONS. Putting Evidence into Practice[M].5th.ed.Leonard Mafrica,MBA,CAE,2010.

[7]McCreery H. Survivorship Wellness: As survivors live longer, care focuses on long-term wellness[J].ONS Connect,2012,27(6):10-14.

[8]孙燕.临床肿瘤学进展[M].北京:中国协和医科大学出版社,2005.

[9]于保法.肿瘤患者心理变化及探索[M].北京:中国协和医科大学出版社,2004.

[10]郑宇华.临床肿瘤护理学[M].北京:人民卫生出版社,2008.

[11]王世俊.老年护理学[M].北京:人民军医出版社,2007.

[12]储大同.老年肿瘤学[M].北京:人民卫生出版社,2009.

[13]闻曲,刘义兰,喻姣花.新编肿瘤护理学[M].北京:人民卫生出版社,2011.

[14]唐秀治.癌症症状征候护理[M].北京:科学技术文献出版社,1999.

[15]徐燕,刘晓虹.癌症病人生存质量维护与提高[M].北京:人民军医出版社,2010.

[16]王伟智.肿瘤护理的原则与进展[J].中华护理杂志,1995,30(6):369-371.

[17]焦慧.国外肿瘤患者护理研究文献计量学分析[J].护理管理杂志,2013,13(5):362-364.

[18]王玉玲,秦力君.我国临床护理研究的进展及展望[J].中华护理杂志,2000,35(1):36-38.

[19]林菊英.《中华护理杂志》与护理学科共进[J].中华护理杂志,2004,39(5):321.

[20]杜敏世.护理研究[M].台北:华杏出版股份有限公司,1997.

[21]胡雁.实用肿瘤护理[M].上海:上海科学技术出版社,2007.

[22]刘苏军,谢贞.护理研究与论文写作[M].北京:北京医科大学中国协和医科大学联合出版社,1998.

[23]张天泽,徐光炜.肿瘤学[M].天津:天津科学技术出版社,1998.

[24]American Nurses Association(2010).Recognition of a Nursing Specialty. Retrieved from http://www.nursingworld.org/mainmenucategories/tools/3-s-booklet.pdf

[25]Ash, C.R. Cancer Nursing: An International Perspective[J].Oncology Nursing Forum,1985,12(1):40-43.

[26]Craytor,J.K. Highlights in Education for Cancer Nursing[J].Oncology Nursing Forum,1985,12(1):19-27.

[27]Haylock, P.J. Cancer Nursing: Past, Present, and Future[J]. Nursing Clinics of North America,2008,43(2):179-203.

[28]Hilkemeyer, R. A Historical Perspective in Cancer Nursing[J].Oncology Nursing Forum,1985,12(1):6-15.

[29]History and Overview. Memorial Sloan Kettering Cancer Center. Retrieved from http://www.mskcc.org/about/history-overview.

[30]Hopp, M. Roentgen Therapy and the Nurse[J].American Journal of Nursing,1941,41(4):431-433.

[31]International Council of Nurses(2007).Position Paper: Nurse retention and migration.Retrieved from http://www.icn.ch/images/stories/documents/publications/position_statements/C06_Nurse_Retention_Migration.pdf.

[32]Johnson,J.,Baird,S.,Hilderley,L(2001). It Took Courage, Compassion, and Caring.Pittsburgh: Oncology Nursing Society.

[33]Lusk, B. Prelude to specialization: US cancer nursing,1920-50[J].Nursing inquiry,2005,12(4):269-277.

[34]Lusk, B. Nursing's Central Role in the Care of Individuals with Cancer: 1900-1940[J].Oncology Nursing Forum,2011,38(6):E1-6.

[35]McDonnell, K.K. Driving Forces that Transformed the Care of Individuals with Cancer from 1900-1940[J].Oncology Nursing Forum,2011,38(6):E15-20.

[36]Mukherjee, S.The Emperor of all Maladies.New York:Scribner,2010.

[37]Our History.The Royal Marsden.Retrieved from http://www.royalmarsden.nhs.uk/about/who/pages/history.aspx.

[38]Our History.Peter MacCullam Cancer Centre.Retrieved from http://www.petermac.org/about-us/our-history.

[39]Philippines Nurses Association(2013).Overview Paper:2013 ICN Asia Workforce Program.Retrieved from www.icn.ch/images/stories/documents/pillars/sew/Overview_Paper_AWFF_2013.pdf.

[40]Quinn, A.(2008).Expanding the role of the oncology nurse.Biomedical Imaging and Intervention Journal.4(3).Retrieved from www.biij.org.

[41]The Brief Introduction to Tianjin Medical University Cancer and Hospital (2009)from http://www.tjmuch.com/system/2008/12/17/010018457.shtml.

[42]Tiffany, R. The Development of Cancer Nursing as a Specialty[J]. International Nursing Review,1987,34(2):35-39.

[43]Yates, P.,Aranda, S.(2013) 40 Years of Cancer Nursing in Australia: The Emergence of a Specialty.Cancer Forum.37(1) Retrieved from http://www.cancerforum.org.au/Issues/2013/March/Forum/40_years_of_cancer_nursing_in_Australia.htm.

[44]Lynn A. Precision Medicine in Oncology Standard of Care[J]. Seminars in Oncology Nursing, 2014,30(2):100-108.

[45]Vorderstrasse A A, Hammer M J, Dungan J R. Nursing Implications of Personalized and Precision Medicine[J]. Seminars in oncology nursing,2014,30(2):130-136.

[46]哈罗德·瓦穆斯,张国锋,马晋平,等.精准医疗计划与癌症研究[J].世界科学,2015(3):8-9.

[47]马克·罗宾,朱倩,赵梓钧,等.让精准医疗服务于癌症诊疗[J].世界科学,2015(6):40-42.

[48]Munro C L. Individual genetic and genomic variation: a new opportunity for personalized nursing interventions.[J]. Journal of Advanced Nursing,2015,71(1):35-41.

[49]Shaw R J, Bonnet J, Modari F, et al. Mobile Health Technology for Personalized Primary Care Medicine[J]. American Journal of Medicine,2015,128(6):555–557.

[50]MT, Fahey, et al. Identifying dietary patterns using a normal mixture model: application to the EPIC study[J].Journal of Epidemiology and Community Health,2012,66(1):89-94.

[51]M, Neumann, et al. Identifying and predicting subgroups of information needs among cancer patients: an initial study using latent class analysis[J]. Support Care in Cancer,2011,19(8):1197-1209.

[52]Kearney, N., et al. Evaluation of a mobile phone-based, advanced symptom management system (ASyMS) in the management of chemotherapy-related toxicity[J]. Supportive Care in Cancer,2009,17(4):437-444.

[53]Klasnja, Predrag. Supporting cancer patients' unanchored health information management with mobile technology[J]. Amia. annual Symposium Proceedings,2011:732-741.

[54]Lemoine C.Precision medicine for nurses:101.[J]. Seminars in Oncology Nursing, 2014,30(2):84-99.

[55]Neumann R M, Garvey C, Kaufman S. Biospecimen Collection, Processing, and Analysis: New Challenges for Oncology Nurses[J].Seminars in Oncology Nursing,2014,30(2):117-123.

[56]王碧瑶,张敏强,张洁婷,等.基于转变矩阵描述的个体阶段性发展:潜在转变模型[J].心理研究,2015,8(4):36-43.

[57]曾宪华,肖琳,张岩波,等.潜在类别分析原理及实例分析[J].中国卫生统计,2013,30(6):815-817.

[58]Yuan C. Precision Nursing: New Era of Cancer Care[J]. Cancer Nursing,2015,38(5):333-334.

第二章　肿瘤护理伦理

第一节　概述

一、伦理学的概念及其起源

1.伦理学的概念

伦理学亦称道德学或道德哲学，是一门研究道德的起源、本质、作用和发展规律及其社会作用的科学，是现代哲学的分支，是对道德现象的哲学思考。伦理学的主要价值在于对人类行为的善恶对错进行科学评价、系统论证和反思，并为理想行为提供科学的理论指导。对护理伦理和相关道德实践的探索不仅有助于护理专业理论范畴的拓展，还能协助相关人员进行最适当的护理行为抉择，使之符合伦理道德规范，更好地促进临床护理质量的提高及护理学科的发展。

2.伦理学的起源

约公元前4世纪，西方"伦理学之父"古希腊哲学家亚里士多德（Aristotle，公元前384—公元前322年）通过对当时古希腊城邦社会中道德生活的分析研究，提出了以社会为中心的德性论，即个人德性实践的实质是社会实践，不同的社会实践活动养成不同的德性，职业实践将影响德性养成。后来亚里士多德的弟子将其思想整理成了《尼各马可伦理学》（Ethika Nikomachea）、《大伦理学》（Ethicka Megala）及《优台谟伦理学》等三部伦理著作，并撰写了《论善与恶》的论文，一般认为西方的伦理学自此而形成。

数千年前，古代中国的思想家也对人类的道德体系进行了深刻的思索与探讨，许多流传至今的论著中都留下了关于伦理和道德的论述。如《礼记》就有这样的记载："凡音者，生于人心者也；乐者，通伦理者也。"西汉时期的《新书·辅佐》也曾明确提出应"以礼仪伦理教训人民"的思想。现代学科形态的"伦理学"则开始于严复等近代资产阶级启蒙学者的相关研究。

二、护理伦理学的概念与内容

（一）护理伦理学的概念

护理伦理学是研究护理职业道德的一门科学，是运用一般伦理学的原理和道德原则去解决和调整护理实践中护理人员与他人、护理人员之间、护理人员与社会之间关系的护理道德意识、规范和行为的科学。护理伦理学是伦理学的分支科学，是由护理学和伦理学相结合而形成的一门边缘学科。

（二）护理伦理学的研究对象

护理伦理学作为一门独立的学科，其研究的对象主要包括护理道德现象、护理道德关系及护理道德的发展规律。

1.护理道德现象

护理人员在处理职业道德关系中的心理、道德思想、道德观念和道德理论；评价护理人员行为的道德评判标准以及护理人员在一定的道德观念指导下采取的具体的伦理行为和伦理活动。

2.护理道德关系

护理领域中由经济关系所决定的、按照一定的道德观念和善恶标准所形成的护理人员与服务对象间的关系、护理人员之间的关系、护理人员与其他医务人员间的关系、护理人员与社会间的关系以及护理人员与护理学科、相关学科间的关系等。

3.护理道德的发展规律

隐藏在护理道德现象中的某些内在的、本质的必然联系。这些有关护理道德产生、发展、变化的必然性的研究以及有关护理职业道德问题本质性的探讨也是护理伦理学的重要研究对象。

（三）护理伦理学的研究内容

1.护理道德的基本理论

主要包括护理道德的起源、产生、发展及规律；护理道德的本质、特点及作用；护理道德的基本原则与范畴；护理道德与相关学科及医护模式转变、卫生事业发展之间的关系。

2.护理道德的规范

主要包括护理人员的基本道德规范；护理人员在医疗、科研、教学和预防疾病活动中的具体道德规范；护理人员在各类人际关系中的道德规范；护理管理人员在管理活动中的道德规范；生命伦理中特殊的道德规范和要求等。

3.护理道德的基本实践

主要包括护理道德的教育、培养、监督、考核与评价等相关问题。

4.护理道德难题和困境

主要包括随着高新技术的运用或由于新技术领域的拓展而产生的，运用现有的护理道德规范难以解决的问题，如伴随着人工生殖技术、器官移植的运用以及对稀有卫生资源的分配、处理安乐死和尊严死等特例中出现的，用现有伦理道德规范无法解释解决的，与传统道德有明显冲突的系列道德问题。

第二节　护理伦理学的理论基础

作为伦理学的分支学科，护理伦理学以伦理学的基本理论作为本专业的理论基础。这些基本理论主要包括道义论、生命论、人道论、后果论、美德论、公益论等。

一、道义论

（一）道义论的含义

道义论（deontology）的英文源自于希腊文"deon"，含有义务、理性或教义之意，是关于义务、责任和应当的理论。强调行为动机的正当性，忽视行为本身的价值及行为可能导致的结果，其核心在于强调对义务的敬重和无条件服从。在护理伦理学中，道义论主要运用于确定护士的行为准则和规范，对护士的行为给予限定，即明确护士的道德责任，护理人员应该做什么、不应该做什么以及如何做才符合道德。

（二）道义论的类型

根据具体论证方法不同，一般将道义论分为行为道义论和规则道义论两种类型。

1.行为道义论

个人的行为是否合于道德，完全靠直觉、良心和上帝的戒律来判定，又称义务直觉主义。行为道义论者认为，没有任何普遍的道德规则或理论，只有我们不能加以普遍化的特殊的行为、情况和人；人们在某一特殊情况下所做出的决定完全取决于自己当时的感觉和认识。其主要代表人物是英国牛津大学的哲学家普理查德（Prichard）和罗斯（Ross）。

2.规则道义论

主张对某些特别的行为应用规则予以约束，规则是道德的唯一基础，遵循这些规则就符合道德，而与行为的结果无关。代表人物是康德（Kant）和尤文（Ewing），他们对于义务道德的判断，都从分析其逻辑的必然关系入手。康德强调一致性，即求不自相矛盾；尤文强调贯通性，两者都以"可普遍化"的原则为中心。

（三）道义论的作用

道义论是规范伦理学中最重要的理论之一，在西方伦理思想史上占有重要的地位，并发挥了重要的作用。

1.道义论强调正确的行为动机，并简单明了地说明应当做什么、不应当做什么，易于被人们所理解和接受，对指导人们进行道德活动以及在人们的道德品质形成过程中发挥着重要作用。

2.在道德活动中，一旦道德义务升华为人们的道德责任感，道德主体即具有推动力，促使主体自觉履行自己应尽的道德义务并不断提升和完善自我。

3.道义论所包含的道德义务往往是经过历史检验的，已被历史证明是对调节人际关系、社会关系非常有用的道德原则和规范。

在护理伦理学中，道义论强调护士对患者的道德责任感，认为护理行为必须具备良好的动机，遵循一定的道德原则，才能对护理道德建设起到积极的作用。

（四）道义论的局限性

随着医学科学、护理科学的发展以及人们观念的转变，道义论在具体医护实践中的局限性逐渐暴露出来，这些缺陷和局限性在临床实践中值得引起注意。

1.道义论只强调护理行为的纯正动机，护士护理行为本身的价值及这些护理行为可能导致的结果可能会导致好心办坏事的事件发生，原因是忽视了行为动机与效果的统一性。

2.道义论强调以护患关系为基础，以对患者负责为中心，常常忽视护士对他人、对社会的道德责任，也就是忽视了对患者尽责任与对他人、对社会尽责任的统一，可能会导致对社会公众利益的侵害。

3.道义论过分强调护士对患者尽责任的绝对性和无条件性，忽视了患者应尽的道德责任和义务以及护士自身的权益，即忽视了护患义务的双向性。

二、生命论

护理的服务对象包括所有需要关怀照护的人，而生、老、病、死则是人生命发展的客观规律。因此如何认识生、老、病、死及如何处理生与死的矛盾等均是护理人员必须思考、回答与解决的问题。人类对生命的认识经历了漫长的历史过程，出现了生命神圣论、生命质量论与生命价值论等几种不同的认识阶段。

（一）生命神圣论

生命神圣论是医德学的理论基础，在近现代生命伦理学的理论体系中占据着十分重要的地位，也起着相当重要的作用。

1.生命神圣论的含义

生命神圣论是指人的生命具有至高无上的、神圣不可侵犯的道德价值的一种伦理观。该理论认为生命是神圣的，在任何情况下保存、延长生命的行为都是道德的，一切人为终止生命的行为都是不道德的。

2.生命神圣论的伦理意义

（1）生命神圣论唤醒了人们关爱生命、重视生命的良知，使民族得以繁衍。早期的人类在群居活动中，由于感受到保存和延长生命的艰难而更加珍惜生命，从而产生了对病者、伤者、弱者的照护和自助、互助的观念。这种重视人的生命，关心和帮助病残者的思想与行为是人类、种族、民族得以生存、繁衍和发展的重要基础，也是人类互助互爱美德的基础。

（2）生命神圣论对医护科学的发展起到了重要的推动作用。生命神圣论强调珍惜生命、重视生命，激励着广大医护人员不断探索解除民众病痛的更有效的方法、不断去探索生命的奥秘，进而推动着医学、护理学科的发展。

（3）生命神圣论为现代医学人道主义的形成和发展奠定了思想基础。生命神圣论要求人们热爱生命、关心和珍惜生命等思想也是现代医学人道主义的基本要求和重要内容。

3.生命神圣论的局限性

（1）这种生命观往往是片面的、绝对的，强调生命的神圣性，认为只要是人，无论是严重缺陷的新生儿，还是脑死亡的植物人，都要不惜一切代价进行抢救，并以此作为衡量医护人员的道德标准。随着人口数量的快速增长，人类如果仅是片面强调个体生命至上性，必然导致偏重人口数量，而忽视人口质量，最终造成人口素质的下降。

（2）随着医学科学的发展，生命神圣论的观点与越来越多的高新技术的发展和运用发生了冲突。例如，现代计划生育中常采用的避孕、流产以及人工生殖、器官移植等新技术在研究和发展中也受到绝对化的生命神圣论观点的阻碍，在一定程度上影响了医学科学的发展和进步。

（3）现代医学高新技术可使大脑已处于不可逆损伤的人长期维持心跳和呼吸，也可以维持那些患有严重的、无法救治的先天性缺陷新生儿的生命指征。但这些生命已失去对自身、家庭和社会的价值，反而给家庭、社会带来相当沉重的负担，若一味片面强调生命的神圣而执意对其实施无谓的救治，显然不是最合理的选择。

绝对化的生命神圣论往往产生这样的矛盾：一方面强调不惜任何代价去维持个体毫无意义的生命，以体现生命的神圣；另一方面却又无视缺医少药地区的社会大众对基本医疗保健的迫切需要，造成有限卫生资源的浪费与分配不合理。

（二）生命质量论

随着社会的进步以及医学科学的发展，人们追求的不仅仅是延长生命，更要追求生命存活时的质量，因而出现了强调生命质量的理论。生命质量论的出现弥补了生命神圣论的部分缺陷，是现代生命伦理学的重要理论基础。

1.生命质量论的含义及标准

生命质量论是以人的体能和智能等自然素质的高低、优劣（如器官功能、智商、全身状态等）为依据，衡量生命对自身、他人及社会存在价值的一种伦理观。生命质量论强调人的生命价值不仅在于生命存在的本身，而且在于生命存在的质量；人们不应单纯追求生命的长短数量，更应关注生命存活的质量，强调存活时不断增强和发挥人的个体潜能。

生命质量的标准一般可分为三个基本层次。

（1）主要质量　指个体的身体和智力状态，也可称为人性素质，是区别正常人与不健全人的标准。该标准把无脑儿、白痴、先天愚型等视为非人性素质。

（2）根本质量　指生命的目的、意义及与其他人在社会、道德上的相互作用。某些严重的疾病，如严重脊柱裂的婴儿、极度痛苦的晚期癌症患者、不可逆昏迷的患者等，这些严重的疾病往往致使患者生命的根本质量低下或完全丧失。

（3）操作质量　利用智商、诊断学标准等客观方法来测定智能、生理方面的人性质量。有学者建议用智力测定来评价生命质量，认为智商高于140者是高生命质量的人才，智商在70以下属于有心理缺陷的人，智商30以下者是心理缺陷较为严重的人，而智商低于20者则不能称为真正意义上的人。

2.生命质量论的伦理意义

生命质量论的产生标志着人类的生命观已由传统的生命神圣论转变为追求生命质量。强调生命质量为长期以来困扰人们的生与死的权利及选择等问题提供了新的标准和理论依据，这是人类自我认识和自我控制的新发展和更理性的选择。同时生命质量论为患者自身、患者家属及医护人员选择决定延长、维持、结束或缩短个体生命的医护计划提供了理论依据；也为避孕、节育、绝育等计划生育措施的采用提供了新的理论支持。此外，生命质量论还为很多国家的人口政策、环境政策、生态政策以及更合理、公正地分配卫生资源策略等提供了重要的理论支撑。

3.生命质量论的局限性

由于生命质量论立足于人的自然素质谈论生命存在的价值，因而其局限性在某些情况下甚至可能引发一些新的矛盾和冲突。如有的个体生命质量很高，但其存在的社会价值很小，甚至是负价值；而有的个体生命质量虽较低，但其存在的社会价值却很大，甚至超过常人。生命质量论在这些情况下无法较好地使两者统一起来，这是生命质量论不尽合理、不够科学的一面。因此有学者认为必须将生命质量与生命价值结合在一起进行研究。

（三）生命价值论

在生命质量论无法解决的特殊情况出现后，随之发展起来的生命价值论较好地将人的生存质量和生存价值进行了统一。

1.生命价值论的含义

生命价值论是以人具有的内在价值与外在价值的统一来衡量生命意义的一种伦理观念。生命价值论认为，个体的生命价值包括两个方面：一是生命所具有的潜在创造力或劳动力，即生命的内在价值或自我价值；二是生命对他人、对社会和人类的意义，即生命的外在价值。生命的内在价值与外在价值紧密联系、密不可分，内在价值能转化为外在价值，外在价值又会不断地丰富与充实内在价值，两者共同构成了生命的总价值。

2.评价生命价值的标准

根据生命价值论，人的生命价值的高低和大小应取决于生命的内在与外在价值两方面。判定人的生命价值时应把内在价值与外在价值相结合，不仅重视生命的内在价值，更应重视生命的社会价值、外在价值，即个体对他人、对社会的贡献。通常情况下，生命的内在价值与外在价值是一致的。生命质量高者，对他人、对社会的贡献也多，生命价值较高；生命质量低者，生命价值也低，甚至可能出现负价值。但在某些特殊情况下，也可能出现生命质量高者但其社会价值低或生命质量低者而其社会价值高的情况。因此医疗护理实践中，应注重把生命价值论与生命质量论统一起来，全面而辩证地衡量生命的意义和价值。

3.生命价值论的伦理意义

生命价值论将生命的内在价值与外在价值统一起来进行评价，为全面认识人的生命价值提供理论依据的同时也迅速成为临床救治患者决策的重要理论依据。例如，生命价值论能协助人们根据患者的内在和外在价值进行综合的理论考量，做出最符合伦理道德的行为决策。

（四）坚持生命神圣论、生命质量论、生命价值论的有机统一

生命神圣论、生命质量论及生命价值论三种观点的出现，体现了人类对生命的认识不断深入与全面，这是人类自我认识方面质的飞跃。这几种认识生命的观点可以相互借鉴、综合起来运用以全面认识人的生命。生命的神圣在于生命是有质量、有价值的，无质量、无价值的生命并不神圣。具有一定质量与价值的生命才是生命神圣的最根本内容。现代生命论就是从生命神圣论、生命质量论和生命价值论的辩证统一中去看待生命，即应当在提高生命质量和价值的前提下去维护生命的神圣和尊严。

三、人道论

人道论是研究医学领域中人道主义的一种道德理论。医学人道主义是医学道德的一个重要理论，是古今中外医德传统的精华，也是医学道德的核心内容。

（一）医学人道主义的含义

"人道"是指人事、为人之道或社会的群体规则。人道主义可分为"广义"和"狭义"两个层次。广义的人道主义泛指一般维护人的尊严、权利和自由、

重视人的价值、追求人类完善等的系列思想。狭义的人道主义则是指文艺复兴以来资产阶级反封建、反宗教神学的一种思想和文化活动。其主要特点是注重人的自由意志、突出人对自然界的优越性、强调以人为衡量一切事物价值的标准，注重人对于真善的追求活动等。

医学人道主义则是一般人道主义在医学领域中的具体应用，是指运用人道主义的基本理论指导医学实践活动。医学人道主义不等同于广义的人道主义，其内容十分广泛而具体，且有着丰富的内涵。

（二）医学人道主义的核心内容

1.尊重患者的生命

人的生命只有一次，不可逆转，尊重患者的生命是医学人道主义最基本、最根本的思想。从古至今，历代医学家均强调尊重患者的生命，应尽量救治患者的生命，从而形成了生命神圣论。尊重患者的生命在医学人道主义的表现就是要求医护人员加强职业道德责任感，不拿患者的生命当儿戏，积极、严肃地救治患者的生命。

2.尊重患者的生命价值

医学人道主义要求在尊重患者生命的基础上，更应该尊重患者的生命价值，也就是说医护人员不仅要尊重患者的个体生命，而且还应兼顾生命的内在、外在价值的统一，并以此来衡量生命的意义。医学人道主义认为对于确已丧失生命内在、外在价值且已无逆转可能的患者，医护人员在患者及其家属的要求下终止对其无谓的救治，理论上讲并不违背人道主义精神。

3.尊重患者的人格

现代医学人道主义强调对患者人格和尊严的尊重，要求医护人员尊重服务对象的人格，尊重其尊严和个性，尤其是对精神患者和乙肝、艾滋病等传染性疾病患者，应给予真诚的关心、同情、爱护和体贴，绝不冷嘲热讽、绝不歧视他们。

4.尊重患者的权利

尊重患者的权利是医护伦理学的一个范围，也是社会主义医德的一个重要范畴。患者的权利理应受到尊重，不应因人种、性别、年龄、疾病类型和支付医疗费用的方式不同而受到不同对待。在医学面前人人平等是医学人道主义所追求的目标，即使是战俘、囚犯、疑犯等也应给予平等对待，尊重其作为患者的权利，根据其需要切实给予必要的医疗护理干预和照护，以体现医学的人道主义精神。

四、后果论

后果论是护理伦理学的重要基础理论，其依据伦理学原理，从医学终极道德标准的角度构建医学道德体系，对于制订、检验以及协调医学道德规范起着重要的作用。

1.后果论的含义

后果论又称目的论或效果论，是以道德行为的后果作为确定道德规范最终依据的伦理学理论。后果论者认为行为正当与否的根本依据就是行为的后果。

医学后果论认为应该以医学道德行为的后果作为确定医学道德规范的最终依据。它认为确定医学道德规范的目的是调整人们的利益行为，医学道德所规范的就是人们之间的利益关系，以使医学道德行为取得最佳的行为结果。医学后果论中的利益内容包括三方面，即服务对象的利益、相关者的利益、从业者的利益。因此医护人员的利益以及医疗卫生事业单位的利益也是应该考虑在内的。

2.后果论的主要代表——功利主义

功利主义是后果论的主要代表理论，是一种以人行为的功利效果作为道德价值的基础或基本的评价标准，强调行为实际效果价值的普遍性和最大现实。其创始人是19世纪英国的边沁（Bentham）和穆勒（Mill）。它主张判定人的行为在伦理上的正误标准要看行为的效用，强调行为的价值决定该行为的目的和结果，以行为所产生的结果是否能带给人们快乐与幸福来判断其好坏，以最大多数人的最大幸福为人类行为的规范。

功利主义对发挥医学的整体效益、调动护理人员的积极性等方面具有积极的意义。这是因为在基本的护理道德中，功利主义主张护理人员的行为应以满足患者或社会大多数人的健康利益为标准，这有助于护士树立正确的功利观，既坚持了经济效益与社会效益的统一，又有助于合理利用卫生资源，避免不必要的浪费。但功利主义也存在着一定的局限性。首先，功利主义容易导致以功利的观点看待生命，容易滋生利己主义思想，而忽视全心全意为人民服务的宗旨；其次，功利主义主张以大多数人的最大利益为依据，而常常忽略少数人的利益，所以也不可避免地导致对少数人的不公平；最后，功利主义大多是评估行为对现在和未来的影响，对过去所留的空间甚小。

五、美德论

美德论又称德性论或品德论，是研究做人应具备的品格、品德的理论。不同国家、地区、民族都有许多传统美德，而这些美德可能在不同历史时期及不同人群中有着不同的理解和要求。

（一）美德论的含义

美德通常是指人的优良道德品质。美德论是关于道德品质的学说，重点研究做人应该具备的品格、品德。护理学的美德论是关于护理人员道德品质的学说，研究作为护理人员应该具备的品德、品格。美德论所重视的包括行为、情感、人格以及道德习惯。美德论者认为行为者除了应知道自己"应该做什么"之外，还应该拥有必要的气质倾向、动机和情感。该理论强调以理想的人格典范作为道德的核心，重视人自身具有的良好能力的发挥，强调道德判断能力的培养、实践智慧的养成。

（二）美德论的内容

护理人员在长期的实践活动中，继承和培养了许多高尚的道德品质，这是从业人员应该遵循的。主要包括以下几种。

1.仁慈

仁慈即仁爱慈善。仁慈是人的基本美德，更是护理人员应努力修养和履行的首要职业道德品性。护理人员的仁慈品德的核心是医学人道主义。仁慈要求护理人员必须对服务对象富有爱心，对人及其生命有高度的仁爱精神。

2.诚挚

诚挚是指护理人员应热爱并忠诚于护理事业，忠诚于服务对象，说真话，办实事。要求护理人员不仅能够不怕困难，淡泊名利，积极为护理事业的发展贡献力量，还应具有宽厚、诚挚的人格品德，努力与患者及其家属建立和谐的护患关系，取得他们的信任与配合，积极维护服务对象的利益和权利，敢于同损害患者利益的现象、行为做斗争。

3.严谨

严谨是指护理人员在工作中应具备严肃认真的科学态度、周详缜密的思维方法、审慎负责的工作作风。护理工作的服务对象是人，其面临的健康问题及健康需求千差万别，因此要求护理人员必须以严肃认真的工作作风，审慎处理工作中的各种问题，能够根据每位服务对象的具体情况，客观而有针对性地分析并解决其健康问题。

4.公正

公正是指护理人员应一视同仁地对待服务对象，合情合理地处理公私关系和分配卫生资源，尤其是稀缺的卫生资源。一方面，要求护理人员能够不因年龄、性别、种族、国籍、贫富、美丑、职务高低等差异而区别对待患者，对每位患者都能做到热心接诊、细心诊治。另一方面，护理人员要做到大公无私，正确处理好国家、集体和个人三者之间的关系。此外，

还要求护理人员对稀少的卫生资源进行分配时，能够公平公正地提供所需的卫生保健服务，避免只为少数人服务。

5.进取

进取是指护理人员为追求护理学科的进步而勤奋学习，刻苦钻研业务，不断更新知识并持续提升其全方位技能，虚心向同行请教，不断提高护理质量。勤奋、拼搏、刻苦、努力钻研医护知识和技能是护理人员所必须具备的优良品德。

6.奉献

奉献是指护理人员在护理实践过程中表现出的不怕苦、不怕脏、不怕累、不嫌麻烦、不畏困难，对提高社会公众的健康具有高度的社会责任感和爱护生命的纯朴情怀，为保护患者的利益与集体利益而勇于牺牲个人利益的高尚情怀和品质。

7.协作

协作是指护理人员在护理实践中能与其他学科、专业甚至院外人员密切配合，互相尊重与支持，齐心协力，为服务对象的身心健康水平的提升而共同努力。护理人员之间应在明确分工的基础上，本着"患者利益至上"的原则，与医疗专业及院内外相关人员团结一致、密切配合，充分发挥团队的优势，使整个医疗、护理活动和谐有序地展开，而最终达到最佳的医护效果。

8.廉洁

廉洁是指护理人员应办事公道，作风严谨正派，不沽名钓誉。预防疾病、减轻痛苦、恢复健康、促进健康是护理人员应尽的道德义务，护理人员受民众的委托履行这些神圣职责，因此护理人员应该廉洁自身、不贪私利、不以权谋私。

护理实践对护理人员美德方面的要求十分严格，具备高尚道德品质是护理工作、护理学科发展的前提和关键。护理美德的养成是一个长期的、逐步发展的过程，也是一个主、客观条件努力相互作用的过程，它不仅需要整个社会物质、文化、精神环境的熏陶，还需要获得护理行业内部持续不断的护理道德教育和护理实践环境的陶冶，更加需要护理人员发自内心的认可和自觉培养及塑造。因此护理人员的道德品质要以护理实践为基础，以自觉的意志选择为凭借，形成坚定的道德信念和态度，从而在医疗护理行为中自觉地做出最符合伦理道德的行为选择。

六、公益论

公益的思想自古已有，而作为生命伦理学基本理论的公益论则出现于20世纪70年代，主要对如何公

平、公正、合理地解决医疗活动中出现的各种利益冲突和矛盾提供了理论依据。

1.公益论的含义

公益即公共利益、大多数人的利益。公益论强调以社会整体利益和全人类的长远利益为出发点和归宿，强调个人利益服从整体利益、局部利益服从全局利益、眼前利益服从长远利益，强调用公平、公正、平等的原则去解决社会生活中的各种利益的冲突，以求得社会大多数人获益，从而有助于社会进步和人类的长远发展。

护理伦理学的公益论则强调护理人员应将对患者的责任同对他人、社会和后代的责任统一起来，公平合理地解决护理实践活动中出现的各种利益冲突和矛盾，使医疗护理活动不仅有利于患者个体利益，还必须兼顾有利于解决整体利益乃至后代，最终有利于人类生存环境的持续改善和护理学科的不断发展。

2.公益论的内容

公益论主要包括群体公益、社会公益、科学公益、后代公益以及对卫生政策的公益等多方面。护理实践活动中落实公益论，应坚持以群体利益为出发点，又要兼顾社会公益、科学公益、后代公益和对卫生政策的公益责任。护理实践过程中除了对上述公益的关注外，还应特别意识到护理人员自身行为对卫生相关政策的公益责任，这一方面要求护理人员必须遵循公平、公正、合理的卫生政策，在自己的权限范围内最大限度地合理分配现有医疗资源，体现其公益价值；另一方面还必须以自身的医护行为不折不扣地践行国家既定的卫生策略、卫生政策，最大限度地维护社会公益。

3.公益论的意义

护理实践活动同时兼顾患者、医院、社会三方面的利益是其活动的理想行动目标。通常来讲，患者的利益、医院的利益、社会的利益是一致的，但常常也会出现三者不一致的情况，甚至出现多种、多重利益的冲突甚至矛盾，这就需要用公益论作为其实践行为的选择指南。例如，患者对医疗资源不断扩大的需求与社会医疗资源相对有限之间的矛盾；满足患者的某种治疗的需要与该治疗可能出现的严重不良后果之间的矛盾；盲目延长无价值的生命与增加家庭、集体和社会负担的矛盾；护理科研中维护患者的利益与发展护理学科的矛盾等。公益论的提出为较好解决诸多利益冲突提供了一定的理论依据，也为这些矛盾的解决提供了更多的可能性。公益论在护理实践中的运用不但丰富了护理伦理学的理论基础，推动了护理学科的发展，还加强了护理人员的社会责任，使护理人员的权利与义务的内容得到了极大的丰富和完善。

第三节　护理实践中的伦理原则

护理实践是医疗卫生工作的重要组成部分。现代护理实践活动正面对着越来越多的伦理难题，护理人员必须处理越来越多的关系、冲突甚至矛盾，单凭个人经验和主观判断已远不能满足实践需求。护理人员必须在具备精湛的技术和全面的医护知识的前提下，还能灵活运用护理伦理的基本原则指导实践，这样才能更好地调节护理实践中的最基本的人际关系，提高解决实际问题的能力，更好地提供高质量的护理服务。

一、护理伦理原则的含义

护理伦理原则是调整护理人员在护理实践中与患者之间、护理人员与其他医务人员之间、护理人员与社会之间关系应遵循的最基本的出发点和指导准则。护理伦理原则协助护理人员树立正确的道德观念，选择最符合伦理道德的行为。护理伦理原则不仅是护理实践行为、护理伦理评价和教育应遵循的原则，还是衡量护理人员道德水平高低的标准和准绳。

二、伦理原则对护理人员的要求

20世纪80年代中期，我国医学伦理界学者提出的"防病治病、救死扶伤，实行社会主义医学人道主义，全心全意为人民的身心健康服务"的伦理原则，如今已成为医护人员医疗实践中应遵守的基本伦理原则。

1.防病治病、救死扶伤

"防病治病、救死扶伤"是医疗护理工作的中心任务和基本内容，是每个医护人员的神圣职责，也是医护人员为人民健康服务的具体途径和科学手段，还是当今医护人员医德行为和医疗护理实践的基本出发点。医护人员在救治患者的过程中，必须把患者的生死安危放在首位，竭尽全力地及时抢救患者的生命，任何拒绝收治患者、互相推诿、见死不救的行为都有违社会主义医德的基本原则。这一原则还要求医护人员在医疗实践中，既要重视对患者个体的临床治疗，还要考虑到整个社会的利益；在实践中注意防治结合，既重视现有的躯体护理与心理护理，还应重视群体性的预防和保健工作；不但使患者尽快恢复健康，还要尽量减少和消除致病因素对群体健康的危害。

2.实行社会主义医学人道主义

医学人道主义自古有之。社会主义医学人道主义是伴随着无产阶级革命事业和医疗卫生事业的发展而产生的，是建立在社会主义时代人与人之间的真正平等的同志式关系之上的。它继承了传统医学人道主义的精华，并使之得到了丰富和发展，具有新时期社会主义的内涵。社会主义医学人道主义对护理人员提出了更高的要求。它要求护理人员具备新的医学观，同时重视人的社会属性和生物学属性，强调重视人的生命价值，尊重患者和家属的人格，维护患者和家属的权利。护理人员只有发自内心地尊重和爱惜患者的生命价值，才能本着同情、关心、爱护的心理竭尽全力地进行救治。

3.全心全意为人民的身心健康服务

全心全意为人民的身心健康服务是社会主义医护人员工作的出发点和归宿，是社会主义护理道德区别于其他传统道德的本质与核心。"为人民服务"是社会主义道德的核心内容，"全心全意为人民的身心健康服务"是医护人员"为人民服务"在职业生活中的具体体现，是社会主义医德的核心内容，也是广大医护人员的医德理想和目标。

"全心全意为人民的身心健康服务"对护理人员提出了很高的道德要求。它不仅要求护理人员要正确处理好个人与患者、集体、社会之间的关系，以集体利益和群体、社会利益为重，还倡导在某些特殊情况下，医护人员需要牺牲个人利益，以维护和保全服务对象的身心健康。"全心全意为人民的身心健康服务"还要求护理人员自觉树立起群众观，想患者之所想、急患者之所急、痛患者之所痛，自觉把为民众解除病痛作为自己的天职，具备自愿为全人类的健康事业而献身的高尚情怀。

三、护理伦理学的具体原则

（一）自主原则

1.自主和自主原则的含义

（1）自主的含义　自主是指自我选择、自由行动或依照个人的意愿进行自我管理和决策，可分为思想自主、意愿自主与行动自主三种方式。思想自主是指一个人的情绪正常、稳定并具有正确、理性思考的能力；意愿自主是指一个人具有的自由决定自己意愿的能力和权利；行动自主是指一个人具有自由行动的能力与权利。

（2）自主原则在医护实践中的含义　医护实践中自主原则的实现是指实践中必须尊重患者，由患者自行做决定。即护理人员在为患者提供医疗照护之前（尤其是特殊的、重大的医护照护活动之前），应先向患者及其家属说明该项医疗照护活动的目的、作用、费用及所有可能的结果、副作用、可能带来的不便等，并征求患者及家属的意见，由患者及家属自己做决定。自主原则认为患者及其家属有权根据自己的具体情况就自己的医护事务做出合乎理性的决定。当然，需要注意的是自主原则只适用于能做出理性决定的患者，而非针对所有患者，对于自主能力丧失、减弱或自主能力缺乏的患者，如昏迷患者、视力障碍者、精神障碍者、婴幼儿、未成年人等，非但不应授予自主权，反而更需要提供更多的保护、监督与协助。此外，对有自主行为能力却异乎寻常选择了非理性行为患者的阻止也符合自主原则，对其非正常行为需加以干预以确保患者不受非理性行为的伤害。

2.患者的自主权及内容

患者的自主权是指有自主行为能力的患者在了解和思考后，获得的对自己所患疾病和健康做出合乎理性和价值的决定的权利。患者有权选择拒绝或接受医护人员为其制订的医疗护理方案，这是患者自主权的体现。当然，患者的自主决定权必须建立在对医护方案完全、彻底理解的基础上。在医疗护理实践中，最能代表尊重患者自主权的形式是"知情同意"。"知情同意"是指患者或其法定代理人在被告知事实真相后，自愿同意或应允某事。"知情同意"既能代表医护人员对患者实施医护活动的计划，也能体现患者及其代理人对该医护活动和计划的看法，是具有法律功效的同意。

与患者的自主权相对应的是医护人员在医疗护理工作中的自主权，即医疗护理自主权。表现上看，患者的自主权往往与医疗护理的自主权相矛盾，其实不然。因为在大多数情况下，患者对疾病和治疗的了解程度无法与接受过正规的医疗护理教育和训练的医护人员相比，在疾病、情绪等影响下患者的理性思考也往往出现偏差。在这种情况下，一味强调患者的自主权不但可能耽误治疗甚至可能危及生命。这时需要强调医护人员与患者之间的伙伴关系。而在某些危急情况下，患者及其家属的决定明显处于非理性情况，可以考虑由医护人员做出决定，实施强制医主行为。当然，医护人员应该通过各种途径协助患者及其家属了解医疗护理情况，协助其达到完全自我决定的最终目的。

3.尊重患者自主权的意义

自主原则要求在医疗护理实践中尊重服务对象的自主权。从意识能力角度而言，患者虽然在身体上患有疾病，在其意识健全的情况下，还应享有普通公民的日常权益，具有对自身健康、未来幸福进行最佳理性选择的权利。因此在患者尚能理性选择自己的行为的情况下，医护人员无权在不告知的情况下单方面、擅自对患者实施医护活动，患者有权知晓并参与医护方案的详情。自主原则正是由于强调对个体自由意志的承认，充分体现了现代医护活动对个人人格的尊重。①在伦理价值方面，从根本上体现和保障了患者的健康权益；②在理论方面，推进了医学人道主义的深化和拓展；③在实践方面，有利于各方面的正当利益的兼顾和调节；④在道德价值方面，充分体现了个体自主性的觉醒；⑤在医学伦理方面，则通过自主原则展现了个体道德的自主性。

4. 自主原则对护理人员的要求

（1）尊重患者及其自主权 自主原则要求体现对自主的人及其自主性的尊重。尊重自主的人及其自主性就是承认个体有权根据自己的具体情况及其家庭社会考虑，就个人的健康及疾病相关事宜做出理性的决定。护理人员尊重患者及其自主权的关键在于尊重患者的真实意愿，这不仅有利于形成适当的医护方案并保障医护活动的正常进行，还在心理、伦理和法律等方面具有积极意义。一方面能使患者感到自身的存在价值，调动其参与护理活动的主动性和积极性；另一方面也增强患者对护理人员的尊重和信任，利于和谐护患关系的建立并加强护患沟通，减少不必要的医疗纠纷。

（2）协助患者行使自主权 尊重患者的自主权绝不意味着医护人员放弃自己的责任。在患者对自己的病情及医疗方案不能完全理解，甚至完全不能理解的情况下，很难实现真正意义上的自主。因此医护人员有责任向患者及其家属提供有关其疾病及健康方面的全面信息，协助患者及其家属进行诊疗、护理方案的比较与选择。在充分了解自身病情、不同治疗方案优劣等信息的基础上，服务对象的选择与医护人员的建议往往较容易达成一致。对于在协助患者及其家属进行医护方案选择过程中出现的患者选择与医护人员期望不同的情况，则应分析具体情况区别对待。对于具有选择能力但因角色缺如、角色行为减退或异常等放弃选择或拒绝诊治的情况，护理人员应协助医生深入了解患者的心理动机，并争取家属的配合，耐心、冷静地提出劝告，调整患者的心理状态，使其选择最佳医疗护理方案；对于行动选择与他人、社会的利益发生矛盾的患者，护理人员应劝说患者调整选择，既保证患者自身的权益，也要确保医护行为对他人、对社会的责任。

（3）正确行使护理自主权 自主原则在承认并

尊重患者自主权的同时也强调专业护理活动中的护理自主权。尤其对于缺乏、丧失部分甚至全部自主能力的患者，如婴幼儿患者、严重精神病和严重智力低下者、老年期痴呆者、昏迷或丧失意识者等，护理人员应尊重法定监护人或家属的选择权。但需要注意的是，当代理人或家属的选择违背患者在丧失自主能力前的真实意愿或严重损害患者的利益时，护理人员则不应听之任之，盲目遵从代理人或家属的意见，而应积极寻求患者所属单位或社会有关机构（如医院伦理委员会等）的协助，在共同商榷后进行最佳选择。在患者处于生命紧急救援的危急时刻，出于对患者利益的保护和护理人员救死扶伤的责任，护理人员有权利依据自己的专业知识，果断自行行使护理自主权，选择最合理的护理手段和措施；而当患者的选择对自身、对他人的健康和生命构成威胁甚至可能对整个社会产生较大危害时，护理人员则有责任协助有关机构对患者的自主权进行适当限制。

（二）不伤害原则

1. 不伤害原则的含义

不伤害原则是指医护人员在实施护理措施时，应尽可能避免对患者造成生理、心理等方面的痛苦、损伤等本来完全可以避免的人为伤害，不伤害亦指不将他人置于容易受伤害的危险境况之中。必须指出的是，不伤害原则并非绝对，在诊疗护理过程中，要做到对患者完全无损伤十分困难。有些诊疗护理措施，虽对患者的康复有利，但往往也不可避免地带来一些损伤，如化疗药物的毒性作用、手术带来的创伤等，由此可见不伤害原则是权衡利弊应该遵循的原则。与此同时，"伤害"有时还被界定为"造成本可以避免的损伤"。一般而言，医疗护理上必需的且属医疗适应证范围的诊治护理手段，其目的均是使患者获得较多的益处或预防更大的损害，大都符合不伤害原则，从伦理角度是可以接受的；但当某项诊治护理手段对患者而言是弊大于利的、不必要的，甚至是禁忌的，却要勉强实施，则违背了不伤害原则。

医疗伤害可分为技术性伤害、道德性伤害和经济性伤害等多种类型。技术性伤害是指医疗技术手段使用不当或不慎对患者造成生理、心理的伤害，包括一切本可避免但由于医护人员违反操作或诊疗制度不完善所致的责任事故和因技术问题而造成的技术过失事故。道德性伤害是由于医护人员缺乏医德而造成的对患者及其家属在心理、精神方面的伤害，如不负责任、马虎、粗疏、态度冷漠，甚至出言不逊、恶语伤人、行为不端、动作粗野等，都会不同程度地对患者及家属造成心理、精神乃至人格方面等的伤害。经济性伤害主要指由于医护人员出于个人或集团利益考虑导致的"过度医疗护理"，致使患者及家属蒙受经济利益方面的损失。

2.不伤害原则对护理人员的要求

自有医学以来，不伤害患者的原则就一直被医护人员所遵循，希波克拉底誓言与南丁格尔誓言中皆有强调。随着医学科学的飞速发展，高科技的医护措施被越来越广泛地运用，这些措施在协助恢复服务对象健康的同时，如果运用不当，则更可能给患者及家属带来不同类型的伤害。护理人员应该预防可能出现的伤害事件，并使可能导致的伤害减轻到最低程度。

不伤害原则要求护理人员必须做到以下几点：①强化为患者利益和健康实施医护活动的正确动机和意向；②积极了解并评估各项医护活动可能对患者及其家属造成的全面影响，努力防范并降低伤害和意外伤害出现的可能性，当伤害实在无法避免时，则应对利害得失进行全面衡量，尽量选择使患者收益最大、伤害最小的医护方案，将可能的伤害减少到最低程度；③充分尊重和重视患者的愿望、利益；④提供最符合伦理道德的高效医护实践活动。

（三）行善原则

1.行善原则的含义

行善即做善事，是指医护人员对患者直接或间接履行仁慈、善良或有利的德行，既包括促进或增进患者的健康和福祉，又包括减少或预防对服务对象的伤害。行善原则，常被称为有利原则，行善原则包括4个方面：①应做或促进善事；②不应施加伤害；③应预防伤害；④应去除伤害。由此可见，行善原则的内涵比不伤害原则更加广泛，促进健康和福祉是其积极的方面，减少和预防伤害则是其消极的方面。在医护领域中，行善被认为是一种职业传统和责任。医学之父希波克拉底在对医师的道德告诫中就曾说过，"要做对患者有益，或至少不做对患者有害的事"；护理专业的创始人南丁格尔强调"护理患者时，应关心患者的幸福，一方面应为患者做善事，另一方面则应预防伤害患者"。这些都包含了对医护人员行善的具体要求。

2.行善原则对护理人员的要求

（1）把患者利益放在首位　患者利益优先，这是医护人员首先要树立的道德观念，并应努力学习和发扬这种奉献精神。在医疗护理实践中，当治病救人的工作需要医护人员牺牲个人休息、学习时间和家庭生活时，当医患间的利益发生矛盾冲突时，救死扶伤的职责要求医护人员必须把患者的健康和生命安危放在首位，要想患者所想、急患者所急、痛患者所痛、

虑患者所需，以患者利益为重，暂时牺牲个人利益，为救治患者不惜牺牲自身的一切利益，甚至宝贵的生命，把为患者及家属分忧当作最大的精神收获。

（2）尽力使患者受益最大化　医护人员在医疗护理实践中，一切诊疗护理措施都必须以医护科学为依据，根据疾病的性质、病情发展规律及变化情况，恰如其分地选择医护手段，既不大病小治、有病不治，也不小病大治、无病滥治，以免造成服务对象身心的不必要伤害、浪费医疗资源、增加其经济负担。对于各种诊疗方案的选择和实施，必须维护患者的身体利益和经济利益，全面考虑给患者带来的利益和损害，尽量选择对患者收益最大、损伤最小、效果最佳、费用最低的方案，努力使患者多收益。凡是"得"明显小于"失"的诊疗护理方案均应禁止使用，"得"与"失"不明的诊疗护理方案则应谨慎选择。

（3）积极做对患者有益的事　医护人员在临床实践中，应在各个层面尽力做对患者及家属有益的事，主要包括：①采取各种措施，预防各种可能发生的伤害；②采取积极措施，将已经出现的损伤、伤害、损害等降低到最低程度；③努力做或促成对患者及家属有益的事情。

（四）公正原则

1.公正的含义与原则

公正，即公平、正直、合情合理、不偏私。公正要求个人了解每一个与之有利益关系的人的权益，了解集体和社会的利益，体会个人对他人、对集体、对社会应尽的义务，不能仅仅为满足个人需求和欲望而侵占他人、集体、社会利益。在这个前提下，社会有权要求每一个社会成员履行其为促进社会发展而应尽的义务，同时社会也必须履行保障个人各种合法权益的义务。

医疗护理实践中的公正原则是指基于正义与公道、以公平合理的态度对待患者及家属、直接或间接受到影响的相关人员。公正原则在医护人员的医护实践中的运用中主要应强调在处理患者与患者之间的利益关系、患者与社会之间的利益关系时，要对有相同需要的患者平等对待，不论社会地位、经济收入、民族、职业如何，尽量做到公平正直、合情合理。现代护理伦理观指导下的公正包括以下几个方面的内容：①平等对待患者；②合理分配医药资源，尤其是稀缺的医药卫生资源。

2.公正与公益原则的运用

（1）公正原则的运用

1）对待患者一视同仁是中外历代医家倡导的医德原则。唐代孙思邈在《大医精诚》中就已指出："若

有疾厄来求救者，不得问其富贵贫贱，长幼妍蚩，怨亲善友，华夷愚智，普同一等，皆如至亲之想"。《希波克拉底誓言》也强调"无论至于何处，遇男遇女、贵人及奴婢，我之唯一目的，为病家谋幸福"。"护理伦理学日内瓦协议法"规定："在我的职责和我的患者之间不允许把宗教、国籍、种族、政党和社会党派的考虑掺进去"。在医疗护理实践中，对待患者应不问富贵贫贱，不分亲疏恩怨，做到一视同仁、平等对待。临床实践中具体应做到：①要尊重患者的人格尊严，要以同样热忱的服务态度对待每位患者，绝不能厚此薄彼；②要以同样认真负责的医疗作风平等对待每位患者，任何患者的正当愿望和合理要求均应予以尊重和满足；③要使每个公民享受公正的基本的医疗保健权利，力求做到人人享有基本的医疗保健。应该注意的是，公正原则强调人人均有生命与健康权并不等同于人人均享有绝对平均的医护照顾权，对真正有不同医护需求的人给予不同的照顾也应该视作公平的表现。

2）公平合理分配卫生资源：卫生资源是指提供医疗卫生保健所需的人力、物力、财力。公正分配卫生资源主要涵盖两个方面。①宏观分配方面的公正，这是指国家在全部资金或资源中按合理比例分配给医疗卫生保健事业，以及在医疗卫生保健事业内部再次合理地分配到各地区和各部门。目前，我国卫生保健费用投资占国民总收入的比例较低，尚未达到发展中国家的平均水平，离发达国家的水平相差更远。因此为达到卫生资源宏观分配的公正，必须随着现代化建设的发展逐步增加卫生保健费用的投入比例。而对有限卫生保健费用的再分配也必须注意做到公正的分配，如城乡之间、预防与治疗之间、基础医学与临床医学之间、高精尖技术与普及性技术之间等，都应尽力做到合理分配，既要兼顾各方面的发展，更要考虑社会

大众的急需。具体说要做到"四个优先"，即优先解决"老、少、边、穷"地区的基本卫生保健问题；优先解决农村初级卫生保健问题；优先发展普通适用技术；优先发展预防保健医学。②微观方面的公正，这是指医护人员、医院和相关医疗机构在各自的职权范围内决定哪些人可以获得及获得多少卫生资源，尤其是稀有资源。卫生资源的微观分配公正方面的考虑应注意以下几点：一是在患者和社会群体之间分配时，既要考虑患者个体的利益，更要根据社会群体的利益和子孙后代的利益进行分配。二是患者之间的卫生资源分配的先后、多少，首先要根据医学标准，如患者的年龄、成功的可能性及余年寿命等；其次要参照社会价值标准，如患者过去对社会的贡献、将来可能对社会的贡献、患者对家庭的重要性、科研价值等多方面因素进行综合分析和考量。

（2）公益原则的运用 运用公益原则指导医疗护理实践，主要要求正确处理各类利益关系，力求使个人利益与群体利益、社会利益较好地统一起来。在医疗护理实践中，常常会出现患者利益与群体利益、社会利益间的矛盾（如为了救治某危重患者耗费了大量医疗费用和有限的医疗资源，从而影响了社会公众获得基本医疗的矛盾等），在这种情况下，首先应本着生命神圣论与生命质量论、生命价值论把救治患者的宝贵生命放在第一位进行考虑。但为维持一些不可逆转的疾病而花费大量医药资源的做法值得商榷。公益原则认为更应把有限的医疗经费和医药资源用于众多正常人的防病和其他更有救治希望的患者的治病上，才能更符合公益原则。公益论也强调，在通常情况下患者的个人利益应该要服从集体和社会的整体利益。医护人员在处理患者个人利益与社会利益的关系时，也应坚持这一原则，尽量做到个人利益与社会利益的统一。

第四节 护理伦理学的应用原则

一、知情同意原则

1.知情同意权的概念

知情同意也称知情许诺或知情承诺，是指医护人员在为患者做出诊疗护理方案后，必须向患者及其家属提供包括诊断结论、治疗决策、病情预后及诊治费用等方面真实而充分的信息，尤其是关于诊疗方案的性质、作用、依据、损伤风险、不可预测的意外以及其他可供选择的诊疗方案及其利弊等信息必须翔实而

具体，有助于患者及其家属在获知相关信息后经深思熟虑、自主地做出选择，并以明确的方式表达其接受或者拒绝此种诊疗方案的意见和承诺。而在得到患方明确承诺后，医护人员方可最终确定并实施已得到确认的诊治方案。知情同意也广泛应用于临床人体生物学试验及医学的其他相关研究和试验中。

2.知情同意权的应用

在临床具体行使知情同意权时，是否应该毫不保留地告知患者完全的诊疗护理信息在医护人员之间还

存在着不同的意见。有的认为在任何情况下均应完全告知；有的则认为应视患者具体情况及个体差异，决定告知患者的项目、内容、时间与方式。当遇到患者拒绝某项诊治行为或某项诊治活动可能产生一定危险和损害时，医护人员应选择性强调说明该诊治行为的必要性及诊治活动可能的危害发生的原因、避免措施等信息，而非仅简单告知要做的治疗或检查项目的名称及时间。对于已经同意接受某项检查的患者，则需要侧重告知其需要进行的准备工作项目，而非反复征求意见。但当某患者经深思熟虑后仍明确拒绝某项治疗或检查时，医护人员则应尊重患者的选择。

一个具有法律行为能力和责任能力的患者，应当依法完全自主地行使同意权。当患者由于疾病原因无法正常行使知情同意权时，正确对待由代理人代为行使知情同意权的问题就显得极为重要。当代理人受患者委托代行使知情同意权，或因本人不宜、不能行使知情同意权的"弱势人群"（婴幼儿患者、智残患者、精神病患者、休克患者等），一般由患者家属、监护人、患者单位领导或同事以及医院负责人或上级医师代为履行该权利。代理人的知情同意权也同样应受到足够的尊重。在我国，一般情况下确定知情同意权代理人先后顺序为：配偶、子女、家庭其他成员、患者委托的其他人员。但为不耽误抢救时机，对某些需要急诊救护又无法即时实行或代理实行知情同意的情况，则可考虑酌情放宽对知情同意的限制。此外，对于保护医护中的患者、需要急危重症抢救的患者及十分严重的传染病患者而言，医疗机构的告知义务也可暂缓。

目前，国际上对未成年人知情同意的相关问题研讨较深入。除重点考虑未成年人的精神状态、成熟程度等是否足以了解所给予治疗的性质与作用以及不愿接受治疗将产生的后果等情况外，还普遍认为某些特殊医护治疗活动，即使已经获得了其监护人或法定代理人的同意，也尚需征得未成年人本人的同意。在本人不同意的情况下，即便是法定代理人也无权强行代其行使同意权。

3.护理中的知情同意

知情同意在护理实践中的具体运用主要体现在护理人员对患者履行的告知义务中。护理告知义务的主要内容包括：①详尽地进行出、入院指导和介绍，告知诊疗、护理、治疗费用并协助其查询；②告知患者及其家属正确使用药物的方法及药物的不良反应；③告知患者及其家属正确使用请求帮助或呼叫设备；④告知家属在患者接受诊疗期间正确行使监护代理义务；⑤告知患者应该履行的自行中断医疗服务须向医

护人员请示的义务；⑥告知患者在诊疗期间对其自身安全、财产安全的自我保护方法。

二、最优化原则

（一）最优化原则的内涵

最优化原则也称最佳方案原则，是指在诊疗方案中应以最小的代价获得最大效益的决策原则。在医疗护理实践中，医护人员随时需要根据患者病情做出适当的行为决策，因此最优化原则是最普遍也是最基本的诊疗护理原则。

为达到最佳医护疗效，医护人员在诊治护理患者的过程中，不仅要有正确的目的，还必须选择最合适的手段，在选择诊疗手段时必须严格遵循一定的道德原则。最优化原则要求医护人员在进行临床思维和实施诊疗方案决定时，要根据实际情况，因人、因病、因地、因时而异，既要考虑近期疗效，还要考虑远期疗效。也就是说，为达到某种诊疗目的，不仅要考虑疗效，还要顾及所采取的措施和手段可能给患者带来的不便、损伤和痛苦等后果，同时还必须充分考虑患者的经济利益。应在保证医疗效果的前提下，在医疗技术所允许的范围内，选择疗效最好、带来痛苦最小、经济花费最少的诊疗手段。

（二）最优化原则的内容

1.疗效最好

疗效最好是指诊疗效果从当时科学发展角度而言是最佳的，或对某些具体疾病而言在当时、当地是最好的。其中包括治疗方案最佳、选用药物最佳、手术方案最佳等。

2.安全无害

科学技术的二重性使医疗诊治措施在带来疗效的同时仍不可避免地给患者造成一定的伤害。医学伦理学的最优化原则要求诊疗措施必须建立在无伤害基础之上或在效果相当的情况下，尽可能选择最安全、最小伤害的诊疗方法；对必须使用但又不可避免地带来一定伤害或危险的治疗方法，应做好一切防范措施，尽量使伤害减少到最低程度，并必须首先保证患者的生命安全。

3.痛苦最小

在保证诊疗效果的前提下，采用的诊疗措施应尽可能少地给患者带来痛苦，包括疼痛、创伤、血液损耗、精力消耗以及心理精神方面的伤害。有些不宜普遍使用的特殊检查，只能在必需、有针对性并有保护措施的情况下方能谨慎使用。

4.耗费最少

在保证诊疗效果的前提下，医护人员在选择诊疗手段及选用药物时，均应重点考虑患者的经济负担和社会医药资源的消耗。特别是对某些效果虽突出但代价昂贵的医学新技术、新药物，在做出选择时，更需要多方权衡，尽量避免过度的医疗开支，以避免对个人、家庭和社会带来不必要的资源浪费，最终损害公众利益。

医护行为中涉及的伦理问题众多，在医护实践中，医疗行为包括诊断、治疗、护理、预后，以及执行过程的态度、情感和意志，部分行为主要依据医护技术本身的特点并基于患者病理、生理、心理的具体情况及变化进行选择，属于医疗行为技术层面的表现；而涉及对患者及家属的态度、情感等方面的行为则较多体现出医护人员的价值观和道德观，即医疗行为的伦理层面。在医疗实践中，追求医疗行为技术性与伦理性的统一，也是最优化原则的具体体现之一。

三、保密原则

（一）保密原则的含义

保密原则是指医护人员在医疗护理过程中不向他人泄露任何可能造成医疗不良后果的有关患者疾病及治疗的信息。保密原则不仅要求医护人员保守患者的隐私和秘密，而且还要求在一些特定情况下不向患者透露本人真实病情即对患者保密；此外，还包括保守医护人员自身的秘密。医疗保密主要涉及以下几种情况。

1.不向他人泄露患者疾病相关信息

是否向他人泄露与患者疾病及治疗有关的信息，要视该信息的性质、重要性、患者委托的范围及合理性、医疗的需要等具体情况而定。通常把信息局限于医生本人，或局限于与患者疾病诊疗护理相关的治疗小组中的医护人员，而不得向患者的家属、同事、朋友甚至其他医护人员等任何人泄露。

2.不随意泄露医疗不良后果

医疗不良后果是指直接影响患者疾病诊治，可能导致病情加重的情况，医疗不良后果还包括损害医疗职业信誉，损害患者心理、人格、尊严和声誉，任何可能造成医患关系紧张，甚至造成医疗矛盾与纠纷的情况。对于一些自身承受能力较差的患者，对疾病的诊断过程、不良预后等则也应在与诊疗小组、家属协商后确定是否对患者保密，以防对患者造成伤害。

3.不随意泄露有关患者疾病信息

患者疾病信息包括两个方面：一是患者根据医生诊断的需要而提供的有关个人生活、行为、心理和生理等方面的隐私；二是医护人员在诊疗过程中了解和掌握的有关患者疾病性质、诊断、预后、治疗等方面的信息。对上述信息均不能随意泄露，以避免对患者可能导致的伤害。

4.严守医患信托关系行为

医患行为存在着一种事实上的信托关系。信托行为是医患双方出于对对方的信任和尊重而对医疗信息做出的保密承诺。一般情况下由患者委托、要求医务人员保密，而医务人员对此做保密的保证。在大多数情况下，患者虽未正式做出书面或口头委托，但在长期的医疗实践中，医患双方均一致认为对患者的疾病相关信息和内容在一定范围、一定时间内进行保密是医疗职业普遍的、自觉的要求，这就要求医护人员对患者一切相关疾病和诊疗护理信息即使在无明确书面或口头委托的情况下，仍必须自觉做出保密与否的正确判断，并对需要保密的信息自觉而妥善地予以保密。

（二）隐私与保密

隐私是指个人不受社会、他人干涉的私人相关信息的需要控制部分，如个人的心理活动、梦境、私人日记、私人信件或私下交谈、身体隐秘部位的特殊情况等，也就是个人在不同程度上不愿让他人知晓、特别要求保护和控制的东西。隐私与保密密切相关，其联系在于，在有限范围内放弃某些个人隐私是建立保密的先决条件，人们往往因为保密允诺的保证而放弃隐私。如当患者为自身的健康寻求医疗保健而同意医务人员为他进行体格检查、进行各种测试、询问生活史或病史时，他们便在此范围内放弃了某些个人的隐私。而这些信息常常由医护人员或某些专业机构加以保存。一般来说，除患者主动要求或允许向第三方透露，或同意在例外的情况下可以有条件透露外，医护人员对所有患者个人隐私和有关信息原则上都应保密，否则将被认为是不道德的行为。

隐私权是个人自主权的一部分，保护隐私权是为了尊重个人而避免伤害。医疗职业的特点决定了医务人员常常可能接触到患者的某些隐私（如罹患的某些特殊的、可能影响自身社会形象的疾病、生理缺陷，或遭遇到某些特殊经历等），也可能涉足患者从未向他人暴露过的身心领域，患者出于对医生的信任和治病的需要也可能将自己的或夫妻间的隐私等告诉医护人员。由此可见，对隐私问题的保密在医疗护理实践中具有非常重要的意义。处理不当时，常可能直接侵犯患者的尊严，严重影响患者的健康。医护人员充分尊重患者的隐私权是培养良好医患关系、获取患者信任和合作的重要前提；医疗保密体现了医护人员及机构对患者权利的尊重；医疗保密还是必要的保护性防治手段，对某些需要特别保护的患者而言意义重大，可预防某些不良后果和意外的发生。

四、生命价值原则

（一）生命价值原则的含义

生命论是关于人对生命的认识和看法的理论，即人们如何认识生与死、如何处理生与死的矛盾。随着社会进步和医学发展，人们对生命的本质和意义的认识也在不断变化和发展着。生命论先后经历了生命神圣论、生命质量论和生命价值论等不同的伦理认识阶段。

1.生命神圣论

生命神圣论强调任何情况下都应该无条件地保存生命、不惜任何代价维护和延长生命，认为一切人为终止生命的行为都是不道德的。但生命神圣论过于绝对地强调了生命的神圣性，过度片面地强调了生命至上的论点，主张对人的生命应不惜一切代价进行抢救，甚至不惜耗费大量的人力、物力去保护丧失社会价值的生命，延缓其死亡过程。随着人口数量激增、经济文化发展、社会生活质量提高、资源利用和生态保护之间冲突等问题的凸显，现代医学技术保护下"无效生命"的存在与社会资源合理分配之间的矛盾日益激化，加之现代生物医学技术操纵生命、优化生命能力的不断提高，生命神圣论受到了严峻的挑战。

2.生命质量论

生命质量论认为人的生命价值不在于生命存在本身，而在于生命存在的质量；人们不应单纯追求生命的数量，更应关注生命的质量，增强和发挥人的潜能；个人的存在价值以生命的质量为依据，生命的主要价值在于对自身、他人和社会存在的价值；当个人对自身、他人和社会并无价值和意义时，就没有义务加以保存和保护。生命质量论的产生标志着人类的生命观已经发生历史性转变，是人类进行自我认识和自我控制的新标志。该理论的形成与发展为人们认识和处理生命问题提供了重要的理论依据，对长期以来困扰人们的生与死的权利及选择等问题，提供了新的标准和理论依据。但生命质量论只就人的自然素质谈生命存在的价值，明显存在一定的局限性。事实上，质量与价值之间往往并不完全一致，如现实生活中就不乏生命质量很高而其存在价值却很小，甚至是负价值的案例；相反，有的人生命质量不高，而其存在价值却很大，甚至超出常人。这显然反映了生命质量论不尽合理、不尽科学的一面。

3.生命价值论

生命价值论强调从生命的内在和外在的价值等方面来衡量生命存在的意义。该理论认为判断人的生命价值的高低和大小可以从两个方面来考虑：一是生命本身的质量，二是生命对他人、对社会和人类的意义。前者决定生命的内在价值，后者是判断生命价值的目的和归宿。判定人的生命价值要把内在价值和外在价值相结合。衡量人的生命价值，主要看他的外在价值，即看他对他人、对社会的贡献。贡献越多，其生命就越崇高，价值也就越大。对生命价值的强调应恰当，不能使其绝对化。一方面，并非一切没有价值或价值不大的生命都应该被否定；另一方面，对生命价值的评价本身是极其困难和复杂，不同的社会群体对生命价值均有不同的观点和看法，由此产生不同的标准。此外，生命的价值也并非一成不变，它会随着时间、条件的变化而变化。这种变化也势必会影响到人们的认识和判断。因此任何片面强调和绝对化生命价值的行为都是不妥当的。

（二）生命价值原则的应用

生命神圣论、生命质量论和生命价值论3种观点都有其合理之处，但是无论把任何一个绝对化都会使生命失去其真正的意义。生命神圣、生命质量和生命价值是统一的。生命神圣的实际意义就在于生命的价值和生命的质量，毫无价值或质量低劣的生命不一定是神圣的。生命质量论与生命价值论是生命神圣论的补充，同时生命神圣论又是生命质量论和生命价值论的前提和归宿。这种生命观使医护道德观念从传统的维护生命的格局，上升到提高生命质量和价值的格局；使医护道德的目标从关注人的生理价值和医学价值，扩展到关注人的社会价值；从而为临床目前面对的一些最尖锐的伦理问题的处理提供了必要的理论依据，同时也为处理临床工作的一系列难题，如不可逆转患者的抢救、严重缺陷新生儿处置、计划生育技术的推广、安乐死的实施、器官移植的开展等提供了道德论证和新思路。

第五节　护理科研中的伦理道德

一、护理科研与伦理道德

（一）护理科研的特点

护理科研作为医学科研领域的重要分支之一，其研究对象、研究内容、研究过程和成果的应用与医学科研一样，都直接关系到人群的健康和幸福，需要崇高的医德修养为其提供保证。

1.研究对象的特殊性

护理科研是人们为了反映和揭示人类的健康、疾病、防治中的本质和规律而进行的实践活动，以此提高护理技术水平、促进人类健康。其研究对象大多是人本身，对人的生命、疾病、健康等方面进行的研究。其研究成果也是作用于人本身，直接关系到人的身体健康和生命安危。在此过程中必须注重伦理和医德问题，充分运用社会学、心理学、伦理学的知识加以分析研究。因而研究者要对护理科研的内容，包括选题、设计、成果鉴定以及应用具有充分的预见；并在研究过程中，仔细权衡患者在临床研究中的切身利益和伤害因素，将患者的权益放在科研和社会利益之上，抱着对研究对象的健康利益极其负责的态度方能真正做好护理科研。

2.研究对象的复杂性

护理研究的对象大多是人，而人是最复杂的生命体。人的疾病发生、发展和转归也是一个极其复杂的过程。人的健康与疾病既受生物因素的影响，又受心理、社会因素的影响，生物、心理、社会三者在健康与疾病中相互作用、相互影响。而且相同病种的患者所处的社会环境、职业性质、经济条件、家庭背景等的差异更加重了试验研究对象之间的个体差异，使大多数试验条件难以标准化，增加了护理科研的复杂性。因此在护理研究过程中，要充分考虑研究对象的生理、心理、社会、环境等各方面因素的综合影响，使获得的资料、信息、研究结果更加客观。

3.测量指标的不稳定性

由于个体的人在生理、心理、社会和环境等多方面的差异以及研究对象本身的生理状况均会出现经常性的变化，故护理研究的测量指标结果变异性大、离散性大，特别是当有些指标不能直接获得而需间接获取时，其误差更会显著增加。如涉及人的社会属性问题，就很难用仪器设备来检验；受试者在不同的情绪、性格、精神状态时，不同的个体对刺激的反应也

各不相同。此外，个体的生活环境往往无法全部受到人为的控制。上述因素都会影响并降低研究结果的准确性，因此在护理科研的设计中一定要缜密，采取各种措施最大限度减小误差。

4.需建立实验动物模型

由于人生命的不可逆性，护理科研中涉及带有损害性的研究手段均需实行严格的限制，不允许或不能首先在人体上进行试验，人体试验开展前必须经过动物实验。当动物模拟实验证明研究效果满意且确实对人体无害时，才能逐步过渡到临床试验或正式进入人体试验。

5.研究内容的广泛性

随着医学模式的转变以及社会公众对护理需求的不断增加，护士的职责范围和工作内容、工作形式、工作场所均出现了新的发展和变化。现代护理学的研究内容目前主要有5个方面发展：①由单纯的护理学理论研究向与相关学科理论相结合的方向发展；②由单纯的医院内临床研究向院外社区护理、家庭护理研究方向发展；③由单纯的疾病护理研究向预防、保健护理研究方向发展；④由单纯的生物因素研究向生物、心理、社会等多因素综合护理研究方向发展；⑤由单纯的以患者为研究对象向以全人群为护理对象的研究方向发展。上述多方向和多层次的护理研究方向的拓展，充分展示了护理研究内容的广泛性和丰富性。

6.科研成果的两重性

护理科研成果与其他科研成果一样，其结果往往具有两面性，一方面既有益于人类健康的一面，另一方面往往也可能存在部分不利层面。因此如同任何一项科研成果的推广使用一样，护理科研成果也必须注意到其整体效应和远期影响，需要在一定面积、长时间的人群中得到验证后方可大规模推广应用。护理科研工作的性质要求我们在成果鉴定过程中，要严格秉承以人为本的道德观念，严格规范科学方法和科学作风，尊重事实，实事求是地做出科学决策。

7.与多学科密切联系

生物-心理-社会医学模式的转变促使护理科研呈现多学科交叉的特点。护理科研的范围逐步延伸到护理学与心理学、康复医学、营养学、社会医学、卫生统计学等学科的交叉部分上。这就要求护理研究者在掌握本专业固有的实验研究方法的同时，还应广泛借鉴、引入相关学科的研究方法，如模糊数学、运筹

学、健康危险因素评估等研究方法，才能做好护理研究。

（二）护理科研道德的意义

1.高尚的护理科研道德能促进护理科研的发展

高尚的护理科研道德是护理人员必须具备的职业道德素养之一，是护理科学发展的重要保证。护理科研工作者肩负着发展护理科学、造福人类的历史使命，不仅要具有精勤不倦、坚持不懈的科研精神，还需要具备高尚的道德品质和社会责任感，才能确保其努力方向的正确性并为促进护理事业的发展奋斗终生。

2.高尚的护理科研道德能保证护理科研的正确方向

动机是推动并维持一个人从事某项活动的心理倾向或心理因素，是促进人们为达到某种目的去从事一种活动的内在原因和直接动力。影响科研动机的因素主要包括性格特点、价值观和技术的发展，使之更好地造福人类、服务大众。反观那些缺乏纯正的科研动机而展开的所谓科学研究，往往是误入歧途，还极有可能直接威胁人类的生命安全，与科研的目的背道而驰。因此护理科研工作者的道德素养极为重要，将直接关系到护理科研方向的正确确立并涉及人类健康的祸福。具备纯洁的动机、高尚的目标以及对人类的责任感应成为护理研究者开展科学研究的道德基础和前提条件。

3.高尚的护理科研道德能促进护理科研工作中的共同协作

在当今的世界科技舞台上，合作与竞争共存，往往通过科技竞争发展科技合作，在科技合作中体现科技竞争。护理科研工作是一项集体性的创造活动，护理科研成果的获得往往需要本学科或跨学科，本单位甚至跨单位、跨地区、国际的共同协作才能得以顺利完成。如果护理人员之间不能做到互相尊重，不能进行有效地交流和沟通，凡事以自我为中心，自私自利、各自为政、无视大局，那么不难想象，科研合力无法形成，科研队伍人心涣散，将导致科研工作阻碍重重。只有护理科研人员具备高尚的科研道德，谦虚为人，谨慎做事，为同一目标的实现而互相支持、互相配合、团结协作，才能充分发挥护理科研队伍团队合力，确保科研任务的顺利完成。

4.高尚的护理科研道德能保证护理科研成果的真实有效性

每一项科研成果的取得都是在克服重重困难、历经艰难曲折后获得的。在这个艰苦的历程中起决定作用的还包括科研者自身素质和水平的高低。通常科研人员的素质主要包括知识结构水平、个性心理品质和道德水平3个方面。其中道德水平的高低是其中的核心，只有拥有高尚的道德素养的科技工作者才不会轻易被困难和挫折所击败，被糖衣炮弹打倒，被权利、金钱和荣誉所迷惑。作为一名合格的护理科研工作者，应时时刻刻以高尚的职业素质要求自己，以严格的道德准则约束自己，踏踏实实、勤勤恳恳地做好研究工作的每一个环节，端正科学态度，为科研成果的科学性、真实性奠定坚实的基础。

（三）护理科研的道德准则

1.动机纯正，适应需求

崇高的动机和目的是科研道德的灵魂，更是科研道德的首要要求。它渗透于科研工作的各个环节，并支配着科研人员的言行，为科研方向的正确把握保驾护航。护理科研主要是通过不断的理论学习和试验研究，解决实践中需要解决的问题，从而改进护理技术和工作，达到促进健康、预防疾病、协助康复和减轻痛苦的最终目的。这就需要护理科研人员在选择和确定科研课题时，不仅要端正科研动机、摆正科研目的，还必须结合我国的基本国情和科技现状以及本单位的实际情况，充分考虑主、客观条件和个人、集体的知识结构、人才素质、仪器设施、资料经费、协作条件等进行综合判断，从而确定科研方向和具体的科研课题，做好实验设计，不能好高骛远，一味盲目追求项目的"高、精、尖"。此外，还要尽可能选择既具有实际需求又具有相当可行性的、符合自己专长的研究课题，把个人的兴趣与科研有机结合起来，激发科研热情，以取得最好的研究成果。

2.不畏艰险，忘我献身

任何医学科研工作都是一项特殊而艰苦的探索活动，需要探索者付出时间、心血，甚至鲜血乃至生命。护理科研工作也是如此。马克思说过："科学上没有平坦的大道。只有不畏劳苦沿着陡峭的山路攀登的人，才有希望达到光辉的顶点"。

3.严谨治学，实事求是

"严谨治学，实事求是"是历代医学家所遵循的道德原则。科学是实践的科学，科学的结论只能根据科学的事实才能做出。如果掺杂任何与科学本身不相干的因素，就是不纯洁的、不道德的。护理科研人员应遵循护理科研工作本身的客观规律，正确运用各种观察手段、思维方式和实验方法，要以严肃认真的态度、严密合理的设计、严格细致的操作、严谨求实的学风，即"四严作风"规范开展课题研究。

4.尊重他人，团结协作

医学科研领域的不断拓展带动了相关学科以及边缘学科的发展，集体攻关已成为现代医学科研的突出特征。尊重他人的科学劳动成果，正确估计个人的科学贡献是处理好科研工作中人际关系和搞好科研的基础。护理科研工作者能否正确地评价和对待同行和合作者，虚心听取别人的意见，已成为确保科研工作顺利进行并取得重大成果的关键条件。在科研协作中，要特别处理好个人与集体、自身与他人、主角与配角、奉献与名利、权威与新秀等众多关系；要从科学的真实性原则出发，遵循平等原则、互相支持原则和成果共享原则；在科研成果的归属，论文、课题的署名，利益的分配等事宜上，应以实际所做工作的性质、贡献的大小而确定。那些倚仗权势而掠人之美、盗名窃誉，将他人劳动成果据为己有的行为是违反科研道德的。总之，护理科研工作者只有遵循团结、协作的道德原则，从维护人类健康的大目标出发，从科研工作全局考虑，相互尊重、相互学习、取长补短、平等磋商才能确保科研工作的顺利进行，为护理科学的发展做出贡献。

5.资源共享，合理保密

在科研协作单位之间，从事同一领域研究工作的系统和个人之间要做到互通情报、资源共享，要提倡学术情报和学术信息资料的交流；在仪器设备、图书资料、情报信息等方面要给协作单位或同行提供方便，要尽量杜绝那些对有价值的资料、资源进行完全封锁垄断、据为己有的自私自利行为。但在商品经济社会中，由于各单位或个人之间仍然存在着维护集体和个人经济权益的问题，所以有些科研工作和成果不仅需要在一定时间和一定范围内加以保密，还要依靠国家制定的科学保密级、专利法保护国家、集体和个人的合法权益，合理的保密是符合道德规范的。

二、护理科研中常见的道德问题

1.科研选题与立项中的道德问题

在我国各级医院用科研课题、科研论文、科技成果等指标去评定一个人的业务水平的现象普遍存在。由于科研成果所带来的各种有形的和无形的实际利益，因此近年来科研立项不断增多，科研选题工作中的种种弊端也开始逐渐暴露出来。部分研究人员以职称晋升为主要目的，片面强调课题的成果是否容易实现，从而获取晋升资格；也有部分研究人员好高骛远，虚构前期研究基础，只求科研课题立题的标新立异。以上两种科研选题的态度都不可取，违背了科研工作应该遵循的研究动机纯正、实事求是的道德准则。科研选题是整个科学研究过程的第一步，关系到整个研究的成败。因此科研选题一定要严谨，符合国家、社会的利益，满足人类健康的需求；立项基础资料则要真实可靠，切忌弄虚作假，否则整个研究注定将以失败而告终。

2.科研课题实施过程中的道德问题

尊重事实、实事求是是科研工作本身的客观要求。由于医学研究对象的特殊性，医学科研工作者的诚实和实事求是的作风直接关系到患者的健康和生命安全，关系到人类的繁衍和生存质量。有的科研人员在试验中暗示或诱导受试对象只提供自己主观上希望的试验"效应"；有的只按自己主观愿望片面收集资料，随心所欲地取舍数据，甚至杜撰资料；有的不满意试验数据，擅自修改编造；有的盗名窃誉，或剽窃抄袭他人数据和成果，占为己有，或将多人合作、共同取得的研究成果完全归于自己；还有的研究人员对科学新人、新成果采取压制、阻挠手段，形成学霸、学阀作风，均有悖于社会主义科研道德修养，其卑劣的行为与科学研究的本质格格不入，应当受到社会和公众的谴责。

在科研课题实施过程中必须做到：①按照试验设计的合理要求，严格完成全部试验步骤和项目，不能借任何原因取消其中的任何项目、步骤，同时还必须达到试验的质量和数量方面的要求；②认真观察试验，如实记录各项指标和相关数据，客观评价阴性和阳性反应，真实收集和积累调研数据，不得隐瞒、随意篡改和编造；③对试验失败或不符合要求者必须重复试验，不能将不合要求而进行的试验结果作为分析的依据；在总结试验或撰写论文时，要尊重客观事实，通过归纳、演绎、综合、对比等方式进行科学的规范处理，做出真实合理的科学结论。

3.科研论文发表中的道德问题

科研论文发表中暴露的道德问题主要表现在：公开剽窃他人科研劳动成果，论文只署自己姓名，将科研成果占为己有；署名顺序随意排列，无视科研人员对课题贡献的大小；引用他人文献中的观点和理论，却不列为参考文献之列；一稿多投，将同一研究内容的论文在国内外不同刊物上进行发表；人情交易，署权威专家之名，借此提高文章知名度；剽窃他人研究数据撰写科研论文等。作为一名护理研究人员，如果将追名逐利当作是其唯一的价值目标，视个人的利益高于一切，无视集体利益的存在，也许在某些特殊条件下，这些人的行为能获得短暂的名利，但这样的研究工作犹如建筑在沙滩上的大厦，缺乏牢固的研究基础，一旦遭遇挫折和困难就极易陷入颓废主义的泥潭；即使有人侥幸取得一定的成果，但由于研究动机不纯，研究行为恶劣往往难以为继，常常在所谓功成名就时便停滞不前，无法取得更进一步的成果。

第六节 护理实践中常见的伦理争议

护理实践中，护理人员常常会遇到一些伦理常规一时无法妥善处置的问题，如有限的卫生资源与卫生需求之间的矛盾处理、医疗自主权引发的争议、何种情况下说实话引发的争议等，由于没有既定的规范可以遵循，常常使护理人员处于伦理决策困境。我们应该根据相关伦理原则及专业知识，在尽力维护社会公益、患者权益的前提下进行行为决策分析，以妥善应对护理临床实践中不可避免的各种伦理争议。

一、对有限卫生资源的分配引发的争议及原则

卫生资源的有限与卫生需求的无限之间的矛盾已成为世界各国共同面对的难题。从1978年的阿拉木图宣言，到1988年WHO"2000年人人享有卫生保健"战略目标的提出，使得医学伦理学从以往的以医务工作者为主体上升为以各国政府为主体、人类社会为整体的社会化时代。其研究内容也逐步扩大到了人类健康与生命、卫生资源的分配与使用等更为广阔的社会范畴。如何对有限的卫生资源进行合理分配、寻求满足社会公众不断增长的卫生需求的方法和途径，正是当今各国政府卫生保健改革的出发点和归宿。

（一）卫生资源分配的含义

1.卫生资源的定义

卫生资源是开展卫生保健活动的物质基础，是卫生活动所使用的社会资源的总和。其构成要素为卫生部门所拥有和使用的人、财、物、技术、信息和管理等。它是投入到卫生部门的物化劳动和活劳动的表现，是卫生服务活动生产和再生产的物质基础。由于人力、物力、信息通常是以投资货币的价值形式来计算的，所以卫生资源又可统称为卫生的财力资源，即卫生经费。

2.卫生资源的分配

卫生资源的分配是指卫生行政部门或决策者将国家和地方政府投入的与人群健康有关的卫生资源，根据其需要与可能，按照一定的原则，通过一定的方式对各类卫生资源的存量进行重组和转移，且对其增量进行分配和组合的行为活动。卫生资源的分配有两种类型：一是宏观分配；二是微观分配。宏观分配是指国家从国民生产总值中拿出一定比例分配给卫生事业，而后由各级卫生行政部门将国家或地方拨给的卫生经费按照一定比例分配给予人类健康有关的各级、各类机构及有关人群的卫生事业管理活动。卫生资源的微观分配是由医疗或医疗卫生机构所做的分配决定，常常指医务人员决定特殊资源的特殊使用，即把资源用于某个特殊患者身上的分配。卫生资源的宏观分配与微观分配有着本质的区别，但两者又有不可分割的联系。卫生资源必须在进行宏观分配之后才能进行微观分配，而微观分配又是在宏观分配的基础上进行的。

（二）我国卫生资源分配方面的现状与存在的问题

1.我国卫生资源分配的现状

目前，我国在对有限的医疗资源进行分配时，往往向城市尤其是大城市倾斜，包括医疗卫生资金的投入、住院大楼的建设、医疗设备的购置、医护人员的安排等，医科大学毕业生首先要往大医院里挤。而一般的乡镇医院以及广大的农村几乎成为"被遗忘的角落"，医疗设备简陋、卫生条件差、从业人员素质参差不齐……所以农民有了稍严重点的疾病，大多不指望在乡镇治疗，而是奔市里、奔省城，直至北京。一方面，大城市的医院拥挤不堪，医生们疲于应付；另一方面，各地乡镇医院应诊者寥寥。如此恶性循环，出现医疗资源严重的"冷热不均"，其结果就会影响到广大农民的身体健康。我们不看低中国的医疗水平，每个大城市都有不少声名显赫的大型医院，但城市的发达并不能代表整体的发达，这是必须正视的现实。目前，国家相关机构已经清楚认识到了这一状况，关于加强农村医疗保健的措施已正式出台。"十六大"提出了全面建设小康社会的目标，这里所指的"全面小康"，包括了医疗卫生资源向乡镇级小型医院的倾斜策略。

随着器官保存技术的持续改进以及新的免疫抑制药物的研发，器官移植已经成为比较成熟的外科疗法，并且挽救了成千上万人的生命，然而器官等卫生资源的稀缺，严重制约着器官移植技术的发展。我国每年的器官缺口达50万，大量患者因得不到移植器官等卫生资源而无法分享器官移植技术的成果。然而就在器官等卫生资源如此稀缺的情况下，由于管理上的缺位以及没有对器官等稀缺卫生资源的分配原则进

行立法，导致出现稀缺卫生资源分配不公的隐患。为此，我国应当成立专门的管理和监督机构，作为捐赠者、受赠者、器官摘取医院、器官移植医院沟通和联系的桥梁，建立公正、公开、透明化的分配程序，以期实现我国器官等稀缺卫生资源的尽可能公平分配。

2.卫生资源宏观分配方面存在的问题

卫生资源的宏观分配是指各级主管部门所做的分配决策。它要解决的问题主要包括在一个国家的全部资源中，卫生保健应占多大的比重；其次，社会提供给卫生保健的资源如何在卫生事业内部进行分配。国家对卫生事业的投入力度意味着国家拿出多少经费来分配给卫生保健。这关系到国家将实行怎样的卫生保健制度以及如何确定政府、集体和个人在社会公众健康方面的责任问题。卫生资源的宏观分配情况取决于两个方面的因素：一是人们（特别是政府决策者）对卫生保健的认识；二是取决于卫生与其他事业（特别是经济发展）的关系。目前，各国政府所实行的卫生保健制度不尽相同，政府、集体和个人在卫生保健方面所承担的责任也存在着很大的差异，概括起来有以下几种方式：一是政府全部承担的方式；二是政府不承担，基本上由个人或集体承担；三是政府、集体和个人共同承担的分配方式。

我国现行医疗改革采纳了第三种形式，即政府、集体、个人共同承担健康责任的形式。理论上讲，这样的形式是符合社会公平原则的。然而究竟确立怎样的分配比例才更科学、合理，这是需要经济学和伦理学深入关注的问题。

随着我国社会经济的发展，1998年起在全国建立城镇职工基本医疗保险制度，2003年1月10日，开始新型农村合作医疗制度试点和逐步建立城乡医疗救助制度覆盖了我国大多数居民，对解决群众看病难、看病贵的问题起到了积极作用，但离全球平均水平尚有一定差距。尽管我国政府高度重视卫生资源的开发和利用，但卫生资源的总量、结构布局等方面均出现了不同程度的不合理状况。

首先，我国出现了卫生经费总量投入虽不断增加但卫生投入比重却相对下降的现象。我国在过去的近20年间，卫生经费的总体投入的增加有目共睹，但政府的卫生费用支出比例却出现下降趋势，个人医疗支出占卫生总费用的比例飙升。近几年，政府对卫生事业的财政支持幅度又出现了加大趋势，有数据表明，2003—2007年全国财政在卫生投入中的增幅均在20%以上，是所有重点支出项目中最高的项目之一。

其次，我国卫生系统内部的资源再分配方面也存在不少问题。一是如何处理预防和治疗关系的问题。我国现行的医疗卫生服务大都存在着重治疗轻预防的

现象，这必然导致卫生资源过分集中于患者，而往往忽视了对社会人群的卫生保健。这种处理方式不仅不符合健康伦理原则，也不利于卫生资源的利用保持较高的效率。二是如何处理基础医学与临床医学关系的问题。在经费的分配与资源的配置上，需要保持基础医学与临床医学的合理比例。如果两者比例悬殊，同样会造成卫生资源的效率低下，影响医学的可持续发展。三是如何处理好各种类型疾病资源配置的问题。卫生资源的宏观分配应该根据各地区的疾病谱和死亡谱的变化情况，及时把防治重点放到发病率高、危害性大、死亡率高、防治效益高的疾病方面，以保证基本卫生保健的健康发展。一味盲目追求高、精、尖，好大喜功，把过大比例的有限资源投入到器官移植、试管婴儿、胚胎转移等高技术的研究和运用上，显然不符合我国的具体国情，也不利于基本医疗卫生条件的改善。

3.卫生资源微观分配的问题

（1）卫生资源配置结构性失调问题　改革开放以来，我国卫生事业发展迅速，卫生机构、卫生技术人员、医院病床、医疗设备及其卫生费用的投入显著增加。但是由于着重于规模与数量的增长，对质量、效益及合理配置重视不够，造成卫生资源的结构布局不合理、不均衡现象。作为卫生资源的基本要素主要集中在中心城市和中心医院，而农村和基层卫生机构与资源分配明显短缺，卫生资源的提供远远不能满足农村和城市社区的卫生需求。《2007年全球卫生统计报告》显示，中国的人均医生、护士数严重低于世界平均水平。这说明我国目前的医疗资源虽然在某些地区"相对过剩"，但总体情况仍是绝对不足，反映出来的是较严重的医疗资源分布不均现状。而这种基本卫生资源要素结构配置上的不合理，必然会引发一系列伦理学上的冲突。例如，健康与卫生保健的公平性如何体现，是以卫生的按需分配还是以卫生需求可及性为标准；人人健康作为基本人权将如何获得切实的保障？医疗服务的提供是以病情的轻重缓急为标准，还是以患者的社会地位高低、个人才能大小为标准；是以人的生物学生命质量为标准，还是以人的社会学生命质量为标准？这都是卫生资源微观分配时不能回避的伦理问题。

（2）稀有卫生资源的分配问题　某些贵重稀有卫生资源由于技术含量高、费用昂贵，不可能实现普及，受益者只能是少数。那么谁有权利来享用这些贵重而稀有的卫生资源呢？这方面的矛盾在器官移植技术的临床应用中表现尤为突出。器官移植的临床应用使许多本来难以恢复健康的患者得以康复，使许多不治之症患者出现了生的希望。遗憾的是，器官移植技

术的应用面临着供体器官严重缺乏的障碍，大量患者因供体器官的短缺而不得不抱憾辞世。在这类稀有卫生资源供不应求的情况下，依据什么标准和原则来分配贵重稀有卫生资源，谁有优先享受权，其行为决策的伦理学根据又是什么？这同样是卫生资源微观分配不得不面对的重要伦理问题。

（三）卫生资源分配应遵循的伦理原则

我国目前还属于卫生资源有限的发展中国家，在基本的卫生保健和预防水平还不高的情况下，卫生资源的合理利用关系到我国卫生事业的发展。从我国实际出发，遵循必要的伦理道德原则，规范和约束卫生资源分配中的各类行为，对于合理、有效利用有限的卫生资源十分必要。

1.保证初级卫生保健的原则

初级卫生保健是实现"人人享有健康"的根本保证。因此世界卫生组织向各国政府均提出了"向初级卫生保健分配足够资源"的要求。在世界大多数国家和地区卫生资源普遍缺乏的情况下，将过量的有限资源投入高、精、尖的技术发展，势必将影响大多数人应该享有的初级卫生保健服务。所以必须在两者之间搞好平衡，既确保初级卫生保健的开展，又能发展高、精、尖技术才是最佳选择。

2.统筹全局、适当倾斜的原则

世界卫生组织指出，各国政府应"根据需要重新分配现有资源，或者如果不可能这样做，则至少分配额外资源，将资源拨给初级卫生保健，特别是卫生服务不足的人口群组"。我国的卫生方针中也强调"以农村为重点，预防为主"。在卫生资源的分配中也应该遵循这一基本原则，将卫生资源向农村地区、老少边贫地区倾斜，并注重保护和促进广大农民的健康是未来卫生工作方向。

3.重视预防的原则

《中共中央关于卫生改革与发展的决定》中就指出，各级政府要对公共卫生和预防保健工作全面负责，要加强预防保健机构的建设，给予必要的投入并保证重大疾病的预防和控制工作的必要资金。由于预防可有效地促进人类的健康，并能节约卫生资源，因此在分配卫生资源时，应增加对预防工作的分配力度。

4.可持续发展的原则

卫生事业是一项长期的事业，肩负着维护人民健康的神圣使命。卫生资源的合理分配和高效利用的主要目的是推进卫生事业的可持续发展。任何国家政府的决策都应当从人类的整体利益出发，正确处理好当前利益和长远利益的关系，反对急功近利、片面追求不切实际的行为，对涉及人类未来健康的高科技项目研究和基础医学、保健项目都要分配适当的卫生资源。

5.公平、公正的原则

这是一个卫生资源分配中应该注意遵循的基本原则。公平、公正是卫生事业的社会主义性质决定的。人人享有基本卫生保健是社会公民的基本权利。实践中的医护人员始终坚持着这一优良传统和美德，但部分医疗机构和医护工作者在卫生医疗服务市场化、商品化浪潮的冲击下，出现了追求自身利益最大化、部分卫生资源分配不公平等现象。在这一现状下，作为卫生事业改革的基本伦理取向，坚持公平公正、实现人人平等的原则变得更为急迫，更应成为全体从业人员应当肩负的神圣职责和使命。

6.按医学标准和社会价值分配的原则

分配稀有卫生资源时，要根据患者的轻重缓急以及年龄、适应证、禁忌证、成功的可能和希望、预期寿命等医学标准，排出先后顺序，再根据社会价值原则进行综合考虑，即根据过去的贡献、未来的潜力、家庭角色地位、科研价值等进行分配，以体现卫生资源分配本质上的公正，而不仅仅是形式上的公正。

二、医疗自主权引发的争议

（一）患者的权利与义务

1.权利和义务的概念

所谓权利是指人们在法规和道德允许的范围内应该享受的利益。权利包括两方面：一是道德（伦理）权利，即指道义上允许行使的权利和应享受的利益；另一层面是法律权利，即指依法拥有的权利和应享受的利益。

义务是指个人对社会、对他人应尽的责任。在伦理学上，义务与责任属于同一范畴，二者的本质是相同的。其微妙的区别在于责任更强调必须性、法规性和外在性，而义务更强调应该性、道德性和内在性。

2.患者权利的概念

患者权利是指公民接受医疗机构的诊疗护理期间，在护患关系中，作为特殊主体应该行使的权利和享受的利益。

患者权利具有双重意义：一方面具有法律规范性，即它的法律意义，如维护患者生命健康权和知情同意权等；另一方面还包括道义方面的意义，因为患者权利的实现在很大程度上依赖于医务人员履行道德义务的情况。因此患者权利的尊重有赖于法律和道义两方面的共同维护。

（二）患者权利和义务的内容

1.患者权利的内容

（1）生命健康权　这是患者最基本的权利。《中华人民共和国民法通则》第九十八条明确规定：公民享有生命健康权。患者的生命健康权包括生命权和健康权。

生命权是指患者在患病期间所享有的生存权。患者的生命权与常人平等，并不因为其处于疾病状态而被降低。即使患者出现心跳、呼吸、脑电波暂停等情况但并未进入不可逆地丧失其功能阶段，其生命权都是不可忽视的。

健康权是指患者拥有恢复健康和增进健康的权益。患者健康不仅是指生理健康权益，还包括心理健康权益。患者有权按照程序要求医务人员为其解除病痛、恢复健康，有权享受平等的基本医疗保健服务。

（2）医疗权　是指患者享有就医的权利。《中华人民共和国宪法》第四十五条规定：中华人民共和国公民在年老、疾病或丧失劳动能力的情况下，有从国家和社会获得物质帮助的权利。国家应发展为公民享受这些权利提供所需要的社会保险金、社会救济和医疗卫生事业。

患者的医疗权包括医疗平等权和医疗自主权。

1）医疗平等权：是指患者平等享有医疗卫生资源和医疗、护理保健服务，获得公正、平等的医疗和护理的权利。

患者享有平等医疗权的主要伦理要求包括人际交往平等权与医疗卫生资源分配平等权。人际交往平等权强调医务人员与患者以及家属交往双方平等，医护人员对待所有患者应一视同仁，即不同患者得到的医疗服务质量和服务态度是同等的，医疗卫生资源分配平等权要求医务人员在满足基本医疗保健需求时应体现和保证绝对的公平；在满足患者不同层次，主要是特殊医疗保健需要时，需要体现和保证相对公平。

2）医疗自主权：是指患者对医方及其所提供的诊治护理决策所享有的自主选择权和决定权，包括自主决定医疗机构所提供的诊治护理活动项目，也包括自主决定放弃或拒绝其认为无效、无益或者不愿接受的诊治护理活动。

患者自主权在护理实践领域中的体现就是要求护士尊重患者的自主性，即尊重和保障患者或其家属的自主性或自主决定；协助患者自主选择医生、护士；诊疗护理方案必须经过患者或其家属知情同意；保证患者或其家属改变决定或再选择医护活动的实现；慎重地处理患者自主放弃或终止治疗的决定；慎重地处理患者自主与护士自主之间的关系。

尊重患者自主权，绝不意味着医护人员就可以随意放弃或减轻自己的道德责任，也绝不意味着听命于患者的任何意愿和要求。当患者做出不合理的决定，可能对自己、他人造成伤害时，医护人员自主权和特殊干涉是符合行善原则和不伤害原则的。

（3）知情同意权　是指患者享有知晓自己病情和医务人员所采取的诊疗护理措施，并自主选择合适的诊治护理措施的权利。具有法律功效的知情同意，亦指患者或其法定代理人在获得医护人员提供足够的信息及完全了解的情况下，自愿同意或应允接受某些检查、治疗、手术或试验。

患者的知情同意权包括对自己真实病情的知情权；对就诊医院和医生基本情况及医学专长的知情权；对诊疗护理方案和治疗措施的知情权；对所采用的治疗仪器和药品疗效的知情权；对实施诊治护理的有效率、成功率、并发症、所承担风险和某些可能发生的不可预测后果的知情权；对手术及相关试验的知情同意权。

知情同意的关键问题是如何做到真正意义上的知情同意，其中涉及医护人员、患者及其代理人等多方利益，需要满足一些必要条件。"知情"的前提条件是医务人员提供信息的真实、准确、充分；其次，还要使用患者能听懂的语言，要求患者及其家属能理解医务人员提供的信息。"同意"要求患者是自愿的同意，而且此时的患者还必须具备表达自愿的能力。知情同意是患者的一项基本权利，其前提是行为人须具有自主能力，并非所有患者都具备这个能力，尤其是未成年人、精神病患者或昏迷患者等。

（4）隐私保护权　隐私是指公民不妨碍他人与社会利益的个人生活中不愿为他人公开和知悉的秘密。隐私主要包括个人身体秘密、个人心理秘密、个人身世及经历秘密、有关家庭生活及财产等方面的秘密。

隐私保护权是患者享有的私人生活依法受到保护，不被他人非法侵犯、知悉、收集、利用和公开的一种人格权利。受保护的患者隐私权包括患者为诊治疾病告诉给医护人员而不愿他人所知晓的身体部位、生理特征、心理活动、与公众无利害关系的"过失"行为，以及心理护理中，护士获得有关患者的社会心理信息。

（5）身体所有权　患者的身体所有权指患者对自己正常和非正常的整体及其肢体、器官、组织、基因等都拥有的所有权和支配权。需要注意的是，身体所有权不仅为患者生前所享有，死后该权利也不容侵犯。如我国现行的有关人体器官捐献和遗体捐献的条例和规定都将捐献者自愿立为首要条款，其前提和实质就是尊重和维护捐献者的身体所有权。

（6）肖像权　《中华人民共和国民法通则》第

一百条规定：公民享有肖像权，未经本人同意，不得以盈利为目的使用公民的肖像。

（7）名誉权 《中华人民共和国民法通则》第一百零一条规定：公民、法人享有名誉。公民的人格尊严受到法律保护，禁止用侮辱、诽谤等方式损害他人名誉。最高人民法院规定：以书面、口头等形式侵犯他人的隐私，或捏造事实公然丑化他人人格以及用侮辱、诽谤等方式损害他人名誉造成一定影响的，应当认定为是侵害公民名誉权的行为。

（8）因病免除相应社会责任权 这项免责权是指患者在获得医疗机构合法的医疗诊断书或鉴定书后，可因病不承担相应的社会责任，并有权享有法律规定的各种福利、待遇。

（9）诉讼索偿权 患者对医疗机构及其医护人员在医疗活动中，因违反医疗卫生法律、行政法规、部门规章和诊疗护理规范、常规，或因过失造成患者人身损害的事故、差错而产生对患者正当权益的侵犯，享有向卫生行政部门和法律部门提出质疑和诉讼以及要求医方给予经济补偿或经济赔偿的权利。

（10）复印或者复制个人医疗和护理记录的权利 这项权利在《医疗事故处理条例》颁布之前一直未得到法律的认可，长时间被列为道德领域内讨论的问题，但目前已成为患者应该享有的法律权利。此项权利中所指的记录包括患者门诊病历、住院志、体温单、医嘱单、化验单（检验报告）、医学影像检查资料、特殊检查同意书、手术同意书、手术及麻醉记录单、病理资料、护理记录以及国务院卫生行政部门规定的其他病历资料。

2.患者义务的内容

（1）如实提供病情信息的义务 真实而准确地提供病情信息有助于医生更好地诊断病情。虽然没有明确的法律规定患者必须相信医务人员，但尽可能真实、全面地回答医护人员的问诊，准确、负责任地叙述自觉症状、既往病史和家庭病史，即使涉及个人隐私，当其确与患者的诊治有关，患者也有义务真实地提供。凡夸大、缩小病情，有意隐瞒隐私或故意考验对方等做法，都有违患者就医道德。若因为患者不履行如实提供病情信息的义务而导致诊疗的失误，医方不承担责任。

（2）遵守医嘱的义务 遵从医嘱是医疗护理活动得以顺利进行的基础，尤其是某些特殊疾病患者，如传染病患者，若不遵从医嘱，将可能给自己、他人和社会带来危害。患者必须认真遵从科学、合理的医嘱，积极配合医护人员的医疗护理活动。如果患者及其家属认为医嘱有不妥之处，需要调整、更改，患者和家属也不宜擅自主张、自行其是，而应及时与医护

人员沟通，将有关信息及其建议、要求反馈给医生和护士，以求得到妥善解决。

（3）支付医疗费用的义务 医疗卫生事业不是纯粹的福利性事业，医护活动中需要投入大量的场地、物资、技术，医院也不能成为专门的慈善机构，医疗护理服务事业在改革与发展过程中必然是有偿的，以保证医院自身的运转与可持续发展。因此患者在享受医疗卫生保健服务的同时有义务按照国家的规定支付相应的医疗护理费用。

（4）遵守医院规章制度的义务 医疗护理的良好环境和秩序不仅依赖于医务人员的辛勤工作，也同样有赖于患者及其家属的自觉遵守。患者及其家属若不尽相应的道德义务，如不遵守医院作息制度、陪护制度等，就可能直接影响医护活动的展开和效果。但对于部分不合理的或过时的规章制度，医务人员和患者都有权利积极反映并参与对其的改进。

（5）尊重医务人员的人格、劳动以及专业权利的义务 《中华人民共和国护士管理办法》有明确条文规定：护士的执业权利受到法律保护，护士的劳动受全社会的尊重；非法阻挠护士执业或侵犯护士人身权利的，由护士所在单位提请公安机关予以治安行政处罚；情节严重、触犯刑律的，提交司法机关依法追究刑事责任。

（6）维护和促进社会、人类健康的义务 WHO提出，健康是在身体上、精神上、社会适应上完全处于良好的状态，而不是单纯地指疾病或病弱。这一新的健康概念不仅涉及人的生理、心理，而且还涉及社会道德的完整性等方面的问题，生理健康、心理健康与道德健康三方面构成现代健康的整体概念。维护自我健康与他人健康是每位患者应尽的义务。维护自我健康要求患者积极、主动地参与医疗护理活动，尽力学习和提高自我医护照顾能力；而维护他人健康还要求患者在患病就医、追求自身的康复的同时还要不损害他人健康权，避免影响社会和群体的利益和健康，并努力帮助他人提高自我照护能力。不论是处于健康状态还是处于疾病状态的任何个人，都有义务尽量改变不健康的生活习惯，积极维护个人、群体及社会健康。

（7）促进医学科学、护理科学发展的义务 为了维护和促进人类健康，患者有义务在自己不受伤害或者收益与伤害（风险）成比例的情况下，经自愿知情同意，配合医护人员开展有关医护科学、科研、公益等各类活动。如为医护学生做示教，作为受试者参加人体试验、死后捐献遗体及其器官等。尽管目前这一义务没有明确法律强制履行，但作为患者的道德义务，患者应知晓并积极参与。与此同时，医护一方应采取积极鼓励的态度，倡导患者履行促进医护科学发

展的行为。但也应注意，不能过分强行规定患者履行这项义务，绝不能用不经患者同意的方式直接进行医护教学和科研等活动，更不能采取强迫、隐瞒、欺骗等方式迫使患者参与这些活动，否则将被视为违背相关法律规定的行为。

（三）临床常见的医疗自主权的伦理冲突
1.患者放弃治疗的伦理冲突

放弃治疗一般指医生根据患者、患者亲属的决定或自己审慎的决定对身患绝症、没有康复可能和治疗价值或其他一些特殊情况的患者终止治疗的医疗行为。

放弃对患者治疗引发的伦理冲突多表现为医护人员一方面要尊重患者的自主权，但尊重患者选择的同时无法保证患者不受到伤害时引发的内心冲突。如某些情况下，医护人员出于对患者生命安全的考虑，基于有利原则制订患者继续治疗的计划，却与患者自主要求放弃治疗、返回家乡疗养的要求之间存在矛盾冲突。

2.患者自选治疗方案的伦理冲突

该类伦理冲突常表现为医护人员做出的符合科学的诊疗建议与患者的自主决定不一致。一般而言，患者基于对医护人员和医疗机构的信任和认可而做出的选择大多与预期一致，但当一些诊疗建议遇到特殊因素影响时，往往会出现医护的合理化建议受到否定的情况。这类情况多为患者有其特殊原因所致，主要包括来自经济、情感或信仰方面的影响。如一位罹患右股下端骨巨细胞瘤的年轻男运动员，医生建议采取下肢切除来根治癌症，但患者却因无法忍受手术造成的身体形象的改变而断然拒绝接受该手术治疗方案。对患者而言，身体的完整性比生命更重要，所以医护人员建议采用的可拯救其生命的手术治疗并不被患者接受。

三、说实话引发的争议

（一）说实话的相关理论
1.说实话的道义论解释

道义论又称道义主义，是关于义务、责任和应当的理论。它认为对行为"对"与"错"的评价应当根据规定伦理义务的原则或规则而定，因为有些原则和规则是不管其后果都必须贯彻和遵守的，如"必须遵守诺言""实话实说""不撒谎""不隐瞒"等。在护理伦理学中，道义论明确规定了护士的行为准则和规范，把护士的行为限定在合理的范围内，指导护士应该做什么，不应该做什么，以及如何做才是道德的，并强调了护理行为的纯正动机，对于临床护理实践具有极其重要的指导意义。从道义论出发，医护人员均有义务向患者说实话，即向患者说明有关其疾病

的诊断、治疗及预后等情况，并实事求是地解释各种治疗方案的利弊，让患者在充分知情的情况下进行治疗方案选择、积极配合治疗和护理。但由于道义论本身更强调行动的符合规则性，却往往容易忽略行为动机的实际结果，在一些特殊的情况下容易导致好心办坏事的情况出现。

2.说实话的功利论解释

功利论是与道义论相对应的理论学说，是一种以人们行为的功效、效果作为道德价值的基础或基本的评价标准，并强调行为实际效果价值的普遍性和最大现实的理论学说。功利论强调行为的道德与否应该由该行为所产生的结果来判断，其道德原则是使最大多数人获得最大快乐。评价行为的效果是以该行为能不能带来快乐、幸福，能给别人带来快乐、幸福就是利他的功利主义，否则就是利己的功利主义。在护理道德中，功利论主张护士的行为要以满足患者和社会大多数人健康利益为出发点和行为标准，要将患者的健康需要满足置于首要地位。

（二）说实话应遵循的伦理原则
1.自主原则

自主原则是尊重患者自己做决定的原则，即保证患者自己做主、理性地选择诊治决策的伦理原则。在自主原则下，"知情同意"是尊重患者自主权的最重要表现和前提条件。患者有权在清楚知晓自己病情的情况下，对医护人员所提供的诊治计划、护理措施提出赞同或反对等取舍意见；而护理人员则有义务主动提供适宜的环境和必要的条件，客观而真实地向患者说明其真实病情及治疗方案，以及各方案的利弊得失等信息，以保证患者能在充分知情的情况下行使自主权，尊重患者及其家属的自主性。

在欧美等发达国家，向癌症患者、处于终末期的患者如实告知病情和治疗现状已成为普遍现象。在我国，尽管伦理工作者也普遍认为对癌症患者、处于终末期患者的"善意谎言"是不符合伦理道德的行为，但鉴于中国人群的普遍观念、某些疾病的特殊性，患者家属和医护人员通常高估患者对告知癌症诊断和处于终末期诊断的负性情绪。这类常常出于"善意"的隐瞒行为使得癌症患者等特殊疾病患者的知情权受到一定程度侵害，其医疗自主权被"善意"剥夺的情况也时有发生。

2.不伤害原则

不伤害原则也可称为有利无害原则，是指医务人员的医疗行为不给患者造成可避免的肉体和精神上的痛苦、损伤、疾病甚至死亡，简言之，就是不做伤害患者的事情。不伤害原则不仅要求医护人员不能对

患者施加伤害，还应该采取各种方式预防伤害。具体而言，应努力使患者受益，要对诊疗护理措施进行危险与益处、伤害与利益等方面的深入分析，选择益处大于危险或利益大于伤害的行为，采取伤害最小的诊疗、护理方案。在进行对患者说实话与否的医护行为决策时，也应严格遵循不伤害原则进行考量。

3.行善原则

行善即做善事，是指医护人员对患者履行仁慈、善良或有利的德行，简单地说，就是做好事、不做坏事、扬善抑恶。行善分为积极和消极两个层面。积极方面是指医护应该积极促成或增进患者的健康和福祉；消极方面则强调尽力减少对患者的伤害。在医护领域中，行善是一种职业传统和责任，也是一种帮助人维护其正当利益的义务。行善原则包括4个方面：不应施加伤害、应预防伤害、应去除伤害、应做或促进善事。

（三）临床常见的说实话引发的伦理困境

1.担心患者无法承受打击，家属要求不告知患者病情

对于一些危重患者的病情告知，目前常见的做法是，医生通常先把病情危重的诊断告知患者家属，然后按照家属的意愿决定是否告知患者。而家属常常基于善意的考虑，为避免患者忽然获知噩耗而产生沮丧、绝望等负面情绪，要求医生不要直接告诉患者真实诊断和预后。但事实上很多危重患者希望能了解自己的真实病情，以便更积极地配合医生治疗，更好地处理那些亟须解决的紧要事情，尽早安排好自己和家人的未来，从而以更平静和积极的心态面对死神的挑战。

2.基于患者和家属的利益，患者要求不告知家属病情

在临床上，也有部分患者自己先知道诊断结果，但由于害怕家人担心自己的病情，或不想因此而造成家庭不必要的精神负担、经济负担等众多原因，要求医生不要将自己的真实病情告诉家属。这一特殊请求也常常使医务人员陷入伦理困境。基于对患者健康保健负责的需要，医护人员理应将真实病情告知患者家属，以便获得来自家属的支持和协助；但另一方面又不得不面对患者的保密诉求和相应权利，医护人员往往处于伦理困境而难以处置。

3.癌症患者的不良预后告知

随着医学科学的发展，癌症治愈率不断提高，一些早期发现的肿瘤已可以达到临床痊愈，但目前大多数癌症尚无法彻底根治，死亡率仍然较高，人们普遍怀有恐癌情绪。因此当被诊断为癌症后，是否将诊断结果、真实预后告知患者，一直是医学界、伦理学界颇有争议的话题。

（1）基于保护性医疗目的出发的考虑　保护性医疗是指在医疗活动中，医疗一方为避免非技术性因素对患者的身体或心理造成伤害，从而影响治疗和康复效果而采取的防御性手段。因担心癌症患者在获知疾病的真实情况后很可能产生悲观情绪，不能很好地配合治疗，加重疾病的恶化，甚至加速其死亡，医学界长期以来多采取隐瞒真实病情的做法。实行保护性医疗，其动机是从保护患者的健康利益和生命利益出发，防止患者因失去信心而对医护措施失望，放弃或拒绝治疗而增加治疗难度，其出发点是善良的，对于那些心理脆弱的患者而言可适当考虑。

（2）基于说实话的考虑　随着观念的转变，越来越多的医学界和伦理学界的学者主张尽可能将真实病情告知患者。真实告知病情的有利方面包括使患者有时间重新规划、思考自己的人生，以平静的心态接受治疗，有利于提高生存率，甚至有的患者通过自身坚强的意志力战胜癌症，达到临床痊愈。但告知真实病情也存在一定的不利，部分癌症患者在获知自己真实病情后，往往情绪波动较大，经历否认、愤怒、讨价还价、抑郁和接受等阶段的心理反应，而多个阶段的情绪反应均可能对治疗产生负面影响，有的患者可能会陷入过度的抑郁而不利于治疗。因此选择说实话或保护性医疗措施均应根据不同患者的具体情况而选择。

（四）解决说实话伦理困境的方法

解决是否对患者病情说实话的困境的程序应该是：首先评估患者的生理、心理、社会支持程度，确定患者的接受能力和应对能力，决定是否告知实情；再选择合适的时机、环境进行妥当地告知。告知义务履行后还应帮助患者度过心理应激期，必要时可帮助其寻求专业心理治疗，协助制订各类计划，包括治疗和护理计划，对自己、家庭的未来安排等，协助患者以积极乐观的态度面对疾病的挑战。

1.说实话应根据癌症不同阶段而定

对于癌症早期一般应该告知患者，争取让患者尽早知道实情，使之能不失时机地配合治疗。而对于那些处于癌症晚期的患者，则要根据患者的具体情况并与患者家属商量后妥善处理。告诉患者实情后要注意帮助患者应对坏消息和度过消极阶段，而后还需要继续提供各方面的专业帮助。

2.依据患者不同心理特征而定

对不同个性的患者要区别对待。对于平常一贯意志坚定的人可以考虑说实话；反之，对平常一贯意志

懦弱者，应重点考虑少讲实情或不讲出实情。对于情绪稳定型的混合性格、外向性格患者，可以更多考虑说实话；对情绪不稳定的内向性格患者，要事先做好准备、了解患者对疾病的承受能力或先透露部分病情再观察患者的反应后做出是否告知的决定。总之，绝不能在患者毫无准备的情况下突然告知。有些患者洞察能力强，已经通过医护人员的态度、举止、言谈、治疗措施、病友及亲友的表情变化等方面推测出了有关自己疾病的情况，甚至会利用各种途径了解自己的真实病情，如利用医学文献资料，在病历保管不严的情况下查看病历，医务人员保密意识不强，在查房、会诊、化验、治疗及护理等环节的疏漏等获知相关病情。对于该类患者则一般以尽早告知实情为宜。

3.依据患者不同文化程度和社会地位而定

对患者说实话，还涉及患者的文化程度与社会地位。文化水平高，特别是具备一定医学知识的患者，往往对疾病反应特别敏感，且善于联想，当了解到疾病的不良预后常常进行一些不良推断，因而情绪低落、意识消沉，甚至引发轻生行为。对这类患者的告知更要慎重，以免产生不良后果。

患者的权利规定了患者拥有对疾病认知的权利以及获得与自己疾病有关信息的权利。医护人员应该尊重患者，遵循"自主原则、不伤害原则、最优化原则"实施对患者病情的告知。总之，如何说实话是一门艺术，需要在长期临床实践中总结、积累和提高。

四、护理人员无私奉献和要求回报的伦理争议

护理人员无私奉献的精神与要求回报的困境在当今的临床时有所见。这两个难以平衡的问题现今引来诸多争议，而争议的焦点就在于奉献与回报两者之间是否具有共存性。

关于无私奉献的典籍甚多，古语有云："横眉冷对千夫指，俯首甘为孺子牛"；诸葛亮亦语："鞠躬尽瘁，死而后已"；陶行知说过："捧着一颗心来，不带半棵草去"。无私奉献是指奉献者本人出于一种理想信念的驱动，对于他人、组织和社会，甘愿做出无回报的劳动投入或者物质赠送行为。无私奉献是一种真诚自愿的付出行为，是一种纯洁高尚的精神境界，也是贯穿整个护理发展史的护理美德之一。

（一）护理发展史体现无私奉献精神

护理的特点之一是受宗教影响至深。在东方佛教及西方基督教的影响下，救护病、弱、残者成为宗教的慈善事业。僧人及修女治疗和护理患者主要出于怜悯、施恩的人道主义精神。

我国近代护理学随着西医的传入而兴起。1887年，美国护士在上海妇孺医院开办护士训练班。1888年，福州开办了我国第一所护士学校，首届只招收了3名女生。当时医院的护理领导者和护校校长、教师等多由外国人担任，护士的培训教材、护理技术操作规程、护士培训方法等都承袭了西方的观点和习惯，形成欧美式的中国护理教育。1912年，中华护士会成立护士教育委员会，并对全国护校注册。1935年，在广东省建立了第一所西医医院，以短训班的形式培训护理人员。

中国人民解放军的护理工作始于革命战争年代。抗日战争及解放战争期间为保障部队战斗力，护理教育趋向正规、普及，培养了大批优秀护理人才。他们无私奉献、浴血奋战、艰苦创业、默默奉献，谱写了永载史册的业绩，在我国近代护理史上留下了光辉的一页。

我国现代护理的发展大致经历了3个阶段。1949年10月至1966年5月，是新中国成立后护理工作的规划、整顿、发展期。1966年至1976年10月，护理事业遭受挫折，大量医院护理规章制度被废除，医护管理出现混乱局面；护校教育被停办，护理人才培养断层；护理专业协会工作中止，专业发展受到严重干扰。但广大护理人员仍坚守岗位、无私奉献，在条件极其恶劣的情况下积极参加医疗队，探索并开展中西医结合疗法，为改善广大农村和社区群众的医疗保健工作做出了极大贡献。1976年10月后，迎来了建设我国现代护理的春天，卫生部于1979年先后颁发了《加强护理工作的意见》和《关于加强护理教育工作的意见》，从宏观上强化了对护理专业的管理，加速了我国现代护理事业的发展进程。1983年，我国著名护理专家王秀瑛教授以她高尚的品德、渊博的学识，成为我国第一位南丁格尔奖章获得者。此后，又有中华护理学会名誉理事长林菊英、黎秀芳等数十位护理工作者获此殊荣。2008年10月27日，中国红十字会第九次全国会员代表大会在北京开幕。中国人民解放军第三军医大学第一附属医院神经外科护士长鲜继淑等多位人员获得第42届南丁格尔奖章，奖励他们在平凡的护理工作中爱岗敬业、讲奉献的崇高思想。老一辈护理专家和无数优秀护士对护理事业的执著追求和无私奉献成为我国现代护理事业得以发展的根本动力。

（二）南丁格尔的无私奉献精神

佛罗伦萨·南丁格尔是近代护理学的创建人，现代护理事业的开拓者和先驱。无私奉献是南丁格尔精神的精华，她把一生都奉献给了护理事业。南丁格

尔出生于名门望族，随家人多次到欧洲各国旅行，对各国的医院慈善设施和护理工作表现出浓厚的兴趣。她拒绝了贵族青年的求婚，决心献身护理事业。1854年，克里米亚战争爆发，英国政府派南丁格尔率领38名护士奔赴战地医院。战地医院设在一座偏僻、简陋的旧军营里，只能容纳100人的营房，却挤进了4000名伤员，不但拥挤嘈杂，而且污秽不堪，鼠虱为患，基本的器械和药品严重缺乏。南丁格尔不畏艰难，亲自带领护士们把被褥、床单都彻底刷洗干净，她亲自擦地板，给伤员清洗伤口，进行各项护理，拿出自己随身带的3万英镑添置药物、食物和医疗设备，短时间内，大大改善了战地医院的卫生环境，使伤员的死亡率从50%迅速下降到2.2%。由于南丁格尔在克里米亚战争中救护伤员的卓越成就和崇高的牺牲精神，被国际红十字会确认为红十字会工作的开端。为表彰她的功绩，1883年英国皇室授予她勋章；1912年，国际红十字会设立南丁格尔奖章，作为奖励世界各国有突出贡献的优秀护士的最高荣誉；南丁格尔的生日——5月12日被定为了国际护士节。南丁格尔以其为护理事业奋斗不息的献身精神，成为全世界护士的楷模。

（三）无私奉献精神的实质

无私奉献精神的实质，是把国家和人民利益放在首位，全心全意为满足社会需要贡献自己的全部力量。大量事实表明，有没有无私奉献精神，劳动态度和劳动效果是迥然不同的。有无私奉献精神的人，优先考虑的是如何满足社会需要，如何尽最大努力把工作做好，而不是优先考虑个人所得报酬的多少；在必要时，为避免给社会、集体造成损失，即使自己多付出一些明知得不到报酬的劳动，也不计较，首要考虑的是保质保量地把工作做好。缺乏无私奉献精神的人，在工作中大多斤斤计较、计较付出、计较报酬，往往强调按酬付劳，随时计算自己的得失，即使让工作受损失也不愿再多付出劳动，当然就更谈不上创造性的工作了。

（四）回报的形式

无私奉献并非一味不要回报，付出劳动获得合理回报是符合伦理道德的。回报的形式多种多样，包括金钱、物质、精神（工作上的成就感、对未来发展的期望、职务上的责任感、工作表现机会、工作带来的愉悦以及患者及家属的肯定与认同）、地位等，通过这些方式人们能体现自我价值、取得满足与成就感。其中金钱与物质是最常见的回报形式。至于个人从给予行为中获得的自我心理满足，一般不是别人能够给

予的，而是由自己的行为创造的，常被称之为"自我回报"。

（五）要求回报的意义与作用

"无私"与"无酬"是两个不同的概念。无私指的是没有自私自利之心，无酬则是指没有任何报酬。道德高尚的人可以做到不带任何自私自利之心地工作。但在现实生活中却无法做到任何工作都不要报酬，因为在社会主义社会中劳动仍然是一种谋生的手段。如果把无私奉献精神理解为从事任何劳动都不要报酬的话，那么具有无私奉献精神的人恐怕就根本无法生存，更谈不上继续奉献了。这实际上就等于从根本上否定了无私奉献精神存在的理由和价值。因此，要求回报与无私奉献并不矛盾，同时无私奉献后的获得合理的回报还能对护理人员产生一定的积极作用。

1.激励作用

大量事实表明，越是认真贯彻按劳分配原则，公平合理地使劳动贡献大的人获得相对较高的报酬，就越有利于鼓励人们发扬无私奉献精神，积极努力地做好本职工作。薪酬在回报中占据主体地位。其激励作用主要体现为在组织内部各类工作岗位、各级职务的薪酬水准上适当拉开差距，真正体现员工的薪酬水平与其对组织贡献的大小密切相关，从而增加护理人员的职业责任感，调动工作积极性和热情，不断激励护理人员掌握新知识、提高业务技能，创造更好的工作业绩，最终使医院和护理事业变得更加欣欣向荣。然而，物质激励是基础，仅能满足人们较低层次的需要，所产生的激励效果比较有限。要满足自尊、自我实现等高层次需要则应适当发挥精神激励的作用。应该根据护理人员的需要层次和发展趋势，给予其不同形式的回报与激励，注意将物质激励与精神激励相结合，更好地激发员工的工作积极性。如对家庭经济困难、负担较重的护士，管理者们可更多地利用积极性的薪酬激励方式；而对于年轻、有工作热情的护士，护士长则应为其提供更多展示其才华的舞台、学习深造的机会，达到更佳的激励效果。

2.竞争意识的培养

薪酬水平的高低从某种程度上将直接决定所能吸引到的护理人才能力和技术水平的高低。医院要想吸引具有较大竞争力的护理人才，就必须制订出一套对人才具有吸引力并在行业中具有竞争力的薪酬制度。薪酬的竞争性是指医院护理人员的薪酬标准在社会上和护理人才市场中具有吸引力，才能战胜竞争对手，招聘到医院需要的护理人才，同时留住优秀护理人才。这无论对于医院还是护理人员的发展都将是有利的。

第七节 护理行为中的法律相关问题

护理专业的特殊性决定了其在实施护理照护、解决健康问题的过程中涉及的人员众多，需要调节的关系复杂，实施护理场地广阔。在该过程中除了应该遵循相应的伦理道德规范、确保护理质量外，还应严格遵守相应的法律规定开展护理活动。随着法制的健全，社会公众法制观念的日益增强，医疗护理工作中碰到的纠纷与法律问题越来越多，掌握与护理和卫生保健相关法律的基础理论知识、医疗差错事故的认定和处理的有关法律知识，可帮助护理人员正确认识护理专业实践中常见的和潜在的法律问题，自觉地遵纪守法，必要时保护自己的合法权益，也有利于保持较高的专业水平和良好的执业质量。

一、伦理与法律

（一）伦理与法律的区别

1.法律的概述

法律是由国家制定或认可、以权利和义务来调整人们行为的社会规范，由国家强制力保证实施，具有规范性、权利义务一致性、强制性、程序性、国家意志性和普遍性等特征。法律有广义和狭义之分，狭义的法律仅指由全国人民代表大会及其常务委员会制定的规范性法律文件；广义的法律则是包括宪法、法律、行政法规、地方性法规等在内的一切规范性法律文件。

2.法律在护理行为中的作用

（1）保障护理行为中的作用 通过法律，明确了护士的基本权益，使护士的执业权利受到法律的保护。通过护理立法，护理人员的地位、作用和职责范围有了明确的法律依据，护理人员在从事正常护理活动中的权利、履行自己的法定职责等方面获得了最大程度地保障，更提升了护理人员对护理专业崇高的使命感和安全感。

（2）引导护理行为的规范化、专业化、现代化 现代护理法多集中了最先进的法律思想和护理观，这为护理人才的培养和护理行为的展开制定了一系列基本标准。这些标准的颁布与实施使各种繁杂的制度、松紧不一的评价标准都得到了统一。在法律这项最具有权威性的纲领指导下，护理教育与护理服务行为均得以逐步进入标准化、科学化轨道，从而使护理质量得到更可靠的保证。

（3）促进护理管理的科学化 护理法的实施使护理管理走向法制化道路，有利于保证护理工作的稳定性、连续性，防止护理差错事故的发生，利于护理工作的安全及护理质量的提高。

（4）利于维护服务对象的利益 护理法确立了护理标准并明确护理人员在法律范围内对其护理行为负责。这显然有利于维护患者及所有服务对象的正当权益，对不合格或违反护理准则、医护规程的行为，患者可依法追究护理人员的法律责任，从而最大程度地保护了患者及所有服务对象的合法权利，也有利于护理人员履行自己的职业义务。

3.伦理与法律的关系

（1）伦理与法律的相互联系 法律和伦理之间存在着千丝万缕的联系，作为社会行为的强制工具，法律具有一定的伦理性，是最低的伦理道德要求。两者之间可以相互补充和转化。法律通过明文规定何种行为应该禁止，何种行为合法，促进并强化着社会公众对伦理道德规范的认识，并提高其对伦理道德的遵从率；而伦理道德则通过规范人们的行为达到降低法律运行成本的目的。此外，伦理道德是法律的前提和基础。部分伦理道德规范随着社会的发展和进步被逐步纳入法律范畴；而部分被法律所禁止的行为也可能在一个新的时期退出法律范畴，转变为由伦理道德调整。同时法律还维护着作为主流意识形态的伦理，并在一定程度上引导着社会伦理的发展。

（2）伦理与法律的区别 伦理与法律的产生方式不同，内在属性与评价标准都有区别于法律所规范的行为。法律是经由一定的程序，由具有立法权的国家机关制定和认可的规范性文件；而伦理道德是存在于社会公众思想观念、内在信念和社会舆论中的普遍社会意识。法律的条文规定为评价标准，以有罪、无罪为评价界限；伦理道德是以善恶为评价标准，以高尚或卑劣为评价界限。

法律主要对人们的外部行为进行约束和调整，调节范围较窄小，仅涉及人们社会生活的一小部分。伦理道德主要通过影响人们的内心进而调节人的外部和内部行为，调节范围涉及人们社会生活的方方面面。伦理道德能对部分法律所不能约束的行为进行调节。但需要明确的是，法律具有更强的强制性，某些法律能调整的行为但伦理道德不一定能对其成功约束。

（二）护理人员的法律资格与伦理规范

1.护理人员的法律资格

护理人员的法律资格指法律赋予护理专业人员在执业过程中的权利和义务，一般通过护理专业法律来规定说明。在我国于1994年1月1日起施行的《中华人民共和国护士管理办法》（以下简称《办法》）等相关法律法规中就对护理人员的法律资格做出了说明。

（1）护理人员的执业资格　《办法》指出我国实行护士执业资格考试制度，护理人员是按《办法》规定取得《中华人民共和国护士执业证书》并经过注册的护理技术专业人员。护理人员只有依法取得执业资格证书并注册才具有从事护理工作的法律资格。

（2）护理人员在执业中依法享有的权利　主要包括：①护理人员在执业中依法享有人格尊严和人身与财产安全不受侵犯的权利；护理人员在医疗活动中遭受人格、身体与财产等损害时，可依法向当事方请求赔偿。②护理人员依法履行专业职责的权利受法律保护，任何单位和个人不得侵犯。③护理人员有对疾病的护理和预防进行科学研究的权利，有依法组织和参加代表自身利益协会的权利。④护理人员在疾病防治需要的时候有限制患者人身自由或获得患者相关信息的权利等。

（3）护理人员的义务　2008年5月12日由中华人民共和国国务院令第517号公布的《护士条例》中规定了护理人员的义务，其中包括：①应当遵守法律、法规、规章和诊疗技术规范的规定，这是护士执业的根本准则，即合法性原则。这一原则涵盖了护士执业的基本要求，包含了护士执业过程中应当遵守的大量具体规范和应当履行的大量义务。通过法律、法规、规章和诊疗技术规范的约束，护士履行对患者、患者家属以及社会的义务。如严格地按照规范进行护理操作；为患者提供良好的环境，确保其舒适和安全；主动征求患者及家属的意见，及时改进工作中的不足；认真执行医嘱，注重与医生之间相互沟通；积极开展健康教育，指导人们建立正确的卫生观念和培养健康行为，唤起民众对健康的重视，促进地区和国家健康保障机制的建立和完善。②在执业活动中，发现患者病情危急，应当立即通知医师；在紧急情况下为抢救垂危患者生命，应当先行实施必要的紧急救护。③发现医嘱违反法律、法规、规章或者诊疗技术规范规定的，应当及时向开具医嘱的医师提出；必要时，应当向该医师所在科室的负责人或者医疗卫生机构负责医疗服务管理的人员报告。④应当尊重、关心、爱护患者，保护患者的隐私。这实质上是对患者人格和权利的尊重，有利于与患者建立相互信任、以诚相待的护患关系。⑤有义务参与公共卫生和疾病预防控制工作。发

生自然灾害、公共卫生事件等严重威胁公众生命健康的突发事件，护士应当服从县级以上人民政府卫生主管部门或者所在医疗卫生机构的安排，参加医疗救护。

2.护理人员的伦理规范

早在19世纪，现代护理的创始人南丁格尔女士在其誓言（即自主原则的体现）中明确了护理人员应该遵循的伦理规范，强调护士在执业时应忠于职守（即遵循不伤害、诚实、守信原则）、提高护理专业标准（即遵循行善原则）、不做对患者有危害之事（即尊重法定的医疗辅助行为）、务谋患者之福利（即遵循行善原则）。

国际护士会也在其多次修订的《护理人员伦理规范》中对护理人员应该遵循的行为进行了描述，强调护理人员的伦理规范。

二、护理工作中的法律相关问题

（一）临床护理常见的法律问题

随着医疗卫生体制改革的深入及人们法制意识不断增强，医疗服务对象对医疗治疗要求越来越高，利用法律武器保护自己的正当权益已成为人们的常识。而在临床护理中，部分护理人员对护理行为中涉及的相关法律问题认识不清、对相关法律不熟悉、对新近推出的法律知识仍缺乏深层次的了解，导致不少违反或涉及法律的行为频频发生。为提高护理人员的法制观念，避免在执业过程中误解"法网"，对临床护理工作中常见的法律问题进行深刻地认识十分必要且迫切。

1.执业资格与依法执业的问题

根据我国现行法律规定，从事护理工作必须具备护士资格。国家相关行政管理机构已建立护理执业资格考试制度和护士执业许可制度，以法律的手段保证了护理质量及公众的就医安全。护士执业考试合格者方能取得护士执业的基本资格，但取得护士执业资格的人还必须经过注册才能成为法律意义上的合格护士，才能履行护士义务，并享有法律规定的各项权利。

2.护理过失

（1）院前急救疏忽大意　①呼救电话接听不详或出诊不及时、专科医生派错、抢救药械准备不全、救护车空跑等而延误抢救时机；②转运过程中病情观察不仔细，未及时发现患者病情变化，出现液体外渗、导管滑脱等情况，致使患者失去抢救机会。

（2）院内疏忽大意　患者在就医过程中，由于护士不认真履行职责，违反护理操作规程，擅离职守，给患者健康带来伤害或者造成严重后果的行为。例

如：①不执行查对制度，打错针、发错药、输血时血型错误导致溶血反应、接错手术患者、手术器械遗留在患者体腔内；②护士违反操作规程，如约束患者时造成患者肢瘫、肢体受损，洗胃时一次灌注量过大，引起胃破裂等；③护士不认真履行职责，如巡视病房不仔细，病情变化未及时发现；④值班人员擅自离岗，造成急危重患者抢救不及时、死亡等。

3.忽视患者生命健康权、平等权与知情同意权

在临床护理中，护理人员可因多种情形侵犯患者生命健康权。如由于未严格执行"三查七对"制度而发错药、打错针、输错液、输错血；导尿时不严格执行无菌技术操作原则，导致患者泌尿系统逆行感染；对长期卧床患者未予定时翻身，导致患者压疮发生；由于不严格执行分级护理制度，病情观察不及时，致抢救不及时；有些护士过于自信和麻痹大意，超越权限，擅自处理疑难及危急情况等。上述违规行为均不同程度地侵犯了患者的生命健康权。患者作为一名特殊的消费者，有要求获得尊重和平等医疗的权利，并有权了解所患疾病的信息和治疗、护理方案；医护人员也有告知患者真实病情和治疗的义务。在当患者或家属完全不了解有关情况或在不同意某种检查、治疗方案的情况下，护理人员就擅自制订护理计划与实施，或者对其实施不公平的治疗和护理，这类行为也侵犯了患者的知情权和平等权。

4.不注意保护患者隐私

保护患者的隐私是患者的权利，也是护理人员应尽的义务。但由于法律意识淡薄等原因，护士在执业时违反保守医疗秘密的原则，泄露或忽略患者隐私保护的事情时有发生。临床忽略患者隐私的行为主要包括违法窥探患者的隐私、利用职权非法搜身、保管不当导致患者私密信息泄露、擅自公开患者的健康资料、操作中不注意保护患者的隐私，导致不必要的显露或显露不当、在未征得患者的同意，进行了对患者隐私部位有关的教学和研究活动等。另外，在回答患者、家属及探视者提出的问题时，也容易出现护理人员一时无法确认其身份及来访目的，导致患者私密信息泄露的情况。

5.忽略医院就医者的安全保障义务

"防病治病，救死扶伤"是医疗机构法定的神圣职责。医院及医护人员对住院患者、就医者的人身及财产必须履行"安全保障义务"，这也是医疗机构基本的法定义务，医疗机构不能也无权向他人转嫁这种法定义务。此外，医院还具有向就医者提供良好的就医环境、必要的安全设施等义务，这些都是每位医护人员所不能忽视的。临床上常出现由于住院患者有陪护而忽略对其安全保障义务的履行，由于陪护人员大多不是经营者或受益者，也非医院的工作人员，没有替医院承担安全保障责任的义务。

6.麻醉和第一类精神药品管理

2005年8月，国务院颁布《麻醉药品和精神药品管理条例》（以下简称《条例》），于2005年11月起开始实施。为配合《条例》的施行，卫生部也出台了一系列的配套文件，如《麻醉药品、精神药品处方管理规定》《医疗机构麻醉药品、第一类精神药品管理规定》等，以进一步贯彻和落实《条例》的精神和要求。医院在麻醉和第一类精神药品管理上常存在的问题有：①麻醉药品、精神药品的使用剂量和用药时间不明确；②麻醉药品、精神药品的使用地点、要求不清晰，如麻醉药品注射剂仅限医疗机构使用，或者由医疗机构派医务人员出诊在患者家中使用；③患者不再使用麻醉药品、第一类精神药品时，由医疗机构按照规定销毁处理；④麻醉药品和精神药品专用处方记录不规范、登记不及时，处方上未使用完的剩余药物管理有漏洞。

7.护理文件书写中存在的法律问题

护理文件是护理活动真实而客观的反应，包括体温单、医嘱单、护理记录等，护理记录是护士执行医嘱和护士对患者病情在住院期间的客观记录，是一份完整病历的重要组成部分。患者在住院期间出现医疗争议时，上述护理文件有着重要的举证作用。《医疗事故处理条例》中规定，患者有权复印护理记录并以此作为必要的证据，因此必须从法律的高度认识真实、客观做好护理记录的重要性。当前护理文件中的记录存在的法律责任问题主要包括：①对护理记录重要性认识不够、出现厌烦情绪、法律意识淡薄。对一些敏感的法律问题，如是否遵医嘱执行试、停呼吸机；根据血压调整升压药的滴数；患者未能准假自行外出；由于何种原因跌倒、烫伤、自杀；是否使用保护性医学术语；手术器械、敷料清点数等；记录中常出现不应该出现的省略、用词含糊，甚至错记。②医护记录不统一，大大降低了各类记录的可信度。如护士描写的主诉与医生不符；医生要求的处理方式与护士书写内容有出入；护士记录的抢救时间、用药的时间不一致；使用药物的剂量、方法不一致；通知死亡的时间不一致、不够精确；手术部位的左、右、反、正辨别不清；进行专家会诊的人员、次数不符等。③护理记录千篇一律，专科护理特点不突出。④护理记录中缺乏医学术语、陈述不清，常使用概括性语言。⑤护理记录字迹潦草，无法辨识，出现涂改，甚至整页修改的情况，不连续、不全面、不能按时完成或他人代写等情况也时有发生。这些问题严重影响了护理文书的法律效用，也给医护工作的正常开展带来了相当大的负面影响。

（二）护理工作中的违法与犯罪

1.违法与犯罪的概述

违法与犯罪是两个不同的概念，两者既有联系又有区别。违法是指一切违反国家的宪法、法律、法令、行政法规和行政规章的行为，其外延极为广泛。犯罪则必须符合我国刑法关于犯罪的规定，必须具备以下特征：第一，犯罪是危害社会的行为，行为对社会的危害性是犯罪最本质的特征；第二，犯罪是触犯刑律的行为，也就是说危害社会的行为必须同时是触犯刑法规定的行为，才能构成犯罪；第三，犯罪必须是应受刑法处罚的行为，只有受刑法处罚的危害社会的行为，才被认为是犯罪。

总而言之，违法并非犯罪，犯罪行为必然违法，其根本的区别就在于行为的社会危害性在情节和程度方面的不同。

（1）社会危害性不同　一般违法行为虽然也具有社会危害性，但与犯罪相比而言，社会危害性的严重程度远不及后者，因此对于社会危害十分严重的犯罪行为要靠刑法来调整和处罚。

（2）违法程度不同　一般违法行为虽然也违反了法律的禁止性规定，但其并没有达到刑法所规定的犯罪程度，因此不作为犯罪看待。而一切犯罪行为，都已经违反了刑法的有关规定，应根据其触犯的相应刑法条文而被判不同的犯罪。

（3）应受的处罚不同　犯罪行为一律应受到刑法的处罚，虽然某些犯罪行为因其自身的一些原因和刑法的特别规定，刑法未对其进行处罚，但其具有的应受刑法处罚的性质是没有改变的；而一般违法行为由于没有触犯刑法规范，受到的处分相对较轻，尚不应受到刑法的处罚。需要明确的是，凡是犯罪必定违法，但违法不一定犯罪。

2.护理工作中常见的违法、犯罪行为

（1）侵权行为　是指行为人侵害他人的人身和财产并造成损害的行为。常见的侵权行为包括侵犯国家、集体和他人财产；侵犯公民的生命健康权；侵犯公民的隐私权、名誉权、平等权；侵犯公民的知识产权。临床实践中由于护士与患者的接触比其他医务人员更为密切，容易出现的侵权行为主要表现在对患者的生命健康权、隐私权、知情同意权的侵害，给当事人造成一定的损害；如在护理卧床患者时，在获得其高度信任的基础上，被同意检阅其信件，但对书信往来中涉及的个人隐私，护理人员未能持慎重态度为之保密，随意谈论，造成扩散，侵犯了患者的隐私权。护理人员应根据其侵权行为后果的严重程度承担相应的法律责任。

（2）疏忽大意与渎职罪　疏忽大意与渎职往往是卫生保健领域中常见的两种无意的侵权行为。疏忽大意是指行为人应当预见自己的行为可能发生的危害后果，因为疏忽而没有预见，以致发生了这种危害结果，疏忽大意又称无认识过失。从司法实践来看，判断行为人是否具有疏忽大意过失，并非先判断行为人是否疏忽大意，而是先判断行为人是否应当预见自己的行为可能发生危害社会的结果，如果应当预见而没有预见，就说明行为人是疏忽大意了。渎职是指专业服务者（如医护人员）或国家机关工作人员在履行职责或行使职权过程中，玩忽职守、滥用职权或者徇私舞弊，导致伤害或损失，致使国家财产、国家和人民利益遭受重大损失的行为。

护理实践中的渎职认定往往依据以下几个因素确定：护士有义务为患者提供适当的护理；护士未履行职责；患者由此受到损害；护士由于未履行职责而导致了患者的损害。患者的损害往往是判定过失与犯罪的关键。如护士因疏忽大意而误给一位未做过青霉素皮试的患者注射了青霉素，若该患者幸好对青霉素不过敏，该护士被认定犯了由于疏忽大意导致的过失；假若该患者恰恰对青霉素过敏，引起过敏性休克致死，则需追究该护士的法律责任，她可能被判因疏忽大意而导致的过失犯罪或渎职罪，过失犯罪与故意犯罪相对应。

（3）护理过失　过失往往指行为人应当预见自己的行为可能发生一定的危害后果，但因疏忽大意而没有预见，或已经预见但轻信能够避免的心态下发生的损害事件。由此可见，过失可以由疏忽大意和过于自信的心态引起。临床护理中常见的过失行为包括没有严格执行三查七对制度，导致发错药、打错针、抽错血、手术室接错患者等；由于责任心不强、不负责任、交接班不认真、巡视病情不及时导致昏迷患者坠床；夜间病情变化未及时发现，致使患者因心脏停搏而死亡或因呕吐造成窒息死亡等；输血时未严格查对而输错血，引起严重的溶血反应，给患者造成严重的不良后果；由于粗心大意，导致医嘱未执行，延误治疗及检查等。

（4）故意伤害　故意伤害罪是指故意非法伤害他人身体并达成一定的严重程度、应受刑法处罚的犯罪行为。这种损害行为无论是由本人直接实施还是由他人间接实施，只要出于故意，造成人身伤害，即构成故意伤害罪。

（5）药品管理中可能出现的犯罪　麻醉药品与物品管理中比较容易出现问题。"麻醉"药品主要指的是哌替啶、吗啡类药物，临床上一般只用于晚期癌症或术后镇痛等。护理人员若利用自己的权力将这些药品提供给不法分子倒卖所用或吸毒者自用，则这些行为事实上

已构成了参与贩毒、吸毒罪。因此护理管理者应严格抓好这类特殊药品的管理工作，经常向有条件接触这类药品的护理人员进行相关法律教育。此外，由于护理人员还可能负责保管、使用各种贵重药品、医疗用品、办公用品等，工作中也绝不允许利用职务之便，将这些公共物品挪用或占为己有，如非法占用公物情节严重者，可能被起诉盗窃公共财产罪。

（三）实践中的护理法律现状

随着社会的发展进步、社会公民文化水平的普遍提高和我国法律、法规的不断完善，市场经济对医疗市场产生着巨大影响，患者的自我保护意识和法律意识不断增强，越来越多的患者及其家属开始重视起自己的权利问题。近年来，医疗护理实践中遇到的纠纷与法律问题越来越多。现代以患者为中心的护理实践现实要求护理人员不仅要具备极高的专业知识和操作技能，还要注意培养其伦理道德素养，不断增强法制观念。明确目前护理实践中的法律现状，才能更好地促进改革、促进护理人员依法履职，避免各类侵权、违法事件的发生，更好地保护患者和自身的权益。

1.护理实践中相关法律问题逐渐增多

近年来，社会公众的健康法律观念和自我保护意识不断增强，众多原因导致护患纠纷逐年增多，需要解决的相关法律问题不断增加，如尊重患者隐私权的问题。伴随着护理学科自身的发展和进步，护理工作的任务和业务的不断扩展，护理人员履职中的风险也越来越大。这也导致其广泛的照护行为中涉及的法律问题增加，如安乐死问题、患者遗嘱处理问题等。高新医学科学技术的发展需要护理人员在其中担当重要角色，也引发了大量的与护理行为相关的法律问题，如器官移植中一系列涉及法律的问题等。这些现状要求护理人员必须具备相应知识、正确面对法律问题、竭力依法履职。

2.护理人员普遍法律意识淡薄

由于护理人员的工作环境大多较为封闭，加上对市场经济、法律知识接触甚少，部分护理人员对患者的权利、义务以及自身的权利和义务的认识严重不足，缺乏普法意识，意识不到患者来院就诊就与医院建立了合同关系，自己的行为是代表医院履行合同，有义务按照规章制度和操作规程为患者提供优质服务。而一旦发生医疗纠纷与事故时，医院常会派出专人协调或直接给予患者一定的经济补偿息事宁人，对医护纠纷的深层次剖析大多仅限于小范围内进行，不能普遍提高医护人员的法律意识。

3.护理人员应对法律问题的能力欠缺

由于前期护理专业课程设置的原因和对医护行为中的法律支持问题强调不足等原因，不少护理人员在临床实践工作中明显感到法律知识缺乏、应对能力较低。如对护理行为中有可能出现法律问题的地方意识不清晰、不能有效预防；一旦遭遇法律问题和出现纠纷时则内心慌乱、应对不力，出现不沉着冷静、不知如何处理、更不知道怎样取证等现象。

4.我国护理相关法规相对落后、亟待完善

1903年，美国北卡罗莱、新泽西等州首先颁布了《护士执业法》，作为护士执业的法律规范。

1919年，英国颁布了世界上第一部护理法。

1921年，荷兰颁布了本国的护理法。

1953年，国际护士学会制定了《国际护士学会护士守则》，并分别于1965年和1973年进行了修订。

1968年，国际护士学会成立了护理立法委员会，制定了世界护理法上划时代的纲领性文件《系统制定护理法规的参考性指导》，为各国制定护理法所涉及的内容提供了权威性的指导。

2001年，美国护士学会通过了一项《护士权利法案》，规定护士在任何情况下都可以个人或者集体的身份就他们的雇佣条件进行谈判、在一个对他们及其患者均为安全的环境里工作等7项权利。

1985年，我国卫生部开始起草《中华人民共和国护士法》。通过研究国内外文献资料，总结新中国成立以来护士管理的经验教训，并对我国护理队伍的现状做了较深入的调查研究，起草了《中华人民共和国护士法（草案）》，并广泛征求了各方面的意见和建议，对原稿进行了多次修改和完善。为配合此前颁布的《医疗机械管理条例》，尽快建立和完善护士资格考试制度和护士执业许可制度，经反复论证，决定先行制定并于1993年3月26日颁布了《中华人民共和国护士管理办法》，自1994年1月1日起施行。

2008年5月12日，我国第一部关于护士和护理工作的法规《护士条例》开始实施。

由此可见，我国护理法律建设起步较晚，明显滞后于国外先进发达国家，且条文涉及范围较窄、覆盖面不全。除此之外，我国护理法律的滞后还表现在相关法律的执行力不足和更新修订的频率明显跟不上护理实践的发展等方面。

（四）提升护理实践中的执法能力的策略

虽然我国的护理法律在参照了大量医疗法规的情况下逐步确立，但由于长期以来形成习惯的残留影响以及我国的护理行业从业者的具体情况，各级医疗机构对护理法律的执行方面还存在一定的问题，在护士执业、注册等具体管理方面还存在不够重视的现象，护理人员自身也存在依法施护能力方面的缺陷，明确依法进行管理和依法施护的原因，采取针对性的应对措施就显得尤为重要。

1.建立健全护理法律的原因

（1）社会因素 社会的进步、经济的发展、社会医疗保险改革的深入、相关法律法规的修订和完善、法律知识的普及与全民文化素质的提高等相关因素都导致了患者的自我保护意识、维权意识增强，对医疗保健的需求也逐年提高，就医过程中他们渴望拥有更多的自主权，如选择权、知情同意权等；对医疗、护理工作中出现的一些不够合理的现状或令他们不能理解的行为，都希望能有明文规定，希望医护人员能按规定执行，当遇到他们认为不合理的情况，诉诸法律被认为是最公平、最合理的解决办法。因此社会的需要是直接导致需要建立健全护理法律的主要原因。

（2）护理服务质量与患者的期望值之间的冲突需要护理法律进行规定 患者消费观念已由被动型向主动型发生了转变，往往在就诊时对护理人员的护理效果、言谈举止都产生较高的期望。当他们认为护士的执业行为与其期望值距离较大时，就会产生不满，甚至出现对抗情绪。在这种情况下，如果个别护士主动服务意识不强，不注意服务态度，语言生硬或者出言不逊，服务质量不高，极易激怒患者产生不必要的护患纠纷。因此护理临床实践中的护患双方均迫切需要建立健全相关法律，以规范和评价护理人员的执业行为。

（3）护理教育、继续教育均需要进行法律规范 大量资料表明，患者对护理人员的满意度与护士的业务素质高低成正比。医疗护理过程中新技术的不断引进和创新，不但要求护士基础知识牢固、基本功扎实，还需要通过各种途径的学习、培训不断提高，及时掌握相关理论知识、操作技能和疾病护理方法，否则可能导致处理问题的准确性、娴熟性、严谨性及预见性不够，甚至出现救治迟缓或护理措施不当，从而造成纠纷。但长期以来，护理人员接受专业教育和继续教育的制度和机制都不够完善，部分管理人员往往忽视护理人员的教育问题。临床护理人员依法、合法接受职业教育、继续教育，获得再提高的权利通过护理法得到了保障，将有利于大批高素质专业护理人员队伍的培养。

2.提升护理实践中的执法能力的策略

（1）强化法制观念 采取各种措施和方式，组织护理人员不断学习相关法律知识，掌握护理法律规定的各项内容及要求，明确法律与护理工作的关系，依法从事护理活动，以保证准确履行护士的各项职责和法律义务。

（2）规范护理行为 护理人员应严格按护理操作规程规范操作，明确严格规范工作也是依法执业的主要部分，通过不断学习，掌握新的护理操作规程及质量标准，防止护患之间法律纠纷的产生。如执业过程中严格执行无菌操作及查对制度，严格执行消毒隔离制度，加强对基础知识、基本理论、基本技能的培训，提高护士的自身业务素质，强化责任心。

（3）创建科学、安全的工作环境 护理人员在执业过程中要认真学习法律知识，做到懂法、用法，用法律来约束和保护自己，以适应新形势下的各种制度和规范，加强责任心，对患者的主诉和提出的问题给予必要的重视和恰当的解答，创建科学、安全的执业环境，耐心谨慎、尽职尽责为患者服务，以确保护理安全。

（4）依法建立及维护良好的护患关系 护理人员应严格遵守我国和国际上通用的护理法律、法规，护理过程中注重与患者建立良好的关系，尊重患者的人格、尊严、信仰及价值观，坦诚与患者交流，注意换位思考，获得患者的理解和支持，以获得最佳的护理效果并减少医疗纠纷、护患纠纷的发生。

（5）促进信息交流 应依法经常与医生、其他护士及有关医务人员相互沟通，在法律允许的情况下交流治疗、护理经验和心得，及时准确地了解患者的情况和资料，及时澄清一些模糊的问题，以确保患者的治疗护理效果。

（6）严格做好各种护理记录 护理记录是护士书面沟通的重要渠道之一，也是重要的法律依据，因此应及时、准确地做好记录。及时、认真、详尽地书写护理记录，要准确地用医学术语记录患者的病情变化；严格执行并记录医嘱，严格执行医嘱签字制度，执行医嘱必须由执行者本人签字，不得由他人代签；书写护理记录要字迹清楚、无错别字，绝对不能出现肆意篡改等违法情况。

（7）参加职业保险 职业保险是指从业者通过定期向保险公司缴纳保险费，一旦在职业保险范围内突发责任事故时，由保险公司承担对受损害者的赔偿。保险公司可在政策范围内为护理人员提供法定代理人，以保证其受到法庭的公正审判。参加职业保险是对护理人员自身利益的一种保护，虽然参保行为并不能摆脱护理人员在护理纠纷或事故中的法律责任，但由于保险公司给予的经济赔偿，事实上该赔偿将在一定程度上降低了护理人员为该负的责任所付出的代价。

需要明确的是，在职业范围内，护理人员对患者同时肩负有道义和法律两方面的责任。参加保险可以为患者在护理行为中出现错误时提供相应的经济补偿，但护理人员绝不能完全依赖这样的保护，因受损害者已获得及时、合适的经济补偿，从而减轻自己在道义上的负罪感。

第八节　肿瘤护理工作中的道德

癌症已经成为威胁人类健康和生命最严重的疾病之一。据WHO统计，2000年全世界新发癌症病例1000万人，预计到2020年将会增加到1500万人。恶性肿瘤在我国的形势同样很严峻，每年新发病例220万，并成为我国城乡居民的首位死因。

癌症一直被人们视为"不治之症"，人们从意识上把癌症和死亡等同起来。尽管随着医疗技术的发展，癌症患者5年生存率达到68%，但是谈癌色变、谈癌心颤仍然是大众的心理行为。因此在肿瘤患者护理工作中，对道德的要求较其他病种要高，这是由于肿瘤患者及家属的心理特征所决定的。

一、肿瘤患者的心理特征

1.悲痛欲绝

约1/3的患者得知癌症诊断时，都往往理解为被宣判了"死刑"而难以承受沉重打击，出现沮丧、紧张、恐惧等一系列悲痛情绪。若不给予正确引导或治疗，该情绪可能延续至癌症治疗的整个过程，严重影响患者的生活质量。

2.紧张和恐惧

癌症诊断对每位患者而言都无疑是当头一棒，他们难免会出现紧张、焦虑、惊慌、恐惧、烦躁、易怒等表现。部分患者去医院看病时，医师详细的检查、关切的眼神等预示着患癌的可能，当再去取报告时，心情极度紧张，惶惶不安。一旦确诊后，一想到癌症可怕的结局，便不寒而栗，特别是当初住院时，亲戚、朋友、领导、同事都十分关心，川流不息地到医院探望，好像自己即将离开人世，这也加剧了恐惧感，精神更加紧张。长期的紧张和恐惧，可以引起人的神经内分泌失调，进而破坏其自然防御系统，从而影响了癌症患者的治疗效果。

3.愤怒不安

许多患者把癌症看成是"不治之症"，错误地认为自己的死期已临近。想到自己还有许多理想未实现、许多工作还要做，想到自己的家人还需要照顾，特别是别人好好地活着、无忧无虑工作着、享尽天伦之乐，而自己却备受疾病的折磨——关在病房里，除了做许多检查外，还要没完没了地打针、输液、吃药，这一切使患者感到委屈、愤怒、怨恨。

4.忧虑不安

部分患者考虑到家庭种种负担，如孩子尚未工作或尚未成家，年迈的双亲将缺人照顾等，因此忧心忡忡。

5.否认和怀疑

许多癌症患者得知自己患癌症后，常用否认这一心理过程来应付突然降临的坏消息。恶性肿瘤初期的患者往往怀疑诊断或否认自己所患癌症，总希望或认为自己患的是一般性疾病，而且很快会治愈。否认如同缓冲剂，可能使患者承受的打击小一些，但也常常延误病情，因为有的患者坚持其否认的观点，重复做许多检查，以致延误了时机。

6.侥幸心理

一部分患者存在着侥幸心理，希望是误诊；另一部分患者则对治疗抱有希望，认为化疗一次可以多活几年，死神不会降临到自己身上。

7.沉闷和孤独

部分患者存在强烈的孤独感，他们时常感到生存无望，前程一片暗淡，所以沉闷压抑，甚至对周围的一切采取冷漠的态度。临床工作中也会看到有些患者不愿见任何人，甚至达到不愿和同病室病友交谈的孤独、沉闷的境地。

8.痛苦和挣扎

患者和癌症进行了一段时间的搏斗或受到较长时间的折磨，或因疗效不佳而病情出现反复波动时，常常会感到前途渺茫、失望消沉、沮丧和孤独，更有甚者患上了以情绪低落为主要表现的精神疾病——抑郁，以至于出现自杀行为。内心的痛苦和挣扎是癌症患者严重的心理反应，故解除这种心态是刻不容缓的。

上述癌症患者的种种心理特征，必将会引起他们精神上的崩溃、病痛上的加重，甚至导致病情恶化。作为医护工作者有责任有义务去安慰和劝导患者摆脱悲观和恐惧心理，去鼓励和支持患者征服癌症。总之，医护工作者在全心全意为患者排忧解难、积极治疗、缓解病痛的基础上，要解除癌症患者的种种心理障碍。

二、肿瘤患者家属的心理特征

1.惊讶心理

当得知亲属患癌症后，十分惊讶，难以接受既成的事实，不相信患者能患癌症，带着患者四处求医。这不仅造成经济上的损失、精力上的消耗，更可怕的是拖延病情，失去了宝贵的治疗时机。

2.悲痛欲绝

当朝夕相处、相依为命的亲人突然患上了癌症，在人们的思想深处总认为被宣判了死刑，回想起以往美满的、幸福的、和睦的家庭即将毁于癌症，因此思绪起伏，感慨万千，悲痛无限；特别是当亲人承受着剧烈的、持续的疼痛，以及进行化疗后的种种反应、病情每况愈下时，守护在其身旁的家属更是痛不欲生，可又不能在患者面前流露出悲哀的情绪，还得要强打着精神安慰患者，这真是悲痛欲绝、愁云缭绕。

3.愤怒不平

随着自己亲人病情的逐渐加重，特别是经过多次治疗病情得不到控制时，或由于患者长期的治疗，经济费用越来越大，而自己又无能力让亲人接受更好的医疗条件，眼睁睁地看着自己的亲人因疾病折磨痛苦不堪、失去生命而无能为力，感到命运对自己如此残酷，埋怨生活的不公平，即表现出极大的痛苦和愤怒，甚至将怒气轻易地转移到医务人员身上。

4.委屈心理

长期遭受癌症残酷折磨的患者，其心理状态亦会发生畸形的变化。有的患者常以自我为中心，心胸狭窄，总是觉得事事不尽如人意，于是常对亲属百般挑剔，甚至粗暴蛮横，莫名其妙地无事生非，向家属发泄。对患者不正确的行为和要求容忍及支持是许多家属的共同表现。他们对患者不合理的要求尽量满足，以至于对许多过激行为如辱骂医护人员也不劝阻，特别是一些晚期肿瘤患者的家属，任其放纵，并对医护人员的制止表示不满。如有一位患者知道自己即将告别人世，担心谢世后家属悲恸和经常思念他，于是以变态心理方式处处事事为难家属，甚至夜间经常无故唤醒陪伴的家属；而家人了解患者心情，只好委屈忍受。

5.害怕与恐惧

肿瘤患者家属对疾病预后产生恐惧感，对其他相同疾病患者预后敏感，尤其是急危重患者家属更是悲观，避免谈及生死问题；由于心疼患者而对各种注射或侵入性检查治疗产生恐惧，表现为患者在接受治疗或检查时不敢看或躲开的行为。特别是当看到病友不断去世后，常因想到自家患者患绝症而意识到可怕后果来临，温暖而幸福的家庭将遭破坏，失去亲人，为此不寒而栗，从而产生恐惧不安的心理。

6.忧虑与烦恼

当亲属患癌症后，双职工家庭的担子完全落在另一人身上，既要料理日常家务，又要照管未成年子女的学习、生活和年迈体弱的老人，还要长期请假照护

患者，调理患者的饮食，进行精神上的安慰，到处求医问药等。同时在解决这些问题时，会碰上这样或那样的困难，甚至有些人为的障碍，使家属的心理增添了不少压力、忧虑与烦恼。如有的家属向单位请假困难，同时需扣发工资或奖金，加之患者工资减少和奖金的扣除，致使家庭经济产生种种困难；再如有的家属甚至影响自身努力奋斗的事业和职称晋升等，从而造成一系列难以摆脱的忧愁。

7.矛盾心理

对晚期患者的病情，家属是很清楚的，他们在理智上明知患者已无任何治愈希望，但在感情上还常常到处打听有何灵丹妙药，盼望患者出现"绝处逢生"的奇迹来。如听到某地某人有家传秘方，专治癌症，于是蜂拥而至，结果往往适得其反，服药后又吐又泄，加速了病情的恶化。

8.怀疑和不信任

家属的怀疑和不信任心理表现为：对疾病的不了解，查阅网上或书籍与医生的诊断进行对比，并以本人的资料为准，对医生的治疗方案表示怀疑，拒绝配合医护人员的治疗；对医护人员的年龄、性别、言语、着装等外在条件和表现引起的不信任，怀疑医务人员的技术水平，要求更换主管医护人员；因医疗设备和环境的局限性引起对治疗能力和条件的怀疑，便挑剔住院环境和设备，要求转院等。

上述癌症患者家属的种种心理特征，必将影响他们的身体健康、工作、学习和生活，所以作为医护人员对患者家属亦应给予同情、理解和帮助。同时应指导患者家属正确面对现实才能克服种种心理障碍。

三、肿瘤患者护理工作中的道德特征

1.理解和亲情感

肿瘤患者及家属对患病事实都有种种心理障碍，因此在护理工作中要特别注意自己的情感。怜悯和同情都会让患者自卑，觉得是上帝对自己的一种惩罚，进而使患者感到无助，甚至丧失治疗的信心。此时要耐心做好疏导工作，充分理解患者因心理问题造成的不解行为和情绪，讲解疾病知识，提倡利势思维，鼓励患者与疾病做斗争，以调动体内的免疫机制，提高机体抗肿瘤能力。要有亲情感，要视患者为亲人，要有一种宽阔的胸怀和高尚的情操。

2.精湛的技术

肿瘤患者由于疾病的特殊性，对护理技术的要求不同于其他疾病。因而护理技术的精湛与否对患者的心理和康复有着直接的影响。例如输液时液体外溢，这对于其他疾病来说也许危害不大，但对肿瘤患者是

绝不允许的。因为化疗药物对血管外组织及皮肤有着很大的损伤，甚至是不可逆的损伤，所以给肿瘤患者进行输液治疗时，对输液技术的要求高。因此严格治学与精于技术就成为肿瘤护理工作中职业道德的重要特征。

3.强烈的责任感

在护理肿瘤患者的工作中要强化责任意识，如果没有对患者高度负责的责任意识，就不会有对患者高度负责的护理操作。南丁格尔曾讲过，"护理工作的对象，不是冷冰冰的石头、木头和纸片，而是有热血有生命的人"。现代医学模式要求从生理、心理、社会整体论的观点认识和治疗疾病。要把护理对象看成是患病的"人"，而不是人患的"病"。因此不仅要掌握患者机体局部的变化，而且要掌握患者机体整体的变化，掌握患者的社会背景和家庭状况；不仅要看到患者患病的躯体，而且要了解患者特殊的心理活动，实施心理护理，使患者的心理调整恢复到最佳状态，以配合治疗和护理工作。同时医护人员要全力指导患者及家属进行肿瘤全程治疗，全力解除患者心理、躯体的不适。要取得患者的信任，以高度的责任感去安慰、鼓励、调动和培养患者战胜疾病的信心和勇气，将护理工作的高尚道德和情操蕴含其中。

4.严格的保密制度

肿瘤患者和家属在心理上都有不同程度的压力，对罹患肿瘤的事实都希望秘而不宣，严守秘密，这种想法包括3个方面：一是家属希望医护人员将其真实病情对患者保密；二是患者本身也希望将其病情对家属保密；三是有时患者和家属都希望将其真实病情向第三者保密。这都来自于他们的不同心理活动，与其本人的年龄、文化程度、职业、职务等因素相关。因此严格执行保密制度对患者和家属心理上都能起到保护性作用，有利于患者早日康复，也有利于更深层次地理解患者。1770年波斯的《卫生的道德责任》第五条规定："医生一定要严守患者的秘密，不刺探患者的秘密，尤其是患者不愿人家知道的秘密。"1965年修改的《护士伦理学国际法》第五条规定："护士应对患者的个人情况保守秘密。"1969年修订后的《日内瓦宣言》规定："我将尊重患者交给我的秘密。"1970年前苏联《苏联和各加盟共和国卫生立法基础》第十六条规定："卫生和其他医务人员无权把他们由于履行职业义务得知的关于公民的病情、隐私生活和家庭生活情况泄露出去。"1976年美国的《护士道德原则》第二条规定："保护隐私权，明智的保护信息的机密性质。"这些条例都说明了执行保密制度对患者的重要性。

5.病情告知

在长久以来的中国文化背景影响下，癌症患者的家属为了让亲人减少痛苦，给患者疾病治愈的希望，大多数采取隐瞒疾病事实。随着社会的发展，患者的权利越来越受到重视，从护理伦理学的角度讲自主原则，即尊重患者自己做决定的原则，包括自我控制能力和自主行动能力的患者。在临床护理工作中，视肿瘤患者的文化程度、性格、心理承受能力、接受疾病程度，巧妙地运用信息传递技巧告知他们想知道的疾病信息，但不可透露过多的超出患者承受能力的信息。

6.实行人道主义

在对肿瘤患者的全程服务中，特别是在终末期服务中，要特别体现人道主义，提供患者和家属所需的各种服务，包括技术上和心理上护理的实施，甚至语言也是一种人道主义的服务。在护理思维模式上，要有所创新，改变目前仅以治疗为目的的护理技术的服务模式。要提倡以患者的需要为目的的服务模式。满足患者和家属的要求，有的要求在护理看来是不可思议的，有时对护理患者是毫无关系的，但这些始终是患者的一种需求，应予以满足。

7.临终关怀

临终护理是一项特殊服务，不仅有特殊的服务内容和目的，而且有特殊的伦理价值和伦理要求。对于濒死的晚期肿瘤患者，护理人员要有慎独的态度，以责任、义务、情感、良知和职业道德陪护患者安详、舒适、有尊严地走完人生的最后一程。美籍精神病学家伊丽莎白·库乐·罗斯博士提出了临终患者的5个心理阶段，即否认期、愤怒期、协议期、忧郁期和接受期。资料中64名死亡的肿瘤患者，护理人员能够准确判断患者临终阶段的心理分期，针对性地给予心理护理，尽快帮助患者走出心理不适，给予患者周到的服务，尽量满足其要求，提高其生存质量，使患者没有遗憾地度过自己人生的最后时光。

8.家属照护

任何家庭中出现临终患者，对患者的生理、心理和社会各个方面的照顾，可能会造成家庭能量的耗损、个人能力的不足和形成情感功能的缺损。肿瘤护理伦理学针对的不仅是肿瘤患者，而且还包括对肿瘤患者的家属提供心理、精神以及社会上的支持，他们承担着亲人受病魔折磨的痛苦、支付巨大的医疗费用的负担、即将失去亲人的痛苦，没有强大的支持系统，他们很难顺利度过这段艰难的时期。肿瘤科护士在护理患者的同时也把照顾他们的家属列在了自己的工作范围内，耐心倾听他们的述说、适时分担他们的精神压力、减轻他们的心理负担，尽量满足患者家属的要求，帮助患者家属尽量以健康的心态去面对和接受亲人离去的事实，减轻家属的悲伤程度和心理伤害。

综上所述，护理人员应加强护理道德教育与道德修养，进一步拓宽知识领域，培养和造就崇高的道德理想和高尚情操，自觉履行社会主义护理道德义务，为人民身心健康事业而献身。

（马婷婷　胡晶敏）

参考文献

[1]刘耀光.护理伦理学[M].长沙:中南大学出版社,2008.

[2]曹开宾,邱世昌,樊民胜,等.医学伦理学教程[M].3版.上海:复旦大学出版社,2004.

[3]卢启华,邹从清,阮丽萍,等.医学伦理学[M].武汉:华中科技大学出版社,2006.

[4]曹志平.护理伦理学[M].北京:人民卫生出版社,2006.

[5]丛亚丽.护理伦理学[M].北京:北京大学医学出版社,2007.

[6]何伦,施卫星.临床生命伦理学导论[M].南京:东南大学出版社,2005.

[7]刘秋华.科研不端行为的社会学分析[J].自然辩证法研究,2008,24(1):70-74.

[8]李继平.护理管理学[M].北京:人民卫生出版社,2007.

[9]杨芳,潘荣华.试论放弃治疗患者的同意权——兼论生命预嘱的法理分析[J].南京中医药大学学报,2001,2(2):94-97.

[10]孙宏玉.护理伦理学[M].北京:北京大学医学出版社,2008.

[11]许苹.医疗风险影响因素分析及预警预控研究[D].上海:第二军医大学,2013.

[12]方子,谢子秋,汪琼.我国侵权责任法实施后的医疗行为认知变化分析[J].中国社会医学杂志,2013,30(5):302-304.

[13]徐正东.我国医疗纠纷举证责任分配制度演变及其述评[J].四川警察学院学报,2011,23(4):44-48.

[14]程亚萍.护理工作中潜在的法律风险与应对策略[J].护理实践与研究,2012,9(14):150-151.

[15]隋爱慈,贾辛婕.临终患者家属护理干预的研究进展[J].护士进修杂志,2014,29(12):1076-1078.

[16]李怀珍,秦敬民.护理伦理学[M].北京:人民军医出版社,2007.

[17]孙丽萍,李丽,叶志霞.癌症患者病情告知的发展与现状[J].护理学杂志,2013,28(11):94-96.

[18]贾艳岭,黄俊波,谢灵英,等.晚期癌症患者家属的病情告知态度探究[J].医学与哲学,2014,35(5B):47-48.

[19]Rami Bou Khalil.Attitudes, beliefs and perceptions regarding truth disclosure of cancer-related information in the Middle East: A review[J].Palliative and Supportive Care,2013,11:69-78.

[20]曾繁荣.护理伦理学[M].南昌:江西科学技术出版社,2009:109-112.

[21]Dian-can Wang, Xin Peng, Chuan-bin Guo, et al.When clinicians telling the truth is de facto discouraged,what is the family's attitude towards disclosing to a relative their cancer diagnosis[J].Support Care Cancer,2012,16(10):1629-1635.

[22]Lin YP, Tsai YF. Maintaining patients' dignity during clinical care: a qualitative interview study[J].Journal of Advanced Nursing,2010,67(2):340-348.

[23]曾铁英,吴辉,贺恋秋,等.家属对癌症终末期治疗和死亡态度影响因素调查[J].护理研究,2009,23(10):2553-2555.

[24]Hou WL,Song FJ,Zhang NX,et al.Implementation and community involvement in DOTS strategy: A systematic review of studies in China[J].Int J Tuberc Lung Dis,2012,16:1433-1440.

第二篇

肿瘤诊治及护理

第三章　肿瘤预防及生物学特征

第一节　肿瘤的流行趋势、预防及控制

自20世纪50年代以来，尤其是改革开放之后的近40年时间，我国的社会经济发生了巨大的变化，人群健康水平得到显著改善。出生期望寿命从1949年的不到50岁上升到1990年的近70岁；1990—2010年，从70岁上升到74.8岁，20年间又增长了将近5岁。与此同时，我国人群的疾病模式也发生了明显的改变。在很多西方国家，过去一二百年来才完成了疾病模式从传染病和围生期疾病为主转变为慢性非传染性疾病为主。但是在我国，短短的几十年内就完成了此疾病模式的转变，转变速度之快远远超过其他很多国家。

图3-1-1显示了我国城市和农村地区过去20年死因模式的变化趋势。1990年，城市和农村地区感染性疾病和母婴疾病占总死亡人数的比例分别为6.1%和9.3%，到2010年均下降至1.8%；而慢性病则相反，如城市地区恶性肿瘤占总死亡的比例从21.88%上升到2010年的26.33%，农村地区则从17.47%上升到23.11%。这种明显的变化趋势意味着恶性肿瘤将有可能给我国居民带来更为严重的疾病负担或经济负担。

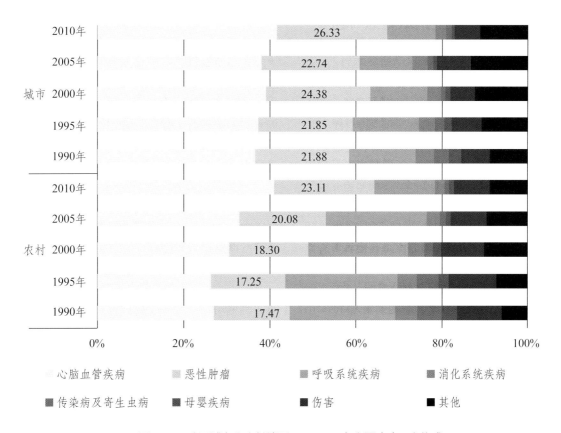

图3-1-1　我国城市和农村地区1990—2010年主要疾病死亡构成

一、恶性肿瘤的流行趋势

1.恶性肿瘤的发病流行趋势

1989—2008年全国肿瘤登记数据显示，我国恶性肿瘤总发病率从1989年的184.81/10万上升到2008年的286.69/10万（年平均升高2.4%）。20年来，城乡地区和不同性别的恶性肿瘤发病率均呈显著上升趋势，其中农村地区恶性肿瘤的年增长速度（2.4%）高于城市地区（1.9%）；同时女性恶性肿瘤的年增长速度

（3.0%）高于男性（2.0%）。而且这种上升趋势尤以2000年之后更加明显（图3-1-2）。

20年期间，城乡地区主要恶性肿瘤发病率不断变化，虽然顺位变化不大，但是发病率变化明显。城市男性除胃癌、脑瘤和白血病外，其他肿瘤发病率均呈上升趋势，以结直肠癌、前列腺癌上升最为显著。女性则以乳腺癌、肺癌、结直肠癌上升趋势明显。食管癌和脑瘤不再是城市女性发病前10位的恶性肿瘤，而子宫颈癌和甲状腺癌则成为常见的恶性肿瘤（表3-1-1）。

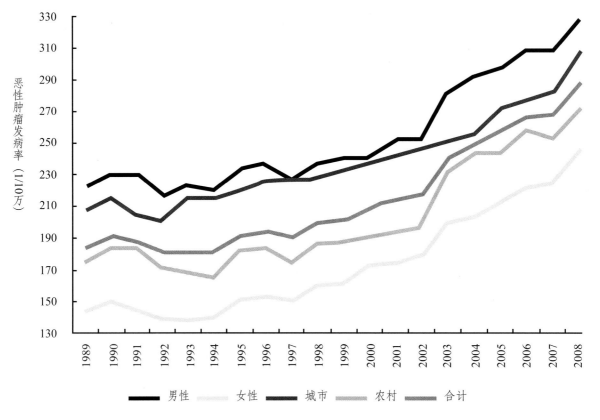

图3-1-2　1989—2008年我国恶性肿瘤发病率（1/10万）

表 3-1-1　1989—2008 年中国城市肿瘤登记地区前 10 位恶性肿瘤发病率（1/10 万）

性别	顺位	1989—1993 年		1994—1998 年		1999—2003 年		2004—2008 年	
		肿瘤类别	发病率	肿瘤类别	发病率	肿瘤类别	发病率	肿瘤类别	发病率
男性	1	肺癌	61.6	肺癌	65.6	肺癌	67.1	肺癌	70.7
	2	胃癌	42.6	胃癌	38.5	胃癌	35.2	胃癌	38.1
	3	肝癌	30.2	肝癌	30.4	肝癌	33.5	肝癌	35.8
	4	结直肠癌	20.0	结直肠癌	23.0	结直肠癌	27.5	结直肠癌	35.3
	5	食管癌	14.5	食管癌	14.3	食管癌	16.5	食管癌	17.6
	6	膀胱癌	7.4	膀胱癌	8.5	膀胱癌	9.9	膀胱癌	11.9
	7	胰腺癌	6.6	胰腺癌	7.3	胰腺癌	7.6	前列腺癌	11.0
	8	脑瘤	5.8	脑瘤	6.1	淋巴瘤	7.4	胰腺癌	8.7
	9	淋巴瘤	5.6	淋巴瘤	6.0	前列腺癌	6.6	淋巴瘤	8.5
	10	白血病	4.9	白血病	5.0	肾恶性肿瘤	6.1	肾恶性肿瘤	8.4

（待续）

（续表）

性别	顺位	1989—1993年		1994—1998年		1999—2003年		2004—2008年	
		肿瘤类别	发病率	肿瘤类别	发病率	肿瘤类别	发病率	肿瘤类别	发病率
女性	1	乳腺癌	29.9	乳腺癌	34.9	乳腺癌	42.1	乳腺癌	50.1
	2	肺癌	29.7	肺癌	33.9	肺癌	36.1	肺癌	36.5
	3	胃癌	21.9	结直肠癌	22.0	结直肠癌	25.2	结直肠癌	30.1
	4	结直肠癌	19.3	胃癌	20.6	胃癌	18.3	胃癌	18.7
	5	肝癌	11.7	肝癌	12.5	肝癌	12.4	肝癌	12.4
	6	食管癌	7.0	卵巢癌	7.1	卵巢癌	8.4	子宫颈癌	10.6
	7	脑瘤	5.5	食管癌	7.0	食管癌	7.7	子宫体癌	9.7
	8	卵巢癌	5.1	脑瘤	6.6	子宫体癌	7.5	卵巢癌	9.6
	9	胰腺癌	5.1	胰腺癌	6.5	脑瘤	6.8	甲状腺癌	9.2
	10	子宫体癌	5.0	子宫体癌	5.5	胰腺癌	6.2	脑瘤	7.6

农村地区20年的恶性肿瘤的发病中，男性大多数恶性肿瘤发病率均呈上升趋势，肺癌、结直肠癌尤为明显。鼻咽癌目前已经退出前10位常见恶性肿瘤。女性中，子宫颈癌发病率上升最明显，从1989—1993年的2.3/10万，上升至2004—2008年的10.1/10万，肺癌、乳腺癌和结直肠癌上升趋势也相对明显，而食管癌、胃癌的发病率变化不大（表3-1-2）。

2.恶性肿瘤的死亡流行趋势

1989—2008年全国肿瘤登记数据显示，我国恶性肿瘤总死亡率从1989年的156.93/10万上升到2008年的184.67/10万（年平均升高1.0%）。与恶性肿瘤的发病趋势一致，20年来，城乡地区和不同性别的恶性肿瘤发病率均呈显著上升趋势，其中农村地区恶性肿瘤的年增长速度（1.3%）高于城市地区（0.7%）；同时女性恶性肿瘤的年增长速度（1.1%）高于男性（1.0%），而且这种上升趋势主要集中在1997—2008年（图3-1-3）。

表3-1-2 1989—2008年中国农村肿瘤登记地区前10位恶性肿瘤发病率（1/10万）

性别	顺位	1989—1993年		1994—1998年		1999—2003年		2004—2008年	
		肿瘤类别	发病率	肿瘤类别	发病率	肿瘤类别	发病率	肿瘤类别	发病率
男性	1	胃癌	63.2	胃癌	59.1	胃癌	61.4	胃癌	77.6
	2	食管癌	52.4	肝癌	48.8	食管癌	50.0	食管癌	60.1
	3	肝癌	48.5	食管癌	47.2	肝癌	44.8	肝癌	54.6
	4	肺癌	23.0	肺癌	29.9	肺癌	40.3	肺癌	53.0
	5	结直肠癌	8.4	结直肠癌	9.0	结直肠癌	11.5	结直肠癌	15.4
	6	白血病	3.7	鼻咽癌	4.6	鼻咽癌	6.5	胰腺癌	5.7
	7	胰腺癌	3.2	脑瘤	3.6	脑瘤	4.1	脑瘤	5.4
	8	脑瘤	3.0	白血病	3.5	白血病	3.9	膀胱癌	4.8
	9	鼻咽癌	2.7	胰腺癌	3.1	胰腺癌	3.9	白血病	4.7
	10	淋巴瘤	2.4	膀胱癌	3.0	膀胱癌	3.5	淋巴瘤	4.4
女性	1	食管癌	35.3	食管癌	32.3	食管癌	31.3	食管癌	35.2
	2	胃癌	30.6	胃癌	27.9	胃癌	29.4	胃癌	34.9
	3	肝癌	15.9	肝癌	16.7	肺癌	16.8	肺癌	22.4
	4	肺癌	9.9	肺癌	11.0	肝癌	15.7	肝癌	19.6
	5	结直肠癌	8.2	结直肠癌	8.8	乳腺癌	13.0	乳腺癌	17.3
	6	乳腺癌	6.5	乳腺癌	8.3	结直肠癌	10.6	结直肠癌	12.8
	7	白血病	2.9	白血病	3.0	子宫颈癌	4.4	子宫颈癌	10.1
	8	胰腺癌	2.6	脑瘤	3.0	子宫体癌	4.2	子宫体癌	4.9
	9	子宫颈癌	2.3	胰腺癌	2.6	脑瘤	3.3	脑瘤	4.8
	10	子宫体癌	1.0	子宫体癌	2.6	白血病	2.9	胰腺癌	4.7

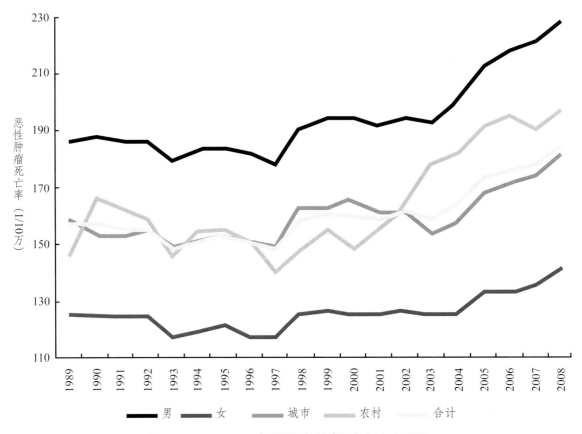

图3-1-3　1989—2008年我国恶性肿瘤死亡率（1/10万）

居前10位的恶性肿瘤死因谱存在明显的地区和性别差异，其中肺癌位居城市地区男性、女性恶性肿瘤死因的首位，而位居农村地区男性、女性恶性肿瘤死因前列的则是胃癌和食管癌。1989—2008年位居前10位死因的癌谱顺位变化不明显，但在城市男性中，肺癌和肝癌的死亡率近年来呈稳中有升的趋势；而城市女性中，肺癌、结直肠癌和乳腺癌死亡率上升明显。农村地区男性和女性肺癌也有上升趋势（表3-1-3和表3-1-4）。

表3-1-3　1989—2008年中国城市肿瘤登记地区前10位恶性肿瘤死亡率（1/10万）

性别	顺位	1989—1993年		1994—1998年		1999—2003年		2004—2008年	
		肿瘤类别	死亡率	肿瘤类别	死亡率	肿瘤类别	死亡率	肿瘤类别	死亡率
男性	1	肺癌	52.1	肺癌	56.4	肺癌	58.9	肺癌	62.9
	2	胃癌	34.2	胃癌	29.4	肝癌	30.3	肝癌	33.3
	3	肝癌	27.4	肝癌	27.7	胃癌	25.4	胃癌	27.1
	4	食管癌	12.9	结直肠癌	12.7	结直肠癌	13.9	结直肠癌	16.4
	5	结直肠癌	11.9	食管癌	12.2	食管癌	13.1	食管癌	14.1
	6	胰腺癌	6.3	胰腺癌	6.2	胰腺癌	6.9	胰腺癌	8.1
	7	脑瘤	4.4	淋巴瘤	4.2	淋巴瘤	4.5	淋巴瘤	4.9
	8	膀胱癌	3.9	膀胱癌	4.1	白血病	4.1	白血病	4.5
	9	淋巴瘤	3.8	脑瘤	4.1	脑瘤	4.1	脑瘤	4.2
	10	白血病	3.6	白血病	3.4	膀胱癌	3.9	膀胱癌	4.2
女性	1	肺癌	27.3	肺癌	29.0	肺癌	31.9	肺癌	31.6
	2	胃癌	18.3	胃癌	16.0	胃癌	13.9	结直肠癌	14.0
	3	肝癌	11.9	结直肠癌	12.2	结直肠癌	12.8	胃癌	13.6
	4	结直肠癌	11.8	肝癌	11.5	肝癌	11.7	肝癌	12.5
	5	乳腺癌	9.8	乳腺癌	10.0	乳腺癌	10.8	乳腺癌	10.8
	6	食管癌	6.3	食管癌	6.1	食管癌	6.1	胰腺癌	6.7
	7	胰腺癌	5.0	胰腺癌	5.7	胰腺癌	5.8	食管癌	5.1
	8	脑瘤	3.5	脑瘤	3.9	胆囊癌及其他	4.1	胆囊癌及其他	4.3
	9	胆囊癌及其他	3.3	胆囊癌及其他	3.6	脑瘤	3.7	卵巢癌	3.6
	10	子宫颈癌	3.0	淋巴瘤	2.8	淋巴瘤	3.1	脑瘤	3.6

表 3-1-4　1989—2008 年中国农村肿瘤登记地区前 10 位恶性肿瘤死亡率（1/10 万）

性别	顺位	1989—1993 年		1994—1998 年		1999—2003 年		2004—2008 年	
		肿瘤类别	死亡率	肿瘤类别	死亡率	肿瘤类别	死亡率	肿瘤类别	死亡率
男性	1	胃癌	61.4	胃癌	50.2	胃癌	47.9	胃癌	56.7
	2	肝癌	45.7	肝癌	44.0	食管癌	41.9	肝癌	50.4
	3	食管癌	37.8	食管癌	37.0	肝癌	41.1	食管癌	47.5
	4	肺癌	22.6	肺癌	28.5	肺癌	35.4	肺癌	46.0
	5	结直肠癌	7.5	结直肠癌	6.7	结直肠癌	7.0	结直肠癌	8.4
	6	胰腺癌	3.7	脑瘤	3.5	鼻咽癌	3.8	胰腺癌	5.2
	7	白血病	3.4	鼻咽癌	3.4	脑瘤	3.8	脑瘤	4.6
	8	脑瘤	2.9	白血病	3.3	白血病	3.7	白血病	4.0
	9	淋巴瘤	2.6	胰腺癌	3.3	胰腺癌	3.6	淋巴瘤	3.1
	10	膀胱癌	2.1	淋巴瘤	2.3	淋巴瘤	2.6	膀胱癌	2.4
女性	1	胃癌	30.3	胃癌	24.6	食管癌	25.3	胃癌	27.8
	2	食管癌	25.1	食管癌	22.8	胃癌	24.4	食管癌	27.2
	3	肝癌	14.9	肝癌	15.7	肝癌	15.3	肺癌	19.2
	4	肺癌	9.5	肺癌	10.3	肺癌	14.5	肝癌	18.0
	5	结直肠癌	7.5	结直肠癌	6.4	结直肠癌	6.3	结直肠癌	7.6
	6	乳腺癌	4.4	乳腺癌	4.3	乳腺癌	4.7	乳腺癌	5.8
	7	胰腺癌	3.1	白血病	2.9	白血病	2.8	胰腺癌	4.3
	8	白血病	3.0	胰腺癌	2.6	脑瘤	2.8	脑瘤	3.6
	9	子宫颈癌	2.0	脑瘤	2.4	胰腺癌	2.6	子宫颈癌	3.5
	10	脑瘤	1.5	子宫颈癌	1.8	子宫颈癌	2.2	白血病	3.2

二、恶性肿瘤的病因学研究及一级预防

恶性肿瘤发病及死亡的上升趋势主要可以归因于两个方面。一是人口老龄化的影响，由于期望寿命的增长，使中国人口年龄结构从"成年型"向"老年型"急剧转变，伴随而来的是与老年人相关疾病的死亡率上升。同时计划生育政策的执行引发出生率的下降，也加速了人口老龄化的进程。1982年，65岁以上人群占总人口比例的4.9%，而到2011年，已上升到9.1%（图3-1-4），达1.23亿。如果这种趋势继续的话，到2040年，中国65岁以上人口比例将达到20%。届时，由老年人口引起的肿瘤死亡相比2000年将增加两倍。

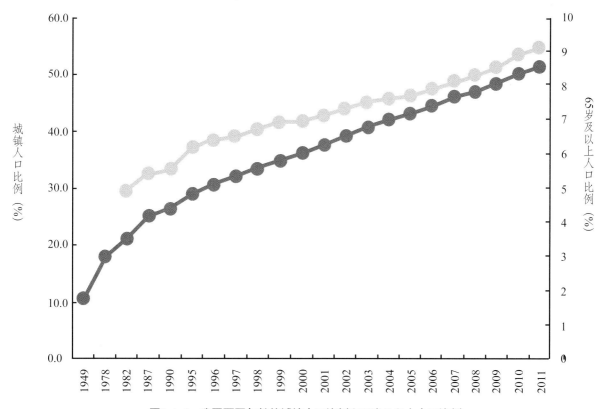

图3-1-4　我国不同年份的城镇人口比例和65岁及以上人口比例

其次，导致恶性肿瘤发病及死亡上升的另一个更重要原因是城镇化进程的不断推进。从1949年到2011年，我国城镇化人口比例由10.6%上升到了51.3%。照此速度，估计到2030年，我国城镇化比例将进一步上升到60%。与此同时，与恶性肿瘤发病相关的传统危险因素也呈现一定的上升趋势或呈居高不下的态势。全国三次营养调查结果显示，1982—2002年的20年间，城市居民脂肪摄入量从1982年的每人每日68.3g增长到2002年的85.6g，农村居民从39.6g增加到72.6g。农村居民粮谷类食物供能比从1982年的74.6%下降到2002年的61.5%，城市从65.0%下降到48.5%。全国第四次卫生服务调查的结果显示，15岁以上人口中，经常主动参加体育锻炼的人仅占21.9%（城市49.6%、农村11.0%）。而从1984年到2010年，我国男性吸烟率依然居高不下，1984年为61%，到1996年为63%，再到2002年为57%。2010年全国成人烟草调查结果显示为52.9%。

此外，伴随着过去30年国家经济的高速增长，为应对人口增加过快、粮食供应相对短缺现状不断开发的转基因食品；各类电子产品的风靡所引起的电子辐射危害；人口流动增加、环境改变加剧引起的新型病毒以及新型环境致癌致突变物质的产生；以及机动车使用增加等引起的空气污染、PM2.5的排放增加等，这些城镇化进程所带来的副产品正在不断地危害着现代人的身体健康，而成为新一代肿瘤的危险因素。

WHO提出的人类健康四大基石"合理膳食、适量运动、戒烟限酒、心理平衡"是所有疾病（包括恶性肿瘤）一级预防的基本原则，它包括两方面内容。

（一）健康促进

健康促进是通过创造促进健康的环境使人们避免或减少对致病因子的暴露，改变机体的易感性，保护健康人免于发病。可采取以下方式达到健康促进的目的。

1.健康教育

健康教育是一项通过传播媒介和行为干预，促使人们自愿采取有益于健康的行为和生活方式，避免影响健康的危险因素，达到促进健康的目的。目前健康教育已成为当前许多国家设法摆脱难以承受的医药费开支的一条有效出路。WHO2008年发布的全球烟草流行报告估计，20世纪烟草夺去了将近1亿人的生命，其中很大一部分来自烟草暴露较高的亚洲国家，尤其是中国。而最近研究结果表明，2010年全球疾病负担的前三大危险因素分别是高血压、吸烟及二手烟暴露和饮酒，其中吸烟及二手烟暴露引起的全球疾病负担比例为6.3%。如果这些因素的健康危害能被很好地宣传，并被很好地传达给恶性肿瘤的高危人群，理论上

将有可能减少相应比例的肿瘤或疾病负担。

2.自我保健

自我保健是指个人在发病前就进行干预以促进健康，增强机体的生理、心理素质和社会适应能力。作为健康教育的评价指标之一，如果目标人群能够采用相应的自我保健的干预行为，最终才能真正减少归因于该因素的恶性肿瘤发生例数。也即是在明确吸烟是肺癌的危险因素之后，只有真正戒烟才有可能减少肺癌的发病风险。1994年，美国疾病控制中心（CDC）所做的评价显示，仅减少吸烟每年就可减少40万人死于肿瘤、心脏病、卒中和肺病，而健康的饮食和体育锻炼每年可防止30万人死于心脏病、卒中、糖尿病和肿瘤等。

3.环境保护和监测

在明确恶性肿瘤的发病危险因素之后，并非所有的危险因素均可以通过自我保健来消除或减少其可能的暴露情况，比如环境因素。环境保护是健康促进的重要措施，旨在保证人们生活和生产环境的空气、水、土壤不受"工业三废"（即废气、废水、废渣）和"生活三废"（即粪便、污水、垃圾），以及农药、化肥等的污染，避免环境污染和职业暴露对健康造成的危害，可通过合理发展工农业生产、改造现有工矿企业，以降低和消除生产和生活过程中的各种有害物质对环境的污染，如改善石棉生产工艺，减少石棉工人的肺癌发病情况。

（二）健康保护

健康保护是对有明确病因（危险因素）或具备特异预防手段的疾病所采取的措施，在预防和消除病因上起主要作用。如减少被动吸烟暴露来预防肺癌的发生；增加饮食中的膳食纤维及抗氧化成分的摄入量来预防结直肠癌的发生；通过乙肝疫苗接种减少乙肝病毒感染机会，进而预防肝癌的发生等。

开展一级预防常采用双向策略，即把对整个人群的普遍预防和对高危人群的重点预防结合起来，两者相互补充，可提高效率。前者称为全人群策略，旨在降低整个人群对疾病危险因素的暴露水平，它是通过健康促进实现的；后者称为高危策略，旨在消除具有某些疾病的危险因素人群的特殊暴露，它是通过健康保护实现的。

三、恶性肿瘤的二级预防

恶性肿瘤大多数病因并不完全清楚，因此要完全做到一级预防是不可能的。但由于恶性肿瘤的发生大都是致病因素长期作用的结果，因此做到早发现、早诊断并给以早治疗是可行的。这也即是恶性肿瘤的二

级预防，又称"三早"预防，即早发现、早诊断、早治疗，是防止或减缓恶性肿瘤发展的重要措施。

恶性肿瘤二级预防的方法主要分为普查及筛查两种。普查是早期、全面发现疾病的方法。但普查工作不宜广泛应用，因为在短时期内需要集中大量人力、物力。筛查是早期发现疾病的主要方法，但决定是否对某疾病进行筛查时，要考虑疾病筛查的原则。同时虽然不同的恶性肿瘤均存在相对可行的早期筛查措施，但是根据很多国家的经验，通常认为对乳腺癌及宫颈癌筛查是符合成本效益的。

作为传统的乳腺癌筛查方法，乳腺临床检查最大的优势在于无创，而且经济实用，是临床上必不可少的乳腺检查方法，也是其他各种影像学检查的基础。但其最大的问题是漏诊率相对较高，因此在乳腺癌筛查中常与乳腺X线摄影或乳腺B超检查联合使用。乳腺X线检查是目前诊断乳腺疾病尤其是早期发现乳腺癌的最重要且最有效的方法，也是许多欧美发达国家公认的乳腺癌筛查首选手段。西方国家乳腺X线摄影筛查乳腺癌的研究提示，即使在筛查后13年，筛查仍能降低约20%的死亡风险。超声检查对囊性和实性肿块均具有较好的鉴别价值，还可显示腋窝及锁骨上淋巴结等周围组织情况。随着超声显像技术的不断更新，以及高频探头和彩色多普勒超声的普及，超声检查在发展中国家的乳腺癌筛查中具有举足轻重的地位。此外，由于磁共振成像（MRI）可获得更加清晰且精细的检测结果，因此其在乳腺癌筛查中的应用日益受到人们的重视。但由于检查费用昂贵且增强MRI需要静脉造影，属有创性检查，因此MRI目前更多地应用于高危人群的筛查，诸如有明显遗传倾向和（或）携带乳腺癌易感基因的妇女。

子宫颈癌有一系列的癌前病变，它的发生发展是由量变到质变、渐变到突变的过程。从感染高危型HPV到子宫颈癌的发生需要10~15年的时间，这段时间为子宫颈癌及其癌前病变的筛查提供了有利时机。巴氏涂片作为一种子宫颈癌的筛查方法应用已有半个多世纪，对子宫颈癌的防治做出了重要的贡献。但是巴氏涂片需要建立高标准的细胞学检查系统，以及培养训练有素、能准确阅读巴氏涂片的细胞学技术人员，所需费用相当可观；另外，巴氏涂片的敏感度并不令人满意，并且由于筛查结果不能立即获得常造成大量的失访。因而尽管巴氏涂片作为子宫颈癌的筛查方法在发达国家能有效降低子宫颈癌的发病率，但是鉴于上述缺点，很难在发展中国家广泛推广和有效应用。2005年WHO发表声明称，有充足的证据表明，HPV DNA检测可作为子宫颈癌的初筛手段，并可降低子宫颈癌的发病率和病死率。此外，将薄层液基细胞学和HPV DNA检测相结合，可显著提高识别子宫颈癌高度病变的灵敏度和特异度，大大降低假阴性率，98%以上的早期子宫颈癌患者都可筛查出来。但该方法的检测费用相对较高，它只适合经济发达的国家和地区。

癌前病变不是癌，但及早发现和治疗癌前病变也属二级预防的范畴。除上述子宫颈癌的癌前病变之外，其他常见的癌前病变有萎缩性胃炎、黑痣及肠管、食道、胃部的息肉等。此外，要做好恶性肿瘤的二级预防，需要向群众宣传防病知识和有病早治的好处，提高医务人员的诊断水平，开发适宜的筛查方法及检测技术。为保证"三早"措施的落实，可根据人力、物力、财力的情况，参照费用-效益或效果分析结果，选用普查、筛查、定期健康检查以及设立专门的防治机构等不同方法来实现。

四、恶性肿瘤的三级预防

恶性肿瘤一旦发生，多数患者需要手术治疗，还需配合放疗或化疗，部分患者需要康复和支持疗法。恶性肿瘤的三级预防又称临床预防，主要目的在于防止伤残和促进功能恢复，提高生存质量，延长寿命，降低病死率。恶性肿瘤的三级预防的主要方法是制订规范化的诊治方案，为患者提供生理、心理、营养和锻炼指导，开展姑息止痛疗法，注意临终关怀，最终提高晚期癌症患者的生存质量。

（黄育北）

第二节　肿瘤的生长和扩散

具有局部浸润和远处转移能力是恶性肿瘤最重要的生物学特征，并且是恶性肿瘤威胁患者生命的主要原因。肿瘤的生长可分为几个阶段：一个细胞的恶性转化—转化细胞的克隆性增生—局部浸润—远处转移。

一、肿瘤生长方式

几乎所有的良性肿瘤都呈膨胀性生长（expansive growth），只局限于其发生部位，推挤但不侵犯周围组织，肿瘤分界清楚，可形成包膜，相对容易完整切除，不易复发，但会出现局部膨胀感及局部不适感伴阻塞症状，如食管良性肿瘤患者可出现进食不太顺畅、结肠良性肿瘤患者可出现便秘等。而少数良性肿瘤，如血管瘤通常无包膜，但可浸润周围的组织。

恶性肿瘤多呈浸润性生长（infiltration growth），肿瘤组织像树根扎入土壤一样，不断浸润、破坏周围组织，无包膜形成，境界不清，局部切除后，常有肿瘤残留，容易复发，需要比较广泛地切除周围可能受累的组织。

良性及恶性肿瘤都可以呈外生性生长（exophytic growth），但有无表皮或上皮基底膜破坏是两者的区别。常见于发生在体表、体腔或管道器官表面的肿瘤，可呈下列形态特点：乳头状（良）、息肉状（良）、蕈状（恶）、菜花状（恶）。

二、肿瘤的生长速度

生长速度取决于肿瘤细胞的分化成熟程度。良性肿瘤生长速度慢，恶性肿瘤生长速度快，易发生变性、坏死、出血。各种肿瘤的生长速度不同，取决于以下三个因素：肿瘤细胞倍增时间（doubling time）、生长分数（growth fraction）和瘤细胞的生成与丢失。

肿瘤生长的动力学在肿瘤的化疗上有重要作用。目前，抗癌药物均针对处于增殖期的细胞。生长分数高（恶性淋巴瘤及小细胞癌）则对化疗敏感，生长分数低（结肠癌及乳腺癌）则不敏感。

三、肿瘤血管形成

当肿瘤直径达到 $1\sim2mm$ 或约 10^7 个细胞时就会发生缺血、缺氧导致的细胞死亡，而肿瘤细胞会通过某些机制诱导形成新生血管来满足这种快速生长的需求。

生理状态下，除了女性生殖系统有短暂的新生血管生成过程外，成年人的脉管系统处于极度静止状态。正常情况下，宿主能够控制血管生成，而且机体可在短时间内打开或关闭这些控制系统。但是肿瘤组织中缺乏控制血管生成的调节机制，肿瘤血管生成机制涉及血管生成因子与血管生成抑制因子之间的调节失衡，生长因子浓度上升或者抑制因子浓度下降均可导致肿瘤血管生成。血管的形成对供应营养及刺激周围肿瘤细胞的生长是必要的，抑制血管形成已成为肿瘤治疗的新途径。

四、肿瘤的扩散

肿瘤的转移是恶性肿瘤最重要的生物学特性，扩散方式如下。

（一）直接蔓延

癌细胞连续不断沿着组织间隙、淋巴管、血管或神经束衣浸润，破坏周围组织。如晚期子宫颈癌可直接蔓延到直肠和膀胱，甚至达骨盆，临床称为冰冻骨盆，其本质是肿瘤直接侵袭同时伴有结缔组织的增生所致；又如食管癌，肿瘤可沿组织间隙向深部侵袭，甚至破坏各层组织向四周蔓延，直接累及邻近的脏器，导致各种并发症，甚至由此而引起死亡。

（二）转移

癌细胞从原发部位侵入淋巴管、血管或体腔，扩散到远隔部位形成与原发癌相同的肿瘤，所形成的肿瘤称为转移瘤。如鼻咽癌可转移到颅神经，并可出现视力模糊、眼睑下垂等；乳腺癌可向腋窝转移出现腋窝淋巴结肿大；肺癌可转移到锁骨上淋巴结；绒毛膜癌可转移到肺，并出现咳嗽、咯血等症状。但并非所有的恶性肿瘤都会发生转移，如皮肤的基底细胞癌，多在局部造成破坏，很少发生转移。常见的转移途径如下。

1. 淋巴道转移

淋巴道转移是癌的主要转移途径。癌细胞侵入淋巴管后，到达局部淋巴结，随后可继续转移至远处淋巴结，最后可经胸导管进入血流而继发血道转移。转移的淋巴结通常肿大，质地变硬，切面灰白色。临床上最常见接受转移癌的淋巴结是左锁骨上淋巴结，其原发部位多位于肺和胃肠道。身体内各个脏器都有丰富的淋巴管，它们都有特定的引流方向。例如同样都是男性生殖器官，阴茎的淋巴引流主要注入腹股沟淋巴结，因此对阴茎癌患者，应该首先注意腹股沟淋巴结是否有肿大、转移。而睾丸的淋巴引流则完全不同，它的引流方向主要是腹膜后淋巴结，因而对于睾丸肿瘤，应首先注意腹膜后淋巴结有无转移。当然晚期癌除应注意相应引流区淋巴结以外，其他区域淋巴结发生转移也是有可能的。

2. 血道转移

血道转移是肉瘤转移的重要途径，晚期癌也可出现血道转移。瘤细胞侵入血管后，可随血流到达远隔器官，继续生长形成转移瘤。

当瘤细胞侵入血管后，可循血行到达相应的器官，或通过肺脏而发生全身转移。一般来说，瘤细胞首先侵入瘤床的毛细血管或小静脉，形成血管内瘤栓，然后脱落的瘤细胞栓子顺着静脉系统的血流方向运行，瘤细胞进入体循环的静脉系时，首先发生肺转移。肺内的转移瘤，也可由肺进入肺静脉，经左心而扩散至全身的脏器或组织。消化道的癌，特别是胃癌和大肠癌首先累及肠系膜上、下静脉，后进入门静脉系统，很早发生肝转移。肝转移癌其癌细胞可以脱落沿着肝静脉，进入上腔静脉，通过心脏进入肺脏发生肺转移。而软组织肉瘤或骨肉瘤，其瘤细胞可直接脱离瘤主体，在四肢则沿着四肢的深部静脉进入上、下腔静脉，通过右心而发生肺转移，所以软组织肉瘤或骨肉瘤，很容易发生肺转移。

血道转移的另一个重要途径是脊椎静脉系，脊椎静脉系的特点是无瓣膜，一般分为椎内静脉丛和椎外静脉丛两部分。椎内静脉丛在椎管内，密布于硬脊膜与骨膜之间。它主要收集椎骨及脊髓内的静脉血，经椎间孔与椎外静脉丛相连接。而椎外静脉丛，在脊柱以外，主要收集椎体及附近肌肉的血液。位于胸腔或腹腔的肿瘤，特别是腹膜后肿瘤，当腹压或胸压增高时或肿瘤受到过度挤压时，瘤细胞可直接通过脊椎静脉系，转移至脊椎或颅腔，它不需要通过肺脏而发生脑转移。前列腺癌常有脊椎转移灶，也是通过这个系统转移的。

恶性肿瘤骨转移发生率较高，由此引起的并发症较多，治疗困难，是临床上的一个突出问题。癌和肉瘤都可转移到骨骼，其中由癌引起的骨转移更常见，占80%～90%。引起骨转移的常见肿瘤有乳腺癌、前列腺癌、甲状腺癌、膀胱癌、肺癌、肾癌和恶性黑素瘤等。肺的小细胞癌占肺癌总数的16%，且更具侵袭性，在早期就能扩散到其他器官，且往往伴有骨转移。

转移常见部位为肺，其次是肝和骨。因此临床上恶性肿瘤患者必须做肺、肝和骨的影像学检查，判断其有无血道转移，以确定患者的临床分期和治疗方案。早期血道转移的癌包括绒毛膜上皮癌、肾细胞癌、前列腺癌、甲状腺滤泡癌、肺腺癌和肝细胞癌等。

转移癌的形态学特点为多发、散在分布、结节性且大小较一致、边界较清楚、近于器官表面，并出现"癌脐"。

3.种植性转移

体腔内器官的恶性肿瘤蔓延至器官表面时，瘤细胞可脱落并种植在体腔其他器官的表面，形成多个转移瘤。种植性转移是常见于腹腔器官的恶性肿瘤的转移方式，瘤组织穿透脏器的浆膜，瘤细胞即可脱落，似"播种子"一样散布于浆膜的表面，形成大小不等

的瘤结节，呈粟粒状或小结节状，有时结节可相互融合，呈"铁饼样"。如胃肠道的黏液腺癌可种植到大网膜、腹膜、腹腔或盆腔器官；如种植在卵巢，可表现为双侧卵巢增大，镜下见富于黏液的印戒细胞浸润，这种特殊类型的卵巢转移性肿瘤称为Krukenberg瘤。肺癌也常在胸腔内形成广泛的种植性转移；脑部恶性肿瘤，也可经脑脊液种植转移到脊髓蛛网膜下隙、浆膜腔。

五、恶性肿瘤的扩散机制

恶性肿瘤的扩散是一系列连续而复杂的过程，其机制目前仍未完全清楚。恶性肿瘤的异质性和血管形成都对肿瘤的浸润和转移起重要作用。其基本过程如下。

1.肿瘤的演进

恶性肿瘤经过一定时间的生长，发生侵袭性的增加称为肿瘤的演进，表现为生长速度加快，侵袭能力和远处转移能力增强。

2.癌扩散的基本过程

癌扩散是一个主动的过程，包含有转化细胞的生长，实体瘤细胞的解离，穿入脉管，在循环中存活并聚集，穿出血管壁，进入周围组织并继续生长，最后形成转移癌。在肿瘤转移过程中自始至终都贯穿着细胞与细胞，细胞与细胞外基质（Extracellular Matrixc，ECM）的相互识别、黏附和相互作用，以及ECM的降解和癌细胞自身的主动运动。

六、肿瘤对机体的影响

肿瘤对机体的影响程度取决于肿瘤的体积和部位、肿瘤的侵袭程度、肿瘤的生物学活性（如激素的合成与分泌）、肿瘤引起的并发症（如出血、溃疡和继发感染）或急症发作（破裂、穿孔、梗阻和梗死等）及有无转移。良性肿瘤一般对机体影响小，主要表现为局部压迫和阻塞症状；恶性肿瘤生长快，浸润破坏器官，从而引起功能障碍，可引起转移，对机体影响严重。

1.继发性改变

肿瘤可因为浸润、坏死而并发出血、穿孔、病理性骨折及感染。其中出血是引起医生警觉的信号，如鼻咽癌的涕血、肺癌的咯血、胃癌的大便潜血、大肠癌的便血、肾癌或膀胱癌的无痛性血尿、宫颈癌的接触性出血及子宫内膜癌的绝经后出血等。

2.恶病质（cachexia）

恶性肿瘤的晚期患者，往往发生恶病质，表现为

机体的严重消瘦、乏力、贫血和全身衰竭的状态，可导致患者死亡。

3.副肿瘤综合征

机体对肿瘤产物的异常免疫反应引起各系统继发病变，继而出现临床症状。最常见的就是异位内分泌综合征，非内分泌器官发生的肿瘤能产生或分泌各种激素或激素类物质，出现内分泌紊乱的临床症状。另外，一些深在的癌，如胰腺癌或是肺癌可通过肿瘤产生激活凝血的物质而引起游走性血栓性脉管炎，也属于副肿瘤综合征。

（曹文枫）

第三节　肿瘤的免疫学特征

一、肿瘤抗原

肿瘤细胞与正常细胞存在差异是免疫系统识别肿瘤细胞的基础。肿瘤在正常细胞的恶性转化过程中，新出现或过度表达的抗原物质的总称，即肿瘤抗原。肿瘤抗原产生的机制有：①细胞转化及癌变过程中出现的新蛋白；②蛋白质的异常降解产物；③正常蛋白质的突变；④自身隐蔽抗原的暴露；⑤膜蛋白质的异常聚集；⑥癌胚抗原或分化抗原的异常表达；⑦某些蛋白质的翻译后修饰障碍；⑧"沉默基因（正常细胞不表达）"的表达等。肿瘤抗原能够诱导机体产生特异性的免疫应答，是免疫系统识别肿瘤的分子基础。

根据肿瘤抗原的特异性和产生机制的不同，将肿瘤抗原进行如下分类。

（一）根据肿瘤抗原特异性分类
1.肿瘤特异性抗原

肿瘤特异性抗原（Tumor Specific Antigen，TSA）是指仅存在于肿瘤细胞表面而不存在于正常细胞的新抗原，如病毒源性转化蛋白、突变的自身抗原以及放射性物质或化学致癌物诱发肿瘤细胞表达的某些抗原等。

这类抗原最初是通过在近交系小鼠间进行肿瘤移植的方法证明的。研究发现，将化学致癌剂甲基胆蒽（Methylcholanthrene，MCA）诱发的小鼠皮肤肉瘤移植给正常同系小鼠，肿瘤可在其体内生长，而移植给预先免疫过的同系小鼠或植回经手术切除肿瘤后的小鼠，则不发生肿瘤。该研究证实肿瘤存在特异性抗原，能够诱导机体产生特异性免疫应答。进一步研究发现，免疫小鼠的抗肿瘤能力能够通过细胞毒性T淋巴细胞（Cytotoxic T Lymphocyte，CTL）过继给同系小鼠，提示TSA诱导的特异性免疫应答主要由CTL介导。

目前，应用肿瘤特异性CTL并结合分子生物学技术已经鉴定出多个TSA，如黑色素瘤特异性抗原（MAGE-1），它以9个氨基酸的短肽或与HLA-A1分子共同表达于某些黑色素瘤细胞表面，是第一个证实并清楚其结构的人肿瘤特异性抗原。TSA是肿瘤生物治疗的理想靶点，但其存在个体特异性，给临床应用带来很多困难。而且TSA具有组织相容性复合物（Major Histocompatibility Complex，MHC）限制性，甚至同一抗原的不同表位被不同的MHC分子提呈，这也限制了其临床研究。

2.肿瘤相关抗原

肿瘤相关抗原（Tumor Associated Antigen，TAA）是指一些肿瘤细胞表面的糖蛋白或糖脂成分，在正常细胞上有微量表达，但在肿瘤细胞上的表达明显增高。这类抗原通常在多种不同类型组织学起源的肿瘤中均有表达，因此也称共同肿瘤抗原（shared tumor antigen）。胚胎抗原（fetal antigen）、组织特异性分化抗原等均属此类抗原。

既往认为TAA抗原性较弱，难以诱发机体产生特异性免疫应答。但近年来发现，多数TAA来自于机体，其大部分抗原尚未被有效提呈（免疫忽视），故机体对其并无免疫耐受产生，因此可采用组织特异性免疫反应来治疗肿瘤。对于一些起源于前列腺、乳腺、卵巢及皮肤等"非必需组织"的常见肿瘤，诱导组织特异性的免疫应答可能是未来肿瘤治疗的一个重要选择。

（二）根据肿瘤发生分类
1.化学或物理因素诱发的肿瘤抗原

动物实验的研究证明，某些化学致癌剂或物理因素可诱发肿瘤，这些肿瘤抗原的特点是特异性高而抗原性较弱，常表现出明显的个体独特性。即用同一化学致癌剂或同一物理方法如紫外线、X射线等诱发的肿瘤，在不同的宿主体内，甚至在同一宿主不同部位诱发肿瘤都具有互不相同的抗原性。由于人类很少暴露于这种强烈化学、物理的诱发环境中，因此大多数人肿瘤抗原不属于此类抗原。

2.病毒诱发的肿瘤抗原

实验动物及人肿瘤的研究证明，肿瘤可由病毒引起，例如EB病毒（EBV）与B淋巴细胞瘤和鼻咽癌的发生有关，人乳头瘤病毒（HPV）与宫颈癌的发生有关。EBV和HPV均属于DNA病毒，而属于RNA病毒的人嗜T细胞病毒（HTLV-1）可导致成人T细胞白血病（ATL）。同一种病毒诱发的不同类型肿瘤（无论其组织来源或动物种类如何不同），均可表达相同的抗原且具有较强的抗原性。动物实验研究已发现了几种病毒基因编码的抗原，例如SV40病毒转化细胞表达的T抗原和人腺病毒诱发肿瘤表达的ELA抗原。

3.自发肿瘤抗原

自发性肿瘤是指一些无明确诱发因素的肿瘤。大多数人类肿瘤属于此类。自发肿瘤的抗原包括TAA和TSA。TAA被B细胞识别诱发体液免疫应答，TSA被$CD8^+CTL$识别，诱发细胞免疫应答。目前已证明小鼠自发肿瘤和人肿瘤细胞表面具有肿瘤特异性抗原。

4.胚胎抗原

胚胎抗原是在胚胎发育阶段由胚胎组织产生的正常成分，在胚胎后期减少，出生后逐渐消失或仅存留极微量。当细胞恶变时，此类抗原可重新合成。胚胎抗原可分为两种，一种是分泌性抗原，由肿瘤细胞产生和释放，如肝细胞癌变时产生的甲胎蛋白（Alpha Fetoprotein，AFP）；另一种是与肿瘤细胞膜有关的抗原，疏松地结合在细胞膜表面，容易脱落，如结肠癌细胞产生的癌胚抗原（Carcinoembryonic Antigen，CEA）。AFP和CEA是人类肿瘤中研究得最为深入的两种胚胎抗原，它们抗原性均很弱，因为曾在胚胎期出现过，宿主对之已形成免疫耐受性，因此不能引起宿主免疫系统对这种抗原的免疫应答。但作为一种肿瘤标志物，通过检测肿瘤患者血清中AFP和CEA的水平，分别有助于肝癌和结肠癌的诊断。

（三）根据肿瘤抗原分布和表达特性分类

1.肿瘤睾丸抗原（Cancer-testis Antigen，CTA）

CTA表达于多种肿瘤组织，而在正常组织中，除睾丸精原细胞外均不表达，如MAGE家族、NY-ESO-1等。

2.组织特异性分化抗原

组织特异性分化抗原在特定肿瘤组织中高表达，而在相应的正常组织中低表达，在其他正常组织和肿瘤组织中不表达，如黑色素细胞分化抗原MART-1/MelanA、gp100等。

3.基因突变所致的抗原

基因突变所致的抗原是由于正常基因发生变异而导致在肿瘤细胞中产生新的抗原肽，从理论上讲，此类抗原的免疫原性最强，不易产生免疫耐受。

4.过量表达的抗原

过量表达的抗原在肿瘤组织中高表达，在正常组织中低表达，如霍奇金病中发现的galectin、HSP105等。

5.病毒抗原

病毒抗原是指病毒感染导致细胞发生恶变的肿瘤细胞中，因病毒的产物具有一定的免疫原性而形成的抗原，如宫颈癌中的HPV16E7。

二、机体的抗肿瘤免疫应答机制

（一）肿瘤与免疫的基本理论

1.免疫监视学说

免疫监视（immuno-surveillance）学说认为，机体免疫系统能够识别肿瘤抗原并特异性杀伤突变细胞，使突变细胞在未形成肿瘤之前即被清除。当肿瘤发生后，机体可产生针对肿瘤抗原的适应性免疫应答，包括细胞免疫和体液免疫。一般认为，细胞免疫是抗肿瘤免疫应答的主力，体液免疫仅在某些情况下起协同作用。

目前认为免疫系统在减少肿瘤的发生中有三个作用：①控制病毒感染，减少病毒诱发的肿瘤；②清除病原，加快炎症恢复，消除促进肿瘤发生的炎症微环境；③识别肿瘤细胞表达的TSA，清除肿瘤。

2.免疫编辑学说

肿瘤能够在机体免疫系统正常的情况下发生，提示免疫监视学说还需要进一步完善。近年来提出的肿瘤免疫编辑学说，能够比较系统地阐释肿瘤和免疫系统之间的关系。该学说将肿瘤免疫编辑分为免疫清除（elimination）、免疫平衡（equilibrium）和免疫逃逸（escape）三个阶段。

新生的肿瘤具有较强的抗原性，易被免疫系统识别。天然免疫机制和获得性免疫机制都参与"免疫清除"阶段；随后肿瘤细胞的抗原性逐渐减弱，不会轻易被免疫系统识别和清除，但又处在免疫系统的清除压力下而不能过度生长，获得性免疫是维持这种"免疫平衡"的主要机制，该平衡一旦被打破，即进入到"免疫逃逸"阶段。

（二）肿瘤的免疫应答

在肿瘤的发生及发展过程中，机体的免疫系统可通过多种机制发挥抗肿瘤作用。当宿主体细胞发生突变或肿瘤发生后，免疫系统可识别并产生特异性和非特异性免疫应答。由于不同组织来源的肿瘤细胞免疫原性存在差别，所以不同的肿瘤组织诱导的免疫应答也有所不同。对于某些免疫原性较弱的肿瘤来说，非特异性免疫应答可能发挥更重要的作用，如NK细胞等。肿瘤细胞表达的特异性和相关性抗原可诱导宿主发生特异性免疫应答。一般认为，在肿瘤免疫中细胞免疫的作用更为重要，体液免疫仅发挥辅助作用。

1.NK细胞对肿瘤的杀伤作用

作为非特异性免疫的重要效应细胞，NK细胞被认为是机体抗感染、抗肿瘤的第一道天然防线。NK细胞可通过其表面的多种受体被活化，主要包括细胞因子受体、膜整合素分子、天然细胞毒受体（CD16、NKp46、NKp30、NKp44、NKp80）、免疫球蛋白样杀伤受体（NKG2家族、DNAM-1/CD226家族、SLAMs家族/SLAM、2B4、NTB-A、CD84）、识别非己抗原分子的受体（Ly49H）以及其他一些受体（如CD18、CD2、TLR-3/-9等）。

在肿瘤的发生、发展过程中，NK细胞既直接识别恶性转化癌细胞并被活化，也可经辅助细胞如树突状细胞、单核细胞、巨噬细胞等作用下被活化。研究表明，肿瘤发生过程中NK细胞的活化也可由DC细胞引发，触发后的NK细胞在8小时以内会进入外周血，到达肿瘤组织部位，再在其他活化信号的作用下成为效应细胞。

NK细胞杀伤肿瘤细胞不受MHC限制，也不需预先与抗原接触或显示任何记忆反应，NK细胞对肿瘤的杀伤优势表现为直接溶解和分泌细胞因子两个方面。首先，激活的NK细胞能分泌多种效应细胞因子，如NK细胞可以产生TNF-α、IFN-γ和IL-12等，对机体的免疫功能进行调节，增强机体的抗肿瘤免疫。同时死亡受体介导的靶细胞凋亡和NK细胞介导的抗体依赖性的细胞介导的细胞毒作用（ADCC）也是NK细胞抗肿瘤的两个重要途径。一般而言，NK细胞对靶细胞的杀伤机制有3种：①通过NK细胞上的CD27和肿瘤细胞的CD70作用，使NK细胞释放穿孔素和细胞因子，并激活细胞毒性T淋巴细胞（CTL）进一步杀伤肿瘤细胞；②通过NK细胞表面的NKG2D和T细胞的DAP10相互识别，作为共刺激信号激活T细胞，从而引起特异性的免疫反应；③通过NK细胞表面的受体和靶细胞的配体识别激活NK细胞，产生细胞毒性作用。NK细胞的抗肿瘤作用受许多因素的调控，TNF、IFN-γ和IL-12等细胞因子可促进NK细胞的杀伤作用；TGF-β、IL-10则抑制NK细胞活性。

目前，基于NK细胞的肿瘤免疫治疗途径主要包括：①促进NK细胞活化性受体的表达和加强杀伤分子如穿孔素等的表达和功能，主要利用细胞因子的作用，如干扰素、IL-2、IL-12、IL-15等；②抑制NK细胞的抑制性受体，主要利用的方法包括人源化单克隆抗体、RNA干扰技术等；③对NK细胞的活化受体进行改造，使其活化受体含有超高活性的胞内信号功能区而易于高度活化，或者使该细胞活化受体具有特定的识别特性的靶向癌细胞；④与放、化疗联合应用，使得肿瘤细胞对NK杀伤的敏感性增加；⑤基于NK细胞

的ADCC的治疗方法，用治疗性抗体与NK细胞联合应用，以提高临床肿瘤生物治疗的疗效。

除NK细胞外，非特异性免疫的其他效应细胞，如巨噬细胞、中性粒细胞等，都有参与抗肿瘤免疫。而目前对巨噬细胞的研究多倾向于其在肿瘤病灶内发挥双重作用，既有一定的抗肿瘤作用，又有促进肿瘤生长的作用。

2.T细胞免疫应答

T细胞是参与肿瘤细胞免疫应答的主要效应细胞，包括了CD8+细胞毒性T淋巴细胞和CD4+辅助性T淋巴细胞（T helper Cells, Th）。肿瘤特异性CTL在细胞免疫中承担了主要的杀伤作用，而Th细胞的主要作用为辅助CTL杀伤肿瘤细胞，CTL与Th的激活方式基本相同。T细胞的激活是一个复杂的过程，首先TCR要与抗原多肽相互识别，这个过程中抗原提呈细胞以MHC限制性方式递呈抗原，最后还需要共刺激信号才能被活化。

首先，T细胞抗原受体（TCR）特异性识别结合于MHC分子凹槽中的抗原肽，由CD3将信号传入胞内，提供T细胞活化的第一信号。同时抗原递呈细胞和T细胞表面多种黏附分子结合，提供T细胞活化的第二信号（即共刺激信号），其中CD28/B7是重要的共刺激分子，在识别并结合抗原肽的过程中，若缺乏协同刺激信号，特异性T细胞不能充分活化，可进入不应答状态（anergy）或发生凋亡；除CD28外，T细胞表面的CTLA4与B7结合可启动抑制性信号。除上述双信号外，T细胞的充分活化还有赖于细胞因子参与，活化的APC和T细胞可分泌IL-1、IL-2、IL-6、IL-12等多种细胞因子，它们在T细胞激活中发挥重要作用。

（1）细胞毒性T淋巴细胞　对大量肿瘤组织标本的研究证实，在肿瘤组织中浸润有肿瘤特异性的CTL，并且多数肿瘤细胞都有MHC-Ⅰ类分子的表达，CTL可识别同源抗原多肽，并杀伤清除表达该抗原的肿瘤细胞，发挥抗肿瘤作用。

CTL经其表面受体与靶细胞上的抗原肽MHC-Ⅰ类分子结合后，在共刺激分子的协同作用下，向细胞内传递活化信号。效应CTL细胞识别抗原活化后，释放穿孔素和颗粒酶，其中穿孔素是导致靶细胞溶解的重要介质，可使靶细胞形成跨膜孔道并导致其解体；颗粒酶是胰蛋白酶或糜蛋白酶一类物质，CTL细胞活化后，很快就有颗粒内容释放至胞外，靶细胞在数分钟内迅速被溶解。CTL细胞活化后也可诱导靶细胞凋亡，主要依赖两种机制：①CTL活化后大量表达FasL，FasL与靶细胞表面Fas结合，通过Fas胞内段的死亡结构域激活Caspase 8，最终激活内源性DNA内切酶，导致细胞结构破坏和死亡；②CTL通过释放的颗

粒酶，激活Caspase10，引发Caspase级联反应，使靶细胞凋亡。CTL细胞也可通过分泌某些细胞因子（如IFN-γ、TFN-α等）发挥作用，其中IFN-γ可增强MHC-Ⅰ类分子对肿瘤抗原的提呈作用和Fas介导的溶细胞作用，而TFN-α与肿瘤细胞表面其受体结合后可启动级联反应，诱导肿瘤细胞凋亡。

目前，CTL细胞在免疫治疗当中的应用主要通过两种形式：一是以肿瘤疫苗或DC细胞接种，使其在体内诱导CTL细胞活化，产生抗肿瘤效应；二是CTL细胞过继免疫治疗，即在体外以细胞因子等激活CTL细胞后回输。CTL对肿瘤的杀伤作用是特异性的，依赖于识别特定的抗原。

（2）辅助性T淋巴细胞（Th） CD8$^+$CTL在肿瘤免疫应答中发挥重要作用，但是将CTL用于临床治疗肿瘤却没能取得人们预想的结果，所以更多的研究者开始把目光投向Th辅助性细胞。大量研究表明，幼稚的CD8$^+$淋巴细胞被激活成为细胞毒性细胞的过程需要CD4$^+$T淋巴细胞的参与。在敲除或缺乏CD4$^+$T细胞的小鼠模型中不能检测到抗肿瘤反应，因此Th细胞也可能在肿瘤免疫中发挥多种作用。

CD4$^+$T细胞的亚型主要包括Th1和Th2，Th1细胞主要分泌IL-12、IFN-γ和IFN-β；而Th2细胞主要分泌IL-4、IL-5、IL-6、IL-10等。最近发现，初始型CD4$^+$T细胞在TGF-β和IL-6的共同诱导下可分化为Th17细胞，该亚群分泌IL-17和IL-6，介导炎性反应、自身免疫性疾病、肿瘤和移植排斥等。

目前认为，Th细胞激活CTL的作用方式主要有两种：一是CD4$^+$Th细胞和幼稚的CD8$^+$T细胞在经过抗原提呈细胞诱导后，Th细胞通过分泌细胞因子如IL-2等，来辅助CD8$^+$T细胞的杀伤功能；二是CD4$^+$Th细胞首先与抗原提呈细胞作用，上调抗原提呈细胞表面共刺激分子的表达，使得抗原提呈细胞对CTL的激活作用更强。

此外，肿瘤特异性CD4$^+$T细胞在肿瘤免疫中还有其他的作用方式。在过继性回输CD4$^+$T细胞的动物模型中，证实了CD4$^+$T细胞可以介导不依赖于CTL的抗肿瘤免疫。CD4$^+$T细胞对肿瘤的杀伤作用主要是通过IFN-γ依赖的机制，包括：①IFN-γ通过介导产生氧衍生物和NO对肿瘤细胞的细胞毒性作用；②上调MHC分子的表达，增强肿瘤细胞的识别和清除；③抑制肿瘤血管生成；④激活的CD4$^+$T细胞可能诱导迟发型超敏反应，吸引炎症细胞，如巨噬细胞、中性粒细胞、嗜酸性粒细胞以及NK细胞到肿瘤局部，有直接的证据表明，Th1和Th2可以分别激活巨噬细胞产生反应性氧中间物和激活嗜酸性粒细胞。在动物体内，这些巨噬细胞和嗜酸性粒细胞出现在肿瘤部位，并依赖于CD4$^+$T细胞，而不是CD8$^+$T细胞。

综上所述，肿瘤抗原被抗原提呈细胞摄取，加工处理并提呈给CD4$^+$T细胞，已致敏的CD4$^+$T细胞可分泌细胞因子发挥辅助作用，辅助CTL、巨噬细胞和嗜酸性粒细胞等的激活。

3.体液免疫应答

在一项黑色素瘤细胞疫苗的研究中，研究者对15名Ⅱ/Ⅲ期黑色素瘤患者接种肿瘤全细胞疫苗后，检测其血清中肿瘤相关抗原（TAA）IgM和IgG抗体，发现6/15患者血清抗TAA IgG抗体滴度升高，11/15患者血清中抗TAA IgM抗体滴度升高。上述结果表明，肿瘤疫苗可诱导体内产生特异性针对肿瘤抗原的抗体，因而体液免疫应答在抗肿瘤免疫中也发挥作用。L.Andrew DiFronzo等人应用多价疫苗治疗83名Ⅱ期黑色素瘤患者，检测其体内抗肿瘤相关抗原TA-90的IgM抗体滴度，并分析了其与患者的无病生存率（DFS）和总生存率（OS）的关系。抗TA-90IgM抗体滴度>1：800与5年DFS和OS的提高存在明显的相关性，并且通过多元分析证明抗TA-90IgM抗体可为独立的预后影响因素，IgM抗体的存在与减少复发和提高生存率有关。而且在某些肿瘤组织中也发现有浆细胞浸润，说明体液免疫确实在抗肿瘤免疫中发挥作用。

目前认为，体液免疫主要从以下几个方面发挥抗肿瘤作用：①激活补体系统溶解肿瘤细胞；②抗体依赖性细胞介导的细胞毒作用；③抗体的调理作用；④抗体的封闭作用；⑤抗体改变肿瘤细胞的黏附特性。

一直以来，人们都认为体液免疫在肿瘤免疫中处于从属地位，但是人们也发现某些抗体的存在确实能够破坏肿瘤，并且也有研究认为宿主体内抗肿瘤的细胞免疫和体液免疫是相互协调发挥作用的。此外，某些自身抗体的存在也与临床治疗效果具有一定的相关性。

三、肿瘤的免疫逃逸机制

肿瘤细胞可通过局部和全身两种机制逃避机体的抗肿瘤免疫应答。

（一）局部机制

肿瘤细胞免疫逃逸的局部机制与肿瘤微环境密切相关，包括：①降低免疫原性；②募集抗炎白细胞；③肿瘤杀伤信号的不敏感；④改变T细胞的信号；⑤色氨酸的代谢异常；⑥蛋白聚糖阻断T细胞受体的信号。

1.降低免疫原性

肿瘤细胞通过MHC基因丢失、甲基化、转录因子的丧失以及IFN-γ反应元件基因的缺失等多种机制减少MHC分子的表达，而MHC的缺失或减少造成肿瘤抗原不能被有效提呈。

2.募集抗炎白细胞

杀伤肿瘤浸润性淋巴细胞，肿瘤细胞利用各种趋化因子促进抗炎细胞迁移至肿瘤部位，如通过趋化因子CXCL9招募不成熟髓系来源细胞，CCL2、CCL3、CCL5等趋化巨噬细胞，进而抑制抗肿瘤免疫应答。此外，肿瘤细胞还表达Fas配体（FasL）、TRAIL等，诱发肿瘤浸润部位的淋巴细胞凋亡。

3.肿瘤杀伤信号的不敏感

肿瘤通过减少BID、PUMA、Caspase家族成员等促凋亡蛋白的表达以及过表达BCL-2、BCL-XL等抗凋亡蛋白，逃脱免疫以及非免疫介导的肿瘤细胞杀伤。

4.改变T细胞的信号

许多肿瘤表达B7-H1，能够结合肿瘤特异性CTL表达的PD-1，引起CTL凋亡。另外，肿瘤募集的巨噬细胞能够通过B7-H4抑制T细胞的功能。

5.色氨酸的代谢异常

肿瘤细胞常过表达吲哚胺-2，3-双加氧酶（IDO），造成肿瘤局部的色氨酸减少以及色氨酸的代谢产物增加，促进抑制性T细胞的活化，诱导T细胞的凋亡和无能。

6.蛋白聚糖阻断T细胞受体的信号

糖基化除参与肿瘤的转移和血管新生外，有些（如半乳糖凝集素）还能阻断T细胞受体（TCR）的信号，促进CD95介导的T细胞凋亡。

（二）全身机制

除肿瘤微环境外，肿瘤还通过抑制全身的免疫反应来逃脱抗肿瘤免疫应答，包括：①DC功能的改变；②抑制性T细胞；③髓系来源的抑制细胞；④细胞因子；⑤促血管生长因子。

1.DC功能的改变

肿瘤细胞能够在多个环节调节DC的功能，如肿瘤细胞通过产生基质细胞衍生因子1（SDF-1），募集不成熟DC和调节性DC。这些抑制性DC低表达辅助刺激分子，过表达IDO，通过IL-10和氧化亚氮等促进T调节细胞扩增、抑制效应T细胞的活性。

2.抑制性T细胞

部分$CD4^+$T细胞能够抑制免疫应答，也称抑制性T细胞，又可分为表达CD25和FoxP3的T调节细胞（Treg）以及分泌IL-10（Tr1）的Ⅰ型调节性T细胞。许多肿瘤分泌IL-10和转化生长因子β（TGF-β），促进T调节细胞和Ⅰ型调节性T细胞产生。这些抑制性T细胞不仅抑制Th和CTL细胞的功能，还能降低DC的抗原提呈能力。

3.髓系来源的抑制细胞

肿瘤能够诱导髓系来源的抑制细胞（MDSC）的分化，而MDSC过表达精氨酸酶，通过释放活性氧而抑制CTL的活性。

4.细胞因子

肿瘤患者的许多细胞因子水平远高于生理浓度，引起机体的免疫功能紊乱，如过量的IL-10能够抑制Th细胞的功能。

5.促血管生长因子

多数肿瘤表达血管内皮生长因子（VEGF）等促血管生成因子，而VEGF除参与血管新生外，还能抑制NF-κB的活性、阻断DC的分化和成熟。

（任秀宝）

第四节　肿瘤病因及生物学特征

肿瘤是由环境因素和个体的内在因素相互作用引起的组织细胞过度增生和异常分化而形成的新生物，分为良性肿瘤和恶性肿瘤。良性肿瘤细胞在其发生的组织局部缓慢生长，且与周围组织有明显的界限，很少危及患者生命；恶性肿瘤细胞呈低分化和异质性，增殖活跃，侵袭性生长，与周围组织无明显界限，由于侵犯周围组织和形成远处转移而危及患者生命。对肿瘤发生的病因学认识有助于肿瘤的预防，而对于肿瘤生物学特性的认识可为肿瘤的诊断提供分子标志和为肿瘤的治疗提供分子靶点。

一、肿瘤发生的病因

肿瘤的致病因素包括环境因素、个体因素以及二者的交互作用。环境因素主要包括化学因素、物理因素和生物因素；个体因素主要包括遗传易感性、内分泌激素状态和免疫状态。

（一）环境因素

1.化学因素

化学致癌物是指能诱发恶性肿瘤形成的有机或无

机化学物质。少数化学致癌物可直接与染色体DNA作用，通过对DNA分子的修饰导致遗传基因突变或表观遗传学改变导致基因表达水平异常，激活癌基因或使抑癌基因失活，从而导致癌变，称为直接致癌物。多数化学物质为前致癌物，经体内代谢酶（如细胞色素P-450）活化成为终致癌物，称为间接致癌物。有些化学物质本身并不致癌，但可显著增加致癌物的致癌作用（如免疫抑制、刺激细胞增殖），称为促癌物。直接致癌物多为人工合成的有机化合物，包括亚硝胺、内酯、硫酸酯、烯化环氧化物、芥子气和氮芥、活性卤代烃等。前致癌物中，包括黄曲霉素、环孢素、烟草、槟榔、酒类饮品等为天然的前致癌物，还有多环或杂环芳烃、单环或多环芳香胺、喹啉、硝基呋喃、硝基杂环、烷基肼等人工合成的前致癌物。另外，激素和免疫抑制剂等都有促癌作用。

化学致癌是环境致癌中最主要因素，主要来自于不良的生活习惯和不良的生活环境。吸烟可导致肺癌和口腔、咽、喉、唇等各种头颈部肿瘤，吸烟过程中烟草燃烧使烟碱（如尼古丁、去甲烟碱、甲酰基去甲烟碱、假木贼碱、新烟草碱）与氮氧化合物反应生成具有强致癌性的亚硝胺类化合物（如去甲烟碱亚硝胺、甲酰基去甲烟碱亚硝胺）。长期储存的肉类食品中添加的保存剂和着色剂可含有亚硝酸盐。新鲜肉食经长期存放滋生的细菌也可产生亚硝酸盐。食用含有亚硝酸盐的食物后，亚硝酸盐在胃内与来自食物的二级胺合成亚硝胺，从而增加致癌风险。石油和煤焦油中含有苯并芘等多环芳烃致癌物，生活在工业煤烟和汽车尾气污染的环境、职业性和生活中长期暴露于烟熏、过量摄食碳烤的肉食均可增加各种癌症的风险。

流行病学研究显示，多种环境因素增加散发性和家族聚集性鼻咽癌的发病风险，包括长期吸烟和饮酒，幼儿和儿童时期食用含亚硝胺和亚硝酸盐的咸鱼、咸肉和长期保存的蔬菜，长期职业性接触甲醛等有机溶剂和炭火烟熏等。中国广西壮族自治区VCA/IgA阳性人群的鼻咽癌病例对照研究显示，腌制咸鱼每月食用不少于3次、暴露于炭火烟熏超过10年以及职业性接触挥发性溶剂不少于10年都显著增加鼻咽癌的发病风险。Yang等对中国台湾家族性鼻咽癌的病因学研究发现，儿童期食用广东腌制咸鱼、暴露于炭火烟熏和食用槟榔都可增加鼻咽癌的发病风险，而且10岁前累计食用广东腌制咸鱼和暴露于炭火烟熏的量与早期发病的家族性鼻咽癌显著相关，而食用槟榔则与后期发病的家族性鼻咽癌相关。

2.物理因素

电离辐射是头颈部肿瘤的主要致癌因素。电离辐射在自然界中普遍存在，直接接触高剂量的电离辐射可以由于骨髓抑制而致死，而低剂量辐射可随机性对人体产生影响，包括增加自身患癌的风险和可遗传的基因缺陷。电离辐射的来源主要包括恶性肿瘤患者接受放射性治疗、非恶性肿瘤患者接受放射性诊断、职业性或生活环境长期暴露于电离辐射、吸入放射性核素等。虽然电离辐射致癌是"低剂量，低风险"，但是低剂量辐射致癌的量值和暴露的频次尚难以确定。极低剂量摄取放射性碘是流行性甲状腺癌的主要决定性因素，但是童年时期暴露于切尔诺贝利（Chernobyl）核电站事件患甲状腺癌的风险更高。在2008年，全球估计甲状腺癌的年龄标准化发病率男性和女性分别为4.7/10万和1.5/10万，已经超过过去30年的增加值。电离辐射被认为是甲状腺癌发病的主要致病因素，特别是早年接受电离辐射者。切尔诺贝利事件使儿童时期暴露于放射性沉降物的受害者早发甲状腺乳头状癌（Papillary Thyroid Carcinomas，PTC）风险增加，其原因可能与放射线使染色体7q11.22-11.23区域扩增和CLIP2过表达相关。

美国国家癌症研究所（National Cancer Institute，NCI）报道，1997—2007年间，全球每年接受来自于放射性诊断和治疗的医源性放射性照射剂量约为0.62mSv，较1991—1996年间的0.4mSv增加了20%，医源性放射性增加主要来自于介入治疗、电子计算机X线断层扫描（Tlectronic Computer X-ray Tomography，CT）诊断。医源性电离辐射增加了放射性敏感器官如甲状腺的病变危险。尽管放射性治疗和口腔科X线是最常见的医源性放射性来源，但是它们的累计影响剂量相对较低，而CT诊断虽然仅占诊断性放射线检查的7.9%，但是却占累计剂量效应的47%。虽然CT诊断的放射性暴露量低于放射性治疗，但是多次诊断会使甲状腺遭受非常大的累计效应。钼靶X线是乳腺癌筛查的主要手段，适龄妇女定期接受钼靶X线筛查是否能增加患甲状腺癌的风险尚无研究证据，但Sechopoulos等认为接受钼靶X线检查时无需甲状腺防护措施。医源性电离辐射无疑是头颈部肿瘤的主要物理致癌因素，要提高对医源性放射性的认识，建立分别适用于儿童和成人的标准化放射性诊断和治疗程序，以有效降低医源性致癌的风险。

3.生物因素

生物致癌因素主要为病毒因素，例如人乳头瘤病毒（Human Papilloma Virus，HPV）是宫颈癌和口咽癌的致癌因素，EB病毒（Epstein-Barr virus，EBV）为鼻咽癌和非霍奇金淋巴瘤的致病因素，乙型肝炎病毒（Hepatitis B Virus，HBV）与肝癌发生密切相关等。

（1）HPV与宫颈癌和口咽癌 HPV属乳多空病毒组中的A亚类，目前已发现70余种HPV亚型，属黏膜型的HPV主要有6、12、16、18、32、42等亚型，黏膜型HPV仅能在黏膜上皮一定分化程度的角化细胞内增殖，它感染宫颈和口腔黏膜的基底细胞层的可分裂细胞，感染HPV的上皮细胞可呈无症状的潜伏状态。HPV DNA以游离状态或整合状态存在于感染的宿主细胞，在宫颈和口腔良性病变中，HPV DNA以游离状态存在，而在大多数宫颈癌和口腔癌中HPV呈整合状态，高致病HPV亚型基因整合于人细胞染色体上激活原癌基因，导致细胞恶性转化。高危型HPV包括16、18、31、33、35、39、45、51、52、56、58、59、69，其中HPV16和HPV18是高致癌性的高危亚型。宫颈癌HPV阳性率高达90%以上；喉、口咽、下咽等多个部位的鳞状细胞癌中HPV阳性率达36%～57%，显著高于其他类型头颈部肿瘤。

（2）EBV与鼻咽癌　鼻咽癌在世界范围内属罕见肿瘤，但在亚洲东南部国家和我国南方部分省市地区高发，其中广东省发病率最高。在鼻咽癌的致病因素中，EBV感染是最重要的危险因素。EBV是对人类致病的疱疹病毒，EBV感染在人类普遍存在。EBV感染的细胞可表达多种EBV特异性抗原，包括早期抗原（Early Antigen，EA）、衣壳抗原（Viral Capsid Antigen，VCA）、膜抗原（Membrane Antigen，MA）和核抗原（EB Nuclear Antigen，EBNA）等。人类感染EBV后产生抗不同抗原的抗体，由于VCA具有强免疫原性，EBV感染者可检出高水平VCA/IgA。虽然EBV感染者多无症状，但是EBV可导致鼻咽癌上皮细胞的恶性转化已被证实。鼻咽癌患者血清中VCA/IgA高达90%以上，EA/IgA的阳性率约为70%，治疗后其水平可下降，而正常人的阳性率仅为5%左右，因此VCA/IgA和EA/IgA的血清学检测可作为鼻咽癌患者筛查、疗效监测的辅助诊断方法。如果EBV感染者的血清EA/IgA滴度阳性，且连续数年阳性滴度持续升高者，其患鼻咽癌的风险增加，因此EBV的血清学检测还可用于筛查鼻咽癌的高危人群；另外，抗EBV DNase抗体阳性也提示鼻咽癌的发病风险增加。值得注意的是，只有在低分化和未分化鼻咽癌患者中表现为EBV抗体阳性，而在分化好的鳞状细胞癌患者中EBV抗体阴性，提示EB病毒感染导致细胞类型特异性的鼻咽癌病变，因此EBV检测还有助于鼻咽癌的生物学特性的判定和预后评估。

鼻咽癌发病有家族聚集现象。遗传因素是鼻咽癌发病呈家族聚集的主要因素，广东省鼻咽癌患者的一级亲属的NPC发病风险是他们配偶的一级亲属的9.3倍；广西壮族自治区鼻咽癌患者的二级或三级亲属的患病风险是普通人群的3.1倍；台湾地区鼻咽癌高发家族成员患鼻咽癌的风险是普通人群的11倍；从鼻咽癌发病高风险地区移民至低发病风险地区人群，仍然保持高的发病风险。鼻咽癌的家族聚集性与EBV在家族内传播密切相关，台湾地区鼻咽癌高发家族中的健康者血清VCA/IgA、EBNA1/IgA和DNase/Ig显著高于普通人群，鼻咽癌聚集性家族成员血清EBNA1/IgA阳性者患鼻咽癌的危险增加4.7～6.6倍，提示EBV在家族中传播且显著增加鼻咽癌的家族聚集性发病风险。

（3）HBV与肝癌　HBV感染可造成持续的轻微肝损伤，从而引起代偿性肝细胞增生，肝细胞的异常增殖可导致肝癌。HBV病毒的DNA可插入到宿主细胞的基因组中，如乙肝病毒X蛋白为整合到宿主细胞基因组中的HBV DNA编码合成，可影响宿主细胞内转录因子活性，从而激活NF-κB等信号通路，激活癌基因转录，促进细胞癌变、增殖和进展。另外，炎症反应释放的炎性因子在细胞癌变和恶性进展中起重要作用。

4.不同致癌因素的相互作用

化学致癌物、物理致癌因素和环境致癌因素之间的相互作用提高致癌风险。EBV感染细胞后多呈潜伏状态，EBV的再激活伴随着鼻咽癌的发生、发展全过程。环境、膳食或烟草中存在可诱导EBV再激活的物质，如吸烟暴露量越大者血清EBV抗体滴度越高，致癌因素暴露量的差异可能导致血清中EBV水平差异，进而引起鼻咽癌发病风险差异。在HPV导致口腔上皮细胞恶性转化的过程中，各种物理因素（如创伤）、化学因素（如烟、酒）和生物因素（如真菌感染）可能与HPV协同作用，促进口腔恶性肿瘤的发生和发展。另外，激素水平及免疫状况也可能与HPV的感染和致癌相关。免疫状况低下可增加HPV的感染和降低清除；激素水平提高能促进HPV DNA的复制，从而促进携带HPV DNA的细胞增殖而有利于细胞的恶性转化和肿瘤进展。

（二）个体因素

1.内分泌与肿瘤发生

内分泌功能的失调是多种肿瘤发生的内在因素。由于内分泌腺分泌的激素具有刺激靶细胞分裂的作用，内分泌功能的失调导致激素分泌旺盛，使靶细胞恶性转化和异常增殖，从而导致肿瘤发生和发展，如雌性激素与乳腺癌、子宫内膜癌和卵巢癌，雄性激素与前列腺癌、睾丸癌，促甲状腺激素与甲状腺癌等。

甲状腺是内分泌系统的重要器官，甲状腺细胞摄取碘并合成甲状腺激素四碘甲腺原氨酸（T4）和三碘甲腺原氨酸（T3），甲状腺激素具有促进生长和发育、影响能量代谢和营养物质代谢、维持神经系统兴奋性的功能。膳食中碘不足或生理上碘运输缺陷可导致碘缺乏，研究证实，碘缺乏是甲状腺癌的危险因素。但是最近的研究报道显示，膳食中补充碘过量也可显著增加甲状腺癌发病风险。Wang等报道的1983—2007年上海地区甲状腺癌发病率分析的结果显示，男性1983—2000年每年百分比改变（Annual Percentage Change，APC）为2.6%，2000—2007年APC猛增为14.4%；女性1983—2003年APC为4.9%，2003—2007年APC猛增为19.9%。甲状腺癌发病率猛增的5～8年正是食盐中补充碘供给的时期，提示碘摄入过量增加了甲状腺癌的发病风险。然而，Blomberg等分析丹麦1943—2008年全部甲状腺癌发病率和1978—2008年4种主要组织学类型的甲状腺癌发病率显示，1943—2008年男性和女性甲状腺癌发病率的APC分别为1.7%和1.8%，越年轻的人群APC增长越大，而且增加的病例几乎全部是甲状腺乳头状癌。作者认为，虽然不能排除膳食中补充碘是甲状腺癌的危险因素，但是甲状腺癌发病率显著增加的时间早于补充碘的国家政策，推测医源性放射性和（或）新的未知危险因素使甲状腺癌发病率显著增加。另外，女性甲状腺癌发病率显著高于男性，提示性激素状态与甲状腺癌发病风险密切相关。

2.遗传易感性

遗传易感性主要包括癌基因和抑癌基因的遗传多态性、DNA修复系统的遗传多态性、药物代谢酶的遗传多态性、免疫监测系统遗传多态性以及染色体的不稳定性。遗传易感性决定了暴露在相同的环境致癌因素条件下，不同个体的患病风险不同。流行病学证据显示，毒素代谢酶基因CYP2E1（cytochrome P450 2E1）和GSTM1（glutathione S-transferase M1）和DNA修复酶基因XRCC1（X-ray repair cross-complementing group 1）和hOGG1（8-oxoguanine glycosylase 1）的遗传多态性与鼻咽癌的易感性相关。HLA等位基因型（allele）和单倍体基因型（haplotype）也增加鼻咽癌的风险。中国东南、南部和台湾地区的鼻咽癌高危家系的遗传基因连锁（genetic linkage）研究显示，鼻咽癌的主要易感基因定位于人染色体4、3和14，如以广东省持广州方言的鼻咽癌高发家系为研究对象，将鼻咽癌易感基因定位于4p11-p14的8CM区域，Xiong等利用18个湖南省鼻咽癌高发家系，将鼻咽癌易感基因定位于3p21.31-p21.2的13.6CM区域。基于不同地域来源鼻咽癌高发家系的连锁分析获得的鼻咽癌易感基因的染色体定位不同，提示可能存在多种分子途径调节鼻咽癌细胞的发生和发展。

（三）环境因素与个体因素的相互作用

环境致癌因素在自然界中普遍存在，个体患癌危险性的增加是其遗传易感因素与环境因素交互作用决

定的。个体的易感性体现在体内毒素代谢酶、DNA损伤修复酶、免疫应答因子、激活磷酸化级联反应的细胞表面受体、细胞周期调控蛋白等表达水平的差异，以及编码这些蛋白的单核苷酸多态性（Single Nucletide Polymorphism，SNP）位点基因型不同而产生的蛋白活性不同。甲状腺癌的发生和进展与多种遗传和表观遗传改变相关，基因突变导致MAPK和PI3K-AKT信号通路激活在其中起关键作用。BRAF和RAS基因突变以及ET/PTC和PAX8/PPARγ染色体重排是甲状腺癌普遍存在的遗传学改变。染色体重排与暴露于电离辐射相关，还可能与个体的染色体遗传不稳定（如DNA脆性）有关；而点突变则可能由化学诱变剂作用所致。

（四）环境因素和个体因素的致癌机制

环境致癌的主要机制是在不良的生活环境和生活方式中，暴露于可使癌基因激活、抑癌基因失活或细胞信号转导异常的致癌化学物质、电离辐射、病毒和激素等环境，导致细胞的恶性转化和异常增殖，环境致癌是人类癌症发生风险的重要决定因素；而暴露于相同环境致癌因素的个体患病风险不同的主要机制是其携带毒素代谢酶基因、DNA修复酶基因和免疫应答基因等的遗传多态性以及染色体的不稳定所决定。

对于肿瘤病因学而言，环境因素与遗传易感性同时存在，由于癌细胞的恶性转化和增殖涉及复杂的生物学过程，而环境与基因之间的相互作用也是多因素与多基因的联合作用。对环境致癌因素和致癌机制的认识，可为癌症的预防提供健康生活指导和环境治理策略；对个体遗传易感基因的研究，可有助于筛查高危人群，以使其获得早期预防、早期诊断和早期治疗，从而有效降低肿瘤发生率和提高治愈率。

二、肿瘤的生物学特性

恶性肿瘤是多基因异常的疾病，正常细胞向恶性细胞转化的演变过程涉及了癌基因的激活、抑癌基因的失活及染色体畸变，从而使信号转导、细胞周期、细胞凋亡等调控紊乱，导致肿瘤的恶性生长。肿瘤发展渐变过程中的启动阶段、促进阶段及进展阶段存在着不同的基因变化特征，决定了细胞表型由癌前病变→原位癌→癌细胞的浸润及转移。恶性肿瘤细胞的生物学特性表现为生长信号自给自足（self-sufficiency in growth signals），对抑制生长的信号不敏感（insensitivity to antigrowth signals），逃避凋亡（evading apoptosis），无限的复制潜能（limitless replicative potential），持续的血管生成（sustained angiogenesis），组织浸润和转移（tissue invasion and metastasis），逃逸免疫摧毁（avoiding immune destruction），肿瘤促进性炎症（tumor promotion inflammation，细胞能量失调（deregulating cellular energetics），基因组不稳定和突变（genome instability and mutation）。不同组织来源的肿瘤和相同组织来源的不同病理类型和分期的肿瘤具有不同的生物学特性，因而诊断和治疗方法不同。但是即使是相同组织来源的相同病理类型和分期的肿瘤也可能由于具有不同的内在生物学特征，使其发展、转归和对治疗的敏感性不同。因而基于肿瘤生物学特性的个体化分子诊断的个体化靶向治疗是肿瘤诊断和治疗的必然趋势。

（冯玉梅）

参考文献

[1]中华人民共和国国家统计局.2012中国统计年鉴[M].北京:中国统计出版社,2012.

[2]中华人民共和国卫生部.2011中国卫生统计年鉴[M].北京:中国协和医科大学出版社,2011.

[3]Wang L., Kong L., Wu F., et al.Preventing chronic diseases in China[J].Lancet,2005,366(9499):1821-1824.

[4]陈万青,郑荣寿,曾红梅,等.1989—2008年中国恶性肿瘤发病趋势分析[J].中华肿瘤杂志,2012,34(7):517-524.

[5]曾红梅,郑荣寿,张思维,等.1989—2008年中国恶性肿瘤死亡趋势分析[J].中华肿瘤杂志,2012,34(7):525-531.

[6]杨功焕.中国人群死亡及其危险因素流行水平、趋势和分布[M].北京:中国协和医科大学出版社,2005.

[7]胡建平,饶克勤,钱军程,等.中国慢性非传染性疾病经济负担研究[J].中国慢性病预防与控制,2007,15(3):189-193.

[8]莫淼,柳光宇,吕力琅,等.乳腺癌筛查研究进展[J].肿瘤,2012,32(9):748-754.

[9]乔友林,李静.子宫颈癌筛查方法新进展[J].医学研究杂志,2009,38(11):3-4,110.

[10]Yang G., Fan L., Tan J., et al. Smoking in China: findings of the 1996 National Prevalence Survey[J]. JAMA,1999,282(13):1247-1253.

[11]杨功焕,马杰民,刘娜,等.中国人群2002年吸烟和被动吸烟的现状调查[J].中华流行病学杂志,2005,26(2):77-83.

[12]Li Q, Hsia J, Yang G. Prevalence of smoking in China in 2010[J].N Engl J Med,2011,364(25):2469-2470.

[13]卫生部统计信息中心.2008中国卫生服务调查研究[M].北京:中国协和医科大学出版社,2009.

[14]陈育德,赵文华.加强综合监测与干预应对慢性病的挑战[J].中华预防医学杂志,2010,44(4):286-287.

[15]刘复生,王奇璐,果红.恶性肿瘤的扩散与转移[J].中国实用外科杂志,1996,16(11):681-684.

[16]初云霞,王秀问.恶性肿瘤骨转移分子机制的研究进展[J].中国肿瘤生物治疗杂志,2009,16(4):422-426.

[17]陆虹旻,马俐君.上皮间质细胞转化的分子机制及其在肿瘤转移中的作用[J].中国肿瘤生物治疗杂志,2009,16(5):541-545.

[18]王成伟,庞琦,张庆林.血管生成与肿瘤的生长及转移[J].国外医学肿瘤学分册,2001,28(2):118-120.

[19]齐菲菲,贺福初,姜颖.肿瘤转移研究的现状与趋势[J].生物化学与生物物理进展,2009,36(10):1244-1251.

[20]孙保存.病理学[M].2版.北京:北京大学医学出版社,2005.

[21]李玉林.病理学[M].7版.北京:人民卫生出版社,2008.

[22]Van der Bruggen P, Traversari C, Chomez P, et al. A gene encoding an antigen recognized by cytolytic T lymphocytes on a human melanoma[J].Science,1991,254：1643-1647.

[23]Konya J, Dillner J. Immunity to oncogenic human papillomaviruses[J].Adv Cancer Res,2001,82:205-238.

[24]Chen YT, Seanlan MJ, Sahin U, et al.A testicular antigen aberrantly expressed in human cancers detected by autologous antibody screening[J].J Proc Natl Aead Sci USA,1997,94:1914-1918.

[26]Chen YT, Seanlan MJ, Obata Y, et al.Identification of human tumor antigens by serological expression cloning. Principles and Practice of Biologic Therapy of Cancer[J]. Philadelphia:Lippineott Williams Wqlkins,2000:557-570.

[27]Kawakami Y, Eliyahu S, Delgaldo CH, et al. Cloning of the gene coding for a shared human melanoma antigen recognized by autologous T cells infiltrating into tumor[J]. Proc Natl Acad Sci USA,1994,91:3515-3519.

[28]Kawakami Y, Eliyahu S, Ddgaldo CH, et al.Identification of a human melanoma antigen recognized by tumor infiltrating lymphocytes associated with in vivo tumor rejection[J].Proc Natl Aead Sci USA,1994,91(64):58-6462.

[29]Wang RF, Wang X, Rosenberg SA. Identification of a novel MHC class II -restricted tumor antigen resulting from a chromosomal rearrangement recognized by CD4$^+$T cells[J]. J Exp Med,1999,189:1659-1667.

[30]Jager D,Stoekert E,Gure AO,et al. Identification of a tissue-specific putative transcription factor in breast tissue by serological screening of a breast cancer library[J].Cancer Res,2001,61:2055-2061.

[31]Scanlan MJ,Chen YT,Williamson B,et al. Characterization of human colon cancer antigens recognized by autologous antibodies[J].Int J Cancer,1998,76:652-658.

[32]Man dmzzato S, Brasseur F, Andry G, et al. A Casp-8 mutation recognized by cytolytic T lymphocytes on a human head and neck carcinoma[J].J Exp Med,1997,186:785-790.

[33]Wei WI, Sham JS. Nasopharyngeal carcinoma[J].Lancet,2005,365(9476):2041-2054.

[34]Young LS, Rickinson AB. Epstein-Barr virus: 40 years on[J].Nat Rev Cancer,2004,4(10):757-768.

[35]Guo X, Johnson RC, Deng H, et al. Evaluation of nonviral risk factors for nasopharyngeal carcinoma in a high-risk population of Southern China[J]. Int J Cancer,2009,124(12):2942-2947.

[36]Yu KJ, Hsu WL, Pfeiffer RM, et al. Prognostic utility of anti-EBV antibody testing for defining NPC risk among individuals from high-risk NPC families[J]. Clin Cancer Res,2011,17(7):1906-1914.

[37]Pickard A, Chen CJ, Diehl SR, et al. EBV seroreactivity among unaffected individuals within high-risk nasopharyngeal carcinoma families in Taiwan[J]. Int J Cancer,2004,111:117-123.

[38]管志江,李辉.人乳头瘤病毒在口腔癌组织中的存在状态及其致癌机制[J].北京口腔医学,2001,9(2):97-99.

[39]Marur S, D'Souza G, Westra WH, et al. HPV-associated head and neck cancer: a virus-related cancer epidemic[J]. Lancet Oncol.2010,11(8):781-789.

[40]Cheng YJ, Hildesheim A, Hsu MM, et al. Cigarette smoking, alcohol consumption and risk of nasopharyngeal carcinoma in Taiwan[J]. Cancer Causes Control,1999,10:201-207.

[41]Ward MH, Pan WH, Cheng YJ, et al. Dietary exposure to nitrite and nitrosamines and risk of nasopharyngeal carcinoma in Taiwan[J]. Int J Cancer,2000,86:603-609.

[42]Hildesheim A, Dosemeci M, Chan CC, et al. Occupational exposure to wood, formaldehyde, and solvents and risk of nasopharyngeal carcinoma[J]. Cancer Epidemiol Biomarkers Prev,2001,10:1145-1153.

[43]Yang XR, Diehl S, Pfeiffer R, et al. Chinese and American Genetic Epidemiology of NPC Study Team. Evaluation of risk factors for nasopharyngeal carcinoma in high-risk nasopharyngeal carcinoma families in Taiwan[J]. Cancer Epidemiol Biomarkers Prev,2005,14(4):900-905.

[44]Boice JD Jr. Radiation epidemiology: a perspective on Fukushima[J]. J Radiol Prot.2012,32(1):33-40.

[45]Schonfeld SJ, Lee C, Berrington de González A. Medical exposure to radiation and thyroid cancer[J]. Clin Oncol (R Coll Radiol),2011,23(4):244-250.

[46]Hess J, Thomas G, Braselmann H, et al. Gain of chromosome band 7q11 in papillary thyroid carcinomas of young patients is associated with exposure to low-dose irradiation[J]. Proc Natl Acad Sci U S A,2011,108(23):9595-9600.

[47]Sechopoulos I, Hendrick RE. Mammography and the risk of thyroid cancer[J]. AJR Am J Roentgenol,2012,198(3):705-707.

[48]Wang Y, Wang W. Increasing Incidence of Thyroid Cancer in Shanghai, China, 1983-2007[J]. Asia Pac J Public Health,2012.[Epub ahead of print]

[49]Blomberg M, Feldt-Rasmussen U, Andersen KK, et al. Thyroid cancer in Denmark 1943-2008, before and after iodine supplementation[J]. Int J Cancer,2012.doi: 10.1002/ijc.27497.[Epub ahead of print]

[50]Cho EY, Hildesheim A, Chen CJ, et al. Nasopharyngeal carcinoma and genetic polymorphisms of DNA repair enzymes XRCC1 and hOGG1[J]. Cancer Epidemiol Biomarkers Prev.2003,12(10):1100-1104.

[51]Hildesheim A, Apple RJ, Chen CJ, et al. Association of HLA class I and II alleles and extended haplotypes with nasopharyngeal carcinoma in Taiwan[J]. J Natl Cancer Inst,2002,94:1780-1789.

[52]Feng BJ, Huang W, Shugart YY, et al. Genome-wide scan for familial nasopharyngeal carcinoma reveals evidence of linkage to chromosome 4[J].Nat Genet,2002,31:395-399.

[53]Xiong W, Zeng ZY, Xia JH, et al. A susceptibility locus at chromosome 3p21 linked to familial nasopharyngeal carcinoma[J]. Cancer Res,2004,64:1972-4.

[54]Nikiforov YE, Nikiforova MN. Molecular ge-netics and diagnosis of thyroid cancer[J]. Nat Rev Endoc-rinol,2011,7(10):569-580.

[55]Hanahan D, Weinberg RA. The hallmarks of cancer[J]. Cell,2000,100(1):57-70.

[56]Hanahan D, Weinberg RA. Hallmarks of cancer:the next generation[J]. Cell,2011,144(5):646-674.

第四章 肿瘤的诊断检查

第一节 放射影像学检查

医学影像学是应用医学成像技术对人体疾病进行诊断和在医学成像技术引导下应用介入器材对人体疾病进行微创性诊断及治疗的医学学科。自1895年德国物理学家威廉·康德拉·伦琴发现了X线以后，X线就被用于疾病的诊断，形成了X线诊断学（diagnostic roentgenology），并奠定了医学影像学（medical imaging）的基础。医学基础理论、医学物理学和医学生物工程的发展促进了X线诊断技术的提高。20世纪50年代到60年代开始应用超声与核素显像进行人体检查，出现了超声成像（ultrasonography）和γ闪烁显像（γ-scintigraphy）。70年代和80年代又相继出现了X线计算机断层扫描（X-ray Computed Tomography，CT）、磁共振成像（Magnetic Resonance Imaging，MRI）、发射计算机断层术（Emission Computed Tomography，ECT）和正电子发射断层扫描（Positron Emission Tomography，PET）以及数字减影血管造影（Digital Subtraction Angiography，DSA）等成像技术。这样就形成了包括X线诊断的影像诊断学。70年代，介入放射学（Interventional Radiology）的开展又把诊断和治疗结合起来，从而更加促进了这门学科的飞速发展。

近年来，由于影像诊断设备和检查技术不断创新，影像诊断不仅依靠形态变化进行诊断，还可根据功能与代谢变化，即功能成像学进行诊断。分子影像学（molecular imaging）是以影像反映组织的细胞水平和分子水平的变化，也在研究和发展中。同时数字成像技术已由CT与MRI扩展到X线成像，改变了图像的保存、传输与利用方式，影像科将成为数字化或无胶片学科。应用图像存档与传输系统（Picture Achiving and Communication System，PACS）不但极大地方便了患者就诊，而且使远程放射学（teleradiology）得以发展，实现了快速远程会诊。

一、X线检查

（一）概述

X线检查用于临床已超过百年，尽管超声、CT和MRI等对疾病诊断有很大优越性，但并不能完全取代X线检查。由于X线具有成像清晰、经济、简便等优点，因此目前仍是影像诊断中使用最多和最基本的方法。近年来，随着影像诊断学与介入放射学的发展，X线诊断逐步进入到自动化阶段，如数字化X线成像技术和数字减影血管造影等。

X线之所以能够使人体组织结构成像，是因为当X线穿透人体密度和厚度不同的组织时，会发生不同程度的吸收，结果到达荧屏或胶片的X线量就会出现差异，在荧光效应和感光效应的作用下，这种差异在荧屏或胶片上就会形成不同明暗或黑白灰度的对比影像。然而各种软组织和液体的比重与水大致相同，故在X线片上不能产生明显的对比。因此又有了向人体内注入对比剂来进行造影检查，达到针对性造影检查的目的。例如进行上消化道造影检查时，患者必须服用一定量的硫酸钡；进行尿路造影时向血管内注入泛影葡胺等造影剂，都是用人工的方法增大组织间的对比来进行X线诊断。

（二）适应证与禁忌证

1.适应证

身体各部位的X线检查均有助于肿瘤的诊断。由于设备与技术的改进，放射诊断的范围日益扩大，下面仅简述各系统肿瘤疾病的适应证。

（1）胸部X线检查 用以诊断肺、纵隔、胸膜、心包横膈等部位的原发与转移性肿瘤。

（2）胃肠道造影 用以检查上、下消化道的病变。

（3）乳腺造影 用以检查乳腺的良、恶性病变。

（4）头颈部平片 用以诊断甲状腺、鼻窦、鼻旁窦与颅内等处肿瘤。

（5）腹部、四肢软组织平片 有时可显示肿瘤的阴影或协助确定肿瘤性质。

（6）骨骼平片 用以确定骨骼肿瘤的性质与骨受肿瘤侵犯的程度。

2.禁忌证

碘过敏者、重度肝功能损害者、孕早期妇女等。

（三）检查注意事项

X线照射人体可产生一定的生物效应。超过容许照射量可发生放射反应，甚至放射损害。故应重视防护，包括避免不必要的照射，采取有效的防护措施，以保护患者和工作人员的健康，特别是孕妇、小儿患者和长期接触放射线的工作人员。放射防护应遵循屏蔽防护、距离防护和时间防护的原则：用铅等高密度物质做成屏障进行屏蔽防护；利用X线量与距离平方成反比的原理，通过增加X线源与人体间距离来减少照射量；每次检查照射次数不应过多，尽量避免重复检查。应遵照国家有关放射防护卫生标准的规定制订放射工作人员防护措施，执行保健条例。

1.上消化道（食管、胃）造影检查（口服钡餐造影检查）

（1）检查前评估患者有无禁忌证，临床怀疑有急腹症（胃穿孔、肠梗阻等）者，应禁行此项检查。如果病情危重却又急需检查者，应与临床医生联系，采取必要的抢救措施及手术准备后方可进行检查。近期内有胃出血者，治疗止血后再等待10～14天方可进行此项检查。

（2）指导被检查者禁食、禁水12小时，并于检查前一天禁止服用能在胃肠道内显影或改变胃肠功能的药物（如铋、磷、钙、碘等）。

（3）备齐检查用物，如温开水、钡剂等。

（4）检查前详细了解病史，核对检查部位和目的，对患者应体贴关心，解除患者的恐惧心理，做好患者的心理护理。

（5）介绍检查的步骤和注意事项，嘱患者除去带金属的衣物，对于年迈体弱及言语不通者给予家属陪伴，以取得更好的配合。

（6）检查完毕，嘱患者多饮水。给予高热量、高蛋白、高维生素、低脂肪食物以及多吃蔬菜，以便于钡剂的排泄。

2.大肠造影检查

（1）检查前

1）评估患者有无结肠急性出血、穿孔及感染等禁忌证。

2）嘱患者检查前2天低渣半流质饮食，检查当日可半流质饮食。

3）检查前一天服复方聚乙二醇电解质散：A、B、C三包混合配成1000mL溶液，一次性服用（或开水泡番泻叶10g，30分钟后再泡服一次，并饮开水2000～2500mL）。

4）检查前2小时给予患者清洁灌肠，彻底清洁肠腔。

5）热情接待患者，嘱患者除去检查部位带有金属的物品，详细介绍检查的步骤和注意事项，做好心理护理，解除患者的紧张、恐惧心理。

（2）检查中

1）协助患者取屈膝左侧卧位，暴露臀部，将稀释钡液倒入灌肠袋内，挂在输液架上，压力为60cmH$_2$O（1cmH$_2$O=98.07Pa）以下，肛管端涂上液状石蜡，连接灌肠袋的导管，排除管内气体并注入少许钡剂，观察流通情况，然后用夹子夹住大胶管。

2）将肛管慢慢插入直肠6cm，再取仰卧位，放开夹子，让钡剂自行流入肠道。嘱患者如有便意，行深呼吸或夹住导管，如有其他不适，随时告知医生。

3）当钡剂到达升结肠时即停止注钡，用夹子夹住导管后拔出肛管，用卫生纸带患者擦净肛门。嘱患者配合医生变动体位，以观察各个肠腔是否有异常。

（3）检查后

1）检查完毕，协助患者起床，嘱患者马上到厕所排出钡剂。

2）嘱患者多饮水、进食易消化及含粗纤维素的蔬菜等食物，便于钡剂的排泄。

3.胆囊造影检查

胆囊造影主要是指将含碘胆系造影剂经口服或静脉注入后，造影剂随同胆汁分泌至胆管进入胆囊，从而使胆囊、胆道显影，借以观察胆管、胆囊的形态、功能以及普通平片所不能显影的结石的一种X线检查方法。有口服胆囊造影法、静脉注射胆囊、胆道造影法、手术后经T型胆管造影法及经皮穿刺胆道造影法等不同方法，一般采用前两种方法。

（1）口服胆囊造影法

1）造影前一天午餐进高脂肪餐，以便使胆囊内胆汁排空，胆囊内压降低，以利于含碘造影剂的胆汁进入胆囊，从而使胆囊显影。晚餐进低脂饮食，如稀饭、面汤。

2）于检查前一天20：00服造影药，每5分钟一次，分6次服完（儿童酌减）。服药后禁食、禁水，勿服泻药。

3）检查当天，造影前2小时给予清洁灌肠，以免因肠道粪便和气体掩盖而影响图像。

4）服药后12小时（转天早8：00）开始拍片。如胆囊未显影，14小时后可重拍，如仍未显影，则提示造影失败。如显影良好，患者需再服高脂肪餐（鸡蛋2个、牛奶1杯），餐后30分钟再拍片一张，即告结束。

5）检查后嘱患者多饮水、进食易消化及含粗纤维素的蔬菜等食物，便于造影剂排出。

（2）静脉胆囊、胆管造影法

1）造影前一天午餐进高脂肪餐，晚餐进低脂肪餐，临睡前服泻药。

2）检查当天晨起禁食、禁水。

3）造影前做过敏试验，静脉注射泛影葡胺1mL，无过敏者，方可进行此项检查。胆囊显影后的注意事项与口服法相同。

4.泌尿系造影检查

泌尿系X线造影法已成为泌尿系疾病的重要检查方法之一。特别对结石、结核、肿瘤及先天畸形的诊断有很大帮助。此项检查有严格的禁忌证，包括对碘有过敏反应、急性传染病及高烧、严重心血管疾患、肝功能异常、急性泌尿系炎症、两侧肾功能严重受损、严重血尿及肾绞痛者等。凡适宜此项检查者应注意以下几点。

（1）评估受检者有无相关禁忌证。

（2）做好患者的心理护理，简单扼要地说明造影目的、有可能发生的不良反应以及配合等事宜，以解除患者的恐惧心理。

（3）受检前一天食少渣易消化食物，禁食铁剂、铋剂、碘剂药物。

（4）受检前一天晚饭后（21：00左右）服缓泻剂，清理肠道，以免影响诊断。

（5）受检当天晨起禁食、禁水，检查前行碘过敏试验，无过敏反应者方进行检查。

（6）造影剂静脉注射完毕，保留留置针，交技术员负责观察及摄片检查，一旦发现患者不适，立即报告医生，进行对症处理（注射造影剂过程中护士观察15分钟）。

（7）药物和体质过敏者、60岁以上年老体弱者、小儿等应选用非离子型造影剂。

（8）注射造影剂时应常规备肾上腺素，以便发生过敏时急用。

（9）检查完毕嘱患者多饮水，以便造影剂排出。

二、计算机X线断层扫描

（一）概述

计算机X线断层扫描（Computed Tomography，CT）是用高度准直的X线束围绕身体某一部位做一个断面的扫描，扫描过程中有灵敏的、动态范围很大的检测器记录下大量的衰减信息，再由快速的模数转换器将模拟量转换成数字量，然后输入电子计算机，计算出该断面上各点的X线衰减数值，由这些数据组成矩阵图像，再由图像显示器将不同的数据用不同的灰度等级显示出来，这样电视显示器上就可以清晰地显示横断面上的诸解剖结构。其检测器极为灵敏，因而CT对人体组织、器官有很高的密度分辨率。对于普通X线无法区别的相邻组织和器官，CT扫描时，只要其X线吸收值有微小的差异，就能形成对比而显示于图像中。

（二）适应证

全身各系统疾病均可行CT检查，尤其对肿瘤患者，CT检查更加重要。下面仅简述各系统肿瘤疾病的适应证。

1.脑肿瘤

CT可观察肿瘤的部位、大小、外形、数目，有无囊性病变、坏死、出血、周围水肿情况，与周围组织的关系及有无造影强化等。多数肿瘤CT可做出定性诊断。但是要观察肿瘤的供应血管及与邻近血管的关系，仍需做动脉造影。

2.颌面部肿瘤

CT主要用于检查这些部位的肿瘤范围，了解恶性肿瘤的蔓延程度，有无颈淋巴结转移，以及对已发现颈淋巴结转移者寻找原发灶，从而有助于确定肿瘤的分期，制订手术或放疗方案及估计预后情况。CT能观察眶内病变的范围以及是否蔓延至颅内。CT不仅能发现鼻咽部黏膜面的病灶，还能显示黏膜下的深部病变，并了解其位置、大小、形态、范围、有无侵犯邻近组织和器官等。

3.颈部肿瘤

CT可确定肿块大小、部位、性质（囊性还是实性）、有无钙化、侵犯的范围及与周围器官的关系，还能确定活检穿刺点的位置，并有助于制订手术方案及术后随访观察。

4.胸部肿瘤

胸部CT检查的适应证很广，首先是常规X线检查发现病变需进一步定性或定位者，如纵隔病变、肺癌的分期等；其次是常规X线检查阴性而临床高度怀疑胸部病变者，如痰细胞学阳性、肺功能异常等；最后CT有助于选择活检部位、导向穿刺活检及某些介入治疗。

5.腹部肿瘤

对腹部实质性脏器如肝、胆、胰、脾、肾、肾上腺等肿瘤，CT可确定肿瘤的大小、部位、范围、进展程度及转移情况，以决定有无手术适应证。

6.盆腔肿瘤

CT检查不但能够准确显示盆腔正常和异常的结构，并能显示肿瘤对邻近组织的侵犯，因此CT已成为卵巢、宫颈和子宫、膀胱、精囊腺、前列腺和直肠肿瘤的诊断、临床分期和放射治疗设计的重要手段。

7.肌骨肿瘤

CT检查可确定骨肿瘤的部位，肿瘤在骨或骨髓腔内侵犯的范围，确定肿瘤与周围肌肉、神经及血管的关系，有助于制订手术方案。对于骨转移瘤，CT可证实肿瘤的存在。对手术后患者，CT可进行追踪检查。CT不但能够确定软组织肿块的大小、部位及侵犯范围，增强扫描后，还可区分血管、肌肉或肿瘤等不同病变。

8.脊柱肿瘤

CT能准确地确定病变的范围、椎体及附件的累及程度，是否侵犯了椎管及神经孔，有无椎旁肿块，病变区有无钙化、坏死、囊性变，是多血管或乏血管，是侵蚀性或有锐利的边缘等，这些均有助于定性诊断。

（三）检查注意事项

1.CT平扫

CT平扫也称单纯CT扫描，是不经静脉注射造影剂根据组织器官及病变密度的差别进行CT扫描的一种常用检查方法。腹、盆腔、肝检查前，须服1%造影剂稀释液，以利于胃肠管腔与其他器官鉴别。

（1）头颈部CT平扫患者应除去发夹、耳环、活动性义齿，技术员定位后，嘱患者头、躯体不要随意摆动，以免影响图像的清晰度。

（2）胸部CT平扫应除去检查部位的金属物品，并嘱患者在检查中按要求屏气。

（3）腹部CT平扫包括胃、肝、胆囊、胰腺、盆腔。

1）腹部CT平扫应取出裤袋内金属物品，嘱患者1小时内服1%造影剂稀释液500～1000mL（严格按每15分钟一次服用），充分充盈肠腔。

2）肝、肾CT平扫应在30分钟内服完1%造影剂稀释液500mL。

3）胆囊扫描前12小时禁食，扫描前30分钟服1%造影剂稀释液500mL。

4）盆腔CT平扫检查前一天晚上20：00时服1%造影剂稀释液250mL，CT检查前2小时再服1%造影剂稀释液500mL。检查前嘱患者憋尿，使膀胱充盈。

5）盆腔CT扫描的女患者（正在月经期的患者除外）阴道塞纱布条，把子宫颈往上托，以鉴别阴道与周围正常组织，并嘱患者检查完毕上厕所时自行取出。

2.CT增强扫描

CT增强扫描是根据不同的检查部位，经静脉注射不同剂量的造影剂来显示病变血供情况，以及恶性肿瘤侵犯周围组织情况，使检查部位更清晰、诊断更明确。

（1）检查前

1）介绍CT增强扫描的意义、造影剂的类型及可能引起的不良反应，征得患者配合。

2）评估患者过去有无药物过敏史，特别是碘过敏史。如有碘过敏史，应改为平扫CT。

3）询问患者过去或现在有无糖尿病、哮喘、高血压、心脏病、甲状腺功能亢进（甲亢）、严重肾衰竭、重症肌无力、精神病等，目前是否在治疗中。如果正在治疗中，要报告医生处理。甲亢的治疗过程中，不做CT增强扫描，如一定要做应在医生监护下进行，并使用低渗透压、低化学毒性的非离子造影剂。

4）做好患者的心理护理，热情接待患者，让患者有一个轻松愉快的心情，尽量减少或降低由心情紧张而导致不良反应的发生。

5）腹、盆腔、肝CT增强扫描的患者按常规要求提前服1%造影剂稀释液。

6）由于造影剂是一种高浓度、高渗透压，有一定化学毒性的对比剂，注射要求速度快，故应选择一些大、粗、直的血管，不要选择弯曲、细小的血管，以免快速注射导致造影剂从血管外渗出，引起局部肿胀。

7）60岁以上老人、小儿及高危人群应劝其使用非离子造影剂。

8）曾经做过CT检查的患者，应告知患者携带胸片及CT片作为定位及对比参考。

9）检查前进行过敏试验，静脉推注60%泛影葡胺1mL并保留留置针，推注5%葡萄糖注射液7mL加地塞米松5mg，观察15分钟，如无过敏反应，可按常规性CT增强扫描。

（2）检查中

1）协助患者上检查床，并按不同扫描部位保护及放置好注射造影剂的肢体，以便护理操作及防止造影剂外渗。

2）按静脉注射护理操作常规回抽有回血后才能接上高压注射筒的延长管，并叮嘱患者在扫描中的注意事项，如有不适或注射部位肿胀、疼痛等，要及时告知医务人员。

3）扫描过程中应从观察窗口密切观察患者是否出现不良反应，如患者头、四肢、躯体晃动，呕吐等应立即停止注射造影剂，及时给予对症处理。

4）扫描完毕将剩余的地塞米松稀释液从留置针内

注入2~3mL，稀释静脉内的残留造影剂，达到保护血管的目的。

（3）检查后

1）CT增强扫描后，搀扶患者下检查床，保留留置针，让患者休息观察15分钟，如无不适，可拔针并嘱患者按压10~15分钟。

2）拔针前应观察并询问患者有何不适，如发现躯体、四肢、面部皮肤有皮疹，流泪，眼结膜充血等症状应推迟拔针时间，并对症处理。

3）嘱患者多饮水，进食易消化的"三高一低"（高蛋白、高热量、高维生素、低脂肪）食物。

4）嘱患者发现注射肢体或局部肿胀应及时告知医务人员，切勿自行热敷。

5）由于精神及心理紧张而导致轻度反应的患者，除对症处理外，还应关心体贴并给予心理疏导。

（4）并发症

1）造影剂外渗的护理

A.做好患者的心理护理，减轻患者的心理压力，促使患肢早日康复。

B.局部肿胀范围2cm×2cm以上者，用0.25%普鲁卡因2mL+地塞米松5mg+注射用生理盐水2mL的混合液，从原静脉注射部位封闭。方法是边推注边退针，并对两边呈三角形封闭。3cm×3cm以上的肿胀要从上到下封闭，并用20%甘露醇湿敷2~4小时或用地塞米松+生理盐水湿敷。

C.常规服用地塞米松0.75mg、苯海拉明25mg，每天2次，连服2天（有胃肠道溃疡的患者尽量不使用地塞米松）。肿胀严重伴造影剂过敏者，首次服苯海拉明50mg，嘱患者患肢不要下垂，以减轻患肢肿胀，加速水肿的吸收，并教会患者减轻水肿的运动方法：握拳、松拳、五指放松，每次反复做50下，每天3~4次。

D.剧烈胀痛，可服镇痛片或冷敷（此法仅用于开始肿胀前3~4小时，不能用于肿胀的中后期），以减轻患者由于患肢疼痛所带来的恐惧感。

E.嘱患者多饮水，加速排泄残留体内的造影剂，加强营养，减轻机体及患肢的不良反应。

2）造影剂过敏性休克的护理

A.静脉过敏试验、CT增强扫描及扫描后发现患者有不适时应立即停止注射造影剂，让患者休息。

B.当脉搏细弱或消失时，立即皮下注射肾上腺素0.5~1mg，迅速静脉注射地塞米松10mg，静脉给液以稀释体内造影剂，使其快速排出体外。

C.密切监测生命体征并详细记录。

D.给予中至高流量吸氧增加血氧饱和度。喉头痉挛、呼吸困难的患者，遵医嘱静脉推注氨茶碱，必要

时请相应科室行气管切开术。

E.当心跳、呼吸停止时，应立即行心脏按压、人工呼吸，并请相应科室会诊。

F.详细记录患者过敏反应的发生、抢救经过、恢复情况等，并设专人护理，严密观察病情。

三、磁共振成像

（一）概述

从20世纪40年代起核磁共振作为一种物理现象就用于物理、化学和医学领域。MRI提供的信息不但大于医学影像学中的其他许多方法：不仅可能显示人体解剖及其病理变化的影像学细节，还可提供分子水平的诊断信息等；而且它诊断疾病具有很大的优越性，如无电离辐射损伤，多方向、多参数成像，无需造影剂就可显示血管。近年来这一新的医学影像诊断技术在临床应用方面的广泛性及其重要性日益显著。

MRI检查过程可简单描述为将患者放入一外加静磁场内，使人体内带有正电荷的自旋氢质子吸收一定能量而产生共振，即发生了磁共振现象，然后停止发射射频脉冲，患者发出信号，该信号被接收并用作图像重建。MRI的优点是组织分辨率高，可直接进行水成像，不用任何对比剂就能够整体显示含有液体的器官和间隙，效果类似X线造影检查；缺点是通常不能整体显示器官结构和病变、不利于快速观察、检查时间长等。

（二）适应证

全身各系统疾病均可行MRI检查。下面仅简述各系统的适应证。

1.脑部

MRI优于CT之处在于图像对比及分辨率好，可行多方向平面扫描，而且无骨伪影，尤其在检查头顶部、后颅窝及颅底部等靠近骨壁的脑组织时，因无骨的干扰，明显优于CT。

2.头颈部

MRI能做多种切面的成像，因此适合于头颈部肿瘤的检查，增强MRI检查在明确鼻咽癌侵犯范围、颈部淋巴结转移和鉴别鼻咽癌放疗后复发或纤维化方面明显优于CT。在评价眼眶内肿瘤范围及眶内结构的关系方面也优于CT。

3.脊柱和脊髓

MRI比脊髓造影术的优越之处在于它可直接地无创伤性地观察脊髓本身，而脊髓造影只能勾画出其轮廓。MRI能显示脊髓肿瘤的大小、部位、范围和鉴别实性与囊性肿瘤。对椎间盘突出的诊断与CT或椎管造

影相当，但MRI对软组织的分辨力较好，可行多方向平面扫描，提供的信息更多，但诊断椎管狭窄则不及CT和椎管造影。

4.胸部

MRI对于肺门和纵隔肿块或淋巴结肿大的观察优于CT平扫，但对肺内结节性病灶的诊断和观察支气管的侵犯不如CT。

5.心血管系统

由于流动效应，MRI对心脏和大血管的成像非常有用，无需造影剂即可观察心脏和大血管的结构。但心脏的MRI检查必须用心电图门控或MRI电影术。

6.肝及胆管系统

MRI对肝内占位性病变的诊断与鉴别诊断优于CT平扫。MRI的胰、胆管水成像可发现胰、胆管扩张，并确定梗阻平面，有时可诊断梗阻原因。

7.胰腺

由于胰头与十二指肠常常难以分辨，特别是当患者缺乏脂肪时，胰腺的MRI检查不如CT，CT仍然是胰腺疾病的首选检查方法。

8.肾及肾上腺

MRI对肾及肾上腺病变的诊断价值与CT相当，能显示肿瘤大小、位置、信号变化及其与下腔静脉及肾门的关系。MRI对良、恶性肿瘤的鉴别有困难，但对恶性肿瘤的分期优于CT，对CT检查的结果可疑或碘过敏的病例，可首选MRI检查。

9.盆腔

MRI对于观察膀胱癌和前列腺癌向外侵犯范围方面较CT准确。由于MRI对软组织具有较好的分辨力，MRI平扫即能观察子宫的三层正常结构，对子宫肌瘤、子宫颈癌、子宫内膜癌、子宫内膜异位症及卵巢病变的诊断和对肿瘤的分期优于CT。

10.肌肉和骨骼系统

MRI对发现骨转移瘤及骨无菌性坏死较放射性核素敏感，能明确骨及软组织肿瘤的部位、范围及侵犯程度。此外，还能够发现膝关节半月板及韧带损伤。

（三）检查注意事项

1.检查前

（1）保持检查环境安静、清洁、温度适宜，医护人员应态度温和、语言亲切、礼貌，在与患者进行交谈时，应了解患者的需求，对提出的问题，及时给予解答。

（2）检查前应详细向患者解释整个检查过程，以消除患者的恐惧心理。应告知患者MRI检查为无放射线损伤和完全无痛检查方法，从而消除患者的思想负担，在检查过程中取得更好的配合，并尽量减少"幽闭恐惧症"。

（3）因为MRI检查时患者进入高磁场，故检查时任何金属物品都不能带入MRI机房，包括手表、眼镜、金属性饰物、BP机、手机、磁卡、硬币、钥匙、小刀及打火机等，不要穿戴有金属纽扣、挂钩或拉锁的衣服及皮带等。做头和颈椎检查的患者，不要带有金属钩的义齿。

（4）检查前详细询问患者体内有无弹片滞留或金属止血夹、金属物外伤（如眼睛的外伤等）以及金属假体等，以防止上述物体在体内移动，损伤脏器或大血管，带有心脏起搏器的患者应绝对禁忌检查。

（5）为保证MRI检查图像质量，指导腹部MRI检查的患者空腹8小时以上才能接受检查，检查前一周内不做胃肠钡餐检查。检查前告知患者在检查中身体要放松，指导患者正常平稳的呼吸。

（6）检查盆腔的患者请于检查前1小时饮水700～1000mL，使膀胱充盈。检查盆腔及腰椎的女性患者，如带有宫内金属节育环应取出节育环后再做检查。

2.检查中

（1）体位指导　MRI检查一般需要较长时间，要使患者身体处于舒适体位，并嘱患者在扫描过程中受检部位保持不动，指导患者呼吸尽量平和均匀，尽量减少伪影。如检查乳腺等隐私部位，可使用薄被覆盖、遮蔽身体。

（2）心理护理　在扫描过程中，护理人员要密切观察患者的情况，在扫描间隙可通过对讲系统对患者前期的配合给予赞赏和肯定，鼓励其继续坚持合理的体位，不要活动身体，避免咳嗽，防止造成运动伪影；告知其在注射高压对比剂时，保持体位配合十分重要；在注射药物时，因其局部有压力凉感、胀痛感等而产生的恐惧心理要及时开导。对过度紧张的患者，可安排其家属做近距离陪护，使患者消除心理芥蒂，充分感受到家人的关怀。

（3）注射药物护理　护理人员要检查一次性使用的静脉输液针和高压注射器延长管是否连接紧密，高压注射器各连接口排气情况等。先注射生理盐水5mL左右，观察在注射部位有无疼痛和渗漏，询问患者在头皮针前方是否有凉感。注射操作时要动作敏捷、技术熟练，避免重复操作。

3.检查后

检查结束后，护理人员要及时询问患者有无不适，将一次性使用静脉输液针拔除，指导患者按压针眼5分钟，不要揉捏。

嘱患者不要立即离去，观察用药后的不良反应。如果出现头晕、恶心、呕吐、心悸等不适症状，要及时采取相应的护理措施，确定患者没有不适超过30分钟后可通知其离去，并告知患者多饮水，加速药物从肾脏的排泄。

四、放射性核素显像

（一）概述

放射性核素显像是通过放射性核素示踪法，可在活体的生理或病理条件下，从分子和细胞水平动态地研究机体内的各种变化，指示细胞活动的功能、器官或组织的代谢状态、神经递质传递和体液调节功能变化等情况。不仅显示机体内不同器官组织的形态结构，同时也反映其代谢量变过程。而正电子发射断层扫描的应用标志着我国进入了分子影像的新时代。

PET-CT是指将高性能的PET与CT有机地结合在同一设备上，同时提供受检者在同一条件下的解剖结构与功能代谢相融合的图像的一种先进新型的医学影像技术。PET-CT是目前十分先进的核医学影像设备与技术，能在分子水平上反映人体组织的生理、病理、生化、代谢等功能性变化和体内受体的分布情况。PET-CT实现了PET与CT两种设备、两种图像的同机融合，患者在检查时经过快速的全身扫描，可同时获得CT解剖图像和PET功能代谢图像，两种图像优势互补，具有极高的诊断性能与临床应用价值。

目前最常用的PET显像剂为^{18}F-FDG，作为葡萄糖的类似物，^{18}F-FDG PET-CT可反映体内葡萄糖的利用状况。绝大多数恶性肿瘤细胞具有高代谢的特点，恶性肿瘤细胞的异常增殖需要葡萄糖的过度利用，恶性肿瘤细胞中葡萄糖转运信息核糖核酸表达增高导致肿瘤细胞内能大量聚集^{18}F-FDG。因此^{18}F-FDG PET-CT显像在肿瘤早期诊断、临床分期、鉴别肿瘤的复发与坏死、指导制订治疗方案、疗效评价以及肿瘤放疗的精确定位等方面均有重要的临床应用价值。

（二）适应证

1.通过全身健康检查早期发现肿瘤。

2.肿瘤良、恶性鉴别，包括肺癌、淋巴瘤、头颈部肿瘤、消化道（食管、胃、胰腺、结肠、直肠、肝脏）肿瘤、乳腺癌、卵巢癌、子宫颈癌、前列腺癌、黑色素瘤、肾上腺肿瘤等。

3.肿瘤临床分期与再分期，确定治疗方案，选择合理有效的治疗方法。

4.肿瘤疗效评价和复发监测，肿瘤术后复发和瘢痕的鉴别，放疗后复发和照射性坏死的鉴别，肿瘤治疗（放化疗等）的疗效监测。

5.肿瘤原发灶的寻找。

6.确定放射治疗的生物靶区和指导手术病变切除范围。

7.指导病理活检取材定位。

（三）禁忌证

血糖控制差的糖尿病患者、妊娠期和哺乳期妇女。

（四）检查注意事项

1.检查前

（1）心理护理　PET-CT检查的费用昂贵，加上检查时医护人员身穿铅衣、佩戴铅镜，患者易产生恐惧、焦虑等心理，担心放射线对身体的损伤，对检查缺乏信心。因此作为专业人员，护士检查前首先要详细了解设备、所用药物及药物的不良反应等，正确回答患者和家属提出的各种问题，对患者进行耐心细致的解释，告知患者PET-CT是无创伤性、比较安全的检查，消除他们的紧张情绪和恐惧感，以免影响检查结果。

（2）饮食护理　注射显影剂一般要求禁食4~6小时以上（除水和治疗用药外），禁食前要求高蛋白、低糖类饮食。如果怀疑患者心脏周围存在原发性癌病灶或关键性的转移病灶，可建议患者禁食12小时以上，以减少心肌摄取的可能。

（3）携带既往检查资料（包括CT、MRI、病理及治疗经过等）。

2.检查中

（1）保持扫描室整洁宽敞、安静、舒适、明亮；配备冷热空调，室内温度控制在22℃~24℃，湿度50%左右，以患者感到舒适为原则，勿使空调风口对着患者。

（2）患者进入扫描室后，上检查床前取下体表的金属物品，如腰带、钥匙、项链、首饰、硬币等。

（3）扫描过程中，医护人员随时观察患者的体位，协助保持正确的体位，保持其绝对安静、放松，避免讲话和移动身体，以免形成伪影。

（4）为防止摔伤，检查过程中使用约束带，并注意松紧适中，放好衬垫，检查时家属留在身边陪伴，以便随时观察。

3.检查后

（1）加强患者的观察。检查完毕，确认患者无头晕目眩、软弱无力等不适后，协助其缓慢起身、下床，以防止体位性低血压及低血糖，并安排护送患者回病室；因患者较长时间禁食，可能出现不同程度的低血糖反应，如头晕、心慌、出冷汗等，应密切观察患者有无出现上述反应；如出现上述症状，可给予口服50%的葡萄糖溶液。

（2）尽量多喝水，以利于显影剂的代谢而排出体外，一般2～3小时后，可将注射到人体的显像剂残留通过尿液全部排除干净。

（3）检查后10小时内请勿接触孕妇及儿童。

医学影像技术的发展及临床应用实践告诉我们，面临复杂的临床问题，没有哪一种方法可以单独解决，每一种影像技术都有各自的长处和不足。互补影像技术的应用，把核医学的生理、生化信息与CT、MRI精细的解剖结构结合在一起，给临床医生提供更加全面和准确的资料。

（沙永生）

第二节　超声影像学检查

一、概述

1.定义

超声诊断（ultrasonic diagnosis）是将超声检测技术应用于人体，通过测量，了解生理或组织结构的数据和形态，发现疾病，做出提示的一种诊断方法。超声诊断是一种无创、无痛、方便、直观的有效检查手段，尤其是B超，应用广泛，影响很大，与X射线、CT、磁共振成像并称为四大医学影像技术。

2.原理

超声成像主要是应用超声波的物理能量，通过诊断仪换能器的转换进行声波发射、扫查、接收、信号处理、图像显示等步骤，探索分析研究人体各组织和器官的生理、病理信息规律，即当人体正常和病理组织的声阻抗有差异时，它们所形成的界面同时发出反射和折射，并把信号同时收回，整理发出新的信号，以二维图像的形式在荧光屏显示，进行疾病分析诊断。

3.超声诊断的发展

20世纪40年代，超声技术开始用于人体检查，并研制出了最早的一维超声技术仪——A型超声仪，从此揭开了超声医学的历史篇章。随着计算机技术的进步，超声诊断从60年代研制出的M型一维超声成像、B型二维超声成像，演进到三维超声成像，从静态到动态，从定性到定量，从模拟到全数字化，由黑白灰阶超声成像发展到彩色血流成像，多普勒彩色血流显像代替了创伤性导管检查，促进了介入超声学的发展——使超声技术从诊断向治疗的方向发展。实时三维超声心动图技术的出现是超声诊断医学中的新突破，它逼真地显示心脏结构的立体图像、腔室大小、血管走向、瓣膜形态与活动规律，对心血管疾病的诊断具有重大意义。80年代中期超声内镜应用于临床以来，已成为临床的常规检查项目。

介入性超声是现代超声医学中的一个重要分支，通过实施超声的监视或引导，完成各种穿刺活检、抽吸引流、插管、注药治疗等操作，以满足临床诊断及治疗的需要。近年来，随着各种穿刺针具、导管、导向装置及超声仪器的不断改进与发展，介入性超声在临床上得到越来越广泛的应用。超声造影技术将超声诊断的发展推向了一个新的高峰，其已经从最初的心脏分流性疾病、心脏反流的检测，到现在的全身实质脏器疾病的诊断、鉴别诊断，而且超声分子靶向成像技术也初见成效。超声造影在实质性器官肿瘤，尤其是肝脏肿瘤的诊断和定性诊断的准确率大大提高。弹性超声成像技术是近些年发展起来的一项崭新的超声显像技术，在乳腺肿瘤的定性诊断中已被成熟应用，并逐渐推广到甲状腺、前列腺、肝脏等疾病的诊断，为临床上对这些组织器官肿瘤的良恶性的鉴别诊断提供了新的手段。

二、超声诊断的临床应用

超声诊断具有操作简便、重复性好、无创伤痛苦、无电离辐射等优点，因此广泛应用于内科、外科、妇产科、儿科、眼科等多个临床科室，日益成为许多内脏、浅表器官及软组织病变首选的影像学检查方法。

（一）分类

根据工作原理不同，超声诊断可分为A型诊断法、B型诊断法、M型诊断法和D型诊断法等。①A型诊断法，即幅度调制显示法，因定位、定性均欠准确，目前临床已较少采用，现仅用于脑中线、眼视轴的探测；②B型诊断法，即辉度调制显示法，可获得人体软组织器官的实时二维断层图像，能清晰观察脏器形态、解剖层次、动态变化、毗邻关系以及血管和其他管道分布情况，是目前临床使用最为广泛的超声诊断法；③M型诊断法，主要用于心脏血管疾病的诊断；④D型诊断法，即多普勒超声诊断法，临床多用于检测心脏及血管内血流流速、方向、性质等，对心脏分流、瓣膜口狭窄和反流性疾病有良好的定性及定量诊断价值。

（二）超声诊断在临床的应用

1.消化系统疾病超声诊断

（1）适用范围　主要用于肝脏、胆道系统、胃肠道、脾脏、胰腺良恶性肿瘤的筛查与诊断。

（2）护理配合

1）检查前

A.评估患者有无心、肺、脑疾病及严重程度，谨慎排除禁忌证，详细询问病史、药物过敏史、吸烟史、近期有无咳嗽等。

B.向患者及家属做耐心细致的解释，说明检查的目的、意义，介绍操作过程、配合要求，交代检查后注意事项，消除患者及家属的紧张情绪。

C.检查上腹部，如肝脏、胆囊、上腹部肿块等，需要空腹检查。检查之前，患者需禁食8小时以上，以保证胆囊、胆管内胆汁充盈，并减少胃肠道食物和气体的干扰。由于腹部的超声图像质量容易受肠气干扰，因而腹胀或便秘的患者最好检查前服用促消化药物，帮助排气或使用开塞露等帮助排便。

D.检查下腹部包块，需充盈膀胱。患者应在检查前多喝水，喝水后不要排尿，使膀胱充盈，以利于检查。

E.超声检查应在钡餐、胃镜等当日检查前先实施。

F.X线胃肠造影的钡剂是超声的强反射和吸收剂。胆囊、胆管附近胃肠道内残存有钡剂，会影响超声检查。如患者已做胃肠钡餐造影，须待钡剂完全排出后再进行超声检查。

2）检查中

A.上腹部超声检查时，协助患者取仰卧位，对腹部各脏器可有全面了解。贲门和胃底部超声检查受胸廓左侧肋骨和肺内气体的干扰，观察困难时可取右侧卧位。有时为使胃内气体不致影响胃部疾病的观测，可采用坐位或半坐位。经直肠检查时，需用直肠探头经肛门插入，患者宜侧卧位或坐在特制的超声检查椅上。

B.检查期间应密切观察患者的呼吸、心率等情况。高龄和病情严重者给予氧气吸入，监测动脉血氧饱和度和心率的变化，必要时给予心电监护。

3）检查后：继续观察患者有无不适症状，如有不适，及时处理。

2.泌尿生殖系统超声诊断

（1）适用范围　包括肾脏、肾上腺、膀胱、前列腺、尿道和阴囊等部位。如肾或输尿管结石、肾衰竭、肾萎缩、肾血肿、囊肿、肾及肾上腺的肿瘤、膀胱结石、膀胱肿瘤、前列腺增生症、前列腺癌、尿道结石、尿道狭窄、阴囊血肿、鞘膜积液、隐睾、睾丸肿瘤及附睾结核等疾病。

（2）护理配合

1）检查前

A.检查盆腔、膀胱、前列腺、精囊腺、输尿管下段、子宫及其附件等，需充盈膀胱。嘱患者在检查前多饮水，饮水后不要排尿，使膀胱充盈以利于检查。

B.经直肠扫查，嘱患者检查前排净大便，但无需充盈膀胱。

2）检查中

A.经腹部探查常规采用仰卧位，暴露耻骨联合以上区域，必要时需结合侧卧位探查。经直肠扫查取膀胱截石位、左侧卧位或膝胸卧位。经会阴扫查可取膀胱截石位。

B.术中嘱患者深呼吸，按照医生要求配合检查。

3）检查后：继续观察患者有无不适症状，如有不适，及时处理。

3.妇产科超声诊断

（1）适用范围

1）子宫及其附件：宫内节育器探查、子宫发育异常、子宫肌瘤、子宫腺肌症、子宫内膜增生症、子宫内膜癌、卵泡发育的监测、子宫内膜异位症、畸胎瘤、卵巢浆液性或黏液性囊腺瘤（癌）等的诊断。

2）妊娠子宫的诊断：早、中、晚期正常妊娠中胎儿生长、发育情况及其羊水、脐带、胎盘的监测；异常的妊娠如流产、异位妊娠、胎儿生长发育迟缓、胎儿畸形（无脑畸形、脑积水、脊椎裂、消化道或泌尿系畸形等）、前置胎盘、胎盘出血、羊水量异常、脐带绕颈、滋养叶疾病（葡萄胎、恶性葡萄胎、绒毛膜癌等）等。

（2）护理配合

1）检查前

A.评估患者的病史及全身情况，了解患者的配合程度；检查前认真核对患者身份。

B.向患者讲解检查前及检查时的注意事项，消除紧张感，也可利用板报、宣传画册，根据患者的需要和理解能力，有针对性地对患者进行宣教。

C.检查子宫及其附件、早孕等，需在检查前多饮水，使膀胱充盈以利于检查。产科患者怀孕3个月以上者无需特殊准备，但妊娠中晚期疑有前置胎盘者，仍需饮水充盈膀胱后再做检查。

D.凡行妇科经腹及妊娠小于3个月检查时，为避免肠管内容物，尤其是气体的影响，宜在检查前排净大便，使肠内无粪块或钡剂残留。

2）检查中：嘱患者仰卧于检查床上，暴露腹部，注意遮挡患者，保护好患者隐私。有时根据检查需要也可让患者采取侧卧位，仍不能很好显像者可嘱患者走动0.5～1小时后再检查。需要变换体位时应与患者沟通好，在与患者沟通时要尊重患者，态度要和蔼，注意礼貌性语言，使患者配合检查。

3）检查后：继续观察患者有无不适症状，如有不适，及时处理。

4.心血管疾病超声诊断

（1）适用范围

1）先天性心血管结构异常：如房间隔缺损、室间隔缺损、法洛四联症、动脉导管未闭、心内膜垫缺损、大动脉转位、肺静脉畸形引流、先天性瓣叶发育畸形等。

2）心瓣膜病变：如心瓣膜狭窄、关闭不全、瓣叶钙化、脱垂、穿孔、瓣环钙化、赘生物附着、瓣叶发育畸形等。

（2）护理配合

1）检查前

A.评估患者的病史及全身情况，了解患者的配合程度；检查前认真核对患者身份。

B.对行经食管超声心动图检查者，应做好患者的思想工作，打消患者对检查的顾虑和恐惧。术前3~4小时禁食水。检查前需用2%的利多卡因行咽喉部表面麻醉，故要询问患者有无麻醉药物过敏史，检查患者有无义齿，有义齿者嘱其在检查前取下。对有乙肝等传染性疾病的患者，事先通知医生做好食管探头的保护隔离和消毒工作。

C.心绞痛发作频繁者，应陪同患者一同前往检查室，并且常规准备硝酸甘油制剂以防患者在检查时心绞痛发作。对夹层动脉瘤患者，因患者胸痛严重，呼吸急促，可能影响检查，可在检查前使用少量的镇静剂并做好耐心细致的解释，从而使患者更好地配合医生完成检查工作。

D.对于心力衰竭、呼吸困难的危重患者，由护士专门送至检查室，携带氧气袋，保持液体通畅。在冬季特别要注意在搬运患者过程中的保暖，以防感冒，加重患者病情。

2）检查中

A.检查期间应密切观察患者的生命体征，必要时给予心电监护，年龄大和病情严重者给予氧气吸入。

B.经食管超声心动图检查期间，协助患者左侧卧位。在咽喉处喷麻醉剂，以将不适降到最低。必要时使用牙垫以保持开口。

3）检查后

A.经食管超声心动检查后，告知患者可能出现暂时性咽喉痛，嘱患者2小时后方可进食水，鼓励其咳嗽以清除分泌物，同时告知患者检查后24小时内不应开车，并随时报告出血和腹部疼痛等情况。

B.密切监测患者心率、血氧情况，如有不适，立即协助医生及时处理。

5.胸部超声诊断

（1）适用范围　可用于胸腔疾病的诊断，包括前上纵隔的胸腺囊肿、胸腺瘤、畸胎瘤和恶性畸胎瘤、淋巴结结核和恶性淋巴瘤（淋巴肉瘤、霍奇金病）等的诊断和鉴别诊断；肺部的肺气肿、肺不张、肺脓肿以及肺实质性占位病变（肺癌）；胸膜腔积液、脓胸、胸膜肿瘤等病变。

（2）检查胸膜或胸膜腔时，协助患者取卧位或坐位。一般来说，对于活动无障碍的患者，采取坐位检查，患者上身直立背对检查者而坐，身体略前倾；对于病重、体弱及不易活动的患者，则采取仰卧位检查，患者宜将双手置于头上，略向需要检查的对侧方向倾身。另外，亦可采取侧卧及俯卧位进行探查。

6.浅表器官疾病超声诊断

（1）适用范围　主要包括甲状腺、甲状旁腺、乳腺、眼部、睾丸、阴囊、颌面部的疾病以及一些骨骼、四肢肌肉关节、皮下组织筋膜的病变，如血肿、脓肿和肿瘤等。

（2）颈部、甲状腺、腮腺、乳腺等小器官检查时，一般不做特殊准备，但做乳腺扫查时应避免针吸和导管造影，以免局部淤血和造影剂痕迹影响图像分析，如考虑乳腺增生时，可在月经过后3~5天再做检查。

三、介入性超声诊断

介入性超声（interventional ultrasound）作为现代超声医学的一个分支，是1983年在哥本哈根召开的世界介入性超声学术会议上被正式确定的。介入性超声可用于临床诊断和治疗，并发挥了举足轻重的作用。

（一）原理

介入性超声是在超声显像的基础上为进一步满足临床诊断和治疗的需要而发展起来的一门新技术，主要特点是在实施超声的监视或引导下，完成各种穿刺活检、X线造影、抽吸引流、插管、注药治疗等操作，可以避免某些外科手术，达到与外科手术相媲美的效果。

（二）临床应用

1.超声引导下穿刺活检

（1）适应证　原则上，凡是超声检查可显示的病灶或组织、器官，而且临床需要做出组织学病理学诊断的，在可选到安全的穿刺路径并没有穿刺禁忌证的情况下，均可行超声引导下穿刺活检。常见的有：①怀疑恶性肿瘤且未得到组织病理学证实者；②弥漫性肝脏病变，如急慢性肝炎、肝硬化、脂肪肝等需要组织病理学或免疫组化检查者；③怀疑有急慢性肾病需要做组织病理学或免疫组化检查者；④良性肿瘤需要获得组织病理学诊断者。

（2）禁忌证　有严重出血倾向、严重呼吸或循环系统疾病或功能不全、怀疑有血管源性病变或血管畸形、大量腹水、全身状态差、患者不能合作等均为穿刺禁忌证。

（3）护理配合

1）检查前：术前向患者及家属说明穿刺的目的、步骤及意义等，以消除患者紧张心理；指导患者掌握在平静呼吸时做屏气动作，以配合完成穿刺。

2）检查中

A.协助医生取适合穿刺的体位。

B.上腹部肿物穿刺过程中，嘱患者屏气不动，尤其注意避免咳嗽和急剧的呼吸运动。

C.术中严密观察患者的反应，监测血压、脉搏、呼吸、血氧饱和度等，询问患者的感受，安抚患者紧张情绪。

D.术中注意观察吸出液的颜色、量、性质等，如有异常，及时协助医生给予处理。

3）检查后

A.穿刺术后最严重的并发症是出血，因此应严密监测患者生命体征的变化，防止内出血的发生。如有出血，立即遵医嘱给予止血及其他对症治疗。

B.穿刺后嘱患者平卧休息6～8小时，禁食24小时。

C.胸部病变穿刺后如有气胸征象时，应做X线检查、吸氧等，严重气胸者行胸腔闭式引流；胰腺穿刺术后若有腹痛伴发热者，应在术后2小时及次日早晨测定淀粉酶，并注意观察血淀粉酶等情况，预防胰腺炎的发生。

D.穿刺术后常规给予抗感染治疗。

（4）临床评价　超声引导下穿刺活检对恶性肿瘤的诊断准确率较高，并能对多数病变做出确切的组织病理诊断，对临床具有很大的指导意义。

2.腔内超声

腔内超声（intraluminal ultrasound）将专门制作的特殊探头插入体腔，突破了传统经体表超声检查无法逾越的某些限制，到达难以接近的器官或部位，消除了不少盲区和死角。加之使用高频探头扫查，显著提高了图像分辨率，因而能够获得更为全面而精确的诊断信息，将超声诊断推进到新的水平。

3.超声内镜

微型探头与各种纤维内镜组合成的超声内镜，克服了常规超声和内镜各自的缺陷，发挥了各自的优势，使腔镜更具有透视功能，不仅能够达到常规检查看不到或达不到的部位，准确提供肿瘤来源、内部结构、浸润范围、淋巴结转移等诊断信息，而且可准确引导穿刺活检，得到病理学资料，使诊断更为明确。超声内镜配合介入性操作，同样为某些疾病的微创诊断与治疗创造了条件，不但拓宽了外科的应用范围，而且显著提高了手术治疗水平。

（1）经食管超声内镜

1）适用范围：①消化道疾病；②纵隔病变；③十二指肠及壶腹部肿瘤；④胆囊及胆总管良恶性病变；⑤胰腺良恶性病变；⑥肝左叶及肝门部病变。

2）护理配合

A.检查前：患者由于缺乏对超声内镜的了解，易产生紧张、恐惧心理。护士应向患者及家属做耐心的解释，说明检查的目的、意义，介绍操作过程及配合要求，讲解检查后注意事项，消除患者及家属的紧张情绪。评估患者有无心、肺、脑疾病，谨慎排除禁忌证。嘱患者禁食8小时、禁水6小时以上。

B.检查中：协助患者取左侧屈膝卧位，松开衣领和裤带，颈部略向前倾，头下垫一治疗巾以防口水污染诊疗床及患者衣物。护士位于患者头侧，注意保持患者头部位置不动。指导患者缓慢深呼吸，嘱患者勿吞咽口水，以免呛咳，并及时处理呕吐物，防止误吸、窒息。检查过程中应密切观察患者的呼吸等情况。高龄和病情较重者给予氧气吸入，监测动脉血氧饱和度和心率的变化，必要时给予心电监护。同时监测胃肠道反应，保持气道通畅，防止意外发生。

C.检查后：告知患者检查后2小时后可进食，由于咽喉部不适或疼痛，宜进食半流食或软食，避免进食生硬、辛辣等刺激性食物。检查当日避免开车和高空作业、水边作业，以免发生意外。因插镜时对咽喉部刺激，少数患者检查后咽喉部有异物感，嘱患者用生理盐水漱口或口服润喉糖片，减轻咽喉部不适。如出现腹痛、腹壁紧张、呕吐、消化道穿孔、出血、严重感染等并发症，及时报告医生并配合处理。

（2）经阴道超声显像

1）适用范围：①内膜疾病；②子宫肌层疾病；③孕早期胚胎发育的评价；④滋养细胞疾病；⑤宫颈疾病；⑥宫外孕；⑦宫内节育器异常。

2）护理配合：①告知患者在检查前需排空膀胱，使膀胱处于无尿或轻度充盈状态；②协助患者取膀胱截石位，并做好解释工作；③由于探头要放置在阴道内，整个操作过程必须严格遵守无菌要求；④无性生活者、阴道畸形、生殖系统炎症患者不应做经阴道超声检查，故在检查前应注意询问；⑤注意保护患者隐私。

（3）经直肠超声显像

1）适用范围：目前主要用于前列腺、精囊疾病的诊断与鉴别诊断。还可用于尿道疾病、直肠肛管疾病、妇产科疾病、输尿管下段疾病、膀胱疾病的诊断及超声引导下前列腺与精囊穿刺活检、介入治疗，实时监测经尿道腔内手术等。

2）护理配合：①检查前向患者介绍检查过程，以便患者能更好地配合；②检查前嘱患者排空大小便，一般采用检查前晚服用泻药的方法，检查当日晨空腹；③检查时协助患者取左侧卧位，左腿伸直、右腿屈曲。有时也可采取膀胱截石位；④由于直肠本身属于有菌器官，在穿刺前后几天可嘱患者口服抗生素预防感染。

（4）经泌尿道超声内镜

1）适用范围：①泌尿道自身病变；②泌尿道周围组织及器官病变。

2）护理配合

A.检查前：检查前认真询问病史，仔细进行体格检查和必要的化验检查，有时还需辅以必要的特殊检查，以确定检查目的，掌握检查时机。向患者说明操作的目的、意义及操作过程，以便患者建立正确的认识，更好地配合检查。嘱患者检查前洗澡、清洗会阴部，同时排空膀胱。

B.检查中：协助患者取仰卧位，托起双腿，膝关节自然屈曲，腿不能托的太高，否则患者易感不适。检查过程中密切观察患者有无不适。同时注意保护患者隐私。

C.检查后：术后发热是较为严重的并发症，应予高度重视；遵医嘱及时给予抗生素治疗，并密切监测体温的变化。尿道损伤多发生在尿道有梗阻病变的患者，故在检查前必须详细了解病情，防止并发症的发生；术后要注意观察患者有无血尿等情况。

4.介入性超声诊断在各脏器疾病中的应用

（1）肝脏 适用于弥漫性病变的穿刺活检：急慢性肝炎、肝硬化、非均匀性脂肪肝等；局灶性病变：原发性肝癌、肝转移癌、肝硬化结节、血管瘤、肝局灶性结节样增生等。

（2）肾脏 用于肾脏炎性病变，如急慢性肾炎等；肾肿块：肾癌、肾错构瘤等；移植肾活检。

（3）腹膜 用于腹膜结节及增厚大网膜活检。

（4）胸膜、肺、纵隔 用于肺边缘或肺门部活检。

（5）妇产科

1）妇科：超声引导下盆腔肿块穿刺活检、宫腔镜检查、宫腔声学造影等。

2）产科：超声引导下羊膜腔穿刺、脐血管穿刺取血及胎儿取血、绒毛取样等。

（6）小器官及浅表组织 乳腺、甲状腺良恶性病变；浅表淋巴结穿刺活检及细针穿刺细胞学检查；浅表肿物穿刺活检。

（7）前列腺 前列腺癌、前列腺炎、前列腺肉瘤、前列腺增生等。

（刘丽峰）

第三节 各种内镜检查

内镜问世已百余年，经不断研制改进，已由硬式内镜发展成纤维内镜及电子内镜。硬式内镜为金属直管型，缺乏可曲性，检查时患者痛苦较大，且操作时用力不当有引起穿孔的危险，而且应用范围小，体内深部脏器管道不能深入。20世纪50年代后期光导纤维内镜应用于临床，且不断更新换代，使得体内深腔道、细小腔道直视下诊断与治疗成为可能。80年代电子内镜问世，除去对疾病的诊断、治疗外，并具有摄影、录像、放大和处理图像等多种功能，便于临床会诊、教学等。在内镜发展史中，纤维内镜问世是一个里程碑，而电子内镜、超声内镜的出现又开辟了内镜的新纪元。随着科技进步的迅速发展，内镜介导下的诊断与治疗已成为目前临床医学中非常重要的，甚至是必不可少的重要手段之一，极大地推动了临床医学的发展。通过内镜检查，能在直视下观察脏器、内腔的改变，确定病变的位置及范围。并能直接采取细胞和活组织标本进行病理检查而确定病变性质。

临床采用的内镜检查有鼻咽镜、喉镜、支气管镜、食管镜、胃镜、腹腔镜、直肠镜、乙状结肠镜、胸腔镜、纵隔镜、胶囊内镜、十二指肠镜及ERCP、超声内镜等。

一、鼻咽镜检查

（一）一般常用检查法

1.间接鼻咽镜检查

用镜面与镜柄相交成120°角的圆形平面镜，利用额镜之反光从鼻后孔进行检查。此方法常作为临床一般检查用。

2.直接鼻咽镜检查

经间接鼻咽镜检查不易看到的部位或检查有困难者，如小儿、咽部敏感、恶心反应重的患者可进行直接鼻咽镜检查。现在多用一种新型内镜，向上可检查鼻咽部，向下可检查喉部，所以称为鼻咽-喉内镜。此种内镜使用方便、患者痛苦小、检查范围广、成功率高、效果好。

3.纤维鼻咽镜检查

为一细而可弯曲的棒状内腔镜，既可观察鼻咽部，又可检查下咽、喉部及气管上端。包括无吸引和钳孔与有吸引和钳孔两种类型，后者不仅在检查中可抽吸、注药，而且还可以活检或钳取。

（二）适应证及禁忌证

1.适应证

（1）作为鼻咽部常规检查。

（2）诊断鼻咽部疾病，如肿瘤、出血及异物检查等。

（3）取活组织或脱落细胞进行病理诊断。

（4）应用内镜做激光治疗早期鼻咽癌。

2.禁忌证

没有绝对禁忌证，对极度衰弱、恶病质患者，传染性疾病，如肝炎、肺结核等，不宜做该项检查。如病情需要，应严格掌握检查前后消毒操作规程。

（三）检查注意事项

1.检查前

（1）询问患者有无鼻咽镜检查禁忌证，向患者说明检查目的及注意事项，以减轻其心理负担，取得合作。

（2）检查前擤净鼻内分泌物，术前30分钟注射阿托品0.5mg。

（3）如用纤维软管内镜亦可不用术前麻醉药。

（4）用平面反光镜检查，一般无需准备，咽部敏感者可喷2%利多卡因或1%丁卡因做表面麻醉。

（5）直接鼻咽镜检查前，鼻咽应喷麻黄碱液，使黏膜收缩，鼻腔宽大些，便于观看。

2.检查中

配合医生检查、密切观察病情。

3.检查后

（1）活检后嘱患者在检查室休息20～30分钟，严密观察患者鼻咽有无活动性出血。若无活动性出血者可在家属陪同下离开，前鼻孔塞子一般在检查后1小时拔除。

（2）嘱患者不要用力吸涕及擤鼻，检查当日不吃热品，建议进食冷品。遵医嘱酌情用2%～3%麻黄碱滴鼻。

（3）遵医嘱使用止血药、抗感染药。

（4）如发现鼻咽活动性出血应及时报告医生，除根据医嘱做有关止血的处理外，准备好抢救物品，随时准备配合医生行鼻咽填塞或前后鼻孔填塞的抢救工作。

二、喉镜检查

（一）一般常用检查法

1.间接喉镜检查

间接喉镜与间接鼻咽镜一样，是长柄圆形平面反光镜，但直径略大一些。成人可用18～22mm圆形镜，是临床常用的最简便的喉内镜检查法，用于临床常规喉检查。

2.喉动态镜检查

喉动态镜又名喉闪光镜或频闪观测器，用于观察发音时声带活动形态，借以研究发音生理及检查发音障碍与声带振动异常之间的关系。

3.直接喉镜检查

经间接喉镜检查不成功，但根据病史及症状又必须做喉内检查时，可用直接喉镜检查。

4.纤维喉镜检查

与纤维鼻咽镜一样利用透光玻璃纤维的可曲性、纤维光束亮度强和可向任何方向导光等特点制成。可在检查中抽吸、注药、活检或钳取。

（二）适应证及禁忌证

1.适应证

（1）用于临床常规喉镜检查。

（2）诊断喉部疾病，如炎症、水肿、结核、肿瘤、异物等。

（3）对怀疑病变组织可直接取活检，进行病理诊断。

（4）进行喉腔手术。

（5）导入支气管镜或气管插管。

2.禁忌证

无绝对禁忌证，但有严重颈椎病者不宜行此项检查。对有严重全身疾病、体质虚弱或有严重心脏病或高血压，而又必须做此项检查时，需做好抢救准备。

（三）检查注意事项

1.检查前

（1）详细了解患者病史及全身情况，向患者家属解释术中可能出现的意外，征得同意并签字，若因喉部肿瘤引起Ⅱ度呼吸困难者需要做气管切开后方可做检查。检查前向患者说明检查目的、注意事项，消除顾虑，取得合作。

（2）准备氧气、气管切开包及急救药物，检查电子喉镜、电脑成像系统、活检钳是否正常。

（3）检查前6小时禁食，检查前30分钟皮下注射阿托品0.5mg，肌内注射苯巴比妥钠0.1g。

（4）取下活动性义齿。

（5）间接喉镜检查一般无特殊准备，咽部敏感者向口咽、喉咽及喉内喷2%利多卡因或1%丁卡因做黏膜麻醉。

（6）局部麻醉 用鼻咽棉签蘸2%～3%麻黄碱和1%～2%丁卡因插入患者一侧鼻孔，并嘱其将药液吸入鼻咽部，含服胃镜润滑剂3～5mL，做咽部麻醉。

2.检查中

（1）嘱患者仰卧于检查床上，纱布遮盖患者眼睛。

（2）注药麻醉 一般用2%利多卡因每次1mL，在活检孔注入，注药次数视患者而定，反应大者多注射几次，一般2～3次即可，注药时注射器内应加入空气，使声门裂、会厌及肿物表面有麻药覆盖。

（3）酌情注射2%～3%麻黄碱10mL，以减少出血。

（4）用特制钳及涂片刷进行活检和涂片。

3.检查后

（1）检查后2小时内禁食、禁水。

（2）嘱患者勿用力咳嗽，少讲话，说话音量宜小。

（3）做好病情观察，检查后30～60分钟应注意有无出血、呼吸困难、窒息等情况，以便及时处理。

三、支气管镜检查

自20世纪60年代后期纤维支气管镜应用于临床后，基本取代了过去一直沿用的直管硬气管镜。由于纤维支气管镜具有可曲性、管径小、冷光照明视野清晰，患者可在各种体位下接受检查，患者痛苦小、并发症（如喉头水肿、气胸等）少等优点，目前在临床上广泛应用。

（一）适应证及禁忌证

1.适应证

（1）用于气管、支气管、肺部病变的诊断，如不明原因的咯血、痰中带血、哮喘、反复出现刺激性咳嗽或支气管阻塞而致肺气肿、肺不张等。

（2）需查明病变部位范围，并行活组织检查，进行病理诊断。

（3）气管支气管细菌培养及药敏试验。

（4）支气管造影术。

（5）用于治疗 如取异物、吸出分泌物以利引流及向病变的肺叶、肺段、支气管或病理腔内注药等。

2.禁忌证

（1）严重心脏病及高血压。

（2）主动脉瘤。

（3）近期有大咯血史。

（4）患有颈椎疾病，如颈椎结核。

（5）患有活动性肺结核，同时伴有喉结核。

（6）急性上呼吸道炎症。

（7）严重衰弱患者。

（二）检查注意事项

1.检查前

（1）向患者解释并说明注意事项，消除恐惧，取得合作。

（2）检查前4～6小时禁食、禁水。

（3）检查电子镜、电脑成像系统、活检钳是否正常。

（4）有义齿者取下，清洁口腔。

（5）监测患者血压。

（6）检查前30分钟注射阿托品0.5mg，精神过度紧张者可注射镇静药物，如苯巴比妥钠或地西泮；体弱者可静脉推注50%葡萄糖40～60mL，预防低血糖发生；有哮喘病史且肺部尚有哮鸣音应事先吸入β_2-受体激动剂或操作时静滴氨茶碱。

（7）用鼻咽棉签蘸药（先用3%麻黄碱收缩鼻甲血管，然后用2%丁卡因黏膜麻醉）插入一侧鼻孔，并嘱患者将药液吸入鼻咽部，吞服胃镜润滑剂3～5mL。

2.检查中

（1）协助患者仰卧于检查床，安慰患者并教会患者如何配合，纱布遮盖眼睛。

（2）注药麻醉 用2%利多卡因1mL加空气6mL顺序注入以下部位：声门裂、声门下、气管隆嵴、左主支气管、右主支气管，各注一次，有镜前出血或估计肿物易出血的给2%～3%麻黄碱1mL加空气6mL注入。

（3）活检及涂片时认真核对。

3.检查后

（1）检查后2小时内禁食、禁水。

（2）少量咳痰带血属正常现象，无需处理。持续咯血者，给予注射止血剂，嘱患者勿用力咳嗽。

（3）注意口腔清洁，给以漱口液含漱。

（4）有气促、呼吸困难者给予氧气吸入。术中有咳嗽或术后有声音嘶哑、咽部疼痛者，可予以雾化吸入。

（5）注意体温变化，必要时予以抗生素预防肺部感染。

（6）密切观察病情变化，注意有无出血、呼吸困难、皮下气肿或纵隔气肿、气胸等情况，应备胸腔抽吸用物及水封瓶以及气管切开包、氧气等急救物品。检查后30～60分钟无异常方可离开检查室。

四、食管镜检查

食管镜长60cm，可检查食管、贲门及一部分胃。按其结构大体分为两大类：金属硬管食管镜和非金属硬管食管镜（即可曲式导光玻璃纤维食管镜）。

（一）适应证及禁忌证

1.适应证

（1）患者有吞咽困难、胸骨后不适、反流、恶心、呕吐、呕血、体重减轻等症状，而X线不能确诊的食管和贲门部疾病，可了解病变部位范围，必要时取组织做病理检查，明确性质。

（2）估计癌变病灶侵犯程度和切除范围、术式的选择、术后吻合口狭窄和切缘癌残留的复发。

（3）临床用X线征象需要和其他良性疾病鉴别者，如反流性食管炎、平滑肌瘤和贲门失弛缓症等。还可观察食管外伤的程度和部位。

（4）用于治疗，包括食管内钳取异物、食管狭窄和贲门失弛缓症的扩张、食管癌的腔内注药、食管静脉曲张进行硬化剂治疗、经内镜食管静脉曲张静脉结扎、高频电息肉切除、溃疡涂药、激光或微波治疗等。

2.禁忌证

（1）严重心血管病、主动脉瘤、颈椎病、食管穿孔急性期、食管急性腐蚀烧伤、食管静脉曲张等。

（2）肺部疾病、哮喘、呼吸衰竭不能平卧者，重度肺气肿疾患伴有呼吸困难者，急性上呼吸道感染等。

（3）精神失常不能合作者。

（二）检查注意事项

1.检查前

（1）向患者讲解注意事项，消除心理恐惧，取得合作。

（2）食管吞钡者，须待3天后再做此项检查。

（3）检查前6～8小时禁食水，以防检查时呕吐引起吸入性肺炎。

（4）对X线造影检查诊断贲门失弛缓症者，检查前10分钟肌内注射阿托品0.5mg。一般患者可不用。

（5）对精神紧张的患者，在检查前15分钟可肌内注射或静脉注射地西泮5～10mg或肌内注射苯巴比妥100mg。一般患者可不用。

（6）取下活动义齿，清洁口腔，口含胃镜润滑剂3～5mL缓慢吞下，做咽部麻醉。

（7）体弱患者可静脉注射50%葡萄糖液40～60mL。

（8）检查食管镜、电脑成像系统及活检钳是否正常。备好活检瓶、玻片及固定液等。

2.检查中

（1）取左侧卧位，枕头高低以患者鼻部与中线水平一致，头稍向前，不能后仰，置牙垫，下颌下放一弯盘。

（2）进镜过程中，嘱患者咬紧牙垫，以防损坏电子镜。

（3）取组织过程中认真核对并认真填写。

3.检查后

（1）检查后禁食水2小时，以后可根据患者情况进流质或半流质饮食。

（2）术后1～2天内咽喉部可有轻微疼痛，可用盐水含漱。

（3）加强口腔清洁。

（4）注意观察病情，如体温、脉搏、血压的变化，有无呕血、便血、上腹部剧烈疼痛等情况。

（5）食管异物患者，若异物掉入胃内，应嘱患者观察5天内大便有无异物排出，但切忌服用泻药。

（6）观察患者有无胸痛等症状，如可疑有食管穿孔，及时通知医师处理。

五、纵隔镜检查

纵隔镜是在喉镜及硬管支气管镜和硬管食管镜等内镜基础上发展起来的专门用于纵隔检查的内镜。纵隔镜检查在很大程度上取代了过去因纵隔肿物诊断不明而进行的开胸活检术，而且纵隔镜可与纤维支气管镜和胸腔镜互补，在诊断纵隔肿物中发挥着重要的作用。

（一）适应证及禁忌证

1.适应证

（1）观察肺癌纵隔淋巴结转移情况，决定肺癌的分期和手术适应证。

（2）为气管周围肿物的性质做诊断和鉴别诊断。

（3）气管周围病变的切除。

2.禁忌证

（1）严重贫血或凝血机制不全。

（2）主动脉瘤特别是主动脉弓的动脉瘤。

（3）严重的上腔静脉压迫综合征。

（4）严重的呼吸功能或心功能不全。

（二）检查注意事项

1.检查前

（1）术前了解详细的病史、进行相关体格检查和辅助检查，做好术前危险性评估。

（2）向患者做好解释工作，消除顾虑及恐惧心理。

（3）术前一天胸部备皮。

（4）检查当日禁食水。

（5）术前肌内注射阿托品以减少分泌物的产生，肌内注射苯巴比妥或地西泮以镇静。因检查需时不多，可不留置尿管。

2.检查中

配合医生检查，密切观察病情。

3.检查后

（1）观察有无胸闷、憋气、呼吸困难等不适感。

（2）密切观察体温、脉搏及血压变化，如发生心率加快、血压下降、面色苍白、出虚汗等，应考虑出血，立即报告医师并做好急救准备。

（3）应用抗生素预防感染。

（4）适度活动，循序渐进的锻炼，切忌过急、过猛，以免发生出血等并发症。

六、胸腔镜检查

胸腔镜是在胸壁开1~3个1.5cm的小孔，将胸腔镜置入，直视下对肺、食管、胸膜等胸腔脏器进行检查及治疗。由于其创伤小、疼痛轻、并发症少、对肺功能影响小等优点，逐渐成为胸外科手术的发展方向。

（一）适应证及禁忌证

1.适应证

（1）胸膜疾患　胸膜积水、胸膜炎、自发性气胸、血胸、脓胸、乳糜胸、胸膜肿瘤所致胸腔积液等。

（2）肺脏疾患　肺实质病变组织切片检查、单一或多发性肺结节组织取材检查、肺癌及淋巴结分期。

（3）纵隔肿瘤组织取材检查。

（4）胸外伤确切诊断。

（5）其他胸腔内探查及组织取材检查。

（6）用于血胸探查及清除、胸膜粘连术、肺叶切除术、胸腺切除、手汗症、胸腔异物取出、肋间神经切断、交感神经链部分切除、胸导管结扎、膈肌疝气修补术等。

2.禁忌证

（1）胸膜或心包膜严重粘连。

（2）肿瘤体积过大（直径大于5cm）。

（3）重度呼吸功能不足，无法接受全身麻醉。

（4）严重胸部外伤、血压不稳定患者。

（5）心肌梗死急性发作期患者。

（二）检查注意事项

1.检查前

（1）向患者做好解释工作，消除顾虑及恐惧心理。

（2）术前需进行凝血时间、血常规、CT、B超以及肺功能检查。

（3）术前一天胸部备皮。

（4）因胸腔镜术中若遇不能用胸腔镜处理的病变或并发症时，需要及时中转开胸手术，所以术前还应准备好开胸手术器械，以备急用。

2.检查中

配合医生检查，密切观察病情。

3.检查后

（1）观察有无胸闷、憋气、呼吸困难等不适感。

（2）密切观察体温、脉搏及血压变化，如发生心率快、血压下降、面色苍白、出虚汗等，应考虑出血，立即报告医师并做好急救准备。

（3）应用抗生素预防感染，注意输液速度。

（4）适度活动，循序渐进地锻炼，切忌过急、过猛，以免发生出血等并发症。

七、胃镜检查

胃镜检查是临床应用较为普遍的内镜检查，因其不仅能检查胃部病变，而且能检查食管、胃及部分十二指肠病变。它的发展经历了金属直管胃镜、可曲式胃镜、纤维胃镜、电子胃镜4个阶段。

（一）适应证及禁忌证

1.适应证

（1）凡有上消化道症状经各项检查（包括X线检查）未能确诊者。

（2）原因不明的上消化道出血患者。

（3）不明原因的消瘦、贫血。

（4）已确诊的上消化道病变，需随访复查或进行治疗者。

（5）上消化道手术后仍有症状需确诊者。

（6）治疗性内镜包括食管、胃内异物夹取、息肉切除、电凝止血及导入激光治疗贲门和食管恶性肿瘤等。

2.禁忌证

（1）严重的心肺疾患或极度衰竭不能耐受检查者。

（2）精神病或严重智力障碍不能合作者。

（3）怀疑有胃穿孔或腐蚀性食管炎、胃炎的急性期。

（4）严重脊柱成角畸形或纵隔疾患，如胸主动脉瘤等。

（5）严重高血压患者。

（二）检查注意事项

1.检查前

（1）了解患者病史及全身情况，向患者及家属说明检查目的及可能发生的意外，征得同意并签字，向患者讲解注意事项，消除心理恐惧，取得合作。

（2）食管吞钡者，须待3天后再做此项检查。

（3）检查前6～8小时禁食水，以防检查时呕吐引起吸入性肺炎。检查前日晚进无刺激性、易消化、清淡饮食。有胃潴留者应于术前日晚进流质，必要时洗胃。

（4）对X线造影检查诊断贲门失弛缓症者，检查前10分钟肌内注射阿托品0.5mg。一般患者可不用。

（5）对精神紧张的患者，在检查前15分钟可肌内注射或静脉注射地西泮5～10mg或肌内注射苯巴比妥100mg。一般患者可不用。

（6）取下活动义齿，清洁口腔，口含胃镜润滑剂3～5mL缓慢吞下，做咽部麻醉。

（7）体弱患者可静脉注射50%葡萄糖液40～60mL。

（8）检查食管镜、电脑成像系统及活检钳是否正常。备好活检瓶、玻片及固定液等。

2.检查中

（1）取左侧卧位，枕头高低以患者鼻部与中线水平一致，头稍向前，不能后仰，置牙垫，下颌下放一弯盘。

（2）进镜过程中，嘱患者咬紧牙垫，以防损坏电子镜。

（3）取组织过程中认真核对并填写。

3.检查后

（1）检查后禁食水2小时，以后可根据患者情况进流质或半流质饮食，行咬检者应进流质饮食，以免粗糙食物损伤创面而出血。

（2）术后1～2天内咽喉部可有轻微疼痛，可用盐水含漱。

（3）加强口腔清洁。

（4）注意观察病情如体温、脉搏、血压的变化，有无呕血、便血、上腹部剧烈疼痛等情况。

（5）观察患者有无胸痛等症状，及时通知医师处理。

八、十二指肠镜及胰胆管造影

纤维和电子十二指肠镜分为直视、侧视型，现多为侧视型。1968年Mccum等用Eder公司生产的十二指肠纤维镜试行十二指肠降部乳头口的导管插入胰腺造影，成功率为50%，紧接着1969年日本迅速开展并完善了该技术。自1973年首例内镜胰胆管造影（Endoscopic Retrograde Cholangio Pancreatography，ERCP）在我国应用以来，经过广大内镜工作者的不懈努力，ERCP的成功率从20世纪70年代的84.0%提高到90年代的96.1%，已逐步接近国际先进水平，成为胰

胆疾病的重要诊断方法之一。随着操作技术的不断改进、内镜及其附属器械的迅速发展，治疗性ERCP于80年代初在我国也得到开展及应用，并逐步成为某些胰胆疾病的重要治疗手段，使原来需要外科手术的某些胰胆疾病避免了手术的痛苦，并取得了满意的疗效，从而开创了我国胰胆疾病治疗的新格局。

（一）适应证及禁忌证

1.适应证

（1）临床怀疑胰腺癌者。

（2）慢性胰腺炎或复发性胰腺炎的缓解期。

（3）梗阻性黄疸鉴别肝内、外梗阻困难者，或需要确定梗阻具体部位者。

（4）怀疑胆结石而常规胆管检查不能确诊者。

（5）肝胆管肿瘤及囊肿。

（6）胆管或胆囊手术后症状反复而常规检查不能确诊者。

（7）上腹部肿块疑为胰、胆疾病者。

（8）胰腺囊肿在做好了术前准备情况下，为了确诊，可作为适应证。糖尿病常可由慢性胰腺炎、胰腺癌并发，有时亦可行ERCP。

2.禁忌证

（1）消化道梗阻者。

（2）碘过敏者。

（3）急性胰腺炎及慢性胰腺炎急性发作时。

（4）胆道感染伴发热者（需做引流者除外）。

（5）上消化道内镜检查禁忌者。

（6）有心功能不全、急性心肌梗死、呼吸功能不全者。

（二）检查注意事项

1.检查前

（1）常规询问病史，了解既往史，查看各项检查单结果，了解有无禁忌证，向患者解释检查过程，以消除患者恐惧心理，减轻心理负担，使者更好配合医生进行内镜下操作。

（2）检查前6～8小时禁食水，以防检查时呕吐引起吸入性肺炎。检查前日晚进无刺激性、易消化、清淡饮食。有胃潴留者应于术前日晚进流质，必要时洗胃。

（3）对精神紧张的患者，在检查前15分钟，可肌内注射或静脉注射地西泮5～10mg或肌内注射苯巴比妥100mg。一般患者可不用。

（4）取下活动义齿，清洁口腔。

2.检查中

（1）护士协助患者左侧卧于检查床上，患者头部稍垫高，肩背部臀部用松软棉垫妥善固定，注意保暖。

（2）指导患者在检查术操作过程中有严重不适时如何用手势通知医生护士的方法。

（3）喷雾麻醉成功后，协助医生安放好牙垫，嘱患者咬住牙垫，并做深呼吸，在十二指肠镜顶端到达会厌部时，嘱患者做吞咽动作并轻轻抚慰患者头部，轻叩其背部，以减轻插入刺激带来的不适，在进入食管后也可协助患者慢慢转为平卧位，但头部仍要保持左侧位并及时清除患者口腔呼吸道内分泌物，防止分泌物阻塞呼吸道。

（4）密切注意患者面部表情变化及其呼吸、血压、脉搏情况，如有不良征象及时通知医生，改变或减轻操作力度，如患者出现血压下降、呼吸困难、口唇发绀时，需通知医生立即停止操作，进行必要的处理治疗。

3.检查后

（1）嘱患者保持侧卧位，并咳出口腔呼吸道内分泌物，协助患者用温水漱口，防止分泌物阻塞呼吸道或因麻醉药物及纤维镜插入时对食道黏膜损伤，导致水肿而发生窒息。

（2）嘱患者取半卧位或坐位15～30分钟后再下床，其间可给予少量冷开水或冷糖水饮用，可有效预防检查术对消化道刺激引起的不良反应及有利于因检查而导致消化道黏膜水肿的消退。

（3）观察术后有无恶心、疼痛、心悸等不良症状出现及症状的程度，如症状较轻可嘱患者休息及给予心理安慰，短时间可自行消失；如症状较重需报告医生进行处理，防止十二指肠镜检查术后大出血的危险。

（4）术后可进食少量冷流质饮食，6小时后可进半流质饮食，24小时后可进食软食，禁饮酒，避免进食刺激性、不易消化食物及对胃肠道黏膜有害的药物。

（5）ERCP后遵医嘱常规用抗生素2～3天，或造影剂内加入庆大霉素；术后注意腹痛、发热，检查血清淀粉酶和白细胞计数；ERCP后一旦由于胆道高压引起感染，应立即行减压治疗、鼻胆引流、手术等。

九、超声内镜检查法

超声内镜检查法（Endoscopic Ultrasonography，EUS）是近年来发展起来的诊断新技术，它将内镜直视诊断和超声诊断技术结合为一体。检查时，将超声探头置于距离病变最近的部位，排除骨骼、脂肪组织和充气部位等阻碍，可消灭或缩短超声源和成像器官间的距离，内镜指示引导超声扫描部位，以获得对可疑病变部位的清晰声波成像。目前的临床资料已证实EUS技术对食管、胃、肠、胰、胆道系统包括肝左叶占位病变的定位、定性诊断，特别是对早期肿瘤的诊断，其精确度高于CT和磁共振成像（MRI）等非创伤性检查法。

支气管内超声（Endobronchial Ultrasound，EBUS）是一种创新技术，它使内镜的视野延伸至气管壁外，使气管、支气管周围组织活检可经内镜下完成。目前支气管前段超声探头有放射状探头和线性超声探头两种。线性超声探头行支气管内镜超声引导下经支气管活检（Endobronchial Ultrasound Guided Transbronchial Needle Aspiration，EBUS-TBNA）在纵隔疾病诊断中起决定性作用。

超声内镜及支气管内超声适应证主要针对消化道早期病变、黏膜下病变及不明原因纵隔占位，非小细胞肺癌（NSCLC）的纵隔淋巴结分期，纵隔其他良恶性疾病诊断。另外，可用于镜下穿刺技术，获取病变组织标本，以明确诊断。禁忌证及术后注意事项与胃镜、肠镜、气管镜基本相同。

十、腹腔镜检查

腹腔镜检查是在腹壁开一小口将腹腔镜插入腹腔，直视下对肝、脾、腹膜、腹腔及盆腔脏器等进行相关检查及部分治疗。

（一）适应证及禁忌证

1.适应证

（1）肝胆疾病如各类肝炎、肝硬化、胆囊炎、肝癌等疑难病例，临床不能确诊者。

（2）不明原因的腹水需鉴别诊断者。

（3）腹腔肿块性质的鉴别、部位的确定、观察有无转移、能否施行手术切除。

（4）结核性腹膜炎、疑难病例的确诊（有广泛粘连者则属禁忌）。

（5）卵巢及输卵管疑难病例的鉴别诊断。

2.禁忌证

急性腹部炎症、严重心肺功能不全、膈疝、有明显出血倾向、腹壁广泛粘连、全身状态衰竭。

（二）检查注意事项

1.检查前

（1）向患者做好解释工作，消除顾虑及恐惧心理。

（2）术前需检查凝血时间、血小板计数、凝血酶原时间以及肝功能。

（3）术前一天腹部备皮。

（4）检查当日禁食水。

（5）检查前30分钟肌内注射苯巴比妥钠或地西泮和哌替啶。

（6）检查前需排空小便。

2.检查中

配合医生检查，密切观察病情。

3.检查后

（1）术后24小时内严格卧床休息，4小时后可进食清淡饮食。

（2）观察有无腹胀、腹痛等不适感。

（3）密切观察体温、脉搏及血压变化，如发生心率加快、血压下降、面色苍白、出虚汗等，应考虑出血，立即报告医师并做好急救准备。

（4）应用抗生素预防感染。

十一、纤维结肠镜检查

纤维结肠镜具有可曲性，不仅可观察直肠、乙状结肠并能深入到横结肠、升结肠直至回盲部。因此对下消化道疾病如大肠肿瘤的诊断和治疗方面取得卓越成效，解决了很多疑难问题。

（一）适应证及禁忌证

1.适应证

（1）凡通过普通乙状结肠镜检查未达到目的者，均可应用此种方法进一步检查。

（2）乙状结肠以上部位病变进行检查协助诊断，如下腹部肿块、慢性腹泻、进行性便秘、贫血、消瘦、下消化道出血及结肠癌，需进一步了解病变部位和范围或咬取活体组织进行病理检查等。

（3）息肉切除或结肠内注入药物等治疗。

2.禁忌证

（1）妊娠期及月经期。

（2）腹膜炎、急性重症肠炎、急性肠道传染病、腹腔广泛粘连、盆腔炎及做过盆腔手术者。

（3）晚期肿瘤伴盆腔转移或腹水者。

（4）患有严重心血管疾病者。

（二）检查注意事项

1.检查前

（1）详细审查资料，询问有无禁忌证，向患者及家属交代检查意义及可能发生的意外，征得同意并签字，向患者说明检查目的、注意事项以取得合作。

（2）肠道准备是此项检查的关键，检查前3天即应进少渣饮食，检查前日晚应禁食或进无渣流质，睡前服导泻药，并应大量饮水，直至排出清水为止。

（3）检查前注射地西泮等镇静药及阿托品0.5mg，抑制肠蠕动及痉挛性收缩。

（4）取左侧卧位，双腿弯曲，注意保护患者隐私。

2.检查中

（1）护理人员应给予关心和安慰，教会患者放松的方法，以便更好地配合检查。

（2）协助医生进镜。润滑肠镜，右手食指贴紧肠镜末端进入肛门，沿着肠腔缓慢进镜，注意结肠的解剖位置，当进镜不顺利时，不要盲目强力进镜。一般到达脾、肝曲位置，嘱患者深呼吸，改平卧；另一人按压患者左下腹，使结肠固定、伸直，便于插入，插至回盲瓣为止，然后缓慢退镜，边退边观察肠腔黏膜有无病灶，并询问患者有无腹胀，以便适当抽气。

（3）检查过程中密切观察病情，如有无头晕、大汗淋漓等症状出现。若出现高度肠痉挛或肿物堵塞肠腔无法进镜，应停止进镜，退到肿物处取组织活检和细胞涂片。

（4）取标本时应用特制镊子取一块滤纸片贴近活检钳端，纸片粘贴组织后，放入盛有10%甲醛溶液的小瓶中。涂片时动作要轻，勿来回用力压擦或用镊子钳夹组织，以免挤压变形，影响诊断。

3.检查后

（1）注意观察血压、脉搏及大便情况，特别是行咬检患者，观察有无腹胀、腹痛、出血，大便颜色等。

（2）无特殊情况，检查后2天可进少渣半流质饮食。

十二、直肠、乙状结肠镜检查

普通直肠镜及乙状结肠镜均为金属制硬管型，因其用物简单、操作简便、检查时患者痛苦较小，故目前临床仍广泛应用，适用于直肠以上至乙状结肠部位病变检查。

（一）适应证及禁忌证

1.适应证

（1）明显便血、黑便、排脓或黏液。

（2）超过10天以上不见好转的腹泻或多次复发性腹泻。

（3）肛管和直肠内肿块和息肉。

（4）长时间胃肠习惯改变，无法解释的慢性贫血或长期发热，肛门、会阴、下腹或腰部无原因的长期疼痛。

（5）直肠和结肠疾病做细菌培养或活组织检查。

（6）肛门直肠手术术前检查。

（7）观察直肠和乙状结肠疾病的发展和好转。

（8）防癌检查，通过结肠造口检查结肠。

2.禁忌证

（1）直肠和结肠内有梗阻。

（2）肠内异物尚未取出。

（3）精神病或不合作。

（二）检查注意事项

1.检查前

（1）向患者说明检查目的，消除顾虑，取得合作。

（2）直肠镜检查，如患者每日均有大便，则无需特殊准备；如多日无大便，可于检查前灌肠一次，排空大便。

（3）乙状结肠镜检查应于检查前2天给予泻药或于检查前2小时做清洁灌肠。

2.检查中

（1）护理人员应给予关心和安慰，教会患者放松的方法，以便更好地配合检查。

（2）协助医生进镜。润滑肠镜，沿着肠腔缓慢进镜，注意结肠的解剖位置，当进镜不顺利时，不要盲目强力进镜。

（3）检查过程中密切观察病情，如有无头晕、大汗淋漓等症状出现。

3.检查后

（1）嘱患者卧床休息。

（2）注意观察面色、脉搏情况，有无并发症，如出血、穿孔等。

十三、胶囊内镜检查

胶囊内镜外观看起来与普通胶囊一样，体积略大，使用胶囊内镜时用水送服。受检者通过口服内置摄像与信号传输装置的智能胶囊，借助消化道蠕动使之在消化道内运动并拍摄图像，医生利用体外的图像记录仪和影像工作站，了解受检者的整个消化道情况，从而对其病情做出诊断。胶囊内镜具有检查方便、无创伤、无导线、无痛苦、无交叉感染、不影响患者的正常工作等优点，扩展了消化道检查的视野，克服了传统的插入式内镜所具有的耐受性差、不适用于年老体弱和病情危重患者等缺陷，可作为消化道疾病尤其是小肠疾病诊断的首选方法。

（一）适应证及禁忌证

1.适应证

（1）不明原因的消化道出血，经上下消化道内镜检

查无阳性发现者，其他检查提示的小肠影像学异常者。

（2）各种炎症性肠病，但不含肠梗阻及肠狭窄者。无法解释的腹痛、腹泻者。

（3）小肠肿瘤（良性、恶性及类癌等）。

（4）不明原因的缺铁性贫血。

2.禁忌证

（1）经检查证实有消化道畸形、胃肠道梗阻、消化道穿孔、狭窄或瘘管、严重动力障碍（未经治疗的贲门失弛缓症和胃瘫）、有严重吞咽困难者。

（2）各种急性肠炎、严重的缺血性疾病及放射性结肠炎，如细菌性疾病活动期、溃疡性结肠炎急性期，尤其暴发型者。

（3）体内植入心脏起搏器或其他电子仪器者。

（4）18岁以下、70岁以上患者以及精神病患者。

（二）检查注意事项

1.检查前

（1）向患者说明检查目的、注意事项，以取得合作。

（2）进行胶囊内镜检查前一天，进食易消化的食物，如半流质，检查前12小时禁食。

（3）毛发较多时需备皮，小肠胶囊内镜检查备皮的部位为腹部、季肋部至耻骨之间；食管胶囊内镜检查备皮的部位为前胸部。吞咽胶囊前就将天线贴于患者腹部皮肤，系好记录仪的皮带。

（4）在小肠胶囊内镜检查前4小时按医嘱进行肠道准备（也可不进行，视患者病情而定），而食管胶囊内镜检查则不必进行肠道准备。

（5）检查前2小时不要服用任何其他药物。

（6）检查当日应身着宽松舒适衣服。

2.检查中

检查中避免强磁场环境（如MRI），避免身体大幅度运动。

3.检查后

（1）吞服胶囊后至少2小时禁食水，2小时后受检者可饮水，4小时后受检者可进流食，完成检查后，受检者可恢复正常饮食。

（2）胶囊排出前切勿接近强电磁区域。

（3）密切注意核查大便情况，确保胶囊排出，并记录排出时间。

（4）检查后出现原因不明的腹痛、呕吐或其他梗阻症状，立即联系医师。

（5）在不能确定胶囊是否排出体外时，必须避免进行MRI检查，以防胶囊嵌顿造成肠道或腹腔严重的伤害。

（何浩）

第四节　实验室检查

一、静脉血标本采集

1.患者准备

标本采集前患者避免剧烈运动、饱食、情绪激动，处于静息状态；冬季患者从室外进到室内后，应待体温恒定后采集标本；采集时患者最好处于卧位或坐位。出凝血检验、生化检验和免疫学检验标本采集时，患者应空腹8小时以上。

2.采集部位

凡位于体表的浅静脉均可作为采血部位，通常采用肘窝静脉、肘正中静脉、前臂内侧静脉，当手臂静脉不明显时，可采用手背部、手腕部和外踝部静脉。幼儿可采用颈外静脉、大隐静脉。必要时可从股静脉及锁骨下静脉等处采血。

3.采集方法

护士评估患者血管情况，明确收集血标本种类，向患者解释留取的目的及配合方法，如需要应询问是否空腹，六步洗手法洗手，戴手套，常规消毒，使用安全型采血针、静脉采血针或注射器取血，根据检查目的不同将标本置于不同试管中。

4.注意事项

（1）核对好姓名和检验项目，明确标本要求。

（2）采血时一人一针，注射器和采血管必须干燥。

（3）含有抗凝剂的试管采血后立即上下颠倒混匀，5～10次，不可用力震荡。

（4）抽血时应避免产生大量气泡。

（5）采血时如使用注射器只能外抽而不能内推，以免注入空气形成空气栓塞，造成严重后果，为避免溶血，抽血完毕后应先拔下针头，然后将血液沿管壁徐徐注入采血管。

（6）止血带结扎时间不宜超过1分钟，以免淤血和血液浓缩。

（7）不在输液侧手臂和乳腺术后患肢抽血，不宜通过留置的中心静脉导管取血。

（9）当取血不顺利时，切忌在同一处反复穿刺，易导致标本溶血或有小凝块，影响检测结果。

5.采血管及检验项目

真空采血管分别为有刻度的红、紫、蓝、黑、绿等不同颜色管帽的试管。采血量按试管所标要求。

红帽管：采血管内置有分离胶和促凝剂。用于血糖、血脂、肝功、肾功等生化项目和甲肝、乙肝、丙肝、幽门螺杆菌等免疫项目的检测。

紫帽管：采血管内含有乙二胺四乙酸二钾盐（EDTA-2K）。用于血常规、糖化血红蛋白等的检测和血型分析等。

蓝帽管：采血管内含有3.8%柠檬酸钠。用于血凝、D-二聚体检测。

黑帽管：采血管内含有3.8%柠檬酸钠。用于血沉检测。

绿帽管：采血管内添加有肝素。用于血流变的检测。

6.采血管的应用顺序

同时采集多项血液标本时，推荐的采血顺序如下。

（1）血培养管（详见血培养标本采集）。

（2）无添加剂管。

（3）凝血试验管。

（4）有添加剂管。

7.标本的运输与保存

急症血液标本采集后应立即送检，常规血液标本采集后2小时内送检，不能立即送检的标本应在4℃～8℃低温冷藏，但低温保存不要超过4小时。

二、血培养标本采集

1.患者准备

患者做血培养相关检验之前最好不要使用任何抗生素。患者如果已使用抗生素，应向医生说明，并在检验申请单上注明。

2.采集部位

同静脉血标本采集部位。

3.采集方法

（1）培养瓶消毒程序　用75%乙醇消毒血培养瓶橡皮塞子，乙醇作用60秒，在血液注入血培养瓶之前，用无菌纱布或棉签清除橡皮塞子表面剩余的乙醇，然后注入血液。

（2）严格无菌操作，抽取标本后，不要换针头，直接注入血培养瓶中，轻轻颠倒混匀，以防血液凝固。

（3）标本采集后，先注入厌氧瓶中，后注入需氧瓶中。

（4）标本采集量　采血量按血培养瓶所标要求。通常成人8～10mL/瓶，儿童3～5mL/瓶，婴幼儿1～2mL/瓶。

4.注意事项

（1）采集全过程中严格执行无菌操作。

（2）一般应在抗生素治疗前、发热初期或高峰时抽血。除在发热期采血外，还应多次抽血（24小时内3~4次）和适当增加抽血量。

（3）可疑为急性原发性菌血症、真菌血症、脑膜炎、骨髓炎、关节炎或肺炎的患者，应在不同部位采集2~3份血培养。

（4）不明原因发热，如隐性脓肿、伤寒热和波浪热，先采集2~3份血标本，24~36小时后估计体温升高之前，再采集2份以上。

（5）可疑为细菌性心内膜炎，1~2小时内多部位采集3份血标本，如24小时阴性，再采取3份以上的血标本。

（6）血培养瓶短期内置于室温不影响细菌检出，不要冷藏，如果血培养瓶在送往实验室培养或自动化仪器检测之前不得已需放置一段时间，应置于35℃~37℃孵箱中，可存放24小时。

（7）实验室收到血培养瓶后立即肉眼观察微生物的生长情况。

5.所用采集容器

血培养瓶。

6.相关检验项目

血培养、细菌培养+药敏。

7.标本的运输和保存

（1）标本采集后血培养瓶应立即以指定运输工具运送到临床微生物室。

（2）标本应在1小时内运输到临床微生物室，运送过程中必须保证其安全，防止溢出，避免细菌污染。

（3）包括厌氧菌培养的临床检验标本，运送时间与原始的标本量有关，标本量少应加快运送，应在15~30分钟内送达。

三、动脉血标本采集

1.目的

抽取动脉血标本，主要用做血气分析。

2.适用范围

适用于血气分析所需血液标本的采集。

3.操作步骤

（1）查对检验申请单、受检者姓名及是否已按医嘱准备，向受检者解释操作目的，以取得合作。

（2）采血时用动脉采血针或预充肝素注射器。

（3）选择血管，常用股动脉、肱动脉或桡动脉。

（4）用复合碘棉签消毒穿刺部位。

（5）选择动脉搏动最强处穿刺。

（6）穿刺 旋紧持针器上的针头，摘掉穿刺针上的保护套，试穿刺针是否通畅；进行动脉穿刺，穿刺成功后，采集动脉血1~2mL，用棉签压住进针处，拔出针头，嘱采血对象按压5~10分钟，凝血功能障碍者穿刺后应延长按压时间。

（7）抽出后立即用一橡皮头封闭针头，隔绝空气，将注射器反复旋转搓动达抗凝要求后立即送检。

4.注意事项

（1）洗澡、运动后，应休息30分钟再采血。

（2）严格无菌操作，消毒直径不小于5cm，防止感染。

（3）采血中注意隔绝空气，空气中的氧分压高于动脉血，二氧化碳分压低于动脉血，从而使血液中氧分压及二氧化碳分压都改变而无测定价值。

（4）不得多次反复穿刺，防止形成血肿。

（5）立即送检，血液不得放置过久，否则血细胞继续新陈代谢，影响检测结果。标本送检时在化验单上注明患者的体温、吸氧浓度等。

5.标本运输及实验前存放

（1）立即送检。

（2）如不能及时送检，应放入冰水中保存（勿用冰块，以防细胞破坏溶血）。

四、尿标本采集

1.标本类型

晨尿、随机尿、24小时尿。

2.采集目的

（1）尿常规标本 用于检查尿液的颜色、透明度，测定比重，检查有无细胞和管型，并做尿蛋白和尿糖定性检测等。

（2）尿培养标本 用于细菌培养或细菌敏感试验，以了解病情，协助临床诊断和治疗。

（3）12小时或24小时尿标本 用于各种尿生化检查或尿浓缩查结核杆菌等检查。

3.采集部位及容器

（1）采集部位 尿道口或无菌导尿管。

（2）采集容器 尿液采集管，无菌尿管。

4.患者准备

（1）患者留取标本前24小时注意控制维生素C等药物的摄入，避免干扰尿糖的检测，控制深色食物的摄入，避免干扰尿胆红素的检测。

（2）医护人员告知患者留取标本的时间、留取的量；在留取标本的专用容器上标注患者信息。

（3）留取标本前嘱患者用肥皂洗手、清洁尿道口及周围皮肤；女性患者留取标本时避免月经、阴道分泌物的混入，男性患者避免包皮垢、粪便的混入。婴儿的尿标本不能从尿布或便池内采集。防止清洁剂、粉剂、油类及有色物质等污染尿液。

（4）尿液标本采集前，应避免跑步、骑自行车、爬楼等剧烈运动，如有上述情况，要求患者休息15分钟后进行采集。

5.采集方法

尿常规和尿生化检查常用晨尿或随机尿，多采用自然排尿法，清洁外生殖器、尿道口及周围皮肤，用干净、干燥容器留取中段尿。对自然排尿困难者，可在无菌操作下用导尿法或膀胱穿刺法采集尿液，并注入尿常规管，尽快送检。

对于24小时尿蛋白定量检测，要求记录24小时内总尿量并告知实验室，混匀24小时尿后，从中取5~8mL到尿管尽快送检。

尿培养检查常采用清洁中段尿采集法或尿管尿液采集法留取标本。

6.注意事项

（1）尿标本采集要求5~8mL。

（2）标本采集前做好外尿道口的清洁。

（3）静脉滴注大剂量青霉素、维生素C时可影响尿蛋白、尿糖及尿隐血结果，应尽量避免。

（4）不能从尿布或便池中采集尿液标本。

（5）住院患者常采集清晨起床后的第一次尿，门诊和急诊的患者可采集随机尿，易受食物、体位、活动等的影响。

（6）尿液原则上以不用防腐剂为好，如不能及时送检应加入适量的防腐剂，根据不同的检验目的加用合适的防腐剂，例如加40%甲醛一滴于尿液30mL中，适用于细胞及管型等有形成分的检查；甲苯5~20mL/L尿液适用于尿糖和尿蛋白等化学成分的定性或定量检查。

（7）留取24小时尿时不要有尿遗漏。

（8）选择在抗生素应用前留取尿培养标本。

7.相关检验项目

尿常规、尿沉渣定量检查、24小时尿蛋白定量、尿肌酐、尿培养等。

8.标本的运输与保存

标本采集后应立即送检，不能立即送检的标本应在4℃~8℃冷藏，但低温保存不要超过4小时。如遇特殊情况，加入适量的甲醛防腐保存，可稳定3~7天。

五、便标本采集

1.标本类型

常规标本、培养标本、隐血标本、寄生虫或虫卵标本。

2.采集目的

（1）常规标本 用于检查粪便的性状、颜色、细胞等。

（2）培养标本 用于检查粪便中的致病菌。

（3）隐血标本 用于检查粪便内肉眼不能查见的微量血液。

（4）寄生虫或虫卵标本 用于检查粪便中的寄生虫、幼虫以及虫卵计数检查。

3.采集部位及容器

（1）采集部位 外观无异常粪便应从浅、深处粪便多处取材；外观异常粪便尽可能采集有脓血、黏液等异常部分；无粪便排出者可行直肠指诊拭取标本。

（2）采集容器 便盒、无菌便盒。

4.患者准备

（1）如需检测潜血，患者在检测前3天禁食动物血、肉和绿色蔬菜、避免服用铁剂、中药、维生素C等药物，以避免出现假阳性。

（2）如做便培养，患者要保护标本不被杂物、蚊虫、药物及生活用品污染，在留取标本前不使用抗生素，自然排便后要采集有脓血、黏液等有代表性的样本。

5.采集方法

一般便常规检查用粪便容器里的小勺，采集手指大小（3~5g）新鲜粪便或约2mL稀便，然后放入干燥、清洁、无吸水性的有盖容器内立即送检。

便培养检查可采用自然排便采集法或直肠拭子法采集标本，盛于无菌容器内，或置于转运培养基中送检。

6.注意事项

（1）避免标本被尿液、手纸、消毒剂等其他异物污染。

（2）灌肠或服用油类泻剂的粪便因过稀或混有油滴而不宜作为检查标本。

（3）标本要采集新鲜粪便，陈旧标本影响阳性检出率。

7.相关检验项目

便常规、便潜血、便培养、便菌群分布。

8.标本的运输与保存

标本留取后立即送检，6小时内完成检测。标本运送过程中避免细菌污染。

六、肿瘤标志物检验标本采集

同本节静脉血检验标本采集部分。

七、患者状态对检验结果的影响

为了使患者结果有效的用于临床，临床医护人员和检验人员应了解标本收集前影响结果的非病理性因素，如饮食、标本采集时间、体位和体力活动、患者用药等对检验结果的影响。以此提出要求患者予以配合的内容，采用切实措施，保证采集的标本符合疾病的实际情况。

1.患者基础状态

一般需在安静状态下采集标本，因患者处于高度紧张的状态时，可使血红蛋白、白细胞增高。由于劳累或受冷等刺激，也可见白细胞的增高。运动能影响许多项目的测定结果。活动的影响可分暂时性和持续性两类。暂时性影响如使血浆脂肪酸含量减少，丙氨酸、乳酸含量增高。持续性影响，如激烈运动后使肌酸激酶（CK）、乳酸脱氢酶（LDH）、谷丙转氨酶（ALT）、谷草转氨酶（AST）和谷氨酸（GLU）等的测定值升高，有些恢复较慢，如ALT在停止运动1小时后测定，其值仍可高于正常值的30%～50%。

2.饮食对检验结果的影响

多数试验要求在采血前禁食8～12小时，因为饮食中的不同成分可直接影响实验结果。

（1）餐后血液中甘油三酯（TG）、ALT、GLU、尿素氮（BUN）、钠离子（Na^+）等均可升高，进食高蛋白或高核酸食物，可以引起血中的BUN和尿酸（UA）的增高。进食高脂肪食物后采集的血液样本，其血清会出现混浊，可影响许多检验测定的正确性。但空腹时间过长，会使GLU、蛋白质降低，而胆红素升高。

（2）高脂餐后2～4小时采血，多数人ALP含量增高，主要来自肠源性同工酶，且与血型有密切关系，O型或B型兼为Le^+分泌型者增高更为明显。

（3）高蛋白质餐使血清尿素、血氨增加，但不影响肌酐含量。

（4）高比例不饱和脂肪酸食物，可降低胆固醇含量，香蕉、菠萝、番茄可使尿液5-羟色胺增加数倍。

（5）含咖啡因饮料，可引起淀粉酶（AMY）、AST、ALT、碱性磷酸酶（ALP）等升高，可使血浆游离脂肪酸增加，并使肾上腺和脑组织释放儿茶酚胺。

（6）食物如含有动物血液，可引起粪隐血假阳性。

3.饮酒对检验结果的影响

饮酒后使血浆乳酸、尿酸盐、乙醛、乙酸等增加，长期饮酒者高密度脂蛋白胆固醇偏高、平均血细胞体积增加，谷氨酰转肽酶亦较不饮酒者高，甚至可以将这三项作为嗜酒者的筛选检查。

4.吸烟对检验结果的影响

嗜烟者血液一氧化碳血红蛋白含量可达8%，而不吸烟者含量在1%以下。此外，儿茶酚胺、血清可的松亦较不吸烟者为高，血液学方面亦有变化，白细胞数增加、嗜酸性粒细胞减少、中性粒细胞及单核细胞增多、血红蛋白偏高、平均红细胞体积偏高。吸烟组血浆硫氰酸盐浓度明显高于非吸烟组。

5.药物对检验结果的影响

药物对检验的影响非常复杂，在采样检查之前，宜暂停各种药物，如某种药物不可停用，则应了解可能对检验结果产生的影响。庆大霉素、氨苄青霉素可使谷丙转氨酶活性增高、咖啡因可使胆红素增加、维生素C可使血糖、胆固醇、甘油三酯、尿酸严重降低。

6.体位对检验结果的影响

体位影响血液循环，由于血液和组织间液因体位不同而平衡改变，则细胞成分和大分子物质的改变较为明显，例如由卧位改为站位，人血白蛋白（ALB）、总蛋白（TP）、酶、钙离子（Ca^{2+}）、胆红素、胆固醇（TC）及TG等浓度增高，血红蛋白（Hb）、血细胞比容（HCT）、红细胞（RBC）等亦可增加。由于体位的因素，在确立参考值时，应考虑门诊和住院患者可能存在的结果差异，故采集标本时要注意保持正确的体位和保持体位的一致性。

7.时间对检验结果的影响

患者准备还应考虑患者的生物钟规律，特别是激素水平分析，如女性生殖激素与月经周期密切相关，胆固醇则在经前期最高、排卵时最低，纤维蛋白原在经前期最高，血清蛋白则在排卵时减少。生长激素于入睡后会出现短时高峰。胆红素、血清铁以清晨最高，血清蛋白在夜间降低，血钙往往在中午出现最低值。故采血时间应在相同时间进行。

（葛鹏　刘丽峰）

第五节　肿瘤标志物

一、概念

肿瘤标志物（Tumor Marker，TM）是在肿瘤发生和增殖过程中，由肿瘤细胞合成、释放或者是宿主对肿瘤反应产生的一类生化物质，是大分子物质（多为糖蛋白或脂蛋白成分）在肿瘤细胞表面或肿瘤细胞内合成，或通过其他细胞诱导而成，其在外周血和（或）其他体液中的表达和浓度变化与恶性肿瘤的发生、发展关系密切。

TM在癌肿的治疗监测（手术或放疗的成功与否及癌肿是否复发）和预后方面具有一定应用价值。在血液、体液及组织中TM的定量或定性检测可作为肿瘤筛查（仅AFP与PSA用于高危人群）、鉴别诊断、治疗后病情监测及预后判断的标志与依据。

理想的TM应该具有两个特点，一个是其在正常人体无法表达，一旦微小肿瘤出现便具有足够量可从血液中被检测出；另一个是不同类型肿瘤应表达相关特异的抗原，即一经检测即可知肿瘤发生的部位。但在实际上，绝对理想的TM并不存在。现今所知晓的TM绝大多数不但存在于肿瘤组织，而且也存在于正常组织，因特异性不足而难以进行癌肿的有效筛选。

二、肿瘤标志物的检测原则

1.国际关于肿瘤标志物随访的推荐方案

对治疗后的癌症患者，应用肿瘤标志物检测，可监控癌症的复发和转移，检测的时间可参照国际关于肿瘤标志物随访的推荐方案：

术后或放化疗结束后第6周开始第一次复查；

3年间每3个月一次；

3~5年间每半年一次；

5~7年间每年一次；

7年后可停止复查。

期间如发现升高，1个月内再复检一次，2次升高确证癌症复发或转移，约比临床早3~13个月。及时追加治疗，将有效延长患者生命。

2.国内关于肿瘤标志物的检测原则

治疗前测定1~2次；

治疗后第1次测定应在治疗后的2~14天内；

治疗后第1年和第2年，开始时每月一次，待肿瘤标志物显著降低后每3个月一次；

治疗后第3年到第5年，每年测定2次或每年一次；治疗后第6年起，每年测定一次。

三、肿瘤标志物在临床上的应用

1.肿瘤标志物在肿瘤早期筛查中的应用

对于无症状人群，由于多数肿瘤标志物的特异性和敏感性低，将其作为普查指标意义并不大。倘若我们用有脏器定位特性或肿瘤专一性的标志物来做普查，就像大海捞针，无从着手，而且费用极大。

除甲胎蛋白（AFP）之外的各种标志物都因组织解剖的关系，在未突破基底膜侵犯黏膜下层之前，其抗原不能入血，所以在血液中Ⅰ期的早期肿瘤很难发现，能检测的都是Ⅱ期以上，并随着病期的发展而升高，不能用于早期诊断。

然而对于有症状的人或肿瘤风险人群，肿瘤标志物作为普查和健康查体的指标有一定参考价值，如AFP升高对于曾患有肝炎、肝损伤的人群，将提示肝癌发生增加危险性。在老年人群查体中前列腺特异性抗原（PSA）对于前列腺癌发生也是主要参考指标。

临床上有肿瘤家族史或征象可疑者，特别是至少出现下述症状之一者都应立即进行肿瘤标志物检测，以期尽早发现癌症：原因不明的疼痛及体重减轻；伤口长期不愈；疣或黑痣发生明显变化；持续性消化不良、便血、血尿；持续性嘶哑、干咳及吞咽困难；月经期异常大出血、月经期外或绝经后出血；耳、鼻分泌物带血、视觉障碍、听力下降、常出现耳鸣现象；出现肿块或可触及的硬结、硬变；肝硬化患者检测到AFP；疑有胚胎细胞肿瘤检测AFP、人绒毛膜促性腺激素（HCG）；男性＞50岁的前列腺腺瘤患者检测PSA；疑有甲状腺髓质癌或家族中出现过这类癌症的患者检测降钙素（CT）。

对于肿瘤标志物初次检测结果阳性而未见任何异常的体检对象，建议每隔3~6周复检一次。若复检结果呈阴性，自然排除肿瘤的可能（可能是良性疾病的一过性升高）。若连续3次呈持续阳性，应引起高度重视，详细询问病史和进行体格检查，并结合定位肿瘤标志物测定及各种影像学检查，以便进行肿瘤定位。持续阳性而一时查不出阳性体征者，应继续跟踪做定期复检。还可结合受检者肿瘤家族史和当地癌谱特点进行相关检查，并适当进行预防性阻断干预。

2.肿瘤标志物在肿瘤疗效判断和监测中的应用

肿瘤标志物对于判断肿瘤治疗（化疗、放疗和手术治疗）效果具有重要意义。

肿瘤标志物浓度术前升高而于术后下降，是一个重要的预后指标；浓度不下降或下降很少预示着肿瘤切除不完全或存在多发性肿瘤。如果治疗完成后，尽管外科医生和病理学家认为治疗是R0切除或是影像检查也未发现残余的肿瘤，只要肿瘤标志物的浓度未下降到健康对照组的参考水平范围内，就预示治疗无效。

肿瘤标志物在肿瘤治疗后经过一段时期一直处于正常水平，表明肿瘤已痊愈。肿瘤标志物在肿瘤治疗后恢复到正常水平后又再度升高，可能预示肿瘤复发和转移。肿瘤标志物在肿瘤治疗后仍处于高水平或继续升高，则表明治疗效果不佳。

治疗监测期间，对肿瘤标志物的首次检测与复查间隔时间的设置应根据不同肿瘤标志物的生物半衰期而定。例如参照首次治疗前水平可估计何时复查，以了解治疗是否见效。因此复查间隔时间不宜太短，否则将可能误解为肿瘤未完全切除；但如果复查间隔太长，临床将无法区分是肿瘤复发还是初次治疗疗效不佳。

3.肿瘤标志物在肿瘤复发早期监测中的应用

肿瘤标志物测定是外科手术切除后重要的非侵入性的监测指标。若手术后肿瘤标志物正常，而肿瘤复发后有所增高，则增高的速度高度预示肿瘤的进展情况。

肿瘤标志物浓度的升高速度经常用于评估肿瘤发展或转移情况。临床上应基于肿瘤标志物浓度的变化，制订进一步详细检查的时间。如果肿瘤标志物的浓度维持在低水平或正常范围内，没必要进行其他非侵入性或昂贵的检查，但如果肿瘤标志物浓度升高，则有必要进行上述检查。对50%的病例来说，准确测定的肿瘤标志物的浓度将比其他检查至少早10个月预示肿瘤的进展。

临床上对肿瘤的治疗监测可通过建立一个监测日程表来观察各种标志物的动态变化，从而为一段时间内肿瘤的转移和复发提供诊断依据。这不仅有利于治疗，也很大程度上改善了预后。由于对治疗方案的从优选择，使胚胎细胞肿瘤、卵巢癌和多发性骨髓瘤患者受益匪浅。

在治疗前肿瘤标志物为阴性的肿瘤患者中，有可能存在肿瘤标志物的抗原表达，因此推荐定时监测肿瘤标志物，从而观察疾病的进一步进展。

在肿瘤监测期间，标志物检测的频率取决于肿瘤的特性、所推荐的监测计划以及肿瘤标志物的浓度或肿瘤活动的可能变化。

在恶性肿瘤的治疗和病程的监测过程中，建议检测两种或多种肿瘤标志物，以提高临床敏感性。

四、临床常用肿瘤标志物的检测方法

1.血清学水平的检测

血清学水平检测指的是通过采集血液标本进行TM的测定，其突出的优点是可反复采样及反复检测，而组织细胞TM只能通过病理切片的特殊染色来完成，所以血清学检测更适合临床确定诊断和跟踪观察的需要。

放射免疫学的范围内，在酶免疫检测的基础上，出现了发光免疫分析法。这是将发光分析和免疫反应结合而建立的一种新的超微量分析技术，根据发光反应的不同体系和标志物、标记方法，可分为以下几种。

（1）化学发光反应分析（CLIA）　以化学发光物标记抗原或抗体，免疫反应后直接引发化学反应进行检测。

（2）化学发光酶免疫反应（CLEIA）　用参与某一发光反应的酶标记抗原或抗体，免疫反应后加入发光试验，测定发光体系的发光强度，以测定抗原或抗体。

（3）生物发光免疫检测（BLIA）　利用生物发光物质或参与生物发光反应的辅助因子标记抗原或抗体，免疫反应后用生物发光反应进行检测。

（4）电化学发光反应分析（ECLIA）　是一种在电极表面由电化学引发的化学反应，包括电化学和发光两个过程。

2.组织学水平的检测

主要通过病理切片来诊断。在常规标本中有5%～15%疑难病理需采用免疫组化进行鉴别诊断和预后分析，可弥补血清学检测的不足。随着新技术的不断发展，单克隆抗体种类已发展到数百种，根据活检量和病种的不同选择不同的抗体。这些抗体对大部分疑难病例的诊断起到重要的辅助作用，对患者的预后及指导治疗具有重要的意义。

3.流式细胞术检测

流式细胞术（Flow Cytometry，FCM）是一种先进的方法，基本原理是使用激光检测鞘液流中染色细胞标志物的荧光强度和宽度、前向散射光强度和宽度等参数，以分析细胞成分的技术。由于荧光标记的单克隆抗体的不同，即可定量测出细胞上的不同抗原物质来区分细胞。因此FCM是细胞生物学、分子生物学、分子免疫学、单克隆抗体技术、激光技术和电子计算机技术等学科高度发展和综合的结晶。

4.多聚合酶链反应（PCR）法检测

PCR技术类似于DNA的天然复制过程，其特异性依赖于与靶序列两端互补的寡核苷酸引物。PCR是一种分子学水平的检测，通过DNA聚合酶链的作用，将DNA的某个成分片段进行扩增，方法简单、敏感、高效、特异和快速，是一种能在体外进行扩增DNA的技术。通俗的可以把PCR理解为由变性、退火和延伸3个基本反应步骤构成。

PCR在试管中进行，能在几小时内使极微量的特定核酸扩增百万倍（$10^6 \sim 10^9$），故又称基因扩增技术，其敏感性远远超过包括放射免疫在内的所有血清学检验方法，是目前世界上研究感染性疾病、遗传性疾病的早期诊断和癌细胞基因检测、基因突变的先进技术。对肿瘤基因的检测以及病毒、细菌等抗原的检测都有极高的敏感性和特异性。

5.反转录PCR法检测

反转录PCR（RT-PCR）方法是通过扩增肿瘤细胞标志物基因mRNA的方法检测组织或血液存在的肿瘤细胞。由于肿瘤细胞转移潜能的获得首先要经过多种基因不可逆的突变，而且这种突变在肿瘤细胞克隆中表达均一、稳定，因此RT-PCR检测肿瘤基因标志物是目前最适于发现肿瘤早期转移的方法。

6.差异显示

差异显示（differential display）可以理解为在一个样本内进行多因素（如基因片段）的比较检测，或几个样本同时进行多因素的比较检测。可分为PCR技术和消减技术两类，后者又可分为目前常用的两种：消减杂交技术和抑制性消减杂交技术。

（1）差异显示PCR技术　差异显示PCR（Differential Display PCR，DD-PCR）技术由Liang等于1992年首先建立。该技术的主要流程为：首先提取组织标本的mRNA，然后以3'端的12对锚定引物进行反转录反应；以锚定引物和5'端的20种随机引物进行PCR扩增，并在反应体系中加入放射性核素标记的d-ATP探针；PCR扩增产物电泳分析后回收差异条带，再一起为模板进行第2轮扩增；对第2轮扩增产物进行杂交鉴定、测序，获得差异显示表达序列标签（EST）。

DD-PCR技术可快速地对多个样本进行比较，同其他差异显示技术方法相比，非常适用于对处于疾病不同发展阶段或处于不同发育阶段的生物样本进行比较研究。该技术存在的主要问题是假阳性率较高，且对高拷贝数的mRNA倾向性较强；另一方面，用该技术获得的片段多为非翻译区的序列，而这部分序列往往不包括在基因库已知序列里面，由此出发寻找全基因序列往往效果不佳。改进的方法包括简化锚定引物、调整PCR反应条件以及设定适当的对照。

（2）消减杂交技术和抑制性消减杂交技术　消减杂交技术（Subtractive Hybridization，SH）最早用于寻找由于缺失而导致遗传性疾病的相关基因。其后Liang等将其应用于2个不同的cDNA文库，将两者变性后复性再进行杂交；然后，采用亲和素-生物素结合或羟基磷灰石层析技术分离未杂交的部分，由此获得差异表达的基因片段。该技术的主要缺点在于无法对低度表达的基因进行克隆，一些改良后的消减杂交技术如代表性差异分析法、酶降解消减技术等依然存在上述问题。

抑制性消减杂交技术（Suppression Subtractive Hybridization，SSH）则是一种简便有效，以抑制PCR和消减杂交为基础的分离差异表达的新技术。该技术操作流程包括两轮杂交和两轮PCR扩增，可有效扩增目的cDNA片段。抑制杂交技术克服了消减杂交技术无法克隆低度表达基因的缺陷，并且降低了假阳性率，相对于其他差异显示技术具有很大的优越性。

7.生物芯片分析系统检测

生物芯片的概念源自计算机芯片，狭义的生物芯片即微阵列芯片，主要包括cDNA微阵列、寡核苷酸微阵列、蛋白质微阵列和小分子化合物微阵列等。分析的基本单位是在一定尺寸的基片（如硅片、玻璃、塑料等）表面以点阵方式固定一系列可寻址的识别分子，点阵中每一个点都可以视为一个传感器的探头。芯片表面固定的分子在一定的条件下与被检测物进行反应，其结果利用化学荧光法、酶标法、放射性核素法或电化学显示，再用扫描仪等仪器记录，最后通过专门的计算机软件进行分析。广义的生物芯片是指能对生物成分或生物分子进行快速并行处理和分析的厘米见方的固体薄型器件，其主要种类有微阵列芯片、过滤分离芯片、介电电泳分离芯片、生化反应芯片和毛细管电泳芯片。

把医学、生物学的大量数据集中于一个小片上而命名为生物芯片，是最为恰当不过的了。生物芯片有基因芯片、组织芯片等，已成为芯片分析系统，本来用于病理组织学检查。最新问世的蛋白芯片（protein CMOS chip）为血清或血浆多血栓调节蛋白（TM）联合检测提供了理想的工具，在厘米见方的芯片上，可设置几个TM的同时检测，甚至于多至上千的TM的检测设置，可同时为上千个标本做检测，十分有利于肿瘤普查，不仅省钱省事，而且快速高效。国内生物芯片的研发和制造方面，已处于国际领先水平。

8.电镜检测

电子显微镜是根据电子光学原理，用电子束和电子透镜代替光束和光学透镜，使物质的细微结构在非常高的放大倍数下成像的仪器。其分辨能力以它所能分辨的相邻两点的最小间距来表示。透射式电子显微镜的分辨率约为0.3nm（人眼的分辨本领约为0.1mm）。现在电子显微镜最大放大倍率超过300万倍，而光学显微镜的最大放大倍率约为2000倍，所以通过电子显微镜就能直接观察到某些重金属的原子和晶体中排列整齐的原子点阵。对于诸如DNA分子水平的结构，足以清楚地呈现。此外，有些疑难的诊断在电镜下可迎刃而解，如在分化差的透明细胞肉瘤中，若见到瘤细胞内含有黑色素小体或前黑色素小体，即可确诊为软组织的黑色素瘤。电镜检测要求的条件较高，不适于一般临床检测，主要用于科研。

五、肿瘤标志物检验标本采集

详见本章第四节实验室检查中静脉血标本采集部分。

六、影响肿瘤标志物检测结果的因素

至今还未发现理想的、具有100%灵敏度和100%特异性的肿瘤标志物。因为肿瘤标志物不仅在发生癌变时产生，在正常和良性情况下也有不同程度的表达；肿瘤标志物的产生还受到机体一些生物活性因子的影响；血标本的采集、储存不当也会影响肿瘤标志物测定的结果。因此在肿瘤标志物检测中要注意假阳性和假阴性的问题。

若从采血到血清分离的间隔时间＞60分钟，神经元特异性烯醇化酶（NSE）会从血小板中释放而致浓度增高；若皮肤接触血样本试管内壁可使鳞状细胞癌抗原（SCC）浓度升高；若样本被唾液污染，将使SCC、糖类抗原19-9（CA19-9）浓度升高，癌胚抗原（CEA）也会轻度升高；溶血可引起红细胞释放NSE，而使其浓度升高；黄疸血样本，会引起前列腺特异抗原（PSA）的检测值升高；治疗药物，如高浓度的二价或三价金属离子、嘌呤类、吲哚和胍类（硝酸异山梨酯、盐酸维拉帕米）、维生素C、顺铂（抗肿瘤药）、丝裂霉素（抗肿瘤抗生素）、雌二醇、表柔比星（抗生素类药），这些药物可引起PSA水平的假性上升。

接受鼠免疫球蛋白作为免疫闪烁显像诊断或免疫治疗的患者体内会产生人抗鼠免疫球蛋白抗体（HAMA）。这是使用单克隆鼠抗体的检测系统可能产生假阳性结果的原因。这些嗜异性抗免疫球蛋白抗体也可出现于接受所谓的新鲜细胞治疗的患者体内，从而使肿瘤标志物的水平假性升高。嗜异性抗体在健康人中很少出现。目前这些HAMA的来源还不清楚。

年龄对肿瘤标志物的浓度有显著影响，一项研究报道，通过检测66～99岁健康个体的CA19-9、CEA、糖类抗原72-4（CA72-4）、糖类抗原15-3（CA15-3）、AFP和PSA等肿瘤标志物浓度，发现至少40%的个体有一种肿瘤标志物浓度出现升高。

1.引起假阳性的因素

有些良性疾病，如炎症疾病会使一些肿瘤标志

表达增加。肝脏良性疾病时的AFP、CA19-9、CEA和TPA（肿瘤多肽抗原）及肾衰竭的 β_2-微球蛋白、CA15-3、CA19-9、CEA和PSA水平均会升高；有一些生理变化，如妊娠时的AFP、CA125、HCG和月经时的CA125也会升高；在肿瘤手术治疗、化疗和放疗过程中，由于肿瘤组织受到破坏或肿瘤坏死时某种肿瘤标志物产生增加，从而影响肿瘤标志物的测定，造成假阳性；某些治疗药物影响；标本采集或处理不当，如溶血、黄疸等。

2.引起假阴性的因素

产生肿瘤标志物的肿瘤细胞数目少；细胞或数目表面被封闭；机体体液中一些抗体与肿瘤标志物（肿瘤抗原）形成免疫复合物；肿瘤组织本身血循环差，其所产生肿瘤标志物不能分泌到外周血。

七、肿瘤标志物的分类及临床意义

1.甲胎蛋白（AFP）

AFP是早期诊断原发性肝癌最敏感、最特异的指标，适用于大规模普查，如果成人血AFP值升高，则表示有患肝癌的可能。

AFP含量显著升高一般提示原发性肝细胞癌，70%～95%原发性肝细胞癌患者的AFP升高，越是晚期，AFP含量越高，但阴性并不能排除原发性肝癌。AFP水平在一定程度上反应肿瘤的大小，其动态变化与病情有一定的关系，是显示治疗效果和判断预后的一项敏感指标。AFP值异常高者一般提示预后不佳，其含量上升则提示病情恶化。通常手术切除肝癌2个月后，AFP值应降至 $20\mu g/L$ 以下，若降的不多或降而复升，提示切除不彻底或有复发、转移的可能。在转移性肝癌中，AFP值一般低于 $350\sim400\mu g/L$。

妇产科的生殖腺胚胎瘤、卵巢内胚窦瘤AFP也会明显升高。AFP中度升高也常见于酒精性肝硬化、急性肝炎以及HBsAg携带者。某些消化道癌也会出现AFP升高现象。孕妇血清或羊水AFP升高提示胎儿脊柱裂、无脑症、食管闭锁或多胎，AFP降低（结合孕妇年龄）提示未出生的婴儿有罹患唐氏综合征的危险。

正常参考值：$0\sim20\mu g/L$。

2.癌胚抗原（CEA）

在正常成人的血液中CEA很难测出。CEA是一种重要的肿瘤相关抗原，70%～90%的结肠腺癌患者CEA高度阳性，在其他恶性肿瘤中的阳性率顺序为胃癌（60%～90%）、胰腺癌（70%～80%）、小肠腺癌（60%～83%）、肺癌（56%～80%）、肝癌（62%～75%）、乳腺癌（40%～68%）、泌尿系癌肿（31%～46%）。胃液（胃癌）、唾液（口腔癌、鼻

咽癌)以及胸腹水(肺癌、肝癌)中CEA的阳性检测率更高,因为这些肿瘤"浸泡液"中的CEA可先于血中存在。CEA含量与肿瘤大小、有无转移存在一定关系,当发生肝转移时,CEA的升高尤为明显。

CEA测定主要用于指导各种肿瘤的治疗及随访,对肿瘤患者血液或其他体液中的CEA浓度进行连续观察,能对病情判断、预后及疗效观察提供重要的依据。CEA的检测对肿瘤术后复发的敏感度极高,可达80%以上,往往早于临床、病理检查及X线检查。

大量临床实践证实,术前或治疗前CEA浓度能明确预示肿瘤的状态、存活期及有无手术指征等。术前CEA浓度越低,说明病期越早,肿瘤转移、复发的可能性越小,其生存时间越长;反之,术前CEA浓度越高说明病期较晚,难于切除,预后差。

在对恶性肿瘤进行手术切除时,连续测定CEA将有助于疗效观察。手术完全切除者,一般术后6周CEA恢复正常;术后有残留或微转移者,可见下降,但不恢复正常;无法切除而接受姑息手术者,一般呈持续上升。CEA浓度的检测也能较好地反映放疗和化疗疗效。其疗效不一定与肿瘤体积成正比,只要CEA浓度能随治疗而下降,则说明有效;若经治疗其浓度不变,甚至上升,则须更换治疗方案。

CEA检测还可对经手术或其他方法治疗使CEA恢复正常的患者进行长期随访,监测其复发和转移。通常采用以下方案:术后第6周一次;术后3年内,每月一次;3~5年每3个月一次;5~7年每半年一次;7年后每年一次。若发现升高,2周后再测一次,两次都升高则提示复发和转移。

正常参考值:0~5μg/L。

3.糖类抗原125(CA125)

CA125是卵巢癌和子宫内膜癌的首选标志物,如果以65U/mL为阳性界限,Ⅲ~Ⅳ期癌变准确率可达100%。CA125迄今为止是用于卵巢癌的早期诊断、疗效观察、预后判断、监测复发及转移的最重要指标。CA125测定和盆腔检查的结合可提高试验的特异性。对输卵管癌、子宫内膜癌、宫颈癌、乳腺癌和间皮细胞癌诊断的符合率也很高,良性病变阳性率仅2%。CA125水平的升高是女性生殖系统肿瘤复发的信号。

动态观察血清CA125浓度有助于卵巢癌的预后评价和治疗控制,经治疗后,CA125含量可明显下降,若不能恢复至正常范围,应考虑有残存肿瘤的可能。95%的残存肿瘤患者的血清CA125浓度大于35U/mL。当卵巢癌复发时,在临床确诊前几个月便可呈现CA125增高,卵巢癌发生转移的患者血清中CA125更明显高于正常参考值。

各种恶性肿瘤引起的腹水中也可见CA125升高。

CA125升高也可见于多种妇科良性疾病(如卵巢囊肿、子宫内膜病、宫颈炎及子宫肌瘤)、胃肠道癌、肝硬化及肝炎等。

正常参考值:0.1~35μg/L。

4.糖类抗原15-3(CA15-3)

CA15-3是乳腺癌的最重要的特异性标志物。30%~50%的乳腺癌患者的CA15-3明显升高,其含量的变化与治疗效果密切相关,是乳腺癌患者诊断和监测术后复发、观察疗效的最佳指标。CA15-3动态测定有助于Ⅱ期和Ⅲ期乳腺癌患者治疗后复发的早期发现;当CA15-3大于100U/mL时,可认为有转移性病变。

肺癌、胃肠癌、卵巢癌及宫颈癌患者的血清CA15-3也可升高,应予以鉴别,特别要排除部分妊娠引起的含量升高。

正常参考值:0~28kU/L。

5.糖类抗原19-9(CA19-9)

CA19-9是胰腺癌、胃癌、结直肠癌、胆囊癌的相关标志物,大量研究证明CA19-9浓度与这些肿瘤大小有关,是至今报道的对胰腺癌敏感性最高的标志物。胰腺癌患者85%~95%为阳性,CA19-9测定有助于胰腺癌的鉴别诊断和病情监测。当CA19-9小于1000U/mL时,有一定的手术意义,肿瘤切除后CA19-9浓度会下降,如再上升,则可表示复发。对胰腺癌转移的诊断也有较高的阳性率,当血清CA19-9水平高于10 000U/mL时,几乎均存在外周转移。胃癌、结直肠癌、胆囊癌、胆管癌、肝癌的阳性率也会很高,若同时检测CEA和AFP可进一步提高阳性检测率(对于胃癌,建议做CA72-4和CEA联合检测)。

胃肠道和肝的多种良性和炎症病变,如胰腺炎、轻微的胆汁淤积和黄疸,CA19-9浓度也可增高,但往往呈"一过性",而且其浓度多低于120U/mL,必须加以鉴别。

正常参考值:0~39kU/L。

6.糖类抗原72-4(CA72-4)

CA72-4是目前诊断胃癌的最佳肿瘤标志物之一,对胃癌具有较高的特异性,其敏感性可达28%~80%,若与CA19-9及CEA联合检测可以监测70%以上的胃癌。CA72-4水平与胃癌的分期有明显的相关性,一般在胃癌的Ⅲ~Ⅳ期增高,对伴有转移的胃癌患者,CA72-4的阳性率更远远高于非转移者。CA72-4水平在术后可迅速下降至正常。在70%的复发病例中,CA72-4浓度首先升高。与其他标志物相比,CA72-4最主要的优势是其对良性病变的鉴别诊断有极高的特异性,而在众多的良性胃病患者中,其检出率仅0.7%。

CA72-4对其他胃肠道癌、乳腺癌、肺癌、卵巢癌也有不同程度的检出率。CA72-4与CA125联合检测，作为诊断原发性及复发性卵巢肿瘤的标志，特异性可达100%。

正常参考值：0～6μg/L。

7.糖类抗原242（CA242）

CA242是一种新的肿瘤相关抗原，当消化道发生肿瘤时，其含量升高。对胰腺癌、结直肠癌有较高的敏感性与特异性，分别有86%和62%的阳性检出率，对肺癌、乳腺癌也有一定的阳性检出率。用于胰腺癌和良性肝胆疾病的鉴别诊断及预后，也用于结直肠癌术前诊断、预后评估及复发鉴别。

CEA与CA242联合检测可提高敏感性，与单独采用CEA检测相比，对结肠癌阳性检出率可提高40%～70%，对直肠癌提高达到47%～62%。CEA与CA242无相关性，具有独立的诊断价值，且二者之间具有互补性。

正常参考值：0～20kU/L。

8.糖类抗原50（CA50）

CA50是最常用的糖类抗原肿瘤标志物，因其广泛存在胰腺、胆囊、肝、胃、结直肠、膀胱、子宫，它的肿瘤识别谱比CA19-9广，因此它又是一种普遍的肿瘤标志相关抗原，而不是特指某个器官的肿瘤标志物。CA50在多种恶性肿瘤中可检出不同的阳性率，对胰腺癌和胆囊癌的阳性检出率居首位，占94.4%；其他依次为肝癌（88%）、卵巢与子宫癌（88%）和恶性胸水（80%）等。可用于胰腺癌、胆囊癌等肿瘤的早期诊断，对肝癌、胃癌、结直肠癌及卵巢肿瘤诊断亦有较高价值。

值得指出的是，CA50在80%AFP阴性的肝细胞癌中呈阳性结果，作为手术治疗彻底与否的指标也有较大的正确性。另外，CA50对恶性胸水有很高的阳性检出率，而良性胸水尚无阳性报道，故CA50的检测对鉴别良恶性胸水亦有较大的应用价值。

另有报道萎缩性胃炎患者胃液CA50的浓度与正常人比较有显著改变。通常认为萎缩性胃炎是癌前高危期，因此CA50可作为癌前诊断指标之一。在胰腺炎、结肠炎和肺炎发病时，CA50也会升高，但随炎症消除而下降。

正常参考值：0～40μg/L。

9.非小细胞肺癌相关抗原（细胞角质素片断抗原21-1，CYFRA21-1）

CYFRA21-1是非小细胞肺癌最有价值的血清肿瘤标志物，尤其对鳞状细胞癌患者的早期诊断、疗效观察、预后监测有重要意义。CYFRA21-1也可用于监测横纹肌浸润性膀胱癌的病程，特别是对预计膀胱癌的复发具有较大价值。如果肿瘤治疗效果好，CYFRA21-1的水平会很快下降或恢复到正常水平，在疾病的发展过程中，CYFRA21-1值的变化常常早于临床症状和影像检查。

CYFRA21-1与良性肺部疾病（肺炎、结核、慢性支气管炎、支气管哮喘、肺气肿）的鉴别特异性比较好。

正常参考值：0～3.3μg/L。

10.小细胞肺癌相关抗原（神经元特异性烯醇化酶，NSE）

NSE被认为是监测小细胞肺癌的首选标志物，60%～80%的小细胞肺癌患者NSE升高。在缓解期，80%～96%的患者NSE含量正常，如NSE升高，提示复发。小细胞肺癌患者首轮化疗后24～72小时内，由于肿瘤细胞的分解，NSE呈一过性升高。因此NSE是监测小细胞肺癌疗效与病程的有效标志物，并能提供有价值的预后信息。

NSE也可作为神经母细胞癌的标志物，对该病的早期诊断具有较高的临床应用价值。神经母细胞瘤患者的尿中NSE水平也有一定升高，治疗后血清NSE水平降至正常。血清NSE水平的测定对于神经母细胞瘤的监测疗效和预报复发均具有重要参考价值，比测定尿液中儿茶酚胺的代谢物更有意义。

另外，对胺前体摄取脱羧细胞瘤、精原细胞瘤及其他脑肿瘤的诊断也有重要意义。

正常参考值：0～16μg/L。

11.鳞状细胞癌抗原（SCC）

SCC是一种特异性很好而且是最早用于诊断鳞癌的肿瘤标志物。SCC在正常的鳞状上皮细胞中抑制细胞凋亡和参与鳞状上皮层的分化，在肿瘤细胞中参与肿瘤的生长，它有助于所有鳞状上皮细胞起源癌的诊断和监测，例如宫颈癌、肺癌（非小细胞肺癌）、头颈部癌、食管癌、鼻咽癌以及外阴部鳞状细胞癌等。这些肿瘤患者血清中SCC升高，其浓度随病期的加重而增加。临床上用于监测这些肿瘤的疗效、复发和转移以及评价预后。

对宫颈癌有较高的诊断价值：对原发性宫颈鳞癌敏感性为44%～69%；复发癌敏感性为67%～100%，特异性90%～96%；其血清学水平与肿瘤发展、侵犯程度及有否转移相关。在宫颈癌根治术后SCC浓度显著下降；可及早提示复发，50%患者的SCC浓度升高先于临床诊断复发2～5个月，它可作为独立风险因子加以应用。

辅助诊断肺鳞癌：肺鳞癌阳性率为46.5%，其水平与肿瘤的进展程度相关，它配合CA125、CYFRA21-1和CEA联合检测可提高肺癌患者诊断的灵敏性。

食管鳞癌、鼻咽癌的预测：阳性率随病情发展而上升，对于晚期患者，其灵敏性可达73%，联合检测

CYFRA21-1和SCC可提高检测的灵敏性。Ⅲ期头颈部癌阳性率为40%，Ⅳ期时阳性率增至60%。

其他鳞癌的诊断和监测：头颈癌、外阴癌、膀胱癌、肛管癌、皮肤癌等。

正常参考值：$0 \sim 1.5 \mu g/L$。

12.总前列腺特异性抗原（TPSA）

PSA是前列腺癌的特异性标志物，也是目前公认的唯一具有器官特异性肿瘤标志物。血清TPSA升高一般提示前列腺存在病变（前列腺炎、良性增生或癌症）。血清PSA是检测和早期发现前列腺癌最重要的指标之一，血清TPSA定量的阳性临界值为大于$10 \mu g/L$，前列腺癌的诊断特异性达90%～97%。TPSA也可用于高危人群前列腺癌的筛选与早期诊断，是第一个由美国癌症协会推荐用于筛查50岁以上男性前列腺癌的肿瘤标志物。

TPSA测定还可用于监测前列腺癌患者或接受激素治疗患者的病情及疗效，90%前列腺癌术后患者的血清TPSA值可降至不能检出的痕量水平，若术后血清TPSA值升高，提示有残存肿瘤。放疗后疗效显著者，50%以上患者在2个月内血清TPSA降至正常。

正常参考值：$0 \sim 4 \mu g/L$。

13.游离前列腺特异性抗原（FPSA）

单项的血清总PSA（TPSA）测定不能明确鉴别前列腺癌和良性的前列腺增生，主要是因为在浓度220ng/mL范围内，二组患者有交叉。而FPSA/TPSA不受此因素及年龄的影响，通过FPSA/TPSA比值达到鉴别前列腺癌或良性的前列腺增生的目的。前列腺癌患者的FPSA/TPSA比值明显偏低，良性的前列腺增生患者的FPSA/TPSA比值显著增高。FPSA/TPSA界限指定为0.15，低于该值高度怀疑前列腺癌，其诊断敏感性为90.9%，特异性为87.5%，准确性为88.6%，明显优于TPSA单独测定。

FPSA检测主要适用于未经治疗、TPSA值为$2 \sim 20 \mu g/L$患者，当TPSA值低于$2 \mu g/L$或高于20ng/mL时，FPSA/TPSA比值并不能用于鉴别前列腺癌和良性的前列腺增生。

正常参考值：$0 \sim 0.8 \mu g/L$，FPSA/TPSA：>0.15。

14.A-L-岩藻糖苷酶（AFU）

AFU是对原发性肝细胞性肝癌检测的又一敏感、特异的新标志物。原发性肝癌患者血清AFU活力显著高于其他各类疾患（包括良恶性肿瘤）。血清AFU活性动态曲线对判断肝癌治疗效果、估计预后和预报复发有着极其重要的意义，甚至优于AFP。但是值得提出的是，血清AFU活力测定在某些转移性肝癌、肺癌、乳腺癌、卵巢癌或子宫癌之间有一些重叠，甚至在某些非肿瘤性疾患如肝硬化、慢性肝炎和消化道出血等也有轻度升高，在使用AFU时应与AFP同时测定，可提高原发性肝癌的诊断率，有较好的互补作用。

正常参考值：$10 \sim 35U/L$。

15.EB病毒抗体（EBV-VCA）

EB病毒阳性、鼻咽癌家族史、鼻咽癌的高发区、身体免疫力低下都可能是患鼻咽癌的高危因素。从理论上讲，如EB病毒检查阳性，仅是代表患者以前曾经受过EB病毒感染，但它是否是鼻咽癌发病的直接原因，目前尚无定论。但临床实践及科学研究表明，阳性者患鼻咽癌的机会比阴性者大得多。

鼻咽癌是最常见的EBV感染的上皮性肿瘤，几乎100%的非角化性鼻咽癌都有EBV感染。因此在鼻咽癌要与鼻咽部的其他癌症进行鉴别时，EB病毒血清学检测可帮助诊断。另外，当发现颈部淋巴结出现转移癌时，如果EB病毒血清学检测呈阳性，提示原发肿瘤很可能是鼻咽癌。

鼻咽癌的筛查应以临床检查和EB病毒血清学检测为主，如临床鼻咽镜下有可疑变化，应送病理科活检，最好在鼻咽纤维镜下做细致观察，看有无微小病灶；若鼻咽镜下无异常发现，但EB病毒血清学检查滴度较高或抗体检测阳性时，则应定期随访观察，建议进一步请专科医生检查，早诊断、早治疗。

EBV在感染过程中形成的病毒特异抗原可区分为早期抗原（EA）、病毒衣壳抗原（VCA）、核相关肿瘤抗原（EBNA）和膜抗原（MA）。检测这些抗原的相应抗体反应，有助于EBV相关疾病的诊断和治疗。

VCA抗原具有很强的免疫原性，最初感染EBV的患者血清中可检测到VCA-IgM，之后IgM抗体逐渐减少到无法检出的水平，几乎同时VCA-IgG逐渐增加，并可在正常人体内终生存在。若此试验阴性，可排除EBV感染。

EBNA可分为6种，其中EBNA-1是唯一一种在所有EBV相关肿瘤细胞中都表达的病毒蛋白，出现在所有持续受感染的细胞核中，其免疫原性表达相对迟些，仅数周或数月后形成抗EBNA-1抗体。一个明显阳性试验结果（第二滴度阶段）显示曾有过感染。若VCA试验阳性，滴度为1∶160或更高，结合阴性或弱阳性的抗EBNA-1试验，就表示一种急性、新的或复发感染。

EA是受感染细胞早期产生的抗原，比VCA的免疫原性要弱，因此它们诱导的抗体在原发性感染出现得较迟，然而在复发感染抗体通常可早期检出。

鼻咽癌刺激IgA类的EBV抗体合成，特别是抗VCA抗体。但这些抗体水平在正常EBV感染和复发时增加，所以仅高滴度有诊断价值（VCA-IgA>1∶80），经治疗好转后抗体滴度可下降。VCA-IgM通常阴性，

VCA-IgG滴度增高。多年实践证明，IgA/VCA诊断鼻咽癌的特异性低于IgA/EA，但后者敏感性差。除IgA之外，早期EBV复制周期中特殊的非结构抗原——DNA多聚酶、DNA核酸酶、DNA主要结合蛋白质亦被推荐作为血清学诊断指标。

EBV-VCA抗体临床意义：VCA-IgA≥1∶10为阳性，说明感染过EB病毒（多在半年或更久前），临床上与鼻咽癌、胸腺淋巴上皮癌、胃癌、直肠癌、类风湿关节炎、非甲非乙型肝炎、红斑狼疮、干燥综合征、Burkitt淋巴瘤、免疫缺陷宿主的淋巴瘤等疾病有关。VCA-IgM≥1∶5为阳性，说明有近期感染（感染后多在2～3周该抗体升高，在体持续时间不等），临床上与不明原因的发烧、乏力、传染性单核细胞增多症、紫癜、川崎病、口腔脱皮等自身免疫病有关；VCA-IgG≥1∶80以上者，说明EBV被激活或激活了其他病毒基因及某些细胞基因，可作为EBV或其他病毒感染的参考指标。

正常参考值：EBV-VCA抗体阴性。

16.肿瘤相关物质（TSGF）

肿瘤相关物质联合检测（原名恶性肿瘤特异性生长因子）是一种可以简便快速地用于恶性肿瘤早期辅助诊断的新型肿瘤标志物，对疗效观察、人群查体亦有很高的应用价值。由糖类物质构成的糖脂、糖蛋白、寡聚糖等广泛分布于细胞内外和各种体液中，在细胞发生癌变时其代谢紊乱可引起体液中的含量升高，是国际公认的肿瘤标志物；氨基酸及其代谢产物也由于其瘤种特异性小而适用于普查筛选。几种小分子的肿瘤标志物组合在一起合称为TSGF，由于TSGF含量在肿瘤早期血清中即会明显升高，这一特性使其成为广谱恶性肿瘤早期辅助诊断的理想指标。

TSGF对癌症早期检测具有一定的优势，在人群防癌健康检查中应用TSGF的检测及动态跟踪，可有效排除假阳性的干扰，提高检测的准确性。用以发现无任何症状的早期癌症或早期复发癌症患者，可用于人群健康防癌检查或高危人群筛查，通过定期检测，及早发现癌症，提高治疗效果。建议对自然人群特别是癌症高发区人群每年进行一次TSGF检测。

通过TSGF检测可筛选出的不同瘤种、不同脏器的常见恶性肿瘤多达几十种，表明TSGF是恶性肿瘤的广谱标志。

恶性肿瘤患者血清中TSGF含量显著升高，不同种类的恶性肿瘤间差异不明显；而良性肿瘤与健康人群间无显著差异，TSGF是良恶性肿瘤的鉴别指标，可在辅助诊断恶性肿瘤方面发挥作用。急性炎症、胶原病等良性疾病会出现一过性的TSGF值升高，经治疗或自然康复，TSGF值会随之下降，而癌症患者TSGF复查值呈现持续阳性，通过短期跟踪检测，即可排除假阳性干扰。临床病例统计表明，2499例各类炎症疾病的假阳性为18.7%，随疾病的转归，绝大多数可在1个月内转阴。

TSGF也是癌症患者治疗效果及动态随访指标，临床应用资料表明癌症患者治疗前TSGF检测值显著升高，经有效治疗后，患者血清中TSGF值明显下降，甚至降至正常水平；治疗无效或病情恶化、复发或转移的患者，TSGF值反而上升。因此TSGF在疗效观察方面有重要价值，治疗过程中可根据TSGF的检测结果及时调整治疗方案，以期达到最佳治疗效果。

部分急性炎症（肝炎、肺炎等）、自身免疫性疾病如系统性红斑狼疮、类风湿等病症可产生交叉反应，引起假阳性。晚期癌症患者TSGF含量可能低于临界值。

正常参考值：正常人TSGF浓度范围为（47±17）U/mL；<64U/mL为阴性；≥64U/mL而<71U/mL为可疑；≥71U/mL为阳性。

17.铁蛋白（SF）

铁蛋白升高可见于下列肿瘤：急性白血病、霍奇金病、肺癌、结肠癌、肝癌和前列腺癌。检测铁蛋白对肝脏转移性肿瘤有诊断价值，76%的肝转移患者铁蛋白含量高于400μg/L，当肝癌时，AFP测定值较低的情况下，可用铁蛋白测定值补充，以提高诊断率。在色素沉着、炎症、肝炎时铁蛋白也会升高。升高的原因可能是由于细胞坏死、红细胞生成被阻断或肿瘤组织中合成增多。

正常参考值：男性为30～400μg/L；女性为13～150μg/L。

18.β₂-微球蛋白（β₂-MG）

β_2-MG是恶性肿瘤的辅助标志物，也是一些肿瘤细胞上的肿瘤相关抗原。在恶性血液病或其他实质性肿瘤中，突变细胞合成和分泌β_2-MG，可使患者血清中浓度显著上升，在淋巴系统肿瘤如慢性淋巴细胞白血病、淋巴细胞肉瘤、多发性骨髓瘤等中尤为明显，在肺癌、乳腺癌、胃肠道癌及子宫颈癌等中也可见增高。由于在肿瘤早期，血清β_2-MG可明显高于正常值，故有助于鉴别良恶性肿瘤。有报道发现恶性疾病时β_2-MG在腹水中与血清中的比例明显相关，若两者比值大于1.3时，即考虑为癌肿的表现。

血清β_2-MG不但可在肾衰竭、多种血液系统疾病及炎症时升高，而且在多种疾病中均可增高，故应排除由于某些炎症性疾病或肾小球滤过功能减低所致的血清β_2-MG增高。脑脊液中β_2-MG的检测对脑膜白血病的诊断有特别的意义。

正常参考值：1.3～2.7mg/L。

19.胰胚胎抗原（POA）

胰胚胎抗原是胰腺癌的又一新型、敏感、特异的新标志物，胰腺癌的POA的阳性率为95%，其血清含量大于20U/mL，当患肝癌、大肠癌、胃癌等恶性肿瘤时也会使POA升高，但阳性率较低。

正常参考值：0~7U/mL。

20.胃泌素前体释放肽（PROGRP）

胃泌素前体释放肽是一种新的小细胞肺癌标志物。PROGRP是脑肠激素的一种，是小细胞肺癌增殖因子胃泌素释放肽的前体。PROGRP作为小细胞肺癌标志物有以下特点：①针对小细胞肺癌的特异性非常高；②较早期的病例有较高的阳性率；③健康者与患者血中浓度差异很大，因而检测的可靠性很高。

正常参考值：0~63pg/L。

国内常用放射免疫检测肿瘤标志物项目见表4-5-1。

八. 推荐方案

见表4-5-2。

表4-5-1 国内常用放射免疫检测肿瘤标志物项目表

	参考范围	临床意义
甲胎蛋白（AFP）	0~20μg/L	肝癌，用于诊断生殖细胞肿瘤
癌胚抗原（CEA）	0~5μg/L	结直肠癌、胃癌、胰腺癌乳腺癌和肺癌
糖类抗原125（CA125）	0~35μg/L	卵巢癌、子宫内膜癌
糖类抗原15-3（CA15-3）	0~28kU/L	乳腺癌
糖类抗原19-9（CA19-9）	0~39kU/L	胰腺癌、胃癌、结直肠癌、胆囊癌
癌抗原72-4（CA72-4）	0~6μg/L	胃癌、卵巢癌
糖类抗原242（CA242）	0~20kU/L	胰腺癌、结肠癌
糖类抗原50（CA50）	0~40μg/L	胰腺癌、胆囊癌、肝癌、卵巢癌、子宫癌、恶性胸水
细胞角质素片段抗原21-1（CYFRA21-1）	0~3.3μg/L	非小细胞肺癌
神经特异性烯醇化酶（NSE）	0~16μg/L	小细胞肺癌、神经母细胞瘤
鳞状细胞癌抗原（SCC）	0~1.5μg/L	
前列腺特异抗原（TPSA）	0~4μg/L	前列腺癌
A-L-岩藻糖苷酶（AFU）	10~35U/L	原发性肝癌
铁蛋白（SF）	男：30~400μg/L； 女：13~150μg/L	急性白血病、转移性肝癌
β_2-微球蛋白（β_2-MG）	1.3~2.7mg/L	多发性骨髓瘤、淋巴系统肿瘤、小细胞肺癌
胃泌素前体释放肽（PROGRP）	0~63pg/L	

表4-5-2 肿瘤标志物的联合应用推荐方案（可大大提高肿瘤诊断的阳性率）

肿瘤类型	肿瘤标志物
肝	AFP + CEA（+ AFU）
结直肠、胆道	CEA + CA19-9（+ CA50）
胰	CEA + CA19-9 + CA242（+ CA50）
胃	CEA + CA19-9 + CA7-24
食道	CEA + SCC
肺	NSE + CYFRA21-1 + CEA + CA125（+ CA50 + CA19-9/SCC）
乳腺	CA15-3 + CEA + CA125
卵巢	CA125 + β-HCG + CEA（+ AFP + CA7-24）
宫颈	CEA + CA7-24 + SCC（+CA125）
子宫	CEA + β-HCG + SCC（+ SF）
肾	CEA + β_2-MG
前列腺	FPSA/TPSA + PAP
甲状腺	CEA + TGA + TPOA（TMA）+ T3, T4, FT3, FT4, TSH（+ CA19-9）
鼻咽	CEA + SCC + EBV

（葛鹏 沙永生）

第六节　肿瘤相关基因诊断

肿瘤是多基因异常疾病，肿瘤内在生物学特征和遗传特性决定了其生长、进展和转移的方式以及对临床治疗的反应不同，而仅依据常规临床和病理指标制定治疗方案，是目前治疗有效率和患者生存率不能有效提高的关键屏障。基因诊断能识别相同病理类型肿瘤的不同生物学特征，实现肿瘤诊断和预后的分子分型，以及肿瘤对化疗、放疗、内分泌治疗和分子靶向治疗敏感性的评估，从而制订和实施基于肿瘤生物学特征和遗传特性的个体化治疗方案，可达到提高临床治疗有效率和患者生存率的目标。

近年来，美国国立综合癌症网络（National Comprehensive Cancer Network，NCCN）指南推荐将EGFR、K-RAS等基因突变和ERCC1、RRM1等mRNA表达量以及基因表达谱检测用于指导临床治疗方案选择和预后预测（表4-6-1）。另外，大量研究证实GSTP1、XRCC1、MTHFR等化疗药物代谢关键酶的基因突变、基因型和表达量改变与化疗敏感性相关，具有潜在的临床应用价值。基于PCR（polymerase chain reaction）技术

的反转录-荧光定量PCR方法、PCR-测序方法和基因芯片杂交方法已被广泛应用于恶性肿瘤基因诊断。

迄今，国际上经FDA或欧盟批准上市的基因诊断试剂盒和临床应用的基因诊断项目包括：①美国强生（Johnson&Johnson）公司开发的GeneSearch BLN Assay于2007年获美国FDA批准临床应用。该试剂盒采用实时定量RT-PCR方法检测淋巴结组织中Mammaglobin mRNA和Cytokeratin（CK）19mRNA表达，用于乳腺癌患者前哨淋巴结转移诊断。②Oncotype DX试剂盒于2004年获美国FDA批准临床应用。该试剂盒采用实时定量RT-PCR方法检测一组与乳腺癌增殖和转移相关的21个基因的mRNA表达，用于预测淋巴结阴性乳腺癌患者的复发和转移风险，指导临床实施个体化治疗。③Gen-Probe和DiagnoCure公司研发的Gen-Probe PCA3 mRNA基因诊断试剂盒已获欧盟批准，该试剂盒采用荧光定量RT-PCR方法检测PCA3 mRNA表达，可用于对脱落入尿液中的前列腺细胞中PCA3 mRNA定量检测，PCA3在正常或良性增

表4-6-1　2011年NCCN指南建议的临床基因检测项目

病种	NCCN建议基因检测项目	临床意义
乳腺癌	微转移基因诊断	精确病理学分期，指导化疗方案选择
	HER-2扩增	曲妥珠单抗（赫赛汀）敏感性，预后预测
	Oncotype DX 21基因表达	预后预测，指导化疗方案选择
	Mamma Print表达谱芯片	预后预测
	分子分型表达谱	分子分型，指导化疗方案选择
非小细胞肺癌	EGFR突变、基因拷贝数、表达水平	厄洛替尼或吉非替尼敏感性
	K-RAS突变	厄洛替尼或吉非替尼敏感性
	ERCC1 mRNA表达水平	铂类药物敏感性，预后预测
	RRM1 mRNA表达水平	吉西他滨敏感性，预后预测
胃癌	HER-2扩增	曲妥珠单抗（赫赛汀）敏感性
	HP细菌DNA	发病及复发风险
结直肠癌	K-RAS突变	西妥昔单抗或帕尼单抗敏感性
	B-RAF突变	西妥昔单抗或帕尼单抗敏感性
	dMMR微卫星MSI-H	5-FU敏感性
	UGT1A1*28	伊立替康、开普拓毒性
胃肠道间质瘤	C-KIT突变	伊马替尼敏感性
	PDGFR突变或低表达	伊马替尼敏感性
神经胶质瘤	MGMT mRNA表达水平	替莫唑胺敏感性
鼻咽癌	EGFR表达	尼妥珠单抗敏感性
	EBV DNA	筛查、分期、预后预测
口腔鳞癌	HPV DNA	预后预测
甲状腺癌	RET突变	预后预测
	BRAF突变	预后预测
	K-RAS突变	预后预测
白血病	BCR-ABL融合基因表达	慢性粒细胞白血病疗效监测、预后预测
	PML/RAR融合基因表达	反式维甲酸敏感性
宫颈癌	HPV DNA	筛查、疗效监测

生的前列腺组织中低表达，而在前列腺癌细胞中表达上调60~100倍。以PCA3 mRNA为基因标志物诊断前列腺癌的特异性（74%）显著高于以PSA mRNA检测（17%）。④2004年12月美国FDA批准罗氏（Roche）公司生产的"AmpliChip CYP450基因分型"诊断芯片应用于临床，该基因芯片基于CYP450的基因型预测患者对药物治疗有效性，对于20%~25%市售药物有应用价值，可指导恶性肿瘤的个体化治疗。⑤2007年2月美国FDA批准荷兰Agendia公司的Mamma Print基因表达谱芯片应用于临床，预测乳腺癌患者术后5~10年内复发或转移的可能性，准确率达到85%，这是世界上首个被FDA批准上市的基因表达谱分子诊断芯片产品。

为了满足临床日益增长的对基因诊断指导肿瘤治疗的需求，天津医科大学肿瘤医院临床基因扩增检验实验室建立了一系列基因诊断方法，用于从高危人群筛查—早期诊断—治疗前分子分期—确定手术术式—术后化疗、放疗、内分泌治疗、分子靶向治疗疗效评估-预后和转归的预测。包括的基因诊断系列项目：①肿瘤化疗敏感性评估基因诊断；②肿瘤分子靶向药物治疗敏感性预测基因诊断；③基于乳腺癌生物学特性预测内分泌治疗敏感性和患者预后的基因诊断；④手术断端组织病变的基因诊断；⑤瘤微转移/循环肿瘤细胞的基因诊断；⑥肿瘤相关病毒的基因诊断。

一、肿瘤化疗敏感性评估基因诊断

肿瘤细胞的播散是导致恶性肿瘤转移和患者死亡的主要因素，化疗是恶性肿瘤首要的全身治疗方式。但是由于肿瘤组织的生物学特性不同，以及患者携带药物代谢酶遗传基因多态性基因型不同，即使相同病理分期的患者采用相同的化疗方案其预后可能出现较大差异。基于化疗药物的作用机制和作用靶点，通过检测肿瘤组织中药物相关代谢酶和DNA修复酶的基因表达和（或）遗传基因多态性基因型，可实现肿瘤对药物敏感性和患者对药物耐受性的评估，从而指导临床制订有效的个体化治疗方案，实现提高药物治疗效果和延长患者生存期的目标。因此针对临床目前常用化疗药物，基于NCCN指南建议的基因诊断方法，建立并应用肿瘤化疗敏感性预测基因诊断方法，基于肿瘤的生物学特性和患者的遗传特性，实施个体化化疗方案，是临床化疗亟待解决的问题。

二、分子靶向药物治疗敏感性评估基因诊断

传统的化疗药物由于缺乏对肿瘤细胞的特异性，往往给患者带来较大的毒副作用，特别是对免疫系统的抑制，还可能导致患者预后差。靶向治疗药物以肿瘤细胞特异性表达的膜受体或关键的异常信号通路为分子靶点，在取得明显疗效的同时，可避免对正常细胞的杀伤，因而具有广阔的应用前景。目前已上市或正在临床实验的靶向药物主要有小分子化合物、单克隆抗体和小分子肽。由于靶向药物针对于特定的肿瘤细胞靶点，通过基因诊断筛选适应证是合理和科学地使用分子靶向药物的必要基础。但目前多数分子靶向药物的使用往往未经严格的分子诊断筛选适应证，盲目用药的问题普遍存在。而分子靶向药物价格昂贵，盲目用药会给非适应证患者带来巨大的经济负担。因此应用分子靶向药物治疗敏感性评估基因诊断方法是分子靶向药物适应证选择的重要依据。

三、肿瘤生物学特性的基因诊断

乳腺癌具有组织细胞异质性的生物学特性，在淋巴结阳性的"高危"患者中有20%~30%并不发展为远处转移却遭受过度治疗的副作用；而对于淋巴结阴性的"早期"患者，有10%~30%患者5~10年内发生远处转移，但依据临床常规的预后指标不能预测其高转移潜能。因此，目前在乳腺癌的临床治疗上始终呈盲目治疗和过度治疗的现状，而患者死亡率却不能得到有效控制。组织细胞转移表型的获得是以涉及转移生物学过程的基因表达量改变为基础。基于原发肿瘤的生物学特性可更准确地预测患者预后，并可指导基于生物学特性的治疗（如乳腺癌的内分泌治疗）以及合理的辅助治疗方案（如化疗和放疗）。

四、手术断端组织病变的基因诊断

乳腺癌保乳手术是西方国家首选的术式，而且将成为我国未来乳腺癌治疗的必然趋势。与西方国家相比，中国女性乳腺癌在发病年龄、乳房大小、病理和生物学特征等方面均有所不同。肿瘤的多灶性发生是我国乳腺癌区别于西方的主要特点之一，乳腺癌的这一特殊生物学特性与乳腺癌保乳手术后的复发有着直接联系。有弥漫残留癌的病例其实际肿瘤范围要显著大于临床肿瘤大小，导致手术切除范围不足，切缘癌残留阳性率增加。另外，由于肿瘤的分子异常改变早于病理形态学改变，仅以在术中达到病理形态学切缘阴性为标准，手术范围较盲目，可能对手术断端分子异常的患者的术后复发估计不足。因此，手术断端组织病变的基因诊断，可发现早于病理形态学的病变，指导实施保乳手术的乳腺癌的复发危险进行准确评估，

对断端组织病变基因诊断阳性的患者群进行标准化治疗。

五、肿瘤微转移的基因诊断

临床实践证实，在初诊的恶性肿瘤患者中，约半数其体内存在亚临床的微小转移癌，包括淋巴结转移和血行转移。淋巴结转移状态和远处转移存在与否是临床分期、判断预后和制订治疗方案的主要依据。对于初诊的恶性肿瘤患者，术前检测外周血或骨髓中播散的肿瘤细胞有助于对准确临床分期（M分期）和评估预后；对于临床早期恶性肿瘤患者，术中前哨淋巴结微转移检测可指导术式选择，避免淋巴结清扫给转移阴性患者带来不必要的副作用及精神和经济负担；对于淋巴结清扫术后常规病理诊断阴性淋巴结的患者，淋巴结微转移检测有助于提高临床分期（N期）的准确性；对于复查的恶性肿瘤患者，外周血或骨髓中播散肿瘤细胞检测可辅助复发或远处转移诊断；对于伴发胸腹水的恶性肿瘤患者，检测胸腹水中的肿瘤细胞有助于胸腹水良恶性的鉴别诊断；对于接受化疗的肿瘤患者，化疗前后监测患者外周血或骨髓中肿瘤细胞微转移状态还可协助临床肿瘤医师评价化疗敏感性和治疗疗效。因而肿瘤微转移检测对于提高临床分期准确性、选择合理治疗方案、预测患者预后、监测复发转移状态、评估治疗疗效都具有极其重要的临床应用价值。

六、肿瘤相关病毒/病菌的基因诊断

多种病毒/病菌的感染及其负载量与肿瘤的病因和进展密切相关，如乙肝病毒（HBV）与肝癌、人乳头瘤状病毒（HPV）与宫颈癌和口咽癌、EB病毒（EBV）与鼻咽癌和非霍奇金淋巴瘤、幽门螺杆菌（HP）与胃癌。检测肿瘤相关病毒/病菌DNA含量，可辅助临床实现肿瘤的病因学判断、复发监测，并指导临床实施抗病毒治疗，以提高治疗疗效和改善患者预后；对于非肿瘤患者，可筛查患病高危人群，并指导实施抗病毒治疗和定期检查，以降低危险人群的发病危险和提高早期癌变患者的治愈率。

总之，恶性肿瘤基因诊断可以为肿瘤高危人群筛查和预防、肿瘤发生的病因学诊断、提高肿瘤分期的准确性、评估患者预后、动态监测复发状态和治疗疗效、预测分子靶向治疗敏感性及指导个体化治疗提供客观依据，具有重要的临床应用价值和广阔的发展前景。

（冯玉梅）

第七节　肿瘤病理诊断

一、肿瘤的几个基本概念

肿瘤是机体在各种致瘤因素的作用下，局部组织的细胞在基因水平上失去对其生长的正常调控，导致克隆性异常增生而形成的新生物，这一过程称为肿瘤形成（neoplasia）。这种新生物通常形成局部肿块（mass），因而得名，又称为实体瘤（solid tumor），但也有少数肿瘤不形成肿块，如白血病。

肿瘤性增生一般是单克隆性的，肿瘤细胞具有异常的形态、代谢和功能，并在不同程度上失去了进一步分化成熟的能力，且肿瘤细胞表现为失控性生长和过度生长，即具有自主性。即使当致瘤因素已不存在时仍能持续生长，提示肿瘤细胞的遗传异常可传给其子代细胞。

肿瘤性增生与反应性增生有着本质的区别，后者可见于机体在生理状态下以及炎症、损伤修复等病理状态下常见的细胞、组织的增生。这类增生有的是机体正常新陈代谢的细胞更新；有的是针对一定刺激或损伤的防御性、修复性反应，皆为机体生存所需。其次，这类增生的细胞、组织能分化成熟，并在一定程度上恢复原来正常组织的结构和功能。再者，这类增生有一定限度，增生的因素一旦消除后便不再继续。

根据肿瘤的生物学特性及其对机体危害性的不同，一般将肿瘤分为良性（benign）和恶性（malignant）两大类，这种分类在肿瘤诊断、治疗和判断预后上均具有十分重要的意义。

二、肿瘤的一般形态和结构

（一）肿瘤的大体形态

实体瘤的形态多种多样，肿瘤的数目、大小、形状、颜色和质地等基本特征可在一定程度上有助于判断肿瘤的良恶性和类型。

1.肿瘤的数目和大小

肿瘤通常为一个（单发，single），有时可为多个（多发，multiple）。如子宫平滑肌瘤常可见2～3个直至10余个瘤体，家族性大肠腺瘤性息肉病、神经纤维瘤病等可有数十个、数百个甚至上千个瘤体。

肿瘤大小不一，小者微小甚至只能在显微镜下才能发现，如原位癌（carcinoma in situ），大者巨大，可达数千克乃至数十千克。一般来说，肿瘤的大小与肿瘤的发展阶段、发生部位和肿瘤的性质（良恶性）等因素有关。肿瘤极大者通常生长缓慢，多为良性，恶性肿瘤生长迅速，短期内可带来不良后果，体积一般不是很大。但如果是恶性肿瘤，体积越大，则转移概率一般也越大，对于某些类型的肿瘤，体积大小是判断其良恶性的重要指标之一。

2.肿瘤的形状

肿瘤的形状多样，有息肉状（polypoid）、乳头状（papillary）、绒毛状（villous）、结节状（nodular）、分叶状（lobular）、囊状（cystic）、蕈伞状（fungating）、溃疡状（ulcerative）、弥漫性肥厚状（diffuse thickening）和浸润性包块状（infiltrating mass）等。影响肿瘤形状的因素有发生部位、组织来源、生长方式和肿瘤的良恶性。良性常呈乳头状、息肉状、结节状或分叶状，恶性肿瘤常呈蕈伞状、溃疡状、菜花状或浸润性包块状。

3.肿瘤的颜色

肿瘤的切面多呈灰白或灰红色，但可因组织起源、含血管量的多寡、有无分泌物、是否含有色素及继发改变等因素呈现各种不同的颜色。比较特殊的包括黄色，如脂肪瘤；红色，如血管瘤；黑色，如黑色素瘤和色素痣；绿色，如绿色瘤。

4.肿瘤的质地

肿瘤一般比周围正常组织硬，而且与肿瘤的种类、实质和间质的比例、有无变性、坏死、出血有关。如脂肪瘤较软，纤维瘤和神经纤维瘤较韧，骨瘤较硬；实质多、间质少的肿瘤较软，相反则硬；瘤组织继发坏死、囊性变时往往变软，继发钙化或骨化者则局部变硬。

（二）肿瘤的组织结构

1.肿瘤的主质（parenchyma）

主质是肿瘤细胞的总称，是肿瘤的主要成分，肿瘤的生物学特性主要取决于肿瘤的实质，我们通常根据肿瘤实质的形态来判断各种肿瘤的组织来源，进行分类、命名，并根据分化成熟程度和异型性大小来确定肿瘤的良、恶性和恶性程度。通常肿瘤实质只有一种成分，少数可有两种或更多的实质成分。

2.肿瘤的间质（mesenchyma）

除实质外的成分都属于肿瘤间质，一般由结缔组织和血管组成，起支持和营养作用，同时也是恶性肿瘤浸润和转移的重要途径和条件。

三、肿瘤的异型性

1.异型性定义

肿瘤组织无论在细胞形态和组织结构上，都与其来源的正常组织有不同程度的差异，这种差异称为异型性（atypia）。肿瘤异型性的大小反映了肿瘤组织的成熟程度（分化程度）。异型性小者，说明肿瘤与其来源的细胞和组织相似，分化程度高；异型性大者，说明肿瘤细胞与组织分化程度低，恶性度高。有的恶性肿瘤主要由未分化细胞构成，称为间变性肿瘤，恶性肿瘤细胞缺乏分化，异型性显著，高度恶性。

2.肿瘤组织结构的异型性

肿瘤组织结构的异型性是指肿瘤组织在空间排列上（包括瘤细胞的极向、排列结构及其与间质的关系等方面）与其来源的正常组织的差异，是病理诊断的重要参考。如鳞状上皮乳头状瘤的瘤细胞和正常的鳞状上皮很相似，只是其排列与正常组织不同，形成含有纤维血管轴心的乳头状。

3.肿瘤细胞的异型性

（1）细胞多形性　较正常细胞大，形态、大小不一致，有时出现瘤巨细胞。

（2）细胞核多形性　细胞核体积增大，核/浆比例升高；核形状不规则多形性，可出现双核、多核、巨核或奇异形核；核深染，核膜厚，染色质致密、粗颗粒状（DNA增多）；核仁明显，增大，甚至呈多个；核分裂增多，可见病理性核分裂（诊断恶性肿瘤有意义）。

（3）细胞胞浆的改变　由于胞浆内核蛋白体增多和酸性代谢产物增加而嗜碱性染色增强。可含有激素、黏液、糖原、脂质、角蛋白和色素等（有助于判断肿瘤细胞的来源）。

四、肿瘤的命名和分类

（一）肿瘤的命名

1.一般命名原则

（1）良性肿瘤　一般是在肿瘤的组织起源/细胞类型的名称后加"瘤"，即部位+组织来源（+肉眼形态特点）+瘤（oma）。

（2）恶性肿瘤　上皮组织恶性肿瘤称为癌，间叶组织恶性肿瘤称为肉瘤，既有癌的成分又有肉瘤的成分，称为癌肉瘤或肉瘤样癌，即部位+组织来源（+肉眼形态特点）+癌/肉瘤/癌肉瘤。

2.特殊命名原则

（1）有些肿瘤组织类似某种幼稚组织，尾以"母细胞瘤"。

1）恶性：神经母细胞瘤、髓母细胞瘤、肾母细胞瘤。

2）良性：骨母细胞瘤、软骨母细胞瘤。

（2）有些恶性肿瘤习惯于冠以"恶性"，如恶性淋巴瘤、恶性黑色素瘤、恶性神经鞘瘤。

（3）有些肿瘤以人名命名，如尤文肉瘤（Ewing's tumor）、霍奇金淋巴瘤（Hodgkin's lymphoma）、威尔母瘤（Wilms' tumor）、佩吉特病（Paget's disease）。

（4）有些肿瘤可以按肿瘤细胞形态命名，如透明细胞肉瘤、肺燕麦细胞癌。

（5）有些肿瘤后缀为"瘤"或"病"，但实际上都是恶性肿瘤，如白血病、精原细胞瘤、无性细胞瘤、骨髓瘤、内胚窦瘤、蕈样霉菌病。

（6）有些肿瘤有多发和遗传因素，称为"某瘤病"，如神经纤维瘤病、脂肪瘤病、血管瘤病。

（7）有些肿瘤不是真性肿瘤或是组织错位到其他部位而形成的瘤样包块，如错构瘤或迷离瘤。

（二）肿瘤的分类

主要基于肿瘤组织/细胞类型和生物学行为，包括各种肿瘤的临床病理特征及预后情况，目前WHO肿瘤分类在全世界广泛应用，一方面可以统一诊断标准和诊断术语，另一方面是判断患者预后的重要依据。主要包括上皮组织、间叶组织、淋巴造血组织、神经组织和其他肿瘤。

五、肿瘤的分级与分期

肿瘤的分级（grading）与分期（staging）一般都用于恶性肿瘤，分级是用于描述其恶性程度，在病理学上根据肿瘤分化程度的高低，异型性的大小及核分裂象的多少来确定。

Ⅰ级：高分化，分化好，低度恶性（G_1）；

Ⅱ级：中分化，分化中等，中度恶性（G_2）；

Ⅲ级：低分化，分化差，高度恶性（G_3）。

肿瘤的分期代表恶性肿瘤的生长范围和播散程度，肿瘤分期有不同的方案，主要是根据原发肿瘤的大小、浸润的深度和范围，有无局部和远处淋巴结转移，有无血源性或其他远处转移等来确定。目前国际上广泛采用的是TNM分期系统，T指肿瘤原发灶，随着肿瘤的增大或浸润的范围而依次用$T_1 \sim T_4$来表示；N指局部淋巴结受累，无淋巴结转移者用N_0表示，随着淋巴结受累的数量和范围，依次用$N_1 \sim N_3$表示；M指血道转移，无血道转移者用M_0表示，有血道转移者用M_1或M_2表示。

六、良性肿瘤与恶性肿瘤的区别

良性肿瘤和恶性肿瘤的生物学特点和对机体的影响明显不同，区别良性和恶性肿瘤对于正确的诊断和治疗具有重要意义（表4-7-1）。

良性肿瘤和恶性肿瘤之间有时并无绝对界限，有些肿瘤的组织形态和生物学行为介于良、恶性之间，称为交界性肿瘤（borderline tumor），这类肿瘤可局部复发，但常不发生转移，并在一定条件下可逐渐向恶性发展，故临床上应加强随访。而恶性肿瘤的恶性程度也各不相同，如鼻咽癌发生转移较早，子宫体腺癌转移较晚，而皮肤的基底细胞癌则几乎不发生转移。

此外，肿瘤的良恶性也并非一成不变，有些良性肿瘤如不及时治疗，有时可转变为恶性肿瘤，称为恶变，如结肠腺瘤可恶变为腺癌，神经纤维瘤可恶变为恶性周围神经鞘膜瘤等。而极个别的恶性肿瘤如恶性黑色素瘤、神经母细胞瘤也可见发生自发性消退的病例报道。

七、癌前病变、非典型增生及原位癌

癌前病变（precancerous lesion）是一类具有癌变

表4-7-1　良性肿瘤和恶性肿瘤的区别

	良性肿瘤	恶性肿瘤
分化程度	分化好	分化不好
异型性	小	大
核分裂象	无或稀少，没有病理性核分裂象	多见，并可见病理性核分裂象
生长速度	缓慢	较快
生长方式	膨胀性或外生性生长，前者常有包膜形成，与周围组织一般分界清楚，故通常可推动	浸润性或外生性生长，前者无包膜或有假包膜，与周围组织一般分界不清楚，通常不可推动
继发改变	很少发生坏死、出血	常发生坏死、出血、溃疡形成等
复发	手术切除后很少复发	手术切除等治疗后较多复发
转移	不转移	常有转移
对机体的影响	较小，主要为局部压迫或阻塞，如发生在重要器官也可引起严重后果	较大，除压迫、阻塞外，还可以破坏原发处和转移处的组织，引起坏死、出血、合并感染，甚至造成恶病质

潜能的良性病变，如长时间存在有可能发展为癌。在发展成癌的过程中有时可以观察到非典型增生（dysplasia），再进一步发展为局限于上皮内的原位癌（carcinoma in situ）。正确界定这三类病理现象，对于防止肿瘤发生、发展，进行肿瘤早期诊断及治疗具有重要意义。

（一）癌前病变

具有恶变潜能的良性病变，常见类型如下。

1.黏膜白斑

常发生于食管、口腔、子宫颈及外阴，为鳞状上皮过度增生和角化，长期不愈有可能发展为鳞状细胞癌。

2.慢性宫颈炎伴宫颈糜烂

妇科常见疾病，在慢性宫颈炎的基础上，宫颈的鳞状上皮被颈管内膜的柱状上皮取代，局部呈现粉红色，随后局部又可被化生的鳞状上皮替代，在HPV感染的基础上发生上皮非典型增生，可发展为鳞状细胞癌。

3.纤维囊性乳腺病（乳腺囊性增生）

伴有导管上皮乳头状增生的纤维囊性乳腺病较易发生癌变。

4.结肠、直肠的腺瘤性息肉/家族性息肉病

前者为获得性，可单发或多发，绒毛状腺瘤发生癌变的机会更大，后者属遗传性，几乎100%会发生癌变。

5.慢性萎缩性胃炎及胃溃疡

常通过非典型增生进展为癌，发生率大约1%。

6.慢性溃疡性结肠炎

在炎症刺激下，反复发生溃疡和黏膜增生的基础上可发生结肠腺癌。

7.皮肤、黏膜慢性溃疡

经久不愈的皮肤溃疡，可发生表皮鳞状上皮增生，可以癌变。

8.肝硬化

常由乙型病毒性肝炎所致，有相当一部分进展为肝细胞性肝癌。

（二）非典型增生

细胞增生并出现一定程度的异型性，表现为细胞的形态及排列方式的异常增生，但其形态学表现尚未达到诊断癌的程度，根据细胞异型性程度和累及范围分为轻、中、重三级。以鳞状上皮为例。

Ⅰ级：异型细胞累及上皮层的下1/3；

Ⅱ级：异型细胞累及上皮层的下2/3；

Ⅲ级：异型细胞累及上皮层的上2/3以上，但未达到全层。

癌前病变多通过非典型增生而发生癌变。

近年提出上皮内瘤变（intraepithelial neoplasia）的概念，将轻、中和重度非典型增生分别称为上皮内瘤变Ⅰ级、Ⅱ级和Ⅲ级。原位癌列入上皮内瘤变Ⅲ级。

（三）原位癌

黏膜上皮层或皮肤表皮层的非典型增生细胞累及上皮全层，但尚未侵破基底膜而无向下浸润者。原位癌的结局有三种：原位癌→早期浸润癌→浸润癌；相对静止；自行消退。

八、常见肿瘤的举例

（一）上皮性肿瘤

上皮性肿瘤包括被覆上皮、腺上皮和导管上皮发生的肿瘤，最为常见，分为良性和恶性两类。

1.良性上皮组织肿瘤

（1）乳头状瘤（papilloma）　呈外生性生长。位于皮肤、外耳道、声带、阴茎、膀胱、消化道等部位。大体形态为指状或乳头状突起，呈菜花状或绒毛状外观，肿瘤根部常有细蒂与正常组织相连。某些部位的乳头状瘤与HPV感染相关，发生在外耳道、阴茎及膀胱的乳头状瘤较易发生恶变，需要注意。

（2）腺瘤（adenoma）　常位于甲状腺、卵巢、乳腺、涎腺、肠道等部位。大体形态呈息肉状、结节状，有包膜，边界清楚。

（3）特殊类型

1）囊腺瘤（cystadenoma）：腺体分泌物淤积，腺腔逐渐扩大并相互融合，形成大小不等、单房或多房的囊腔。卵巢多见，偶见甲状腺、胰腺。主要类型为黏液性和浆液性，其中浆液性乳头状囊腺瘤较易发生恶变，转化为浆液性腺癌。

2）纤维腺瘤（fibroadenoma）：腺上皮增生同时伴有纤维间质的增生，而增生的间质才是肿瘤的实质。常见于乳腺。大体形态呈结节状、分叶状，包膜完整。

3）多形性腺瘤（pleomorphic adenoma）：由腺组织（闰管上皮细胞）、黏液样及软骨样组织（肌上皮细胞）等多种成分混合组成。多见于涎腺（腮腺常见）、小涎腺。本瘤生长缓慢，但切除后可复发，少数可发生恶变。

4）息肉状腺瘤（polypous adenoma）：又称腺瘤性息肉。常见于结肠、直肠、胃。大体形态呈息肉状、基底有蒂，表面平滑或呈绒毛状（后者易恶变）。多发者如结肠多发性腺瘤性息肉病，有家族遗传性，恶变率高，且易发生早期癌变。

2.恶性上皮组织肿瘤

癌（carcinoma）是最常见的恶性上皮性肿瘤，中老年多见，常以浸润性生长方式为主，与周围组织分界不清。

（1）大体形态 位于皮肤、黏膜及空腔器官表面的呈外生性及浸润性（息肉状、蕈伞状、菜花状、溃疡状）并出现基底浸润；位于实质器官组织内部的呈不规则结节状、树根状、蟹足状向周围组织浸润。

（2）切面颜色 多为灰白，质较硬、干燥、粗糙。

（3）转移途径 早期一般多经淋巴道转移，晚期发生血道转移。

（4）常见类型

1）鳞状细胞癌（squamous cell carcinoma）：简称鳞癌。多见于身体中鳞状上皮被覆的部位，如皮肤、口腔、唇、食管、喉、子宫颈、阴道、阴茎等；也可在鳞状上皮化生处，如支气管、胆囊、膀胱、肾盂等。大体形态呈菜花状或溃疡性。

2）腺癌（adenocarcinoma）：多见于黏膜表面的腺上皮，如胃肠道、呼吸道、胆囊、宫颈、子宫内膜。常累及乳腺、胰腺、前列腺、甲状腺等器官。主要类型为腺癌，由大小不等、形态不一的腺体构成，分为高分化、中分化、低分化。特殊类型包括乳头状腺癌、囊腺癌、乳头状囊腺癌、黏液癌（胶样癌）常见胃和大肠，属低分化腺癌，恶性度较高；大体呈半透明、胶冻样外观。单纯癌多见乳癌，属低分化腺癌，恶性度较高。单纯癌的主要类型为硬癌和髓样癌，硬癌质硬，肿瘤中主质较少而间质多；髓样癌肿瘤中主质多，间质少，质软如脑髓。

3）基底细胞癌（basal cell carcinoma）：多见于老年人的面部，如眼睑、颊、鼻翼等处。此瘤属于低度恶性，生长缓慢，表面常形成溃疡，浸润破坏深层组织，但很少发生转移，对放疗敏感。

4）移行上皮癌（transitional cell carcinoma）：现称尿路上皮癌，见于泌尿道（膀胱、肾盂、输尿管）。可呈乳头状外生性，伴有或不伴有浸润性生长。高级别非浸润性尿路上皮癌容易复发。

（二）间叶组织肿瘤

种类很多，包括脂肪组织、血管和淋巴管、平滑肌、横纹肌、纤维组织、骨组织等，也主要分为良性和恶性，其中良性较多见，而恶性较少见。

1.间叶组织良性肿瘤

（1）脂肪瘤（lipoma） 是最常见的良性间叶组织肿瘤。常见于背、肩、颈及四肢近端皮下组织。大体形态为扁圆形或分叶状，有包膜，切面质软，淡黄色。手术易切除，极少恶变。

（2）纤维瘤（fibroma） 常见于四肢、躯干的皮下和卵巢。大体形态呈结节状，有包膜，切面编织状、质韧。手术易切除，生长缓慢，不复发。

（3）脉管瘤（hemangioma） 常见，多为先天性，常见于儿童。可见于任何部位，以皮肤多见，内脏器官以肝多见。常见类型包括毛细血管瘤，好发于面部、唇、舌，儿童多见；海绵状血管瘤，好发于肝、肢体；淋巴管瘤，好发于头颈部，小儿多见。

（4）平滑肌瘤（leiomyoma） 好发于子宫及胃肠道，胃肠道易发生恶变。大体形态呈结节状，无包膜，边界清楚，切面漩涡状。

（5）骨瘤（osteoma） 好发于头面骨和颌骨，也可累及四肢骨。大体形态呈结节状，边界清楚。可引起局部压迫症状（少见）。

（6）软骨瘤（chondroma） 好发于手足短骨和四肢长骨。大体形态呈外生、内生性。肿瘤位于盆骨、胸骨、肋骨、四肢长骨或椎骨时容易恶变，而发生在指/趾骨则极少恶变。

2.间叶组织恶性肿瘤

来源于间叶组织的恶性肿瘤常称为肉瘤（sarcoma），与癌相比，发病率较低，大多见于青少年（占儿童恶性肿瘤的7%，成人占1%）。多位于肢体。常呈结节状或分叶状，可有假包膜，切面质软、灰红、鱼肉状。多经血道转移（肝、肺）。常见类型如下。

（1）脂肪肉瘤（liposarcoma） 是肉瘤中较常见的一种，多见于40岁以上成人。好发于大腿及腹膜后等深部软组织。多呈结节状或分叶状，常有假包膜，切面呈鱼肉状或黏液样。出现分化差的细胞及多形性细胞时恶性度高，容易发生复发和转移。

（2）纤维肉瘤（fibrosarcoma） 是肉瘤中较常见的一种，多见于成年人。四肢皮下组织多见。结节状，常有假包膜。分化差者多形性明显，生长快，易发生转移，切除后易复发。

（3）恶性纤维组织细胞瘤（malignant fibrous histiocytoma） 好发于四肢及腹膜后。镜下可见纤维细胞、组织细胞、成纤维细胞，排列成车辐状。常发生于男性，多见于50～70岁。

（4）横纹肌肉瘤（rhabdomyosarcoma） 是儿童中除白血病以外最常见的恶性肿瘤。主要发生于10岁以内的婴幼儿和儿童、青少年。儿童好发于头颈部，特别是眼眶、鼻腔、中耳、口腔，还有泌尿生殖道黏膜处，成人可见于头颈部和腹膜后，偶见于四肢。肿瘤大多界限不清，灰白质软，发生在黏膜下者可呈大的息肉样，状如葡萄。对于局限性的胚胎性横纹肌肉瘤应用手术、放疗和化疗，效果较好，绝大多数患者可存活，而腺泡状和多形性横纹肌肉瘤治疗效果较差，常转移到肺和其他远处器官，引起死亡。

（5）平滑肌肉瘤（leiomyosarcoma） 多发生于老年人。较多见于子宫和胃肠道，偶可见于腹膜后、肠系膜、大网膜及四肢皮下软组织。体积较大，境界清楚，质地较软，常有出血和坏死甚至囊性变。恶性程度高者术后易复发，可转移到肺、肝及其他器官。

（6）血管肉瘤（hemangiosarcoma） 多发生于成年人。可发生在各器官和软组织，发生在器官最多见于肝，发生于软组织者多见于皮肤，尤以头面部多见。可呈结节状或丘疹状，暗红色，常伴出血及坏死。一般恶性程度较高，常发生远处转移和致死。

（7）骨肉瘤（osteosarcoma） 是最常见的骨恶性肿瘤，常发生在10～25岁之间的青少年，学龄前儿童少见，发病第二个高峰年龄是40岁以上，常与其他疾病伴发，男性稍多见。好发于四肢长骨的干骺端，尤其股骨下端、胫骨上端和肱骨上端，也可发生于扁骨如颅面骨、骨盆和肩胛骨。肿瘤大多位于髓腔内，仅少数起源于皮质，肿瘤沿着髓腔播散，可向皮质侵犯并掀起骨膜，并可进一步穿破骨膜侵入周围软组织。骨肉瘤恶性度高，生长迅速，血道转移常见，最多见转移到肺，通过术前和术后的新辅助化疗，术后5年生存率可达70%。

（三）神经外胚叶源性肿瘤

种类繁多，包括中枢神经系统肿瘤、周围神经系统肿瘤、胺前体摄取及脱羧系统（Amine Precursor Uptake and Decarboxylation，APUD）系统来源的肿瘤以及视网膜母细胞瘤、色素痣和恶性黑色素瘤等。

1.视网膜母细胞瘤（retinoblastoma）

绝大多数发生在3岁以内的婴幼儿，6岁以上罕见，40%为家族性，是一种常染色体显性遗传病，60%为散发性。可见眼部结节状肿块。转移一般不常见，可经血道转移至骨、肝、肺、肾等处，淋巴道转移只在眼眶软组织被累及时才发生，多转移到耳前及颈淋巴结，预后差，多在发病后1年半左右死亡。

2.色素痣（pigmented nevus）

通常是后天性的，多发生于2～60岁之间。最多见于头颈和躯干的皮肤，如果色素痣的颜色加深、体积增大、生长加快或破溃、发炎或出血等，可能是恶变的象征。主要类型如下。

（1）皮内痣 痣细胞位于真皮内，从不恶变。

（2）交界痣 痣细胞在表皮和真皮的交界处，有恶变的可能。

（3）混合痣 即可见交界痣和皮内痣同时存在。

3.恶性黑色素瘤（melanoma）

大多见于30岁以上成人，可一开始即为恶性，但通常由交界痣恶变而来。发生于皮肤者以甲下、手掌、足底、外阴及肛门周围多见，也可发生在黏膜和内脏器官。肿瘤多呈黑色，与周围组织界限不清。预后与病变浸润的深度（即厚度）以及淋巴结有无累及等多种因素有关，对于浸润性黑色素瘤，放疗、化疗及免疫治疗均无明显疗效。

（四）多种组织构成的肿瘤

1.畸胎瘤（teratoma）

来源于有多分化潜能的生殖细胞肿瘤，往往含有2个或3个胚层分化的多种组织成分，排列结构错乱。多位于纵隔、骶尾部、松果体等中线部位及卵巢、睾丸性腺处。良（囊性）性以卵巢多见，而恶（实性/半实性）性以睾丸多见。

2.癌肉瘤（carcinosarcoma）

同一肿瘤中既有上皮性癌（鳞癌、腺癌、未分化癌等）又有肉瘤性间质（纤维肉瘤、骨肉瘤、软骨肉瘤、横纹肌肉瘤等）者称为癌肉瘤，少见。多见于肺、食管、喉等器官。对放疗、化疗不敏感，多采取手术治疗。

（曹文枫）

参考文献

[1]白人驹,徐克.医学影像学[M].北京:人民卫生出版社,2013:3.

[2]张惠兰,陈荣秀.肿瘤护理学[M].天津:天津科学技术出版社,1999:8.

[3]黎燕芳.癌症患者的护理[M].广东:广东科学技术出版社,2006:11.

[4]南英姬,张锦玉,薛凤艳.乳腺癌MRI检查患者的护理[J].中国医药指南,2013,8(11):721-722.

[5]陈颖力,陈永信.磁共振成像MRI的原理及其发展动向[J].山西电子技术,2001(1):3-4.

[6]王荣福.核医学[M].2版.北京:北京大学医学出版社,2009:1-15.

[7]杨云英,唐刚华,伍淑文.恶性肿瘤患者行PET-CT检查的护理[J].现代临床护理,2009,8(6):47-48.

[8]赵平,陈盛祖.PET/CT技术原理及肿瘤学应用[M].北京:人民军医出版社,2007:11.

[9]王荣福.PET/CT肿瘤诊断学[M].北京:北京大学医学出版社,2008:1-15.

[10]王荣福.PET/CT新技术应用[J].CT理论与应用研究,2009,18(4):9-14.

[11]徐可为,彭冬.放射性核素显像的临床应用[J].中国误诊学杂志,2001,1(6):924-925.

[12]王莎莎,李叶阔,程琪,等.经阴道三维超声造影重建技术评价输卵管通畅性的初步探讨[J].中国超声医学杂志,2010,26(10):932-934.

[13]董宝玮.临床介入性超声学[M].北京:中国科学技术出版社,1996.

[14]王敏,刘晓峰,袁梦彪.内镜超声检查在消化系统疾病的临床应用进展[J].中国超声医学杂志,2003,19(7):77-80.

[15]陆永萍,黄道中,邓又斌.内镜超声的进展与应用[J].中国医学影像技术,2003,19(13):106-108.

[16]Bruix J, Llovet JM. Prognostic prediction and treatment strategy in hepatocellular carcinoma[J]. Hepatology,2002,35(3):519-524.

[17]钱林学,魏红涛,胡向东.肝癌局部消融治疗的现状与进展[J].世界华人消化杂志,2008,16(18):1955-1961.

[18]北京协和医院.超声诊断科诊疗常规[M].2版.北京:人民卫生出版社,2012:3.

[19]李琼英.产前系统超声检查的护理配合[J].基础医学论坛,2013,17(24):3163-3164.

[20]张秀华.心血管病患者超声检查过程中的护理准备[J].新疆医学,2001,31(1):70.

[21]陈丽明,陈爱琴.超声内镜引导下穿刺活检术的配合及护理[J].中国医药导报,2010,7(32):96-97.

[22]王萍.超声内镜检查上消化道疾病的护理配合[J].实用医学杂志,2011,28(10):918-919.

[23]邓彩虹,刘俊.消化内镜应用新进展[J].临床消化病杂志,2012,24(6):373-374.

[24]周如女.胶囊内镜检查患者的护理[J].解放军护理杂志,2006,23(1):65-66.

[25]戈之铮,胡运彪,方云杰,等.胶囊内镜临床应用[J].中华消化杂志,2003,23(1):3-6.

[26]霍燃,于卫芹,杨丽艳.胶囊内镜检查的护理[J].国外医学:护理学分册,2005,24(10):626-627.

[27]李勇,董竞成.支气管内镜超声引导下经支气管针吸活检在纵隔疾病诊断中的作用[J].医学综述,2013,19(24):4535.

[28]刘军,王俊.电视纵隔镜在纵隔肿物诊断和肺癌分期中的价值[J].中国微创外科杂志,2004,4(1):16.

[29]彭忠民.纵隔镜手术的应用与进展[J].山东医药,2003,43(9):61.

[30]张静华,赵辉.电视纵隔镜手术后并发症的预防与护理[J].中华护理杂志,2004,39(3):182.

[31]杨劫,谭家驹,李文军,等.电视纵隔镜诊治胸部肿瘤28例[J].中华肿瘤杂志,2004,26(7):424.

[32]Inoue M, Nakagawa K, Fujiwara K, et al.Results of preoperative mediastinoscopy for small lung cancer[J].Ann Thorac Surg,2000,70(5):1620.

[33]张子其,陈孝,吴本俨.胶囊内镜临床应用[M].北京:人民军医出版社,2006.

[34]张阳德.内镜学[M].北京:人民卫生出版社,2001:181-184.

[35]黎燕芳.癌症患者护理[M].广州:广东科学技术出版社,2006.

[36]葛鹏.检验科标本采集与运输指南.TCIH-LM-BBCJ.

[37]Urinalysis and Collection Transportation, and Preservation of Urine Specimens; Approved Guideline[S].CLSI GP16-A2:2001.

[38]Tubes and Additives for Venous Blood Specimen Collection; Approved Standard-Fifth Edition(Vol.23,No.33)[S].H1-A5:2003.

[39]Procedures for the Collection of Diagnostic Blood Specimens by Venipuncture; Approved Standard-Fifth Edition(Vol.23,No.2)[S].H3-A5:2003.

[40]Procedures and Devices for the Collection of Diagnostic Capillary Blood Specimens; Approved Standard-Fifth Edition(Vol.24,No.21)[S].H4-A5:2004.

[41]Procedures for the Handling and Transport of Diagnostic Specimens and Etiologic Agents-Third Edition; Approved Standard(Vol.14,No.7)[S].H5-A3:1994.

[42]Collection, Transport and Processing of Blood Specimens for Testing Plasma-Based Coagulation Assays; Approved Guideline-Fourth Edition(Vol.23,No.35)[S].H21-A4:2003.

[43]中华人民共和国卫生部医政司.全国临床检验操作规程[M].3版.南京:东南大学出版社,2006.

[44]张秀明,李炜煊,陈桂山.临床检验标本采集手册[M].北京:人民军医出版社,2011.

[45]WS/T 348-2011尿液标本的收集及处理指南[S].

[46]WS/T 359-2011血浆凝固实验血液标本的采集及处理指南[S].

[47]WS/T 225临床化学检验血液标本的采集及处理指南[S].

[48]孙保存.病理学[M].2版.北京:北京大学医学出版社,2005.

[49]李玉林.病理学[M].7版.北京:人民卫生出版社,2008.

[50]张秉琪,刘馨,安煜致.肿瘤标志物临床手册[M].北京:人民军医出版社,2008.

[51]刘辉.免疫学检验[M].北京:人民卫生出版社[M],2010:6.

[52]王兰兰.临床免疫学检验（第五版/本科检验）[M].北京:人民卫生出版社,2012.

[53]王英,黄文成,朱波,等.CYFRA21-1、CA153和TSGF联合检测对乳腺癌诊断的临床意义[J].中国现代医学杂志,2006,16(20):3104-3106.

[54]余明杰,王萍,韩媛媛,等.4种肿瘤标志物联合检测对乳腺癌的诊断价值[J].检验医学与临床,2010,7(23):2567-2568.

[55]温丹萍,肖东,殷伟强,等.血清CEA、CA125及CA153联合检测对肺癌诊断临床价值的探讨[J].临床和实验医学杂志,2010,7(9):490-491.

[56]吴廷芳,夏涌.CEA、CA19-9、CA72-4联检对消化道肿瘤的诊断价值[J].放射免疫学杂志,2011,24(1):87.

[57]韩文明.HE4和CA125联合检测在卵巢癌诊断中的应用价值[J].国际检验医学杂志,2012, 33(14):1757-1758.

[58]徐风亮,吴鹏,徐日.血清肿瘤标记物与卵巢良恶性肿瘤的相关性分析[J].中华临床医师杂志(电子版),2013,7(6):2407-2410.

[59]万文徽.肿瘤标志临床应用与研究[M].北京:北京大学医学出版社,2007.

[60]董志伟,王琰.抗体工程[M].2版.北京:北京医科大学出版社,2002.

[61]万文徽.肿瘤标志临床应用中的若干问题[J].中华检验医学杂志,2000,23(1):9-10.

第五章　肿瘤外科治疗的护理

第一节　概述

肿瘤外科是用手术的方法将肿瘤切除。当今，60%以上的癌症患者仍需采用外科治疗，同时外科手术可用于90%以上癌症患者的诊断和分期，对大多数早期和较早期实体肿瘤来说手术仍然是首选的治疗方法。

良性肿瘤经完整切除后可获得治愈。即使是恶性实体瘤，只要癌细胞尚未扩散，手术治疗仍有较大的治愈机会。由于目前对恶性肿瘤的病因尚未完全了解，也缺乏根本的预防措施，所以早期发现、早期诊断非常重要，当肿瘤还处于局部范围之际即予以彻底切除，对实体瘤仍是一种非常有效的治疗方法。

外科治疗有很多优点，主要有肿瘤对外科切除没有生物抵抗性，外科手术没有潜在的致癌作用，其治疗效果也不受肿瘤异质性的影响。外科手术能治疗很大一部分没有扩散的肿瘤，并能提供准确的肿瘤病理分期和组织学特征。缺点是切除术对肿瘤组织并无特异性，即正常组织和肿瘤组织同样受到破坏；外科治疗可能出现危及生命的并发症，并可造成畸形和功能丧失；如果肿瘤已超越局部及区域淋巴结时，则手术治愈效果较差。

第二节　肿瘤外科的处理原则

一、肿瘤外科的适应证和禁忌证

肿瘤外科手术的适应证和禁忌证是相对的。对于肿瘤患者，不应划分严格的禁忌证，除了血液病、恶性淋巴瘤、多发性骨髓瘤等全身恶性肿瘤外，只要能够在保全患者生命安全的情况下都应争取手术切除原发癌和转移灶；手术切除比不切除或其他治疗方法预后更好者，都应争取手术切除。良性肿瘤及癌前病变更应该完整切除。

对于恶性肿瘤而言，不同临床分期的恶性肿瘤，其手术方式、疗效、预后不同。从手术治疗的效果来看，手术最适用于多数早期肿瘤，其次为虽然不属于早期但范围尚局限，虽有淋巴结转移但尚可清除者，或邻近器官虽已侵及但可以争取切除者等。肿瘤患者的手术有一个重要特点就是手术范围较广、创伤面积大，大部分恶性肿瘤的手术对患者的打击是全身性的，所以肿瘤手术相比其他外科手术具有更大的危险

性和难以预测性。对具体的肿瘤患者是手术还是选择其他治疗方法，要根据具体情况而定。

二、肿瘤外科治疗的原则

实施肿瘤外科手术除遵循外科学一般原则外，还应遵循肿瘤外科的基本原则。这些原则自1894年Halsted发明了经典的乳腺癌根治术以来就已奠定，以后又有人提出了"无瘤技术"的概念，使这些原则不断得到发展和完善。其基本思想是防止术中肿瘤细胞的脱落种植和血行转移。

1.不切割原则

手术中不直接切割肿瘤组织，而是由四周向中央解剖，一切操作均应在远离肿瘤的正常组织中进行，同时尽可能先结扎切断进出肿瘤组织的血管。

2.整块切除原则

将原发病灶和所属区域淋巴结做连续性的整块切

除，而不应将其分别切除。

3.无瘤技术原则

无瘤技术的目的是防止手术过程中肿瘤的种植和转移。主要是指手术中的任何操作均不接触肿瘤本身，包括局部的转移病灶。

三、肿瘤外科的手术类型

目前手术切除实体肿瘤仍然是最有效的治疗方法。根据手术应用目的分为不同种类：预防性手术、诊断性手术、根治性手术、姑息性手术和减瘤手术等。

（一）预防性手术

预防性手术可用于治疗癌前病变，防止其发生恶变或发展为进展期癌。通过外科手术早期切除癌前病变可预防恶性肿瘤的发生。隐睾症是与睾丸癌相关的危险因素，在幼年行睾丸复位术可降低睾丸癌发生的可能性。家族性结肠息肉病的患者如不行结肠切除术，到40岁时约有一半的患者将发展成结肠癌，而在70岁以后几乎100%的患者会发展成结肠癌。溃疡性结肠炎亦有较高的癌变概率。黏膜白斑是发生口咽和外阴鳞状细胞癌的危险因素，因而对这些部位的白斑应及时处理，必要时做预防性切除。在易受摩擦部位、外阴和足底的黑痣，尤其是交界痣应做预防性切除，以免恶变为黑色素瘤。

（二）诊断性手术

诊断性手术能为正确的诊断、精确的分期，进而进行恰当合理的治疗提供可靠的依据。获取组织标本的外科技术包括切除活检术、切取活检术等。

1.切除活检术

指将肿瘤完整切除进行诊断。切除活检适用于较小的或位置较浅的肿瘤，既达到活检的目的，也是一种治疗措施，是肿瘤活检的首选方式。

2.切取活检术

指在病变部位切取一小块做组织学检查以明确诊断。切取活检多用于病变体积较大、部位较深的肿瘤。也适用于开胸和剖腹探查时确定病变性质和肿瘤有无转移。

3.剖腹探查术

用其他方法无法明确诊断，又无法排除腹内恶性肿瘤时，可考虑行剖腹探查术。

（三）根治性手术

根治性手术指手术切除了全部肿瘤组织及肿瘤可能累及的周围组织和区域淋巴结，以求达到彻底治愈的目的。切除范围视肿瘤不同类型和侵犯情况而定，对恶性肿瘤一般都要求在最大可能范围内进行切除，在根治的前提下才考虑保留功能，而且手术治疗越早其疗效越好。广义的根治性手术包括瘤切除术、广泛切除术、根治术及扩大根治术等。

1.瘤切除术

适用于良性肿瘤，因良性肿瘤常有完整包膜，可在包膜外将肿瘤完整切除。也适用于一些瘤样病变，如色素痣、血管瘤等。

2.广泛切除术

适用于软组织肉瘤和一些体表高分化癌。手术在肿瘤边缘之外适当切除周围正常组织，切除范围视肿瘤的分化程度及所在部位而定。

3.根治术及扩大根治术

一般适用于发生区域淋巴结转移的各类癌症。习惯将原发癌所在器官的部分或全部连同区域淋巴结整块切除的手术称为癌根治术，若切除的淋巴结扩大到习惯范围以外，则称为扩大根治术。所谓"根治"是针对切除范围而言，术后仍有不同程度的复发率；反之，其他手术方式也有一定的治愈率。

（四）姑息性手术

是相对于根治性手术而言的，适用于癌肿已超过根治性手术切除的范围，已无法彻底清除体内全部病灶。其目的是缓解症状、减轻痛苦、改善生存质量、延长生存期、减少和防止并发症。故行姑息性手术者多为晚期癌肿或由于其他原因不宜行根治性手术者。常用的姑息性手术如下。

1.癌肿姑息切除

晚期乳腺癌溃烂出血，行单纯乳房切除术以解除症状。晚期胃癌行姑息性胃大部切除术，以解除出血症状。

2.捷径转流或造口术

空腔脏器梗阻时，如晚期胃癌幽门梗阻行胃空肠吻合术，胰头癌胆道梗阻行胆总管空肠吻合术，直肠癌梗阻行乙状结肠造口术。

3.内分泌腺切除

对激素依赖性肿瘤通过切除内分泌腺，使肿瘤退缩缓解。

（五）减瘤手术

体积较大、单靠手术无法根治的恶性肿瘤宜行大部切除，术后继以其他非手术治疗，如化疗、放疗、生物治疗等以控制残留的肿瘤细胞，称为减瘤手术。但减瘤手术仅适用于原发病灶大部切除后，残余肿瘤能用其他治疗方法有效控制者。手术后残留在体内的癌细胞只有靠机体的免疫功能和其他的全身治疗来彻底消灭。如果对残余肿瘤组织除手术外无特殊有效治疗手段时，单用减瘤手术对延长患者生存的作用不大。

（六）复发或转移灶的手术治疗

肿瘤术后复发是指根治性手术后获得临床治愈，经过一段时间后再生长的肿瘤，其性质与原发肿瘤相同。临床所指的肿瘤复发多指局部复发，如残余器官、手术野、受累毗邻器官的复发。转移瘤则指原发瘤器官以外的部位出现的肿瘤，其性质也与原发肿瘤相同。肿瘤术后复发的诊断需排除多源性恶性肿瘤。

复发和转移肿瘤的治疗比原发肿瘤更为困难，疗效也较差，但近年来对复发和转移肿瘤的手术治疗已受到重视，应根据其具体情况及手术、化疗、放疗对其疗效而定，凡能手术者应考虑再行手术。转移肿瘤的手术切除适合于原发灶已能得到较好控制者。

（七）重建和康复手术

对恶性肿瘤患者来说，生活质量极其重要，外科手术在患者术后的重建和康复方面起着独特而重要的作用。肿瘤重建和康复手术主要有以下4个目的：功能恢复、皮肤或伤口整形、个人形象恢复、生活质量的维持或提高。如乳腺癌根治术后，可应用腹直肌皮瓣重建乳房或用硅胶人工乳房填充于胸大肌，使胸部外形趋向完美；又如用肌皮瓣进行头面部肿瘤切除后的修补以及为全喉切除术后失音患者进行发音重建；其他如由于手术或放疗后所致的功能丧失，尤其是肢体部位，常可通过骨或肌肉的移位而改善。

第三节　肿瘤外科的发展趋势

随着外科学的发展，肿瘤外科学也取得了显著进步。目前肿瘤外科的新技术如器官功能保留、新辅助治疗、前哨淋巴结活检、腔镜的应用及早期诊治的理念都对癌症患者生存率和生存质量的提高发挥了重要作用。

一、早期诊治

癌症患者的预后很大程度上取决于疾病分期。只有在肿瘤的早期阶段，手术治疗才可以起到最大程度的根治目的，从而达到预期的治疗效果。通过开展新的检测方法，如通过放射影像学或手持放射性诊断探头，检测放射性单克隆标记以提高肿瘤诊断技术的准确性。可以预言，通过对肿瘤的早期诊断和治疗，必然会大大提高肿瘤患者的无瘤生存率及总体生存率。

二、器官功能保留

恶性肿瘤治疗首要目的是保证患者有较高的生存质量。在这个前提下，尽最大可能提高患者治疗后的生存质量。器官功能保全性手术的特点是根据肿瘤具体情况安全切除，再加以手术修复，尽最大可能保全器官生理的功能和保证手术安全性，使患者术后有较好的生活质量。

对广泛性原发肿瘤来说，术前新辅助化疗或放疗可有效缩小肿物体积，为手术切除提供极大可能，从而可保留部分器官功能或外观。对大多数癌症患者来说，器官保留不仅可保留器官的部分生理功能，还可维持患者的外观。它适用于肛门部癌症、直肠癌、膀胱癌、乳腺癌、头颈部癌，尤其适用于四肢癌。但器官保留是否适用于其他类型的肿瘤，如肺癌、结肠癌等，目前尚无定论。化疗和放疗单独使用或联合治疗，已在器官保留中显示出重要作用和价值。新兴的生物治疗和靶向治疗，如单克隆抗体、血管生成抑制因子、基因治疗、疫苗、信号转导抑制剂、反义技术等，已在肿瘤生物学领域进行了探索。这些新的治疗方法可控制或阻断恶性肿瘤的生长。

器官保留的原则就是依赖于综合治疗在术前将肿瘤缩小到最小，从而保证肿瘤切除时尽可能保留器官功能和维持其原貌。肿瘤对化疗药的反应依赖于它的化学敏感性，并且可能和临床结局相关。

总之，完整切除肿瘤，尽可能保留器官功能，并联合化疗可改善癌症患者的预后。

三、新辅助治疗

新辅助治疗又称为术前辅助治疗，通常包括新辅助化疗、新辅助放疗和新辅助放化疗。新辅助治疗充分利用手术前肿瘤血供未被扰乱、药物易于渗透的特点，以及全身微小转移灶内药物敏感肿瘤细胞较多的有利时机，可有效地控制包括全身性转移灶和局部病灶在内的所有癌灶。其中以新辅助化疗应用居多。新辅助化疗是指在施行手术之前应用的辅助性全身性或局部化疗，其优点是：①使原发肿瘤或转移病灶缩小，降低肿瘤分期，使不能切除的肿瘤变成可以切除，提高治愈性手术切除率，降低复发率；②控制术前存在的微小癌及亚临床灶；③抑制由于手术引发的肿瘤增殖刺激，控制医源性转移；④在损伤肿瘤病灶的血管供应及淋巴管之前，化疗药物容易使肿瘤局部达到有效浓度，起到高剂量杀伤作用；⑤帮助术后选择化疗方案，为术后判定或选择抗癌药物提供依据，并可协助评价预后；⑥防止远处转移。术前化疗途径包括：经静脉的全身化疗、术前动脉灌注化疗、术前经腹腔灌注化疗和淋巴结靶向化疗。

四、前哨淋巴结活检

前哨淋巴结是原发肿瘤引流区域淋巴结中的特殊淋巴结，是原发肿瘤发生淋巴结转移所必经的第一批淋巴结。前哨淋巴结作为阻止肿瘤细胞从淋巴道扩散的屏障，其临床意义已受到人们的重视。在20世纪90年代，乳腺癌前哨淋巴结活检技术就成为乳腺外科领域里程碑式的进展。这一技术的应用使腋窝淋巴结阴性的乳腺癌患者避免腋窝淋巴结清扫。例如前哨淋巴结是乳腺癌淋巴转移的第一站，乳腺区段切除术加前哨淋巴结活检术术中在腋下做一小切口并准确地将前哨淋巴结切除、活检，若病理阴性则结束手术，若阳性则做腋窝淋巴结清扫。因此寻找到前哨淋巴结便成了手术中的一个重要环节。

目前世界有3种方法来探测前哨淋巴结：蓝色染料法、核素探测法、荧光探测法。现在有关前哨淋巴结的研究报道已不限于乳腺癌，对其他早期恶性肿瘤施行扩大切除范围的根治性手术也正受到挑战。进一步缩小手术范围，减少手术给患者带来的创伤，提高患者生活质量的癌症治疗发展方向正受到人们的关注。

五、快速康复外科理念

近年来，世界范围内正在极力推广一种称为快速康复外科的理念，它可以明显缩短住院时间，显著改善患者术后康复速度，使许多疾病的临床治疗模式发生了很大的变化。其方法是在围术期应用一系列的已证实有效的方法以缓解手术应激，减少并发症，加速患者术后康复。快速康复外科理念是以患者为中心的具体体现。它的目标主要靠麻醉、微创手术操作以及围术期护理3个环节来实现。

快速康复外科理念在围术期护理中体现在以下几方面。

1.心理护理

加强对患者的宣教，使其理解、配合医护人员完成各项工作。

2.术前肠道准备

快速康复外科理念主张在达到手术要求的基础上，最大程度降低机体应激反应，可选择不同类型缓泻剂，尽量避免使用传统的机械性肠道准备方法。

3.营养支持

术前遵循"高蛋白、高热量、高维生素、低脂易吸收"的饮食原则，正确合理使用肠内、外营养，增强患者机体抵抗力。根据手术不同要求，缩短患者禁食水时间，特别是缩短限制透明液体（如清水、茶等）的摄入时间，避免低血糖、脱水等，保证患者舒适而又不增加误吸的环境下接受手术。术后尽早地恢复正常口服饮食是快速康复计划中的一个重要环节。

4.术后早期活动

快速康复外科理念主张术后早期活动。患者术后长期卧床休息会使肌肉强度降低、损害肺功能及组织氧化能力、加重静脉血淤滞及血栓形成。因此应在充分止痛前提下鼓励患者术后早期下床活动。

5.鼻胃管、引流管、导尿管的护理

快速康复外科理念主张腹部择期手术时不需常规使用鼻胃管减压引流。各类导管的使用不但会增加发生并发症的风险，而且明显地影响患者术后的活动与舒适，增加患者术后康复的心理障碍，因此应选择性地使用各类导管，而不应作为常规使用。

6.注意监测体温

维持术中及术后正常体温可减少患者术中出血、术后感染、心脏并发症及降低分解代谢的作用。输液加热装置、保暖床垫、腹腔冲洗液加温等都是预防术中低体温的有效方法。

围术期护理在快速康复外科理念中是不可缺少的、至关重要的一环，围术期护理的好坏直接关系到患者能否快速康复。但快速康复外科理念的实现非某一种方法的结果，只有多种优化方法的合理组合才能产生良好的效果。快速康复外科理念应当广泛根植于护理人员的意识中，更好地为患者服务。

六、腔镜技术

腔镜技术是利用腔镜及其相关器械进行手术的技术，即使用冷光源提供照明，将腔镜的镜头插入体腔内，运用数字摄像技术使镜头拍摄到的图像通过光导纤维传导至后级信号处理系统，并且在专用监视器上实时显示，医生再通过屏幕上显示患者器官不同角度的图像，对患者的病情进行分析判断，并且运用特殊的腔镜器械进行手术。

腔镜手术采用内镜技术来显露手术视野，可任意调节放大倍数且光照良好，更适用于狭小空间的暴露，如腹外科的膈顶、盆腔，心脏外科的左房后壁等部位。腔镜手术具有创伤小、疼痛轻、恢复快、住院时间短等特点，同时也不可避免地存在着一些它本身所特有的并发症，如皮下气肿、内脏损伤、高碳酸血症等。腔镜手术的围术期护理基本同传统手术，术后执行全麻术后的护理常规，除了加强生命体征监测以及出血、疼痛、吻合口瘘等并发症的观察和护理外，还需要注意一些本项技术的特殊护理。

1.皮下气肿

体腔压力过高使腔内气体进入皮下组织，形成皮下气肿，局部有握雪感、捻发音。腹腔镜术后气肿也可导致肩痛、背痛、胸腹胀痛等，轻者可自行吸收，严重者应做穿刺抽气以降低气腹压力或行皮下切开引流，促进气体排出。

2.出血

腔镜手术与传统手术相比，视野较小，手术时容易损伤内脏或血管，诱发出血，因此术后应密切观察

患者的生命体征尤其是血压的变化，观察引流量的颜色、性状和量，当患者出现烦躁不安、面色苍白、血压下降、心率加快及引流液为鲜血时要考虑出血的可能，并及时通知医生给予紧急处理。

3.高碳酸血症

腔镜手术中需建立二氧化碳气腹，若气腹压力过高，使二氧化碳经腹膜大量吸收，加之二氧化碳气腹在血浆中的高度可溶性，可形成高碳酸血症，引起心率加快、血压升高，患者出现烦躁、呼吸浅慢、肌肉震颤等症状，重者可发生呼吸性酸中毒、低氧血症等。术后密切监测呼吸频率、深度及动脉血气，给予持续中流量吸氧，保持呼吸道通畅。一旦发现高碳酸血症，积极采取措施，必要时使用呼吸机辅助呼吸，以尽快改善呼吸功能。同时行血气分析，维持有效循环血量及电解质平衡，密切观察生命体征及尿量的变化，预防并发症，积极配合医生抢救。

4.饮食指导

腔镜手术中灌入二氧化碳造成气腹方便操作，术后腹腔内常有残存的二氧化碳气体，因此术后宜进食高纤维素饮食，禁食牛奶、甜食、豆制品等，避免术后肠胀气的发生。

第四节　肿瘤外科患者的护理

根据肿瘤外科的特点：切除范围广、手术时间长、一般患者年龄较大、全身营养差等，因而手术的危险性较其他外科领域高，故肿瘤外科护理除包括一般外科手术及各专科手术前后护理外，尚应做好以下几点。

一、手术前后的护理

（一）术前护理

手术前的准备工作可直接关系到手术能否顺利进行、伤口愈合的好坏以及术后并发症的发生。

1.协助完善术前检查

各种化验标本的采集，血压、体温、脉搏、呼吸等的测量及记录，均需准确及时，以提供诊断材料。通过一些影像、图片、书面资料等使患者了解各项术前检查方法及配合要求，给予有效性指导，消除患者对各检查项目的陌生、恐惧心理，取得患者的积极配合，确保各检查指标的准确性。同时做好各种检查后的观察护理及相关指导，如胃、十二指肠、结直肠镜活检后有无出血的观察、饮食指导；行经皮肝穿刺胆道内引流术（PCTD）和内镜逆行胰胆管造影

（ERCP）的肝胆癌患者做好引流相关护理。

2.术前营养支持

术前要对患者体质有全面了解，特别是全身营养状况和进食情况，用以评估患者对手术的耐受力。肿瘤患者由于情绪激动、疾病消耗，常合并不同程度的营养不良或慢性失血所致的贫血，有的患者由于消化道梗阻引起水、电解质紊乱。要结合体检及化验结果，于术前补充不足，纠正失调，必要时可输液输血，鼓励患者增加蛋白质、糖类和维生素的摄入；严重营养不良者，常须给予要素饮食或全胃肠外营养，以保证手术安全进行，缩短疗程。

3.术前指导

为保证手术的顺利进行及术后的快速康复，应对患者进行术前器官功能锻炼、心理指导，帮助患者建立良好的卫生习惯。针对有肺功能不全的患者应指导患者进行心肺功能的锻炼，如通过吹气球增加肺活量及排痰能力；针对患者术前的恐惧、焦虑等负性心理，医护人员应及时交流沟通，并用成功案例坚定患者治疗的信心，减轻或消除手术顾虑；结合病情需要，帮助患者建立良好的卫生习惯，特别是有口腔、

消化道及呼吸道疾患的患者应早、午、晚漱口刷牙；有牙龈炎或龋齿者应及时治疗，手术前应进行洁牙。有吸烟、饮酒嗜好者应劝其戒烟限酒，并说明吸烟饮酒的危害及对手术的影响。

4.常规术前准备

（1）手术皮肤准备　护士协助患者完善术前准备，对拟实行外科手术患者进行手术区域的皮肤准备，包括皮肤清洁，即洗浴或擦浴；必要时对手术部位使用电动发剪剪除1cm以上毛发或使用脱毛剂去除毛发。手术部位清洁备皮的指征是手术部位皮肤表面无明显肉眼可见毛发，如颈前部、胸部、上腹部、背部、四肢等手术部位皮肤上无明显毛发可采取清洁皮肤的方法。手术部位皮肤毛发粗大、浓密影响手术操作或切口愈合的可以给予剪毛或脱毛，脱毛操作时动作要平稳、轻柔，脱毛剂不得与眼睛接触；小儿科手术患者慎用脱毛剂。腹部手术患者需要用液状石蜡清洁脐部污垢。

备皮前应向患者进行术前卫生和心理宣教，取得其配合；手术部位皮肤准备范围正确；操作时应注意保暖，保护患者隐私；擦洗手术部位时应避免浸湿患者衣服、被褥，皮肤脱毛后为患者做全身浴或局部浴，更换清洁衣服。

（2）肠道准备　为清除残留粪便，减少肠道细菌，防止手术污染等原因，胸、腹、盆部肿瘤患者在术前可以选择口服泻剂或机械性灌肠以达到清洁肠道的手术要求，但应避免造成机体内环境紊乱。年老体弱、心肾等脏器功能障碍及肠梗阻者不宜选用全肠道灌洗法。目前，快速康复外科理念不主张常规进行术前肠道准备，如临床上一些上腹手术不进行常规术前清洁肠道。

目前临床常用的口服泻剂有复方聚乙二醇电解质溶液、甘露醇溶液等，常用的机械灌肠有甘油栓等。

1）复方聚乙二醇电解质溶液：复方聚乙二醇电解质溶液的主要成分是聚乙二醇4000，口服后几乎不吸收，不分解，有效增加肠道体液成分，刺激肠蠕动，引起水样腹泻，达到清洗肠管的目的。大量应用对机体内液体或电解质的平衡无明显改变。

2）5%甘露醇：甘露醇是一种高分子碳水化合物，为高渗性，在肠道内不吸收，口服后可吸收肠壁水分，使肠内容物在短期内剧增，刺激肠蠕动增加，升高肠腔内压，从而达到有效清洁肠道的目的。甘露醇进入肠道后因细菌发酵可产生氢气和甲烷等易燃气体，在电切时可能发生爆炸，故临床使用时应慎重。

3）甘油栓：甘油栓的作用原理是刺激肠管蠕动，阻止肠液被吸收，增加水、电解质分泌，润滑肠壁，软化大便，常用于清洁肠道及便秘者。

（二）术后护理

1.麻醉后护理

病室有条件者应设术后观察室，专人守护。当麻醉作用尚未完全消失时，机体保护性反射尚未完全恢复，呼吸、循环还受麻醉因素的影响，如肌肉松弛或呼吸中枢抑制药的残留作用还存在或因疼痛缺氧而烦躁不安、频繁恶心、呕吐等，由于可引起很多并发症，因此术后回病房到麻醉完全恢复前的严密观察和正确处理十分重要。

全麻未清醒前应平卧、头偏向一侧，保持呼吸道通畅；痰液积聚，应及时吸痰；舌根后坠应托起下颌；缺氧时应及时吸氧；呕吐后应及时清除口腔内呕吐物，以防误吸。密切观察血压、脉搏和呼吸。

椎管麻醉后去枕平卧6小时，注意测量血压、脉搏、呼吸，并注意观察麻醉平面消失情况和下肢活动情况，腰麻后要注意有无头疼、恶心、呕吐。

2.术后体位

麻醉清醒后，根据手术部位取适当卧位：颈、胸、腹、盆等部位手术，均应取半卧位，以利引流；外阴部肛门手术，可取低半坐卧位；四肢手术一般平卧并应抬高患肢；颅脑手术后，取头高脚低位，有利于头部静脉回流，防止颅内压增高和脑水肿；甲状腺手术后亦应取半卧位，可预防颈部血肿压迫气管引起窒息等严重并发症。行喉再造及气管成形术后，需固定头部于前倾位25°～30°，以减少吻合口的张力。选择体位时，要分清主次，权衡利弊，根据病情随时调整。无论何种体位都要注意患者的舒适安全。

3.术后引流管的护理与导管安全

引流是外科处理的基本技术之一，肿瘤根治性手术切除范围广，术后均需放置引流，如胸腔引流、腹腔引流、淋巴结清扫术后的引流、乳腺根治术后的负压吸引、胃肠减压、T管引流等。正确应用引流可减少感染的发生和扩散，有利于吻合口的愈合，因此术后对各种引流管的护理极其重要。护士要经常巡视观察、挤压引流管保持其通畅，防止堵塞或引流管被压、扭曲等。观察并准确记录引流液的颜色、性质和量，胸腔闭式引流还要观察其水面波动。胃肠减压及各种负压吸引，要注意保持负压状态，达到有效吸引。引流管要妥善固定，长短适中，过长妨碍引流，过短影响患者床上活动且易被拉出。引流管的适宜长度以患者在床上能自由翻身活动不易拉出为标准。

另外，护士需对置管患者做好管路安全的护理，包括以下几方面：①导管滑脱风险评估：对存在意识障碍、活动能力受限、精神状态欠佳及呃逆、呛咳等患者需及时采用"患者导管滑脱风险评估单"进行风险评估；②对高危患者，需及时制订防止导管滑脱的计划与措施，加强巡视，随时了解患者情况，做好记录及交接班；③若患者存在管路滑脱危险因素，护士可加强管路固定、24小时专人陪护、使用安全警示标识、对患者及家属及时进行宣教或遵医嘱使用适量镇静药物；④对烦躁不安或意识不清的患者可适当约束，需向家属做好解释再实施约束护理；⑤熟练掌握导管滑脱的紧急处理预案，当发生管路滑脱时，保证患者安全的前提下，迅速采取补救措施，避免对患者身体健康造成损害或将损害降至最低。

4.术后尿管的护理

为防止全麻术后患者尿潴留、术中损伤、保持会阴部伤口清洁干燥、减少各种并发症发生，多需留置尿管，护士应做好尿管留置期间的护理及预防尿路感染的发生。①保持尿液引流系统通畅和完整，勿轻易打开导尿管与集尿袋的接口，不宜行膀胱冲洗。②导尿管不慎脱落或导尿管密闭系统被破坏时，需要及时更换导尿管。③疑似导尿管阻塞应更换导尿管，不得冲洗。④保持尿道口清洁，每日擦拭消毒2次，被大便污染者须及时清洁后，再行消毒。⑤患者洗澡或擦拭时要注意对导管的保护，避免将导尿管浸入水中。⑥悬垂集尿袋，不可高于膀胱水平，且要按无菌技术原则及时排空尿袋。⑦长期留置导尿管者，一般每3天更换一次尿袋，如采用抗反流尿袋，可每周更换一次，如尿液混浊或呈血性须每日更换尿袋一次并注明更换时间。更换尿袋及放尿时应严格执行无菌技术操作；操作前后或给两名患者操作之间应进行手卫生。放尿时应使用清洁容器，尿液排放口不可触及容器。⑧长期留置导尿管者，普通导尿管应每2周更换一次，硅胶材质尿管每月更换一次，或遵医嘱更换尿管。⑨疑似出现尿路感染而需要抗菌药物治疗前，应先更换导尿管。⑩每天评估留置尿管的必要性，尽早拔除尿管。护士需根据患者自身情况和手术情况决定拔尿管时间，拔尿管前，训练患者膀胱功能。

5.术后疼痛管理

手术后随着麻醉作用的消失或因疲劳、体位不适、引流管的刺激等种种不适感觉，使得切口疼痛逐渐加剧，晚间尤甚。良好的疼痛管理是保证睡眠、舒适、消除恐惧、增加活动量，减少并发症（下肢静脉血栓形成、肠粘连）的重要保证。因此护士需充分尊重、相信患者的主诉，主动、科学评估患者疼痛的部位、性质、持续时间，及时报告医生，遵医嘱正确合理使用镇痛药物。常见镇痛方法包括阿片类镇痛药、非甾体类药物、患者自控镇痛和持续硬膜外镇痛等。同时护士需根据患者疼痛程度个体化给药。当患者恐惧镇痛药物会成瘾时，应向患者解释正确用药的可靠效果。此外，护士需积极处理引起患者疼痛的因

素，如各种导管牵拉、体位受限等。

6.术后营养

术后禁食期间多经静脉补充营养。能经口进食者，要多鼓励早进食，给予易消化且富含有营养的饮食，消化功能差者可少量多餐。对口腔及头颈部手术患者，为预防感染和吻合口瘘，术后多用鼻饲法进食。防止胃管堵塞或脱出，以免再行插管时损伤吻合口。胃、肠手术后，须待肠鸣音恢复，能自动排气方可进食，一般由流质饮食开始逐步增加。进半流质饮食时，亦应少量多餐。结肠造瘘口开放后即可进半流质饮食或少渣饮食，应避免过多的纤维素和导泻的食物，同时要协助患者摸索饮食规律，养成定时排便的习惯。食管癌术后常行十二指肠营养管或空肠造瘘补充营养，一般可给予要素饮食或自行配制的十二指肠营养液，在滴注营养液时应注意营养液的浓度、温度和滴注速度，以免引起腹泻或其他不适反应。

7.术后早期活动

术后如无禁忌，应早期开始活动。早期活动能使呼吸加速，利于呼吸道分泌物的咳出，预防肺部并发症，促进肠蠕动，减轻腹胀，预防肠粘连，也可增加食欲；促进血液循环，促进切口愈合，避免静脉血栓等并发症；使患者增加信心早日恢复健康。患者早期下床活动时，需有护士守护，活动范围应视病情而定，勿跌倒或碰伤，并注意保暖，勿受凉。

8.睡眠管理

术后切口疼痛、环境、心理及生理变化、舒适改变、治疗及护理操作等影响肿瘤患者术后的睡眠质量，不利于身心休息，影响患者术后康复。因此，护士应及时发现和管理影响患者睡眠的因素，为患者提供良好的睡眠环境，评估患者疼痛等级及影响因素，并加强疼痛管理，做好症状控制使患者舒适；遵医嘱合理使用镇静催眠药物，并注意观察患者在服药期间的睡眠情况及身心反应；及时发现和了解患者的心理变化，缓解患者焦虑、恐惧情绪，保证患者睡眠充足。

9.术后切口的护理

护士应注意观察手术切口有无红、肿、热、痛等症状，有无渗液，敷料有无渗血、脱落等，保持清洁干燥，严格执行伤口换药操作规范，避免交叉感染。

（1）面部手术切口多暴露，需经常用乙醇棉球轻轻擦拭，保持局部清洁、干燥，促使切口愈合。

（2）口腔手术后要定时清洁口腔，张口困难者可用压舌板和喉镜暴露口腔，以1.5%过氧化氢棉球擦洗后，再予冲洗和吸引。注洗器头不可直接冲洗切口，以免引起出血。

（3）对行皮瓣移植术的患者，需密切观察皮瓣的颜色、温度，如颜色苍白或青紫、局部变冷应及时处理。

（4）直肠癌术后应观察会阴部切口渗血、渗液等情况，随时更换外部敷料保持干燥。腹部切口应用大块胶布封闭，如结肠造口在左侧，应嘱患者尽量左侧卧位，以免粪便污染切口。

10.术后常见并发症的护理

肿瘤手术范围广、创伤大，全身营养状况较差，故手术耐受性较差、风险大，患者易出现出血、感染、吻合口瘘、静脉血栓等并发症，因此护士应做好病情观察，及时给予对症处理。

（1）出血　由于肿瘤外科手术创面大、伤口广泛渗血，血管断端结扎不紧或结扎线脱落，或患者出现凝血功能障碍，加压包扎伤口时压力不够等，患者术后易出现出血，好发于术后24～48小时。因此对术后早期患者，护士应注意评估引流液的颜色、性质和量，注意观察患者的生命体征有无异常，凝血化验指标有无异常及敷料上有无新鲜血和渗血的量。如患者出现出血征象，应立即给予心电监护，密切观察生命体征变化，术后24小时内每15～30分钟测量记录一次生命体征。保持引流管通畅，严密观察出血量及速度。观察伤口渗血情况，及时更换敷料。对于颈部手术者应观察患者的呼吸情况，出现呼吸困难者应考虑是否为出血压迫气管。注意保持足够的液体量，维持静脉输液，并遵医嘱给予止血药及输血。

（2）感染　因为手术创伤、免疫力低下、卧位限制、组织损伤、体液滞留、营养不良及留置导管、尿管等原因，术后患者易并发呼吸道、腔系内、切口及泌尿系感染。护士需注意评估患者的体温变化、白细胞分类及有无增高，有无肺部感染征象，鼓励患者咳痰预防肺部感染，同时护士需保持病房内空气新鲜，每日通风两次，每次15～30分钟。注意观察引流液的颜色、性质和量，保持引流管通畅，嘱病人翻身及下床活动时不要抬高引流管或引流瓶，每天更换引流袋，注意无菌操作。注意观察切口有无红、肿、热、痛及脓性分泌物，伤口有渗液时应及时更换敷料。能经口进食的患者，鼓励多饮水，进食高热量、高蛋白、高维生素、易消化饮食，改善患者营养状况。对疑有感染者，对伤口分泌物、引流液及尿液、血液、痰做细菌培养，根据药敏试验选择抗生素。

（3）吻合口瘘　因为吻合技术和手术操作不当、吻合口感染、张力过大、引流不畅、营养不良，伴有糖尿病、肾功能不全等慢性疾病均可引起吻合口瘘，造成内容物的外漏，感染征象，水、电解质及酸碱平衡失调，好发于术后第3～14天。医护人员在围术期

做好营养状况的评价，注重营养支持，纠正贫血和低蛋白血症；治疗慢性疾病，控制血糖水平。护士应注意观察病情变化，早期发现吻合口瘘征象，及时与医生沟通；监测生命体征，观察症状、体征的变化，正确记录出入量；遵医嘱正确收集标本，及时送检；保持引流通畅，做好负压引流及灌洗的护理；必要时禁食，胃肠减压，给予肠内、外营养支持保持瘘口周围皮肤的清洁干燥。患者因感染、禁食、再次手术、住院时间长等原因易引起焦虑、紧张等负面心理，护士应关注患者心理状况，及时给予相应的心理安慰，做好心理护理。

（4）静脉血栓　因为手术时间长、手术麻醉影响、术后长期卧床、血细胞凝集性增高、反复穿刺置管、输入高渗性液体、刺激性药物等导致血流滞缓、高凝状态及血管壁和血管内膜损伤，可诱发血栓形成，主要是下肢静脉血栓，严重者可引起肺栓塞。因此护士在做好术中的预防下肢静脉血栓形成的措施实施的同时，术后应重视患者早期床上活动，合理使用抗血栓泵，尽早下床活动，预防静脉血栓的形成。当发生下肢静脉血栓时，嘱患者卧床休息，抬高并制动患肢，禁止按摩、揉搓、热敷；每日测量腿围，做好记录，并对比观察双下肢肤色、温度、肿胀程度和感觉；遵医嘱使用尿激酶或低分子肝素钙溶栓治疗，改善微循环。当患者出现胸痛、气短、端坐呼吸等症状，应警惕肺栓塞的发生，及时通知医生，实施抢救性治疗。

二、术后恢复期的护理

此阶段的护理重点是指导患者锻炼恢复机体功能以及建立和适应新的生活习惯。

（一）功能锻炼

功能锻炼是提高手术效果，促进机体和器官功能恢复以及预防畸形的重要手段。首先要向患者讲解功能锻炼的意义以增强练习的主动性、自觉性。为了使患者能在术后尽早开始肢体功能锻炼，手术后应将此项工作列为护理计划，每日要有专人负责组织患者进行功能锻炼，并记录练习进度，患者出院前应对其功能恢复情况进行评估，并提出出院后功能锻炼要求，使患者机体功能尽快恢复。

乳腺癌根治术的患者要在术后第2～3天即可开始按计划进行功能锻炼，术后2周内达到术侧手臂能越过头顶摸到对侧耳部，不致影响日后生活自理；开胸术的患者要加强肩关节活动，主要为上举与外展动作，并练习术侧手扶墙抬高和拉绳运动；颈淋巴结清

扫术的患者要在切口愈合后即开始练习肩关节及颈部活动；截肢手术患者应进行健全肢体、残肢的功能锻炼，医护人员应指导患者正确使用假肢；全喉切除术后患者应练习食管发音。

（二）健康教育

肿瘤手术患者的健康教育能够使患者参与到疾病治疗中来，较好地掌握疾病的有关知识，保持良好的心理状态，促进术后康复，提高患者术后生活质量。同时通过延续性护理的实施，可使患者保持良好的依从性，提高遵医行为。

1.增强自我护理能力

护士要注意对康复期患者的自我护理技能培训，有计划、有步骤地向患者进行宣教及操作示范，提高患者自理能力，尽快地回归家庭和社会。如教会患者正确护理气管套管，培训患者自行清洗、更换套管，向患者讲解套管维护的注意事项；教会患者正确护理人工肛门，培训患者自行更换造口用具，保持造口周围皮肤的清洁。

2.提高治疗依从性

肿瘤治疗以手术为主，辅以放疗、化疗等综合手段。鼓励患者积极配合治疗，勇敢面对现实，克服化疗带来的身体不适，坚持接受化疗。术后继续药物治疗者，护士应指导患者遵医嘱按时、按量服用，帮助患者做好服药记录，提高患者服药依从性。

3.养成良好的生活习惯

保持心情舒畅，合理摄入均衡饮食，注意休息，劳逸结合，活动应循序渐进。如胰腺术后患者应控制饮食，与运动相结合，并严密监测血糖。

4.加强随访

肿瘤患者应终身随访，在手术治疗后最初3年内至少每3个月随访一次，继之每半年复查一次、5年后每年复查一次。随访可早期发现复发或转移征象。

5.寻求家庭及社会支持

家庭是社会支持系统中最基本的形式，动员患者家属及朋友给予患者更多的关心和照顾，提供精神及物质支持，增强患者自尊感和被爱感，使患者更好更快地适应家庭和社会角色。

（董凤齐　郑瑞双）

参考文献

[1]李岳.实用肿瘤治疗学[M].北京:科学技术文献出版社,2009.

[2]李乐之,路潜.外科护理学[M].北京:人民卫生出版社,2012.

[3]汤钊猷.现代肿瘤学[M].上海:复旦大学出版社,2003.

[4]朱桂玲,孙丽波,王江滨,等.快速康复外科理念与围手术期护理[J].中华护理杂志,2008,43(3):264-265.

[5]张惠兰,陈荣秀.肿瘤护理学[M].天津:天津科学技术出版社,1999.

第六章　肿瘤化学治疗的护理

第一节　概述

在过去的近半个世纪，肿瘤内科治疗已经建立了重要的生物学和药理学概念，包括肿瘤负荷的大小、肿瘤细胞的异质性、耐药性、给药方法和剂量强度等因素对疗效的影响，以及综合应用化疗、内分泌治疗或生物治疗所取得的成功，包括肿瘤内科护理在内的各学科进步，使得肿瘤内科医护人员已经将肿瘤内科学作为一门独立的学科看待，这种概念为进一步深入理解影响肿瘤细胞增殖的内科治疗机制打下基础。

肿瘤的化学治疗系恶性肿瘤的主要治疗手段，由于对恶性肿瘤本质的认识，基础研究的进步，肿瘤的化学治疗已经由单一的细胞毒药化疗及方案研究，发展到联合化疗药物、内分泌治疗和基因治疗，特别是近年来分子靶向药物，如雨后春笋般涌现，现代肿瘤的化学治疗由姑息性治疗向根治性治疗过渡。肿瘤的化学治疗归属肿瘤内科学范畴，故现今大多数肿瘤专科医院或肿瘤中心已将化疗科更名为肿瘤内科。

近年来，抗肿瘤新药的研发及其机制的探讨，肿瘤生物学化学预防、单克隆抗体的研究都促进了肿瘤内科的发展。在肿瘤综合治疗中，内科治疗已经成为不可或缺的重要手段之一。

一、化学治疗的发展史

化学治疗药物的历史可追溯至古希腊时期，但其真正被用于肿瘤治疗，始于1946年用氮芥治疗淋巴瘤，因此烷化剂的临床应用被认为是化学治疗的第一个里程碑。之后的20余年，化疗药物在癌症治疗中处于实验阶段。直至1957年合成了环磷酰胺（CTX）和氟尿嘧啶（5-FU），至此肿瘤化疗受到更广泛的重视。目前这两种药物仍然是临床常用的抗癌药，被认为是化学治疗前进中的第二个里程碑。70年代初进入临床的顺铂和阿霉素由于适应证更广、疗效更高，被

认为是前进中的第三个里程碑。80年代后期在肿瘤化疗不良反应（尤其是恶心、呕吐和骨髓抑制、白细胞减少）的防治方面取得了突破性进展，开发出5-HT3拮抗剂、粒细胞集落刺激因子（G-CSF）和白介素-11（IL-11），在止吐及升白细胞和血小板方面发挥其独特的疗效，为解决这些不良反应及推动肿瘤内科治疗的进步起了至关的重要作用。目前，在生物反应调节剂和多药耐药性方面的研究也有一定的进展。

二、化学治疗的作用

肿瘤内科治疗正在从姑息性治疗向根治性过渡。随着学科发展和逐渐成熟，在肿瘤的根治性治疗中愈来愈显示其积极作用和潜在能力。

肿瘤化疗在姑息性治疗肿瘤中起步，经过50年的艰苦努力，已经逐渐发展成熟，已成为可治愈肿瘤的根治性治疗手段（单独或综合治疗），绒毛膜癌就是化疗在实体瘤治疗中的一个成功范例。通过化疗使肿瘤细胞完全消灭，从而达到肿瘤治愈，这才是肿瘤内科的最终目的。

不同作用机制的药物联合应用，根据药物对细胞增殖周期的不同作用点及肿瘤的倍增时间长短，合理地安排多种药物的并用顺序、剂量强度、周期时间、周期次数，以及其他治疗手段的适时参与、合理运作，对某些肿瘤可以达到根治目的。

目前能够通过内科治疗取得根治性疗效的肿瘤（治愈率在30%以上）有淋巴瘤、睾丸肿瘤、滋养叶细胞瘤、某些儿童肿瘤和急性白血病等；术后应用能在一定程度上提高治愈率的肿瘤有乳腺癌、大肠癌、卵巢癌和软组织肉瘤；可明显延长生存期（治愈率在30%以下）的晚期肿瘤有小细胞肺癌、非小细胞肺癌、大肠癌、胃癌、卵巢癌、头颈部癌等；有一定疗

效，但尚未证明能延长生存期的有肾癌、黑色素瘤、前列腺癌、子宫内膜癌等。

随着研究的不断进展，新药和新疗法的不断涌现，肿瘤内科治疗已经和手术治疗、放射治疗并列，成为防治肿瘤的3个主要手段之一。进入新世纪以来，根据肿瘤的基因、受体和激酶而发展的靶向治疗使得治疗较大幅度提高而且更为个体化，这无疑是新世纪内科肿瘤学发展的重要方向。

第二节　抗肿瘤药物作用机制和分类

一、抗肿瘤药物作用机制

抗癌药物治疗肿瘤的目的是阻止癌细胞的增殖、浸润、转移，最终杀灭癌细胞。现阶段所应用的大多数化疗药物，主要是利用药物抑制细胞增殖和肿瘤细胞生长的效应发挥其抗癌作用。由于细胞增殖是正常细胞和肿瘤细胞共有的特点，故此大多数细胞毒性化疗药对正常细胞具有毒性，特别是人体内代谢旺盛的细胞，如胃肠道黏膜细胞和骨髓细胞。肿瘤患者化疗后常出现消化道反应如恶心、呕吐及腹泻，血象下降现象与此有关。

传统的化疗药物组合成化疗方案，大多数来自于临床经验的常识和纯经验主义方法，随着科学家对细胞生物学和肿瘤细胞中的细胞生长调控因子的认识，目前已有选择性针对靶基因药物，如针对乳腺癌或胃癌的HER-2/neu癌基因过度表达的蛋白产物的抗体（Herceptin）对转移性乳腺癌和晚期胃癌有效。细胞毒性化疗药物能够干扰肿瘤细胞的DNA、RNA或蛋白质的合成，当肿瘤细胞的大分子合成和功能受影响时，肿瘤细胞就会死亡。其中一部分肿瘤细胞的死亡是由化疗药物的直接杀伤所致。同时，化疗药物可以诱发细胞分化、凋亡，而细胞凋亡即细胞自身程序性死亡。

通常情况下，一个细胞在发生最终死亡之前，还会经历几次分裂。由于一次治疗仅能杀灭部分细胞，故必须重复给药才能不断减少细胞数量，从而达到对肿瘤的治疗目的。

二、细胞增殖动力学

（一）概念

细胞增殖动力学（cell proliferation kinetics）是从定量方面研究细胞增殖、细胞分化、细胞迁移、细胞丢失和死亡过程及体内外因素对这些过程的影响。它揭示了正常细胞群体和异常细胞群体增殖的特点和规律，为疾病的防治提供了理论和依据。细胞增殖动力学研究的范围涉及周期时间、空间形态和功能形态的变化。

（二）细胞增殖动力学的有关术语

1.细胞周期（cell cycle）

是指处于增殖的细胞从一次有丝分裂结束到下一次有丝分裂完成所经历的整个连续过程。一个完整的细胞周期包括DNA合成前期（G_1）、DNA合成期（S）、DNA合成后期（G_2）、有丝分裂期（M期）4个阶段。

2.细胞周期时间（cell cycle time）

指细胞从前一次分裂结束到下一次分裂结束所经历的时间，也即是每一个细胞周期所需要的时间。由G_1+S+G_2+M的时间之和所组成。一般说来，S、G_2、M各时期的时间比较恒定、变化较小，而G_1期在不同细胞的时间差异变化较大。有些分裂速度很慢的细胞在G_1期可停留几天，甚至数年。

3.增殖比率（growth fraction）

处于增殖周期细胞数与同一组织中细胞总数的比率。处于增殖周期中的细胞数越多，生长比率越大。生长比率高的肿瘤，其体积增大较快。

4.倍增时间（doubling time）

组织体积增大一倍所需的时间为倍增时间。生长快的肿瘤，其倍增时间亦较短。

5.有丝分裂指数（mitotic index）

在一既定组织中进行有丝分裂细胞所占的百分数。

肿瘤化疗细胞周期是细胞分裂及增殖的一个连续、复杂的过程。有关细胞周期的动态过程对控制癌细胞的增殖及治疗癌症患者有重要意义。

（三）细胞增殖中的三大类群

细胞增殖过程中可出现三大类群细胞，见图6-2-1。

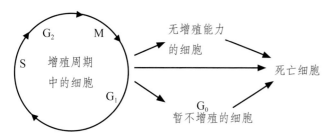

图6-2-1 三大类群细胞之间的关系

细胞增殖过程中可出现三大类群细胞，为了能正确使用抗肿瘤药物，降低毒副作用，取得最大疗效，必须了解恶性肿瘤细胞的增殖动力学。

恶性肿瘤组织中的癌细胞基本上可分为三大类群。

1.增殖细胞群

是指在细胞增殖周期中不断按指数分裂增殖的恶性肿瘤细胞。增殖细胞群占整个恶性肿瘤细胞的比例称为生长比率（GF）。各种肿瘤的GF不同，肿瘤早期GF较大。GF高的肿瘤，瘤体生长迅速，对抗肿瘤药物敏感。因此理想的化疗应在肿瘤生长的早期开始。

2.静止细胞群（G_0期细胞，休止细胞）

这部分细胞是后备细胞，有增殖能力而暂不进入细胞增殖周期，当某些因素使增殖细胞群大量伤亡时，此期的细胞即可进入细胞增殖周期。G_0期细胞对药物的敏感性低，是肿瘤化疗的主要障碍，同时也是肿瘤复发的根源。

3.无增殖能力细胞群

这部分细胞既不增殖也不丢失。在恶性肿瘤组织中这部分细胞很少，与肿瘤生长、复发无关，也无治疗上的意义。

三类细胞群不是静止不变的，而是处于相对运动中。增殖细胞亦可变成G_0期细胞、无增殖能力细胞或死亡。

（四）细胞周期

细胞周期是研究增殖细胞群中单个肿瘤细胞的生长变化。细胞周期是指细胞从上次分裂结束开始到下一次分裂完成，这一间隔称为细胞周期。癌细胞周期可分为以下4个阶段。

1.G_1期

即DNA合成前期，分裂出来的子细胞继续长大合成RNA及酶蛋白等为S期做准备。此期的长短在不同种癌细胞差异较大，可由数小时到数日。

2.S期

DNA合成期，是进行DNA复制的时期。此期之末DNA含量加倍，除合成DNA之外，此期也合成蛋白质、RNA，同时微粒蛋白的合成也在此期开始。所占时间约为细胞周期中1/4，多数为10～30小时。

3.G_2期

DNA合成后期。此期DNA合成结束，已进行细胞分裂的准备工作，继续合成与癌细胞分裂有关的蛋白质和微管蛋白，所占时间为1～12小时。

4.M期

即有丝分裂期。每个癌细胞分裂为2个子细胞，所占时间约1小时。此期又分为前、中、后、末4个时相。

当增殖周期完成后，一般只有部分细胞进入G_1期开始第二个细胞周期，另一部分处于静止状态（G_0期）。

三、抗肿瘤药物与细胞周期

在肿瘤的发生发展中，其增长的速度是有差距的，无论时间或空间上都不是均一的。肿瘤的生长随肿瘤体积的大小而变化，当肿瘤体积较小时，多数肿瘤细胞处于分裂期，随着肿瘤体积增大，多数细胞停止活动进入休眠状态，这种类似S型曲线的生长方式被称为Gompertzian模型，见图6-2-2。

不同的肿瘤细胞，由于其生物学特征不同，细胞动力学也有较大的差异，有几项指标可以反映肿瘤细胞动力学如增殖比例和倍增时间。增殖比率越高，化疗越敏感，有效的治疗降低增殖部分的细胞。倍增时间随肿瘤的增大而增长，治疗开始时，倍增时间越短，首次化疗越敏感。

按抗肿瘤药物对各期肿瘤细胞的敏感性不同，可将其分成两大类，即细胞周期非特异性药物（CCNSA）和细胞周期特异性药物（CCSA）。

（一）细胞周期非特异性药物

CCNSA能杀死各时相的肿瘤细胞，包括G_0期细胞。包含的药物有烷化剂、抗肿瘤抗生素激素类、植物碱类特殊药物（表6-2-1，图6-2-3）。

细胞周期非特异药物的作用特点是呈剂量依赖性，杀死肿瘤细胞的疗效和剂量成正比，即增加剂量，疗效也增强，其剂量作用反应曲线直线下降。以大剂量冲击治疗为宜，但随之毒性增加，因此大剂量间期给药是发挥疗效的最佳选择。

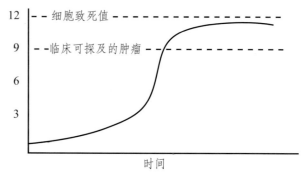

图6-2-2 Gompertziam肿瘤生长曲线

（二）细胞周期特异性药物

细胞周期特异性药物主要杀伤处于增殖周期中某一时相的细胞，但对G_0期细胞不敏感，主要是作用于S期和M期时相细胞。这类药物包括抗代谢药和植物药（表6-2-1，图6-2-3）。

细胞周期特异性药物的特点是呈给药时间依赖性。即给药开始其杀伤肿瘤细胞的疗效和剂量成正比，剂量作用反应曲线呈指数下降，但达到一定剂量时，杀伤肿瘤细胞则为恒定，不再发展，而只有延长作用时间，方可达到继续杀灭肿瘤细胞的目的。因此小剂量持续给药为最好的给药方式。

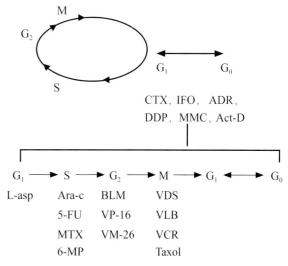

图6-2-3　抗癌药物与细胞周期

表 6-2-1　抗肿瘤药物的细胞周期特异性

细胞周期特异性药物			
G_1 期	G_2 期	S 期	M 期
L-门冬酰胺酶	博来霉素	阿糖胞苷	长春碱
泼尼松	VP-16	氟尿嘧啶	长春新碱
		羟基脲	长春酰胺
		甲氨蝶呤	
细胞周期非特异性药物			
烷化剂	硝基脲类	抗生素类	其他
白消安	BCNU	放线菌素D	丙卡巴肼
苯丁酸氮芥	CCNU	柔红霉素	达卡巴嗪
顺铂	链佐星	多柔吡星	
环磷酰胺		丝裂霉素	
氮芥			
美法仑			

（三）细胞增殖动力学和联合化疗

联合化疗指两种或两种以上的不同种类抗肿瘤药物的联合应用，旨在取得多种药物杀伤癌细胞的协同作用，以达到提高疗效，降低毒性和减少耐药性的作用。

联合化疗的原则如下。

1.合理用药，而非几种药物的任意堆积。不是随便几种抗肿瘤药物放在一起就可以成为联合化疗。

2.选用的药物一般需在单独用药时有效，只有在已知有增效作用的情况下，方可选用单用时无效或低效的药物。例如乳腺癌的治疗方案中都有蒽环类药物，因为蒽环类药物治疗乳腺癌单药有效率就很高，所以再联合其他抗肿瘤药物治疗就更能提高治疗有效率。

3.应尽量选择几种作用机制、作用时相不同的药物组成联合化疗方案，以便更好地发挥协同作用。如将细胞周期非特异性药物和细胞周期特异性药物联合应用，可提高对肿瘤细胞的杀伤率。

4.应选择毒性作用的靶器官不同，或者作用于同一靶器官，但作用时间不同的药物联合，以免加重毒性反应。例如不能将同时具有骨髓抑制作用的抗肿瘤药物联合使用，否则会引起严重的骨髓抑制，给患者造成生命危险。

5.各种药物之间无交叉抗药性。

四、抗肿瘤药物的分类方法

（一）传统分类

根据药物的化学结构、来源及作用原理将抗肿瘤药物分为以下六类：烷化剂、抗代谢类、抗肿瘤抗生素类、植物碱类、激素类和其他药物。

1.烷化剂类药物

（1）氮芥类烷化剂　氮芥、美法仑、苯丁酸氮芥、环磷酰胺、异环磷酰胺等。

（2）甲烷磺酸酯类　白消安（马利兰）。

（3）亚硝基脲类　卡莫司汀、洛莫司汀、甲基洛莫司汀、链佐星、尼莫司汀等。

（4）Tetrazines类 达卡巴嗪、米托唑胺、替莫唑胺等。

（5）乙烯亚胺类 噻替哌、亚胺醌、丝裂霉素C。

（6）其他类烷化剂 丙卡巴肼、六甲蜜胺等。

2.抗代谢类药物

（1）嘧啶抗代谢物 阿糖胞苷、氟尿嘧啶、羟基脲、5-氮杂胞苷、吉西他滨等。

（2）嘌呤抗代谢物 6-硫鸟嘌呤、巯嘌呤、氟达拉宾。

（3）抗叶酸抗代谢物 甲氨蝶呤、雷替曲塞、洛美曲索、三甲曲沙等。

3.抗肿瘤抗生素类药物

（1）蒽环类 表柔比星、柔红霉素、阿克拉霉素等。

（2）蒽醌类 贵田霉素、多色霉素等。

（3）苯醌类 丝裂霉素、链黑霉素等。

（4）糖肽类 博来霉素、腐草霉素等。

（5）糖苷类 普卡霉素（光神霉素）、色霉素A3等。

（6）亚硝脲类 链佐星。

（7）色肽类 放线菌素C、放线菌素D等。

（8）氨基酸类 重氮丝氨酸、Acivcin、氧代赖氨酸等。

（9）蛋白质类 新致癌菌素、大分子霉素、C-1027等。

（10）核苷类 吡唑霉素、桑霉素、嘌呤霉素等。

4.植物碱类药物

（1）长春花生物碱类 长春新碱、长春碱、长春酰胺、长春瑞滨等。

（2）三尖杉碱类 三尖杉碱、高三尖杉碱等。

（3）紫杉类 紫杉醇、多西他赛等。

（4）喜树碱类 拓扑替康、伊立替康、羟喜树碱等。

（5）鬼臼毒素类 依托泊苷、替尼泊苷、磷酸依托泊苷、GL-331等。

（6）三氧化二砷。

5.激素类药物

（1）抗雌激素类药物 他莫昔芬、托瑞米芬、瑞乐昔芬、Fulvestrant等。

（2）芳香化酶抑制剂 氨鲁米特、来曲唑、阿纳曲唑、伏氯唑、依西美坦等。

（3）孕激素类药物 甲地孕酮、甲羟孕酮等。

（4）抗孕激素类药物 米非司酮、奥那司酮等。

（5）促性激素释放激素类似物 亮丙瑞林、戈舍瑞林等。

（6）抗雄激素类药物 氟他胺、比卡鲁胺、尼鲁米特等。

（7）雄激素类药物 氟甲睾酮等。

（8）雌激素类药物 己烯雌酚等。

（9）生长抑素类药物 生长抑素等。

6.其他类药物

（1）铂类药物 顺铂、卡铂、草酸铂、奈达铂等。

（2）门冬酰胺酶类 L-天门冬酰胺等。

（二）按作用靶点分类

1.作用于DNA化学结构的药物，主要包括烷化剂、蒽环类和铂类化合物。

2.影响核酸合成的药物，主要是抗代谢药物。

3.作用于DNA模板，影响DNA转录或抑制RNA合成的药物，主要是抗肿瘤抗生素类药物。

4.影响蛋白质合成的药物，如三尖杉碱、紫杉类、长春碱和鬼臼碱类等。

5.其他类型药物，如激素、生物反应调节剂、单克隆抗体。

五、依据药物特性规范给药

（一）作用于DNA化学结构的药物

1.烷化剂

又称细胞毒性药物，是最早问世并应用于临床的，也是最初有效药物的代表。迄今烷化剂在联合化疗中仍占有重要的地位，为细胞周期非特异性药物。

（1）作用机制 通过细胞烷化作用，阻断DNA的合成，使DNA的复制出现错误，导致细胞分裂增殖停止或死亡。

（2）常用药物 氮芥类及其衍生物有氮芥（HN_2）、环磷酰胺（CTX）、异环磷酰胺（IFO）。

（3）给药规范 此类药物应大剂量间断给药。HN_2禁忌口服、皮下及肌内注射。此类药物的水溶液稳定性差，应现配现用。出血性膀胱炎是氮芥类药物的主要不良反应，应用美司钠解救，并做好水化及碱化。

2.铂类化合物

属细胞周期非特异性药物。

（1）作用机制 具有烷化剂双功能基团作用，引起DNA复制障碍，从而抑制癌细胞分裂，其中的铂原子对抗肿瘤作用具有重要意义。

（2）常用药物

1）顺铂（顺铂DDP）：第一代铂类抗癌药，为铂类金属络合物，具有烷化剂双功能基团作用，引起DNA复制障碍，从而抑制癌细胞分裂。DDP中铂原子对抗肿瘤作用具有重要意义，属细胞周期非特异性药物。消化道反应与肾毒性是最常见的不良反应。

2）卡铂（CBP）：第二代铂类抗癌药，作用机制与DDP相似，为细胞周期非特异性药物，血液毒性为主要的限制性毒性反应。

3）奥沙利铂（草酸铂L-OHP）：第三代铂类抗癌药，作用机制与DDP相似，主要不良反应为神经毒性。

4）奈达铂：血液毒性较大，肾毒性和消化道反应较小。

（3）给药规范　均需避光输注。使用DDP时应给予相应地水化利尿，每日入量达3000mL；使用DDP时应注意询问患者有无耳鸣，及时发现，停药观察；CBP、L-OHP只能溶于5%葡萄糖溶液；L-OHP输注应避免冷刺激。

3.蒽环类

（1）作用机制　蒽环类抗肿瘤抗生素的作用机制是嵌入DNA双螺旋链中，影响其模板功能而抑制依赖于DNA的RNA合成。

（2）常用药物　阿霉素（ADM）、柔红霉素（DNR）、吡柔比星（THP）、表柔比星（E-ADM）。

（3）给药规范

1）强刺激性化疗药物，外渗后可引起局部组织坏死，必须选用深静脉给药。

2）总量不能超过$450\sim550mg/m^2$，以免发生严重的心脏毒性。

3）心脏毒性：与累积剂量相关，6%～30%的患者可出现心电图改变，表现为室上性心动过速、室性期前收缩及ST-T段改变。

（二）影响核酸合成的药物

1.抗代谢药物

（1）作用机制　抗代谢类药物与人体必需的代谢物很相似，通过干扰细胞的正常代谢过程，抑制肿瘤细胞的分裂和增殖，导致细胞死亡，为细胞周期特异性药物。

（2）常用药物

1）叶酸拮抗类：甲氨蝶呤（MTX）。

2）嘧啶拮抗剂类：5-氟脲嘧啶（5-FU）、5-氟尿嘧啶脱氧核苷（5-FUDR）。

3）胞苷类拮抗剂类：阿糖胞苷（Ara-c）。

（3）给药规范

1）MTX通过鞘内给药，用于治疗脑转移；静脉大剂量应用MTX，黏膜炎最常见，可给予四氢叶酸（CF）解救，并遵医嘱严格按时给予。

2）5-FU此类药物缓慢静滴的效果最好，滴注前应用CF可解毒增效。

3）Ara-c可通过血脑屏障，在脑脊液的半衰期为2～11小时，因此通常为每12小时给药。

2.拓扑异构酶抑制剂

（1）作用机制　通过抑制拓扑异构酶Ⅰ的活性而阻止DNA的复制，为细胞周期特异性药物，作用于S期，为喜树碱衍生物。

（2）常见药物　伊立替康（开普拓，CPT-11）、拓扑替康（金喜素，TPT）。

（3）给药规范

1）CPT-11常见延迟性腹泻，在用药24小时后出现，发生率80%～90%，使用大剂量洛哌丁胺治疗有效。用药期间患者避免食用可能引起腹泻的食物和饮料。

2）TPT需避光输注，用药后可引起严重骨髓抑制，临床应密切观察血象，可预防性使用升血药物，减轻骨髓抑制的程度。

（三）作用于DNA模板影响DNA转录或抑制RNA合成的药物

1.作用机制

由微生物产生具有抗癌活性的化学物质，采用不同机制影响DNA/RNA及蛋白质的生物合成，使细胞发生变异，影响细胞分裂，导致细胞死亡。

2.常见药物

（1）乙撑亚胺类　丝裂霉素（自力霉素MMC）。

（2）糖肽类　博来霉素（BLM）、平阳霉素（A5）。

（3）放线菌素类　放线霉素D（更生霉素ACD）。

3.给药规范

（1）输注前应常规给予激素治疗。

（2）输注后应观察体温变化。

（四）影响蛋白质合成的药物：抗肿瘤植物药

1.作用机制

植物药可抑制DNA或RNA合成，与细胞微管蛋白结合，阻止微小管的蛋白装配，干扰增殖细胞的纺锤体的生成，从而抑制有丝分裂，导致细胞死亡。此类药物属细胞周期特异性药物。

2.药物分类

（1）生物碱类　长春碱（VLB）、长春新碱（VCR）、长春地辛（VDS）、长春瑞滨（NVB）。

（2）木脂体类　鬼臼乙叉苷（VP-16）、鬼臼噻吩苷（VM-26）。

（3）其他　三尖杉碱、高三尖杉酯碱、紫杉醇（PTX）、多西紫杉醇。

3.给药规范

（1）强刺激性化疗药物，外渗可导致组织坏死，必须使用深静脉给药。

（2）过敏反应发生率为39%，多出现于用药的

10分钟内，输注时间维持在3～4小时，输注前应遵医嘱给予抗过敏治疗，给药的前15分钟应维持在15滴/min，观察30分钟后无过敏反应发生再适当调节滴数为40滴/min，用药期间，观察生命体征，及时发现过敏反应。

（3）紫杉醇注射液不得用PVC材料的输液瓶和输液管，必须使用一次性非PVC材料输液瓶和输液管。紫杉醇是一种无色或略带黄色黏性溶液，其溶媒由50%聚氧乙基蓖麻油和50%无水乙醇配制而成，具有高度的亲脂性，在使用PVC材料输液瓶（袋）会引起邻苯二甲酸（DEHP）的析出，引起肝脏毒性。DEHP作为柔软剂用于生产PVC医用器具中及一次性输血袋，它在PVC输血袋配方中占45%，为增塑剂。动物实验表明具有广泛的不良反应，主要表现为肝脏毒性和睾丸萎缩，对人体影响主要是荷尔蒙系统，有类雌激素作用，干扰内分泌物质的正常分泌。

（五）其他抗肿瘤药物：激素类

激素治疗目前已成为肿瘤治疗的重要手段，主要用于治疗乳腺癌和前列腺癌。激素治疗有效的先决条件是肿瘤细胞上具有激素受体，并且肿瘤细胞的生长和繁殖在一定程度上仍受激素控制，通过改变机体激素水平，有效地控制肿瘤生长。

临床上常用药物

（1）雄性激素　丙酸睾酮、甲基睾酮。

（2）抗雄性激素类　氟他胺。

（3）雌性激素　己烯雌酚（DES）、雌二醇。

（4）抑制雌激素合成药物　他莫昔芬（三苯氧胺、TAM）。作用机制是与身体雌激素竞争性的与癌细胞的雌激素受体结合，产生抗激素作用。适用于年龄较大、绝经后期患者，常见的不良反应为面部潮红。

（5）孕酮类　甲羟孕酮、甲地孕酮。主要是抑制雌激素的作用。可增加食欲，改善患者厌食，也可减轻癌症引起的疼痛，但可造成水钠潴留。

（6）肾上腺皮质激素　泼尼松（PDN）、地塞米松（DXM）、泼尼松龙（PDNN）。

（7）甲状腺激素类　甲状腺素。

常见化疗药物作用机制见表6-2-2。

六、肿瘤合理用药

合理应用抗癌药物治疗恶性肿瘤，是提高患者治疗有效率、改善生活质量、延长生存的重要手段。

表6-2-2　常见化疗药物作用机制

药物作用机制	药物种类	常用药物名称
作用DNA	1.羟基试剂	氮芥类：环磷酰胺，异环磷酰胺，氮芥
		卡莫司汀，罗莫司汀
		铂类化合物：顺铂，卡铂，奥沙利铂
		丝裂霉素
		达卡巴嗪
	2.破坏DNA锁链药剂	博来霉素
	3.DNA拓扑异构酶Ⅰ抑制剂	盐酸托泊替康，伊立替康
		羟喜树碱
	4.DNA拓扑异构酶Ⅱ抑制剂	放线菌素，罗红霉素，多柔比星，依托泊苷，米托蒽醌
抗代谢性	叶酸拮抗剂	甲氨蝶呤
	尿酸拮抗剂	磷酸氟达拉滨
	嘧啶拮抗剂	阿糖胞苷，氟尿苷，氟尿嘧啶
	核酸拮抗剂	健择
抑制有丝分裂抑制剂：主要作用于细胞内微细小管	植物碱	长春碱，长春新碱，长春拉滨
	杉醇类	紫杉醇，多西他赛
激素制剂	雌激素	双烯雌酚，雌二醇，炔雌醇
	雄激素	甲睾酮，睾酮
	黄体素	乙酸羟孕酮，甲地孕酮
	肾上腺类固醇	地塞米松，氢化可的松，甲泼尼龙，泼尼松龙，泼尼松
	LH-RH拮抗剂	醋酸亮丙瑞林，醋酸戈舍瑞林
	抗激素剂	抗雌激素：他莫昔芬
		抗肾上腺素：氨苯哌酮（氨鲁米特），米托坦
		抗雄性素：氟他胺
单克隆抗体		曲妥珠单抗
		利妥昔单抗
		西妥昔单抗
		贝伐单抗

（一）肿瘤患者接受化疗药需有明确的诊断和临床分期

抗肿瘤治疗特别是化疗药物常具有明确的毒副反应，包括血象下降、消化道反应，致畸、致突变、致癌的潜在可能性，因此治疗前首先应明确患者的诊断，通常应取得组织细胞学或病理学诊断。在少数情况下，确实难以取得组织细胞学证据，但也应在临床及实验室检查或影像学诊断十分肯定的情况下，经过权威会诊讨论后，再进行化疗。

组织学诊断不仅仅是为了明确诊断，组织学病理分型对于化学药物的选择、治疗结果的预测及整个综合治疗方案的决定皆有意义。小细胞肺癌和非小细胞肺癌的化疗方案，非小细胞肺癌中的鳞癌、腺癌和大细胞癌的化疗方案是完全不同的。

临床分期也是合理治疗的重要依据之一。确定肿瘤侵犯的范围，即分期，对于决定是否化疗或安排化疗和放疗的顺序有很大价值。

（二）肿瘤内科的治疗计划和目标

由于肿瘤类型、病期早晚不同，治疗所达到的效果也有所区别。根据患者的具体情况，依据治疗指南和原则，制订个体化的治疗方案和目标非常重要。

1.根治性化疗

部分恶性肿瘤经积极的化疗有可能达到治愈。通常这样的化疗是规范的、足量和足疗程，且针对化疗敏感的肿瘤。诸如绒毛膜上皮癌、睾丸精原细胞瘤、部分恶性淋巴瘤。一般不能随意减低化疗剂量，不能随意延长化疗间歇时间。

2.姑息性化疗

与根治性化疗不同，对某些恶性肿瘤应用化疗不能达到治愈的目标，而是可减轻症状，缩小肿瘤体积，带瘤生存，延长患者的生存期。这种治疗开始前，应全面权衡化疗可能给患者带来的好处和不良反应给患者造成的风险，以决定治疗策略。

3.辅助性化疗

一般是指手术或放疗消除了影像学或肉眼可见的肿瘤后，再补充给予的药物治疗。主要目标是杀灭微小癌转移灶，即亚临床病灶，达到治愈的目的。

4.肿瘤试验性化疗

一种正在不断发展的治疗方法，新的化疗药物和新的治疗方案也在不断地进行研究。无论是新药还是新方案，都离不开临床试验。临床试验的病例选择应有严格的伦理学及科学原则，应遵循GCP即药物临床试验规范进行。

七、药物相互作用

近年来，药物种类日益增多，新药品种不断涌现，许多患者接受治疗时，往往联合应用两种或两种以上的药物。

药物相互作用（drug interaction）是指同时或相隔一定时间内使用两种或两种以上药物，而一种药物的作用受到另一种药物的影响。由于药物之间的作用，改变了一种药物原有的理化性质、体内过程和组织对药物的敏感性，从而改变了药物的药效和毒性反应。

药物相互作用的结果对患者的治疗可能是有益的，如疗效提高或毒性降低；也有可能是有害的，甚至可发生致命的后果。故了解并掌握药物的相互作用对医护人员是极为重要的。在体外的相互作用也是护理人员应当掌握的，如注射剂之间或向静脉输注瓶加入药物，相互配伍引起的理化反应可使药效降低，其使药物毒性增加，亦即配伍禁忌。

1.相加作用

指等剂量的两种药物合用的效应等于应用各药双倍剂量的效应。凡能发生相加作用的两药合用时，各药剂量应减半，否则可能会引起中毒。如两种铂类药物同时应用，应减量应用，避免副作用增加。

2.增敏现象

一种药物可使组织或受体对另一种药物的敏感性增强，即增敏现象。如氟尿嘧啶与亚叶酸钙同时应用可以提高疗效。

3.协同作用

两种药物分别作用于不同的部位，使两药合用时引起的效应大于各药单用疗效的总和。细胞周期特异性药物与细胞周期非特异性药物（如氟尿嘧啶与顺铂）联合应用，对肿瘤细胞的杀伤可起到协同的效果。

4.拮抗作用

两种或以上药物合用时导致药效降低。

第三节 化疗药物给药途径

一、给药途径分类

癌细胞的特性在于它能透过血液或淋巴液的转移蔓延全身。除了化疗以外，目前并无确切证据证明其他抗癌疗法具有控制转移的作用。化疗给药方式相当多变，依据药物的药代学、溶解后稳定性、酸碱性，肿瘤的大小、部位、是否转移，患者一般生理及血管的可用性而选择。由于给药方式的不同，所需治疗时间、治疗的不良反应及并发症亦可能有异。

大体而言，给药方式可分为两种。

（一）系统性给药

包括口服、静脉注射、皮下注射及肌内注射。目的在于达到血液中特定的有效药物浓度，以杀死肿瘤细胞，同时尽可能降低药物对正常组织的伤害。

1.口服给药

用药方法简便，易被患者所接受，但常刺激胃黏膜，并可被胃酸所破坏，引起食欲不振、恶心、呕吐和腹泻。

2.肌内注射

只限于对局部组织无刺激性的药物，易溶于水的药物，药物吸收比口服好，可在血液内保持一定浓度。

3.静脉给药

静脉推注、静脉冲入、静脉滴注、静脉泵连续给药，这是目前临床化疗药物中最常用的给药方法。

（二）局部性给药

包括脊髓内（脑室）注射、经由动脉注射途径器官内给药、膀胱灌洗及腹腔内给药。此类给药方式不仅能提供局部组织或器官最高的药物浓度，且能因降低药物在全身循环的浓度而减少不良反应的发生。

1.动脉给药

动脉注射、动脉泵给药、动脉插管给药、动脉插管皮下埋泵和介入治疗，这种方法可有效增加肿瘤局部药物浓度，提高抗癌疗效，减少全身性毒性反应。

2.胸腹腔内给药

是化疗给药的有效途径，可使腔内药物浓度高、疗效好。

3.心包腔内给药

用于心包腔内积液有明显压迫症状，可行心包穿刺抽液和给药。

4.膀胱腔内给药

膀胱癌术后预防复发灌注。

5.髓腔内给药

用于急性白血病和恶性脑、脊髓膜侵犯。

6.瘤内注射

对局部刺激性较小的抗癌药物才可用作肿瘤内局部注射。

7.药物外敷

化疗药物涂于肿瘤溃疡表面，促进伤口愈合。

由于每一种给药方式可能对患者造成不同的问题，如何依照患者的需要，以提供个体化护理，是对肿瘤护理人员的一大挑战。因此安全性给药是护理人员在临床上的最主要职责。

二、常用给药方式的优缺点及护理重点

（一）口服给药

1.优点

安全、经济、方便的给药方式。

2.缺点

①可能会因胃肠道吸收的作用限制，降低药物的作用；②患者可能因药物引起恶心、呕吐，而不能遵医嘱服药。

3.护理要点

①依照药物性质，合理安排患者服药时间，让患者了解药物的注意事项；②观察药物的不良反应；③及时评估患者是否存在严重的胃肠道反应，避免因胃肠道吸收不良而减低药物作用；④个体化健康教育，提高患者服药的依从性。

（二）皮下/肌内注射

1.优点

安全、方便、快捷；药物吸收比口服快。

2.缺点

限制性大，只限于对局部组织无刺激性的药物，易溶于水的药物。

3.护理要点

①注意药物对局部组织的刺激性和伤害作用；②注意患者的血小板及出凝血时间有无异常；③定期观察注射部位，合理制订注射计划。

（三）静脉注射

1.优点

①能够快速达到较高的血药浓度；②可依照患者需要或药物性质，选择外周或中央静脉给药；③根据药物的生物特性，选择不同的给药方法，如直接静脉注射或静脉泵入、静脉滴注，以达到不同的疗效。

2.缺点

①通常需在医院治疗；②不良反应较严重；③某些具有刺激性的药物可能造成外周静脉及皮肤组织的破坏。

3.护理要点

①须由经过培训、具有专业资质的护理人员给药；②选择适当的静脉注射方式；③预防并密切观察速发型变态反应或其他相关不良反应；④同时给予两种以上的药物时，须注意给药顺序、药物的相互作用及配伍禁忌；⑤严格掌握药物的特性，如避光输注、给药速度等；⑥预防并严密观察是否有药物外渗发生，并及时处理。

（四）动脉给药

1.优点

①可用于局部肿瘤或单一器官受侵犯时；②由动脉注入药物，使药物在靶器官或组织达到最高的浓度。

2.缺点

①须住院治疗；②仅限于微小癌细胞侵犯的治疗；③用于肝肿瘤治疗时，可能引起腹胀、腹痛等不适；④可能会引起动脉内栓塞、导管脱位、感染及出血的危险。

3.护理要点

①穿刺部位加压，患肢制动，观察有无出血；②给药后，应密切观察生命体征；③观察有无腹痛、栓塞、感染及出血的现象；④对于肝动脉注射的患者，应密切观察肝功能。

（五）胸腔注射

1.优点

①能够有效缓解患者因胸腔积水导致的呼吸困难；②可用于晚期患者，以达到减轻痛苦的目的。

2.缺点

①治疗24小时后可能引起局部的疼痛；②对长期或复发性的积水效果欠佳；③须在治疗前给予胸腔闭式引流插管。

3.护理要点

①掌握胸腔闭式引流管的护理；②定时改变体位（平卧位—仰卧位—侧卧位—俯卧位交替），每15～30分钟变换一次体位为宜；③教会患者及家属胸腔引流管的自我护理；④胸腔注药后，遵医嘱关闭引流管，停止引流；⑤及时评估患者疼痛的强度及药物止疼的效果，观察患者呼吸状态。

（六）腹腔注射

1.优点

①除肾脏外，注射的药物可到达所有的腹腔内器官，并可长时间维持有效的药物浓度；②可辅助外科手术或全身性化疗；③减低药物因经肝脏代谢所造成的不良反应及并发症；④有效控制局部肿瘤复发与种植。

2.缺点

①可能因长期放置腹腔导管，造成感染的危险；②只适用于腹腔内器官的微小转移；③对于有腹水的患者，可能引起较严重的骨髓抑制；④为避免药物在腹腔内分配不均匀，不适用于腹腔内肿瘤、外科伤口及胃肠粘连的患者；⑤容易发生导管堵塞。

3.护理要点

①严格执行无菌技术操作；②定时改变体位（平卧位—仰卧位—侧卧位—俯卧位交替），每15～30分钟变换一次体位为宜，教会患者及家属胸腔引流管的自我护理；③腹腔灌药后，遵医嘱关闭引流管，停止引流，观察有无出血、感染、液体渗出、腹痛等症状；④用药后观察药物不良反应的出现。

（七）脊髓腔内注射

1.优点

①可有效预防及控制肿瘤在脊髓腔内的转移；②可通过血脑屏障，达到有效药物浓度。

2.缺点

①腰椎穿刺可能带给患者较大的痛苦；②药物可能会被大量的脑脊液冲淡，无法在脑室达到有效的浓度；③因药物直接进入脑脊液，可能引起速发性中枢神经不良反应发生的机会；④脑室人工植入器或多次的穿刺可能导致感染。

3.护理要点

①须严格执行无菌操作技术；②使患者了解腰椎穿刺的注意事项，给药后应去枕平卧6小时，预防因颅内压增高引起的头痛；③给药前应指导患者练习床上排尿，给药后观察患者有无因腰椎穿刺导致的不适或并发症；④密切观察患者有无头痛、颈项强直、发热、意识不清或昏迷；⑤注意人工植入器的通畅性及有无异常，教会患者及家属自我护理。

（八）膀胱灌洗

1.优点

①抗癌药物可以在膀胱内长时间、高浓度、直接

作用于肿瘤；②可杀伤膀胱内肿瘤细胞，包括术后残存的肿瘤细胞，防治肿瘤种植与复发；③直接治疗膀胱原位癌；④减少全身用药的毒副作用；⑤争取保留膀胱，提高生活质量，保留性功能。

2.缺点

①治疗时须留置尿管，引起不适；②可能引起发热、血尿、膀胱痉挛、排尿困难等不适。

3.护理要点

①须严格执行无菌操作技术；②于治疗前后48小时鼓励患者多饮水，保证尿量＞2500mL/d；③指导教会患者将药物留在膀胱腔内1～2小时，并定时改变体位（平卧位—仰卧位—侧卧位—俯卧位交替），每15～30分钟变换一次体位为宜；④观察患者的排尿功能、尿液性质及有无任何感染征象。

三、肿瘤化学治疗给药的护理工作程序和要点

相对于其他学科，肿瘤化学治疗的疗效在很多情况下是有限的，并且不少药物都具有明显的毒性。因此了解抗肿瘤药物的作用机制、治疗方案及药物毒性反应，熟练掌握给药方法，密切观察、预防和早期发现毒副反应，减轻治疗对患者在生理、心理上的影响，即成为肿瘤内科护理人员的最重要的职责。肿瘤内科护理工作可按以下程序进行。

（一）评估患者身体状况和对既往治疗的反应

通过病史、体格检查并结合功能性检查，了解患者有无基础疾病及其程度、是否存在肿瘤急症或发生急症的高危风险因素；同时对患者的一般状况进行正确评估，如营养状况、自理能力、活动能力、心理状况、对疾病的了解程度。

（二）与患者及家属沟通

了解患者及家属的心理状况、经济能力以及治疗意愿。向患者及家属介绍疾病及治疗的相关知识，根据医生制订的化疗方案给予个体性健康教育，详细介绍药物副作用、应对方法及注意事项等，减轻患者及家属心理负担，取得配合。

（三）完善评估，制订护理计划

与医生及时沟通，了解治疗目的是根治还是姑息，根据综合治疗方案及时制订个体化护理计划。护理人员对患者进行全面评估，一般认为患者需要满足以下条件才能耐受化疗，包括：一般情况良好；卡氏评分（KPS）≥60分或ECOG≤2，血常规白细胞≥4.0×10⁹/L、血小板≥80×10⁹/L，肝肾功能无明显异常。患者出现以下情况时，禁用化疗或在治疗过程中需严密观察，包括高龄，心、肺、肝、肾功能异常，明显的造血功能不良（贫血、白细胞或血小板减少），既往放化疗后骨髓抑制严重，存在感染等并发症，存在胃肠出血和穿孔的危险；肿瘤与血管关系密切，化疗后可能发生肿瘤溶解综合征。

（四）化疗前的准备

了解治疗方案，向患者及家属简单介绍药物治疗的时间和可能出现的不良反应；帮助患者及家属做好治疗前的心理准备及个人卫生处置；选择输液通路，建议患者应用深静脉置管。

（五）规范给药，保证化疗方案的实施

正确执行医嘱，按照药物特性严格遵医嘱用药，如给药时间、速度、顺序等，尤其是对于化疗毒性解救药物（如四氢叶酸）的剂量和使用时间应严格掌握。对于特殊给药途径，应实施相应的护理措施。治疗期间加强巡视，严密观察，重视患者主诉。

（六）毒副作用的观察

护士必须熟悉治疗方案的不良反应及其观察要点，及时发现病情变化，在治疗过程中提供有效可靠的动态信息。在化疗期间，一般每周查血常规2～3次，每周期至少查肝肾功能一次，必要时增加检查次数。如果应用其他辅助用药，如粒细胞集落刺激因子，应观察患者相应的用药反应。

（七）化疗间歇期的护理

患者每周期化疗一般间隔时间不等，期间应指导患者严格遵医嘱复查血常规，注意饮食、活动，劳逸结合，保持个人卫生，注意观察有无乏力、食欲下降、恶心、呕吐、便秘、腹泻等不适，情况严重应及时就诊。严格按照下一周期的时间返院治疗。

（八）疗效评价

护士应对患者治疗效果进行详细了解，以利于护理计划的个体化实施。一般在2～3周期化疗后进行疗效评价，详见肿瘤疗效评价标准。

附：肿瘤疗效评价标准

完全缓解（Complete Remission，CR）：所有病灶完全消失，至少维持4周。

部分缓解（Partial Remission，PR）：肿瘤大小估

计缩小50%以上，至少维持4周。

无变化（No Change，NC）：至少经2个周期（6周）治疗后，病灶无明显变化，估计肿瘤缩小不足

50%，或增大未超过25%。

进展（Progressive Disease，PD）：出现新病灶，或估计肿瘤增加超过25%。

第四节　化疗的适应证与禁忌证

一、适应证

随着肿瘤化学治疗水平的提高，其适应证也在拓宽，可以大致归纳为以下几个方面。

1.血液系统肿瘤和化疗敏感肿瘤的内科治疗，如白血病、多发性骨髓瘤、恶性淋巴瘤等化疗为首选对象。

2.对已发生全身播散，无治愈可能的晚期肿瘤的姑息性治疗。

3.手术、放疗后肿瘤复发的转移患者。

4.手术或放疗前、后需辅助化疗的患者。

5.特殊给药途径和给药方法，如某些局部给药方式：腔内给药、鞘内注射、动脉给药等。

6.肿瘤急症引起的抢救性化疗，如上腔静脉综合征、呼吸道压迫、颅内压增高的患者，先做化疗可缓解症状，挽救患者生命。

7.有化疗、内分泌治疗、生物治疗指征的患者。

二、禁忌证

1.白细胞总数低于4.0×10^9/L或血小板计数低于80×10^9/L者。

2.肝、肾功能异常者。

3.心脏病心功能障碍者，不选用蒽环类抗癌药。

4.一般状况衰竭者。

5.有严重感染的患者。

6.精神病患者不能合作治疗者。

7.食管、胃肠道有穿孔倾向的患者。

8.妊娠妇女，可先做人工流产或引产。

9.过敏体质的患者应慎用，对所有抗癌药物过敏者忌用。

三、常用的化学治疗方法

因治疗目的不同而常用的化学治疗方法有下列5种。

1.新辅助化学疗法（induction or neo-adjuvant chemotherapy），多用于手术前，以达到减少手术切除范围或保留重要器官功能的目的。

2.辅助化学疗法（adjuvant chemotherapy），用于预防手术后癌细胞复发。

3.合并性化学放射疗法（concurrent chemoradiation），化学及放射线同时给予，以加强彼此抗癌的作用。

4.援救性化学疗法（salvage chemotherapy），用于控制复发的癌症。

5.姑息性化学疗法（palliative chemotherapy），目的在于减轻癌细胞带来患者生理上的不适，例如疼痛、呼吸困难等症状。

第五节　化疗给药护理

一、化学治疗前的评估

肿瘤患者从接受治疗开始直至完成全过程，往往需要3~4个月至一年。有些患者更因疾病的一再复发，而需要长期接受治疗。如此长期、密集的治疗不仅深深影响患者及家属的生理、心理、家庭及经济情况，对护理人员的工作也是极大的考验。

（一）评估的主要目的

1.筛选出不适合接受化疗以及治疗后可能发生严重不良反应的高危人群。

2.作为临床医生是否调整治疗方案或预防药物不良反应的参考依据。

3.了解本身疾病，判断治疗中或治疗后所出现的症状与其是否相关。

4.了解既往治疗的效果与其不良反应以及它们对患者生活质量的影响。

5.通过评估的过程，了解患者需求，建立良好的护患关系，完成个体化的健康教育。

（二）对患者进行充分的化疗前评估

为保证化疗安全、顺利地完成，每一次化疗前，必须对患者进行详细的身心评估，重点如下。

1.一般体格检查、饮食及营养状况；患者的精神、心理状况，是否存在焦虑、紧张、恐惧等心理问题；家庭经济情况，患者及家属的配合情况，对疾病、治疗的认知情况。

2.是否患有其他与肿瘤不相关的慢性疾病（肝、肾、心脑血管疾病等）、肿瘤病史、家族史以及既往治疗情况（手术、放疗等）的了解。

3.是否存在肿瘤急症或因肿瘤引起的不适症状，如疼痛、发热、呼吸困难等。

4.既往治疗中曾出现过的不良反应出现的时间、持续的时间、严重程度以及应用何种药物控制，效果如何。

5.各项血化验结果，特别是血常规及肝肾功能。

6.特殊检查结果的评估，如B超、CT、PET-CT、肿瘤指数等，能够监测肿瘤对化学治疗反应的各项指标。

（三）评价患者的机体活动状态

1.治疗前对患者的一般健康状态做出评价。国际上常用KPS评分表（详见附录1），得分越高，健康状况越好，越能承受治疗给身体带来的副作用，因而也就有可能接受彻底的治疗。得分越低，健康状况越差，若低于60分，许多有效的抗肿瘤治疗就无法实施。

2.美国东部肿瘤协作组（ECOG）则制定了一个较简化的活动状态评分表（详见附录1），将患者的活动状态分为0～5共6级，一般认为活动在3～4级的患者不宜进行化疗。ECOG评分一般要求不大于2，才可以考虑化疗。

二、化疗安全性给药

在对患者进行一系列详细的评估，确定患者能够接受化学治疗后，护理人员在患者给药过程中应密切观察，确保患者安全。

（一）护理人员的准备

虽然化疗药物可以经多种方式给予，但仍以静脉给药为最主要的方式。因此，护理人员在给药前更应

严格查对，认真执行5R原则，即将准确的药物（right drug）按照准确的剂量（right dose）经过准确的途径（right route）在准确的时间（right time）给予准确的患者（right client）。

1.认真核对医嘱

护理人员在核对化学药物的医嘱时必须：①核对医嘱，确定给药方式，药物的剂量与治疗的标准剂量相符合；②须双人核对医嘱无误，杜绝错误的发生。

2.备药

目前化疗药物的准备应由配液中心或药剂人员在配备生物安全操作柜内完成。护理人员在备药或给药时应严格执行化疗防护的标准操作规程，基本原则如下。

（1）给药前后须洗手。

（2）单独空间备药。

（3）做好自身防护：隔离衣、护目镜、PE及乳胶手套及低渗透力的口罩。

（4）打开药物安瓿及排气时，以乙醇棉球或纱布遮盖，以避免药物四溅。

（5）备药时避免接触口、眼。

（6）将备好的药物做好标识，并放置于密闭袋中。

（7）如有任何皮肤、眼睛与药物接触的意外，立即以大量清水及适当洗剂冲洗。

（8）废弃物严格按照化疗废弃物处理规范统一处理（详见本章第七节化疗药物污染防护原则）。

（二）静脉的评估与观察

1.中心静脉通路的选择

选择适当的静脉通路是预防因药物造成局部皮肤、肌肉组织及血管破坏的重要措施，首选中心静脉，包括中心静脉置管（CVC）、经外周静脉置入中心静脉导管（PICC）；输液港（Port）。对已装置输液通路的患者，护理人员必须确定管路位置及是否通畅。

2.外周静脉注射部位的选择

如患者不能进行中心静脉置管，护理人员在进行外周静脉穿刺时的注意事项如下。

（1）选择合适型号的留置针穿刺。

（2）穿刺部位，即前臂大静脉，切勿在靠近肌腱、韧带、关节等处注药，以防造成局部损伤。

（3）避免在有皮下血管或淋巴索的病生理部位上的静脉选择穿刺点。

（4）曾做过放射治疗的肢体、乳腺手术后患侧肢体、淋巴水肿等部位不宜实施静脉穿刺。

（5）应避免在24小时内被穿刺过静脉点的下方重

新穿刺，以免化疗药物从前一次穿刺点外溢。

3.经外周静脉给药时注意事项

（1）发疱类化疗药物在输注过程中应由护理人员在床旁守护，并给予快速静脉滴注，以减少化疗药物在血管中的停留时间，减轻静脉炎的发生，在注射药物中应随时监测：①双人确认血管有无回血；②局部组织是否有发红、肿胀或其他异常变化；③患者是否主诉疼痛、针刺或烧灼感；④滴注速度是否通畅。

（2）非发疱类化疗药物在滴注过程中，护理人员亦应随时观察注射部位情况，重视患者主诉，疑有药物外渗者参照本章第七节抗肿瘤药物外渗处理原则。

第六节　抗肿瘤药物毒副作用的预防及护理

一、概述

抗癌药物能抑制恶性肿瘤的生长和发育，并在一定程度上杀死癌细胞。然而多数抗癌药物在杀伤或抑制癌细胞的同时，对机体的正常细胞，特别是对增殖旺盛的上皮细胞，如骨髓细胞、消化道黏膜上皮细胞、生殖细胞等损伤尤为严重；并对机体重要器官也有一定毒性作用。为了预防化疗药物对患者的伤害，要求护理人员了解并掌握化疗药物毒性反应，以便能给予更有针对性的护理。

二、毒副作用分类

（一）按性质分类

1.一般分类

①急性毒性；②亚急性毒性；③慢性毒性。

2.WHO分类

①急性毒性和亚急性毒性；②慢性毒性和后期毒性。

3.临床分类

①立即反应：过敏性休克、心律失常、注射部位疼痛；②早期反应：恶心、呕吐、发热、过敏反应、流感样症状、膀胱炎；③近期反应：骨髓抑制、口腔炎、腹泻、脱发、周围神经炎、麻痹性肠梗阻、免疫抑制；④迟发反应：皮肤色素沉着、心脏毒性、肝脏毒性、肺毒性、内分泌改变、不育症、致癌作用。

4.按脏器分类

①造血器官；②胃肠道；③肝；④肾和尿路系统；⑤肺；⑥心脏；⑦神经系统；⑧皮肤；⑨血管和其他特殊器官；⑩全身反应：发热、倦怠、变态反应、感染、免疫抑制、致畸性和致癌性等。

5.按转归分类

①可逆性；②非可逆性。

6.按后果分类

①非致死性；②致死性。

（二）按程度分类

1.kamofsky分级

①轻度反应（＋），不需治疗；②中度反应（＋＋），需要治疗；③重度反应（＋＋＋），威胁生命；④严重反应（＋＋＋＋），促进死亡或致死。

2.WHO分级

分0、Ⅰ、Ⅱ、Ⅲ、Ⅳ度，见附录3。

3.ECOG分级

分0、1、2、3、4度，因毒性死亡者为5度。

三、抗肿瘤药物毒副作用处理

（一）局部反应

1.化疗性静脉炎

由于化疗药物对血管内膜刺激性较大，引起化学性静脉炎。表现为静脉条索状红线，发热疼痛，而后形成色素沉着。

（1）主要药物　发疱类或刺激性药物，如氮芥、丝裂霉素、阿霉素、长春新碱、长春碱、异长春碱等。

（2）防治及护理　①充分稀释，减少刺激；②应用中心静脉置管；③应用外周静脉输注的可使用硫酸镁或中药湿敷预防静脉炎发生；④外周静脉输入化疗药后应使用生理盐水或葡萄糖溶液冲洗。

2.抗肿瘤药物外渗

化疗药物在静脉给药过程中，如果使用不当，可使药物意外渗漏到皮下组织，轻者引起红肿、疼痛和炎症，严重时可导致局部皮肤及软组织坏死和溃疡，较长时间不愈合，给患者带来痛苦。因化学药物注射而引起局部的渗出反应是化学治疗中非常严重的并发症。根据药物对组织的损伤程度将药物分为三类，见表6-6-1。

抗肿瘤药物外渗的处理操作规程

（1）静脉输注化疗药物应避免使用一次性钢针，宜使用中心静脉导管或留置针建立静脉通路，并按标准规程进行操作。输注过程中，护士应严密观察局部反应情况，加强巡视，防止化疗药物外渗。

表6-6-1 化疗药物分类

药物分类	作用反应	常见药物
发疱性（vesicant）	造成周围血管的外渗（extravasation）反应：指药物渗入血管旁或皮下组织。可能由初期的无症状或红肿，进展至干性脱屑，形成水肿及水疱。严重者可能在数周至数月内造成组织、肌肉及骨的溃疡、坏死 中心静脉植入器外渗：疼痛感，植入器周围组织的发红、变热、肿胀。可能造成植入器的破裂或移位至血管内以及上腔静脉壁溃疡	苯胺吖啶（amsacrine） 蒽环类药物[特别是多柔比星（doxorubicin）] 氮芥（mechlorethamine） 长春碱（vinblastine） 长春新碱（vincristine） 长春瑞滨（vinorelbine） 卡铂（carboplatin）
刺激性（irritant）	可能造成潮红（flare）反应 静脉管路仍有回血，注射部位出现沿着血管的短暂性发红、荨麻疹 患者主诉局部疼痛、针刺或紧绷感。多在药物停止30分钟后渐消失。可能合并发炎反应，出现静脉炎现象	卡莫司汀（carmustine） 依托泊苷（etoposide） 米托蒽醌（mitoxantrone） 普卡霉素（plicamycin）
非发疱性（non-vesicant）	在渗出时很少造成外渗反应	环磷酰胺（cyclophosphamide） 甲氨蝶呤（methotrexate） 顺铂（cisplatin）
其他（others）	虽不会造成严重外渗的反应，但可能引起局部皮肤的破损、坏死或严重的黑色素沉着	氟尿嘧啶（fluorouracil） 紫杉醇（paciltaxel）

（2）一旦发现化疗药物外渗，应立即停止静脉化疗。评估药物外渗程度、范围，根据化疗药物的种类，采取相应的处理。

（3）一般刺激性药物（如氟尿嘧啶、环磷酰胺、甲氨蝶呤等）出现外渗后可拔除针头，局部采用25%硫酸镁湿敷。

（4）发疱性化疗药物（如阿霉素、丝裂霉素、长春新碱等）外渗的处理。

1）保留套管针，接20mL注射器尽量抽出渗于皮下的药液。

2）局部使用拮抗剂，从保留套管针注入相应的化疗药物拮抗剂，然后拔出套管针，再用相同的拮抗剂在外渗周围组织行局部皮下封闭注射。若无相应拮抗剂可拔除针头，直接应用2%普鲁卡因2mL加生理盐水5～10mL或50～100mg氢化可的松行局部皮下封闭注射。封闭注射方法：常规皮肤消毒，选用5mL注射器距外渗部位外缘2cm处，针头与皮肤平面成15°角，行多点放射注射封闭。注射后拔出套管针，局部敷盖纱布，避免局部加压。

3）根据药物的性质在局部给予冷敷或热敷：化疗药（植物碱类化疗药物除外）早期（24小时内）可采用冰袋冷敷，每天4～6次，每次20～30分钟，冷敷期间密切观察局部反应，防止冻伤发生；植物碱类化疗药物（如长春新碱）适宜热敷，热敷温度为40℃～50℃，每天4～6次，每次15～20分钟，可持续24小时。

冷敷/热敷后可酌情在局部使用湿敷药物，如氢化可的松、25%硫酸镁、2%～4%碳酸氢钠、中药等，使外渗液体尽快消散或吸收。

4）抬高患肢48～72小时以促进外渗药物吸收。

5）外渗24小时后可行红外线、超短波等理疗，待炎症消退后指导患者进行功能锻炼。

6）如局部组织持续恶化导致皮肤溃疡、坏死或疼痛未能缓解，须及时通知医师进行清创、换药或植皮等外科治疗。

（5）按照化疗废弃物处理原则处理用物。

（6）详细记录药物名称、药物外渗时间、外渗剂量、局部组织变化、处理措施、患者反应等，每日认真观察局部情况并做记录。

（7）及时报告主管医生，并做好外渗不良事件登记报告。

（二）胃肠道毒性反应

胃肠道毒性反应是化疗最常见的不良反应，多数化疗药物对增殖旺盛的胃肠道上皮细胞有抑制作用，表现为食欲减退、恶心、呕吐、腹泻、腹痛、便秘。

1.恶心、呕吐

恶心、呕吐是化疗药物引起的最常见的毒副反应。

（1）发病机制 ①细胞毒性药物损伤消化道黏膜，刺激肠道嗜铬细胞释放5-HT、P物质、多巴胺、乙酰胆碱和组胺等神经递质，与相应受体结合，由迷走神经和交感神经传入呕吐中枢而导致呕吐；②细胞毒性药物及其代谢产物直接刺激化学感受器触发区，进而传递至呕吐中枢引发呕吐；③心理精神因素直接刺激大脑皮质通路导致呕吐，多见于预期性呕吐。

（2）主要药物 铂类药物为主，DDP、VP-16。

（3）化疗引起呕吐可分为如下几种。

1）急性呕吐：指化疗24小时以内发生的呕吐，多发生于用药后1～2小时，多见于初次化疗者。

2）延缓性呕吐：指化疗24小时以后至第5～7天所发生的呕吐。

3）预期性呕吐：因过度紧张、焦虑而接受治疗前即出现恶心、呕吐，是一种条件反射，甚至化疗结束后，恶心、呕吐仍可持续很久，发展成迟发型呕吐，很难处理。多发生于有严重恶心、呕吐的患者。

（4）防治及护理　①化疗最初阶段应选用有效的抗呕吐剂，预防恶心、呕吐的发生；②密切观察高危险人群的病情，包括使用高剂量或易引起恶心、呕吐的化学药物；既往发生严重的恶心、呕吐；③持续且密切评估止吐药效果及不良反应，如嗜睡、椎体外系反应、便秘或头痛；④随时评估恶心、呕吐的严重程度，注意观察是否有其他并发症，特别是脱水及电解质失衡；⑤注意患者的营养状况，指导患者少食多餐，温凉食物不易引起恶心感，避免油腻及刺激性味道的食物；⑥实施有效的健康教育，指导患者适当"分散注意"，减少不良刺激。

2.食欲减退

食欲减退是仅次于恶心、呕吐的胃肠道反应，因患者不思饮食，影响营养摄取，使患者体质下降，对化疗耐受性差，影响治疗的顺利进行。

防治及护理　①做好评估，遵医嘱及时应用止吐药物，将恶心、呕吐降低到最低程度，相应改善患者的食欲；②必要时遵医嘱给予甲地孕酮或甲羟孕酮，可增进食欲，提高机体对化疗的耐受性；③少食多餐，依照个人口味合理安排饮食，给予高蛋白、富含维生素、易消化的饮食，以提高患者食欲，增加热量，改善营养状况；④进餐时，避免接触烹调的异味，提供舒适的进餐环境；⑤必要时，遵医嘱给予经肠道内（口服或鼻饲全营养素）或肠道外（经静脉）补充营养。

3.口腔炎

人体口腔细胞主要分为两层，分别为下层的基底细胞及上层的多层次鳞状非角质化的上皮细胞。口腔细胞生长快速，其生长周期为7～14天为一循环，因此对化学药物反应相当强烈。一般而言，化学药物造成的口腔炎分为下列两种。

1）直接性：此类口腔炎出现在化学药物开始后2～3天。主要药物影响基底细胞的再生能力，破坏DNA修复能力，造成上皮萎缩，进而引起发炎反应，组织受到破坏。患者可能主诉口腔肿胀、烧灼感，对食物冷热变得特别敏感。7～10天症状达到高峰。此时口腔出现发红、表皮溃疡，特别是在两颊内、唇部及软腭等部位，但溃疡亦可能严重扩散至咽喉及食管。患者会觉得疼痛不适，造成进食吞咽困难。若无其他并发症的出现，则症状多在2周内恢复正常。

2）间接性：多发生于化学治疗后的12～14天。主因化学药物抑制免疫系统及骨髓功能，导致中性粒细胞及血小板不足而造成。进一步破坏口腔黏膜造成细菌、真菌或病毒的感染，因此临床主要症状为感染和出血。此类患者多半需住院接受感染及输血治疗。

（1）主要药物　MTX、5-FU、ADM、VCR、Ara-C、VLB。

（2）防治及护理　①预防为主，加强口腔卫生，忌烟忌酒，饭前、后以清水或漱口液漱口；②化疗期间定期检查口腔情况，保持口腔清洁和湿润；③对已发生溃疡根据原因对症处理；④口腔炎患者宜进温流质且无刺激饮食，注意维生素和蛋白质的摄入。对大面积口腔炎或食道炎者应使用全胃肠外营养。

4.便秘

因化疗药物所致毒性作用于胃肠道平滑肌，使之蠕动减弱，进而可出现肠麻痹。

防治及护理　①指导患者进食高纤维素食物，多饮水；②鼓励患者适当活动；③遵医嘱适当应用缓泻剂以软化大便；④控制使用5-HT$_3$拮抗剂止吐药的次数。

5.腹泻

腹泻是化学药物破坏快速生长上皮细胞的另一明显不良反应。化学药物引起腹泻的主要机制如下。

1）因药物造成小肠黏膜的萎缩、乳糜管的齿质剥落或缩短，最后导致小肠对水及其他营养的消化及吸收能力下降。常造成此类腹泻的药物包括高剂量的氟尿嘧啶及甲氨蝶呤。

2）20世纪90年代后发展出的新药盐酸伊立替康（又名CPT-11）会造成乙酰胆碱综合征。患者除了出现腹泻外，也会有脸部潮红、全身发热、腹部绞痛等症状。化学药物引起的腹泻多能使用药物控制，但对于因CPT-11或患者合并骨盆腔的放射线疗法引起的腹泻，则可能造成长期且严重的腹泻，不只会影响患者的营养状况，甚至造成肛门口皮肤的破损、溃疡疼痛，进一步引起感染，需要密切的评估及护理。

防治及护理　①记录腹泻次数，观察粪便性质与颜色；②指导患者低纤维、高热量及高蛋白的饮食，并避免刺激性食物，如咖啡、酒类及奶制品；③观察患者是否有任何脱水或电解质失衡的症状；④对应用CPT-11的患者应注意观察，积极预防迟发性腹泻的发生；⑤遵医嘱给予适当的止泻药或抗胆碱药物，并评估其效果；⑥保持肛门清洁，给予相关的健康教育，指导患者及家属自我护理；⑦定期评估肛门有无破损、感染的现象。

（三）骨髓抑制

大多数化疗药物是免疫抑制剂，对骨髓有不同的抑制。80%～90%的化疗药物可出现骨髓抑制。红细胞的半衰期为120天，血小板为5～7天，粒细胞为6～8小时，故化疗后通常先出现白细胞减少，然后出现血小板减少。粒细胞减少是最多见的骨髓抑制，而粒细胞减少最主要的危险是容易造成感染。若白细胞在$1×10^9$/L或粒细胞绝对数低于$0.5×10^9$/L，持续5天以上，则有风险发生细菌感染，必须进行保护性隔离和预防感染，再联合升血治疗。血小板减少是化疗中仅次于白细胞的毒性反应，当血小板减少至$50×10^9$/L时会有出血的危险；当血小板低于$10×10^9$/L时，容易发生中枢神经系统出血、胃肠道出血及呼吸道出血。

1.主要药物

NH_2、BCNU、CCNU、MMC、CBP、CTX、DTIC、5-FU、DDP。

2.防治及护理

（1）严格掌握化疗适应证，化疗前检查血象及骨髓情况。

（2）化疗期间观察血象变化，过低给予升血药。

（3）化疗中给予支持治疗如饮食的调整、给予中药等，如党参合剂、黄芪、阿胶等。

（4）WBC过低预防感染，有条件者住单间病房或增加病房消毒，减少探视，严密监测体温，必要时预防性给予抗生素，做血培养；当白细胞低于$1×10^9$/L时，可置层流床，采取保护性隔离措施。

（5）血小板降低时预防出血，嘱患者少活动、慢活动，协助生活护理，减少磕碰，避免挤压鼻子，使用电动剃须刀，拔针后加强按压时间等，同时避免服用阿司匹林或含阿司匹林的药物。必要时给予白介素-11（IL-11）、促血小板生成素（TPO）皮下注射或输入血小板。

（6）血色素低于8g/L可给予成分血输注，亦可给予促红细胞生成素（EPO）皮下注射。嘱患者卧床休息，必要时吸氧。

（四）心脏毒性

因化疗药物引起的心脏功能异常并不常见。但仍有少数病例在化学治疗后，产生心力衰竭的症状。在所有的化疗药物中以蒽环类的药物引起的心脏异常最为明显，但其他少数药物也可能对心脏造成影响。

1.病理机制

（1）通常与药物累积剂量有密切关系。

（2）药物造成心肌细胞的退化、水肿及损伤，导致心肌的纤维化，心脏收缩能力下降。

2.主要药物

ADM、MTT、DNR、EPI、THP、CTX、VCR、VLB等。

3.防治及护理

（1）化疗前了解患者有无心脏病史，如有应慎用。

（2）为了预防出现严重的心脏毒性，ADM总剂量不应超过500mg/m^2。

（3）严密观察病情，给予心电监护监测病情。

（4）采用保护心脏药物，如贝康亭等。

（五）肝脏毒性

由于肝脏细胞生长速度缓慢，并含有多种药物代谢，因此对化疗药物的抵抗力较佳。但也因肝脏是所有药物代谢的必经之地，常使肝脏暴露于高浓度的药物之下。一旦造成破坏经常已是相当严重，且不可恢复。通常表现为乏力、食欲不振、恶心呕吐、转氨酶升高。

1.主要药物

CTX、BCNU、MTX、VCR、VLB、VP-16、DTIC等。

2.防治及护理

（1）化疗前后进行肝功能检查，发现异常慎用。

（2）化疗过程中密切观察，了解患者不适主诉，及时发现异常对症处理。

（3）遵医嘱给予保肝药物。

（4）饮食以清淡为主适当增加蛋白质、维生素摄入量。

（5）做好心理护理，减轻焦虑，注意休息。

（六）肺毒性

因化疗药物所造成肺功能异常可分为肺纤维化、过敏性肺炎及非心因性肺水肿，其中又以肺纤维化最为常见。最常造成此不良反应的药物博来霉素。其主要机制为博来霉素造成的游离根离子破坏细胞引起炎性反应，肺表面张力素（surfactant）减少，肺泡黏膜被胶质体取代，最后形成纤维化，影响换气能力。主要表现为干咳、乏力、胸疼、发热、呼吸困难。

1.主要药物

BLM、CTX、BUS、MTX和亚硝脲类等。

2.防治及护理

（1）评估患者　①严格掌握适应证，老年人肺功能不全，慢性支气管炎患者禁用；②用药期间严密观察肺部症状及体征，定期做X线检查等；③博来霉素肺毒性与其剂量累积有关，因此总剂量应限制在500mg/m^2

以下；④停药后嘱患者定期复诊，博来霉素在停药后2～4个月仍可发生肺纤维变。

（2）对肺功能异常患者的护理　①指导患者调整生活习惯，以适应肺功能的变化；②呼吸运动；③遵医嘱给予药物，特别是类固醇对因化疗药物引起的肺损伤有抑制恶化的效果；④给予心理支持，防止患者因焦虑引起呼吸困难。

（七）泌尿系统毒性

1.肾脏损伤和电解质的异常

（1）肿瘤患者肾损伤的原因

1）肿瘤直接影响：①因肿瘤压迫或侵犯引起的尿路梗阻；②肾转移性损伤，白血病或恶性淋巴瘤浸润；③多发性骨髓瘤的肾损伤。

2）代谢性肾损伤：对于血液性肿瘤或巨大肿瘤的患者化疗后，常引起细胞大量且快速死亡，导致细胞内成分大量的释放。由于肾脏一时无法代谢这些物质，从而形成急性肿瘤溶解综合征也会间接伤害肾功能，造成急性肾衰竭。临床上最常见的4个征象为高尿酸血症、高钾血症、高磷酸血症和低钙血症。

3）化疗药物引起的肾脏损伤：主要机制在于其对肾小球或肾小管的直接伤害，其中以DDP或高剂量的MTX最为严重。DDP直接造成近端肾小管的坏死，降低其再吸收的能力，进而影响肾小球滤过率，导致肾血流量减少；MTX其代谢物易沉淀于肾小管，直接破坏肾小管上皮细胞或造成阻塞性肾病变。

（2）主要药物　DDP、MTX、DNR。

（3）防治及护理

1）对于可能存在代谢性肾损伤的患者，护理人员应注意：①必须给予足够的水分；②密切监测其出入量及电解质情况，观察相关症状，以预防或提早发现，避免肾功能的进一步损伤。

2）对可能因化疗药物引起肾损伤，护理人员应注意：①评估患者是否存在发生药物性肾损伤的高危因素（高龄、肾病病史、因药物导致的严重呕吐、同时使用肾功能有害的药物）；②定期监测患者的肾功能指数及电解质；③观察患者是否有肾功能异常或电解质失调的相关症状；④对于应用DDP的患者，遵医嘱给予水化和利尿药物（甘露醇和呋塞米输注），在治疗期间应大量饮水，保证尿量在2500mL以上；⑤对于应用MTX的患者，遵医嘱应用$NaHCO_3$，以碱化尿液，必要时给予CF解救，监测尿pH值。

2.出血性膀胱炎

（1）出血性膀胱炎是化疗药物引起的急性不良反应之一，主要机制在于药物的代谢物与膀胱黏膜结合，造成炎性反应及溃疡。临床上常见症状为潜在性或明显的血尿或蛋白尿，但也可能造成慢性膀胱炎、膀胱纤维化。

（2）主要药物　常见的两种药物为高剂量的IFO及CTX。

（3）防治及护理　①化疗期间做好水化碱化尿液；②应用尿路保护剂美司钠，分别在应用化疗药物的0、4、8小时给药。

（八）神经系统毒性

1.周围神经病变

（1）临床表现　表现为四肢及躯干感觉异常、麻木、肌无力、腱反射低下或消失。自主神经病变可发生便秘、麻痹性肠梗阻、尿潴留等。剂量过大可致永久性神经损伤。DDP可能透过对脑脊髓神经的影响，造成高频率听力丧失及耳鸣。

（2）主要药物　VCR、DDP、L-OHP等。

（3）防治及护理　①及时评估，定期观察并询问患者是否有任何神经功能的异常；②了解神经功能异常对患者的影响；③鼓励患者进食富含B族维生素饮食，应摄取大量水分及蔬果以预防便秘的发生；④指导患者避免冷刺激；⑤做好安全教育，防止受伤。

2.中枢神经病变

（1）临床表现　为嗜睡、意识障碍、人格改变、智力减退、定向力障碍等，多为一过性。

（2）主要药物　5-FU、MTX、左旋门冬酰胺酶。

（3）防治及护理　①联合用药时注意有无毒性增加，药物剂量不宜过大；②密切观察毒性反应，一旦出现立即停药或改药，并遵医嘱给予神经营养药物治疗；③加强护理，防止患者发生意外；④根据患者出现的反应及时通知医生，给予对症处理。

（九）皮肤毒性反应

1.皮炎

（1）临床表现　表现为大小不等的荨麻疹。

（2）主要药物　MTX、5-FU、ADM、DNR、BLM、CTX等。

（3）防治及护理　①遵医嘱用抗过敏药物或激素治疗；②嘱患者不可用手抓或用过热水洗，以免加重或破溃，造成感染；③可用温水轻轻擦洗，严重时可停药。

2.色素沉着

（1）临床表现　表现为局部或全身皮肤色素沉着、甲床色素沉着。

（2）主要药物　CTX、5-FU、ADM、BLM、白消安。

（3）防治及护理　①化疗前遵医嘱服用抗过敏药物；②保持皮肤清洁，定时洗浴，但不要用过热的水或有刺激性的肥皂、浴液；③病变处勿用手挠抓及乱用药物涂抹；④避免紫外线直接照射，外出防晒，必要时进行必要的修饰以增强其社交信心；⑤做好患者的心理护理及健康教育，避免其产生焦虑、抑郁等负性情绪。

3.脱发

（1）临床表现　表现为用药后2~3周头发脱落，重者腋下、阴阜以及面部毛发全部脱落。

（2）作用机制　①化疗药物使毛发根部细胞有丝分裂受到抑制，细胞不能更新发生萎缩引起脱发；②骨髓抑制造成头皮血液循环减少，中医认为毛发为血之余，因缺少血液滋养故而发生脱发。

（3）主要药物　BLM、CTX、5-FU、DNR、ADM、VCR、IFO、MTX、MMC、PTX、VP-16、VLB。

（4）防治及护理　①化疗前做好患者的心理护理，消除顾虑；②帮助患者选择合适的假发减少负性情绪；③脱发后及时为患者清理，减少不良刺激。

（十）过敏反应

1.临床表现

多数抗癌药物可引起过敏反应，但过敏反应发生率为5%的药物仅占少数，表现为典型的Ⅰ型变态反应，包括支气管痉挛、喘鸣、瘙痒、皮疹、低血压等，极少数可出现过敏性休克。还可引起神经肌肉毒性，表现为外周神经病变，主要是温痛觉感觉障碍、运动神经和自主神经病变、肢端麻木、刺痛感或烧灼感等。

2.主要药物

左旋门冬酰胺酶、紫杉醇。

3.防治及护理

（1）了解患者的过敏史，给药前做好预防措施，准备好抢救物品。

（2）给药后严密观察病情，特别是用药后15分钟监测生命体征，做好记录，若出现轻度症状，如潮红、皮肤反应等，无需中断用药，若出现严重过敏反应时，应立即停药，就地抢救。

（3）PTX给药前遵医嘱按时给予抗组胺药物，预防过敏发生。

（4）紫杉醇给药时禁止使用聚氯乙烯输液装置，稀释的紫杉醇应贮藏于塑料袋内，并采用聚乙烯类输液器给药。

（十一）疲乏

1.临床表现

疲乏是化学治疗患者较常见并发症之一，普遍认为缓解疲乏的方式为睡觉、打盹、休息、静坐及进食，其中以低活动方式运用最多。2007年美国肿瘤护理学会循证医学小组研究表明，活动与锻炼是经一级证据证实的唯一有效的癌因性疲乏干预措施。

2.防治及护理

（1）告知患者及家属疲劳出现的可能性。

（2）确定患者的疲乏与其他病理因素非相关，如贫血。

（3）评估疲乏发作的高峰时间、持续时间及对患者的影响。

（4）根据患者情况制定运动处方，安排合理的居家有氧运动。

（5）中医食疗及自我穴位按摩。

（6）腹式呼吸运动。

第七节　化疗防护

一、化疗安全防护原则

化疗药物的危害性已引起广泛重视，根据化疗药物剂量依赖性的特点，为了减少专业人员备药及处理化疗药物的接触剂量达到防护目的，需要遵循化疗防护两个原则：①医务人员尽量减少接触化疗药物；②尽量减少化疗药物对环境的污染。因此根据以上遵循的用药原则，国内外学者为了加强专业人员的职业保护，在其接触化疗药物过程中制定了安全防护规则。

1.加强专业人员职业安全教育

加强肿瘤专业人员的培训，提高其对化疗药物潜在危险的认识，制订合理的防护措施，使专业人员全面掌握并规范化疗防护操作程序增强防护意识。

2.在生物安全操作柜内备药

生物安全操作柜即使用特制的垂直层流装置的操作柜配制化疗药物，以防含有药物微粒的气溶胶或气雾对操作者的危害，使之达到安全处理化疗药物的防护要求。生物安全操作柜作用原理见图6-7-1。

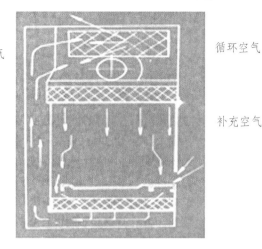

图6-7-1　生物安全操作柜

（1）该设施采用垂直层流装置，使空气在操作台内循环过滤，通过台面下的过滤吸附器充分过滤和吸附药物的微粒及空气中的尘粒，以保持洁净的备药环境。

（2）由于操作台内形成负压状循环气体，从而在操作者与操作台之间形成空气屏障，防止柜内污染空气外溢。

（3）同时在操作台侧面有一排气孔，内装有吸附剂，可吸附溢出的药物微粒，防止污染气体排出大气。

根据上述原理该设备符合二级生物安全要求并可达到以下防护作用：保护操作者及环境在备药和处理废物时不受药物微粒气溶胶或气雾的危害；保护备药环境无微粒物质（包括生物性颗粒物质），防止药物污染；保护维修人员在常规检查、更换附件或修理污染滤器时的安全。

3.改善医疗器具，完善防护设施

为了避免专业人员在接触化疗药物时由于操作不慎而造成潜在危险，并遵照化疗防护原则，建议临床采取适宜的制剂及包装。提倡使用无排气管的软包装输液袋，防止有毒气体排至空气中。建议药厂应根据临床化疗药物应用剂量的不同生产多种剂型的制剂，减少剩余剂量的废弃处理。化疗药物的制剂尽量用瓶装，药品标签要详细注明药物的性质及其警示等。包装一定要可靠，运送时应采用无渗透性密封装置并注明特殊的标志，防止运输药物过程中打破药瓶药物溢出。

4.药物处理中心化

1969年美国建成世界上第一个静脉药物配制中心，保证临床在使用化疗药物过程中达到安全防护，将化疗药物处理中心化，采用集中式管理，即由经过培训的专业人员在防护设备齐全的化疗备药操作室负责所有化疗药物的配制及供应。这样才能施行比较有效的、经济的防护措施，并利于废弃物的集中处置，以使污染缩小到最小范围，有利于职业安全和环境保护。

5.从事化疗专业人员在妊娠及哺乳期避免直接接触化疗药物

临床研究发现低浓度化疗药物的接触可引起流产，尚可导致胎儿死亡、畸形及染色体基因突变。如果孕妇及哺乳期妇女不加保护地接触化疗药物，会给胎儿及孩子带来潜在的危害。因此专业人员在此期间应加强职业防护，避免直接接触化疗药物。

6.加强化疗废弃物的管理

化疗废弃物的管理是化疗防护的重要环节，妥善的处置有利于医院环境及其人群的保护。临床明确规定化疗药物废弃物必须与其他物品分开放置，并密闭存放在有特殊标记的特制的防渗漏的污物袋中，统一焚烧处理，以达到细胞毒药物的灭活及废弃物处理中心化。

总之，接触处理化疗药物过程中存在一定的危险性，但只要施行认真规范的防护措施，这种危险可降到最低，以达到职业防护作用。

二、化疗防护中应注意的问题

1.加强防护知识的宣传教育

加强护理人员专业知识的培训，对患者及家属进行有效地宣传教育，使患者及家属了解有关抗肿瘤药物毒性的知识，与护理人员配合，消除不良心理，如认为护理人员戴手套、口罩等处理排泄物是嫌弃他们，从而促进医护人员防护措施的实施。

2.建立操作规范

建立配制化疗药物的规范标准，加强操作规范的培训，要求护士熟练掌握，护士在配制化疗药前首先做好自身防护，管理人员应做好督促、指导，在任何情况下都应遵循规范。

3.提供安全环境

医院和科室应提供安全的环境，备齐必需的防护用具，全部化疗药由中心配药室配发，集中处理。化疗所用注射器、输液器、针头应放置在专用密闭容器，以免污染环境。治疗室内要安装排风设施或开窗通风，排风筒必须高过医院的建筑，以免使有害气体进入其他楼层，保证空气流通。

4.科学规范化管理

加强接触抗癌药物护士的自我防护知识的教育，进行专职培训，除进行常规性培训、制订护士接触抗癌药的操作规程外，还要加强对执行化疗操作护士的职业防护，轮换岗位，定期进行体格检查，合理安排休假。

5.患者排泄物的管理

药物在患者体内经过吸收、代谢、排泄的过程，仍会有一部分化疗药及代谢产物通过大小便、呕吐物、汗液等形式被排泄至体外，挥发于空气中也会使危害性增加。护理人员应正确处理患者的呕吐物、排泄物和分泌物；患者使用水池、马桶后反复用水冲洗两次（或以上）；化疗污染的被服要与其他被服分开清洗；不要混用生活用品；患者的衣物要单独清洗等。

三、化疗防护措施

（一）设立化疗药物备药操作室

为了加强化疗药物使用过程中安全防护措施，有条件的医院应专门设立备药操作室或者建立药物配制中心，便于进行集中式管理，达到药物处理中心化。此室要求分为操作间及缓冲间，以使药物污染缩小到最小范围。

操作室内除备有生物安全操作柜外，尚配备一次性口罩、帽子、一次性防渗透隔离衣、聚氯乙烯手套、乳胶手套、护目镜、一次性注射器、防护垫、污物专用袋及封闭式污物桶等。

如果综合医院没有专门设施，病房一定要选择一个相对独立的环境备药，尽量避免人员走动，必须有通风设备，以减少对病室环境的污染，在配制药物期间此房间不能作为他用。如果没有生物安全操作柜，建议应用有机玻璃制作隔离屏幕，操作者除采用一般防护设施，尚应戴防护眼镜及有效的防护口罩，避免操作者被药物污染，使之达到安全防护的效果。

（二）专业人员配备

配制化疗药物应由经过专业培训的护士负责备药，并定期进行体检，包括肝、肾功能，白细胞及血小板等指标测定，一旦出现毒副反应征象，立即进行人员调整，使其危险降到最低限度。

（三）药物配制中心的布局

1.有清洁室、第一更衣室、第二更衣室、化疗药物配制室。

2.化疗药物配制室设有生物安全柜，每日进行彻底消毒。

（四）接触化疗药物操作规程

1.备药前准备

（1）应在生物安全操作柜内备药，备药前启动紫外线灯进行柜内操作区空气消毒40分钟，保持洁净的备药环境。

（2）备药前洗手、佩戴一次性口罩、帽子，工作服外面穿一次性防渗透隔离衣。操作过程中从呼吸道吸入化疗药物的危险性较大，因此必须戴有效的低渗透力的防护口罩，必要时应佩戴防毒面罩。

（3）操作时戴手套，有些化疗药物对皮肤有刺激作用并通过接触皮肤直接吸收，因此备药前必须正确选择适宜手套。研究结果表明，乳胶手套或聚乙烯手套具有弹性，使用时手套胀大变薄会出现一些小孔，因此其防渗透性差，只有聚氯乙烯手套具有防护作用，但由于其使用时不能紧贴皮肤操作不便，因此要求戴双层手套，即在聚氯乙烯手套外戴一副乳胶手套。在操作中一旦手套破损应立即更换，使之保持有效的防护效果。

（4）操作台面应覆以一次性防渗透性防护垫，以防因操作不慎药液溢洒台面便于清理，减少药液污染。一旦污染或备药完毕应即刻更换。

（5）在备药操作室内禁止进餐、饮水、吸烟、化妆，减少药物对人体的损害。

2.备药操作规程

（1）严格执行无菌技术操作原则，以防药液污染而给患者造成不良后果。

（2）准备药液在割锯安瓿前应轻弹其颈部，使附着之药粉降至瓶底。拌开安瓿时应垫以纱布，可避免药粉、药液、玻璃碎片四处飞溅，并防止划破手套。

（3）掰开粉剂安瓿溶解药物时，溶酶应沿瓶壁缓慢注入瓶底，等药粉浸透后再行搅动，防止粉末逸出。

（4）从药瓶中吸取药液前避免注入空气，以防瓶内压力过高使药液从针眼处溢出。从药瓶中吸取药液后在针头撤出时应用无菌棉球或纱布裹盖住药瓶塞穿刺针孔，防止药液外溢。

（5）在瓶装药液稀释及抽取药液时还可采用有锁扣装置的针头与注射器，以防止针栓脱出或药液溢出而造成的污染。

四、化疗药物污染处理防护原则

（一）化疗药物外溢时处理防护原则

1.化疗药物外溢后，操作者应穿戴个人防护用品，立即标明污染范围，避免其他人员接触。水剂药物外溅应使用纱布垫吸附，若为药粉则应用湿纱布垫轻轻擦拭，污染表面使用清水清洗，并将污染纱布置于专用袋中封闭处理。

2.如不慎将药物溅到皮肤，应立即用肥皂及流动水彻底冲洗。如溅到眼睛应立即用生理盐水反复冲洗。

3.记录外溢药物名称、时间、溢出量、处理过程以及受污染的人员。

（二）化疗药物污染物处理原则

1.废弃的安瓿与药瓶应放置于防渗漏的专用袋中封闭后，加标记集中处理。

2.注射器、输液器、针头等均为一次性使用，用后放防穿透的专用容器中密封处理。

3.所有污物包括用过的防护衣、帽等应置于专用袋中封闭，并标识明确后集中处理。

4.在处理患者化疗后尿液、粪便、呕吐物或分泌物时，必须戴手套以免沾染皮肤。水池、马桶用后反复用水冲洗。医院内必须设有污水处理装置。

第八节 居家护理

肿瘤患者化学治疗过程长，通常需要多个甚至几十个治疗周期，药物的毒副作用不能忽视，口腔溃疡、胃肠道反应、感染、脱发等诸多症状困扰着患者的情绪，降低其生活质量，甚至会直接影响到化疗的持续进程。患者化疗间歇期大多要在家庭中度过，一些化疗的反应，特别是迟发性反应需要患者及家庭的积极应对，故化疗患者的居家护理尤为重要。

一、居家环境

化疗患者居家期间应保持良好的生活环境，家属应为患者创造一个安静、舒适、安全的居家环境，促进康复。

1.家属应根据患者的爱好布置房间，色调要协调、淡雅、温馨。协调的颜色搭配和温馨的生活气氛都会给患者良好的感官刺激。

2.保证居室空气清新无异味，每天开窗通风两次，每次不少于30分钟，避免对流并注意保暖。也可指导患者放置薰衣草或柠檬等以保持空气清新。

3.除自身戒烟限酒外，家庭成员亦应注意避免在患者的居住环境内吸烟，减少甚至避免患者吸入二手烟。

4.居室应采用湿性清扫，保持恒定的温度和湿度，温度18℃~22℃，湿度50%~60%，避免过冷、干燥。

5.根据患者疾病特点为患者提供防跌倒损伤的安全环境，如保证居室房间布局合理，患者经常活动的区域尽可能少放障碍物；物品放置规范，将日常使用物品放在易于取得之处；夜间照明充足，可于房间内放置脚灯，光线柔和为佳等。

6.及时对呕吐物及排泄物进行处理，应两次按压冲水以彻底洗净，并及时开窗通风，清除异味，还可在卫生间放置空气清新剂，选择患者喜欢的气味类型，减少异味对患者的不良刺激。

二、饮食营养

1.进食植物性食物为主的多样化膳食（植物性食物占饭菜的2/3以上），保证足够的蛋白质摄入，可选择瘦猪肉、牛奶、鸡蛋、家禽、豆类食品等。

2.多进食富含维生素的新鲜蔬菜和水果，如油菜、菠菜、小白菜、西红柿、山楂、鲜枣、猕猴桃等。

3.饮食应注意增加食品花样，保证色香味俱全，清淡可口，以利于提高食欲。

4.应多吃煮、炖、蒸等易消化的食物，少吃油煎食物，避免吃不易消化的食物，如白薯、韭菜、生葱、生蒜、芹菜等。

5.化疗期间，患者免疫功能下降，白细胞减少，可吃枸杞、红枣、黄鳝、牛肉等有助于升高白细胞的食物。

6.可进食含铁多的食物，目的是预防和纠正贫血，根据患者的喜好选择动物肝、动物血、菠菜等。

7.进食时心情要愉快，不忧虑、不生气，既可增加食欲，又有助于食物的消化吸收，有利于营养的摄取和健康的恢复。

8.血象低者可进食补血食物，如黑芝麻、红枣、猪肝、藕、胡萝卜、桂圆肉、黑豆、黑木耳、乌鸡、红糖等。

9.几个常用的食疗处方

（1）五红汤 枸杞、红皮花生、红豆、红糖、红枣，将以上5种食材各取适量，加水煮食用汤汁，具有升血、补血之功效。

（2）黄芪红枣枸杞茶 红枣（5~6枚）、黄芪（3~5片）、枸杞（5~10g），用开水浸泡代茶饮，具有补气补血之功效。（注：红枣用小枣，并且用锅将小枣炒糊方有功效）

（3）菊花蜜饮 菊花50g，加适量水煮后过滤加入适量蜂蜜饮用，具有养肝明目、生津止渴、清心健脑、润肠等功效。

（4）玫瑰菊花茶　玫瑰6g、菊花2~3朵沸水冲饮，具有疏肝解郁之功效。

（5）枣杞补气茶　红枣5~6枚、红茶10g、枸杞8~10粒，红茶放入壶中，80℃水冲泡滤出，放入红枣、枸杞泡5分钟即可饮用，具有很好的补气功效。

（6）蜜糖红茶　冲泡红茶，依据各人口味调入适量蜂蜜饮用，具有温中养胃、护肝驱寒之功效。特别适合肝火旺、脾胃功能不佳者。

（7）便秘处方　芹菜0.5kg、苹果1个，洗净后榨汁，晨起饮用，具有通便功效。

三、心理支持

肿瘤属于慢性疾病，治疗过程漫长，费用昂贵，沉重的经济负担等会导致患者及家属心理状态的改变，而不良情绪往往会降低机体的抵抗力，影响疾病的转归。因此给予患者家庭、社会等心理支持，可以帮助患者面对现实，增强治疗信心。研究表明，心理治疗性干预在肿瘤的临床治疗中非常重要，在延长患者生命的同时，可以大大提高患者的生存质量。

1.家庭成员或易被患者接受的人群（如闺蜜、挚友等）多陪伴患者，多与其沟通交流，关注患者的感受，鼓励患者进行情感表达，使其充分抒发心理感受，对患者因疾病引起的不良情绪给予关心体谅和耐心帮助，给予患者心理支持，帮助其以良好的心态面对疾病。

2.家属要帮助患者正确处理生活事件，避免精神刺激给患者心理上造成巨大压力，多向患者提供一些家庭及成员间的良性信息。

3.鼓励患者积极参与社会活动，如加入社会团体组织，与大家分享抗癌信息、希望和力量、关怀与支持，实现自我的价值感。

四、口服化疗药的指导

口服化疗药是化疗给药的常见方法之一，在家服用化疗药期间应注意以下几点。

1.出院前做好患者口服化疗药的用药教育，内容包括药品剂量、服药时间、服药频率、服药间隔、与食物并服或空腹服用、应避免的食物或中草药、副作用及如何寻求适当的医疗协助等。

2.化疗药品应有清楚标识，单独存放于清洁、阴凉、干燥、避光的环境内。存放于适当且儿童无法取得的地方，并与其他药品分开放置。未服用完毕的药品应拿回医院回收处理，切勿随意丢弃。

3.重视服药的依从性，出院前应指导患者制订服药提示单，避免患者遗忘服药。也可教患者记录服药日记，记录服药的自我感受和不适反应等。遵医嘱定期复查血常规、肝肾功能等，并于复查时详细告知医师患者的身体状况，为医师提供评估治疗效果、药品毒性或副作用并作为适当处置的依据。

4.口服化疗药品为一种生物危害性物质，请勿咀嚼，亦不可压碎锭剂或打开胶囊，拿取时请使用手套或将药品倒入小药杯服用以避免皮肤接触，服药后请洗手，若不小心接触到皮肤，应立即用肥皂及水清洗。

5.若是当次忘记服药则略过一次，依原定时间遵循医师指示正确服药，绝不可一次服用两倍剂量，并于复诊时告知医师。如果服药后不久即发生呕吐症状，应询问医师，确认是否需补服剂量，必要时先服用止吐药再服用口服化疗药品。

6.若同时伴有其他疾病，如高血压及糖尿病等，正在服用治疗药品或营养食品等，请务必事先告知医师，避免药品之间及药品与食物的交互作用，影响治疗效果或造成健康的危害。

7.在服用化疗药品的期间直到停药后的5~7天，应指导患者每次大小便及呕吐后都应两次按压冲水以彻底洗净，避免影响居家环境。

五、常见问题的应对

1.多数化疗后患者会出现血象降低的情况（一般于化疗后10~14天降至最低），可见血白细胞低于$4.0 \times 10^9/L$，血红蛋白低于95g/L，血小板低于$75 \times 10^9/L$；告知患者应于化疗后遵医嘱按时到附近医院进行血常规检查，以期早期发现血象变化。避免到人员密集的场所，以防交叉感染，限制探视人员数量，特别要控制感染（尤其是上呼吸道感染等）人员的探视；注意房间、地面和家具的消毒卫生。日常应避免剧烈活动；指导患者监测体温、观察皮下出血点和大小便的颜色等，如出现异常应立即通知医生。指导患者加强口鼻腔的自我护理，刷牙时宜用软毛刷，防止牙龈出血，不可用牙签剔牙；不可用力擤鼻涕，不要用尖硬物挖鼻孔，鼻腔干燥者可使用复方薄荷油滴鼻剂。

2.患者一旦出现发热症状应及时就医。发热期间代谢较快，应及时补足入量，多喝温开水、淡盐水、含维生素C和钾的果汁，多喝清淡易消化的汤、粥等。发热时用温水擦浴，行物理降温，降温过程不宜过快；同时需保持口腔清洁，进食后用清水漱口，避免食物残渣留在口腔内，防止细菌滋生发生口腔炎。

3.化疗的常见反应为恶心、呕吐。当患者出现该症状时，应指导家属依照患者的口味准备可口、富有营养且清淡易消化的饭菜，保证温热适中，指导患者少食多餐；避免进食过热、粗糙、辛辣等刺激性食物，以防损害胃肠道黏膜。可适量食用口感偏酸的话梅、水果等以缓解恶心；对已有呕吐者灵活掌握进食时间，多吃薄荷类的食物及冷食等；呕吐严重时应暂时禁食，及时来院就诊，待症状缓解后从流质开始逐步恢复饮食。因5-羟色胺会促发或加重恶心、呕吐症状，需限制食用含5-羟色胺丰富的水果、蔬菜（如香蕉、茄子等）及含色氨酸的蛋白质（如花豆、黑大豆、南瓜等）的摄入量，以减少体内游离的5-羟色胺含量。

4.化疗患者常有疲乏的表现，出院前教会患者用日记的形式在恰当的时候记录自身关于疲乏的感受，包括发生时间、持续状态、疲乏的程度、缓解的方法等，有助于医护人员和患者确定改善疲乏的方式，并制订相应措施。优化睡眠质量，养成良好的、规律的休息与睡眠习惯，避免长时间的午睡，睡前避免进食刺激性饮食或进行剧烈运动，建议睡前可通过喝热牛奶、温热水泡脚或听舒缓音乐辅助入眠。适当进行散步、慢跑、长距离慢速游泳、骑自行车、跳舞等有氧运动，以有效锻炼心肺功能，缓解疲乏。每天运动3~5次，累积时间>30分钟，每周运动至少3天以上，但注意协调好活动和休息。进行简单轻松的娱乐，如听音乐、看电视等，以减轻患者的精神迟钝和注意力分散，进而减轻疲乏；亦可采用中医保健疗法，如按摩足三里、天柱、气海、关元、膻中等穴位缓解疲乏。

5.化疗期间应使患者建立良好的生活习惯，勤漱口，防止口腔溃疡的发生；使用维生素B、C及维生素A、D为主的维生素混合涂剂及卵黄油等以促进局部血液循环，降低细胞耗氧量，促使上皮细胞修复。避免刺激性食物，如咖啡、辛辣调料、柳橙类水果、富含精氨酸的核果，特别是胡桃、巧克力及草莓等，以免刺激口腔溃疡发生。如口腔仅感觉轻度疼痛，不影响饮食时，应增加漱口的频次，饮食避免过热，可饮用柠檬水，增加维生素含量，促进创面愈合；当溃疡面过大，影响进食时，应立即就医。

6.当患者腹泻时，可口服胃肠道保护剂及止泻药，饮食上给予少渣饮食，经处理后若症状不缓解或伴剧烈腹痛，腹泻次数增加、为水样便时，应立即就诊，防止电解质紊乱。腹泻常造成肛门或肛周皮肤损害，呈现糜烂、溃疡等。患者应注意清洗肛周皮肤、便后温水坐浴、局部涂防湿乳剂或氧化锌油等措施，使肛周皮肤清洁、干燥和舒适，有效地预防和避免肛周皮肤糜烂或溃疡。在饮食上要选择易消化、高蛋白、高热量、低脂肪饮食，增加水分的摄入，如米汤、果汁、开水、盐水，坚持少量多餐，进食温和性食物，避免刺激性、过敏性、高渗性食品，不进食含丰富纤维素的蔬菜、多脂的鱼肉、咖啡以及过冷、过热、过硬、产气性食物（如辣椒、豆制品等），避免饮酒。亦可指导患者自我按摩结合腹部及四肢的穴位以缓解腹泻。

7.化疗患者常会出现便秘，一方面可以通过饮食予以调节，如避免饮食过精过细，适当增加杂粮的摄入量；多进食含维生素A、C、E的新鲜水果、蔬菜及含粗纤维的膳食（如糙米、全麦食品等），避免进食肥腻、油炸、产气等食物及碳酸饮料；增加水的摄入量，成人每天饮水2000~3000mL，要求晨起喝杯淡盐水。另一方面可通过适度的运动，如散步、打太极拳、练气功等，在一定限度内增加机体自律功能的控制，使食欲增加，肠蠕动增加，膈肌、腹肌、肛门肌也得到锻炼，提高排便动力，预防便秘的发生。另外，还需养成规律的排便习惯，嘱患者在清晨和早餐后无论有无便意均应如厕并用力做排便动作，以分别建立排便的神经反射，促进排便；同时注意每次排便时间不宜过长，排便应集中注意力，避免看报纸或做其他事情，也不要吸烟。对于3天未解大便者，可按医嘱服用缓泻药物；对大便干燥而有便意者可外用开塞露，起到软化粪便及刺激肠蠕动的作用，上述措施无效时可求助医务人员给予通便灌肠。

8.化疗患者会出现毛发脱落，以脱发明显。在脱发开始时，建议患者及时剪发，保持个人卫生的同时减轻脱发给患者带来的心理压力。准备假发、帽子、围巾或头巾，如有兴趣可佩戴假发，应使假发与原有头发的纹理、颜色和风格相匹配。如果头部会暴露在强烈的阳光或寒冷的空气中，应使用头巾或帽子遮挡。多次剃头能刺激头皮，改善循环，可使新发长得更好；多用软的梳子梳头可促进头皮血液循环，有利于头发再生。脱发后，头皮很敏感，应避免使用刺激性的香皂或洗发水，使用中性洗发液，洗发时水温不宜过高。

9.部分细胞毒性药物存在神经毒性的不良反应，表现为肢端麻木、感知觉障碍等，因此化疗患者在居家期间出现上述不适时，应加强患者及家属的自我保护意识，强化安全教育，防止受伤。肢体感觉异常者应注意保护好指趾端，保持局部清洁，避免受压及冷热刺激，并注意保暖。当患者出现肌力减退、腱反射消失时，告知患者应减少活动或务必在家属陪伴下活动，保证安全，活动时可使用拐杖，以防意外的发生。在病情允许的情况下可行肢体的主动及被动活动，以预防肌肉萎缩。

（冯莉霞）

参考文献

[1]周际昌.实用肿瘤内科学[M].北京:人民卫生出版社,2007.

[2]孙燕,石远凯.临床肿瘤内科手册[M].北京:人民卫生出版社,2007.

[3]陈敏钧.癌症治疗护理学[M].北京:人民军医出版社,2006.

[4]张惠兰,陈荣秀.肿瘤护理学[M].天津:天津科学技术出版社,1999.

[5]Raj Shashi, Franco Vivian I. Lipshultz Steven EAnthracycline-induced cardiotoxicity: a review of pathophysiology, diagnosis, and treatment[J]. Curr Treat Options Cardiovasc Med,2014,16(6):315.

[6]Colombo Alessandro, Sandri Maria T, Salvatici Michela, et al. Cardiac complications of chemotherapy: role of biomarkers[J]. Curr Treat Options Cardiovasc Med,2014,16(6):313.

[7]Choi Chel Hun, Kim Min Kyu, Park Jin-Young, et al. Safety and efficacy of aprepitant, ramosetron, and dexamethasone for chemotherapy-induced nausea and vomiting in patients with ovarian cancer treated with paclitaxel/carboplatin[J]. Support Care Cancer,2014,22(5):1181-1187.

[8]Hong J S, Tian J, Wu L H.The influence of chemotherapy-induced neurotoxicity on psychological distress and sleep disturbance in cancer patients[J].Curr Oncol,2014,21(4):174-180.

[9]Munoz-Gomez Sigridh, Gran Arthur, Cunha Burke A.Meropenem delirium: a previously unrecognized neurologic side effect[J].J Chemother,2014,19(7):39-47.

[10]Fedele Palma, Orlando Laura, Schiavone Paola, et al. Clinical outcomes and cardiac safety of continuous anti Her2 therapy in c-erb B2-positive metastatic breast cancer patients[J].J Chemother,2013,25(6):369-375.

[11]Kaya Ali Osman, Coskun Ugur, Gumus Mahmut, et al. The efficacy and toxicity of irinotecan with leucovorin and bolus and continuous infusional 5-fluorouracil (FOLFIRI) as salvage therapy for patients with advanced gastric cancer previously treated with platinum and taxane-based chemotherapy regimens[J].J Chemother,2012,24(4):217-220.

[12]Esposito S, Bassetti M, Borre' S, et al. Diagnosis and management of skin and soft-tissue infections (SSTI): a literature review and consensus statement on behalf of the Italian Society of Infectious Diseases and International Society of Chemotherapy[J]. Chemother,2011,23(5):251-262.

[13]Zur Eyal. Gastrointestinal mucositis: focus on the treatment of the effects of chemotherapy and radiotherapy on the rectum[J].Int J Pharm Compd,2012,16(2):117-124.

[14]Han Xiaodong, Wu Zhenqian, Di Jianzhong, et al. CXCL9 attenuated chemotherapy-induced intestinal mucositis by inhibiting proliferation and reducing apoptosis[J].Biomed Pharmacother,2011,65(8):547-554.

[15]Turan Volkan, Oktay Kutluk.Sexual and fertility adverse effects associated with chemotherapy treatment in women[J]. Expert Opin Drug Saf,2014,13(6):775-783.

[16]Monsuez, Jean-Jacques，Charniot, et al.Cardiac side-effects of cancer chemotherapy[J].Ternational Journal of Cardiology,2010,144(1):3-13.

[17]Iwamoto, Takuya.Clinical Application of Drug Delivery Systems in Cancer Chemotherapy: Review of the Efficacy and Side Effects of Approved Drugs[J].Biological and Pharmaceutical Bulletin,2013,36(5):715-718.

[18]Williams, Tessa.Chemotherapy-induced hand-foot syndrome: Palmar-plantar erythrodyaesthesia is a side effect of some cytotoxic medication, but there is a dearth of research on the specific causes and possible treatments to alleviate symptoms[J].Cancer Nursing Practice,2011,10(3):14.

[19]Williamson, Steve.Chemotherapy side effects[J].Chemist & Druggist,2012,278(6834):13-15.

[20]Wallace, Anna,Taylor, Claire.Recognising how chemotherapy side effects can affect stoma care: Anna Wallace and Claire Taylor describe the case of a patient who developed peripheral neuropathy and palmar-plantar erythrodyaesthesia following adjuvant therapy, which made it difficult for him to manage his stoma[J].Cancer Nursing Practice,2011,10(2):20.

[21]廖玉联,陈琼芳,黎月英.护理人员化疗职业防护培训现状调查分析[J].护理学杂志,2008,23(3):13.

[22]张晓静,刘绍金.国内化疗防护的临床实践现状及对策[J].中国护理管理,2010,10(4):62.

附1　腹腔热灌注化疗的护理

一、概述

腹腔热灌注化疗（Intraperitoneal Hyperthermic Perfusion Chemotherapy，IHPC）是一种将含有化疗药物的液体加热至一定的温度（42℃±1℃）进行腹腔内循环灌注，以清除腹腔内的游离癌细胞，杀灭其中残留的亚临床病灶，预防手术后复发及种植转移，提高患者的生存率，改善预后的治疗手段。

腹腔热灌注化疗自20世纪80年代末应用于临床，现已在预防与治疗胃癌、大肠癌、卵巢癌、腹膜假性黏液瘤、肝胆胰腺癌等腹腔恶性肿瘤的腹膜种植转移及其并发的恶性腹水方面具有独特的疗效。其属于区域性化疗的范畴，能够在腹腔内直接提供高浓度的化疗药物，同时药物可通过毛细血管和淋巴管经门静脉吸收入肝，杀伤转移至肝脏的肿瘤细胞，并因肝脏的解毒作用而减轻全身不良反应；热疗可对肿瘤细胞直接产生破坏作用，与化疗具有协同作用；同时大容量化疗液对腹腔具备物理灌洗作用。因此与其他化疗方案相比，具有早期、区域、大剂量、毒副反应小、将温热效应与化疗效应有效结合并具备药代动力学和流体力学多重优势相结合的特点。

二、腹腔热灌注化疗抗肿瘤机制

（一）早期区域性大剂量给药的优势

1.给药时机

腹腔热灌注化疗通常是在手术切除肿瘤病灶，全身肿瘤负荷最低，且未对化疗药物产生耐药时给予的抗肿瘤治疗。由于肿瘤细胞呈指数型曲线生长，初始负荷是预后非常关键的判断因素，因此通过手术尽可能切除残余病灶，并立刻开始化疗是最佳时机，这样有利于杀灭腹腔内游离的肿瘤细胞和残余病灶；同时术后早期腹腔粘连较轻，灌注耐受性较好，腹痛和腹胀等不适也较轻。

2.给药剂量

腹腔与全身血循环之间存在"血浆－腹膜屏障"，该屏障由腹膜上皮细胞、腹膜间质和腹膜微循环内皮细胞三部分组成，只有中小分子物质才能有效地通过屏障，大分子化疗药物在腹腔和循环血中的浓度差非常明显，可达20～600倍，腹膜内给药可远远超过静脉极量，在肿瘤局部达到很高的药物浓度，同时维持外周血中低化疗药物浓度，减轻了全身的毒副作用。

3.给药途径

化疗药物直接与可能存在的游离癌细胞表面接触，发挥最大的细胞毒作用，无化疗药物引起的静脉炎，又不会存在化疗药物耐受的问题，治疗结束后药物可完全排出体外，后续损害少。

（二）温热治疗对肿瘤的作用

肿瘤组织因其自身生长的特性，在耐热性上与正常组织存在一定差异，这正是温热治疗抗肿瘤的原理。

1.从组织水平上来说，温热干扰组织内糖的无氧酵解过程，加剧缺氧和酸中毒，正常组织可以通过扩张血管、加大血流量来代偿；而肿瘤组织内血管壁僵硬、迂曲、缺乏弹性，遇热无法有效扩张，因此这一效应对肿瘤组织的影响高于正常组织。

2.从细胞水平来说，温热效应能促使细胞膜上的蛋白质变性，激活溶酶体、破坏胞浆和胞核，由于癌细胞生长活跃，S期和M期细胞比例较高，对温热特别敏感。

3.从分子水平来说，温热效应能促使细胞膜内自稳状态的某些分子如受体、转导或转录酶的功能失调，干扰蛋白质、DNA和RNA合成，产生一系列肿瘤特异性免疫反应，释放一系列化学物质，造成癌细胞凋亡。

温热治疗有效的温度为39℃～45℃，临床上多为43℃。如腹腔内灌注液温度过高，正常组织亦会遭受破坏，造成肠热损伤、肠坏死、粘连性肠梗阻、腹腔脓肿甚至死亡等严重并发症；温度过低则达不到有效治疗温度，影响临床治疗效果。

（三）温热与化疗的协同作用

1.通过热动力学效应加快化疗药物与肿瘤细胞的结合，增加化疗敏感性。

2.加热可促进铂类等化疗药物与肿瘤细胞DNA发生交联，增强化疗药物的杀伤力。

3.加热可增加肿瘤细胞的通透性，促进化疗药物渗入细胞内，提高化疗药物的抗肿瘤活性。

4.温热可抑制DNA修复酶的活性，抑制化疗后的细胞损伤修复，从而巩固化疗效果。

（四）物理灌洗作用

热灌注化疗还可通过大量生理盐水的循环灌洗，稀释腹腔游离癌细胞，并将未来得及着床的游离癌细胞冲刷带离腹腔，减少其着床机会，降低腹膜癌的复发率。

三、腹腔热灌注化疗的实施

腹腔热灌注化疗通常应用于肿瘤细胞减灭术（Cytoreductive Surgery，CRS）之后，所谓的肿瘤细胞减灭术，也称为肿瘤去负荷术，是指通过外科手术方式，尽可能将肿瘤病灶和容易发生转移的腹膜切除干净，以减轻肿瘤负荷。对于无法手术切除者，亦可直接行一次或数次腹腔热灌注化疗，以缓解肿瘤生长的速度。

不同地区应用的腹腔热灌注化疗的技术细节不尽相同，但基本流程都大同小异。整个过程由加热板模块、循环灌注模块和控温模块组成。加热板模块将循环灌注液加热到一定的初始温度，循环灌注模块控制化疗液进出腹腔的速度，控温模块根据腹腔内测得温度情况通过调节加热温度和循环速度来实现腹腔内治疗温度维持在42℃±1℃。

现在国内外学者对腹腔热灌注化疗的持续时间及治疗次数等缺乏统一的认识，大多数文献报道治疗时间为30分钟至2小时。灌注液的选择多用蒸馏水、生理盐水、林格液，应用奥沙利铂或卡铂时，灌注液应改为5%葡萄糖。灌注液量2000～3000mL不等，应用腹腔扩容器等方法可大大增加腹腔容量，可容纳多达6000mL灌注液，大大增加化疗药物与腹腔的接触面积，最大可能地减少治疗的盲区。灌注速度为200～500mL/min，根据患者的耐受情况、疾病种类、治疗目的不同灌注治疗3～5次不等，少数患者可达7～8次。首次热灌注一般在肺癌细胞减压术毕、关闭腹腔前，于腹壁左右两侧各置两根腹腔引流管，分别作为入口端和出口端。灌注毕，多数采用保留灌注液（1000mL左右）一定时间，以保证化疗药物的疗效，亦可将全部灌注液抽空。间隔一天或数日后，再次行热灌注化疗，将引流管与仪器连接即可。

根据患者肿瘤部位的不同，应用的化疗药物亦有所不同，常选的药物有5-氟尿嘧啶、奥沙利铂、卡铂、丝裂霉素、吉西他滨等，应根据患者情况的不同采取不同的化疗方案。

四、护理

（一）术前护理

1.术前评估

腹腔热灌注前对患者的全身情况要有全面了解，包括患者生命体征、实验室检查指标等，了解心、肝、肾功能是否正常。如出现体温38℃以上，白细胞少于$3.5×10^9$/L，血红蛋白少于90g/L，电解质紊乱，心、肝、肾功能异常等情况时，要及时报告医生，推迟或停止治疗。

2.心理护理

目前，行腹腔热灌注化疗的患者通常处于癌症的中晚期，由于无法接受事实，易产生悲伤、无助、对死亡的焦虑等不良情绪，失去对生活的信心，护理人员应积极主动与患者交流，了解患者的负面情绪，开导患者；同时保证患者充足的睡眠；根据患者的自理能力鼓励其做力所能及的事情；及时处理患者疼痛等各种不适；减少引起患者不良情绪的因素，使患者恢复信心，积极配合治疗。

腹腔热灌注是一种新型的辅助治疗方法，其效果及安全性是患者最关心的问题，故在手术及腹腔热灌注化疗前耐心、详细地向患者及家属讲解其优点、操作步骤、配合要点、不良反应及并发症等，使其积极配合检查及治疗，以保证治疗的顺利进行。

部分患者对这一新技术存在过高的期望，因此医护人员勿对其治疗作用盲目夸大，根据患者情况实事求是做好指导。

3.加强饮食护理

了解患者的饮食情况，对于可进食的患者，鼓励选择高蛋白、高纤维素、易消化的食物，食物应可口美观，以增加其食欲，两餐之间加牛奶、水果等，避免油炸及刺激性的食品；对于体质衰弱、食欲差及营养状况差的患者，除鼓励患者进食之外，可遵医嘱静脉补充营养物质，必要时输血或输注人血白蛋白，以改善全身状况，增强抵抗力，保证腹腔热灌注的顺利进行。

4.做好术前准备

更换干燥的棉质衣物，避免携带任何金属物品，防止热灌注中烫伤。密切监测患者生命体征，术前6小时禁食水，留置胃管（必要时协同留置营养管），留置尿管，建立静脉通路，遵医嘱静脉补液。

（二）术中护理

1.密切监测生命体征

热灌注化疗会对患者的生理产生一定的影响，但均在可接受范围之内。通常情况下由于大量的热灌注液进入腹腔会使体温升高，但外周血温和颅温一般在38℃以下，对身体无任何伤害。由于温热的灌注液可使内脏血管扩张，使大量血液淤滞于内脏循环，灌注时腹压增高，下腔静脉受压，回心血量减少，以及腹腔与肠管因热力作用发生水肿等原因，患者的血压会有所下降，应予以静脉补液，必要时可使用血管活性药物。患者心率增快并常持续至术后30分钟左右，与体温的升高有很好的相关性。随着体温的升高，代谢增快，氧耗增加，酸性代谢产物亦随之增加，有可能发生代谢性酸中毒；而大量热灌注液填充腹腔，腹内压增高，导致气道压增高，肺顺应性下降，气体交换受损，有可能会发生呼吸性酸中毒，甚至因高热直接导致肺泡内渗出增加、肺间质水肿而引起肺损伤，因此术中尽量采用全麻、机械通气以保证患者安全。热灌注期间应每15～30分钟监测生命体征一次，如出现异常情况，及时报告医生处理。

2.血糖监测

5%葡萄糖作为灌注液时，糖吸收的速度非常快，应密切监测血糖的变化，必要时静脉使用胰岛素调节血糖；虽血糖水平升高很快，但尿糖、尿酮体均是阴性，所以非糖尿病患者短时间的血糖升高，不会影响肾脏功能。此外，灌注的液体为5%葡萄糖时，可能存在血液稀释，应密切观察尿量，必要时予以利尿治疗，以防止肺水肿的发生。

3.腹痛、腹胀的护理

对于非全麻条件下行腹腔热灌注化疗的患者，灌注过程中患者可能出现腹痛、腹胀等不适，应遵医嘱于灌注前30分钟给予镇静、镇痛等药物，以减轻患者的胀痛、腹胀等不适症状，促进患者舒适。

（三）术后护理

1.一般护理

术后给予患者持续心电监护，密切观察生命体征变化。腹腔灌注毕部分患者在腹腔内可能留有约1000mL的灌注液，待患者完全清醒后，为使化疗药物充分与腹腔内脏器及腹膜接触，在腹腔内均匀分布，更好地杀死癌细胞和提高疗效，应协助患者每15分钟更换体位一次，以左右侧卧、仰卧、头低足高和头高足低位为佳。更换体位时，注意观察患者的反应，当患者不能耐受时，可适当缩短每种体位的持续时间，增加变换次数。热灌注毕，患者往往体温有所升高，一般不高于38℃，应密切监测体温变化，遵医嘱物理降温或药物降温，保持皮肤清洁干燥，遵医嘱静脉补液。记录24小时出入量。

2.营养支持

热灌注化疗后患者往往出现食欲差、禁食水或患者渗出较多而丢失蛋白，易出现营养不良状况，应加强患者的营养支持。可进食者鼓励其进高蛋白、高维生素、易消化的饮食，进食无法满足机体所需时，加强静脉营养，保证患者营养成分的摄取。

3.引流管的护理

妥善固定各腹腔引流管，避免导管扭曲、受压、牵拉、脱出等，保持导管引流通畅，必要时予以冲洗，引流袋每日更换。密切观察引流液的颜色、性质和量的变化，首次术后行热灌注化疗，引流液呈血水液，之后逐渐变淡，呈淡黄色水液，若引流液颜色鲜红或有混浊现象，说明有出血或感染现象，应及时报告医生进行处理。观察导管口周围皮肤有无红、肿、痛等现象。热灌注后患者管周处往往渗出较多，渗出液颜色同管内引流液，应密切观察管周渗出情况，及时更换敷料，用含碘消毒液消毒管周皮肤，保持局部清洁干燥；护理人员在消毒管周、更换敷料及更换引流袋等操作时必须严格遵守无菌原则，同时由于渗出液可能含有化疗药物残留，操作时应戴无菌手套，做好自身防护，医疗垃圾及引流液应严格处理，减少化疗药物对环境的污染。

4.不良反应和并发症的护理

腹腔热灌注化疗的不良反应和并发症包括：与化疗相关的恶心、呕吐，骨髓抑制，一过性的肾功能损害等不良反应；与手术相关的肺部并发症，腹腔感染，粘连性肠梗阻，切口疝等。但据相关研究分析表明，腹腔热灌注化疗并不增加患者术后并发症发生率及死亡率，是一项较为安全有效的临床应用措施。

（1）恶心、呕吐　腹腔热灌注化疗后由于化疗药物的作用，患者可能出现不同程度的恶心、呕吐等消化道不适症状，与灌注药物的性质、剂量、浓度及个体差异等因素有关。轻度恶心、呕吐者，可指导患者通过看电视、听音乐、同他人交谈、适当活动等方式来分散注意力；严重者可遵医嘱肌注或静脉使用止吐药；一旦出现呕吐加剧，应尽快将患者头偏向一侧，防止呕吐物误入气道，呕吐后立即给予患者温水漱口，加强口腔护理，及时清除呕吐物，更换干净衣物，减少异味，促进患者舒适。

（2）骨髓抑制　腹腔热灌注化疗与静脉化疗等引起的骨髓抑制的统计学差异，国内尚未有充分的报道，但据国外文献报道腹腔热灌注化疗与静脉化疗引起的骨髓抑制无统计学差异，甚至更低。但一旦患者出现骨髓抑制，应停止再次腹腔热灌注化疗，以免加重患者出血、感染等并发症的发生。

（3）一过性肾功能损害　腹腔热灌注化疗有可能会增加患者肾功能损害，但均为一过性肾功能损害。原因可能与热灌注化疗药物的肾毒性、灌注过程中温热导致毛细血管扩张、肾灌注不足以及腹内压升高引起肾后负荷增加有关，表现为血尿、蛋白尿、尿量减少、血肌酐值升高等。护理人员应密切观察患者尿液量及颜色的变化，保证合理的水分的摄入，低盐饮食等，必要时使用利尿药物，并做好尿常规、肾功能各标本的采集。

腹腔热灌注化疗将腹腔化疗、温热治疗、流体动力学的优势有机结合，对于腹腔癌灶、游离癌细胞具有较强的杀灭作用，其与细胞减灭术联合应用能够有效延长尤其是晚期癌症患者生存期，改善患者预后，在临床应用上逐渐为人们所接受。

参考文献

[1]梁寒.胃癌[M].北京:北京大学医学出版社,2012,3:465-473.

[2]崔书中,巴明臣,糖鸿生.腹腔热灌注化疗技术方法变迁及展望[J].中华临床医师杂志,2011(5):2039-2042.

[3]闫向勇,刘文超,燕忠生,等.腹腔循环热灌注化疗对恶性肿瘤合并腹水的疗效及安全性——开放、非随机、历史对照研究[J].现代肿瘤医学,2014(11):2707-2709.

[4]陈维.腹腔内热灌注化疗新进展[J].现代医药卫生,2014(30):1003-1005.

[5]吴印兵,巴名臣,崔书中,等.进展期胃癌腹腔热灌注化疗临床疗效与安全性Meta分析[J].中华肿瘤防治杂志,2013(20):1686-1690.

[6]李丽.进展期胃癌术后早期腹腔热灌注化疗并发症的护理[J].临床护理,2011(11):37-38.

[7]梁茵,杨丽芳.中晚期胃癌腹腔热灌注化疗的护理[J].中国医药指南,2012(10):16-17.

附2 膀胱灌注的护理

一、概念

膀胱灌注治疗是将化疗药物或免疫制剂经导尿管灌注入膀胱内,并保留一定时间,是预防经尿道膀胱肿瘤切除术或膀胱部分切除术后复发的首选局部治疗方法。

二、膀胱灌注的时机

(一)经尿道膀胱肿瘤切除术

术后24小时内完成的膀胱灌注为术后即刻膀胱灌注。研究报道,经尿道膀胱肿瘤切除术(TUR-BT)后即刻膀胱灌注能显著降低非肌层浸润性膀胱癌的复发率,其原理可能为术后早期组织修复时残余的癌细胞受各种细胞因子刺激而增殖活跃,对化疗药物甚为敏感;且术后早期肿瘤负荷最小,行膀胱灌注治疗能够有效杀灭术中脱落及创面残留的肿瘤细胞,预防肿瘤的种植转移及复发。目前,TUR-BT术后即刻膀胱灌注治疗已成为非肌层浸润膀胱癌患者术后灌注的标准方案。但术后即刻行膀胱灌注治疗,此时创面尚未完全愈合,可使药物吸收增加而引起或加重不良反应,国外有文献报道,术后即刻膀胱灌注后可能会出现膀胱穿孔、广泛脂肪坏死及严重的中性粒细胞减少等并发症,因此膀胱灌注的时机应慎重选择。

非肌层浸润性膀胱癌的患者因肿瘤的大小、数目、病理分级或分期的不同,其复发风险及预后亦有不同,据此可将非肌层浸润性膀胱癌分为低危、中危和高危三组。低危非肌层浸润性膀胱癌术后即刻行膀胱灌注,肿瘤复发概率很低,因此即刻膀胱灌注后可不再行膀胱灌注。对于中危和高危的非肌层浸润性膀胱肿瘤,术后即刻膀胱灌注后,不足以达到满意的减少复发的效果,需行后续的膀胱灌注治疗,研究表明,长期膀胱灌注相较于短期膀胱灌注组,其复发率明显降低。

(二)膀胱部分切除术

对于某些肌层浸润性膀胱癌的患者行膀胱部分切除术后,与根治性的全膀胱切除术相比,可较好地保持患者的生存质量,但其缺点是存在切口种植的风险。为预防肿瘤的复发和转移,也应按TUR-BT术后要求进行膀胱灌注。但由于膀胱壁存在全层连续缝合,应推迟膀胱灌注的时间,一般于术后2周开始进行,且灌注液量应适当减少。

三、膀胱灌注的药物

膀胱灌注应采用对肿瘤细胞敏感性高、在膀胱上皮细胞内药物浓度高、全身吸收量少、毒副作用小的药物。临床上常用的膀胱灌注药物分为两类:化疗药物和免疫治疗药物。

(一)化疗药物

1.阿霉素(ADX)

阿霉素或称多柔比星,属蒽环类化疗药物,能抑制DNA和RNA的合成,尤其对RNA的抑制作用最强,是细胞周期非特异性药物,对各类生长周期的肿瘤细胞均具有杀灭作用。实验表明,膀胱黏膜的渗透性差,一些低分子量物质可通过被动弥散被膀胱黏膜吸收,而分子量超过200的物质易保留在膀胱内。阿霉素的分子量为579.99,膀胱内灌注阿霉素,血液内药物浓度较低,全身不良反应较轻,但其心脏毒性、骨髓抑制等不良反应较其他蒽环类药物明显,现已逐渐被其他药物取代。临床上采用30~50mg阿霉素溶于40~50mL生理盐水中,术后即刻经尿管灌注入膀胱内,保留30分钟至1小时后自行排出,单次应用,半年后复查膀胱镜;亦可在术后1~2周膀胱灌注,每周一次,共4次,以后每月一次,共一年。

2.表柔比星(EPI)

表柔比星亦称表阿霉素,其分子量为579.99,属第三代蒽环类半合成化合物，可直接嵌入DNA核碱基对之间，干扰转录过程，阻止mRNA的形成，发挥抗肿瘤作用，其具有较强的抗癌活性。研究报道，应用此药物的膀胱癌2年复发率仅为10%～15%，疗效可靠。临床上常采用本品50mg溶于40～50mL生理盐水中，经尿管灌注入膀胱内，保留1小时后自行排出，每周一次，共4～6次，然后同剂量每月给药一次，共6次。表柔比星主要的不良反应为化学性膀胱炎引起的局部症状，多在停止灌注和对症治疗后缓解。

3.吡柔比星（THP）

吡柔比星是人工合成的新一代蒽环类药物，分子量是664.10，能快速进入癌细胞，分布于细胞核，抑制DNA聚合酶和DNA拓扑异构酶Ⅱ的活性，阻止DNA的复制和转录，终止细胞增殖，发挥抗肿瘤活性。此药能选择性地作用于肿瘤细胞，从而降低对正常器官的毒性反应，具备半衰期短、肿瘤细胞摄取迅速等优点。临床可将吡柔比星30mg溶于灭菌注射用水或5%葡萄糖40～50mL经导尿管灌注入膀胱内（应用生理盐水，可能存在药物溶解不充分，未完全溶解的药物颗粒对膀胱黏膜存在直接刺激，加重局部不良反应），30分钟后自行排出，每周一次，共8次，之后改为每月一次，共8次，最后每2个月一次，总疗程为2年。常见的不良反应为尿路刺激症状、化学性膀胱炎、血尿等，多在停止灌注和对症治疗后缓解。

4.丝裂霉素（MMC）

丝裂霉素为抗生素类抗肿瘤药物，分子量334.34，具有烷化作用，能与肿瘤细胞DNA双链交叉联结，抑制其合成，属细胞周期非特异性药物，具有广谱抗肿瘤作用。目前临床常用的剂量为40mg溶于40～50mL生理盐水中，经导尿管注入膀胱，保留1～2小时后自行排出，每周灌注一次，共8周，以后每月一次，共一年。副作用包括膀胱刺激症状、化学性膀胱炎及血尿等情况，当副作用较严重时，应暂停或推迟灌注，辅以对症治疗，待症状缓解后可继续行灌注治疗。此外，膀胱灌注丝裂霉素的患者约有19%会出现接触性皮炎，表现为手掌、会阴部等部位的湿疹样脱皮，灌注药物患者排尿后即刻冲洗手部、会阴部皮肤可避免接触性皮炎的发生。

5.羟喜树碱（HCPT）

羟喜树碱分子量为364.34，通过拓扑异构酶Ⅰ作用，使癌细胞DNA链损伤、断裂，从而控制DNA复制，阻断其合成，导致细胞死亡，为细胞周期特异性抗肿瘤药物。临床上可将20mg羟喜树碱加入20～40mL生理盐水中，经尿管灌注膀胱内，保留1～2小时后自行排出，每周一次，共8次，之后每月一次，共12次。羟喜树碱对全身和局部的毒副作用较小，

较少引起白细胞减少、贫血、肝肾功能损害、血尿及膀胱刺激征，多数患者均能耐受，尤其适用于年龄较大、体质虚弱的患者。

（二）免疫治疗药物

1.卡介苗

卡介苗（BCG）是一种减活的结核杆菌，其确切抗肿瘤机制尚不清楚，可能因BCG灌注入膀胱后引起炎症反应，刺激细胞释放细胞因子，通过免疫反应破坏肿瘤细胞，防止肿瘤复发，有效率约为70%。最佳的BCG治疗剂量和疗程尚未确定，目前国内一般采用TUR-BT术后2周时，应用卡介苗100～120mg加入生理盐水50mL经尿管注入膀胱，保留30分钟至2小时后自行排出，初次每周一次，共6次，以后每2周一次，共6次，也可以采用每月一次，坚持2年。BCG膀胱内灌注的并发症有膀胱炎、高热、肉芽肿性前列腺炎、卡介苗肺炎或肝炎、关节炎及关节痛、血尿、皮疹、低血压、血细胞减少等，因此膀胱有开放创面或肉眼血尿等情况下，不能进行BCG膀胱灌注，以免引起严重的不良反应。目前认为卡介苗是膀胱灌注最有效的免疫制剂，但引起不良反应较多，疗程长，故临床应用争议较大。

2.干扰素

干扰素（IFN）具有抗病毒、抗增殖、抗肿瘤和免疫调节等多种生物学功能。膀胱内灌注干扰素的作用机制有二：其一是干扰素可直接作用于尿路上皮肿瘤细胞，抑制其增殖；其二是间接通过机体的免疫保护机制，增强机体自身的抗肿瘤能力。目前为止，干扰素单独应用于非肌层浸润性膀胱癌术后复发及治疗原位癌的效果有限，临床研究更多关注与化疗药物或BCG联合应用，通过不同药物的不同机制，达到提高疗效、降低毒副反应的作用。临床上多采用干扰素α，一般认为膀胱灌注最少用量应该在100万U以上。干扰素的毒副作用很少见，可有轻微发热或流感样副作用，一般无需特殊处理。

四、膀胱灌注患者的护理

（一）心理护理

膀胱灌注属于侵入性操作，操作部位存在特殊性，且患者灌注时常常伴有尿急、烧灼、疼痛等各种不适，患者往往存在不同程度的抵触心理；同时，术后患者需要进行多次的膀胱灌注，加之疾病自身的易复发性，患者易出现焦急、恐惧，甚至绝望等心理，不良心理状态往往导致患者的生活质量及依从性下降，影响治疗效果。护理人员应积极主动与患者交

流、讲解疾病相关知识，告知膀胱灌注的目的、流程、配合要点、可能出现的不适症状、药物的不良反应及应对措施等，使患者及家属对疾病及治疗有所了解，从而在提高其认知基础上，增强治疗的信心；耐心倾听患者的感受，了解患者的负面情绪及程度，积极开导患者，如通过介绍成功的病例来鼓舞患者，鼓励患者积极参加有益身心的活动等来疏导情绪，解除患者的思想顾虑和恐惧心理，使其处于良好的心理状态；膀胱灌注过程中及灌注后及时处理患者各种不适症状，减少引起患者不良情绪的因素，使患者恢复信心，积极配合治疗。

（二）膀胱灌注前护理

1.环境准备

膀胱灌注由于部位的特殊性，应在环境舒适、安静、清洁的操作室内进行并做好患者的隐私保护。保持室温在24℃～26℃，湿度在50%～60%，可给予舒畅柔和的轻音乐，以便分散患者注意力，减轻患者的不适。

2.患者准备

灌注前禁水4小时，以减少灌注药物的稀释程度及膀胱过度充盈，指导患者排空膀胱，有泌尿系统感染或女性患者在经期时应禁止灌注。

（三）膀胱灌注中护理

1.留置尿管

嘱患者取仰卧位，屈膝双下肢自然分开，按导尿程序清洁、消毒会阴部，严格无菌操作，选择质地柔软、对尿道刺激小、管径合适、带有气囊的双腔或三腔导尿管，无菌液状石蜡充分润滑导管前端，将尿管缓缓插入膀胱，置管操作中动作轻柔，以免造成患者尿道或膀胱黏膜损伤，引起患者疼痛加剧，加重患者尿频、尿急症状，见尿流出确保尿管在膀胱后，再将尿管轻轻推进5～7cm，气囊内注入无菌生理盐水8～10mL，轻拉尿管至有阻力感，排出残余尿液，止血钳夹闭尿管。

2.灌注药液

常温条件下配制药液，经尿管缓慢注入膀胱内，注药速度不宜过快，防止膀胱内压迅速增加，导致患者压力性尿失禁，影响药物在膀胱内的保留时间；注毕再经尿管注入10mL无菌灌注溶液（也可灌注10mL空气，防止药液稀释），并将尿管稍微提高，冲洗尿管以免药液残留在导尿管内。

3.拔除尿管

常规膀胱灌注经尿管灌注药物后，即可反折尿管轻轻将其拔出，以免药液残留在尿道内，待保留至相应时间，药液经尿道自然排出，应用此种方法，患者

尿道刺激症状往往比较明显；因此部分医院实行保留尿管，药液经尿管排尽后随即拔除尿管，此时残留在膀胱内的药物虽经尿液的稀释，仍具有较高的浓度，可能造成尿道黏膜的损伤，因此建议保留尿管至相应时间后开放排尽药液，重新夹闭导尿管，暂不拔除，待有尿意时开放导尿管排尽尿液，反复2次后方可拔除导尿管，这种方法可以使稀释的残存化疗药液，通过导尿管完全排出体外，避免了对尿道黏膜的损伤，减轻患者痛苦。对尿道黏膜刺激性较大的药物，灌注药物后应夹闭并保留尿管，待治疗结束，开放尿管排净药液，避免对尿道黏膜的损伤。

（四）膀胱灌注注意事项

1.置管、拔管操作中动作轻柔，以免造成患者尿道或膀胱黏膜损伤，引起患者疼痛加剧，加重患者尿频、尿急症状。

2.药物灌注膀胱后，指导患者依次取平卧位、左侧卧位、右侧卧位、俯卧位，每15～30分钟更换体位一次，保证药物与膀胱的各个部位均能接触，以提高疗效。

3.膀胱灌注药液应现配现用，确保疗效。药液配制过程中严格无菌操作，同时在配制药液、灌注期间做好操作者及患者双方的自身防护。

4.在灌注期间密切观察患者的一般情况，询问患者有无憋尿、膀胱刺激等不适症状，指导患者保持情绪稳定，告知患者憋尿、膀胱刺激等症状会在灌注结束、药物排泄后慢慢减轻，不必过度紧张，可通过看书、听音乐等形式分散注意力，减轻不适。

（五）膀胱灌注后护理

1.膀胱灌注后由于药物对膀胱、尿道黏膜有刺激，常发生尿频、尿急、尿痛或轻微肉眼血尿等症状，应指导患者增加饮水量，保证每日尿量达2500mL以上，达到生理性膀胱冲洗的作用，减少药物对膀胱黏膜的刺激，降低化学性膀胱炎的发生，一般在膀胱灌注后1～3天内症状会逐渐消失。若经上述方法无法缓解者，应及时报告医生，给予相应处理。

2.指导患者合理饮食，灌注后部分患者可出现轻微的恶心、呕吐、食欲不振等消化道症状，可能与灌注化疗药物少量吸收入血有关，应嘱患者进食易消化、高营养、高维生素的食物及新鲜的蔬菜、水果，忌食辛辣、刺激食物，戒烟戒酒，保持口腔清洁，以增进食欲。

3.指导患者定期复查膀胱镜，定期进行肝肾功能、血常规、尿常规等检查，对患者情况有全面的了解。

（六）并发症的护理

1.化学性膀胱炎

与膀胱灌注相关的化学性膀胱炎很常见，与化疗药物的膀胱黏膜刺激相关，主要表现为尿频、尿急、尿痛、痉挛、血尿等。尿常规检查可见红细胞阳性、白细胞阳性，尿细菌培养为阴性。膀胱灌注后嘱患者每日饮水量应在2500mL以上以稀释尿液，达到内冲洗的作用，预防化学性膀胱炎的发生，一旦发生化学性膀胱炎，可遵医嘱给予解痉、消炎、止疼等药物，亦可膀胱灌注利多卡因、地塞米松等药物，减轻炎症带来的不适症状，若同时存在泌尿系感染时，遵医嘱给予喹诺酮类抗生素等药物。如果化学性膀胱炎持续超过48小时，需要延迟灌注、降低灌注剂量。

2.血尿

膀胱灌注化疗的患者，约有40%可能出现血尿。常同时伴有膀胱炎，与手术的切除范围亦有相关性。对于膀胱灌注后血尿的患者，要进行尿培养以排除细菌性膀胱炎。如果血尿持续，建议进行膀胱镜检以除外肿瘤残留或复发。对于大量血尿的患者，应嘱患者休息，留置尿管并进行膀胱冲洗，遵医嘱服用止血剂，必要时予以输血。待血尿好转后再继续进行膀胱灌注治疗。

3.膀胱挛缩

由于灌注药物强烈刺激膀胱黏膜而引起化学性膀胱炎，使膀胱逼尿肌张力降低，膀胱容量减少，严重的可使膀胱黏膜和肌肉纤维化，导致膀胱挛缩，临床上很少见。应鼓励患者多饮水，动态观察患者尿量及排尿症状，如尿频、尿急症状不能缓解，超过2周以上，且排尿时伴有膀胱区隐痛、尿量明显减少者，应高度警惕膀胱挛缩的可能。一旦确诊膀胱挛缩，可遵医嘱使用泼尼松等激素类药物以减轻症状。

4.接触性皮炎

膀胱灌注部分药物对患者的外阴部有较强的刺激，灌注过程中保证注射器与尿管衔接紧密，勿将化疗药物与会阴部皮肤接触，减少接触性皮炎的发生。操作中如不慎将药液洒在局部皮肤上，应立即用清水冲洗；灌注药物后排尿时要注意清洗手部、会阴部皮肤，以避免接触性皮炎的发生。一旦发生应予以针对性的药物治疗，如氢化可的松软膏外涂；保持皮肤清洁干燥，不接触刺激性物质，保持皮肤完整性，防止感染。

5.尿路狭窄

尿路狭窄可能与反复多次的置管、定期的膀胱镜检查等尿道内操作，增加了尿道黏膜损伤的机会；患者抗感染能力下降，灌注过程中未严格无菌操作，引起尿路感染；或者是灌注药液直接刺激尿道黏膜发生上皮细胞变异以及黏膜下层纤维变性所致。临床表现为排尿费力、尿线变细等。因此在灌注过程中，护理人员应严格无菌操作，选用比较细软的尿管，充分用无菌液状石蜡润滑，切忌粗暴操作。另外，确定尿管在膀胱内，方可将药物从尿管注入。嘱患者灌注前一定要排空膀胱，使药液在膀胱内保留相应时间。灌注后要用生理盐水冲净导尿管，夹住导尿管外口拔出。以免尿管中残留的药液流入尿道，损伤尿道黏膜。对于刺激性较大的药物，可于灌注药物后保留尿管，药物经尿管排出，以减轻药液对尿道的刺激。如已发生狭窄，为了不影响灌注的过程，可行尿道扩张术，待2~4周后再行膀胱内灌注。

五、健康指导

膀胱癌术后定期膀胱灌注是长时间的治疗过程，护士应做好相关指导，告知患者及家属膀胱灌注和定期随访的重要性，并根据医嘱制订灌注的时间表交给患者及家属，指导患者学会自我观察病情，如出现血尿、尿频、尿痛等异常情况及时随诊，每3个月行膀胱镜检查，半年后每6个月一次，一年后每年一次。责任护士建立电话登记本，定期电话随访患者，提醒患者回院治疗，避免患者因遗忘或依从性差而影响治疗效果。

参考文献

[1]李鸣,那颜群.泌尿生殖系肿瘤外科学[M].北京:人民卫生出版社,2011:37-44.

[2]曲巍.抗肿瘤药物膀胱灌注的研究进展[J].国外医学泌尿系统分册,2004,124: 341-345.

[3]陈刚,胡海峰,歧宏政,等.膀胱部分切除术加膀胱灌注化疗治疗膀胱癌的疗效观察[J].四川医学,2011,32(6):850-854.

[4]苏燕胜,郭宏林,陆向东,等.浅表膀胱癌经尿道电切术后早期膀胱灌注与常规膀胱灌注的疗效对比观察[J].现代肿瘤医学,2011,19(3):525-527.

[5]魏强,彭国辉,张剑,等.阿霉素不同衍生物膀胱灌注对预防表现性膀胱癌术后复发效果的系统评价[J].中国循证医学杂志,2004,4(2):104-113.

[6]桂定文,张青汉.羟基喜树碱预防膀胱癌术后复发[J].现代泌尿外科杂志,2002,7(5):211-212.

[7]孙先越,赵九军,怀文丽.护理干预对膀胱肿瘤术后膀胱灌注化疗患者心理状况的影响[J].黑龙江医药,2014,27(5):1203-1205.

[8]阳贻梅,蒙美英,曾小英,等.膀胱灌注化疗药物后拔除尿管时机的探讨[J].赣南医学院学报,2011,31(1):146.

[9]王晓芬,张静.膀胱癌术后两种膀胱灌注方法的比较[J].临床护理杂志,2011,10(1):25-26.

[10]膀胱癌术后膀胱灌注的临床观察和并发症护理[J].临床合理用药,2009,2(22):112-113.

[11]陈丽周,陈益展.膀胱灌注化疗后并发症的观察及护理[J].中外医学研究,2012,10(28):64-65.

[12]陈玲,田华,齐新凤.膀胱癌术后膀胱灌注吡柔比星致化学性膀胱炎的护理措施[J].中国医学创新,2012,9(34):51-52.

[13]王爱芹.膀胱癌患者术后灌注治疗的观察与护理[J].全科护理,2014,12(4):342-344.

[14]张艳.膀胱癌术后膀胱灌注的护理干预对策[J].中国社区医师,2011,13:339-340.

[15]Dalbagni G, Herr HW. Current use and questions concerning intravesical bladder cancer group for superficial bladder cancer[J]. Urol Clin North Am,2000,27(1),137-146.

[16]顾月兰.膀胱灌注后并发症的分析和护理[J].护士进修杂志,2009,24(19):1806-1807.

[17]粟凤杏.膀胱癌术后定期膀胱灌注的护理[J].全科护理,2012,10:2844-2845.

[18]刘兰菊.膀胱灌注的治疗机护理现状[J].山西医药杂志,2012,41(8):804-805.

第七章 肿瘤靶向药物治疗的护理

第一节 概述

一、肿瘤分子靶向治疗的发展

20世纪40年代，随着抗叶酸剂和氮芥类药物的应用，开始了肿瘤化疗的新时代。60多年来肿瘤化疗经历了联合化疗和综合治疗的发展阶段，从姑息治疗发展到根治性治疗，与外科治疗、放射治疗一起成为现代肿瘤治疗的三大主要手段。在临床上，很多恶性肿瘤使用细胞毒类化疗药物治疗有效，但患者同时却要遭受很多痛苦。由于化疗对肿瘤细胞的杀伤缺乏特异性，同时对正常细胞产生毒性损伤，导致了严重的药物副作用的发生及耐药性的出现，临床应用受到诸多因素限制。

随着生物技术在医学领域的快速发展和从细胞分子水平对发病机制的深入认识，肿瘤治疗正从前基因组的细胞毒药物治疗时代过渡到后基因组的靶向治疗新时代。肿瘤靶向治疗是利用具有一定特异性的载体，将药物或其他杀伤肿瘤细胞的活性物质选择性地运送到肿瘤部位，把治疗作用或药物效应尽量限定在特定的靶细胞、组织或器官内，而不影响正常细胞、组织或器官的功能，从而提高疗效、减少毒副作用。

回顾30多年抗肿瘤药物发展史（表7-1-1），分子靶向治疗的迅速发展使其成为了继手术、化疗、放疗后的一大新兴肿瘤治疗方法。自1997年首个靶向治疗药物获美国食品与药物管理局（FDA）批准上市以来，其发展迅速，目前已经应用于多种肿瘤的治疗。

表 7-1-1 肿瘤分子靶向药物发展大事记

年份	分子靶向药物发展事记
1982—1984年	多项研究表明，在慢性粒细胞白血病（CML）特异性的Ph染色体上，由于9号和22号染色体易位，可导致形成特异性的Bcr-Abl融合基因。20世纪80年代末，多项研究证实，Bcr-Abl融合基因是CML的发病基础，其编码产生Bcr-Abl融合蛋白具有高度酪氨酸激酶活性。由诺华制药公司梅塔（Matter）博士领导，开始了针对Bcr-Abl融合蛋白的药物研究
1993年	在德鲁克（Druker）的实验室，莱登（Lydon）等筛选出的STI571化合物被证实可特异性杀灭CML细胞
1997年	利妥昔单抗获美国FDA批准，治疗非霍奇金淋巴瘤（NHL）
1998年	伊马替尼单药治疗CML的临床试验正式开始；美国FDA批准曲妥珠单抗治疗HER-2阳性的转移性乳腺癌
2001年	伊马替尼获美国FDA批准，治疗晚期费城染色体阳性（Ph+）的CML患者
2002年	美国FDA批准伊马替尼的第2个适应证，治疗晚期或转移性胃肠道间质肿瘤（Gastrointestinal Stromal Tumors，GIST）
2003年	表皮生长因子受体酪氨酸激酶抑制剂（EGFR-TKI）吉非替尼获美国FDA批准，治疗非小细胞肺癌（Non-small Cell Lung Cancer，NSCLC）
2004年	贝伐珠单抗为美国FDA批准的第1个血管生成抑制剂，用于转移性结直肠癌的一线治疗
2005年	索拉非尼获美国FDA批准，治疗晚期肾细胞癌
2006年	美国FDA批准舒尼替尼治疗晚期肾癌、胃肠道间质肿瘤
2007年	达沙替尼和尼罗替尼获美国FDA批准，用于对伊马替尼耐药的CML患者
2011年	美国FDA批准克唑替尼治疗局部晚期或转移性间变型淋巴瘤激酶（ALK）阳性NSCLC
2012年	帕妥珠单抗获FDA批准，治疗晚期乳腺癌
2013年	曲妥珠单抗-微管蛋白抑制剂DM1嵌合药物（Trastuzumab Emtansine，T-DM1）获批用于晚期HER-2阳性乳腺癌

二、肿瘤分子靶向治疗的意义

传统化疗可理解为"枪打出头鸟"，主要是针对生长快速的肿瘤细胞。可是除了肿瘤细胞外，人体内的某些正常细胞生长繁殖也较快，比如血液细胞，由于自我更新活跃，也成为化疗药物打击的对象，所以化疗后会出现白细胞降低、血小板下降、贫血等；毛囊细胞、黏膜的细胞更新也很快，出现的脱发、恶心、呕吐等就是此类细胞受化疗药物的攻击而引起的；肝脏细胞被称为体液化工厂，要代谢很多药物，因此化疗后也会造成严重的肝功损害；生殖细胞，像精子、卵子也会受到化疗药物的攻击。因此化疗药物在杀伤体内肿瘤细胞的同时，不可避免地会对体内生长旺盛的正常细胞造成不同程度的损害。这样，肿瘤细胞灭亡的同时会造成体内很多细胞的陪葬，长此以往只会两败俱伤。然而，随着机体免疫力被摧垮，肿瘤细胞势必抬头，所以盲目的化疗不利于肿瘤的长期治疗，不是真正意义上的靶向治疗。

所谓"靶向治疗"通俗地讲就是有针对性地瞄准一个靶位，而不伤及正常细胞、组织或器官。它分为三个层次，第一种是针对某个器官，例如某种药物只对某个器官的肿瘤有效，这个叫器官靶向；第二种叫细胞靶向，指的是只针对某种类别的肿瘤细胞，药物进入体内后可选择性地与这类细胞特异性地结合，从而引起细胞死亡；第三种是分子靶向，指的是针对肿瘤细胞里面的某一个蛋白家族的某部分分子，或者是指一个核苷酸的片段，或者一个基因产物进行治疗。分子靶向是靶向治疗中特异性最高的层次，它是针对可能导致细胞癌变的环节，如细胞信号传导通路、原癌基因和抑癌基因、细胞因子及受体、抗肿瘤血管形成、自杀基因等，从分子水平来逆转这种恶性生物学行为，从而抑制肿瘤细胞生长，甚至使其完全消退的一种全新的生物治疗模式。与传统化疗不同的是，肿瘤分子靶向治疗具有突出的特异性抗癌作用，而药物毒性明显减少。它是目前肿瘤治疗的一个闪光点，凭着它的特异性和有效性，已取得很大成功，是目前国内外治疗的热点。

目前，分子靶向治疗在治疗肾癌、非小细胞肺癌、恶性黑色素瘤、间质瘤方面已颠覆了传统的治疗模式。以非小细胞肺癌治疗为例，过去传统的化疗有效率，即有效缩小病灶范围的比例，始终徘徊在20%～30%，生存率为9～10个月。采用分子靶向治疗，化疗之前通过对患者基因的检查，如发现有表皮生长因子受体（Epidermal Growth Factor Receptor，EGFR）和间变性淋巴瘤激酶（Anaplastic Lymphoma Kinase，ALK）基因突变的情况，医师使用相关能抑制此类基因突变的靶向药物，治疗有效率超过50%～60%，生存期可延长至18个月。同时，该方法在肠癌、乳腺癌、淋巴瘤等肿瘤的治疗上，效果也明显提高。

第二节 抗肿瘤靶向药物的分类及作用机制

分子靶向治疗是指在肿瘤分子生物学的基础上，将与肿瘤相关的特异分子作为靶点，利用靶分子特异制剂或药物进行治疗的手段。近20年来，人类对肿瘤细胞生物学和遗传学方面的认识有了飞速的发展。一系列重大发现包括癌基因、抑癌基因、细胞凋亡、肿瘤血管形成等使癌症研究由细胞生物学水平转变到分子生物学水平，越来越多的抗肿瘤作用靶点被发现并研制了相关靶向药物，包括端粒酶抑制剂、针对DNA修复机制的药物、多靶点叶酸拮抗剂、蛋白激酶C抑制剂、细胞周期依赖性激酶抑制剂、MARK激酶抑制剂等。对这些药物作用机制的进一步研究在一定程度上改变了人们对肿瘤的认识，以往被看作相同的肿瘤类型，事实上可能是互相不同的分子疾病，因而在原有分类的基础上，还可进一步依照其分子水平的特性再分成各亚型，分别给予不同的处理方案。以此为基础，大量以肿瘤的分子遗传学改变及其在肿瘤细胞水平的表达为靶点的新的抗肿瘤药物已走向临床，相对于传统的手术、放疗及化疗，具有更诱人的临床应用前景，其中主要包括单克隆抗体和小分子化合物靶向药物等。

一、单克隆抗体

单克隆抗体是一种人造物质，类似于人体自己的抗体，可识别细胞表面的特定目标，每种单克隆抗体只识别一个靶点，该类药物特异地作用于肿瘤细胞表面，与受体或配体竞争结合，抑制肿瘤细胞信号传导系统激活，进而抑制肿瘤细胞增殖，如曲妥珠单抗、利妥昔单抗、贝伐珠单抗和西妥昔单抗等。单克隆抗体可单独使用，也可与化疗联合应用，使肿瘤细胞更加敏感，提高化疗效果。

基于抗体的疗法其关键是选择合适的靶抗原，理想的单抗靶抗原应由肿瘤细胞而非正常细胞选择性表达或高表达。单抗药物对肿瘤尤其是血液系统恶性肿瘤的治疗已产生了深远的影响，其主要优点是具有出色的靶向性，即这种治疗药物只在病灶处聚集起作用，而不在人体内广泛弥散分布，因而可达到降低药物剂量，减少毒副作用的目的。临床研究证明，单克隆抗体单独应用治疗肿瘤是有效的，并且在大多数情况下与常规化疗药物、放疗、免疫调节药物及其他单抗药物联合应用时具有协同作用。临床用于治疗恶性肿瘤的单克隆抗体按其作用机制主要可分成两大类：①非结合性单抗，这一类单抗可直接启动生长抑制信号或诱导凋亡，或者间接激活宿主防御机制，发挥抗肿瘤作用；②偶联抗体，即单抗不具有诱导或激活作用，而仅作为其他活性药物的肿瘤组织靶向定位载体。

二、小分子化合物

小分子药物通常是信号传导抑制剂，它能够特异性地阻断肿瘤生长、增殖过程中所必需的信号传导通路，从而达到治疗的目的。与传统细胞毒药物不同，小分子靶向药物多针对膜受体、细胞信号转导途径的成分、细胞周期调节蛋白以及参与血管生成的重要蛋白质或因子等靶点，具有相对的特异性，对正常细胞的毒性相对较轻。因为其产生的抗肿瘤效应可能是抑制肿瘤细胞生长或预防转移，而不是杀灭肿瘤细胞。

根据小分子化合物靶向药物的作用靶点数目分为单靶点小分子化合物，如吉非替尼等；多靶点小分子靶向药物，如伊马替尼、索拉非尼、舒尼替尼等。

三、其他类靶向药物

其他靶向药物主要包括血管内皮生长因子抑制剂、法尼基转移酶抑制剂、蛋白酶小体抑制剂、环氧化酶-2抑制剂、基质金属蛋白酶抑制剂等。

第三节　分子靶向治疗药物的给药途径和方法

一、给药途径

（一）静脉点滴法

静脉点滴的分子靶向治疗药物包括曲妥珠单抗、贝伐珠单抗、利妥昔单抗、西妥昔单抗、重组人血管内皮抑素等。需将药物稀释后加入液体中静脉点滴注入，以此维持血液中有效药物浓度。应用药物时，应选择适宜的静脉建立静脉通路，对于较长时间输注以及晚期癌症患者静脉穿刺极为困难者，可采用留置针、锁骨下静脉插管、股静脉插管、经外周静脉穿刺中心静脉置管（PICC）或输液港给药。在静脉给药过程中，应注意以下问题。

1.靶向治疗给药人员必须充分了解分子靶向药物的作用机制、常规剂量、给药途径以及毒副作用；熟练掌握给药方法、给药顺序、用药的注意事项以及出现各种情况的处理方法。在应用每一种新靶向药物之前应详细阅读说明书，以指导准确用药。

2.了解化验及检查的结果，如血常规、肝肾功能、心电图、超声心动图、胸片等，及时向医生报道异常情况。

3.向患者介绍用药相关知识，包括用药的目的、意义、药物的副作用及用药期间的注意事项等，取得患者合作。

4.靶向药物应根据药物的性质选择正确的溶媒，避免造成蛋白凝集、破坏药性，影响靶向药物的治疗效果。例如需用生理盐水做溶媒的药物包括曲妥珠单抗、贝伐珠单抗、西妥昔单抗、重组人血管内皮抑素等。

5.为预防与其他药物配伍禁忌的发生，分子靶向药物输注前后使用生理盐水冲管，与化疗药物合用时，应遵医嘱按顺序输注化疗药物及分子靶向药物，以预防毒副作用的发生。

（二）口服

口服的分子靶向治疗药物包括吉非替尼、厄罗替尼、拉帕替尼、索拉非尼等。在口服给药过程中，应注意以下问题。

1.护士应掌握患者所服药物的作用、不良反应以及某些药物服用的特殊要求。

2.向患者介绍用药相关知识，包括用药的目的、意义、药物的副作用及用药期间的注意事项等，取得患者合作。

3.根据患者服用药物的不同特点，告知患者服药时间，如餐前服、随餐服、餐后服等。同时向患者讲解按时服药的重要性，避免漏服、多服等，以免影响治疗效果。

4.患者服药期间护士应及时询问并评估患者不良反应（如皮疹、腹泻等）的发生情况，如有异常及时遵医嘱给予处理，同时做好相关宣教。

二、分子靶向治疗药物的适应证及用药注意事项（表7-3-1）

表 7-3-1　常见分子靶向治疗药物简介

给药途径	药物名称（商品名）	作用靶点	适应证	用药注意事项
静脉	曲妥珠单抗（赫赛汀）	人类表皮生长因子受体（HER-2）	HER-2表达阳性的转移性乳腺癌	配制时用专用溶剂溶解粉剂，溶解后药物浓度为21mg/mL 稀释药液时把溶剂沿瓶壁缓慢注入瓶内，然后轻摇小瓶直至完全溶解。不能用力振摇，因用力振摇产生大量气体，破坏药液的结构，造成蛋白分解 配好的溶液可多次使用，剩余的药液在瓶签上注明开启日期、时间，然后竖直放在2℃~8℃冰箱中可稳定保存28天，28天后剩余的药液应弃去 输注时不能使用5%的葡萄糖溶液，因其可使蛋白聚集
	贝伐珠单抗(阿瓦斯汀)	血管内皮生长因子（VEGF）	转移性结直肠癌及进展、复发或转移的非鳞癌型非小细胞肺癌	需用100mL的生理盐水稀释，不能用葡萄糖溶解 由于该药不含防腐剂，应抛弃瓶中的剩余部分 首次静脉输注时间需持续90分钟，如果第一次输注耐受性良好，则第二次输注时间可以缩短至60分钟，如果仍可耐受,随后输注时间可为30分钟 冷藏于2℃~8℃，避光保存。不能冷冻，不能剧烈摇晃
	利妥昔单抗（美罗华）	CD20（其表达于成熟B细胞）	复发或难治低度或滤泡性B细胞非霍奇金淋巴瘤患者	该药应稀释于生理盐水或5%葡萄糖溶液中，轻轻摇匀，防止起泡沫 推荐首次滴入速度为50mg/h；1小时后，可每30分钟增加50mg/h，至最大速度400mg/h。配制好的输注液不应静脉推注或快速滴注 瓶装制剂应保存于2℃~8℃，未稀释的药瓶应避光 配制好的药液室温可存放12小时，2℃~8℃条件下可保存24小时
	西妥昔单抗（爱必妥）	表皮生长因子受体（EGFR）	复发或转移性的结直肠癌	切勿静脉推注 和伊立替康联合应用时，应先滴注此药物，结束后1小时再应用伊立替康，初次给药滴注时间为120分钟，以后可缩短为60分钟
	重组人血管内皮抑素（恩度）	肿瘤血管内皮细胞	Ⅲ/Ⅳ期非小细胞肺癌	配制时将药物加入250~500mL生理盐水中，匀速静脉点滴，滴注时间3~4小时
口服	吉非替尼（易瑞沙）	表皮生长因子受体（EGFR）	晚期或转移性非小细胞肺癌	空腹或与食物同服 如果有吞咽困难，可将片剂分散于半杯饮用水中，不得使用其他液体，无需压碎，搅拌至完全分散（约需10分钟），即刻饮下药液。以半杯水冲洗杯子，饮下。也可通过鼻-胃管给予该药液
	厄罗替尼（特罗凯）	表皮生长因子受体（EGFR）	晚期或转移的非小细胞肺癌	进食前1小时或进食后2小时服用
	拉帕替尼（泰立沙）	人类表皮生长因子受体（HER-2）	晚期或转移性乳腺癌	每日服用一次，不推荐分次服用。饭前1小时或饭后2小时服用。如漏服一剂，第2天不需剂量加倍
	索拉非尼（多吉美）	多靶点	无法手术或远处转移的原发肝细胞癌和不能手术的晚期肾细胞癌	建议空腹（饭前至少1小时或饭后2小时）口服，低脂饮食

第四节　乳腺癌的分子靶向治疗及护理

一、治疗进展

随着医学、生物化学、分子生物学技术的发展，人们逐步认识到乳腺癌的发生发展与许多基因及蛋白密切相关。以这些基因分子为靶点，用单克隆抗体去封闭或用选择性的药物去拮抗这些因子或因子受体的初期临床试验已被证实有效，部分已完成Ⅲ期临床试验，即将进入临床治疗。这些制剂的应用使乳腺癌的治疗进入了分子水平，并使乳腺癌的个体化治疗得以实现。乳腺癌分子靶向治疗的分子生物学靶点包括信号传导通路中表皮生长因子受体（HER）、细胞周期调节蛋白、环氧化酶-2（COX-2）、蛋白激酶C（PKC）、B淋巴细胞瘤-2基因（Bcl-2）等。另外，血管生长因子、金属蛋白酶、突变的癌基因等也可作为靶向治疗的靶点。

人表皮生长因子受体-2（Human Epidermal Growth Factor Receptor-2，HER-2）是由原癌基因编码，15%～22%乳腺癌患者过度表达HER-2受体，HER-2阳性状态与乳腺癌预后差相关。以HER-2为靶点的首个乳腺癌治疗靶向药物曲妥珠单抗，改变了HER-2阳性乳腺癌患者的命运。从1998年到2006年，其适应证从HER-2阳性的晚期乳腺癌扩展至早期乳腺癌。2007年，拉帕替尼获准用于对曲妥珠单抗无效的HER-2阳性晚期乳腺癌；2012年，帕妥珠单抗也获FDA批准治疗晚期乳腺癌，其HER-2结合位点不同于曲妥珠单抗，二者联用应用具有更好疗效。2013年新近获批的曲妥珠单抗-微管蛋白抑制剂DM1嵌合药物（Trastuzumab Emtansine，T-DM1）是曲妥珠单抗（Trastuzumab）与抗有丝分裂细胞毒类药物DM1（derivative of maytansine）结合形成的新型抗体-药物共轭物，显示用于晚期HER-2阳性乳腺癌，可显著延长患者无进展生存期和总生存期。

二、常用分子靶向药物的治疗及护理

（一）曲妥珠单抗

曲妥珠单抗（商品名：赫赛汀，Herceptin）是第一个针对HER-2阳性转移性乳腺癌患者进行癌基因靶向治疗的药物。

1.作用机制

曲妥珠单抗阻断HER-2介导的信号通路，促进细胞周期阻滞及细胞凋亡。此外，还能抑制血管内皮生长因子（VEGF）的生成，阻断肿瘤血管生长。

单一药物曲妥珠单抗对HER-2过度表达的晚期转移性乳腺癌是有效且安全的治疗方法，其作为一线药物的有效率为26%，其中HER-2（3+）患者有效率为35%；作为二、三线药物总有效率为15%，其中HER-2（3+）患者有效率为18%，且曲妥珠单抗能显著改善生活质量。曲妥珠单抗联合应用化疗药物治疗HER-2过度表达的乳腺癌也可明显提高疗效，联合应用的化疗药物包括阿霉素、紫杉类及长春瑞滨。

2.常见不良反应的观察及护理

（1）过敏反应　曲妥珠单抗是一种重组DNA衍生的人源化单克隆抗体，选择性作用于HER-2的细胞外部位，此抗体属IgGI型，IgG类抗体参与机体超敏反应，因此曲妥珠单抗常见的不良反应为过敏反应，首次用药发生率为40%，表现为寒战、发热、头痛、皮疹、乏力等，严重时可出现血压下降，在首次剂量较高时较常见，多发生在滴注后30～120分钟内。

护理：①了解患者的药物过敏史，如有其他药物的过敏史，应提前准备好抗过敏药等抢救用物；②为预防过敏反应的发生，在用药前30～60分钟应遵医嘱给予苯海拉明和地塞米松等抗过敏药物，首次滴注时应在90分钟以上；③给药后严密观察病情变化，如出现发热反应，应遵医嘱予以抗过敏药物及物理降温，待体温降至正常后，继续完成治疗。

（2）心脏毒性　此药物联合化疗后轻中度不良反应有所加重，常见心脏毒性，包括左心室功能不全、心律失常、高血压、心力衰竭，无症状性左室射血分数（LVEF）下降是心脏毒性最主要的临床表现，总发生率为4.2%～13.1%，多见于与蒽环类药物联合应用时。心力衰竭可表现为呼吸困难、肺水肿、外周性水肿和心脏扩大。

有研究报道，该药致心脏毒性机制为HER受体也出现在心肌细胞中，主要位于心肌横小管上，HER-2及其下游信号通路与心脏功能有着密切的关系，药物阻断该心肌受体故导致严重的心脏毒性，但关于曲妥珠单抗导致心脏毒性的机制仍未明确。目前认为曲妥珠单抗导致的心脏损伤与蒽环类药物导致的心脏损伤机制有着本质的区别，蒽环类药物引起的心脏毒性是不可逆性的损伤，而靶向药物曲妥珠单抗引起的心脏毒性大部分是可逆性反应。

护理：①用药前应了解是否应用过蒽环类药物，并需对左心室功能进行评估，在临床显著的左心室功能下降转移性乳腺癌患者和辅助治疗患者中，停止曲妥珠单抗治疗。根据患者心脏功能情况，遵医嘱给予营养心肌药物。②严密观察病情变化，每15～30分钟监测心率、脉率一次，做好护理记录，必要时给予心电监护，直至曲妥珠单抗输入完毕。

（二）拉帕替尼

拉帕替尼（商品名：泰立沙，Tykerb）与卡培他滨联合用于HER-2过度表达，既往接受过包括蒽环类、紫杉醇、曲妥珠单抗治疗失败的晚期或转移性乳腺癌。

1.作用机制

拉帕替尼是一种新型靶向双重酪氨酸激酶的口服小分子抑制剂，有效抑制EGFR和HER-2酪氨酸激酶活性，阻止其磷酸化和激活，从而干扰肿瘤细胞的增殖，分化等过程。

2.常见不良反应的观察及护理

（1）腹泻　腹泻为拉帕替尼最常见的不良反应。其机制为拉帕替尼抑制胃肠黏膜细胞的增生，导致胃肠黏膜萎缩。

护理：①密切观察患者服药后大便的次数、性状、颜色和量等，出现腹泻立即报告医生；②指导患者食用调节肠道菌群的食物，如酸奶，勿食生冷刺激性的食物，多吃少渣、低纤维素、易消化食物，避免油腻；③注意肛周清洁，排便后及时用温水清洗局部，以保持局部清洁干燥；④遵医嘱合理使用止泻药物，及时补充水电解质，静脉给予营养支持治疗。

（2）心脏毒性　在拉帕替尼的应用过程中，心脏毒性极少见但是很严重，为可逆性。无症状及有症状的LVEF下降少见，分别为1.4%和0.2%。

护理：①为预防心脏毒性，首次治疗期间观察患者有无心率加快及其他不适主诉并做好记录，用药期间可遵医嘱给予营养心肌治疗；②定期监测心功能，嘱患者尽量卧床休息，保持情绪稳定。

（3）皮肤毒性　皮肤毒性也是较为常见的一种不良反应，皮肤干燥和皮疹发生率大于10%，其他表现为红肿、瘙痒、疼痛、麻木、麻刺感及手足不适等。

护理：①指导患者从服药开始，沐浴后或临睡前在皮肤上涂抹保湿霜；②嘱患者勿搔抓皮肤、避免热水沐浴以免加重破溃造成感染；③避免直接日晒，外出时涂抹防晒油。保持皮肤清洁，穿宽松、柔软的衣服；④皮疹严重者遵医嘱使用抗组胺药物，短期口服类固醇药物。

第五节　肺癌的分子靶向治疗及护理

一、治疗进展

临床实践中，肺癌的发病率及死亡率均较高，关于肺癌的治疗也逐渐引起医学界的重视，治疗方式及药物的选择越来越多。传统化疗、放疗方法特异性有限，虽然具有一定效果，但患者会出现毒副反应。靶向治疗疗效好、不良反应低，逐渐得到广泛认可。当前关于肺癌靶向治疗药物的研究，主要集中于表皮生长因子受体酪氨酸激酶抑制剂、血管生成抑制剂以及多靶点抑制剂等方面。

1987年，研究者首次证实肿瘤细胞上的受体——表皮生长因子受体（EGFR）在非小细胞肺癌的生长和扩散中发挥重要作用。短短6年之后，首个靶向EGFR的非小细胞肺癌治疗药物表皮生长因子受体——酪氨酸激酶抑制剂（EGFR-TKI）吉非替尼获FDA批准，次年同类药物厄洛替尼获批。在我国，自主研发的埃克替尼于2011年用于临床。以血管内皮生长因子（Vascular Epithelial Growth Factor，VEGF）为靶点的贝伐珠单抗，于2006年获FDA批准与标准化疗联合，作为不可手术的非鳞癌、已发生肺内或肺外播散，或已复发非小细胞肺癌的初始治疗。2011年，靶向间变性淋巴瘤激酶（ALK）通路药物克唑替尼（crizotinib）获准用于ALK阳性晚期或转移性非小细胞肺癌的治疗。

二、常用分子靶向药物的治疗及护理

（一）吉非替尼

吉非替尼（商品名：易瑞沙，Iressa）是一种口服的靶向药物，适用于治疗既往接受过化学治疗的局部晚期或转移性非小细胞肺癌。

1.作用机制

吉非替尼是一种选择性表皮生长因子受体（EGFR）酪氨酸激酶抑制剂，该酶通常表达于上皮来源的实体瘤。主要有以下3种作用机制：①阻断EGFR信号传递；②抑制有丝分裂，促进细胞凋亡；③抑制肿瘤血管生成。

2.常见不良反应的观察及护理

（1）皮肤反应　患者皮肤反应多见，发生率为41.4%～79.7%，主要为脓疱性皮疹、痤疮、蜕皮等，在红斑的基础上有时伴皮肤干燥发痒，指甲异常，极罕见的有中毒性表皮坏死松解症和多形红斑的报道。好发于头面部及躯干部，可伴有瘙痒、皮肤皲裂，多在用药后一周内出现。

护理：①护士应密切观察患者服药后的皮肤情况，对尚未发生皮疹的患者建议每天使用不含乙醇的润滑剂湿润皮肤；②经常询问患者有无皮肤干燥和瘙痒感等，如出现皮肤反应，应详细询问并记录症状出现的时间、部位和范围，同时遵医嘱局部用药；③做好生活护理，指导患者着舒适、柔软的衣服，勿用碱性肥皂和粗毛巾擦洗，嘱患者勿用手挠抓；④做好皮肤护理，避免强烈阳光直接照射皮肤，保持皮肤清洁、卫生；⑤症状严重者，可遵医嘱给予抗过敏药物，如开瑞坦或阿司咪唑。

（2）腹泻　在服药期间，患者腹泻症状也较为多见，发生率为6.9%～72.5%，主要为轻度，偶有严重伴脱水的腹泻。由于胃肠道黏膜增生速度快，应用吉非替尼会抑制胃肠道黏膜的增生，因此导致胃肠黏膜细胞萎缩而腹泻。

护理：①患者服药后应密切观察患者病情变化，如出现腹泻症状，遵医嘱合理使用止泻药物，及时补充水电解质；②指导患者进食少渣、低纤维素食物，避免油腻；③注意肛周清洁，排便后及时清洗局部。

（3）特发性肺纤维化　特发性肺纤维化是应用吉非替尼后一种罕见但可致命的不良反应，常发生在最初服药后的4周内。临床上常出现急性呼吸困难，伴有咳嗽、低热，呼吸道不适和血氧饱和度降低。

护理：①用药期间需严密观察肺部症状和体征，定期做X线检查；②应密切观察患者生命体征、神志、血氧饱和度等，同时监测间质性肺病发生的迹象。如果患者呼吸道症状加重，应立即停药，遵医嘱给予对症处理。

（二）厄洛替尼

厄洛替尼（商品名：特罗凯，Tarceva）用于两个或两个以上化疗方案失败的局部晚期或转移的非小细胞肺癌的三线治疗。

1.作用机制

厄洛替尼为小分子酪氨酸激酶抑制剂，能穿过细胞膜并与EGFR分子的酪氨酸结构域特异性结合，阻断信号传导，进而抑制酪氨酸激酶活性，降低肿瘤细胞黏附能力、促进肿瘤细胞凋亡、增加对化疗的敏感度。

2.常见不良反应的观察及护理

（1）皮肤反应　皮疹是厄洛替尼应用过程中最常见的不良反应，一般在治疗开始后7～10天发生，3级或4级多见［参照美国国家癌症研究所不良事件通用术语标准CTCAE4.03中文版，皮疹/脱屑的分级为：1级，点状或丘疹状皮疹，或无症状红斑；2级，点状或丘疹状皮疹或红斑伴瘙痒等其他症状，<50%的体表（BSA）出现局限性脱屑或其他皮肤损伤；3级，严重、广泛的红斑或斑点、丘疹状或多泡状皮疹，>50%BSA出现脱屑；4级，严重、广泛的红斑或斑点、丘疹状或多泡状皮疹，>50%BSA出现脱屑］。皮疹发生率约为9%和6%。可以自愈和再现，属可逆的，随治疗中止而消失。发病部位多在四肢、躯干、头面部，较少累及手掌、脚掌，又以丘疹样皮疹或痤疮样皮疹最为常见，其机制与炎症因子释放增加抑制EGFR有关，EGFR在表皮的角质形成细胞、皮脂腺、外分泌腺及毛囊上皮细胞中皆有表达，其中在增殖的及未分化的角质形成细胞中表达最多，这些细胞主要位于皮肤的基底层、基底上层以及外毛根鞘。厄洛替尼抑制EGFR后可影响角质形成细胞的增殖、分化、转移及黏附，因此发生一系列的皮肤反应。

护理：①指导患者不要抓挠，保持皮肤清洁，减少对皮肤刺激，皮损处给予三乙醇胺软膏涂抹；②避免进食刺激性辛辣食物；③应穿宽松衣服，使用温水，避免过冷过热刺激；④局部或全身涂抹润肤乳，如出现甲沟炎时局部使用氯己定或激素类药物。

（2）腹泻　在消化道不良反应中腹泻最常见，腹泻发生的中位时间是12天，一般比较轻，Ⅲ或Ⅳ级（度）腹泻发生率约为6%。由于胃肠道黏膜增生速度快，应用厄洛替尼会抑制胃肠道黏膜的增生，因此导致胃肠黏膜细胞萎缩而腹泻。

护理：①服药过程中护士应观察患者服药后大便性状、次数、颜色和量等，出现腹泻立即报告医生；②Ⅰ级（度）和Ⅱ级（度）腹泻无需特别处理，一般遵医嘱给予止泻药物（参照美国国家癌症研究所不良事件通用术语标准CTCAE4.03中文版，腹泻的分级标准为：1级，与基线值比每日排便次数增加<4次；排泄物轻度增加；2级，与基线值比每天排便次数增加4～6次；需静脉输液<24小时；排泄物中度增加；不影响日常生活；3级，与基线值比，每天排便次数增加≥7次；需静脉输液≥24小时；需住院治疗；排泄物重度增加；影响日常生活；4级，有生命危险，如血流动力学紊乱）；③指导患者注意饮食卫生，进食清淡、易消化食物，必要时遵医嘱给予抗生素及营养支持治疗；④如果出现严重腹泻，可以遵医嘱给予洛哌丁胺等止泻药对症处理，对洛哌丁胺治疗无效者，应遵嘱减量或停药。

（三）贝伐珠单抗

贝伐珠单抗（商品名：阿瓦斯汀，Avastin）可联合化疗（紫杉醇+卡铂）一线治疗局部进展、复发或转移的非鳞型非小细胞肺癌。

1.作用机制

贝伐珠单抗选择性地与人血管内皮生长因子（Vascular Endothelial Growth Factor，VEGF）结合并阻断其生物活性，通过使VEGF失去活性而减少了肿瘤的血管形成，从而抑制肿瘤生长。

2.常见不良反应的观察及护理

（1）高血压 高血压是贝伐珠单抗最常见的不良反应，总的发生率为22.4%，50%的患者舒张压升高超过110mmHg（1mmHg=0.133kPa），严重高血压发生率约11%。贝伐珠单抗引起高血压的机制并不十分明确，可能与贝伐珠单抗导致微循环改变相关。

护理：①用药前了解患者有无高血压病史，如有高血压、出血、血栓栓塞或者蛋白尿病史，应慎重使用贝伐珠单抗，因其可使这些症状加重；②在使用过程中，定时监测患者血压、心率、心律、呼吸；③在出现高血压时，安慰患者，告知患者高血压的发生通常为可逆性且与剂量有关，患者可以耐受，必要时遵医嘱对症处理。

（2）胃肠道穿孔 贝伐珠单抗最严重的不良反应是胃肠道穿孔，典型的表现是腹痛，伴便秘或呕吐等症状。

护理：①用药前应了解患者既往有无与药物无关的胃肠道疾病，遵医嘱合理使用止吐药，以减轻胃肠道反应；②用药期间加强巡视与观察，注意有无腹痛、呕血及黑便；③指导患者多进食营养丰富、易消化的清淡饮食，提倡在用药期间大量饮水，以减轻药物对消化道黏膜的刺激，有利于毒素的排泄；④若出现呕血、黑便等症状立即给予禁食水，同时遵医嘱给予止血、保护胃黏膜及营养支持等治疗。严密观察病情变化，如患者未再出现呕血及排出黑便，大便检查弱阳性，出血后第3天改为半流质或流质饮食，后逐步恢复正常饮食。

（3）蛋白尿 无症状的蛋白尿也是贝伐珠单抗的主要不良反应。贝伐珠单抗导致蛋白尿的发生机制与肾脏对蛋白的滤过功能相关，肾小球足细胞产生的VEGF对维持肾小球滤过屏障方面起着重要作用。贝伐珠单抗抑制足细胞VEGF的表达，导致肾小球滤过膜的通透性增高，肾小球滤液中的蛋白质增多，如超过肾小管的重吸收能力，即导致肾小管上皮细胞内所含的蛋白水解酶丢失，进而引起肾小管功能障碍，重吸收能力降低，最终导致蛋白尿。另外，贝伐珠单抗导致蛋白尿的原因可能部分与其引起的高血压相关。

护理：①用药前了解患者有无肾脏疾病史，有肾病综合征的患者应停用贝伐珠单抗；②用药期间遵医嘱适当给予水化、碱化尿液，准确记录24小时出入量；③严密观察患者病情，注意观察尿液的性质及有无膀胱刺激征；④定期监测血钾、血镁变化，必要时需纠正低钾、低镁血症。

（4）出血 出血是应用贝伐珠单抗过程中较严重的不良反应，贝伐珠单抗引起的出血主要包括两类：一类是皮肤黏膜出血，发生率占50%，最常见为鼻出血，其他包括牙龈出血或阴道出血；另一类是肿瘤相关出血，发生率占2%，非小细胞肺癌患者的肺出血、咯血，结直肠癌患者的包括直肠出血和表现为黑便的胃肠道出血。

贝伐珠单抗引起出血的机制可能为其抑制VEGF，从而导致内皮细胞功能紊乱。抑制VEGF，使创伤后内皮细胞更新能力下降，血管更易出血；可抑制纤维蛋白酶原的表达和组织型纤溶酶原的活性，从而造成凝血功能障碍。另外，血小板是VEGF的载体，贝伐珠单抗抑制VEGF，可直接导致血小板功能障碍而干扰止血。肿瘤相关出血往往与肿瘤原发病灶的类型及浸润深度相关。

护理：①用药前告知患者用药期间有轻微出血属正常反应，不必特别紧张，减轻患者顾虑；②用药期间加强巡视，注意观察患者有无出血倾向、出血的部位及持续时间；③如患者出现轻微鼻出血无须特殊处理，若出血严重立即通知医师做止血处理。

（四）重组人血管内皮抑素

重组人血管内皮抑素（商品名：恩度）联合NP（长春瑞滨+顺铂）化疗方案用于治疗初治或复治的Ⅲ/Ⅳ期非小细胞肺癌患者。

1.作用机制

重组人血管内皮抑素可抗血管内皮细胞增殖和抗血管生成，特异性抑制形成血管的内皮细胞增殖和迁移，以达到抑制肿瘤新生血管的生成，阻断了肿瘤细胞的营养供给，从而达到抑制肿瘤增殖或转移的目的。而对正常细胞、静止细胞、肿瘤细胞则无明显抑制作用。

2.常见不良反应的观察及护理

（1）心脏毒性 在用药期间，最常见的不良反应是心脏毒性，主要表现为用药后第2～7天内的心肌缺血，其次窦性心动过速、心电图ST-T段改变、房室传导阻滞、期前收缩等。

护理：①用药前检测心电图，对于冠心病、高血压及严重心脏病史患者应严格遵医嘱应用药物；②用药期间严格遵医嘱调节输液速度，滴注时间3～4

小时；③观察心电图有无窦性心动过速、轻度ST-T改变、房室传导阻滞、房性期前收缩、室性期前收缩等，及时通知医生；④对于发生心脏毒性患者给予心理护理，告知患者停药后或对症治疗后可恢复正常。

（2）消化系统反应　偶见腹泻，肝功能异常，包括无症状性转氨酶升高、黄疸，主要为轻度及中度，

罕见重度，此不良反应均为可逆。

护理：①轻度患者无需对症处理；②中、重度经减缓滴注速度或暂停药物使用后适当对症处理可缓解，仅有少数病例需对症治疗，但通常不影响药物的继续使用。

第六节　淋巴瘤的分子靶向治疗及护理

一、治疗进展

靶向治疗是淋巴瘤治疗的革命性进展，目前应用于淋巴瘤的靶向治疗主要为由基因工程技术生产的嵌合、人源化抗体。CD20抗原是淋巴瘤良好的免疫治疗靶点，仅存在于恶性B细胞和成熟的B淋巴细胞。一旦抗原抗体结合，抗原不会出现明显的脱落、内在化或调节。利妥昔单抗是第一个应用于临床，并且研究最为广泛和深入的人源化抗CD20单克隆抗体。利妥昔单抗的临床治疗适应证是复发低度恶性NHL，与化疗联合应用可治疗惰性、侵袭性NHL，与干扰素、粒细胞-巨噬细胞集落刺激因子（GM-CSF）、白细胞介素-2（IL-2）和细胞介素-12（IL-12）等免疫调节剂联合应用可能会产生协同作用。除了单克隆抗体，其他的一些靶向治疗药物在淋巴瘤的治疗方面也取得了进展，如蛋白酶体抑制剂（proteasome inhibitors），如硼替佐米。

二、常用分子靶向药物的治疗及护理

利妥昔单抗

利妥昔单抗（商品名：美罗华，MabThera）治疗复发或难治低度或滤泡性B细胞非霍奇金淋巴瘤患者，可单独或与化疗联合应用，与CHOP方案（环磷酰胺、表柔比星、长春新碱、曲安西龙）联合治疗弥漫大B细胞淋巴瘤。

1.作用机制

利妥昔单抗是一种人鼠嵌合性单克隆抗体，能特异性的与抗原CD20结合。95%以上的B淋巴细胞性非霍奇金淋巴瘤瘤细胞表达CD20，CD20不以游离抗原形式在血浆中循环，因此也就不会与抗体竞争性结合。

2.常见不良反应的观察及护理

（1）过敏反应　由于此种药物是一种生物制剂、含有异体蛋白成分，在治疗过程中易出现过敏反应。输注利妥昔单抗时，约50%患者出现过敏反应，临床表现以流感样症状较多见，首先表现为发热和寒战，主要发生在第一次滴注时，通常在滴注2小时内；5%～10%患者可出现低血压、呼吸困难或支气管痉挛等过敏反应，其他随后的症状包括恶心、荨麻疹/皮疹、疲劳、头痛、瘙痒、支气管痉挛/呼吸困难、舌头或喉头水肿（血管神经性水肿）、鼻炎、呕吐、暂时性低血糖、面色潮红、心律失常及肿瘤性疼痛等；还可见原有的心脏病，如心绞痛和充血性心力衰竭加重。

护理：①了解患者的药物过敏史，如已有其他药物的过敏史，应提前准备好抗过敏药等抢救用物；②为预防过敏反应的发生，在用药前30～60分钟应遵医嘱给予苯海拉明和地塞米松等抗过敏药物，开始滴注应当缓慢，推荐首次滴入速度为50mg/h；最初1小时后，可每30分钟增加50mg/h，直至最大速度400mg/h；③给药后严密观察病情变化，如出现体温升高，应遵医嘱予以抗过敏药物及物理降温，待体温降至正常后，继续完成治疗。

（2）胃肠道反应　利妥昔单抗胃肠道反应主要有恶心、呕吐、腹痛、腹泻、消化不良等，一般出现在用药2～3小时内。单药使用时较轻，联合CHOP方案时较重。

护理：①用药前可遵医嘱使用抗组织胺类药物预防；②观察药物不良反应，及时对症处理；③实施有效的健康教育，根据患者情况，给予个体化饮食指导及生活指导；④安慰患者，给予心理护理；⑤严重腹泻或呕吐时，注意补充水、电解质等。

（3）其他　少数患者发生出血性副作用，常常是轻微和可逆性的。严重血小板减少和中性粒细胞减少的发生率为1.8%，严重贫血的发生率为1.4%。

第七节　大肠癌的分子靶向治疗及护理

一、治疗进展

2004年，FDA先后批准了贝伐珠单抗和西妥昔单抗用于结直肠癌治疗，前者靶点为VEGF，后者为EGFR抑制剂，这两种药物也是目前我国临床主要使用的结直肠癌靶向治疗药物。FDA于2008年批准的EGFR抑制剂帕尼单抗（panitumumab），于2012年批准的血管生成抑制剂阿柏西普（aflibercept）和多靶点酪氨酸激酶抑制剂瑞格非尼（regorafenib）用于晚期结直肠癌治疗。

二、常用分子靶向药物的治疗及护理

（一）西妥昔单抗

西妥昔单抗（商品名：爱必妥，Erbitux）为人鼠嵌合型IgG1单克隆抗体，与伊立替康（CPT-11）联合使用可治疗EGFR过度表达的、CPT-11耐药的转移性结直肠癌，或西妥昔单抗单药治疗不能耐受化疗的转移性结直肠癌。

1.作用机制

西妥昔单抗的作用靶点为表皮生长因子受体（EGFR），它阻断EGFR通路的信号转导，从而抑制肿瘤细胞的增殖（G_1期阻滞）和侵袭以及肿瘤血管的形成。

2.常见不良反应的观察及护理

（1）输液反应　西妥昔单抗常见的不良反应是输液反应，西妥昔单抗具有免疫原性，进入人体后可引发抗原抗体反应，但输液反应机制尚不明确。轻度至中度的输液反应非常常见（≥10%），主要发生于首次滴注时，包括发热、寒战、头晕、呼吸困难等。重度输液反应常见（≥1%，＜10%），包括支气管痉挛、荨麻疹、低血压、意识障碍或休克，一般发生在首次滴注期间或滴注后1小时内，主要表现为发冷、寒战、面部和四肢发绀，继而发热，体温可达41℃～42℃，可伴恶心、呕吐、头痛、头昏、烦躁不安、谵妄等，严重者可有昏迷、血压下降，出现休克和呼吸衰竭等症状而导致死亡。

许多临床研究证实，接受西妥昔单抗单药或与伊立替康联合应用的患者中，发生轻中度输液反应的患者占4%～19%，重度输液反应的发生率是2.3%～5%，致命性的输液反应极少，发生率不足0.1%。

护理：①为预防输液反应的发生，可在用药前遵医嘱应用抗过敏药物；②在输注前、输注中及输注后1小时应密切监测生命体征；③如出现输液反应，应减慢输注速度或暂停输注，遵医嘱给予抗过敏药物、氧气吸入，安慰患者并给予心理支持；④如出现严重输液反应，应立即更换输液器，遵医嘱对症处理。

（2）皮肤毒性　由于EGFR在体内的分布特点，抗EGFR药物对表皮组织及其附属物，如皮肤、毛发和指甲具有特殊的毒副反应，严重者可影响患者生活质量，影响最佳剂量的实施，进而影响疗效。该药皮肤黏膜毒性的发生率在80%以上，其中15%的皮肤黏膜毒性反应较为严重，主要表现为痤疮样皮疹和（或）较少出现的瘙痒、干燥、脱屑、多毛症或者指甲异常（如甲沟炎等），这些不良反应多发生在治疗的前3周内。

护理：①为预防皮肤毒性的发生，患者应在皮肤科医生指导下局部应用抗生素治疗，口服抗过敏药，尽量避免使用激素类药物；②在用药期间，观察患者皮肤毒性表现，辨别皮肤瘙痒、干燥、脱屑或指甲异常（如甲沟炎）程度；③指导患者不要抓挠，保持皮肤清洁，使用温水清洗，减少对皮肤刺激；④指导患者穿宽松衣服、避免进食辛辣食物等；⑤皮损处给予三乙醇胺软膏涂抹，可局部或全身涂抹润肤乳，如出现甲沟炎时局部使用氯己定或激素类药物。

（二）贝伐珠单抗

贝伐珠单抗（商品名：阿瓦斯汀，Avastin）可联合以5-氟尿嘧啶为基础的化疗治疗转移性结直肠癌。

作用机制、常见不良反应的观察及护理详见本章第五节肺癌的分子靶向治疗及护理。

第八节 原发性肝癌的分子靶向治疗及护理

一、治疗进展

肝癌分子通路研究在2000年后取得较大进展。研究结果提示，肝癌发生与多种通路异常相关，即肝癌存在很多不同的基因型。这些结果解释了为何针对肝癌的分子靶向药物研发十分困难，但也为研究者提供了潜在的可探索治疗靶点。突破点来自索拉非尼，其在大规模研究中显示可延长不可手术晚期肝细胞癌患者的生存期，于2007年获得FDA批准，作为肝癌的首个靶向治疗药物，很快成为标准治疗。

二、常用分子靶向药物的治疗及护理

索拉非尼

索拉非尼（商品名：多吉美，Nexevar）用于治疗无法手术或远处转移的原发肝细胞癌。

1.作用机制

索拉非尼是一种口服的新型多靶点抗肿瘤药物，它具有双重抗肿瘤作用，一方面通过抑制Raf/MEK/ERK信号传导通路直接抑制肿瘤生长；另一方面通过抑制VEGF和血小板衍生生长因子（PDGF）受体而阻断肿瘤新生血管的形成，间接地抑制肿瘤细胞的生长。

2.常见不良反应的观察及护理

索拉非尼常见不良反应包括手足综合征、疲乏、腹泻、皮疹、高血压、脱发、瘙痒、恶心和食欲不振。

（1）皮肤毒性 皮肤反应是最常见的不良反应，包括手足皮肤反应（HFSR）、皮疹和皮肤红斑出血。皮疹常在用药后最初2周内出现，常出现在患者的面部、颈部和四肢。总发生率为16%～40%。严重皮疹的发生率为1%左右。HFSR临床主要表现为手足的麻木感、烧灼感、红斑肿胀、皮肤变硬、起疱、皲裂、脱屑，通常为双侧性，主要发生在手掌和足底。重症者皮肤红肿、剥脱或形成溃疡，疼痛难忍，不能正常工作或日常活动。通常出现在治疗开始后6周，据报道HFSR的发生率为21%～30%，伴有疼痛的3级以上的HSFR发生率为6%～8%。与传统化疗所导致的手足综合征不同，索拉非尼所引起的HFSR具有手指或足趾弯曲部位皮肤角化的特征。

索拉非尼致HSFR的发病机制目前尚不清楚。有学者认为索拉非尼通过小汗腺直接分泌导致皮肤反应的发生，但目前缺乏索拉非尼可直接通过汗腺分泌的证据。有研究认为与索拉非尼抑制血管内皮细胞的VEGF通路有关。也有"力学效应"假说解释索拉非尼的皮肤反应，索拉非尼可同时抑制VEGF和PDGF，使毛细血管受损，当手足部位遭受直接压力如行走、洗手或其他日常活动时，受压部位的受损血管再次遭受机械性损伤，从而出现伴随炎症和水泡的HFSR。

护理：①为预防手足皮肤反应的发生，可指导患者局部涂抹保湿乳剂；②在用药期间，观察患者皮肤反应的表现，如皮疹、手足皮肤反应等；③指导患者破损部位不要抓挠，保持皮肤清洁，使用温水清洗，手足避免高温或寒冷的刺激；④避免长时间站立，穿宽松柔软的衣服和鞋以减少对皮肤的磨损、挤压；⑤指导患者皮肤破损处可局部涂抹尿素软膏、芦荟乳剂、润肤剂等减轻不适症状。皮疹伴瘙痒明显可遵医嘱口服抗组胺药物。

（2）心脏毒性 索拉非尼所致心脏毒性主要为高血压，其次为心肌缺血。高血压发生率为16.0%～42.6%，一般在治疗后3～4周出现，多为轻至中度，用常规降压药物即可控制。高血压发生的可能机制：索拉非尼抑制血管内皮生长因子受体-2（VEGFR-2）信号通路，从而抑制血管舒张介质如一氧化氮（NO）和前列环素（PGI_2）的形成，并增加潜在的血管收缩剂（内皮素-1）生成。

护理：①用药前了解患者有无高血压病史，有高血压、出血、血栓栓塞的患者，应慎重使用，治疗前6周应密切监测血压变化；②告知患者高血压的发生通常为可逆性且与剂量有关，患者可以耐受，必要时遵医嘱对症处理；③在使用过程中，定时监测患者血压、心率、心律、呼吸，出现高血压危象的患者遵医嘱给予对症处理。

（3）胃肠道反应 索拉非尼的胃肠道反应有腹泻、恶心呕吐、胃炎及口腔黏膜炎等。腹泻的发生率为58%，恶心为30%，呕吐为24%，一般为轻中度。

第九节　肾细胞癌的分子靶向治疗及护理

一、治疗进展

目前，手术仍是肾癌治疗的金标准，术后可根据患者病理特性和临床分期等给予免疫治疗和化疗等多种治疗手段，但是对于晚期患者而言，多存在手术治疗的困难，且对放疗和化疗又不敏感，临床治疗效果不理想。近年来，随着分子生物学技术和基因工程技术的发展，肿瘤分子靶向治疗走进人们的视野，在晚期肾癌诊治领域的部分研究成果喜人。自2005年以来，多种应用于晚期肾细胞癌的分子靶向治疗药物相继问世，从药物作用机制主要分为抗VEGF/VEGFR途径和抑制mTOR途径。索拉非尼是全球第一个多靶点分子靶向治疗药物，是一种多激酶抑制剂，可选择性抑制某些蛋白受体，在肿瘤生长过程中起着"分子开关"的作用。基于多项国际多中心临床试验的阳性数据，美国FDA于2005年12月首次快速批准了索拉非尼用于治疗晚期肾癌，这是肾癌治疗领域取得的一个重大突破，现已成为晚期肾癌治疗的最佳选择且在肝癌领域也获得广泛推广。目前，治疗晚期肾癌的另一个常用分子靶向药物是舒尼替尼，它是一类能够选择性地靶向多种受体酪氨酸激酶的新型药物，其结合了终止向肿瘤细胞供应血液的抗血管形成和直接攻击肿瘤细胞的抗肿瘤两种作用机制，代表了新一代靶向治疗的问世。

二、常用分子靶向药物的治疗及护理

索拉非尼（商品名：多吉美，Nexevar）用于治疗晚期肾细胞癌。作用机制、常见不良反应的观察及护理详见本章第八节原发性肝癌的分子靶向治疗及护理。

（汪洋　李娜）

参考文献

[1]Ross JS, Slodkowska EA, Symmans WF, et al. The HER-2 receptor and breast cancer: ten years of targeted anti-HER-2 therapy and personalized medicine[J]. Oncologist, 2009,14(4):320-368.

[2]Gonzalo Recondo Jr, Enrique Dìaz Canton, Màximo de la Vega, et al. Therapeutic options for HER-2 positive breast cancer: Perspectives and future directions[J]. World J Clin Oncol,2014,5(3):440-454.

[3]Burris HA. Dual kinase inhibition in the treatment of breast cancer: initial experience with the EGFR/ErbB-2 inhibitor lapatinib[J]. Oncologist,2004,9(3):10-15.

[4]Di Leo A, Gomez HL, Aziz Z, et al. Phase Ⅲ, double-blind, randomized study comparing lapatinib plus paclitaxel with placebo plus paclitaxel as first-line treatment for metastatic breast cancer[J]. J Clin Oncol,2008,26:5544-5552.

[5]Boyraz B, Sendur MA, Aksoy S, et al. Trastuzumab emtansine (T-DM1) for HER2-positive breast cancer[J]. Curr Med Res Opin,2013,29:405-414.

[6]邱梅清,佟仲生.乳腺癌靶向药物的最新进展[J/CD].中华乳腺病杂志(电子版),2013,7(1):47-51.

[7]潘志文.肺癌驱动基因及相关靶向治疗研究进展[J].中国肿瘤,2014,23(6):502-508.

[8]Gaughan EM,Costa DB.Genotype-driven therapies for nonsmall cell lung cancer：focus on EGFR，KRAS and ALK gene abnormalities[J].Ther Adv Med Oncol,2011,3(3):113-125.

[9]Ge W,Cao D D,Wang H M，et al.Endo star combined with chemotherapy versus chemotherapy alone for advanced NSCLCs：a meta-analysis[J].Asian Pac J Cancer Prev,2011,12(11):2901-2907.

[10]Domvri K, Zarogoulidis P, Darwiche K, et al. Molecular Targeted Drugs and Biomarkers in NSCLC, the Evolving Role of Individualized Therapy[J]. J Cancer,2013,4(9):736-754.

[11]M Tiseo, M Bartolotti, F Gelsomino, P Bordi. Emerging role of gefitinib in the treatment of non-small-cell lung cancer(NSCLC)[J].Drug Des Devel Ther,2010,4:81-98.

[12]Schettino C, Bareschino MA, Sacco PC, et al. New molecular targets in the treatment of NSCLC[J]. Curr Pharm Des,2013,19(30):5333-5343.

[13]Ou SH. Crizotinib: a novel and first-in-class multitargeted tyrosine kinase inhibitor for the treatment of anaplastic lymphoma kinase rearranged non-small cell lung cancer and beyond[J].Drug Des Devel Ther,2011,5:471-485.

[14]克晓燕.淋巴瘤的靶向治疗进展[J].中华血液学杂志,2006,7:500-502.

[15]Feng QY, Wei Y, Chen JW, et al. Anti-EGFR and anti-VEGF agents: important targeted therapies of colorectal liver metastases[J]. World J Gastroenterol,2014,20(15):263-275.

[16]Ciombor KK, Berlin J. Targeting metastatic colorectal cancer - present and emerging treatment options[J]. Pharmgenomics Pers Med,2014,7:137–144.

[17]Ravi S, Singal AK. Regorafenib: an evidence-based review of its potential in patients with advanced liver cancer[J]. Core Evid,2014,9:81-87.

[18]宋宝琴.索拉非尼治疗肾癌研究进展[J].疾病监测与控制杂志,2014,8(2):87-89.

[19] Eisen T,Ahmad T,Flaherty KT,et al.Sorafenib in advanced melanoma: A phase Ⅱ randomised discontinuation trial analysis[J].Br J Cancer,2006,95(5):581-586.

[20]Iacovelli R1, Alesini D, Palazzo A, et al. Targeted therapies and complete responses in first line treatment of metastatic renal cell carcinoma. A meta-analysis of published trials[J]. Cancer Treat Rev,2014,40(2):271-275.

[21]Davoudi ET, bin-Noordin MI, Javar HA, etal. Sorafenib in renal cell carcinoma[J]. Pak J Pharm Sci,2014,27(1):203-208.

[22]李岩,马洁.肿瘤分子靶向治疗学[M].北京:人民卫生出版社,2007.

[23]孙燕,石远凯.临床肿瘤内科手册[M].北京:人民卫生出版社,2007.

[24]江泽飞,胡夕春,王永胜.现代乳腺癌全程管理新理念和临床策略[M].上海:上海科学技术出版社,2013.

[25]刘颖,李然,张艳华.2012年我院住院患者西妥昔单抗不良反应调查与分析[J].中国新药杂志,2013,22(20):2445-2448.

[26]刘巍,王龙,刘端祺.靶向药物不良反应的认识与思考[J].医学与哲学,2011,32(2):19-24.

[27]李然,赵冰清,张艳华.贝伐珠单抗治疗恶性肿瘤的不良反应分析[J].中国新药杂志,2013,22(17):2097-2102.

[28]刘朋,王芙荣,朱红.厄洛替尼上市后不良反应的文献回顾性分析[J].首都医药,2013,12:59-60.

[29]陈红涛,宋小花,肖桂英,等.吉非替尼治疗晚期非小细胞肺癌的不良反应及护理进展[J].护士进修杂志,2012,27(4):302-304.

[30]李选青,陈妙媛.淋巴瘤患者应用美罗华出现不良反应的预防和护理对策[J].实用医学杂志,2010,26(3):500-502.

[31]张晓东,张小田,李洁,等.西妥昔单抗急性输液反应的临床对策[J].肿瘤,2008,28(1):77-79.

[32]盛李明,杜向慧.乳腺癌患者赫赛汀相关心脏毒性机制及处理[J].中国临床药理学与治疗学,2011,16(9):1077-1080.

[33]张岚,任正刚.索拉非尼治疗肝癌常见不良反应及处理的研究进展[J].中国肿瘤临床,2013,40(20):1268-1271.

[34]Ro hrbach S,Niemann B,Silber RE,et al. Neuregulin receptors erbB2 and erbB4 in failing human myocardium-depressed expression and attenuated activation[J].Basic Res Cardiol,2005,100(3):240-249.

[35]Chien KR. Herceptin and the heart-a molecular modifier of cardiac failure[J].N Eng l J Med,2006,354(8):789-790.

[36]Bria E,Cuppone F,Milella M,et al. Trastuzumab cardio toxicity: biological hypotheses and clinical open issues[J]. Expert Opin Biol Ther,2008,8(12):1963-1971.

[37]Guarneri V,Lenihan DJ,Valer o V,et al. Longterm cardiac toler ability of trastuzumab in metastatic breast cancer:the M.D.Anderson Cancer Center experience[J].J Clin Oncol,2006,24(25):4107-4115.

[38]刘伦旭,李为民,李潞,等.吉非替尼治疗复发性非小细胞肺癌[J].中国肺癌杂志,2004,7(4):321.

[39]王文璋,王京凯,王幼黎,等.吉非替尼治疗老年晚期肺癌的临床观察[J].山西医科大学学报,2011,42(3):220-221.

[40]蔡俊明,丘昭华,刘家伶,等.吉非替尼对非小细胞肺癌的脑部转移具有疗效[J].中国肺癌杂志,2004,7(4):298.

[41]丁燕,刘谦,南娟,等.厄洛替尼引起非小细胞肺癌患者发生皮疹的病理机制、临床意义及其治疗[J].中国肺癌杂志,2009,12(12):1330-1336.

[42]Nan ney L,Stoscheck C,King L,et al.Im munolocalization of epidermal growth factor receptors in normal developing human skin[J].Invest Dermatol,1990,94(6):742-748.

[43] Rodeck U,Jost M,Kari C,et al. EGF-R depende-nt regulation of keratinocyte Survival[J].Cell Sci,1997,110(2):113-121.

[44]Saif M,Merikas I,Tsimboukis S,et al. Erlotinib-induced skin rash .Pathogenesis，clinical significance and management in pancreatic cancer patients[J].Pancreas,2008,9(3):367-274.

[45]INNOCENTIF,UNDEVIA SD,IYERL,et al.Genetic variantsin the UDP-glucuronosyltransferase 1A1gene predict the risk of severe neutropenia of irinotecan[J]. J Clin Oncol,2004,22(8):1382-1388.

[46]COLUCCIG,GEBBIA V,PAOLETTIG,et al.Phase Ⅲ randomized trial of FOLFIRI versus FOLFOX4 in the treatment of advanced colorectal cancer：a multicenter study of the Gruppo OncologicoDell'Italia Meridionale[J].J Clin Oncol,2005,23(22):4866-4875

[47]孙燕,何友兼.美罗华治疗B细胞淋巴瘤Ⅲ期临床验证报告[J].中国新药杂志,1999,8(12):822-824.

[48]LENZ H J,VAN CUTSEM E,KHAMBATA2-FORD S,et al. Multicenter phase Ⅱ and translational study of cetuximab in metastatic colorectal carcinoma refractory to irinotecan, oxaliplatin, and flu 2 oropyrimidines[J]. J Clin Oncol,2006,24(30):4914-4921.

[49]SALTZ LB，MEROPOL NJ，LOEHRER PJ，et al. Phase Ⅱ trial of cetuximab in patients with refractory

colorectal cancer that expresses the epidermal growth factor receptor[J].J Clin Oncol,2004,22(7):1201-1208.

[50]龙庭凤,何黎,李云霞,等.EGFRI抗肿瘤靶向药物皮肤不良反应的表现和防治[J].皮肤病与性病,2012,34(5):271-288.

[51]Rimassa L,Santoro A. Sorafenib therapy in advanced hepatocellular carcinoma：the SHARP trial[J]. Expert Rev Anticancer Ther,2009,9(6):739-745.

[52]Escudier B,Eisen T,Stadler WM,et al. Sorafenib in advanced clear-cell renal-cell carcinoma[J]. N Engl J Med,2007,356(2):125-134.

[53]Yang CH,Lin WC,Chuang CK,et al. Hand-foot skin reaction in patients teeated with sorafenib：a clinicopathological study of cutaneous manifestations due to multitargeted kinase inhibitor therapy[J].Br J Dermatol,2008,158(3):592-596.

[54]Beldner M,Jacobson M，Burges GE,et al. Localized palmar-plantar epidermal hyperplasia: a previously undefined dermatologic toxicity to sorafenib[J]. Oncologist,2007,12(10):1178-1182.

[55]Azad NS,Aragon-Ching JB,Dahut WL,et al. Hand-foot skin reaction increases with cumulative sorafenib dose and with combination anti-vascular endothelial growth factor therapy[J]. Clin Cancer Res,2009,15(4):1411-1416.

[56]Wu SH,Chen JJ,Kudelka A,et al. Incidence and risk of hypertension with sorafenib in patients with cancer：a systematic review and meta-analysis[J]. Lancet Oncol,2008,9(2):117-123.

[57]18 Sane DC, Anton L, Brosnihan KB. Angiogenic growth factors and hypertension[J]. Angiogenesis,2004,7:193-201.

[58]林琳,邓牡红.索拉非尼不良反应36例的分析与处理[J].临床肿瘤杂志,2009,14(4):366-368.

第八章　肿瘤放射治疗的护理

第一节　概述

放射治疗是利用放射性同位素产生的α、β、γ射线和各类X射线治疗机或加速器产生的X射线、电子线、质子束及其他粒子束等放射线治疗恶性肿瘤的一种方法。

放射治疗是治疗肿瘤四大方法之一，据统计，60%～70%肿瘤患者需要接受放射治疗，它与手术是WHO公认的最有效的治疗肿瘤的手段。对于一些早期肿瘤，如鼻咽癌、喉癌等，放射治疗不仅可取得根治性治愈的效果，还能保留患者组织、器官解剖结构的完整性，提高患者的生活质量。对中晚期肿瘤患者，通过术前放疗、术后放疗或联合化疗，可明显降低肿瘤的远处转移率和复发率，提高局部控制率，延长生存期，提高生存率，改善生活质量。

一、放射治疗的历史

放射治疗至今已有一个多世纪的发展历史。大体可分为初级放疗、常规放疗和现代放疗3个阶段。自1895年伦琴发现了X线，1898年居里夫妇发现了镭，它的生物学效应很快就得到了认识。1913年Coolidge成功研制了X线管，1922年生产了深部X线机，同年在巴黎召开的国际肿瘤大会上，Coutard及Hautant报道了放射治疗可治愈晚期喉癌且无严重的并发症。1934年Coutard发明了分割照射，一直沿用至今。放射治疗在初始阶段经历了艰难的历程，20世纪30年代建立了物理剂量——伦琴（r），50年代制造了钴-60远距离治疗机，60年代有了电子直线加速器，70年代建立了镭疗的巴黎系统，80年代发展了现代近距离治疗。20世纪末，随着放疗设备的改进和计算机的发展，放射治疗进入了现代放疗的时代，并形成集影像、计算机、加速器为一体的现代放疗时代，开展了立体定向放射外科、三维适形放射治疗、调强放射治疗等，放射治疗有了飞跃的发展。

二、放射治疗物理学

（一）放射源及放疗设备

1.镭源

镭是最早应用于放射治疗的天然放射性元素，半衰期为1600年，衰变过程中放出α、γ两种射线，经封套过滤后，仅用其γ射线。镭半衰期长，容易污染，衰变过程中会产生氡气，造成环境污染。以前多用于组织间或腔内治疗，现在逐渐被^{60}Co、^{137}Cs等人工放射性元素代替。

2.深部X线治疗机

X线治疗机是20世纪30年代发展起来的放疗设备，根据X线治疗机的能量高低，可分为接触X线治疗机（10～60kV）、浅层X线治疗机（60～120kV）、中层X线治疗机（120～160kV）和深层X线治疗机（180～400kV）等几种类型。由于设备的发展，前几种类型机器基本已被淘汰。由于深部X线治疗机的X线强度及穿透能力均较大，故多用于良性疾病和位置表浅肿瘤的治疗，并逐渐被直线加速器代替。

3.^{60}Co治疗机

^{60}Co源的γ线半衰期为5.27年，平均能量为1.25MeV。^{60}Co治疗机自20世纪50年代出现后，由于其具有高能、性能稳定、经济可靠等特点，在我国被迅速广泛应用，对放射治疗的发展起到重要的推动作用。其不足之处是半影大，需要定期更换放射源，并有造成放射性污染的潜在危险。

4.直线加速器

直线加速器是目前最常用的放疗设备，可产生双能或三能的高能X线，并可提供多种能量的电子束。射线半影小，射野足够大，可满足不同临床的要求，性能稳定，是目前适形放疗及调强放疗的基础设备（图8-1-1和图8-1-2）。

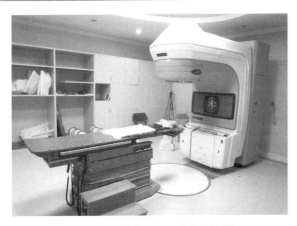

图8-1-1 瑞典ELEKTA直线加速器

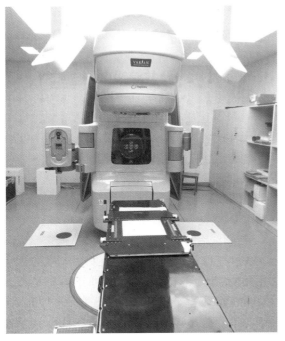

图8-1-2 美国VIRIAN直线加速器

5.中子放疗设备

中子放疗设备出现于20世纪70年代,目前中子射线主要通过氘-氚中子发生器、回旋加速器产生,由于其设备昂贵、机器庞大复杂、治疗成本高等原因,全球仅很少单位开展中子治疗。中子放疗主要适用于唾液腺肿瘤、前列腺癌、骨和软组织肿瘤及其他对普通光子线疗效不佳的非上皮性肿瘤等。

6.质子放疗设备

质子束由质子加速器产生,通过质子束输送系统及束流配送系统后,才能对患者治疗。整个设备规模大、造价昂贵、操作复杂,因而在临床中的应用进展缓慢。质子放疗目前主要用于眼部肿瘤、中枢神经系统肿瘤、头颈肿瘤、前列腺癌及肺癌等。

7.后装治疗机

后装治疗机是外照射中近距离治疗的一种装置。在有放射防护屏蔽的隔离室内,先把空载的放射源施用

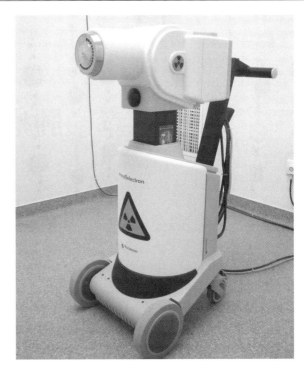

图8-1-3 后装治疗机

器放到患者准备治疗的部位,然后在防护屏蔽室外的控制室,利用遥控系统将放射源从储存状态通过管道送至施用器进行治疗,此方法属于封闭式放射治疗,放射源退回后患者即无放射性,而不同于内用同位素治疗,后者属于开放性放射治疗。后装治疗的优点是不仅使患者获得准确照射,明显提高放疗的疗效,对患者周身损伤较小,而且对工作人员的健康有较好的防护作用(图8-1-3)。

(二)放射治疗照射方式

按放射源与人体距离可分为两种基本照射方式。

1.远距离照射

也称外照射,是指放射源位于体外一定距离,集中照射机体某一部位,放射线必须经过皮肤和正常组织才能达到肿瘤部位。远距离照射常用的放射源有高能X线、高能电子线及^{60}Co远距离照射等。其方法包括经典的二维照射、现代精确三维照射(适形调强、立体定向放射)。

2.近距离照射

也称内照射,是指将放射源密封,直接放入被治疗的组织内或放入人体的自然腔内(如舌、鼻、食管、宫颈等部位)进行照射,称组织间照射和腔内照射,总称近距离照射。常用的放射源有^{226}镭(^{226}Ra)、^{60}钴(^{60}Co)、^{137}铯(^{137}Cs)、^{192}铱(^{192}Ir)等,剂型有管、针、丝、粉、粒等。

(1)根据施治技术可将近距离放疗归纳为4种:腔内、管内、组织间植入和体表敷贴。源的置放方式

主要有手工和"后装"两种：手工操作主要限于低剂量率和易于防护的放射源；"后装"技术则是指先将施用器置放于接近肿瘤的人体天然腔、管道，或将空心针管植入瘤体，再导入放射源的技术，多用于计算机程控近距离放疗设备。

（2）根据放射源在人体置放时间长短可将近距离放疗分为暂时驻留（temporary dwell）和永久植入（permanent implantation）两大类。暂时驻留是指治疗后将施用器以及放射源回收；永久植入则是将治疗时放置的放射源永远保留在人体内。

（3）内用同位素治疗是利用人体某器官对某种放射性同位素的选择性吸收，将该种同位素通过口服或静脉注射人体内进行治疗，如^{89}锶（^{89}Sr）治疗骨转移、^{131}碘（^{131}I）治疗甲状腺癌、^{32}磷（^{32}P）治疗癌性胸水等，称为内用同位素治疗。

（三）放射治疗技术

临床放射治疗技术已从传统的二维放疗发展到三维、四维精确放疗，精确放疗是21世纪肿瘤放射治疗技术的主要发展趋势，它采用精确定位、精确计划、精确治疗以及三维剂量计算及显示的方法，给予常规或非常规剂量的分割方式，使高剂量区分布的形状在三维水平上与靶区的实际形状一致，目的是在减少或不增加正常组织的损伤前提下，增加肿瘤的照射剂量，从而提高局部控制率与患者的生存率，改善患者生活质量。精确放疗包含三维适形放疗、调强适形放疗、立体定向放疗。

1.三维适形放疗（3-Dimensional Conformal Radiation Therapy，3D-CRT）

该技术利用CT图像重建三维的肿瘤结构，通过在不同方向设置一系列不同的照射野，并采用与病灶形状一致的适形多叶光栅，使得高剂量区的分布形状在三维方向上与靶区形状一致，同时减少病灶周围正常组织的受量。

2.调强适形放疗（Intensity Modulation Radiation Therapy，IMRT）

调强放射治疗是更先进的三维适形放疗，它利用非均等强度射线束对剂量进行优化，最终获得较好的剂量分布。调强放射治疗技术的特点是能形成理想形状的等剂量分布，使靶区周围重要结构及器官受量明显降低，可以在提高肿瘤剂量的同时减少正常组织受量，最终提高疗效。IMRT包括静态调强、动态调强、容积调强和螺旋断层调强等类型。

3.立体定向放射治疗（Stereotactic Radiation Therapy，SRT）

立体定向放射治疗可以单次给予，也可分多次给予。单次照射从某种意义来说是一个立体定向手术（Stereotactic Radiation Surgery，SRS），它通过聚焦、等中心照射，单次给予肿瘤超常规致死量治疗，达到摧毁瘤区细胞的目的。而多次照射则称为体部立体定向放射治疗（Stereotactic Body Radiation Therapy，SBRT），它是应用立体定位技术和特殊射线装置，将多源、多线束或多野三维空间聚焦的高能射线聚焦于体内某一靶区，使病灶组织受到高剂量照射，周围正常组织受量减少，从而获得临床疗效高、副作用小的一类放疗技术的总称。SBRT的优势是采用高分次剂量、短疗程分割模式，具有明显的放射生物学优势。采用γ射线所完成的SBRT简称为γ刀，采用X射线所完成的SBRT简称为X刀。射波刀（Cyberknife）是一种用于治疗良、恶性肿瘤及其他医疗目的的机器人无框架立体定向放射治疗系统，包括一套由计算机驱动的六自由度机械臂，其上安装有一台6MeV的电子直线加速器，天花板上安装有X线发生器，以获得在治疗过程中追踪患者的位置和照射靶区的信息。

4.质子治疗技术

质子作为带正电荷的粒子，以极高的速度进入人体，由于其速度快，在体内与正常组织或细胞发生作用的机会极低，当到达癌细胞的特定部位时，速度突然降低并停止，释放最大能量，产生Bragg峰（博拉格峰），将癌细胞杀死，同时有效地保护正常组织。由于质子治疗具有穿透性能力强、剂量分布好、局部剂量高、旁散射少、半影小等特征，对于治疗有重要组织器官包绕的肿瘤有较大的优越性。

（四）临床的射线选择

1.浅部肿瘤

皮肤癌、乳腺癌胸壁复发等浅部肿瘤常应用穿透力不强的深部X线或低能电子线治疗，采用电子线治疗，可保护深部正常组织。

2.深部肿瘤

对大多数胸腹部病灶，常应用穿透力强的高能X线照射。

3.混合射线照射

（1）在临床实践中，为了获得更好的剂量分布，需要一种以上的射线联合应用，如颈部淋巴结用^{60}Co或低能X线照射全颈后，用电子线小野照射局部病灶，以避免脊髓受量过高。

（2）选用一种或几种射线时，要综合考虑放射野半影、骨吸收、肺和空腔的影响，以及中子污染程度等。X线能量高，中子污染也增加。

4.质子线治疗

质子线在组织中射程末端剂量有一个释放峰

（Bragg峰)，可将之调到肿瘤上，以达到杀伤剂量最大而肿瘤后正常组织剂量为零的目的，肿瘤前正常组织剂量也明显降低，使肿瘤周围正常组织受到较好保护。

（五）临床剂量学原则

放射治疗的临床剂量学原则要求肿瘤受放射剂量高且分布均匀，正常组织受放射剂量低，对脑、脊髓、眼球等正常重要器官要特别保护，使放疗计划系统可准确、快速和直观地显示肿瘤区及正常组织的剂量分布，便于修改和优化放疗计划，达到剂量学原则的要求。临床计量学四原则如下。

1.肿瘤靶区和照射剂量准确

肿瘤放射靶区按国际辐射单位和测量委员会（ICRU）第50和62号报告规定：放射治疗中射线类型、能量、射野布置等主要依据肿块部位和大小进行选择，照射剂量要准确。

2.肿瘤治疗靶区剂量高而均匀

靶区剂量要达到90%以上，且剂量分布均匀（剂量变化梯度不超过5%）；以采用适形调强放疗技术为好。

3.照射区内正常组织低剂量

对照射区内的正常组织应尽量保护或避开；以采用适形调强放疗技术为好。

4.肿瘤周围危险器官免受照射或不超过允许耐受量

三、放射治疗生物学

（一）放射线的生物学效应

生物的放射效应主要表现在体内生物大分子如核酸、蛋白质的损伤。大量研究表明，DNA是生物体内最重要的放射敏感区域。放射线引起的电离辐射对DNA分子的损伤有直接和间接两种作用，前者是指射线直接损伤DNA分子，引起碱基破坏、单链或双链断裂、分子交联等，后者是指射线首先电离水分子，产生自由基，高度活泼的自由基再和有机分子作用。

人体内具有DNA的损伤修复系统，用以维持DNA的遗传稳定性，包括无差错修复和差错倾向性修复。无差错修复的主要方式是切除修复，通过一系列核酸的修复系统将损伤部位切除，以完整的互补链为模板合成小片段DNA链填补空隙。差错侵向性的修复方式主要是重组修复，依靠受损伤DNA分子间的遗传重组以制成无损伤DNA分子，未去除的损伤在DNA不断修复中逐渐被稀释。

（二）放射线对肿瘤组织的作用

影响肿瘤放射敏感性的各种因素中，肿瘤组织的细胞起源和分化是主要因素。起源于放射敏感组织的肿瘤对射线的敏感性高，分化程度越差的肿瘤其敏感性越高。另外，肿瘤的大体类型、生长部位、瘤床含氧量、肿瘤的生物特性及患者的健康指数等，对治疗敏感程度也有一定的影响。

1.不同器官、组织和细胞的放射敏感性

对放射敏感的肿瘤一般照射20~40Gy后，局部肿块消失或明显缩小。中度敏感的肿瘤照射到60Gy左右，才能达到局部肿块缩小或得到控制的效果。对放射不敏感或敏感性差的肿瘤，照射量超过其附近组织的局部耐受量。但临床所见，放射敏感性的高低与治疗效果并不成正比，对放射敏感的肿瘤经常容易复发或转移，而得不到治愈；相反，对放射中度敏感的肿瘤却可获得较好的疗效，见表8-1-1。

2.影响肿瘤放射敏感性的因素

（1）肿瘤的分类及分化程度　依据肿瘤分类可分为放射敏感类，如淋巴肉瘤、精原细胞瘤、无性细胞瘤等；中度敏感类，大部分上皮细胞肿瘤如鳞癌等；放射抗拒类如来源于间质、软组织和骨的肿瘤，如纤维肉瘤、骨肉瘤等。但是同一类肿瘤因其分化程度不同，对放射敏感性也不同，一般低分化鳞癌的放射敏感性就比高分化鳞癌高。

（2）细胞分裂周期　在正常组织或肿瘤组织中，不断增殖的细胞都按照一个循环周期进行增殖。细胞周期食指连续分类的细胞从一次有丝分裂完成开始，到下一次有丝分裂结束的过程。每一个细胞周期由于细胞种类不同及细胞之间的内在因素或微环境的不同而不同，细胞周期分为4个主要时相。

1）G_1期：是DNA合成前期，此期长短没有一定时间限度，可由数小时到数天。

表8-1-1　不同肿瘤及正常组织的放射敏感性

放射敏感性	肿瘤	正常组织来源
高度	淋巴瘤、白血病、生殖细胞瘤、无性细胞瘤	淋巴、造血、生殖上皮、滤泡上皮
较高	口腔、鼻咽、声门、膀胱、皮肤、食管、宫颈鳞状上皮癌	口咽柱状上皮、汗腺上皮、膀胱上皮
中度	血管与结缔组织部分次生神经、血管及星形细胞瘤	普遍间质、神经系统、结缔组织、小血管、生长期骨及软骨
较低	大多数腺癌、乳腺癌、涎腺癌、肝肿瘤、胃癌、胰腺癌、结肠癌、软骨肉瘤、成骨肉瘤	成骨与软骨、涎腺上皮、胃上皮、肝上皮、软骨细胞、骨细胞
低度	横纹肌肉瘤、平滑肌肉瘤、神经节纤维瘤	肌肉组织及神经组织

2）S期：是DNA合成期，此期DNA量增加一倍，持续时间一般是8～30小时，个别达60小时。

3）G_2期：DNA合成后期，为分裂做准备，持续1～1.5小时。

4）M期：为有丝分裂期，两个子细胞已形成，经1～2小时。细胞处于细胞周期的不同时相时，其对放射敏感度也不一样。以细胞死亡为指标时，M期细胞对放射最为敏感，其次为G_1早期及G_2后期，而S期最为不敏感。

有一些细胞处于真正的休止状态，不参加周期活动，即为G_0期细胞。当需要时，一接到某种信号，G_0期细胞就能开始准备DNA的合成，而变成G_1期细胞，由于肿瘤细胞群不受体内自动控制系统的控制，当肿瘤受到打击后反而促进其加速增殖，因此应调动G_0期细胞参与增殖，而使其生长比例增大。也就是说把部分抗拒的G_0期细胞引到增殖期，变成G_1期细胞，为第二次杀伤准备条件。

（3）与肿瘤血管血运关系　放射治疗与肿瘤血管的主要关系有两方面：其一是在治疗前、治疗中和治疗后肿瘤的形态、生长和消退取决于肿瘤内的血管系统；其二是影响肿瘤细胞放射敏感性的氧浓度，也与肿瘤内的血管系统有关。

1）放射治疗过程中放射线使血管上皮肿胀、硬化致毛细血管闭塞，后期则在较大血管壁出现纤维瘢痕，照射后因其血管变化使肿瘤细胞增殖所需的营养物质得不到供应而导致肿瘤增殖率降低。

2）氧效应问题：不少学者在研究工作中及在长期临床实践中发现并证实肿瘤内血管生长情况尤其是鳞癌，肿瘤长成较大实体时，毛细血管不是在肿瘤内生长，而是将肿瘤包围，造成肿瘤中心缺氧坏死，一般肿瘤实体中含1%～20%的乏氧细胞，低能射线对乏氧细胞的作用很小，乏氧细胞约比同类富氧细胞期放射敏感性低2.5～3倍，所以改变乏氧细胞群为富氧细胞群是提高肿瘤放射敏感性的措施。近年来已有不少学者采取改善肿瘤血流量及纯氧吸入或配合高压氧舱等提高肿瘤含氧量等方法，从而提高对放射的敏感性。

（4）与肿瘤的临床分型和生长部位的关系　临床证明，外生型肿瘤比内生型放疗效果好，菜花型、表浅型的肿瘤对放疗敏感，结节型和溃疡型次之，浸润型及龟裂型对放射极不敏感，其疗效最差。生长在头颈部肿瘤由于瘤床血运好，放疗敏感性高，疗效明显优于躯干和四肢部位肿瘤，但当头颈部肿瘤部位较深或已侵犯软骨或骨时，其疗效较差。

（5）其他

1）性别：女性敏感性高于男性。

2）年龄：儿童辐射敏感性高于成年，老年低于成年。

3）体积大小：体积小的肿瘤较体积大的肿瘤（外形、部位）敏感。

4）患者的营养情况：贫血或肿瘤有感染或其他并发症，都会加重局部组织乏氧情况，而影响肿瘤对放疗的敏感性。

（三）分割放疗的生物学因素

放射治疗中，常规分割照射即每次1.8～2.0Gy，每周5次，这种方法符合正常组织和肿瘤组织对放射线反应差异的客观规律，起到了尽可能保护正常组织并保证一定的肿瘤细胞杀灭率的作用。分次照射的生物学基础主要有细胞损伤的修复（repair）、细胞再增殖（repopulation）、细胞周期时相再分布（redistribution）和乏氧细胞再氧合（reoxygenation），取其英文首字母所写简称"4R"。

1.亚致死性损伤修复与分割剂量

正常组织可分为早期反应组织和后期反应组织，早期反应组织修复亚致死性损伤能力低，射线杀灭后，主要靠子代细胞来补充；后期反应组织主要通过亚致死性损伤修复来弥补放射损伤。肿瘤的放射反应类似于早期反应组织，分割剂量的大小对正常组织和肿瘤的放射损伤有不同程度的影响；增加分割剂量可以增加早期反应组织和肿瘤的杀灭效应；减少分割剂量有助于保护后期反应组织。故临床在选用分割剂量时，需综合考虑杀灭肿瘤保护正常组织。研究表明，两次照射间隔时间超过6小时，可修复93.75%的亚致死性损伤，所以一般要求超分割放疗，两次间隔时间至少要达到6小时。

2.再增殖与总疗程时间

早期反应组织和肿瘤组织都有很强的再增殖能力，后期反应组织在放疗期间一般不会发生再增殖。肿瘤细胞放疗中产生的加速再增殖是影响放疗效果的重要因素之一。为克服肿瘤的加速再增殖，就需要缩短疗程，以减少肿瘤加速再增殖的机会，但疗程的缩短要以不明显增加正常组织放射损伤为前提。

3.不同时相细胞周期的再分布

处于不同分裂周期时相细胞的放射敏感性存在明显差异。对放射最敏感的是M期，G_2期也较敏感，G_1早期相对敏感，G_1后期已相对抵抗，S期细胞对放射成抵抗性。细胞经过分割照射后，敏感期细胞被杀灭，细胞群会产生G_2/M期细胞阻滞现象，但这种同步化是短暂的，增殖快的细胞会继续分裂增殖。这就导致增殖快的细胞群有更多机会处于放射敏感时相，而增殖慢或不增殖的后期反应组织基本不进入细胞增殖周期，因而不受影响。

4.乏氧细胞的再氧合

氧的存在会使放射损伤加重，正常组织不存在乏氧细胞，而肿瘤组织有明显的乏氧现象，会影响杀灭效果。经过分割照射后，氧合好的细胞被杀灭。在分割照射间期，乏氧细胞会再氧合，这种现象可以看成是分割照射中肿瘤的自身增敏，但单次照射或低分割照射中，放疗间期的再氧合机会减少，增加了放射抵抗性。

第二节　放疗的临床应用

放射治疗按其目的、目标可分为根治性放疗、姑息性放疗和辅助性放疗。

一、根治性放疗或称可治愈性放疗

根治性放疗是要达到肿瘤的长期治愈。接受根治性放疗的患者，治疗前肿瘤必须是在局部区域内，排除远处转移的可能，肿瘤病理类型应是放射可治愈的，患者一般状态和营养状况良好，在放疗期间对可能发生的并发症能得到及时合理的内科保驾治疗。

在一些肿瘤治疗中根治性放疗已获得了比较满意的疗效，如恶性淋巴瘤、精原细胞瘤、小细胞支气管肺癌、尤文瘤、髓母细胞瘤以及早期的喉癌、唇癌、舌癌、宫颈癌、皮肤癌、乳腺癌、前列腺癌、阴茎癌等。

根治性放疗是对肿瘤的全部组织和区域淋巴结给予根治剂量的照射，尤其照射野一般比较大，照射剂量高，因此对肿瘤周围的正常组织和器官的保护显得尤为重要。因此必须在治疗前制订一个全面、安全、周密的治疗计划。

二、姑息性放疗

如果肿瘤已至晚期无法根治性治疗时，应采用姑息性放疗。但这一治疗方式常被人低估和误解。实际上姑息性放疗在肿瘤总体治疗中占有很重要的地位。

姑息性放射治疗目的是使肿瘤缩小或阻止肿瘤生长，使患者免除严重的并发症发生或解除已出现的急症症状，改善生活质量，延长生命。下列情况可使用姑息性放疗。

1.已有远处转移的肿瘤，若对放射敏感则原发灶给予姑息性放疗。

2.因肿瘤引起的出血、神经系统症状、疼痛、梗阻、咳嗽等，可用姑息性放疗消除或预防上述症状的发生。

3.因肿瘤转移而出现的脑转移、骨转移或其他部位的转移灶的放疗。

姑息性放疗的目的不是消灭肿瘤，而是在短时间内给数次放射，总剂量一般是肿瘤根治剂量的2/3。骨转移灶引起的疼痛，姑息放疗剂量多为1/4～1/3的肿瘤根治剂量，即10～30Gy。脑转移可致颅内压升高、癫痫、痉挛或神经压迫症状。多发脑转移常需全脑照射，后缩至局部。单发脑转移可行局部放疗。单发或多发转移但数目较少时可使用X刀或γ刀照射，同时配合全脑照射。姑息性放疗多采用单次剂量较大，次数较少的分割照射方式。至于具体的照射方案要依照射部位、照射范围、肿瘤大小及类型、照射目的和患者状态等来决定。在进行姑息性放疗的同时，还需全身支持治疗和其他方法的治疗。

姑息性放射治疗在肿瘤治疗过程中有时也会出现治愈结果的特殊病历。姑息性放疗与根治性放疗有时可能转化。根治性放疗的患者若出现病情的发展或一般状态的恶化，则就不能完成放疗。而姑息性放疗偶有放疗效果显著，或支持治疗及其他治疗方法的作用可使病情好转，进而可转为根治性放疗。

三、辅助性放疗

（一）手术前放射治疗

由于近年来高能射线放射装置的应用，有计划地进行术前放疗对一些肿瘤有一定的疗效，而且不增加手术的困难和术后并发症。术前放疗可使部分原不能切除的肿瘤，经过照射后肿瘤缩小成为能够手术切除的病例，并能消灭肿瘤四周的亚临床灶，降低肿瘤细胞活力，减少局部种植和远处转移的发生。直肠癌、膀胱癌、头颈晚期鳞癌、食管癌等行术前放疗，均能提高5年生存率20%～30%。

（二）术中放射治疗

手术中发现肿块巨大或侵犯重要脏器、血管、神经等难以切除的，或仅行部分切除后，可在直视下准确地直接照射肿瘤、临床残存瘤灶以及淋巴引流区，或直接插至肿瘤组织间行组织间照射。单次大剂量照射应避免和减少肿瘤附近重要器官和组织的照射，最大程度保护正常组织，达到提高局部控制率、延长生命的目的。

术中放疗适用于肿瘤局部复发与区域淋巴结转移高的肿瘤及腹、盆腔内局部晚期肿瘤，如胃癌、胰腺癌、结肠癌、直肠癌、肝外胆管癌、肺纵隔肿瘤以及脑瘤、脑膜瘤等。

术中放疗可分为预防性与治疗性两种，预防性放疗是肿瘤行根治切除术后为降低局部复发，杀死亚临床灶，对手术区及淋巴区进行照射。治疗性照射是指未切除或残存肿瘤的放疗，它又分为根治性与姑息性照射两类，单次量可给予25～30Gy，由于病情所需常与外照射联合，因此术中放疗应有总体设想，有正规精确的综合治疗计划。

（三）术后放射治疗

目的是解决手术局部有残存的肿瘤，而且这种肿瘤对放射线有异常的敏感性。通常根据手术和组织学检查，较精确的确定放射范围（如肿瘤床、手术残端或残留病灶等）进行的，术后放疗可降低局部复发率，放疗时间应尽早施行，当手术切口愈合后立即开始照射而且剂量尽量给足根治量或接近根治量。对肺癌、肾癌、腮腺癌、甲状腺癌、软组织肉瘤、直肠癌、乳腺癌等根据病理结果，酌情行术后放射治疗。

四、肿瘤急症的放疗

（一）上腔静脉综合征

上腔静脉综合征（Superior Vena Cava Syndrome，SVCS）是一组由于通过上腔静脉回流到右心房的血液部分或完全受阻而产生的一系列症状，是肿瘤急症之一。最常见原因是由肺癌（65%～75%）、恶性淋巴瘤（10%～15%）、原发性或转移性纵隔肿瘤

（5%～10%）的直接蔓延和压迫所致。患者症状以上胸部和颈下部静脉扩张、皮肤潮红、面颈和上肢水肿为特点，晚期患者有上胸、背部和腹壁静脉扩张，并出现呼吸窘迫。治疗原则：治疗上首先是用辅助治疗缓解症状，其次是抗肿瘤治疗。抗肿瘤治疗首选放疗，放疗应根据病情分步进行，即先照射纵隔病灶，症状缓解后再照射原发灶，也可同时照射原发灶和纵隔病灶。急诊放疗多采用大分割，每天3～5Gy。对小细胞肺癌、恶性淋巴瘤、乳腺癌等化疗敏感肿瘤也可首选化疗使肿瘤缩小，待症状缓解后再放疗，往往可取得较好的疗效；化疗注射部位应避免使用上肢静脉尤其是右上肢静脉。辅助治疗包括吸氧、吸痰，必要时气管切开。同时使用大剂量激素和利尿脱水剂。

（二）脊髓压迫征

脊髓压迫征由椎体、椎管、脊髓原发肿瘤、转移瘤直接挤压脊髓，或椎体骨质破坏、变形压迫脊髓造成。多数患者先有明显的神经根刺激症状，即一侧用力或体位改变引起的神经根牵拉痛，呈间歇性并与脊髓受累的部位一致，此时CT或MRI检查可能会发现相应脊髓节段或神经根受压的征象。以后病情加重，表现为双侧或单侧持续性痛，同时伴感觉、自主神经功能和运动功能异常。待到脊髓完全受压后出现截瘫、大小便失禁和感觉丧失。神经功能的损伤往往是不可逆的。治疗原则：放射治疗是最常用的且较有效的方法，可迅速减少肿瘤负荷，缓解压迫，防止神经损害的进展，缓解疼痛和防止局部复发。常规放疗2～3Gy，总量40Gy/20次或30Gy/10次；如治疗及时，约60%的肢体功能障碍得到改善或恢复。辅助治疗包括使用大剂量糖皮质激素和利尿脱水剂。

第三节　实施放疗的临床决策

随着医学技术的不断发展，恶性肿瘤的治疗方法由过去的手术、放疗和化疗3种治疗手段，又扩展了激光、热疗、免疫治疗等多种治疗手段。依据各种治疗方法的特点，并针对个体情况在临床应用中将其有机结合起来，达到治疗恶性肿瘤的目的。放疗在其中起着重要作用，要求由各有关学科人员共同商讨，有计划地制订治疗方案。其中临床放疗医生起着决定性作用。

一、如何选择放疗

1.根据解剖位置、病理类型、肿瘤分期、范围、

潜在的区域淋巴结侵犯（和其他肿瘤特征）区域及临近的正常组织器官来确定治疗目的（根治治疗还是姑息治疗）。

2.选择合适的治疗方法，是单独放疗或放疗和手术联合，或放疗和化疗结合，还是放疗和手术及化疗联合。如果肿瘤的病理类型对放射敏感，或考虑到保存器官功能和美容效果则多选择放射治疗。对晚期肿瘤患者已无手术根治可能，或手术风险较大、创伤过大者，宜选用放射治疗。

3.评估患者的一般情况，因年老体弱或有严重心、肺、脑血管疾病无法耐受麻醉及手术者可选用放

疗；儿童及青少年一般应首选手术，因放疗可影响儿童发育且放疗晚期副反应较严重。

二、制订联合疗法

决定放疗后要确定治疗目标，根治性放疗、姑息性放疗还是辅助性放疗。有些恶性肿瘤在接受单一治疗手段时，复发率高、疗效差，通常采用联合化疗、热疗、放疗增敏剂等综合治疗提高远期疗效，减少远处转移。

1.放疗联合化学治疗

化学药物治疗是使药物通过血液循环至全身各部位，除可控制原发肿瘤外，也能杀死通过血流到达全身各部位的肿瘤细胞，又称全身性治疗。放射治疗可直接杀死局部的肿瘤细胞，二者综合、取长补短可以提高治疗效果。目前放化疗综合治疗对肺小细胞未分化癌、淋巴瘤、肾母细胞瘤、尤文瘤等有突破性进展；对头颈部晚期鳞癌经放化疗综合治疗后再手术，可提高5年生存率达62%，其机制为细胞对放射线G_2/M期敏感，S期不敏感，而一些化疗药物（多西他赛）对S期细胞具有细胞周期特异性细胞毒作用，可缩小肿瘤体积，增加肿瘤细胞再氧合，改善细胞乏氧状态，提高放疗的敏感性。

2.放疗联合热疗

近年来，大量实验资料对热疗治疗肿瘤的本质有了进一步的揭示，使热疗有了一定的理论基础。热疗联合放疗治疗肿瘤，理论上有两个主要依据：①从细胞分裂周期的角度看，合成期（S期）细胞对放射抵抗而对热疗较敏感，加热能使其对放射线的敏感性增加3倍；②肿瘤内对放射抗拒的乏氧细胞对加热较敏感，因此同时采用热疗和放疗可有协同作用。

加热至42℃~43℃时，哺乳细胞的生存数明显减少，在高于43℃时每升温1℃，细胞有双倍指数杀灭。正常组织和肿瘤加温超过45℃时，导致进行性不可逆蛋白变性。温度在43℃时杀死细胞的机制为损伤细胞膜的完整性，抑制DNA合成，造成有丝分裂纺锤体的损伤。

3.放疗增敏剂

注射用甘氨双唑钠是一种低毒、高效的新型放疗增敏剂，属于硝基咪唑类化合物，具有增敏活性，可将射线对肿瘤乏氧细胞DNA的损伤固定；另一方面通过抑制DNA修复酶，从而加速了肿瘤细胞的死亡，明显地增强了放疗的效果，进而提高肿瘤患者的完全缓解率。

4.放疗联合靶向治疗

其机制详见第七章肿瘤靶向药物治疗的护理。

三、放射治疗计划流程

要经过4个环节，即体膜定位阶段、计划设计、计划确认、计划执行（实施放疗）。

（一）体膜定位阶段

此阶段主要确定肿瘤的位置和范围，以及与周围组织、重要器官的相互关系。一般用脱体膜法脱出人体外轮廓。在已做好的外轮廓体膜图上，医生根据正侧位X线片、超声断层、同位素扫描以及对解剖部位的了解。针对具体肿瘤的临床生物学特点（如肿瘤可能侵犯范围、转移的规律等），绘出靶区的位置和范围，并尽量将靶区周围的组织特别是重要器官的位置和范围标出来。为了得到更准确的受照部位的膜截面图，目前均采用X线横位断层机（CT）或磁共振（MRI）直接得到照射部位的截面图。

（二）三维治疗计划设计阶段

根据第一阶段得到的关于肿瘤患者的肿瘤分布情况，结合肿瘤的类型、期别及其所在的部位，放疗医生勾画出靶区和计划区的范围，并预计出靶区的致死剂量和周围正常组织，特别是重要器官的最大允许剂量等，与物理人员一起借助电子计算机根据射野设计原则制定治疗计划。

1.靶区和计划区范围确立

治疗计划设计的第一步需要确定放射的体积和所需要保护的正常组织器官以及功能单位，根据国际放射单位委员会（ICRU）规定肿瘤放射的体积规范有以下几种（图8-3-1）。

（1）肿瘤体积（Gross Tumor Volume，GTV）

所有已知的肿块病变，包括不正常的区域肿大淋巴结。为了确定GTV，需要用合适的CT窗宽和窗位来确定认为是潜在的肿块的最大体积。

（2）临床靶体积（Clinical Target Volume，CTV）

覆盖GTV再加上亚临床病变区域。

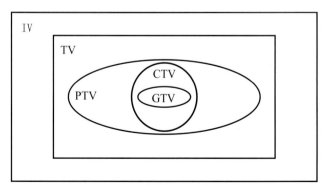

图8-3-1　肿瘤放射靶区定义示意图

（3）计划靶体积（Planning Target Volume，PTV）　CTV周围外放一定边界以考虑到靶区内移动、治疗过程中器官的运动（如呼吸运动）及治疗摆位误差，这些不包括治疗机器的射线特征变化。

（4）治疗体积（Treatment Volume，TV）　由处方剂量所对应的等剂量曲线所包括的放疗体积。

（5）照射体积（Irradiation Volume，IV）　是指受到一个被认为正常组织耐受量有意义的剂量照射的体积。

2.外照射计划的优化

放疗是一种有损伤的局部治疗手段，因而肿瘤放疗计划的设计必须兼顾肿瘤控制和周边正常组织和器官放射性损伤，肿瘤放疗的最高目标是使肿瘤得到最大程度的局部控制，而周边正常组织和器官放射性损伤最小。同时放疗计划设计还必须遵循临床剂量学原则：照射的肿瘤剂量准确；剂量分布均匀或有目的的不均匀；肿瘤区尽量高剂量照射，正常组织受量尽量降低；保护重要脏器。为了达到肿瘤放疗的最高目标和临床剂量学原则的要求，临床上在设计放疗计划需要个体化和不断改进即放疗计划的优化。目前放疗计划的优化分为正向和逆向两类，其中逆向放疗计划的优化目前最常用。由物理师将有关图像资料输入计划系统（TPS）经过计算机将射线选择、射野设置、剂量分配和不同密度组织修整等进行放疗计划优化，获得剂量分布图。

（三）治疗计划的确认

上述设计好的治疗计划应放到模拟机上进行核对，以确认治疗计划，这对深部肿瘤尤为重要。模拟定位机，除去用诊断X线代替^{60}Co、加速器机头放射源以外，其他的物理条件，如源皮距、源瘤距、照射野大小等与^{60}Co治疗机、直线加速器完全相同，并且除放疗机最常用的固定野放射外，还可以用旋转或弧形放射。它能模拟放疗机几何条件的X线透视系统，可以按TPS资料定出照射野，还可从不同布野、角度进行定位摄片，尤其可以辅助决定挡铅的部位和大小以避免重要组织、器官受照射。在用模拟机进行确认时患者体位必须自然放松，这样在分割放射疗程中才有可能做到摆位重复性好。

（四）治疗计划的执行

包括治疗机、物理几何参数的设置、治疗摆位和治疗体位的固定。技术人员是治疗计划的主要执行者。要求其必须严格核对、认真摆位，根据治疗计划及照射剂量，操作治疗机和使用各种治疗附件并认真做好记录。因此提高放疗技术人员的技术素质，对提高放疗精度是极为重要的。近年来发展起来的保证体位精度、减少差错的微机检查和控制系统显示了一个标准的治疗摆位提示、检查和记录系统的功能。它包括两个主要功能：治疗文件（即治疗单）的生成和更改以及治疗计划的执行。治疗单的内容储存在软磁盘内，摆位时技术员将磁盘插入，计算机电视屏幕上显示出治疗摆位的各种参数和条件，提示技术员摆位的注意事项。各种条件包括射野大小、机架和机头转角、楔形板、剂量大小等，与医嘱条件一致时才可进行照射，达到提示检查和确认的目的。

上述4个阶段的工作既是科学问题又是组织问题，患者的整个治疗过程需要医生、技术员和物理工作者的密切配合。

第四节　放疗并发症与预防

放疗过程中，放射线在杀伤肿瘤组织的同时，也会对正常组织产生影响，会产生放疗反应，严重时发生放疗并发症。

一、头、颈放射治疗并发症

（一）脑组织放射性反应

根据放射反应症状出现的时间，将脑放射损伤分为急性损伤、早期迟发损伤和晚期损伤。放疗的总剂量和单次放疗剂量越高，放射性脑病发生率越高。急性期表现为脑水肿所致颅内压增高症状，晚期继发出现神经解剖学相关体征、癫痫症状。

预防：有条件者尽量采用立体照射、适形照射、近距离组织间照射等技术，最大程度减少正常组织受量。早期可使用肠溶阿司匹林、尼莫地平等抗动脉硬化，使用抑制血小板聚集、扩张血管、增加脑血流量、改善脑组织缺氧的药物。每次放疗后给予20%甘露醇及激素治疗，预防脑水肿。

（二）耳放射性反应

放疗是头颈部肿瘤特别是鼻咽癌治疗的主要手段，由于放疗的区域包括外耳、中耳及内耳，可造成由于外耳和中耳损伤导致的传导性听力损失以及由于耳蜗及听神经损伤引起的感音神经性听力损伤等。早期临床表现为耳痛、耳闷、平衡失调、对噪声异常敏感等。晚期临床表现为感音性或传导性或混合性耳聋。

预防：在鼻咽癌放疗时，应少用耳前耳后野同时照射，注意对内耳区应用低熔点挡铅进行保护，对于再次外照射要特别慎重，尽可能应用多野照射以减少内耳区照射。放疗期间可使用降低咽鼓管表面张力的药物，以保护血管内皮。放疗后患者应加强局部清洁，必要时可给予活血化瘀、改善局部血液循环的中药治疗。

（三）眼睛和附属器放射性反应

眼睛对放射线很敏感，特别是幼儿。在眼睛的各种组织中，以晶体最敏感。因此在放射治疗眼球附近的眼附件肿瘤时，经常对眼及其附件组织产生不同程度的影响与损伤，从轻度的暂时性眼睑红斑到严重的视力完全丧失等一系列临床表现。

预防：在照射眼睑癌时，要放置铅罩以保护眼球，可有效地防止辐射性白内障的发生。鼻泪管受照射，要经常冲洗泪道，以防粘连阻塞。全眼球受照射者，治疗期间要覆盖患眼，涂刺激性小的抗生素眼膏（如金霉素眼膏等）。

（四）鼻放射性反应

鼻咽癌放疗时，鼻腔和鼻窦不可避免地受到照射，由于放疗面颈联合野或耳前野可照射到鼻腔后 1/3 ~ 1/2，当照射量达40Gy时即可出现鼻腔和鼻窦黏膜放射性反应，如黏膜充血、肿胀、糜烂出血及白膜形成，引起鼻甲与鼻中隔紧贴，加上鼻道充满黏稠脓性或脓血性分泌物致使窦口阻塞，从而导致鼻腔粘连、后鼻孔或鼻咽闭锁、鼻窦炎、萎缩性鼻炎等放疗后并发症。

预防：放疗期间，放疗前后进行鼻腔冲洗，放疗结束后继续坚持半年。鼻腔冲洗的方法为患者取坐位或站位，头稍前倾，胸前置小毛巾，清洁鼻孔，颌下放接水容器。患者将冲洗器一端放入温盐水或温开水内，连有冲洗头的另一端放入一侧鼻腔内，嘱患者用一手缓慢挤压冲洗球，冲洗液及鼻腔分泌物由另一侧鼻腔流出，每侧鼻腔冲洗液量100 ~ 200mL，两侧鼻腔交替进行，每日1 ~ 2次。冲洗时勿吸气、讲话、咳嗽，以免呛咳。

（五）口腔放射性反应

放射治疗口腔和头颈部肿瘤，尤其是鼻咽、扁桃体、上颌、峡部、舌以及口底等癌症时，治疗剂量达到 50 ~ 70Gy时，不可避免地出现口腔的放射性反应，尤

以放射性口腔黏膜炎、放射性口腔干燥症、放射性龋齿、放射性骨坏死和放射性张口困难等常见。

预防：放疗前洁牙、修补龋齿，对不能修补的龋齿或残根要拔除。放疗期间用漱口液含漱，每天4 ~ 6次；保持良好的口腔卫生习惯，饭后漱口刷牙，刷牙时使用含氟牙膏。每天多饮水，达2500mL左右。少食糖类甜食，忌食辛辣食物，戒烟戒酒。放疗期间坚持张口锻炼。放疗后3年内不要拔牙，以防诱发骨髓炎。

二、胸部放射治疗并发症

（一）心脏放射性反应

常见于霍奇金病的斗篷野照射以及食管癌、贲门癌、乳腺癌、胸腺瘤、肺癌放射治疗后。心脏受照射的体积越大、总剂量越高，心脏放射并发症的发生率越高。治疗计划是否精确、照射技术是否合理，是诱发心脏放射性反应的重要因素。如果放疗合并应用多柔比星等蒽环类化疗药物，对心脏的放射损伤有相加作用。老年患者，患有冠心病、病毒性心肌炎、风湿性心脏病、高血压性心脏病者，对放疗的耐受性降低，更容易产生心脏的放射性并发症。另外，儿童期心脏受到照射，待成年后放射性心脏病的发生率明显增加。临床常表现为心电图异常、急性放射性心包炎、慢性放射性渗出性心包炎、全心炎、心肌病、冠状动脉疾病、放射性心瓣膜病和心脏传导异常。

预防：位于心脏附近的肿瘤，应采用多野照射，尽量避免对心脏的大面积高剂量照射。采取有效的体位固定技术，精确勾画出肿瘤大小、部位、范围，把心脏照射的剂量控制在耐受剂量的范围内。全纵隔照射时，若心脏照射面积超过60%，则照射剂量不宜超过45Gy。若照射淋巴瘤，一般遮挡左心室的2/3，同时用糖皮质激素。对于纵隔巨大肿瘤，先予以化疗，待肿块缩小后再照射，以避免同时放、化疗而加重心脏的放射性损伤。放疗与多柔比星等化疗药物同时或序贯使用时，应适当调整剂量。

（二）肺放射性反应

肺受照射的面积越大、剂量越大，越容易发生放射性肺损伤。肺部放疗如同时或先后照射肺门、纵隔，则发生放射性肺炎的可能性增大，这主要由于放疗引起肺门、纵隔内淋巴管狭窄或闭塞，引起肺部淋巴循环障碍所致。有人报道，二次胸部放疗放射性肺炎的发生率为首次放疗的3倍以上。放疗联合应用化疗药物，如博来霉素、甲氨蝶呤、丝裂霉素、平阳霉素、多柔比星、放线菌素D、长春新碱等对放射性肺炎的发生有协同或相加作用。另外，老年人、未成年

人，患有慢性支气管炎、肺气肿、心血管疾病的患者更容易发生放射性肺损伤。主要表现为急性放射性肺炎、胸膜反应与渗出性胸膜炎、广泛肺部炎症。

预防：感染是诱发急性放射性肺炎的重要因素，对有呼吸道感染者，应积极抗感染治疗。放疗期间，减少与博来霉素等增加放射性肺损伤发生概率的化疗药联合应用。严密观察患者病情变化，及早发现并发症，恰当处理。有报道他莫昔芬可增加放疗引起的肺纤维化，因此乳腺癌患者放疗时应慎用此药。

（三）食管放射性反应

几乎所有食管癌放疗的患者都有不同程度的食管放射性损伤。放化疗同时进行会加重食管黏膜的放射性损伤。目前文献报道，同期放、化疗严重食管炎的发生率为4%～16%。临床表现为食管气管瘘、食管纵隔炎、上消化道出血。

预防：食管癌的照射剂量不宜过高，大多数专家把食管癌的放射治疗剂量控制在60～70Gy。在放疗中和放疗后，应避免机械和化学性刺激，避免进食辛辣、过咸、过冷、过热及粗糙食物。嘱患者吃饭前后饮温开水。

三、腹部放射治疗并发症

（一）肝脏放射性反应

肝癌患者肝脏受照射剂量越高、照射体积越大、分割次数越少，损伤越重。肝硬化患者对放射线的耐受性低。同上放化疗，肝脏清除、降解化疗药物的能力下降，药物潴留体内，会增加化学毒性。另外，儿童、肝部分切除术后患者，对放疗耐受性低。

预防：放疗前肝功能异常及营养状况不良的患者要尽力给予纠正。酌情使用保肝药物及活血化瘀类中药，避免使用对肝脏损害的药物。肝炎症状轻微、肝功能轻度异常者，嘱其休息，进食高蛋白、高热量、高维生素、低脂肪类食物。对于有放射性肝损伤的患者，嘱其卧床休息，减少蛋白质摄入量。

（二）胃放射性反应

胃属于放射相对敏感的组织，受到照射后即出现急性反应，高剂量照射后可能出现严重的后期反应。既往有溃疡史或曾行剖腹探查术者，放射治疗后容易发生胃后期放射性溃疡。急性期表现为厌食、恶心、呕吐及体重下降，严重者可出现胃出血、穿孔。

预防：降低分次剂量可有效地缓解急性反应所引起的恶心、呕吐等症状，必要时可应用止吐药。

（三）直肠放射性反应

下腹部肿瘤放疗主要是宫颈癌和直肠癌的放射治疗，直肠是最容易受损伤的脏器，几乎100%的直肠发生组织学改变，并发生不同程度的放射性直肠炎。放射分次剂量增高，直肠后期反应的发生率会增加。放疗同期应用多柔比星或放线菌素D，可增加后期反应。腹部及盆腔手术后会造成肠道不同程度的粘连，导致腹部及盆腔内的小肠处于固定状态，易致小肠放射性损伤。早期急性症状主要表现为大便次数增多和便急。

预防：放疗前应排除产生并发症的一些易发因素（如盆腔炎、贫血等）。进易消化、高营养食物，保持大便通畅，忌食刺激性及粗纤维食物。急性放射性肠炎患者可服用思密达，或应用思密达+地塞米松+庆大霉素+温生理盐水保留灌肠。

（四）肾脏放射性反应

肾脏本身及邻近的其他部位的肿瘤做放射治疗或全盆腔照射时，均可影响肾脏，主要表现为放射性肾炎。放疗和顺铂的联合治疗较单一治疗对肾脏的毒性大大增加。在肾脏照射后3～12个月后再次应用顺铂，肾脏毒性仍会明显增加。儿童、慢性肾小球肾炎、慢性肾盂肾炎患者，对放射耐受性低。

预防：行腹部肿瘤放疗时，尽可能保护肾脏，如肿瘤巨大无法避开两侧肾脏，放疗中应缩小放射野，儿童更应适当降低。急性放射性肾炎可采取卧床休息、减少饮食中的蛋白质、限制食盐及液体摄入等措施。

四、盆腔放射治疗并发症

（一）膀胱、尿道、输尿管放射性反应

有文献报道，盆腔肿瘤放射治疗时，膀胱、尿道、输尿管放射性损伤的发生率为8%～10%。放化疗同步时，毒性会叠加。对接受放疗的患者，应避免与化疗同时进行。常见临床表现有放射性膀胱炎、膀胱纤维化、急性尿道炎、膀胱阴道瘘、尿道狭窄、输尿管梗阻等。

预防：膀胱、尿道、输尿管手术后应休息4～6周后再进行放疗。建议患者每次放疗前应注意多饮水，饮水量达500mL以上，使膀胱保持充盈状态。并嘱患者每日饮水2000～3000mL，以促进排尿、冲洗尿道，并口服维生素C碱化尿液，预防尿路感染。

（二）子宫和宫颈放射性反应

妇科恶性肿瘤的放疗可能导致女性子宫和宫颈

的严重急、慢性损伤，从而影响生育、内分泌及性功能。照射面积越大，剂量越大，反应越重。临床主要表现为宫颈狭窄、宫腔积血、宫颈积脓、子宫和宫颈糜烂、子宫和宫颈坏死。

预防：放疗期间和放疗后需阴道冲洗，防感染、防粘连，冲洗坚持半年以上。为防止宫腔积血的发生，应保持宫颈口的通畅，放疗结束后应用少量雌、孕激素替代治疗，防止或减少子宫出血的发生。

（三）外阴放射性反应

由于外阴皮肤放射耐受性低，易造成放射损伤。因此，单纯放射治疗不作为外阴癌治疗的首选，外阴很少出现严重放射性反应。

预防：照射期间保持外阴清洁、干燥、减少局部感染，保持局部干燥，避免摩擦，积极抗感染治疗。穿宽松、柔软、吸水性较好的内裤，每天用温水擦拭外阴1次，放疗过程中采取俯卧憋尿使膀胱充盈，避免粗纤维食物。外阴阴道口纤维化，应每日行阴道口扩张，以免狭窄。

（四）阴道放射性反应

阴道放射性损伤在妇科肿瘤放疗中较常见。临床主要表现为放射性阴道炎、阴道直肠瘘。

预防：放疗期间每日阴道冲洗一次，腔内放疗完成后，应坚持阴道冲洗3～6个月，保持会阴部清洁卫生。放疗后可采用维生素E和雌激素阴道局部给药预防。

第五节　放疗及其副作用的观察和处理

一、放疗的护理

（一）放疗前护理

1.护士应首先了解患者的治疗时间、方案（疗程、次数、射线种类、照射部位）、有无辅助装置，患者目前的生理状况等，并掌握患者的思想动态，多数患者对放疗缺乏正确的认识，治疗前应简明扼要地向患者及家属介绍有关放疗的知识、治疗中可能出现的副作用及放疗的预期效果，使患者消除恐惧心理，积极配合治疗。

2.护士应陪同患者到放射治疗室参观并讲解需要配合的事项，向患者提供通俗易懂、图文并茂、可阅读的放疗宣教手册。

3.护士应向患者讲解放射治疗流程，协助患者做好定位前准备，尤其X刀、射波刀定位及治疗时遵医嘱固定一套专用衣服，头颈部需理发以保证放疗的精确性。

4.护士应了解患者的身体情况及营养状况，予以高蛋白、高维生素饮食，以增强体质。一般情况较差者，及时纠正贫血以及水、电解质紊乱等。另外，须检查血象，一般情况下，如白细胞低于4×10^9/L，血小板低于10×10^9/L应停止治疗，待升高后再进行放疗，并应做肝肾功能各项检查。

（二）放疗期间护理

1.放疗相关注意事项

（1）进入放射治疗室机房前必须摘除金属物品和饰品，如手表、钢笔等。穿原定位时的衣服，体位摆放配合，保证放疗效果精准性。

（2）详细掌握患者实施的治疗方案，是否同步放化疗或是否使用放疗增敏药。

（3）告知患者放疗前后使用放射皮肤保护剂，做好各种放疗副反应的预防及具体应对措施的健康教育。

（4）常规每周查血常规一次。

（5）若体温高于38℃、白细胞低于4×10^9/L、血小板低于9×10^9/L或放疗反应严重者，应遵医嘱停止放疗。

2.照射野皮肤的保护

由于所用放射源、照射面积及部位的不同，患者会出现不同程度的皮肤反应。因此照射前应向患者说明保护照射野皮肤的方法及预防皮肤反应的重要性。如选用全棉柔软内衣，避免粗糙衣物摩擦；照射野可用温水和柔软毛巾轻轻沾洗，局部禁用肥皂擦洗或热水浸浴；禁用刺激性消毒剂和护肤品，避免冷热刺激如热敷、冰袋等；照射区皮肤禁止剃毛发，宜用电剃须刀，防止损伤皮肤造成感染，照射区皮肤禁做注射点；外出时防止日光直接照晒，应予遮挡；局部皮肤不要搔抓，皮肤脱屑切忌用手撕剥；多汗区皮肤如腋窝、腹股沟、外阴等处保持清洁干燥。

3.营养和饮食护理

放疗在杀伤肿瘤细胞的同时，对正常组织也有不同程度的损害，加强营养对促进组织的修复，提高治疗效果，减轻毒副反应有重要作用。因此在饮食的调配上，应注意色、香、味，少量多餐，饭前适当控制疼痛，并为患者创造一个清洁舒适的进餐环境。加强对患者及家属的营养知识宣教。近年来，国外有"超食疗法"的报道，即在放疗间歇期间，给予浓缩优质蛋白质及其他必需的营养素，例如牛奶中可加些奶粉，鲜橘汁加糖，以迅速补足患者的营养消耗。

此外，放疗期间鼓励患者多饮水，每日2000～3000mL，以增加尿量，使因放疗所致肿瘤细胞大量破裂、死亡而释放出的毒素排出体外，减轻全身放疗反应。

4.定期监测血象变化

放疗期间患者常有白细胞下降、血小板减少，并对机体免疫功能造成一定影响。因此应密切观察血象变化并注意患者有无发热现象，一般体温超过38℃应暂停治疗，并给予相应处理，预防继发性感染发生。常规每周检查血象1～2次，如果发现白细胞及血小板有降低情况或出现血象骤降，应及时通知医生，遵医嘱给予升血治疗并禁用易使白细胞下降的药物。

（三）放疗后护理

1.向患者讲清照射后局部或全身仍可能出现后期的放射反应，以免患者届时惊慌，并随时观察照射野局部及全身反应情况。

2.照射野皮肤仍须继续保护至少1个月。在放疗后，放射野（即照射的范围）的标记应在医生的指导下拭去，禁用肥皂和粗毛巾擦洗，内衣宜柔软、宽松、吸湿性强，局部不可粘贴胶布或涂抹酒精及刺激性油膏。放射野内皮肤干燥和瘙痒，可用冰片、滑石粉、痱子粉或羊毛脂软膏等涂擦。放射野皮肤避免阳光直接照射，外出戴遮阳帽和伞；避免接触强风、过热、过冷以及盐水等有明显刺激作用的物品。

3.放疗后应尽量避免拔牙，在出现牙齿或牙龈疾病时，应积极保守治疗，若迫不得已拔牙，一定告知牙医既往接受放疗的病史；拔牙前后应使用抗生素，以减少口腔感染和放射性口腔炎及骨坏死的发生。

4.饮食要求　不忌口、不挑食、均衡营养饮食。头颈部肿瘤放疗后，应多服滋阴生津、清热降火之品，如苦瓜、胡萝卜、番茄、莲藕、海蜇、白菜等，主食以半流质或烂软食物为宜。胸部肿瘤患者放疗后，肺功能减弱，出现气急、胸闷、咳嗽症状，故应多服滋阴润肺、补气养血、止咳化痰之品，如冬瓜、丝瓜、香菜、菠菜、核桃仁、银耳、香菇、燕窝等。腹部肿瘤患者放疗后，应多服健脾和胃、养血补气之品，如薏苡仁粥、山楂、鸡蛋、猪肝及清炖甲鱼、鲜鱼等。放疗可抑制骨髓造血功能，使红细胞、白细胞、血小板数量下降，故要加强营养，多食鸡、鱼肉等，可采取煮、烧、蒸的方法烹制，还可选择含铁较多的食品，如动物的肝、肾、心和瘦肉、蛋黄等。

5.头颈部放疗的患者应继续张口功能锻炼3～6个月，预防颞颌关节功能障碍。保持鼻腔清洁，勿用力挖鼻，防止出血。大部分患者几年内会有口干，可用金银花、菊花泡茶饮用。

6.嘱患者按医嘱定期复查。一般出院1个月复查，以后根据情况在治疗后第1～3年内3～6个月复查一次，每年应做3～4次全面体格检查（包括实验室检查、颈腹B超、胸部X线片、CT/MRI），第3～5年每6个月复查一次。

二、放射治疗副作用的观察及护理

放射治疗常引起一些全身反应或局部反应，其反应程度视照射剂量、照射体积的大小及个人对放射线的敏感程度不同而不同，常为急性反应。可给患者带来很大痛苦，严重的反应使患者一般情况急剧下降以致中断放疗，但停止放疗后多可恢复。放疗后反应为后期反应，多不可恢复，它会影响患者的生存质量。因此，需要我们认真对待，设法减轻全身或局部反应的发生。

（一）全身反应及护理

放疗引起的全身反应表现为一系列的功能紊乱与失调、精神不振、身体衰弱、疲乏、恶心呕吐、食欲下降、食后胀满等，轻微者可不做处理，重者应及时治疗，调整患者饮食，加强营养，全身给以支持疗法，也可结合中医中药治疗提高机体免疫能力。指导患者大量饮水或输液增加尿量，可使因放疗所致肿瘤细胞破裂死亡而释放的毒素迅速排出体外，以减轻全身放疗反应。此外，有些患者思想紧张也会加重这些不适，护士应安慰并鼓励和帮助患者，有效提高患者对放疗的适应性，从而减轻全身放疗反应的程度，提高患者整体舒适度。

（二）局部反应及护理

照射后损伤出现早且增殖快的组织称为早或急性反应组织，包括皮肤、黏膜、小肠上皮细胞、骨髓造血细胞等，大部分恶性肿瘤属于早反应组织。若损伤在照射后很长时间才出现或增殖的组织称为晚反应组织，包括肺、肾、血管、中枢神经系统等。

1.胃肠道反应

腹部照射以及腹腔淋巴肉瘤、精原细胞瘤等大面积或大剂量的照射会造成胃、肠功能紊乱，肠黏膜水肿及渗出，常表现为食欲不振、恶心、呕吐、腹痛、腹胀、腹泻等，严重者亦会造成肠穿孔或大出血。故放疗中随时评估患者恶心、呕吐发生的时间、次数，有无脱水表现，反应轻者对症口服用药处理，并给予流质或半流质清淡饮食，少量多餐；严重者及时输液、纠正水、电解质紊乱，酌情减少照射剂量或暂停治疗。

2.骨髓抑制

放疗可引起不同程度的骨髓抑制，临床中常以白细胞及血小板减少较为多见。

（1）WHO骨髓抑制分级标准 骨髓的抑制程度根据WHO分级标准分为0～Ⅳ级。

0级：白细胞≥4.0×10^9/L，血红蛋白≥110g/L，血小板≥100×10^9/L；

Ⅰ级：白细胞（3.0～3.9）×10^9/L，血红蛋白95～100g/L，血小板（75～99）×10^9/L。

Ⅱ级：白细胞（2.0～2.9）×10^9/L，血红蛋白80～94g/L，血小板（50～74）×10^9/L。

Ⅲ级：白细胞（1.0～1.9）×10^9/L，血红蛋白65～79g/L，血小板（25～49）×10^9/L。

Ⅳ级：白细胞（0～0.9）×10^9/L，血红蛋白<65g/L，血小板<25×10^9/L。

（2）治疗与护理 放疗中应每周监测血常规指标，若出现Ⅰ级骨髓抑制可口服生血药物；Ⅱ～Ⅳ级骨髓抑制应暂停放疗，遵医嘱皮下注射生血针，如吉粒芬、白介素-11等，待血象升至正常方能行放疗。

（3）Ⅲ级骨髓抑制遵医嘱给以抗生素并按需输注相应血液制品，应注意观察患者一般情况及主诉，预防感染。

（4）Ⅳ级骨髓抑制应予以保护性隔离，注意自发性出血和败血症发生。

3.放射性皮肤炎

放射性皮肤炎是由放射线照射引起的皮肤黏膜炎症性损害。它是放射治疗中最常见的并发症之一，目前随着高能射线的广泛使用，皮肤表面剂量显著降低，因此皮肤反应也相应减轻，但对于浅表肿瘤以及深部对放疗不敏感的肿瘤的治疗，需采用大剂量的浅层射线或采用高能射线的超分割照射线或"冲击性"的大剂量照射，这会使表面剂量过大，此时皮肤反应也会增加，其发生率为93.8%，且91%出现于照射40Gy以前。皮肤发生反应多出现在放疗后2～3周，治疗结束后皮肤反应将逐渐消除。临床湿性反应的发生率仅为10%～15%，干性反应较常见。通常机体潮湿的部位及皮肤皱褶的部位较易出现皮肤反应，例如头颈部、乳腺下、腋窝、会阴部和腹股沟等部位。

（1）放射性皮肤损伤的机制 细胞生物学机制认为在正常生理状态下自由基的水平很低，可被抗氧化酶清除，但当放射线照射造成损伤时，体内各种氧化酶活力就会受到不同程度的影响，导致机体内氧化酶自由基清除能力降低，细胞内产生过氧化根和自由基。自由基作用于DNA、酶及细胞膜，容易造成基底层细胞损伤，阻止基底层细胞分裂增殖及向表层迁移、角化，从而引发放射性皮肤损伤。

（2）分类 目前根据北美放射肿瘤治疗协作组（RTOG）急性放射损伤分级标准，将急性放射性皮肤损伤分为0～Ⅳ级。

0级：无变化。

Ⅰ级：滤泡样暗色红斑／脱发／干性脱皮／出汗减少。

Ⅱ级：触痛性或鲜色红斑，片状湿性脱皮/中度水肿。

Ⅲ级：皮肤皱褶以外部位的融合性湿性脱皮，凹陷性水肿。

Ⅳ级：溃疡，出血，坏死。

（3）放射性皮肤损伤发生的相关因素

1）内在影响因素：包括皮肤特点、照射部位、营养状况、年龄、肥胖、吸烟史、血糖水平增高等。通常机体潮湿部位及皮肤皱褶部位较易出现皮肤反应，例如头颈部、乳腺下、腋窝、会阴部和腹股沟等部位。

2）外在影响因素：包括照射剂量、剂量分割方法、总剂量、射线种类、受照射体积、照射技术、射线能量、同步放化疗等。

（4）治疗 放射性皮肤损伤具有潜在性、进行性以及反复性的特征，放疗后所致的坏死溃疡颇为难治。因此放射治疗过程中应注意放射剂量的个体化以及放疗方案的选择，同时加强辐射防护及对放疗患者的皮肤保护。常用的治疗药物如下。

1）乳膏类：喜疗妥、比亚芬、利肤宁等其主要成分为三乙醇胺，是巨噬细胞的刺激因子，诱导巨噬细胞进入损伤部位，刺激成纤维细胞增生，增加胶原的合成，还具有深部水合作用，可以起清洁和引流双重作用，帮助渗出物排出。芦荟凝胶能渗透到皮肤深处，维持皮肤pH值的平衡，促进胶原的合成和细胞的再生，对预防、治疗各级放射性皮炎有显著的效果。糖皮质激素局部应用对预防放射性皮炎尚存在争议，糠酸莫米松霜对预防急性放射性皮炎有一定作用，皮质类固醇乳膏有延迟愈合的作用，故不能用于湿性皮肤反应。

2）喷剂：奥克喷（主要成分为奥可丁即超氧化物歧化酶）、3M无痛保护膜、洁悠神（成分为阳离子活性剂）具有收敛、消除肿胀、促进愈合等作用。奥克喷水溶性制剂喷洒在放射性皮炎创面后可固化为一种带正电荷的广谱物理抗菌膜，对带负电荷的细菌、真菌、病毒等病原微生物能起到持久杀菌或长效抑菌作用。

3）细胞保护剂和生长因子：能延缓鼻咽癌患者放射性口腔炎的发生，明显减轻损伤程度和促进溃疡愈合，包括重组人表皮生长因子外用溶液（金因肽）和重组牛碱性成纤维细胞生长因子外用溶液（贝复济）。重组人表皮生长因子（rhEGF）可以补充内源性表皮生长因子的不足，促进机体各种上皮组织创面的修复。重组牛碱性成纤维细胞生长因子（rb-bFGF）具有促进毛细血管再生，改善局部血循环，从而加速创面愈合的作用。

4）湿性敷料：敷料本身为一种活性亲水性敷料，由亲水性颗粒与疏水性聚合物组成，其形成的湿润环境还可促进上皮细胞的移动，从而进一步加快了创面的愈合速度；软聚硅酮泡沫敷料内层是硅酮，能吸收渗液，促进创面释放多种生长因子，使坏死组织和纤维蛋白溶解，有利于毛细血管的形成和肉芽组织的生长。这类敷料周边具有自黏性，揭下时应特别注意，需慎重使用。

5）粉剂：如溃疡粉，主要由羧甲基纤维素钠（CMC）、瓜尔豆胶等组成，具有强大的吸收功能。这些成分覆盖伤口处，吸收伤口的渗出物后形成一种柔软的凝胶，仅允许氧气和水蒸气的通透，水分和各种微生物不可以通透，从而在创面处形成闭合的湿性环境，这样可维持创面适宜的湿度，促进伤口愈合，减少创面的能量散失，维持创面适宜温度，利于创面供血、供氧和细胞的有丝分裂，并具有较强的自融清创能力，无痛，选择性清除坏死组织，从而达到皮肤损伤愈合的目的。

6）中医药治疗

A.凉血解毒类：甘草、紫草、冰片、大黄、生地黄等，可显著改善放射性皮肤红斑、色素沉着等皮肤损伤。如双草油（甘草、紫草、冰片）、凉肤玉肌膏（生地黄、冰片、大黄、黄柏、紫草等）等。

B.清热燥湿类：黄柏、黄芩、苦参等可祛除热邪，有效促进渗出物的吸收，缓解放射性皮肤损伤引起的脱屑、热痒、渗液等反应，如连柏液、五黄膏、湿润烧伤膏、蜈黛软膏等。

C.祛腐生肌类：中药红花、当归、血余炭等可有效促进创面血液循环，抑菌抗菌，控制创面感染，将坏死组织溶解液化，改善局部血液循环，促进肉芽生成，有效治疗放疗引起的溃疡、坏死等反应，如溃疡油（当归、红花、生大黄、紫草、生黄芪）、黑绛丹等。

（5）护理

1）照射前向患者说明保护照射野皮肤及预防皮肤反应的重要性及方法，介绍可能出现的放射性皮炎的临床表现、发展与转归，以及治疗过程中的注意事项。增加患者对疾病的控制感，减少其在疾病与治疗过程中因不了解信息而产生的恐惧、疑惑和压力。做好患者照射野皮肤保护的健康指导，特别是日常的防护注意事项。

A.保持照射野皮肤特别是皱折处、多汗区，如乳下、腋窝、腹股沟、外阴等皮肤的清洁干燥，用温水和软毛巾清洗，禁用碱性肥皂搓洗，不可涂乙醇、碘酒及其他对皮肤有刺激性的药物。

B.穿柔软宽松、吸湿性强的纯棉内衣，颈部有照射野时穿质地柔软或低领开衫，避免阳光直射，外出注意防晒。

C.禁止搔抓局部皮肤，皮肤脱屑切忌用手撕剥。

D.照射野皮肤局部禁贴胶布，禁用冰袋和暖具，禁止剔毛发，宜用电动剃须刀。

2）局部照射野遵医嘱预防用药：及早使用放疗皮肤保护剂，据国内外文献报道，及早使用护肤剂可使皮肤反应迟发出现，连续使用护肤剂可降低皮肤反应程度；应用方法正确与否对预防皮肤反应至关重要。应了解放射治疗的部位、范围，使用皮肤保护剂使用的具体方法。

3）每日随时观察照射野皮肤反应的变化程度及倾听患者的主诉感觉，如干燥、瘙痒、疼痛等，针对出现不同级别的皮肤反应及时对症处理。

A.Ⅰ级：又称干性反应，不用特殊处理，按时使用皮肤保护剂，禁忌抓挠损坏放射区域皮肤以防破溃。

B.Ⅱ～Ⅲ级皮肤反应：又称湿性反应，可先用生理盐水清洁创面待干后外涂三乙醇胺软膏，也可吹氧加速创面干燥，再涂软膏减少炎性渗出，加快创面愈合；使用湿性敷料更有利于皮肤破损愈合，因为湿性敷料避免了创面的水分流失，同时能保护皮肤免受外界刺激。湿性敷料需在湿性脱皮时才可使用。

4）放疗结束后3～10个月内，由于放疗致使颈部淋巴回流障碍，仍需继续注意放射野皮肤保护。

4.放射性口腔黏膜炎（Radiotherapy Induced Oral Mucositis，RTOM）

（1）RTOM的发生机制 口腔黏膜由非角质鳞状上皮细胞组成，这些上皮细胞每7～14天更新一次，其下层为唾液腺和皮脂腺。头颈部恶性肿瘤放射治疗时，放射线在杀伤癌细胞的同时也损伤正常的组织细胞，照射野不仅包括原发灶，还包括腮腺、颌下腺等众多周围正常组织，其发生机制如下。

1）直接损伤：放射线直接引起口腔黏膜细胞数的减少。正常口腔黏膜的细胞数大约为1000个/mm²，常规照射一周后可下降至500个/mm²，之后由于口腔黏膜细胞代偿增殖，部分功能恢复，至7周后放疗结束时口腔黏膜的细胞数可降至400个/mm²；并且唾液腺受到放射性损伤，特别是浆液性腺泡组织为纤维组织所代替，导致唾液分泌量明显减少，口腔自洁作用显著降低，从而引起菌群改变，导致口腔炎症的发生。

2）间接损伤：由于炎性介质释放，而使炎性细胞趋化，局部组织炎性物质释放增多；放射线使唾液分泌减少，使唾液流量及质量均大大减少，口腔自洁及免疫功能降低，导致口腔pH值下降，原有微生物环境失调，口腔黏膜屏障破坏，引起口腔黏膜发炎、破溃。

3）中性粒细胞计数与口腔黏膜炎发生呈负相关，放疗所引起的中性粒细胞减少促进了RTOM的发展，也促进了病原微生物在损伤黏膜表面定植繁殖，加重口腔炎症。

4）放疗同时进行化疗，使口腔黏膜炎发生率更高。大部分化疗药物具有细胞毒性，在杀伤肿瘤细胞的同时，损伤口腔黏膜细胞，使口腔黏膜萎缩、变薄，脆性增加，继而发生口腔黏膜炎。而且据统计大剂量化疗有5%～20%的患者并发真菌感染，临床上真菌感染往往合并细菌感染。

（2）RTOM的发生时间　RTOM的发生和持续时间与放射源、照射累积剂量、剂量强度、照射黏膜的面积、有无吸烟饮酒史及其他因素，如口腔干燥或口腔感染有关。RTOM多在放疗的第3周出现，在标准照射（200cGy/d）中，黏膜红斑发生在治疗第一周内，发生的严重时期为放疗的第4～5周。

（3）目前RTOM常用的分级方法有两种

1）WHO口腔黏膜损伤分级标准

Ⅰ级：口腔黏膜出现红斑、疼痛，不影响进食；

Ⅱ级：口腔黏膜出现红肿、溃疡，但患者能进食；

Ⅲ级：口腔黏膜出现溃疡，患者能进流质饮食；

Ⅳ级：口腔黏膜出现溃疡，患者不能进食。

2）根据北美放射肿瘤治疗协作组急性放射损伤分级标准，口腔黏膜损伤分5级。

0级：无变化；

Ⅰ级：充血/可有轻度疼痛，无需镇痛药；

Ⅱ级：片状黏膜炎，或有炎性血清血液分泌物，或有中度疼痛，需镇痛药；

Ⅲ级：融合的纤维性黏膜炎/可伴重度疼痛，需麻醉药；

Ⅳ级：溃疡，出血，坏死。

（4）RTOM防治

1）降低口腔温度：正常组织放疗引起损伤最重要的因素是氧，目前公认的氧效应机制是在自由基水平起作用，降低口腔温度后，口腔黏膜血管收缩，血流量减少，降低了口腔黏膜组织的含氧量，可减轻放射线引起的口腔黏膜损伤。另一方面，口腔黏膜温度降

低对细菌繁殖有一定抑制作用。有文献报道，在照射剂量20Gy前，每次放疗前口含冷开水制作的冰块，待照射剂量达20Gy后，每次放疗前口含康复新口服液制作的冰块，通过降低口腔内温度达到有效减轻放射性口腔黏膜反应的目的。

2）使用口腔黏膜保护剂：一般使用含有复方茶多酚的成分，能减少体内氧化自由基增多，增强微血管弹性、韧性，防止出血，改善血液循环，减轻疼痛。另外，口服参麦饮（双花10g、沙参9g、生地9g、麦冬9g、胖大海6g、甘草6g）及静脉输注小牛血清去蛋白提取物（具有黏膜保护作用），能够推迟口腔急性放射性黏膜损伤的发生时间，降低Ⅲ～Ⅳ级急性放射性黏膜损伤的发生率。

（5）护理

1）放疗护理：放疗前让患者养成口腔卫生健康行为，同时对患者家属进行同期健康教育，使其掌握有关放疗、营养学知识及放疗反应应对方法。

A.积极治疗龋齿及其他牙齿疾病，若拔牙，应待伤口愈合后方可开始放疗。

B.耐心向患者讲解RTOM相关知识及注意事项，告知处理方法，减轻患者的心理压力，积极配合治疗。

C.说明口腔卫生在放疗中的重要性，教会患者如何保持口腔的清洁卫生，尤其是让患者领会含漱要点，避免随意性，指导患者掌握正确的含漱方法：漱口时将含漱液含在口腔内，然后鼓动两腮与唇部，使漱口液在口腔内能充分与牙齿接触，并利用水力反复地冲洗口腔各个部位，使口腔内的细菌数量相对减少，达到清洁口腔的目的。每日3～4次，每次含漱2～3分钟，让漱口液与黏膜皱襞部位充分接触，保持口腔的洁净，并嘱其坚持睡前用漱口液含漱，饭后使用小头软毛刷和含氟牙膏进行口腔清洁，清除食物残渣和口腔内的细菌，减少感染。

D.放疗前2～3天测定口腔pH值，选用合适的漱口液，正常口腔pH值在6.5～7.5，可保持口腔防御机制发挥作用。pH值高时选用硼酸漱口溶液，pH值低选用碳酸氢钠漱口溶液，中性可选用生理盐水。

2）放疗中护理

A.0级口腔黏膜炎的护理：一般照射在一周（DT10Gy）以内，患者无症状，仅需保持口腔清洁、湿润，每餐进食后须刷牙，养成饭前、饭后及睡前漱口的良好习惯，避免过冷、过热及粗糙食物；指导患者常用金银花、麦冬泡水喝，每天饮水量保持2500mL以上。多吃水果、蔬菜及软质食物，加强营养，提高自身免疫力，使口腔黏膜保持湿润。口含维生素C片、西洋参、话梅等，促进唾液分泌，同时也可以指导患者做舔舌运动，以刺激唾液分泌。每次餐后用含氟牙

膏，以软毛牙刷刷牙，每天指导患者使用漱口水含漱，每次2分钟。

B. I级口腔黏膜炎的护理：一般照射在1~2周（DT10~20Gy），患者口咽黏膜充血、水肿、有轻度疼痛感。因黏膜充血水肿，应忌食粗糙、生硬、过热、过烫及辛辣食物，戒烟酒，也可含冰盐水以减轻不适。

C. II级口腔黏膜炎的护理：一般DT20~40Gy时，患者口咽黏膜明显充血，有斑点状白膜、红斑、溃疡、疼痛明显，但尚能进食，随着放疗剂量的增加，口腔唾液生成减少，口腔自洁作用减弱，唾液的pH值会降低，为防止加重口腔黏膜炎及抑制其他细菌、真菌的感染，按医嘱根据口腔pH值，选择合适的漱口液有效漱口，润湿口腔黏膜。

D. III级口腔黏膜炎的护理：一般DT40Gy以上时，患者口咽黏膜极度充血、糜烂、出血、融合成片状白膜，溃疡加重，剧痛，仅能进流质饮食。在对II级放射反应护理的基础上，护士需每天评估口腔黏膜变化，继续指导患者正确口腔护理，用生理盐水漱口，在溃疡面使用细胞保护剂和生长因子口喷，以利于溃疡处黏膜的肉芽生成及上皮修复，促进口腔溃疡愈合；患者如口腔痛及吞咽痛严重，可在餐前15~20分钟口含1%丁卡因15mL或2%利多卡因10mL或1:1维生素B$_{12}$，可缓解疼痛，以便进食。

E. IV级口腔黏膜炎的护理：一般极少出现，患者口咽部有多个溃疡面，且面积较大，常伴有脓性分泌物，偶有畏寒、发热等现象，又因吞咽时疼痛剧烈，张口困难，常不能进食。对有脓性分泌物的溃疡，可先用0.9%氯化钠棉球轻轻擦洗，清除脓性分泌物。白天给予口腔护理，并观察黏膜溃疡修复情况，再用贝复剂喷患处3~4次。如出现真菌感染时，可用3%苏打水和制霉菌素10万U/mL含漱，同时给予营养支持、抗感染、对症治疗等。

3）放疗后护理：放疗后继续保持口腔卫生，餐前餐后坚持用淡盐水漱口，含氟牙膏刷牙。由于唾液腺受到放射性损伤，口腔黏膜干燥，指导患者进软食，减慢进食速度，多食水分含量高的水果、蔬菜，如梨子、荸荠等。

5.放射性颞颌关节障碍、颈部强直

机体受照射部位经照射后数年会出现一些不可恢复的慢性反应称之为后期反应，如鼻咽癌等头颈部根治性放疗所致的张口困难、颈部强直，其发生率为35.6%，常与射线的能量、总剂量有关，因此放疗中及放疗后应及时有效地进行早期预防性功能训练，可极大地降低张口困难、颈部强直发生率。

（1）根据张口困难程度评价标准（SOMA），张口受限分级评价标准如下。

0级：正常成人自然开口门齿距为3.7~4.5cm；

I级：张口受限，门齿距2.0~3.0cm；

II级：进干食困难，门齿距1.1~2.0cm；

III级：进软食困难，门齿距0.5~1cm；

IV级：门齿距<0.5cm，需鼻饲。

（2）功能锻炼

1）机制：综合性功能康复操可以预防颞颌关节、咀嚼肌、颈部肌群的纤维化，配以穴位按摩，借助经络神经末梢的传导使肌肉、肌腱等松弛，有效地缓解粘连和挛缩，促进局部组织的血液循环和腺体的分泌作用，降低张口困难、口干和颈部强直的发生率。

2）方法：运用中西医结合法创造鼻咽癌综合性康复操，内容方法共分四节。

第一节：大开颌（叩齿），最大程度张口，闭合共32次（四八拍）；同时配以穴位按摩（听宫穴、听会穴及翳风穴）。

第二节：咀嚼（咬肌锻炼），口唇闭合，上下白齿对合，用力咬合16次（二八拍），同时配以颊车穴位按摩（用力咬合下颌角前上方，咀嚼肌隆突）。

第三节：磨牙，口唇闭合上下门齿交替侧向和前伸运动各16次（二八拍）。

第四节：转头，旋转各二八拍，配以天容、天窗、完骨穴位按摩各16次（二八拍）。

3）注意事项

A. 放疗前按照张口困难程度LENT-SOMA评价标准评估者张口情况并记录；康复训练中定期做张口困难、咬合力、颈部转动角度的评价。

B.综合性功能康复操训练，须向患者讲明其正确的训练方法尤其是穴位按摩，要求穴位正确，有效按摩，即必须得气，有酸胀麻感觉，使患者主动训练并能坚持至放疗后3~5个月效果更佳。

C.训练指导中确立患者自我康复护理行为，明确训练设定的疗效指标，让患者了解康复操的益处，使患者自觉主动进行训练，从放疗开始至放疗结束，出院后仍坚持6个月至1年，效果更佳。

6.放射性肺炎

一般发生在放疗中或放疗结束时，发生率为5%~15%，其发生除与放疗剂量、照射体积、患者肺功能、年龄等因素有关外，同步化疗也会促进放射性肺炎发生，感染是诱发急性放射性肺炎的重要因素，其临床表现为低热、渐进性咳嗽、呼吸困难、吐白色泡沫痰、胸疼、肺水肿、咯血等，严重者出现急性呼吸窘迫症、高热甚至死亡。胸片显示与照射野一致的弥漫性片状高密度影；护理应注意观察患者有无呼吸困难、发热等放射性肺炎表现，配合医生积极对症治疗如吸氧、雾化吸入，应用肾上腺皮质激素、抗生素、丙种球蛋白等，中医中药治疗以养阴清肺为主。

7.放射性食管炎

（1）发生时间与影响因素　放射性食管炎常发生在放疗3～4周总剂量（Dose Total，DT）15～40Gy期间，随着放疗剂量逐渐增大将有不同程度的放射性食管炎，而且在放疗结束后1～3周持续存在，并逐渐发生慢性炎症及上皮再生，黏膜下及部分肌层开始纤维化导致食管狭窄，多与同步化疗、放疗分割方式、剂量及年龄呈正相关。轻者表现为局部疼痛及吞咽困难加重，重者胸骨后烧灼感疼痛加剧，临床以对症治疗为主。

（2）治疗　包括黏膜保护剂、修复剂、抗生素、麻醉剂、维生素和激素，可达到减轻水肿、止痛、消炎的作用。

1）黏膜保护剂：口服硫糖铝、复方谷氨酰胺、蜂蜜、酸牛奶联合应用。

2）消肿止痛：以20%甘露醇+庆大霉素+复方维生素B_{12}+地塞米松混合，疼痛严重者加入1%普鲁卡因溶液或其他止痛药混合液，嘱患者早、午、晚三餐前将药物混匀后含服，但有消化道溃疡病史者慎用地塞米松。

3）生物黏膜修复剂：重组牛碱性成纤维细胞生长因子（贝复济）、人重组粒细胞刺激因子（吉粒芬、特尔立）300μg，用100mL0.9%的氯化钠溶液稀释，分4～6次口服，每次10～20mL，服用后禁食1小时并卧床0.5小时，每日4～6次，连用5天为1个疗程。国外文献报道Ⅲ度放射性食管炎患者连续口服重组粒细胞刺激因子溶液，可使溃疡黏膜有效修复，43%痊愈，48%减轻。

（3）护理　预防放射性食管炎最好的方法是进行早期预防性护理干预，科学合理的营养治疗及饮食护理，能显著地改善患者的营养状况，使食管癌患者可以同步接受放化疗，有效减轻及控制食管癌患者食管黏膜炎的发生和发展，顺利完成放疗。

1）放疗前评估观察患者吞咽进食情况、营养状态，根据患者的病情及经济能力遵医嘱行鼻饲、胃造瘘术或支架置入，以防加重进食困难而影响放疗的顺利进行；进行饮食宣教指导，患者应少量多餐，避免辛辣、过热、粗糙的食物，每次进食后饮用温开水冲洗食管以防食管堵塞；及早预防性用药以减缓放射性食管炎的发生。

2）严密观察有无放射性食管炎：观察患者有无吞咽困难、进食困难、下咽痛及胸骨后疼痛加剧的表现，遵医嘱给予对症处理；消除患者误认为病情加重的思想负担，解释其原因，多数患者在放疗40Gy后会缓解，鼓励患者配合治疗。

3）严密观察有无气管食管瘘、出血和穿孔的相关症状，及时通知医生给予对症处理。出血、穿孔是食管癌放疗最严重的并发症，是因外侵肿瘤在治疗中快速退缩引起，前兆症状有胸背痛突然加剧、脉搏加速、呛咳、低热等，应严密观察患者生命体征，多巡视患者，如出现以上症状立即报告主管医师，证实穿孔者应立即停止放疗，并采取相应的治疗措施，包括禁食、静脉营养输入、密切观察是否伴有出血或潜在出血危险。

8.放射性阴道炎

随着宫颈癌治愈率的提高和治疗后患者生存时间的延长，放疗所带来的放射性损伤成为影响患者生活质量的瓶颈。放射性阴道炎是宫颈癌放疗中最常见的并发症之一，因放射线杀灭癌细胞的同时，可对阴道壁产生放射性腐蚀，导致阴道黏膜水肿、粘连，严重者可导致黏膜坏死、脱落；放疗晚期，则会出现纤维组织增生，造成器官狭窄等，因此放疗期间阴道冲洗是十分必要的。

（1）指导患者掌握配制适宜的冲洗液温度（37℃～39℃）、转动冲洗头冲洗等正确的操作方法，以便出院后在家自己使用专用冲洗器进行阴道冲洗。放疗后6个月内每天坚持进行阴道冲洗，可防止感染，预防阴道粘连。冲洗前应主动热情地与患者交流沟通，耐心细致地用通俗易懂的语言向患者介绍阴道冲洗的目的、要求、配合方法、冲洗的一般过程及安全性，使患者有充分的思想准备，并对患者提出的各种疑问做好耐心的解释工作，同时给予心理上的安慰使其消除紧张、恐惧、焦虑等心理因素，积极配合治疗。

（2）治疗阴道炎的局部用药主要有片剂、栓剂、乳膏、阴道环和水凝胶剂等，但放射性阴道损伤不同于细菌性阴道炎，由于受射线影响，其成纤维细胞受到严重损害，伤口内胶原合成也受到抑制。因此临床常选用冲洗剂以创造阴道内较好的康复环境。

1）中药制剂：研究表明，由岗松、冰片、黄柏、蛇床子、苦豆草和苦地丁组成的中药制剂，具有泻火燥湿、清热解毒、通经活血、去腐生肌的效果，可促进阴道内环境的调整，使阴道损伤发生率降低，加快康复速度。

2）水凝胶：是一种能够在水中溶胀吸收并保持大量水分的亲水性网状高分子溶胀体，水凝胶表面光滑，与阴道黏膜生物相容性良好。使用后柔软平滑，局部耐受性好，阴道滞留时间长。水凝胶作为一种新型制剂备受临床关注、应用较广。近年来，温度敏感型原位凝胶作为一种新型阴道给药系统逐渐受到重视，其制备方式简便，常温下为液体，有利于各种组分的均匀混合，给药方式更为方便，涂抹更加均匀。

9.放射性直肠炎

国内外直肠癌发病率有明显增高趋势，Ⅱ、Ⅲ期直肠癌患者一般在术后需辅以放射治疗。随着三维适形放疗的开展及应用，直肠癌术后放疗的疗效有了较大提高，能有效增加靶区剂量，提高肿瘤局部控制率，减少周围组织的放射剂量，最大程度保护正常组织，但是仍不可避免地产生一系列并发症，并发症中最常见的是急性放射性直肠炎，临床症状为排便次数增多、腹泻、腹部疼痛、黏液或血性分泌物、里急后重、直肠瘘或穿孔，导致患者生活质量下降，影响放射治疗的连续性，使放疗疗程延长或者中断，从而影响治疗效果。

（1）根据RTOG下消化道急性放射损伤分级标准分为5级。

0级：无变化；

Ⅰ级：排便次数增多或排便习惯改变，无需用药/直肠不适，无需镇痛治疗；

Ⅱ级：腹泻，需用抗副交感神经药（如止吐宁）/黏液分泌增多，无需卫生垫/直肠或腹部疼痛，需镇痛药；

Ⅲ级：腹泻，需胃肠外支持/重度黏液或血性分泌物增多，需卫生垫/腹部膨胀（平片示肠管扩张）；

Ⅳ级：急性或亚急性肠梗阻，瘘或穿孔；胃肠道出血需输血；腹痛或里急后重需置管减压，或肠扭转。

（2）治疗　目前临床上对于急性放射性肠炎的症状治疗主要以收敛止痉、镇痛止血、控制感染等对症治疗为主要方法。

1）口服药

A.止泻剂，如洛哌丁胺、山莨菪碱等，改善腹泻、腹痛及恶心呕吐等症状。

B.服用抑制前列腺素合成的药物，如5-氨基水杨酸可明显减轻腹泻、腹痛及腹胀症状。

C.复方谷氨酰胺肠溶胶囊由中医古方四君子汤（人参、白术、茯苓、甘草）和谷氨酰胺组成。谷氨酰胺是一种非常重要的、具有特殊作用的氨基酸，是胃肠道黏膜细胞的特殊营养物质，可明显加速小肠上皮细胞DNA合成和细胞分裂增殖，显著加快受损小肠黏膜的修复。

D.其他：常用治疗放射性直肠炎的药物还有硫糖铝等。

2）药物保留灌肠：保留灌肠是目前较为常用的治疗方法，通过直肠给药，直达病患处，改善局部血流，促进溃疡面愈合，也可使血管收缩，达到止血的目的。

A.解痉止泻剂：蒙脱石（思密达）6g、地塞米松5mg、庆大霉素16万U、利多卡因5mL加温生理盐水30mL混匀，行保留灌肠，每晚临睡前一次，可缓解会阴疼痛、里急后重等症状。

B.黏膜修复剂：人重组粒细胞刺激因子（吉粒芬、特尔立）300μg + 100mL的生理盐水稀释或生理盐水20mL + 小牛血清去蛋白提取物200mg保留灌肠，每日一次，连续一周，可使溃疡黏膜有效修复。

（3）护理

1）心理护理：出现放射性肠炎时，特别是伴有里急后重、血便及疼痛时，患者有恐惧及焦虑心理，担心治疗效果及预后，耐心向患者介绍放射性直肠炎发病机制和治疗知识及护理，解除患者的心理负担，树立信心，顺利完成放疗。

2）及时评估放射性直肠炎程度，观察对症治疗处理后的效果有无改善。

3）饮食调理和营养支持：如能经口进食者，一般应给予低油、无渣的饮食，避免食用含奶、豆浆及乳糖的食物，减少腹胀、消化不良的发生。Ⅲ～Ⅳ级放射性直肠炎遵医嘱行胃肠外营养支持。

4）肛周皮肤护理：保持肛周皮肤清洁、干燥，穿棉质透气内裤。部分患者因大便次数增多，有肛周湿疹，每次便后用温水清洗肛周及外阴部，保持局部皮肤清洁干燥，以促进局部血液循环，减轻疼痛，浴后肛门处涂油保护。

目前最有效的治疗肿瘤的手段是手术、放疗、化疗，这3种治疗均会使患者产生不同程度的并发症，机体受照射部位经照射后数年会出现一些不可恢复的慢性反应称之为后期反应。不同放射部位可出现不同反应，如放射性直肠炎、膀胱炎、肾炎、放射性肺炎和肺纤维化、放射性白内障、放射性骨髓炎、放射性颅神经损伤、脑瘤、慢性骨髓炎、骨坏死以及局部组织纤维变形成瘢痕狭窄等，严重影响机体功能，甚至导致大出血、窒息而危及患者生命。由于放疗所致的这些后期反应是严重的不可逆的且无特效治疗，故应以预防为主。因此在放疗过程中应注意积极治愈急性期反应，做好保护性措施的宣教及护理。

放疗所出现的急性反应多发生在放射治疗中或后的几个月内；而完全损伤多发生在几个月或几年，甚至更长时间发生，它严重影响患者的生存质量，因此针对各种放疗反应及早提供有效的、科学合理的预防性护理干预及健康教育是非常重要的。

第六节 放射防护

放射防护必须按照国家《放射卫生防护基本标准》中放射防护的有关规定和要求，遵循医疗照射时间的正当化、医疗照射防护最优化、个人剂量限制的放射防护的基本原则，合理使用辐射防护基本方法即缩短受照时间、增大与辐射源的距离、设置防护屏障；加强防护措施和监督管理，建立放射治疗相关管理制度，把放射线对人的影响减少到最低。

一、工作人员的安全防护

（一）防护措施

1.上岗前接受系统的专业操作技能和防护知识的岗位培训，经考核合格且体格检查符合国家《放射工作人员的健康标准》后方可上岗从事放射治疗工作。

2.放射工作人员应佩戴标准的个人剂量计，定期进行个人剂量监测，建立个人剂量监测记录和健康档案记录。定期体检，一般一年进行一次，如特殊情况一次外照射超过年最大剂量当量者，应及时进行体检并做必要的处理，放射病的诊断须由专业机构进行。

3.放射工作人员必须遵守各项操作规程，治疗过程中操作者必须始终监视着控制台和患者，并及时排除意外情况。操作者不得擅自拆除辐射安全与联锁设备，当维修需要时，必须经过负责人员同意，并在控制台醒目告示治疗机正在维修，维修后及时恢复安全与联锁设备，检验其控制功能正常，并经负责人员确认后才可进行放射治疗照射。

4.放射性操作应熟练、迅速，做好周密计划和充分准备，安排好每个步骤，进入室内要按放疗要求次序，短时间做完，避免在放射性工作场合不必要的逗留，尽量减少接触时间。

5.增加距离是最有效的减少射线辐射的方法，故给患者进行护理时应注意尽量保持一定距离。

6.对被放射源污染的物品如器械、敷料以及排泄物、体液等的处理，应与有关人员如同位素治疗室取得联系。一般来讲，必须在去除放射性污染源后方能处理或重新使用，处理时应戴双层手套以防手部污染。

（二）放射工作人员健康管理

1.放射性工作人员就业前，必须进行体格检查，检查合格者方能从事放射工作。有下列情况之一者不宜从事放射工作。

（1）血红蛋白低于120g/L或高于160g/L（男）；血红蛋白低于110g/L或高于150g/L（女）。

（2）红细胞数低于4×10^{12}/L或高于5.5×10^{12}/L（男）；红细胞数低于3.5×10^{12}/L或高于5×10^{12}/L（女）。

（3）白细胞数低于4.5×10^{9}/L或高于10×10^{9}/L，血小板低于110×10^{9}/L者。已参加放射性工作的人员，白细胞总数持续（指6个月）低于4×10^{9}/L或高于11×10^{9}/L，血小板持续低于100×10^{9}/L者。

（4）患有心血管、肝、肾、呼吸、血液、皮肤疾病者和有严重的晶体混浊或高度近视者。

2.从事放射性工作的育龄妇女所接受的照射，应严格按均匀的月剂量率加以控制。

（三）工作人员和公众中个人的剂量限值

1.根据国际辐射防护委员会（ICRP）和我国《放射卫生防护基本标准》（GB4792-84）确立的个人防护剂量限值，ICRP60号报告推荐的放射性职业人员全身年平均当量剂量限值为20mSv（5年内平均，任何一年内）；任何一年内的有效当量剂量不超过50mSv/年。眼晶体的年当量剂量限值为150mSv，其他单个器官或组织500mSv。

2.公众中个人受到的年当量剂量应低于下列限值：全身，5mSv（0.5rem）；任何单个组织或器官，50mSv（5rem）。

3.各单位在制订放射防护规程时，必须把现有的和预期的各种放射源对公众的照射计算在内。要使公众个人所受总剂量当量低于上述限值。对新建放射工作单位进行放射防护给予评价时，必须考虑到这一点。

二、防护设施

无论治疗机是装在手术室或在放射治疗科治疗室内，对建筑物的防护要求要满足下面的基本要点。

1.放射治疗机尽可能远离非放射工作场所。治疗室必须与控制室分开。治疗室要有足够的使用面积，一般最小不应少于30m²的使用面积。

2.机房布局合理，避免有线束直接照射门、窗，从控制室进入治疗室最好采取迷路设计。治疗室的四周墙壁（含天棚与地板）要有足够的屏蔽防护厚度，凡有用线束投照的方向应按主射线（原射线）屏蔽要求设计，其余方向可按漏射线及散射线屏蔽要求设计，以降低建筑费用。

3.控制室应装有监视治疗室及患者的TV设备盒对讲系统。普通X线情况下，可设观察窗，窗开在非主射线方向上，玻璃要含有足够的铅当量。

4.机房门口设电离辐射警告标识、放射防护注意事项，机房门要有闭门装置，且工作指示灯与机房相通的门能有效联动。

5.在控制室、治疗室、附属机房等适当位置安装有紧急开关。治疗室内必须有通风设备，可在顶棚或无射线辐射的高墙区开窗户，每日换气3~4次。

6.如果在低压X射线治疗下，就不需要增加更多的防护装备，工作人员只需穿戴具有足够防护铅当量的围裙即可；对于便携式小型感应加速器的术中放疗应用也无需复杂的防护专用建筑设施，只要在电子束出束时，工作人员远离机房或隔室进行操作，就不会对工作人员造成辐射影响。因为该机电子束能量低，在体腔内就被组织吸收了，不会对周围造成更多的辐射。

三、患者的防护

放射治疗室的工作人员必须有严谨的科学态度和高度责任心，要从各方面保证患者在放射治疗中的安全。

1.照射部位和照射时间要准确无误。

2.接受放疗的患者，因肿瘤部位不同，靶体积形状各异无规则，因而在靠近危险敏感器官的区域常常需要在体腔内进行部分屏蔽，以阻挡吸收束线，起到保护正常组织器官的作用。

3.电源、机头等设备要经常检查、维修，防止发生意外事故。

4.体内置放放射源的患者，一定要卧床休息防止身体移动，以免放射性物质脱落或放射源移动位置，影响患者的治疗效果和增加正常组织的损伤。在治疗期间禁止会客或探视。

第七节　放射性核素的治疗及护理

放射性核素治疗属于内照射治疗，其原理是通过高度选择性聚集在病变部位的放射性核素或标记物所发射出的射线，对病变进行集中照射，在局部产生足够的电辐射生物学效应，达到抑制或破坏病变组织的目的，其有效射程很短，因此邻近正常组织和全身辐射吸收剂量很低，具有较高的临床实用价值。

有些研究者预测，超过80%的各种类型的肿瘤可以使用核素治疗，如脑肿瘤、淋巴瘤、白血病等。目前肿瘤核素治疗最多用于甲状腺癌、前列腺癌、癌性骨痛、甲状腺功能亢进等。

一、放射性核素种类及适应证

放射性药物指含有放射性核素、用于医学诊断和治疗的一类特殊制剂。放射性药物可以是放射性核素的无机化合物，如碘化钠、氯化锶等，但大多数放射性药物一般由两部分组成：放射性核素和非放射性的被标记部分。非放射性的被标记部分可以是小分子化合物、抗生素、血液成分、生化制剂（多肽、激素等）、生物制品（单克隆抗体等）。放射性药物有多种分类方法，按放射性药物本身的剂型可分为注射液、颗粒剂、口服溶液剂、胶囊剂、气雾剂和喷雾剂等；按放射性药物的给药途径，可分为静脉、动脉、腔内、鞘内、皮下注射等。

治疗用放射性药物的选择要求：①一般为β或α射线，且具有较高的能量。有些核素有少量的γ射线，有利于定位；α、β辐射根据能量不同对组织的穿透程度也不一样。②半衰期较短（1~5天），在短时间内即可达到预定的辐射剂量，以保证治疗效果。③放射性药物容易标记成适用的制剂，且具有较好的体内外稳定性。常用放射性核素种类及适应证见表8-7-1。

目前临床常用的放射性肿瘤治疗药物有[131]I标记的肿瘤治疗药物、缓解肿瘤骨转移灶疼痛的药物、放射性标记的胶体和微粒治疗剂、放射性免疫导向治疗剂、放射性标记的受体治疗剂等。

二、常见几种放射性核素治疗与护理

（一）[131]I治疗甲状腺癌

分化型甲状腺癌（Differentiated Thyroid Carcinoma，DTC）包括乳头状甲状腺癌及滤泡状甲状腺癌，甲状腺组织有聚集碘功能，在给予大量[131]I之后，癌组织受到足够量的β粒子照射可被破坏。[131]I适用于乳头状甲状腺癌或滤泡状甲状腺癌及其转移病灶，经检查病灶部位有异常摄[131]I能力；滤泡状或乳头

表8-7-1 常用放射性核素种类及适应证简表

分类	核素名称	半衰期	粒子能量 MeV（强度%）	射程（mm）	适应证
α射线［射程（50～90）×10⁻³mm］	[211]At（砹）	7.21小时	5.586（42）	65.0×10⁻³	肝肿瘤
	[212]Bi（铋）	60.6分钟	6.051（83.7）	70.0×10⁻³	淋巴癌
短程β射线（射程<200×10⁻³mm）	[33]P（磷）	25.3天	0.249（100）		肿瘤骨转移
	[177]Lu（镥）	6.71天	0.497（78.6）		癌性胸、腹膜炎
	[199]Au（金）	3.139天	0.292（90）	4.4	胸、腹腔癌性积液
中程β射线（射程200μm～1mm）	[131]I（碘）	8.04天	0.605（90.4）	2.4	甲状腺癌、骨转移
	[153]Sm（钐）	46.4小时	0.694（43.6）	0.813	骨转移
远程β射线（射程>1mm）	[90]Y（钇）	64.0小时	2.279（100）	12	肝肿瘤
	[188]Re（铼）	16.98小时	2.116（70）	12	肿瘤骨转移
	[89]Sr（锶）	50.5天	1.46	6.7	肿瘤骨转移
	[32]P（磷）	14.28天	1.709（100）	8.7	肿瘤骨转移、皮肤肿瘤
电子俘获、俄歇电子和内转换电子	[125]I（碘）	60.2天		1×10⁻⁵	前列腺癌

状甲状腺癌手术时甲状腺组织未能全部切除；甲状腺癌治疗后复发而不能手术切除者。行[131]I治疗的患者需一般情况良好，白细胞计数不低于3.0×10⁹/L；尿排[131]I试验证明[131]I在体内有滞留现象。[131]I治疗后DTC患者的10年生存率为92.38%，其中颈淋巴转移患者10年生存率为98.09%，肺转移患者的10年生存率为87.5%。

1.治疗方法

（1）[131]I清甲治疗 消除术后残存正常甲状腺组织。口服治疗量[131]I1.11～3.7GBq（1Ci=37GBq），其意义是清灶治疗的基础，有助于DTC转移灶更有效地摄碘；有利于术后随访监测甲状腺球蛋白（Tg），并提高[131]I全身显像（[131]I-WBI）诊断摄碘性DTC转移灶的灵敏度；有利于DTC术后再分期制定后续的[131]I清灶治疗及制定随访计划。

（2）[131]I清灶治疗 消除手术不能切除的甲状腺组织，用于甲状腺癌复发及转移的治疗，是治疗肺转移最有效的方法。一般在清甲治疗后至少3个月重复清灶治疗，宜间隔6～12个月，颈部淋巴结转移者口服[131]I3.7～5.55GBq；骨转移者口服[131]I7.4～9.25GBq或肺转移口服[131]I5.55～7.4GBq。

（3）促甲状腺激素（TSH）抑制治疗 清甲治疗24～48小时后根据TNM分期和危险度分层对患者实行个体化TSH抑制治疗，目前临床上最常用的TSH抑制治疗的药物是左甲状腺素（L-T4）。因TSH水平是甲状腺癌复发及病死率的独立预测因素，TSH抑制治疗能补充DTC患者所缺少的T3、T4，抑制分化型甲状腺癌细胞的生长，从而降低DTC复发和转移。

（4）约1/3转移和复发的DTC患者在疾病的发展过程中，肿瘤细胞分化程度降低，导致分化型甲状腺癌细胞摄碘、有机化碘、合成甲状腺球蛋白等重要功能降低或丧失，失分化的表现也是恶性程度增高的表现。此时应用维甲酸（维生素A的生物活性代谢产物）可抑制细胞增生和诱导细胞分化。[131]I治疗分化型甲

腺癌指南（2014版）中指出[131]I治疗失分化DTC可选择应用维甲酸或靶向治疗。

2.护理

（1）治疗前准备 [131]I治疗前需低碘饮食（<50μg/d）至少1～2周，停用T4达4周以上，指南中给予重组人促甲状腺激素（rhTSH）以提高患者血清TSH水平，避免停用甲状腺激素后出现甲低）；特别注意避免做增强CT检查；测定T3、T4、促甲状腺激素（TSH）、甲状腺球蛋白（Tg）、甲状腺球蛋白抗体（TgA），并做[131]I全身显像（[131]I-WBI）。

（2）心理护理 向患者家属讲清放射药物治疗的特殊性、注意事项、可能发生的毒副作用、并发症及防护知识，介绍[131]I的基本知识及使用目的，解除患者恐惧心理，配合检查及治疗。

（3）饮食 嘱患者进低碘、高热量、高蛋白、高纤维素食物。服[131]I2小时前禁食水，服[131]I2小时后方可进食。口含一些酸性食物如话梅或嚼口香糖，促进唾液的分泌，减少口干症状，减少放射性碘对唾液腺的破坏。

（4）副作用的观察及护理 少数患者在口服[131]I后12小时内发生不良反应，如无力、恶心、呕吐、腹泻等，应积极采用对症治疗及护理。不同程度的放射性炎性反应多发生在口服[131]I后1～3天，为减轻症状，可服用泼尼松15～30mg/d，持续一周，观察颈部有无肿胀、吞咽疼痛、腮腺胀痛、味觉减弱和口干，嘱患者不要压迫颈部，以免引起甲状腺滤泡的破坏，释放大量的甲状腺激素，引起甲亢危象的发生。

（5）健康教育

1）治疗前向患者、家属讲解治疗目的、实施过程、治疗后不良反应，并进行辐射安全防护指导，接受[131]I治疗的患者对周围人群形成照射，患者的排泄物中的[131]I对环境形成放射性污染，因此需对患者进行隔离（一般隔离需3～5天，至少不低于48小时），期间

家属可以适当接触患者，与患者保持1.5～2m距离，一次接触时间不超过半小时。隔离期间应告知患者辐射防护的要求，如大小便后，盖上马桶盖至少冲水两次，以减少便池内的放射性物质存留。

2）出院后嘱患者避免过度劳累，戒烟戒酒，禁食辛辣食物，忌浓茶、咖啡、忌烟酒，保持平静的心态，防止情绪波动过大，以避免引起身体所需的甲状腺素量的变化，从而加重甲亢的症状。并告知对唾液腺、造血、生殖系统的影响呈个体差异，多为一过性，可自行恢复。^{131}I治疗后至少避孕半年。

3）需长期遵医嘱使用生理剂量甲状腺素，可造成亚临床甲亢，TSH维持在很低水平，会加重心脏负荷，引发或加重心肌缺血、心律失常，尤其是心房颤动；影响体内钙代谢，加大绝经期妇女骨质疏松症的发生率，因此应积极采取措施防止骨折的发生。

4）出院后患者应当主动避让其他人，防止^{131}I给其他人带来辐射伤害以保证周围人群的安全，对于孕妇、14岁以下儿童尤为重要。

（6）随访、复查

随访时间：一般3～6个月遵医嘱首次随访，随后视转移灶清除情况按每1～2年随访一次；由于甲状腺已被完全消除，需终身服用甲状腺素片；临床体检T3、T4、TSH、Tg、血常规、X线片、甲状腺摄碘率及^{131}I-WBI（行^{131}I-WBI后，显示转移灶缩小或数目比治疗前减少，Tg和TgA的水平降低，为治疗有效的标志）。

（二）^{131}I-MIBG治疗肾上腺素能肿瘤

肾上腺素能肿瘤包括嗜铬细胞瘤、神经母细胞瘤、交感神经母细胞瘤及神经节神经瘤等来自外胚层神经嵴的肿瘤。间碘苄胍（MIBG）是去甲肾上腺素的生理类似物，可被摄取和贮存于嗜铬细胞瘤内，经放射性核素^{131}I标记后，能显示瘤体。^{131}I-MIBG因能与肾上腺素能受体结合进入体内，可浓集于富含这种受体的神经内分泌肿瘤，利用^{131}I所发射的β射线，对这类肿瘤进行内照射治疗。

1.治疗方法

静脉滴注^{131}I-MIBG3.7～7.4GBq，两次治疗间隔时间一般为4～12个月，根据病情和患者身体状况可缩短治疗间隔时间。

2.护理

（1）治疗前准备　治疗前3天遵医嘱开始服用复方碘溶液，直至治疗后4周；治疗前7天停用影响^{131}I-MIBG摄取的药物，如抗高血压及心血管药物（拉洛尔、利血平、硝苯地平、地尔硫䓬、维拉帕米、尼卡地平等）、三环抗抑郁药（丙米嗪、氯米帕明、阿米替林、去甲替林、阿莫沙平等）、拟交感神经作用药物（肾上腺素、去甲肾上腺素、麻黄碱、苯丙醇胺、胰岛素、可卡因等）等。

治疗前测定24小时尿儿茶酚胺含量，以便做疗效诊断。治疗前一周常规做血常规、肝肾功能、TH、TSH、Tg、胸部CT、心电图等检查。为确定肿瘤组织是否摄取^{131}I-MIBG，在治疗前，做诊断性^{131}I-MIBG显像。

（2）心理护理　向患者家属讲清^{131}I-MIGB放射药物治疗的目的、注意事项、可能发生的毒副作用、并发症及防护知识，以解除患者恐惧心理，使其配合检查及治疗。另外患者一般需住院隔离5～7天，应提前向患者说明，以减轻焦虑心理。

（3）生命体征的观察　在开始静脉滴注^{131}I-MIBG至其后24小时内，应密切观察患者有无高血压危象的发生，医护人员应做好充分的抢救准备，应予以心电监护，定时测量心率和血压。在滴注过程中，嘱患者避免输液部位过多的活动，保证药物无渗漏；多饮水，及时排空小便，减少膀胱的辐射损伤。

（4）注意副作用的观察和处理　由于^{131}I-MIBG治疗肾上腺素能肿瘤在短期内（1～3天）可有恶心、呕吐、骨髓一过性抑制，给予对症处理。

（三）^{89}SrCl$_2$、^{153}Sm-EDTMP治疗恶性肿瘤骨转移

用于恶性肿瘤骨转移内照射的放射性核素，有^{89}Sr、^{153}Sm、^{131}I、^{32}P、^{186}Re，常用的是^{89}SrCl$_2$（^{89}锶-二氯化锶）、^{153}Sm-EDTMP（^{153}钐-乙二胺四甲基膦酸）。它们均具有很强的骨亲和力而不被骨髓细胞明显摄取，进入体内能较多地聚集在恶性肿瘤骨转移灶，其所释放的β射线可对病灶产生内照射作用，达到减轻疼痛，抑制病灶增长，杀伤癌细胞等姑息性治疗效果。由于^{89}SrCl$_2$的半衰期长，注射后疗效维持时间长于^{153}Sm-EDTMP，骨髓抑制不明显，^{89}Sr已成为目前临床上用于骨转移内照射治疗最常用的放射性核素。近几年又研发^{117m}Sn-二乙三胺五醋酸（^{117m}Sn-DTPA），具有较高亲骨性，利用其内转换电子放射β和γ射线治疗骨转移及骨痛。

1.适应证

恶性肿瘤骨转移并伴有骨痛者；核素骨显像示骨转移性肿瘤病灶有异常放射性浓聚者；恶性骨肿瘤未能手术切除或手术后有残留癌灶，且核素骨显像证实有较高的放射性浓集者；白细胞不低于3.0×10^9/L者；血小板不低于10×10^9/L者。

2.禁忌证

近6周内进行过细胞毒素治疗的患者；化疗和放疗后出现严重骨髓功能障碍者；骨显像仅见溶骨性冷区，且呈空泡者；严重肝功能损害者；妊娠及哺乳期

妇女。脊柱破坏伴病理性骨折和截瘫患者以及晚期和已经历毒刺放化疗且疗效差者，应慎用。

3.治疗方法

常用的骨转移治疗药物均采用静脉注射，常用 $^{89}SrCl_2$ 或 ^{153}Sm-EDTMP，其治疗用量见表8-7-2。

4.重复治疗指征

骨痛未完全消失或复发；第一次治疗疗效好，随访中血象变化不明显（白细胞>3.0×10^9/L，血小板>80×10^9/L）疼痛缓解可持续4~40周，可重复治疗；重复治疗间隔时间根据放射性药物的半衰期、病情的进展和患者的全身状况而定。一般情况下，^{153}Sm-EDTMP 4~5周，^{188}Re-HEDP宜间隔1~4周，$^{89}SrCl_2$间隔3个月或更长时间。

5.护理

（1）治疗前准备　^{99m}Tc-MDP（^{99m}锝-亚甲基二膦酸钠）全身骨显像，以确定多发性骨转移灶存在，末梢血白细胞>3.0×10^9/L，血小板>80×10^9/L。

（2）饮食　钙与^{89}Sr等核素具有竞争作用，影响核素吸收，因此治疗时应停止钙摄入。注药前患者饮水至少500mL，治疗后也应大量饮水，经常排尿以减少膀胱和全身辐射负担。

（3）副作用的观察及处理　使用核素^{89}Sr后大多数患者短期内无不良反应，部分患者可出现恶心、呕吐、腹泻、便秘、血尿、皮疹或发热等症状，及时给予对症处理。使用核素^{153}Sm-EDTMP会有血钙下降和心律不齐现象发生，予以血钙监测和心电监护；核素治疗对骨髓有一定抑制作用，注意血象的检查；在接受治疗后一周左右，患者会感到疼痛加重，称之为闪烁反应，这是治疗中出现的正常反应，一般认为闪烁反应的出现是治疗有效的标志。

（4）复查与随访　治疗后密切注意止痛效果（起效时间和持续时间）以便考虑是否再次核素治疗；治疗后1个月内每周一次进行血象检查；治疗后3个月内每周进行一次生化检查，出现异常，则一直观察到正常。必要时每3个月或半年检查一次X线检查和骨显像检查。

三、放射性核素其他治疗途径

临床上除了以上常见的核素治疗方法外，出现了诸多核素的治疗方法，如核素介入治疗（腔内治疗、组织间质治疗）、核素敷贴治疗及放射性免疫导向治疗等。

1.核素介入治疗

利用介入手段将放射性核素^{90}Y或^{32}P制备成放射性微球（GTMS），微球直径通常为35~50μm，将其直接注入肿瘤组织，如肝癌、肺癌、食管癌、胸、腹腔等。一方面这样大小的颗粒不能通过毛细血管而停留在肿瘤组织中，不能随血流流向全身其他脏器，造成其他脏器的损伤；另一方面放射性核素^{90}Y或^{32}P所释放的β射线可对肿瘤组织产生辐射杀伤。

2.组织间放射粒子植入法（又称近距离照射）

详见第十章第三节介入治疗的途径及方法。

3.核素敷贴治疗

其原理是利用一定剂量的发射β射线的放射性核素（如^{90}Y、^{32}P等）作为外照射源紧贴于病变部位，通过β射线对病灶产生电离辐射生物效应，以达到治疗的目的。适于表浅皮肤肿瘤及恶性肿瘤的表浅转移。

4.放射性免疫导向治疗

目前随着用放射性核素标记的抗体、受体治疗剂的研发，放射性免疫导向治疗也有了重大突破。已应用于肝癌、淋巴瘤、肺癌、结肠癌、乳腺癌、卵巢癌等，其原理是利用标有放射性核素的抗体进入人体后，与肿瘤细胞特异性结合，并滞留于肿瘤组织内，起到局部照射杀伤肿瘤细胞的作用。其主要优点在于高度的亲肿瘤特异性，在治疗肿瘤的同时对正常组织损伤小。另外，除了可治疗原发灶，还可治疗远处转移灶。给药途径以动脉介入常用，也可直接瘤组织内注入。常用的放射性核素免疫制剂有碘（^{131}I）美妥昔单抗注射液、碘（^{131}I）肿瘤细胞核人鼠嵌合单克隆抗体注射液等。

表8-7-2　常用治疗骨转移放射性核素 ^{89}Sr 与 ^{153}Sm 的比较

	^{89}Sr	^{153}Sm
射线	β射线	α、β射线
半衰期	50天	2天
有效率	51%~92%	65%
显效时间	7~12天	7~21天
持续作用	≤6个月	3~4个月
骨髓抑制	+	+++
治疗用量	1.48~22.2MBq/kg	22.2~37MBq/kg
	111~148MBq	1110~2220MBq

四、防护要求

核医学放射防护必须按照国家《放射性核素与射线装置安全和防护条例》中放射防护的有关规定和要求，遵循核医学放射防护的基本原则即医疗照射时间的正当化、医疗照射防护最优化、个人剂量限制和辐射防护基本方法即缩短受照时间、增大与辐射源的距离、设置防护屏障；加强防护监督管理，建立放射性核素相关管理制度如辐射安全、个人防护、防护检测和废物处理制度等，设有放射性沾染监测仪、消除沾染的用品和剂量监测员专职负责放射防护工作，定时进行环境监测，促进放射性核素及装置的安全使用，以保障人体健康，保护环境。

（一）环境设置及防护

放射性核素治疗病房一般属于Ⅱ类乙级工作场所，应严格按照开"三区"原则和治疗工作程序布局划分，大体分为三区。一区为高活性区（监督区），即工作区，是直接操作和储存放射性物质的场所，包括治疗室、操作间、储源室、废物贮存室、洗涤间。二区为活性区（控制区），即为PET/SPECT检查室、配有录像监视和呼叫系统的病房、病房走廊、患者专用卫生间。三区为无活性区（非限制区），即卫生区是工作人员的办公室和休息区，包括医生办公室、护理站、候诊室、休息室。三区之间应有严格的分界和过渡通道并应有明显的标志。墙壁、地板、水槽、操作台用易于清洗去污的材料制作。设置通风设备，保持良好通风，并注意通风方向是从低水平向高水平放射性场所。

1.病房外环境

病房外有患者散步、休息的场所及粪便净化处理系统，病房和患者散步的外环境之间没有其他建筑设施，病房外邻近环境的空气吸收剂量率应小于6μGy/h，最好小于2.5μGy/h。

2.病房内环境

（1）病房要有单独出入口，病房的地面、墙面、门窗以及床、椅、设备均选择不吸收放射性和易除放射性沾染的材料。

（2）接受放射性核素诊断或治疗的患者，床位安排应与待出院和刚入院的患者分开。最好一室一床，最多一室两床，两床间有铅板屏蔽间隔。床间净距离应大于1.5m。患者床头卡或门上设标志牌标明核素种类、活度、安全距离、允许停留时间和解除隔离的日期及时间等。

（3）放射性核素治疗病房为一个隔离区。隔离区内应配有独立且相对完整的医疗护理常规、消毒隔离

和救护设施（供氧、负压吸引、心电监护等）及支持性常用药物配制和供应。

（4）病房备有不同类别的生活垃圾和排泄物处置设施。设有专用的吐物袋和污物袋，每室设有卫生间，卫生间内设有患者淋浴装置，厕所马桶的下水道直通衰变污水池净化处理系统。患者使用的电话、门把、餐具、生活用品和衣物均应接受放射防护安全员监测。

3.治疗室

区域应宽敞，便于技术操作，减少人员相互接触。离活性室距离尽量短。应设独立专用通道，门、水龙头开关均用感应式。治疗室地面应铺上易消除放射性沾染的材料，设污染物品存放桶和放射性废物存放桶。治疗室里有专用的核素治疗车，车上配备带防护设备的放射性药品临时存放盒、放射性废弃物存放器皿和其他常规用品及废物存放器皿。

（二）住院患者防护

在诊治前，向患者、家属讲清放射药物治疗的特殊性、注意事项、可能发生的毒副作用、并发症及防护知识，争取得到患者充分合作，同时医护技术人员对防护要求要严格监督执行。

1.患者活动和探视要求

已接受诊治未解除隔离的患者一般不允许离开病房，尤其服药1周内按规定范围活动，原则上应无陪伴，尤其是儿童和孕妇应限制探视；若非接待不可，则应严格限制探视时间和距离，禁止拥抱、亲吻和握手，不食用患者剩下的食物和饮料，戴上由医院准备的橡皮手套或一次性塑料手套处理便器、痰盂。

2.患者废弃物、沾染的物品的存放和处理

废弃物放在指定位置，大小便后盖上马桶盖至少冲水2次，以减少便池内的放射性物质存留。患者分泌物、废弃物盛器，每天至少2次由安全员取走、监测、清理。每个患者床旁应有临时存放沾染物品的存放器，并及时取走，患者用过的器具、衣物应放于临时存放器内，备安全员监测和处理。患者按时更换衣物，更换下来的衣物必须由防护安全员监测剂量，确认无沾染后方可送去清洗，有沾染的要先存放待衰变到安全范围后送去清洗。安全员每天对患者用过的、接触过的物品，如门把手、电话进行剂量监测，对发现有沾染放射性的物品及时取走并更换新的，室内沾染部位先明显标识，再及时清除沾染。

3.解除隔离条件

在允许患者出院前，除需要对病情进行全面评估外，同时要测量（或估算）残留在患者体内的放射量，患者出院时体内放射性活度应低于指导水平

（GB18871-2002《电离辐射防护与辐射源安全基本标准》中的指导水平为400MBq，GBZ120《临床核医学卫生防护标准》中的指导水平为1100MBq）。患者出院时，距患者1m处的剂量率一般低于5μGy/h。

（三）医护技术人员的防护

在临床核医学工作中，往往需要把高活度放射性核素通过特定途径引入机体，对工作人员的防护更显得重要，为了尽量减少个人承受的辐射剂量，要求熟练掌握防护方法，严格执行安全操作规程。

1.上岗前接受系统的防护知识、核医学技能和有关法规教育的岗位培训，经考核合格且体格检查符合国家《放射工作人员的健康标准》后方可上岗从事核医学工作。

2.每人必须佩戴剂量计，定期接受个人剂量监测，根据国际辐射防护委员会（ICRP）和我国《放射卫生防护基本标准》（GB4792-84）确立的个人防护限值，ICRP60号报告推荐的放射性职业人员全身年均当量剂量限值为20mSv（5年）；任何一年内的有效当量剂量不超过50mSv/年。眼晶体的年当量剂量限值为150mSv，其他单个器官或组织500mSv。

3.严格遵守个人操作规程，使照射剂量降至最低水平，一切操作要坚持防护原则：时间尽量短、铅板屏蔽尽量厚和距离尽量长；防止或减少尽可能阻断放射性物质进入体内的途径。具体要求如下。

（1）根据工作性质使用相应的个人防护用品，操作前穿戴工作衣、手套、鞋、帽等以及薄膜工作服、铅围裙、防护眼镜等，防护用品质地柔和、坚固耐腐蚀，表面光滑穿着舒适；不穿着个人防护服装进入清洁区；不在活性区进食、饮水、抽烟和存放衣服和食物。

（2）在实际工作开始前先做冷试验，即在试验中，对各种要求、器械特性、各种连接、开关、引入药物的部位和靶部位间的距离、应使用的压力等均应在试验中了解清楚，操作中聚精会神，快速准确无误。

（3）高活性区和无活性区的物品不能混用，防止交叉污染。工作后及时清洁工作台，消除可能有的放射性沾染。一切设备、用具、防护用品放回原位。

（4）高活度放射性物质的操作应在手套箱或热室中进行，保证高活性操作规范化，放射性液体的开瓶、分装、加热应在通风橱内操作。用移液管或注射器抽吸放射性液体，进行放射性液体的转移、稀释、滴定、搅拌时，容器要放在有吸水纸的搪瓷盘或盛器内进行。

（5）若发生意外事件，处理要程序化，一旦溢出应立即停止操作，标示沾染部位、范围，按规定清除沾染，经剂量监测合格后继续工作，做好意外处理的

记录并上报，尤其碘意外进入人体时，应及时预防性服用碘化钾（100mg时防护效果达到97%），以阻止在甲状腺内的蓄积。

（四）放射性沾染的清除和废物处理

在进行放射性核素诊治后会有沾染的物品和用具，对其必须严格管理并遵循国家相关规定。做好放射性沾染的控制和清除，定期进行工作环境和工作台面的表面放射性沾染检查并做好记录。

1.工作台面的放射性沾染，半衰期低于30天的核素在擦洗后仍留在台面上的可以覆盖，令其自然衰变，对半衰期长的核素的沾染，应除去表面或长期覆盖直到达到防护要求。

2.对各种用品（如通风橱内的器皿和用具等）放射性沾染的除沾染，首先将物品浸泡于3%盐酸或10%柠檬酸中1小时，然后在清水中洗涤干净，再放入清洁液中浸泡15分钟，最后流动水下清洗干净。

3.人员受到沾染后，用香皂或柔和的洗涤剂清洗体表，连续清洗5分钟后检查，直到合格为止。防护眼镜、个人衣物、床上用品有显著沾染时应放入容器，待衰变到可接受的水平以下时清洗、监测合格后作为干净用品处理。

4.放射性废弃物按其形态分为固体、液体、气载废弃物，简称"放射性三废"。放射性废弃物不能以普通废弃物处理，而根据废物的形状、体积、所含放射性核素的种类、半衰期、比活度情况做相应处理，以防放射性物质对环境造成危害。

（1）固体放射性废弃物　放在加有屏蔽的污物桶，不可与非放射性废弃物混放，污物桶内有专用塑料袋；污物桶外设有外防护层和电离辐射标记，存放时注明废弃物类型、核素名称、比活度范围和存放日期。短半衰期固体废弃物在本单位放射性废弃物储存库中用衰变法处理，放置10个半衰期，放射比活度降到7.4×10^4Bq/kg以下后，即可按非废弃物处理；长半衰期的固体废弃物应定期集中送交放射性废物处理部门处理（主要用焚烧法或埋存法）；浸染的注射器、针头和破碎的玻璃器皿应防贮于不泄漏、较牢固并有合适屏蔽的容器内。

（2）液体放射性废弃物　包括放射性核素的残液、患者的排泄物、用药后的排泄物、呕吐物及清洗器械的洗涤液、污染物的洗涤水等。长半衰期的液体放射性废物应先用沉淀凝集、离子交换法进行有效减容、固化，之后按固体放射性废物收集处置。放射性废水主要有稀释法、放置法及浓集法处理；注射或服用放射性药物患者应有专用厕所，对其排泄物实施统一收集和管理，储存10个半衰期后排入下水道系统。

污水池须恰当选址，池底和池壁应坚固、耐酸碱腐蚀、无渗透性。池内沉渣如难于排出，可进行酸化，促进排入下水道系统。服碘患者的排泄物需加入NaOH或10%KI溶液，然后密闭存放处理。有放射性药物治疗的单位应设有污水池，存放放射性污水，直至符合排放标准时排放，废原液和高放射性废液应专门收集存放。

（3）气载放射性废弃物　放射性碘蒸气、气溶胶，经高效过滤后，排入大气，滤膜定期更换，并作为固体放射性废弃物处理。呼出的¹³³Xe应有特殊的吸收器收集，放置衰变。

5.放射性工作场所控制区和监督区都应备有放射性废物容器，容器上应有放射标志。放射性废物应按长半衰期和短半衰期进行收集，并给予适当屏蔽。

（李峥）

参考文献

[1]汤钊猷.现代肿瘤学[M].上海:上海医科大学出版社,2000.

[2]殷蔚伯,余子豪.肿瘤放射治疗学[M].4版.北京:中国协和医科大学出版社,2008.

[3]张惠兰,陈荣秀.肿瘤护理学[M].天津:天津科学技术出版社,1999.

[4]王俊杰,高献书.肿瘤放射治疗决策[M].北京:科学出版社,2012.

[5]侯友贤.肿瘤放疗并发症治疗[M].北京:人民军区出版社,2008.

[6]Group ICM.Intensity-modulated radiotherapy:current status and issues of interest[J].Int J Radiat Oncol Biol Phys,2001,51:880-914.

[7]Ezzell GA,Galvin JM,Low D,et al.Guidance document on delivery,treatment planning,and clinical implementation of IMRT:report of the IMRT subcommittee of the AAPM radiation therapy committee[J].Med Phys,2003,30:2089-2115.

[8]王中和.肿瘤放射治疗临床手册[M].上海:世界图书出版公司,2007.

[9]李晶,张玉双.放射性皮肤黏膜损伤的中医药防治进展[J].河北中医药学报,2012,27(1):48-49.

[10]黎容清.急性放射性皮肤损伤的防治及护理进展[J].中国癌症防治杂志,2013,5(1):83-85.

[11]范成龙,宋洪涛.放射性皮炎的发生机制与相关防治药物[J].解放军药学学报,2012,28(6):554-557.

[12]张月娇,邵小玲.急性放射性皮炎预防及护理的研究进展[J].护理与康复,2013,12(1):17-21.

[13]涂桂红,许春娇,朱贝贝.软聚硅酮泡沫敷料在放射性湿性皮炎中的临床应用[J].护理研究,2011,25(9):2510-2511.

[14]杨秋燕,林月双,黄春叶.鼻咽癌放射性口腔黏膜反应的发病机制和防护进展[J].护理实践与研究,2012,22(9):111-114.

[15]韦艳华,林枚光.鼻咽癌适形放疗口腔黏膜反应的护理[J].当代护士,2012,1(7):86-87

[16]梁建博,龚海英,杨瑾.早期护理干预对防治放射性食管炎的影响[J].现代医药卫生,2009,25(17):2653-2654.

[17]胡靖.重组粒粒细胞刺激因子治疗放射性食管炎疗效观察[J].中国误诊学杂志,2012,12(2):4.

[18]赵维勇.复方谷氨酰胺胶囊防治急性放射性直肠炎临床研究[J].现代肿瘤医学,2013,21(4):4.

[19]张春霞,陈庆华.阴道炎治疗药物及其外用制剂研究进展[J].中国学术电子期刊,2010,31(6):381-387.

[20]周群香,黄琛.阴洗液阴道冲洗治疗放射性阴道炎的观察及护理[J].中医药导报,2010,16(5):119-120.

[21]袁征.急性放射性肠炎中西医治疗进展[J].肿瘤基础与临床,2013,26(1):90-92.

[22]张罗生,何本夫.小牛血清去蛋白提取物防治急性放射性直肠炎的临床研究[J].实用医学杂志,2012,28(9):1159.

[23]朱巧凤.早期综合护理减轻鼻咽患者患者放疗副作用的效果观察[J].中华护理杂志,2001,36(6):443-445.

[24]张丽娜,蒋明华.护理干预对鼻咽癌调强放疗后所致张口困难的防治作用[J].实用临床医药杂志,2009,10(5):13.

[25]徐德门.实用肿瘤放疗化疗手册[M].北京:人民军医出版社,1997.

[26]冯平柏.实用肿瘤调强放射治疗[M].南京:江苏科学技术出版社,2007.

[27]蒋宁一.肿瘤核医学[M].北京:人民卫生出版社,2002.

[28]黄钢.核医学与分子影像临床操作规范[M].北京:人民卫生出版社,2014.

[29]张永学,黄钢.核医学[M].北京:人民卫生出版社,2010.

[30]中华医学会核医学分会.¹³¹I治疗分化型甲状腺癌指南(2014版)[J].中华核医学与分子影像杂志,2014,34(4):264-278.

[31]匡安仁.¹³¹I治疗分化型的甲状腺癌[M].北京:人民卫生出版社,2013.

[32]中华人民共和国卫生部,中国国家标准化管理委员会.临床核医学的患者防护与质量控制规范[S].北京:中国标准出版社,2012.

[33]中华人民共和国卫生部医政司.核医学诊断与治疗规范[M].北京:科学出版社,1997.

[34]李丽,晋建华.¹³¹I治疗分化型的甲状腺癌术后残余甲状腺组织疗效的meta分析[J].国际放射医学核医学杂志,2014,38(3):152-156.

[35]黄方,汪俊茹.分化型甲状腺癌¹³¹I治疗的宣教[J].中华核

医学与分子影像杂志,2014,34(5):413-414.

[36]秦明秀.临床介入核医学[M].天津:天津科学技术出版社,2002.

[37]闻曲,刘义兰,喻娇花.新编肿瘤护理学[M].北京:人民卫生出版社,2011.

[38]于世英.恶性肿瘤骨转移的诊断与治疗[M]北京:中国协和医科大学出版社,2006.

[39]李力军.现代高新技术治疗恶性肿瘤[M].北京:人民军医出版社,2003.

第九章　肿瘤生物治疗的护理

长期以来，无数学者致力于肿瘤的防治研究。手术、放疗和化疗是肿瘤治疗的三大传统手段，是应用机械、物理和化学的原理来治疗肿瘤，然而在治疗过程中，不仅清除肿瘤细胞，而且常常对正常组织和器官也造成不同程度的损伤。随着生物技术的迅速发展和对肿瘤发生分子机制的深入研究，生物治疗已经成为肿瘤综合治疗的第四种模式。许多生物治疗的新理论、新技术、新药物的临床应用，使治疗肿瘤的理论和实践发生着突破性的变革。肿瘤生物治疗是多种治疗策略和治疗手段的总称，是应用生物治疗制剂和生物技术方法来调节机体的免疫力和抗癌能力，维护机体生理平衡，抗御肿瘤的一种新的治疗手段。它具有符合生理、低毒、高效的特点，是未来肿瘤治疗的发展方向。

第一节　概述

一、肿瘤生物治疗的概念

肿瘤生物治疗（biotherapy）是一种新兴的肿瘤治疗模式，是指应用生物反应调节剂（Biological Response Modifier，BRM），包含所有能够改变机体生物反应的生物制剂、化学制剂和生物技术方法等，通过免疫、基因表达和内分泌等生物调节系统或细胞信号传导通路及微环境，来调节肿瘤患者机体的生物反应，直接或间接抑制肿瘤或减轻治疗相关不良反应的一种肿瘤治疗手段，在肿瘤治疗领域发挥着日益重要的作用。

二、肿瘤生物治疗的发展过程

1892年，Coley发现1例多次复发的肉瘤患者感染丹毒后肿瘤自发消退，推测某些病原微生物有抗肿瘤活性，进一步研究后确认链球菌及黏质沙雷菌裂解物（后被称为Coley疗法）具有广谱抗瘤作用。随后多年（直到化疗药物出现），Coley疗法一直是肿瘤的主要治疗手段，并取得了一定疗效（如非手术治疗的肉瘤患者治愈率超过10%）。目前知道Coley疗法具有免疫调节和直接抑制肿瘤作用，其临床应用标志着肿瘤生物治疗的开始。20世纪初，Ehrlich等提出肿瘤是"异常胚系"，在体内高频发生，由于免疫系统"不断检查"，机体才幸免于难。该学说最早认为机体存在抗肿瘤反应，是"肿瘤免疫监视"理论的雏形。20世纪50年代，在近交系小鼠中发现化学致瘤剂诱发的肿瘤免疫小鼠后，可诱发特异性的肿瘤排斥反应，证实机体具有识别和控制肿瘤的能力。60年代，Burnet提出"肿瘤免疫监视"学说，认为肿瘤中存在肿瘤相关抗原，能够被淋巴细胞识别和消除。该学说逐渐得以证实，并成为现代肿瘤免疫治疗的理论基础。90年代，研究发现γ干扰素（IFN-γ）和γ干扰素受体、穿孔素及重组酶激活基因-2（RAG-2）敲除小鼠（存在严重的免疫缺陷）高发恶性肿瘤，这些研究使肿瘤免疫监视学说得到广泛认可。1984年，Oldham提出生物反应调节剂的概念，标志着生物治疗的地位得以确认，从而生物治疗成为继手术、放疗和化疗之后的第四种肿瘤治疗模式。

第二节　生物治疗的理论基础

一、肿瘤抗原

肿瘤细胞与正常细胞存在差异是免疫系统识别肿瘤细胞的基础，也是肿瘤生物治疗的前提。肿瘤在正常细胞的恶性转化过程中，新出现或过度表达的抗原，即肿瘤抗原。肿瘤抗原产生的机制有：①细胞转化及癌变过程中出现的新蛋白；②蛋白质的异常降解产物；③正常蛋白质的突变；④自身隐蔽抗原的暴露；⑤膜蛋白质的异常聚集；⑥癌胚抗原或分化抗原的异常表达；⑦某些蛋白质的翻译后修饰障碍；⑧"沉默基因（正常细胞不表达）"的表达等。肿瘤抗原能够诱导机体产生特异性的免疫应答，是免疫系统识别肿瘤的分子基础。

肿瘤抗原根据特异性分为肿瘤特异性抗原（Tumor Specific Antigen，TSA）和肿瘤相关性抗原（Tumor Associated Antigen，TAA），依据诱发的免疫类型分体液免疫抗原和细胞免疫抗原。体液免疫抗原主要表达在肿瘤细胞表面，而细胞免疫抗原既可位于细胞膜，也可位于细胞质中。

1.肿瘤特异性抗原

指仅肿瘤细胞表达而不存在于正常细胞的抗原，如病毒源性转化蛋白（人乳头状瘤病毒的E6和E7，EB病毒的EBNA-1等）、突变的自身抗原（突变的Ras和p53等）以及放射性物质或化学致癌物诱发肿瘤细胞表达的某些抗原等。最初发现将甲基胆蒽（Methylcholanthrene，MCA）诱发的肉瘤移植给同系小鼠，肿瘤可在其体内生长并导致荷瘤小鼠死亡。而移植给预先免疫过的同系小鼠或肿瘤切除后的小鼠，无肿瘤生长。该研究证实肿瘤存在特异性抗原，能够诱导机体产生特异性的免疫应答，而且免疫应答具有记忆性。进一步研究发现，免疫小鼠的抗肿瘤能力可通过细胞毒T淋巴细胞（CTL）过继给同系小鼠，提示TSA诱导的特异性免疫应答主要由CTL介导。TSA是肿瘤生物治疗的理想靶点，但其存在个体特异性，给临床应用带来很多困难。而且TSA具有MHC限制性，甚至同一抗原的不同表位被不同的MHC分子提呈，这也限制了临床研究。

2.肿瘤相关性抗原

也称共同肿瘤抗原（shared tumor antigen），指在肿瘤细胞中过表达但无严格肿瘤特异性的抗原，多为组织特异性抗原。既往认为TAA抗原性较弱，难以诱发机体产生特异性的免疫应答。但近年来发现，多数肿瘤抗原来自于机体，其大部分抗原尚未被有效提呈，故机体并无免疫耐受产生，因此可采用组织特异性免疫反应来治疗肿瘤。理由如下：①组织的免疫耐受不单纯依赖胸腺清除自身反应性T细胞，还需要外周机制诱导T细胞的免疫忽视，如自身免疫性疾病发生的原因在于外周机制紊乱，导致自身组织免疫耐受的终止。②免疫治疗有效的患者常出现自身免疫应答，如大剂量白细胞介素（IL-2）、过继性T细胞免疫治疗或疫苗治疗有效的黑色素瘤患者常发生白癜风，但在无效的患者中并未发生。而且研究发现野生型酪氨酸激酶是黑色素瘤特异性CTL的靶点之一，而该蛋白主要表达于黑色素细胞。③细胞毒性T淋巴细胞相关抗原-4（Cytotoxic T Lymphocyte-associated Antigen 4，CTLA-4）的单克隆抗体通过抑制CTLA-4的功能，打破外周T淋巴细胞的免疫耐受，可用于黑色素瘤治疗。以上研究可以看出，打破免疫耐受似乎并不需要复杂的MHC背景。对于一些起源于前列腺、乳腺、卵巢以及皮肤的常见肿瘤，诱导组织特异性的免疫应答可能是未来肿瘤治疗的一个重要选择。

二、机体抗肿瘤的免疫应答

免疫系统能够排斥肿瘤是生物治疗的另一个前提，已有许多研究证实抗肿瘤免疫应答的存在。如有研究发现，905例器官移植的患者由于抗排斥治疗，肿瘤发生率是普通人群的7.1倍。还有一项发现，外周血淋巴细胞杀伤活性较高的人群肿瘤发生率低于杀伤活性较低人群。另外，许多肿瘤组织内存在肿瘤浸润淋巴细胞（TIL），而TIL提示预后较好。并且在自发缓解患者的肿瘤组织内常有大量淋巴细胞浸润。最近，在小鼠研究中证实，过继性免疫在控制MCA诱发的隐性肿瘤生长中具有重要作用。目前认为免疫系统在减少肿瘤的发生中有3个作用：①控制病毒感染，减少病毒诱发的肿瘤；②清除病原，加快炎症恢复，消除促进肿瘤发生的炎症环境；③识别肿瘤细胞表达的TSA，清除肿瘤。许多研究表明，肿瘤的免疫应答以细胞免疫为主，主要效应细胞有T淋巴细胞、NK细胞和巨噬细胞等。

肿瘤能够在机体免疫系统正常的情况下发生，提示免疫监视学说还需要进一步完善。近年来提出的肿瘤免疫编辑学说，能够比较系统地解释肿瘤和免疫系统之间的关系。该学说将肿瘤免疫分为消除、平衡和逃逸三个阶段。

消除期与免疫监视相同，指免疫系统识别并消除肿瘤，如肿瘤完全清除，消除期结束；如部分消除，则进入平衡期。在平衡期，肿瘤细胞保持休眠状态，或发生进一步的基因变化，引起抗原改变。如果某些变异的肿瘤细胞能够耐受机体的抗肿瘤免疫应答，则进入逃逸期。在平衡期中，淋巴细胞和IFN-γ的作用至关重要。目前认为，平衡期涉及肿瘤细胞的不断变异和免疫选择，时间可能很长。如2例肾衰竭患者在接受1例黑色素瘤患者（术后16年，无疾病复发迹象）的肾脏移植后，都发生了转移性黑色素瘤。在逃逸期，肿瘤生长不仅不受免疫系统监控，甚至还利用免疫系统来促进其生长和转移。肿瘤可通过局部和全身两种机制逃避抗肿瘤的免疫应答。其局部机制与肿瘤微环境密切相关，除肿瘤微环境外，肿瘤还通过抑制全身的免疫反应来逃脱抗肿瘤免疫应答。根据免疫编辑学说，临床诊断的肿瘤多处于免疫逃逸期。因此生物治疗在强化抗肿瘤免疫应答的同时，需要打破肿瘤的免疫耐受。

第三节　生物治疗与传统治疗之间的相互关系

肿瘤的传统治疗侧重于肿瘤本身的生物学特性，如采用手术、放疗局部控制肿瘤，通过化疗控制复发和远处转移。但手术不能解决肿瘤细胞的扩撒、转移问题，而放化疗是一把"双刃剑"，在杀伤肿瘤细胞的同时，对正常细胞以及机体的免疫、造血功能也有损害。与传统疗法相比，生物治疗重要的优势就是可以增强机体内源性免疫，从而发挥强大的抗肿瘤作用。

随着对免疫细胞功能和肿瘤细胞生物学了解的加深，人们已经普遍认识到在肿瘤的预防和治疗中，免疫系统起到了至关重要的作用。Rosenberg首先倡导运用高浓度IL-2处理宿主外周白细胞，诱导出一群具有杀伤肿瘤的细胞成分，即LAK细胞。体内回输大剂量的LAK细胞并辅以IL-2，已在临床肿瘤生物治疗中取得效果。此外，分子水平上识别肿瘤抗原，使肿瘤患者能够接受更好的生物治疗。临床研究表明，接种肿瘤抗原来源的肽疫苗可使肿瘤患者产生高水平具有抗肿瘤活性的淋巴细胞。欧洲肿瘤协会主席Managold形象地将肿瘤的生物治疗比喻为"切断肿瘤生长的整个电流供应"，这一方法最大优势在于它的安全性和耐受性均良好。肿瘤的生物治疗正在逐步成为肿瘤综合治疗中的一个重要环节，也是当前肿瘤治疗基础研究和临床应用的热点与发展方向。

生物治疗目前多为辅助治疗，且最近的研究证实其与传统放化疗等手段具有相互协同增效作用，因此如何将它们有机的结合，发挥更好的疗效，从而探索出新的个体化治疗模式也是未来努力的方向。同时生物治疗的效果存在较大的个体差异，因此寻找可以有效预测治疗效果的生物标志物，对于其在临床的推广和应用具有重要的意义。

手术、化学或放射治疗主要是通过外因的作用而达到治疗目的，而生物免疫疗法体现了充分调动内因去实现治疗的目的。医疗实践已证明任何一种单一的治疗模式均未能圆满地解决肿瘤这一难题。因此，目前而言治疗肿瘤最理想的模式应是综合治疗。这并非把单一模式简单地相加，而是要根据不同肿瘤的特点以及同一肿瘤所处的不同时期将各种模式进行合理的组合。生物免疫疗法能清除少量的、播散的肿瘤细胞，故用常规疗法清除大量的肿瘤细胞后，再用生物免疫疗法清除常规疗法力不能及的残存肿瘤细胞，可提高肿瘤治疗效果，延长生存时间，改善患者的生活状态，提高生活质量，最终达到彻底治愈肿瘤或长期带瘤生存的目标。

第四节　生物治疗的适用范围

一、适用人群

1.早期肿瘤患者

早期原发性的肿瘤病灶，除进行手术、放化疗等治疗手段外，可应用生物治疗技术，进行自体杀灭癌细胞，有效控制癌细胞的发展。

2.中、晚期肿瘤患者

肿瘤生物治疗具有免疫调节和自体细胞修复作

用，能增强放化疗敏感性、减少毒副作用，抵抗化疗药物的免疫抑制作用，增强对化疗药物的敏感性，缓解患者的临床症状，针对体质相对较弱的中晚期患者，错过了手术最佳治疗时期又承受不了放化疗反应的，较为适合选用生物治疗。通过生物治疗识别和杀伤肿瘤细胞，控制肿瘤的转移和复发。

二、禁忌人群

怀孕或哺乳期妇女；存在器官功能衰竭者；肝脏移植者；严重自身免疫性疾病或不可控制的感染性疾病患者；对治疗中所用生物试剂过敏者。

第五节　生物治疗的方法及应用

目前，生物治疗的范畴尚不完全统一。如Oldham认为生物治疗包括但不限于肿瘤免疫治疗，即利用生物制剂（尤其是基因组的产物）或技术来提高机体的抗肿瘤能力。而美国国家癌症研究所指出，生物治疗即免疫治疗（immunotherapy）通过调节机体的免疫系统来控制肿瘤或减轻肿瘤治疗的相关副作用。甚至还有学者将肿瘤生物治疗分为免疫治疗和基因治疗。而多数学者认为，生物治疗主要以免疫治疗为基础，通过现代生物技术或产品，调节机体的抗肿瘤能力，来控制肿瘤或减轻治疗相关毒副作用。

本章内容主要介绍肿瘤免疫治疗，主要包括肿瘤疫苗治疗和过继性免疫治疗。肿瘤免疫治疗是通过调动宿主的天然防卫机制或给予某些生物制剂以取得抗肿瘤效应，根据作用机制分三类：主动特异性免疫治疗（也称肿瘤疫苗治疗）、过继性免疫治疗和非特异性免疫调节剂。

一、主动特异性免疫治疗

主动特异性免疫治疗也称肿瘤疫苗治疗，指利用灭活的肿瘤细胞、肿瘤细胞提取物、肿瘤抗原、肿瘤多肽或独特型抗体来免疫机体，诱导肿瘤特异性的免疫应答，阻止肿瘤生长、扩散和复发。虽然乙肝疫苗和人乳头状瘤病毒疫苗通过预防肝炎和宫颈炎的发生，能够减少肝癌和宫颈癌的发病率，但当前研发的肿瘤疫苗主要用于肿瘤治疗。肿瘤疫苗的优势在于一旦获得成功，可产生长期的免疫记忆，抗肿瘤作用比较持久。

肿瘤疫苗可分为肿瘤细胞疫苗、DC（树突细胞，Dendritic Cells）疫苗、肿瘤多肽疫苗、独特型疫苗和核酸疫苗等，目前已经有多个肿瘤疫苗被批准临床应用。

1.肿瘤细胞疫苗

采用灭活的自体或异体肿瘤细胞作为疫苗，刺激机体产生抗肿瘤免疫应答，是研究最早、最多的肿瘤疫苗。肿瘤细胞疫苗的优势在于富含肿瘤抗原，如自体肿瘤细胞疫苗具有全部肿瘤细胞的抗原。为避免肿瘤种植，肿瘤细胞必须经过可靠的灭活才能临床使用。采用肿瘤细胞的裂解物或外泌小体（胞外体）等亚细胞结构，既可以保留肿瘤的抗原性，又可以保证疫苗的安全性，是肿瘤疫苗治疗常采用的办法之一。自体肿瘤疫苗由于肿瘤组织获取困难，制备过程复杂，机体存在免疫耐受以及肿瘤抗原被正常组织稀释等原因，临床应用有一定困难。异基因肿瘤细胞疫苗利用交叉抗原，可部分替代自体肿瘤疫苗。近年来多采用基因修饰的肿瘤疫苗，如转染粒细胞-巨噬细胞集落刺激因子（GM-CSF）增强肿瘤细胞的免疫原性。

Melacine由两种黑色素瘤细胞系的裂解物辅以佐剂制备而成，是世界上第一个被批准上市的肿瘤疫苗。OncoVAX疫苗是通过照射灭活自体肿瘤细胞，辅以卡介苗（BCG）作为佐剂制备而成，是目前已被多个国家批准的肿瘤疫苗。

2.DC疫苗

有效的抗肿瘤细胞毒性T淋巴细胞应答需要专职抗原提呈细胞（Antigen Presenting Cells，APC）来激活T淋巴细胞。目前认为DC是体内功能最强的APC。因此DC作为高效的专职性APC，在肿瘤免疫治疗中发挥重要作用。但肿瘤患者体内DC数量少、功能差，而当前DC疫苗的临床应用试验取得了令人鼓舞的结果，一直受到肿瘤疫苗研究的关注。目前DC疫苗主要有直接应用DC、基因修饰DC两种形式。

Sipuleucel-T（一个专属代码）是前列腺酸性磷酸酶和GM-CSF的融合蛋白与患者DC孵育后获得的肿瘤疫苗。2010年4月，DENDREON公司的自体细胞免疫疗法Sipuleucel-T（或称Provenge）获得美国FDA批准，用于治疗无症状或症状轻微的转移性去势难治性前列腺癌（CRPC）。Provenge属于一种新型的自体源性细胞免疫疗法药，是迄今为止首个被FDA批准的治疗性肿瘤疫苗，适用于晚期前列腺癌患者，可以调动患者自身的免疫系统对抗疾病。

3.肿瘤多肽疫苗

以肿瘤抗原或肿瘤生长所需的细胞因子为靶点的疫苗。多肽疫苗成分比较单一，便于研究，易于生产，不存在肿瘤细胞的抑制成分，而且无肿瘤种植的危险。缺点是该疫苗的疗效受MHC类型限制，而且肿瘤一旦出现该抗原变异，便会逃避免疫的攻击。目前多采用多肽联合，或增加多肽的长度来提高疫苗的疗效。

4.独特型疫苗

通过抗原与抗体结合的特异性，利用某些抗体也称抗独特型抗体作为抗原的内影像来模拟抗原免疫机体。独特型抗体可部分代替相应的肿瘤抗原，主要用于某些不易获得的肿瘤抗原或难以分离纯化的肿瘤抗原。独特型疫苗的最大优势在于不含真正的肿瘤蛋白，避免了癌基因和病毒的污染。独特型抗体多为鼠源性，常诱导人体产生中和抗体，需要人源化和单区抗独特型抗体来避免。

5.核酸疫苗

也称基因疫苗或DNA疫苗，是一种含有肿瘤抗原编码基因的真核表达质粒。当核酸疫苗注入体内后，能够被体细胞摄取并表达肿瘤抗原，从而诱导机体的抗肿瘤免疫应答。核酸疫苗的优势在于便于生产，使用安全，在体内表达时间较长，易于诱发抗肿瘤免疫应答。缺点是肿瘤抗原的表达差异很大，而长期低水平的肿瘤抗原常诱导免疫耐受。

迄今为止的研究表明，肿瘤疫苗虽然能够诱导机体产生肿瘤特异性的细胞毒性T淋巴细胞（Cytotoxic Lymphocyte，CTL）或抗体，但确切的抗肿瘤能力有限，因此更适于肿瘤负荷较小的患者。对于瘤负荷较大的患者，肿瘤疫苗应在手术、放化疗等降低瘤负荷、打破免疫耐受的基础上进行。

二、过继性免疫治疗

过继性免疫治疗包括过继性细胞免疫治疗和以肿瘤抗原为靶点的抗体治疗。一般情况下，过继性免疫治疗即指过继性细胞免疫治疗。过继性细胞免疫治疗是通过分离自体或异体淋巴细胞，经体外激活并回输，直接或间接（如免疫介导的抗血管生成作用）消除肿瘤。另外，过继性细胞免疫治疗还可替代、修补或改善细胞毒治疗引起的免疫功能受损。过继性细胞免疫治疗的关键在于产生数量足够、能够识别肿瘤抗原的T细胞，且效应细胞能够到达肿瘤细胞，并在肿瘤周围被激活且发挥抗瘤作用。

以肿瘤抗原为基础的抗体治疗，如利妥昔单抗、曲妥珠单抗、西妥昔单抗等主要通过抗体依赖性细胞介导的细胞毒作用、补体依赖的细胞毒作用以及免疫调理作用等机制控制肿瘤。

过继性免疫治疗与肿瘤疫苗治疗不同，并不需要机体产生初始免疫应答，这对于已经没有时间或能力产生初始免疫应答的肿瘤晚期患者极具吸引力。

过继性细胞免疫治疗包括如下类型。

1.淋巴因子活化的杀伤细胞（Lymphokine Activated Killer，LAK）

外周血单个核细胞在体外经IL-2刺激培养后诱导产生的一类杀伤细胞，如NK和T细胞等，其抗肿瘤作用不依赖抗原致敏，且无MHC限制性。

2.肿瘤浸润性淋巴细胞（TIL）

从肿瘤部位分离出的一群淋巴细胞，经IL-2等细胞因子扩增后产生。TIL具有一定的肿瘤特异性，但操作过程相对复杂。

3.细胞因子诱导的杀伤细胞（Cytokine-induced Killer，CIK）

将人外周血单核细胞在体外用多种细胞因子，如抗CD3单克隆抗体、IL-2、IFN-γ、肿瘤坏死因子（TNF）-α等共同培养一段时间后获得的一群异质性细胞。由于该种细胞同时表达CD3和CD56两种膜蛋白分子，故又被称为NK细胞样T淋巴细胞，兼具有T淋巴细胞强大的抗癌活性和NK细胞的非MHC限制性杀瘤优点，且增殖速度快，对正常骨髓造血影响轻微，成为新一代肿瘤过继性细胞免疫治疗的主力军。目前CIK细胞治疗正逐步成为肿瘤治疗中重要的辅助治疗方法，包括单独使用CIK、CIK联合DC等治疗方法。其中研究比较多的是CIK联合DC治疗。DC和CIK细胞治疗是肿瘤细胞免疫治疗的两个重要组成部分，前者识别抗原、激活获得性免疫系统，后者通过发挥自身细胞毒性和分泌细胞因子杀伤肿瘤细胞，二者联合确保有一个高效和谐的免疫体系。因此将DC与CIK细胞联合起来治疗恶性肿瘤可发挥协同抗肿瘤作用。

4.供者淋巴细胞（DLI）

大量研究发现，肿瘤复发率在异基因干细胞移植后明显低于同基因移植，而前者的肿瘤复发率和移植物抗宿主病（GVHD）的程度呈负相关，减少淋巴细胞输注的数量或去除CD8$^+$淋巴细胞可降低GVHD的发生，同时伴复发率的增加，表明供者的淋巴细胞具有抗肿瘤作用。目前供者淋巴细胞的输注已成为慢性粒细胞白血病异基因骨髓移植后复发和EBV病毒相关淋巴瘤的主要治疗。已知慢性粒细胞白血病异基因移植后复发的患者在DLI治疗后，60%以上可获得分子生物学水平上的完全缓解。疗效通常出现在治疗后几周到几个月，符合T细胞介导的获得性免疫应答，最严重的副作用是GVHD，可通过调整淋巴细胞的输注次数和数量减轻。目前提高淋巴细胞的肿瘤特异性是过继性免疫治疗研究的一个热点。

三、非特异性免疫调节剂

非特异性免疫调节剂的抗癌机制主要有两种，如α干扰素、IL-2、咪喹莫特和卡介苗等通过刺激效应细胞来治疗肿瘤；而抗CTLA-4单克隆抗体、Denileukin diftitox等通过抑制免疫负调控细胞或分子发挥作用。

1.α干扰素

α干扰素具有免疫调节、抗增殖、诱导分化、促调亡、抗血管生成等多种作用，是第一个被证实具有抗肿瘤活性的细胞因子，目前已被FDA批准用于慢性淋巴细胞白血病、非霍奇金淋巴瘤、卡波西肉瘤、黑色素瘤、多发性骨髓瘤和肾癌的治疗。

2.IL-2

IL-2是调控T细胞和NK细胞等淋巴细胞生长的重要因子，目前被FDA批准用于治疗黑色素瘤和肾癌。大剂量IL-2治疗转移性肾癌的ORR和CR率为21%和7%，5%的患者能够长期无病生存（5~10年以上），是当前唯一能够使转移性肾癌患者长期无病生存的药物。

3.咪喹莫特

咪喹莫特是Toll样受体7（TLR7）的激动剂，能增强天然免疫应答和获得性免疫应答。研究发现，浅表性基底细胞癌患者经咪喹莫特局部治疗，12周时的CR率达75%。另外一项研究中，咪喹莫特治疗后2年的CR率达79%。目前咪喹莫特已经被FDA批准用于治疗浅表性和结节性基底细胞癌。

4.地尼白介素

地尼白介素（Denileukin diftitox）是重组的白喉毒素/IL-2融合蛋白，与IL-2受体（CD25）结合后，能够抑制细胞的蛋白合成，导致细胞死亡，已被FDA批准用于治疗CD25阳性的皮肤T细胞淋巴瘤。该融合蛋白能够去除T调节细胞，从而活化CD4$^+$和CD8$^+$效应细胞。

5.CTLA-4单克隆抗体

CTLA-4单克隆抗体主要通过抑制活化T细胞的CTLA-4与抗原提呈细胞的B7结合，打破免疫耐受，增强T细胞的活性。

6.其他

其他如卡介苗已经被FDA批准用于膀胱癌治疗，可减少67%浅表性膀胱癌患者的复发。

近来，新的非特异性免疫调节剂不断涌现，如1-甲基-色氨酸（IDO抑制剂）、抗4-1BB单克隆抗体等，将推动肿瘤免疫治疗不断快速发展。

第六节　生物治疗的护理

一、肿瘤疫苗治疗的护理

（一）评估和观察要点

1.观察患者注射后局部皮肤的反应程度，有无出现红肿、硬结、水泡、瘙痒等，记录其红肿、硬结、水泡、瘙痒的范围、程度和起止的时间。

2.观察患者注射后有无全身发热现象，记录发热的程度、起止的时间。

（二）操作要点

1.肿瘤疫苗治疗宜选择淋巴组织丰富的区域进行注射，常选取双上臂腋下和双大腿近腹股沟部位，进行顺时针轮流交替皮下注射的方法，乳腺癌根治术淋巴结清扫后的患者，应避免患肢注射。

2.可每周一、四或每周二、五注射，连续3周，共计6次。亦可每周一次，连续6周。

3.进行肿瘤疫苗治疗护理操作时要严格无菌操作。

（三）健康教育要点

1.告知患者避免进食刺激性和可能致敏性的食物。

2.告知患者出现红肿、瘙痒不要搔抓或自行挤破丘疹、水泡、脓疱等，忌冷敷或热敷。如出现丘疹脓疱样病灶或水泡破溃时，应遵医嘱局部用药。

3.保持局部皮肤清洁，沐浴时避免水温过高及长时间沐浴，忌用肥皂及刺激性沐浴用品清洗局部，使用中性、温和且不含碱性皂液的沐浴用品。

4.出现皮肤干燥、瘙痒时，可选择不含乙醇、香料、色素的保湿润肤剂涂抹全身，减少日晒。

5.瘙痒严重者可轻拍局部，宜穿着宽松、柔软、透气性好的棉质衣裤，避免摩擦有红肿、硬结、丘疹、脓疱的部位。

6.耐心向患者讲解肿瘤疫苗治疗的作用机制、治疗过程和注意事项。

7.指导患者详细记录注射部位局部皮肤及全身反应情况，反应时间及其感受。

8.做好患者及其家属的心理护理，使其树立战胜疾病的信心。

9.做好健康教育，指导患者按时复诊，及时反馈不良反应情况。

二、过继性细胞免疫治疗的护理

（一）细胞采集

1.评估要点

（1）评估患者当日晨血常规化验指标，结果宜在正常范围内，采血前一周内未接受化疗、放疗和核医学检查等严重影响白细胞数量的治疗。

（2）评估患者生命体征情况，排除采集禁忌证，如发热、电解质紊乱、心力衰竭、出血等。

（3）评估细胞采集环境，室内温湿度适宜，通风良好，光线适宜，采集前房间用紫外线照射30分钟。

（4）评估物品准备齐全（一次性白细胞采集专用管路一套、0.9%氯化钠500mL、250mL各一袋、ACDA抗凝剂一袋、一次性使用动静脉瘘穿刺针2个），备好急救药品及心电监护仪、吸氧装置等。

（5）评估患者血管情况，尽量选择粗、直、弹性好便于穿刺的大血管，宜选择两侧肘正中静脉。

2.心理护理

护理人员应在进行采血前与患者及家属进行充分的沟通，详细讲解治疗的具体操作步骤，减轻患者紧张、恐惧等不良心理反应，保持积极乐观的心理状态。大部分患者对于肿瘤生物治疗的相关信息不甚了解，尤其在首次采血时心理极度紧张，护理人员应充分对患者进行安抚、解释、沟通，使其心情平静后再进行采血。也可以安排该患者与已经做过生物治疗的患者进行交流，通过交流，便于患者理解认识产生共鸣，从而建立稳定的心理状态，积极配合治疗。

护士在进行采血前应认真评估患者血管情况，争取一次性穿刺成功，在采血过程中，全程陪护患者，密切观察生命体征变化，观察血细胞分离机运转情况，如有报警或异常，立即查找原因及时排除报警，在采血后耐心细致地做好相关注意事项的指导和讲解，在治疗过程中加强巡视，耐心倾听患者主诉，及时发现问题，给予正确处理，可有效缓解患者的心理压力。

3.操作要点

（1）血细胞分离机应专人管理，定期维护，保持性能完好，安装专用不间断电源，以防突然停电影响采集。应用COBE Spectra血细胞分离机进行生物采血，安装管路，连接穿刺针，预冲管路，使用白细胞采集程序中MNC程序，输入患者的性别、身高体重及当日晨检测的血常规的血细胞比容，调节好各项参数，连接患者，建立双侧静脉通路，开始采集。

（2）采集时应观察血液流速、采集物颜色，富含单个核细胞的采集物应为白膜状，如偏红色或偏黄色应及时调整采集参数，建立和保持静脉通路通畅是保证单个核细胞采集成功的关键。采血时协助患者取仰卧位，充分保暖，并指导患者分散注意力，缓解紧张的情绪，避免血管痉挛。采血时要严格无菌操作，建立两条静脉通路，一侧为回输侧，另一侧为采血侧，采用17G的内漏穿刺针，保证穿刺一次性成功及采血通畅。

（3）采集时出现报警，护士须认真查明原因，耐心向患者解释。较常出现的报警是输入压力过低，多由于患者血管太细或弹性较弱所致，尤其长期化疗的患者血管破坏严重，造成供血不足；如管路正常应考虑静脉痉挛，安慰患者，指导患者放松，缓解紧张心理，可使其血流加快，逐渐达到采集要求，亦可适当采用下调血液流速或嘱患者握拳等方式排除报警。常见报警还有回血压力过高，多由于回血侧静脉渗漏引起血肿，造成穿刺针阻塞或管路扭曲打结所致，可采取调整穿刺针或重新穿刺，检查管路纠正打结的方法解除报警。

4.健康教育要点

（1）向患者讲解肿瘤过继性细胞免疫治疗的步骤和过程。包括细胞采集，即从患者体内抽取外周血，并分离出所需单个核细胞；实验室细胞修饰、激活、扩增，是通过实验室技术将采集的患者单核细胞负载肿瘤抗原，扩增抗癌细胞；细胞质检，即将培养好的细胞逐一筛检，剔除发育不良、不合格的细胞；细胞回输是将培养好的细胞按疗程回输到患者体内；疗效评估，在每一个疗程后医生将按照疗效指标，对患者的治疗效果进行评估，以确定最好的治疗方案。

（2）需进行放化疗的患者，告知患者应于放化疗前后淋巴细胞计数正常时方可采血。

（3）指导患者清晨采血前可以进食清淡低脂饮食，勿进食油腻食物；采血前12小时避免输注脂肪乳剂；以免患者血液中血脂含量增高，使体外循环过程中有效细胞不易分离，导致细胞纯度降低。于采血前排空二便，取平卧位，暴露穿刺部位。

（4）患者采血期间长时间卧床，会感觉疲劳、困倦、全身乏力，护士可帮助其放松后再下床活动，避免骤起引起晕厥、体位性低血压等现象。

（5）采血时提前告知患者可能出现低钙血症表现，如口周、面部、四肢麻木等，这是由于在血液进行体外循环的过程中，为避免血液凝固，而加入大量抗凝剂的作用。如出现上述情况，可遵医嘱口服葡萄糖酸钙。

（6）由于采血针很粗，为17G，采血后护士应告知患者有效按压穿刺点。如穿刺部位出现血肿，且面积较大，应在24小时内冷敷，抬高患肢。采血当天不要淋浴，以免引起穿刺部位感染。

（7）采血后鼓励患者多饮水，每天3000mL为宜，以利于抗凝剂的排出。

（二）细胞回输

1.评估要点

（1）评估患者的过敏史和既往用药史。

（2）评估监测患者生命体征。

（3）评估患者血管情况，选择粗、直、弹性好的外周静脉进行穿刺，并避开关节部位。

2.操作要点

（1）细胞由实验室洗脱完毕后送入病房，运送过程中勿挤压、勿剧烈震荡，远程运送应放入4℃保温箱，于室温下存放时，应尽快使用。接收护士严格核对科室、姓名、性别、年龄、住院号、诊断、细胞种类，保证准确无误并确认外包装无破损后，将细胞于室温下存放，轻微震荡避免细胞聚集成团。

（2）回输前再次核对科室、姓名、性别、年龄、住院号、诊断、细胞种类。由于细胞数量较大，为避免一次回输引起不良反应，多采用分次连续两日或多日回输。一般不需任何预处理，但若患者为过敏体质或有其他特殊情况，需遵医嘱给予相应处理。

（3）回输细胞的直径一般为60～100μm，回输时一般采用带滤网的输血器。在细胞制备技术不断完善的情况下，可考虑使用无滤网的输血器。建立静脉通路时宜选择粗、直、弹性好、避开关节部位、宜固定的血管。回输过程要严格无菌输液原则，保持静脉回输通畅，避免和其他药液混合输入或加入其他药物。

（4）开始回输速度不宜过快，一般为30～40滴/min。回输15分钟后若无不良反应，可适当调整为60～80滴/min。若患者有心血管方面疾病应遵医嘱控制滴速。在输注过程中，每隔5～10分钟应轻捏袋子底部，轻弹输血器，使细胞充分悬浮，避免聚集成团，保持输液通畅。细胞回输完毕，打开生理盐水一端水止，用生理盐水冲洗细胞回输袋3次。

（5）回输完毕后，细胞回输袋低温保留24小时，之后按医疗废物处理。

3.健康教育要点

（1）不同患者回输的细胞颜色不同，这是因为细胞采集过程中不可避免会有红细胞的进入，护士应给予耐心解释，说明细胞回输时起治疗作用的是其中的白细胞，而非红细胞，故疗效与颜色无关。

（2）针对可能出现的回输后不良反应，护士应及时发现、做好评估及观察、及时通知医生，遵医嘱给予对症处理，并做好相应记录。

1）血管不良反应：血管不良反应可使血流速度减缓，导致回输不畅。操作前，护士应充分评估患者血管情况，操作过程中，指导患者转移注意力，避免精神过度紧张而引起血管痉挛。

2）心理不适反应：部分患者对生物治疗缺乏了解，在细胞回输过程中，会出现紧张、恐惧、焦虑及担心预后等不良心理反应。护士应及时发现患者心理问题，耐心给予心理疏导，加强沟通及宣教，使患者充分了解生物治疗过程中的相关注意事项、不良反应及应对措施，减轻或消除患者负性心理问题。也可协同医生与患者沟通，使其客观认识生物治疗这一新兴治疗模式的优势与不足。

3）发热、寒战：少数患者突然发热、寒战，多因细胞因子过敏所致，多为轻度发热，一般在细胞输注后4～6小时发生，体温在37.5℃～38.5℃之间，发热2小时后自动消退，少数可出现寒战、高热反应。体温不超过38.5℃且无明显不适者，可不进行处理；体温在38.5℃～39℃之间者，可在头部及大动脉处进行冰袋物理降温，或温水擦浴；体温过高者，必要时，遵医嘱给予对症药物降温，指导患者多饮水，进食清淡易消化食物。患者出汗后护士应协助其及时更换被服，适量饮水，并注意保暖。

4）过敏反应：少数过敏反应表现为皮疹、皮肤潮红、皮肤瘙痒，部分过敏患者偶有肢体乏力、困倦、打喷嚏、流鼻涕、咽痛、头疼、关节痛等症状。一般情况下，立即调整滴速降至20滴/min或遵医嘱暂停输入，上述症状可自行消退，情况严重或症状持续未消退者，可遵嘱应用抗过敏药物。

（王蕊）

参考文献

[1]郝希山.生物治疗——肿瘤治疗的新希望[J].中国医药生物技术,2008,3(6):401.

[2]何维.医学免疫学[M].5版.北京:人民卫生出版社,2005.

[3]Oldham RK, Dillman RO.Principles of Cancer Biotherapy. [M].5th ed.New York:Springer,2009.

[4]傅冰洁,张萌,李欣,等.肿瘤的细胞免疫治疗[J].中国处方药,2007(4):61.

[5]Rosenberg J, Yannelli JR, Weber JS, et al. Treatment of patients with metastatic melanoma with autologous tumor-infiltrating lymphocytes and interleukin[J]. Natl Cancer Inst USA,1994,86:1159-1166.

[6]Rivoltini L, Kawakami Y, Sakaguchi K, et al. Induction of tumor-reactive CTL from peripheral

blood and tumor-infiltrating lymphocytes of melanoma patients by in vitro stimulation with an immunodominant peptide of the human melanoma antigen MART-1[J]. J Immunol,1995,154:2257-2265.

[7]DeVita VT Jr,Lawrence TS,Rosenberg SA.Cancer：Principles and Practice of Oncology.[M].8th ed.Philadelphia：Lippincott Williams & Wilkins,2008.

[8]Chabner BA, Longo DL.Chemotherapy and biotherapy:principles and practice.[M].4th ed.Philadelphia：Lippincott Williams & Wilkins,2006.

[9]赵德容,潘志贵,邹玉臣,等.肿瘤的生物疗法概况[J].国外医学免疫分册,1996,2:91-93.

[10]张丽,孙原,吕鹏,等.肿瘤疫苗治疗肿瘤的前景[J].医学与哲学,2007,28(6):62-63.

[11]任云青,梁开山.浅析肿瘤疫苗[J].医学与哲学,1998,19(12):639-642.

[12]罗荣城,尤长宣.肿瘤生物治疗新进展[J].中国新药杂志,2005,14(2):143-146.

[13]谢晓原,陈俊辉.肿瘤疫苗研究进展及应用现状[J].医学综述,2007,13(12):896-898.

[14]王洪武.肺癌疫苗的研究现状[J].临床肿瘤学杂志,2005,10(3):323-326.

[15]姜文齐,张晓实.肿瘤生物治疗学[M].广州:广东科学技术出版社,2006.

[16]罗荣城,韩焕兴.肿瘤生物治疗学[M].北京:人民卫生出版社,2006.

[17]吴昀,窦骏.T细胞过继免疫治疗恶性实体肿瘤研究进展[J].中国医药生物技术,2008,3(1):62-65.

[18]姜文奇,张晓实,朱孝峰,等.肿瘤生物治疗学[M].广州:广东科学技术出版社,2006.

[19]周伟,张冬云,李新伟.肿瘤疫苗研究进展[J].中国实用医药,2009,4(5):236-238.

第十章　肿瘤介入治疗的护理

第一节　概述

一、介入放射学的概念

介入放射学是在传统放射医学基础上发展起来的一门学科，是以影像诊断为基础，在医学影像诊断设备的引导下，通过穿刺针、导管及其他介入器材，对疾病进行治疗或采集组织学、细菌学及生理、生化资料进行诊断的学科，涉及人体神经、循环、消化、呼吸、泌尿等几乎所有系统疾病的诊断与治疗。介入放射学是临床医学与医学影像学相结合的产物，因其微创、高效、安全、并发症少、恢复期短、可重复性强等特点，得到了快速发展与普及，使患者有了更多的康复机会，受到患者关注和欢迎。

介入治疗护理是伴随介入放射学而发展起来的，逐渐成为一门独立的与内、外科护理学并驾齐驱的学科。通过应用多学科的护理手段，从生物、心理、人文社会3个层面研究接受介入治疗患者的全身心整体护理，帮助患者恢复健康，提高其生活质量。

二、介入放射学的分类

（一）按目的分类

1.诊断性介入放射学

在影像技术引导下穿刺病灶局部，以便获得病理诊断材料。可取代绝大多数传统手术切开取材，为现代医学诊疗提供了新的手术方法。

2.治疗性介入放射学

以消除病变或临床症状为目的，为临床治疗提供新的治疗方法与给药途径。

（二）按介入诊疗技术分类

1.血管性介入技术

包括选择性和超选择性血管插管技术、经导管血管栓塞术、经导管药物灌注术、经导管腔内血管成形术、经皮血管内支架置入术、选择性血管造影术等。

2.非血管性介入技术

包括介入性穿刺诊疗技术、介入性穿刺引流技术、介入性管腔狭窄扩张术及支架置入术、恶性肿瘤非血管性介入治疗术等。

（三）按介入放射学方法分类

1.穿刺/引流术

包括血管穿刺、囊肿、脓肿、血肿、实质性脏器肿瘤的穿刺治疗，采取组织学标本，阻断破坏神经传导，用于止痛。

2.灌注/栓塞术

包括治疗各种原因所致的出血，实质脏器肿瘤治疗，消除或减少器官功能。

3.成形术

包括恢复管腔脏器形态，建立新的通道，消除异常通道。

4.其他

非包含在以上三项内的内容，如取出血管内异物、胆囊取石等。

第二节　介入治疗的常用药物

一、对比剂

（一）对比剂的概念

对比剂，俗称造影剂，是指被注入人体后，利用其吸收X线的能力与机体组织器官形成的差异，从而显示病变的形状和器官功能的各种药物。对比剂是介入放射学操作中最常使用的药物之一，临床常使用的对比剂是含碘的对比剂。本章节仅介绍介入治疗使用的经肾脏排泄的碘对比剂，此类对比剂可分为离子型与非离子型。

（二）对比剂的种类

1.离子型对比剂

对比剂溶于水后发生电离，故称之离子型对比剂。离子型对比剂黏稠度高，渗透压高，有一定的毒性，故不良反应发生率高，耐受性差，使用前应做碘过敏试验。代表药物有泛影葡胺、碘他拉葡胺、碘克沙酸，临床常用的离子型对比剂是复方泛影葡胺。

2.非离子型对比剂

非离子型对比剂溶于水后不发生电离，不产生离子，对血液渗透压影响小，且富含羟基而不带羧基，耐受性好，神经毒性和血脑屏障损害较轻，目前临床上应用广泛。90年代开始，欧美、日本等国家开始对非离子型含碘对比剂不再要求做过敏试验，但"中国药典2000版临床用药须知"中第34章节规定：使用对比剂前可用相同品种做过敏试验，应注意对比剂过敏试验结果只具有参考价值，阳性结果并不预示一定发生过敏反应，也不能预示发生反应的程度，阴性结果也存在严重反应（包括致死反应）的可能性，过敏试验本身也可导致严重过敏反应。因此使用前也应做碘过敏试验。临床常用碘海醇（碘苯六醇）、碘普胺（碘普罗胺）、碘克沙醇、碘佛醇等。

3.特殊对比剂

对于对碘造影剂过敏或肾脏功能不佳的患者来说，就无法采用碘造影剂进行血管造影。二氧化碳气体作为血管造影剂始于20世纪80年代，用于造影的气体是医用纯二氧化碳，造影时只需要用很细的头皮针，通过专门设计的二氧化碳注射装置，向血管内注射一定量的气体，二氧化碳在血管内可暂时将血液分开，快速显像，完成造影后，二氧化碳气体会迅速与血红蛋白结合，通过肺部进行呼吸交换排出体外。由于二氧化碳本身具有无毒性、无致敏性、可溶解等优点，因此二氧化碳造影适合于所有患者，且经济实惠、创伤小，目前除心脑血管外，其他部位的血管一般情况下均可采用二氧化碳气体进行血管造影，但在国内由于受到血管造影机设备技术的限制及二氧化碳气体输送装置不成熟等因素影响，二氧化碳气体在临床造影检查中尚未能广泛推广使用。随着我国医疗技术水平的不断发展，安全、有效、使用方便的对比剂必将被广泛应用于临床。

（三）对比剂不良反应的表现及处理

对比剂所造成的过敏反应可分为速发反应和迟发反应。发生在注射后1小时之内的反应称为速发反应，发生在注射1小时后至1周的反应称为迟发反应。根据速发过敏反应的程度不同可分为轻、中、重度。轻度反应的主要临床表现包括恶心、轻度呕吐、荨麻疹、瘙痒、面部水肿等，一般不需要处理可自行恢复。中度反应的主要临床表现包括反复重度呕吐、眩晕、轻度喉头水肿、轻度气管痉挛、轻度和暂时性血压下降，其处理原则是平卧、吸氧，密切观察生命体征，及时对症处理，如肌内注射1:1000肾上腺素、静脉补液，低血压患者抬高双腿，呕吐严重的予以止吐剂治疗等。重度反应则有生命危险，临床表现为呼吸困难、低血压性休克、意识不清、惊厥、心脏骤停等，应立即展开急救措施，除前述的解痉、抗过敏、升压、扩容等之外，应立即行气管切开、心肺复苏以挽救患者的生命。而迟发过敏反应的主要表现为皮肤出现斑疹或斑丘疹，多为轻度至中度反应，有自愈性，必要时给予对症治疗。

因此使用对比剂之前，应准备好心电监护及抢救设备、器械与药品，并严密观察患者的生命体征；使用过程中如出现各种反应，应立即停止使用，必要时给予对症处理。

二、栓塞剂

（一）栓塞剂的概念

用于经导管注入并达到血管栓塞的材料称为栓塞物质或栓塞剂。其作用主要是止血、阻断肿瘤的血供、抑制肿瘤生长，可用于治疗某些血管疾病，亦可用于某些外科手术前的准备。

（二）栓塞剂的分类

1.按作用时间分类

可分为长期栓塞剂、短期栓塞剂、中期栓塞剂。长期栓塞剂，其栓塞作用达1个月以上，主要有不锈钢圈、聚乙烯醇（PVA）颗粒、碘油等；短期栓塞剂作用时间在2天以内，主要有自体血凝块及可降解淀粉（DSM）等；中期栓塞剂，其栓塞作用位于长、短期栓塞剂作用时间之间，主要有明胶海绵条（颗粒）等。

2.按作用部位分类

可分为大血管栓塞剂、中血管栓塞剂、末梢栓塞剂。大血管栓塞剂用于直径4~8mm的血管，但在肿瘤栓塞治疗中，一般不会选择栓塞大动脉进行抗肿瘤治疗；中血管栓塞剂用于直径2~4mm的血管，主要有明胶海绵颗粒、不锈钢圈及PVA块；末梢栓塞剂主要有聚乙烯醇（PVA）颗粒、碘油、药物微球（囊）等。

3.按吸收性分类

可分为可吸收性栓塞剂和不可吸收性栓塞剂两大类。可吸收性栓塞剂主要有自体血凝块、自体组织、明胶海绵等；不可吸收性栓塞剂主要有无水乙醇、不锈钢圈（steel coil）、聚乙烯醇（PVA）颗粒等。

4.按物理性质分类

可分为固体栓塞剂和液体栓塞剂两大类。固体栓塞剂主要有自体血凝块、明胶海绵、氧化纤维素、硅塑胶球、弹簧圈等；液体栓塞剂主要有无水乙醇、鱼肝油酸钠、碘油等。

（三）临床常用的栓塞剂

1.碘油

碘油（lipiodol）是目前肝癌经动脉化疗栓塞最常用的栓塞剂，栓塞肿瘤内血窦，最大量时也能栓塞末梢血管，碘油具有"亲肿瘤性"，能长时间停留在肿瘤内，如果和化疗药物制成乳剂或悬浮剂，可作为抗癌药物的载体，使药物能以高浓度长时间滞留于肿瘤内缓慢释放，增强药物的抗癌作用。

2.无水乙醇

无水乙醇（ethanol）又称无水酒精，具有强烈的局部作用，且没有严重的全身性反应，安全可靠，栓塞后侧支循环不易建立，因而被广泛应用，因其具有强烈的蛋白凝固作用，可阻塞毛细血管床，同时它又可直接破坏此动脉供养的组织器官，加上继发的广泛血栓形成，使无水乙醇成为良好的永久性栓塞剂。

3.鱼肝油酸钠

鱼肝油酸钠（natrii morrhua）系不饱和脂肪酸盐，临床常用5%的溶液，它可使小血管的血流变慢，血液淤滞，还可使血管内皮细胞损伤脱落，血管内皮下的胶原暴露，激活内源凝血系统，使聚集起来的血小板黏附于内皮细胞使其损伤，终致管腔内混合血栓的形成，为永久性栓塞剂。

4.明胶海绵

明胶海绵（gelfoam）是一种无毒、无抗原性的蛋白胶类物质，是外科常用的止血剂，可根据需要切割成任意大小的碎块，是最有价值的栓塞材料。其除机械栓塞外，海绵状框架可被红细胞填塞，它在血管内引起血小板聚集和纤维蛋白原沉积，很快形成血栓，加之它还可引起血管痉挛也促使血栓形成，帮助血管栓塞，有优良的压缩性和遇水再膨胀性，属中期栓塞物质。

5.聚乙烯醇颗粒

聚乙烯醇颗粒（Polyvinyl Alcohol，PVA）是一种高分子材料，呈白色或微黄色，质轻而软的多孔海绵颗粒状物，具有良好的生物安全性，不溶于水，因此在体内不降解，可机械栓塞病变部位血管，使血液在PVA颗粒间隙中凝结、机化，形成血管永久栓塞，属于永久栓塞物质。

6.不锈钢圈

最初的钢圈仅在钢圈的近端附有羊毛条，用以阻滞血流并构成血凝块，而现在改良的微型钢圈，在钢圈全长均附有Dacron线。临床上常用的有3、5和8mm直径3种，其大小要与被栓的血管粗细相同，用于永久性血管栓塞。

7.海藻酸钠微球

海藻酸钠微球（KMG）是一种以海藻酸钠为原料制成的可生物降解的微球血管栓塞剂，使用该微球进行血管栓塞，疗效仅体现在物理性机械血管栓塞上，而无化学药物作用，在靶器官产生永久性的栓塞疗效，微球3~6个月后逐渐以分子脱链的形式无毒降解消失，最终降解产物为无毒的不参加机体代谢的多糖-甘露糖和古罗糖随尿液排出。

三、化疗药物

化疗药物是对恶性肿瘤及某些自身免疫性疾病等的治疗药物。它能作用在肿瘤细胞生长繁殖的不同环节上抑制或杀死肿瘤细胞，是目前治疗肿瘤的主要手段之一。在介入治疗过程中，化疗药物是经导管向肿瘤供血动脉灌注高浓度化疗药物，其优点是局部药物浓度高，对肿瘤细胞的杀伤作用远远超过静脉给药，但副作用较全身静脉化疗轻，患者恢复快。

第三节　介入治疗的途径及方法

一、经导管血管栓塞与药物灌注术

经导管血管栓塞术（简称栓塞术），是介入放射学最重要的基本技术之一，是在X线透视下，经导管向靶血管内注入或送入栓塞物质使之闭塞，从而达到预期治疗目的的技术。而动脉内药物灌注术，则是建立体表到达靶动脉的通路，经该通路注入药物，达到局部治疗的一种方法。

（一）适应证

1.恶性肿瘤适合于栓塞治疗的主要有肝癌、肝转移癌、肾癌、肾上腺癌、盆腔内各种富血性恶性肿瘤、颌面部恶性肿瘤、四肢、脊柱及骨盆恶性肿瘤等。

2.良性肿瘤适合于栓塞治疗的有脑膜瘤、鼻咽血管纤维瘤、颈动脉体瘤、肾脏平滑肌脂肪瘤、骨巨细胞瘤、椎体血管瘤、症状性子宫肌瘤、肝血管瘤等。

（二）操作方法

临床多采用Seldinger法，患者采取平卧位，采用局麻，经股动脉穿刺插管，在医学影像设备的导引下，将导丝和导管经动脉鞘管送入肿瘤靶血管，进行肿瘤供血动脉内化疗药物灌注和栓塞治疗。

二、经皮穿刺氩氦冷冻治疗

氩氦冷冻治疗是将常压氩气通过气体节流效应，经冷冻探针远端使靶肿瘤区域快速降至-140℃～-50℃，使细胞变性、缺血、崩解、凋亡，凝固性坏死并释放相关抗原，刺激机体产生抗肿瘤免疫反应（图10-3-1至图10-3-3）。

（一）适应证

1.恶性实体肿瘤

肝癌、肺癌、脑瘤、胰腺癌、甲状腺癌、前列腺癌、肾及肾上腺肿瘤、腹腔及盆腔肿瘤、骨肿瘤、软组织肿瘤、头颈及皮肤肿瘤、转移性胃肠肿瘤等实体肿瘤。

2.良性肿瘤及良性增生病变

前列腺增生、乳腺肿瘤、血管瘤、子宫肌瘤等。

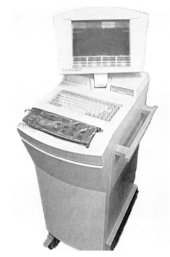

图10-3-1　氩氦冷冻治疗仪

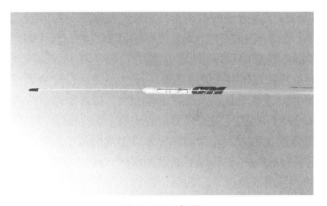

图10-3-2　探针

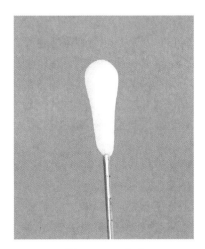

图10-3-3　冰球

（二）操作方法

前列腺癌患者行氩氦冷冻治疗时，应采取截石位，可采用腰麻或全麻；其他部位肿瘤行氩氦冷冻治疗时采用局麻。可根据手术部位不同，采取平卧位或俯卧位等适宜卧位，如肝癌患者行氩氦冷冻治疗时多采取仰卧位，肾癌患者行氩氦冷冻治疗时多采用俯卧位。按要求协助医生连接好治疗仪，在CT或B超探头引导下，插入计划好的多把探针，针尖达肿瘤远端1cm处，开通氩气，调节氩氦刀的气体流量，将温度控制在-140℃以下，用测温探针探测肿瘤组织周边温度-40℃以下，术中持续超声引导下或CT监测冰球是否覆盖肿瘤靶区，持续15分钟，关闭氩气，开通氦气，快速将肿瘤组织加温至20℃以上，关闭氦气；开通氩气重复以上过程，2个轮回冷冻-复温后，可拔出氩氦刀。

三、经皮肝穿刺胆道引流术

经皮肝穿刺胆道引流术（Percutaneous Transhepatic Choledochus Drainage，PTCD）是指在X线或B超引导下，利用特制穿刺针经皮穿入肝内胆管，再将造影剂直接注入胆道而使肝内外胆管迅速显影，同时通过造影管行胆道引流。具有创伤性小、并发症少的特点，可以快速有效地缓解阻塞，迅速"减黄"，纠正黄疸所导致的全身损害，提高生存质量，是治疗恶性梗阻性黄疸理想的非外科手术方法。

PTCD有内外引流之分，通过经皮肝胆管造影的穿刺针引入导丝，而后拔出穿刺针，沿导丝送进末端有多个侧孔的导管，导管在梗阻段上方的胆管内，其内口亦在该处，胆汁经导管外口连续引流，为外引流（图10-3-4）；若导管通过梗阻区，留置于梗阻远端的胆管内或进入十二指肠，胆汁沿导管侧孔流入梗阻下方的胆管或十二指肠，为内引流（图10-3-5）。

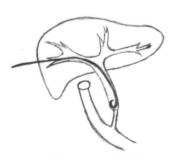

图10-3-4　外引流

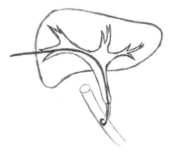

10-3-5　内外引流

（一）适应证

1.晚期肿瘤引起的恶性胆道梗阻，行姑息性胆道引流。

2.深度黄疸患者的术前准备（包括良性和恶性病变）。

3.急性胆道感染，如急性梗阻性化脓性胆管炎，行急症胆道减压引流，使急症手术转为择期手术。

4.良性胆道狭窄。

（二）操作方法

患者采取平卧位，右上肢抱头或右上肢于躯干呈垂直摆放固定于托架上，采用局麻，手术医师在DSA引导下经皮于右腋中线第7肋间隙-第9肋间隙或剑突下穿刺，22G穿刺针穿刺进入肝内胆管，经造影证实针尖位于胆管内，然后送入微导丝，交换胆管鞘，再送入超滑导丝，然后根据梗阻部位及患者全身情况行内引流或外引流。最后将引流管妥善固定于局部皮肤上，连接引流袋。见图10-3-6。

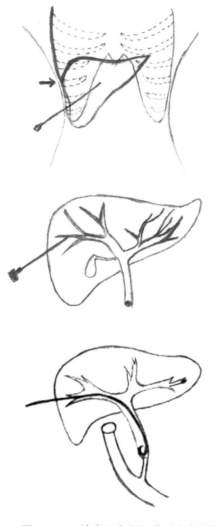

图10-3-6　给皮肝穿刺胆道引流式的操作

四、食管狭窄支架植入术

各种良、恶性原因可引起食管狭窄，当食管管腔直径＜12mm时引起进食吞咽困难，严重者可造成患者营养不良，甚至危及生命。过去以外科金属探子扩张为主，20世纪70年代末开始用球囊扩张。1982年Owman与Lunderquist设计了专用于食管扩张的球囊导管，而恶性肿瘤造成的食管狭窄，用球囊扩张术虽然可取得一定效果，但肿瘤生长很快又会造成食管阻塞，若伴发食管气管瘘，禁忌使用单纯球囊扩张。90年代初将支架用于食管癌，取得了一定成效。

（一）适应证

1.恶性肿瘤引起的食管重度狭窄、进食困难、失去手术机会或患者拒绝手术。

2.恶性肿瘤引起的食管-气管瘘或食道纵隔瘘。

3.食管癌术后复发及放疗后造成的狭窄。

4.肺癌、转移性肿瘤压迫食管致严重梗阻。

（二）操作方法

患者采取平卧位，会咽部喷雾麻醉，术者内镜插至狭窄部观察了解狭窄程度及长度，在体表相应位置做好标记，插入导丝至幽门部，沿导丝送入支架释放器，确定位置后准确释放出支架并确保两端与管壁贴紧，完成支架植入后，口服碘对比剂，观察支架开放和食管通畅情况。

五、放射性粒子植入术

放射性粒子植入术是指在CT、B超引导下准确定位经皮穿刺，将放射性的缓释粒子植入肿瘤内或受肿瘤浸润侵犯的组织中，通过放射线持续释放的功效在一定时期内连续不间断地作用于肿瘤，抑制和杀灭肿瘤细胞（有效时间30～60天），从而使局部肿瘤得到最为有效的控制。放射性粒子植入已应用于多种恶性肿瘤的治疗，它在控制局部肿瘤生长和提高肿瘤患者生存率方面展现了良好的前景。

用于组织间放射源有多种，如^{103}Pd、^{192}Ir、^{90}Y、^{125}I等，由于^{125}I放射源半衰期较长，发出的纯γ射线有很强的生物学杀伤效应，而且在局部达到处方剂量后，外周组织中迅速衰减，有利于杀伤肿瘤细胞而保护正常组织，因此^{125}I是目前临床最常用的放射性粒子。

（一）适应证

1.经病理诊断证实的恶性实体肿瘤。

2.无法手术的原发肿瘤或拒绝手术的病例。

3.需要保留重要功能性组织或手术将累及重要脏器的肿瘤。

4.外照射不佳或失败的病例。

5.复发或转移癌。

（二）操作方法

根据手术部位的不同，选择适宜的体位，采用局麻，治疗前先行CT扫描获得患者肿瘤情况，将相关数据输入计算机立体定位系统（TPS），计算出放射性粒子的剂量，然后用特制的18G带刻度、针芯的专用放射粒子穿刺植入针，在CT定位下，按所需间距逐次将穿刺针经皮穿刺入病灶内，并将放射性粒子植入瘤体内，粒子纵向、横向间距在1.0～1.5cm。

六、经皮椎体成形术

经皮椎体成形术（Percutaneous Vertebroplasty，PVP）是在透视监视下用骨穿刺针行椎体穿刺后，将凝固剂-骨水泥注入病变椎体内，从而达到治疗目的。它的主要作用是解除或减轻疼痛、加固椎体和防止椎体进一步压缩塌陷等。

（一）适应证

PVP已经广泛应用于椎体转移性肿瘤、骨髓瘤或淋巴瘤、椎体血管瘤和骨质疏松椎体压缩性骨折等疾病的治疗，具体治疗方案的选择依赖于病变椎体的水平和范围、疼痛程度和神经功能以及患者预期寿命等。

（二）操作方法

患者采取俯卧位，用软垫垫于患者胸前及骨盆以保持呼吸道通畅及良好的手术卧位，采用局麻，X线引导下由正位椎弓根的外上方进针，确定穿刺针位置良好后，去除针芯。调制骨水泥使其呈黏稠状态，在正、侧位X线透视监控下用注射器接穿刺针将调制的骨水泥注入病变椎体。X线透视见骨水泥沿骨小梁间隙浸润，边缘毛刺状至骨皮质为止，如发现骨水泥向椎体外渗或浸润至椎体后缘则立即停止推注。骨水泥完全硬化后，拔出穿刺针。

第四节 介入治疗的护理

介入治疗的护理工作由介入导管室护理和介入治疗临床护理工作两部分组成，介入导管室工作围绕介入手术而开展，导管室既不同于普通外科手术室，也不同一般放射科工作间，其特殊性在于手术间内仪器多，手术所需材料不同，各种器材的种类、规格比较繁多，用途不一，同时介入手术几乎涉及身体各个部位的肿瘤，具有手术范围广、知识更新快的特性，故介入治疗护士不仅需要具备高度的责任心、扎实全面的理论知识、熟练的技术操作能力，还需要具备专业、系统的介入护理相关知识。

一、术前护理

（一）术前准备

1.常规检查

患者需进行血常规、血凝常规、肝肾功能、胸片、心电图、CT等检查，特别注意的是，食管支架成形术患者术前需行X线吞钡检查；PTCD患者术前行相关影像学检查如B超、磁共振等，确定梗阻部位，了解胆管扩张情况及确定穿刺的最佳途径；前列腺癌行氩氦冷冻治疗患者术前需行前列腺核磁共振检查。

2.饮食护理

一般介入治疗术前1～2天进清淡易消化饮食，术前无需禁食，但避免饱餐，以减轻胃肠道负担，避免麻醉或手术过程中呕吐物引起误吸，特别注意的是，PTCD患者术前6～8小时应禁食水；结直肠癌、前列腺癌行放射性粒子植入术患者术前2～3天进低渣饮食，术前一天行肠道准备；胰腺癌行放射性粒子植入术患者术前2天进流质，术前1天禁食；前列腺癌行经皮穿刺氩氦冷冻治疗患者术前3天进食清淡易消化的半流质饮食，术前一天14：00口服复方聚乙二醇电解质137.12g+白开水2000mL进行肠道清洁，术晨禁食水。

3.皮肤准备

介入治疗术前一天应进行全身洗浴，重点加强手术部位皮肤的清洗；不能全身洗浴的患者，用毛巾蘸沐浴液或皂液涂擦手术部位皮肤，温水擦洗干净，如此反复两遍即可；对于体毛过长（≥1cm）的患者剪短毛发后使用电动剃毛器推除毛发。再用温水洗净手术区皮肤及脱落的毛发。特别注意的是，对于PTCD患者，由于胆盐沉积刺激皮肤引起的全身皮肤瘙痒，应指导患者用温水沐浴或擦浴，避免使用碱性浴液，避免搔抓皮肤而引起皮肤破损、感染；行经导管血管栓塞与药物灌注术患者的备皮范围是脐下至大腿上1/3，包括会阴部皮肤；行经皮穿刺前列腺癌氩氦冷冻治疗术患者的备皮范围是脐下至大腿上1/3处，包括会阴部及肛门处皮肤。

4.术日晨准备

测量生命体征；摘除饰品、义齿及金属物品，并交予家属保管；准备手术特殊用药、物品、病历及相关影像学资料等。特别注意的是，行食管狭窄支架植入术的患者，遵医嘱术前给予山莨菪碱10～20mg肌内注射，以减少口腔分泌物与术中迷走神经反射，酌情给予镇静剂。

5.碘过敏试验

对于行经导管血管栓塞与药物灌注术、经皮肝穿刺胆道引流术、食管狭窄支架植入术及经皮椎体成形术等患者术前需行碘过敏试验。

常用碘过敏试验方法有口服、结膜试验、皮内注射、静脉注射等，临床常用静脉注射。静脉注射法：取对比剂1mL静脉注射，20分钟后观察反应。观察如无反应，为阴性，方可进行碘剂造影；若患者出现荨麻疹、面部潮红、恶心呕吐、喷嚏、流涕、流泪等症状则为阳性反应。少数患者过敏试验阴性，但在造影时仍会发生过敏反应，故造影时需备急救药物。急症手术时，为挽救患者生命，碘过敏试验可首选结膜试验，即将同一品种对比剂1～2滴直接滴入一侧眼内，另一只眼滴入生理氯化钠溶液做对照，3～4分钟后观察，若试验侧眼结膜明显充血，甚至血管怒张或曲张和有明显刺激者为阳性反应。

6.屏气练习

胸腹部肿瘤的介入治疗术前一天进行，具体做法为深吸一口气后，停止呼吸10～15秒，然后缓慢呼出。目的是于术中数字减影造影时，使血管的图像更清晰准确。

7.体位训练及功能锻炼

常规介入治疗患者术前不需要体位训练及功能锻炼，但是PVP患者需要进行。具体方法：采用俯卧位，高龄患者常合并心肺疾患，术前应仔细评估患者俯卧位耐受时间。术前3～5天开始指导俯卧位练习，两肩及胸各垫一小枕，骨盆下垫一大枕，使腹部悬空利于呼吸，头偏向一侧，从10分钟增至30分钟，每天2次，增加术中体位的适应性，确保手术顺利进行；经皮穿刺前列腺癌氩氦冷冻治疗术患者术前3天行提肛训练。具体方法：告知患者思想集中，收腹，慢慢呼气，同时用意念有意识地向上收提肛门；当肺中的空气尽量呼出后，屏住呼吸并保持收提肛门2～3秒，然后全身放松，让空气自然进入肺中；静息2～3秒，再重复上述动作。提肛运动坐、卧和站立时均可进行；每日共做100次为宜，分2～3次完成；但要注意的是训练中要避免急于求成，以感到舒适为宜，关键在于持之以恒。

（二）心理护理

介入治疗方法为新技术，绝大多数患者属首次接触该领域，对治疗过程、治疗反应以及治疗效果存有疑虑和担心。护士应表现出热情、关怀、理解及和蔼可亲的态度，关心患者的思想状况，通过亲切交谈，观察他们的情绪变化。进行充分的术前宣教，讲解介入治疗过程、原理及预后，并列举一些成功的病例，消除患者恐惧心理，增强战胜疾病的信心。同时取得家属的支持，从多方面鼓励患者积极配合治疗。

（三）术前健康宣教

因介入治疗术式不同，宣教内容亦有所侧重。总的原则是在术前向患者解释此次介入治疗的目的、方法、麻醉方式、术中及术后可能出现的不良反应及预防方法等，消除其思想顾虑，积极主动配合。对于行食管狭窄支架植入术的患者，需告知手术方式是在清醒状态下进行，并向家属和患者对于手术方法、安全性、操作过程、配合方法及注意事项进行解释。对于术中可能出现的疼痛反应，应告知通过用药及患者配合可有效消除疼痛；对于行放射性粒子植入术的患者，术后将患者尽量安排居住同一间病房，有条件的将患者安置在单人病房，重点要对家属做好射线防护知识的宣教，嘱家属与患者保持1m的距离，家属尽量不要站在患者粒子植入一侧，防止受到照射而影响身体健康；因婴幼儿及孕妇对放射线较为敏感，建议患者在治疗后1～2个月内，应尽量避免与此类人群密切接触，且应保持1m以上的距离。

二、术中的观察与配合

介入治疗过程中，护士和医生的密切配合也是手术成功的关键。

护士应协助患者采取舒适体位；给予氧气吸入、心电监护，监测血压、心率、血氧饱和度等生命体征情况，密切观察患者的病情变化；注意是否出现恶心、呕吐、疼痛等不良反应，并及时通知操作医生，并配合医生给予相应处理，避免引起患者的惊慌；备

好必要的治疗物品，如抢救药品、器械等。

除以上常规配合外，特别注意的是：①行经导管血管栓塞与药物灌注术时，医生进行动脉插管时，及时传递抽取肝素液的针筒，以防导管内凝血及血栓形成，同时对照两侧肢体的温度、皮肤颜色是否改变；②行经皮穿刺氩氦冷冻治疗时，及时检查冷冻系统，以确保各连接正常、冷冻系统处于备用状态、及时调整体温以预防患者体温过低所致寒战甚至冷休克，冷冻时应用50℃温盐水对穿刺处皮肤进行湿化以防止冻伤；③行PTCD时，医生穿刺过程中，嘱患者浅呼吸或屏气，避免咳嗽及深呼吸，以免误刺入胸膜腔或刺破肝脏引起气胸或肝内出血，观察患者有无心率降低（最低可为30～40次/min）、血压下降等胆心反射的情况发生，同时观察患者有无腹痛、胸痛、胸闷、气促等不适，一旦出现上述症状，立即停止操作，行相应处理；④行食管狭窄支架植入术时，护士应注意保持负压装置处于工作状态，及时吸出口腔、鼻腔溢出的分泌物和食管反流物，防止误入气管，随时观察有无食管破裂的表现，如疼痛、呕吐血性内容物、呼吸困难等，做好疼痛护理；⑤行放射性粒子植入术时，在植入过程中要注意清点粒子颗数；⑥行经皮椎体成形术时，及时配合术者准备骨水泥及溶媒，准确记录骨水泥注射时间；⑦行经皮穿刺前列腺癌氩氦冷冻治疗术时，要保持三腔导尿管的妥善固定及通畅，并持续用37℃恒温生理盐水冲洗尿道和膀胱。

三、术后护理

（一）生命体征观察

给予氧气吸入，连接心电监护，每小时观察一次生命体征，每天测量4次体温，有病情变化者，及时通知医生。

（二）伤口观察

注意观察穿刺部位有无出血、血肿、渗血、渗液，放射性粒子植入术后重点观察患者穿刺点是否有皮肤损伤、粒子浮出等现象。

（三）体位护理

常规介入治疗术后，患者均需卧床休息，24小时后无特殊情况方可下床活动。特别注意的是：①经导管血管栓塞与药物灌注术患者术后股动脉穿刺处给予1kg沙袋加压，同时术侧肢体制动6～8小时，12小时内腹股沟处勿弯曲；②PTCD患者术后平卧6～8小时，病情稳定后改为半卧位，以利于胆汁引流；③放射性粒子植入术患者术后平卧位6小时，卧床休息12小时，避

免剧烈活动，防止放射性粒子丢失；④经皮椎体成形术患者因式式的特殊性，故患者的搬动及卧位要求严格，术后平卧4～6小时，以防穿刺针道出血或血肿形成，并确保聚合后的骨水泥不发生移位，6小时后可床上翻身，翻身时一定采取轴性翻身。

（四）饮食护理

常规介入治疗术后饮食无特殊要求，宜选择清淡易消化饮食。特别注意的是：①PTCD术后由于胆汁外流后，对脂肪的消化能力降低，同时流失大量电解质，术后指导患者进食低脂、易消化、富含优质蛋白及钾、钠、磷、钙等微量元素的食物，行PTCD内引流术患者，尤为注意进食前30分钟应夹闭引流管，进食2小时后给予开放；②食管狭窄支架植入术患者，对饮食时间、种类、温度等各个方面均需特殊护理：术后需禁食水2小时以免发生呛咳，4～6小时后无发热、疼痛、出血者可进食流质，一周后逐渐过渡为半流质及普食；吞咽时不宜过快、过多；进食时宜采取坐位或半坐卧位以防止反流性食管炎的发生；饮料及食物忌过冷或过热，温度在40℃～45℃为宜，以防支架收缩、移位、变形或脱落；进食前后宜饮温开水200mL，达到润滑及冲洗支架的作用，防止食物残留于支架上，引起堵塞。

（五）各种管路的护理

介入治疗术后注意保持引流管通畅，给予妥善固定，防止扭曲、阻塞、脱落；指导患者从引流管侧上下床，翻身时动作不宜过大；引流袋位置始终保持低于引流口30cm，防止逆流感染；观察并记录引流液的颜色、性质和量，特别注意的是：①保留PTCD引流管患者注意引流液颜色与量，出现异常情况及时通知医生，并遵医嘱给予相应处理。感染性胆汁呈墨绿色，应密切观察患者的体温变化；如有胆道内出血，胆汁则呈暗红色或鲜红色，应密切观察患者的心率及血压变化；患者引流量若每日大于1500mL，水电解质大量流失而导致电解质平衡紊乱，应遵医嘱给予补液，同时给予暂时性夹管，时间不超过24小时，以使胆汁浓缩，减少引流量，缓解电解质丢失，必要时可行胆道支架置入术。②前列腺氩氦冷冻治疗术后保留三腔气囊尿管的患者根据医嘱用生理盐水500mL加庆大霉素16万U膀胱冲洗1～2次/d，持续膀胱冲洗1～2周，术后常规需保留导尿管2～3周，留置尿管期间，应给予会阴擦洗每日一次以保持会阴部清洁，鼓励患者多饮水，保持每日饮水2000mL以上，以达到自行冲洗的目的，防止膀胱内血凝块形成堵塞导尿管。

（六）功能锻炼

常规介入治疗术后无需行功能锻炼，但行PVP患者需行功能锻炼，有效的腰背肌锻炼可增强背肌的支架作用，提高椎体内在稳定性、灵活性和耐久性。①5点支撑法：仰卧，用头部、双肘、双足跟5点支撑起全身，使背部腾空后伸，可在术后一周进行。②3点支撑法：仰卧，双臂置于胸前，用头和双足跟支撑，拱腰、臀及背腾空离床，可在术后2～3周进行。③4点支撑法：仰卧，用双手、双足4点支撑于床上，全身腾空成拱桥状，可在3～4周进行。④飞燕点水法：俯卧，颈后伸稍用力后抬起胸部离开床面，两上肢向后背伸，两膝伸直，抬双腿，以腹部为支撑点，形似飞燕点水，可在5～6周进行。行经皮穿刺前列腺癌氩氦冷冻治疗术患者术后第3天无出血、疼痛等不适方可进行提肛锻炼。

四、并发症的护理

（一）常见并发症的护理

1.发热

经导管血管栓塞与药物灌注术及经皮穿刺氩氦冷冻治疗术患者的发热多为机体对坏死组织吸收而产生的吸收热，非细菌性感染所致，多数患者于手术当日或次日出现发热，体温一般在37.5℃～38.5℃，可持续3～5天，无需应用抗生素，一般予以物理降温；持续高热者需予退热药物治疗，进食清淡、易消化、高热量、高蛋白、富含维生素的流质或半流质，并注意维持水、电解质平衡，室内定时开窗通风，保持空气清新。如患者术后7～10天体温再次出现升高趋势，同时伴有血象升高应密切观察有无继发感染的征象。

PTCD术后患者的发热多由于胆系感染引起，据相关文献报道，感染率为22.6%，多发生于手术当天，体温在37.5℃～38℃之间，术后30分钟至数小时内警惕胆道感染所致的菌血症或败血症，表现为骤起畏寒、高热、右上腹胀痛、白细胞计数升高、黄疸加深，严重者可出现中毒性休克表现，因此术后常规静脉输注抗生素，密切观察生命体征，特别是体温的变化，观察引流液颜色、量及尿量，必要时给予抗休克对症治疗，同时嘱患者进食及饮水时不易过快、过量，以减低肠腔压力，减少反流导致感染的机会。

2.疼痛

经导管血管栓塞与药物灌注术和经皮穿刺氩氦冷冻治疗术患者的疼痛是由于治疗后引起肿瘤组织的缺血、水肿和坏死所致，术后1～7天常有病变区域持续性胀痛或烧灼样疼痛，手术当日及术后第一天明显；

食管支架植入术患者胸骨后疼痛是由于食管扩张或组织损伤、置入支架膨胀牵拉组织所致，一般在5~6天可缓解；PVP患者疼痛是由手术操作、骨水泥注射或骨水泥引起的炎症所致，一般在48小时内缓解，因骨水泥复合物漏入椎间隙、椎间孔等部位所致的疼痛需要临床进一步观察，必要时行手术减压，预防出现下肢肌力、感觉，甚至大小便的改变。因此护士应加强患者的疼痛管理，及时说明疼痛的原因及缓解时间，消除其紧张焦虑情绪，轻度疼痛者可遵医嘱给予口服止痛药，严重者可遵医嘱给予针剂止痛药，在应用止痛药的基础上，加强和患者的沟通，采取适合的心理放松方法，如增加亲情陪护、听音乐等。

3.出血

经导管血管栓塞与药物灌注术和放射性粒子植入术后患者的出血多为穿刺部位的出血，多与患者本身的凝血机制有关；经皮穿刺氩氦冷冻治疗术患者术后出血是一种严重的并发症，如肝癌患者术后，病灶在肝表面时，冷冻可能会引起肝包膜破裂造成术后出血，合并肝硬化者，凝血机制差，穿刺后易诱发腹腔内出血，多发生于术后48小时内；行PTCD术后患者易出现胆管出血或腹腔内出血，多由于胆管梗阻时间长、小肠内吸收维生素K受阻，造成凝血因子的合成障碍所致；食管狭窄支架植入术患者术后出血是由于支架置入过程中，狭窄段可有不同程度食管黏膜或肿瘤撕裂所致，术后2~3天观察呕吐物及大便次数、色、质的变化，判断有无消化道出血状况。因此护士术后应密切观察伤口情况及患者生命体征变化，尤其注意心率的变化，对心率加快的患者应提高警惕，注意有无腹腔内出血的可能，如有出血现象，应明确出血的部位，做到早发现、早处理，对于PTCD术后患者，若出血较少者，可不予处理，一般24~48小时消失，重者可遵医嘱给予生理盐水100mL+肾上腺素1mg配液，取5mL注入引流管内夹闭5分钟，反复3~5次，必要时，可行经引流管造影，证实侧孔是否位于肝实质或血管内，必要时调整引流管或行肝动脉栓塞止血。

4.胃肠道反应

经导管血管栓塞与药物灌注术中大量应用化疗药物，化疗药物的毒性作用或推药速度过快，药物积聚过多反流至胃、十二指肠动脉，造成胃十二指肠炎或溃疡，导致严重的胃肠道反应，同时也可能出现患者的味觉改变；经皮穿刺前列腺癌氩氦冷冻治疗术后患者因全麻方式也可导致胃肠道反应。因此护士应鼓励患者多饮水、少食多餐，进清淡易消化食物，发生严重呕吐时做好基础护理，防止发生误吸和窒息，记录呕吐量、性状和次数，术前及术后遵医嘱常规给予胃黏膜保护剂和止吐药物。

（二）不同介入治疗途径并发症的护理

1.经导管血管栓塞与药物灌注术

因肿瘤所在脏器血供相关特殊性，可能会发生以下并发症：如肺癌行支气管动脉灌注化疗和栓塞可发生脊髓损伤，发生率为1.24%左右，表现为术中或术后2~3小时出现胸髓平面以下的感觉和运动障碍，如尿潴留、截瘫等，损伤较轻者经适当的疏通微循环和神经营养治疗，可在数天内逐渐恢复，严重者可发生不可逆性改变，因此术后要密切注意病情变化，不可忽视患者的任何主诉，有异常及时通知医生，早期处理；胰腺癌行动脉灌注化疗可引起急性胰腺炎，主要是由于导管嵌入胰腺供血分支，过量或高压快速注入对比剂和化疗药物引起，表现为突发性中上腹部持续性疼痛，阵发性加重，前倾位时疼痛可减轻，进食后疼痛加重，疼痛可向左侧胸部及腰背部放射，且血尿淀粉酶升高，此时应立即通知患者禁食并行胃肠减压，遵医嘱使用抑制胰腺分泌的药物。

2.经皮穿刺氩氦冷冻治疗

（1）肿瘤溶解综合征 由于冷冻使肿瘤细胞坏死崩解，大量蛋白质代谢产物释放到血液中引起大量尿酸，而尿酸在肾盂内弥漫性沉淀导致肾内梗阻，引起肿瘤溶解综合征。典型表现为高尿酸血症、高钾血症、高磷酸血症、低钙血症，甚至并发急性肾衰竭，尤其是冷冻范围较大或者术前基础肾功能较差的患者更容易发生。护士术后1~3天应密切观察患者尿色及尿量，必要时遵医嘱留取尿标本送检，监测尿比重，鼓励患者多饮水，有利于尿酸沉淀物排出，减少对肾脏的损害。

（2）冷休克 冷休克的主要原因是肿瘤靠近大血管或冷冻范围较大，表现为患者恶心、面色苍白、寒战、肢体温度低、脉搏细速、心律失常、血压下降、呼吸困难等。如出现冷休克现象应遵医嘱按休克护理：保持静脉通路及组织灌注；术中注意保暖；术中、术后低流量吸氧，密切监测生命体征、血氧饱和度和心电图的变化等。

（3）皮肤冻伤 皮肤冻伤主要是在治疗过程中氩氦刀与皮肤表面接触而引起，主要为Ⅰ度和Ⅱ度冻伤，冻伤部位多表现为红肿、皮肤暗红、水泡、灼痛等。一般对于冻伤部位首先要保持创面的干燥，对于出现较小水泡的患者无需进行处理，在几天后会自行消失；对于出现较大水泡的患者则需用安尔碘消毒，无菌包扎和定期换药，多在2周后恢复。

（4）其他

1）肺部肿瘤氩氦冷冻治疗术后应注意以下事项。

A.胸闷、胸痛：主要是因为手术本身的损伤、胸膜反应、胸腔积液、气胸、肋间神经损伤而引起，发生率31.9%多数患者疼痛症状持续时间<10天。遵医嘱根据疼痛的程度给予相应的止痛药处理。

B.气胸、血胸和胸腔积液：气胸是氩氦刀治疗肺癌的常见并发症之一，国内报道肺癌患者治疗术后气胸的发生率为25.6%，与基础疾病、病变部位和反复穿刺有关。术后患者还会出现不同程度的胸腔积液。术后应密切观察患者有无胸闷、气促、咳嗽和呼吸困难，及时向医生汇报并采取相应措施，必要时遵医嘱予以氧气吸入，并指导卧床休息，小量气胸和积血、积液可自行吸收，中、重度患者需行胸腔穿刺闭式引流，术后护士应密切观察患者的呼吸情况并做好胸腔闭式引流的常规护理。

C.咳嗽、痰中带血或咯血：咳嗽可能与手术刺激或损伤细支气管有关，但剧烈咳嗽可引起咳血及气胸，同时术后患者可咳出少量粉红色黏液性物质，此为液化的坏死肺组织，个别可咳出新鲜血。因此护士应指导患者正确地咳嗽，对咯血患者要密切观察生命体征，保持呼吸道通畅，稳定患者情绪，观察和记录咯血的质和量。大量咯血时，指导患者体位引流，消除患者恐慌，鼓励患者将血咳出，防止窒息，必要时遵医嘱应用止咳及止血药物，同时观察用药效果。

2）前列腺肿瘤氩氦冷冻治疗术后应注意以下事项。

A.膀胱痉挛：与术中冷冻冰球范围过大有关。一般术后即可出现，每次持续数分钟到数十分钟，可持续一天或数天，其主要症状为排尿困难和腹痛。可遵医嘱静脉滴注解痉药物或行腹部热敷（水温60℃～70℃），老年人腹部热敷应控制水温在50℃以下，以防烫伤。

B.尿道冻伤：由于冷冻器距尿道较近或术中没有用温生理盐水持续灌注所致。主要症状有尿痛、尿频、血尿、排尿困难及尿失禁。术中大流量持续热盐水灌注可减少或避免尿道冻伤，同时加强抗感染药物治疗并延长尿管保留时间。

C.阴囊水肿：由于氩氦刀治疗后导致局部血管闭塞，静脉回流受阻所致。协助患者早期下床活动，阴囊水肿处皮肤局部给予硫酸镁湿敷，用绷带或三角巾抬高阴囊，并遵医嘱酌情给予利尿剂对症处理后，5～7天内症状消失。

D.勃起功能障碍：因阴茎勃起神经损伤造成，整个阴茎失去知觉，只有龟头有轻微的感觉。应适当给予心理指导。

3.经皮肝穿刺胆道引流术

（1）胆汁渗漏 多是由于穿刺部位及引流管放置不当或术后引流管脱落所致，是PTCD常见并发症。注意观察穿刺部位是否有胆汁渗出，患者是否有寒战、发热，伴腹部压痛、反跳痛、引流液减少等情况，发现异常，及时通知医生，护理时还应注意妥善固定引流管并保持引流通畅，注意观察伤口的渗液情况，做好管路护理能极大地减少胆漏的发生。

（2）急性胰腺炎 PTCD术后胰腺炎发生原因不明，但胆道造影时压力过大使胆汁入胰管、阻塞壶腹胰胆管合流异常、引流管或支架刺激均可能引起急性胰腺炎的发生，发生率低。表现为血（尿）淀粉酶一过性增高、腹痛或背痛、恶心、呕吐，一般2～5天内恢复。因此护士术后应密切观察病情变化，指导患者禁食水，由于吗啡可促进胰液分泌，加重胰腺炎症状，故疼痛时禁用吗啡，可给予哌替啶除痛治疗。

4.食管支架成形术

食管穿孔及破裂多由于操作过程中，导丝、导管误入假道引起。若未行球囊扩张术，这类小穿孔不会造成严重结果，但由于过大球囊使食管扩张，会导致食管破裂，表现为剧烈胸痛、呕血，甚至消化道大出血，护士应配合医生及时进行扩容止血或手术治疗。

5.放射性粒子植入术

（1）肺栓塞 主要是由于放射性粒子迁移到肺形成肺栓塞，是最严重的并发症之一。表现为突发性呼吸困难、胸痛、咳嗽、咯血，并伴心率加快、发绀等症状，应立即嘱患者绝对卧床休息，勿深呼吸，避免剧烈活动，严密观察生命体征（尤其是呼吸），给予低流量吸氧，建立静脉通道，备好急救物品和药品，立即通知医生配合处理。

（2）气胸、血胸 行胸部放射性粒子植入的患者，气胸、血胸一般发生在术后48小时内。气胸发生率为10%～20%。术后如患者出现此症状，应协助患者取患侧卧位，以利于止血和防止吸入性肺炎或肺不张等，嘱患者避免剧烈咳嗽，有无发热、胸痛、胸闷、呼吸困难等症状。如果发生少量气胸可不必处理，卧床休息，绝大多数于一周内会自行吸收消失；如肺压缩超过30%者，立即给予氧气吸入，协助医生进行胸腔抽气术，必要时实施胸腔闭式引流术，观察排气情况，保持引流通畅。

（3）粒子的丢失 放射性粒子是低能量的放射性核素，一般粒子丢失常发生在植入术后的前3天，当发现有粒子浮出掉地时，嘱患者千万不可徒手捡起。应立即通知医务人员，由医务人员在适当屏蔽下用长镊子和汤匙夹起，放如特制铅罐内并报告核医学人员妥善处理。

6.经皮椎体成形术

（1）骨水泥肺栓塞 骨水泥肺栓塞是一种少见的并发症，骨水泥向周围静脉，尤其是椎体静脉丛的渗漏可造成肺栓塞。密切观察患者有无胸闷、心悸、咳嗽、呼吸困难、头晕等症状，进行肺部听诊，观察有无肺部湿啰音等情况。如发现异常及时通知医生，并配合医生及时为患者提供相关检查及治疗。

（2）骨水泥渗漏　骨水泥渗漏的并发症并不多见，骨水泥进入椎间盘、椎间孔及椎管中可造成神经根及脊髓的损伤并产生相应症状，术后需严密观察患者双下肢的感觉、运动功能及大小便情况，重视患者的主诉，一旦出现双下肢肌力下降、麻木、剧烈放射痛等异常时，应考虑有上述并发症的发生，及时通知医生并遵医嘱给予相应处理。

（刘东君　阎玲）

参考文献

[1]王玉文,孙殿兴,刘洋.108例肝动脉灌注化疗栓塞术护理体会[C].//全国传染病护理学术交流暨专题讲座会议论文汇编.2007.

[2]杨文芳.肝癌肝动脉灌注化疗栓塞术的护理对策[J].中医临床研究,2010,2(11):74-76.

[3]朱中生,陈绍良,叶飞,等.经股动脉行介入诊疗术后股动脉止血贴的应用[J].介入放射学杂志,2010,19(1):9-11.

[4]赖碁,光雪峰,雷芸,等.股动脉血管闭合器Angio-seal的临床应用[J].云南医药,2010,31(4):450-451.

[5]杨晖,肖红兵,张大东.Perclose™血管缝合器缝合股动脉穿刺点血管的观察和护理[J].解放军护理杂志,2006,23(2):49-50.

[6]薛娟.经会阴氩氦刀微创靶向治疗前列腺癌的围手术期护理[J].护士进修杂志,2011,26(16):1475-1476.

[7]余少娜,周丽群.氩氦刀靶向治疗恶性肿瘤的护理体会[J].中国卫生产业,2012(7):45.

[8]梁学卫.经皮肝穿刺胆道内外引流术(PTCD)的护理[J].中国现代药物应用,2011,5(8):107-108.

[9]王建宏,李叶阔,郭悦,等.超声引导经皮经肝穿刺胆管引流术的临床应用[J].中国超声医学杂志,2001,17(7):45-47.

[10]林燕.食管支架置入术的护理[J].当代护士(中旬刊),2013,(3):25-27.

[11]李玲.整体护理在食道癌患者支架成形术中的临床研究[J].按摩与康复医学,2012,3(36):310.

[12]郭启勇.介入放射学[M].北京:人民卫生出版社,2010.

[13]赵莞丽,陈洁萍,蔡姣芝.CT引导下^{125}I放射性粒子植入术60例的护理[J].中国误诊学杂志,2010,10(36):8979.

[14]郭苏玲,邵双玲.放射性粒子植入术治疗恶性肿瘤的护理[J].全科护理,2011,9(7B):1838-1839.

[15]马玉红.经皮椎体成形术治疗40例骨质疏松性椎体压缩骨折的围术期护理[J].中国现代药物应用,2014,8(6):200-201.

[16]朱军玲.人本位整体护理在经皮穿刺椎体成形术后的应用[J].实用老年医学,2013,27(2):171-173.

[17]毛燕君,许秀芳,杨继金.介入治疗护理学[M].北京:人民军医出版社,2007.

[18]孔令茹,孔令俊,杨景艳,等.医务人员HBV职业暴露后的预防措施研究进展[J].职业与健康,2013,29(21):2865-2867.

[19]王艺璇,窦永起,高丽萍,等.30例CT引导下氩氦刀冷冻治疗肺癌患者的护理[J].护理学报,2013,20(10B):44-45.

[20]谭艳,肖恩华.利卡汀治疗原发性肝细胞癌的最新进展[J].中南药学,2008,6(5):632-634.

[21]薛瑞珍,吕海英,储君.利卡汀治疗原发性肝细胞癌的护理[J].内蒙古中医药,2013(17):156-157.

[22]胡小波,曹建民,陈波,等.肺癌介入治疗现状与进展[J].当代医学,2009,3(3):366-368.

[23]苗桂萍.晚期肾癌介入治疗的护理[J].天津护理,2002,10(1):7-8.

[24]吉美玲.肾癌介入治疗及护理[J].介入放射学杂志,1997,6(4):236.

[25]丘瑞.30例子宫肌瘤介入治疗病人的临床观察及护理[J].全科护理,2009,7(12A):3134-3135.

[26]霍晶,陈晓梅,穆雪.子宫肌瘤介入治疗的护理体会[J].中国实用医药,2010,5(7):204-205.

[27]Biolato, M, et al. Transarterial chemoembolization (TACE) for unresectable HCC: a new life begins? [J].Eur Rev Med Pharmacol Sci,2010,14(4):356-362.

[28]Cao, W, et al. Symptom clusters and symptom interference of HCC patients undergoing TACE: a cross-sectional study in China [J].Support Care Cancer,2013, 21(2):475-483.

[29]Koreny M,Riedmuller E,Nikfardjam M,et al. Arterial puncture closing devices compared with standard manual compression after cardiac catheterization:systematic review and meta-analysis [J].JAMA,2004,291:350-357.

[30]Carey D,Martin JR,Moore CA, et al.Complications of femoral artery closure device [J].Catheter Cardiovasc Interv,2001,52:3-7.

[31]Gruchevsky M,Manubens C, Bajaj S, et al. Rapid hemostasis leading to early ambulation in diagnostic cardiac and peripheral angiography patients using V + PADTMin conjunction with manual digital pressure at Florida Cath Lab[J].Cath Lab Digest,2006,14:1-4.

[32]Sesna M,Vaghettli M, Albieto R,et al. Effectiveness and complica-tions of vascular access closure devices after interventional procedures[J]. J InvasCardio,2000,12(8):395-399.

[33]Fukushima, Y., et al. [Nursing of a patient with percutaneous transhepatic cholangiography with drainage (PTCD)-a patient scheduled for surgery and another planning

to expand daily activities prior to discharge[J].Kango Gijutsu,1989,35(5): 520-525.

[34]Wu, J., et al. Efficacy of percutaneous transhepatic cholangiodrainage (PTCD) in patients with unresectable pancreatic cancer[J]. Tumour Biol,2014,35(3):2753-2757.

[35]Freeman, R.K., A.J. Ascioti, Esophageal stent placement for the treatment of perforation, fistula, or anastomotic leak[J]. Semin Thorac Cardiovasc Surg,2011,23(2):154-8.

[36] Xu, R.J., et al.A method of percutaneous vertebroplasty under the guidance of two C-arm fluoroscopes[J]. Pak J Med Sci,2014,30(2):335-8.

[37]Stevenson, M., et al. Percutaneous vertebroplasty and percutaneous balloon kyphoplasty for the treatment of osteoporotic vertebral fractures: a systematic review and cost-effectiveness analysis[J]. Health Technol Assess,2014,18(17):1-290.

[38]Dai, D., et al.Safety and efficacy of a peripheral intravenous bolus of Licartin for the treatment of advanced hepatocellular carcinoma [J].Exp Ther Med,2013,6(6):1417-1422.

第十一章 输血与造血干细胞移植的护理

第一节 成分输血

自1817年产科医生Blundel第一次将人血输给大出血产妇抢救成功，输血已成为临床的重要治疗手段。传统的输血方法是不管患者需要什么血液成分都输注全血，凡有输血指征者都要输新鲜全血，这是一种误解。实际上全血中除红细胞外，其余成分包括白细胞、血小板和少量的凝血因子，输注全血很难达到预期目标。全血怎样才算新鲜目前尚无公认的标准，有人把单采24小时之内的血液视为新鲜血，实际上把这样的血输给患者是很不安全的，因为在一天之内来不及做出乙型肝炎表面抗原、丙型肝炎抗体、艾滋病抗体及梅毒血清试验等检查结果，质量控制也来不及抽查，故有传播上述疾病的危险。目前由于单采红细胞、白细胞、血小板及血浆，再将血浆分离成各种凝血因子或蛋白制剂的应用，使肿瘤患者的疗效大大提高，临床上成分输血已替代了输注全血。

一、全血输注

（一）全血的制备

全血是指血液的全部成分，包括血细胞和血浆中各种成分。将血液采入含有抗凝剂或保存液的容器中，不做任何加工，即为全血。通常按单位供给，我国将200mL全血定为一个单位（U）。

（二）全血输入的适应证

因为全血中主要含有载氧的红细胞和维持渗透压的白蛋白，24小时后粒细胞与血小板均已无功能，血浆中凝血因子也大多明显减少。因而临床上仅适用于下类情况。

1.急性失血

严重的创伤、肿瘤破裂或大手术时丢失大量血液，载氧红细胞和血容量明显减少，此时可输全血。

2.体外循环

在外科心肺分流术做体外循环时，机器需血容量大时可用全血。

（三）全血输入的缺点

1.大量输全血可使循环超负荷

因为全血中的血浆可扩充血容量，所以血容量正常的患者输血量过大或速度过快可发生急性肺水肿。

2.全血输入越多，代谢负担越重

由于全血中细胞碎片多，全血的血浆内乳酸、钠、钾、氨等成分含量高，故全血输入越多，患者的代谢负担越重。

3.输全血更容易产生同种免疫

因为人的血型十分复杂，同种异体输血，尤其是输全血，将有大量的抗原进入受血者体内产生相应抗体，导致输血不良反应或输血无效。输全血有时可能既达不到治疗的目的，又会引起某些副作用，而对血液也是一种浪费。例如患者血小板或粒细胞减少时，输全血很难达到提高血小板及白细胞数量的目的。如大量输全血，又会因血容量的增加而增加心脏的负担。从20世纪70年代我国开始采用成分输血，并取得了显著的效果。

二、成分输血

（一）定义

人体血液经过抗凝处理后称为全血，全血离心后主要分为三层，自上而下依次为血浆层、白膜层和红细胞层。血浆层主要包含血浆、水、蛋白质、盐类和各种离子等；白膜层主要包括富含血小板区、富含淋巴细胞区、富含单核细胞区和富含粒细胞区，这些有形细胞比重接近，因此聚集在白膜层；红细胞层可

简单分为年轻红细胞和正常红细胞，由于二者处于红细胞的不同生长时期，因此比重略有差别。根据全血离心后分层的原理，可以将各层中不同的血液成分分离，制备成成分血，这样既可以合理利用血液资源，又满足患者对不同成分血的需求，提高治疗效果。

成分输血治疗（blood component therapy）就是把全血（包括血细胞和血浆）用物理或化学的方法分离，并制成各种较浓缩和较纯的制品供临床应用。

血液成分有红细胞、白细胞、血小板和血浆。红细胞制剂现已按发展的需要而制成浓缩的红细胞、代浆血、晶体盐红细胞、少白细胞的红细胞、洗涤红细胞、冰冻红细胞和年轻红细胞等；白细胞主要指粒细胞；血小板制品有富含血小板血浆、浓缩血小板、少白细胞血小板；血浆成分是指普通新鲜血浆、新鲜冰冻血浆和冰冻干燥血浆。

（二）成分输血的优越性

1.提高疗效

成分输血是针对患者血液中缺什么成分就补充什么成分。把多个献血者的同一血液成分混合在一起，成为一个有效的治疗剂量，血液成分浓度大，效价高，针对性强，便于运输和保存，输注后可明显提高疗效。

2.减少反应

已知血液成分相当复杂，有多种抗原系统，再加上血浆中的各种特异抗体。因而输全血可使受血者发生各种不良反应，而采用成分输血就可避免输入不必要的血液成分所致的输血反应。

3.合理使用

全血分离制成不同的细胞（红细胞、白细胞、血小板）及血浆蛋白（白蛋白、免疫球蛋白、凝血因子等）成分，供不同的目的应用，一血多用既节省血源，又减轻社会与个人经济负担，还对献血者和患者的健康有利。

4.制剂容量小，浓度和纯度高，治疗效果好

因为每一种血液成分在制备过程中都要经过提纯、浓缩，其容量很小而浓度和纯度很高，有利于提高临床疗效。

5.减少输血传播性疾病的发生

病毒在血液的各种成分中不是均匀分布的，白细胞传播病毒的危险性最大，血浆次之，红细胞和血小板相对较安全。如贫血患者，不输注全血而输注红细胞，避免了大量输入不必要的血浆，减少了感染病毒的危险性。

三、红细胞输注

（一）浓缩红细胞

将全血通过自然沉降或离心，可将红细胞浓集，待移除不同量的血浆后，即可获得不同浓集红细胞。它是一种重要的红细胞制品，已被临床广泛应用。其血细胞比容为70%～90%，血细胞比容在80%以上者输注时应加生理盐水调节。此为治疗贫血最常用的制品，它具有与全血同样运氧能力的红细胞，而容量仅为全血的一半或2/3；可避免或减少由血浆引起的发热和过敏反应；减少了血浆中的钠、钾、氨、柠檬酸盐和乳酸等的含量，适用于各种类型的贫血，特别是合并心、肝、肾疾患者，其对血容量影响较少而不会引起心功能不全或肺水肿。红细胞输注前需将血袋反复颠倒数次，使红细胞添加剂充分混匀，如输血不畅，可将30～50mL生理盐水注入血袋内加以稀释后再输。1U红细胞在常温下应在4小时内输完。

1.少浆血

从全血中移去一部分血浆，使血细胞比容约为50%。现很少使用。

2.代浆血或晶体盐红细胞悬液

将全血离心后移除90%以上的血浆，再用代血浆（羟乙基淀粉和葡萄糖）或晶体盐保存液（如氯化钠、腺嘌呤、葡萄糖等）代替移出的血浆，制成代浆血或晶体盐红细胞悬液，它具有补充红细胞和扩充血容量的双重功能，既可补充红细胞与血容量，又可因去除血浆而减少了不良反应，血浆亦可移作他用，临床上如急性失血如无全血时，可输入代浆血。

（二）少白细胞的红细胞

由于部分输血发热反应是因为患者多次反复输血或妊娠使体内产生白细胞凝集素，后者可使献血者血液中的白细胞凝集而发生严重的发热反应，其严重程度与输入的白细胞数和受血者体内凝集素的效价有关。为防止因反复多次输血引起的发热反应，每单位红细胞内白细胞数应少于5×10^8。为了防止巨细胞病毒感染或人类淋巴细胞抗原（HLA）同种免疫，每单位红细胞内白细胞数应少于5×10^6。

（三）洗涤红细胞

将浓缩红细胞用生理盐水洗涤3～6次，使其中的白细胞、血小板及血浆蛋白含量明显减少，可降低输血不良反应，应在制成后24小时内输入。可采用血细胞分离机或三联塑料血袋离心、洗涤，O型血中的抗

A、抗B凝集素亦均去除，可输给任何ABO血型患者。最常用于因输血而发生严重过敏的患者，也可用于自身免疫溶血性贫血的患者。我国的制备标准要求血容量为125mL±10%（200mL全血制备）、250mL±10%（400mL全血制备），红细胞回收率≥70%，白细胞清除率≥80%，血浆蛋白清除率≥98%。

（四）冰冻红细胞

为了长期保存红细胞，特别是稀有血型和自身血液的保存，供稀有血型者或自身今后输用，可将红细胞冰冻保存。

（五）年轻红细胞

年轻红细胞是指网织红细胞与成熟红细胞之间的红细胞，其存活期明显比成熟红细胞长，故用年轻红细胞可明显延长输血间隔时间。

四、粒细胞输注

临床上输注白细胞主要指粒细胞，粒细胞半存活期仅为4~10小时，不易保存；配型相合的供血者少；粒细胞采集浓度不易满足临床需要，以及粒细胞输注后易产生同种免疫等因素，故粒细胞的输注在临床应用已明显减少。

（一）适应证

一般认为患者必须是：①粒细胞绝对值低于$0.5×10^9$/L，或粒细胞功能缺陷；②发热；③有明确的病原菌感染；④用适合抗生素治疗48小时以上高热仍不下降。

1.粒细胞功能异常

先天性中性粒细胞功能异常虽有一定量的粒细胞，但其趋化与吞噬功能缺陷，不能杀伤病原菌，伴有严重感染者，有报道慢性肉芽肿患者伴有致死性真菌感染者经粒细胞输注后好转。

2.新生儿败血症

特别是早产儿细菌感染的发生率与死亡率均较高，据统计死亡率为20%~75%，最高可达100%。这种病粒细胞趋化作用与杀菌力均降低，故易发生感染，而严重感染又可导致粒细胞减少。粒细胞输注可明显降低死亡率。

（二）不良反应

畏寒、发热、严重的可有血压下降，呼吸窘迫；肺部并发症；粒细胞输注发生巨细胞病毒感染者比输其他血制品时更为多见。

（三）注意事项

输注粒细胞后，临床疗效的观察主要是看感染是否被控制、体温是否下降，而不是观察粒细胞数量增加与否。因为粒细胞在输入后很快离开血循环而在体内重新分布，且常移至炎症部分，所以不能以外周血粒细胞数作为疗效评价标准。

五、血小板输注

（一）适应证

1.血小板生成减少

白血病患者应用强烈化疗导致骨髓抑制时有血小板显著减少，可输浓缩血小板以补充。急性再生障碍性贫血及骨髓增生异常综合征、无巨核细胞性血小板减少性紫癜患者伴有严重出血时，可输浓缩血小板以控制出血。但在一般情况下，当血小板数为（50~90）×10^9/L时，除在皮肤有少许小出血点及紫癜外，无其他部位出血，故不采用血小板输注来提升血小板数。如血小板数在（20~50）×10^9/L时，偶有皮肤出血点及紫癜外，可有牙龈出血，也不必输注血小板。血小板数少于20×10^9/L时才易有皮肤、鼻、牙龈出血增多，在（5~10）×10^9/L时出血时间明显延长，出血情况明显加重，可有血尿、呕血、黑便，甚至颅内出血。但也有少数患者，其血小板数虽在10×10^9/L，仍无明显出血症状，而血小板数在40×10^9/L左右却有出血。因而血小板输注的指标应视患者的出血情况、血小板计数及出血时间做出综合判断。对上述病例血小板在20×10^9/L以下，如无严重出血可不必输注血小板；当临床上血小板低于40×10^9/L而有活动性出血，如鼻出血用常规方法不能止住或咯血、呕血、大量阴道出血等用一般止血措施无效时可予以血小板输注。

2.血小板丢失或破坏增多

一些患者如在大出血时输注陈旧血，心外科手术常伴有大量血小板丢失，血小板数下降，体外循环有大量血小板机械性损伤，因血小板丢失而致血小板较少，此时如有出血可输注血小板。一些患者因血小板破坏增多而致血小板减少，如新生儿同种免疫，由于母体产生同种抗体通过胎盘破坏胎儿的血小板；免疫性血小板减少性紫癜或特发性血小板减少性紫癜患者由于自身抗体使内源血小板存活期缩短、破坏而致血小板减少，当这类患者伴有严重出血时可输注血小板，且输注量要比一般输注量增加。在免疫性或特发性血小板减少性紫癜患者还可同时用静脉注射的免疫球蛋白。患者若无明显出血可不必输注血小板，而用肾上腺皮质激素。

3.血小板功能异常

先天性或获得性血小板功能缺陷患者，如巨大血小板综合征、贮存池病、血小板病、血小板型血管性血友病以及由药物、肝、肾疾病等引起的血小板功能异常时血小板数虽正常，但可有严重出血。当有严重出血或有外伤出血或拟手术时，可输注血小板，如不出血时可不必输注。

4.预防性血小板输注

不宜在血小板减少及血小板功能异常患者无严重出血时做预防性血小板输注，因为反复血小板输注可发生同种免疫，输注次数越多，感染输血传播性疾病的机会越多。在恶性血液病及重型再生障碍性贫血患者如血小板少于$10×10^9$/L，特别是少于$5.0×10^9$/L时，患者发生颅内出血的可能性大，可行预防性血小板输注。白血病患者白细胞数高或有败血症，或因药物影响血小板功能，或有胃肠道溃疡、凝血机制异常，血小板数降至$20×10^9$/L以下时，可预防性血小板输注。

（二）血小板种类

1.浓缩血小板

该制品可用手工法和血细胞分离机法制备，本制品除含有血小板外，还含有少量白细胞、红细胞和血浆。一般200mL新鲜全血制备的浓缩血小板定为1个单位，每个单位内的血小板数不等（但不应低于规定标准），因制备方法的不同而异，也与献血者所含的血小板数量有关。通常每平方米体表面积输注血小板$1×10^{11}$个，可提升血小板（$5～10$）$×10^9$/L。为了确保血小板输注的效果，一般成人每次应输血小板10～12个单位，儿童可按每10kg体重输2个单位计算。

2.少白细胞的浓缩血小板

大量研究证明，血小板制品中存在的白细胞是导致同种免疫反应的原因。应用过滤法去除浓缩血小板中的白细胞，不仅血小板的功能不受影响，而且对减少同种免疫反应的效果令人满意。

3.移除大部分血浆的浓缩血小板

该制品适用于不能耐受过多液体的儿童及心功能不全的患者，也适用于对血浆蛋白过敏者。

4.洗涤的浓缩血小板

该制品适用于对血浆蛋白（例如有IgA抗体）高度敏感的患者。

5.照射的浓缩血小板

该制品适用于有严重免疫损害或抑制的患者（例如造血干细胞移植后的患者）。照射的目的是灭活淋巴细胞，以预防输血引起的移植物抗宿主病（GVHD）。

（三）输注方法

目前多采用血细胞分离器单采血小板，宜用ABO血型相合的血小板。从输血科或血库取来的血小板应立即输注，平时宜贮存于20℃～24℃，振荡保存为佳，以免血小板聚集。输注时用标准输血器以患者可以耐受的最快速度输入。输注前应轻轻摇动血袋使血小板悬浮，切忌用力摇动，以防血小板受到损伤。

六、血浆及血浆蛋白制品输注

（一）新鲜冰冻血浆

根据我国输血标准，要求从全血分离血浆，在8小时内立即在 -18℃下冷冻保存的血浆或单采的柠檬酸血浆在6小时内冷冻保存的血浆称为新鲜冰冻血浆（Fresh Frozen Plasma，FFP），内含稳定的凝血因子V和Ⅶ，可保存一年，输注血浆及其制品是现代成分输血的重要内容之一。

1.适应证

由于新鲜冰冻血浆内含有多种凝血因子，故常用于出、凝血疾病的治疗。

（1）获得性凝血因子缺乏症　因严重肝病、弥散性血管内凝血患者，凡凝血酶原时间延长，激活的凝血活酶时间延长及凝血因子活力小于25%而伴严重出血者。

（2）大量输血　在几小时内因任何原因致出血量超过一个血容量，经大量输血（24小时输血量超过一个血容量）后有凝血因子缺乏出血者。

（3）先天性凝血因子缺乏症患者。

（4）抗凝血酶Ⅲ、蛋白C或蛋白S缺乏者。

（5）血栓性血小板减少性紫癜症、溶血性尿毒症综合征等患者需用血浆治疗或进行性血浆置换手术。

（6）现在已不再将新鲜冰冻血浆作为扩容剂、营养辅助剂、蛋白补充剂、增强免疫及全血的重建等治疗。

血浆具有一定综合价值，但也有其使用不合理之处，例如传统利用血浆来补充血容量、补充营养、消除水肿、增强免疫力等做法，现已因为有其他血液制品药物而取代的，必须要重新加以认识。

2.输注方法

通常首次剂量为10mL/kg体重，维持剂量为5mL/kg体重，同型输注或ABO血型相容。应用时在37℃水浴中融化，用输血器输注，输注速度为5～10mL/min。不能在室温下或自来水中融化，以免纤维蛋白被析出。融化后不宜再冻存。

（二）白蛋白

人血白蛋白是临床上常用的血容量扩张剂之一，

它有维持胶体渗透压与结合和运输血液中小分子物质的作用。主要用于补充血管内或血管外白蛋白缺乏。扩充血容量是使用白蛋白的重要指征，对血容量损失50%～80%者，除输注红细胞外，应同时输注白蛋白使血浆维持在50g/L以上，常用的为5%、25%浓度制品及纯蛋白制品。

1.适应证

白蛋白溶液可用于补充体内白蛋白的丢失，如烧伤、出血、肾病综合征、肝硬化、腹水、体外循环等；由于白蛋白能与胆红素结合，也可用于新生儿溶血病伴高胆红素血症，预防和治疗脑损伤，还可用于成人呼吸窘迫综合征、血浆置换、脑水肿等。

2.输注方法

当患者血容量正常或轻度减少时，5%白蛋白溶液的输注速度应为2～4mL/min；25%白蛋白溶液为1mL/min。速度不宜过快，如超过100mL/min，可引起血压下降。不宜与氨基酸混合输注，也不宜与浓缩红细胞混合使用。

（三）免疫球蛋白

输注免疫球蛋白属于被动免疫疗法，即相当于将大量抗体输给患者，使其从低免疫状态变为暂时高免疫状态。常用的免疫球蛋白制品有正常人免疫球蛋白、静脉注射用免疫球蛋白和特异性免疫球蛋白。正常人免疫球蛋白即丙种球蛋白，它从混合血浆提纯制成，主要含IgG（95%），而IgA及IgM极少，但含有较多免疫复合物，所以只能供肌内注射，如果做静脉注射，易发生心动过速、呼吸困难、发热和面部潮红等不良反应；静脉注射用免疫球蛋白，自大量献血员（3000～10 000人）血浆中提取主要含98%的IgG，已去除了免疫复合物，去除或降低其抗补体活性，而供静脉注射用，输注后半生存期为15～25天。特异性免疫球蛋白含特异性抗体，它是预先用相应的抗体原免疫而得，比正常免疫球蛋白所含特异性抗体高，疗效好。它是预先用相应的抗原进行免疫或超免疫后，从含有高价的特异性抗体血浆中制备。

1.适应证

正常人免疫球蛋白即丙种球蛋白，它含有较多天然抗体，适用于接触性传染病和细菌感染，如麻疹、甲型肝炎、水痘等，提供被动抗体保护；也可用于先天性低丙种球蛋白血症患者。静脉注射用免疫球蛋白可用于治疗难治性免疫性血小板减少性紫癜症、继发性血小板减少（由于病毒、系统性红斑狼疮等）、免疫性粒细胞减少、自身免疫性溶血性贫血对皮质激素无效者、纯红细胞再生障碍、新生儿粒细胞减少症等。也可以以免疫作用治疗炎症感染，如新生儿感染、儿童HIV-1感染、带状疱疹神经炎、侧索硬化、多发性神经炎。也可与抗生素合用控制感染，治疗或预防先天性免疫缺陷综合征，如性联无丙种球蛋白血症、儿童艾滋病等。特异性免疫球蛋白包括抗水痘、抗乙型肝炎、抗狂犬病等。

2.输注方法

冻干制剂可用灭菌注射用水溶解，一切溶解、注射等操作均应按严格的消毒程序进行。

（四）冷沉淀

冷沉淀是将新鲜血液中的血浆（我国以200mL为一个制备单位）先分出冷冻，制备时将新鲜冰冻血浆在4℃水浴中融化，待尚剩少量冰渣时，再在4℃下以2000g/min，离心15分钟，移去上层血浆，剩下的白色沉淀物即为冷沉淀。

1.适应证

白血病及部分恶性肿瘤患者因长期处于消耗状态，造血功能低下，其体内Fg、Fn明显低于正常人，而且在肿瘤切除时创面大，出血多，消耗的凝血因子较多，输入冷沉淀后，可补充Fg、Fn及凝血因子，对止血、免疫、预防感染和防止出血等都有积极的作用。由于冷沉淀中含有较全血浓缩10倍的凝血因子，故可用于甲型血友病、血管性血友病、低纤维蛋白原血症；因严重创伤、烧伤、感染、肝功能衰竭、弥散性血管内凝血（DIC）等引起的获得性纤维结合蛋白减少症。

2.输注方法

将冷沉淀置37℃水浴中10分钟或融化后立即输用，静脉注射或加生理盐水少许稀释后静脉滴注，以最快的速度滴注。

（五）浓缩第Ⅷ因子

甲型血友病由于缺乏第Ⅷ因子，故必须输注Ⅷ因子做替代治疗，而全血中含量少，冷沉淀虽可较全血浓集10倍，但在严重出血时输入量仍显不足，且不易保存与携带。现有干热、湿热、单克隆抗体纯化、溶剂与去污剂处理等浓缩第Ⅷ因子，可杀灭其中的肝炎病毒及人体免疫缺陷病毒。用以治疗和预防甲型血友病。

（六）凝血酶原复合物浓制剂

它是含有维生素K依赖性凝血因子Ⅱ、Ⅶ、Ⅸ、Ⅹ等血浆蛋白冻干制剂，主要用于乙型血友病、第Ⅶ因子和第Ⅹ因子缺乏患者；也可用于第Ⅷ因子伴抑制物的出血患者。由于应用该制剂有发生血栓和心肌梗死而导致突然死亡的危险，特别是在手术后，常在该制剂500U中加肝素100U。此外，在肝病患者用该制剂以止血时某些患者可发生血栓形成，建议在这种患者要应用此制剂时应检测抗凝血酶Ⅲ。其具体用法应按出血程度、手术类型、制品含量而计算输注量。

（七）浓缩第Ⅸ因子

由于凝血酶原复合物浓制剂除有凝血因子Ⅸ外，尚含有因子Ⅱ、Ⅹ等，反复输注时可有积聚，导致高凝状态，又有发生血栓或心肌梗死的危险性，临床上用于预防与治疗乙型血友病。

（八）其他血浆蛋白制品

1.α_2巨球蛋白

α_2巨球蛋白是正常人血浆中一种血浆蛋白，含量为2～3g/L，体内半存活期为135小时。它是纤维蛋白溶酶、凝血酶、胰蛋白酶、糜蛋白酶等多种蛋白水解酶的抑制剂。有抑制肿瘤生长、促进造血组织放射损伤后恢复再生能力、参与凝血与抗凝血的平衡、清除循环中内源性和外源性蛋白水解酶能力等。临床上应用于治疗放射性损伤，如放射性皮肤溃疡、放射性直肠炎、反射性脊髓病、放射性纤维性病变等。

2.抗凝血酶Ⅲ

抗凝血酶Ⅲ是血浆生理性抑制物中最重要的抗凝物质，分子量约为65 000，由425个残基组成。既对凝血酶有抑制作用，也是人体内主要生理性抗凝血酶活性物质。抗凝血酶Ⅲ可用于先天性抗凝血酶Ⅲ缺乏症合并血栓形成，也可用于获得性抗凝血酶Ⅲ缺乏症，如严重弥散性血管内凝血合并出血者、肝硬化、肝癌、口服避孕药及妊娠或手术后的预防血栓形成或血栓的治疗。

3.α_1抗胰蛋白酶

它是由肝细胞合成的一种糖蛋白，分子量为50 000。它是组织中能抑制粒细胞释放的弹性蛋白酶，可用于先天性α_1抗胰蛋白酶缺乏症患者，新生儿肝炎、婴幼儿肝硬化、阻塞性肺气肿等。

4.蛋白C

蛋白C是一种无促凝活性，依赖于维生素K的蛋白质。可用于遗传性蛋白C缺乏症，临床上应用于易发生血栓栓塞性疾病，也可用于继发性蛋白C明显减少的严重肝病、脑膜炎球菌败血症、成人呼吸窘迫综合征及蛋白C缺乏引起的爆发型紫癜患者等。

5.蛋白S

蛋白S也是一种依赖于维生素K的蛋白质，分子量为84 000。它能加速激活的蛋白S对因子Xa的灭活作用；在补体激活系统的激活过程中起调节作用。可用于遗传性蛋白S缺乏症，它的缺乏可引起血栓性疾病。

6.转铁蛋白

转铁蛋白是一种粉红色的糖蛋白，分子量为76 000。在血浆内半存期为8～10.4。在幼稚红细胞及网织红细胞表面有大量转铁蛋白受体，它的主要作用是与铁结合而被输送至骨髓及其他组织中的幼稚红细胞或网织红细胞的表面转铁蛋白受体上，再进入红细胞体内。可用于先天性转铁蛋白缺乏症，此为常染色体隐性遗传性疾病。输注后10～14天网织红细胞上升，继而血红蛋白上升，但需每隔2～4个月输注一次。

七、输血治疗的护理

肿瘤患者由于骨髓造血功能异常及化疗后的骨髓抑制，绝大多数患者都有不同程度血象偏低的情况。临床为了减少输血不良反应，提高治疗效果，充分利用血液资源，减少输血传染病，可根据患者病情需要有针对性地进行成分输血，即把全血用物理/化学方法分离，并制成各种较浓或较纯的血液制品。

（一）临床成分输血的注意事项

1.掌握临床输血指征

当血红蛋白在60～70g/L以下，有明显症状时考虑输注红细胞；血小板计数在（20～10）×10^9/L以下，伴有严重出血，如胃肠道出血、尿血、眼底出血或颅内出血者应输注浓缩血小板；在凝血因子缺乏及发生DIC时可使用补充疗法输注新鲜冰冻血浆以补充凝血因子、纤维蛋白原等物质；对血小板输注无效患者可使用大剂量丙种球蛋白，以抑制输注血小板的破坏，延长血小板寿命，以提高血小板输注疗效。

2.重视血液冷链的保存

血液的冷链是指血液从献血者身上采集到输入受血者体内这一过程中保存和运输血液的设备和人。世界卫生组织《安全血液和血液制品》中明确指出，血液在医院内运输，如果周围环境温度（血库温度）高于25℃或血液不是立即用于输注，必须用冷藏箱或隔热容器运送，从而保持温度在8℃以下。

3.重视对暂不输注成分血的保存

血液从贮血设备取出后应尽快输注，因为血液在室温下30分钟内温度就会上升到10℃以上，超过血液保存温度，血液中各种成分的质量和功能就会受到影响。洗涤红细胞、去甘油解冻红细胞，应在6小时内尽快输注，因故未能及时输注只能在4℃条件下保存24小时。

血小板若因故未能及时输用，应放置在血小板震荡仪中，或在常温下放置，每隔10分钟左右轻轻摇动血袋，防止血小板聚集，严禁在4℃冰箱暂存。融化后的新鲜冰冻血浆应尽快用输血器输入，以避免血浆蛋白变性和不稳定的凝血因子丧失活性；融化后未能及时输用的血浆，不可在10℃放置超过2小时，也不可再冰冻，可在4℃暂时保存，但不超过24小时。冷沉淀不宜在室温下放置过久，一般不超过6小时，若在4℃冰箱保存，可能再沉淀下来，更不宜再冰冻，因为第Ⅷ因子最不稳定，很容易丧失活性。

4.避免血液中加入药物

血液中不能加入除生理盐水以外的其他药物。因为药物加入后，不仅可能因改变血液中的pH值、离子浓度或渗透压而使血液中的成分变性，甚至发生溶血，而且药物本身可能发生化学反应导致药物失效，同时加药过程增加了血液污染机会。在原输液部位直接接入输血管道时，要保证管壁的葡萄糖等药液用生理盐水彻底冲洗，否则可使红细胞在管内聚集从而降低红细胞存活率。

5.多种不同血液成分同时输注时的先后顺序

需同时输多品种的成分血时，应首先输入血小板和冷沉淀，其次为血浆，最后是库存时间长的血，已用于输其他成分血的装置不能用来输注血小板。同种

两袋血制品之间及不同种类血制品之间必须用生理盐水彻底冲净。

6.掌握输注时适合的莫非滴管液面高度

成分输血过程中液面高度应为莫非滴管的1/2～2/3。如液面低于1/2，则在滴注过程中血液成分直接与输血器过滤面冲击，造成血细胞的破坏，影响疗效；如超过2/3易造成看不到滴速，很难判断输血是否通畅。

7.成分输血的一般护理

在输血过程中严格遵守输血制度，严格执行双人核对。提血前做好患者评估，确认生命体征在正常范围。输血前用生理盐水确认静脉通路通畅并提前应用抗过敏药。输血中一般先慢速滴注观察15分钟，若无不良反应，再按患者年龄、心肺功能、急慢性贫血及贫血程度调整滴速。若出现不良反应立即减慢滴速或停止输注，给予对症处理，输血过程中应密切观察并严格记录。

（二）临床常用血制品输注的护理要点

见表11-1-1。

表11-1-1　临床常用血制品输注护理要点

血制品名称	保存要求	制备方法	输注要求
浓缩红细胞	2℃～6℃	将全血通过自然沉降或离心，移去1/3～1/2的血浆，输注时可不必加生理盐水直接输注 具有与全血同样的运氧能力的红细胞，而容量仅为全血的1/2或2/3	从冰箱取出后半小时内输注 洗涤红细胞保存期只有24小时 输注初期应慢5mL/min，10～15分钟后加快速度
洗涤红细胞	2℃～6℃	将400mL或200mL全血经离心去除血浆和白细胞，用无菌生理盐水洗涤3～6次，最后加150mL生理盐水悬浮	
照射血小板	20℃～24℃震荡保存	血制品放入一次性照血袋中，照射厚度为1cm，紫外线波长范围280～320nm，最大波长310nm，照射功率为2.8mW/cm²，照射时间为12分钟，照射剂量为25～30Gy，去除输入血制品中大量具有免疫活性的淋巴细胞（主要是T淋巴细胞）	输注前确认照射标志 输注前持续震荡 以患者能耐受的最快速度输入
新鲜冰冻血浆	-20℃以下冰冻保存	抗凝全血于6～8小时之内在4℃条件下离心将血浆分出，并迅速在-30℃以下冰冻成块，即为血浆，冰冻状态一直持续到使用之前，有效期为1年。血浆内含有全部凝血因子	从血液采集到冰冻成块不超过8小时 一旦融化立即输入
丙种球蛋白	2℃～8℃	系统免疫蛋白制剂，由健康人血浆、经低温乙醇蛋白分离法或经批准的其他分离法提取纯化，以及病毒灭活处理等程序制成	于输注血小板前2小时使用

第二节　输血不良反应及处理

输血治疗是现代治疗中的重要组成部分之一，但输血并非绝对安全，其本身具有一定的限制性与危险性。输血反应中最常见的是过敏反应和不同原因引起的发热反应，最严重的是溶血反应。近年来由于采用成分输血，输血反应已明显减少，但仍应引起重视。

一、临床输血反应分型

（一）从输血后发生反应的时间和临床症状表现分类

将输血不良反应分为即发性反应（acute transfusion reaction）和迟发性反应（delayed transfusion reaction）。即发性反应指输血当时和输血后24小时内发生的反应；迟发性反应指输血后几天、十几天或几十天发生的反应。

（二）从输血反应的免疫机制分类

可分为免疫介导（immune mediated）和非免疫介导（nonimmune mediated）两大类。这两者皆有急性和慢性的分类，且皆有非感染性的和感染性的并发症。引起免疫性输血反应（immune transfusion reaction）的原因很多，其中最为常见的输血不良反应为免疫介导的非感染性输血反应，大部分与血型抗原相关。非免疫介导的输血不良反应主要与血液质量及成分输注不当有关。

（三）从输血反应临床表现及造成的并发症分类

如过敏反应、输血后紫癜、肺水肿、柠檬酸盐中毒、空气栓塞和含铁血黄素沉着症、败血症等。其中红细胞输血导致的溶血性输血反应最严重，死亡率最高；非溶血性发热反应与过敏性反应最为多见，可分为急性溶血性输血反应和迟发性溶血反应，根据免疫介导因素可分为免疫性溶血反应和非免疫性溶血反应。输血反应可能出现一种或多种输血反应，当出现两种或两种以上输血反应时，其临床表现或实验室检查结果要进行综合判断。

（四）从输血不良反应的诱因分类

第一类为输血成分引起的输血不良反应，如过敏反应、发热反应、溶血反应、输血后紫癜等；第二类为血液质量导致的输血不良反应，如艾滋病（AIDS）、肝炎、梅毒、巨细胞病毒（CMV）感染、疟疾、细菌污染引起的败血症等；第三类为输血不当导致的输血不良反应，如空气栓塞、充血性心力衰竭等。

二、成分输血引起的输血不良反应

（一）非溶血性发热反应

1.原因

非溶血性发热反应属于血液成分引起的免疫反应，大多数发热反应与多次输入HLA不相合的白细胞、血小板有关。由于多次接受输血或妊娠，受血者血中产生白细胞、血小板溶解而释放热源，导致发热反应。另外，由于血浆中的免疫球蛋白和结合珠蛋白等，因个体间差异能激发产生的同种抗体，也可引起发热反应。

2.症状与体征

一般在输血开始0.25~2小时，突然发热、畏寒、寒战、出汗，体温可达38℃~41℃。某些患者可伴有恶心、呕吐、皮肤潮红、心悸和头痛。血压多无变化，0.5~2小时后症状逐渐缓解，7~8小时体温恢复正常。

3.护理评估

（1）输血开始至2小时以内体温升高1℃，并伴有发热症状。

（2）受血者有多次输血或多次妊娠史，既往有输血发热反应病史，受血者或献血者血清中有HLA，粒细胞和血小板抗体。

4.治疗及护理措施

（1）立即停止输血，但保持静脉输液畅通。反应较重者，将剩余血送输血科（血库）和检验科进行检验。

（2）注意保暖、解热、镇静。一般口服解热镇痛药或者糖皮质激素，如阿司匹林或地塞米松等。伴有紧张或烦躁者可口服地西泮、苯巴比妥等。

（3）密切观察病情变化，每15~30分钟测体温、血压1次，输血前根据病情决定输液速度，比如失血性休克患者输血速度应较快，心脏功能较差者应减慢输血速度，观察10~15分钟后确定无免疫耐受再正常滴速维持，随时密切观察患者情况。

（4）高热患者给予物理降温。

5.预防

（1）采、输血器具和制剂的制备过程做到严格管理，质量规范，无致热原。

（2）采血和输血应严格无菌操作。

（3）反复发生输血发热患者，最好输注经过滤除去白细胞的红细胞或洗涤红细胞。

（二）过敏反应

过敏反应是较常见的输血反应，是指在输血中或者输血后出现的荨麻疹、呼吸困难、咳嗽、血管神经性水肿，更严重者可出现呼吸障碍、过敏性休克等表现。

1.原因

（1）抗IgA抗体　近年来认为这是过敏反应发生的主要原因。有些受血者缺乏IgA，经多次输血后受血者产生抗IgA抗体；也有的由于多次输血使受血者产生同种异型抗IgA抗体，当再次输注相应IgA时，遂发生抗原抗体反应，出现过敏反应的症状。也有的病例是由于抗IgG或抗IgE抗体引起。

（2）过敏体质　有过敏体质的患者，平时对某些物质（如花粉、尘埃、牛奶、鸡蛋等）过敏，输血浆时，特别是含有变性蛋白血浆，会引起过敏反应。另外，受血者对某些药物（青霉素等）过敏，而接受用过青霉素等药物的献血者血液，也可引起严重的过敏反应。

（3）被动获得性抗体　极少数过敏体质的献血者，体内已产生对某些物质的抗体，可随血转移给受血者，当受血者接触到相关过敏原时，即可发生过敏反应。例如献血者血清中有抗青霉素抗体，当输给正在接受青霉素治疗的患者时，即可引起过敏性休克。另外，献血者因多次妊娠产生高效价的抗HLA抗体，如将其血液输给患者时可引起严重的过敏反应。

（4）低丙种球蛋白血症患者　这类患者即使在肌内注射免疫球蛋白也容易发生过敏反应，甚至休克。

2.症状与体征

过敏性输血反应一般发生在输血数分钟后，也可在输血中或输血后立即发生。

（1）轻度过敏反应　全身皮肤瘙痒、皮肤红斑、荨麻疹、血管神经性水肿（多见于面部）和关节痛。

（2）重度过敏反应　支气管痉挛、喉头黏膜水肿、呼吸困难、哮喘、发绀，更严重者出现过敏性休克。有患者可伴发热、寒战、恶心、呕吐、腹泻、腹痛等。

3.治疗及护理措施

（1）轻度反应　一般严密观察，减慢输血速度。口服或肌注抗组胺药物，如苯海拉明、氯苯那敏、布可利嗪、异丙嗪（非那根），或类固醇类药物。也可皮下注射1：1000肾上腺素0.5mg。经过一般处理后症状很快消失。

（2）重度反应　立即停止输血，保持静脉通道畅通。有支气管痉挛者，皮下注射肾上腺素0.5～1.0mg；严重或持续者，静脉或静滴氢化可的松或地塞米松、氨茶碱等；有喉头水肿时，应立即气管插管或气管切开，以免窒息；有过敏性休克者，应积极进行抗休克治疗。

4.预防

（1）有过敏史者，在输血前半小时，口服抗组胺药物，如苯海拉明、盐酸异丙嗪等，也可用类固醇药物。

（2）不输用有过敏史献血者的血浆。

（3）对有抗IgA或限定特异性抗IgA抗体者输血时，应选用洗涤红细胞、冷冻红细胞或缺乏IgA献血者的血液。

（三）溶血反应

依据溶血反应发病缓急，分为急性溶血性反应和迟发性溶血反应，急性溶血性反应，于输血后24小时内发生，主要由于ABO血型不合，多在输血后立即发生。

1.原因

（1）最常见、最严重的原因是ABO血型不合，主要是由于医务工作者工作责任心不强、违反操作规程而造成。

（2）A、B、AB型患者输注O型血　过去曾认为O型血可输给A、B、O、AB型受血者，但是当献血者血浆中抗A（B）凝集素效价较高时，则可引起受血者A、B或AB型红细胞破坏溶解，发生溶血反应。现在一般情况下主张输同型血。

（3）献血者之间血型不合　在短时间内，一次大量输入多个献血者的血液，可因献血者之间血型不合而发生溶血反应。

（4）Rh血型不合　血清中很少有抗Rh血型抗原的天然抗体，但若多次输血或多次妊娠可产生特异性免疫抗体。当血清中抗效价较高时，再次输入不相容血液，也可发生急性血管内溶血。

（5）受者自身红细胞缺陷　如阵发性睡眠性血红蛋白尿症（PNH），患者的红细胞对输入血浆中的补体或白介素甚为敏感，与之结合引起寒战、发热、血红蛋白尿等溶血性反应。

2.发病机制

输入不相容的红细胞或血浆时，红细胞与相应的抗体结合，直接激活补体，使大量红细胞在血管内凝集、破坏。红细胞破坏后释放出来的血红蛋白与血浆中的结合珠蛋白及其他蛋白结合，结合的血红蛋白由单核－巨噬细胞系统清除并降解。这一过程造成血浆中结合珠蛋白降低甚至消失。超过结合珠蛋白及血浆结合蛋白结合能力的游离血红蛋白，便经肾小球滤除，形成血红蛋白尿。急性溶血发生后，大量的红细胞碎片和红细胞基质经机体单核－巨噬细胞系统吞噬清除，引起该系统的阻滞和功能下降，使患者易于并发各种感染。溶血过程中释放的红细胞基质具有凝血活酶样作用，可激活机体凝血系统，使体内形成高凝状态，并可形成静脉血栓（多发生在腹腔内）和微小血管血栓。严重者还可激活DIC。异型输血的抗原抗体反应引起过敏性休克、微血管痉挛和溶血导致的局部微血栓形成，引起肾皮质的缺血、缺氧，导致肾小管缺血坏死及上皮细胞脱落堵塞肾小管，从而发生急性肾衰竭。溶血反应时，血红蛋白的降解产生游离胆红素（间接胆红素），超过肝胆红素的代谢或清除能力，使血浆中胆红素浓度增高；其中以间接胆红素增高为主，临床上可以出现黄疸。

3.症状与体征

急性溶血反应发生迅捷，只要输入10～50mL异型血，即可引起溶血反应。主要表现为发冷、寒战、发热、头痛、腰背疼痛、腹痛、胸前压迫感、呼吸困难、发绀、血红蛋白尿、黄疸等；严重者发生休克、DIC和急性肾衰竭。在处于全麻状态下，出现不能解释的手术野严重出血及低血压，可为溶血反应的唯一表现。但是个别患者因免疫功能低下，血中抗体效价低，误输入少量异型血而不出现典型溶血反应症状，易被忽视。

4.护理评估

（1）根据症状判断分析　在输血过程中或输血后患者出现寒战、高热、腰背剧痛、尿呈酱色或葡萄酒色，或全麻状态下，手术野过度渗血或出血不止，患者发生不明原因的血压下降，均应考虑急性溶血反应的可能。

（2）实验室检查　可疑有溶血反应时立即进行下列各种检查：①核对供者配血试管的血标本、患者血标本和血袋标本是否同型；②用输血前、后患者血液标本重复ABO血型和Rh血型；③立即取静脉血5mL，离心后观察血浆颜色，血管内溶血＞25mL时血浆呈红色；④测定血浆游离血红蛋白，溶血后游离血红蛋白立即升高，1～2小时达高峰；⑤血浆结合珠蛋白测定，血管内溶血后血浆结合珠蛋白可立即降低；⑥观察输血后每次尿液的颜色或隐血试验。血管内溶血＞50mL时，即可出现血红蛋白尿，4小时后开始减少，血红蛋白可仅见于第一次尿；⑦溶血反应后5～7小时测血清胆红素明显升高；⑧用输血后患者血液标本做直接抗球蛋白实验（Coombs实验）；⑨立即将患者血液做涂片检查，可发现大量红细胞碎片。

（3）检查或排除非免疫性溶血反应（非血型不合性溶血）。

（4）与细菌污染的输血反应和过敏性休克相鉴别。

（5）必要时做筛选试验。

5.治疗及护理措施

急性溶血性输血反应死亡率很高，一般认为输入200mL以上不相溶血液即可引起死亡。也有人认为输入不相溶血液30mL就可能致死。溶血反应及其死亡的原因主要是休克、DIC和急性肾衰竭。所以在治疗上，积极预防和治疗休克、DIC和急性肾衰竭是抢救溶血反应成功与否的关键。

（1）发现或怀疑溶血反应，应立即停止输血，保留静脉输液通路，严密观察血压、尿色、尿量和出血倾向等。立即采集患者血液标本，连同所输的剩余血送输血科（血库）进行复查。

（2）尽早尽快补充血容量　尽早输注低分子右旋糖酐、晶体液（平衡盐液、5%葡萄糖盐水、0.9%氯化钠液）补充血容量。每日补液应在3000mL以上，注意

水电解质平衡及液体出入量平衡。如发生急性肾衰竭应限制液体输入量。

（3）严重溶血反应，应尽早实施换血疗法　换血可移除血液中部分异型红细胞、免疫复合物及游离血红蛋白，减轻溶血反应过程；输入新鲜血液，血浆中结合珠蛋白可与游离血红蛋白结合而降低游离血红蛋白量、补充血容量、维持肾血流量、改善缺氧、提供凝血物质，恢复凝血机制。

（4）尽早应用利尿药物　如呋塞米20～40mg或静滴20%甘露醇约200mL，有明显的利尿作用，防止游离血红蛋白和肾小管脱落上皮细胞在肾小管沉积堵塞，利尿合剂可解除肾动脉痉挛，增加肾血流量，预防肾衰竭和改善肾功能。

（5）应用碱性药物　保持尿微碱性，以防止游离血红蛋白和红细胞基质在肾小管沉积。

（6）预防DIC发生　除应用右旋糖酐外，可静滴双嘧达莫400～600mg。

（7）肾上腺皮质激素的应用　静滴氢化可的松300～600mg或地塞米松10～30mg能减轻输血反应症状及减轻过敏性休克。

（8）其他治疗措施　为了预防急性肾衰竭，还可以应用扩张肾血管的药物或活血化瘀药物，如静滴多巴胺或静滴复方丹参注射液10～20g/d。

（四）输血相关性移植物抗宿主病（TA-GVHD）

1.原因

在输血后出现发热、特征性皮疹、腹泻、肝功能异常等移植物抗宿主病（GVHD）表现，常见于免疫缺陷患者的输血和亲缘供血者的输血。

2.临床表现

TA-GVHD是一种免疫反应异常的全身性疾病，临床表现较为复杂。出现TA-GVHD时，主要受损的靶器官是皮肤、骨髓细胞、肠和肝。其主要表现是上述靶器官受损引起的一系列症候群。输注全血或血液成分，尤其是浓缩白细胞、浓缩血小板，一般在输注后4～30天内，平均21天，多数在输注后1～2周，在面部、手心、脚心出现皮肤红斑和细小斑丘疹，色泽暗红略高于皮肤，然后可遍及全身，常伴有高热。严重者可发生全身红皮病，形成水疱和皮肤剥脱。在出现皮疹后，出现恶心、呕吐和腹泻。腹泻可为稀便、水样或血水便。腹泻多伴有腹痛。严重病例可出现肝区不适或疼痛，肝大，黄疸，谷丙转氨酶、谷草转氨酶、乳酸脱氢酶等不同程度的增高。由于对骨髓细胞的损害，所以有全血细胞明显减少。本病多无特效治疗，多数患者因全血细胞减少而死于严重感染。

3.治疗

去除白细胞的输血和输血前对血制品进行同位素照射，也可以同骨髓移植产生的GVHD一样采用肾上腺皮质激素和免疫抑制剂，如甲氨蝶呤（MTX）、抗淋巴细胞球蛋白（ALG）、环孢素等，但治疗效果不佳，甚至几乎无效。患者多因感染死亡。

4.TA-GVHD的预防

TA-GVHD至今仍无有效的治疗手段，故应注意预防。目前，世界各国常用的预防方法主要是尽量避免输同种异体血，对异体血及血液成分经γ射线辐照，用物理学的方法去除免疫活性淋巴细胞，紫外线照射改变细胞表面结构和免疫功能等。

（1）γ射线照射　血液和血液成分经剂量为25～30Gy（2500～3000rad）的γ射线照射后输注，可以将供者血中的淋巴细胞完全灭活。

（2）去除白细胞　去除白细胞的方法很多，主要有离心法、密度递增离心分离法、过滤法。过滤法操作简单，效果好。目前，多采用白细胞滤器来去除白细胞。由于滤器类型的不断改进，有些滤器类型可以去除99%的白细胞。但有报道用滤器过滤的浓缩血小板输注，仍有发生TA-GVHD者。

（3）紫外线（UV）照射　用0.3～0.6J/cm^{2}剂量的UV-B（波长280～320nm）照射白细胞，在混合淋巴细胞培养（MLC）中，不仅不能刺激同种不同系细胞反应，淋巴细胞本身也不能增殖分化。Deeg等专家在狗的模型中，将经200～300nm波长的UV照射的不同异体白细胞注射给狗，成功地预防了TA-GVHD的发生。这可能是因UV照射改变了淋巴细胞表面结构和免疫功能，淋巴细胞丧失活性，不能引起TA-GVHD。但在人类，UV照射预防TA-GVHD尚未被临床实践所证实。血液细胞与光敏剂（甲氧补骨脂内脂）结合，再经UV照射，可大大提高杀死免疫活性淋巴细胞的效果，能有效地预防TA-GVHD。

（五）输血相关的急性肺损伤

1.原因

一种少见HLA不合的输血反应，常见于供血者有高滴度的抗HLA抗体，并与受血者白细胞结合发生抗原抗体反应，引起急性非心源性肺水肿或急性呼吸窘迫综合征（ARDS）。

2.症状与体征

常在输血后1～6小时内，突然出现寒战、发热、咳嗽、哮喘、呼吸急促、发绀、血压下降。肺部听诊两肺均可闻及湿性啰音。X线检查可见双侧肺湿润，但无心力衰竭。

3.治疗及护理措施

本病不常见，但一旦发生可危及生命。如能及时诊断，采取积极有效的治疗措施，24～96小时内临床症状和病理生理学改变都将明显改善。随着临床症状的好转，81%患者X线所显示的肺部浸润在4天内消退。约有20%患者低氧血症和肺部浸润可持续7天以上。

（1）发生反应时应立即停止输血，给氧或机械通气。

（2）应用肾上腺皮质激素：静滴氢化可的松200～400mg/d或地塞米松10～20mg/d。

（3）静注里尿酸钠或呋塞米。

（4）应用抗组胺药物。

4.预防

（1）浓缩粒细胞输注时，一定要慢速滴注，密切观察。

（2）受血者血中有抗HLA抗体者，需要输注全血或浓缩粒细胞时，应选用HLA相溶献血者。

（3）妊娠≥3次的女性献血者，一般不作为全血、血浆及单采血小板供者，除非HLA和粒细胞特异性抗体阴性。

（4）有多次输血史或妊娠≥3次的女性受血者需要输血，尤其需要输注浓缩白细胞时，最好做HLA抗体测定。

（六）输血后紫癜（PTP）

1.原因

由于输入不相容的血小板或多次妊娠，产生抗原抗体反应，破坏同种或自身血小板，引起急性、免疫性、暂时性血小板减少综合征。本病多见于女性。

2.症状与体征

一般在输血后5～10天，突然出现发冷、寒战、高热、荨麻疹、全身皮肤黏膜出血点、淤斑，甚至可有出血性荨麻疹，鼻腔黏膜和口腔黏膜出血。严重者头痛、呼吸困难、休克，少数患者呕血、便血、尿血、阴道出血等。女性患者有时以月经过多为主要表现。输血后紫癜多为自限性疾病，多数患者5～12天后恢复，也有持续1个月以上者。

3.治疗及护理措施

（1）血浆置换是疗效较快的治疗方法。血浆置换治疗24小时后，血小板开始上升，有时血小板数可升到45×10^9/L。

（2）大剂量短疗程肾上腺皮质激素可缩短病程，减轻症状，常规剂量不能缩减病程。一般静滴琥珀酸甲泼尼龙1.0～2.0g/d，3～5天；或氢化可的松500mg/6h，地塞米松50～100mg/d。

（3）大剂量免疫球蛋白静滴10～20g/d。

（4）必要时可输注PIA1抗原阴性血小板。

（七）血小板输注无效

血小板输注，对于预防和治疗因血小板减少或血小板功能缺陷引起的出血是一种有效的治疗方法，并可降低放疗或化疗后血小板减少导致出血的死亡率，因此血小板输注逐年增加。随之，人们发现某些患者在初次或几次血小板输注时，疗效十分明显，但在反复输注后，效果不断下降，最终导致无效，即血小板输注无效。如何正确地认识和预防血小板无效输注，提高治疗效果，是临床亟待解决的问题。

1.血小板输注剂量

一般情况下，输入血小板总数应 $>3 \times 10^{11}$ 个，实际上应根据患者的情况、患者血小板及病情的需要来确定血小板的输注剂量。剂量$=PI \times BV/F$，公式中：PI为预期血小板增加值；BV为以升为单位的患者血容量，可用体表面积（m^2）$\times 2.5$来估计；F为校正或恢复因素，为0.67，因血小板输入后正常脾内贮留血小板约33%。

2.血小板输注疗效评价

对血小板输注疗效评价，主要观察血小板输注后1小时或20小时的血小板增加值（PI），或血小板恢复率（R），或校正血小板增加值（CI）3种方法来表示。计算公式如下。

（1）血小板增加值（PI）　$PI=P2-P1$式中，PI为输入血小板增加值，P1为输注前血小板计数，P2为输注后血小板计数。

（2）血小板恢复率（R）　$R（\%）=PI \times BV/PD \times 100$式中，R为血小板恢复率，BV为以升为单位的患者血容量，PD为输入血小板总数。输注血小板1小时，$R>30\%$；20小时，$R>20\%$，表示临床有效。如1小时，$R<30\%$；20小时，$R<20\%$，表示临床无效。

（3）校正血小板增加值（CI）　$CI=PI \times BSA/PD$式中，CI为校正的血小板增加值，BSA为以m^2为单位的患者体表面积，PD为输入血小板总数（$\times 10^{11}$）。输注血小板后1小时，$CI>7.5 \times 10^9/L$；20小时，$CI>4.5 \times 10^9/L$，表示临床有效。如1小时，$CI<7.5 \times 10^9/L$；20小时，$CI<4.5 \times 10^9/L$，表示临床无效。

二、血液质量导致的输血不良反应

（一）细菌污染性输血反应

1.原因

常见于血袋（或血瓶）有破裂或者小裂缝未被发现；对血袋（血瓶）、抗凝剂、采血器、输血器等消毒不严或污染；贮血冷藏箱温度上升；有时在皮肤消毒不够严格或制备血液成分中出现遗漏等原因都能导致血液受细菌污染而在输注后引起输血反应。

2.症状与体征

此与细菌种类、生长量及其毒性、输血量及患者的抵抗力有关。大多数为革兰阴性杆菌，少数为阳性杆菌。轻型患者以发热为主；重者可有寒战、高热、皮肤黏膜充血、腹部疼痛、肌肉痛、烦躁不安、恶心、呕吐、胸闷、呼吸困难、血压下降甚至发生休克、急性肾衰竭或DIC等。在全身麻醉手术时可有不明原因的血压下降及渗血、血凝障碍，这是由于细菌毒素引起。

3.治疗及护理措施

治疗应以抗感染、抗休克及预防急性肾衰竭和DIC为主。

（1）立即停止输血，保持静脉通路畅通。

（2）应尽早联合使用大剂量、强效、广谱抗生素。病原菌一旦明确，根据药物敏感试验结果，立即改用最敏感的抗生素。

（3）加强支持疗法，体质差、免疫功能低的患者，输注新鲜血液，静注大剂量免疫球蛋白等。

（二）血源性疾病传播风险

近十余年发现丙型肝炎、艾滋病、巨细胞病毒感染、成人T细胞白血病等亦可以通过输血传播。在美国报道输血传播性疾病的发生率在一定的输血量（U）可发生1例：丙型肝炎（3 300~103 000）、乙型肝炎（50 000~63 000）、HTLV/Ⅱ（69 272~641 000）、艾滋病病毒（40 000~660 000）、乙肝及丙肝病毒合并感染（34 000）。在输注血液及血液制品均有传播疾病的危险，常见的有乙型、丙型肝炎、艾滋病、巨细胞病毒感染、梅毒、疟疾、弓形体病等，其中艾滋病危险性最大。

三、输血不当导致的输血不良反应

（一）循环超负荷

1.原因

由于短时间内大量或快速输血，使血容量急剧增加，超过心脏及血循环负荷，引起急性充血性左心或右心心力衰竭。有的患者原有冠心病或心功能不全、心肌病、慢性贫血，即使输血量不是很大，而血容量超过患者心脏的负荷，也有在快速输注20%~25%白蛋白时发生，如不及时治疗常危及生命，在婴儿及老年患者多见。

2.临床表现

输血中或输血后1小时内，患者突然呼吸困难、被迫坐起、频繁咳嗽、咳大量泡沫样或血色泡沫样痰、头痛、头胀、血压升高、表情恐惧、烦躁不安、口唇发绀、大汗淋漓、四肢湿冷、两肺布满湿性啰音、颈静脉怒张。少数出现心律不齐、休克乃至短期内死亡。

3.治疗及护理措施

（1）立即停止输血，保留静脉通道，患者取半坐位。

（2）高压吸氧使肺泡内压力增高，减少渗出。氧气通过30%～50%乙醇，或1%硅酮液吸入，消泡作用更佳。

（3）速效利尿剂　呋塞米20～40mg或依他尼酸钠20～50mg静脉输注。

（4）强心药物　可用快速洋地黄制剂缓慢静注。

（5）镇静　肌注吗啡5～10mg或哌替啶50～100mg，有发绀者慎用。

（6）血管扩张剂　硝普钠50mg加入10%葡萄糖250mL中慢速静滴，或酚妥拉明10～20mg慢速点滴。也可舌下含化硝酸甘油或异山梨酯。

（7）氨茶碱　氨茶碱0.25g加10%葡萄糖液20mL缓慢静脉注入。

（8）肾上腺皮质激素　氢化可的松100～200mg或地塞米松10mg加入葡萄糖液中静滴。

（9）双下肢下垂　结扎止血带，减少静脉回流。一般5～10分钟轮流松放止血带。

4.预防

一般患者特别是老年人和小儿，输血时宜多次、小量、缓慢输注浓缩血液制品。成人不超过2～4mL/（kg·h），避免大量、快速输注全血。对高浓度白蛋白亦不宜快速输注。对老年人、小儿及严重贫血患者必须输血时，应密切观察心率、呼吸、颈静脉充盈情况及肺部有无啰音等，密切注意有无循环负荷过重现象。

（二）柠檬酸盐蓄积中毒

1.原因

因为全血每袋200mL中含有柠檬酸盐0.6～0.7g，大量输血或换血时，当输血量超过总容量时，血浆中柠檬酸盐可达到中毒水平。

2.临床表现

由于过量的柠檬酸盐与血钙结合而引起低钙血症，故有不由自主的肌肉震颤，手足搐搦可为首发症状，继之可出现血压下降、心律不齐、心室颤动、出血倾向，严重者可心跳停止死亡。心电图显示Q-T间期延长。

3.治疗及护理措施

（1）一旦出现柠檬酸盐蓄积中毒及低钙血症中毒表现，立即减慢输血速度，在另一侧静脉注射10%葡萄糖酸钙10mL，观察血浆钙离子水平和心电图变化。

（2）出现心律失常者，应用抗心律失常药物。

（3）成人每输入柠檬酸盐保存血液500mL，应补充葡萄糖酸钙1.0g。总之，应根据血钙水平及心电图的变化而定，因为钙剂的补充过于积极，可引起高钙血症，发生致死性心脏停搏。

4.预防

多次少量输血，在输血前可预防性应用少量钙剂。

（三）空气栓塞

1.原因

主要是由于工作人员操作不当或一时疏忽所致。特别是加压输血，此时若操作不当可发生静脉空气栓塞，如输注的空气量过大，可引起严重缺氧而致死。

2.临床表现

部分患者在胸部可有一种水气混合震荡的异样感，之后患者突然发生呼吸困难、咳嗽、胸痛、发绀、血压下降、脉细快，乃至晕厥或休克。严重者可出现急性呼吸衰竭、颅内出血而抽搐死亡。查体见皮肤呈大理石样花纹状及空气分割血管特殊体质。

3.治疗及护理措施

当发生空气进入人体内部时，立即夹闭输血管路，让患者处于头低足高左侧卧位，使空气进入右心室，避开肺动脉口开口，及时通知医生同时遵医嘱吸氧、给药、密切观察病情。

4.预防

输血前排尽空气，保证静脉管路处于密闭状态，输液中护士定时巡视，液体输注完毕及时关闭水止。

（四）出血倾向

1.原因

输注大量库存血时，血液中的血小板，凝血因子V、Ⅷ、Ⅸ等因贮存后凝血活性逐渐消失，故可引起出血。

2.临床表现

创面（切口）出血、皮肤出血点、淤点淤斑。在麻醉状态下发生原因不明创面渗血、出血。

3.预防及治疗

成分输血，尤其是大剂量输血时应按一定比例进行输注；并且在输血前、输血期间、输血后监测患者的各项凝血指标，从凝血因子、纤维蛋白、血小板聚集功能以及纤维蛋白溶解等方面进行凝血全貌的检测和评估，以便及时纠正患者的凝血功能。常用的实验室检测包括血浆凝血酶原时间（Prothrombin Time，PT）、国际化标准值（International Normalized Ratio，INR）、活化部分凝血活酶时间（Activated Partial Thromboplastin Time，APTT）、凝血酶时间（Thromboplastin Time，TT）、纤维蛋白原（Fibrinogen，

Fbg）、血小板计数、血小板功能检测和血栓弹力图（TEG），其中血栓弹力图在各大医院围术期输血中应用广泛，它可连贯性反映凝血及纤溶全过程的动态变化，可自动给出患者凝血状态的临床诊断，使患者的出血原因一目了然，从而准确指导成分血液的使用和凝血相关药物的应用。

（五）代谢性紊乱

1.原因

由于一次（24小时内）大量输血达到患者全身血量或更多的血液所造成的一系列机体代谢紊乱的临床表现。

2.临床表现

（1）氨血症 表现为神经错乱、昏睡、昏迷、扑翼样震颤、肌张力增高、键反射亢进等体征，可出现典型脑电图改变。

（2）高钾血症 表现为肌体软弱无力，甚至肌肉瘫痪和呼吸肌瘫痪，心房或心室颤动，心室停搏而死亡。心电图可见T波高尖、P波低宽、ST段下降、QRS波异常。

（3）酸碱平衡失调 大量输血患者常有一过性代谢性酸中毒，倘若肝功能良好及组织灌流量佳，其酸中毒可迅速得到纠正。然而，在输血后几小时，因大量柠檬酸盐代谢后生成碳酸氢钠，可导致代谢性碱中毒。

3.预防与治疗

对于大剂量输血患者，尽量输注储存时间短的全血或红细胞，并且在输血后及时监测离子浓度、进行血气分析，避免患者出现严重的电解质紊乱。针对输血后电解质紊乱患者，一般静脉给予钙离子、镁离子、钾离子治疗。此外，对大量输血患者，须慎用碱性药物。

（六）血栓性静脉炎

1.原因及临床表现

常见于输血和输液时，针头、金属导管或塑料导管放入外周静脉所致。临床表现：常见在输血部位或沿导管处有轻度肿胀和红斑，可见沿静脉走行发生明显肿胀、红斑、触痛，局部淋巴结肿胀和全身性菌血症较少见。

2.预防与治疗

输液时间持续48小时以上，应更换新部位；输血前后均须输入生理盐水起到清洗作用，防治血栓性静脉炎。对于轻度血栓性静脉炎的治疗，仅需用镇痛药（去痛片或索米痛片）和在上部热敷或用25%硫酸镁湿敷；对免疫抑制或粒细胞减少的患者，特别应注意局部症状，尽早使用相应抗生素治疗。

（七）体温过低

1.原因

低温反应主要由于快速输入温度低于机体体温的血液制品，使受血者体温降低，并增加血红蛋白对氧气的亲和力，从而影响氧的交换释放所致。

2.临床表现

临床表现为发冷、寒战，一般也会引起静脉痉挛造成输血困难，严重者可出现心律不齐等体征。如果每5分钟内输入量达1L时正常体温可降至30℃以下，可发生心房颤动；如果快速大量输入，每分钟达100mL或更多，可引起心室停搏。

3.预防

对于输血量少、输血时间短的患者，可不必加温输血；若大量快速（>50mL/min）输血、换血，血液须事先加温，温度控制在32℃（切勿>38℃）；对患者适当保暖，保证输血肢体温度，以消除静脉痉挛。

第三节 造血干细胞移植的护理

一、概述

造血干细胞移植（Hematopoietic Stem Cell Transplantation，HSCT）是指对患者进行全身照射、化疗和免疫抑制预处理后，将正常供体或自体的造血干细胞（Hematopoietic Stem Cells，HSC）经血管输注给患者，使之重建正常的造血和免疫功能。HSC具有增殖、分化为各系成熟血细胞的功能和自我更新能力，从而实现造血功能的重建。

按供受者的关系分为自体移植和异体移植，异体造血干细胞移植分为同基因造血干细胞移植和异基因造血干细胞移植。根据HSC采集途径的不同，HSCT又分为骨髓移植（Bone Marrow Transplantation，BMT）、外周血造血干细胞移植（Peripheral Blood Stem Cell Transplantation，PBSCT）和脐带血移植（Cord Blood Transplantation，CBT）。其中PBSCT以采集造血干细胞较简便，供体无需住院且痛苦少，受者造血干细胞植入率高、造血重建快、住院时间短等特点，为目前临床上最常用的方法之一，逐步取代了骨髓移植。

二、适应证

（一）恶性疾病

1.急性白血病

造血干细胞移植治疗急性白血病的疗效高于普通化疗，已得到充分证实。据国外资料报道，第一次完全缓解期（CR1）的急性髓细胞白血病（AML）骨髓移植后3年无病生存率为50%左右，而同期化疗患者的3年无病生存率仅为18%～27%。

2.慢性粒细胞白血病

异体造血干细胞移植有可能将慢性粒细胞白血病治愈，实际上也是目前根治慢性粒细胞白血病的唯一方法。移植时机的选择同样很重要，慢性期、加速期或急变期均可行移植术，但以慢性期疗效最佳，无病生存率可达50%～90%，而加速期或急变期进行移植者无病生存率明显下降。应根据患者的年龄和病情选择移植方式。

3.恶性淋巴瘤

化疗及放疗对恶性淋巴瘤有较好疗效。但对某些难治性、复发病例或具有高危复发倾向的淋巴瘤可行自体或异体造血干细胞移植。

4.多发性骨髓瘤

多发性骨髓瘤应实施异体造血干细胞移植，但移植不能使骨髓瘤所致的骨质损害恢复正常。

5.慢性淋巴细胞白血病

骨髓移植能使50%慢性淋巴细胞白血病患者进入完全缓解期。

（二）非恶性疾病

急性再生障碍性贫血实施异体造血干细胞移植的时机选择与疗效有着密切关系。年龄小、疗效好；移植前输血越少，移植后无病生存率越高。异体造血干细胞移植可使一部分骨髓增生异常综合征患者获得根治，尤其是年轻患者，早期接受移植可获得更好疗效。此外，先天性免疫缺陷病、先天性造血异常综合征、先天性骨髓异常综合征、地中海贫血及镰形红细胞贫血、骨髓纤维化、阵发性睡眠性血红蛋白尿以及系统性自身免疫性疾病等，都可通过造血干细胞移植防止病情发展、减轻症状。

三、方法

（一）供体的选择

1.自体HSCT

供体是患者自己，应能承受大剂量化疗，能动员采集到不被肿瘤细胞污染的足量的造血干细胞。

2.异体HSCT

供体选择是异体HSCT的首要步骤。其原则是以健康供体与受者（患者）的人白细胞抗原（HLA）配型相合为前提，首选具有血缘关系的同胞或兄弟姐妹，无血缘关系的供体（可从骨髓库中获取）为候选。如有多个HLA相合者，宜选择年轻、男性、ABO血型相合和巨细胞病毒阴性者。脐血移植除了配型，还应确定新生儿无遗传性疾病。

（二）供体的准备

1.身体准备

根据造血干细胞采集方法及其需要量的不同，可安排供体短期留院观察或住院，无血缘关系供体采集过程需住院7天。第一天体检，对供体发生并发症的可能因素进行仔细评估，全面告知。若需采集外周造血干细胞者，为扩增外周血中造血干细胞的数量，常需给予造血生长因子，如粒细胞集落刺激因子（G-CSF）或其他动员剂，皮下注射4天，在第5天开始用血细胞分离机采集外周血干细胞，一般连续采集2天，每次采集前2小时皮下注射G-CSF 5 μg/kg。

2.心理准备

（1）心理反应　多数供者担心大量采集骨髓或提取外周造血干细胞时可能带来痛苦或出现危险，以及其后对身体健康的影响，主要心理反应有紧张、恐惧和矛盾等。

（2）心理疏导　首先要崇尚捐献造血干细胞以拯救他人生命的人道主义行为；结合既往异体供体的健康实例和成功救治的病例，向供者说明造血干细胞捐献过程安全，无严重不良事件报告，不会降低供者的抵抗力，不影响供者健康；不要只是单纯介绍造血干细胞的采集过程，还需针对每个步骤的操作方法、目的意义、注意事项与配合要求、可能出现的并发症及其预防和处理的方法等给予必要的解释和指导，可介绍医院现有的医疗设备和安全措施、医务人员的素质水平等，以提高异体供体的安全感和信任感，减轻顾虑，让供者完全自愿地签署知情同意书。

（三）造血干细胞的采集

1.骨髓的采集

在无菌条件下，先予供体行硬膜外麻醉，在依所需骨髓量的不同，自其髂前和髂后上棘等一个或多个部位抽取骨髓。采集量以受者的体重为依据，单个核细胞数为（2～4）×10^8/kg。采集的骨髓经无菌不锈钢网过滤，以清除内含的血凝块等，装入血袋。

2.外周血造血干细胞的采集

外周血造血干细胞是通过血细胞分离机经多次采集而获得。采集量为单个核细胞数达到5×10^8/kg（患者体重）。采集过程中要注意低血压、柠檬酸盐反应、低钙血症等并发症的预防、观察与处理。对于自体移植者，采集的外周血造血干细胞需低温或冷冻保存，如可加入冷冻保护剂10%二甲基亚砜处理后置于－196℃液氮罐或－80℃冰箱中保存，待患者预处理结束后8小时复温输注。

3.脐带血造血干细胞的采集

脐血中的造血干细胞和免疫细胞均相对不成熟，CBT后移植物抗宿主病相对少，但因细胞总数少，造血重建速度较慢，对大体重儿童和成人进行CBT尚有问题。采集在手术室进行，采集的脐带血需经冷冻处理后保存在－196℃液氮罐中，要求有核细胞达到2×10^8/kg（患者体重）。

（四）患者预处理

目的是杀灭受者外周血液和骨髓中的免疫活性细胞，使之失去排斥外来细胞的能力，从而允许供体的造血干细胞植入，重建骨髓的造血功能，因同时可消灭体内的异常细胞（如白血病细胞等），也起到一定的治疗和预防复发的作用。预处理方案主要有大剂量化疗和放疗或同时使用免疫抑制剂。根据预处理的强度，造血干细胞移植可分为传统的清髓性移植和非清髓性移植，后者仅适用于病情进展缓慢、肿瘤细胞相对较少且对移植物抗白血病（GVL）作用较敏感、不适合常规移植、年龄＞50岁的患者。患者预处理时置入锁骨下静脉插管，可使造血干细胞移植期间各项输注性治疗得以顺利进行。

（五）造血干细胞输注

1.骨髓输注

（1）异体骨髓的输注　异体骨髓在患者进行预处理后再采集供体的骨髓，采集后如果供受者ABO血型相合时，即可输入；如果ABO血型不合，要待处理后（如清除骨髓中的红细胞）方可输注。输注前悬挂15～30分钟，应用抗过敏药物，如异丙嗪25mg肌注、地塞米松3～5mg静注，呋塞米20mg静注，以利尿、预防肺水肿。输注时用无滤网的输液器由中心静脉导管输入，速度要慢，观察15～20分钟无反应再调整滴速约100滴/min，一般要求在30分钟将300mL骨髓输完，最后的少量（约5mL）骨髓弃去，以防发生脂肪栓塞。经另一静脉通道同步输入适量鱼精蛋白，以中和骨髓液内的肝素，或根据骨髓输完后所用肝素总量，准确计算中和肝素所需鱼精蛋白的用量，再予以输注。但输注速度不宜过快，以免出现低血压、心动过速和呼吸困难等。在输注骨髓过程中，应密切观察患者的生命体征和各种反应，有无肺水肿征兆等，若出现皮疹、酱油色尿、腰部不适等溶血现象应立即停止输入，并配合医生做好有关的救治工作。

（2）自体骨髓的回输　自体骨髓液在患者进行预处理前采集，采集后加入保护液放入4℃冰箱内液态保存，一般于72小时内，待预处理结束后，提前取出于室温下放置0.5～1小时复温后再回输给患者。方法同异体骨髓输注。

2.外周血造血干细胞输注

（1）自体外周血造血干细胞的回输　为减少因冷冻剂或细胞破坏所引起的过敏反应，回输前15～20分钟应用抗过敏药；冷冻保存的造血干细胞需在床旁以40℃～42℃恒温水迅速复温融化。解冻融化后的干细胞应立即用无滤网输液器从静脉导管输入，同时另一路静脉输等量鱼精蛋白以中和肝素。回输过程中为防止外周血干细胞中混有红细胞而引起的血红蛋白尿，需同时静滴5%碳酸氢钠和0.9%生理盐水、呋塞米和甘露醇，以维持足够的尿量，直至血红蛋白尿消失。此外，在患者能够耐受的情况下，应在15分钟内回输一袋外周血干细胞，回输2袋外周血干细胞之间需用生理盐水冲管，以清洗输血管道。

（2）异体外周血造血干细胞输注　异体外周血造血干细胞移植，同异体骨髓移植一样，患者预处理后，再采集供体的外周血造血干细胞，采集后可立即输注给受者。但输注前先将造血干细胞50～100mL加生理盐水稀释到200mL。其余与自体外周血造血干细胞回输相同。

3.脐带血造血干细胞输注

脐带血回输量较少，一般为100mL左右，因此要十分注意回输过程中勿出现漏液现象，一般采用微量泵推注。同时密切注意患者心率变化，随时调整推注速度。

四、护理

（一）无菌层流室的准备

无菌层流室应为百级空气层流洁净病室。百级空气层流洁净病室彻底清洁后，提前24小时开层流风机，再做空气及物体表面细菌培养，合格后方可收治患者。备好消毒好的枕头、被芯、床褥、床单、被罩及患者所需用物。将所有医疗物品血压计、听诊器、电子体重计、皮尺、手电筒、敷料贴膜、注射器、无菌手套、输液泵专用管路、量杯等以过氧乙酸喷雾消毒，密封24小时，待用。

（二）患者入无菌层流室前的护理

1.心理准备

接受造血干细胞移植的患者需单独居住于无菌层流室内半个月至1个月时间，不但与外界隔离，而且多有较严重的治疗反应，患者极易产生各种负性情绪，如焦虑、恐惧、孤独、失望甚至绝望等。因此需要帮助患者充分做好治疗前的心理准备。①评估：了解患者及家属对造血干细胞移植的目的、过程、可能的不良反应的了解程度；是否有充分的思想准备；患者的经济状况如何等。②帮助患者提前熟悉环境，有条件可在消毒灭菌前带患者进室观看或对入室后的生活情境进行模拟训练，以解除其恐惧、陌生和神秘感。③对自身造血干细胞移植的患者应详细介绍骨髓或外周血干细胞采集的方法、过程、对身体的影响等方面的知识，消除患者的疑虑。

2.身体准备

（1）相关检查　心、肝功能及人类巨细胞病毒检查，异体移植患者还需做组织配型、ABO血型配型等。

（2）清除潜在感染灶　请口腔科、眼科、耳鼻喉科和外科（肛肠专科）会诊，彻底治疗或清除已有的感染灶，如龋齿、痔疮等；胸片排除肺内感染、结核等。

（3）肠道及皮肤准备　入室前3天口服肠道不吸收抗生素，入室前一天口服导泻剂；入室前一天应先剃头、备皮、修剪指（趾）甲，并进行清洁浴2次；入室当天再次药浴，注意皮肤皱褶处，如腋下、脐部一定要洗净，药浴后戴口罩帽子更换无菌衣裤进入层流室行全身拭子培养。

（4）备齐生活用物　如纯棉小方巾、手纸纸抽、耐高温消毒餐具等。手纸纸抽、纯棉物品高压灭菌后备用。

（5）造血干细胞移植的患者对于饮食方面的要求极为严格，需高压或微波炉灭菌后食用，对患者家属进行烹饪方面的指导，由于饭菜需要用高压锅高压灭菌，所以家属要注意饭菜的色、香、味；水果要新鲜，表皮完整，易于清洗及去皮。

（三）患者入无菌层流室后的护理

患者经预处理后，全血细胞明显减少，免疫功能也受到抑制，极易发生严重感染、出血，而层流室是通过高效过滤器，使空气净化，但无灭菌功能，必须加强全环境保护（TEP），最大限度减少外源性感染。

1.无菌环境的保持及物品的消毒

（1）对工作人员入室的要求　医护人员入室前淋浴，穿无菌衣裤，戴帽子、口罩，用快速皮肤消毒剂消毒双手，穿无菌袜套，换无菌拖鞋，穿无菌隔离衣，戴无菌手套后才可进入层流室，每进入一间更换一次拖鞋。入室一般一次不超过2人，避免不必要的进出，有呼吸疾病者不能入室，以免增加污染的机会。医务人员入室应依病情和感染的情况，先进无感染患者房间，最后进感染较重的房间，每进一间病室必须更换无菌手套、隔离衣、袜套、拖鞋，以免引起交叉感染。

（2）对病室及物品要求　病室内桌面、墙壁、所有物品表面及地面每天用消毒液擦拭2次；患者被套、大单、枕套、衣裤隔天高压消毒；生活用品每天高压消毒。凡需递入层流室的所有物品、器材、药品等要根据物品的性状及耐受性，采用不同方法进行消毒灭菌，无菌包均用双层包布，需要时打开外层，按无菌方法递入。

2.患者护理

（1）生活护理　各种食物（如饭菜、点心、汤类、水果等）均需经高压锅灭菌后食用。口腔护理每天3~4次；进食前后用0.05%氯己定、3%碳酸氢钠交替漱口。用0.05%氯己定或0.05%碘伏擦拭鼻前庭和外耳道；0.5%庆大霉素或卡那霉素、0.1%利福平、阿昔洛韦眼药水交替滴眼，每天2~3次；便后用1%氯己定擦拭洗肛周或坐浴；每晚用0.05%氯己定全身擦浴或淋浴一次；女性患者每天冲洗会阴一次，以保持局部清洁。

（2）观察与记录　严密观察患者的自觉症状和生命体征，注意口腔黏膜有无变化，皮肤黏膜及脏器有无出血倾向，有无并发症表现，准确记录24小时出入量，每日定时测量体重一次。

（3）成分输血的护理　为促进HSCT的造血重建，必要时可根据病情遵医嘱输注浓缩红细胞或血小板等成分血。为预防输血相关的GVHD，必须输注经照射的全血及血制品。

（4）用药护理　入室后患者继续口服肠道不吸收抗生素，药物需要紫外线消毒后服用（每片每面照射15~30分钟）。在应用细胞刺激因子过程中要注意观察有无发热、皮疹、胸痛、全身肌肉及关节酸痛、头痛等表现，如有异常及时报告医生，予以对症处理。

（5）锁骨下静脉导管的应用与护理　患者进入无菌层流室后置入锁骨下静脉导管，保证造血干细胞移植期间各项输注性治疗顺利进行。每次应用导管前均应常规检查穿刺点及局部皮肤情况，严格执行无菌操作和导管的使用原则，防止导管滑脱与堵塞。隔日沐浴后导管局部换药，使用正压接头，输液毕后予以正确封管。

（6）心理护理　虽然患者及家属在治疗前已有一定的思想准备，但对治疗过程可能出现的并发症仍有恐惧心理，常造成失眠、多虑等。另外，由于无菌层流室与外界基本隔绝，空间小，娱乐少，患者多有较强的孤独感。根据患者的兴趣和爱好提供经灭菌处理的书籍和音像设备，并利用对讲机让家属与患者适当对话，可减轻患者的孤独感，提高对治疗的依从性。

（四）移植后并发症的观察与护理

1.感染

感染是HSCT最常见的并发症之一，也是移植成败的关键。感染率高达60%～80%。感染可发生于任何部位，病原体可包括各种细菌、真菌与病毒。一般情况下，移植早期（移植后第1个月），多以单纯疱疹病毒、细菌和真菌感染较常见；移植中期（移植后2～3个月），巨细胞病毒和卡氏肺囊虫为多；移植后期（移植3个月后）则要注意带状疱疹、水痘等病毒感染及移植后肝炎等。感染的主要原因有：①移植前预处理中使用大剂量化疗造成正常组织损害，使机体的天然保护屏障受到破坏；②大剂量化疗和放疗破坏了机体的免疫细胞，中性粒细胞可降至零，机体免疫力极度低下；③移植中使用免疫抑制剂在降低GVHD反应的同时也抑制了免疫系统对入侵微生物的识别和杀伤功能；④留置中心静脉导管；⑤GVHD。感染的护理详见第十六章第二节感染的护理部分。

2.出血

预处理后血小板极度减少是导致患者出血的主要原因，且移植后血小板的恢复较慢。因此要每天监测血小板计数，当血小板≤50×10^9/L时，卧床休息，保持情绪稳定，避免不良刺激。鼓励患者进食清淡、营养丰富、易消化的半流质饮食，避免过硬、粗糙的食物。观察患者皮肤、黏膜有无出血点、淤斑，有无内脏、颅内出血的症状和体征，必要时遵医嘱输注经25Gy照射后或白细胞过滤器过滤后的单采血小板。出血的护理详见第十六章第十一节出血的护理部分。

3.间质性肺炎

间质性肺炎（Interstitial Pneumomia，IP）是造血干细胞移植后的一种常见的严重并发症，约半数患者无感染征象。多数定义为"特发性肺炎综合征"，部分与病毒（如巨细胞病毒）感染相关。IP患者初始阶段均有发热、干咳等轻度感冒症状，继而出现胸闷气促、呼吸困难、胸痛，重者有明显的呼吸窘迫症状；

肺部X线胸片显示均有不同程度的间质性病变，呈毛玻璃样改变；肺功能检查显示限制性通气功能障碍、肺弥散功能下降；动脉血气分析示低氧血症。护理注意保持室内空气新鲜，定时通风，注意保暖；密切观察水、电解质及酸碱平衡状况；予以舒适体位；给予患者氧气吸入，防止低氧血症的发生，严重患者需要机械通气支持；保持呼吸道通畅，指导患者有效排痰；保证充分休息，减少耗氧量；适当活动，以增加肺活量。用药注意：病毒相关者，准确、及时使用抗病毒药物更昔洛韦或膦甲酸钠，治疗期间指导每天饮水量2000mL以上，补液量2500mL以上。

4.肝静脉闭塞病

造血干细胞移植患者由于在预处理阶段接受了大剂量的化疗或放疗，较容易发生肝静脉闭塞病（Hepatic Veno-occlusive Disease，HVOD），其多发生在移植后30天以内，尤其是6～20天。

（1）观察及判断病情　造血干细胞移植后每日密切观察患者皮肤及巩膜是否黄染、肝脾是否肿大以及腹部体征等；每日定时测体重；每周查肝肾功能2～3次。如果有以下3项条件之2项且排除其他原因引起的肝损者，则判断为HVOD：①肝肿大或肝区及上腹疼痛；②黄疸、血清总胆红素在34.2μmol/L以上；③发生腹水或不明原因体重增加基础值的2%以上。

（2）HVOD患者腹水的护理　采取舒适的半卧位，每日清晨测量腹围和体重，每日准确记录液体出入量，观察排尿的颜色，监测尿比重。

（3）预防皮肤感染，防止受压部位皮肤破损。

（4）饮食护理　给予低盐或无盐饮食，腹水严重者应限制每日的食物、饮水摄入量。血氨偏高或伴有脑病的患者应限制蛋白质的量或禁食蛋白质。

（5）HVOD伴脑病的护理　注意观察患者有无性格行为特征以及睡眠习惯的改变，若有，则提示有脑病先兆。

5.移植物抗宿主病

移植物抗宿主病（Graft-versus-host Disease，GVHD）是异基因造血干细胞移植术后最严重的并发症，由供体T细胞攻击受者同种异型抗原所致。急性GVHD（acute GVHD，aGVHD）发生于移植后100天内，100天以后出现的则为慢性GVAD（chronic GVHD，cGVHD）。

（1）皮肤GVHD的观察护理　皮肤表现通常是aGVHD最常出现的症状，应每日查看患者手掌（特别是大小鱼际）、耳后、面部、颈部、脚心皮肤有无皮疹，准确记录皮疹范围及颜色的变化。禁忌冷、热敷，严重的表皮剥脱，可采取暴露疗法。

1）皮肤Ⅰ～Ⅱ度急性GVHD患者的护理：输注异

体造血干细胞后，即对患者进行宣教，讲明皮肤急性GVHD的初期临床表现及病情发展的一般规律，告知患者如局部皮肤出现疼痛、红斑等表现时，立即报告不可搔抓皮肤，尽量减少对皮肤的刺激。当患者出现少量皮疹时，护士每日用温开水擦浴，再外涂地塞米松软膏，每天更换无菌床单，同时密切观察皮疹的发展，尤其注意有无水疱形成。形成水疱时保护水疱的完整性，水疱破溃时局部涂阿昔洛韦软膏，覆盖无菌纱布，破溃严重时可在床单上均匀撒上无菌滑石粉，以防翻身时加重皮肤损伤。

2）皮肤Ⅲ~Ⅳ度急性GVHD患者的护理：Ⅲ度以上的皮肤急性GVHD患者，皮肤可出现大量水疱，甚至大面积的皮肤剥脱，需要护理人员每日精心护理，积极预防和处理皮肤感染。外敷0.5%碘伏油纱布3次/d，操作中特别注意在每次换药时，不要将前次换药时已黏敷在表皮的油纱布撕脱，以免造成新的创面。并特别注意男患者外阴部护理，阴囊皮肤破损采用0.5%碘伏油纱布将睾丸阴茎轻轻包裹5次/d，每次1小时，同时每日更换无菌衣裤、床单、被罩，避免破溃处感染。皮肤结痂处使用灭菌凡士林软膏涂抹3次/d。此外，对患者进行安全风险评估，预防压疮的发生，增加危重患者的翻身次数，更换床单时避免剪切力和摩擦力，以免造成二次损伤。

（2）肠道GVHD的观察护理　肠道急性GVHD常在皮肤急性GVHD出现后一至数周内发生，最常见的表现为腹泻，常为墨绿色水样便，严重者为血水样便，可有肠黏膜脱落。伴腹部痉挛性疼痛、恶心、呕吐、厌食，严重者可累及整个消化道，口服止泻剂无效。肠道Ⅳ度急性GVHD是导致死亡的重要因素。

应密切观察患者腹痛、腹泻情况，正确记录腹泻的次数、排便的性质及颜色，保持出入量平衡。加强肛周护理，在患者每次腹泻完毕后清洗局部皮肤，同时肛周涂抹氧化锌软膏。对家属进行饮食指导，予患者易消化的半流质饮食，用微波炉高火加热5分钟处理，停止水果的摄入。

每日腹泻量大于20~30mL/kg时禁食、禁饮，进行胃肠减压，静脉给予高营养液，补充能量。每次便后用1：2000氯己定溶液清洗肛周后擦干，用紫外线治疗仪照射溃疡黏膜面1次/d，每次10秒，连续照射3~5天。

（3）肝脏GVHD的观察护理　肝脏急性GVHD表现一般最后出现，临床上主要表现为肝功能异常，巩膜、皮肤黄染，指征为胆红素、谷丙转氨酶、碱性磷酸酶增高，其中胆红素为主要评价项目。应密切观察患者体温、皮肤、全血细胞、肝功能、胃肠道等情况，及早发现GVHD，做好感染预防、发热护理、皮肤护理、肝功能监测以及患者的营养支持。

（4）口腔黏膜GVHD的观察护理　患者有不同程度的口腔溃疡，口腔和腭部的白条纹状改变，口腔黏膜红斑、进行性溃疡。加强口腔护理，保持口腔清洁，若患者疼痛剧烈可遵医嘱在漱口液中加入表面麻醉剂。

（六）恢复期的护理

1. 心理护理

移植后的患者心理状态更为复杂多变，一般可以分为正向心理和负向心理。

（1）正向心理　①感恩：患者通过造血干细胞移植重新获得新生，患者无论对家庭对社会、还是对医务人员的付出都充满了感激。②满足：造血干细胞移植受者由于术前长期受到疾病的困扰、化疗与放疗的痛苦和预感死亡的压力等，使患者处于紧张焦虑等不良情绪中。移植成功后患者回归到正常的生活环境，表现出较为轻松的生活态度。患者疾病达到缓解心理得到满足。③期待：随着造血干细胞移植技术的不断发展与完善，以及患者生存时间的延长，患者对未来的生活充满着希望和期待，也对生活质量的提高有了进一步的要求。④回报社会的意愿。

（2）负向心理　①自卑愧疚感：虽然移植后患者生命得到延长，但是部分患者由于承受家庭角色、形象的改变，如皮肤色素沉着、硬皮病、关节僵硬、活动受限等，加上昂贵的移植治疗费用、长期用药经济负担等原因，使患者感觉自己是家人的负担和拖累。患者不能正常地接触社会人群产生自卑心理。②疲乏：部分异基因造血干细胞移植患者出现了慢性移植物抗宿主病GVHD、干燥综合征等移植后并发症，出现眼干、皮肤瘙痒、口腔溃疡等不适，常常感觉疲乏困倦。③焦虑担忧：部分患者在移植后由于担心疾病复发、出现并发症等，会出现焦虑抑郁等不良情绪。④对未来生活缺乏信心：患者移植后疾病获得治愈，但是患者对于回归到正常的生活和学习还存在顾虑。⑤家庭关系变化，社会支持缺乏。

（3）心理疏导　护士应加强正向心理情感的引导，消除患者的负性情绪。由于患者性格特征的不同，对疾病的反应和采取的应对方式也不相同，移植患者需要更多的情感支持，需要对其进行正向情感引导，对于患者的感恩满足等心态给予肯定和鼓励。让患者讲出自己的疾病与痛苦经历，帮助他重新认识和接受自己，有利于促进患者疾病恢复。医护人员多建立一些医患之间、患者之间的交流平台，给患者创造良好的沟通与倾诉的机会。医护人员对患者进行专业的指导，通过让一些移植后生活质量好的患者现身说法，去影响带动有负向情绪的患者。

完善患者移植后健康教育，提高患者疾病认知水平。患者造血系统的重建康复出院只是移植成功的第一步，出院后的康复阶段同样需要医护人员予以持续关注。因此医护人员要做好患者的健康教育，部分患者的心理压力来自于对疾病的认识不足，护士要采用多种方式和途径对患者进行健康教育，如应用《移植健康教育手册》等指导患者术后的自我管理，包括指导术后的用药、饮食生活、心理调节方法等。做好移植患者相关知识的需求调查，促进患者养成良好的健康行为，以便全面掌握病情细节，及早发现并发症的先兆并加以预防。

做好延续护理与术后随访。加大家庭社会支持力度，通过电话或上门随访、护理门诊社区联动等方式，将医院护理服务延续至社区，重视社区和家庭护理。通过加强医院社区间的延续护理合作，构建移植患者的全程式护理服务路径，以期为患者提供全程的无缝隙的专业护理照护。通过延续护理全面了解患者的恢复情况，告知家人其关心和爱护对于患者保持良好情绪的重要性。教会家人在饮食、运动、药物方面、感染控制等多方面的知识，给患者建议指导和督促。对于自制力比较差的患者，给患者制订饮食计划，陪同其一起运动。督促患者定期复查，按时服药，同时在物质上和精神上给患者支持与鼓励，让患者对疾病治愈充满希望。另外，针对患者的不同情况，呼吁其家庭、单位、同事、社团组织等，加强对移植患者的关爱和联系程度，良好的社会支持系统能缓解患者的无助感，改善患者的焦虑抑郁等负性情绪。

2.饮食护理

患者血象逐步恢复正常，消化道随血象的恢复慢慢正常，并且味蕾也开始恢复功能，患者食欲渐渐增强，会出现饥饿感，只要坚持饮食原则，为了配合细胞生长可接近正常饮食，可进食高蛋白、高热量、高维生素饮食，由流质、半流质向软食过渡。如鸡肉、剔骨肉、牛羊肉、鸡蛋及各种新鲜水果。白细胞恢复至$1.0 \times 10^9/L$以后患者不需再进无菌饮食。血象完全恢复正常后可进普食，但仍需注意合理膳食，讲究饮食搭配，尽量不食油炸、熏、烤等食品。

（七）移植后健康教育

1.休息与活动指导

护士应指导患者适当做一些简单活动，并保持健康积极向上的心态；随着疾病的恢复，可适当进行体育锻炼，并逐渐增加活动量；保证足够睡眠，充分休息；HSCT后1～2年内不宜从事重体力劳动。

2.饮食指导

指导患者饮食应清淡、营养、易消化；食欲好转后提供高热量、富含维生素食物；限制辛辣、刺激性强、坚硬食物；多饮水，每日应大于2000mL。

3.服药指导

指导患者遵医嘱坚持用药；向患者讲解药物的剂量、用法及用药后可能出现的不良反应、合理用药的目的等；提醒患者遵医嘱定期检测免疫抑制药物的浓度。

4.预防感染

建议家属减少探视，患者少去公共场所，避免接触易感人群；避免接触家畜和动物的分泌物；指导家属如何保持房间清洁，床上用品定时清洗、晾晒；注意个人卫生，经常洗手，保持皮肤清洁，注意保暖，避免着凉；注意口腔、肛周、会阴部的清洁卫生。

5.预防出血

嘱咐患者切忌过力活动；勿用牙签剔牙，注意物品的清洁消毒；勿食过硬、带刺食物并保持排便通畅。

6.出院指导

嘱患者出院后每周1～2次监测血常规，直至血象恢复正常；告知患者若出现以下症状：咳嗽、咳痰、发热、皮肤黄染、出血点、皮疹、腹痛、腹泻、排便、排尿颜色异常等需及时就诊。

（陈静）

参考文献

[1]周兰月,李静,邵琰.65例异基因造血干细胞移植并发急性移植物抗宿主病患者的护理[J].护理学报,2014,21(4):32-33

[2]解文君,马新娟,王蓓,等.恶性血液病造血干细胞移植患者心理体验的质性研究[J].护理研究,2013,27(11):3736-3737.

[3]王瑞静,秦莹.异基因造血干细胞移植的护理探讨[J].医药论坛杂志,2011,32(17):191-192.

[4]于世英.癌症化疗手册[M].北京:科学出版社,2012.

[5]沈志祥,朱雄增.恶性淋巴瘤[M].北京:人民卫生出版社,2003.

[6]张之南,沈悌.血液病诊断及疗效标准[M].北京:科学出版社,2007.

[7]王承艳,丁明孝.骨髓移植与造血干细胞研究[J].生物学通报,2009,44(1):6-9.

[8]Broxmeyer H. E. Cord blood as an alternative source for stem and progenitor cell transplantation[J]. Curr Opin Pediatr,1995,7(1):47 55.

[9]谢雯华.成分血的输注与护理[J].世界最新医学信息文摘,2014,14(18):198-201.

[10]李霄楠.成分血输注与护理[J].临床护理,2013(10):205-206.

[11]尤黎明,吴瑛.内科护理学[M].北京:人民卫生出版社,2012.

第十二章　补充及替代医学的护理

第一节　概述

随着现代生物医药技术的发展和进步，人类的生活水平不断改善，寿命不断延长，但随之而来的是慢性疾病，尤其是癌症的患病率逐渐增加。另外，由于人们对健康的要求也越来越高，追求个体化医疗保健的需求日益增加，人们已经无法仅仅满足于现代医学所提供的医疗保健。由此触发了人们从其他医学领域中寻求方法和帮助的想法，补充及替代医学（Complementary and Alternative Medicine，CAM）引起人们越来越多的关注和兴趣。因此有必要全面、系统地了解和把握补充及替代医学的发展现状与趋势，分析、探讨补充替代医学对促进疾病康复和保持身心健康的作用。

一、定义及分类

（一）定义

1992年，在现代医学研究方面处于世界领先地位的美国国立卫生研究院（National Institutes of Health，NIH）增设了一个新的部门——替代医学办公室（the Office of Alternative Medicine，OAM），其目标与任务是要对传统医学进行研究，验证其疗效，并推广应用。1998年替代医学办公室正式更名为国立补充及替代医学中心（National Center for Complementary and Alternative Medicine，NCCAM）。对于补充、替代医学，NIH所做出的定义是美国主流医学（常规医学）之外的医疗保健实践。其中常规医学指的是从古老、传统的医学体系中衍生出的医疗实践；补充医学是指与常规医学同时使用的医疗保健手段；替代医学则指的是代替常规医学的方法而用于临床诊疗的内容。

（二）分类

NCCAM将补充及替代医学分为5个领域。

1.替代医学体系

替代医学体系（alternative medical systems）是建立在理论和实践基础上的。通常情况下，这些疗法早于美国使用的传统医疗方法，且已经经过了改进和完善。例如，西方文化中的顺势疗法和自然疗法，东方文化中的中医学以及印度的韦达养生学。

2.心身疗法

心身疗法（mind-body intervention）是通过利用多种途径和方法提高心理应对能力，进而改善身体功能和提高应对疾病能力，最终达到促进和恢复健康的目的。比如认知行为疗法、冥想、祈祷、心理治疗、艺术疗法及音乐疗法等。

3.生物基础疗法（biologically based therapies）

该疗法使用自然界中物质，如草本植物、食物、岩洞、日光等，达到治疗和保健的目的。比如日光浴疗法、颜色疗法、森林疗法等。

4.推拿按摩疗法（manipulative and body-based methods）

该疗法是通过施力于身体的一个或多个部位达到治疗的目的。比如颈椎按摩疗法、整骨疗法、推拿等。

5.能量疗法（energy therapies）

（1）生物场疗法（biofield therapies）　该疗法假定人体四周有能量场，通过影响或改变人体的能量场达到治疗的目的。例如气功、灵性疗法等。

（2）生物电磁疗法（bioelectromagnetic-based therapies）　此疗法利用的是特殊条件下的电磁场（如脉冲场、磁场、交流电场或直流电场）达到治疗和保健的目的。

二、补充及替代医学发展现状

2006年6月在瑞士日内瓦举行的WHO传统医学战

略研讨会上发表的最新资料显示，在英国约有50%的全科医生同时提供补充替代医学治疗，补充替代医学或传统医学诊疗已开始纳入国民健康服务体系。澳大利亚有69%的国民在过去的一年中使用着17种不同形式的补充替代医疗方法，在临床实践中有93%全科医师涉及一次补充医学疗法，82%的全科医师涉及多次补充医学疗法。2005年6月，澳大利亚医学会和澳大利亚皇家全科医师学会发表联合声明称："循证后的补充替代医学是主流医学临床的一部分"。在日本，至2004年，80所综合大学医学部及医学院校全部开办了传统汉方医学课程。在各种补充替代医学治疗方法中，接受程度相对较高的分别为针灸和中草药。2008年5月23日，我国在甘肃兰州举办了中国补充及替代医学协作网启动会，成为补充及替代医学在我国发展的里程碑。

美国近20年来的发展显示目前就诊补充替代医学疗法的人数、从业者人数在稳步增长，所花费用也保持在较高的水平。2002—2006年，美国年均医疗保健开支达7000亿美元，其中用于各种替代疗法的开支约200亿美元，草药市场超过40亿美元。从2005年对美国1400家医院的调查看，目前已有超1/4的医院提供补充替代医学服务，其中推拿和针灸的使用比例位列前几名，而值得注意的是其他几个排名靠前的项目包括太极、瑜伽、气功、放松训练、意象引导等，部分源于我国古代的养生方法，这可能与西方近30年来受新的医学模式，即生物-心理-社会模式的影响以及在不断增加的生活压力下更加重视预防、养生有关。

在瑞士，目前典型的补充替代医学使用者为具有良好教育背景、育有子女、生活在城市的中年女性。据统计，每年约有30%的成年人使用由医生或取得相关资格的非医学执业者提供的补充及替代疗法。顺势疗法（占6.4%）、整骨疗法（占5.4%）、针灸疗法（占4.9%）、指压疗法（占4.8%）、植物疗法（占2.7%）、传统中医学（占1.7%）是比较常用的CAM疗法。

由此可见，补充及替代医学在许多国家已被患者广为接受，并且主流医学界人士对其认识也在逐渐加深，这为补充及替代医学的进一步发展营造了良好的环境。可以预见，人类疾病谱的变化和医学模式的转化以及以对抗性疗法为主的西方医学在癌症、艾滋病及自身免性疾病等顽症面前呈现不足，使得人类对补充及替代疗法的需求还将进一步增加。由于主流医学界人士对补充及替代疗法的态度转变，不仅减少了补充及替代疗法进一步发展的阻力，并且部分主流医学力量也将加入到补充及替代疗法的研究行列中，用科学的方法对其进行研究，从而促进补充及替代医学的现代化发展。

三、补充及替代疗法与癌症治疗

肿瘤防治是世界性医学难题。CAM用于肿瘤、肿瘤并发症以及现代医药治疗副作用的防治受到了国际上的广泛关注。美国国家癌症研究所（National Cancer Institute，NCI）早在 1998年就建立了癌症补充替代医学办公室（the Office of Cancer Complementary and Alternative Medicine，OCCAM），以调整和加强NCI在补充替代医学方面的研究工作。OCCAM的研究广泛涉及了癌症的预防、诊断、治疗以及癌症相关症状和常规癌症疗法的副作用等领域。2005年，OCCAM用于补充替代医学癌症治疗的相关研究经费已达1.21亿美元。提高患者的生活质量比延长生存期更加受到医学界的重视，目前，提高生活质量的研究已经开展，并取得了一定的成效。

一项对随机挑选的近2000名登记在册的肿瘤患者的调查发现，75%的患者曾经使用过至少一种CAM疗法。在这组肿瘤患者中，最常使用的CAM疗法包括精神疗法、放松疗法、意象疗法、锻炼、膳食调理、营养补充疗法等。所有患者都认为这些疗法改善了他们的生活质量，如帮助克服精神压力、减轻疾病本身及因其他治疗引发的不适。

某项对于前列腺癌患者使用CAM的调查研究发现，42%的被调查者使用维生素、祈祷或其他宗教形式及草药治疗。在这项调查里，大多数患者认为这些信息对他们的主治医生毫无必要，所以没有向他们的主治医生说明他们接受CAM疗法的情况。这就提示我们，在治疗癌症过程中，医务人员要及时了解患者是否正在使用植物药或其他食疗产品，确保患者安全。

四、补充及替代疗法的保健康复原则

CAM包括了很广泛的治疗方法。大部分具备以下常见的原则。

1.CAM假定机体能够自愈，通过提高机体的自愈能力达到促进疾病康复的目的，而不是借助外力如手术、化学合成的药物等对机体的干预。

2.CAM认为促进和改善健康指的是达到身体各方面协调，即生理、心理和精神的整体舒适，而不仅仅指单一症状的改善。

3.CAM认为充足的营养、锻炼、休息、压力管理以及避免有害的生活习惯（例如吸烟）是维护健康以及提高健康水平的重要因素。医生治愈疾病更倾向于注重人的整体生活方式，不同于常规医生所强调的患病的机体的某一部分。

4.CAM认为到每个人的身体组成和活力是独一无

二的。在对个体进行治疗时，医生应该探究引起这些问题的原因并制定相应的、有针对性的个体化解决方案。因此，在CAM中，即使症状相似，每个患者接受的治疗方案也不会完全相同。

5.CAM认为个体应该对自己负责，要积极主动保持健康和治愈疾病。要达到此目的，每个人都要主动获得必要的自我保健知识和技能、积极参加提升健康和康复的锻炼以及在必要的时候积极向医务人员寻求帮助。

基于上述原则，在肿瘤患者中应用补充及替代疗法时要依据生物-心理-社会医学模式，视患者为一个整体，采取个体化干预措施，促使患者纠正不良的生活行为方式，保持健康的生活习惯，让患者树立主动促进其康复的信念，积极配合治疗，提高机体的自愈能力，达到生理、心理和精神的整体舒适。

五、补充及替代疗法应用过程中的指导原则

2000年3月，美国白宫补充及替代医学政策委员会（White House Commission on Complementary and Alternative Medicine Policy，WHCCAMP）成立，其宗旨是就补充及替代医学的政策方针进行深入讨论，并向白宫提交有关立法和行政管理上的建议和提案，以助修订有关现行健康保健政策，充分利用并进一步发掘补充及替代医学的潜在价值，以期最大程度受益于公众并推动卫生保健系统的改进。WHCCAMP在18个月中召开14次会议，制定了补充及替代医学10项指导性纲领，为全球补充及替代疗法的实施给予方向性指导。

WHCCAMP提出的补充及替代医学十项指导性纲领。

1.卫生保健系统发展的整体方向为：高质量的卫生保健系统应当是把人作为一个整体来看待，包括身、心健康均纳入保健的完整理念之中。

2.用科学方法研究和评定各种补充及替代医学疗法和产品的安全性及有效性。

3.承认并重视人体本身所具有的自我康复能力。

4.尊重患者的特点，因人而异地选择适当的治疗。

5.患者有权选择适合自己的疗法。

6.强调促进健康和自我保健。

7.不同专业医师之间要互相尊重，共同创造理想的协作氛围。

8.加强疾病预防和推广健康生活方式的普及教育。

9.对公众要加强全面的、最新的信息传播。

10.公众要参与政府保健方针决策的制定，并应优先研究公众最需求的项目。

六、补充及替代疗法应用中的注意事项

首先，随着越来越多的消费者和临床医疗机构对补充及替代疗法感兴趣，甚至已经开始使用补充及替代疗法，护士们面临着来自关于补充及替代疗法的用途、局限性、注意事项等技术操作或相关产品的挑战。因此护士需要查阅大量的图书资源、网络资源等增加对补充及替代疗法的认知。另外，护士需熟悉能够影响人们接受和使用补充及替代疗法的文化因素。例如有些人或许会反对能量疗法，将这些疗法与超自然的东西联系起来；某些人或许会对冥想感到焦虑，因为他们相信恶魔的灵魂可以进入人的思维；虽说按摩令人舒适，然而某些文化认为被异性抚摸是不合适的，患者采用该疗法时可能诱发额外的苦恼。

其次，护士们使用补充及替代疗法时需要注意相关法律问题。有时护士必须具有某项补充及替代疗法的执照，才能从事该补充及替代疗法。尽管某些康复疗法被认为是护理的一部分，但是也需要单独的许可证。例如美国某些州的法律规定，按摩必须有独立的执照，无按摩执照的护士将不能提供按摩服务。因此在补充及替代疗法应用过程中，护士必须清楚其是否在护理范畴内，以确保不违反法律的规定。

第二节　中医治疗

一、中药治疗

中医认为在药物运用过程中，药物防病治病就是利用药物各自具有的特性和作用，即药物的性能，来纠正阴阳盛衰，使机体恢复到阴阳平衡的正常状态。近年来中医治疗肿瘤的重要性和有效性逐渐被大家认同。

中医在辨证论治的原则下，用扶正培本法治疗肿瘤。中医认为，肿瘤是一种本虚标实的疾病，初期邪实为主，中晚期正气虚为主，病理上有虚（气、血、阴、阳）、湿、痰、瘀、毒互结的特色，治疗上整体调理与局部治疗相结合，其治疗肿瘤分别采用补益扶正、行气解郁、活血化瘀、清热解毒、化痰散结、利

水化湿等药物，来调整人体的阴阳气血和脏腑经络，恢复生理功能，增强机体内在的抗病能力，纠正异常的免疫状态，提高免疫功能，抑制癌细胞生长，再配合祛邪药物杀灭癌细胞，抑制肿瘤生长，缓解病情，达到强壮身体（提高生存质量），稳定或缩小肿瘤，延长生命，甚至达到治愈疾病的目的。

（一）中药治疗肿瘤的作用机制

1.抑制肿瘤细胞增殖

中药抑制肿瘤细胞增殖是通过抑制肿瘤细胞端粒酶活性和作用于肿瘤细胞周期蛋白（cyclin）、周期蛋白依赖性激酶（CDK）和CDK抑制因子（CDKI）以及抑制增殖细胞核抗原（PCNA）的阳性表达率3个途径来抑制肿瘤的生长。

2.诱导肿瘤细胞凋亡

细胞凋亡的特征是细胞膜保持完整，而核染色质固缩，内源性内切酶激活，将染色质DNA降解成寡聚核小体，电泳带谱表现为梯状带。与细胞死亡有本质区别，在肿瘤发生发展以及肿瘤治疗中起重要作用，诱导肿瘤细胞凋亡可能是许多药物杀伤肿瘤的机制之一。

3.诱导肿瘤细胞分化

恶性肿瘤细胞在形态和功能方面都类似于未分化的胚胎细胞，没有终末分化细胞的性状，对细胞内正常的分化调节机制缺乏反应。诱导肿瘤细胞分化即肿瘤细胞在药物的作用下发生分化，向正常细胞方向改变，丧失恶性增殖能力，从而达到抑制肿瘤的目的。

4.抑制肿瘤血管生长

肿瘤血管是肿瘤生长、转移的重要因素之一，肿瘤血管不仅为肿瘤本身提供充足的营养，而且可以提供肿瘤向远处播散的条件，导致肿瘤的恶性生长与复发、转移。研究表明，肿瘤中微血管数量与进入循环的肿瘤细胞数相关；另外，由于肿瘤新生血管的基底膜呈碎片状，易于渗漏，与成熟血管相比更易被肿瘤细胞穿透而发生转移，因此抑制肿瘤血管生成对有效地抑制肿瘤转移有重要的作用。

5.抗氧化作用

很多中药既有抗氧化作用，同时也有抗肿瘤作用，这说明抗氧化作用与抗肿瘤作用关系密切。为解释这一现象，有人认为肿瘤细胞产生大量自由基和其他活性氧（ROS），使细胞增殖减慢，干扰抗肿瘤药的细胞毒作用。因为抗肿瘤药的细胞毒作用依赖于细胞快速增殖，抗氧化剂清除ROS而增加化疗药的抗肿瘤作用。

6.提高免疫功能

机体的免疫系统具有限制肿瘤细胞生长能力。通过生物反应调节剂（Biological Response Modifier,

BRM）改变宿主对肿瘤的生物反应进而起到治疗作用的生物治疗受人瞩目。中药增强机体免疫功能是其抗肿瘤的主要机制之一，不仅能激活T细胞、B细胞、巨噬细胞、自然杀伤细胞（NK）、杀伤性T细胞（CTL）、淋巴因子激活的杀伤细胞（EAR）、树突状细胞（DC）等免疫细胞，还能促进白细胞介素-2（IL-2）、白细胞介素-1（IL-1）、肿瘤坏死因子（TNF）、干扰素（IFN）、细胞因子、肿瘤浸润淋巴细胞（TIL）的生成，调节抗体和补体的生成，对免疫系统发挥多方面的调节作用。

7.逆转肿瘤多药耐药（MDR）

临床化疗失败的重要原因是肿瘤细胞对化疗药物产生耐药性，耐药原因多认为细胞膜蛋白异常：多药耐药基因编码的P糖蛋白高表达被认为是产生MDR最主要的原因。逆转MDR成为肿瘤治疗亟待解决的问题。迄今筛选出的多类耐药调变剂（Resistance Modifier，RM）本身具有一定毒性，大量研究表明中药具有耐药逆转作用。

（二）中药治疗肿瘤的特点

1.从整体观念出发

肿瘤是一种全身性疾病，虽然表现在身体的局部，但中药学从整体观念出发，对于这种由于治疗所引起的内环境失衡，应用中西医综合治疗可以取长补短，发挥中医整体调节的优势，结合西医学局部抗肿瘤的特长，实施辨证论治，既考虑了局部的治疗，又采取扶正培本的方法，改善患者的局部症状和全身状况疗效非常突出。

2.辅助放化疗，增效减毒

中药在促进骨髓功能、提高食欲、增加体力、改善睡眠、提高机体功能状态、减轻放化疗的副作用等方面都有比较好的作用。尤其对于体质较差或者需长期连续放化疗者，中药治疗更为重要。不但能弥补其他治疗的不足，并且不会因为治疗本身的原因而影响患者正常的身体功能，体现了中医治疗肿瘤的优势。

3.避免和减少肿瘤的复发转移

中医认为"正不抑邪"是肿瘤复发转移的关键。经过手术、放疗、化疗等治疗后，体内仍有可能存在微小的肿瘤病灶，即中医所谓的"余邪"，加之治疗后机体免疫功能的下降，即中医所谓的"正虚"，随着正气的耗散，正虚进一步加重，癌毒的致病力超过正气的抗病力，疾病进展，出现临床症状和体征，癌毒发生扩散，从而出现肿瘤的复发转移。运用中药，扶正与祛邪并举，消灭滋生"癌细胞"的温床，进而抵抗肿瘤的复发转移，使一些有残存癌灶的患者获得较长期生存，提高远期效果。

4.中药作用温和，可长期服用

中药治疗采用辨证论治处方用药，作用温和，无毒副作用或毒副作用很小，可长期服用。以中药学理论为指导，辨证论治，与西医学治疗技术和手段有机结合，最大程度发挥中医整体治疗优势，以期恢复机体动态平衡。相对于其他治疗手段，经济上也存在优势。

（三）常用的抗肿瘤中药

常用的抗肿瘤中药主要有毒性中药、清热解毒类中药、活血化瘀类中药、化痰软坚散结类中药、利水渗湿类中药、疏肝理气类中药和补益类中药。

研究发现，喜树、青黛、莪术、苦参、三尖杉、鸦胆子、斑蝥、蟾蜍、砒霜等药材，可直接杀灭癌细胞；马钱子、田七是放射治疗的增敏剂，能提升化疗和放疗的疗效，同时又能减低治疗的不良反应；人参、黄芪对化学药毒性作用有减毒作用。

（四）中药煎煮的方法

1.煎药器具以砂锅最好，也可用搪瓷锅，但不能用铁锅等金属器皿，以免引起化学变化，产生副作用，影响疗效。

2.要掌握火候及煎煮时间。滋补药一般先用大火煮开，然后用小火慢煎。祛寒、解表药一般要用大火煎沸15分钟即可，煎后趁热用纱布滤出。味厚滋补的补益药煎煮时间宜长，煮沸后再用微火煎煮1小时左右，以便有效成分更好地溶于水中。此外，某些毒性药物成分经慢火久煎后能减低或消除毒性，如川草乌、附子、生半夏等煎煮时间都需长一些或遵医嘱。

3.煎煮次数及加水量。一剂药，一般煎煮2次。煎煮前先将中药用冷水浸渍45分钟左右，使药材充分浸润，然后加热煎煮。应注意不能直接用沸水煎煮中药，否则药物中的蛋白质很快凝固而影响有效成分的煎出。加水量多少视药量而定，一般以水面超过药物面少许即可，煎好后要趁热过滤，每剂每次150～200mL，小孩可酌减。

（五）服用中药的注意事项

1.服用时间随用药情况不同可分为饭前或饭后服用，如有同时服用西药的情况，则彼此至少间隔0.5～1小时再服用。

2.喝中药前后1小时左右最好不要喝茶、咖啡、牛奶或豆浆，以免中药成分与茶的鞣质、咖啡因及蛋白质等发生化学反应，影响疗效。

3.吃中药期间不要吃油腻、辛辣刺激、酸涩、生冷等食物。

4.绝大部分药材是以温开水送服较好，但有些清热解毒药，则是冷服较好。

二、针灸治疗

针灸由"针"和"灸"构成，是东方医学的重要组成部分之一，其内容包括针灸理论、腧穴、针灸技术以及相关器具，在形成、应用和发展的过程中，具有鲜明的汉民族文化与地域特征，是基于汉民族文化和科学传统产生的宝贵遗产。2010年11月16日中医针灸列入"人类非物质文化遗产代表作名录"。

所谓针灸，就是在中医理论的指导下把针具（通常指毫针）按照一定的角度刺入患者体内，运用提插捻转等针刺手法，刺激人体特定部位从而达到治疗疾病的目的。刺入点称为人体腧穴，是人体脏腑经络之气输注于体表的特殊部位，简称穴位。

根据最新针灸学教材统计，人体的腧穴很多，大体可归为十四经穴、奇穴、阿是穴三类，其中十四经穴简称"经穴"，现人体共有经穴361个。灸法又称为"艾灸"，通常是指采用某些燃烧材料（灸炷或灸草）在体表一定的穴位上烧灼、熏熨，以调整经络脏腑功能，达到治疗疾病的一种方法。常用的灸法有艾炷灸和艾条灸。其中艾条灸较为常用，可分为温和灸、雀啄灸、回旋灸以及温针灸。本章节主要介绍针灸及其相关知识。

（一）作用及机制

针灸是通过经络、腧穴的传导作用，以及应用一定的操作法来治疗全身疾病的。在临床上按中医的诊疗方法诊断出病因，找出疾病的关键，辨别疾病的性质，确定病变属于哪一经脉、哪一脏腑，辨明它是属于表里、寒热、虚实中哪一类型，做出诊断。然后进行相应的配穴处方，进行治疗。以通经脉，调气血，使阴阳归于相对平衡，使脏腑功能趋于调和，从而达到防治疾病的目的。具体来说，其作用主要有以下几个方面。

1.疏通经络

疏通经络的作用就是可使淤阻的经络通畅而发挥其正常的生理作用，是针灸最基本最直接的治疗的作用。经络不通，气血运行受阻，临床表现为疼痛、麻木、肿胀、瘀斑等症状。针灸可选择相应的腧穴和针刺手法使经络通畅，气血运行正常。

2.调和阴阳

针灸调和阴阳的作用就是可使机体从阴阳失衡的状态向平衡状态转化，是针灸治疗最终要达到的目的。疾病发生的机制是复杂的，但从总体上可归纳为阴阳失衡。针灸调和阴阳的作用是通过经络阴阳属性、经穴配伍和针刺手法完成的。

3.扶正祛邪

针灸扶正祛邪的作用就是可以扶助机体正气及驱除病邪。疾病的发生发展及转归的过程，实质上就是正邪相争的过程。针灸治病，就是在于能发挥其扶正祛邪的作用。

（二）适应证

针灸治疗在肿瘤中的适应证甚广，涵盖多系统、多器官，主要包括以下几方面。

1.晚期肿瘤患者

不宜手术、放疗、化疗的晚期肿瘤患者。

2.肿瘤患者放化疗引起的不良反应

恶心、呕吐、呃逆、腹泻、便秘、白细胞降低、失眠、化学性静脉炎、浅表性皮肤破溃等。

3.肿瘤术后患者

手术后肠麻痹、不完全性肠梗阻、尿潴留、胃瘫等。

4.肿瘤并发症

偏瘫、下肢瘫痪、肩周炎、腰痛、颈椎痛等各种急慢性疼痛。

5.癌前病变

慢性萎缩性胃炎、肝硬化、乳腺非典型增生、慢性溃疡性结肠炎等。

（三）针灸在肿瘤治疗方面的应用

就肿瘤而言，手术、放疗、化疗是目前治疗肿瘤的主要手段，但由于缺乏特异性选择作用，因此存在着许多弊端，如胃肠道反应、骨髓抑制等，严重影响治疗计划和患者的生活质量。针灸在肿瘤治疗方面的作用如下。

1.减轻癌性疼痛

癌性疼痛是中晚期肿瘤患者最痛苦的症状之一，研究表明癌痛患者在三阶梯止痛疗法的基础上配合针刺合谷穴、内关穴、足三里穴，其效果明显优于单纯应用三阶梯止痛疗法的患者。

2.缓解放化疗副作用

肿瘤患者放化疗期间常产生胃肠道反应、神经系统及全身症状等副反应，严重影响治疗计划。研究显示针刺双侧内关穴和足三里穴，对于抑制肝癌介入疗法中的呃逆反应，疗效显著；电针曲池、合谷、足三里、三阴交、内关、中脘、脾俞、胃俞等穴，明显减轻肿瘤患者放化疗期间的恶心、呕吐等胃肠道反应；针刺曲池、合谷、足三里、三阴交、内关、脾俞、肝俞、血海、绝骨、大椎等穴，可明显减轻肿瘤患者放化疗引起的头痛、头晕、心悸、失眠等症状。

3.改善骨髓造血功能

放化疗引起的骨髓造血功能损害主要表现为白细胞下降，研究表明针刺足三里、三阴交，隔姜灸脾俞、肾俞、胃俞、膈俞在治疗放化疗引起的白细胞减少症方面效果显著。

4.提高免疫功能

人体抗肿瘤免疫反应由细胞免疫为主导，通过T细胞、K细胞、NK细胞、巨噬细胞等的作用而实现。研究表明针刺足三里、大椎、太渊、关元、丰隆、背俞穴等，配合大椎穴药物敷贴治疗恶性肿瘤患者免疫功能低下效果显著。

（四）注意事项

1.过于疲劳、精神高度紧张、饥饿者不宜针刺；恶病质、肿瘤患者放化疗后气血亏虚以及年老体弱者针刺应尽量采取卧位，取穴宜少，手法宜轻。

2.肿瘤合并出血性疾病或常有自发性出血，损伤后不易止血者以及肿瘤患者放化疗后骨髓抑制有出血倾向者，不宜针刺。

3.皮肤感染、溃疡、瘢痕及骨关节及软组织肿瘤部位不予针刺。

4.眼区、胸背、肾区、颈项部，胃溃疡、肠粘连、肠梗阻患者的腹部，尿潴留患者的耻骨联合区针刺时应掌握深度和角度，禁用直刺，防止误伤重要脏器。

5.小儿因不配合，一般不留针。婴幼儿囟门部及风府、哑门穴等禁针灸。

针灸适应证甚广，对某些肿瘤病症确实有极好的疗效，但并非万能，特别是一些肿瘤急症的治疗，应根据情况及时采用综合治疗，才能更有利于患者，也可充分发挥针灸的作用。

三、按摩治疗

按摩是以中医的脏腑、经络学说为理论基础，并结合西医的解剖和病理诊断，而用手法作用于人体体表的特定部位以调节机体生理、病理状况，达到理疗目的的方法，从性质上来说，它是一种物理的治疗方法。

（一）原理

《黄帝内经》中提到，按摩疗法达到治疗目的主要是通过对气血的调节。《素问·举痛论篇》："按之则血气散，故按之痛止"，"按之则热气至，热气至则痛止矣"。

其原理是，在中医理论的指导下，以阴阳、五行、脏腑、经络、营卫、气血学说为基础，以辨证施治等理论为指南，其最大的特点是以经络穴位按摩为主，其手法渗透力强，可以放松肌肉、解除疲劳，从而平衡阴阳、调和脏腑、通络活血、祛风散寒、扶正祛邪、纠正解剖位置，促进代谢循环，提高免疫力，调节人体功能，达到保健治疗的目的。

（二）方法

按摩的基本要求是持久、均匀、有力、柔和。根据手法的动作形态，可分为多种手法，主要有以下几种。

1.摆动类手法

一指禅推法、各种振法、各种揉法、各种抖动法等。

2.摩擦类手法

摩法、推法、运法、擦法、刮法、搓法等。

3.按压类手法

按、点、压、掐、捏、抓、弹法等。

4.击打类手法

各种拍法、击法、弹法等。

5.捏拿类手法

捏法、拿法、捻法等。

6.复合类手法

推摩法、按揉法、震颤法、点按法、牵抖法、旋转法、摇按法等。

（三）适应证

1.肿瘤术后患者

在肢体、关节、肌肉、经络等无癌灶处进行按摩及功能锻炼可以促进血液循环，防止肌肉萎缩、关节强直而引起的肢体废用。

2.晚期肿瘤患者

患者由于长期卧床导致周身不适，此时给予肢体按摩可使患者舒适度增加，痛苦减轻。

3.肿瘤患者放化疗引起的不良反应

食欲减退、失眠、便秘、恶心、呕吐、顽固性呃逆等可进行穴位按摩。

（四）禁忌证

1.可疑或已经明确诊断有骨关节或软组织肿瘤的患者。

2.骨髓抑制、有出血倾向的肿瘤患者。

3.高热、皮肤破损、皮肤病、皮下积液等。

4.肿瘤合并高血压、心脏病以及妇女经期皆应慎重运用。

（五）注意事项

1.按摩者的双手应保持清洁、温暖、指甲应修剪，指上不戴任何装饰品，以免损伤被按摩者的皮肤。

2.为了按摩顺利进行，取得良好的效果，按摩者的体位应便于操作，被按摩者的肌肉应充分放松。

3.按摩时应注意操作方向，要顺着血液和淋巴液回流的方向，淋巴结所在的部位不宜按摩。

4.按摩时，要注意顺序，用力要由轻到重，再逐渐减轻而结束。

5.随时观察被按摩者的反应，询问其感觉，以便及时调整手法强度。

（六）按摩在肿瘤患者中的应用

1.耳穴按摩干预肿瘤术后放化疗副反应

肿瘤患者行放化疗治疗，患者往往出现不同程度的副反应，对患者的生存质量影响较大。根据患者不同症状进行选穴，可不同程度的减轻患者的不良反应。

研究表明，将王不留行籽贴于医用胶布上，再将其贴于耳穴上按摩，可明显减轻患者放化疗后的不良反应。按摩主穴为内分泌、胃，配穴为肾、贲门、食管，可减轻肿瘤患者的恶心呕吐症状；按摩主穴为肾上腺、肾，配穴为脾，可明显减轻肿瘤患者的乏力症状；按摩主穴为胃、内分泌，配穴为脾、肾，可明显增强肿瘤患者的食欲；按摩主穴为食管、贲门，配穴为胃，可减轻肿瘤患者的呃逆症状。但应注意按摩时力度不可过大，以患者感觉轻微疼痛为度。

2.内关、足三里穴位按摩联合镇痛药物缓解晚期肿瘤患者重度癌痛

晚期恶性肿瘤患者约有3/4伴有癌痛，世界卫生组织在1990年制定了三阶梯止痛原则以指导癌痛治疗，然而随着恶性肿瘤的病情进展，应用三阶梯镇痛疗法后仍有10%～15%的患者不能取得满意的效果。研究表明，对晚期重度癌痛患者在应用常规镇痛药物的基础上配合内关、足三里穴位按摩来缓解疼痛，效果显著。

四、香薰治疗

香薰治疗是传统的自然疗法之一，是使用从芳香植物中萃取的高浓度芳香精华——精油进行养生、保健、美容、疗理身体和稳定情绪。有效的香薰治疗可以营造良好的氛围、增强创造力和提升工作效率。

香薰治疗（aromatherapy）最早萌芽于古埃及和古印度，发扬于古希腊、古罗马和阿拉伯。阿拉伯医师阿维森纳（980—1037年）将提取香精的蒸馏法改进为萃取法，成功地萃取植物精油。20世纪初，法国著名的化学教授盖特佛赛（René Maurice Gattefossé）首先发现了薰衣草精油可以治疗伤痛。于1920年撰写了世界上最早的"香薰治疗"专著，首创了"香薰治疗"这一术语。从此香薰治疗作为一种独特的治疗方法逐渐被人们接受，随后流行于世界各地。

我国香薰治疗的历史也是源远流长，自李时珍的《本草纲目》就有所描述，我国古代的医师就懂得利用香薰来治病。古代的时候药物匮乏，香薰就成了当时治病的良药。近年来，随着全球人类健康意识的增强，香薰治疗已经风靡全球。

（一）作用机制

通过各国科学家长期的研究（包括动物和人的健康受试者试验），已经证实精油具有各种生理和药理作用。利用纯天然植物精油的芳香的气味和植物本身所具有的治愈能力，以特殊的按摩方法，通过人体的嗅觉、味觉、触觉、视觉、听觉五大感觉功能，把植物的荷尔蒙经由皮肤和呼吸系统吸收，调节人体中枢神经系统、血液循环、内分泌等八大系统而激发人体自身的治愈、平衡及再生功能，使身心恢复协调，消除忧郁、焦虑、烦闷、愤怒等情绪和疲劳感，来达到一种身、心、灵的统一。

透过特殊按摩技巧，精油渗透进入皮肤表层，由于精油的分子比皮肤的分子要小得多，因此极易渗透入人体，在20分钟至6小时即可经由血液循环流至全身，而其残留物则透过排泄系统排出体外。当精油在体内循环时，有一部分会被人体的器官、肌肉、细胞或神经纤维所吸收，从而引发精油的治疗功能。

（二）分类

1.按摩法

适用于脸部护理、全身按摩、肌肉紧张、肩膀僵硬、减肥健胸、经痛、腹痛、便秘、抽筋等。作用于脸部时将精油1～4滴添加于5mL的天然油，搅匀后即可用来按摩。作用于身体时将精油5～8滴添加于10mL的基底沐浴/按摩精油，搅匀后即可用来按摩。每次所调配的精油宜尽快用完，以免变质。

2.精油沐浴法

适用于全身功能调理、神经衰弱、疲劳、风湿关节痛、循环系统不佳、焦虑和沮丧、精神紧张等。沐浴时将精油5～8滴添加于10mL的基底沐浴胶中，搅匀后即可用来淋浴。泡澡时将精油5～8滴加入装有温水的浴盆中，搅匀后即可用来泡澡。使用精油沐浴时水温要适中，以免精油挥发得太快。浸泡时需避免溅入眼睛。

3.熏蒸法

适用于安抚情绪、改善精神状况和失眠、增加记忆、净化空气、维护空气质量、提升情欲，并可避免呼吸道感染、预防感冒等。在熏香灯或熏香陶瓶中加水至八分满，再放入5～6滴精油，点燃底部的无烟蜡烛可连续燃烧4小时。如果室内坪数较大，可酌量多滴一点精油或使用浓度高的精油。

4.嗅吸法

适用于改善呼吸系统问题、鼻塞、气喘、醒脑、头晕、反胃等。将2～3滴的精油滴在手帕上，直接嗅吸即可。选用较深色手帕，避免精油使手帕变色。

（三）适应证

科学家从纯天然植物精油中发现3000多种分子，包含珍贵的治疗特性，包括消炎、杀菌、抗病毒、消毒、止痒、激发免疫力、减轻疼痛、抗抑郁、镇定等作用。根据国外文献报道，香薰治疗被广泛应用于临终关怀，虽然无法消灭癌细胞，但可减缓肿瘤患者身心不适，提高患者生活质量。

1.神经系统

橙花、快乐鼠尾草、佛手柑、乳香、檀香、葡萄柚、甜橙、迷迭香、甜马郁兰等精油，可改善肿瘤患者的焦躁、失眠、抑郁、恐惧、疲劳、头痛、神经紧张等不良症状。

2.消化系统

柠檬、甜橙、薄荷、姜等精油可改善肿瘤患者放化疗后的恶心、呕吐、厌食等消化系统副反应。

3.皮肤护理

薰衣草、茶树油、德国洋甘菊等精油，有杀菌消炎的作用，可有效防止感染部位恶化，促进皮肤细胞生长。癌症患者因免疫力下降，常导致伤口不易愈合，此时选择合适的精油涂抹于伤口上，可促进伤口组织的复原。

4.癌痛管理

快乐鼠尾草、甜马郁兰、罗马洋甘菊、德国洋甘菊、薰衣草等精油可缓解肿瘤患者的紧张情绪，减轻疼痛，增加舒适感。

（四）禁忌证

香薰治疗无特殊禁忌，皮肤和体质过敏者慎用。由于某些精油有明显的收缩血管作用，孕妇、高血压、青光眼患者慎用；有些精油对中枢神经有强烈的兴奋或抑制作用，一定要注意控制用量，且癫痫、哮喘等疾病患者禁止或限制使用。

（五）注意事项

1.精油一般不要内服，除非标明可以口服，或获得芳香治疗师或医师的明确认可。精油必须稀释后才能使用，特殊说明除外。小孩避免直接碰触，以免误用而发生危险。

2.精油储存于深色的玻璃瓶中，放置于阴凉的场所，避免阳光直射。稀释精油时，请使用玻璃、不锈钢或陶瓷器，避免使用塑料、易溶解或油彩表面的容器。

3.儿童肿瘤患者使用精油按摩不可在出生3个月之内进行。且只能选用洋甘菊、蓝甘菊、玫瑰、薰衣草等温和配方。

4.精油起辅助治疗的效果，不能代替药物，决不可因为使用精油而放弃原先已在使用的药物。

5.肿瘤合并哮喘患者最好避免使用茴香精油等香气较浓烈的精油，肿瘤合并高血压患者避免使用肉豆蔻、迷迭香、姜、茴香等大热大补活血类的精油。

6.柑橘类的精油会导致皮肤对阳光紫外线过敏，使用后8h内请勿在阳光下暴晒。

7.按建议剂量使用，过量使用可能会适得其反，在酒后和开车时最好避免使用。儿童肿瘤患者、年老体弱、恶病质的肿瘤患者使用量减半。

五、药膳饮食

药膳并非专门研究某种食物（药物）所含的某成分和单纯分析食物的营养价值，而是以中医药理论为指导，按照食物（药物）的性味功能相配合，使之与人体脏腑阴阳、气血盛衰、寒热虚实等相适应，从而达到防治疾病、调补虚损、增强体质、延缓衰老、延年益寿的目的。药膳也是一种膳食，采用传统和现代科学技术加工，制作成具有独特色、香、味、形、效的膳食品，使服者感到适口，乐于服食。同时还要根据气候、地理环境、生活习惯等考虑如何应用药膳。

（一）作用机制

药膳以中医理论为基础，是祖国医学的一个组成部分，它以中医学的阴阳五行、脏腑经络、辨证施治的理论为基础，按中医方剂学的组方原则和药物、食物的性能选配组合的。

药膳的主要功能是以食物、药物的偏性来矫正脏腑功能的偏性，或以食物、药物的寒、热、温、凉四种不同特性来扶正祛邪，增强机体的免疫力；抗衰益寿，治疗慢性疾病。

（二）应用特点

1.注重整体，辨证施膳

在运用药膳时，首先要全面分析肿瘤患者的体质、健康状况、患病性质、季节时令、地理环境等多方面情况，判断其基本证型；然后再确定相应的食疗原则，给予适当的药膳治疗。只有在正确的辨证基础上，有针对性地选用不同的药膳，才能达到目的。如肿瘤患者出现咳嗽，对于风寒咳嗽可以食用葱白粥；对肺阴虚燥热的干咳可以食用百合杏仁粥；风热咳嗽则可以服贝母桑叶梨汁。

2.防治兼宜，效果显著

药膳是药、食、养结合的好方式。它将中药和膳食有机地结合在一起，将药疗和食养相结合，既可疗疾，又可调理脾胃，改善患者的营养状况，增加抗病能力，从而达到抗肿瘤的作用。如人参可增加机体的免疫力，可刺激骨髓的造血功能和肝脏的解毒作用，加强大脑皮层的兴奋与抑制过程，调节兴奋和抑制两种过程的平衡，提高及增强机体对各种有害刺激的非特异性的防御能力。枸杞具有降血糖、血脂、保肝及调节免疫的作用。

3.良药可口，服食方便

药膳烹调的特点是以药物和食物的原汁原味为主，做到既具补益作用，又具菜肴鲜美的特点，从而达到确切的功效。由于中药汤剂多有苦味，故民间有"良药苦口"之说。药膳的主要原料是中药和食物。它必须寓药于食，寓性于味，融中药功效与食物美味于一体，使服者感到适口，乐于服食。

（三）分类

1.补气药

人参、党参、黄芪、白术、山药等。

2.补血药

当归、熟地、何首乌、桑葚子、龙眼肉、枸杞子等。

3.消食药

山楂、鸡内金、麦芽、谷芽、莱菔子等。

4.滋阴药

沙参、明党参、麦冬、百合、龟板、鳖甲、黄精等。

5.活血通络药

三七、丹参、牛藤、三七根等。

6.舒筋活络药

木瓜、伸筋草、丝瓜络、白花蛇等。

7.平肝药

天麻、地龙、白芍等。

8.利水消肿药

获苓、泽泻、薏苡仁、赤小豆、冬瓜皮、玉米须、车前草、金钱草等。

9.行气通便药

佛手、木香、檀香、荔枝核、火麻仁、番泻叶、芦荟、蜂蜜、草果、砂仁、橘皮等。

（四）药膳选择的注意事项及禁忌

1.注意药物之间的配伍禁忌。中医在用药过程中有"七情合和"之说，药物相互配伍时，会产生复杂的变化，或增加药效，或减弱甚至丧失药效，因此应注意避免相反（两药配伍，会产生或增强毒副作用）、相畏（两药配伍，一种药物的毒副作用能被另一种药物所抑制）、相恶（两药配伍，一种药物能降低或减弱另一种药物的功效）药物进行组方。如人参反藜芦，贝母反乌头，生姜恶黄芩、畏半夏等。

2.注意药物与食物之间的配伍禁忌。医学有"医食同源，药食同源"之说，即每种药物及食物均有各自特有的偏属性味，若搭配不当，则会减弱药效，影响药膳效用。如萝卜禁忌人参，羊肉忌半夏、菖蒲，猪肉反乌梅、桔梗等。

3.因人、因地、因时制宜，忌盲目袭用。如肿瘤患者化疗后容易气血不足，可适当食用调补药膳。但选择药膳时应注意，春季宜升补，夏季宜清补，长夏宜淡补，秋季宜平补，冬季宜滋补。

4.根据肿瘤患者病情变化以及治疗情况选择药膳。如肿瘤患者应用化疗药物期间忌凉，则不可食用寒凉性药膳。脾胃虚弱、消化不良的肿瘤患者忌食油腻药膳。

（五）肿瘤患者常食用的药膳处方

1.黄芪参枣粥

（1）原料　生黄芪60g、党参30g、甘草10g、粳米100g、大枣10枚。

（2）做法　黄芪、党参、甘草煎浓汁，取汁去渣。粳米淘洗净，加水与大枣同煮，待成粥后，兑入药汁调匀，早晚服用。

（3）功效　黄芪、党参、甘草补中益气，配以大枣、粳米健脾和中，适用于气血不足、食欲较差的肿瘤患者。

2.二冬银耳羹

（1）原料　天冬100g、麦冬100g、银耳50g、蜂蜜50g。

（2）做法　天冬、麦冬洗净加水，文火煎1小时后取汁，加入泡发好的银耳，再用文火炖至银耳烂熟后，加入蜂蜜，熬至浓稠。冷藏，每次服50mL，每日2次。

（3）功效　本品中天冬、麦冬味甘，性寒，滋阴清热，润肺益肾；银耳味甘，性平，滋阴润燥，益气补肺；蜂蜜益气和中。据现代研究证明，天冬、麦冬、银耳均有抗肿瘤作用，可提高免疫力，适宜白血病患者放化疗期间服用。

3.虫草炖鸡

（1）原料　冬虫夏草15g、黄芪20g、天麻10g、母鸡1只。

（2）做法　母鸡宰杀后去毛及内脏，将黄芪、冬虫夏草、天麻入鸡腹，精盐、生姜、葱调味，加水适量炖2~3小时，食肉饮汤。

（3）功效　补虚健脾、滋阴生血。适用于肿瘤化疗后体质虚衰、乏力、气短、眩晕等症。

4.燕窝银耳瘦肉粥

（1）原料　燕窝5g、银耳15g、猪瘦肉60g、大米60g。

（2）做法　将燕窝、银耳先浸泡洗净，猪瘦肉切碎，加适量清水，与米共煮成粥，调味服用。

（3）功效　滋阴润肺。

5.人参茶饮

（1）做法　生姜10g、人参5g、绿茶30g、开水一杯，浸泡5分钟，温服。

（2）功效　消食开胃，止呕止泻。适用于肿瘤化疗后呕吐、腹泻等症。

第三节　艺术疗法

一、音乐治疗

（一）概念

《中国医学百科全书》认为："音乐是表达人们思想感情，反映现实生活的一种艺术。合适的音乐，可调节人们的情绪，有益于身心健康。选用音乐，以达到预防和治疗疾病，促进机体康复的方法称音乐疗法。"

中央音乐学院张鸿懿教授对音乐治疗的定义，即音乐治疗以心理治疗的理论和方法为基础，运用音乐特有的生理、心理效应，使求治者在音乐治疗师的共同参与下，通过各种专门设计的音乐行为，经历音乐体验，达到消除心理障碍、恢复或增进心身健康的目的。

（二）起源

在中外历史上，音乐治疗有长久的应用基础，但真正促使它发展成为一门独立学科的是第二次世界大战期间音乐的成功应用。当时发现音乐的应用可改善伤兵的情绪并配合其他治疗护理降低感染率和死亡率。这一发现引起美国医学界对音乐的强烈关注，大量学者投身到它的研究中。20世纪40年代中期，美国堪萨斯州立大学首先开创了音乐治疗专业，标志着音乐治疗作为一门独立学科的诞生。

（三）作用机制

音乐之所以有治疗作用，是因为它能广泛地作用于人们的生理和心理，从而改善人们的心身功能。

1.音乐对于人体生理功能的作用

（1）音乐刺激能影响大脑某些神经递质如乙酰胆碱和去甲肾上腺素的释放，从而改善大脑皮层功能。音乐能直接作用于下丘脑和边缘系统等人脑主管情绪的中枢，能对人的情绪进行双向调节。当人们出现紧张状态或应激反应时，会导致肾上腺素分泌增加、心率、呼吸加快、血压升高、血糖量增加等变化。而音乐能使人放松，消退紧张，通过音乐放松治疗，可以在生物反馈仪上看到，应激改善后人的血压下降、呼吸、心率减缓、皮温增高、肌电反应下降、血容量增加，脑电反应C波增多，人体的内环境稳态恢复。当人们出现注意力涣散、反应迟钝、疲劳嗜睡、食欲不振、身体活力降低等情绪低落状态时，音乐也能起到调节作用。轻松愉快的音乐能使人兴奋起来，因为音乐能作用于人的脑干网状结构，促进大脑皮层觉醒，同时又可传给外周神经，从而提高肌张力和增进机体活力，使人精神焕发，低落情绪消退。

（2）情绪活动的中枢——下丘脑、边缘系统及脑干网状结构与自主神经系统密切相关，而这里又正好是人体内脏器官和内分泌腺体活动的控制者，所以情绪的紧张状态能直接导致某些内脏器官的病变，如造成高血压、冠心病、糖尿病、消化性溃疡、支气管哮喘及妇女更年期综合征等，这些被称作心身疾病，音乐能调节人的情绪，所以也就能帮助治疗这些心身疾病。

（3）大脑听觉中枢与痛觉中枢同在大脑颞叶，音乐刺激听觉中枢对疼痛有交互抑制作用；同时音乐可提高垂体脑啡肽的浓度，由于脑啡肽能抑制疼痛，所以音乐有镇痛作用。

2.音乐对人体心理功能的作用

（1）音乐能协调大脑左右半球，从而改善大脑功能并提高人的智力，特别是儿童智力的开发和改善，所以音乐治疗广泛地应用于智障儿童教育。

（2）音乐能影响人格，人格成长中情感培养是最重要的方面，音乐包容了个人情感的各个方面，所以音乐能有效地铸造人格。

（3）音乐活动是极有序的行为，在协调身心及建立和谐的人际关系中起到很好的作用，所以音乐广泛地应用于行为治疗。

（四）方法

音乐治疗主要包括运用心理分析的音乐心理治疗和运用行为疗法的音乐行为治疗。音乐与心理治疗方法的结合发展出种类繁多的音乐治疗方法和技术，可大体分为聆听法、主动法、即兴法和创作法四种方式。

1.聆听法

又称接受式音乐治疗，即通过聆听特定的音乐以调整人们的身心状态，达到祛病健身的目的。聆听法包括超觉静坐法、音乐处方法、聆听讨论法、音乐想象法等形式。这种方法常被应用在心理治疗等领域，治疗形式多为个体治疗，也可进行集体治疗，往往与其他医学治疗和心理治疗的方法和技术相结合。如音乐处方法，往往在治疗前后要进行血压、心电图、白细胞及免疫球蛋白等生理指标的测定，以对照治疗效果。又如在聆听音乐的过程中有时会加入催眠法或是加进深呼吸、渐进式肌肉放松、想象技术等，以达到治疗目的。

2.主动法

也叫参与式音乐治疗，即引导患者直接参与到音乐活动中去，以得到行为的改善。参与式音乐治疗包括工娱疗法、参与性音乐疗法、儿童治疗法、歌唱疗法、击鼓疗法、吹弹疗法等几种方式，主要是根据被治疗者的具体情况采用演奏乐器、演唱歌曲或表演设定情节的舞台剧等方式，以针对性地改善患者的某些行为。如中国音乐学院与北京回龙观医院协作开展的对慢性精神分裂症患者的音乐治疗研究，主要以音乐操作的行为训练为核心，在训练中突出乐曲学习和节奏节拍练习。这一练习对患者的情感调动效果非常好。

3.即兴法

即兴法是表达情绪及感觉非常好的一种方法，患者以声音或乐器做即兴式的表演，通过非语言性的表达直接抒发心中的感觉。可分为个人即兴和团体即兴两种形式，在个体治疗中，一对一地演奏能建立起良好的医患关系，并能投射出患者内心的情感和心理症结；在团体即兴中，演奏可帮助患者学习适应社会和改善人际关系。包括人声即兴、乐器即兴、综合即兴、奥尔夫即兴、音乐心理剧等即兴技巧的运用，可随患者的能力及其治疗目标而改变，可以是自由即兴、在音乐治疗师伴奏下的即兴，也可以是对音乐性主题、非音乐性主题及对特殊事件的即兴。即兴法对有语言障碍的患者更具实际意义。目前这一方法在欧美国家应用的非常普遍。在有些欧洲国家中，音乐治疗即等同于即兴法音乐治疗。

4.创作法

音乐治疗师帮助治疗对象进行比较简单的音乐创作，包括歌词、歌曲或器乐曲的创作，或者音乐录音及音乐碟片的制作等，通过感官刺激，激发、唤起其相关的有助于治疗的情绪。最常应用的一种创作法是歌曲创作。歌曲的创作是表达情感、促进沟通的一种好方法。

（五）音乐治疗在肿瘤患者康复中的作用

音乐治疗可降低应激效应、增强抗肿瘤免疫、抑制肿瘤细胞的转移。首先，在临床实际应用中，音乐具有稳定肿瘤患者血压和心率的作用，可降低其焦虑水平，减少镇痛药物用量。改善癌症患者的焦虑、抑郁等心理状态，优化肿瘤患者的情绪，改善躯体症状，增强患者的舒适感并能减轻因放疗引起的恶心、乏力等症状。其次，在情感交流方面，在肿瘤患者中实施音乐疗法可增进护患沟通，促进和谐护患关系的建立。最后，在肿瘤临终患者的护理中，可明显改善临终患者的焦虑水平，减慢心率，改善疼痛、疲劳和昏昏欲睡的感觉，提高其生存质量。

具体音乐疗法对于肿瘤患者的康复效果体现在以下几个方面。

1.降低血压

音乐治疗作为一种非药物治疗方法不仅能降低肿瘤合并高血压患者的血压及心率，而且对降低因紧张和应激引起的血压升高有良好的疗效。研究发现，音乐可抑制肾上腺素和去甲肾上腺素的分泌，诱导外周生成和释放氧化亚氮，从而使血管舒张，减少外周阻力，局部皮肤温度升高，明显降低高血压患者的收缩压。与其他非药物治疗方法，如有氧运动和低盐饮食相比，音乐获得的降压效果更明显且更持久。音乐对血压的即时作用不明显，但它有积累效应，可明显降低收缩压。但音乐治疗具有短期效应，一旦停止治疗，血压会缓慢恢复至原先水平。适用音乐类型为自选的经典背景音乐，如中国民曲《彩云追月》，国外名曲《雪绒花》《莫斯科郊外的晚上》等。

2.改善睡眠

肿瘤患者多数都有睡眠障碍问题，睡眠障碍可以导致白天的疲劳、乏力、记忆力减退、心情不愉快等问题，严重影响了人们的工作和生活。音乐可以使人身心放松、分散注意力进而在音乐的背景下香甜入睡。安静舒缓类型的音乐可明显延长睡眠的持续时间，改善睡眠质量。音乐治疗可缩短入睡时间，减少夜间觉醒次数，延长睡眠持续时间，提高睡眠效率，可改善不同年龄阶段的人的睡眠质量。适用音乐类型为旋律轻悠舒缓、曲调低沉柔和的音乐，如《摇篮曲》《小夜曲》《梅花三弄》《春江花月夜》等。

3.改善免疫功能

那些可产生乐观向上情绪的音乐可通过免疫细胞和免疫蛋白增强免疫功能，也可改善手术等应激引起的免疫损伤。音乐治疗并没有改变循环血液中淋巴细胞的数量，而是提高了自然杀伤细胞的百分比，并增强其活性。音乐治疗可明显提高分泌性IgA的水平，提高免疫能力。适用音乐类型为自选的节奏轻快音乐，如《月光》《没那么简单》《野百合也有春天》等。

4.镇痛

调查表明，在综合性医院或专科医院的各期恶性肿瘤患者中，51.1%伴有不同程度的疼痛，尤其是晚期患者，75%都有疼痛问题，且92.51%的恶性肿瘤患者为中度疼痛。研究显示，应用音乐治疗可降低恶性肿瘤患者对吗啡的需求量，减少吗啡的副作用，提高其生存质量，从而给患者及家庭带来轻松和愉快的感觉。此方法简便，非侵入性，具有良好的社会和经济效益，值得临床推广应用。适用音乐类型为《天鹅湖组曲》、《梁祝》、佛教音乐等，可视患者喜好选择。

5.改善记忆力、认知功能

长期的音乐刺激可恢复患者的认知功能，改善记忆力，增强对往事的回忆，可应用于脑卒中和老年痴呆患者的康复治疗。适用音乐类型为个性、有特色的音乐，尤其是患者既往熟知的音乐。

6.减轻焦虑和抑郁状态

研究显示，在肿瘤患者中，抑郁的发生率为25%~45%，焦虑为10%~30%。音乐治疗提高了神经细胞的兴奋性，改善了患者抑郁及焦虑状态。关于其作用机制，目前一些研究认为，一方面是音乐可通过一定物理能量的振动声波作用于人体，使体内各器官产生和谐共振，协调体内脏器功能，有改善循环和调整神经内分泌功能等作用；另一方面，音乐可通过心理调整而改善情绪，减轻焦虑症状，提高情绪的稳定性，从而避免了各种应激状态对人体的损伤。适用音乐类型为中国古典音乐，如《平湖秋月》《高山流水》《春江花月夜》等。

二、艺术治疗

（一）概念

艺术治疗是一种心理治疗的方法。美国艺术治疗协会（American Art Therapy Association，AATA）对艺术治疗的定义为："利用艺术媒介、艺术创作过程和当事人对所创作艺术作品的反应，实现对个人的发展、能力、个性、兴趣以及内心关注点与冲突点的反思的服务。艺术治疗提供了非语言的表达和沟通的机会。"

广义上来讲，艺术治疗（art therapy），即是指通过表达性艺术来进行心理诊断与治疗。其中表达性艺术包括绘画、音乐、舞蹈、雕塑、摄影、电影、书法、戏剧、诗词等多种艺术形式。狭义上来讲，艺术治疗通常只指绘画治疗。

（二）起源

艺术治疗中的"艺术"最早可追溯至史前人类的岩洞壁画。而近代艺术治疗则发端于20世纪三四十年代的精神治疗运动。此运动主要受到Freud、Jung两位心理学家的影响。20世纪40年代，艺术治疗在西方国家成为一个独立的学科，并在50年代末60年代初得到确立。

（三）作用机制

艺术治疗之所以能作为一种心理治疗手段，根据绘画艺术治疗师Robin的理论，可解释如下。

1.艺术治疗比语言更能表达人类情绪体验，人类创伤经验等可能被自己压抑，用语言无法提取，从而难于治愈。还有许多情绪体验的内容本身不能为人类的语言所描述，也就无从治疗。比如我们常常感到在描述自己的真实感受时，语言往往显得苍白无力。

2.阴暗面更容易通过艺术来表达。艺术本身是符号的和价值中立的，患者可以自由表达自己的愿望和问题，这种表达具有隐藏性，没有社会道德标准等方面的顾忌。那些不被接受的思想、情感和冲动，可以在艺术作品或艺术活动中体现，从而将毁灭性力量升华为建设性力量。

3.艺术治疗过程包括心理治疗与创造，这两个过程是平行的。除了心理治疗之外，创造过程也为患者提供一种看待自己所面临问题的新方式。比如当个体面对伤痛无力改变时，艺术可以帮助人恢复受伤的心灵。

（四）临床效果

艺术治疗不仅可以处理肿瘤患者的情绪问题，还可以提高肿瘤患者的自我形象、自尊或自我概念、社交技能等。

1.促进患者自我形象改变

如对肿瘤合并抑郁、自杀行为的患者应用自发性绘画和投射绘画的治疗方法，鼓励患者审视自我，通过自我探索促进患者情感的成长和应对方式由消极向积极的转变，从而使患者的自我形象得到改变。

2.帮助患者处理内心冲突

如年轻的肿瘤患者往往难以接受自己患有肿瘤的现实。可用木偶制作和陶土雕塑方法对此群体进行治疗，研究发现当患者肢解木偶和撕碎陶土、组装或制作雕塑后，自我的整合就得以发生，能更加认识现实，配合治疗。

3.促进患者自尊的提升

人类的生命依赖于运动，有效的优雅的运动产生满足感。研究发现，部分乳腺癌患者有极大的自卑情绪，而将艺术治疗如个体和团体治疗应用于乳腺癌患者，患者之间的动作展示可在同伴间产生的积极反馈，发展社交技巧，因而加强患者的自尊。

4.促进患者语言发展、认知能力改善

如通过团体绘画艺术治疗干预老年肿瘤患者的社交技巧，在团体创作中通过与其他人的互动，发现艺术材料和方案刺激了老年人的社会化过程，生活质量得到提高，认知功能也得到了改善。

第四节 精神心理疗法

一、瑜伽治疗

（一）概念

瑜伽（Yoga）源于印度，是一项通过身体操作、身心调节及心理意念的导引而达到身心整合的运动，目前盛行于世界各地而备受注目。瑜伽意为"契合至真之道"，是一种精神实践之学，瑜伽与宗教是迥然不同的两回事。修习瑜伽需要注重身心禁戒，借助体位锻炼，结合有规律的呼吸，将意识集中于一物或一特定镜像之上，为的是意识完全倾注于观想对象，达到心境如一的状态。瑜伽能够净化心灵，改善精神、知觉及感观。随着科技的发展，对瑜伽的探究已经不

仅仅局限于它的健身效果，在印度和世界其他国家利用适当的科学方法对瑜伽进行了系统的研究，以评价其对于疾病的预防、激发和医治的潜力和可能性。它独特的医疗效果也越来越受到重视，近年来在中国得到快速发展，医学界、运动科学界都在研究瑜伽的健身和治疗一些慢性疾病的机制。瑜伽是一项安全有效、经济简便的自我康复治疗方法，值得进一步研究应用和推广。

（二）特点与功效

1.瑜伽的特点

瑜伽就是一个通过提升意识，帮助人类充分发挥潜能的体系。它通过呼吸、意念和姿势，由一些伸、拉、扭、曲的动作及动作的止息时间和动作与动作的间隙休息时间来完成，达到刺激腺体、按摩内脏、松弛神经、伸展肌肉、强化身体的作用，同时改善人们生理、心理、情感和精神方面的能力。

2.瑜伽的功效

（1）瑜伽对身体功能和素质的影响 瑜伽体位练习可以刺激腺体、加强血液循环排出体内毒素、按摩内脏、松弛神经及肌肉达到强身健体的功效。同时瑜伽可以改善因肌肉不均衡、地心引力而造成的驼背、腹凸等形体问题，减轻长时间工作学习造成的背部、颈部酸痛，让身体吐故纳新、顾本强神、舒筋活络，保持优雅紧致的身形。

（2）瑜伽与各循环系统 瑜伽的体位练习是配合呼吸的韵律，围绕脊柱伸展身体完成各种姿势，其中大量扭曲、挤压和伸展躯干、四肢等动作使腹脏器官沐浴在精血之中，有效地调节人体循环系统，同时可以使脑细胞的电活动得到调整、改善和提高，有利于大脑控制、调整各脏器的功能，尤其是内分泌系统的功能。

（3）瑜伽对心理的作用 瑜伽注重身心合一，通过体位练习、呼吸训练以及意识不仅可以改善健康水平，而且对神经系统、内分泌系统、消化系统、心肺功能等均有积极功效。瑜伽最重要的功能表现在它的健心方面，练习瑜伽可以给练习者一种来源于内心的力量，练习者在经过一段时间由表及里的练习后，就会惊奇地发现练习瑜伽可以调节心情，使自己保持一种平静的心态，不再为小事而折磨自己，懂得放松心情、改变心境、舒缓压力，让自己变得乐观、积极。瑜伽练习具有稳定自主神经，减轻压力与消除精神紧张，从而达到心理安定、情绪增进的效果。Woodyard研究发现，瑜伽可减少紧张、焦虑、抑郁症、慢性疼痛，改善睡眠模式，提高生活质量。瑜伽对心理影响的大量资料显示，瑜伽可以减少由于外部环境变化带给人们的紧张、焦虑、恐惧和悲伤等，这些外部环境因素包括自然灾害（海啸等）、工作和学习等；瑜伽也可以减少自身内部原因造成的紧张、焦虑、抑郁、疼痛和睡眠不佳等，这些自身内部因素包括疾病、疲劳、生理状态变化和压力等。因此瑜伽对于心理状态的调理是可行的、有益的。

（三）注意事项

练习瑜伽前2小时不要进食。患有高血压心脏病的患者、女性月经期以及夜间休息不佳晨起头晕的人不宜行瑜伽治疗，由于瑜伽动作体位变化大，特别是头朝下呈倒立或做弓形动作时都会使血液倒流，造成心脑血管供血不足引起休克症状。做任何姿势都应该按部就班、顺其自然。可以借助椅子、墙壁等外物支撑，经过一段时间的练习，可逐渐达到平衡后，才放弃辅助工具。肿瘤患者因其体能限制，在练习当中必须量力而行，一旦感觉不舒服，就应立即停止，并静躺几分钟。静躺时，全身尽量放松，双目闭合，双足分开，与肩同宽，双手掌心向上，配合缓慢的深呼吸，直到感觉恢复正常，才可以继续练习；或经专业老师指导后，再开始练习。由于瑜伽动作涉及许多柔软动作，练习时难免有挤压肢体、肌肉的状况，所以应避免在坚硬的地板或太软的弹簧床上练习，否则容易造成擦伤或因失去重心而受伤。因此在家做瑜伽时，最好是在地毯上进行，若家中没有地毯，可在地板上铺块毛毯或大毛巾，即可练习。瑜伽练习的服装最好为宽松舒适、适合运动的衣服，如休闲服、运动装等。此外，练习瑜伽时，可以不必穿鞋，而且避免穿戴紧束的饰物，如腰带、皮带、手表、项链及耳环等。

（四）在肿瘤患者中的应用

恶性肿瘤不仅是一种躯体疾病，更是一种强烈的心理冲击和精神创伤，患者会产生恐惧、焦虑、抑郁、绝望等情绪反应。练习瑜伽时机体处于静息状态，配合深呼吸，听轻音乐，患者心情愉快，肌肉松弛，内脏器官功能活动增强，使患者在心理、精神上都得到充分放松。因此配合音乐的瑜伽疗法可以通过分散注意力解除患者焦虑，同时对减轻患者疼痛及增加患者安全感和舒适感有一定作用。

二、灵性治疗

（一）概念

灵性是一个人的超越性追求，即与自身以外的更大力量（自然等）的联系，或者又可以理解为信仰、价值体系以及相关的体验，但它的具体定义是什么，目前是众说纷纭，甚至可以说存在一定的混乱，因此许多文章在讨论之前都先给出自己关于"灵性"的定义。有学者将灵性与宗教加以区分，认为灵性与人类追寻意义、目的和价值的体验有关，它可能包括也可能不包括上帝或超越性力量的概念。也有文章将灵性疗法定义为人类超越自身的过程。对于信仰上帝的人，灵性是他们与上帝的关系的体验。对于人道主义者来说，灵性是与他人相处的自我超越体验。对某些人，它可能是与自然或宇宙的和谐或同一的体验。它引导我们进入一个王国，在那儿"我们可以体验到与某种大于自身的事物的联合，并由此找到自己最大的安宁"。总的说来，在有关"灵性"的定义上，目前存在着两大阵营，第一阵营认为它与宗教是不同的范畴，第二阵营认为两者同义。

（二）内容

传统宗教是灵性追求的一个重要方面。作为人类古老智慧的结晶，传统宗教包含着许多有价值的理念、方法和技术。因此借鉴传统宗教的方法，使心理治疗变得更为有效，是心理治疗与灵性整合的趋势的一个侧面。灵性自我图式疗法（Spiritual Self Schema Therapy，3S疗法）是一种结合了认知心理学的自我图式理论和佛教心理学理论的认知行为疗法，是心理治疗与宗教方法结合的典范。灵性需求不仅限于有宗教信仰的人。一个无神论者，不会去采纳神的概念，但这并不意味着他/她对世界的起源、现状、发展变化的规律和趋势，个人在其中的定位，人生的意义、目的，为人处世的准则，不会有自己的个体化的阐释和理解，这些阐释和理解按照其认知深度、广度和整合程度，应该可以被划分成不同的灵性发展阶段，对应着不同的心理发展水平。首先，对一些特殊的人群，如罹患绝症的人、受创伤事件困扰的人，灵性干预是一个很好的落脚点。其次，灵性干预可以和普通的心理干预相结合。例如在认知疗法中，最深层次的探讨是进入到核心信念层面，而所谓核心信念，是指个人对自我、世界和他人的信念，其中对自我和世界的信念，实际上就是灵性问题。灵性干预也可以和压力管理相结合。

（三）灵性疗法的应用领域

灵性干预在我国心灵健康领域有着广阔的应用前景。我国目前约有1亿人有宗教信仰，如果加上家庭教会等非正式登记在册的教徒，人数会更多。面对有宗教信仰的来访者，灵性干预的原则和方法应该是适用的，甚至是治疗师和咨询师必须掌握的。否则当来访者的信仰和心理问题纠缠在一起的时候，治疗师可能

无法有效地给予帮助。对于世俗的来访者，灵性干预也是大有可为的。在关于灵性的定义中，一种普遍的做法是将灵性和宗教分开。在以上介绍的评估和干预方法中，有一些就是不针对特定的宗教信仰的。灵性干预也可以和压力管理相结合。近来国际上开始关注价值观和压力的关系。例如Bouckenooghe和Buelens在对职业人士的研究中发现，对生活中激动人心和新奇体验的重视，对生活中挑战的追求，以及对创造性、自由、独立、自主等的强调与应激有负相关，而个人和组织的价值冲突与应激有较大的正相关。

三、冥想治疗

（一）概念

冥想（meditation）是一种自我控制的心理调整方法，通过调节认知、情绪、行为而达到生物学效应；通常用于促进平静思绪、放松身体，使人们变得幸福、平静和安详。1979年开始，美国马萨诸塞州州立大学的分子生物学家John Kabat-Zinn博士将正念冥想放松法应用于医学领域，对患者进行慢性疼痛、焦躁及情绪低落等症状的辅助治疗。此后，这种方式逐渐被推广到医疗、企业、专业运动及监狱等领域。随着冥想的进一步应用，它不仅作为一种有效的心理调整方法，帮助有心理障碍的人，而且可作为一种独特的替代疗法，让不同的人群在不同场合、不同情绪状态下自发或有指导地进行，从而达到缓解压力、消除疲劳等目的。有规律定期地进行冥想练习能够集中注意力，增加记忆力，对平息恼怒，自我意识、自我感觉的发展，自我激励，增强对压力和紧张情绪的适应力等均有很大的帮助。肿瘤患者容易出现紧张疲劳状态，因此冥想疗法可以帮助其减缓压力，促进其早日康复。

（二）操作方法

对患者进行冥想治疗时，首先选择一个清静的病房，保证没有他人的干扰，也没有嘈杂的声音，舒适地坐着。然后播放一段喜爱的轻音乐，如轻缓的钢琴曲、长笛曲等。带着愉快的心情想象一个轻松愉快的场景。你边听自己的呼吸声，边想象海潮涌动，这会提高放松的程度。体味海的气息，想象海浪正随着你呼吸的韵律，轻柔地拍打着海岸。每一次呼气，海浪都会将你的紧张席卷而去……遥望海边的白云，你感到轻松，很轻松，仿佛自己离白云越来越近……越来越近……渐渐的……渐渐的……自己仿佛像一朵白云……慢慢飘起来……飘起来……飘离地面，漂浮在半空。你抱着洁白的云朵，像抱着枕头和棉被，像在

做一个美梦，觉得手很轻松，手飘起来了，脚很轻松，脚也飘起来了……

当然有些人愿意想象凉爽的树林或水岸，或者观看热气球慢慢升入蔚蓝的天空，或者回忆自己过去经历过的某些最愉快的事（回忆得越具体、越生动越好）。例如回忆自己过生日时的情景，你的爸爸妈妈、亲朋好友都来为你庆祝这一欢乐时光。桌子上摆满美味佳肴，对这种美味佳肴也要尽可能回忆得具体一些。大家一起唱起了生日歌，热闹非凡。这种回忆要像放电影一样，一幕接着一幕，生动而且流畅。这些意象都是个人化的，你要努力在这些意象的回味中放松自己，在大脑中构念出一片宁静的天地。在放松的时候，你会仿佛回到这片天地中。另外，再介绍一种在国外流行的简便易行的冥想放松法。

随便找一件东西，可以是水果、杯子等，然后仔细地观察它的形状、颜色、质地、气味等各种特性，总之尽量记住这件物品的所有特性。然后，闭上眼睛，仔细地回味那些深刻的印象。此时要深呼吸，放松肌肉，集中精神，想象自己变得越来越小……越来越小……直到想象自己钻进了这件物品的内部。那么，现在，我们就要仔细地观察，看看里面是什么样子的。例如颜色是不是一样，质地是不是一样，甚至你可以尝一下，味道是不是也没变。最后，要暗示自己慢慢地走出这个物品内部，连续做深呼吸5次，从1数到5。现在，睁开眼睛，你会感到头脑轻松，神清气爽，精力充沛。

冥想放松最好是在紧张情绪出现前使用。例如肿瘤患者在手术前30分钟，侵入性操作前几十分钟。这样可以帮助肿瘤患者转移注意力，减少紧张情绪。冥想疗法的内容不尽相同，可以针对不同肿瘤患者的特点有针对性地实施。

冥想训练干预由医护人员与冥想治疗师为肿瘤患者进行身体放松。它以特定的音乐及图片为背景，在医护人员指导下进行身体放松、呼吸调整和注意力聚焦的训练。身体放松是应用某些姿势，比如静坐在一个坐垫上，后背坐直，双手放在腿上，闭合双眼来实现身体放松；呼吸调整，主要使用腹式呼吸法，左右手分别放在腹部和胸前，全身肌肉放松，静息呼吸。吸气时用鼻吸入，尽力挺腹，胸部不动，再徐徐呼出，同时收缩腹部，胸廓保持最小的活动幅度。注意力聚焦，是将注意力聚焦在呼吸、图形或画面上，如呼吸，更详细地说是聚焦呼吸离开口鼻时的感觉，也许练习者会走神，但只要多次反复提醒自己努力把注意力再次带回到呼吸上即可。患者掌握并能完成上述内容后，即可进行心智觉知和语音冥想的练习，心智觉知包括把握头脑中的不同感受，比如对思想、情绪、身体等，就这么简单的、超然物外的看待它们，而非关注于其中任何一个；而语音冥想则是将注意力集中在一组特殊语音上。

四、放松疗法

（一）概念

放松训练也称松弛疗法、放松疗法，是由行为医学领域发展而来的一种治疗方法。早在1938年由Edmund Jacobsen在其*Progressive relaxation*一书中首次提出，他通过教会患者系统地收缩和舒张骨骼肌肌群，以身体的松弛来达到心理上的松弛。放松可以定义为以副交感神经系统兴奋为主的内脏和躯体表现的身心状态；或者是生理、精神和情绪的无紧张状态，与"战或逃"的应激反应完全相反。放松训练通过一些固定的方式使人达到这种放松的状态。常用的放松训练方法包括渐进性肌肉松弛方法、引导想象、沉思以及由其演变而来的生物反馈放松训练、漂浮疗法等，深呼吸、音乐、按摩、太极拳、瑜伽、气功等也作为放松的技巧被选择使用。肿瘤患者可在康复出院回家后进行简单的太极拳、气功等放松治疗。

（二）依据

放松训练建立在一个最简单的假设之上，那就是人不能同时处在紧张和放松两种状态。当人预感到一个压力源存在时，人以交感神经系统兴奋为主，做出"战"或"逃"的反应。表现为呼吸变浅、瞳孔散大、心率加快和肌肉紧张。这种情况更易出现在肿瘤患者身上。如果压力源持续存在，将导致机体的防御系统崩溃，发生疾病。放松训练的预期结果是减轻压力的水平，使机体的副交感神经系统的兴奋性增强，减轻机体的应激反应，以保护和促进健康。

（三）方法

放松训练的方法多样，有主动的渐进性肌肉松弛方法、生物反馈放松训练、太极拳等，也有被动的聆听音乐、祈祷、沉思等，可以由医生、护士或专门的心理治疗师指导进行，也可以在患者掌握了基本的方法之后，自行或根据特制的磁带或录像带完成。尽管早期的研究者普遍要求在安静的环境下，柔和的、较暗淡的光线中进行放松训练，穿着宽松的衣服，在有扶手的躺椅或床上取半坐位或仰卧位进行，避免被打扰。近来的研究表明，在难以达到上述要求的环境中可取得同样的效果，如在医院的病房内、手术室等。这无疑使护理人员振奋，因为这将使放松训练成为一种护理干预措施，由护士在医院等较忙碌的工作环境中开展。患者可取仰卧位，平躺在高枕上，或取全身能够放松的坐位，双眼微闭，上下齿轻轻接触，舌抵上腭，两手放在床上或椅子扶手上，抑或放在大腿上，尽量使身子放松。这时采取鼻吸鼻呼或鼻吸口呼，基本上按正常的节律及深度，不急促，无停顿，快慢、深浅较均匀，甚至听不到呼吸声音。此时思想集中，排除杂念，用意识调整呼吸，即可放松全身。关键在于每次呼气时放松身体的一个部位。从头到脚，按顺序为头、颈、肩、臂、手、胸、腹、腿、足，轮流进行，每次半小时即可使全身肌肉和精神处于放松状态。放松训练效果的评价指标主要包括生理指标和心理指标。血压、心率、呼吸、体位和肌紧张是通常用于评价放松训练的生理指标，焦虑、抑郁及其他认知状态是评价放松训练的心理指标。另外，主观的感受，如生活质量等也可作为放松训练的评价指标之一。

（四）在肿瘤患者护理中的应用及意义

肿瘤患者往往易出现恐惧、焦虑等情绪反应，而放松训练在改善肿瘤患者情绪和心理状况方面提供了良好的干预措施。放松训练可供选择的方法多样，可以单独使用或联合应用，简便易行，且可对抗心理、生理应激的负面影响，减少并发症的发生和止痛剂的应用，从而带来积极的经济效益。放松训练可以由护士在门诊、住院、社区或其他的护理场所，在护士与患者接触的任何时间教给患者，最终通过患者自己完成，取得减轻压力、促进健康的效果；一方面体现了肿瘤患者对健康的自我管理，与健康促进的护理目标相一致；同时赋予了护士关怀者、教育者、角色榜样和健康促进者的多重角色，使护士的自我价值得以实现。

五、正念疗法

（一）概念

"正念"这个概念最初源于佛教禅修，是从坐禅、冥想、参悟等发展而来。是一种自我调节的方法。卡巴金（J. Kabat-Zinn）将其定义为是一种精神训练的方法。在这种精神训练中，强调的是有意识地觉察、将注意力集中于当下，以及对当下的一切观念都不做评判。因此正念就是有目的的、有意识的，关注、觉察当下的一切，而对当下的一切又都不做任何判断、任何分析、任何反应，只是单纯地觉察它、注意它。现代心理学提出的"正念"概念就旨在解决人们反观其身、探索自身的问题。"正"即端正、正定，"念"为想法、念头。"正念"即为端正念头、

全神贯注、集中注意。正念因为对于人们的心理问题具有很好的疏通作用，在现代心理学中，正念被发展成为了一种系统的心理疗法，即正念疗法。所谓正念疗法就是以"正念"为基础的心理疗法。正念疗法并不是一种心理疗法的特称，而是一系列心理疗法的合称，这一系列心理疗法都具有一个共同的特征，那就是以"正念"为方法基础。目前较成熟的正念疗法包括正念减压疗法、正念认知疗法以及辩证行为疗法。

（二）内容及方法

正念疗法包括正念减压疗法、正念认知疗法以及辩证行为疗法等。目前应用广泛的为正念减压疗法、正念认知疗法。正念将以更为科学的姿态进入心理学的研究领域，以正念为基础的心理疗法将越来越为人们所接受，并成为心理治疗领域一个新的趋势。

1.正念减压疗法

正念减压疗法也称正念减压疗程（Mindfulness-based Stress Reduction，MBSR），产生于1979年，美国麻省理工学院分子生物学博士、马萨诸塞州医学院的荣誉医学博士卡巴金为麻州大学医学院开设减压诊所，并设计了"正念减压疗法"，协助患者以正念禅修处理压力、疼痛和疾病。其本身是用来缓解压力的一套严格、标准的团体训练课程。课程的核心步骤是正念冥想练习。1995年，卡巴金博士设立"正念医疗健康中心"。其核心思想是"有意识地觉察"、"注意当下"、"不做评价"三点，其内容包括多种形式的正念练习。卡巴金博士进行了关于身心互动治疗效果的研究，并将其应用于临床，希望能借此有效缓解慢性疼痛与压力引起的种种失调症状。至此，正念减压疗法越来越被人们所熟知，并被广泛地应用。有文献报道曾将正念疗法应用于妇科恶性肿瘤患者癌因性疲乏及焦虑方面取得较好效果，大大减低了妇科恶性肿瘤患者的癌因性疲乏程度和焦虑程度。其正念疗法的具体方法为正念呼吸及正念冥想。患者处于安静的环境中，采取坐位，嘱其放松身体，闭眼，待其完全放松后，根据音频的引导逐步放松，观察随着呼吸运动而产生的腹部的起伏；或者闭上双眼，感受随着呼吸空气通过鼻端的气流，当任何不适、杂念、情绪出现时，引导患者只是客观地觉察它，而不做任何主观的评价；向患者介绍这种身体精细的感受、思维的游移是很正常的，然后将注意力引回到腹部的起伏或者鼻端的感受上。像这样训练10~15分钟之后，静静地休息1~2分钟，然后再从事其他正常的工作活动。如患者出院后还可继续进行家庭练习，将音频拷贝给患者，嘱患者每天练习，并及时反馈练习效果。

2.正念认知疗法

正念认知疗法（Mindfulness-Based Cognitive Therapy，MBCT）是由泰斯德（J. Teas-dale）等人融合了认知疗法与正念减压疗法而发展的一种用以主要解决长期抑郁症复发问题的一种心理疗法。之所以提出正念认知疗法，是因为越来越多的研究者主张将抑郁视作慢性的、终生的、易复发的心理困扰。例如有研究表明，抑郁症康复后的患者有50%的概率出现复发，而那些有两次或多次抑郁经历的人则有70%～80%的概率再次患上抑郁症。这种高复发率意味着传统的治疗抑郁症的方法必然存在着一些问题，因此需要发展一种新的可以预防抑郁症复发的治疗方法。肿瘤患者治疗后仍有一大部分会出现带瘤生存，或是乳腺癌根治术后乳房的切除都会使很多人出现抑郁症状，并且这种抑郁症状会持续存在。所以对于肿瘤患者更需迫切解决这种状况。泰斯德通过研究发现，生活压力、烦躁不安的情绪、官能障碍的思维模式与长期易复发的抑郁有很高的相关性。因此，他提出消除抑郁复发的方法，首先要使人们认识到消极思维的出现预示着抑郁的可能复发；然后，通过某种方式使人们从易复发的消极思维流中解脱出来。泰斯德和他的同事发展了正念认知疗法来达到上面的目标。在MBCT中，融合了"认知疗法"与"正念减压疗法"的成分用来解决抑郁症的问题。正念训练使训练者"面对"而不是"逃避"潜在的困难。参与者被要求培养一种开放的、接受的态度来应对当前出现的想法与情绪。这都是通过打坐、静修或者冥想来完成，其核心技术是集中注意力；觉察自己的身体与情绪状态；顺其自然；不做评判。这种正念练习促使产生一种"能意识到的"觉醒模式，而不是一种习惯化、自动化了的浑然模式。因此，正念训练可以在早期就觉察到能导致抑郁复发的消极思维模式，从而消除抑郁复发。除此之外，还可以采取认知疗法的技术，加强关于抑郁症的思想与症状的心理教育，能够促使患者更早觉察到这些体验，因而及时地采取干预措施而防止抑郁复发。总之，正念认知疗法提供了一种不同的方式，主张正确面对痛苦与紧张的情绪。

六、宠物疗法

近年来，宠物疗法的神奇功效越来越引起社会甚至医务人员的重视。在讨论人类与动物关系问题的第五届国际会议上，研究人员确认动物对于患者的治疗和康复具有十分重要的意义。在英国，有的药房不但出售药品，还像卖药一样出售小猫咪。在美国，一些城市中出租的公寓里禁止饲养动物，而医院却允许动物进入病房陪伴其主人。

（一）宠物种类

在美国，孩子们最热衷饲养的宠物有犬、猫、鸟、乌龟和仓鼠。其他的动物，如无毒的蛇、羊、兔子、小猪等也能助人保持和恢复健康。一项研究表明，金鱼也能改善影响患者的精神状态，减轻患者的焦虑症。用于治疗的宠物种类多种多样，犬是最常见的一种。

（二）应用现状

在日常生活中，饲养宠物对所有年龄段的人们都是有益的。宠物疗法不但应用于疾病的治疗和康复，还被应用于老年人的养生保健。

据统计，在美国，每年约100万心脏患者中，有3万人可因小宠物而康复；在澳大利亚，宠物疗法可使心脏病死亡率降低4%。奥马尔医疗中心人士发现，高血压患者照料自己的狗时，病症得到缓解。由此可见，宠物疗法可改善或缓解患者的症状，对健康起到了促进作用。

在精神心理疾病方面，宠物疗法有其独特的优势：研究者经过10个月的追踪观察发现，在焦虑症患者中，有狗或猫相伴的人比没有动物伴侣的人，症状明显减轻；澳大利亚一项研究发现，多接触动物能增加自闭症儿童的一些积极的社会行为，促使他们与外界的交流增多，从而帮助他们改善自闭症。由此可见，心理精神疾病患者可与宠物建立起友谊和信任，并经常想方设法地使自己摆脱心理压抑。

有研究表明，宠物疗法对癌症患者的生理和心理都带来了益处，提高了其生活质量：一方面，通过分散注意力，可以缓解癌症本身及其治疗带来的不适，如疼痛、疲乏等；另一方面，在某种程度上，宠物可减轻癌症患者固有的恐惧感，使其从压抑的情绪中解脱出来。癌症患者，尤其是住院的癌症患者，不仅要面对陌生的住院环境，接受各种不同的，甚至往往是痛苦的治疗，而且还要面临对于癌症的恐惧，养宠物则可以帮助他们克服情绪危机、培养良性心态。

此外，与宠物相处是避开复杂尘世的一种恬静的休闲方式，宠物带来的陪伴和安慰能减少人们的孤独感，起着稳定情绪的作用。另外，通过饲养和照顾宠物，青年人可以培养责任心。

养宠物对于老人的健康也有积极的作用。美国动物保护机构曾定期将狗带进老年人住处，通过与小狗亲密接触，许多老人增添了生活乐趣，身体也有了活力，其效果超过任何良药。首先因为定时遛狗，增加了主人的活动量。其次，在和宠物的相处中，宠物可以给老人提供所需要的安全感、价值感、信任与被信任、爱与被爱以及被需要、被尊重的感觉。这一切都使养有宠物的老人对生活的整体满意度和幸福感更高，从而更容易激发并保持内在的生命力与活力，提高抵抗疾病和困境的能力。

（三）弊端

和宠物感情深是好事，但如果超出一般人与宠物的亲密程度，就会呈现出"宠物依赖症"的倾向。"宠物依赖症"的产生与每个人的人格发展、以往经历、价值观、个人素质等相关，是一种心理疾病，表现为对宠物过度的感情倾注，可以从以下三点指标来判断：一是如果离开了宠物，情绪波动大，出现焦虑、抑郁，甚至自杀的念头；二是因为养宠物而影响到日常的生活、工作或学习；三是因为养宠物而减少与外界的联系，降低沟通交流能力。

（四）如何应对宠物依赖症

宠物的寿命一般都比人类短很多，比如狗的寿命通常只有十几年，宠物主人可以将狗的寿命折算成人类的，以提醒自己逐渐适应、接受、承认这一客观情况，这样可以平缓处理分离焦虑。另外，可以在宠物进入年老多病时，再养一只，这样当离别的时刻到来时，新来的伴侣动物可以带给宠物主人一些安慰，有利于宠物主人尽快走出哀伤，以积极、正向的心态平静面对。同时为了避免宠物依赖症，宠物主人应走出家门，主动与周围人交流，与其他人聊天。

（罗志芹　焦杰）

参考文献

[1] Barbara Cherry,Susan R. Jacob,邹艳辉.《现代护理学》之补充替代治疗（上）[J].当代护士（上旬刊）,2012(11):29-30.

[2] Barbara Cherry,Susan R. Jacob,邹艳辉.《现代护理学》之补充替代治疗（下）[J].当代护士（上旬刊）,2013(10):27-29.

[3] Connie Henke Yarbro,Debra wujcik, Barbara Holmes Gobel.Cancer Nursing principles and practice [M].Jones and Bartlett publishers,2011:626-651.

[4]雷载权.中药学[M].上海:上海科学技术出版社,1994.

[5]曹洪海.原发性肝肿瘤的中医辨证治疗[J].中外治疗,2009(1):92.

[6]方圆.中医药治疗原发性肝癌的研究进展[J].浙江中医杂志,2001(11):499-502.

[7]杨晓梅.中药注射剂的不良反应分析及预防对策[J].中医学报,2010,1:114-115.

[8]刘岳凤.中医护理学[M].北京:人民卫生出版社,2008.

[9]谢宁.中医学基础[M].北京:中国中医药出版社,2011.

[10]贾春华.中医基础理论[M].北京:人民卫生出版社,2000.

[11]金宏柱.推拿学基础[M].上海:上海中医药大学出版社,2000.

[12]周信文.实用中医推拿学[M].上海:上海科学技术出版社,2002.

[13]周运峰.论黄帝内经对推拿学的贡献[J].河南中医药学刊,1997,12(2):31.

[14]王端祥.浅论按摩疗法的基本原理与进展[J].按摩与导引,2004,20(6):56-57.

[15]顾关元.按摩与推拿[J].中华医史杂志,2002,7(2):178.

[16]黄妤.耳穴按摩干预肿瘤术后放化疗副反应48例[J].浙江中医杂志,2011,46(3):216.

[17]居晨霞.内关、足三里穴位按摩联合镇痛药物缓解晚期肿瘤重度癌痛的临床效果[J].实用临床医药杂志,2013,17(18):24.

[18]杜建.香薰治疗源流与发展[J].中国医药学报,2003,18(8):454-456.

[19]汪激.芳香性中药的功效及药理特点浅识[J].浙江中医学院学报,2002,26(2):69.

[20]史筱青.浅谈香薰治疗的历史渊源[J].论文汇编(皮肤美容),2012:134-135.

[21]町田久.香薰治疗治愈疑难病[M].哈尔滨:黑龙江科学技术出版社,1998.

[22]沈寿东,崔长旭,全吉淑,等.薰衣草提取物抗肿瘤作用的研究[J].食品科技,2009(2):213-215.

[23]姜洪芳,刘本海,刘晓棠,等.薰衣草精油对酪氨酸酶活性影响的研究[J].中国野生植物资源,2010,29(5):29-31.

[24]俞雪如.中医学食养食治药膳的起源与发展史[J].中药材,2002(5):359-362.

[25]李祖珍.中医食疗史话[Z].前进论坛,1995,05:24.

[26]项平.中医食疗药膳的应用及发展前景[J].药膳食疗,2002(11):2-6.

[27]宋纬文.浅谈中医的食养[J].福建中医药,1992(2):62-63.

[28]张宝珍,白静.药膳浅谈[J].光明中医杂志,1994(4):38-39.

[29]王蓓.浅谈中华食养文化[J].扬州大学烹饪学报,2006(1):15-17.

[30]何清湖,潘远根.中医药膳学[M].北京:中国中医药出版社,1997.

[31]高日阳.中医药膳理论及其进展研究[D].广州:广州中医药大学,2007:8-10.

[32]王平.浅谈药膳选择使用注意事项[J].中药材,1995,18(1):49-50.

[33]沈靖.音乐治疗及其相关心理学研究评述[J].心理科学,2003,6(1):176-177.

[34]中国医学百科全书编辑委员会.中国医学百科全书:康复医学[M].上海:上海科学技术出版社,1988.

[35]张鸿懿.音乐疗法(一)[J].中国自然医学杂志,1999(1):51-53.

[36]邵丽,王庭槐.音乐治疗的现况与进展[J].中国康复医学杂志,2009,24(10):959-962.

[37]张鸿懿.音乐疗法(二)[J].中国自然医学杂志,2000(1):57-59.

[38]陈丽霞,王宝龙.从音乐治疗学谈起——论音乐对疾病治疗的价值与方法[J].乌鲁木齐职业大学学报,2006(4):97-100.

[39]Teng XF,Wong MYM,Zhang YT. The effect of music on hypertensive patients[J]. Conf Proc IEEE Eng Med Biol Soc,2007,4649-4651.

[40]许怀松,王树金.老年高血压音乐疗法的临床效果分析[J].解放军保健医学杂志,2006,8(2):128.

[41]Sendelbach SE,Halm MA,Doran KA,et al. Effects of music therapy on physiological and psychological outcomes for patients undergoing cardiac surgery[J].J Cardiovasc Nurs,2006,21(3):194-200.

[42]Tan LP. The effects of background music on quality of sleep in elementary school children[J].J Music Ther,2004,41(2):128-150.

[43]Harmat L,Takács J,Bódizs R. Music improves sleep quality in students[J].J Adv Nurs,2008,62(3):327-335.

[44]Lai HL,Good M.Music improves sleep quality in older adults[J].J Adv Nurs, 2005,49(3):234-244.

[45]Hasegawa Y,Kubota N,Inagaki T,et al. Music therapy induced alternations in natural killer cell count and function[J]. Nihon Ronen Igakkai Zasshi,2001,38(2):201-204.

[46]Kreutz G,Bongard S,Rohrmann S,et al. Effects of choir singing or listening on secretory immunoglobulin A,cortisol, and emotional state[J].J Behav Med,2004,27(6):623-635.

[47]Núnez MJ, Maná P, Linares D, et al.Music, imm-unity and cancer[J].Life Sci,2002,71(9):1047-1057.

[48]Leardi S, Pietroletti R, Angeloni G,et al. Randomized clinical trial examining the effect of music therapy in stress response to day surgery[J].Br J Surg,2007,94(8):943-947.

[49]Nilsson U, Unosson M, Rawal N. Stress reduction and analgesia in patients exposed to calming music postoperatively:a randomized controlled trial[J].Eur J Anaesthesiol,2005,22(2):96-102.

[50]Tse MM,Chan MF,Benzie IF.The effect of music therapy on postoperative pain,heart rate,systolic blood pressures and analgesic use following nasal surgery[J].J Pain Palliat Care Pharmacother,2005,19(3):21-29.

[51]Groen KM.Pain assessment and management in end of lifecare:a survey of assessment and treatment practices of hospicemusic therapy and nursing professionals[J].J Music Ther,2007,44(2):90-112.

[52]Kimber L, McNabb M, Mc Court C,et al. Massage or music for pain relief in labour: a pilot randomised placebo controlled trial[J].Eur J Pain,2008,12(8):961-969.

[53]SarkamaT,Tervaniemi M,Laitinen S,et al.Music listening enhances cognitive recovery and mood after middle cerebralartery stroke[J].Brain,2008,131(Pt 3):866-876.

[54]Irish M,Cunningham CJ,Walsh JB.Investigating the enhancing effect of music on autobiographical memory in mild Alzheimer's disease[J].Dement Geriatr Cogn Disord,2006,22(1):108-120.

[55]Horne-Thompson A, Grocke D. The effect of music therapy on anxiety in patients who are terminally ill[J].J Palliat Med,2008,11(4):582-590.

[56]张明廉,袁国桢,姚建军.音乐治疗对焦虑症患者情绪改善的疗效观察[J].中国康复医学杂志2008,23(8):746-747.

[57]ErkkilaJ,Gold C,Fachner J,et al. The effect of improvisational music therapy on the treatment of depression: protocol for a randomised controlled trial[J].BMC Psychiatry,2008,8:50-53.

[58]Choi AN,Lee MS,Lim HJ.Effects of group music intervention on depression, anxiety, and relationships in psychiatric patients: a pilot study[J].J Altern Complement Med, 2008,14(5):567-570.

[59]Ulrich G,Houtmans T,Gold C.The additional therapeutic effect of group music therapy for schizophrenic patients: a randomized study[J].Acta Psychiatr Scand, 2007,116(5):362-370.

[60]Gold C,Heldal TO,Dahle T,et al. Music therapy for schizophrenia or schizophrenia-like illnesses[J].Cochrane Database Syst Rev,2005,2:CD004025.

[61]Talwar N,Crawford MJ,Maratos A,et al.Music therapy for in-patients with schizophrenia: exploratory randomised controlled trial[J].Br J Psychiatry,2006,189: 405-409.

[62]吴春梅,张丽娟,邓琦.音乐疗法对慢性精神分裂症患者疗效观察[J].护理研究,2007,21(10):37.

[63]王惠梅,张冬梅.音乐疗法对慢性精神分裂症患者社会功能的影响[J].护理实践与研究,2006,3(1):7-8.

[64]Desquiotz-Sunnen N.Singing for preterm born infants music therapy in neonatology[J].Bull Soc Sci Med Grand Duche Luxemb,2008(1):131-143.

[65]张鸿懿,周为民.音乐治疗在智力障碍儿童教育中的作用[J].中央音乐学院学报,2004(1):79-88.

[66]Boso M,Emanuele E,Minazzi V,et al. Effect of long-term interactive music therapy on behavior profile and

musical skills in young adults with severe autism[J].J Altern Complement Med,2007,13(7):709-712.

[67]Corbett BA,Shickman K,Ferrer E.Brief report: the effects of Tomatis sound therapy on language in children with autism[J].J Autism Dev Disord,2008,38(3):562-566.

[68]Kern P,Wolery M,Aldridge D.Use of songs to promote independence in morning greeting routines for young children with autism[J].J Autism Dev Disord,2007,37(7):1264-1271.

[69]杨丽,杜志宏,麦坚凝,等.早期音乐治疗对合并构音障碍病毒性脑炎患儿的康复疗效观察[J].中国康复医学杂志,2008,23(4):376-377.

[70]陆篇琦.音乐放松训练对缓解乳腺癌患者化疗期间焦虑及不良反应的效果研究[D]上海:复旦大学,2008.

[71]王祖承.艺术治疗[J].上海精神医学,2006,18(2):104-106.

[72]陆雅青.艺术治疗[M].台北: 心理出版社股份有限公司,2002.

[73]德田良仁,式场聪.精神医疗中的艺术疗法[M].东京:(株)牧野出版,1982.

[74]德田良仁.艺术疗法的意义[J].日本精神病院协会杂志,1994,13(8):5-12.

[75]魏源.国外绘画心理治疗的应用性研究回顾[J].中国临床康复,2004,8(27):1.

[76]倪婷,胡冰霜.近十年艺术治疗在中国的应用情况及发展趋势[J].西南交通大学学报(社会科学版),2012,13(3):92-97.

[77]孟沛欣.精神分裂患者绘画艺术评定与绘画艺术治疗干预[D].北京:北京师范大学,2004.

[78]Robin,J.A. Art therapy: An introduction[M].NC Lillington: Edwards Brothers,1998.

[79]Conn,S.E. Art therapy as a psychiatric counseling modality in the treatment of the hospitalized bulimic[D].MA.Ursuline College,1991.

[80]Pagon,B.K.Insight-oriented art therapy with hospitalized adolescents[D].MA. Ursuline College,1991.

[81]Gerity,L.A.The reparative qualified of art therapy: Dissocialize identity disorder and body image development[D].DA,New York University,1997.

[82]KEVE,K.B.Art therapy in the public schools: Primary prevention for children at risk[D].PHD.The Union Institute,1994.

[83]Rabin,M. Phenomenal and nonphenomenal body image tasks in the treatment of eating disorders[D].PHD.New York University,1987.

[84]Strazisar,K.C.A comparison of individual vs group art therapy for a student diagnosed with attention-deficit hyperactivity disorder[D].MA.Ursuline College,1994.

[85]Conway,N.A. Spiritual transformations: An art therapy program design Utilizing twelve step and Rogerian principles[D].MA.Ursuline College,1999.

[86]Whitten,J.A.Creative freedom: The use of art therapy to increase self-esteem in female prisoners[D].MA.Ursuline College,1996.

[87]Sylwester,R.The neurobiology of self-esteem and aggression[J].Educational leadership,1997,54(5):75-79.

[88]Jackson C D.Collaboration between art teachers and school counselors of the Johnson City elementary schools to assistat-risk students: An art experiences model[D].EdD.East Tennessee State University,2003.

[89]Kanareff,R.L.Utilizing group art therapy to enhance the social skills of children with autism and Down syndrome[D].MA. Ursuline College,2002.

[90]Hammond,M.S.The benefits of expressive art therapy with socially outcast, potentially violent adolescents[D].MA. Ursuline College,2001.

[91]Larew, H.C. Group art therapy used to increase socialization skills among older adults with mental retardation[D].MA. Ursuline College,1997.

[92]王志成,杨柳,段力萍.瑜伽之路[M].南京:浙江大学出版社,2006:262,56.

[93]庄雪芹,蔺跃同.瑜伽作为一种体育疗法在康复中的运用[J].群体研究,2009,17(6):91-93.

[94]金曼,李峰.瑜伽呼吸法对呼吸系统的保健康复作用[J].吉林体育学院学报,2003,23(1):82-83.

[95]Woodyard C. Exploring the therapeutic effects of yoga and its ability to increase quality of life[J].Int J Yoga,2011,4(2):49-54.

[96]Trautmann RL.Psychotherapy and Spirituality[J].Transactional Analysis J,2003, 33(1):32-36.

[97]Miller MM,Korinek A,Ivey DC.Spirituality in the training: development of the spiritual issues in supervision scale[J].Contem Fam Ther,2004,26(1):71-78.

[98]潘朝东.将灵性融入心理治疗[J].中国心理卫生杂志,2006,20(8):538-540.

[99]潘朝东.心理治疗与咨询中的灵性干预[J].中国心理卫生杂志,2007,21(7):505-508.

[100]Bouckenooghe D, Buelens M. The Predic-tion of Stress by Values and Value Conflict[J].J Psy-chol,2005,139(4):369-382.

[101]Lutz A,Slagter H A,Dunne J D,et al.Attention regulation and monitoring and meditation[J].Trends in Cognitive Sciences,2008,12(4):163-169.

[102]陈语,赵鑫,黄金红,等.正念冥想对情绪的调节作用:理论与神经机制[J].心理科学进展,2011,19(10):1502-1510.

[103]罗非.冥想对心理健康的积极作用[Z].第三届心理学术年会:18-19.

[104]王红艳,蔡莉,王君慧.系统呼吸训练对VATS肺结节切除患者肺功能及生活质量的影响[J]中国康复,2011,26(4):264-266.

[105]沈红五,宋艳,耿桂灵,等.冥想综合干预对社区老年高血压患者心理状况的影响[J].护理学杂志,2013,28(7):67-69.

[106]Phillip L,Rice.压力与健康[M].石林,古丽娜,梁竹苑,等译.北京:中国轻工业出版社,2000:279.

[107]Zahourek RP.Relaxation and Imagery : Tools for Therapeutic Communication and Intervention[M].Philadelphia:W.B.Saunders,1988:223.

[108]DeMarco - Sinatra,Jan.Relaxation Training as a Holistic Nursing Intervention[J].Holistic Nursing Practice,2000,14(3):30-39.

[109]周晓荣,张尚军,李小妹,等.放松训练的应用研究及对护理工作的启示[J].中华护理杂志,2004,39(2):129-130.

[110]季建林.综合医院常见心理问题的行为干预[J].医学与哲学,1995,16(11):592.

[111]熊韦锐,于璐.正念疗法——一种新的心理治疗方法[J].医学与社会,2011,24(1):89-90.

[112]Kabat-Zinn J. Mindfulness-based interventions in context:past,present,and future[J].Clinical Psychology:Science and Practice,2003,10(2):144-156.

[113]鲍勃•斯塔尔,伊利沙•戈德斯坦.正念生活,减压之道——正念减压工作手册[M].祝卓宏,张妍,译.南京:江苏美术出版社,2012:17.

[114]乔.卡巴金.正念——身心安顿的禅修之道[M].雷叔云,译.海口:海南出版社,2009.

[115]熊韦锐,于璐.西方心理学对禅定的功效研究[J].心理科学进展,2010,18(5):849-856.

[116]Lau M A,McMain S F.Integrating mindful-ness meditation with cognitive and behavioral thera-pies:The challenge of combining acceptance·and change—based strategies[J].Canadian Journal of Psychiatry,2005,50(13):863-870.

[117]但叶."宠物疗法"好处多[J].百科新说,2013(8):26-27.

[118]张洪军."宠物疗法"警惕过度依赖[J].健身科学,2013(2):12.

[119]安佳慧,金方.宠物疗法填补法国老人心灵空缺[J].健身科学,2013(5):30-31.

[120]杨新民.漫话宠物疗法[J].健身科学,2011(8):26.

[121]孙莉颖.新奇的宠物疗法[J].养犬,2006(4):7-8.

[122]Hiroharu Kamioka,Shinpei Okada, Kiichiro Tsutani, et al. Effectiveness of animal-assisted therapy: A systematic review of randomized controlled trials[J].Complementary Therapies in Medicine,2014,22:371-390.

[123]Joyce S. Willens. Animal-assisted Therapies Are Becoming More Common[J].Pain Management Nursing,2013,14(4):183.

[124]Andreas O.M. Hoffmann, Ah Hyung Lee, Florian Wertenauer, et al. Dog-assisted intervention significantly reduces anxiety in hospitalized patients with major depression[J].European Journal of Integrative Medicine,2009,1(3):145-148.

[125]Marguerite O'Haire. Companion animals and human health: Benefits, challenges, and the road ahead[J].Journal of Veterinary Behavior: Clinical Applications and Research,2010,5(5):226-234.

[126]何巍,赵英凯,李凤玲,等.对发达国家补充替代医学医疗现状的分析与思考[J].国际中医中药杂志,2009,31(3):283-284.

[127]胡艳敏.瑞士补充替代医学(CAM)现状[J].中医药国际参考,2012(3):19-20.

[128]张雅鸥,杨梦甦,肖培根.补充和替代医学的发展现状[J].世界科学技术-中药现代化,2002,4(4):24-31.

第十三章 肿瘤患者静脉通路的建立与管理

肿瘤是严重危害人类健康的重要疾病之一，与心脑血管疾病共同构成对人类的最大威胁。在我国，每年新发生癌症病例约300万，死于癌症的病例约200万。肿瘤治疗手段主要有手术治疗、放射治疗和化学治疗。肿瘤患者治疗中经常输注刺激性强的药物，如抗生素、脂肪乳或高浓度营养液（TPN）和化疗药

等。化疗药物和刺激性药物对血管的刺激，会导致血管壁不同程度的损伤，造成诸如静脉炎等并发症，严重者甚至导致液体外渗造成局部组织坏死，不仅给继续治疗造成困难，而且严重影响患者的生存质量。因此需要合理地为患者建立并管理静脉通路。

第一节 静脉的解剖与临床应用

一、静脉的解剖

（一）静脉的解剖与功能

静脉是导血回心的血管，起于毛细血管，止于心房。静脉管壁结构变化较大，大致可以分为内膜、中膜和外膜，但三层界限不清。

1.外膜

血管最外层，由结缔组织和具有弹性的纤维组织构成，起到保护血管的作用。当穿刺针穿过该层时，会感到轻微"反弹"。

2.中膜

血管中层，由平滑肌和收缩肌构成。该层有丰富的神经纤维，中膜控制血管的收缩和扩张。当神经纤维暴露时，人会有疼痛感觉。

3.内膜

血管的最内层，以内皮细胞覆盖血管全部内壁。正常情况下，血管内壁始终处于保持光滑且不利于血栓形成的环境。当受到损伤时，不仅会发生炎症反应，同时还会激活血栓形成过程，导致血小板在伤害位置不停地堆积，促进凝血。

4.静脉瓣

半月形的单向阀门，保证血液向心性流动，防止反流。静脉瓣遍布全身，部分静脉穿刺的失败是由于导管开口处遇到静脉瓣的障碍，导致液体的不流通。

（二）静脉的分类

静脉根据管径的大小分为大静脉、中静脉、小静脉和微静脉。但静脉管壁结构的变异比动脉大，甚至一条静脉的各段也常有较大的差别。

1.微静脉

管腔不规则，管径50~200μm，内皮外的平滑肌或有或无，外膜薄。

2.小静脉

管径达200μm以上，内皮外间有一层较完整的平滑肌。

3.中静脉

除大静脉以外，凡有解剖学名称的静脉都属中静脉。中静脉管径2~9mm，内膜薄，内弹性膜不发达或不明显。中膜比其相伴行的中动脉薄得多，环形平滑肌分布稀疏，外膜一般比中膜厚，没有外弹性膜，由结缔组织组成，有的中静脉外膜可有纵行平滑肌束。

4.大静脉

管径在10mm以上，上腔静脉、下腔静脉、无名静脉、锁骨下静脉等都属于此类。管壁内膜较薄，中膜很不发达，为几层排列疏松的环形平滑肌，有时甚至没有平滑肌。外膜则较厚，结缔组织内常有较多的纵行平滑肌束。

（三）静脉的结构特点

1.全身的静脉可分为肺循环和体循环两部分。

2.体循环静脉分深、浅两类，深静脉常与动脉伴行，浅静脉位于浅筋膜内。

3.静脉之间有丰富的吻合支，并形成静脉丛；由小支汇合成大支，口径逐渐变粗；静脉壁薄，腔内多有静脉瓣。

4.脑部的静脉较为特殊，多为硬脑膜窦或板障静脉。

二、建立血管通路常被选择的静脉

（一）浅静脉

1.周围浅静脉

（1）上肢

1）手背及前臂的静脉。

2）肘正中静脉：在肘窝下起自头静脉，斜向内上方注入贵要静脉。

3）头静脉：起自手背静脉网的桡侧，沿前臂桡侧、前面上行至肘窝，在肘窝位于肘正中静脉桡侧，再沿肱二头肌外侧沟上行，经三角胸大肌间沟，穿深筋膜注入腋静脉或锁骨下静脉。头静脉收集手、前臂桡侧浅层结构的静脉血。头静脉在肘窝处通过肘正中静脉与贵要静脉相交通。

4）贵要静脉：起于手背静脉网的尺侧，上行逐渐转至前臂的掌侧面，在肘窝处接受肘正中静脉与头静脉相交通，贵要静脉本干则沿肱二头肌内侧缘继续上行，最后注入腋静脉。

（2）下肢

1）足背静脉。

2）小隐静脉：起于足背静脉弓的外侧，经外踝后方上升至小腿后面，在小腿中、下1/3常有穿通支与深静脉沟通。注入腘静脉，收集足外侧部和小腿后部浅层结构的静脉血。

3）大隐静脉：起于足背静脉弓内侧端，经内踝前方，沿小腿内侧缘伴隐神经上行，经股骨内侧髁后方约2cm处，进入大腿内侧部，与股内侧皮神经伴行，逐渐向前上，在耻骨结节外下方穿隐静脉裂孔，汇入股静脉，其汇入点称为隐股点。

2.头皮静脉

小儿多选择此部位进行静脉输液，主要包括颞浅静脉、额静脉、耳后静脉和枕静脉。动静脉口径几乎相等，给静脉穿刺提供了有利条件；同时小儿头皮静脉成网状分布，无静脉瓣，可向心性穿刺，也可离心性穿刺，穿刺成功率较高。另外，头皮静脉极为丰富，分支甚多，表浅易见，不易滑动，便于固定。

3.颈外静脉

颈外静脉是颈部最大的浅静脉，在耳下方由下颌后静脉的后支和耳后静脉、枕静脉等汇合而成，沿胸锁乳突肌浅面斜向下后行，在锁骨上方穿深筋膜注入锁骨下静脉或静脉角。

（二）深静脉

1.锁骨下静脉

位于颈根部的短静脉干，自第1肋骨外缘由腋静脉延续而成，向内行于胸锁关节后方与颈内静脉汇合成头臂静脉。附近筋膜结合紧密，位置较固定，管腔较大。

2.颈内静脉

颈部最大的静脉干。上于颈静脉孔处与颅内乙状窦相续。与颈内动脉和颈总动脉同行在颈动脉鞘内。至胸锁关节后方与锁骨下静脉汇合成头臂静脉。

3.股静脉

股静脉是腘静脉的延续，位于股动脉的内侧，在股三角内偏向股动脉的后内侧，股静脉位于股动脉的后方，股静脉血流经腹股沟韧带后方续入髂外静脉，髂外静脉与髂内静脉汇合至髂总静脉至下腔静脉达右心房。

（三）常被选择静脉的管径及血流量

见表13-1-1。

表13-1-1　常用各静脉的管径及血流量

静脉名称	血管直径（mm）	血流量（mL/min）
手掌部血管	2.5	40
头静脉	6	40
贵要静脉	8	95
腋静脉	16	333
锁骨下静脉	19	800
无名静脉	19	800
上腔静脉	20 ~ 30	2000 ~ 2500

第二节　静脉损伤的因素与机制

一、静脉损伤的常见因素

（一）机械损伤

正常人体的血管内膜非常光滑，便于血液在其中流动，如果反复对静脉血管进行穿刺，可以直接剥离内皮细胞导致内皮损伤，易形成血栓。而血栓形成是引发心脑血管疾病的重要因素，这样的血管损伤是不可逆的损伤。

（二）药物因素

1.pH值

血液pH值为7.35～7.45，pH<7.0为酸性，pH<4.0为强酸性，pH>9.0为强碱性。超过正常范围的药物均会损伤静脉内膜。pH<4.0：在无充分血流下可见明显静脉内膜组织改变；pH在6.0～8.0：对内膜的刺激较小；pH>8.0：内膜变得粗糙，血栓形成可能性增加。

2.渗透压

血浆渗透压为240～340mOsm/L（毫渗单位），285mOsm/L是等渗标准线渗透压。渗透压是引起静脉炎最相关的因素，渗透压越高，静脉刺激越大。药液随着配制溶液的种类不同，出现不同的渗透压。

（1）渗透压与危险性　血浆渗透压＞600mOsm/L具有高度危险，24小时内即可造成化学性静脉炎；400～600mOsm/L为中度危险；＜400mOsm/L为低度危险。

（2）不同溶液的渗透压　低渗溶液：<240mOsm/L，如0.45%氯化钠溶液；等渗溶液：240～340mOsm/L，如0.9%氯化钠溶液、5%葡萄糖氯化钠溶液；高渗溶液：>340mOsm/L，如10%葡萄糖。

（3）一些药物的渗透压举例　5-FU：650 mOsm/L；长春新碱：610 mOsm/L；TPN：1400 mOsm/L。

3.常见药物的pH值和渗透压

见表13-2-1。

表13-2-1　常见药物的pH值和渗透压

药物	pH值	渗透压（mOsm/L）
吗啡	3.0～6.0	
氯化钾	4.0～8.0	
万古霉素	2.5～4.5	
阿霉素	3.8～6.5	280
5-FU	9.2	650
环磷酰胺	3.0～9.0	352
长春新碱	3.5～5.5	610

二、静脉输液损伤血管的机制

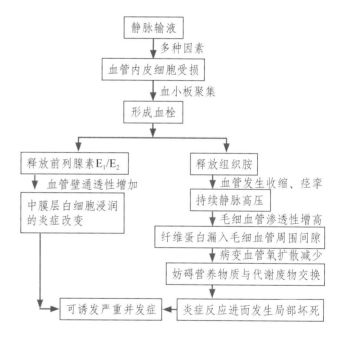

第三节　静脉通路的评估与建立

变被动输液治疗为主动输液治疗是目前静脉输液的新理念。被动血管通路规划是最常见的实践模式，即试图用外周留置针来解决所有问题，重复的植入外周留置针，优先考虑末端血管，在耗尽所有血管后，不得已选择中心静脉通路。主动静脉输液治疗在治疗伊始就进行患者的评估，为患者制订一个完善的血管通路规划来满足他的治疗需求，所以患者入院后接受静脉治疗前，需要对患者进行血管通道的整体评估工作。

一、评估

（一）患者因素

1.患者的入院诊断

如患者患慢性肾脏疾病，那么为患者建立静脉通路时，绝对不可使用双臂，因为需要保存血管做造瘘使用；癌症和免疫力低下患者、老年患者、慢性病患者静脉治疗时间较长，应考虑选择保留时间较长的静脉置管建立静脉通路。

2.患者自身状况和血管条件

考虑患者自身现存的状况，例如慢性皮肤病患者、卒中患者、上臂肌肉严重收缩和淋巴水肿患者等要合理选择穿刺部位。血管疾病例如上臂静脉血栓，血管沿途埋植心脏起搏器或心脏除颤器等。穿刺部位已经有创伤、紫青或淤血，血管极度弯曲或经历过放疗等的患者也应合理选择穿刺部位。

（二）治疗因素

1.患者的治疗方案、治疗期限

患者入院便需要对患者的整个治疗方案及计划有所了解，以合理建立静脉通路，减少患者痛苦与损伤。

2.药物性质

包括种类和数量以及每种药物的化学性质，如pH值、渗透压和刺激性等。

（1）渗透压　当高渗压液体在血管中流动时，会导致血管内膜和中膜细胞萎缩、坏死、脱落。渗透压高于600mOsm/L，从周边静脉滴入24小时以内就会导致沿途血管静脉炎。低渗压的液体在血管中流动时，同样对血管内膜和中膜造成损害，导致静脉炎的发生。

（2）pH值　pH在6.0～8.0之间为中性液体，对血管内膜刺激性最小。pH值对血管的影响：pH6.0～8.0为安全区域；pH5.0～6.0及8.0～9.0为低风险区域；pH<5.0及>9.0为高风险区域，需要用中心静脉通道器材来完成静疗。

（3）刺激性和发疱性　刺激性指药物本身能导致炎症或疼痛，发疱性指药物导致皮肤或组织黏膜的烧灼。多种化疗药、多巴酚丁胺、10%钾制剂、10%钙制剂、去甲肾上腺素等均为高刺激性、发疱性药物，美国静脉输液护理学会（Infusion Nursing Society，INS）指南认为不适宜用外周留置针进行此类药物的持续输注，应选用中心静脉器材输液。

二、静脉通路的建立

（一）头皮钢针

1.优势

价格低廉；操作简单，许多临床工作者都会使用，穿刺前与输液器连接。

2.劣势

活动受限；高渗漏率，不能保留；重复穿刺的痛苦。

3.留置时间

2～4小时。

4.适用范围

（1）静脉输注刺激性小的溶液或药物。

（2）输液量少，单次输液治疗<4小时，且输液时间在3天以内的患者。

（3）单次抽血检查的患者。

5.护理要点

（1）检查　检查头皮钢针包装是否完整，是否在有效期内。

（2）身份识别　对患者进行两种以上身份识别。

（3）评估　穿刺前对患者的血管进行评估，并进行穿刺部位的选择，常规应首选前臂及手背静脉，再次穿刺点应位于上次穿刺点的近心端。穿刺部位要求避开静脉瓣及关节部位。

（4）消毒　严格执行消毒规范，皮肤消毒范围直径不小于8cm。

（5）穿刺　消毒液待干后再进行穿刺，穿刺时头皮针与皮肤成15°～30°角斜行进针，见回血后再进入少许。

（6）固定　将针翼牢固固定，使头皮针不易脱出。

（7）穿刺部位的肢体应保持稳定，勿用力牵动，同时护士应加强巡视。

（8）观察　密切观察穿刺部位有无肿胀，针头有无移动、异位、脱出。

（9）其他　密切观察患者用药后反应。

（二）留置针

1.优势

经济，容易穿刺，可留置，许多产品规格可用，相对容易学习的穿刺技术。

2.劣势

留置时间相对较短，对pH/渗透压、刺激性药物的限制，相对于深静脉导管更易脱出和渗漏。

3.留置时间

72～96小时。

4.适用范围

（1）预计总输液时间<72小时，输液量较少的患者。

（2）老人、儿童、躁动不安的患者。

（3）输全血或血液制品的患者。

（4）需做糖耐量实验以及连续多次采集血标本的患者。

5.禁用范围

输入发疱剂及刺激性药物、胃肠外营养液、pH值低于5或高于9的液体或药物，以及渗透压大于600mOsm/L的液体时禁用。

6.护理要点

（1）血管的选择　应选择柔软而富有弹性且较直的静脉。成人可选择上肢的背面和桡侧面的静脉。新生儿和儿童可选择额正中静脉、颞浅静脉、耳后静脉等。

（2）穿刺部位的选择

1）选择穿刺部位时，首先要对既往静脉穿刺以及静脉损伤的情况进行评估。

2）选择穿刺部位时应避开静脉瓣部位。

3）首选上肢远端部位，再次选择应位于前次穿刺点的近心端。

4）不宜选择的穿刺部位：关节部位；弹性差的静脉；已有渗漏、静脉炎、感染及血肿发生的部位；静脉曲张的部位；手术同侧肢体及患侧肢体；反复穿刺的部位；应尽量避免在下肢进行穿刺（由于有发生血栓和血栓性静脉炎的风险，下肢静脉不应作为成年人选择血管的常规部位）。

（3）留置针的选择

1）原则上在满足输液治疗需要的情况下，尽量选择型号小的短导管。临床实践证明细而短的24G型静脉留置针进入血管后漂浮在血管中，可减少对血管内皮的机械摩擦，降低机械性损伤和血栓性静脉炎的发生，从而延长留置时间。

2）应考虑患者的年龄、静脉局部条件、输液的目的和种类、治疗时间和患者的活动需要。

（4）穿刺部位消毒

1）消毒范围：以穿刺点为中心，皮肤消毒范围直径应≥8cm。

2）消毒剂：碘酊和乙醇、复合碘制剂。

3）消毒方法：以穿刺点为中心由内向外、螺旋式不间断式消毒。

（5）操作注意事项

1）穿刺前应对血管进行评估，了解静脉走向，避免在关节部位、已变硬或曲张静脉部位，曾有渗漏、静脉炎、感染及血肿发生以及手术同侧肢体和患侧肢体等部位穿刺。

2）做好解释工作，以取得患者配合。

3）穿刺时针头与皮肤成角15°～30°直刺血管，穿刺速度稍慢，注意观察回血。

4）见回血后再降低角度为10°左右，再将留置针推进约0.5cm，保证外套针管在静脉内，回撤针芯约0.5cm，将套管针全部送入静脉内，撤出针芯。

5）松开止血带，嘱患者松拳，打开调节器。

6）用一条透明粘膏固定留置针，无菌透明膜妥善固定，注明置管日期及时间。

（6）穿刺部位的护理

1）严格无菌技术操作。

2）保持穿刺点无菌，以透明敷料覆盖，敷料清洁干燥，黏性丧失或被污染时及时更换。

3）严密观察穿刺部位，如发现穿刺部位出现红、肿、热、痛或沿走向出现条索状发红，提示有静脉炎发生，应拔除留置针，进行相应处理。

4）输入刺激性药物前后需用生理盐水冲管，避免刺激局部血管。

5）输液完毕后正压封管并且用"小夹子"夹闭延长管，确保正压效果，以免堵管或血栓形成。

6）更换穿刺部位时应选择对侧手臂或不同的静脉。

7）输液过程中注意保护输液侧的肢体，尽量避免肢体下垂，以免造成回血堵塞导管。

8）如果发生导管堵塞，应拔管重新穿刺，切忌用力推注，以免将管内的血凝块推进血管内引起栓塞。

9）每次输液前后检查穿刺部位，询问患者有无不适，发现异常及时处理。

10）静脉留置针时间为72～96小时。

（三）中长导管

1.优势

可在直视下进行穿刺，操作简便；患者活动方便，易接受；经济。

2.劣势

静脉保护功效差，留置时间短。

3.留置时间

7～28天。

4.适用范围

预计输液时间持续7～28天的患者，可用于水化疗法、静脉输注镇痛剂及某些抗生素等药物。

5.禁用范围

持续输注发疱类药物、肠外营养、pH值低于5.0或高于9.0的液体及渗透压高于600mOsm/L的液体。

6.置管及护理要点

同本章节CVC部分。

（四）中心静脉导管（Central Venous Catheter，CVC）

经锁骨下静脉、颈内静脉、股静脉置管，尖端位于上腔静脉或下腔静脉的导管。

1.优势

与PICC置管相比费用较低，用于所有类型的静脉治疗；可用于监测中心静脉压；可在床旁或门诊手术室置入（要求无菌环境）；可在紧急情况下置入并立即使用；有多种规格，且分为单腔、双腔和三腔导管；可同时输注多种或存在配伍禁忌的药物（双腔或三腔）；输液器与接头连接后可立即使用。

2.劣势

操作较复杂；损伤较大；容易引起并发症；感染率较高；需严格采用无菌技术操作以预防感染的发生，保持管路通畅；不适用于长期的静脉输液。

3.留置时间

随时评估，不需要时尽早拔除。

4.适用范围

（1）急性复苏的患者，由于外伤意外和疾病造成呼吸、心跳停止的抢救。

（2）严重休克需快速补液的患者，由于失血、过敏等造成血容量低的情况。

（3）消化道大出血的患者，快速补充血容量；肿瘤晚期的危重患者，需要长期补充液体；危重及大手术患者。

（4）外周静脉穿刺困难但需长期使用某些对血管有刺激性药物的患者；输注高渗、发疱剂及刺激性药物的患者。

（5）需持续或间断输入已知或可疑配伍禁忌药物的患者。由于其可采用多腔静脉插管，一次性建立多路静脉通路，管腔分隔，有利于不同成分液体同时输入，避免了药物配伍禁忌。

（6）需输血或血液制品的患者（非首选）；需要进行中心静脉压监测的患者；实施完全胃肠外营养支持的患者。

（7）进行心导管检查、安装心脏起搏器的患者。

（8）需要插入漂浮导管进行血流动力学监测的患者。

5.禁用范围

（1）穿刺局部皮肤有破损或感染。

（2）局部有放疗史、手术史、血栓形成史等。

（3）有出血倾向的患者。

（4）沿血管装有心脏起搏器的患者。

6.置管及护理要点

（1）置管前

1）评估患者的年龄、病情、过敏史、静脉治疗方案、药物性质等，选择合适的输注途径和静脉治疗工具。

2）评估穿刺部位皮肤情况。

3）核对确认置管医嘱，查看相关化验报告。如有出血倾向，则谨慎选择中心静脉置管；如D-二聚体值高于正常，血栓形成的风险较高，则慎重考虑中心静脉置管并向患者及家属讲明相关风险。

4）向患者耐心解释置管的目的、方法、注意事项，回答患者及亲属的问题，取得患者和家属的配合。给患者以安慰，减轻其心理负担和焦虑情绪。

5）确认已签署置管知情同意书。

6）指导患者洗浴，做好皮肤准备；备齐穿刺用物品。

（2）置管

1）血管与穿刺点选择：常用锁骨下静脉与颈内静脉（表13-3-1）。

A.锁骨下静脉置管（锁骨上进针）：用记号笔标记胸锁关节，再沿胸锁乳突肌外缘与锁骨上缘各画一条线，形成一夹角，将该角顶点后移0.5~1cm处画一点为进针点，为穿刺方向胸锁关节，角度为15°~30°。

B.锁骨下静脉置管（锁骨下进针）：用记号笔标

表13-3-1 CVC穿刺部位优缺点比较

穿刺部位	优点	缺点
颈内静脉	血管较粗，易于定位和穿刺 到腔静脉的距离短而且直（右侧） 并发症发生率低	离颈动脉近 敷料不易固定 穿刺点易被污染
锁骨上进针锁骨下静脉	大血管，流速高 从皮肤到达静脉距离较近，易于进入静脉 穿刺针在胸锁乳突肌锁骨头的深部筋膜中前进，与锁骨下动脉、胸膜有一定距离，故安全可靠，成功率高	与肺尖近，易造成气胸 靠近锁骨下动脉，止血困难 锁骨上窝不易固定导管，易感染
锁骨下进针锁骨下静脉	导管穿过锁肋间隙，易于固定 易于预防感染	与肺尖近，易造成气胸 靠近锁骨下动脉，止血困难

记锁骨中线，再内移1～2cm于锁骨下缘进行标记，该点为进针点，穿刺方向为针头指向头部，与胸部纵轴成45°，与胸壁成15°角。

C.颈内静脉置管：方法一：用记号笔标记胸锁乳突肌与颈外静脉交点上缘为进针点，穿刺方向为针头指向骶尾，对准胸骨上切迹，针轴与矢状面及水平面呈45°角。方法二：用记号笔标记胸锁乳突肌三角顶点，与乳突肌锁骨内侧缘平行穿刺，针尖对准乳头，针轴与额平面呈45°～60°角。

D.股静脉置管：术者用手扪及股动脉，做股动脉定位，向内侧移0.5cm做股静脉定位，在腹股沟韧带下两横指股动脉内侧0.5cm处做穿刺点标记，角度为30°～45°。

2）协助患者取正确的卧位：锁骨下静脉穿刺患者取去枕头低位（15°～30°）或平卧位，必要时肩背部垫一薄枕，头偏向穿刺部位的对侧；颈内静脉穿刺患者取去枕平卧位，头偏向穿刺部位的对侧；股静脉穿刺患者取平卧或半卧位，穿刺侧下肢稍向外展。

3）严格执行无菌操作。

4）置管操作流程

A.免洗消毒液洗手，打开CVC消毒包，戴无菌帽、口罩和无菌手套。

B.以穿刺点为中心，宜选用2%葡萄糖酸氯己定乙醇（年龄＜2个月的患儿慎用）或有效碘浓度不低于0.5%的碘伏或2%碘酊溶液和75%的乙醇消毒3遍（第一遍顺时针，第二遍逆时针，第三遍顺时针）；消毒范围以穿刺点为中心，直径大于20cm，待干。

C.建立无菌区：免洗消毒液洗手；打开CVC穿刺包，穿无菌隔离衣，戴无菌手套；铺无菌巾及孔巾，助手按无菌原则投递注射器于无菌区内，注射器抽吸利多卡因及生理盐水；按无菌原则打开CVC穿刺套件，按使用顺序合理摆放物品。

D.于穿刺点局部注射规定剂量的局部麻醉剂，预穿血管，边进针边抽回血，回血通畅即达预穿刺静脉（预穿血管正确，勿将麻药推注到血管内）。

E.绷紧皮肤，持穿刺针按定位方法实施穿刺，深度一般为2～3cm或3～5cm，边进边回抽针柄，见回血后，再推进1～2mm。

F.左手固定针头及注射器，右手将导丝推进器连接，将导丝缓缓送进血管内至合适深度，将导丝推进器与针头一并退出，保留导丝且不可污染导丝。

G.将中心静脉导管沿导丝送入血管至预定长度（送导管过程中，不要将导丝一起推进）。将导丝退出，连接接头，用另一注射器抽吸回血并用生理盐水脉冲法冲净回血（抽回血时勿将血液抽至接头内）。

H.穿刺置管的深度一般以能达到上/下腔静脉近心

房入口处为宜。锁骨下静脉置管深度为14～16cm；颈内静脉置管深度约为13～15cm；股静脉置管深度（穿刺点至患者剑突的距离）为40～55cm。

5）置管过程严密观察患者的神志和生命体征变化。

（3）置管后的维护

1）妥善、牢固固定导管，防止导管扭曲、打折、滑脱等。严禁患者自行移动导管。

2）穿刺点以无菌透明敷料或无菌纱布敷料覆盖。

3）无菌透明敷料应每7天更换一次，无菌纱布敷料应每2天更换一次。如果穿刺点有血性渗出、分泌物过多及由于出汗造成敷料松脱、卷曲、污染、破损时应随时更换敷料。油性皮肤应缩短敷料更换间隔时间。更换敷料时严格进行无菌操作，穿刺点局部以乙醇、碘酒消毒，同时观察皮肤有无红肿热痛的感染征象。

4）嘱患者穿开襟宽松衣服，避免着紧身或高领衣服。

5）保持管路通畅：给药前后宜用生理盐水脉冲式冲洗导管，输液完毕，应用导管容积加延同等容积2倍的生理盐水或肝素盐水正压封管，可有效地防止输液管堵塞；在输入化疗药物、氨基酸、脂肪乳等高渗、高刺激性药物及输血前后，都应及时冲管，以免造成导管损害或因部分药物沉淀在管道壁上而引起导管堵塞；如出现液体流速不畅，可用5mL注射器抽吸回血，但不可用力推注液体。如确定导管已脱出血管外，则应拔除导管，严禁重新插入。

（五）经皮外周中心静脉导管（Peripheral Inserted Central Venous Catheter，PICC）

经上肢贵要静脉、肘正中静脉、头静脉、肱静脉、颈外静脉（新生儿还可通过下肢大隐静脉、头部颞静脉、耳后静脉等）穿刺置管，尖端位于上腔静脉或下腔静脉的导管。

1.优势

置入步骤相对简单，可在门诊置管；置管损伤较小；留置时间长；并发症发生率相对较低。

2.劣势

价格较高，外露导管体有破损的可能，患者难以自我护理。

3.留置时间

PICC留置时间不宜超过一年或遵照产品使用说明书。

4.适用范围

（1）需长期静脉输液的患者。

（2）输注刺激性药物，如化疗等。

（3）输注高渗性或黏稠性液体，如胃肠外营养液、脂肪乳等。

（4）其他，如家庭病床患者等。

5.禁用范围

（1）缺乏外周静脉通道（无适合穿刺血管）。

（2）穿刺部位有感染或损伤。

（3）插管途径有放疗史、血栓形成史、外伤史、血管外科手术史。

（4）接受乳腺癌根治性手术和腋下淋巴结清扫的术后患者。

（5）上腔静脉压迫综合征患者。

6.置管及护理要点

（1）置管前　同CVC，另外需要评估是否需要借助B超等显像技术帮助血管的识别及选择。

（2）置管

1）血管选择

A.首选静脉：贵要静脉管径粗，解剖结构直，位置较深。

B.次选静脉：肘正中静脉。

C.末选静脉：头静脉表浅，暴露良好，管径细，有分支，静脉瓣相对较多。

2）穿刺点选择：盲穿时肘下两横指处进针最佳，B超引导下穿刺时宜选择肘横纹上6~8cm。

3）导管的选择

A.导管型号选择：成人通常选择4Fr，儿童3Fr，婴儿1.9Fr。

B.导管种类选择：普通导管与耐高压导管，单腔导管与双腔导管。

4）测量定位

A.测量导管插入长度：预穿刺手臂外展与躯干呈90°。测量自穿刺点至右胸锁关节，再向下至第3肋间。

B.测量臂围：肘窝以上10cm处测量臂围。

5）置管

A.协助患者平卧，手臂外展与躯干成角90°。

B.穿刺部位消毒：流动水下洗手两遍，打开PICC消毒包，戴无菌帽、口罩和无菌手套；以穿刺点为中心，螺旋式消毒皮肤，范围为穿刺点上下各10cm，左右到臂缘。

C.建立无菌区：免洗消毒液洗手；打开PICC穿刺包，穿无菌隔离衣，戴无菌手套；患者手臂下铺无菌治疗巾，铺无菌巾及孔巾，助手按无菌原则投递注射器于无菌区内，注射器抽吸利多卡因及生理盐水。

D.按无菌原则打开PICC穿刺套件；预冲导管、连接器、肝素帽和穿刺针；助手结扎止血带。

E.静脉穿刺并撤出插管鞘的针芯：进针角度为20°~30°，见回血后降低进针角度进针0.5cm，再送套管鞘，使之进入血管；保持插管鞘的位置，防止脱位；松开止血带；轻压穿刺血管的上方止血，退出针芯。

F.插入并推进导管：将导管插入插管鞘，缓慢推进导管；当导管头部到达患者肩部时，嘱患者将头部贴近肩部，并转头向插管穿刺点处，以防止可能发生的误插至颈静脉；保持臂与身体成90°角，无菌操作，直至完成将导管推进到目的位置。

G.撤出插管鞘及导丝：推进导管至预定长度，固定导管位置，从血管内撤出插管鞘支撑导丝。

H.修正导管长度并安装连接器：清洁导管上血渍，至少保留体外导管5cm，用无菌直剪与导管保持直角（90°）剪断导管，注意不要剪出斜面或毛碴；导管的最后1cm一定要剪掉，否则导管与连接器固定不牢；将减压套筒安装到导管上，将导管套到连接器的柄上，推进到底，注意不要使导管起褶；沿直线将连接器的倒勾和减压套筒的沟槽连接在一起，不可扭动，将二者锁定。

I.封管与固定：安装肝素帽或正压接头，抽回血，在透明延长管处见到回血即可，用20mL生理盐水脉冲方式冲管，正压封管（抽回血时勿将血液抽至接头内）；使用8cm×12cm以上的无菌透明敷料进行固定。严格无菌操作，手不可触及无菌敷料覆盖区域内皮肤。消毒液待干后方可贴无菌透明敷料，切忌扇干、吹干。将体外导管放置呈S形弯曲固定，以降低导管拉力，避免导管在体内外移动。贴无菌透明敷料时，先沿导管捏压无菌透明敷料，使导管与无菌透明敷料服帖，再将整片敷料压牢。注明贴无菌透明敷料的日期和时间。

J.置管完毕，通过X线片确定导管尖端位置并记录置管日期、长度、臂围、位置、患者状况。

（3）置管后的维护　同CVC的维护。

7.CVC与PICC一般情况的比较

见表13-3-2。

（六）输液港（Port）

完全植入体内的闭合输液装置，包括尖端位于上腔静脉的导管部分及埋植于皮下的注射座。

表13-3-2　PICC与CVC一般情况的比较

	PICC	CVC
适应证	稳定状态输液	重症急诊患者
感染率	<2%	26%~30%
操作者	经过培训的护士	经过培训的护士
穿刺难易	可见血管	盲穿
穿刺并发症	少	易出现血气胸误伤动脉
留置时间	数月至1年	1~2周
导管尖端位置	得到安全的控制	不精确
流速	较慢	较快
选择血管要求	肘部静脉条件良好	无特殊要求

1.优势

完全植入体内，感染风险低；提供长期可靠的中心静脉通道；减少反复穿刺，减少每周的换药和冲管；真正提高患者的生活质量。

2.劣势

置管和拆除都需要进行手术；价格比传统的CVC或PICC更昂贵；功能发生异常时纠正手段更复杂、困难；每次穿刺时患者有轻微痛感；有可能脱出缝针口。

3.留置时间

使用注射座的穿刺次数高达2000次，使用寿命可长达4~5年。

4.适用范围

（1）需长期或重复静脉输注药物的患者。

（2）可进行输血、采集血标本、输注胃肠外营养液、化疗药物等。

5.禁用范围

（1）任何确诊或疑似感染、菌血症或败血症的患者。

（2）患者体质、体型不适宜植入式输液港。

（3）确定或怀疑对输液港的材料有过敏的患者。

（4）严重的肺阻塞性疾病；预穿刺部位曾经接受放射治疗；预插管部位有血栓形成迹象或经受过血管外科手术。

6.置管及护理要点

（1）置管前　同CVC。

（2）置管

1）导管的选择：由经过培训的医生依不同的治疗方式和患者体型来选择输液港植入的途径，输液座放于皮下。

2）植入位置的选择：植入位置的解剖结构应该能保持注射座稳定，不会受患者活动的影响，不会使局部皮肤及皮下组织压力升高，不会影响患者穿衣，注射座隔膜上方的皮下组织厚度在0.5~2cm为适宜厚度。

3）血管的选择：锁骨下静脉和颈内静脉是常用的选择，实际根据患者的个体差异决定。

4）输液港的选择

A.输液港型号及种类选择：由医生依不同的治疗方式和患者体型做出选择。标准型及小型输液港适用于不同体型的成人及儿童患者；双腔输液港适用于同时输注不兼容的药物；术中连接式导管可于植入时根据需要决定静脉导管长度。

B.输液港种类有多种选择，单腔末端开口式导管输液港或单腔三向瓣膜式导管输液港；小型单腔末端开口式导管输液港或小型单腔三向瓣膜式导管输液港；双腔末端开口式导管输液港或双腔三向瓣膜式导管输液港。

5）输液港附件——无损伤针的选择：①蝶翼针输液套件适用于连续静脉输注；②直形及弯形无损伤针适用于一次性静脉输注。

6）置管：由经过培训的医生植入。

（3）置管后的维护

1）注射部位消毒：宜选用2%葡萄糖酸氯己定乙醇（年龄<2个月的婴儿慎用），有效碘浓度不低于0.5%的碘伏或2%碘酊溶液或75%的乙醇消毒3遍。

2）穿刺输液港：触诊定位穿刺隔，一手找到输液港注射座的位置，拇指与示指、中指呈三角形，将输液港拱起；另一手持无损伤针自三指中心处垂直刺入穿刺隔（不要过度绷紧皮肤），直达储液槽基座底部。

3）穿刺时动作要轻柔，感觉有阻力时不可强行进针，以免针尖与注射座底部推磨，形成倒钩。

4）穿刺成功后，应妥善固定穿刺针，不可任意摆动，防止穿刺针从穿刺隔中脱出。

5）固定要点：用无菌纱布垫在无损伤针针尾下方，可根据实际情况确定纱布垫的厚度，用无菌透明贴膜固定无损伤针，防止发生脱位。注明更换贴膜的日期和时间。

6）输液过程中如发生药物外渗，应立即停止输液，并即刻给予相应处理。

7）静脉连续输注时，每输完一组药，应用生理盐水以脉冲方式冲洗输液港。

8）退针：为防止少量血液反流回导管尖端而发生导管堵塞，撤针应轻柔，当注射液剩下最后0.5mL时，为维持系统内的正压，应以两指固定泵体，边推注边撤出无损伤针，做到正压封管。

9）采血标本时，用10mL以上注射器以无菌生理盐水冲管，初始抽出至少5mL血液并弃置，儿童减半，再更换注射器抽出所需的血液量，注入备好的血标本采集试管中。

10）连接输液泵设定压力超过172.375kPa时自动关闭；以低于插针水平位置置换肝素帽。

第四节　中心静脉导管的维护

"CDC 2011"中强调："在所有的条目中，一旦置入，导管的护理与维护便成为置管效果和质量保证的重中之重"。有效的维护能减少导管堵塞，预防导管相关性感染，具体包括：接头的消毒、每周更换接头一次、穿刺部位定期换药和规范冲封管。

一、中心静脉导管的规范维护

（一）接头的消毒与更换

1.接头的消毒规范

（1）任何种类的接头帽在使用前必须要用消毒剂充分摩擦消毒。

（2）等接头表面完全干燥后再接通输液管或注射器。

（3）定期更换，如果发现接头损坏或内藏血迹，应及时给予更换。

2.接头的更换

（1）置纱布将旧接头取下。

（2）取无菌纱布，手拿纱布外面，打开纱布后，将手未接触面垫至接口下。

（3）使用消毒棉多方位用力擦拭导管接头横切面及外围（至少擦拭15秒）。

（4）将预冲后的接头连接上，连接要牢固。

（5）用10mL的预冲针预冲导管，在冲导管之前先回抽空针，见回血后在用脉压式预冲导管，注回血不可抽到接头处。

（6）抽吸3～5mL的肝素盐水用脉压方式封冲导管。

（二）穿刺部位换药

1.置管处敷料于穿刺后第一个24小时更换一次，之后用透明敷料每周换药一次，如穿刺部位有渗血、渗液或有松动或潮湿则随时更换。

2.更换敷料时，严格执行无菌操作原则，先用乙醇棉棒消毒3遍，再用含碘的或葡萄糖氯己定消毒棉棒消毒3遍，消毒范围大于贴膜面积，待干燥后再用透明敷贴固定。

（三）规范冲封管

A-C-L是导管维护最佳实践标准：A=assess the function of the catheter导管功能评估（抽回血）；C=clear冲管；L=lock封管。

1.导管功能评估

抽回血，观察输液速度，冲、封管是否困难。

2.冲管

将导管内残留的药液和血液冲入血管。

（1）推一下停一下，在导管内造成小漩涡，加强冲管效果。

（2）最好使用预装的10mL生理盐水注射器。

（3）冲管时除观察穿刺部位的各种现象，同时也要注意患者的反应。

3.封管

输液完毕或在两次间断的输液之间，需用封管液封管，维持导管通畅。

无针接头帽的机械原理及使用：帽内的机械装置在注射器与接头帽相断接的瞬间把盐水推出去—正压，把血吸进导管内—负压，不进不出—零压。

正压接头帽：冲管—断接注射器—捏卡子。

负压接头帽：冲管—捏卡子—断接注射器。

零压接头帽：冲管—捏卡子—断接注射器—捏卡子。

第五节　中心静脉通路常见问题和并发症的预防及护理

一、中心静脉置管时的常见问题和并发症

（一）穿刺失败

1.原因

（1）既往重复多次的静脉穿刺。

（2）患者体温或环境温度过低。

（3）脱水。

（4）恐惧、焦虑、疼痛。

（5）患者血管、肢体等的解剖结构的特异性。

2.预防和处理

（1）使用通道材料时要给予充分的评估。

（2）在治疗的最初就选择适宜的器材及适宜的规格。

（3）注意保暖甚至适当加温。

（4）力求达到最佳的血流动力学状态。

（5）观察患者的舒适度，保持肢体的特定体位。

（6）借助于超声波技术（PICC置管时）。

（二）心律失常

1.原因

导管或导丝置入过深，刺激大血管壁或心房壁所致。

2.表现

心前区不适、心跳加快、心律不齐。

3.预防

导管置入深度适宜，导管尖端恰好位于上腔静脉下1/3处，勿进入右心房。

4.处理

一旦发生心律失常立即将导丝或导管往外退出少许。

（三）误穿动脉

1.原因

颈内静脉与颈内动脉及锁骨下静脉与锁骨下动脉相伴行，PICC穿刺时的静脉与肱动脉邻近。

2.预防

一旦找好穿刺血管，要求患者配合固定位置；在穿刺时明确静脉和动脉的位置；固定患者的上臂；目前使用超声波仪器来协助穿刺（PICC置管时）已大大减少误穿动脉的发生。

3.处理

若判定为误穿动脉，立即退出穿刺针，手指按压穿刺部位至少5~10分钟，然后检查出血情况。如患者凝血困难，延长按压时间。

（四）气胸

1.原因

锁骨下静脉穿刺时有损伤胸膜的可能。

2.临床表现

患者突然出现胸闷、气促、胸痛、呼吸困难、口唇发绀、穿刺时可回抽到气体；查体气管偏移，穿刺侧胸部叩诊呈鼓音，听诊呼吸音消失；X线可确诊。

3.处理

（1）吸氧。

（2）半卧位休息。

（3）协助X线检查。

（4）肺压缩＞25%，应立即准备胸穿或胸腔闭式引流。

（5）严密观察病情变化。

（五）神经、胸导管损伤

1.神经损伤

（1）原因 穿刺点较高或过深损伤臂丛神经。

（2）表现 上肢麻木、触电感。

（3）处理 拔针后重新确定穿刺部位。

2.胸导管损伤

（1）原因 左侧置管易出现，胸导管在左侧靠近颈内静脉夹角。

（2）表现 混浊白色或无色、淡黄色液渗出。

（3）处理 拔管，局部加压。

（六）刺激感受器

1.原因

刺激心脏、上腔静脉感受器及迷走神经，也可见于拔管时。

2.表现

剧烈咳嗽、大汗、肢体麻木、血压下降、心率减慢。

3.处理

肌内注射阿托品。

（七）出血、血肿

1.原因

（1）反复多次穿刺损伤血管壁。

（2）误穿动脉。

（3）穿刺针太粗，穿刺后压迫时间不够或压迫点发生移位。

（4）置管后剧烈咳嗽、打喷嚏致局部压力增高等导致皮下血肿形成。

2.处理

（1）立即停止操作，拔出针头，加压按压。

（2）尽早处理 小血肿一般不需特殊处理，多可在数日后逐渐自行吸收，较大血肿24小时内给予冷敷，之后自然吸收或用硫酸镁等进行湿敷。

（3）血肿较大出现压迫症状时，根据医嘱予以止血、冷敷、抗感染、制动等治疗，并严密观察血肿情况及生命体征的变化。

（4）穿刺部位按压时间超过15分钟以上还出现穿刺点出血现象，应报告医生，查找原因。

（八）空气栓塞

1.原因

由于操作不当致空气进入血管引起。

2.临床表现

表现为胸部感到异常不适、咳嗽、胸骨后疼痛，随即发生呼吸困难、发绀，有濒死感。

3.处理

（1）立即让患者取左侧卧位和头低脚高位。

（2）给予高流量氧气吸入。

（3）立即通知医生。

（4）严密观察病情变化，如有异常及时对症处理。

（5）给予心理支持，解除紧张情绪。

二、中心静脉导管留置期间的常见并发症

（一）导管相关性感染

1.相关概念

（1）导管相关性感染（Catheter Related Infection，CRI）　发现并存在病原微生物的增长，可以是局部的、全身的，或两者兼有。主要有3种类型，包括导管相关局部感染、隧道感染、导管相关性血流感染（Catheter Related Blood Stream Infection，CRBSI）。

（2）导管相关局部感染　通常发生在穿刺位置，表现为导管入口处红肿硬结、流脓，范围在2cm以内。

（3）隧道感染　通常发生在隧道式导管出口位置或植入式输液港的开口位置，感染症状沿导管插入方向延伸超过2cm。

（4）CRBSI　有全身感染症状，无其他明显感染来源，患者外周血培养及对导管半定量和定量培养分离出相同的病原体。

2.CRBSI的诊断标准

（1）指征　在病房内携带中心静脉导管的患者，出现原因不明的发热，体温大于38℃，并伴有寒战和（或）低血压，儿童患者出现低体温者。

（2）处置方法　临床医护人员送检微生物学标本。

（3）送检方法　临床医生首先判断导管是否仍有保留的必要性。按导管保留与否分别采用不同的送检方法。

1）保留情况：采取至少2套血培养，其中至少一套来自外周静脉，并做好标记，另外的一套则从中心静脉导管采获，两个来源的采血时间必须接近（≤5分钟），各自做好标记。

2）不保留情况：从独立的外周静脉无菌采集2套血培养。无菌状态下取出导管并剪下5cm导管尖端进行培养。

（4）采血方法

1）消毒：75%的乙醇消毒培养瓶的橡胶塞，待干60秒；用碘酊、碘伏或复方配方消毒液，消毒穿刺部位皮肤，作用足够时间，用75%乙醇脱碘干燥后采血，严格执行无菌操作原则，防治污染产生假阳性结果。

2）两个部位采血时间接近（≤5分钟）。

3）每瓶采血10mL，尽量保证2套血培养采血达40mL，提高阳性检出率。

4）采血后，血培养瓶应尽快送至微生物实验室。采血后的血培养瓶室温放置不能超过12小时。

（5）诊断

1）如果2套血培养阳性且为同种菌，来自导管的血培养报阳时间比来自外周静脉的早120分钟：提示为CRBSI（报阳时间差异小于120分钟，但耐药谱一致，同时缺乏其他感染证据，也可能提示为CRBSI）。

2）如果2套血培养阳性且为同种菌，如缺乏其他感染证据，提示可能为CRBSI。

3）如果2套血培养阳性且为同种菌，来自导管血培养的细菌数量为至少5倍于外周静脉血培养，如果缺乏其他感染证据，提示可能为CRBSI（用于手工定量血培养系统）。

4）如果仅是来自导管的血培养为阳性：不能确定为CRBSI，可能为定植菌或采集血标本时污染。如果仅是来自外周静脉的血培养为阳性：不能确定为CRBSI；但如为金黄色葡萄球菌或念珠菌，再缺乏其他感染证据，则提示可能为CRBSI。见表13-5-1。

（6）2011年美国CRBSI防控要点　对进行置管和维护操作的相关人员进行培训和教育；在进行中心静脉置管时，采取最大无菌屏障措施；用2%葡萄糖含氯己定（洗必泰）进行皮肤消毒；避免常规更换中心静脉置管作为预防感染的手段；当严格执行上述方法仍不能降低感染率时，使用消毒剂或抗菌药涂层的短期中心静脉导管和浸有氯己定的海绵敷料。

3.CRI的处理

（1）导管相关性局部感染　一般不需拔除导管，通过局部理疗、湿热敷、每日换药等方式加强局部护理，根据培养结果遵医嘱局部使用抗生素软膏，必要时遵医嘱口服抗生素药物等治疗。随时进行评估，如有进展，及时做相应处理。

（2）隧道感染　立即拔除导管，遵医嘱使用抗生素进行局部或全身治疗，皮下脓肿或广泛隧道炎症时应进行局部清创。

（3）CRBSI　CRBSI诊断明确后应及时拔除导管，如遇抢救等特殊情况，可暂时保留导管，随时评估，及时拔除导管。可使用抗生素封管技术，即向管腔内注入1～2mL高浓度抗生素，待抗生素留置一定时

表13-5-1　CRBSI的判断标准

导管取血	外周静脉取血	条件	结果判断
+	+		CRBSI可能
+	+	导管报道阳性时间较外周快120分钟，导管细菌浓度较外周高3～5倍	CRBSI可能
+	-		不能确定
-	-		不是CRBSI

间，再回抽。但目前对抗生素封管冲洗仍存争议，因为存在出现过敏和产生耐药性的风险，因此临床应谨慎使用。若存在血栓相关性感染，残留的凝块可能会保护微生物，导致复发，因此在抗生素治疗的同时，可考虑进行溶栓或抗凝治疗，以预防血栓进一步凝集，并溶解现有血栓。若患者接受抗感染治疗后24~48小时依然存在感染症状，应拔除血管通路装置。

以下情况必须拔除导管：①分离到的病原菌为金黄色葡萄球菌、铜绿假单胞菌或其他非发酵菌、分枝杆菌或酵母菌等难以清除的高毒力致病菌。②出现严重并发症，如心内膜炎、骨髓炎、脓毒性菌栓。③确诊为导管相关性败血症、脓毒性静脉炎、感染性休克。④抗生素治疗后再次感染。

（二）导管相关性血栓形成

1.临床表现

疼痛、肿胀、肤色及皮温有差异，B超报告血栓形成。

2.处理

不要擅自处理，应立即请血管外科医师会诊，进行相应处理后再考虑拔管。

（三）导管堵塞

1.临床表现

给药时感觉有阻力，输液速度减慢或停止，无法抽到回血，冲管不畅，穿刺口有液体渗出。

2.原因

（1）导管受压　缝合过紧压迫导管，导管体外部分被钳闭。

（2）药物因素　药物沉淀或大分子溶质（如脂质）沉积；同时输注有配伍禁忌的药物，前后输注两种有配伍禁忌的药物而中间没有充分用生理盐水冲管，所输注的药物浓度过高而结晶等；术后输注大量止血药物、血制品和脂肪乳剂等易发生药物及纤维素沉积而发生导管堵塞。

（3）维护因素　未规范冲封管，输注血制品或抽血后不冲管。

3.预防

保持导管通畅，防止导管折叠、扭曲、受压，及时合理冲封管；合理安排补液顺序；防止血液反流，及时更换补液，防止补液滴速停止，血液倒流；认真做好患者的解释工作，尽量取健侧卧位，避免剧烈活动及局部受压；及时处理患者呕吐、咳嗽、呃逆等。

4.处理

不能强行冲管，可用尿激酶5000U/mL溶栓；若确认为药物结晶造成的堵管则拔管。

（四）静脉炎

1.INS静脉炎分级标准

0级：无临床表现；

1级：输液部位发红，伴或不伴有疼痛；

2级：输液部位疼痛伴有发红和（或）水肿；

3级：输液部位疼痛伴有发红和（或）水肿；条索状物形成，可触摸到条索状静脉；

4级：输液部位疼痛伴有发红和（或）水肿；条索状物形成，可触摸到静脉条索状物大于2.5cm，有脓液流出。

2.原因

（1）机械性静脉炎　因置管过程中反复穿刺或置管后导管在血管中反复移动损伤血管内膜所致。其发生与置入导管的材料、型号，操作者的技术水平，患者血管状况、机体免疫状况及穿刺侧肢体活动程度有关。

（2）化学性静脉炎　由于中心静脉导管尖端位于上腔静脉，输注pH值过高、过低，渗透压过高或刺激性较强的药物时，药液很快被血液稀释，故对血管损伤相对较少，化学性静脉炎发生率较低，但导管破损时则会增加化学性静脉炎的发生率。

（3）细菌性静脉炎　与不正确洗手、不正确的皮肤消毒、未遵循无菌技术原则、穿刺时污染导管及敷料护理不良等有关。

（4）血栓性静脉炎　指血管腔内有急性非化脓性炎症同时伴有血栓形成，感染与血栓形成并存，两者互为因果。

3.临床表现

红、热、痛（血栓性肿胀明显），滴速减慢，沿静脉走向出现红色条纹，静脉呈条索状，穿刺点脓性分泌物。

4.预防

首先应该提高护理人员的穿刺技巧，穿刺时选择合适的置管部位和导管材料、型号，并严格执行无菌操作规程；置管后一方面要做好患者的健康教育，提高其自护能力，另一方面医护人员要做好导管的维护，以减少静脉炎的发生。

5.处理

（1）机械性静脉炎　注意休息，抬高患肢，避免剧烈活动；可轻微活动，以促进局部血液循环；肿胀部位可使用如意金黄散、利百素以达消肿效果；也可局部给与温热湿敷，20min/次，4次/d；或可使用微波治疗仪；若3天后未见好转或更严重，应拔除导管。

（2）化学性静脉炎　局部给予硫酸镁湿敷，也可使用喜疗妥软膏等药物，3次/d。

（3）细菌性静脉炎　严格无菌操作，遵医嘱用药。

（4）血栓性静脉炎 遵医嘱给予尿激酶溶栓。

（五）导管移位或脱出

1.原因

固定不当；患者神志不清，活动过度；胸腔压力改变。

2.预防

置管后和每次换药后都应妥善固定导管；患者神志不清者予以适当约束。

3.处理

通知医生；X线定位；不要重复插入外移导管；观察导管的功能，导管移位不影响功能时可以继续使用，若导管移位致功能丧失则应立即拔管；导管脱出者立即用力按压穿刺点并用敷料覆盖。

（六）导管断裂

1.分类

体外导管断裂、体内导管断裂。

2.原因

插管时撤导丝损伤导管、送管时镊子损伤导管；非耐高压导管高压注射冲管，如高压泵推注高浓度制剂；固定不当，如用胶带缠绕导管；换药不当；健康教育不充分。

3.预防

置管和维护的操作流程；切忌暴力冲管；非耐高压导管避免高压泵注入药物；外露的导管勿直接粘贴胶布；导管的固定要妥善，勿打折。

4.处理

（1）体外导管断裂 一旦发现体外导管断裂，一方面应立即夹闭或封闭导管，防止空气栓塞或血液经装置流出，同时应暂停使用导管，并在绝对无菌操作原则下自断裂处剪断远端的导管，重新接上连接器进行修复；严重破裂者可考虑拔管。

（2）体内导管断裂 用手指压住导管远端的血管或上臂近腋窝处扎止血带，紧到阻止静脉血流，但不影响动脉血流；X线或CT下行静脉切开或经介入手术取出。

（七）导管夹闭综合征

1.概念

导管经锁骨下静脉穿刺置管时进入第1肋骨和锁骨之间狭小间隙，受第1肋骨和锁骨挤压而产生狭窄或夹闭而影响输液，严重时可致导管破损或断裂，导管断裂进入血液循环形成栓子则可导致栓塞。

2.原因分析

夹闭综合征只发生在经锁骨下静脉置管的患者，而经锁骨下静脉置管的穿刺点位置是夹闭综合征的重要因素。通常置管时患者的体位为去枕仰卧、头低15°～30°，两侧肩胛骨之间下方垫一毛巾卷，此体位使锁骨和第1肋骨之间的夹角处于最大打开位，如果选择锁骨中线内侧、靠近肋锁韧带进行锁骨下静脉穿刺时，导管就容易进入该夹角，置管后肩部恢复正常位置，锁骨和第1肋骨之间的夹角关闭而导管受到挤压。患者日常活动时，锁骨与第1肋骨间夹角出现开合样剪切运动，导管在其中反复受到挤压摩擦，最后破损或完全断裂。

3.临床表现

输液困难、锁骨下不适及输液时局部肿胀。输液时取仰卧位或者把肩臂轻微上抬可缓解导管压迫。

4.导管夹闭程度的评估

肩部的位置变化可影响导管夹闭综合征的程度，即导管的受压情况，所以出现夹闭综合征的临床表现时需通过胸部摄片来辅助诊断。拍片时的体位非常关键，患者应处于直立位、双上肢自然下垂放于身体两侧，不可耸肩或肩部旋前位。怀疑导管有破损时需通过导管造影来确定导管的完整性。

5.导管夹闭程度和处理方法

0级：导管无压迫，无需处理；

1级：导管有轻微压迫，但不伴有管腔狭窄，应每隔1～3个月复查胸片，监测有无发展到2级夹闭综合征的表现；

2级：导管有压迫，同时伴有管腔狭窄，应考虑拔管；

3级：导管破损或断裂，应立即拔管，并在介入手术取出断裂的导管。

（八）心律失常

1.原因

导管置于上腔静脉近右心房处，静脉输液或推注速度过快，冷刺激等均可诱发心律失常。

2.预防及处理

适当拔除导管，控制输液速度，输注心脏毒性药物时进行心电监护，发现异常及时通知医生处理。若患者出现难以控制的窦性心动过速则做拔管处理。

第六节　常用输液器材的进展

一、常用输液工具的进展

常用的输液工具经历了漫长的发展，从最初的头皮钢针，慢慢发展到了静脉留置针，最后发展到现在的中等长度导管、隧道式中心静脉导管、非隧道式中心静脉导管、外周穿刺中心静脉导管和输液港。

与单腔导管相比，多腔导管会有稍高的感染率，能为患者提供很多便利性，因此应该根据患者的需要决定是否继续多腔导管。应用多腔导管的患者应该加强输液通路的维护，预防导管相关性感染的发生。

近年来为了满足医护人员和患者的需求，除硅胶材质的PICC导管之外，耐高压PICC导管已越来越受欢迎；目前美国的医院和医生购买耐高压的PICC的数量已远远超出普通PICC的数量；在2010年，美国PICC导管的销售总数70%是耐高压的PICC导管；预计到2017年耐高压PICC导管的销售量将要上升到95%，普通硅胶PICC导管只能满足极少部分患者的需求。

二、输液辅助装置的发展

输液辅助装置主要包括以下设备但不局限以下设备：三通、接头、单通路及多通路延长设备（管）、实心管帽、串联过滤器等，目前临床使用的输液接头种类繁多，输液接头主要包括肝素帽、正压机械阀接头、普通机械阀接头和分隔膜接头等（图13-6-1）。

肝素帽接头在应用过程中仍然需要钢针连接，所以几乎已经淘汰，机械阀接头由于设计上的问题，也

有感染的风险，包括难以清洁的表面，致使在连接前无法充分清洁复杂的表面细节，导致输液通路污染；活塞周边缝隙的存在，致使无法消毒干净，细菌定植进而导致输液通路污染；不透明设计使护理人员不可能用视觉判断是否完全冲管，致使日常操作中少量细菌和易附着的液体会污染机械阀。

目前临床推荐使用分隔膜接头，原因在于其先进的设计理念：光滑的曲面设计，可快速彻底清洗消毒；通畅的流径，细菌不易接种；通透的可视性，冲管更完全。

三、合理选择输液工具

INS选择输液工具的标准为在满足治疗需要的情况下，尽量选择最细、最短的导管。同时考虑患者的年龄、静脉局部条件、输液的目的和种类、治疗时限及患者的活动需要。原则包括：满足输液治疗的需要；穿刺次数最少；留置时间最长；对患者损伤最小；风险最小的静脉通路装置与输液通路附加装置。

（王会英　马婷婷）

参考文献

[1]张惠兰,陈荣秀.肿瘤护理学[M].天津:天津科学技术出版社,2000.

[2]齐玲,李沫,于水.输液过程中常见问题及对策[J].护士进修杂志,2006,21(7):659-660.

[3]黄丽,高瑛,邓晓丹.可来福无针密闭输液接头在普外科输液中的应用[J].中国实用护理杂志,2004,20(2B):38.

[4]朱建英,张玲玲,韩文军,等.静脉输液安全管理的方法及效果[J].中华护理杂志,2008,43(2):153-155.

[5]贾弘,呼宾.医院输液配药环境问题的研究[C].全国静脉治疗护理学术交流暨专题讲座会议论文汇编,出版礼不详,2006:27-31.

[6]周秀梅.1233例肿瘤化疗患者血管护理体会[J].武警后勤学院学报(医学版),2012,21(3):206-207.

[7]耿贵芳.化疗患者应用静脉留置针并发症及护理对策[J].中华全科医学,2011,9(2):326.

[8]王建荣.输液治疗护理实践指南与实施细则[M].北京:人民军医出版社,2009.

[9]金静芬,王惠琴,赵锐袆.医院专业化静脉输液团队的建设和实践[J].中华医院管理杂志,2011,27(1):65-68.

[10]WS/T 433-2013,静脉治疗护理技术操作规范[S].

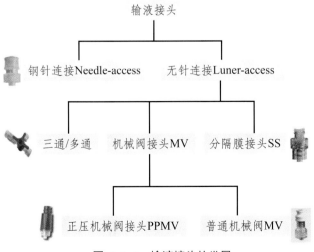

输液接头

钢针连接Needle-access　　　无针连接Luner-access

三通/多通　机械阀接头MV　　分隔膜接头SS

正压机械阀接头PPMV　　普通机械阀MV

图13-6-1　输液接头的发展

第十四章　抗肿瘤药物的临床试验

第一节　概述

大约公元前600年，古巴比伦国王尼布甲尼撒二世（King Nebuchadnezzar）进行了一项试验，将试验中4人分为2组：一组吃蔬菜，另一组吃宫廷营养饮食，仅仅10天以后，吃蔬菜的人显得更光彩照人。这一试验被认为是人类有记录的最早的临床试验，尽管其设计还仅处于粗糙的水平，但却可以捕捉到临床试验的精髓，即"有对照组的观察"。1747年5月，苏格兰一名海军军医通过对12名船员的分组疗法，证明了柠檬汁用于预防坏血病的有效性。他的试验被视为第一个众所周知的"对照设计的临床试验"。19世纪，临床上出现了使用安慰剂的治疗试验，用于替换那些患者希望接受但不能或者不适合使用的疗法。1962年10月10日美国国会通过《Kefauver-Harris修正案》，该修正案因"反应停"事件引起，其中的核心内容之一就是要求药品制造商对申请的药品在批准上市以前，除了提供安全性证明以外，还需要证明其有效性，由此揭开了药品研发与评价的"科学性"新时代的来临。其后，美国食品药品管理局（FDA）建立了与此相应的药品审批流程和相关规范。从此，药物临床试验成为药品上市许可的不可缺少的关键步骤，并为人类战胜疾病和改善健康做出了巨大贡献。20世纪以来，临床试验逐步发展成为一门与临床医学、药理学、毒理学、生物统计学、信息学、管理学等学科密切关联的新型生命与健康学科。

临床试验研究有利于发现现有药物新的治疗作用，有利于对当前无法治愈疾病的治疗方法进行创新，是新医药产品从临床前发现到普遍应用的必经之路。新医药产品通常通过实验室研究及动物实验发现，然后经过临床试验在人体内进行测试，最终应用于临床。这意味着研究中的新医疗手段在应用于大众前，不管是作为处方药在柜台销售还是在医院应用，都必须进行临床试验。

医药产品的临床前测试仅能预测其对人体的治疗效应及副作用，有数据显示，进入临床测试阶段的新药，只有1/14能够最终引入临床应用，原因主要是未预见到的不良反应及疗效不足。临床前实验室及动物研究仅能部分说明对人体的疗效。医药产品无论是药品、疫苗、医疗器械还是诊断工具，都必须有临床试验阶段收集的数据支持才能进入后续的市场应用。例如一种新药的申请将涉及各个方面，从临床前信息包括分子结构及作用、制造信息、配方及动物研究，到说明其药效、剂量、预防或疗效及潜在副作用的人类试验结果。

医药产品的临床测试包括以下不同阶段：从人体药理学研究到特定疾患受试者参与的探索性研究，最后进入大规模临床试验，与市场现有最佳治疗措施在安全性及疗效方面进行比较（图14-1-1）。

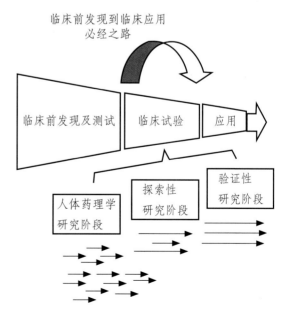

图14-1-1　临床试验药物研发过程

另外，临床试验的复杂性及繁琐性需要临床医生投入更多的时间和精力，才能保证临床试验在实施过程中的质量。在药物临床试验研究过程中，临床医生只有提高自身业务水平，投入足够科研时间和精力，在严格执行《药物临床试验质量管理规范》（Good Clinical Practice，GCP）的基础上，重视对受试者干预和人文关怀的实施，才能提高受试者治疗依从性。研究医生要准确理解药物临床试验的内涵，按照规范去实施，必须明确临床试验与临床治疗的区别（表14-1-1）。

近年来，我国开展的药物临床试验数量以每年40%的速度增长，已经成为了医院临床工作的一项重要组成部分。随着目前我国抗肿瘤药物临床试验的不断开发和涌现，新药临床试验正逐渐被肿瘤患者及家属接受。患者不仅注重临床试验中药物的疗效，同时免费提供的药物、检查、治疗也颇受患者欢迎。

一、临床试验定义

临床试验是指在人体（患者或健康志愿者等受试者）中进行关于新药效应的一系列临床试验性研究，以证实或揭示试验用药物的疗效和不良反应，药物临床试验是确定药物疗效和安全性的重要方法。

二、临床试验分期

人用药品注册技术要求国际协调会议（International Conference on Harmonization，ICH）提出了试验分期的概念，试验分期的依据是试验目的，依次为：人体药理学研究、治疗探索、疗效确定及治疗应用。

I ～ IV 期的分类方法虽然是唯一在全球范围内广泛认同并采用的分类方法，但由于临床试验多目标性的特点，其分期也经常有多种，例如，I 期临床试验还可以分为 I A期、I B期，人体药理学研究不仅仅局限于在 I 期试验中进行，甚至可以在 IV 期试验或药物上市后进行，II 期、III 期试验同样如此（图14-1-2）。

I 期：首次用于人体受试者的临床试验，将新药试用于少数健康受试者。受试者均经过严格挑选，避免入组任何正在患有疾病或正在服用禁止合并服用的药物的受试者。本期试验的主要目的是确定新药的人体药代动力学、药效学和毒理学资料。

II 期：首次用于患有新药治疗适应证的受试者的临床试验。本期仅可根据试验方案中的入组/排除标准进行严格筛选，入组少数患者，其目的是确立合适的治疗剂量，确定量效关系，评估危险-利益比率，探寻新药配伍并为下一步试验建立方法学依据。同时会在本期试验结束时评估新药的商业潜质。

III 期：大型临床试验用以评价新药的疗效和安全性。本期试验的主要目的是获得足够的证据以向管理当局申请新药上市许可的批准。对特殊患者群（如老年患者）的研究试验也在这一期进行。

IV 期：在新药获准上市后进行的进一步临床试验。包括与竞争产品的对比试验和上市后的监测试验。本期通常为对新药的疗效和安全性进行再评价的大规模（从数百个研究者处入组数千名受试者）的临床试验。这有助于发现罕见的药物不良反应以及提供新药在实际临床应用中的资料。有时扩大新药适应证的临床试验也被称作 IV 期临床试验，但有些公司称之为 III 期临床试验。

表14-1-1 临床试验与临床治疗的主要区别

项目	临床试验	临床治疗
目的	试验	治疗
条件	依据纳入和排除标准	任何患者
药物	规定	不定
剂型	单一	多种
剂量	不可变	可变
给药途径	统一	按需
疗程	确定	不确定
遵循的原则	对照、随机、重复及相关法规	医疗
文件	规定文件格式	无统一格式
病例	脱落病例＜20%，记载详细	脱落遗漏多，无详细记载

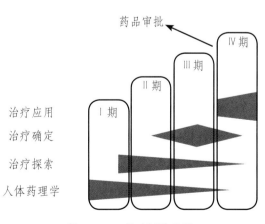

图14-1-2 临床试验分期

第二节　临床试验团队人员组成

整个临床试验项目从开始到结束需要各方面人员的分工与协作，因此临床试验团队成员的组建必须在正式开始临床试验项目计划前完成。由于临床试验项目各阶段需要不同技能的人员协助，因此团队成员间的调配十分必要。本节将对临床试验项目团队所需成员做一介绍。根据临床试验的目的的变化，团队成员职能可相应地调整，部分职能也可由团队成员兼任。临床试验各环节主要涉及四方面人员的参与：药品监管机构、试验申办方、临床研究人员（研究者）及伦理委员会。各部门人员各司其职，协调工作，以保证收集到符合安全要求和伦理规范的高质量临床数据。申办方在试验前、试验中及试验后分别保持与监管机构及研究人员的联系，伦理委员会可独立于其他部门，并与研究人员保持沟通。除非特殊情况，申办方或其代表不得知晓受试者身份，不得与受试者直接联系。

一、临床试验申办方

（一）申办方（Sponsor）的定义

临床试验的申办方为负责启动、管理或资助临床试验的个体、公司、研究机构或组织，可以是商业公司（企业申办的试验）或者临床试验者/临床医师（非企业试验）。前者包括制药公司及生物技术公司，后者包括医学院校、生物医学研究所、政府机构或临床试验网络组织。不管临床试验的申办方是商业还是非商业实体，均应遵循相同的科学、伦理及质量标准。无论申办方是谁，临床试验方案均应描述以下方面内容：方案的科学原理、试验设计及样本量的依据、盲法处理、风险收益平衡、受试者补偿、知情同意书、保险/赔偿，任何可能影响数据或结果采集的利益冲突，以及必要的质量保证措施。

在临床研究中，申办者的主要职责包括：①负责设计试验的全过程，包括提供试验方案、病例报告表（Case Report Form，CRF），选择数据管理和统计分析方法，撰写中期报告和总结报告。②聘请有资格的医学专家作顾问，指导解答与试验相关的医疗、医学问题。③当申办者自身人力资源不足时，应负责委托合同研究组织（Contract Research Organization，CRO）承担全部或部分与试验相关的职责。④负责试验管理、资料处理和记录保存，负责监控和保证试验质量，支付试验费用。⑤负责选择试验研究者，并在试验开始前建立及划分所有与试验相关的职责和职能。⑥当试验中出现与试验用药品相关的医疗损害时，承担对受试者以及研究者的补偿。⑦在试验开始前获得管理当局对临床试验的批准文件，协助研究者获得医学伦理委员会对试验的批准文件。⑧向研究者提供有关试验用药品的详细资料及最新版本的研究者手册；负责试验用药品的制造、包装、标签和编号；负责试验中对试验用药品的提供，如运输、回收和销毁等，并保存全部相关记录。⑨对试验用药品的安全性进行评估并负责报告不良事件和严重不良事件的发生情况。⑩指定合格的监察员对试验进行定期监查访视，以保证受试者的权益得到保障，试验数据真实、准确，试验的实施符合GCP、试验方案和现行管理条例的要求。⑪负责指定独立的稽查员对试验进行稽查以保证试验按照GCP、试验方案和现行管理条例执行。⑫当出现管理方面的问题，如发现研究者或协调研究者违背试验方案时，申办者应负责终止该试验点的试验。⑬当试验需提前结束或暂停时，申办者应立即通知研究者和伦理委员会并向其解释原因。⑭负责在试验结束后向管理当局提交试验总结报告。⑮负责多中心临床试验的组织协调工作，各个试验点数据的一致性、可比性。

（二）临床试验项目监察员（Clinical Research Associate，CRA）

监察员是申办者与研究者之间的主要联系人，是由申办者指定的有适当医学、药学或相关专业背景，并经过必要训练，熟悉药品临床试验管理规范和有关法律法规，熟悉试验用药品临床前和临床方面信息以及临床试验方案和相关文件的人员。

在临床试验中，监察员应对试验中心进行定期访视，以保护受试者的权益，保证试验按照GCP、试验方案和现行管理规定正确执行，其职责包括：①在试验开始前确认研究中心是否已具备实施试验的条件，如人员配备和培训，设备齐全、病源充足，研究者熟悉试验用药品、试验方案及相关文件。②在试验过程中定期访视研究中心，以确认获得所有受试者的知情同意书、了解入组现状及试验进展情况、确认数据记录和报告完整准确等。③确认病例报告表填写完整、真实、准确，错误的更正符合GCP要求以及试验是否按照试验方案的要求执行。④确认所有不良反应和严重不良事件均记录在案，且报告符合规定。⑤核实试验用药品是否按照规定供应、贮存、分发及回收并详细、准确地备案。协助研究者进行必要的通知和申请，向申办者报告试验数据和结果。⑥在试验结束后负责回收全部试验用药品。

二、临床研究人员

通常一个研究团队包括主要研究者、合作研究者、研究护士（Research Nurse，RN）/临床研究协调员（Clinical Research Coordinator，CRC），以及其他研究支持人员。研究团队可来自学术性医学中心、公共医院或门诊、私人保健组织、私人执业诊所或商业性研究中心。申办方为临床试验确定一位合格的主要研究者，并通过项目主管及试验监察员在整个试验过程中与研究团队保持沟通。在非商业性临床试验中，由研究者、政府机构或其他资助实体充当申办方并承担相应职责。

（一）主要研究者

主要研究者是指全面负责一项临床试验的质量及受试者安全和权益的人，是在试验中心负责执行临床试验的个人，如果临床试验由研究中心的一个团队来执行，主要研究者就是该团队的负责人。主要研究者指"在其直接指导之下给受试者施用、分配及使用试验药品的个人或者在试验由一个团队执行时的该团队的首要负责人"。在多中心试验中，每个临床试验研究中心都有一位主要研究者负责该中心试验的执行。此时，申办者将根据专业特长、资格、能力或是否参与制定试验方案等情况指定其中一位研究者对试验总负责，以协调各个中心之间的工作。通常主要研究者应在所有病例报告表上签字并注明日期以确保研究数据资料真实、完整、正确。但多数情况下，主要研究者会指定他的合作者执行某些临床试验具体工作，但他对试验总负责的职能不可转交他人代为完成。

（二）合作研究者

合作研究者通常为临床试验的具体实施者，合作研究者或者助理研究者是指临床试验团队中的每一个体成员。他们由主要研究者安排工作并受其监督，在试验中心从事具体试验相关操作和（或）做出重要相关决定。因此，一项临床试验的质量通常由监察员与合作研究者共同为其把关。

（三）研究护士/临床研究协调员

临床研究协调员是指处理临床试验的大多数管理工作，负责试验中心和申办方间的沟通联系，并在监

察员进行监察之前审阅所有数据及记录的相关人员。研究护士、临床研究协调员，均为临床试验研究团队中同一类人员。他们在临床试验中的主要职责如下。

1.临床试验前各项工作的准备和管理

（1）临床试验前的审核工作　一项新的临床试验开展前，申办方首先应对试验单位的研究者能力、设施和资质进行评估。例如研究中心是否有能力招收符合试验方案的受试者并成功完成临床试验；相关辅助科室设备和程序是否达到方案要求；确认负责样本采集、处理、储藏报告是否合乎规范等。临床试验开展前必须通过伦理委员会批准，获得临床试验开展的资格。研究护士应协助申办方进行材料递交及各项准备。在这一过程中研究护士协助研究者评估研究方案、知情同意及其他资料的科学性、伦理性，提醒研究者可能存在的潜在问题。

（2）临床试验前的资料收集　研究护士在临床试验启动前，要注意收集检查关键性文件，确保相关信息完整无误。包括主要研究者签署的声明，主要研究者及相关研究人员的简历，签署的临床试验协议，伦理委员会批准的文件，实验室资质证明和有效的参考值范围等相关资料。

（3）临床试验启动会的召开　安排准备召开临床试验启动会，确保所有相关研究人员参加培训，充分讨论临床试验方案内容。临床试验的顺利开展源于团队成员的共同努力，只有全体团队成员充分了解各自的职责作用，临床试验才能够成功完成，而研究护士的作用之一就是负责团队成员间的总体协调。

（4）受试者的招募　研究护士在开展临床试验前需要考虑如何有效招募并保留受试者。所有招募和保留材料必须获得伦理委员会批准，避免违反伦理道德标准。受试者成功的保留源于有效的招募过程，而在招募过程中给予备选人员充分的告知及教育是成功保留受试者的关键，没有研究护士在招募过程中的协调作用，就不能达到预期的招募目标。

2.临床试验开展中的工作

（1）知情同意书的获得　药物临床试验涉及受试者的生命权、健康权、身体权、隐私权、知情同意权、治疗权、补偿权等，而尊重和维护这些权利的重要方式就是取得受试者的知情同意。知情同意是一个沟通交流及健康教育的过程，任何一项临床试验，有效的知情同意是保障其顺利开展的关键。在获得知情同意的过程中研究护士应确保：①使用伦理委员会批准的知情同意书版本；②提供充足时间供受试者或法定代表人仔细阅读与考虑；③在实施试验第一程序之前，获得受试者或法定代表人自愿签署的知情同意书；④执行知情同意过程的研究者具备相关资质；⑤

提供受试者一份已签署的知情同意书副本或其他书面信息；⑥研究者在受试者的病历中如实记录知情同意过程。知情同意的获得是持续沟通交流的过程，研究护士应确保整个过程符合伦理规范。通过有效知情同意过程，可提高受试者的治疗依从性，建立受试者与医护人员互相信赖的伙伴关系。

（2）受试者的管理　在临床试验的过程中，研究护士有责任对试验方案的科学性及有效性统筹兼顾，对临床试验受试者进行全方位管理。他们应理解并掌握试验方案的任何细节性操作，清楚每次访视的时间，并在受试者访视时按照试验方案完成必需的程序和检查，同时对受试者在整个临床试验过程中的情况进行相应管理。包括：采集血液样本；负责调查问卷；分配试验药物；辅导教育受试者，保障其依从性；及时发现不良事件提醒研究者；记录原始文件，填写CRF；与受试者保持联系，约定下一次复诊时间，确保受试者能够按照计划来院随访等。在这一过程中研究护士有责任与受试者针对临床试验中出现的任何症状及医疗护理上的任何改变进行沟通交流，要让受试者感到研究者不仅仅关心试验结果，更注重受试者的疾病康复。研究护士是临床试验中受试者及研究者之间的主要联络人，如果没有研究护士在整个错综复杂的临床试验过程中对受试者的密切关注，临床试验就不可能顺利完成。

（3）临床试验的数据收集及管理　临床试验的目的是收集有效的临床数据，帮助新药及设备通过安全许可并投入市场，使相应人群从中获益。成功的临床试验管理依赖于试验方案的有效执行及相关数据的详细记录。数据收集的要点源于研究护士和受试者之间不断沟通交流的过程，研究护士负责收集所有方案相关数据并用统一模式记录数据。同时研究护士应监督研究者详细、完整、客观、准确地记录原始资料。根据原始资料及时认真填写CRF，CRF记录必须与原始资料数据保持一致。世界卫生组织制定了《药物临床试验管理规范》，要求对临床试验的实施进行严格监管。作为专职研究护士必与研究者共同商讨工作方法，对试验全过程进行质量控制，抽查知情同意书、药品管理登记、受试者筛选和不良事件记录等，更好地完成质量控制管理。

（4）监查员访视的管理　监查是GCP对申办方的要求，申办方必须保证临床试验的质量，定期安排监查员对研究中心进行访视，检查所有数据。申办方对试验数据周期性监查是确保试验数据报道真实性、可靠性、准确性的有力保障。监查员访视的准备及管理是研究护士的职责之一。监查员访视前研究护士应确认访视时间，明确监查内容；准备好病历、CRF、签署过的知情同意书、法规文件等，以便于监查员检查；提前列出疑问向监察员查证，协助研究者顺利完成监查工作。

（5）试验药品的管理　试验用药品包括试验药物及对照药物（安慰剂或阳性对照药物），存放在医院试验药房或病区，设专人（1~2名）专柜加锁保管，按要求清点药品并记录。研究护士管理试验药品涉及药物的接收、计数、贮存、发放、回收和返还。包括：检查试验药品的质量是否完好，数量是否与运输文件相符；确认药物接收时条件是否符合要求，是否贮存于适当的环境、安全的地点，并上锁保存；确保所有试验药物数量充足，且在有效期范围内；确保试验药物仅分配给本试验受试者，指导受试者按时返还剩余药品；确保试验中使用的所有药品均有详细记录。

3.临床试验结束后法规文件的存档

临床试验终止后，研究护士将协助检查试验相关文件，确认医院的存储政策及申办方对存档文件的要求；确认文件存储的位置，评估存档环境；记录存档文件的目录并明确标识以确保存档文件的完整性。

三、医学伦理委员会

伦理委员会是一个独立的团体，由医学科学专家和非医学科学专家组成。它的主要目的是审查和批准涉及人体生物研究的进行，以保护受试者的权益和安全。它的成员组成至少需要5位，其代表性应当体现多元化的特点，如有专业背景、伦理学和法学背景，有科学和非科学成员，有男性也有女性等。伦理委员会成员要求具有一定的专业知识，以满足审阅各类型临床试验项目的需求。伦理委员在进行临床试验项目审评时，参加表决成员至少有一位与研究机构无关、至少一位成员为非科学背景。此外，当伦理委员与待审评项目有任何利益冲突时，应当回避表决讨论。

伦理委员会的职责是保证潜在受试者及参与试验的受试者的权利、安全及健康得到保护。伦理委员会审查并批准或否决设计方案，确认研究者是否具有执行试验的资格，确定试验设备条件是否适合，确定获得并记录受试者知情同意使用的方法及内容是否公正、翔实、可靠，通过上述保证来保护受试者，使医学伦理委员会的职能作用充分体现。其职责包括：①审核研究者资质；②审核临床试验项目目的的可行性；③评估试验项目执行中受试者的风险与收益；④审阅知情同意文件，确保知情同意文件内容的准确及完整；⑤评估临床试验项目的受试者招募方法，确保招募内容真实性；⑥对有风险的临床试验项目，应着重审阅受试者补偿或保险条款。

在伦理委员会会议上，必须有人主持会议，保证所有成员都有机会表述观点及问题，需总结所有观点，清晰表述任何潜在异议并进行投票表决。一些伦理委员会投票决定其行动，而另一些伦理委员则利用共识来达成决议。

第三节　研究护士在临床试验中的发展趋势与优势

研究护士是指经过相关培训及主要研究者授权后，在临床试验中协调管理试验相关事务的护理人员，他们主要协助研究者进行非医学性的判断。研究护士这一岗位最早起源于欧美国家，大型临床研究机构如果没有研究护士或临床试验协调员就不能开展实施临床试验。正是由于以上原因，我国借鉴国外临床研究先进经验设立研究护士这一岗位，是保证临床试验质量的重要举措，也是中国新药研究与国际接轨的必经途径。临床研究护士的出现，将研究医生从临床试验工作中解脱出来，缓解了其工作压力，弥补了其临床试验操作中的不足，此举措有利于提升整个临床试验的质量。对于受试者而言，不仅保障了他们的依从性，使其获得更加完整、一致和细节化的服务，也使其持续的知情同意过程和权利得到进一步保障。

研究护士作为临床研究主要的联络人与研究者、医院工作人员、申办方、监查员、受试者及家属等有着多重的工作关系。随着我国GCP的日益完善，临床试验质量要求不断提高，同样对研究护士在知识、能力和技术上也提出了更高的要求：①全面掌握临床试验相关知识；②具备沟通能力及合作技巧；③拥有独立完成行政管理及电脑操作的技术；④具备磋商的技巧；⑤专业知识全面，如：医学护理知识、相关法律法规、标准操作规程等；⑥具备处理、协调争议性问题的能力；⑦可以同时负责多重工作。

目前国际上公认，研究护士这一角色范围涉及临床试验的各个方面。研究护士是临床研究的执行者，他们通过GCP的方法采集、录入试验数据，努力达到研究计划目标。研究护士是研究者的拥护者和伙伴，他们协助研究者评估试验活动程序及可实行性，协助研究者招募受试者，获得知情同意书。研究护士是护理工作的协调者和联络者，他们协调所有关联单位，收集及保存临床试验数据；协调上报安全性报告，追踪试验进度。研究护士是受试者的服务者和教育者，他们准备受试者的复诊工作，确保所有供应按时取得；负责采集样本，分配发放研究药物。以上工作对保障临床试验的合理性、科学性、准确性方面起到了重要的作用。

目前药物临床试验工作已成为医院临床工作的重要组成部分，在临床科研中占有重要地位。研究护士

参与临床试验，其工作与从事医疗方面的护理工作有着明显不同。研究护士应当认识临床研究的责任，探求责任界线，充分发挥在临床试验中的支点作用；应当拥有知识及技巧以成功圆满的管理临床研究，协调日常工作及临床研究之间的冲突。随着我国临床试验的广泛开展，研究护士在临床试验中的地位也日益重要，其职能作用将会更加具体和明晰。在临床试验过程中，我们应不断拓宽工作范畴，完善管理方法，为寻求适应我国国情的研究护士的发展方向而努力。

（刘洪荣　韩晓静）

参考文献

[1]中华人民共和国食品药品监督管理局.药物临床试验质量管理规范[S/OL].(2003-08-06)[2009-03-27].

[2]卢根娣,席淑华,李蕊.药物临床试验中受试者个人原因不依从因素分析及对策[J].解放军护理杂志,2009,5(26):30-31.

[3]Hill G, MacArthur J. Professional issues associated with the role of the research nurse[J].Nursing Standard,2006,20(39):41-47.

[4]顾琼华.研究护士在国内新药临床试验中的现状与进展[J].上海护理,2011,11(1):64-66.

[5]何虹.抗癌新药临床试验中护理管理工作初探[J].护士进修杂志,2007,22(23):2136-2137.

[6]王颖. I 期药物临床试验中护士职责探讨[J].中华现代护理学杂志,2008,5(2):146-147.

[7]Karen S, Emily P, et al. The role and potential contribution of clinical research nurses to clinical trials[J].Journal of Clinical Nursing,2008,17(4):549-557.

[8]江子芳,杨方英,刘丽华,等.药物临床试验研究护士的培养与实践[J].护理学报,2010,17(3):38-40.

[9]Strom BL How the US drug safety system should be changed[J].JAMA,2006,295:2072-2075.

[10]邰颖.我国药物临床试验的科学发展史与期望[J].中国临床药理学杂志,2008,24(2):180-186.

[11]王白璐.药物临床试验质量管理评价研究[D].济南:山东大学,2012.

[12]刘川.药物临床试验方法学[M].北京:化学工业出版社,2011.

第三篇

肿瘤患者的症状护理

第十五章　疼痛

WHO和国际疼痛学会（IASP）对疼痛的定义是：疼痛是一种令人不愉快的感觉和情绪上的感受，伴随有现存的和潜在的组织损伤。在临床工作中，疼痛已成为继体温、脉搏、呼吸、血压四大生命体征之后的第五大生命体征，并日益受到重视。疼痛不仅严重影响患者的生活质量，而且易使患者丧失生活的勇气，所以正确评价疼痛，及时有效地处理，对护理人员来说极为重要。

尽管近几十年来肿瘤治疗技术取得了很大的进步，但肿瘤仍是目前居民死亡的主要原因之一。许多文献报道，肿瘤患者的疼痛没有得到有效的控制。据WHO的统计，全世界每年大约有600万新增肿瘤病例，每天大约有400万患者忍受着疼痛的折磨，其中50%～80%没有得到有效缓解；晚期患者存在剧烈疼痛的高达60%～90%，约25%的患者临终前的严重疼痛没有得到缓解。40%～50%的癌症患者伴有疼痛，其中25%的患者未得到治疗，63.4%的患者治疗不充分。由此可知，大多数肿瘤患者忍受疼痛的折磨。WHO已将疼痛控制列为肿瘤综合规划的四项重点之一，并自2004年起将每年的10月11日设立为"世界止痛日"。

一、疼痛的病因

（一）肿瘤自身引起的疼痛

1.肿瘤浸润骨组织

肿瘤浸润骨组织是引起疼痛最为常见的原因，其机制包括：原发或继发肿瘤直接浸润骨组织可激活局部伤害感受器；肿瘤压迫周围血管、软组织和神经组织；骨组织被破坏释放前列腺素等。研究证实80%的原发骨肿瘤有明显疼痛。骨转移可分为局部骨转移或弥散性骨转移，疼痛特点为持续性胀痛、刺痛或刀割样痛等。如果压迫脊髓则是神经痛，临床治疗上区分伤害感受痛和神经痛非常重要，因后者用强效止痛药也只能部分缓解。

2.肿瘤侵犯内脏

肿瘤浸润内脏痛觉敏感的软组织、浆膜或包膜等；肿瘤浸润内脏血管会导致血管痉挛、闭塞；由于肿瘤压迫、阻塞导致内脏器官坏死，其特点为持续加重的胀痛或绞痛，通常呈弥散性。

3.肿瘤侵犯神经系统

由于肿瘤生长、压迫、浸润所引起的外周神经、神经根、脊髓或中枢神经系统损伤影响血液循环导致。疼痛大多为持续性烧灼样或针刺样疼痛，常伴有相应神经区域的感觉异常或运动障碍。约95%的患者脊髓受侵，由于转移至脊椎或脊髓的原发或继发肿瘤引起脊髓受压导致脊髓压迫症。

（二）肿瘤诊断和治疗引起的疼痛

1.肿瘤诊断引起的疼痛

肿瘤在治疗诊断过程中也会引起一定程度的疼痛，如血标本的采集、腰穿、骨穿、血管造影、组织活检等。这种疼痛对肿瘤患者来说并不具有特异性，其原因明确。

2.肿瘤治疗引起的疼痛

临床表明几乎所有的抗肿瘤治疗都可引起疼痛。主要包括4个方面：手术治疗、放疗化疗和生物治疗。肿瘤治疗可引起疼痛综合征，常表现为急性疼痛，由于神经损伤和肌肉结构的改变导致手术后疼痛的持续存在或原有疼痛的加重称术后疼痛综合征。术后疼痛综合征若不积极处理，会发展为病变部位肌肉萎缩、功能障碍，影响患者的生存质量。由于放疗损伤神经、脊髓，导致臂丛、腰丛、骶丛纤维化，微循环障碍及脊髓的脱髓鞘病变或局部坏死导致放疗后疼痛。进行性神经损害也多伴有疼痛，造成感觉和运动神经障碍，并可出现传入神经阻滞性疼痛。

3.精神与心理因素引起的疼痛

疼痛往往使患者对所患疾病产生恐惧、忧虑、抑郁等不良情绪，反过来影响患者对躯体疼痛感的认知。另外，如不同的人格特征、认知、自我效能感、经济问题及失去社会地位等，都可成为患者痛苦的原因，这种状态持续存在，在一定程度上成为强烈的致痛因素，从而使疼痛加剧。因此心理、精神因素及社会因素对疼痛的影响不容忽视。在治疗时，应充分考虑患者的心理、精神因素，进行综合治疗。

二、疼痛机制及分类

（一）疼痛机制

疼痛按病理生理学机制主要分为两种类型：伤害感受性疼痛及神经病理性疼痛。

1.伤害感受性疼痛

伤害感受性疼痛是因有害刺激作用于躯体或脏器组织，使该结构受损而导致的疼痛。伤害感受性疼痛与实际发生的组织损伤或潜在的损伤相关，是机体对损伤所表现出的生理性痛觉神经信息传导与应答的过程。伤害感受性疼痛包括躯体痛和内脏痛。躯体性疼痛常表现为钝痛、锐痛或者压迫性疼痛。内脏痛通常表现为定位不够准确的弥散性疼痛和绞痛。

2.神经病理性疼痛

神经病理性疼痛是由于外周神经或中枢神经受损，痛觉传递神经纤维或疼痛中枢产生异常神经冲动所致。神经病理性疼痛常表现为刺痛、烧灼样痛、放电样痛、枪击样痛、麻木痛、麻刺痛。神经病理性疼痛包括幻觉痛、中枢性疼痛、痛觉过敏、痛觉超敏以及自发性疼痛等，治疗后慢性疼痛也属于神经病理性疼痛。

（二）疼痛分类

疼痛按发病持续时间分为急性疼痛和慢性疼痛。肿瘤疼痛大多表现为慢性疼痛。

1.急性疼痛

急性疼痛是指新近产生且持续时间较短的疼痛。此种疼痛通常伴有明显的疼痛行为（呻吟、面部表情）、焦虑或交感神经过度兴奋（盗汗、高血压、心动过速）。急性疼痛的特征是有明确的开始时间，持续时间较短，常用的止痛方法可控制疼痛。

2.慢性疼痛

慢性疼痛是指持续3个月或者超过急性疾病或创伤的自然恢复过程的疼痛，疼痛消失数月或数年以后再次复发或与慢性病理过程有关的疼痛。与肿瘤有关的慢性疼痛通常在不知不觉中发生，可由心理因素干扰使病情复杂化，疼痛程度与组织损伤程度可呈分离现象，具有痛觉过敏、异常疼痛、常规止痛治疗疗效不佳等特点。

慢性疼痛的发生，除了伤害感受性疼痛的基本传导调制过程外，还可表现出不同于急性疼痛的神经病理性疼痛机制，如伤害感受器过度兴奋、受损神经异位电活动、痛觉传导中枢机制敏感性过度增强、离子通道和受体表达异常、中枢神经系统重构等。

三、疼痛对患者的影响

（一）生理影响

1.精神情绪变化

急性疼痛可使人精神兴奋、焦虑烦躁，甚至哭闹不安。长期慢性疼痛可使人精神抑郁、表情淡漠。

2.内分泌系统

疼痛可引起应激反应，促使体内释放多种激素，如儿茶酚胺、皮质激素、血管紧张素 II、抗利尿激素、促肾上腺皮质激素、醛固酮、生长激素和甲状腺素等。由于儿茶酚胺可抑制胰岛素的分泌和促进胰高血糖素分泌增加，后者又促进糖原异生和肝糖原分解，最后造成血糖升高和负氮平衡。

3.循环系统

剧痛可兴奋交感神经，血液中儿茶酚胺和血管紧张素 II 水平的升高可使患者血压升高、心动过速和心律失常，对伴有高血压、冠脉供血不足的患者极为不利。而醛固酮、皮质激素和抗利尿激素的增多，又可引起患者体内水钠潴留，进一步加重心脏负荷。剧烈的深部疼痛有时可引起副交感神经兴奋，使血压下降，脉率减慢，甚至发生虚脱、休克。

4.呼吸系统

胸、腹部手术后的急性疼痛对呼吸系统影响很大。因疼痛引起的肌张力增加，使总顺应性下降。患者呼吸浅快，肺活量、潮气量和功能残气量均降低，肺泡通气/血流比值下降，易产生低氧血症。同时患者可因疼痛而不敢深呼吸和用力咳嗽，积聚于肺泡和支气管内的分泌物不能很好地咳出，易造成肺炎或肺不张，对于老年人更易发生，故术后疼痛是术后肺部并发症的重要因素之一。

5.消化系统

慢性疼痛常引起食欲不振，消化功能障碍以及恶心、呕吐。

6.凝血机制

如手术后急性疼痛等应激反应可改变血液黏稠度，使血小板黏附功能增强，纤溶功能降低，使机体处于一种高凝状态，促进血栓形成，甚至可导致致命的并发症。

7.其他

疼痛可引起免疫功能下降，不利于防治感染和控制肿瘤扩散。由于疼痛可引起肾血管反射性收缩，垂体抗利尿激素分泌增加，尿量减少。又可因手术后切口疼痛或因体位不适应，造成排尿困难，长时间排尿不畅可引起尿路感染。

（二）心理影响

1.对认知功能的影响

疼痛对个体心理的影响首先表现在认知功能上。慢性疼痛患者常伴随认知能力的下降，其中注意力和记忆力两种认知能力受疼痛影响较大。

（1）注意力　当个体经受疼痛刺激时，其注意力的选择性和持续性都会受到一定程度的影响。疼痛对选择性注意力的影响主要表现在疼痛使个体更加偏向注意与疼痛有关的刺激。例如，对正常人身体的某一部位施加疼痛刺激后，相对于非疼痛部位，他们会对呈现在疼痛部位的视觉刺激信号投入更多的注意。如果将慢性疼痛患者与正常人进行比较，会发现慢性疼痛患者对疼痛刺激有更多的注意偏向。由于长期经受疼痛的折磨，慢性疼痛患者对疼痛感到恐惧，形成了一种对疼痛尤其是对疼痛的感知觉成分的敏感化倾向，因而比正常人更加注意疼痛线索。

（2）记忆力　慢性疼痛患者经常抱怨他们的记忆力下降。大量研究证实，无论是临床疼痛还是实验室疼痛都会损害个体的记忆功能。国外研究学者给疼痛患者和正常人呈现身体词汇、社会心理词汇和中性词汇，并要求被试者对这些词汇分别进行自由回忆和再认。结果发现疼痛患者对这三种词汇的记忆成绩均比正常人差，说明疼痛患者的自由回忆和再认两种记忆功能均受到损害，且疼痛患者的工作记忆也比正常人差。

2.对情绪的影响

疼痛对情绪的影响作为一种复杂的个体主观感受，不可避免地会引起个体的情绪反应。大量的消极情绪与疼痛相伴而生，其中抑郁和焦虑最具代表性。

（1）焦虑　焦虑是一种包含心理和生理成分的情绪状态，是对压力情境的普遍反映，当个体的身体功能和生活质量严重受损时就有可能诱发焦虑。临床上，疼痛常与焦虑同时出现，焦虑也可能是导致疼痛的重要因素。焦虑致使患者会对疼痛更加敏感，从而导致其疼痛水平上升。国外学者研究发现，患者先前的疼痛经历会使其在接受治疗时出现焦虑，这种焦虑又会促使其日后治疗过程中疼痛感的增强，疼痛与焦虑形成一个恶性循环，互为因果、相互促进。

（2）抑郁　大量研究发现疼痛也与抑郁相关，并且疼痛与抑郁的关系比疼痛与焦虑的关系更加密切。流行病学调查发现，慢性疼痛合并抑郁症的发病率是52%，并且有65%的抑郁症患者有疼痛症状。疼痛与抑郁是双向关系，疼痛可能诱发个体抑郁，抑郁也可能诱发疼痛。慢性疼痛和抑郁可能通过反复的恶性循环相互影响。疼痛增加不愉快感，促使个体记忆起不愉快的事情；反过来，这些不愉快的事情又加重不愉快

的感受，从而加重疼痛。疼痛可使患者焦虑、恐惧增加，表现为抑郁、苦恼、不能集中精神，过度考虑身体的疼痛而失去生活兴趣，患者自我控制能力下降。同时，患者因疼痛所呈现的身体外观和行为的改变，将会导致家属情绪上的压力和痛苦，反过来又加重患者的痛苦，有些患者甚至会因为剧烈、难以控制的疼痛而丧失勇气，自暴自弃，甚至企图自杀。

（三）家庭社会的影响

对于不可控制的肿瘤疼痛，社会层面的影响是非常重要的，在许多肿瘤患者中，疼痛成为他们及家庭生活中应对的重点，疼痛的程度愈高，对健康状况、躯体功能、角色功能、情绪功能、社会功能等的影响愈严重，使得患者本身及其家属与社会的交往受到限制，对日常生活的质量及人际关系造成的影响愈大。许多肿瘤患者因疾病进展而必须停止工作，长期的治疗给家庭造成沉重的经济负担，同时由于长时间受病痛折磨，疼痛患者情绪受到影响，有时甚至难以控制自身的语言和行为，给其家属带来巨大的精神负担。

四、疼痛评估

（一）全面评估

1.主诉与体格检查

疼痛是患者的一种主观感受，在评估肿瘤患者的疼痛时首先应相信患者的主诉，因为疼痛症状出现至临床诊断明确需较长时间。患者虽然会表现出一些客观现象，如痛苦的表情、无力和心动过速等，对疼痛的评价可能有帮助。但大部分慢性疼痛的患者不具有这些症状，而且没有任何神经系统的体格检查或生理检验可以对疼痛做出诊断，因此判断患者是否疼痛及疼痛严重程度主要依据患者的主诉。

2.病史

（1）了解患者的肿瘤病史及其他疾病的诊断和治疗史。

（2）详细询问疼痛病史，评估疼痛的部位、范围、性质、发作时间及频率、疼痛病因及类型、疼痛加重或减轻的相关因素、止痛治疗情况、重要器官功能状况。

（3）评估疼痛对情绪、睡眠、活动能力、食欲、日常生活、行走能力、与他人交往等生活质量的影响。

（4）评估患者的情绪和认知功能状况，精神状况，家庭及社会支持状况。

3.体格检查及相关实验检查

疼痛部位、疼痛性质及疼痛程度的评估主要依赖于患者的主诉，但仍有必要对疼痛患者进行全面的体格

检查和相关实验检查，包括神经系统检查和医学影像学检查，以对患者情况进行全面的评估。X线、CT、MRI、PET、放射性核素骨扫描、磁共振骨扫描都可用于肿瘤疼痛的辅助诊断。通过相关检查了解肿瘤累及的范围，判断肿瘤与疼痛的相关性。生化和肿瘤标志物的检查对肿瘤的诊断和监测也有一定的作用。

（二）量化评估

疼痛量化评估是指使用疼痛程度评估量表等量化标准来评估患者疼痛主观感受程度，需要患者密切配合。量化评估疼痛时，应当重点评估最近24小时内患者最严重和最轻的疼痛程度，以及通常情况的疼痛程度。量化评估应当在患者入院后8小时内完成。

1.视觉模拟评分（Visual Analogue Scale，VAS）

VAS方法（图15-1）是在白纸上画一条10cm的粗直线，一端为无疼痛，另一端为难以忍受的剧烈疼痛，患者根据自己感受到的疼痛程度，在直线上的某一点上表达出来，然后使用直尺测量从起点到患者确定点的直线距离，用测量到的数字表达疼痛的强度。另外，也可以使用疼痛测量尺，正面是无刻度的10cm长的滑道，上面有一个可以滑动的标定物，患者根据疼痛的强度滑动标定物至相应的位置，疼痛测量尺的背面是有具体的刻度，根据标定物的位置可以直接读出疼痛程度指数。在测量时要求患者视觉和运动功能是正常的。

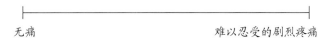

无痛　　　　　　　　　　　　难以忍受的剧烈疼痛

图15-1　视觉模拟评分

此外，与之类似的疼痛缓解视觉模拟评分法（Visual Analogue Pain Relief Scale，VAP）（图15-2）可以用于评价疼痛缓解的情况，在线的一端标上"疼痛无缓解"，另一端标上"疼痛完全缓解"。疼痛的缓解评分是初次疼痛评分减去治疗后的评分。

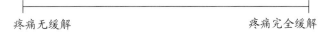

疼痛无缓解　　　　　　　　　　疼痛完全缓解

图15-2　疼痛缓解视觉模拟评分

2.疼痛数字评分量表（Numerical Rating Scale，NRS）

NRS法（图15-3）是VAS方法的一种数字直观的表达方法，其优点是较VAS方法更为直观，患者被要求用数字（0～10）表达出感受疼痛的强度，由于患者易于理解和表达，明显减轻了医务人员的负担，是一种简单有效和最为常用的评价方法。不足之处是患者容易受到数字和描述的干扰，降低了其灵敏性和准确性。

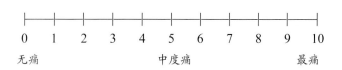

图15-3　疼痛数字评分量表

NRS方法可以以口述或书面的形式使用。此外，在临床上也用于生活质量的评价。NRS方法可以教会患者和家属使用，在评价疼痛治疗效果时，患者在家中能够详细记录每日的动态变化，利于对比治疗前后疼痛强度的变化，为治疗提供参考依据。

3.面部表情疼痛评分量表法（Faces Pain Scale Revised，FPS-R）

由医护人员根据患者疼痛时的面部表情状态，对照"面部表情疼痛评分量表"（图15-4）进行疼痛评估，适用于语言表达困难的患者，如儿童、老年人以及存在语言或文化差异或其他交流障碍的患者。其中，1～3分为轻度疼痛（睡眠不受影响）；4～6分为中度疼痛（睡眠受影响）；7～10分为重度疼痛（睡眠严重受影响）。

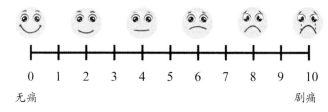

图15-4　面部表情疼痛评分量表法

4.主诉疼痛程度分级法（Verbal Rating Scale，VRS）

根据患者对疼痛的主诉，将疼痛程度分为轻度、中度、重度三类。

（1）轻度疼痛　有疼痛但可忍受，生活正常，睡眠无干扰。

（2）中度疼痛　疼痛明显，不能忍受，要求服用止痛药物，睡眠受干扰。

（3）重度疼痛　疼痛剧烈，不能忍受，需用止痛药物，睡眠受严重干扰，可伴自主神经紊乱或被动体位。

5.疼痛简明记录表（Brief Pain Inventory，BPI）

BPI（表15-1）是由简明疼痛问卷修订而来，简明疼痛问卷是威斯康星大学神经科疼痛研究小组为研究目的而研制的。当使用问卷进行调查时，患者对疼痛的强度和干扰活动均要记分。记分参数的等级为0～10。虽然该问卷利于收集临床资料，但临床常规应用显得过于麻烦。在此问卷上进行简化，加入身体图便于记录疼痛的部位，产生疼痛简明记录表。

表15-1　疼痛简明记录表

日期	时间	姓名

1. 在我们的一生中大多数人常有疼痛（如轻度头痛、扭伤、牙痛）
   你今天的疼痛是不是每天那种疼痛

   是　　　　　　　　　否

2. 请你在下图中用阴影标出你感到疼痛的部位，并在最痛处打上×

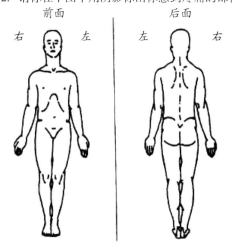

3. 为评价你的疼痛，请在最能代表你最重疼痛的数字上画个圈

   0　　1　　2　　3　　4　　5　　6　　7　　8　　9　　10

   不痛　　　　　　　　　　　　　　　　　　最严重的疼痛

4. 为评价你的疼痛，请在最能代表你最轻疼痛的数字上画个圈

   0　　1　　2　　3　　4　　5　　6　　7　　8　　9　　10

   不痛　　　　　　　　　　　　　　　　　　最严重的疼痛

5. 为评价你的疼痛，请在最能代表你平均疼痛的数字上画个圈

   0　　1　　2　　3　　4　　5　　6　　7　　8　　9　　10

   不痛　　　　　　　　　　　　　　　　　　最严重的疼痛

6. 为评价你的疼痛，请在能代表你现在有多少疼痛的数字上画个圈

   0　　1　　2　　3　　4　　5　　6　　7　　8　　9　　10

   不痛　　　　　　　　　　　　　　　　　　最严重的疼痛

请圈一个数字描述在上周内疼痛是如何妨碍你的

A.一般活动

0　　1　　2　　3　　4　　5　　6　　7　　8　　9　　10

无影响　　　　　　　　　　　　　　　　　完全影响

B.情绪

0　　1　　2　　3　　4　　5　　6　　7　　8　　9　　10

无影响　　　　　　　　　　　　　　　　　完全影响

C.行走能力

0　　1　　2　　3　　4　　5　　6　　7　　8　　9　　10

无影响　　　　　　　　　　　　　　　　　完全影响

D.正常工作（包括家庭以外的工作和家务工作）

0　　1　　2　　3　　4　　5　　6　　7　　8　　9　　10

无影响　　　　　　　　　　　　　　　　　完全影响

E.与他人的关系

0　　1　　2　　3　　4　　5　　6　　7　　8　　9　　10

无影响　　　　　　　　　　　　　　　　　完全影响

F.睡眠

0　　1　　2　　3　　4　　5　　6　　7　　8　　9　　10

无影响　　　　　　　　　　　　　　　　　完全影响

G.对生活的热爱

0　　1　　2　　3　　4　　5　　6　　7　　8　　9　　10

无影响　　　　　　　　　　　　　　　　　完全影响

6.简化McGill疼痛问卷（Short-form of McGill Pain Questionnaire，SF-MPQ）

SF-MPQ（表15-2）是由McGill疼痛问卷（MPQ）的15个代表词组成，11个为感觉类，4个为情感类，每个描述语都让患者进行强度等级的排序：0，无；1，轻度；2，中度；3，严重。使用现存的疼痛强度和视觉模拟量表提供总强度的指数。SF-MPQ也同样是一种敏感、可靠的疼痛评价方法，对各种疼痛治疗产生的临床变化较敏感，对肿瘤引起的慢性疼痛也同样有效。

（三）效果评价

在给予患者止痛治疗后，疼痛缓解的程度是患者和医生都很关心的问题。对于患者而言，完全无痛是最为理想的治疗效果。对于医生来讲，治疗后疼痛缓解的程度是评价目前治疗效果和决定下一步治疗的参考指标。因此及时评价治疗效果对疼痛治疗是非常重要的内容。

疼痛治疗效果的评价方法有几种，医生可以根据治疗的需要选择合适的评价方法。根据VAS评分的方法评价疼痛减轻的程度是较为客观准确的方法。

1.疼痛缓解的四级法

（1）完全缓解（CR）　疼痛完全缓解消失。

（2）部分缓解（PR）　疼痛明显减轻，睡眠基本不受干扰，能正常生活。

（3）轻度缓解（MR）　疼痛有些减轻，但仍感有明显疼痛，睡眠、生活仍受干扰。

（4）无效（NR）　疼痛无减轻感。

2.疼痛缓解度的五级分类法

（1）0度　未缓解（疼痛未减轻）。

（2）Ⅰ度　轻度缓解（疼痛约减轻1/4）。

（3）Ⅱ度　中度缓解（疼痛约减轻1/2）。

（4）Ⅲ度　明显缓解（疼痛约减轻3/4）。

（5）Ⅳ度　完全缓解（疼痛消失）。

3.VAS加权计算方法

疼痛减轻的百分数=（A-B）/A×100（A=用药前VAS评分；B=用药后VAS评分）。

（1）临床治愈　VAS加权值（A-B）/A×100≥75%。

（2）显效　VAS加权值（A-B）/A×100≥50%～75%。

（3）有效　VAS加权值（A-B）/A×100≥25%～50%。

（4）无效　VAS加权值（A-B）/A×100≤25%。

五、疼痛控制

控制肿瘤疼痛的治疗分为四类：病因治疗、药物治疗、非药物治疗、神经介入微创治疗等。根据患者具体情况，合理、有计划地综合应用有效止痛治疗手段，尽可能地缓解疼痛及其并发症，改善生活质量，提高患者接受抗肿瘤治疗的依从性，以进一步延长生存期，提高生存率。

（一）病因治疗

即抗肿瘤治疗，如手术、放疗、化疗，可能较理想地缓解肿瘤疼痛。

1.手术治疗

根治性手术是肿瘤治疗的主要方法。对于晚期及终末期肿瘤患者，大多为姑息性抗肿瘤治疗。姑息性手术可通过部分切除肿瘤、解除肿瘤造成的压迫或梗阻性病变达到缓解疼痛及其他症状的目的。如骨转移病理性骨折的固定手术、神经松解手术、肠梗阻解除术或肠造瘘手术、肾盂造瘘术等，可以缓解疼痛及其他症状。

表15-2　简化 McGill 疼痛问卷表

	无疼痛	轻度	中度	严重
跳动的	0____	1____	2____	3____
射穿的	0____	1____	2____	3____
刺伤的	0____	1____	2____	3____
锐利的	0____	1____	2____	3____
痉挛的	0____	1____	2____	3____
剧痛的	0____	1____	2____	3____
热-烧灼的	0____	1____	2____	3____
瘾痛的	0____	1____	2____	3____
沉痛的	0____	1____	2____	3____
触痛的	0____	1____	2____	3____
分裂痛的	0____	1____	2____	3____
疲劳的-筋疲力尽	0____	1____	2____	3____
令人厌恶的	0____	1____	2____	3____
可怕的	0____	1____	2____	3____
惩罚的-令人痛苦的	0____	1____	2____	3____

2.化学治疗

化疗敏感的肿瘤，如恶性淋巴瘤、小细胞肺癌、多发性骨髓瘤等，化疗能迅速缓解肿瘤压迫或侵犯神经引起的疼痛。化疗中度敏感肿瘤，如乳腺癌、结肠癌、头颈部癌等，化疗可缓解疼痛。

3.放射治疗

放疗是抗肿瘤治疗的有效手段，约70%肿瘤患者需放疗。姑息性放疗是疼痛治疗的有效手段，如骨转移疼痛、脊髓受压造成的疼痛、脑转移造成的头痛等。放疗可迅速缓解骨痛，且可以控制肿瘤生长，降低病理性骨折。脑转移者放疗控制脑转移灶，减轻脑水肿及颅内压，从而缓解头痛。

（二）药物治疗

1.药物治疗原则

在治疗疼痛的方法中，最基本的方法是药物疗法，其特点包括疗效好、作用肯定、显效快、安全、经济。而根据药物特点，最为普遍接受的用药标准是由WHO建立的三阶梯止痛方案。其目的是使药物治疗疼痛能够达到如下目标：有效控制疼痛、无不可接受的副作用、使用方便、依从性高，提高生活质量。根据WHO癌症疼痛三阶梯止痛治疗（图15-5）指南，肿瘤疼痛药物治疗的5项基本原则如下。

（1）首选口服及无创途径给药 止痛药最好的给药途径是口服，在可能情况下力争口服给药。一方面口服给药血药浓度相对稳定，与静脉注射用药相比，保证药物疗效的同时可以免除创伤性给药带来的不适；另一方面口服给药方便、经济、无创、不良反应小，在家或医院均可使用，能增加患者的独立性。此外，口服给药时吸收缓慢、峰值较低，不易产生药物依赖性和耐受性。也可考虑透皮贴剂等无创给药途径，最大限度地使患者感觉舒适方便，从而提高患者的生活质量。

（2）按阶梯给药 按阶梯给药是指止痛药物的选用应根据疼痛程度由弱到强按顺序提高，按顺序选择不同作用强度的止痛药物。轻度疼痛：首选第一阶梯非甾体类抗炎药（NSAID）；中度疼痛：首选弱阿片类药物，并可合用非甾体类止痛药；重度疼痛：首选强阿片类药，并可同时合用非甾体类止痛药。在用阿片类药物的同时，合用非甾体类止痛药既可增加阿片类药物的止痛效果，还可以减少阿片类药物用量。按三阶梯原则使用止痛药物的同时，还可以根据病情选择三环类抗抑郁药或抗惊厥类药等辅助用药。

（3）按时用药 按时用药是指有规律地按规定间隔给予，而不是等患者要求时才给予。使用止痛药，必须先测定能控制患者疼痛的剂量，下次剂量应在前一剂药效消失之前给予，这样可以保持疼痛连续缓解。出现突发性剧痛，可按需给予止痛药解救。晚上临睡前可增加剂量的50%~100%，以保证无痛睡眠。

（4）个体化给药 药物治疗疼痛的基本原则是为患者制定个体化治疗方案。由于个体差异，阿片类药物无理想标准用药剂量。能使疼痛得到缓解的剂量就是正确的剂量。故选用阿片类药物，应从小剂量开始，逐步增加剂量至理想缓解疼痛且无明显不良反应的用药剂量。由于不同个体对阿片类药物敏感度的差异很大，医务人员应注意监测。

（5）注意具体细节 有效的疼痛控制取决于医生、护士、患者的共同合作。医护人员将有关疼痛的评价、使用药物及其他缓解疼痛方法等知识准确告知患者及家属，纠正患者害怕成瘾等错误观念；同时密切观察其疼痛缓解程度和身体反应，并及时采取必要措施，尽可能减少药物的不良反应，提高止痛治疗效果。

2.常用的止痛药物

用于肿瘤疼痛治疗的药物可分为非甾体止痛药、阿片类止痛药和辅助用药。这几种药物的止痛机制不同，临床使用的方法和技巧也有差别，对不同性质疼痛的疗效也是不同的。因此，在肿瘤疼痛治疗中，制订的药物治疗方案需要个体化和针对性，如何选择最佳的止痛药取决于患者疼痛的程度、性质、正在接受的治疗、伴随疾病等情况。合理选择止痛药物及联合辅助药物，个体化调整用药剂量，给药频率，防治不良反应，尽可能在止痛疗效和不良反应之间获得平衡。

（1）非甾体类止痛药 非阿片类止痛药是指不含皮质激素而具备抗炎、止痛和解热作用的一类药物，为轻、中度肿瘤疼痛治疗的首选药物，临床上统称为非甾体类止痛药。

1）药理作用：1972年英国学者发现了非甾体抗炎药是通过抑制环氧化酶（COX）的活性而阻断花生四烯酸合成前列腺素，使得产生炎症反应的前列腺素减

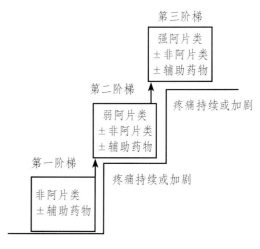

图15-5 世界卫生组织的三阶梯治疗方案

少，进而抑制局部炎症和止痛。该类药物主要针对外周疼痛，对中枢神经系统也具有某些活性，但与阿片类药物所不同的是，它们不与阿片受体相结合。这也就是说，非甾体类药物的止痛途径与阿片类药物有着本质性的区别。因此，临床上常将非甾体类药物与阿片类药物联合使用，以产生协同作用使止痛效果大幅度增强。例如，对于临床中肿瘤合并骨转移的患者，联用阿片类药物与非甾体类药物止痛时效果尤为明显。

2）使用方法和注意事项：非甾体类药物大多是以口服为主，长期服用很少出现依赖性或耐药性，所以在止痛治疗药物中占有十分重要的位置。作为三阶梯止痛方案中的第一阶梯的主要药物，也是肿瘤患者疼痛初期首选的止痛药。而在随后的病程延长和病情变化的过程中，随着疼痛的加重进入第二或第三阶梯止痛时，也往往需要同时服用非甾体类药物以增强止痛效果。临床上常会伴随着一些不良反应的发生，如胃肠道不良反应、肝肾功能障碍、出血倾向等，这些又都是影响患者服用非甾体类止痛药的重要因素。但是非甾体类药物的止痛作用具有"封顶现象"，即这类药物的止痛剂量是有限的。也就是说，当一种药物的有效止痛剂量增加至一定程度后，即使再增加用药剂量，其止痛效果并不能得到相应的增强，而不良反应和毒副作用却有明显的增加，临床上把这种情况也称之为"天花板效应"。临床止痛过程中，当服用一种非甾体类药物剂量达到最高限量、止痛效果并不理想时，不要再无限制地增加用药剂量，而应改用另一种药物止痛，否则效果将适得其反。同时也不要选用两种以上的非甾体类药物同时使用，以减少不良反应和毒副作用的发生。此外，当应用一种非甾体类药物进行止痛无效时，更换另一种非甾体类药物继续止痛则可能有明显的止痛效果。

3）常用药物

A.对乙酰氨基酚：也就是人们所熟知的扑热息痛，对解热止痛十分有效。口服后在胃肠道迅速吸收，0.5～1小时即可达到血药浓度高峰，其止痛作用缓和而持久，强度略高于阿司匹林。与其他非甾体类药不同的是，其抗感染作用较弱，而且几乎不对血小板产生凝集抑制作用。所以治疗剂量的对乙酰氨基酚其不良反应较轻。该药不刺激胃黏膜，也可以用于对阿司匹林过敏者。对乙酰氨基酚主要用于各类轻度至中度的肿瘤疼痛，也是与阿片类药物联合服用机会最多的药物，所以在肿瘤疼痛治疗中是第一阶梯的首选药。常规用量为500～1000mg/次，每6～8小时服用一次，每日总量不宜超过4g（即"封顶"剂量）。对有慢性酒精中毒或肝脏疾患的患者则要慎用。

B.双氯酚酸钠：商品名为双氯芬酸或奥贝，具有良好的解热止痛作用。服用后有效成分与血浆蛋白有较好的结合力，血药浓度在2小时内可达高峰。临床上常用的剂型有25mg或50mg的肠溶片和100mg的缓释片。成人用量为每次50～100mg，每日最大剂量不宜超过300mg。该药尤其适用于炎性疼痛和转移性骨痛。不良反应主要是胃肠道的不适应性及肝脏损害，用药过程中出现肝功异常者应及时停药。

C.布洛芬：又称丁苯丙酸，商品名称芬必得，也是使用非常广泛的一种非处方止痛药，其止痛强度较阿司匹林、对乙酰氨基酚等为强。其口服后生物利用度在80%以上，胃肠道的不良反应小于阿司匹林或吲哚美辛等非甾体类药物。常规止痛剂量在200～600mg，4～6小时口服一次，每日总量不宜超过3200mg。对其他非甾体类药物耐受性差者，对布洛芬可有良好的耐受性。

D.罗非昔布：商品名为万络。其最大优点是对胃肠道的安全性大大增加，对血小板的凝集影响也相对较弱。临床多用于合并骨转移所导致的骨痛，疗效明显。常用剂量为15～25mg/次，每日一次即可。服用过程中可能与其他非甾体类药物有交叉性过敏反应，同时要注意对肝肾功能可能导致的直接或间接性损害。

E.塞来昔布：商品名西乐葆。这也是一种新型骨关节止痛药，基本不影响胃肠道、血小板以及肾脏功能。口服后吸收迅速，治疗癌性骨痛效果良好。每12小时服用200～400mg即可，每日用量不宜超过800mg。

（2）弱阿片类止痛药　可待因为典型代表的弱阿片类药物，主要用于对中度疼痛或部分重度疼痛的治疗，是第二阶梯止痛阶段的首选药物（表15-3）。

1）药理作用：阿片类药物是指任何天然的或人工合成的、对机体能够产生类似吗啡效应的一大类药物。依据其临床止痛强度，又分为弱阿片和强阿片两类止痛药。但无论是弱阿片类还是强阿片类止痛药，其药理作用和药代动力学基础都是一样的。其临床止痛机制均是源于对中枢神经系统以及痛觉传出和传入神经的作用而发挥止痛效应，因此相对于作用于机体外周疼痛部位的非甾体类止痛药来说，这类药物的止痛程度更强。

2）使用方法和注意事项：弱阿片类药物基本都是采用口服，且价格低廉、用法方便。该类药物在临床上的个体需要量差异较大，个体化剂量无"天花板效应"，可因人而异地根据个体止痛需要逐渐增加剂量。其不良反应包括恶心、呕吐、便秘、头晕、出汗、尿潴留等，除便秘、尿潴留外，其他不良反应随时间的延长逐渐减轻，以致消失。由于这类药物止痛

表15-3 弱阿片类药物简表

药物	半衰期（h）	常用剂量 [mg/（4～6h）]	给药途径	作用持续时间（h）
可待因	2.5～4	30	口服	4
氨酚待因		1～2片	口服	4～5
（对乙酰氨基酚500mg+可待因8400mg）				
氨酚待因Ⅱ号		1～2片	口服	4～5
（对乙酰氨基酚300mg+可待因15 000mg）				
双氢可待因	3～4	30～60	口服	4～5
双氢可待因复方片		1～2片	口服	4～5
（对乙酰氨基酚500mg+双氢可待因10mg）				
布桂嗪		30～60	口服	8
		50～100	肌内注射	
曲马朵		50～100	口服	4～5
		50～100	肌内注射	
氨酚羟考酮片				
（对乙酰氨基酚500mg+羟考酮5mg）		1片	口服	4～6
（对乙酰氨基酚375mg+羟考酮5mg）		1粒	口服	4～6

强度较强阿片类药物弱，其毒副作用也较强阿片类相对较轻。临床上与非阿片类止痛药联用，可起到很好的协同作用而大大提高止痛效果。

3）常用药物

A.可待因：可待因是阿片中的天然成分，其止痛强度仅为吗啡的1/12。本品口服吸收较好，生物利用度在40%以上，其止痛作用主要是通过在体内部分生物转化成吗啡而产生。临床上通常采用每4～6小时给予30～60mg，一般对中、重度疼痛起到较好的治疗效果。本品尤其适合用于肺癌疼痛的患者，服药后既可止痛又能止咳。若与非甾体类药物联合使用，止痛效果更佳。在普通药店即能购到的氨酚待因、路盖克等非处方止痛药，就是可待因与扑热息痛的复合制剂。服用可待因的不良反应与吗啡大同小异，但较吗啡轻，也很少有呼吸抑制的发生。

B.强痛定：药品名称为盐酸布桂嗪，是一种人工合成的具有弱阿片类药物性质和强度的速效中度止痛药，其止痛强度为吗啡的1/3，比一般非甾体类药物（如阿司匹林、氨基比林）强4～20倍。本品对皮肤黏膜和四肢骨关节疼痛的抑制作用尤其明显，但对内脏器官的止痛效果较差。每次口服30～60mg，30分钟内即可起效，止痛效果可维持3～6小时。与吗啡相比，强痛定虽不易成瘾，但可有不同程度的耐受性，需要按照国家一类精神药品的有关规定进行管理和使用。

C.曲马朵：商品名为舒敏，也是一种人工合成的中枢性镇静药，本品口服后吸收良好，其生物利用度可达80%左右，若按吗啡效价的1/10～1/4比照给药，对中、重度疼痛都能收到明显疗效，而且一般不会发生呼吸抑制。曲马朵有即释片和缓释片两种，前者可每6小时服用50～100mg，后者可每12小时服用100～200mg，每日总量不宜超过400mg。患者服药后可能产生一过性低血压，因此应嘱患者服药后静卧30～40分钟，以免发生体位性低血压。

（3）强阿片类止痛药 主要用于各种原因导致的中重度疼痛、急性疼痛和慢性疼痛。可有效缓解或消除严重创伤、烧伤、手术、心肌梗死等引起的剧痛。目前不主张作为缓解胆道平滑肌痉挛绞痛（需加用解痉药如阿托品、长托宁等）一线药。吗啡长期使用仅限于缓解肿瘤疼痛。吗啡是强阿片类止痛药物中最常用的强力止痛药，主要应用于重度肿瘤疼痛的第三阶梯治疗阶段（表15-4）。

1）药理作用：阿片类药物主要是通过它与体内各处的特异性阿片受体相结合而产生出多种的药理效应。医学研究证实，阿片受体是存在于细胞膜上的一种糖蛋白，服用阿片类药物并为机体所吸收后，即与阿片受体结合并激活受体，引起细胞内第二和第三信使系统功能的改变，从而出现药物在细胞水平上的药理效应。人类的阿片受体有多种类型，不同类型的受

表15-4 强阿片类药物简表

药物	半衰期（h）	常用剂量	给药途径	作用持续时间（h）
盐酸吗啡	2.5	5～30mg/4～6h	口服	4～5
		10mg/4～6h	肌注、皮下	
硫酸（盐酸）吗啡控释片		10～30mg/12h	口服	8～12
芬太尼透皮贴剂		25～100μg/h	透皮贴剂	72
美沙酮	7.5～48	10～20mg/次	口服	8～12
盐酸羟考酮控释片	4.5～5.1	10mg/12h	口服	8～12

体介导不同种类的效应群。也就是说，各型受体都只与自己特定的阿片类物质相结合。现今已经发现的人类内源性阿片样活性肽物质有3种，即脑啡肽、β_2内啡肽和强啡肽。各种阿片肽对不同亚型的阿片受体有着不同的选择性，如β_2内啡肽活化μ_2受体和δ_2受体、脑啡肽活化δ_2受体、强啡肽活化κ_2受体，从而对中枢神经系统产生止痛、镇静、镇咳、欣快以及缩瞳、恶心、呕吐、便秘甚至呼吸抑制等作用。

2）使用方法和注意事项：强阿片类药物是所有止痛药物中止痛效果最强、疗效也最确切可靠的一大类药物，而且其止痛用量无极限，可把剂量调整到获得最好的治疗效果为止。但要强调的是，此类药物仍然是以口服用药为主，按时、足量服药是取得良好止痛效果的基础，而不主张采用注射等有创方式给药。

A.3种剂型的不同用法：由于药物的不同剂型和起效快慢及有效成分在体内维持止痛时间的长短不同，在若干种强阿片药中，大致可分为即释片（如盐酸吗啡或硫酸吗啡即释片）、控（缓）释片（如美施康定、奥施康定、美菲康）和长效制剂（如芬太尼透皮贴剂），临床上可根据不同肿瘤患者的疼痛特点和经济状况加以选用。通常情况下，口服即释片后的药效出现较快（30分钟以内）、止痛时间相对较短（4～6小时）、每日服药次数较多（4～6次）。口服控（缓）释片的药效出现较慢（1小时以后）、止痛时间相对较长（8～12小时）。芬太尼透皮贴剂在贴敷后需6小时开始起效，止痛时间可维持72小时，3天更换一次即可，止痛时间大大延长。但不论是哪种强阿片类药物，它们的不良反应和毒副作用都是大同小异的，只是轻重不同而已，都需要适当地服用一些辅助类药物加以拮抗才能缓解。

B.耐药性和成瘾性问题：临床使用强阿片类药物治疗肿瘤疼痛时，常常会遇到药物的耐受性问题。这是指患者在多次使用某些药物达一定剂量后所产生的药效逐渐降低，要想达到初始使用时的镇痛效果，必须适当加大剂量。这种机体对药物反应性渐渐降低的现象称为耐受，而药物耐受是一个正常的药理反应。长期以来，由于对阿片类药物的耐受现象认识不足，加之又顾虑阿片类药物的成瘾性，常常导致阿片类药物使用剂量不足。大多数药物耐受问题是产生于不合理的给药方式造成的，维持稳定的血药浓度和有效的止痛剂量，就可以大大减少药物耐受性的出现。采取静脉或肌内注射等有创方式给药，造成血药浓度的波动要比口服等无创给药大得多，药物耐受性的出现也较无创给药来得快。研究发现，肿瘤患者病情加重时，疼痛强度也增加，使得止痛药物剂量增大，晚期患者尤为明显。因此不能将药物耐受与成瘾性混为一

谈，两者不是等同关系。大量癌痛治疗的研究与临床实践证明，在使用阿片类止痛药缓解肿瘤疼痛的患者中，发生成瘾性的患者是极其少见的。

C.不良反应：阿片类药物最常见的不良反应有便秘、恶心、呕吐、过度镇静（嗜睡）、皮肤瘙痒、尿潴留等。每个患者对不良反应的个体差异也很大，有些不良反应在治疗1～2周可以变得逐渐耐受（如恶心、呕吐）；有些不良反应则可能在整个疼痛治疗期间始终不得缓解（如便秘）。因此，对那些常见的不可避免的不良反应，应采取服用辅助类药物等办法给予积极的预防性治疗，以减轻患者的痛苦，避免由于害怕不良反应的发生而影响使用阿片类药物的信心。

D.注意对呼吸困难与呼吸抑制的鉴别：强阿片类药物开始使用的最初几天，患者可能出现过度镇静，即发生嗜睡现象。如无其他不良反应，应鼓励患者坚持用药或适当调整用药剂量，而无须停用药物。临床上不能正确判断呼吸困难与呼吸抑制是妨碍患者足量用药的原因之一。疼痛的客观存在本身就是对呼吸抑制的本能性生理拮抗剂。所以在一般情况下，只要不是强阿片类药物使用过量，肿瘤疼痛患者很少发生呼吸抑制。一旦发生，及时使用呼吸兴奋剂（纳洛酮）也可以得到妥善解决。关键是临床上有时对呼吸抑制与呼吸困难的认证不清，造成治疗上的错误。

晚期肿瘤疼痛患者常因严重的营养不良或低蛋白血症发生水肿，也可因癌性胸、腹水的大量出现或其他原因引发严重的呼吸困难，尤其是呼吸系统肿瘤所造成的呼吸困难更为多见，这样的患者服用强阿片类药物治疗疼痛时，切莫将其误认为是出现了呼吸抑制。因为引发呼吸困难和呼吸抑制的根本原因不同，其症状也有着本质的区别，表现更是各异。呼吸困难最明显的表现是呼吸急促、费力，次数增加，而呼吸抑制则是呼吸加深、变慢，次数减少。所有阿片类药物使用过量或积蓄，都可能抑制脑干的呼吸中枢，尤其是抑制呼吸中枢对血液中二氧化碳张力变化的反应，这才是造成呼吸抑制的真正原因。

3）常用药物

A.吗啡即释片：常用的有盐酸吗啡片（5mg）和硫酸吗啡片（20mg）两种即释片，口服为最佳给药途径，其优点为易吸收、起效快、方便无创、费用低廉。肿瘤疼痛患者初始剂量一般为4～6小时服10mg，再根据止痛效果调整剂量大小，增加幅度控制在前次剂量的50%～100%。吗啡即释片除按常规服用外，在使用控（缓）释或长效剂型止痛药期间，一旦出现癌性爆发痛时，立即口服一定剂量的即释吗啡，疼痛可以很快得到缓解。

B.吗啡控（缓）释片：常用的硫酸吗啡控释片

（商品名美施康定）和盐酸吗啡控释片（商品名美菲康）。与即释片的区别就在于药物在体内维持的止痛时间不同，因此服药的间隔时限也不同，但两种剂型的止痛强度和效能无明显的差异。由于控（缓）释片可以间隔12小时服药，而且服药后的血药浓度相对保持平衡，无明显的血药峰值和浓度的波动，即减少了服药次数，又维持了较长时间的止痛效果，有利于患者的日常生活起居和饮食睡眠，并减少发生吗啡耐药性的机会，所以更符合患者对止痛的要求。如果是从即释片转换成口服控（缓）释片吗啡者，可以将每日即释片吗啡的总量一分为二之后，分作两次间隔12小时口服就行。要强调的是，控（缓）释吗啡剂型一定要吞服而不能研碎或嚼服，否则控（缓）释片的作用就会变成即释吗啡了。对于不能口服的患者，也可以通过直肠或阴道内用药。其方法是：尽量使患者在排空直肠内的粪便后，用手指将药片推入距肛门5cm左右的直肠内，并尽量使其紧贴肠壁，以便逐渐溶化。女性患者在月经期过后的时段里，也可将药片塞入阴道，通过阴道黏膜逐渐吸收溶化。无论是通过直肠还是阴道途径给药，它们与口服用药的效价基本相同，而且可以减少肝脏对药物的首过效应，不良反应也较口服较轻。

C.芬太尼透皮贴剂：商品名称多瑞吉，是一种经皮肤吸收给药的强阿片制剂，也是世界上第一个采用高科技含量技术，通过非消化道途径向体内释放稳定的麻醉性止痛药。其有效成分系人工合成，止痛强度是吗啡的80～100倍，每次用药后止痛时间可长达72小时。本品用于顽固性的慢性肿瘤疼痛，对于不能口服用药者尤为适合。由于药物是经皮肤和皮下组织吸收后直接入血发挥作用，所以不受消化道内因素的影响，也避免了首过效应的发生，同时，不良反应较口服吗啡要相对为轻。使用剂量可按25μg/h开始计算并认真滴定，即首次从贴敷小剂型的多瑞吉开始，逐渐增加到最佳的个体化药量。既往使用过口服吗啡制剂的患者，若有需要，可以通过换算后改为贴敷多瑞吉。换算公式为：口服吗啡类制剂的24小时总量（mg）/2=1次贴敷多瑞吉72小时剂量（μg）。此外，多瑞吉应贴敷在皮肤既清洁干燥又较为平坦的部位（如前胸、后背、大腿内侧等），不能根据疼痛点进行贴敷；疼痛得到控制后不要随意将贴剂揭下，而要持续到72小时再更换；体温增高会影响芬太尼的吸收速度，因此贴敷过程中不要加热或加压，发热患者要慎用；对于有脑水肿颅压增高、慢性阻塞性肺部疾患、肝及肾功能不全、过度消瘦衰弱或老年患者，要减量使用或不用。

阿片类止痛药是中重度疼痛治疗的首选药物。目前中国临床常用于疼痛治疗的阿片类短效药物是吗啡即释片，常用的阿片长效药物是吗啡缓释片、芬太尼透皮贴剂、羟考酮缓释片。对于未使用过阿片类药物的中重度疼痛患者，推荐初始用药选择短效制剂，个体化滴定用药剂量。当用药剂量调整到理想止痛及安全的剂量水平时，推荐换用等效剂量的长效阿片类止痛药。阿片类止痛药长期用药，首选口服及无创途径给药，也可临时用皮下注射，必要时使用患者自控止痛泵给药。

3.阿片类药物使用原则

（1）初始剂量滴定与剂量调整 阿片类止痛药的最佳用药剂量，其疗效及安全性均存在个体差异。因此，需要逐渐调整剂量，又称为剂量滴定。未使用过阿片类药物的中重度疼痛患者，推荐短效阿片类药物作为其快速滴定和首选的治疗方案，在此基础上转换为控缓释阿片类药物。例如，吗啡即释片初始剂量5～15mg口服，每4小时一次。疼痛无缓解或缓解不理想，于1小时后或两次按时用药之间，给予吗啡即释片解救量5～15mg。次日总固定量=前24小时总固定量+前日总解救量。将总固定量分6次口服（即每4小时一次）。次日解救量为前24小时总固定量的10%～20%。依法逐日调整剂量，直到疼痛评分稳定在0～3分。

对疼痛病情相对稳定的患者，可考虑使用阿片类药物控释剂作为基础给药，在此基础上备用短效阿片类药物，用于滴定剂量。在密切观察疼痛程度及不良反应的情况下，剂量滴定幅度参考表（表15-5）。

如果出现不可控的不良反应，疼痛强度<4，应该考虑将滴定剂量下调25%，并重新评价病情。当阿片类药物止痛效果较为理想，而且24小时用药剂量达稳态时，应该考虑将短效阿片类药物更换为长效阿片类药物，用以控制慢性持续性疼痛。我国常用的长效阿片类药包括：吗啡缓释片，口服用药，每8～12小时一次；芬太尼透皮贴剂，贴皮用药，每48～72小时一次；羟考酮缓释片，口服，每8～12小时一次。在应用长效阿片类药物期间，应该备用短效阿片类止痛药。当患者因病情变化，长效止痛剂量不足时，或发生爆发性疼痛时，即给予备用短效阿片类药物，用于解救治疗及剂量滴定。解救量为前24小时用药总量的10%～20%。每日短效阿片解救用药>3次，应考虑将前24小时解救用药换算成长效阿片类药按时给药。如需减少或停用阿片类药物，则采用逐渐减量法，即先减量30%，2天后再减少25%，直到每天剂量相当于口服30mg吗啡的药量，继续服用2天后即可停药。

表15-5 剂量滴定幅度参考表

疼痛强度（NRS）	剂量滴定参考增加幅度
7～10	50%～100%
4～6	25%～50%
2～3	25%

阿片类药物之间的剂量换算，参照换算系数表（表15-6）。换算系数仅供参考，换用另一种阿片类药时，仍需要仔细观察病情，并个体化滴定用药剂量。

（2）给药途径　口服给药由于其便利性，经济效益，是最常用且应首先被考虑的给药方式。但一般而言，相较于经由非肠道给药，即开始作用的时间较快，作用时间也较短的特性，口服给药则开始作用较缓慢，高峰浓度持续较长且作用的时间较久，其他非侵入性途径，包括直肠，或经皮给药及舌下给药，主要作用于吞咽困难或肠道阻塞的患者。

1）口服给药：口服麻醉性止痛药，可有效缓解慢性疼痛，此途径是被最广泛使用的给药方式。一般而言，只要患者的胃肠功能正常，均可使用口服给药途径，当患者出现吞咽困难或胃肠功能障碍，需极速达到止痛效果或无法达到理想的止痛效果与副作用间的平衡时，需考虑更换给药途径。另外，对于高耐受性患者，由于需使用数量过多的口服片剂或口服溶液，常无法达到良好的止痛效果，因此也可能需实行非口服途径。

2）直肠给药：虽然直肠给药途径是较罕见的给药方式，但它仍有许多优点，简单的患者或家属教育，不需复杂的仪器设备，经济有效。当患者发生恶心呕吐，无法由口服给予止痛药时，直肠给药是一种安全经济有效的阿片及非麻醉类药物的给药途径，直肠给药不适用于腹泻，肛门或直肠受阻，或黏膜炎的患者，血小板减少症或白细胞减少症患者及其他生理因素无法放置直肠栓剂的患者。

3）经皮给药：芬太尼透皮贴剂（多瑞吉），脂溶性高，分子量小，镇痛作用强，无局部刺激和皮肤代谢，经皮吸收生物利用度高。将其贴于皮肤后经控释膜缓慢释放12小时左右达到血液峰浓度，并维持72小时。其主要优点是便秘的发生率远低于口服给药。

4）舌下给药：口腔黏膜有丰富的淋巴管和血管，药物吸收后直接进入体循环，因此避免了药物的首过代谢，对生物利用差的药物具有重要意义。舌下给药方法适合不能口服给药的患者，不宜用于需要大剂量止痛剂的患者。

表15-6　阿片类药物剂量换算表

药物	非胃肠给药	口服	等效剂量
吗啡	10mg	30mg	非胃肠道：口服=1：3
可待因	130mg	200mg	非胃肠道：口服=1：1.2
			吗啡（口服）：可待因（口服）=1：6.5
羟考酮	10mg		吗啡（口服）：羟考酮（口服）=1：0.5
芬太尼透皮贴剂	25μg/h（透皮吸收）		芬太尼透皮贴剂μg/h，每72小时一次剂量=1/2×口服吗啡mg/d剂量

5）皮下注射给药：可不经过肠道，无药物的首过效应，摄入吸收的时间较口服用药方式明显缩短，止痛作用产生快，生物利用度高，是患者自控止痛（PCA）常用的给药途径之一。

6）静脉途径给药：一次性静脉注射起效快，作用时间短。静脉滴注的优点是药物保持了稳定的血浆浓度，止痛作用持久有效，减少了恶心、呕吐等不良反应。连续静脉滴注适用于严重吞咽困难、难以控制的恶心呕吐，需大剂量服用药物、不良反应大，需改变给药途径、需迅速增加药物剂量的患者。

7）肌内注射：目前多用于急性疼痛时临时止痛治疗，长期使用肌内注射治疗疼痛存在血药浓度波动大，加快阿片类药物的耐受性，患者注射局部疼痛的情况，临床不推荐用于肿瘤疼痛的长期治疗。

8）硬膜外和鞘内给药：适用于重度肿瘤疼痛长期大剂量使用阿片类药物，经上述各给药途径已无法控制疼痛，提高剂量受到限制的患者。鞘内给药的药效比硬膜外给药大10倍，但因不能反复施行腰穿，不宜长期置管，应用受到限制。硬膜外置管留置时间较长，对颈胸部以下的顽固性疼痛效果较好。吗啡是最常用的药物，其他还有氢吗啡、芬太尼、舒芬太尼和阿芬太尼。注意：注射药物中不能含有防腐剂。

9）脑室内注射：具有止痛效果可靠、作用时间长、每次用药量少的特点，适用于全身多发肿瘤疼痛的患者，与内分泌相关的肿瘤治疗效果更好，但安装脑室内导管需较为复杂的穿刺，患者的管理需要更高的要求。目前较成熟的技术是脑室内置管，与一种硅胶微量泵连接，微量泵包埋在皮下，使用注射器头皮针刺入微量泵内腔注入吗啡类止痛药物。

10）硬膜外间隙给药和蛛网膜下隙注射：在脊髓后角存在高密度的阿片受体，这是阿片类药物脊髓应用的理论基础，与常规给药的途径相比，具有给药量小、作用时间长的特点。但使用时间过长时，仍可有耐药出现，并存在瘙痒、尿潴留和呼吸抑制等问题。硬膜外给药吗啡5mg相当于蛛网膜下隙注入吗啡1mg的止痛效果，硬膜外腔给药途径还存在保留的硬膜外导管容易脱落、污染、硬膜外腔脓肿和长期使用吗啡耐药等问题。蛛网膜下隙注射阿片类药物，可以产生较长的止痛作用。采用患者自控泵或持续注射药技术在硬膜外腔内埋管注药，提高了止痛效果，减少感染机会，并可以在家中使用，为顽固性肿瘤疼痛治疗提供了一种新方法。

4.辅助用药

辅助药物的作用包括增加阿片类药物的止痛作用；治疗时疼痛加重的伴随症状；对于特殊类型的疼痛，辅助药物具有独立的止痛作用。辅助药物可用于肿瘤疼痛治疗的各个阶段，即在达到三阶梯止痛原则的各个阶梯，只要指征明确，都可使用辅助药物，辅助药物包括以下几种。

（1）皮质类固醇 其止痛作用可能与抗感染作用有关。由于存在全身副作用，多用于急性神经压迫伴炎性水肿或用于神经阻滞治疗。皮质类固醇常可用于：①脑部原发或继发性肿瘤所致的颅内高压引起的头痛；②神经受压迫引起的疼痛，常与阿片类药物和抗抑郁药联合用于神经痛；③恶性肿瘤引起的骨痛。短期使用皮质激素副作用不明显，长期使用可引起肾上腺皮质功能不全、肌肉松弛、骨质疏松甚至股骨头坏死。

（2）抗抑郁药 抗抑郁药本身具有止痛作用，并有可能增强阿片类药物的止痛作用。对于伴有抑郁症的患者还有抗抑郁和改善睡眠的治疗作用。三环类抗抑郁药（阿米替林、多虑平等）可能是最有效的应用于疼痛控制的精神类药物，必要时还可联合使用异丙嗪、卡马西平等，有增强止痛作用和减轻精神抑郁的作用。三环类抗抑郁药可用于中枢性、传入神经阻滞或神经病理性疼痛的治疗，增强阿片类药物的止痛效果，或直接产生止痛作用。最佳种类和剂量尚不清楚。阿米替林12.5～25mg口服，每晚一次，如无过度镇静及抗胆碱能不良反应，每隔3天增加剂量，日最大剂量150mg。不良反应：口干、体位性低血压和中枢性病变（嗜睡、精神错乱）。治疗剂量尚能引起心血管不良反应，全身情况衰竭者慎用。

（3）神经安定药 神经安定药物主要用于伴有精神症状的急慢性疼痛，对肿瘤疼痛也有效，使用方法与抗抑郁药物类似，常用药物有异丙嗪、氯丙嗪、氟哌啶醇等。

（4）抗惊厥药 对神经损伤所致撕裂痛及烧灼痛有效。在进行药物止痛的同时，加服诸如卡马西平、加巴喷丁，抗惊厥药及皮质类固醇类药物，常可增强止痛效果。卡马西平、苯妥英钠、丙戊酸钠和氯硝西泮单独使用或与三环类抗抑郁药联合使用，已成功用于神经病理性疼痛的治疗，包括肿瘤侵犯神经、放射治疗所致纤维化或外科手术瘢痕、带状疱疹和传入神经阻滞。加巴喷丁：衰竭患者对该药有较好的耐受性。100～300mg口服，每日一次，逐步增量至300～600mg，每日3次，最大剂量为3600mg/d。普瑞巴林75～150mg，每日2～3次，最大剂量600mg/d。不良反应有嗜睡、眩晕、乏力、共济失调；潜在严重不良反应有骨髓抑制、肝功能异常等。患者应定期检查血常规和肝功能。

（5）可乐定 可乐定是中枢 α_2 受体激动剂，止痛作用机制可能与中枢和外周神经递质的释放和活性发生改变有关。可乐定用于止痛主要以中枢给药为主。与吗啡、局麻药联合椎管内使用可有效地缓解肿瘤的神经痛。副作用有低血压、心动过缓、口干和镇静。

（6）氯胺酮 氯胺酮是兴奋性氨基酸受体拮抗剂，对阿片等受体也有作用，静脉注射或口服给药对神经源性疼痛或恶性肿瘤疼痛有良好治疗作用，导致幻觉、血压增高是其主要副作用。

辅助止痛药常用于辅助治疗神经病理性疼痛、骨痛、内脏痛。该类药物具有增强阿片类药物的止痛效果。辅助用药的种类选择及剂量调整，需要个体化对待。辅助用药虽然可增加止痛疗效，但不能取代必要的止痛药物。药物止痛治疗期间，应该在病历中记录疼痛评分变化及药物的不良反应，以确保患者持续安全有效地缓解疼痛。

（三）非药物治疗

1.冷敷和热敷

直接对疼痛部位的冷敷或热敷，可减轻疼痛，特别是缓解肌痉挛性疼痛、关节痛。冷敷对缓解头痛的效果也较好。冷敷时间不宜超过15分钟，不宜用于周围静脉炎或放疗后组织损伤的患者。热敷时注意避免烫伤，可将热水袋包在毛巾内敷于疼痛部位，禁止对接受放射治疗的组织进行热敷，透热疗法和超声热疗不建议用于肿瘤部位。这些方法虽然不能长时间缓解疼痛，但能够短时间缓解疼痛，对患者也是有益的。

2.按摩和震动

按摩和震动治疗时可分散患者对疼痛的注意力，缓解肌肉紧张。在开始治疗时，疼痛可能会加剧，继续治疗时疼痛得到缓解，如震动开始时疼痛加重，持续震动至少30分钟后，疼痛部位产生麻木感，疼痛减轻。按摩不仅缓解躯体的疼痛，还增加了患者与他人的交流，减少孤独感，因此，在心理上也有支持作用，对于能够下床活动的患者，按摩不能代替活动和锻炼。

3.锻炼

对于慢性疼痛的患者，经常活动和锻炼是有好处的。锻炼可增强肌力，使僵硬的关节得到舒展，保持身体的协调性和平衡能力，改善心血管状态。对于活动受限的患者，可选择适当程度的锻炼，使这些患者能够保持体力和关节功能。处于急性疼痛期的患者，锻炼应减少至患者能够耐受与控制的程度。当有骨折发生危险时应避免负重锻炼。对于卧床不起的患者经常给予翻身，帮助患者保持正确的体位，减少疼痛的发生，避免产生压疮。

4.制动术

发生急性疼痛时，限制活动以减轻疼痛。当发生骨折时，限制活动和固定对缓解疼痛更重要。如适用于股骨骨折固定的托马斯夹板和脊椎压缩性骨折患者设计的热塑支架。使用这些固定或支撑物时，应使患者保持正确的体位，将关节的位置保持在最佳功能状态而不是将关节置于最大活动范围，制动时间不宜太长。

5.社会心理干预

社会心理干预是多种疼痛治疗模式中的重要组成部分。这种疗法不是要取代止痛药物，而是要与止痛药物相结合来控制疼痛。当社会心理干预成功地控制住疼痛时，医务人员绝对不可认为这不是"真正的"疼痛。社会心理干预的目的之一是帮助患者得到疼痛被控制的感觉。支持这种干预方法的简要原理是：患者怎么想就会感觉到什么样的效果，如果改变患者对疼痛的想法，就会改变他们对疼痛的敏感性和他们对疼痛的感觉和反应（McGrath，1990b）。社会心理干预可采用认知或行为技术，或两者兼用。认知技术强调的是领会和思考。它是用来教会人们如何看待事件和身体的感觉。给患者一些有关疼痛和止痛治疗的知识，帮助患者用不同的观点来看待疼痛，这两方面都属于认知技术。相反，行为技术就是直接帮助患者开发克服疼痛的技巧，帮助他们改变对疼痛的反应。

护理人员应鼓励患者使用认知-行为疗法，它不但常常对控制疼痛有效，而且能恢复患者的自我控制感、恢复自我效能，并主动参与他们自己的治疗。社会心理干预应在疾病的早期应用，以便患者在有充分体力和精力的情况下能够学习和实践这些疗法。尽早应用，患者更易成功，而且促使患者产生继续应用这种疗法的动力。应让患者多尝试几种控制疼痛和焦虑的方法，当患者感到疼痛时，常规选用一种或多种方法来控制疼痛。正如其他疗法一样，社会心理干预疗法要求对部分医务人员进行不同水平的专科知识培训。

6.放松和冥想

放松及冥想是让精神和身体达到一种松弛的状态。精神放松意味着缓解焦虑，身体放松意思是降低骨骼肌的紧张状态。放松技术包括简单的呼吸锻炼、逐步放松肌肉、沉思、音乐松弛法。简单的放松技术用于短暂的疼痛发作，例如用于治疗操作中，或用于患者集中注意力的能力受到重度疼痛、极度焦虑或疲劳的损害时。愉快的精神冥想能帮助患者放松，例如，可以鼓励患者设想一个安宁的景色，如海浪轻柔地拍打着沙滩，或者让患者进行缓慢的深呼吸，同时想象疼痛正在离开身体。愉快的冥想和逐步放松肌肉二者均已被证明能降低患者自我报告的疼痛强度和痛苦。放松技术与冥想结合更为有效。

（四）常用的神经微创介入治疗

1.神经微创介入治疗的基本原则

（1）治疗前应明确引起疼痛的原因，认真研讨神经介入治疗的操作技术、适应证及可能出现的并发症。

（2）尽可能在疼痛早期进行介入治疗，而不应等到止痛药物、放化疗和外科治疗等不能控制时才进行。

（3）不应单纯依靠神经介入治疗控制疼痛，要注重内、外科及心理治疗的联合应用。

（4）对于传入神经阻滞性疼痛，体神经介入治疗一般无效或微效。

（5）对于腹腔神经丛、下腹下神经丛、奇神经节等交感神经来源的疼痛，应尽早使用物理或化学的神经介入治疗技术行神经毁损；对于早期交感神经性疼痛，可用局麻药反复阻滞。

（6）影像学引导下的神经微创介入治疗对神经破坏性治疗有重要意义，特别是在行交感神经阻滞或其他特殊操作时。

2.神经微创介入治疗的适应证与禁忌证

（1）适应证 ①局限于数个脊髓节段的体神经痛；②交感神经介导的胸、腹、盆腔痛；③与交感神经相关的四肢痛。毁损疼痛责任神经可部分或完全中止其相应神经支配范围内的疼痛。对于癌肿侵犯体神经引起的躯干四肢痛，神经根的物理或化学毁损术效果较好。对于非常局限的躯干及头颈部体神经性疼痛，末梢神经破坏术常有效。对于交感神经相关的四肢疼痛，行交感神经阻滞的患者多可满意止痛。另外，对于散在性肿瘤疼痛，可酌情考虑进行鞘内微量吗啡泵置入术，也可酌情选用经蝶窦脑下垂体阻滞术。对于第4颈椎水平以下半侧躯体痛、且生存期在1年以内的患者，可考虑行经皮脊髓丘脑束切断术（射频热凝）。

（2）禁忌证 ①有出血倾向者，特别是放化疗中的患者；②不能保持特定体位者；③一般状况极差者。

3.常用的神经微创介入方法

（1）脊神经介入治疗 脊神经介入治疗是神经介入中较简单的方法，对老年人群及一般情况差的患者均可使用，但应注意，该技术可能导致机体功能（特别是运动功能）障碍，应事先反复向患者及家属交代。该技术的优点是医疗设备简单易用，在基层即可开展。若止痛不彻底，可反复进行。其针对的疼痛仅限于体神经，对内脏痛、放射痛和传入神经阻滞性疼痛效果不理想。

疼痛部位在两处以上时，应首先治疗疼痛剧烈的部位，当去除主要疼痛后，原有次要疼痛就会显露出来，变成新的主要疼痛；对于两侧躯体的疼痛，应先治疗疼痛较重的一侧，1～2天后再治疗对侧。介入方法可选择物理或化学方法。该技术强调严格的无菌操作，尽量不在术前用药。

（2）交感神经介入治疗技术　交感神经介入治疗适应证：①对于乳腺癌根治术后弥漫性手术瘢痕部、同侧上肢、腋窝和肩等部位的灼性神经痛，上胸部肿瘤侵及臂丛神经或大血管引起的上肢肿胀、青紫和灼痛等，颈交感神经介入治疗有效；②对于肺癌及恶性肿瘤转移所致胸痛、上肢痛和上腹部痛，可选用胸交感神经节介入治疗；③对于胰腺、肝胆和胃等上腹部器官肿瘤引起的疼痛或上腹部转移肿瘤疼痛，腹腔神经丛介入治疗常可完全控制，但有时需配合进行脊神经阻滞才能取得最佳疗效；若肿瘤同时侵犯腹壁及后腹膜，常表现为上腹部及腰背部带状深部痛，单用腹腔神经丛介入治疗的效果多不理想，若联合进行蛛网膜下隙阻滞则能增强止痛效果；④对于下腹及盆腔内脏器官肿瘤来源的疼痛，可行下腹下神经丛介入；⑤对于骨盆及盆腔内脏器官肿瘤引起的下肢淋巴回流障碍性水肿及灼性神经痛，行腰交感神经节介入治疗多可缓解；⑥对于直肠癌术后原位肛门痛或肛门区转移痛，可行奇神经节介入治疗。常用药物有无水乙醇、酚甘油和局部麻醉药物等。常用的物理方法有射频热凝技术等。

（3）电刺激治疗　目前主要用于疼痛治疗的是脊髓电刺激、深部脑刺激和运动皮层刺激。脊髓刺激一般对肿瘤引起的局限性疼痛有效，尤其是对肿瘤引起的神经病理性疼痛效果最佳。深部脑刺激和运动皮层刺激等刺激方式是将电极通过立体定向方法置入导水管周围灰质和脑室周围灰质区或运动皮层进行刺激，以治疗其他方法不能减轻的顽固性疼痛。

（4）中枢靶控止痛系统置入术　中枢靶控止痛系统置入术的操作是，将一根特殊导管放置于蛛网膜下隙，然后将可编程止痛泵置入患者皮肤下，用皮下隧道方式将导管与泵相连接，泵内的储药器可储存吗啡或其他药物、药液，泵的输注系统可将药液经导管持续、缓慢、匀速输入蛛网膜下隙的脑脊液中，达到控制疼痛的目的。由于吗啡直接作用于脊髓和大脑的内啡肽受体，泵内放入微量吗啡即可达到满意的止痛效果，其用量相当于口服用量的1/300，减轻了由于吗啡全身用药带来的副作用。可将导管放入脑室内，避免由于脊椎骨破坏引起的脑脊液回流不通畅。

（5）其他

1）经皮椎体成形术：对于绝大多数患者，经皮穿刺向椎体内注入生物材料（多为聚甲基丙烯酸甲酯）能立即止痛，对于伴有骨质破坏或压缩性骨折的椎体，还可增加其强度与稳固性，有效预防椎体进一步塌陷与脊椎变形。患者疼痛缓解和活动能力的提高多

出现在接受治疗后的24小时内，据报道大于70%的椎体恶性肿瘤患者疼痛可减轻。该技术主要适用于骨恶性肿瘤引起的疼痛性椎体骨折。

2）神经外科手术治疗：神经外科手术治疗主要包括周围神经切断术、背根神经节切除术、背根入髓区毁损术、脊髓前外侧柱切断术、脊髓正中切开术、丘脑内侧毁损术、扣带回毁损术、中脑毁损术及垂体摘除术等，其中多数术式因副作用过大，目前很少使用。

目前，背根入髓区毁损术使用较多，该方法主要破坏由背根分支外侧部和后外侧束的兴奋性内侧部组成的痛觉传导神经纤维，同时部分保留背根入髓区中的抑制性神经结构，并减弱感受痛性刺激传入纤维的局部兴奋性，抑制来源于脊髓网状丘脑路径的伤害性神经冲动。对骨关节恶性肿瘤引起的神经源性疼痛效果较好。

近年来，许多专家提倡依据患者疼痛机制优选治疗方法。传统的疼痛治疗原则主要集中在晚期肿瘤患者，伴有广泛转移、肿瘤进展的情况。新的研究资料表明，疼痛是贯穿整个肿瘤治疗过程的问题，最佳的疼痛治疗方法包括多学科方式的仔细评估，优选适合患者病情的治疗方案。最终使患者免于疼痛和症状缓解。治疗持续疼痛的目的是要保持最佳的身体功能，有效止痛的同时降低副作用。

六、疼痛护理

（一）止痛药物不良反应的预防与治疗

阿片类药物的不良反应包括便秘、恶心、呕吐、镇静、嗜睡、呼吸抑制、瘙痒、头晕、尿潴留、谵妄、认知障碍、身体依赖。阿片类与非阿片类止痛药的不良反应不同，恶心、呕吐、嗜睡、头晕等不良反应，大多出现在未用过阿片类药患者的用药最初几天。不过，除便秘外，阿片类药物的不良反应大多是暂时性或可耐受的，应把预防和处理阿片类止痛药不良反应作为止痛治疗计划的重要组成部分。

1.便秘

便秘是阿片类药物最常见的不良反应，便秘发生率为90%~100%。应用阿片类止痛剂可抑制肠蠕动并使肠道腺体分泌减少，如患者液体入量不足、活动减少、饮食中缺乏纤维素则会使便秘加重。对应用阿片类止痛药患者应每天记录排便情况，用药中应配合使用缓泻剂。做好对便秘的预防很重要，增加饮食中纤维素的摄入量，鼓励患者多饮水，多吃新鲜蔬菜水果和适量的粗粮，每日清晨用温开水冲服一些蜂蜜对便秘也有一定帮助，严重便秘者可服用番泻叶，进行腹

部按摩，排便操，必要时给予灌肠有助于排便。

2.恶心、呕吐

阿片类药物引起恶心、呕吐的发生率约30%，一般发生于用药初期，症状大多在4～7天内缓解。患者是否出现恶心、呕吐不良反应及其严重程度有较大的个体差异。肿瘤患者既往化疗过程中恶心、呕吐反应严重者，初用阿片类药物也容易产生。患者出现恶心、呕吐时，应排除其他原因所致，如便秘、脑转移、化疗、放疗、高钙血症等。初用阿片类药物的第1周内，最好同时给予甲氧氯普胺等止吐药预防，如果恶心症状消失则可停用止吐药。轻度恶心可选用甲氧氯普胺、氯丙嗪或氟哌啶醇。重度恶心、呕吐应按时给予止吐药，必要时经静脉给予止吐治疗。恶心、呕吐持续1周以上者，需减少阿片类药物用药剂量或换用其他药物。

3.镇静和嗜睡

由于药物作用于中枢神经系统出现暂时性镇静作用，慢性疼痛一旦缓解患者进入嗜睡状态一般可在2～5天后消失。日间可给予含咖啡因的饮料以对抗镇静作用。在此期间，应给予患者及家属安全指导，避免接触尖锐性物品；家人可利用与其交流、用餐、进食、接触宠物等活动来刺激患者减少嗜睡的现象。

4.呼吸抑制

呼吸抑制是严重的不良反应，阿片类止痛药会作用于脑干呼吸中枢，随剂量的增加呼吸抑制程度加剧，甚至造成窒息。患者如果长期应用阿片类药物，对于药物引起的呼吸抑制一般都能产生耐受。另外，因为疼痛本身即为呼吸抑制的天然拮抗剂，故在应用吗啡控制肿瘤患者疼痛中，呼吸抑制的危险性远低于医护人员及患者或家属所担心的程度。当发生呼吸改变时，应由医生重新评估疼痛等级并调整药物剂量。

5.身体依赖和耐药

阿片类止痛剂的作用可伴有身体依赖和耐药，这是对连续使用这些药物的正常药理学反应。身体依赖的特点是，当治疗突然停止时会产生戒断症候群，此时患者会感到焦虑、神经痛、不安、颤抖及热潮红等。为预防戒断症状，阿片类止痛剂在3～4周内逐渐减量，并延长间隔时间直到停用。耐药性的特点是随着药物的重复使用其药效逐渐降低，只有增加剂量，才能维持原来的止痛效果。

（二）肿瘤疼痛的护理对策

目前在肿瘤疼痛的临床护理管理存在两大主要障碍：对疼痛的评估不足和疼痛护理干预相关知识不够。因此要做好肿瘤疼痛的护理工作须从以下几方面入手。

1.科学使用疼痛评估量表进行疼痛评估

由于疼痛是一种属于患者主观上的个人体验，缺乏客观的评价标准，患者只能采用语言对疼痛进行描述，以此来与医生进行交流与沟通，因此疼痛的描述语言是患者反映疼痛性质、强度和情感反应的主要表达，这有助于医生对疼痛的诊断与疗效做出判断，因此科学使用疼痛评估量表进行疼痛评估是非常重要的。

2.减轻患者的心理压力

疼痛是生理、心理、社会文化、精神的变异而以疼痛方式表现出来的个体体验。肿瘤患者因个体认知障碍易出现心理失调，并致痛阈下降而加重疼痛，极度影响其生活质量。心理护理是控制疼痛的一个重要方面，良好的心理护理，往往能减轻和避免患者的疼痛，改变患者的心态，使患者重建生活信心，避免不良心态对痛觉产生的消极影响，提高对疼痛的耐受力。因此，心理护理对缓解疼痛起着至关重要的作用。创造舒适的环境氛围，保持病室环境清洁，空气清新，光线柔和，避免一切不良刺激，以利于患者休息和睡眠，尽量减少噪声对患者的影响，特别对入眠困难的疼痛患者，可选择单间。病室内适当播放一些旋律优美的音乐，使其心情平静，减轻烦躁，分散对疼痛的注意力。

3.建立良好的护患关系

护士与患者接触频繁，在各项工作中注意加强心理护理，通过疏泄、劝慰、暗示、分散注意力等帮助患者调节心理状态，维持正常的活动能力、独立性和尊严，使患者心理及精神上获得良好支持。耐心倾听、安慰和鼓励患者表达其疼痛感受，争取患者信任与配合，鼓励他们树立战胜疼痛的信心。护士必须以高度的同情心和责任感经常深入病房，以热情诚恳的态度、科学朴实的语言与其交谈。尊重其人格，耐心倾听，了解患者的各种要求，尽量给予满足。通过各方面的努力来获得患者的信任，并暗示其病情有好转，使疼痛减轻，积极配合治疗。

4.分散注意力

运用语言和非语言的交流方式，引导患者摆脱疼痛或淡化疼痛的意念，分散患者的注意力，对缓解疼痛具有积极的作用。护士或家属尽量多陪伴患者，与其谈心交流，根据其爱好，进行力所能及的娱乐活动，如读书报、听轻松音乐、看喜剧电视、练习深呼吸等，使患者身心放松、心情平静，转移对疼痛的注意力，减轻痛苦。

5.减少疼痛的刺激

检查、治疗、护理患者时，动作准确、轻柔、熟练，避免粗暴，尽量减少疼痛刺激，如进行清创、换敷料、洗胃、灌肠、导尿、更换床单、翻身时应给予支托、协助，使其保持舒适体位，减少疼痛刺激。

6.环境舒适

保持室内温湿度适宜，避免过多的人员流动，保持病房内空气清新，为患者营造一个舒适、安静的环境，以便于患者的休息，减少由于烦躁不安而引起其他不良反应。

7.合理饮食

由于肿瘤疼痛患者有时不愿进食，因此在饮食方面需给患者提供高蛋白以及高热量的食物，帮助患者快速恢复体能。此外，还需提供富含纤维的蔬菜和水果，防止患者发生便秘等情况。

8.争取各种有力的社会支持

当患者发生疼痛时，家属看到亲人备受疼痛折磨而焦虑不安，泪流满面，这种情绪又反过来影响患者，同样会加重患者的疼痛。家属对患者最亲近、最了解，他们的鼓励和支持，会使患者的心灵得到很大的安慰和解脱，增加战胜疾病的信心，使疼痛缓解。所以护士要向家属讲解有关知识，认识情绪与疾病康复的关系，做好家属的思想工作，正确引导家属的情绪状态，防止对患者病情的恐惧、惊慌或家庭社会问题加重患者的心理压力，而加剧疼痛的程度。

9.正确使用止痛药

准确地评估疼痛程度，药物治疗是疼痛治疗的主要方法，WHO推荐的肿瘤三阶梯止痛法即非阿片制剂、弱阿片制剂、强阿片制剂的疼痛治疗方案是国际上广为接受的药物治疗方法。患者对疼痛的感受很大程度上受年龄、性别、性格、文化程度等因素的影响，护士应密切观察疼痛的变化，如表情、语气、姿势、睡眠、饮食、活动情况等，准确判断疼痛程度，因人而异，注意效果，按时给药。

10.加强保护性医疗的制度

在护理疼痛患者时，不随便议论其病情程度，避免对患者的恶性刺激。对于顽固性疼痛的患者，由于治愈的希望渺茫和剧烈的疼痛折磨，会产生自杀的念头。因此更要注意执行保护性医疗制度，防止意外发生。

（三）患者健康教育

1.强调健康教育的重要性

当疼痛治疗效果不理想时，患者的身心遭受巨大的痛苦，容易出现情绪低落、沉默寡言、暴躁等不良情绪，如果不及时给予心理治疗，有时甚至产生自杀行为。通过对患者进行相关疼痛知识的健康教育以及适当的心理疏导，可以使患者恢复健康心态，激发对抗病魔的信心，提高治疗的依从性。

2.止痛治疗注意事项

（1）正确评估 教会患者正确使用疼痛评估方法和工具，让患者认识到正确表达疼痛是选用正确止痛方法和止痛药物的主要依据。

（2）按时服药 告知患者按时服药是控制疼痛的重要措施。肿瘤疼痛如同其他慢性疾病（高血压、糖尿病）一样，需要规律用药，不能等到疼痛无法忍受或疼痛发作时再用药，不得提前或拖后。即按时服用止痛药物控制疼痛，使止痛药物在体内保持稳定的血药浓度，保证疼痛得到持续缓解。出现突发疼痛时给予即释制剂止痛，使突发疼痛迅速缓解。

（3）给药方法正确 指导患者尽量选择相对安全、无创的口服给药或透皮贴剂给药，应尽量避免肌内注射，注射药物在一定程度上不仅会带来机体的损伤，还会增加患者的疼痛。

（4）观察用药反应 指导患者了解服药后可能出现的不良反应及出现的时间、程度、发生率和应对措施。并告知患者反应为可逆性的，停药后可自行缓解。尤其是首次应用强阿片类止痛药的患者，应嘱患者切勿独自外出，若有头昏、头痛、站立不稳时，应立即卧床休息，放松肢体，不适症状可随血药浓度下降而缓解，待药物逐渐耐受后，症状会缓解或消失。

3.纠正错误观念

（1）只在疼痛剧烈时才用止痛药 对于疼痛患者，及时、按时服用止痛药才更安全有效，而且所需要的止痛药强度和剂量也最低。长期疼痛还会引起一系列病生理变化，影响患者的情绪和心理健康，甚至出现因疼痛导致的与神经病理性疼痛相关的交感神经功能紊乱，表现为痛觉过敏和异常疼痛等难治性疼痛，因此应及早给予治疗。

（2）使用阿片类药物出现呕吐、镇静等不良反应，应立即停药。除便秘不良反应外，阿片类药物的不良反应大多是暂时性或可耐受的。阿片类药物的呕吐、镇静等不良反应一般仅出现在用药的最初几天，数日后症状多自行消失。对阿片类药物的不良反应进行积极预防性治疗，可以减轻或避免不良反应的发生。

（3）长期使用阿片类止痛药物会成瘾 长期使用阿片类止痛药物治疗，尤其是口服或透皮贴剂按时给药，发生成瘾（精神依赖性）的危险性极小。对阿片类药物产生耐受性或身体依赖性并非意味已成瘾，也不影响继续安全使用阿片类药物止痛。采用阿片类控、缓释剂型或透皮给药的方式，按时用药可以避免出现过高的峰值血药浓度，从而减少发生成瘾的危险。

（姜永亲 田畅）

参考文献

[1]韩锐.肿瘤化学预防及药物治疗[M].北京:北京医科大学中国协和医科大学联合出版社,1991.

[2]郭冬秀.做好肿瘤疼痛患者的护理,提高肿瘤疼痛患者的生活质量[J].井冈山医学学报,2002,9(2):69-70.

[3]David O,Robert D. Cancer pain management in Lanark shire:acommunity based audit[J]. Palliative Medicine,2003,17:708-713.

[4]Rianne D W, Frits V D. Fromhospital to home care: a randomized control ledtrial of a pain education programme for cancer patients with chronic pain[J].Joural of Advanced Nursing,2001, 36(6):742-754.

[5]王玲,罗爱伦,张振馨,等.汉语疼痛描述词汇的调查[J].中国疼痛医学杂志,1996,2(4):193-199.

[6]Donna S Z. Amodel of palliative care:the palliative medicine program of the cleveland clinic foundation[J]. Support Care Cancer,2000,8:268-277.

[7]Elizabeth J W,Deborah S P. Barriers to cancer pain management :home health and hospice nurses and patients[J]. Support Care Cancer,2003,11:660-665.

[8]Vainio A, Auvinen A. Prevalence of symptoms among patients with advanced cancer: aninternational collaborative study[J]. J Pain Symptom Manage,1996,12:3-10.

[9]王宏羽,罗健.癌症疼痛缓解及姑息性治疗[M].北京:人民卫生出版社,2003.

[10]王昆,谢广茹.临床癌症疼痛治疗学[M].北京:人民军医出版社,2003.

[11]李仲廉.临床疼痛治疗学[M].天津:天津科学技术出版社,1998.

[12]周际昌.实用肿瘤内科学[M].北京:人民卫生出版社,1999.176.

[13]陈振东,孙燕,王肇炎.实用肿瘤并发症诊断治疗学[M].合肥:安微科学技术出版社,1997.

[14]WHO:Cancer Pain Relief and Palliative Care, Technical Report Series,No.804.

第十六章　其他症状

第一节　癌因性疲乏

疲乏是癌症患者最常见的症状，由于疾病本身或其治疗所导致的疲乏称为癌因性疲乏。研究显示，癌症患者所感受到的疲乏和健康人所感受到的疲乏不同。美国疲乏联合会曾对397例癌症患者进行调查，结果显示76%的患者在化疗过程中每周至少有数天感到疲乏，30%的患者每天都感到疲乏，疲乏极大地影响了癌症患者的生活质量。

一、定义

美国癌症综合网（NCCN）把癌因性疲乏（Cancer Related Fatigue，CRF）定义为一种对疲乏的主观感觉，具有持续性及普遍性的特点，与癌症本身以及影响生理功能的癌症治疗有关。定义中强调癌因性疲乏是个体的一种主观感受，它对个体所产生的影响是令人不愉快的、持久的。它不同于一般的疲乏，其持续时间长，通常不能通过休息或睡眠来缓解，严重影响了患者的康复、自理能力及生活质量。目前国际通用的CRF诊断标准为国际疾病分类标准第10版（ICD-10），即疲乏症状反复出现持续2周以上，同时伴有以下症状中的5个或5个以上：①全身无力或肢体沉重；②不能集中注意力；③缺乏激情、情绪低落、兴趣减退；④失眠或嗜睡；⑤睡眠后感到精力仍未能恢复；⑥活动困难；⑦存在情绪反应，如悲伤、挫折感或易激惹；⑧不能完成原先能胜任的日常活动；⑨短期记忆减退；⑩疲乏症状数小时不能缓解。

Piper等（1987）认为癌因性疲乏是一种主观的、不寻常的全身性过度疲劳，与癌症有关且受到生理周期的影响，持续时间和强度不定，其缓解与个人的行为和努力不成比例或不相关。

疲乏具有两层含义：一是因体力或脑力消耗过多而需要休息；二是因刺激过强或劳动过度，细胞、组织或器官的功能或反应能力减弱。国际疾病分类标准第10版将癌因性疲乏描述为非特异性的乏力、虚弱、全身衰退、嗜睡、疲劳。

二、癌因性疲乏的研究现状

对癌症患者所普遍经历的疲乏的关注极大地促进了人们对它的特性、发病率、流行病学、关联性及其影响的研究。由于疲乏发生的机制尚不清楚，而且大多数癌症患者都面临着不同的诱因，因此在临床实践过程中，疲乏被视为一种具有多样性的挑战。这就意味着，单一的干预方式很难完全地去除或者减轻疲乏的发生，此时，我们就需要进行多种方式的联合干预。

疲乏作为癌症的一种副作用，其相关研究最早出现于20世纪70年代后期。最初人们并未及早认识疲乏对于癌症患者的重要性，原因包括当时的癌症恶性程度的评定量表中没有疲乏选项；普遍认为疲乏是癌症患者日常生活中必须要忍耐的一部分。当有关疲乏的流行病学调查和自我症状评估出现时，疲乏就成为癌症治疗的一项主要的控制对象。

另外，随着许多患者癌症治疗由住院治疗向门诊治疗逐渐转变，控制癌症治疗的副作用的责任转移到癌症患者及照顾者身上，而癌症患者对于角色的转变不能适应，这需要医护人员对患者及家属及时予以疾病相关健康教育指导。

癌因性疲乏的发生非常普遍。据NCCN报道，70%～100%的癌症患者经历着疲乏。近年来，随着对恶心、呕吐、疼痛等症状的有效控制，疲乏受到研究者的重视，开展了大量研究，包括疲乏发生原因、影响因素及其干预措施等；NCCN也提出了癌因性疲乏评估和治疗指南，2002年美国国立卫生研究院（NIH）达成共识，将疼痛、抑郁和疲乏纳入癌症患者症状管理，美国肿瘤护理学会（ONS）也将疲乏纳入癌症患者症状管理并制定相应指南。

三、相关因素

（一）癌症自身

恶性肿瘤本身代谢产物的积蓄，癌症引起的疼痛，恶性肿瘤患者的糖、脂肪及蛋白质代谢紊乱，食物利用率下降；肿瘤的生长及肿瘤引起的感染、发热、呼吸困难等导致机体能量消耗增多及各种原因引起的贫血、食欲减退、恶心、呕吐、腹泻、脱水等症状使机体对能量的摄入减少导致机体营养缺乏，这些都使机体能量供给少于机体所需，供需失衡，从而引起疲乏。癌症及其治疗能激活促炎细胞因子网络，通过细胞因子在中枢神经系统的作用可能是导致疲乏的原因之一。另外，近期临床注意到疲乏是恶病质综合征的一个表现，因为恶病质导致肌肉体积的减少，而肌肉的体积减小又反过来导致虚弱和疲乏。

（二）癌症治疗

疲乏常伴随手术、放疗、化疗、生物治疗发生。疲乏的形成随着患者接受治疗类型的不同而改变。肿瘤患者通常接受不止一种类型的治疗，所以治疗疲乏形式也不止一种，且这些疲乏可以相互重叠。

1.手术治疗

癌症患者在手术治疗前所经历的疲乏来源于术前心理因素，主要是由于患者对手术的担心、焦虑、恐惧等心理。手术后主要源于机体因手术发生能量的大量损耗，术后短时间内无法弥补这种损失，加上术后伤口肿胀疼痛、睡眠障碍、贫血等各种生理或疾病因素。另外，患者术后疲乏的程度与手术方式有关，如患者接受乳腺癌根治术后的疲乏程度较改良根治术后的疲乏严重，这主要是由于手术创伤大，使患者生理上和心理上都承受着更大的应激与损耗。

2.化疗

化疗后疲乏与贫血或细胞破坏后终末产物积累有关。有潜在神经毒性的细胞因子可通过中枢机制引起患者疲乏。化疗常导致患者骨髓抑制、恶心、呕吐、疼痛、失眠、食欲不振、感染、呼吸困难、肢端麻木、白细胞及细胞因子减少、贫血等，这些副反应不仅使患者营养摄入不足，而且疼痛和失眠等因素又加重自身能量的消耗，导致机体的能量出入不均衡，容易发生或加重疲乏感。专家研究调查发现，癌症患者在化疗后的疲乏程度、疲乏持续时间、对生活质量的影响都比化疗前有明显加重，并且化疗过程中有恶心、呕吐症状者化疗后疲乏程度更高，联合化疗患者比单药化疗患者的疲乏程度严重。

研究表明，含铂类化疗药物比非铂类化疗药物更容易产生疲乏，这可能与铂类药物易导致患者出现恶心、呕吐等症状影响食欲有关，患者因能量营养摄入不足和情绪状况差而导致更加严重的疲乏感。另外，不同肿瘤分期的患者由于化疗目的和作用不同，所产生的CRF也不同，与中、早期癌症患者相比，癌症晚期患者的疲乏程度较轻，其原因是晚期癌症患者多采用剂量小、不良反应较轻的姑息性化疗，而对早、中期癌症患者则采用侵袭性较大的化疗。患者的疲乏程度会随着化疗疗程的进展而加重，并且化疗导致的CRF与化疗所用的剂量有关，接受高剂量化疗的患者比接受标准剂量的患者疲乏程度高。

3.放疗

癌症患者在放疗后的疲乏程度明显高于放疗前，分析其原因可能与放疗导致患者血白细胞、血红蛋白、人血白蛋白降低有关。研究表明，放疗患者发生疲乏与放疗所致免疫功能下降、细胞损伤有关。其原因与放疗导致的肌耐力减退有关。放疗性疲乏的严重程度与放疗剂量、持续时间及与上次放疗间隔时间有关。

4.生物治疗

癌症患者进行生物治疗时普遍存在疲乏表现，与患者接触IFN、IL-22、TNF、CSF、CD3等细胞因子有关，疲乏程度与生物治疗使用制剂的类型、剂量和给药途径有关，使用后患者常出现疲乏、发烧、寒战、头痛、肌痛、腰酸等类似流感综合征。除此之外，还会导致患者出现精神心理方面的紊乱。

（三）药物因素

阿片类药物、三环类抗抑郁药、β_2受体阻断剂、苯二氮䓬类、抗组胺类药物等都可引起镇静，某些心脏药物如美托洛尔可能引起心搏徐缓而导致疲劳。联合运用不同类别的药物，如麻醉药、抗抑郁药、止吐药和抗组胺药都可能引起过多的睡眠和加重疲劳。

（四）社会心理因素

1.心理因素

由于癌症所致的心理反应，如焦虑、忧伤、抑郁、烦躁、情绪不稳、长期紧张失眠、失落感等都会导致患者消耗精力并高度疲乏。研究表明，抑郁与疲乏的严重程度有重要关系，被认为是疲乏潜在的危险因素。另外，处于应激状态的个体敏感、易怒、好斗。随着应激的延长，个体将采用能量储存的保护性机制，个体适应能力有了一定的改善，最终的反应是疲乏出现，活动力下降。

2.社会和环境因素

患者是否获得社会支持、是否感受到生活的意义和目的等也与患者是否出现疲乏有关。

3.应对方式

对于癌因性疲乏，人们常持有一种错误的观念，认为应该少活动、多休息。但完全静息状态可导致肌肉的分解代谢，因此过多的休息并不利于疲乏的缓解，而在化疗期间适当增加活动可以有效改善疲乏。

4.其他

患者的性别、教育水平、职业、个性、家居等因素与疲乏的程度存在一定的关系。

（五）其他

已知某些生化异常可致虚弱，如低钾血症、低磷血症、低钙血症、低镁血症等。这些异常在癌因性疲乏中的发生率目前尚不清楚。另外，失眠极大地抑制免疫系统，而免疫系统负责抵御肿瘤的防御反应。治疗癌症患者的失眠能改善癌因性疲乏，提高免疫系统的功能和提高患者的整体生活质量。

四、癌因性疲乏机制的相关理论

Wood等研究发现致炎细胞因子IL-1、TNF-α在与化疗相关的食欲减退、贫血、疼痛、疲劳和意志消沉等症状中发挥重要的作用。TNF-α在高浓度时可能增加神经递质促皮质素释放激素的水平，刺激饱中枢而抑制食物的摄取或提高神经对糖浓度敏感，从而减少食物摄取。IL-1主要是促使5-羟色胺水平合成、释放增加，进而引起厌食。有专家利用基因芯片法测得胃癌伴乏力者较无乏力者的TNF-α、TGF-β₁、IL-1β等细胞因子基因表达上调。叶建增等用免疫组织化学方法测定乏力组肺癌细胞的TGF-β₁、TNF-α表达水平高于无乏力对照组。机体内的TNF-α、TGF-β₁、IL-1β等相互影响、相互作用形成了免疫调节网络。乏力时TNF-α、TGF-β₁等细胞因子基因表达增强，其生物学活性相对或绝对升高，而血中可溶性细胞因子受体不能有效拮抗时，整个免疫网络失衡，导致乏力的出现。这些实验结果初步验证了申维玺等提出的CRF的发生机制是由于TGF-β、TNF等细胞因子引起的理论研究结论。

五、癌因性疲乏相关生化指标

有研究表明，CRF的发生与细胞因子、下丘脑-垂体-肾上腺皮质轴、腺嘌呤核苷三磷酸的调节异常有关，下丘脑-垂体-肾上腺皮质轴异常可影响皮质醇水平。

（一）细胞因子

细胞因子可改变中枢神经递质的传递，引起恶心、厌食及昏睡。有研究提出，癌症及相关治疗可引起细胞因子尤其是TNF-α、白细胞介素IL-1β、IL-1的升高。研究发现IL-1水平与疲乏程度具有明显的相关性。

（二）皮质醇

皮质醇具有调节血压、心血管功能、糖代谢和免疫等功能，并对下丘脑-垂体-肾上腺皮质轴进行负反馈调节。CRF患者下丘脑-垂体-肾上腺皮质轴对刺激的反应下降，导致皮质醇释放减少。有研究发现，乳腺癌伴CRF患者血清和唾液中皮质醇发生变化，CRF患者中，皮质醇水平明显降低，唾液曲线坡度明显平缓，且夜间下降缓慢，提示持续疲乏可引起皮质醇调节异常。

（三）腺嘌呤核苷三磷酸（ATP）

ATP是一种高能磷酸化合物，在细胞中相互转化实现贮能和放能，从而保证细胞各项生命活动的能量供应。CRF通常被描述为虚弱或缺乏精力，这种主观感觉被认为是肌肉收缩能力下降的表现。测量中臂围、皮褶厚度及肌力可推测疲乏严重程度。有专家研究了手的握力、股四头肌肌力、骨骼肌肌团指数与疲乏程度之间的关系。结果显示，三者均与疲乏程度成负相关。因此肌力的增高和降低可作为疲乏程度的评价指标。

（四）其他

有研究提示C反应蛋白在预测疲乏程度方面具有重要意义，C反应蛋白越高，疲乏程度越严重。有报道指出，在血液肿瘤、乳腺癌、恶性黑色素瘤的患者中，新蝶呤水平有20%~90%的升高，还有专家调查发现，在放疗过程中对疲乏最有预测作用的因素为高基础疲乏水平、高基础中性粒细胞水平和红细胞计数。

六、癌因性疲乏的临床特征

1.由癌症本身或治疗引起。

2.是全身性的主观感受，具有躯体、情感和认知等维度。

3.客观有体力与精力降低的表现。

4.引起不悦甚至厌恶的情绪，并导致痛苦的经历。

5.发展快、程度重、能量消耗大、持续时间长，有不可预知性，通常不易缓解，即不能通过休息和睡眠来缓解。

6.因疲乏而影响日常生活和学习。

七、评估

（一）病史及身体状况评估

1.要先评估患者有无癌因性疲乏，应收集一份详细的疲乏资料，进而确定促成疲乏发展的因素。

2.通过访谈、观察、问卷的方式调查：①疲乏方式包括其发生、持续时间、严重程度、减轻或加重的因素；②疾病诊断及分期，与治疗有关的症状或副作用；③疲乏治疗史；④精神评估，如抑郁、焦虑等；⑤睡眠、休息方式；⑥营养摄入和食欲、体重的改变；⑦疲乏对日常生活的影响。

3.收集资料的过程中应注意引起癌因性疲乏的常见因素，如贫血、抑郁、疼痛、营养不良、睡眠紊乱等。

（二）疲乏评估量表

1.简易疲乏评估量表（Brief Fatigue Inventory，BFI）

由Mendoza等于1999年根据美国威斯康星州的一项疲乏研究资料研发的单维量表。共9个条目，前3个条目分别评价患者现在的疲乏程度、24小时内的一般疲乏程度与最疲乏的程度。后6个条目分别评价24小时内的疲乏对患者活动、情绪、行走能力等的干扰程度。每个条目均采用0～10分数字评分法，总分由9个条目的平均分得出。疲乏严重程度判断：1～3分为轻度，4～6分为中度，7～10分为重度。量表已在不同癌症患者中经过验证，结构效度0.81～0.92，内部一致性0.96，已被译成中国、韩国、日本、德国版本。中文版BFI经验证具有良好的信效度。该表具有简洁、易于完成的特点，在临床上使用广泛。

2.疲乏评定量表（Fatigue Assessment Instrument，FAI）

由美国精神行为科学研究室的Josoph E Schwartz及神经学研究室的Lina Jandorf等于1993年制定，用于评估以疲乏为主要表现的癌症患者的疲乏特征、程度等，其评定时间跨度为最近2周。该量表共有29个条目，包括4个分量表，即疲乏严重程度量表、环境特异性量表、疲乏结果量表和疲乏对休息、睡眠的反应量表。

3.Piper疲乏量表（Piper Fatigue Scale，PFS）

由Piper等在回顾有关疲乏与疼痛的概念及测量文献的基础上于1998年研发的第一个专门测量CRF的多维自评量表，目前在国内外应用广泛。PFS共有4个方面22个条目，用于测量主观疲乏，其中感觉方面5项、情绪方面5项、认知方面6项、行为方面6项。各项评分为0～10分：0分代表无异常，10分代表非常严重。其中0～3.3为轻度疲乏，3.4～6.7为中度疲乏，6.8～10为重度疲乏。

4.疲乏症状量表（Fatigue Symptom Inventory，FSI）

由Hann等设计，包括13个条目，采用0～10分评法，评估过去1周内疲乏的严重程度及对日常生活、活动、情绪、集中精力的能力及生活质量的影响。量表已在不同癌症患者中经过验证，信效度较好，内部一致性在0.90以上，但重测信度较弱，需进一步临床研究，其独特之处在于可测量疲乏持续时间和强度，随时间的可变性好，中文版FSI-C也经验证具有很好的信效度。

5.癌症疲乏量表（Cancer Fatigue Scale，CFS）

由日本的Okuyama等基于文献回顾与专家咨询于2000年设计的。共15个条目，评估身体、活动、情感、注意、记忆方面的疲乏，采用1～4评分法，得分越高，提示疲乏越重。量表已在不同癌症包括放化疗患者中经过验证，内部一致性0.88。经验证中文版和德国版信效度均较好。该量表具有简洁、易于完成的特点，可用于晚期癌症患者。

6.视觉模拟量表（Visual Analogue Scale，VAS）

画一条10cm的直线，一端代表无疲乏，另一端代表非常严重疲乏。让患者在直线上最能反应自己疲乏之处画交叉线，根据标记位置判断疲乏程度。

7.数字等级评定量表（Numerical Rating Scale，NRS）

用0～10的数字代表不同程度的疲乏，0为无疲乏，10为最剧烈疲乏。让患者自己圈出最能代表自己疲乏程度的数字。

8.多维度疲乏量表（Multidimensional Fatigue Inventory，MFI）

由Smets等设计，共20个条目，测量身体、认知、情绪、活动和积极性5个方面。采用likert 5分评法，其中完全符合计1分，完全不符合计5分。量表已在放疗患者、慢性疲乏患者、医学生、军人、医护人员中进行了验证，具有较好的结构效度，内部一致性0.84，具有较高的完成率。Tian等2011年首次对中文版MFI进行了验证，内部一致性达0.80以上。

9.多维度疲乏症状量表简表（Multidimensional Fatigue Symptom-short Form，MFSI-SF）

MFSI包括83个条目，应用过程中患者往往难以单独完成。Stein等对MFSI进行了修订，形成MFSI-SF。MFSI-SF有30个条目，评估一般疲乏、体力疲劳、情绪、心理和活力5个维度的疲乏程度，已在包括乳腺癌的多种癌症患者中验证，具有很好的内部一致性和重测信度，5个维度内部一致性为0.87～0.96。中文版已于2011年经过验证，是一个可信的量表。

10.儿童疲乏评估量表

该量表包含儿童疲乏量表（Childhood Fatigue

Scale，CFS）、父母疲乏量表（the Parent Fatigue Scale，PFS）和护理人员疲乏量表（Staff Fatigue Scale，SFS）3个量表。CFS是Hockenberry等在CFS原始量表的基础上整合条目形成，共14个条目，分别评估精神、功能、情绪3个方面的疲乏频率及程度。采用5分评法，无计1分，一直计5分。量表已在7～12岁的患儿中经过验证，内部一致性为0.84。PFS及SFS分别从患儿父母和护理人员的角度评估疲乏对患儿的影响情况，经过验证具有良好的信效度。此3个量表主要用于正在接受治疗的患儿，可定性描述患儿的真实感受。Chiang等对儿童量表中文版在中国台湾地区进行了验证，内部一致性系数0.89，CVI范围为0.83～1.00。

（三）患者疲乏日记

疲乏是一种主观感受，对其准确的评估及措施来自于患者的主诉。护士可教会患者用日记的形式在适当的时候记录自身关于疲乏的感受，包括发生时间、持续状态、诱因、性质、影响因素、加重的因素、有无伴随症状、对功能的影响、疲乏的程度、缓解的方法等。通过定期记录，得到患者对自身疲乏的一系列主观感受，为患者制订个性化治疗方案提供依据。癌因性疲乏具有主观感觉和客观体验相结合的特点，临床上多采用量表测量和疲乏日记联合使用的方法，既能评估出患者疲乏的程度，又能分析出患者目前癌因性疲乏的主要原因，从而更有利于对患者实施针对性干预。

八、药物治疗

1.红细胞生成素

目前尚无有效改善CRF的药物，但普遍认为恢复血红蛋白水平至正常范围可极大地改善疲乏症状。对轻、中度贫血患者可每周注射红细胞生成素，对重度贫血者给予输血治疗可改善疲乏症状，使患者的能力水平、活动水平、功能状态及生活质量方面都有显著提高。

2.中枢兴奋药物

CRF可能是由于中枢神经系统内多巴胺浓度下降引起的肌肉功能障碍，所以有人认为CRF是中枢性疲乏。近年来研究较多的是哌甲酯，它是一种中枢兴奋剂，可增加大脑中大约600%多巴胺的浓度，因此被认为是治疗CRF的有效药物。

3.激素类药物

皮质激素常用来改善食欲及情绪，增加营养的摄入，从而降低疲乏水平。

4.抗忧郁剂

抗忧郁剂可以改善心情，帮助睡眠。

5.提高机体免疫力的药物

如蛋黄卵磷脂、辅酶Q10等。

6.中药治疗

近年来中医治疗也逐渐得到大众的认可，疲乏症状严重的患者也可寻求中医治疗。研究发现，中草药辅助治疗不但可以抑制肿瘤进展，提高机体免疫功能，还能增强机体对放化疗的敏感性，减少放化疗的副作用，如改善患者腹泻、恶心、呕吐等消化道症状和呼吸道感染症状，保护肝功能，从而减轻放疗或化疗癌症患者的疲乏。

九、护理干预

1.帮助患者正确认识癌因性疲乏

患者对癌因性疲乏的理解往往基于他们过去的经历，因此常常会对疲乏缺乏足够的心理准备。建立对癌因性疲乏的正确理解能够促进患者更好地应对此症状，故在患者出现疲乏前护士应提前提供有关癌因性疲乏的有关信息。患者出现疲乏症状后往往以为疾病进展，并产生恐惧心理，事实上多数癌因性疲乏是癌症治疗引起的，随着治疗的结束，症状也会逐渐消失。医护人员只有事先给予患者正确且充分的教育干预，才能加强患者对健康照护的调节能力，保持信心。

2.提供健康信息支持

癌症患者需求调查结果显示，癌症患者在健康信息领域需要最多，需要得到帮助的程度也最高。因此，护理人员对所有的癌症患者进行癌因性疲乏及其自然病程的教育，以及提供患者有关运动、饮食及睡眠等健康信息支持，给予他们所迫切需要的健康信息，并鼓励患者家属参与，使患者和家属能及时得到指导与咨询，提高患者应对癌因性疲乏的能力。

3.提供心理社会支持

大量的研究表明，焦虑和抑郁既是CRF的原因，又是CRF的结果，因此必须做好患者的心理干预，患者往往认为CRF是疾病带来的不良后果或者健康状况下降的必然症状。所以为更好地应对CRF，医护人员应根据患者的文化程度、知识需求，制订个体化的教育计划以提高患者的科学认识和自我护理能力，使其对CRF有正确的理解。有研究指出，医务人员应与患者商讨应对癌因性疲乏的有效措施，引导患者积极主动地参与改善疲乏的过程。或安排病种相同、病情相似的患者居住一室进行交谈，相互倾听在治疗过程中的感受，交流体会，让患者从治疗效果好的患者身上看到希望，激励其积极配合治疗。

4.行为干预

教会患者掌握常用的行为控制技术。在患者疲乏时对其进行松弛训练，如催眠术、深度肌肉松弛和冥想放松训练等。进行简单轻松的娱乐，如听音乐、看电视等，通过减轻患者的精神迟钝、注意力分散的症状，从而减轻疲乏。

5.有氧运动

运动可以缓解疲乏已成共识。针对癌因性疲乏，近来已有证据表明体力活动的有效性。研究显示在化疗期间活动与疲乏呈负相关，化疗患者应每天进行有规律的、低强度的体育锻炼，锻炼坚持的时间越长，化疗相关疲乏的程度就越低，故过多的休息并不利于疲乏的缓解。有氧运动可刺激垂体腺分泌内啡肽，内啡肽不仅能提高中枢神经系统的反应能力，而且能提高机体对强刺激的耐受力，同时它还是最好的生理镇静剂。有氧运动可提高患者自控、自理的能力，也使自我评价更加客观，这会增加他们的自信心，使他们更好地具备社会活动能力，减少焦虑及恐惧心理，因此有氧运动是缓解疲乏的有益可行的方法。在实施有氧运动时，应结合患者的年龄、运动习惯、家庭环境及条件选择适宜的运动方式，如快走、慢跑、做操、打太极拳、上下楼梯、骑自行车等。美国运动医学会（American College of Sport Medicine，ACSM）不建议制订统一的运动处方，提出根据患者运动能力测试和评估结果，制订个体化的训练方案。

6.优化睡眠质量

有研究表明，睡眠紊乱与疲乏和焦虑有关，规律的睡眠有利于维持良好的生物节律，间断的睡眠、不良的睡眠习惯或在白天很少活动都会导致生物节律紊乱，加重疲乏。改善睡眠环境，养成良好的、规律的休息与睡眠习惯，避免长时间的午睡，睡前避免进食刺激性饮食或进行剧烈运动，建议睡前至少保持1小时的放松训练。在为患者选择调节睡眠的方法前，先与患者讨论平时的睡眠习惯和质量，再为其提供几种可行的个体化方案供其选择，并鼓励监督患者一定要坚持采用这些方法，直至其疲乏程度减轻。

7.合理的营养摄入

维持良好的营养状况有利于减轻疲乏，癌症及癌症的治疗影响了食物的摄入与吸收，因此应每周监测患者的体重、水和电解质的平衡，定期与营养师联系，制订改善患者营养状况、减轻CRF的饮食计划。蛋白质能够构建和修补人体组织，如禽类、肉类、鱼类、虾、牛奶、大豆等食物对维持体力、缓解疲乏有重要作用。含铁质丰富的食物，如动物肝脏、精肉、禽肉、蛋黄、谷类制品、糙米等可改善贫血症状。维生素C能促进铁质吸收，如柑橘、香蕉、桃子、梨。鼓励患者多饮水以促进代谢物的排泄。适当服用一些合理的中医药膳配方，中医药膳是在中医辨证配膳指导下，在膳食中加入有效的药物，以达到辅助治疗的方法。它不仅可以保证患者的营养供给，还可以缓解癌症的症状和治疗的不良反应。若放疗与化疗期间白细胞下降，指导患者进食一些补气养血、营养丰富的食物，如大枣粥、龟肉猪肚汤、黄芪乌鸡汤等。国内学者研究发现乳腺癌患者每日早晨进食补虚正气粥（黄芪20g、党参10g、粳米100g），再结合心理支持和有氧运动，能有效缓解癌因性疲乏。

十、患者健康教育

1.让患者正确认识自身的健康状况，与家人及医护人员进行疲乏症状的交流，主动寻求他人的帮助。因为非癌症患者不能完全体会疲乏是癌症本身及治疗过程不可避免的症状，癌症患者应将疲乏信息告知他人，这将有助于他人正确了解引起患者疲乏的原因，认识到疲乏症状是不能像正常人一样通过睡眠或休息来改善。患者接受治疗期间，要向其讲解疲乏是癌症治疗中的不良反应，治疗结束后相关的疲乏症状就会得到改善。

2.癌症自我管理主要通过采用自我管理教育等，教会患者自我管理技巧，调动患者自我管理能力，如帮助患者合理安排活动和休息，做到劳逸结合；教会患者逐步养成良好的饮食习惯和睡眠习惯；鼓励患者参加社交活动，建立健康的社会关系。自我管理的目的在于使患者主动应对疲乏，改善症状，提高患者生活质量以及自我效能感。

3.如果患者有自己习惯的减轻自我疲乏的方法，鼓励其继续进行，而不用其他的措施来代替。当这种方法对缓解疲乏无任何效果时，可指导患者改变运动方式。

4.对于疲乏严重的患者，日常活动需要进行大幅度的调整，并教会患者一些能量储存的方法。中等疲乏者可维持目前的活动量，但需要重新安排活动时间。如在职工作人员不要将重要的工作安排在下午进行，这时容易感到疲乏，见表16-1-1。

表16-1-1 能量储存方法

日常生活	尽量保持坐位，平稳呼吸；在浴室内安装扶手；沐浴后穿着绒线浴衣自动吸干水分；上厕所时使用坐便器；桌椅的排放位置合理，既有富余空间，又方便使用；在鞋上钉上鞋带和按扣或在衬衫前安上拉链
家务劳动	提前制定1周的家务计划；尽量坐着干家务，并充分使用扶手；避免重体力劳动，如购物、洗衣服等；不要直接提起重物，需要时使用其他方法给予帮助；有疲乏的感觉时马上停止劳动，进行休息
购物	提前列好购物清单；使用商店的手推车；避开购物高峰时段；上车时寻求他人的帮助
做饭	使用方便准备的食物或速食；请家人或朋友一起帮忙做饭；坐着准备食物；泡着洗餐具而不是直接刷洗，让餐具自然晾干；一次准备双份的饭菜，将剩余的放在冰箱里下次食用；合理放置餐具，经常用到的东西应该方便易取
照顾孩子	尽量选择一些可以坐着进行的活动（比如画画、看书、电脑游戏等），鼓励孩子自己上楼梯而不用大人抱；把做家务活设计得像做游戏一样，吸引孩子积极参与条件允许时送孩子去幼儿园
工作	把工作安排在精力充沛的时候去做，比较费力的工作可以和身体状况相似的同事轮流干；把工作环境布置的合理、方便
娱乐	跟同伴一起玩，避免一个人单独活动；选择与体力水平相适应的活动项目；活动和休息合理搭配，不要过度疲劳

（岳林）

第二节　感染

感染通常指致病微生物侵入人体后导致的局部或全身性炎症反应的病理过程。感染按照病程可分为急性感染、慢性感染和亚急性感染。急性感染病变以急性炎症为主，病程多在3周以内；慢性感染病程可持续超过2个月；亚急性感染病程介于急性和慢性之间。

肿瘤患者免疫功能低下，且病情复杂，住院周期长，需要接受手术、放疗、化疗等综合治疗，疾病后期常合并恶病质，是发生医院感染的高危人群。有文献表明25%~44%的实体瘤患者以及近70%的恶性血液病患者在治疗期间会发生感染。Balducci等研究表明老年癌症患者中与感染相关的死亡率高达30%，发热性中性粒细胞减少症患儿感染相关性死亡率小于10%。感染发生的危险性与中性粒细胞或白细胞数量直接相关。超过60%的中性粒细胞减少症患者会发生感染。感染一旦发生将会严重影响患者的生存质量及预后。

一、病因

（一）恶性肿瘤相关性免疫抑制

不同的恶性肿瘤疾病引起不同的免疫缺陷，导致引起感染的危险性增加。骨髓浸润性白血病引起中性粒细胞数量减少，功能改变。慢性淋巴细胞性白血病和多发性骨髓瘤损伤体液免疫系统，容易合并呼吸道感染，例如肺炎链球菌感染、流感嗜血杆菌感染等。霍奇金病或骨髓移植患者引起细胞免疫受损，导致患者经常出现病毒、真菌等感染。

（二）治疗相关性感染

1.粒细胞减少

化疗药物引起骨髓抑制，白细胞、红细胞及血小板就会相应减少。粒细胞减少者持续时间小于10天定义为短期粒细胞减少症，10~14天定义为长期粒细胞减少症。骨髓移植及外周干细胞移植患者接受大剂量化疗药物治疗，粒细胞减少症发病时间长，发生感染的危险性大。很多治疗方案中应用皮质类固醇，抑制了患者的免疫功能，并掩饰感染的症状体征，白细胞数量减少，功能受损。此外，皮质类固醇减少中性粒细胞在上皮细胞的附着，进一步减少炎症部位粒细胞的生成。

2.屏障防御被破坏

部分化疗药物引起口腔溃疡，损伤胃肠黏膜，导致微生物转移，内源性微生物进入血液中。放疗引起皮肤完整性破坏，导致剥脱性皮炎及胃肠黏膜损伤。静脉注射、静脉穿刺、组织活检以及留置导尿管等操作造成皮肤完整性受损，进一步破坏保护屏障。根据疾病和治疗的不同，长期留置中心静脉导管的患者感染发生率高达60%。皮肤上一些固定微生物例如棒状杆菌以及长期的嗜中性粒细胞减少症等容易引起菌血症，甚至死亡，因此降低感染的危险性非常重要。

（三）肿瘤所致的局部病变

肿瘤本身引起水肿、溃烂、坏死、压迫和梗阻等均容易造成感染的发生。某些恶性肿瘤本身与特殊感染具有密切联系，例如肿瘤对皮肤黏膜和其他组织的直接浸浸润和压迫可破坏后者的机械屏障，为病原体入侵创造条件；空腔脏器肿瘤引起阻塞，导致引流不畅而易并发感染；中心型肺癌支气管阻塞导致阻塞性肺炎；肝癌由于肝内胆管受压，引流不畅并发感染；膀胱癌所致的逆行性泌尿系统感染等。原发性或转移性肿瘤常损伤生理屏障，使细菌容易入侵。如鼻咽癌所致的鼻咽部黏膜损伤，使口腔原有的隐形感染病灶细菌，或外来的细菌有侵入机体的机会等。

（四）营养不良

营养不良是癌症患者常见的并发症，恶病质是严重营养不良的表现。营养不良与感染相互作用，使患者抗感染的能力降低。感染时食欲下降，发热又使新陈代谢加速、肠胃吸收功能下降，从而使患者营养状况更加恶化。当患者因营养不良接受静脉营养时，因经口进食减少，肠胃黏膜进一步变薄，进而减少对肠内菌群的屏障作用，而增加感染的危险性。

（五）内生性菌丛的改变

内生性菌丛在宿主体内一般维持在平衡状态。当癌症患者因住院时间延长、使用抑制正常免疫功能的化学药物及特殊的抗生素时，宿主体内的微生物环境就会发生改变。癌症患者的感染约80%来自内生性菌丛，例如肠杆菌，且50%的感染是发生在住院期间，例如40%~50%住院患者会发生铜绿假单胞菌增殖，其他最常见的感染病菌是革兰阴性/革兰阳性菌与白色念珠菌。

二、肿瘤患者感染的病原体

引起肿瘤患者感染的主要病原菌为革兰阴性菌，特别是大肠杆菌、克雷白杆菌和铜绿假单胞菌（占所有病原微生物的60%~80%），主要来源为胃肠道。近年来，金黄色葡萄球菌及表面葡萄球菌感染越来越多。在长期粒细胞低下的患者中，草绿色链球菌和棒状杆菌可引起严重感染；真菌也是重要的病原菌，尤其是长期粒细胞低下而又接受抗生素治疗的免疫力下降的患者最易受真菌感染，主要菌群有念珠菌属、曲霉菌属、新型隐球菌等。原虫和病毒感染也是重要并发症之一，如卡氏肺囊虫引起的肺炎以及单纯疱疹病毒、带状疱疹病毒和巨细胞病毒感染。此外，肿瘤患者病毒性肝炎的发病率也较高。

三、病理生理改变

一旦病菌侵入机体，就会引起多方面的免疫反应，包括神经系统、心血管系统和凝血途径等的改变。当非致病性内源性细菌从身体的一个部位转移到另一个部位时，也会引起感染。大部分免疫功能不全的患者感染多由内源性细菌引起。

根据免疫低下及免疫妥协时间的不同，感染发生的时间也不同。细菌感染常因粒细胞缺乏而引起，真菌感染常发生在粒细胞缺乏后7~10天。T细胞功能紊乱引起细菌或真菌感染，细胞免疫缺陷常引起机会性致病菌和病毒感染。当出现免疫妥协后，细菌感染发生较早，常见细菌发生在最初3天，非典型菌在4~7天内发生。真菌感染开始于免疫妥协发生7~10天后，病毒和机会性致病菌发生在10天后。

不同部位的感染表现出不同的病理生理学特征。癌症患者感染后常见感染类型包括消化道（肠道、胃、口咽部）感染、血液系统感染（菌血症）、静脉导管相关性感染、肺部感染、皮肤感染、尿路感染。

四、临床表现

由于癌症患者免疫功能受抑制，正常吞噬细胞及炎症反应减弱，尤者是老年肿瘤患者，感染后症状并不典型。口腔溃疡、肠炎、肛周疼痛等消化道症状均表明有迅速扩散的致病菌感染的可能。在临床，常根据器官特定症状及全身表现识别患者是否发生感染。多系统症状表明感染的严重性及广泛性，部分典型症状显示患者出现败血症或败血症性休克现象。

（一）局部症状

局部感染患者出现单独的、局限性的炎症反应。感染部位首先出现疼痛、红斑、肿胀等症状。当感染发生后出现白细胞反应，形成分泌物，分泌物的性质由感染的位置和细菌决定。粒细胞减少的患者局部感染症状不容易被发现，一般直到出现全身症状才能被诊断。

（二）全身性症状

当出现全身性感染，或者机体接触细菌后发生强烈的炎症反应，就会出现全身症状。发热是感染最容易识别的症状。由于患者体内细菌的出现及数量的增加，患者体温开始上升，出现寒战。由于细菌周期性入侵到患者血液内，发热症状常反复出现。其他症状类似流行性感冒，如肌肉痛、关节痛、头痛、疲乏、厌食、恶心，与机体对外源性细菌的细胞激素反应有关。

五、评估

（一）患者及家族感染史的评估

患者个人及家族感染史对患者发生感染的评估

很重要。家族危险因素包括遗传病中涉及任何产生或贮存免疫细胞的器官。经常发生感染的器官可能存在结构上的畸形。例如尿道狭窄或者膀胱畸形导致尿潴留，患者容易发生尿道感染。部分疾病影响患者的免疫功能，使患者容易发生感染。其他影响感染的因素还包括营养失调、防御屏障的破坏、潜在的空气传播或感染暴露等。明确患者感染史很重要，有些患者经常出现相同部位或者相同微生物的感染。

（二）身体评估

全身感染患者会出现动态变化的心血管反应，包括心动过速、发热、兴奋、皮肤干燥、洪脉。血液优先供应心脏、肺部、脑部等重要器官，内脏供血减少，患者出现少尿症状。长时间少尿是患者发生败血症的先兆。当血液灌注进一步减少，重要器官的血液供应不足。当患者出现精神状态的改变则预示着重度败血症的出现。

局部感染部位常出现红斑、疼痛、肿胀以及硬结。感染造成皮肤完整性破坏、潮湿等，容易引起微生物的入侵。当检查部位出现皮肤颜色、分泌物等异常变化时则说明感染的存在。肺部是感染的好发部位，所以在护理过程中应注意评估胸部变化、呼吸音、胸膜摩擦音等，熟悉肺部诊断检查，例如动脉血气分析等。

体温变化是感染的重要症状，是粒细胞减少患者发生感染的唯一体征。粒细胞缺乏患者发热的定义：单次口腔温度大于38.3℃，无其他可解释的原因，或体温大于38.0℃持续1小时。体温的高低显示机体对于伤害和微生物入侵全身反应的严重性。不是所有患者都表现出发热症状，患者的基础体温上升1℃可被认为是发生感染。感染患者也可表现为体温偏低，可能与严重的免疫抑制和革兰阴性细菌释放的内毒素有关。

六、诊断

（一）检出潜在感染灶

凡粒细胞减少，伴发热>38℃，应详查易感部位，如鼻前庭黏膜、口腔黏膜、咽喉部的浅表炎症、牙周/根周围炎症、肺部、泌尿生殖系，以及各种输液管、引流管、手术/穿刺伤口等部位。留取患者的分泌物、引流物、尿、痰等，反复培养，检出致病菌。

（二）检出菌血症致病菌

菌血症诊断主要依据检出致病菌。凡粒细胞<5×10⁸/L，特别是<1×10⁸/L，且伴发热>38℃者，无论临床症状典型与否，均须做血培养，且应于短期内做2~3次，每次间隔不超过10分钟。

（三）检出肺部感染的致病菌

凡有咳嗽、咳痰者，必须每天做深部痰培养。由于肺部感染多呈反复性、混合细菌感染，反复做痰培养可监测细菌感染的动态，对调整抗生素，尽早控制感染尤为有利。

七、治疗

肿瘤患者合并感染的临床表现多不典型，常为混合感染，病原菌检出率低，且需一定时间，增加了治疗的难度。目前临床一般倾向于联合抗生素治疗，适应证为致病菌尚不明的严重感染；诊断明确的严重感染，如脓毒血症；混合感染；深部感染，如胆囊、中枢神经系统等感染；由耐药菌株所致的慢性迁延性感染。一般采用两种抗生素联合治疗，严重感染时也可用三联。

（一）根据检出的致病菌及药物敏感度选用抗生素

目前普遍认为抗生素联合治疗优于单一抗生素治疗。治疗过程中定期做细菌培养，以监测治疗效果或调整抗生素。如肺癌患者并发肺部感染，细菌多为多元性，且常于治疗中合并其他感染，如真菌感染。若临床感染证象消失，连续3次菌检阴性，粒细胞上升达0.5×10⁹/L，且有继续上升趋势，继续用抗生素72~96小时后可停用。

（二）无细菌培养结果的凭经验治疗

当粒细胞数<1×10⁸/L，体温>38℃持续3小时以上，临床高度怀疑菌血症。在菌检结果未获前，应凭经验治疗。目前普遍认为凭经验采用β内酰胺抗生素联合氨基糖苷类抗生素，有肯定疗效，特别是对大肠杆菌、克雷伯肺炎杆菌或绿脓杆菌，有协同作用。若72小时后临床无任何改善，应根据临床疗效和微生物检查结果，调整抗感染方案。并且在可能的情况下，降级换用窄谱抗生素。这也符合国外专家在大量循证医学证据基础上提出的针对危重患者严重感染的降阶梯治疗原则。

肿瘤患者粒细胞<1×10⁸/L，且体温>38℃，几乎多为革兰阴性杆菌菌血症，故凭经验治疗时，应首选抗革兰阴性杆菌的广谱抗生素。

（三）粒细胞缺乏患者的治疗措施

1.粒细胞缺乏患者感染时粒细胞集落刺激因子（G-CSF）的应用

G-CSF可以缩短粒细胞缺乏的时间，但并不能明显降低发热的时间和抗感染治疗的花费，无任何临床研究显示可降低死亡率，故不主张常规应用。在以下情况下可考虑应用G-CSF，包括肺炎、低血压、严重的蜂窝组织炎和鼻窦炎、真菌性败血症和败血症后继发的多脏器功能衰竭；预期有延期性骨髓功能恢复；持续严重的粒细胞缺乏或抗感染治疗效果不佳。

2.粒细胞缺乏患者感染时粒细胞的输注

不主张常规进行中性粒细胞输注，但当抗感染治疗和G-CSF支持均无效时，可考虑给予中性粒细胞输注。

3.粒细胞缺乏患者抗病毒治疗

粒细胞缺乏患者，不主张常规经验性使用抗病毒药物。但当患者有病毒感染的征象，即使不是发热的原因，也需要应用抗病毒的药物。常用的抗病毒的药物有阿昔洛韦、更昔洛韦、泛昔洛韦等。

八、护理

（一）控制感染的护理措施

1.保持病房整洁，室内空气新鲜，限制探视。

2.工作人员需严格执行无菌操作原则及消毒隔离制度，尽可能避免医源性感染及交叉感染。

3.护理患者时应戴口罩，各种治疗与护理尽量集中进行，以减少感染的机会。有报道显示医护人员的手传播细菌而造成的医院感染约占30%，认真洗手可清除皮肤表面80%的细菌。因此为患者进行各项治疗与护理前均应认真洗手。护士同时为多名患者进行护理操作时，应注意手的消毒，避免通过护士的手造成患者之间的交叉感染。

4.尽可能减少侵入性操作，如需做静脉穿刺或活检需严格无菌操作，尽可能避免使用导管、肌肉或皮下注射。

5.要识别有感染危险的肿瘤患者，对白细胞计数减少的患者，需每日检查白细胞计数，密切观察患者体温变化。

6.根据患者外周血细胞计数，确定对患者实行保护性隔离措施，可安置患者于隔离室或层流病房。一般患者外周血粒细胞低于0.5×10^9/L，需进入层流病房或单间病房。

（二）感染的预防及护理措施

1.口腔护理

（1）经常观察口腔，注意患者有无口腔黏膜溃疡，静脉导管或中心静脉插管部位、切口或伤口等有无感染迹象。保持口腔清洁、湿润、柔软、无损伤，以防感染。

（2）注意口腔卫生，饭后和睡前用柔软的牙刷刷牙。可以用热水，这样牙刷更柔软。使用不含乙醇的漱口液。

（3）选择适宜的口腔护理用品，包括牙刷、泡沫剂、纱布、棉签、压舌板、蒸馏水、等渗盐水，当患者不能自我护理或患有血小板减少症时应选择泡沫剂。

（4）口腔细菌感染可用呋喃西林液含漱，每次不少于1分钟，6~8次/d；真菌感染者，用2.5%碳酸氢钠漱口，局部涂抹克霉唑或制霉菌素药粉3~4次/d。

（5）口腔并发感染可致溃疡、疼痛、进食困难等，给予替硝唑或生理盐水500mL加维生素B_{12}10mL与清水交替漱口，每日3~4次，还可使用维斯克、贝复剂喷于溃疡处，促进溃疡愈合。

（6）疼痛明显或进食困难者可给予生理盐水500mL+利多卡因10mL含漱，必要时给予静脉营养。根据口腔pH值选择适宜的漱口液清洁口腔，减少细菌寄居。

2.呼吸系统护理

（1）为预防呼吸道及肺部感染，定时为患者翻身、拍背，鼓励衰弱患者行深呼吸、咳痰，促使痰液排出，并注意吸痰管及湿化瓶的消毒。

（2）对继发肺部感染的患者，应认真评估呼吸频率、呼吸情况以及辅助肌肉的使用情况，进行胸部听诊，并根据患者咳嗽、咳嗽情况判断其肺功能状况。应指导患者进行咳嗽或深呼吸练习，排出肺部痰液。

（3）帮助患者戒除烟酒，进行适当的活动，提高机体免疫力。每日保证充足的水分摄入。减少探视，避免因探访者引起的呼吸道感染。

3.排便护理

（1）大便后擦拭要彻底，动作要轻柔，不要用卫生纸，最好用婴儿拭纸或喷洗器。如果肛区出现疼痛或出血，请告知医生。

（2）应充分评估患者的既往史、饮食习惯、性生活史、治疗方案、排便情况，指导患者改变饮食习惯以减少对直肠黏膜的损害，避免侵入性检查如测肛温、使用栓剂及灌肠剂等。

（3）注意保持肛周皮肤清洁，睡前、便后用以下任何一种方法清洗会阴部或坐浴，预防肛裂。可用温水、1:5000高锰酸钾溶液、1:2000氯己定液、0.0025%碘伏溶液等。肛周感染早期预防可用青黛散或鱼石脂外敷，并保持大便通畅。

4.泌尿系统护理

（1）有些患者感染后会继发泌尿生殖系统感染，评估其是否出现排尿困难、尿频、尿急、血尿、瘙痒等泌尿生殖道感染症状；观察尿液的颜色、混浊度、气味等；检查生殖器官是否出现损伤、溃疡及分泌物情况，了解患者的既往史是否有前列腺肥大、是否正在接受膀胱化疗等。

（2）鼓励患者每日保证充足的水分；尽量避免长期留置尿管，如出现感染迹象或症状及时与医生联系。

加强对患者会阴部位的护理，外阴特别是尿道口周围不应有血迹和分泌物污染。会阴部位应采用灭菌后的0.1%新洁尔灭棉球从尿道口开始向外进行擦洗。

九、患者的自我护理

（一）感染的预防

身体自身有很多保护屏障，例如皮肤、适量胃酸、咳嗽反射等。另外，白细胞能够杀灭进入体内的致病菌。中性粒细胞作为白细胞的一种，能够抵抗感染。当患者中性粒细胞数量减少时，容易发生感染。即使是像感冒一样轻微的感染也容易引起威胁生命的严重疾病。

预防感染需要做到以下几点：避免到公共场合活动，避免接触有感染症状的患者；每天洗澡，保证个人卫生，大小便后勤洗手；每天刷牙2次，使用牙线一次，建议患者使用专门的洗液冲洗口腔；避免食用未烹调的食物，比如水果、蔬菜或者坚果等；服用药物软化大便以避免便秘和用力排便，每天饮水不少于2000mL，一般不使用泻药和灌肠剂，便秘严重时需医生开具医嘱；避免在房间内放置鲜花和其他植物；宠物要打疫苗，接触宠物后要洗手，尽量不要接触宠物的排泄物。

（二）患者感染发生后的自我护理

患者治疗期间白细胞数会降低，此时需要到医院采血化验。当患者出现发热或者以下任何感染症状时，应及时告知医生：咳嗽，伴或不伴有白色泡沫痰；排尿有烧灼感；静脉导管留置部位疼痛；口疮；任何部位表现出红肿。

体温超过38.5℃，通常表明患者发生了感染。告知患者体温超过38.0℃，需按医嘱用药，并在医院做一个全面的检查，通常包括验血、胸部X线片和其他化验，例如尿液化验、痰液化验。每4小时监测一次体温，体温上升时及时通知医生。患者应按时服药，并且多喝水。患者如果出现发热或感染症状，立即告诉主管医生或护士，并说明以下情况：最后一次治疗时间；24小时内最高体温；是否发生寒战；任何感染症状。

（武佩佩　王悦）

第三节　恶心、呕吐

恶心、呕吐是一个复杂的多因素导致的问题。很多接受药物治疗或者姑息治疗的癌症患者都会出现其中之一或者两个都发生。由于恶心比呕吐更加难以评估和控制，所以比较之下恶心更加常见和严重。恶心、呕吐常常令患者觉得无力和难受，当其中任何一个症状很严重或者长时间持续存在或者影响到患者的日常活动时，就会影响到患者的生活质量。

恶心、呕吐是肿瘤化疗患者的常见症状，如果不加以干预，超过75%的化疗患者会出现恶心，呕吐的患者占有40%。癌症患者在接受放疗或者手术后也会出现恶心、呕吐，约60%的患者出现恶心，30%~50%的患者由于病情进展或者其他的治疗导致呕吐的发生。有研究显示，恶心与呕吐虽然不是化学治疗中发生最频繁、最严重的不良反应，但却被患者主观认为是最难以忍受、干扰生活质量最严重的因素。严重呕吐者可导致患者脱水、电解质紊乱、体重下降和营养缺乏，甚至影响患者下一步的治疗。

一、定义

恶心是一种主观想吐的感觉，常伴有胃部收缩力消失、肠道的蠕动减少、十二指肠收缩及小肠内容物反流到胃部的情形。它是由自主神经传导，故常合并有出汗、脸色苍白、胃有饱胀感及心动过速等症状。呕吐是由于横膈膜上移、腹部肌肉强力的收缩，使胸膜腔内压突然的增加并配合胃括约肌的放松而产生胃内容物被排出体外的现象。

二、相关因素

（一）治疗性因素

1.化疗

恶心、呕吐是化疗药物最常见的不良反应，其发生率及严重程度与化疗药物的种类、剂量、联合用药方案以及用药频率、给药的时间、途径和方法及患者体质有关。70%~80%接受化疗患者会出现恶心、呕吐，10%~44%出现预期性恶心、呕吐。

2.放疗

放疗引起的恶心、呕吐主要与放射部位、剂量、分次计量有关，照射部位波及胃肠道，特别是接受胸部和上腹部放疗患者极易发生恶心、呕吐。发生恶心、呕吐概率分别为头颈部10%、胸部21%、腹部60%~70%；下肢区域接受放疗，不会发生恶心、呕吐；接受全身放疗的患者有57%~90%的概率会产生恶心、呕吐。身体接受照射剂量越多，越容易恶心、呕吐，所以当较多身体部位接受放疗时，产生恶心、呕吐的概率也比较大。

3.癌痛治疗

应用阿片类止痛药控制癌痛时，由于药物刺激大脑中枢神经的化学感受器，使前庭敏感性增加及胃排空延缓，引起恶心、呕吐。

（二）疾病因素

1.肿瘤压迫食道会导致吞咽困难、恶心、呕吐。

2.肝大、腹水、消化性溃疡、胰腺肿瘤等亦可能造成胃蠕动停滞并导致胃胀，增加恶心、呕吐的机会。

3.结直肠肿瘤在肠腔内的增殖及卵巢癌等肠腔外的压迫，导致肠道阻塞时，恶心、呕吐亦为其主要症状。

4.因肿瘤或其他病因造成的胰腺炎、胆囊炎、肠炎、腹膜炎，刺激迷走神经，出现恶心、呕吐的症状。

5.原发或转移性颅脑肿瘤都可引起颅内压增高，引起喷射性呕吐。多不伴有恶心，但可伴有剧烈头痛、脑神经侵犯或压迫症状，甚至伴有不同程度的意识障碍。

（三）精神、心理因素

恐惧、焦虑刺激高级神经中枢也可表现为恶心、呕吐。条件反射如听到某些声音、看到某些画面或闻到某些气味而造成恶心、呕吐。

（四）其他

临床上易引发恶心、呕吐的原因较多，如便秘、胃潴留、肠梗阻、高钙血症、低钠血症、尿毒症等均可引起恶心、呕吐。患者的口腔及鼻咽区卫生欠佳易形成恶心。另外，头颈部遭受真菌感染或口腔咽喉的局部发炎或刺激也可能出现恶心症状。放置鼻胃管过程或留置鼻胃管皆可能产生恶心、呕吐。

三、恶心、呕吐发生机制

目前认为中枢神经系统有两个区域与呕吐反射密

切相关。一是神经反射中枢——呕吐中枢，位于延髓外侧网状结构的背部；另一是化学感受器触发区，位于延髓第四脑室的底面。前者直接支配呕吐的动作，它接受来自消化道、大脑皮层、内耳前庭、冠状动脉以及化学感受器触发区的传入冲动。后者不能直接支配呕吐的实际动作，但能接受各种外来的化学物质或药物（如吗啡、洋地黄等）与内生代谢产物（如感染、酮中毒、尿毒症等）的刺激，并由此发出神经冲动，传至呕吐中枢，引起呕吐。由中枢神经系统化学感受器触发区的刺激引起呕吐中枢兴奋而发生呕吐，称中枢性呕吐。内脏末梢神经传来的冲动刺激呕吐中枢引起呕吐，称为反射性呕吐。各种冲动刺激呕吐中枢，达到一定程度（即阈值），再由呕吐中枢发出冲动通过支配咽、喉部迷走神经，支配食管及胃的内脏神经支配膈肌神经，支配肋间及腹肌的脊神经，与肌肉协调反射动作，完成呕吐的全过程。

四、化疗引起的恶心、呕吐

（一）化疗引起的恶心、呕吐发病机制

1.化疗药物直接刺激胃肠道引起恶心、呕吐。

2.血液中的化疗药物刺激肠道壁嗜铬细胞释放5-羟色胺（5-HT），5-HT作用于小肠的5-HT受体，被激活后通过迷走神经传至第四脑室最后区的化学感受诱发区（CTZ），激活位于延髓的呕吐中枢引起恶心、呕吐。

3.5-HT也可直接激活CTZ的5-TH受体，兴奋呕吐中枢。

4.心理反应异常引起恶心、呕吐。

（二）化疗引起的恶心、呕吐临床表现

1.急性恶心、呕吐

多指化学治疗后24小时之内发生的恶心、呕吐，多发生于用药后1~2小时，该类型症状常常较为严重。

2.延缓性恶心、呕吐

发生于给药24小时以后，多发生在化疗后48~72小时之内，严重程度较急性恶心、呕吐轻，但往往持续时间长，对患者营养状况及生活质量影响大。

3.预期性恶心、呕吐

化疗引起的恶心、呕吐常受心理因素影响。预期性恶心、呕吐是一种典型的条件反射，常有化疗呕吐史或来自他人不良体验的暗示。但随着抗呕吐药物的进展及临床有效的应用，化疗药物引起的不良反应会逐渐下降。

（三）化疗引起的恶心、呕吐影响因素

1.药物性因素

化疗药物的种类是影响呕吐严重程度的最主要因

素。依据化疗药物催吐潜能，美国国立综合癌症网络（National Comprehensive Cancer Network，NCCN）止吐临床实践指南（2011版）将常见药物分为高度、中度、低度、极低度致吐水平4个级别，见表16-3-1。

2.非药物性因素

患者的性别、年龄、心理状态、化疗经历等是影响化疗引发恶心、呕吐的重要因素。女性比男性发生恶心、呕吐的概率高。化疗引起的呕吐较常见于年轻患者，年龄低于50岁，家庭功能障碍和之前的情感障碍也是危险因素。过去患者在化疗期间接受抗呕吐药物治疗的有效性对接受下次化疗是否发生恶心、呕吐有决定作用，有效的呕吐治疗会减少下一次发生恶心、呕吐的概率。患者一般情况差、化疗前进食也可以引起呕吐。长期有酗酒史的患者不易产生呕吐。

五、恶心、呕吐评估标准

WHO关于抗癌药物引起恶心、呕吐的分级标准在临床药物疗效或方案评价中应用较多，该标准将恶心、呕吐分为0～Ⅳ级。

0级：无恶心、呕吐。

Ⅰ级：只有恶心、无呕吐。

Ⅱ级：一过性呕吐伴恶心。

Ⅲ级：呕吐需要治疗。

Ⅳ级：难控制性的呕吐。

六、常用评估工具

1.中文版恶心、呕吐、干呕症状评估量表

中文版恶心、呕吐、干呕症状评估量表（Index Of Nausea and Vomiting and Retching，INVR）是美国

Rhodes教授经多次修订后于1999年推出的第3版修正量表，用于评估肿瘤化疗患者过去12小时内恶心、呕吐和干呕3个症状的发生频率、经历时间以及发生时的严重程度。INVR量表为患者直接的自陈式恶心、呕吐评估工具，分为症状经历时间、症状发生频率、症状严重程度3个维度，采用李克特（Likert）0～4分5级计分，分别代表完全没有、有一些、中等程度、十分明显和非常严重难以忍受。2002年，INVR量表由中国医学科学院和北京肿瘤研究所的2位专家翻译成中文，进行了中文版INVR量表的信效度测定，Cronbach's α系数0.95，证明同样适用于中国人群。

2.视觉模拟量表

视觉模拟量表（Visual Analogue Scale，VAS）评估方式是参考疼痛评估表制定而成。表上有一条10cm长的水平线或垂直型，起始点0cm表示未出现恶心、呕吐，10cm表示无法忍受，再由患者在线上标示记号。通过该项评估方式，医护人员可清楚了解患者目前恶心或呕吐的程度。

七、药物治疗

1.5-羟色胺拮抗药

常见药物包括格雷司琼（康泉）、昂丹司琼（枢复宁、恩丹西酮）、托烷司琼（欧必亭）等。选择性地阻断5-羟色胺受体以达到止吐的目的，可有效预防急性呕吐，常为止吐的首选药物。其副作用可能为便秘、腹胀、头痛及面部潮红或温热感等。

2.多巴胺（DA）受体拮抗剂

常见药物为甲氧氯普胺（胃复安）。此种药物作用于化学受体感受区的多巴胺受体，主要可增加胃肠道蠕动，促进胃排空。另外高剂量使用时也能阻断5-

表 16-3-1　化疗药物的致吐风险分度表

致吐水平	呕吐频率（%）	药物及剂量
高度	>90	环磷酰胺与阿霉素（或表柔比星）联合方案；六甲密胺；卡莫司汀 > 250mg/m²；顺铂≥50mg/m²；环磷酰胺 > 1.5g/m²；达卡巴嗪；氮芥；卡莫司汀；双氯乙基亚硝脲；喷司他丁；链佐星；放线菌素D；丙卡巴肼
中度	30～90	卡莫司汀≤250mg/m²；卡铂；顺铂 < 50mg/m²；环磷酰胺≤1.5g/m²；异环磷酰胺；阿糖胞苷≥1g/m²；依托泊苷（口服）；洛莫司汀；放线菌素D；阿霉素；表柔比星；去甲氧基柔红霉素；伊立替康；甲氨蝶呤 < 250mg/m²；美法仑 > 50mg/m²；伊马替尼（口服）替莫唑胺（口服）；奥沙利铂 > 75mg/m²；长春瑞滨（口服）；美法仑；柔红霉素；曲奥舒凡
低度	10～30	门冬酰胺酶；阿糖胞苷100～200mg/m²；氟尿嘧啶；脂质体阿霉素；米托蒽醌；依托泊苷；多西紫杉醇；紫杉醇；卡培他滨；吉西他滨；托泊替康；氟达拉滨（口服）；甲氨蝶呤50～250mg/m²；西妥昔单抗；培美曲塞；曲妥珠单抗；盐酸米托蒽醌 < 12mg/m²；抗PEG天冬酰胺酶；替尼泊苷；丝裂霉素C
极低度	<10	白消安；苯丁酸氮芥；羟基脲；美法仑；博来霉素；硫鸟嘌呤；甲氨蝶呤 < 50mg/m²；长春碱；长春新碱；长春瑞滨；激素；氟达拉滨；贝伐单抗；吉非替尼；美罗华；博来霉素；α-/β-/γ-干扰素；克拉屈滨；阿糖胞苷 < 100mg/m²；索拉非尼；盐酸厄洛替尼；舒尼替尼；左旋苯丙氨酸氮芥；6-硫鸟嘌呤

羟色胺受体，为其提供另一条作用机制。给药途径亦分为口服及静脉给药两种。其副作用包括嗜睡、锥体外系反应等。

3.苯二氮䓬类

常见药物为劳拉西泮、地西泮和艾司唑仑等。其作用机制在于抑制大脑皮质以减轻恶心、呕吐症状。副作用包括镇静、定向感障碍、幻觉、失禁及健忘等。

4.皮质激素类

常见药物为地塞米松、甲基泼尼龙、泼尼松等。激素类药物影响恶心、呕吐的机制至今未明，单药使用作用不明显，与其他止吐药联合使用，有非常好的作用。常见副作用为情绪改变、体液潴留、高血压、满月脸及会阴瘙痒症、胃肠出血等。

5.多靶点止吐药物

代表药物奥氮平能阻断多种神经递质，对多巴胺神经递质和5-羟色胺神经递质的作用特别强，对控制急性和迟发性中、高度化疗相关性恶心、呕吐均有效。

6.NK-1受体拮抗剂

阿瑞吡坦（aprepitant）作为目前唯一用于临床的神经激肽-1（NK-1）受体拮抗剂。本药通过与大脑中的NK-1受体结合，对该受体进行阻滞，从而治疗由P物质介导的疾患，能选择性阻止中枢神经系统内P物质与NK-1受体的结合而起到止呕作用，用于中、高度致吐化疗药引起的恶心、呕吐。

7.中医治疗

中医运用整体观念、辨证思维、个体化治疗等优势在防治化疗引起的恶心、呕吐中发挥了较大的作用，有研究认为应用中西医结合防治化疗致胃肠道反应，疗效显著，无毒副作用。可采用补中益气汤健运脾胃中药内服；在双侧足三里、内关、曲池、中脘穴位敷贴；将王不留行籽在化疗时贴于选好的耳穴上，逐穴按压。

8.联合用药

联用的药物应有不同的作用机制，疗效能相加而不是毒性重叠，联合用药中加入的药物能有效地减少治疗方案的不良反应。如地西泮与甲氧氯普胺合用，既可减少患者的焦虑，又能减少甲氧氯普胺所致的锥体外系症状。地塞米松合用恩丹西酮治疗化疗后恶心、呕吐的疗效较单用恩丹西酮的疗效高。且合用地塞米松后能改善患者的食欲及精神状态，有助于患者轻松完成化疗。有一些临床试验研究结果显示，应用苯二氮䓬类药物与止吐药和心理支持联合作用的患者，可以改善预期性呕吐。

9.药物治疗原则

晚期癌症患者恶心、呕吐的治疗需明确病因，并对相关因素进行评估（肿瘤侵犯导致颅内压增高、新陈代谢紊乱、药物、内分泌因素等），以确保个体化治疗方案。恶心、呕吐的预防应该基于放、化疗患者呕吐风险的评估，于治疗前就需先计划止吐药给予的时机及途径。使用时需依给予药物的种类、剂量、途径等选择合适的止吐药物治疗。根据患者症状或出现的副作用来调整止吐药物的种类及剂量。要充分考虑止吐药的不良反应，并设法规避这些不良反应带来的其他风险。如果没有单一有效的止吐药物，可以考虑应用联合止吐方案，一般最有效的方案是使用不同作用机制的联合药物治疗。

八、护理措施

（一）做好护理评估

临床评估患者应包括引起恶心、呕吐的原因、相关病史、出入量情况、大便情况、体重变化、口腔黏膜湿润程度、皮肤弹性、生命体征等情况。询问恶心、呕吐发生的时间、次数、呕吐物的量和颜色。了解患者的心理状态和化疗史。化疗之前护理人员应对患者的性别、年龄、心理状态、体质状况做初步的分析评估。老年患者呕吐率较高，因老年人胃蠕动和食管下段括约肌紧张度减低，胃排空慢，胃内残留量增加，胃内压增高所致。男性患者较女性患者少发生恶心、呕吐，这与精神心理因素有关，女性患者较易产生紧张、恐惧、焦虑等不良情绪，从而降低了机体对恶心、呕吐的耐受力。

（二）饮食护理

对于胃肠疾病引发的呕吐，应在医生诊断后，视胃肠功能情况选择流质、半流质及普通饮食。对化疗引发的恶心、呕吐，在饮食护理上应注意调整食物色、香、味，指导患者进食富有营养和清淡易消化的饮食，避免吃气味太浓、油腻食物，切忌进食过热、粗糙、辛辣等食物。注意口腔清洁，进餐前用淡盐水或温水漱口，去除口腔异味，增进舒适感及食欲。少食多餐，5~6次/d，在1天中恶心症状最轻微时多进食(多在清晨)，进食前后1小时内不宜饮水，餐后勿立即躺下，以免食物逆流。限制食用含5-HT丰富的水果、蔬菜，如香蕉、核桃、茄子等。减少含色氨酸的蛋白质摄入量，如花豆、黑大豆、南瓜等，以减少体内游离5-HT含量。可食一些清淡爽口的生拌凉菜，在饮食中可加一些生姜，以达到止吐效果，适当进食咸饼干或烤面包等干且温和食物。也可用药膳开胃健脾，如山楂肉丁、黄芪、山药、萝卜、陈皮等。如不能经口进食者，可酌情给予肠内或肠外营养支持，对于严重呕吐的患者，严格记录出入量，以评估脱水的情况，必要时给予补液。

（三）心理和行为疗法

近年来的护理方式更强调全面了解患者治疗前的情况，包括是否在遇到压力时产生恶心感，是否在本人或他人的经历中了解化疗导致的恶心、呕吐和以前缓解恶心、呕吐的最有效措施。治疗前纠正患者不正确的认识可减少恐惧和焦虑的产生。有专家指出，长期化疗会引起患者对该化疗法的精神过敏，并逐渐产生类恐惧样反应，有些患者会在下一疗程前即诉说恶心、呕吐，严重者甚至在进入病房或给予静脉输液时即出现呕吐。如此反复出现的副作用会导致焦虑的发生，并严重影响治疗的进程。医护人员应给予患者有关可能出现的治疗副作用及机体感受等信息，通过保证和解释达到消除疑虑和错误的观念，帮助患者树立信心。

临床上可采用分散注意力、松弛疗法、音乐疗法、有氧运动、冥想等方法，以减轻化疗患者的恶心、呕吐症状。指导患者在看电视、与他人聊天时用竹制按摩器按摩足底穴位，每次20~30分钟，直至足底发热。音乐治疗可以影响人的心理、生理和情感反应，音乐舒缓的节律可减慢患者呼吸节律，达到放松的目的，对减少化疗中的恶心、呕吐有重要意义。如果出现焦虑、抑郁等精神症状则应及时调整，因为不良情绪可使血中5-HT增高，加重恶心、呕吐。适量的有氧运动如散步、慢跑等有利于患者的机体和心理健康以及化疗后的康复，可以减轻恶心、呕吐症状。当患者出现恶心时，护士要以亲切的话语指导患者放松，深呼吸，轻柔地按摩腹部引导患者愉悦地想象，来减轻恶心、呕吐症状。

（四）创造良好环境

保持环境安静、整洁、空气清新、无异味，根据患者的需求选择适宜的室温，避免阳光直射，提高患者的舒适度。呕吐物置于不透明密闭容器中并及时清理。选择通风位置良好及远离厕所和厨房的就餐环境，尽可能避免与恶心、呕吐患者同住一室。

（五）呕吐时的护理

患者恶心、呕吐时护理人员应在旁守护，给予帮助，侧卧防窒息。呕吐后立即用温开水漱口，擦洗面部，更换洁净衣物，整理床单位，帮助患者取舒适卧位。对严重呕吐不能进食者要严格记录出入量，定期检查血中各电解质的浓度，遵医嘱随时调整补液计划，避免水、电解质紊乱和酸碱平衡失调。认真观察呕吐物颜色、量及性质，发现血性排泄物时及时报告医生。

（六）药物的合理应用

尽量睡前给予化疗药物，在睡眠中给药可预防化疗所致的呕吐。这时因为胃酸分泌随迷走神经的控制而周期性变化，睡眠时胃肠蠕动慢，吞咽活动弱，唾液分泌近乎于停止，所以睡眠中呕吐反射会减弱。建议患者进食平常半量食物或进餐2小时后用药较适宜，此时胃充盈度小，胃内压力低，食物返回概率降低，发生呕吐症状减少。止吐剂在化疗前30分钟静脉推注，止吐作用强而持久。呕吐严重者分别在化疗后4小时、8小时再次给药，还可联合止吐用药。

九、患者的自我护理

（一）恶心

1.少食多餐，如不吃任何东西，恶心的现象会更严重。

2.早上起床时感到恶心，可吃少量苏打饼干。

3.改善进食方法，缓缓吃，慢慢喝，细细地咀嚼。

4.尝试吃酸的、咸的食物，如薯片等。

5.含气的饮料对减轻恶心有帮助，但有腹胀者避免饮用。

6.可选用冷食或生的新鲜蔬菜，熟食有时可增加恶心的感觉。

7.避免油炸、油腻的食物。

8.避免气味强烈的食物或者煮食的气味。

9.如放疗、化疗引起的恶心，在治疗前2小时不要进食。

10.记录恶心发生的时间、原因、找出规律，改变饮食习惯。

（二）呕吐

1.遵医嘱定时服用止吐药物。

2.尽量避免可能造成恶心的情况。

3.呕吐后进食过程可以分为4个阶段。

（1）第一阶段 ①如果呕吐不止，不要强迫自己吃任何东西；②间断喝少量液体，如含气的矿泉水、冰柠檬汁、苏打水或冰块；③如无法喝下液体，呕吐持续24小时以上，患者可能会脱水，应立即医院就诊。

（2）第二阶段 ①如果不再呕吐，但仍感到恶心，仍需不时吃少量的食物，因为饥饿可促使恶心加重；②喝冷饮料，如半杯脱脂奶加半杯水可以帮助胃稳定，也可以喝一杯冰柠檬汁。

（3）第三阶段　①如果可以喝饮料、吃少量固体食物时，可吃一些饼干、麦片、蛋粥、清汤或炖蛋等；②喝少量加水的牛奶、脱脂奶或乳酪。

（4）第四阶段　避免吃难消化或油腻的食物，如炸鸡、浓汁或浓汤等。

（岳林）

第四节　口腔黏膜炎

口腔黏膜炎（Oral Mucositis，OM）是指口腔或口咽部位的炎症和溃疡性反应，表现为口腔黏膜干燥不适、红斑、水肿和溃疡。口腔黏膜炎是肿瘤患者接受系统化疗过程中令患者感到痛苦的毒性作用之一，在不同的肿瘤治疗过程中，口腔黏膜炎的发生率亦有所不同。国外相关研究报道，单纯执行化学治疗其发生率介于30%～75%，而头颈部肿瘤患者如同时接受化学及放射线治疗时，有80%～90%的概率会出现口腔黏膜炎。进行高剂量化学治疗预执行干细胞移植的患者，其发生率高达75%～99%，其中近50%的患者，会因治疗造成严重的口腔黏膜炎导致疼痛及营养摄取减少，延长住院时间，干扰治疗方案，增加了患者的痛苦，严重者会影响进食，降低了患者的生活质量，继发感染时可使治疗中断，甚至导致死亡。

一、病因

（一）化学治疗引发的口腔黏膜炎

化疗药物在杀灭肿瘤细胞的同时，对更新较快的黏膜上皮细胞也有明显的杀伤作用，可抑制上皮细胞内DNA和（或）RNA及蛋白质合成，影响细胞的复制和增长，导致基底细胞更新障碍，抑制唾液腺分泌。导致口腔黏膜干燥、萎缩变薄、脆性增加，抵御细菌、病毒、真菌的能力下降，形成口腔黏膜溃疡。

（二）放射治疗引发的口腔黏膜炎

放疗后口腔内唾液腺泡、导管受放射线影响而发生不同程度的功能损害，导致唾液内Na^+主动重吸收、K^+主动分泌及HCO_3^-的分泌功能紊乱，最终导致pH值下降，口腔内环境发生改变，容易发生菌群失调而导致真菌感染；唾液腺分泌减少易导致浆液成分减少，唾液黏稠，餐后唾液的润滑和冲洗作用不充分，致使口腔黏膜发生病变。放疗在一定程度上降低了患者的全身免疫功能，造血系统、免疫功能受到抑制，机体抵抗力下降。放疗还会造成口腔黏膜血管充血、通透性增加，黏膜脆性增大，容易破溃而发生口腔黏膜炎。

放射线治疗引发的口腔黏膜炎常发生在舌、口底、软腭，这些部位具有良好的血液循环，放射线治疗会造成血管充血、通透性增加，发生水肿而压迫周围的小血管、减少组织间的血流，造成黏膜炎。

（三）其他因素

1.患者免疫功能下降

放化疗后导致不同程度的骨髓抑制，患者的血象中粒细胞数和血小板数过低，致使患者免疫力低下，机体防御能力下降。口腔内温度和湿度非常适宜细菌生长和繁殖，因化疗引起的溃疡部位又成了细菌侵入的门户和通道，口腔内细菌增殖活跃，毒力增强，菌群关系失调，致使溃疡加重。

2.抗生素的不合理应用

抗生素的不合理应用，使细菌耐药性增加，菌群失调，从而导致真菌性口腔炎。有资料显示，抗生素使用时间长、过多联用或过频更换易引起菌群失调，破坏了宿主自身正常菌群的微生态平衡，从而导致对多种天然耐药的条件致病菌感染，特别是真菌感染。

3.自身口腔问题

口腔卫生不良、龋齿、齿龈的疾病及慢性轻微的口腔感染，细菌等在口腔内迅速繁殖、发酵、产酸作用增加，口腔内的微环境发生改变，口腔pH值降低导致口腔黏膜受损而形成口腔溃疡。

二、临床表现

放化疗引起口腔黏膜炎的特点为开始黏膜苍白，出现齿痕，继而出现数个米粒大小的出血点及血疱、肿胀、黏膜破溃糜烂。

患者可有口腔不适、灼热感、进食时疼痛等主诉。严重时黏膜广泛糜烂，可达咽及食管。深部可达肌层，表面覆盖一层白色膜状物和坏死组织。患者自感疼痛加强，甚至不能进食，而造成水、电解质、酸碱平衡失调和营养不良，严重影响生活质量，致使治疗中断。溃疡多发生在口唇、口角、舌面、颊部、龈颊沟、上腭等处。

口腔黏膜炎所造成的并发症，包括唾液腺功能丧失、味觉改变、咀嚼、吞咽及说话困难、体重减轻等，以及身体、社交功能、情绪、心理及经济状况、生活质量等负面的变化，严重时迫使治疗中断，降低肿瘤治疗的反应率与局部控制率，进而导致肿瘤复发。

三、评估

评估对预防、治疗和护理口腔黏膜炎十分关键。肿瘤护理人员在口腔黏膜评估中扮演重要的角色，除了关怀患者外，积极对患者进行正确的口腔风险评估和预防管理的护理指导，会使患者更容易接受口腔预防与处置措施。口腔黏膜炎的评估应具有基本性和全面性。

（一）评估内容

1.评估患者

身体状况、年龄、既往史和现病史、过敏史、治疗前的口腔及牙齿情况等。

2.评估导致口腔黏膜炎的高危因素

（1）易引发口腔黏膜炎的化疗药物。

1）抗生素类：博来霉素、放线菌素D（一种抗肿瘤的抗生素）、柔红霉素、阿霉素、表阿霉素、伊达比星、奥沙利铂。

2）烃基类：环磷酰胺。

3）植物碱类：多西他赛、依托泊苷、依立替康、紫杉醇、长春新碱。

4）抗代谢类：卡培他滨、阿糖胞苷、5-氟尿嘧啶、甲氨蝶呤。

5）铂离子制剂：顺铂。

（2）全身性放疗、头颈部电疗、放疗联合化疗治疗等。

（二）评估工具

目前肿瘤患者口腔情况的评估工具较多，良好的工具能够对症状和体征进行全面评估。经大量研究发现，常见的评估工具为世界卫生组织口腔黏膜评估表（表16-4-1）、加拿大国际肿瘤中心推荐的5级评价法（表16-4-2）、美国国家癌症研究所常见毒性反应标准（表16-4-3）3种评估工具。护理人员可以根据需求或目的选择适合的工具。经过对患者进行整体性评估后，依据美国国家癌症研究所常见毒性反应标准3.0版（NCI-CTCAE V3.0 1～5等级），确定患者是否存在口腔黏膜炎的问题。

表16-4-1　世界卫生组织口腔黏膜评估表

等级	临床症状
0级	无征象及症状
Ⅰ级	口腔黏膜充血、水肿、轻度疼痛
Ⅱ级	口腔黏膜充血、水肿、点状溃疡
Ⅲ级	口腔黏膜充血、水肿，片状溃疡，上覆白膜，疼痛加剧并影响进食
Ⅳ级	口腔黏膜大面积溃疡、剧痛，张口困难并不能进食，需肠外营养或经肠营养支持

表16-4-2　加拿大国际肿瘤中心的5级评价法

等级	临床症状
Ⅰ级	无痛性溃疡、红肿，或无口腔溃疡但有轻度口腔疼痛
Ⅱ级	疼痛性红肿、溃疡或水肿，患者尚能吞咽
Ⅲ级	疼痛性红肿、溃疡或水肿，患者不能吞咽，需静脉输液或肠外营养
Ⅳ级	严重口腔溃疡，导致严重肺炎
Ⅴ级	口腔炎致严重并发症后死亡

表16-4-3　美国国家癌症研究所常见毒性反应标准3.0版

分级	临床检查	组死亡功能/症状
Ⅰ级	黏膜发红	轻微的症状，饮食正常；轻微呼吸症状但不干扰日常生活功能
Ⅱ级	口腔黏膜有一小块溃疡	有症状但需改变食物以利进食及吞咽；呼吸症状干扰功能，但不影响日常生活
Ⅲ级	溃疡；口腔黏膜若有轻微外伤有出血情形	有症状且无能力进食或补充水分；呼吸症状干扰日常生活功能
Ⅳ级	组织坏死；自发出血；生命受到威胁	症状威胁到生命
Ⅴ级	死亡	死亡

四、预防措施

（一）抗肿瘤治疗前对患者进行健康教育

告知患者口腔卫生的重要性，治疗龋齿和其他牙齿疾病，去除潜在的感染病灶。

（二）指导患者口腔自我检查

仔细检查口腔及牙齿情况。指导患者每天使用手电筒及镜子进行口腔自我检查，包含唇部及舌头等。

（三）保持口腔黏膜湿润

1.每2～3小时用生理盐水漱口，可清除口腔内的残渣，湿润口腔黏膜。

2.使用口唇润滑剂，如使用水溶性护唇膏滋润唇部。

3.使用加湿器，保持房间湿度适宜。

（四）保持口腔和牙齿清洁

1.每次饭后30分钟和睡前用软毛刷或海绵刷牙，可使用牙线，除非患者血小板减少。

2.每餐后去掉义齿，清洁口腔，并使用生理盐水清洁义齿和连接体。

3.最好使用含氟牙膏，避免使用含有乙醇和甘油的口腔清洁用品，以免造成口腔干燥或带来不适气味。

（五）饮食指导

1.保持良好的营养状态，鼓励患者摄取适当热量及高蛋白质、高维生素食物，以提高机体抵抗力，促进口腔黏膜的新陈代谢。

2.避免抽烟、饮酒及进食粗糙、坚硬、带刺、辛辣刺激性食物。

3.必要时可与营养师共同制定适当的饮食计划。

（六）改变口腔的理化环境

根据口腔pH值，选择呋喃西林液、1%～4%碳酸氢钠溶液、2%氯己定等漱口。

五、治疗

（一）抗菌制剂

口腔黏膜炎导致患者发生机会性感染的概率增加，放化疗治疗前或治疗中，口含抗菌制剂对口腔黏膜炎有预防作用。目前证实有确切作用的制剂分别是多肽类抗生素、氨基糖苷类抗生素、抗真菌抗生素。抗菌制剂能广泛清除口腔内微生物，达到预防和治疗感染的目的。

（二）口腔黏膜保护剂

1.氨磷汀

氨磷汀是一种细胞保护剂，通过膜碱性磷酸酯酶作用脱磷酸成为有活性的代谢物WR-1065（游离硫醇）而起作用。游离硫基既可通过清除化疗药物产生的氧自由基、过氧化物（过氧化物能损害细胞膜、DNA及细胞内的其他成分），同时可与铂类、烷化剂的活性部分结合或中和而保护正常细胞组织，预防口腔黏膜炎的发生。在放射线治疗前接受静脉注射氨磷汀可显著减少口腔干燥和黏膜炎的发生。

2.谷氨酰胺

谷氨酰胺是机体一种非必需氨基酸，是生长旺盛的细胞如黏膜上皮细胞的基本能源物质，它是一种

消化道上皮受到照射时的保护剂和修复剂，可通过减少致炎细胞因子和与其相关的凋亡而抑制黏膜屏障损伤；也可以通过提高成纤维细胞和胶原的结合力而增加黏膜的修复能力，从而加快黏膜保护屏障在创伤后的愈合。因此，谷氨酰胺对口腔黏膜炎有预防和治疗的双重作用。

3.硫糖铝口服混悬液

质地黏稠，服用后几个小时内将受伤的黏膜与外来刺激隔绝，对口腔黏膜炎的发生有预防作用。可以帮助接受放射线治疗的头颈癌患者预防口腔黏膜炎。

4.蜂蜜

蜂蜜具有高黏滞性，呈酸性，高渗，吸水性强，富含矿物质和维生素，其中的葡萄糖氧化酶能将葡萄糖转化为葡萄糖酸和过氧化氢。因此，蜂蜜具有抑制细菌生长和促进伤口愈合的作用。蜂蜜价格低廉、安全、使用简单，是预防和治疗口腔黏膜炎的良好选择。

5.芦荟

芦荟含有多种抗炎和促进伤口愈合的药性成分。含服芦荟液对黏膜炎具有预防、缓解症状和镇痛的作用。

（三）口腔冷疗法

化学治疗或放射治疗前30分钟给予口含冰块或冰敷脸颊，可以降低口腔温度，收缩口腔黏膜内血管，使血流量减少、口腔黏膜组织的氧含量降低，减轻对口腔黏膜的损伤。国外研究表明在冷疗干预过程中，口腔疼痛明显减轻，口干症状缓解，吞咽、睡眠以及味觉都有显著改善。在静脉注射某些半衰期短的抗肿瘤药物时，如在接受5-FU推注时配合使用冷疗法，能减少抗肿瘤药物到达口腔黏膜的量，因而减少此类药物的局部细胞毒副作用引发的黏膜炎。化疗使用抗肿瘤药物依达曲沙时采用冰冻疗法同样有效。但对于预防持续注射5-FU或其他半衰期较长药物的口腔黏膜炎成效较差。冷疗过程中应加强对患者的观察，及时询问患者对冰敷的耐受性，防止冻伤。

（四）低剂量激光治疗

激光只作用于生物体，其生物效应主要为光效应、热效应、磁场效应和压强效应。其中激光的光效应能够很好地促进组织修复。有研究表明，激光能够调节损伤组织局部的炎症反应，促进损伤组织的修复。低剂量的激光具有免疫效应，总结多年来国外相关研究，低剂量激光可预防和治疗同步放化疗所引起的口腔黏膜炎，促进黏膜细胞增生和伤口愈合，减轻口腔黏膜炎的严重程度，缓解相关疼痛和吞咽困难，进而减少阿片类镇痛药的应用。

（五）细胞因子治疗

1.粒细胞集落刺激因子（G-CSF）

放化疗通常会造成粒细胞减少。G-CSF能促进中性粒细胞的增殖、成熟及其在口腔黏膜上皮中的活化；G-CSF尚能促进口腔黏膜上皮的迁徙、增殖及角化细胞的增殖。使用G-CSF局部涂抹或漱口液漱口，能预防口腔黏膜炎，并能缩短口腔黏膜炎的病程。

2.角质细胞生长因子（KGF）

KGF是一种多功能的生长因子，其主要功能是促进上皮细胞的增生，因此它在皮肤损伤修复和器官的形态发育中具有重要作用。临床实验证明KGF可以降低口腔黏膜炎的严重程度，缩短黏膜炎的持续时间。能保护放化疗时口腔和咽喉部的上皮细胞免遭损伤，同时刺激新的上皮细胞生长分化，重建口腔黏膜屏障。如恶性血液病患者在接受高剂量化疗和全身放疗前后，使用KGF能促进各类组织的表皮细胞生长，对口腔黏膜炎有预防和治疗的作用。

六、口腔黏膜炎及相关症状的护理

（一）口腔黏膜炎的护理

1.评估与观察

护理人员须及时评估与观察患者口腔黏膜炎的变化，至少每天3次。当患者口腔黏膜炎不断恶化时，护理人员宜增加评估频率，检查患者口腔黏膜炎的状况及相关问题，并及时为患者提供相关支持。若患者正在接受放化疗时，护理人员应根据情况请医师评估治疗是否需要暂停、减量或变更治疗方案。为患者提供相关的健康指导与支持。

2.做好口腔护理

指导患者每天早晚及每餐后用软毛牙刷刷牙，使用前温水软化刷毛，不可使用电动牙刷。使用中性温和的牙膏，避免刺激牙龈。刷牙后清洁舌苔，一天两次，可有效降低口腔中的菌丛聚集，如革兰阴性厌氧菌、念珠菌等。其中小苏打粉可以降低口腔的酸性程度，稀释口腔堆积的菌丛，减少口腔内真菌类的聚集。若出现症状加剧时不得佩戴义齿，使用漱口液或棉棒进行口腔护理，涂抹含水或芦荟的润滑油保持口唇的湿润，由于油性的润滑油容易增加吸入的危险，临床应避免使用。

3.漱口液的选择和使用

勤漱口可以保持口腔湿润、清洁，防止细菌生长。建议使用中性较温和的漱口液，如生理盐水、碳酸氢钠等，不要使用含酒精成分的漱口液以免口腔黏膜干燥，可根据口腔pH值及菌群类别合理选择漱口液（表16-4-4），督促或协助患者按时漱口。

表16-4-4　常用的漱口液

项目	漱口液
pH值降低时	4%碳酸氢钠溶液
pH值偏高时	2%硼酸液
厌氧菌感染	甲硝唑溶液，复方氯己定含漱液
口腔黏膜炎真菌感染	苏打水、制霉菌素溶液、氟康唑
口腔单纯疱疹	阿昔洛韦溶液或0.12%氯己定漱口

指导患者掌握正确的含漱方法，漱口时将含漱液含在口内，闭上口腔，然后鼓动两腮与唇部，使漱口液在口腔内能充分与牙齿接触，并利用水力反复地冲洗口腔各个部位，使口腔内的细菌数量相对减少，达到清洁口腔的目的。若症状加剧则可增加漱口次数。口腔黏膜炎波及至咽、喉部时，含漱不能使药液与这些部位充分接触，可采用氧气雾化吸入给药，每天2次，严重者每天3次。

4.饮食指导

除限水患者外，嘱患者每日至少饮用1500mL温开水维持口腔黏膜的湿润。营养均衡，多摄取富含蛋白质、高热量、高维生素，如蛋类、黄绿蔬菜、奶制品等。当口腔黏膜炎的症状较为明显时，进食清淡易消化的半流质饮食或流质饮食，不要进食对口腔黏膜有刺激性的食物，如咖啡、烟、酒或辛辣、过热、过酸、过甜的食物；避免粗硬及易损伤口腔黏膜的食物，如鱼、虾等，以免造成口腔黏膜机械性损伤。必要时给予静脉输液、肠道营养或是全静脉营养。

5.心理支持

心理疗法与药物疗法联合使用对于控制患者情绪、减轻治疗不良反应、增强疗效、改善预后和提高生存质量有明显的作用。护理人员及患者家属应及时对患者进行精神支持、心理安慰、营养照护等以减轻患者不良的心理问题。采用松弛和冥想训练可以有效减轻患者的焦虑和疼痛的主观感受。

6.居家护理

指导患者居家时正确进行口腔评估。指导患者及家属观察口腔黏膜炎的恶化引起的全身症状、体征，如体温>38℃，口腔有白点、发红或腐臭味等，可能是感染的征象。当呼吸困难、口腔出血持续至少2分钟、无法进食超过24小时、吞咽困难、口腔疼痛等症状无法控制时，应立即就医。

（二）口腔黏膜炎相关症状的护理

1.疼痛

口腔疼痛可能会造成口腔清洁不彻底，需谨慎处理口腔疼痛问题，避免严重的并发症发生，例如脱水或营养不良。

（1）评估重点　使用疼痛评估表进行评估。

（2）护理措施

1）使用碎冰块、冰棒或是冰敷以缓解轻微的口腔疼痛。

2）Ⅱ、Ⅲ级口腔黏膜炎可考虑给予全身性的止痛药或局部麻醉性止痛药。而Ⅳ级口腔黏膜炎，可规律给予全身性的止痛药，如缓和治疗中所使用的患者自控式麻醉止痛药，可使用于接受造血干细胞移植的患者，因口腔黏膜炎所造成的慢性疼痛。

（3）口腔黏膜炎疼痛控制相关药物

1）局部止痛：利多卡因是局部麻醉药，用2%利多卡因2.5mL稀释成250mL，一天含漱3～4次，每次15～20mL，口含5分钟后吐出。或用棉花棒沾利多卡因凝胶涂抹疼痛处，建议每天总量不可超过25mL，可缓解轻微口腔黏膜炎暂时性疼痛。康护宁消炎喷液剂是非类固醇抗炎止痛剂，每天使用4～8次，每次15mL，口含15分钟。

2）指导患者将局部涂抹于口腔疼痛位置多余的药物吐出，因为吞下局部止痛药，可能会影响患者的喉头反射，进而增加吸入性肺炎的可能性。当患者因疼痛使用止痛药导致口唇麻木时，需注意观察进食情况，避免口腔受伤或是吸入性肺炎的可能性。

3）持续疼痛时，鼓励患者定时及进食前使用止痛药物。阿片类止痛药可用于控制中重度口腔黏膜炎造成的疼痛。若发生严重口腔黏膜炎时，遵医嘱增加或改变止痛药物的使用。

4）可产生镇痛作用的心理治疗包括认知行为治疗、松弛和想象训练、催眠术等。

5）避免吸烟、饮酒及刺激性食物（酸性、粗糙、热及辣的食物）。可以选择喜爱的冰棒、冰淇淋及软质食物，如苹果泥等，较容易吞咽，同时也可以减少口腔的不适感。

2.感染

口腔细菌感染时，会造成口腔黏膜发炎、疼痛或溃疡；病毒感染如疱疹，在嘴唇或口腔内有小水泡；而真菌感染，如白色念珠菌，则在口腔黏膜上可能有白色斑点，或白色物质附着于舌头、口腔壁。

（1）评估重点　起始时间、持续时间和发生的频率、观察口腔黏膜情况、感染部位、白斑位置、严重程度及目前治疗情况。

（2）护理措施

1）针对中性粒细胞低的患者，因口腔黏膜改变或因局部感染，易增加系统性感染（败血症）的危险性，故口腔黏膜有破损或怀疑任何部位有感染情形，应进行细菌培养。

2）每4小时监测体温，若体温≥38℃时要告知医护人员，并观察实验室数据的变化。

3）依据病因给予药物，如抗生素、抗病毒或抗真菌的药物，途径则包括局部使用、口服或静脉给药。

4）预防性治疗：若患者有骨髓功能抑制或口腔卫生较差，应考虑给予局部或系统性抗生素，阿昔洛韦可预防骨髓功能抑制所引发的单纯疱疹。

3.出血

（1）评估重点　起始时间、持续时间、出血频率、出血的性质和量、出血的位置、严重程度、治疗。

（2）护理措施

1）依据临床情况监测患者的生命体征，回顾患者最近的血常规检查（血小板及红细胞计数），与医师讨论是否需再次进行血液检验。

2）轻微出血：评估血小板功能及红细胞计数；可用冰水漱口，采用无菌棉球或明胶海绵局部压迫止血，或用碘甘油涂于局部，有消炎止痛和止血作用。

3）持续或是严重出血：一般止血措施效果不明显时，可用肾上腺素棉球或明胶海绵片贴于出血处。云南白药和大黄止血膜对口腔出血也有效果。患者存在血小板低下，必要时静脉输注血小板。

4.口干

（1）评估重点　开始时间、口干频率、性质，严重程度、治疗现状、口干的影响。

（2）护理措施

1）环境湿度适宜，以降低患者的口干症状；告知患者随时携带水杯，适时补充水分（每天8～12杯），保持口腔润湿及润滑。人工唾液可提供暂时性减缓口干的情况，促进语言、咀嚼及吞咽功能。

2）鼓励患者咀嚼食物（苹果、胡萝卜、芹菜）、咀嚼无糖口香糖或口含糖果，可刺激唾液的形成。头颈部肿瘤患者接受放射线治疗时，建议使用普鲁卡因减缓口干症状。

3）遵医嘱给予含氟药物预防口干或降低因口干造成的蛀牙。

七、患者的自我护理

1.保持口腔黏膜湿润，经常用清水漱口，房间内使用加湿器，保持室内湿度，增加舒适感。多使用口唇润滑剂，防止口唇皲裂。对于口腔干燥的患者，正确的口腔清洁和唾液分泌刺激物如口香糖、菠萝、甲基纤维素、冰块等的使用在一些研究中证实有效，毛果芸香碱被证实其治疗口腔干燥同样是有效的。

2.注意口腔卫生，保持牙齿清洁，避免损伤口腔黏膜。患者饭后及睡前及时用冷开水、生理盐水漱口。

3.保证良好充足的睡眠，避免过度疲劳。饮食清淡，多吃蔬菜水果，每日少量多次饮水达1500mL左右，保持大便舒畅，预防便秘。

4.放疗后1~3年尽可能不拔牙，如必须拔掉时，应主动向医生介绍放化疗病史，以便采取最佳方案。

5.发生口腔黏膜炎的患者可采用儿童软毛牙刷对口腔，特别是牙齿进行清洁，动作一定要轻柔，避免发生出血。

6.指导患者如何在家进行口腔评估。如体温 >38℃、口腔有白点、发红或腐臭味等，可能是感染的体征。另有呼吸困难、口腔出血持续至少2分钟、无法进食超过24小时、吞咽困难、口腔疼痛等无法控制的症状时，应立即就诊。

（罗志芹）

第五节　腹泻

腹泻在临床上被定义为大便的水性成分和排出频率的增加。每日粪便的总量大于200g，其中含有70%~90%的水，排出量大于300mL和（或）每日排便次数大于2~3次，都可考虑诊断为腹泻。与肿瘤或肿瘤治疗有关的腹泻发生率大约是全部住院肿瘤患者的6%，在晚期肿瘤患者中腹泻发病率为10%，而在接受腹盆腔放疗的患者中有20%~49%的患者发生腹泻，接受5-FU和拓扑异构酶治疗的患者腹泻发生率为50%~87%，骨髓移植的患者43%会发生腹泻，另外，腹泻还会发生于接受鼻饲营养和长期接受抗生素治疗的患者中。

与腹泻相关的症状主要包括腹部的疼痛、痉挛、压痛、急于排便、会阴部不适以及排便失禁。持续严重的、无法控制的腹泻会导致脱水、电解质和酸碱平衡紊乱以及肾功能不全，若腹泻患者没有得到恰当的治疗，就会危及生命。另外，由于腹泻导致治疗剂量减少和治疗延迟，会导致疗效下降，甚至病情加重。

一、相关因素

（一）癌症本身

肠道分泌主要是黏膜隐窝细胞的功能，吸收则靠肠绒毛腔上皮细胞的作用，当分泌量超过吸收能力时，可导致腹泻的发生。临床常见于内分泌肿瘤，可产生过量的促胃泌素，胃泌素本身可以促进水和电解质分泌并抑制其吸收而导致腹泻。分泌血管活性肠肽的腺瘤，如胃类癌、胰岛素瘤可促进多肽和5-羟色胺的释放直接引起腹泻。另外，肿瘤本身发展到一定程度，出现肠腔梗阻、贫血，甚至恶病质，均可造成肠黏膜的损害，严重影响消化吸收功能，可出现不规则的腹泻。肠道部分阻塞可能会引发腹泻，或腹泻与便秘的交替发生，另外有些患者的腹泻是由于粪便嵌塞所致。

（二）癌症治疗

1.放射治疗

一般在腹部、盆腔或腰部脊柱进行放射治疗时，常可直接引起肠黏膜损害，导致隐窝细胞减少，以致发生放射线肠炎，继发肠黏膜萎缩和纤维化引起急性渗出性腹泻。常见的如直肠癌术后盆腔放疗、妇科卵巢癌术后盆腔照射、肝癌及腹部肿瘤术后腹部及腹腔淋巴结照射等。肠黏膜的损害严重程度取决于直接照射部位、范围、更重要的是与照射剂量及腹泻程度有关。

2.化学治疗

化疗药物对肠壁产生直接的毒性作用，干扰肠细胞的分裂，引起肠壁细胞坏死及肠壁广泛炎症，造成吸收和分泌细胞数量之间的平衡发生变化，导致分泌过度，吸收面积减少而形成腹泻。常用的化学治疗药物如氟尿嘧啶、甲氨蝶呤、两性霉毒D、多柔比星及柔红霉素等可造成黏膜的损伤，而导致腹泻的发生。

3.手术治疗

胃肠肿瘤手术常因切除部分或大部分肠段，造成肠道的功能改变，肠黏膜损害，肠黏膜吸收面积减少导致腹泻。如结肠肿瘤、小肠肿瘤、胃肿瘤及直肠肿瘤切除术后常出现吸收不良性腹泻。

（三）非抗癌药物

造成腹泻最常见的原因是由于缓泻药治疗的不当，接受系统性抗生素药物治疗、利尿药、制酸剂、降血压剂、洋地黄、咖啡因、茶碱都会引发腹泻。

（四）感染

大多数腹泻是因胃肠道感染所致，最常见引发感染的细菌菌体是沙门菌、弯曲杆菌、志贺菌及念珠菌与病毒。

（五）同时存在的疾病

肿瘤患者合并甲状腺功能亢进、肾上腺功能不足、糖尿病、溃疡性肠炎、炎性肠道疾病等亦可能造成腹泻。

（六）饮食的改变

进食过量富含纤维的食物可能会造成腹泻，以致过多水分的流失；饮食中含有过量经由肠道吸收消化的特定营养素可能造成腹泻。患者对乳糖不耐受性、食物过敏，饮入咖啡因、可乐、高纤维或高脂肪等饮食也会引起腹泻。

（七）其他

肿瘤患者情绪紧张、焦虑会引起腹泻。接受鼻饲营养患者也常发生腹泻。

二、分类及分级

（一）分类

根据发生时间和持续时间分为急性腹泻和慢性腹泻。

1.急性腹泻

通常发生在24小时以内，接触腹泻诱因48小时内，并且采用适当的干预措施在7~14天内治愈。急性腹泻通常与感染、药物或者中毒有关。

2.慢性腹泻

一般在接触诱因后相当长的一段时间内发生，通常持续超过2~3周，而且是由不明确的诱因、疾病引起，或者是对损害了正常生理功能的相关干预治疗措施的一种反应。

（二）分级

美国国家癌症研究所将腹泻分为五级。一级：每天增加的排便次数不少于4次，排便量增加少许；二级：每天增加排便次数4~6次，输液时间<24小时，排便量增加中等，不影响日常生活活动；三级：排便次数≥7次/d，输液时间≥24小时，住院治疗，排便量增加严重，影响患者的日常生活活动；四级：有威胁生命的后果（血容量不足、循环衰竭）；五级：死亡。

三、临床表现

轻度腹泻的患者一般情况良好，仅大便次数增多，大便由于病原体的不同而呈现不同的表现，可为黄绿色蛋花样、黄色稀便、黏液脓血样等；重度腹泻的患者精神较差，可伴发热、呕吐、食欲降低；病情发展时患者全身情况差、高热、精神萎靡，并可发生脱水、酸中毒及电解质紊乱（低钾血症、低钙血症、低镁血症）等，甚至会出现四肢冰冷、脉搏细弱或扪

不到，说明脱水已达严重程度。如发现呼吸深快，说明有酸中毒，亦可危及生命。

四、评估

1.与疾病有关的因素

肠道本身的疾病或身体其他系统的病变、治疗方式、服用药物情况。

2.目前的排便状况

排便的次数，间隔的时间，持续时间，是否有里急后重，能否控制，大便的气味、颜色、形状、量、腹痛等。

3.患者的一般情况评估

评估患者年龄、心理因素、饮食结构、个人排泄习惯等。

4.身体状况评估

生命体征、体重、神志、营养状况、皮肤弹性、腹部有无压痛、肠鸣音是否亢进、肛门周围皮肤情况、肛门指检情况等。

五、治疗

1.药物治疗

在癌症相关腹泻中，选择性用药物进行治疗非常重要。对轻、中度腹泻患者可用苯乙哌啶加洛哌丁胺（易蒙停）治疗，对严重腹泻患者可采用苯乙哌啶加阿托品治疗。洛哌丁胺会减少回肠不正常的排泄，明显减少回肠造口粪便的排除，并且在治疗放化疗引起的腹泻方面是有效的。皮质类固醇可减少小肠假性阻塞及放射线肠炎的水肿，类固醇也会减少内分泌肿瘤的激素分泌，并减少释放炎性物质、降低炎性物质反应、促进盐分及水分的吸收。阿片类药物是姑息治疗用于止泻的主要药物，能够有效地治疗与癌症有关的腹泻，但必须谨慎使用。因使用抗生素引发的腹泻，首先应尽量停用广谱抗生素，换用活性强、抗菌谱窄的药物；其次可根据菌群失衡的类型选择微生态制剂如整肠生、双歧三联活菌等。奥曲肽用于治疗癌症相关腹泻，能在更短的时间内止泻，它是一种人工合成的生长抑素合成类药物，可以减少肠系膜血管的血流，抑制胰腺和胃肠激素的分泌，这些激素均可引起腹泻；奥曲肽还可以调节肠道水分及电解质的转运，增加肠道水和电解质的重吸收；同时还能阻断血管肠肽引起的肠腺分泌和减慢胃肠运转时间。另外，奥曲肽治疗难治性腹泻是有效的。

2.对症治疗

输液疗法，补充水、电解质及葡萄糖等。医护人

员一定要认真观察患者病情变化，注意观察各项电解质检验指标结果。发现异常，及时报告及处理，防止出现低钾、低钠、低钙等电解质紊乱现象。除鼓励患者饮用含钠液体外，还要根据各项生化指标，及时、准确地按医嘱从静脉补充液体。患者腹泻症状严重时考虑停止放疗、化疗。

3.完全胃肠营养支持疗法

严重的腹泻患者应禁食水，采用完全胃肠营养支持疗法。护理人员在操作中做到无菌观念强，严格掌握药物配伍禁忌，准确把握输液滴速，有效提高患者腹泻的治愈率。遵医嘱做渐进式的饮食治疗（禁食→流质饮食→半流质饮食→普通饮食）。

六、护理措施

1.心理疏导

讲解疾病和治疗相关知识，帮助他们解决生活上的实际问题，解除患者的精神压力，消除对癌症的恐惧心理和苦恼，树立战胜疾病的信心。结合一些癌症患者长期生存并恢复正常工作的事例进行健康宣教，讲明大多数癌症是可以通过相关治疗而达到长期生存的，促使患者恢复至正常的心理状态，保持乐观情绪，调动内在因素，增强自身抗病能力。

2.维持水电解质平衡

长期、严重腹泻的患者，由于大量水分丧失，会使患者处于脱水状态，从而出现钾、钠、钙、镁等电解质失调和酸碱平衡紊乱现象，导致机体一系列严重损害。如不及时抢救，将危及生命。护理人员一定要认真观察患者病情变化，注意观察各项电解质检验指标结果。发现异常及时报告及处理，防止出现低钾、低钠、低钙等电解质紊乱现象的发生。除鼓励患者饮用含钠液体外，根据各项生化指标，及时、准确地按医嘱从静脉补充液体。

3.药物治疗与护理

护士在遵医嘱进行药物治疗时，要注意其禁忌证，密切观察用药后的效果、副作用及不良反应，确保疗效。

4.饮食调节与护理

根据引起腹泻的不同原因进行饮食调节，指导患者食用质软、易消化、少渣、少纤维、低脂肪又富含营养、有足够热量的流质和半流质饮食，以利于吸收，减轻对肠黏膜的刺激，供给足够的热量，维持机体代谢的需要多进食铁剂、白蛋白、叶酸、复合维生素B及脂溶性维生素可促进身体的复原及减轻不适症状，例如虚弱及凝血病变。由于胰液分泌不足而导致吸收不良时，应改成低脂、高蛋白质饮食。无麸质的饮食可降低腹部绞痛及肠道蠕动频率，无乳糖及低脂饮食适合吸收不良的患者。对乳制品敏感性强的患者禁用奶制品。有草酸尿症者，采用低草酸食谱，限制进食水果和蔬菜。观察患者的进食情况，定期测量体重。

5.肛周护理

腹泻常造成肛门或肛周皮肤损害，呈现糜烂、溃疡等。腹泻的程度不同，肛周皮肤损害亦不同。有些严重腹泻患者肛周疼痛，患者应注意清洗局部皮肤、便后温水坐浴、局部涂防湿乳剂、芦荟软膏、皮肤保护膜等措施。指导患者穿松软的棉布内衣减少对皮肤的刺激，使肛周皮肤清洁、干燥和舒适，有效地预防和避免肛周皮肤糜烂或溃疡。

6.对患者和家属的健康教育

教育内容包括严格执行饮食调节计划，指导患者保持肛周皮肤卫生，对患者进行用药指导，尽可能增强患者的自我护理能力。另外，向患者及家属提供腹泻的家庭性护理指导，并通过书面、口头以及视听等方式进行多方面健康教育，使护患及家属相互协作，密切配合，促进患者的康复。

七、患者的自我护理

1.少量多餐进食，保持食物温度，忌生冷。避免食用冷饮、水果、咖啡、酒类、含油量高的坚果、多纤维素的蔬菜及其他刺激性的食物，忌食牛乳和乳制品。摄入一些能增加大便固形物的食物，如香蕉、白米饭、苹果酱（含果胶成分，具有保护结肠以及抑制有害细菌作用）、馒头、面条等。

2.腹泻患者应该增加液体摄入，约3000mL/d，可选择牛肉汤、浓缩果汁、运动饮料、温茶等；因糖可以帮助钠和水分重吸收到体内，患者可选择含葡萄糖的饮料。终末期癌症患者的腹泻极少会造成严重的脱水症状，补充的水溶液应含有适当的电解质及葡萄糖，清流质饮食及单糖的补充对于改善患者的水、电解质平衡也极有帮助。

3.营造良好的进餐环境，避免不良刺激对食欲的影响。

4.在白细胞降低期间，注意个人卫生和环境卫生，外出戴口罩，勤洗手，避免交叉感染。注意食品卫生，熟食要加热，瓜果、蔬菜应洗净削皮后食用，以增强自我防护能力。

5.正确对待疾病，保持情绪稳定，树立战胜疾病的信心。积极参加文体活动和力所能及的劳动，妥善安排生活和工作，以促进康复。

（岳林）

第六节　便秘

便秘是机体器官功能状态的一种表现，并且是系统性疾病或疾病治疗的一种综合征。为了准确地诊断和控制便秘，给它下一个定义是十分必要的。便秘被定义为四个"非常"：非常硬，量非常少，非常难于排出，间隔时间非常长。便秘是指排便次数减少，每2～3天或更长时间排便一次，粪便干硬，常伴排便困难感。便秘的定义里包含两个内容：一是排便频率降低，周期延长；二是粪便干硬和排便困难。若仅依据排便时间间隔长短，是无法直接判定是否为便秘的，要与个人过去的排便习惯相比较。便秘是癌症患者常见并发症之一，40%的末期癌症患者会发生便秘，50%临终关怀的患者在住院4～12天内会出现便秘。癌症患者化疗期间便秘的发生率较高，可达71.6%。使用吗啡治疗的癌症患者便秘的发生率为90%～100%。如果便秘时间过长，易导致患者出现焦虑、心烦气躁、食欲减退、腹胀、腹痛等症状，严重影响了患者的生存质量和治疗的顺利进行。

一、相关因素

（一）疾病因素

1.肿瘤压迫

如压迫肠道周围的脊髓神经根，第8胸椎至第3腰椎的脊髓神经结节受压，硬膜外转移的马尾神经压迫。

2.代谢紊乱

如高血钙、低血钾、尿毒症、甲状腺功能减退等。

（二）治疗因素

1.手术后肠粘连造成的阻塞、化学治疗后的自主神经病变或放射治疗引发消化功能异常出现便秘。化疗药物特别是长春新碱类、紫杉醇类、阿糖胞苷等具有神经毒性的药物可影响自主神经功能，抑制肠蠕动，引起便秘。

2.症状控制的治疗，例如使用阿片类止痛药、抗忧郁药、止吐药、利尿药等都可能造成便秘。化疗时为了预防和治疗恶心、呕吐，应用5-羟色胺受体拮抗剂，由于抑制肠蠕动，可致胃肠道功能紊乱极易引起便秘。阿片制剂能够使胃肠道平滑肌痉挛，引起胃排空延迟，使胃肠道腺体分泌减少和抑制中枢神经系统，使排便反射迟钝、粪便硬结。

3.缓泻剂使用不当也易导致便秘，有些便秘患者长期服用过量缓泻药，引起肠道黏膜的损害、肠平滑肌萎缩及神经的损害，同时肠道对泻药的敏感性低，并产生依赖性和耐受性，最终导致严重的便秘。

（三）其他

如年龄、焦虑、恐惧、脱水、虚弱、排泄无力、经口进食减少等。某些生活习惯改变，如低纤维素饮食、食量过少、饮水量不足、活动或运动量减少、长期卧床、不恰当的排泄环境和时间、不适宜的如厕设施等。

二、临床表现

主要表现是大便次数减少，间隔时间延长或正常，但粪质干燥，排除困难，或粪质不干，排出不畅。可伴有腹胀、腹痛、食欲减退、嗳气、反胃等症状。急性便秘多由肠梗阻、肠麻痹、急性腹膜炎等急性疾病引起，主要表现为原发病的临床表现。胃肠道肿瘤的患者常出现急性便秘，特别是在术后以及化疗后，饮食不规律时较容易发生，应该引起注意。慢性便秘多无明显症状，可主诉食欲减退、口苦、腹胀、发作性下腹痛、排气多等胃肠症状，还可伴头晕、头痛、易疲劳等神经官能症症状。

三、评估

1.评估患者全面的病史及造成便秘发生的原因

包括肿瘤情况及患者的治疗情况、直肠或肛门有无阻塞性病变，是否有腹部手术史，肠蠕动有无异常，有无长期用药史，有无内分泌性疾病及其他慢性疾病。

2.评估排便情况

排便次数、间隔时间、性状、排便容易度、腹部饱胀感、残便感、有无肛裂、出血等。

3.评估患者的基本情况

包括患者年龄、性别、情绪、运动量、每日机体摄入量、饮食模式改变、生活习惯及其他环境因素等。

4.评估患者的用药史

过去使用的缓泻剂或灌肠剂的方法和效果。

四、便秘分级标准

参照美国国家癌症研究所常规毒性判断标准，以护理记录中有排便记录及医嘱中无便秘相关用药及处置即为0级；需要用大便软化剂为1级；需要缓泻剂为2级；需要灌肠为3级；肠梗阻或中毒性肠麻痹为4级；与便秘相关的死亡为5级。

五、治疗措施

便秘的治疗是综合的治疗，临床需要根据便秘的具体原因合理选择用药。暂时性便秘，可在去除诱因的前提下使用一些植物性泻药或润滑性泻药。慢性便秘可使用聚乙二醇、促动力药，或联合使用微生态制剂。药物联合应用比单一用药疗效好，且不良反应少，如联合微生态制剂、促动力药和乳果糖、中西药联合等。孕妇、月经期和肠溃疡、便血、肠结核患者禁用或慎用泻药，而肠梗阻、腹膜炎等患者禁用。长期大量应用泻药，可使肠黏膜对正常刺激失去敏感性，并使小肠肌结构发生改变，造成肠黏膜吸收障碍，并使结肠扩张类似巨结肠症及出现类溃疡性结肠炎症状。应积极治疗原发病和伴随病，尽可能减少药物因素造成的便秘，避免滥用泻药。

（一）药物治疗

80%的晚期癌症患者需要使用泻药，当患者接受强力的阿片止痛药时，将增加这类药物的需要量。

1.渗透性泻药

渗透性泻药可以改变肠腔渗透性，将水分保持在肠腔中，增加肠道中的液体量，使粪便软化。药物包括乳果糖、聚乙二醇、甘露醇等。常用乳果糖类适合于慢性便秘、肝性脑病患者及长期卧床的老年患者。聚乙二醇较少引起腹胀排气反应，不影响肠黏膜的完整性及结肠的生理功能，不影响水、电解质代谢，不含糖，服用安全。

2.容积性泻药

药物加速胃肠道运转，吸附水分，使大便松软，可促进益生菌生长，增加细菌的排泄，增加粪便的重量。代表药物麦麸、果蔬纤维等纯纤维制剂，此类药物安全、温和，适用于慢性便秘患者。

3.表面张力性泻药

这些药物对肠道会产生一种清洁的作用，降低油与水界面的表面张力，而使水及脂肪渗入粪便中，使其软化。多库酯钠也会促进空肠及结肠中水分、钠、氯的分泌。肠道张力正常，且常发生粪便硬、干的患者可建议采用此类药物。由于阿片会影响肠道张力及粪便水分含量，因此给予少量的表面张力药可治疗因使用阿片而产生的便秘现象。

4.刺激性泻药

直接刺激结肠的肌间神经丛，刺激黏液和氯化物的分泌。代表药物蒽醌类包括番泻叶、大黄、芦荟、决明子；联苯酚类包括果导片。刺激性缓泻药起效快，适用于急性便秘。

5.润滑性泻剂

润滑性泻剂能润滑肠壁，软化大便，使粪便易于排出。代表药物甘油、液状石蜡，此类药物极少用于处理慢性便秘，但可作为急性、暂时性便秘患者的粪便嵌塞的紧急处置。

6.促动力药

通过促进胃肠运动对慢传输型便秘有一定疗效，常用的药物有西沙必利、莫沙必利。

7.微生态制剂

口服微生态制剂可以补充大量的生理性细菌，纠正便秘时的菌群改变，促进食物的消化、吸收和利用。这些生理性细菌定植后可产生有机酸促进肠壁蠕动。主要药物有双歧三联活菌、整肠生、丽珠得乐等。

（二）塞剂与灌肠治疗

以塞剂或灌肠方式经直肠给予缓泻药，一方面可通过刺激肛门的反射而产生排便作用，另一方面还可以起到相当于口服缓泻药的作用。甘油塞剂给予时需特别注意，勿让粪便阻碍药物与直肠黏膜的接触。另外，此药物会造成轻微的灼热感并对直肠造成刺激。灌肠不应常规给予，而应于其他药物或塞剂无效时采用。便秘患者如仅需中度软化粪便时，塞剂可能较为适当，比沙可啶及甘油塞剂通常是联合使用，随后必要时才施以灌肠。

（三）非药物治疗

改善生活方式，使其符合胃肠道通过和排便运动生理。增加膳食纤维摄取及饮水量，养成良好的排便习惯，增加运动；调整心理状态，有助于建立正常排便反射；治疗原发病和并发症，有利于治疗便秘；尽可能避免药物引起的便秘；采用生物反馈治疗，纠正不当、无效的排便动作。

六、护理措施

1.心理调节

纠正生活中的紧张情绪，纠正长期忍便等不良习惯。放松心情，能帮助消化，且能缓解压力与紧张，对某些便秘者至关重要。指导患者进行减压放松，如听喜好的音乐、看电视、介绍患者与积极乐观的病员多沟通等，对于女性和老年患者，给其更多关心、帮助。

2.饮食调节

适当增加些粗粮杂粮的摄入量，鼓励患者多进食含维生素A、C、E的新鲜水果、蔬菜及含粗纤维膳食，如糙米、全麦食品等食物，正常人每千克体重需要90～100mg的纤维素来维持正常的排便，可多摄食芹菜、韭菜、菠菜、玉米、红薯、番茄等。由于纤维素不能被消化吸收，残渣最多，可以增加肠管内的容积，增强肠蠕动，有利于排便。对不喜欢进食蔬菜类的，可做成菜粥、菜饭等。多食易产气食物，促进肠蠕动增快，有利于排便，如洋葱、萝卜、蒜苗等，但要注意易产气食物会发生胃肠胀气，结肠乏力者慎用。避免进食干硬、肥腻、油炸等食物以及碳酸饮料。成人每天饮水2000～3000mL，要求晨起喝杯淡盐水或睡前喝蜂蜜水，有助于清洁肠道和刺激肠蠕动，利于排便。特别是化疗期间更要多喝水，因为化疗药物的毒性较大，足够的水分不仅可以排除体内代谢废物和有毒物质，减轻药物滞留体内对心脏、肝、肾产生的诸多损害，还可使肠道得到充分的水分，有利于肠内容物通过。多食用一些含油脂多的食物，如核桃、芝麻、花生、菜籽油、花生油等都有良好的通便作用。中医的食疗对预防便秘的发生也有很好的疗效，如红薯粥、紫苏麻仁粥。

3.适当运动

通过适度的运动，如散步、打太极拳、练气功等，在一定限度内增加机体自律功能的控制，可以指导患者做改善肌力的练习，使腹部及盆腔底肌肉收缩10秒再放松，如此反复5～10次，每日做4次。指导并训练患者或家属学会使用按摩法，其方法是：操作者立于患者左侧，患者取仰卧位，两腿屈曲，将一手或两手伸展放于右下腹部（左手在下、右手右下，顺结肠方面向上、向下进行按摩推揉），使腹肌放松，再用双手掌按上述部位交替压迫，促使肠内容物流通，每日一次最好在晨起前进行，也可根据自己的排便习惯，在排便前20分钟进行按摩，每次约15分钟，10天为1个疗程。

4.指导患者足底按摩

指导患者养成温水泡脚的习惯，同时进行足底按摩，通过按摩可引起中枢神经、交感神经、副交感神经及内分泌系统的调节而产生作用，还可通过淋巴细胞和全身气血的运行调动其身体的固有潜能，按摩足部副交感神经相对兴奋，使肠蠕动增加，肛门外括约肌松弛，促进排便。注意初始按摩时手法要轻，逐渐加强但要用力适度。足底按摩方法：用拇指揉压两足胃反射区5分钟；用手鱼际部推揉两足小肠反射区3～5分钟；用拇指从下向上推右足的升结肠反射区3～5分钟；用拇指从外向内推右足的横结肠反射区3～5分钟；用拇指从内向外推左足的横结肠反射区3～5分钟；用示指单勾法从外向内按压直肠和肛门反射区5分钟，每日一次，有宿便者还可用手拇、食两指揉搓另一手的食指，每日一次。

5.防止药物因素引起的便秘

肿瘤患者制订化疗方案或给予阿片类止痛药时，应把预防便秘的发生包括其中。一旦使用了可能引起便秘的药物，就要同时使用缓泻药预防便秘的发生。在化疗期间要关注其每日排便情况，一旦出现排便困难、腹胀等症状，应及时给予积极处理，避免病情加重。由于不同的人对泻药的敏感性有较大的差异，对泻药敏感者，尤其是年老体弱者，若用量不当，轻者造成腹泻，重者甚至脱水，可加重便秘。初次服用泻药一般应从小剂量开始，逐渐调整适合于患者的用药剂量。使用缓泻剂后严格观察并记录患者的排便量、时间、性质、颜色等。有专家提出缓泻剂的使用应视为一种短期治疗方法，当增加纤维素饮食及多饮水起效后即停用。

6.人工助便

对已发生便秘的患者尽早处理，协助其排便。切忌在排便困难时勉强排便、过度用力，以免导致头晕、虚脱。为减轻患者痛苦，在上述方法无效时，要实施人工助便。助便时先在患者身下垫上尿垫，患者侧卧屈膝，助便时戴上乳胶手套，在食指上涂抹液状石蜡后，缓缓伸入患者肛门，慢慢将粪石掏出，动作要轻柔，以免肠黏膜损伤。

7.灌肠的护理

传统灌肠方法易引起患者腹部不适、腹痛，多次灌肠会引起肛门刺激症状。年老体弱的患者有时候还会难以忍受。目前，临床多采用甘油灌肠剂代替温肥皂水克服传统方法的弊端。甘油灌肠剂是一种新型通便药物，作用温和，进入直肠后不被吸收，可机械性刺激直肠平滑肌，反射性引起降结肠、乙状结肠和直肠收缩，肛门括约肌舒张，腹肌和膈肌收缩使腹压增加，促进粪便和气体排除。

七、患者的自我护理

1.向患者和家属解释便秘对人体的危害、预防便秘的重要性和方法。告诉患者及家属，便秘不仅使人排便困难，还会给人体带来很多危害，导致很多疾病，如肛裂和痔疮的发生。患有冠心病的便秘者用力排便可造成心肌严重缺血，轻者心悸气短，重者可以导致猝死。因此便秘应该引起高度重视。

2.告知患者及家属长期应用泻药的危害性。若长期使用泻药导泻，会造成对泻药的依赖性，导致肠蠕动反应降低，自主排便反射减弱。建议患者逐渐减少泻药的用量，鼓励其采用其他通便措施。

3.根据个体差异，采取相应的护理措施，消除紧张心理并耐心说服训练，使其养成定时排便的习惯。只有晨起和早餐后的排便才是生理性排便。因此嘱患者在清晨或早餐后无论有无便意，都应临厕，并用力做排便动作，反复多次。在模拟排便过程中，应将双手压在腹部，做咳嗽动作，以增加腹压，促进排便。采取有利于排便的姿势，如取坐位，使足部平放地面上，上身略向前屈。对卧床的患者，在协助放好便器后，将床头和膝部抬高，注意遮挡患者，不应干扰或催促患者，以便患者放松，利于排便。每次排便时间不能太长，同时应集中注意力，不要同时阅读报纸或做其他事情，也不要吸烟。如果经常故意拖延大便时间，破坏了良好的排便习惯，可能使机体的排便反射减弱，引起便秘。所以生活中不要人为地控制排便感。

（岳林）

第七节　呼吸困难

呼吸困难是造成癌症末期患者痛苦的诸多症状之一。研究显示，17%～55%的癌症末期患者有呼吸困难的问题，而约有50%的住院患者主诉有呼吸急促症状，且随着死亡的迫近而加重。易伴发呼吸困难的癌症依次为肺癌（27.1%）、结直肠癌（16.1%）、乳腺癌（12.6%）。对癌症末期患者而言，疼痛有相应的处理方法，但处理呼吸困难症状始终存在较大障碍。

一、定义

呼吸困难是指患者主观上感觉空气不足或呼吸费力，客观上表现为呼吸运动用力，严重时可出现张口呼吸、鼻翼翕动、端坐呼吸及发绀、辅助呼吸肌参与呼吸运动，并伴有呼吸频率、深度和节律的异常。呼吸困难受多种因素的影响，如生理、心理、社会环境等因素都可能加重患者呼吸困难的症状。

二、病因

引起癌症患者呼吸困难的原因很多，虽然其临床表现相似，但病因不尽相同。

（一）因癌症本身引起
1.肿瘤造成呼吸道阻塞
由于原发性肿瘤或肿瘤转移造成明显的呼吸道阻塞现象，使呼吸通道狭小，或因为肿瘤的神经性或机械性刺激，造成吞咽困难或呼吸困难的症状，会因肿瘤位置的不同而造成不同级别的支气管阻塞，导致肺通气量下降；加上因肿瘤所引起的细菌感染、疼痛，或因为炎性反应引起水肿或肿胀，导致肺的顺应性下降、肺泡弥散功能障碍，引起限制性和弥散性通气障碍。

2.肺转移
乳腺癌、白血病、淋巴瘤的肺转移常导致肺部弥漫性浸润，对肺功能及感受器造成破坏，通气量改变而引起呼吸困难。

3.癌性淋巴管炎
癌性淋巴管炎的特性包括持续性的呼吸困难、无痰性咳嗽、肺部爆裂音出现，常在肺癌患者身上不知不觉的出现，可视为疾病恶化征象。

4.肺炎
对于末期癌症患者及免疫功能受到抑制的患者而言，肺炎是一种常见的并发症，由于肿瘤本身释放的各种细胞因子及治疗后的粒细胞缺乏、免疫抑制状态，极易发生肺部感染，影响通气及弥散功能；癌症患者由于疾病造成恶病质，使得肺功能变差，肺活量降低，导致气体交换障碍，而造成呼吸困难。

5.肿瘤栓塞
肺癌病变易引起肺动脉高压，易形成血栓及瘤栓、心排血量相对减少，以致氧气分布到高代谢组织的量减少，导致代谢性乳酸性酸中毒。另外，由于肺部气体交换受影响，可能诱发右心衰竭。

6.胸腔积液
胸腔积液是造成呼吸困难的主要原因之一，特别是当积液快速增加时。正常胸膜液量为10～20mL，具有润滑功能，当积液达300mL时可在X线上被发现，增加至500mL则可在临床身体检查中发现。胸腔积液会导致肺不张、减少肺容积，导致患者呼吸困难。

7.心包积液
10%～20%的癌症患者发生心包的侵犯，造成心包积液，更严重者导致心脏压塞，其症状包括严重的呼吸困难及活动受限制。恶性心包积液的成因与胸腔积液类似，当心脏收缩及舒张的功能受损，会引起肺实质的充血，导致肺水肿，患者出现呼吸困难。

8.腹水

恶性腹水累计达到一定的程度，会使横膈移位至胸腔，造成呼吸困难。

（二）因治疗引起

1.外科手术

例如肺实质的切除，使得进行气体交换的面积减少，可能引起呼吸困难。

2.放射治疗

放射治疗会引起放射性肺炎及肺纤维化，而导致呼吸困难。病理变化表现为急性期的渗出性炎症反应和慢性期的广泛肺组织纤维化。由于肺部急性炎症及此后的慢性纤维化，通气功能和弥散功能等受到不同程度的损伤。

3.化学治疗

特定的药物副作用，如博来霉素易引起肺纤维化；阿霉素会造成心毒性，间接影响呼吸功能。化学治疗的过程中，骨髓抑制是常见的副作用之一，若血红蛋白下降，造成贫血，亦会引起呼吸困难。当白细胞降低，免疫功能抑制而发生感染，将加重呼吸困难的症状。

（三）因体力衰竭引起

由慢性疾病所引起的贫血，机体红细胞携氧量减少，血氧含量下降，刺激呼吸中枢，引起患者呼吸困难症状。

三、临床表现

根据病因及发生机制的不同，将呼吸困难的临床表现分为5类。

（一）肺源性呼吸困难

主要因呼吸器官病变所致。

1.吸气性呼吸困难

吸气费力，严重者吸气肌极度用力，胸腔负压增大，吸气时出现"三凹征"，常伴随有干咳与高调吸气性喉鸣音。

2.呼气性呼吸困难

呼气费力，呼气时间明显延长，呼吸缓慢，听诊肺部常有干啰音，见于下呼吸道阻塞性疾病。

3.混合性呼吸困难

吸气、呼气都困难，呼吸频率加快、呼吸幅度变浅，听诊肺部常有呼吸音异常，可有病理性呼吸音。

（二）心源性呼吸困难

常由左心功能不全的肺水肿所致，主要表现为混合型呼吸困难，特点为呼吸困难于活动时出现或加重，休息后减轻或缓解，病情较重者常被迫取半坐位或端坐位。急性左心衰竭时，常出现夜间阵发性呼吸困难，患者多于熟睡中突感胸闷、憋气，被迫端坐呼吸，重者高度气喘、面色青紫，咳粉红色泡沫样痰，心率增快，可闻及奔马律。

（三）中毒性呼吸困难

尿中毒、糖尿病酮症酸中毒时，由于酸性代谢物增多，刺激呼吸中枢引起呼吸困难。患者多表现为深长、规则的大呼吸，呼吸频率或快或慢。急性感染时，由于体温升高和酸性代谢产物刺激呼吸中枢，使呼吸频率增快。

（四）神经精神性呼吸困难

重症颅脑疾病使颅内压增高，局部血流减少，可刺激呼吸中枢引起呼吸变慢变深，常伴有鼾声和呼吸节律异常，如呼吸遏止、双吸气样（抽泣样）呼吸。

（五）血源性呼吸困难

常见于重度贫血因红细胞减少导致血氧不足，表现为呼吸表浅、急促、心率增快。急性大出血或休克时，因缺血及血压下降，呼吸中枢受到刺激而引起呼吸增快。

四、评估

（一）评估要点

1.疾病史

评估患者有无与呼吸困难相关的疾病史及诱因。

2.呼吸困难程度的判定

评估患者呼吸困难的特点、严重程度以及对日常生活活动的影响。临床上以完成日常生活活动情况评定呼吸困难的程度：①轻度，可在平地行走，登高及上楼时气急，中度及重度体力活动后出现呼吸困难；②中度，平地慢步行走中途休息，轻体力活动时出现呼吸困难，完成日常生活活动需他人帮助；③重度，洗脸、穿衣，甚至休息时也感到呼吸困难，日常生活完全依赖他人帮助。

3.对功能性健康形态的影响

主要为有无日常生活活动能力减退等活动与运动型态的改变；有无语言困难、意识障碍等认知与感知型态的改变。

4.治疗史

评估患者是否使用氧疗、氧疗的浓度、流量和疗效等。

（二）呼吸困难评估工具

呼吸困难是一种主观体验，现阶段评估癌性呼吸困难的工具没有统一，以下就介绍几种方便可行能测量癌症患者呼吸困难的工具，使用的测量工具会因目的不同而不同。

1.改良呼吸困难量表（Modified Medical Research Council Dyspnea Scale，MMRC）

呼吸困难量表主要用于评估气短对日常活动的影响，易操作且与患者对呼吸困难的主诉相关。

0级（无）：除过度活动劳力外，无气短的呼吸问题；

1级（轻度）：平地行走或上略斜坡时有气短问题；

2级（中度）：因气短较同龄人平地行走得慢或以自己的步伐行走于平地时不得不停下呼吸；

3级（重度）：平地行走100m左右或行走几分钟后需停下呼吸；

4级（极重度）：因气短不能离开家或穿衣、脱衣时气短。由于MMRC量表评估的呼吸困难仅仅与特殊的活动有关，不能直接量化呼吸困难的水平。

2.博格（Borg）量表

博格量表是在图形等级量表（Graphic Rating Scale，GRS）的基础上进行改良的测量方式，常用于测量活动对呼吸困难的影响，对呼吸困难和肌肉疲劳进行0~10分计分，由受测试者指出目前呼吸不适所处的状况分数。以气短为例，0分，根本不存在；0.5分，非常非常轻微，仅能观察到；1分，非常轻微；2分，轻微；3分，中等；4分，有些重；5分，严重；7分，非常严重；9分，非常非常严重；10分，极严重。介于5~7分间为6分，7~9分间为8分。

3.呼吸困难视觉模拟评分法（Visual Analogue Scale，VAS）

呼吸困难视觉模拟评分法是一种利用一固定的100mm的直线，最左（下）端为"没有呼吸困难"，最右（上）端则为"极端的呼吸困难"。利用此直线询问患者，由其指出呼吸困难的强度如何，虽然此量表不适用于老年人及认知功能障碍的患者，但已被证明为具有效性及可信度的自评量表。曾有其他研究将呼吸困难程度分为4个等级：0没有呼吸困难；1~30mm轻度呼吸困难；31~70mm中度呼吸困难；≥71mm重度呼吸困难。

4.基础呼吸困难指数（Baseline Dyspnea Index，BDI）

基础呼吸困难指数共包含3个部分：功能性损害、完成功能活动的能力、努力的程度，每部分均为0~4级（重度至无伤害性），总分为0~12分。若得分较低则表示不舒适的呼吸困难，BDI的可靠性及有效性已被证明，而且对一些临床干预措施也较敏感。

呼吸困难所表现出的主观症状，可以帮助医生做评估，如胸锁乳突肌及其他呼吸辅助肌收缩的程度、锁骨的起伏等。

五、治疗

癌症引起的呼吸困难，应首先针对原发肿瘤进行治疗，如化疗、放疗及内分泌治疗等。同时需要增加呼吸困难的辅助性疗法，如松弛疗法、心理指导等。癌因性呼吸困难的管理应包括身体管理、心理管理和药物管理，需要跨学科团队共同进行管理。

（一）放射治疗

放射治疗对于减轻因恶性肿瘤造成的呼吸困难具有重要作用，若呼吸困难可能是因气管内肿瘤引起，它可经由此疗法得到快速缓解。在某些情况下，放射线可减轻肺部血管及淋巴管的压迫。

（二）化学治疗

化疗与放疗、手术、中医中药的综合应用，可有效防治肿瘤的复发和转移，控制疾病的发展，减轻患者症状。

（三）气管内疗法

气管内疗法包括气管内肿瘤冷冻疗法、气管内支架置入术等，可明显改善肿瘤引起的呼吸道阻塞、呼吸困难及咳嗽、咯血等症状。

（四）药物治疗

1.支气管扩张药

除非患者无法合作或存在极严重的气管阻塞，支气管扩张药最好用喷雾吸入法给药。该类药物包括：①β_2肾上腺素受体激动药，β_2受体广泛分布于气道，与激动型G蛋白偶联，可激活腺苷环化酶，进而提高细胞内cAMP（环腺苷酸）浓度。β_2肾上腺素受体激动药能够提高纤毛-黏液清除能力，抑制气道水肿、可阻止和逆转所有已知的气管收缩药引起的气道平滑肌收缩、抑制感觉神经，抑制咳嗽等，例如沙丁胺醇、特布他林等。②抗胆碱药，具有松弛支气管平滑肌的作用，当用与受体激动剂一同在中度与重度症状下使用时，会产生更好的效果，例如异丙托溴铵。③茶碱类药物，例如氨茶碱、二羟丙茶碱、胆茶碱、茶碱乙醇胺和思普菲林等，这类药物通过抑制环核苷酸磷酸二酯酶（phosphodiesterase，PDE）起到舒张支气管、抗感染、增强膈肌力量、增强低氧呼吸驱动、抵抗低氧呼吸抑制等作用，从而改善患者呼吸困难的症状，目前广泛应用于临床。支气管扩张药最好用喷雾吸入法给药，除非患者无法合作，或极严重的气管阻塞。

2.类固醇

类固醇用于缓解患者呼吸困难，主要来自它的抗炎作用，针对于肿瘤引起的呼吸道阻塞，类固醇可减轻肿瘤周围的炎性反应及水肿，缓解症状。支气管扩张剂效果不明显时，也可尝试使用类固醇。常用的类固醇药物有地塞米松、氢化可的松等。

3.止痛药

疼痛与呼吸困难间有加成作用，成功地控制疼痛可减轻呼吸困难的感觉，如手术后疼痛、肋骨骨折、肋膜炎等疼痛限制了横膈膜的运动引起的呼吸困难时，麻醉剂止痛可有效减轻患者的呼吸不适感。

4.呼吸抑制药

用于缓解呼吸困难的非阿片类呼吸抑制药，包括吩噻嗪类及苯二氮䓬类两大类药物，能够减轻呼吸困难患者的焦虑、松弛肌肉，进而减轻呼吸困难的症状。阿片类呼吸抑制药，用于缓解肿瘤患者呼吸困难的症状，经口或肠外途径给药均可，吗啡是最常用药物。

5.抗生素

肿瘤患者如发生细菌感染常有呼吸困难的主诉，此时抗生素的治疗常是有效的。如合并肺部感染，尤其是伴有粒细胞缺乏症的患者，可根据其病情需要应用经验性抗生素治疗，并留取标本进行细菌和真菌培养，根据药敏结果进行降阶梯治疗，调整抗生素的应用。

（五）氧气疗法

正确的氧疗可改善缺氧引起的全身各器官系统的功能障碍，缓解呼吸困难症状，提高活动耐受力。氧疗需根据机体缺氧和二氧化碳潴留的程度来调节给氧浓度。肺源性呼吸困难患者轻度缺氧时，可给予间断吸氧，2L/min；伴二氧化碳潴留时，应持续低流量给氧，并根据病情间断加压给氧或人工呼吸给氧。当患者呼吸困难缓解、心率下降、血压稳定，皮肤、口唇红润，二氧化碳分压 < 7.3kPa，动脉氧分压 > 8.0kPa时，可考虑终止吸氧。急性左心衰竭出现呼吸困难者可用20% ~ 30%的乙醇湿化吸氧，以降低泡沫表面张力，使泡沫破裂液化。对于中-重度低氧血症患者（PaO_2 < 8.0kPa，SaO_2 < 90%）推荐使用长期家庭氧疗。家庭氧疗无论长期或短期应用，均可改善肿瘤患者的呼吸困难。

（六）胸腔/心包穿刺

胸腔/心包穿刺术能在较快的时间内减少胸腔/心包积液量，缓解患者因心脏压迫导致的呼吸困难症状，但同时也会丢失大量的蛋白质等。

（七）输血

贫血使患者产生呼吸困难、疲乏等症状，60%患者血红蛋白低于8g/dL而出现呼吸困难，严重者出现心衰的征象，其中提高血红蛋白水平最好的治疗方法就是输血，还包括红系造血刺激剂、补铁、补充叶酸和维生素B_{12}等。

六、护理

（一）心理护理

癌症患者出现呼吸困难后常以为疾病到了晚期，因而情绪低落，悲观失望，常产生恐惧心理。同时胸闷、气急，并出现精神紧张、出汗等症状，加重呼吸困难。加强心理护理，做好指导与支持工作，安慰患者，减轻心理负担，使其对疾病有正确的认识和承受力。避免因心理因素出现精神紧张和产生恐惧，诱发加重呼吸困难。

（二）减轻呼吸困难，维持呼吸道通畅

一般来说因肿瘤引起的呼吸困难，首先应考虑采取针对原发性肿瘤的特定治疗方法。维持患者舒适的卧位，保证休息。鼓励患者有效咳嗽、咳痰，保持呼吸道通畅。

（三）病房环境的管理

病房要每日通风2次，每次15 ~ 30分钟，通风时注意为患者保暖，防止受凉。注意室温保持在18℃ ~ 20℃，湿度50% ~ 60%。保持地面清洁，避免烟雾及灰尘刺激咳嗽。每日紫外线空气消毒一次，保持室内环境清洁。限制患者家属探视时间及次数，避免与呼吸道感染人群接触。

（四）氧疗的观察和护理

氧气疗法常被用于治疗患者的呼吸困难，合理氧疗，可纠正低氧血症，降低呼吸及心脏负荷。鼻塞法是最常用的方法，一般流量为1 ~ 2L/min。中度缺氧时可用鼻导管给氧，氧流量2 ~ 4 L/min，吸入氧浓度约为30%。肺部有较广泛的实变，重度缺氧时用密闭式面罩给氧，流量要增至6 ~ 8 L/min，吸入氧浓度可达60%左右。严重呼吸困难的患者可采用面罩吸氧、机械辅助通气。在临床中判断患者是否缺氧最客观的依据是动脉血

气检查，一般在吸氧30～60分钟后可根据血气分析结果对吸氧的疗效做出可靠判断，及时调整吸氧的方案。在吸氧初期大部分患者会出现心率、呼吸频率增加等症状，经过对患者进行安慰、引导、暗示等心理护理或减缓氧流量的上升幅度后，心率、呼吸频率逐渐下降，这与患者过度紧张有关，随着低氧血症的改善，患者的心率和呼吸频率也可逐渐恢复正常。

（五）严密观察病情变化，完善各种记录

1.密切观察患者的呼吸频率、节律、形态的改变及伴随症状的严重程度等。

2.按医嘱及时抽血检查血气分析结果，以判断呼吸困难的程度。

3.正确记录出入量。

4.及时完善各种护理记录。

（六）药物治疗的观察和护理

用药期间应密切监测患者的呼吸情况、伴随症状和体征，以判断疗效，注意药物不良反应，掌握药物配伍禁忌。

（七）体位的摆放

体位的有效摆放，可最大限度地增加呼吸功能，尽量减少自身用力。使用枕头时应确保支撑在患者背部。气喘患者取端坐卧位，或坐在带扶手的软靠背椅上，前面放一带软垫桌子。患者可向前伏在桌面上，或向后靠休息，双腿可下垂休息或用软椅抬高。

七、患者的自我护理

（一）健康的生活方式

告知患者家属为其提供安静舒适、通风透气的居住环境，在换季及天气突变时应适时添衣加被，避免上呼吸道感染诱发疾病发作及加重，教导患者调节自我生活方式，注意休息，劳逸结合，禁烟酒，以减轻呼吸道黏膜的刺激。

（二）饮食指导

合理有效的营养支持有助于阻止并改善营养不良导致的患者呼吸肌力和耐力降低、细胞免疫功能受损，避免患者出现肺功能下降、反复感染和引发呼吸衰竭等。饮食可给予高蛋白、高热量、高维生素、易消化、营养丰富的食物，多食新鲜蔬菜和水果，少

食多餐，保证充足的水分摄入，食物不可过咸，忌油炸、易产气的食物，避免便秘、腹部胀气。

（三）家庭氧疗

向患者解释氧疗及建立人工呼吸道的重要性，向患者及家属介绍用氧安全，避免吸入氧气浓度过高，以防引起二氧化碳潴留及氧中毒，告知患者家属在吸氧过程中要注意患者的呼吸困难症状是否减轻，氧疗是否有效，缺氧症状有无改善，并指导其用氧期间注意周围的烟火，防止氧气燃烧爆炸，注意用氧安全。

（四）避免接触致敏原

减少对呼吸道有刺激性的致敏原，控制症状、减少发作，减少导致呼吸困难的诱因。让患者了解呼吸困难的各种表现，出现不适或加重时应及时去医院随诊。

（五）指导患者掌握常用缓解呼吸困难药物的正确使用方法

嘱患者不要随意增减药量，以免影响药物疗效，一旦出现不良反应立即去医院随诊。

（六）根据自己身体状况，适当加强体育锻炼

根据自我呼吸情况随时调整运动形态及次数。指导患者和家属进行适度的呼吸功能锻炼、有效咳嗽、背部叩击等。同时鼓励家属参与教育计划，给予患者更多的关怀与照顾，激励患者提高自我护理能力，进而促进其健康行为。

1.腹式呼吸

通常也称作膈肌运动训练，患者平卧位、坐位或立位，两手分别放在胸部、腹部。吸气时用鼻吸入，腹壁尽量突出，膈肌收缩；呼气时腹部收紧，用口呼出。要求呼吸频率7～9次/min。呼吸过程中吸气是主动的，呼气是被动的（呼气时间延长并缩唇）。通过深而慢的腹式呼吸锻炼可降低呼吸频率，从而降低呼吸肌对氧及能量的消耗。

2.缩唇呼吸

呼气时将口唇略微缩小，慢慢将气体呼出，以延长呼气时间2～3倍，这样可使在呼气相增加口腔和气道压力，防止小气道过早塌陷，减少肺泡内残余过多的气体。通过练习减少呼吸频率，增加潮气量的呼吸运动，从而改善肺泡的有效通气量，有利于氧气的摄入和二氧化碳的排出。

（刘少华）

第八节　抑郁

一、概述

抑郁是由于心理应激的失控而产生的消极的自我意识，如自我评价降低，自信丧失，有自卑感和无用感，有70%~80%的肿瘤患者伴有不同程度的抑郁，这与疾病长期折磨和担心经济费用支出等有关。患者在抑郁的状态下会有悲观、失望、无助、冷漠、绝望等不良心境。抑郁是伴随负性生活事件（如癌症诊断和治疗应激）的正常心理体验。但是如果人们不能很好地应对癌症，癌症就会明显影响他们的生活、工作和社会功能，从而导致抑郁的临床状态或是抑郁性障碍。

二、发病机制

尽管抑郁在恶性肿瘤患者中占有相当大的比例，但其具体的机制、病理生理基础仍不清楚，恶性肿瘤患者所伴发的抑郁、焦虑情绪到底谁因谁果，还是两者互为因果以及恶性肿瘤伴发的抑郁与原发性抑郁症在发病的生物学机制方面有何异同，尚有待于进一步研究。过去对心理社会方面的研究较多，随着科学的发展，现在已更加趋向从分子生物学水平对于两者相互影响、作用的机制进行探讨。

（一）神经-内分泌-免疫调节系统改变

研究发现，恶性肿瘤和抑郁障碍均会导致一定的神经-内分泌-免疫调节网络改变，这是两者相互作用的病理生理基础之一。恶性肿瘤本身如分泌激素的肿瘤、中枢神经系统肿瘤以及治疗过程中所出现的躯体并发症，如尿毒症、细菌性脑病、水电解质失调或既往有酒精依赖物质滥用、情感性精神疾病、自杀史或近期有亲人死亡或家庭、社会经济压力太大或平时是多愁善感的性格特征等，均可能引起或加重患者的抑郁情绪。如胰腺癌可能与癌组织分泌癌旁神经递质对抗情绪兴奋的胺类，或产生对抗胺类自身的抗个体基因型抗体有关；恶性肿瘤本身或治疗引起的疼痛会引起神经-内分泌系统的改变，从而可能导致抑郁相关生物学物质的变化。

在抗肿瘤免疫中，细胞免疫起着主要作用。一些研究证实，抑郁可致机体免疫功能下降，$CD3^+$、$CD4^+$细胞、$CD4^+/CD8^+$比值、免疫球蛋白及NK细胞均不同程度降低，而使用抗抑郁治疗后有所改善。国内外的研究结果发现，抑郁障碍可能通过影响患者的免疫功能从而影响恶性肿瘤的发生、发展及转归。一般来说，抑郁症患者下丘脑-垂体-肾上腺（HPA）轴活动亢进，导致皮质类固醇水平长期升高会引起有害的免疫抑制，如通过不同渠道（外源的、全身的和中枢的）增加CRF水平均能抑制T淋巴细胞增殖和NK细胞活性；皮质类固醇水平升高抑制胸腺依赖性免疫应答，例如促使淋巴细胞产生β_2转化生长因子（$TGF_2-\beta$），该因子能有效地抑制Th1细胞参与的免疫应答，同时抑制NK细胞的活性。因此，持续皮质类固醇升高可能促进肿瘤的生长。

（二）心理社会因素改变

随着生物-心理-社会医学模式的建立，在探讨恶性肿瘤抑郁障碍的发病原因时，心理社会因素的作用不容忽视。恶性肿瘤患者有其独特的心理特征，他们在认知及情绪上表现为无助、失望、悲伤、紧张；在社会适应上对婚姻、家庭、工作等关系都有影响；同时恶性肿瘤的治疗也会带来负性的心理反应。因此患有恶性肿瘤是一种很强的心理应激，可导致抑郁障碍。认知是外界应激引起抑郁发生的中介之一。情绪障碍认知模式认为"每一神经症障碍多有特定的认知内容"，针对这一模式国内也有一些研究发现，"社会行为后果性"想法是抑郁和焦虑共有的特点。运用认知模式的研究结果，可以解释恶性肿瘤患者抑郁障碍发病的心理原因。对恶性肿瘤的恐惧，以及对恶性肿瘤影响家庭、社会关系的担忧，这些对于患者不仅是生理上，同时也是心理上的应激。这样的双重应激使恶性肿瘤与抑郁障碍共病的发生比例较大。

（三）疼痛

难以控制的疼痛是恶性肿瘤患者产生抑郁的另一个重要原因。调查发现，有60%的患者有疼痛症状；而有疼痛症状的患者较无疼痛症状患者焦虑、抑郁情绪发生率较高；国内有研究发现肺癌患者的抑郁情绪与疼痛密切相关；国外研究亦发现有抑郁情绪的恶性肿瘤患者较无抑郁情绪的恶性肿瘤患者疼痛症状的发生率明显增高。这表明慢性疼痛可能与抑郁具有同等重要的意义。大量研究也表明治疗抑郁与疼痛中的一方有助于另一方的改善。另外，当患者对自身的病情缺乏了解时，会产生焦虑和抑郁情绪，这些不良情绪可进一步加剧患者疼痛主诉和实际情况之间的不一致性。疼痛所引起的情感和行为上的表现，常见的有急性焦虑发作、伴有绝望的抑郁、激惹、兴奋失眠和不合作态度等。

（四）其他

此外，最近还发现恶性肿瘤与抑郁障碍相互影响、作用的机制可能还涉及褪黑素机制、视黄醛核受体机制、细胞因子机制以及DNA损伤及修复机制等。

三、临床表现

（一）核心症状

心境或情绪低落、兴趣缺乏及乐趣丧失，这是抑郁的关键症状，诊断抑郁状态时至少应包括此三种症状中的一种或两种。情绪低落指患者体验到情绪低、悲伤。患者常常诉说自己心情不好，高兴不起来，在低沉、灰暗的情绪基调下，患者常会感到绝望、无助和无用。兴趣缺乏指患者对各种以前喜爱的活动缺乏兴趣，如业余爱好、体育活动等。乐趣丧失，即快感缺失，指患者无法从生活中体验到乐趣。

（二）心理症状群

心理症状群包括焦虑、自责自罪、精神病性症状（妄想或幻觉）、认知症状（注意力和记忆力下降）、自杀倾向和行为、精神运动迟滞或激越。

（三）躯体症状群

躯体症状群包括睡眠障碍、食欲紊乱、性欲缺乏、精力丧失、其中精力缺乏主要表现为晨重夜轻。

四、诊断

国际疾病分类第10版（ICD-10）中精神和行为

障碍的分类，是世界卫生组织所有170多个成员国家共同使用的现行分类系统。《美国精神障碍诊断与统计手册》第4版（DSM-Ⅳ）由美国精神病协会于1994年制定出版。这两个分类系统是目前现行的主要分类系统，也是临床上经常使用的诊断标准。二者相互兼容，描述的分类基本一致，只是在某些类别上稍有不同（表16-8-1）。

1.根据ICD-10，轻度抑郁发作的症状标准是满足2个典型症状和2个附加症状；中度抑郁发作的症状标准是满足2个典型症状和4个附加症状；重度抑郁发作的症状标准是满足3个典型症状和5个附加症状，其中某些症状达到严重的程度。病程标准：抑郁发作至少持续2周。

2.根据DSM-Ⅳ，重度抑郁发作的症状标准是满足2个基本症状中的1个、附加症状至少4个，或满足2个基本症状、附加症状至少3个。病程标准：抑郁发作至少持续2周。

五、评估

（一）抑郁在癌症患者中的症状和体征

抑郁症状的主要评估是基于存在典型的症状和体征，包括抑郁的情绪或兴趣和快乐的缺失。其他的症状和体征包括负罪感和失败感、刺激敏感性或自杀的想法。主要的评估包括判断抑郁的严重程度。一些症状和体征可以帮助护士做出判断。

1.患者心情低落超过2周。

2.患者的反应似乎已经超出紧张性刺激的部分。

3.家庭或朋友反映，该患者目前的情绪，不是他从前的性格。

4.患者表示，很难集中注意力在一件事情上。

5.患者自理能力下降。

如果有筛选的评估证明抑郁是存在的，则需要做出一个更加全面深入的评估，这个评估最好是由心理健康专家做出的。

表16-8-1 两种分类系统对抑郁性障碍描述的比较

症状	ICD-10	DSM-Ⅳ
典型症状	情绪低落	情绪低落
	兴趣或乐趣丧失	兴趣下降
	精力丧失	
附加症状	自信心丧失和自卑	食欲减退或增加
	无理由的自责或过分的罪恶感	失眠或嗜睡
	反复出现死亡或自杀想法，或任何自杀行为	精神运动性激进或迟滞
	有思维或注意力下降的主诉或证据，如犹豫不决或踌躇	易疲劳或缺乏精力
	精神运动性激越或迟滞（主观感受或客观证据）	无价值感或过分地自责
	任何类型的睡眠障碍	思维和集中注意力困难，犹豫不决
	与体重改变相应的食欲改变	反复想到自杀，有自杀意念或企图

（二）评估自杀的可能性

一个患者表述过死亡的想法或是自杀的念头，就应该去评估自杀的可能性。在大量的因素中要辨认出自杀的危险因素。这些自杀的因素中，与抑郁情绪相结合的最明显的因素是有一个准确的自杀计划。然而，其他因素也会与自杀的可能性相结合。自杀危险的评估可以进行早期预防、合理指导和后续工作。

常见的自杀的危险因素如下。

1.抑郁的情绪

50%失落、无望、抑郁或没有快乐的患者都尝试或计划过自杀。因此发现和治疗这些潜在的抑郁可大量的减少自杀的风险。

2.原有的精神疾病

自残行为、抑郁、双重性格、精神病和乙醇或是药物滥用都将会增加自杀的危险。

3.个人或家族史

如果某位患者在过去至少试图自杀2次，该患者自杀的危险性会大幅度地增加。研究显示基因或是生理上自杀的脆弱性，可能与5-羟色胺水平有关。

4.药物或乙醇滥用

目前药物或乙醇的滥用会增加个人自杀的危险。

5.准确的自杀计划

自杀危险程度的增加，随着自杀计划变得更加的准确或从事自杀的计划更加的方便。例如，一个患者告诉护士他的自杀计划是用枪在头上打一枪，但是没有方法得到武器，执行这个自杀计划的成功则可能会下降。如果这个患者表述他"想要"结束自己的生命，但是无法提供一个准确的计划，这种危险是相对较低的。

6.癌症患者特有的自杀因素

（1）病变部位　自杀的危险更多的会发生在头和颈、肠胃、肺癌的患者。这个原因还不得知，可能这种患者需要解决多种多样的紧张性刺激，包括由于外科手术而毁容。

（2）预后　拥有严重的疾病和不良的预后可能会考虑自杀。

（3）不满意的疼痛管理　缺少或是不充分的疼痛管理会使患者处于自杀危险之中。

（4）疲乏　无法忍受的疲乏（生理上、情感上、精神上等）和心理来源的疲乏，会增加自杀的危险性。

（5）精神错乱　精神错乱会引起生理上的急性意识错乱，主要表现在认知损伤和保持注意力的能力减少。癌症患者中至少25%会出现精神错乱，同时在晚期患者中增加到85%。导致精神错乱的原因包括原始的或转移的大脑肿瘤、大脑放疗和化疗或生物治疗。

其他的原因包括由于电生理失衡导致的代谢紊乱、败血症、低氧、过多给药和年龄。精神错乱可使癌症患者处于自杀冲动的企图之中。

（6）无助和失控　由于癌症及其治疗导致的，会引起心理承受能力的下降。

（三）常用评估表格

1.贝克抑郁量表（Beck Depression Inventory，BDI）

BDI是由美国的心理学家贝克设计的抑郁自评量表，包含21组，每组有4句陈述，每句都有一定数值为等级分，A计0分，B计1分，C计2分，D计3分。这份量表虽然简单，但若能如实自评，结果仍十分可靠、准确。0～4分为无抑郁，5～7分为轻度，8～15分为中度，16分以上为重度

2.抑郁自评量表（Self-rating Depression Scale，SDS）

原型是Zung抑郁量表（1965），能相当直观地反映抑郁患者的主观感受。主要适用于具有抑郁症状的成年人，包括门诊及住院患者。只是对严重迟缓症状的抑郁，评定有困难。同时SDS对于文化程度较低或智力水平稍差的人使用效果不佳。含有20个项目，SDS总粗分的正常上限为41分，分值越低状态越好。按照中国常模，SDS标准分的分界值为53分，其中53～62分为轻度抑郁，63～72分为中度抑郁，72分以上为重度抑郁，低于53分属正常群体。

六、药物治疗

（一）药物治疗原则

对抑郁性障碍的标准治疗为精神药物治疗联合心理治疗。早期干预原则是提倡早发现、早治疗；鼓励治疗对象主动参与原则，与患者及家属建立和维持一种治疗性的协作关系；综合干预原则是选择和确定最佳的药物、心理治疗或其他治疗方法，制订全面的综合性治疗计划；个体化原则，根据患者不同的临床状态和个体差异，采取个体能接受的方式。

（二）常用药物

1.三环类抗抑郁药

主要有阿米替林、丙米嗪、氯米帕明、地昔帕明、噻奈普汀、多虑平等。这类药物作用原理为抑制5-HT和去甲肾上腺素突触前膜再摄取，具有抗胆碱作用，适用于各类抑郁症。不良反应有口干、便秘、尿潴留、视力模糊、眼压升高等，最严重的是心脏毒性。

2.选择性5-HT再摄取抑制药

适用于各类抑郁症，是当前新型抗抑郁药中最重要的一类。由于对5-HT的选择性高，对其他递质作用小，因而不良反应轻，患者的依从性较好，被公认为抗抑郁症的首选用药。

（1）氟西汀 商品名有百优解、优克，为双环类化合物。选择性抑制突触前膜对5-HT的再摄取，对去甲肾上腺素的再摄取作用很弱。药效与三环类抗抑郁药相似，但其抗胆碱作用和心血管方面的不良反应均比三环类抗抑郁药小，特别适合于体衰者及老年人应用。除用于各种抑郁症外，还可用于强迫症、恐惧症、神经性贪食等。不良反应主要有恶心、头痛、口干、失眠、皮疹等。

（2）帕罗西汀 商品名为赛乐特，属于苯基哌啶类化合物，可广泛分布于各种组织和器官。抑制5-HT再摄取的能力强，起效较快，尤其适用于伴有焦虑症状的抑郁症。常见不良反应有恶心、头痛、嗜睡、口干、性功能减退及多汗等。

（3）氟伏沙明 商品名为兰释，可抑制中枢神经系统对5-HT的再摄取，起到抗抑郁作用，而对去甲肾上腺素及多巴胺的作用较弱，无明显兴奋、镇静及抗组胺作用。不良反应轻，常见的有恶心、困倦、口干、变态反应等。

（4）舍曲林 商品名为左洛复，选择性抑制5-HT再摄取作用较强，主要治疗抑郁症和强迫症。不良反应较轻，较常见的有恶心、腹泻和性功能障碍，其他如口干、头痛、头晕、失眠、疲乏等较少见。用药时间较长时，不良反应反而减少。

（5）西酞普兰 商品名为喜普妙，对5-HT再摄取抑制作用较强，选择性更高，对其他神经递质及其受体的影响较小，不影响认知功能和精神运动性行为。不良反应较少、较轻且短暂，常见的有多汗、恶心、口干、性功能障碍、头痛和睡眠障碍等。

3.5-HT再吸收促进药

噻奈普汀，商品名为达体朗，结构上与三环类抗抑郁药相似，作用机制是增加大脑皮质和海马神经元对5-HT的再吸收。作为抗抑郁药，疗效与选择性5-HT再摄取抑制药相似。比较适用于老年人，对躯体不适，尤其是伴随焦虑症和与心境紊乱有关的胃肠道不适有明显效果，不良反应罕见。

4.选择性5-HT及去甲肾上腺素（NA）双重再摄取抑制药

（1）文拉法辛 商品名有怡诺思、博乐欣。同时阻滞5-HT和NA再摄取，有较强的抗抑郁效果。不良反应较轻，常见的有恶心、呕吐、头痛、失眠、便秘、性功能障碍及癫痫发作等。

（2）度洛西汀 商品名为欣百达，对5-HT和NA再摄取均具有很强的抑制作用，对伴有疼痛性躯体症状的抑郁症效果甚好。不良反应较轻，常见的有恶心、口干、便秘、食欲降低、乏力、思睡和腹泻等。

（3）曲唑酮 商品名为每素玉。抗抑郁及镇静的作用明显，且具有抗焦虑作用，适用于老年性抑郁症。

5.选择性NA再摄取抑制药

马普替林，商品名为路滴美。结构上属于四环类，阻断中枢神经突触前膜对NA的再摄取，使NA系统功能得以平衡。抗抑郁作用类似于三环类抗抑郁药，起效较快，不良反应较少。适用于各型抑郁症，包括内因性和心因性抑郁症等。

6.去甲肾上腺素能和特异性5-HT能抑制药

米氮平，商品名有米塔扎平、瑞美隆，是强有力的去甲肾上腺素α_2受体阻断药和5-HT受体抑制药。除肯定的抗抑郁作用外，还具有镇静作用，有利于睡眠，无明显心血管及抗胆碱方面的不良反应。适宜老年人及伴有失眠和焦虑的患者应用。

7.新三环类

美利曲辛、四甲蒽丙胺。目前主要与抗精神病药氟哌噻吨组合成复合片剂黛力新，用于各种神经症（尤其是焦虑）、慢性疲劳综合征、更年期综合征、紧张性头痛及神经痛等。优点是起效较快，不良反应少而轻微，偶有失眠和抑郁，可产生依赖性。禁用于心肌梗死、严重心脏传导阻滞、闭角型青光眼及癫痫患者。

七、心理治疗与护理

（一）饮食护理

摄入充足的营养可使患者减轻疲惫；碳水化合物有镇定作用，可使患者精力充沛，避免疲劳和抑郁发作；含有大量脂肪酸或蛋白质的饮食可以抑制神经递质的合成，缓解精神紧张。

（二）咨询服务及心理分析治疗

在信任关系建立的情况下，对于患有抑郁症的患者最好应用持续的情绪支持方法来管理。这种信任的关系有助于问题的解决，了解患者的感受，从文化角度或个体差异允许患者自己独特的需要。良好的交流建立在稳定的语调、护士积极的聆听以及相互的信任和接受上。护士应善于采用富有技巧性的沟通和交流方法，以便和患者成为同伴关系。对于患者的支持干预包括社会心理学的支持，例如来自朋友和家庭的支持。此外，护士可以向患者介绍其他有相似疾病并且预后良好的病友，让其传授治疗经验与抗病经历，使患者增加战胜疾病的信心，从而减轻不良情绪。

（三）认知疗法

认知疗法可能在两方面帮助患者应对癌症。首先，癌症患者所体验的许多心理问题是相似的，这些问题可以通过认知行为治疗得到有效的处理。除了能够治疗抑郁、广泛性焦虑、惊恐障碍，认知疗法还能够改善常见的癌症症状，如疲劳和失眠。其次，认知疗法中所强调的压力反应的正常化、沟通和问题解决对患者理解和应对适应障碍有很好的效果。

癌症诊断不仅损害了患者对生活的希望和信心，还挑战患者对自我和世界的信念。与心理障碍的治疗不同，癌症患者面临着现实的躯体疾病，癌症降低了患者的自尊，影响了其能力。患者会感到因为癌症被歧视，在社交场合被拒绝，有时患者会为此感到自责和内疚。他们的无力感通常来自于全或无的思维，例如"如果我不能像原来一样，我就一无是处"。这种想法让患者停留在生活中丧失的部分，而不是还能够掌控的部分。内疚、愤怒、无助来自歪曲的认知。认知疗法技术能够帮助患者检验这些想法的有效性，从而缓解心理痛苦。

认知疗法中还包含很多行为技术。针对癌症患者的认知行为治疗通常以小组的形式出现。认知行为治疗有显著的效果且疗效能持续至少1年。认知行为治疗对患者抑郁、焦虑和生活质量的改善均有疗效，而且个体干预比集体干预更有效。存在高水平心理痛苦的癌症患者在治疗中获得的帮助也最多。

（四）有自杀倾向患者的护理

一旦患者表现出自杀想法，护士应立即评估其付诸行动的可能性，必要时将患者转介到专业的精神科医院进行深入观察与治疗。对于有自杀倾向的患者，护士应该做到以下几点：①为患者营造安全的治疗环境，不得留下任何绳索、尖锐物体和其他一切能让患者伤害自己的东西；②与患者建立密切的关系，鼓励其表达自我感受，有自杀倾向的人通常认为其别无选择，护士应协助他们找其他可用的选择；③协助患者进行必要的精神咨询并遵医嘱使用抗精神病药；④与患者达成协议，鼓励其不做造成自己伤害的事情，对于不愿达成协议的患者需格外注意；⑤调动患者的辅助支持系统，必要时进行一对一的看护，或连续的、经常性的监察。

八、患者的自我护理

医护人员可以向患者提供写有信息的卡片或手册，以利于患者在居家期间学习一些自我护理的相关知识，其中可以包括简单的抑郁自评量表。患者及其家属可以通过这些了解药物的副作用、抑郁症的特点并进行自我评估。同时，医院或医护人员的联系电话号码可以使患者随时联系到专业人员以取得帮助。

（一）日常生活指导

1.保持饮食的均衡，进食营养多样的食物，禁止饮用含有乙醇的饮料。

2.体力允许的情况下，保持适量的活动。

3.多与医护人员进行沟通与交流，保持心情愉快。

4.按要求服药，了解药物可能产生的副反应，做好居家自我监护。

（二）安全指导

1.随身携带正在服用的抗抑郁药物的说明书。

2.确保说明书中列出了禁止食用的食物。

3.让照顾你的每一个医生和护士都阅读这份说明书。

4.让你的亲人和朋友知道你把说明书放在哪里以保证紧急情况下使用。

（三）用药期间的注意事项

1.用药期间，多进食含有粗纤维的食物，保持大便通畅，预防便秘的副反应；避免饮酒；禁止食用熟干酪、啤酒、酸奶、牛肝、鸡肝、蚕豆、咖啡因饮料、巧克力、腌制的菜品、水果罐头、腌制香肠、酸奶油、酱油、葡萄酒、发酵制品等食物。

2.如果长时间服药后，发现病情没有明显变化，应及时与医护人员联系。

3.不要自行突然停止服药，那样会造成头晕、头痛、恶心等不良症状的出现。

4.抗抑郁药物会有嗜睡等副反应，服药期间的患者应在开车时格外留心，避免操作危险性的机器。

5.服药期间应多饮水，保持口腔卫生，咀嚼无糖口香糖可以缓解口干的副反应。

6.如果出现头痛症状，可以服用止痛剂缓解症状（注意避免服用阿司匹林类止痛剂）。如果服药效果不明显或正在进行化疗，请及时与医护人员联系。

第九节 焦虑

一、概述

焦虑性障碍（anxiety disorder）是一种防御机制，是一种缺乏明显客观原因的内心不安或预期即将面临不良处境的一种不愉快情绪。焦虑症状在癌症患者中很常见。癌症改变了患者的社会角色、人际关系和他们看待未来的方式，大部分癌症患者变得很恐惧和悲观。当患者意识到死亡迫近时，会感到内心有一种说不出的紧张与恐惧和难以忍受的不适感。面对威胁生命的疾病，焦虑是一种正常的反应，通常在2周内逐渐消失。若焦虑症状持续存在，则会发展为焦虑性障碍。

二、病因

（一）心理社会因素

癌症与心理社会因素有关。国内外研究表明，受刺激的经历、不良情绪、应对方式等的不同与癌症的发生、发展密切相关。癌症诊断、治疗中的不良反应及家庭和经济上的压力都能引起患者的焦虑情绪，导致其心理痛苦水平增高。疼痛和食欲下降是焦虑性障碍的重要促进因素，放疗和化疗的副作用，如恶心、呕吐、头晕、乏力等，常加重患者的焦虑情绪。

（二）与疾病和治疗相关的原因

1.疾病因素

焦虑症状的出现可以与多种肿瘤的发生相关。其中神经内分泌肿瘤如嗜铬细胞瘤、小细胞肺癌及甲状腺癌均可引起焦虑。

2.药物因素

很多药物可以引起肿瘤患者不同程度的焦虑，例如，周期性化疗中患者会出现预期性焦虑、恶心或呕吐，而某些止吐药物如异丙嗪和甲氧氯普胺可引起静坐不能。肿瘤治疗过程中常用的药物如干扰素可以导致焦虑和惊恐发作，类固醇激素短期应用可以引起情绪不稳和躁动不安。

三、临床表现

（一）心理症状

焦虑患者的典型主诉为苦恼、担忧、悲伤和恐惧等负性情感。患者通常警觉性增高或过于警惕，情绪不稳定，可能突然哭泣或大发脾气。患者常常失眠、做噩梦，醒后感到疲倦或精疲力竭，因此痛苦万分，觉得绝望无助，甚至产生自杀的想法。如果焦虑发展为惊恐发作，患者会有濒死感，有末日就要来临的感觉。

（二）躯体症状

表现多种多样，心血管系统方面可有心悸、心动过速、胸闷憋气或胸痛。呼吸系统方面可有咽部不适、呼吸困难、过度通气；消化系统方面可有消化困难、食欲减退、腹部绞痛、恶心、腹泻或便秘。还可有坐立不安、出汗、头晕、震颤、易疲劳等症状。

四、分型与诊断

（一）惊恐障碍（Panic Disorder，PD）

惊恐障碍又称急性焦虑性障碍，其主要症状特点是反复出现的、突然发作的、不可预测的、强烈的惊恐体验，一般历时5~20分钟，伴濒死感或失控感，患者常有大难临头的害怕甚至恐惧。发作时临床表现多以心血管和神经系统症状为主，患者常在内科相关科室就诊，或出入于急诊。患者在发作后的间歇期仍有心悸，担心再发，有的患者由于担心发病得不到帮助而产生回避行为。惊恐障碍患者常伴有抑郁症状，可在数周内完全缓解，如果超过6个月，易进入慢性波动病程。惊恐障碍可以在癌症患者中出现，没有明确恐惧的情境或者物体。惊恐障碍通常是不可预测的突然发作，极度的不舒服和恐惧，伴有气短、心悸、出汗、哽咽感或窒息感以及濒死感。原先存在的惊恐障碍症状可能在癌症治疗时加强，若症状严重，不予治疗则可能导致患者突然终止癌症治疗。

国际疾病分类第10版（ICD-10）中惊恐障碍的诊断标准。

1.要确诊应在大约1个月之内存在几次严重的躯体性焦虑。

2.发作出现在没有客观危险的环境。

3.不局限于已知的或可预测的情境。

4.发作间期基本没有焦虑症状（尽管预期性焦虑常见）。

（二）广泛性焦虑性障碍（Generalized Anxiety Disorder，GAD）

广泛性焦虑性障碍是一种以持续、全面、过度的焦虑为特征，并且焦虑不限于任何特定环境的精神障碍。患者往往认识到这些担忧是过度和不恰当的，但不能控制。癌症患者常常担心治疗、预后，关注肿瘤标志物的波动和变化，害怕复发，担心无法适应工作、收入减少，恐惧社会地位下降。患者总感到心里不踏实，不确定感很强烈，控制不住的担忧。患者往往出现易激惹、烦躁不安、肌肉紧张、睡眠障碍等高警觉性的症状，也会出现心悸、头晕、口干、出汗、恶心等症状。

ICD-10中GAD的诊断标准：一次发作中，患者必须在至少数周（通常为数月）内的大多数时间存在焦虑的原发症状，这些症状通常应包含以下要素。

1.恐慌（为将来可能出现不好的事情而烦恼，感到"忐忑不安"、注意困难等）。

2.运动性紧张（坐立不安、紧张性头痛、颤抖、无法放松）。

3.自主神经活动亢进（头重脚轻、出汗、心动过速、呼吸急促、上腹不适、头晕、口干等）。

（三）社交焦虑性障碍（Social Anxiety Disorder，SAD）

社交焦虑性障碍又称社交恐惧症（social phobia），主要症状是害怕被注视，认为被他人审视是丢脸和尴尬的。患者在与人接触、交往时紧张、不自然，严重时不敢出门，回避社交。有的癌症患者在患癌后害怕成为被关注的中心，不敢出门，也不敢见熟人和朋友，整天待在家里。手术瘢痕、放疗后皮肤灼伤、面部或肢体残缺、形体变化都会加重患者的社交焦虑。

ICD-10中SAD的诊断标准。

1.心理、行为或自主神经症状必须是焦虑的原发表现，而不是继发于妄想或强迫症状等其他症状。

2.焦虑必须局限于或主要发生在特定的社交情境。

3.对恐怖情景的回避必须是突出特征。

五、评估

（一）常用评估工具

1.状态－特质焦虑问卷（State Trait Anxiety Inventory，STAI）

该量表由Charles D.Spielbergei等人编制，旨在为临床医学专家和行为学家提供一种工具以区别评定短暂的焦虑情绪状态和人格特质性焦虑倾向有较好的信

效度，是最适合肿瘤患者的焦虑评估工具。共有40个项目，第1～20项为状态焦虑量表（S-AI），主要用于评定即刻的或最近某一特定时间或情景的恐惧、紧张、忧虑和神经质的体验或感受，可用来评价应激情况下的状态焦虑。第21～40项为特质焦虑量表（T-A），用于评定人们经常的情绪体验，量表的得分越高，反映了受试者该方面的焦虑水平越高。该量表属于自我评定的量表，有较好的信度和效度。

2.Zung焦虑自评量表（Self-rating Anxiety Scale，SAS）

焦虑自评量表由华裔教授Zung编制（1971）。从量表构造的形式到具体评定的方法，都与抑郁自评量表（SDS）十分相似，是一种分析患者主观症状的相当简便的临床工具。适用于具有焦虑症状的成年人，具有广泛的应用性。国外研究认为，SAS能够较好地反映有焦虑倾向的精神病求助者的主观感受。而焦虑是心理咨询门诊中较常见的一种情绪障碍，所以近年来SAS是咨询门诊中了解焦虑症状的自评工具。SAS含有20个项目，按照中国常模结果，SAS标准分的分界值为50分，其中50～59分为轻度焦虑，60～69分为中度焦虑，70分以上为重度焦虑。

3.汉密尔顿焦虑量表（Hamilton Anxiety Scale，HAMA）

汉密尔顿焦虑量表由汉密尔顿（Hamilton）于1959年编制，是精神科临床中常用的量表之一。本量表包括14个反映焦虑症状的项目，主要涉及躯体性焦虑和精神性焦虑两大类因子结构。本量表主要用于评定神经症及其他患者的焦虑症状的严重程度，但不太适宜估计各种精神病时的焦虑状态。按照我国量表协作组提供的资料，总分超过29分，可能为严重焦虑；超过21分，肯定有明显焦虑；超过14分，肯定有焦虑；超过7分，可能有焦虑；如小于7分，便没有焦虑症状。一般来说，HAMA总分高于14分，提示被评估者具有临床意义的焦虑症状。

（二）评估方法

目前常用的焦虑自评与其评量表都是普适性量表，而非针对癌症患者专门用于癌症患者焦虑，测评的问卷一般来源于心理方面的科研项目，这些问卷在临床中应用于癌症患者会显得过于繁琐和费时。因此，建议在临床中应用一些更为简单方便的评估方法。

1.良好的交流

沟通交流能够为焦虑的评估提供有价值的信息。例如通过一个简单的开放式提问如"你今天感觉如何？"便可以获得大量的信息。如果一个患者回答他吃饭或是睡眠有问题，临床医生可提供针对性的解决

问题的措施，从而减轻焦虑。交流的话题可以从一些普通的问题（睡眠、食欲、活动）到一些涉及私人性问题（人际关系、处理问题的能力和癌症的诊断对于患者家人和朋友的影响）。这些私人性的交流有助于在癌症患者和临床医生之间建立一层真诚的关系。保持患者冷静，令其重拾信心可以有效地缓解焦虑。另外，询问患者是否接受过焦虑、紧张或是抑郁的治疗，能够帮助医护人员去判断患者在癌症诊断之前是否有焦虑的症状。

2.了解患者用药史

用药史包括患者目前正在使用的药物和使用这种药物的开始时间等方面的一个全程回顾。很多药物可以引起焦虑的症状。回顾用药史可以准确地了解那些曾经使用过而目前不再继续使用的药物。例如，停止患者长期以来使用的镇静剂后，将会出现戒断症状，这会明显地表现出严重的焦虑症状。了解曾经使用镇静剂的用药史，可以帮助我们判断焦虑产生的原因。此外，以前每天至少吸两包烟的患者突然停止吸烟后，也会经历戒断症状，包括出现焦虑、易怒和疲乏等症状。

3.注意症状群的存在

如今大部分的研究将癌症患者的焦虑定义为一组症状的一部分，每一个症状可能会引起和加重其他的症状。这一组的症状包括心理症状（例如焦虑和抑郁）和生活质量的症状（例如疲劳和失眠）。例如睡眠障碍和疼痛会产生消极的影响，它影响患者生活质量、功能表现，以及心理健康和情感方面，从而产生焦虑，而焦虑则会加重睡眠障碍与疼痛的程度。

六、药物治疗

（一）苯二氮䓬类药物

苯二氮䓬类药物（benzodiazepine drugs）是治疗焦虑性障碍的主要药物。

1.短效苯二氮䓬类药物

如劳拉西泮和阿普唑仑，起效快，但作用时间短，对间断发作性焦虑或惊恐发作有效。劳拉西泮的用法为每4~12小时口服0.5~1.0mg。阿普唑仑的用法为每6~8小时口服0.25~0.5mg。对于重度焦虑性障碍的患者，劳拉西泮、奥沙西泮代谢不活跃，对肝肾功能损害的患者来说是良好的选择。

2.长效苯二氮䓬类药物

如地西泮和氯硝西泮，对慢性焦虑性障碍有治疗作用，作用时间较长，且患者不易产生耐受性。氯硝西泮的用法为每6~8小时0.5~1.0mg。地西泮的用法为每6~24小时2~10mg，通常需要剂量较大。这些药物有多种活性代谢物，对老年人及肝肾功能损害的患者可能产生副作用。最好从小剂量开始服用，缓慢停药。

老年患者使用苯二氮䓬类药物治疗需要特殊的照顾。随着年龄的增长，肝脏酶的功能会影响到苯二氮䓬类药物的新陈代谢。肝脏对于苯二氮䓬类药物的解毒作用，包括两种酶催化途径：微粒体氧化酶和葡萄糖醛酸苷结合作用。虽然醛酸苷结合作用不因为年龄而改变，但是氧化酶会随着年龄而作用减弱。苯二氮䓬类的药物中，除了奥沙西泮、氯羟安定和替马西泮以外，其他的苯二氮䓬类药物都是需要微粒体氧化酶氧化的。这些药物可以用于治疗焦虑，但是需要特别的注意它的用法、时间和累加效果。随着年龄的增长，大脑功能的很多方面，都会随着苯二氮䓬类药物的使用更易受损。老年患者的副作用会更加明显，包括定向障碍、记忆力混乱、过度困倦、抑郁或是调节异常以及步态和平衡的改变。

（二）抗抑郁药物

由于抗抑郁药的抗抑郁和抗焦虑双重药理作用，被广泛用于焦虑谱系障碍的治疗。新一代抗抑郁药在治疗焦虑症状方面比传统抗抑郁药及苯二氮䓬类抗焦虑药呈现出更多的优势。抗抑郁药可以作为慢性焦虑患者的维持药物，长期应用耐受性好，且应用这类药物可以避免苯二氮䓬类药物的副作用及其依赖性。这些药物产生抗焦虑作用需要2~4周时间，需要应用短效苯二氮䓬类药物作为辅助药物，直到抗抑郁药物起效。

常用抗抑郁药的剂量范围为：帕罗西汀，20~40mg/d；艾司西酞普兰，10~20mg/d；文拉法辛，75~225mg/d；曲唑酮，50~100mg/d。对癌症患者起始剂量宜偏低，从半量或1/4量开始，酌情缓慢加量。我国国家食品药品监督管理局（SFDA）批准帕罗西汀、艾司西酞普兰治疗惊恐障碍，文拉法辛治疗GAD，帕罗西汀治疗SAD，曲唑酮治疗伴有抑郁症状的焦虑性障碍。

（三）其他药物

抗精神病药物如奥氮平、喹硫平，适用于对苯二氮䓬类药物副作用敏感、存在认知损害、有药物依赖史的患者。对一些终末期癌症患者，阿片类镇痛药治疗焦虑比较有效，特别是对那些肺功能损害引起焦虑的患者。

七、心理疗法

（一）支持性心理治疗

支持性心理治疗的目的是减轻患者的痛苦，维持机体功能，该治疗适用于病程各个阶段出现应激性心理障碍的患者。

1.倾听

倾听是心理治疗的一个核心技术，是心理治疗的基础。技巧不在于心理护士讲多少，而在于听多少。耐心地倾听患者的诉说，让患者感到护士在关心他、理解他，这是护士与患者建立良好关系的前提。治疗者要尽可能以简洁、婉转、得体的语言，鼓励、诱导患者把深层的思想顾虑说出来。对患者来说，这是一种"发泄"。发泄在一定程度上可以减轻或缓解患者的内心痛苦。缺乏耐心及足够的时间倾听患者的叙述，是心理工作者最易犯的一个错误，也是治疗失败的一个重要原因。

2.理解

心理工作者在"倾听"的基础上，要用一颗爱心和同情心，去了解、理解患者。在实际工作中，要做到深入了解、全面理解患者并不容易。首先，要通过耐心、专心倾听患者的诉说、细心观察患者的表情举止，力求深入到患者的内心世界，体验患者的情感、人格与经历之间的联系，有时还需换位思考，然后再把对患者的理解传达给患者。同时心理工作者还要注意自己的言行举止，切不可心不在焉，更不能流露出嘲笑、讥讽的言语和表情，以取得患者信赖。

3.期待

期待是患者对未来的向往与追求，是一种积极的心理状态。"期待"现象出现在患者对诊断认可以后，希望到最好的医院，找最好的医生，用最好的药物，尽快手术，尽快治疗。同时，还特别希望得到更多亲友同事的探望、同情和支持，希望医生专心致志地检查和治疗。只要条件允许，应尽可能地满足患者的要求。

4.安慰和鼓励

肿瘤患者的主要心理特征是恐惧和焦虑，鼓励患者把情绪表达出来，再根据存在的身体和心理问题，给予解释。矫正其不正确的认识，并给予有效地健康指导和必要的教育。鼓励和安慰的语言要中肯，态度要真诚，切忌简单化和口号式、说教式的语言。通过鼓励和安慰来减轻或消除患者的恐惧情绪和焦虑症状，树立战胜疾病的信心。

5.保证

目的在于增强患者战胜癌症的信心和勇气。但是"保证"必须有事实和科学的根据，不能言过其实。对于治疗结果，一般只能提出有限度的保证，视患者肿瘤的类型、病期、对治疗的反应以及患者的全身情况而定。预后不良的肿瘤，通常以疾病治疗的成功率作为保证，可请已治愈的患者现身说法。对晚期和治愈希望不大者，应对其生存期做出保证，可举出类似的患者长期生存的例子，使患者不至于过早绝望。

6.解释和商讨

适当注意肿瘤诊断的保密问题。原则上不应隐瞒患者病情。不能哄骗患者，患者一旦得知自己被欺骗而发生愤怒，则对亲属、护士及所有的人都会失去信任。因此，需要根据患者的心理素质、病理结果、病期等，参照下列方法介绍病情：对不了解或不愿了解真实病情者，不应和盘托出；对心理素质稳定、病期早、疗效好的患者，可及早坦诚相告，以便使其配合治疗；对于感情脆弱、精神极度敏感者，则要谨慎从事，选择适当时机告知其真实病情；对于疗效较好的患者，要让其有癌症复发的思想准备；对于病情严重的患者，不应该告知他全部实情，以免患者精神崩溃。但是上述情况必须向患者家属交代清楚，以免日后发生纠纷。

（二）认知疗法

认知疗法的目的是帮助患者解决心理社会应激性问题，使得他们能更好地面对现实，适应生活。对于常见病、多发病，患者一般能够适应和处理。如果突然得知身患癌症，特别是癌症晚期时，患者一时难以应对和处理，可产生认知偏见，出现"肿瘤危机"，如出现焦虑、否认、愤怒、无助、轻生等情绪反应。"咨询"和"危机干预"就是通过纠正患者的认知偏见，支持和帮助患者适应、接受患肿瘤的现实，减轻焦虑，放弃轻生念头。心理工作者首先要了解患者最担心的是什么？最关心的是什么？最怕失去的是什么？鼓励患者表达出自身感受，再根据情况给予必要的安慰和适当的保证，以解决患者的"肿瘤危机"。

心理问题的产生不但与个体的认知偏差有关，还与患者的自身修养、文化水平、脾气性格及人生观、生死观有关。纠正不良认知，学会换个角度看问题，可改变患者的一些认知偏见，纠正一些异常行为。比如，患者认为得了肿瘤，就是被判了死刑，必然会在婚姻家庭、社会地位、事业前途等方面出现心理"危机"。此时，需要对患者实行认知干预。可用大量的事实告诉患者：随着科学的发展，现在"癌症≠死亡"；有些肿瘤通过治疗，可以治愈；有些肿瘤通过治疗，可以延长生存时间；还有一些肿瘤，与高血压病、糖尿病一样，虽不能治愈，但可以长期带瘤生存，以坚定患者的信心。

（三）行为心理治疗

行为治疗是指应用实验心理学和社会心理学的理论和方法来改变症状和行为的一类心理治疗。它强调问题、针对目标、面向未来，对患者的每一个症状进行行为分析。行为分析是处理临床问题和收集、分析临床资料的一种方法，要明确引起患者苦恼、行为异常以及患者在家庭、社会、工作和其他生活方面不满意的原因。人际环境的干预，需要通过患者的亲友、同事、朋友和一些相关团体共同来进行。同时鼓励患者采取积极的态度来矫正影响他的环境因素。

（四）集体心理治疗

集体心理治疗可追溯到美国护士Ptatt JH的时代，1905年，他在美国波士顿首次采用集体教育和鼓励、开展集体讨论的方法，帮助久治不愈而又心情沮丧的结核患者克服抑郁情绪，树立战胜疾病的信心，使许多患者受益。集体心理治疗迅速发展的时期是在第二次世界大战期间和战后。1943年，集体治疗学会（AGPA）在美国成立。1950年，创办了《集体心理治疗杂志》。此后，专业的集体心理治疗工作者人数大幅增加，成为心理工作队伍的一支重要力量。所谓集体心理疗法，就是将癌症患者特别是有心理问题的患者集中在一起，请患者家属、亲朋好友参加，由医务人员或专家讲课，请抗癌明星现身说法、相互学习、共同讨论，探讨抗癌之法、康复之策。在我国较为常见的是抗癌明星集体心理治疗疗法。众多癌症康复患者自愿地、定期或不定期地欢聚一堂，相互学习，相互交流自己治疗、康复的经过，互相交流经验。特别是一些老"明星"的现身说法，会产生意想不到的效果。

（五）家庭和婚姻心理治疗

家庭和婚姻心理治疗是指在癌症患者的家庭中，对患者及其他家庭成员进行的心理干预治疗。患者在家庭中的地位不同、角色不同、作用不同，可产生不同的心理变化，出现不同的抑郁症状：觉得自己处于失败、孤独、无助、绝望之中；或表现为焦虑、恐惧，恐怕工作不能坚持，职务、地位、收入可能受到影响；觉得自己现在是"家中的一个累赘，一个负担"，在家庭中已失去顶梁柱的作用，觉得对不起家庭，对不起配偶，产生自卑感，甚至自暴自弃，"宁愿早些死亡，也不愿意接受比死还难受的治疗"。由于这种错误的认识降低了患者治疗的依从性，特别是在得不到亲人的理解、帮助、照顾或满足不了心理安抚的情况下，还可能导致更严重的情绪和行为异常，根据患者及其他成员的心理变化，采用心理咨询、个别心理指导、行为心理治疗手段，通过认知重建、语言重建、角色转换等方法进行心理干预。

例如乳腺癌是妇女最恐惧的癌症之一，除了担心生命受到威胁外，还会产生更多的心理危机。比如乳腺切除使患者丧失了女性最重要的特征，因此可出现焦虑、抑郁、愤怒等心理不适；或者由于乳腺切除出现身体不适、生活方式受到影响、生活质量下降、性生活受损或出现婚姻危机。对于未婚女性来说，一般都非常担心自己的性别吸引力及生育能力的丧失。患者心理行为的严重程度还取决于社会、家庭、亲友、特别是丈夫的支持，因此夫妻心理治疗非常重要。妻子行乳腺切除术，对于丈夫来说也是一种负性生活事件，而丈夫的应对方式反过来又影响着妻子的康复，所以对患者丈夫的教育至关重要。请丈夫参加制订治疗方案、伤口整形及性关系的讨论等，对于维护良好的夫妻关系，促进患者对疾病的适应是相当有益的。

（六）音乐疗法

音乐的康复能力在生理、心理、社会和精神方面已经被世界各地所认可。音乐疗法在癌症治疗中可以用来帮助减轻症状（比如癌症导致的疼痛和不舒适）和癌症治疗的不良反应。医护人员可以通过不同的音乐治疗方法来帮助患者。这些方法包括弹奏乐器、唱歌、听交响乐、改编或是单纯的聆听音乐。音乐疗法也是一种简单的、低花费的干预措施。

（七）放松联想疗法

放松联想疗法是行为疗法在管理焦虑的一种应用以实现反焦虑的回应，导致生理和心理的放松。特殊的放松疗法包括冥想法、肌肉放松疗法和脱敏疗法。这些方法和催眠疗法、生物反馈疗法和音乐疗法一样，需要使用很多认知和行为疗法的干预要素。这种疗法可以减轻患者的心率、呼吸频率和新陈代谢率，也可以减少骨骼和肌肉的紧张。肌肉放松疗法和联想法需要勤加练习以增加熟练性。一些人认为，在放松治疗期间配合音乐疗法是十分有用的。

八、护理

癌症相关的焦虑是由于潜在的威胁生命的疾病诊断和治疗所带来的一种正常反应，目前还没有较好的策略去预防焦虑。然而患者的焦虑可能会阻碍患者获取有益的健康教育的信息，甚至影响患者继续接受治疗。肿瘤科护士应该使用一些措施去指导患者如何有效的控制焦虑。此外，每一个护理方案都要个性化，它基于准确的评估。如果一个患者的焦虑没有妨碍到癌症的治疗，同时患者也可以容忍，此时除了对患者进行一些简单的安慰和共情，不需要特定的干预。一旦认为患者存在明确的焦虑问题，医护人员要对焦虑的源头进行干预。

（一）一般护理

1. 为患者提供安静舒适的环境。
2. 尊重患者所采取解除焦虑的应对措施。
3. 耐心诚恳地与患者进行交谈，逐步取得患者的信任，表达由于疾病引起的害怕、悲伤、恐惧等情绪体验。对于不善于表达的患者有意识地给予指导和示范，及时了解患者的心理需求和存在的问题。

（二）加强患者教育

对患者进行有效的健康教育，让患者对自己的疾病、治疗以及相关信息有深入的了解，可以在一定程度上缓解焦虑症状。在深入了解患者的心理反应、内心痛苦，找出影响患者心理行为问题的认识偏差的基础上，向患者讲解癌症有关知识，解答患者疑问，因势利导地运用外部积极有利事例，矫正患者的认知偏差，帮助他们以一种新的眼光来看待所面临的困境，强调正性情绪对疾病康复的重要性，指导患者学习应对不良生活事件和改善负性情绪的心理应对知识和技巧。

（三）建立社会支持

癌症影响的不仅仅是个人的疾病，也影响到患者整个社会支持系统里的所有成员。社会支持系统对于每一个患者而言都是独一无二的。对于大多数患者，他们主要的支持系统就是家庭，除了家庭的成员，"家庭中心照顾"是治疗患者焦虑的主要内容。加强患者和家人之间真诚的、开放性的交流是任何治疗方案成功的关键。如果可能，护士可以鼓励家人参与到患者的心理疗法之中。帮助建立支持型的家庭环境，协调患者与亲属之间的情感支持，指导患者亲属给予患者精神鼓励、经济支持和精心的生活照料。一些患者可能会寻求他们家人之外的社会支持。他们会向有同样问题的患者寻求社会支持，如参与心理治疗小组或者支持小组。护士可以向患者提供这种支持小组的联系方式，或是帮助患者建立这种支持小组，安排乐观的患者用亲身的经历去鼓励影响其他患者。鼓励患者参与抗癌组织，使他们在这种特殊的群体中相互支持、相互接受、相互交流、相互学习。这些支持提供了一种重要的社会联系，它可以加速康复，同时可以减轻疾病导致的压力。

九、患者的健康教育

（一）提供足够的信息

给予信息是一种常用的控制焦虑的方法。提供信息（语言、文字或视听）能够积极改善患者处理问题的能力。信息有很多作用，它帮助患者理解癌症诊断的意义，不同的治疗和结果、治疗的副作用、治疗的选择和结局。了解这些信息可以使患者产生一种自我控制的感觉，这种控制的感觉与患者更积极地感情回应有重要的情感关联，比如鼓励患者积极参与治疗计划的制订。

（二）信息个体化

癌症患者健康教育阶段，应该基于一系列患者个性化的信息，例如应考虑到患者希望获得的各种类型的信息、患者喜爱的学习风格（口头的或是文字的，组织的或是个人的）以及存在的阻碍学习的因素（疼痛、焦虑、疲劳）。患者获得这些信息后，会使他们的自我处理能力更加积极。

（三）进行有效的沟通交流

大部分的癌症患者需要更多关于他们疾病和治疗的信息，大部分的患者清晰地记得，他们是如何被告知疾病的，这个时间段的沟通交流决定了患者和护士未来的关系，这就需要护士具有良好的沟通技巧。例如患者提出问题后却没有得到满意的回答，收集信息不准确，或者信息没有被保留下来，这些都有可能成为发生沟通障碍的重要原因。

（田畅）

第十节　失眠

失眠是肿瘤患者最常见的睡眠障碍，在病程的不同阶段会伴随不同程度的睡眠障碍，肿瘤相关性睡眠障碍是肿瘤患者的继发性睡眠障碍，发生率缺乏准确性资料，范围波动很大，18%～95%不等。与非癌症患者相比，癌症生存者的睡眠质量水平较低（56.6%）。原发肿瘤的类型、疾病分期、抗癌治疗的类型和治疗时间的不同与睡眠障碍的发生率密切相关。

一、定义与分类

失眠或者睡眠障碍通常指患者的睡眠时间和（或）质量不能满足并影响白天社会功能的一种主观体验，包括警觉性、精力、认知功能、行为和情绪的变化。

失眠根据原因分为原发性失眠和继发性失眠。原发性失眠几乎以失眠为唯一症状，具有失眠和极度关注失眠结果的优势观念，对睡眠数量、质量的不满，引起明显的苦恼或社会功能受损；继发性失眠是由疼痛、焦虑、抑郁或其他可查证因素引起的失眠。按病程分为：①急性失眠，病程小于4周；②亚急性失眠，病程大于4周，小于6个月；③慢性失眠，病程大于6个月。

二、病因

肿瘤患者的睡眠受很多因素的影响，目前对于肿瘤相关性失眠的发病机制仍不清楚，导致失眠的病因是多方面的，主要分为易感因素、促成因素以及持久因素。

（一）易感因素

1.性别

患者失眠发生率女性高于男性，女性极易因患病受到冲击，容易造成脑功能处于超负荷状态。

2.年龄

各年龄段都可出现失眠症状，但31～40岁的患病人数呈上升趋势，也有研究指出老年患者的睡眠质量较差。

3.先前的睡眠史

之前睡眠卫生习惯不良所致的睡眠障碍。

4.遗传素质

有研究表明母亲最容易将失眠遗传给子代的亲属。

5.肿瘤相关性焦虑抑郁

肿瘤的确诊所致的心理创伤可引起精神心理障碍，从而影响睡眠，但持续性的睡眠障碍也可导致抑郁和焦虑的发生或恶化。

6.其他

肿瘤患者的性格特征、教育程度以及社会支持也可能对其睡眠障碍的程度有影响。

（二）促成因素

1.肿瘤的类型和分期

由肿瘤自身的存在与发展引起的各种躯体不适是导致患者睡眠质量改变最重要、最直接的因素之一。

2.放疗、化疗

化疗所致胃肠道反应、放疗所致周围组织器官的功能破坏等，均加重患者的睡眠障碍。

3.抗癌治疗的不良反应

加重原有症状，或者导致新的躯体不适的出现，如恶心、呕吐、疲乏、腹泻、尿频等。

4.肿瘤引起的各种症状

包括肺癌所致咳嗽、气促、呼吸困难，消化系统肿瘤所致腹胀、恶心、呕吐，泌尿生殖系统所致尿频，各种肿瘤导致的类癌综合征（心动过速、水样腹泻、潮热、盗汗）等，均可影响肿瘤患者的睡眠质量。到肿瘤晚期，各种躯体不适更加严重，睡眠质量更差。

5.更年期症状

角色的转变以及绝经后激素的变化，引起这一人群的睡眠障碍在肿瘤发生前就可能存在。

6.环境因素

住院环境或者其他原因引起的睡眠环境的改变可能也参与了睡眠障碍的发生，如强光、噪声、温度异常、卧具不适等。

（三）持久因素

1.不良的睡眠行为

白天睡觉时间过长，日常活动量减少，频繁的改变睡眠状态，长期使用药物或使用药物不当及不良生活习惯等，如久坐的生活习惯、吸烟、嗜酒或者对含咖啡因饮料的使用，这些不良习惯在肿瘤的治疗过程中是需要重点帮助他们改变的。

2.错误的睡眠认知

对睡眠、睡眠时间和质量存在错误观念以及不切实际的期望。

三、发病机制

失眠的发病机制与睡眠觉醒周期密切相关。但睡眠觉醒具体机制尚不明确，比较公认的机制认为脑干的中缝核、孤束核能诱导睡眠的发生，而脑桥背内侧被盖的蓝斑头部对维持觉醒起作用。视交叉上核是体内基本的生物钟，它包含了自我维持昼夜节律的振荡器，可以使内源性的昼夜节律系统和外界的光暗周期相耦合。丘脑也是参与睡眠与觉醒节律的重要结构之一，包含了诱导睡眠和引导觉醒两种调节机制。大脑皮质作为体内的高级中枢，其产生的意识活动对睡眠觉醒节律有一定影响。上述神经生理功能的抑制作用减弱或易化作用增强，以及参与其中的神经解剖结构发生病理性改变，都可以导致失眠症的产生。

四、临床表现

睡眠障碍诊断早期可作为患者的一种心理反应。当癌症确诊后，患者出现不同程度的愤怒、抑郁、紧张、否认、恐惧，发生食欲和睡眠障碍、体重下降等属于正常心理压力反应，持续一段时间后这些反应可消失。

失眠者病前常有一定的心理社会因素，如应激性生活事件、搬迁及过度疲劳等，开始时往往是临睡前思考一些个人的问题，思绪万千，并对日常的睡眠习惯有所影响。随后又日益担心失眠，出现自己不能入睡的先占观念，形成一种恶性循环，即使心理社会因素被消除，失眠的情况仍不见改善。

临床常见的失眠形式有：①睡眠潜伏期延长，入睡时间超过30分钟；②睡眠维持障碍，夜间觉醒次数≥2次或凌晨早醒；③睡眠质量下降，睡眠浅、多梦；④总睡眠时间缩短，通常少于6小时；⑤日间残留效应，次晨感到头昏、精神不振、嗜睡、乏力等。

五、评估

（一）影响睡眠的因素

1.年龄因素

通常睡眠时间与年龄成反比，即随着年龄的增长，个体的睡眠时间逐渐减少。肿瘤患者多为老年患者，患者本身就存在睡眠质量低的现象。

2.生理因素

睡眠是一种周期性现象，与人的生物钟保持一致。如果人的睡眠不能与昼夜节律协同一致，长时间频繁的夜间工作或航空时差，会造成生物节律失调。内分泌变化会影响睡眠，肿瘤患者化疗期间内分泌发生变化，容易造成患者发生失眠。

3.病理因素

患病的人需要更多的睡眠时间，然而肿瘤患者由于躯体的疼痛、呼吸困难、发热、恶心、呕吐等症状均会影响正常的睡眠。此外，80%的失眠与精神障碍、精神疾病有关，肿瘤患者常存在神经衰弱、焦虑症、抑郁症等，同时可伴有中枢交感和胆碱能活动平衡紊乱，影响大脑对睡眠的调节功能。

4.环境因素

医院是为特定人群进行防病治病的场所，其工作性质的昼夜连续性、环境的复杂性和特殊性是影响患者睡眠的重要因素之一。

5.药物因素

某些神经系统用药、镇痛药、镇静药、激素等均对睡眠有一定影响。肿瘤患者经常使用此类药物常会造成睡眠周期紊乱，加重原有的睡眠障碍。

（二）睡眠评估工具

目前有很多评价睡眠障碍严重程度及种类的工具，多采用综合量表中的单一条目筛查睡眠障碍，或采用综合性问卷进行多维度描述睡眠障碍的特征，也可利用睡眠日记进行睡眠质量追踪。

1.匹兹堡睡眠质量指数量表

匹兹堡睡眠质量指数量表（Pittsburg Sleep Quality Index，PSQI）用来测量患者近1个月来的睡眠质量，由9个自评和5个他评条目（不参与计分）组成，可以测量患者的睡眠质量、入睡时间、睡眠时间、睡眠效率、睡眠障碍、催眠药物的使用、日间功能障碍7个维度。每个条目按0、1、2、3计分，累计各条目得分为总分（0~21分），分数越高，睡眠质量越差。按照中国常模标准，PSQI总分7分以上为失眠。此表在国内已由刘贤臣等进行信效度的检验，灵敏度为98.3%，特异度为90.2%，但有研究显示，8分作为分界值可能更有利于判断癌症患者的睡眠质量。

2.睡眠状况自评量表

睡眠状况自评量表（Slef Rating Scale of Sleep，SRSS）是临床上对睡眠的自我评定量表，能在一定程度上了解被调查者近1个月内的睡眠状况，量表共包含10个项目，每个项目分5级评分，总分为所有项目得分之和，总分越高则提示睡眠状况越差。

3.睡眠日记

用于了解患者1周内的睡眠模式情况，以及了解患者睡眠障碍的性质、频率、持续时间、强度等信息。一个典型的睡眠日记包括记录以下情况：每日醒来一睁开双眼，立刻记录上床时间、起床时间、睡眠潜伏期、夜间醒来次数和持续时间、打盹、使用帮助睡眠的物质或药物、各种睡眠质量指数和白天的功能状况。

4.腕动计

腕动计是一种可以戴在患者腕部用来识别睡眠和觉醒的敏感活动装置。应用原理是人在睡眠时运动减少，觉醒时活动增加。此仪器可连续记录长时间的睡眠-觉醒参数，如睡眠潜伏期、总睡眠时间、觉醒的次数和时间、睡眠效率等，同时提供生物节律参数，如活动的幅度（最高-最低的差异）、活动高峰时间。对诊断失眠、生物节律紊乱和过度思睡效果明显。

六、治疗

（一）药物治疗

目前常用苯二氮䓬类和非苯二氮䓬类催眠药物。美国精神障碍诊断和统计手册第4版（DSM-Ⅳ）指出，非苯二氮䓬类催眠药物唑吡坦是治疗原发性失眠的首选药物。长期、顽固性失眠应在专科医生的指导下用药。

1.苯二氮䓬类

非选择性拮抗 γ-氨基丁酸苯二氮（GABA-BZDA）复合受体，具有抗焦虑、肌肉松弛和抗惊厥作用。主要作用机制是改变睡眠结构，延长总睡眠时间，缩短睡眠潜伏期。不良反应可导致日间嗜睡、认知功能和精神运动功能受损、反跳和戒断症状。长期大量使用会产生依赖性和耐受性。对于初次就诊的失眠患者不主张用苯二氮䓬类药物治疗，同时因该类药可加重呼吸抑制而禁用于睡眠呼吸暂停患者，特别是肺癌患者。

2.非苯二氮䓬类

主要有唑吡坦、佐匹克隆、扎来普隆等药物，是选择性拮抗GABA-BZDA复合受体，仅有催眠作用，无镇静、肌松和抗惊厥作用。不影响健康者的正常睡眠结构，可改善患者的睡眠结构；治疗剂量内唑吡坦和佐匹克隆一般不产生失眠反弹和戒断综合征。

停药指征：当患者感觉能够自我控制睡眠时，可考虑逐渐停药。如失眠与其他疾病（抑郁障碍）或生活事件相关，病因去除后，也应考虑停药。停药需要数周至数月时间，在停药过程中出现严重或持续的精神症状时，应对患者重新评估。常用的减量方法为逐步减少夜间用药，在持续治疗停止后可间歇用药一段时间。禁止突然停药，避免发生失眠反弹。

（二）中医治疗

中医认为失眠的主要机制是机体脏腑阴阳失调、气血失和，以致心神不宁。治疗着重调治脏腑及其气血阴阳，以"补其不足，泻其有余，调其虚实"为总则，应补益心脾、滋阴降火、交通心肾、疏通养血、益气镇惊、活血通络等治法，使气血和畅，阴阳平衡，脏腑功能恢复正常。如归脾汤合酸枣仁汤、茯楂枣仁汤、血府逐瘀汤等均能有效的改善失眠。

（三）非药物治疗

癌症患者并发失眠的非药物治疗是睡眠障碍的首选。一过性或急性睡眠障碍单独采用非药物治疗可以有良好的疗效。对于治疗长期睡眠障碍也是有效的方法。

1.认知行为疗法（Cognitive Behavioral Therapy，CBT）

认知行为疗法是美国睡眠研究所制定的睡眠干预指南，用于慢性失眠者。主要针对失眠的病因，改变导致失眠的长期因素，改变睡眠的不良信念和态度，减弱"唤醒"状态，打破中介机制，最终建立程

序化。程序化的睡眠行为，包括以下内容改变患者对睡眠的错误观念和态度、睡眠卫生教育、刺激控制治疗、睡眠限制、逆向意志等。

2.辅助疗法

辅助疗法在改善癌症患者的入睡困难和睡眠维持方面效果显著，主要包括正念减压疗法、联合放松技术、穴位按摩、针灸、足浴、瑜伽、太极拳等。

3.音乐疗法

音乐疗法可减轻失眠患者的精神紧张及焦虑情绪，首先选择和声简单、和谐、旋律变化跳跃小、慢板的独奏曲或抒情小品音乐。其次，选择一个冷色安静的环境。每天睡前聆听45分钟的镇静音乐，连续3周，能够缩短入睡时间，延长睡眠时间，改善白天的社会功能。音乐治疗的疗效是剂量依赖的，时间越长，效果越好。同时由于音乐的类型较多，人格、年龄、社会角色等不同对音乐的感受及接受不同，因此对于音乐的选择应做到因人而异和规范化。

4.放松训练

常用的方法有横膈膜式深呼吸（由腹部而不是胸部发起呼吸运动），使呼吸放慢，变深；渐进性肌肉放松，让患者自己体验肌肉群从极度紧张到逐渐放松的全过程，帮助患者进入身心松弛的状态；想象可以让患者缓解与失眠有关的烦恼和紧张。

5.刺激控制疗法

美国睡眠医学会推荐为治疗入睡困难和睡眠维持困难的"标准的"非药物疗法。主要内容包括：①无论夜里睡了多久，每天都坚持在固定的时间起床；②除了睡眠外，不要在床上或卧室内做任何事情；③只在卧室内睡眠；④醒来后的15～20分钟，一定要离开卧室；⑤只在感到困倦时才上床。

6.物理治疗

包括：①电疗法，主要包括高压低频电流、高压静电疗法、电睡眠疗法和低压静电疗法等；②声疗法，常见的主要有超声波疗法、电音乐疗法；③磁疗法，磁场作用人体，可降低大脑皮层的兴奋性，加强内置抑制，干预人脑电活动如睡眠节律和睡眠波形，从而改善睡眠，如经颅磁刺激；④光疗法，视网膜丘脑束将光信息传至交叉上核，从而使人体内的"昼夜节律起搏器"达到与明暗周期同步化来治疗失眠。不同波长的光线有不同的生理作用，例如红、橙、黄光可使呼吸加快加深，脉搏加快，使机体处于兴奋状态，蓝、绿、紫光则相反，使机体的神经反应性降低。蓝光较红光波长短，具有镇静作用。

7.其他

褪黑素是松果体分泌的能调节昼夜节律的激素，能有效治疗昼夜节律紊乱，但不推荐作为催眠药物使

用。过量饮酒会导致睡眠质量下降，容易觉醒和早醒，酒精被禁用于失眠的治疗。

七、护理

肿瘤相关性失眠的治疗是长期、综合性的，需对失眠的易感因素、促成因素以及持久因素予以重视，及时发现并给予关注、处理。

（一）心理护理

肿瘤诊断及肿瘤知识的缺乏易使患者出现焦虑情绪，导致患者出现睡眠困难。多与患者进行交谈，建立朋友式的关系，可利用通俗易懂的语言，根据不同患者的文化背景、生活习惯、人际关系及信仰等情况将健康教育内容传授给患者，有针对性地将疾病的发展情况和预后情况对患者进行讲解，使患者全面的了解疾病进展，做好应对疾病思想准备，教会患者如何配合治疗，以减少恐惧感，预防并发症。消除顾虑，减轻心理压力，树立战胜疾病的信心，促进睡眠。

（二）针对病因的护理

消除或减轻患者的症状，会使患者对治疗产生希望和信心。最大限度的症状控制可以有效地改善患者的生活质量，制订相应的护理措施。如有效控制手术后疼痛，对于癌痛患者应遵循WHO推荐的癌症镇痛三阶梯止痛法，按时足量给予口服止痛药物，达到有效止痛，减少患者心理上对疼痛的恐惧感，采取上述措施缓解疼痛，破坏疼痛与睡眠紊乱间的恶性循环。服用抗高血压药物、利尿剂等引起的睡眠障碍，可调节用药量和用药时间。化疗引起的恶心、呕吐、腹痛、腹泻、乏力、头晕等，应指导患者在适当的时间内进餐，按时给予止吐药物：应遵医嘱及时足量使用止吐药物，减轻患者的不适，化疗尽量在日间完成，应该尽早输液，指导患者把饮水的时间尽量放在白天，避免夜间治疗和患者夜尿频繁而影响睡眠。

（三）睡前护理

认真做好晚间护理，就寝前协助做好洗漱、排便、整理床单、更衣等，视病情协助患者喝热牛奶、热水泡脚及各种有助于入睡的活动。协助患者洗漱，温水沐浴，穿宽松舒适的棉质睡衣，利于患者休息，睡前不要过饱或饥饿，不要喝太多的水，入睡前排尿。

（四）舒适的睡眠环境

病室环境安静、隔音、避光，减少相互干扰，必要时给予患者带耳塞或眼罩，符合患者的个人睡眠习惯的要求。室内通风透气、温度、湿度适宜、无异味，室温保持在20℃～24℃，湿度50%～60%。夜间尽量使用柔和的壁灯，对一些同室使用的仪器声、谈话声尽量降至最低。夜间巡视时用灯光弱的手电，做到说话轻、走路轻、开门轻、动作轻；整理床单位，保持床铺干燥、整洁，选择高度适中的枕头和厚薄适中的被褥；携带管道患者妥善固定管路，引流管长度以不影响患者翻身为宜；协助患者舒适卧位，有效促进睡眠。

（五）合理用药

催眠药物可暂时缓解睡眠紊乱，长期应用可产生依赖、药效丧失、药源性失眠，应详细地向患者讲解催眠药物的作用及不良反应，应及时与患者、医生进行沟通，合理选择调整用药，必要时可加用一些药物治疗，如苯二氮䓬药物、抗抑郁药或催眠药等，帮助患者度过严重的失眠阶段，但避免长期服药。对催眠药有依赖性的患者，可给予暗示或使用安慰剂，使患者摆脱药物，恢复正常睡眠。

八、患者的自我护理

（一）睡眠卫生教育

对患者进行睡眠卫生教育的目的是帮助患者养成良好的睡眠习惯，以提高睡眠质量。

1.不要服用含咖啡因或尼古丁类的药物或食物，尤其是上床入睡前4～6小时。

2.睡前4小时避免锻炼，日间有规律的锻炼有益于睡眠，但睡前锻炼却会干扰睡眠。

3.吸烟会影响睡眠，建议患者尽快戒烟。

4.晚上不宜饮酒，尽管酒精能帮助紧张的人入睡，但在后半夜会使人容易苏醒。

5.不要带着问题睡觉，避免过度思考出现精神高度紧张而导致失眠。

6.定时休息，准时上床，准时起床。无论前一天晚上何时入睡，第2天都要准时起床。重塑生物钟节律。

7.将钟表放到看不见的地方，减少因不停看表所引起的焦虑和紧张。

（二）睡眠时间限制

指限制患者在床上的时间以达到最佳的睡眠效率。要求患者使用睡眠日记记录2周的睡眠状况，估算总体的睡眠时间。把在床上的时间限制到平均估算的睡眠时间。床上的时间不得少于5小时，早晨应在同一时间起床。睡眠效率=实际总睡眠时间÷躺在床上的时间×100%，正常人的睡眠效率应该在95%左右，限制躺在床上的时间可以提高睡眠效率。如果睡眠效率低于85%，躺在床上的时间应该减少15～20分钟。白天应在一定程度上尽量满足其娱乐、兴趣、人际交往方面的需求，避免整日昏昏欲睡引起的睡眠节律紊乱。老年人的睡眠效率往往偏低，有国外研究显示不必限制老年失眠者白天打盹的时间和次数，因为白天小睡并不影响其夜间睡眠。

（刘少华）

第十一节　出血

一、概述

出血性疾病是由于正常的止血机制发生障碍，引起自发性出血或轻微损伤后出血不止的一组疾病。任何原因造成的血管壁通透性增加、血小板数目减少及其功能异常和凝血功能障碍，均可能导致出血。出血是恶性肿瘤常见并发症之一，也是导致肿瘤患者常见死亡原因之一。

早在20世纪60年代，有研究指出肿瘤会增加出血的风险，而某些恶性肿瘤发生因治疗导致出血的概率更高，例如白血病，尤其是急性早幼粒细胞白血病（APL），高达90%的APL患者可以发生出血性并发症。另外，某些实体肿瘤更容易发生止血功能障碍，如胃、肝、肺、胰腺、前列腺的黏液腺癌。同时，大剂量化疗、放疗、自体骨髓移植和外周血干细胞采集使得恶性肿瘤患者产生凝血障碍的机会大为增加。因此了解与肿瘤患者出血相关的因素，做好出血的护理十分重要。

二、病因

在正常情况下，循环血液内凝血系统和抗凝血系统维持动态平衡，以保持血液在血管内呈流动状态。但维持肿瘤患者血液系统的恒定却是非常复杂的过程，因为同时存在许多因素影响该过程，例如疾病本身或药物治疗所导致的骨髓抑制、营养不良或肝脏病变造成的凝血因子产生减少、药物引起的凝血功能障碍、纤维蛋白分解、高凝状态、感染等因素。肿瘤合并出血原因主要有以下两类。

（一）肿瘤本身所致的出血

1.肿瘤侵蚀血管，肿瘤本身可以侵犯周围组织结构或血管导致出血，如口腔、泌尿生殖道、胃肠道及妇科肿瘤等，肿瘤位置靠近大血管处会增加大出血的风险。

2.肿瘤并发感染、溃疡是导致出血的重要因素。

脓毒血症会增加出血的风险，肿瘤导致弥散性血管内凝血（DIC）是脓毒血症后的严重后遗症。侵袭性的真菌感染，尤其是肺部，可能会引起致命性的出血。

3.肿瘤广泛侵犯骨髓，导致全血细胞减少，肿瘤侵犯脾脏引起脾功能亢进，导致出血。

（二）肿瘤治疗所致的出血

由化疗或放疗引起骨髓造血功能低下，导致血小板数量及功能异常、凝血功能异常。

1.血小板数量及功能异常

（1）血小板增多症（thrombocytosis）　原发性血小板增多症是造血干细胞的异常问题，其特征是骨髓内巨核母细胞过度的增殖，造成患者发生出血和血栓的并发症。在癌症患者中约有30%～40%的患者出现继发性血小板过多症。血小板通常有轻微上升，在（400～600）×10^9/L的范围。许多实体瘤的患者血液常呈高凝状态，常见的恶性肿瘤有肺癌、胰腺癌、肾癌、胃肠道肿瘤、霍奇金淋巴瘤或脾脏切除的患者。大多数的继发性血小板增多症患者无症状，但仍有少数患者出现血栓形成，常发生于年长、动脉硬化、有栓塞并发症或卧床的患者。一旦发生弥散性血管内凝血，导致重要脏器内出血，则后果严重。

（2）血小板减少症（thrombocytopenia）　癌症患者放疗和化疗后易引起血小板减少症。引起该并发症的最常见原因是骨髓中巨核细胞缺乏或降低，原因可能是骨髓受到肿瘤的侵犯或化学治疗与放射治疗所引起的急、慢性骨髓抑制的副作用。血小板减少的同时通常合并有其他血细胞减少的问题，而且减少的数量与骨髓受到侵犯的程度成正比。常见可引起骨髓侵犯的恶性肿瘤有乳腺癌、前列腺癌、血液恶性肿瘤等。

化疗是最常见造成肿瘤患者血小板减少的原因，其程度与药物种类、剂量、给药途径、给药时间、以往的抗肿瘤治疗、患者的年龄、营养状况和肿瘤类型有关。如患者接受的化疗药物为细胞周期非特异性药物，因其主要破坏非增殖周期的细胞，如骨髓干细胞，所以其毒性作用的发生通常比较慢，持续的时间也比较长，同时毒性具有累积性。如接受的化疗药物为细胞周期特异性药物，其主要破坏增殖中的细胞，所以血小板数量减少出现得比较早，但同时也会较早恢复至正常范围。

放疗造成血小板减少的毒性作用主要表现在破坏非增殖中的干细胞或休止期的细胞。除了全淋巴结照射和全身放疗外，巨核细胞的抑制通常在放疗后2周发生，一般2~6周恢复。

（3）血小板破坏增加　血小板的平均寿命为8~10天，但某些合并脾脏肿大的原发肿瘤患者，由于巨脾对血小板有破坏作用，出现血小板破坏增加时，则导致血小板减少症。此时患者如无骨髓肿瘤广泛浸润，其骨髓内巨核细胞的数量增多。抗HLA（人类白细胞抗原）或特异性抗血小板抗体也会导致免疫介导的血小板减少症。此外，血小板减少还与DIC密切相关，特别是急性髓性白血病、淋巴瘤、肺癌、乳腺癌、胃肠道肿瘤（GI）或泌尿系肿瘤合并DIC的患者，由于急性早幼粒细胞白血病患者的早幼粒亚细胞成分中含有促凝血物质和纤溶酶，易合并DIC，导致血小板破坏增加。

（4）血小板功能异常　主要表现在促凝血活性下降、凝聚能力下降，以及二磷酸腺苷（ADP）、肾上腺素或胶原反应的血清素释放下降。某些肿瘤患者血小板计数可以正常，但其功能却不正常。例如许多慢性骨髓增殖异常患者的血小板计数正常，但功能异常。急性白血病的血小板常会出现凝集不正常的现象。部分免疫球蛋白A（IgA）骨髓瘤或Waldenstrom巨球蛋白血症、多发性骨髓瘤和意义尚不明确的单克隆丙种球蛋白病患者也表现为血小板功能异常。

2.凝血功能异常

患者血液黏稠度过高，各种淀粉样变性患者合并的获得性因子X缺乏症、循环中的肝素样抗凝集素、纤维蛋白溶解作用和骨髓瘤蛋白聚合作用的抑制，以及对其他凝集蛋白质功能的抑制作用等因素也易导致出血。另外，肝癌患者常造成肝脏合成的各种凝血因子不足，当肝癌患者或肿瘤患者出现肝转移时，可预测患者有出现出血性并发症的危险。

三、临床表现

（一）出血

出血症状发生的部位可遍布全身，最常见的出血部位在皮肤、眼睛及黏膜，包括鼻出血、齿龈出血、胃肠道出血及视网膜出血、阴道出血等。急性早幼粒白血病易并发弥散性血管内凝血而致全身广泛性出血。眼底出血可致视力障碍，颅内出血最为严重，常

表现头痛、呕吐、两侧瞳孔大小不等，继之昏迷而死亡。发生于自然腔道的恶性肿瘤常伴有出血，系肿瘤侵蚀血管引起，如累及毛细血管或小血管则会少量出血；如累及大血管或动脉则出现大出血致急性死亡。临床常见部位恶性肿瘤出血的表现如下。

1.呼吸道出血

（1）涕血　涕血是鼻咽癌的早期症状，表现为鼻涕中带血，或从口中回吸带血的鼻涕，又称为回吸性痰中带血。涕血常发生在晨起后。涕血量不多时，经常被患者疏忽，误认为是鼻炎或鼻窦炎，或被当作咯血到内科就诊。晚期肿瘤溃烂时，可有脓样涕或引起不易控制的大量出血，甚至有生命危险。

（2）咯血　原发性支气管肺癌常伴有咯血，通常伴有胸闷、喉痒和咳嗽等先驱症状，咳出的血色多数鲜红，混有泡沫或痰，呈碱性。突发胸痛及呼吸困难，而后出现咯血者应警惕肺栓塞。咯血的症状应与呕血相鉴别。一般认为，24小时咯血量少于100mL者为少量咯血，100~500mL者为中量咯血，大于500mL或一次咯血量大于100mL者为大咯血，应紧急处理。咯血量的多少视病因和病变性质而不同，但与病变的严重程度并不完全一致，少则痰中带血，多则大口涌出，一次可达数百或上千毫升。

2.上消化道出血

病例中约有5%系恶性肿瘤引起，主要为晚期胃癌，其中42%表现为大量出血。上消化道大出血一般是指数小时内失血量超过1000mL或占循环血量的20%以上者，食管、胃、十二指肠、胰腺、胆道的恶性肿瘤均可发生这一急症。主要表现为呕血、黑便，以及血容量急剧减少引起的周围循环衰竭，如脉搏细数、脉压变小、皮肤湿冷、血压下降、发热、氮质血症、急性失血性贫血等，由于出血未能及时得到控制者可因失血性休克而死亡。

上消化道出血者均有黑便，但不一定有呕血。出血部位在幽门以上者常有呕血和黑便，在幽门以下者可仅表现为黑便，但出血量少而速度慢的幽门以上病变亦可仅见黑便，而出血量大、速度快的幽门以下病变可因血液反流入胃，引起恶心、呕吐而出现呕血。

呕血与黑便的颜色、性质亦与出血量和速度有关。呕血呈鲜红色或血块提示出血量大且速度快；柏油样黑便，黏稠而发亮，是因血红蛋白中铁与肠内硫化物作用形成硫化铁所致；当出血量大且速度快时，血液在肠内推进快，粪便可呈暗红色甚至鲜红色。

3.泌尿道出血

肾脏、输尿管、膀胱和尿道肿瘤常可发生泌尿道出血，盆腔肿瘤如直肠癌、卵巢癌等侵蚀泌尿道也可引起出血。某些抗肿瘤药物如环磷酰胺和异环磷酰胺

的代谢产物丙烯醛经肾脏排泄至膀胱，刺激膀胱上皮引起出血性膀胱炎。临床上静脉给予环磷酰胺总量超过18g，或口服总量超过90g易发生出血性膀胱炎，而口服给药则常呈慢性出血。盆腔和肾区的放疗也会引起出血，主要是射线造成膀胱和肾脏纤维化，毛细血管闭塞，脆性增加，加之局部刺激所致。

4.颅内出血

颅内动脉瘤、血液病、抗凝及溶栓治疗等均可能诱发颅内出血。临床表现的轻重主要取决于出血量和出血部位，出血量小者，可表现为单纯某一症状或体征，无全脑症状（肢体瘫痪、失语等局灶定位症状和剧烈头痛、喷射性呕吐、意识障碍等）或较轻；出血量大者，发病后立即昏迷，全脑症状明显，出现脑水肿或脑疝。发生在脑干的出血，即使出血量不大，病情也较凶险。

（二）弥散性血管内凝血（DIC）

DIC是由多种致病因素激活机体的凝血系统，导致机体弥散性微血栓形成、凝血因子大量消耗并激发纤溶亢进，从而引起全身性出血、微循环障碍乃至单个或多个器官功能衰竭的一种临床综合征。本病起病急、进展快、死亡率高，是临床急重症之一。DIC是肿瘤患者常见的并发症之一，该疾病不是一个独立的疾病，而是发病原因和临床经过均较复杂的一组继发性出血综合征。急性DIC的病情变化迅速，如不及时治疗，往往危及生命。

1.发病特点

①先有短暂的高凝状态，血液中血小板和凝血因子功能亢进；②同时在许多器官的小血管内有纤维蛋白沉着，形成血栓，从而引起栓塞和微循环障碍，红细胞受机械性损伤而溶血；③继之血液中大量血小板和凝血因子减少，引起消耗性低凝状态和出血；④然后体内发生继发性纤溶，降解大量的纤维蛋白和已形成的纤维蛋白，造成低纤维蛋白原血症，进一步加重出血，同时血液中出现纤维蛋白（原）降解产物（FDP）。

2.发病机制

由于病因不同可有不同的发病机制，在大多数情况下往往是综合性因素所引起的。从病生理角度，DIC的发生与发展过程可分为高凝血期、消耗性低凝血期和继发性纤溶亢进期3个阶段，但临床上各期可有部分交叉或重叠，特别是消耗性低凝血期与继发性纤溶亢进期，常难以截然分开。

（1）高凝血期　在促凝物质作用下，凝血因子被激活，血中凝血酶含量增加，血液呈高凝状态，循环血液中易有血栓形成。最早的征兆是抽血取化验标本

时，发现血液不易抽出、血液易凝固，严重患者皮肤上出现淤点或紫斑。实验室检查中凝血时间缩短，血小板黏附性增高。

（2）消耗性低凝血期　由于广泛的血管内凝血，消耗大量的凝血因子和血小板，且多易继发纤溶，常使血液转入低凝状态。患者多以出血表现为主，全身各个部位均可发生，但以皮肤、胃肠道、口鼻黏膜及注射部位多见。此期应进一步做实验室检查，主要是出、凝血时间和凝血酶原时间延长，血小板和纤维蛋白原等凝血因子减少。

（3）继发性纤溶亢进期　由于大量纤溶酶原转变成纤溶酶，同时因纤维蛋白（原）降解产物的形成，它们均有很强的纤溶和抗纤凝作用，所以此期血液凝固性更低，出血倾向更为明显，常表现为严重出血、渗血、休克，甚至多系统器官功能衰竭（Multiple Systemic Organ Failure，MSOF）等。实验室检查见血小板计数、纤维蛋白原和其他凝血因子量降低，纤溶酶原减少，凝血酶时间延长，FDP增多和血浆鱼精蛋白副凝固试验（即3P试验）阳性。

3.临床表现

除了原发病的症状体征以外，DIC常见的临床表现是出血、休克、栓塞与溶血，其中出血的发生率为84%～95%，是DIC最常见的临床表现之一。多突然发生，主要表现为广泛、多发的皮肤黏膜自发性、持续性出血，伤口和注射部位的渗血，可呈大片淤斑。严重者可有内脏出血，如呕血、便血、咯血、阴道出血及血尿，甚至颅内出血而致死。此外。有学者认为，在基础病变存在的前提下，若同时出现3个或以上无关部位的自发性和持续性出血，则具有DIC的诊断价值。低血压、休克或微循环障碍的发生率为30%～80%，轻症表现为低血压，重症则表现为休克或微循环障碍，且早期出现单个或多个重要器官功能不全，包括肾、肺及大脑等。患者常表现出四肢皮肤湿冷、发绀、少尿或无尿，并可出现呼吸困难及不同程度的意识障碍等。栓塞的发生率为40%～70%，与弥散性微血栓的形成有关。溶血约见于25%的患者，溶血早期不易察觉到，大量溶血时还可出现黄疸、血红蛋白尿等。

四、评估

（一）疾病及家族史

为了确定患者有无出血倾向，仔细评估患者的病史与家族史是十分重要的。评估主要内容包括以下方面：①有无出血倾向，患者皮肤是否容易出现淤青、是否经常流鼻血、牙龈出血、尿和便的颜色是否改变（颜色变深或发黑）、是否有胃部不适、是否有视力

模糊和关节疼痛；②家族成员中是否有血液方面的异常；③患者目前及过去的治疗用药中是否有影响凝血或导致出血的药物；④患者的一般状况及活动能力，协助判断疾病的影响及是否有并发症产生；⑤患者的输血史包括输血的原因、剂量、输注血液制品的成分和效果；⑥患者的营养状况，用来判断患者是否缺乏维生素K或维生素C，或是全面营养不良以至于影响血液系统功能及患者身体康复；⑦患者有无贫血症状，可能为慢性出血所致。

（二）身体状况

护士应仔细评估患者出血的症状和体征，做身体评估时应按从头到脚的顺序，包括手掌和脚掌，不能遗漏任何一个部位，特别是巩膜和口腔黏膜。同时应注意患者的不适主诉，如恶心、疼痛、视力模糊等症状见表16-11-1。

（三）实验室检查

判断患者是否有出血倾向或出血，要进行许多筛选检查，常见的检查项目有：①出血时间（Bleeding Time，BT）；②血小板计数（Platelet Count，PC）；③血浆凝血酶原时间（Prothrombin Time，PT）；④活化部分凝血活酶时间（Activated Partial Thromboplastin Time，APTT）；⑤血浆纤维蛋白（原）降解产物（Fibrinogen Degradation Products，FDP/FgDP）。

五、治疗

（一）出血的治疗方法

1.一般处理

一旦发生出血征象，应及时停止任何诱发出血的药物，避免肌内注射等侵入性操作，避免使用非甾体类抗炎药，如阿司匹林、布洛芬、吲哚美辛等。如发生呼吸道或上消化道大出血，应防止窒息。给予抗感染治疗，减少出血的危险。当出血量多时，可根据情况输注全血或浓缩红细胞和血浆扩容剂。

2.肿瘤常见部位出血的处理

（1）当患者出现鼻出血时，应采用压迫止血的方法，当出血少时可采用1%麻黄碱点滴纱条或明胶海绵于前鼻腔局部填塞，出血多时采用后鼻腔气囊填塞，同时全身给予止血药物，必要时可输血。在上述处理无效时可考虑做一侧颈外动脉结扎。

（2）当患者出现大咯血时应给予紧急处理，包括患侧卧位，以免血液流入健侧肺内，应用止血药等。经内科治疗无效时可考虑经纤维支气管镜冰生理盐水溶液灌注，局部滴注1∶20 000肾上腺素5mL；病变局限者可考虑手术治疗。咯血的主要并发症是窒息、失血性休克、肺不张及肺部感染等，窒息是咯血直接致死的主要原因，应及时识别并立即进行抢救处理。

（3）消化道肿瘤引起的出血，除了用一般凝血制剂与血管收缩药物外，还需针对肿瘤做特殊处理，包括采用内镜将微波加热探头直接对出血处进行凝固治疗加局部肾上腺素应用，或进行电灼止血加局部硬化剂注射，或采用激光做姑息性止血治疗。对原发性肝癌或肝转移破裂出血，可做选择性肝动脉结扎或栓塞，也有一定的效果。

（4）泌尿道肿瘤引起的出血主要针对原发肿瘤进行治疗，且应考虑尽早手术，同时积极采用药物止血治疗。膀胱出血伴血块形成常需作膀胱冲洗。化疗引起的出血性膀胱炎在临床上应予重视，使用异环磷酰胺时加用美司钠，后者可与异环磷酰胺代谢产物丙烯醛作用形成非膀胱毒性化合物，可明显降低出血性膀

表16-11-1　出血症状的身体状况评估

身体部位	评估内容
皮肤	评估全身体表皮肤，观察有无淤伤、淤斑、紫斑、血肿、肢端发绀（发绀斑点出现于四肢的末梢，应考虑DIC引起的出血），重点评估全身受压部位，这些部位经常发生淤斑、血肿。对于静脉穿刺、注射针孔、伤口、中心静脉导管、静脉留置针、导尿管或鼻胃管等侵入性伤口，应观察有无伤口渗血的情况
眼和耳	可通过检眼镜来观察，包括视觉障碍、巩膜充血增加、结膜下充血、头痛、耳痛（若出血在眼底可能引起永久性的视力损伤）
鼻、口、咽喉	鼻黏膜有无淤斑、出血，口腔黏膜有无溃疡、出血及血肿，牙龈有无压痛或出血
呼吸循环系统	有无异常呼吸音，如　音或呼吸音减弱，有无呼吸困难、呼吸急促、发绀和咯血，这些症状是肺内出血时可能出现的症状。有无突然胸痛及呼吸短促，警惕心包填塞的发生。评估患者生命体征有无改变，四肢末梢温度和颜色有无改变
胃肠道	肠鸣音有无减弱或缺失，腹部有无压痛、反跳痛，有无呕吐物中带血、肛周出血、肛周血肿，有无黑便、血便，大便潜血是否为阳性
泌尿生殖系统	女性患者月经量是否较平时增多，经期时间是否延长，尿的颜色是否改变，尿量是否低于30mL/h（若尿量低于30mL/h，提示肾脏灌注不良，有可能是血栓、出血或低血容量造成的急性输尿管坏死）
肌肉骨骼	是否有活动时关节疼痛
中枢神经系统	意识状态改变，包括烦躁不安、精神错乱、嗜睡、反应迟钝、抽搐或昏迷（可能为颅内出血）

胱炎的发生。如果在应用美司钠时加静脉水化，则防止发生出血性膀胱炎的效果更好。

（5）肿瘤继发的颅内出血常于出血后48小时内脑水肿达到高峰，脑水肿可使颅内压增高，并致脑疝的形成，是导致患者死亡的直接原因，因此积极控制脑水肿，降低颅内压是颅内出血急性期治疗的重要环节。另外，颅内出血后血压升高，是机体对颅内压升高的自动调节反应，以保持相对稳定的脑血流量，当颅内压降低时血压也随之下降。因此颅内出血急性期一般不予以应用降血压药物，而以脱水和降低颅内压治疗为基础，但血压过高时，可增加再出血的风险，应及时控制血压，即当血压≥200/110mmHg时，应采取降压治疗，且颅内出血患者血压降低速度和幅度不宜过快，以免造成脑低灌注。基底节区壳核出血量>30mL，小脑或丘脑出血>10mL，或颅内压明显增高内科治疗无效者，可考虑行外科手术治疗。一般认为手术应在发病后6~24小时内进行。再有，局部亚低温治疗是颅内出血的一种新的辅助治疗方法，可减轻脑水肿，改善患者预后。

3.血小板输注

（1）预防性血小板输注 临床上对于未出血但具有出血倾向的患者是否给予输入血小板常有争议。在20世纪60年代早期，NCI的治疗明确显示，白血病患者在化疗诱导缓解期间常死于出血。毋庸置疑，外周血中血小板水平的下降，增加了出血合并综合征的危险性。但关于血小板计数达何种水平才值得进行预防性治疗仍存在很大争议。大多数学者认为，如果外周血中血小板计数下降到小于20×10^9/L，应给予预防性血小板回输。但也有研究认为，在没有出血时，单纯用血小板数量的降低来判断出血的危险性并不可靠。

（2）治疗性血小板输注 通过输注血小板可以降低出血的发生，这一问题已被证实，因此血小板输入的适应证即为因血小板数量或质量异常而引起的出血的患者。血小板输注的剂量必须足够才能控制出血，而且可能需要多次重复的输注血小板才能有效地控制出血。骨髓抑制所导致的血小板缺乏，血小板输注常有很好的效果，但也有些患者在进行输注后，会出现血小板输注无效反应。

（二）DIC的治疗

1.去除诱因，治疗原发病

及时有效地治疗原发病、去除引发DIC的病因是有效救治DIC的前提和基础，包括积极控制感染性疾病、治疗肿瘤、防治休克、纠正电解质和酸碱平衡紊乱等。

2.抗凝治疗

DIC以广泛的凝血系统活化为特征，抗凝治疗是治疗原发病以外的第二项治疗原则，其目的是终止DIC、减轻器官功能损伤、重建凝血-抗凝血功能平衡。一般应在有效治疗基础原发病的前提下，同时补充凝血因子。

（1）肝素 肝素是DIC首选的抗凝药物。目前主张小剂量静脉滴注，每日6000IU即可改善出血症状。对于肝或肾功能不全的患者应减少肝素用量，有颅内出血或其他内脏出血的患者应禁用肝素。使用肝素时，要每日监测凝血时间，肝素的用量以能保持凝血时间在正常值的1.5~2.5倍为宜。如出血停止、临床症状改善、凝血现象恢复，可考虑逐渐停药。

（2）其他抗凝及抗血小板凝集药物 复方丹参注射液具有类似抗凝血酶的活性与效应，作用安全、有效，无须严密的血液学监测，可单独与肝素合用，常用剂量为30~60mL，加入5%葡萄糖注射液100~200mL内静脉滴注，每天2~3次，连续应用3~5天；抗凝血酶（AT）具有抗凝、抗感染及促使肝素疗效发挥的多重效应，与肝素合用可减少肝素用量，增强疗效，降低肝素停药后的血栓发生率，对于败血症休克引起的DIC效果好，强调早期应用，常用剂量为每次1500~3000U，每天1~2次，连续应用3~5天；双嘧达莫、阿司匹林、低分子右旋糖酐、噻氯匹定等药物亦有辅助治疗价值。

3.补充凝血因子和血小板

DIC进展过程中会消耗大量的血小板和凝血因子，建议补充凝血因子和血小板，但要注意的是应充分考虑患者有无出血表现，而不是仅仅依据实验室检查。对于早期处于高凝状态出血倾向不明显的DIC患者，如未行有效抗凝治疗而单纯补充各凝血成分，往往会加重病情。因此，该疗法适用于血小板及凝血因子明显减少，且已经进行基础病变及抗凝治疗，但DIC仍未能有效控制的患者。对于APTT时间显著延长者可输注新鲜全血、新鲜血浆或冷沉淀等，应补充凝血因子。血小板输注应视具体情况而定，对于纤维蛋白原显著降低（纤维蛋白原<1g/L）或血小板显著减少者（血小板计数$<10 \times 10^9$~20×10^9/L或血小板计数$<50 \times 10^9$/L）且有明显出血倾向者可分别输注纤维蛋白原浓缩剂或血小板悬液。

4.抗纤溶治疗

适用于继发性纤溶亢进为主的DIC晚期患者，一般应在已进行有效原发病治疗、抗凝治疗及补充凝血因子的基础上应用。常用药物有氨基己酸、氨甲苯酸等。

5.其他

尿激酶溶栓治疗适用于DIC后期，脏器功能衰竭明显而经上述治疗无效者。糖皮质激素治疗，但不作为常规应用。重组人活化蛋白C（APC）已成功应用于败血症等引起的DIC治疗，因可降低疾病相关的死亡率，值得关注。

六、护理

（一）预防出血的护理

1.环境

病室环境安全并整洁，对有出血倾向的患者有防止磕碰或摔倒的安全措施，如桌角应用软布包裹、地板应防滑、病床设护栏等。

2.休息与活动

为了避免增加出血的危险或加重出血，应嘱患者休息并做好饮食指导。若出血仅限于皮肤黏膜，无需太多限制；若血小板计数$<50 \times 10^9$/L者，应减少活动，增加卧床休息的时间；严重出血或血小板计数$<20 \times 10^9$/L者，必须绝对卧床休息，协助做好各种生活护理。

3.饮食与排便

鼓励患者进食高蛋白、高维生素、易消化的软食或半流食，禁食过硬、粗糙的食物。保持排便通畅，排便时不可用力，以免腹压骤增而诱发内脏出血，尤其颅内出血。便秘者可使用开塞露或缓泻剂等通便。

（二）控制出血的护理

1.心理护理

肿瘤患者往往对出血表现出极度的恐惧，迫切想要了解自己疾病的发生、发展及预后，尤其是大出血对于患者的心理冲击非常大，且很多大出血起病急，患者及家属缺乏心理准备，患者容易丧失治疗的信心，护士应当加强与患者及家属的沟通，及时了解其实际需求，并给予适当地解释和疏导（包括出血的原因，如何减轻或避免加重出血，目前治疗与护理的主要措施及其配合要求等），强调紧张的情绪不利于病情的有效控制，同时还可以通过介绍成功的病例，减轻患者的恐惧感等。尽可能避免对患者的不良刺激，如当患者出血时，护士应保持镇静，迅速通知医生做好救治工作，并及时清除血迹，减少对患者的不良刺激。

2.常规护理

协助患者取适宜体位，大咯血的患者应患侧卧位，呕血的患者应注意头偏向一侧以免误吸；给予患者吸氧，以保证重要脏器的氧供；监测生命体征、精神和意识状态、显性出血量、皮肤和甲床的颜色、呕吐物和粪便的颜色、性状和量等，大出血时每15～30分钟测量生命体征一次，及时发现出血性休克的早期表现；监测血红蛋白、红细胞计数、血细胞比容、网织红细胞计数、尿素氮、大便隐血情况，了解贫血及出血程度；监测血清电解质和血气分析，了解水和电解质酸碱平衡情况；建立两条静脉通路；准备好各种抢救物品及药品，做好输血的准备工作；配合医生抢救并积极给予对症护理；警惕颅内出血和及早发现DIC早期症状；做好患者的重症护理记录并交接。

3.肿瘤常见部位出血的护理

（1）皮肤护理　重点在于避免人为的损伤而导致或加重出血。保持床单位整洁，被褥衣服柔软，避免肢体的碰撞或外伤等；沐浴或清洗时避免水温过高或过于用力擦洗皮肤；勤剪指甲，以免抓伤皮肤。各项护理操作动作轻柔，尽可能减少注射次数；静脉穿刺时，避免用力拍打或揉搓局部皮肤，结扎止血带不宜过紧或时间过长；注射或穿刺部位拔针后需适当延长按压时间，必要时局部加压包扎；注射或穿刺的部位应交替使用，以防局部形成血肿。

（2）鼻黏膜出血的护理　保持病室相对湿度在50%～60%，防止室内空气干燥；避免人为诱发鼻出血，如指导患者避免用力抠鼻或挖鼻，可以用棉签蘸盐水清洁鼻腔；少量出血时可用棉球或明胶海绵填塞，无效者可用0.1%肾上腺素棉球或凝血酶棉球填塞，并局部冷敷；一旦发生鼻腔大出血时取平卧位，头偏向一侧，安慰患者使其镇静，嘱患者吐出或协助其清除口腔积血，保持呼吸道通畅，防止窒息。鼻部置冰袋冷敷、止血，必要时行颈动脉结扎，协助医师进行前、后鼻腔填塞，遵医嘱给予止血、抗感染等治疗，密切观察生命体征、出血及填塞物固定情况，加强口腔护理，增加患者舒适感，避免局部感染及并发症的发生。

（3）口腔牙龈出血的护理　指导患者用软毛刷刷牙，禁止用牙签剔牙；避免食用带刺、带壳等坚硬的食物；进食时要细嚼慢咽，避免口腔黏膜的损伤。牙龈渗血时，可用凝血酶或0.1%肾上腺素棉球、明胶海绵片等贴敷牙龈或局部压迫止血，并及时清洁口腔，以免因口气而影响患者的食欲等。

（4）上消化道出血的护理　大出血时保持呼吸道通畅，禁食，绝对卧床休息，稳定患者情绪，取平卧位并将下肢略抬高，以保证脑部供血。呕吐时头偏向一侧，防止窒息或误吸；必要时使用负压吸引器清除气道内的分泌物、血液或呕吐物，保持呼吸道通畅，遵医嘱给药吸氧。

（5）颅内出血的护理　颅内出血是肿瘤患者死亡的主要原因之一，一旦发生，及时联系医生，并配合抢救；遵医嘱给药降低颅内压和输血等治疗；注意病情的观察及评估，脑疝是颅内疾病引起颅内压增高的一种严重危象，是颅内出血患者最常见的直接死亡原因。应密切观察患者的瞳孔、意识、体温、脉搏、呼吸、血压等生命体征，如患者出现剧烈头痛、喷射性呕吐、烦躁不安、血压升高、脉搏减慢、意识障碍进行性加重、双侧瞳孔不等大、呼吸不规则等，应警惕为脑疝的先兆表现，应立即报告医生进行处理。

七、患者的自我护理

帮助患者及家属做好预防出血的自我护理，学会识别出血征象及应急措施，一旦患者发生出血症状，患者及家属可以更好地做出正确的判断，及时发现、早期治疗，降低死亡率，改善预后。

1.注意饮食卫生和规律进餐，进食营养丰富，易消化的食物，避免过饥或暴饮暴食，避免食用粗糙、坚硬、辛辣及刺激性的食物，避免食用过冷或过热的食物等；保证每天充足的水分摄入；生活起居有规律，劳逸结合，保持乐观情绪和身心休息，避免长期精神紧张，过度劳累等；保持排便通畅，避免用力，必要时使用大便软化剂或在医生的指导下用药，防止便秘等。

2.保持皮肤清洁，可以使用润肤剂，避免皮肤干燥和裂伤；避免可造成身体伤害或跌倒摔伤的活动，必要时使用拐杖或助行器；经常修剪指甲，男性患者尽量使用电动剃须刀，在使用尖锐物品时应避免弄伤自己；预防口腔感染，每餐后和睡前使用小苏打水清洁口腔，避免使用含乙醇成分的漱口水，使用软毛刷清洁牙齿，避免使用牙签剔牙；保持嘴唇的湿润，避免干裂；避免用力抠鼻或挖鼻，可以用棉签沾盐水清洁鼻腔。

3.患者及家属应早期识别出血征象，一旦发现如下症状，如皮肤出现针点样红疹，通常出现在脚上或腿上，出现淤伤，或者从伤口或划痕处持续出血不止；口腔或鼻腔出现血泡、牙龈出血、血性唾液或鼻出血及巩膜出血；视物不清或障碍；呕血，可能为鲜红色或咖啡色物质，便血或黑便；痰中带血或咯血；血尿、尿痛或排尿烧灼感，伴排尿次数增多，阴道出血等，应立即卧床休息，减少身体活动，并及时就医。

（王盈）

第十二节　压疮

一、概述

压疮（pressure ulcer），又称褥疮，也称压力性溃疡，美国国家压疮咨询委员会（National Pressure Ulcer Advisory Panel，NPUAP）于1989年提出压疮的定义为身体局部组织长时间受压，血液循环障碍，组织营养缺乏，致使皮肤失去正常功能，而引起组织破损和坏死。该委员会在2007年2月的会议上对压疮重新定义：皮肤和（或）皮下组织的局部损伤，通常发生在骨突出处，是压力的损伤结果，或者是压力和剪切力和（或）摩擦力的共同作用结果。压疮多发于长期卧床、脊髓损伤、慢性神经系统疾病等各种消耗性疾病及老年患者，若有低蛋白血症、大小便失禁、骨折、营养不良、维生素缺乏、吸烟等更易发生。在国际上，压疮被列为严重伤害患者的五大因素之一，也被称为20世纪花费最高的并发症之一，带给社会沉重的经济和医疗负担。

肿瘤本身是消耗性疾病，大部分患者体质虚弱，在接受放化疗时由于药物的毒性作用常引起患者摄食不足及体重下降，导致热量和各种营养素不足，随着治疗疗程的延续，肿瘤患者易伴发营养不良。晚期肿瘤患者随着病情的加重，其伴随症状如上腔静脉综合征导致的呼吸困难、全身或局部疼痛引起的强迫卧位、低蛋白血症，加之部分晚期患者为避免疼痛而选择单一舒适卧位，不愿变动体位，造成身体局部长期受压，情绪影响使患者的依从性下降，都会使肿瘤患者的压疮发生率增高。压疮一旦形成，不仅愈合慢，而且易复发，若大面积、多发压疮，会迅速扩展，给患者身心带来很大伤害，增加了患者的痛苦，严重影响患者的疾病康复，降低患者的生活质量，若继发感染严重时可引起败血症而危及生命。在肿瘤科日常护理中，加强对患者的皮肤护理、预防和减少压疮，尤显重要。

二、病因与机制

近年来关于压疮发生的机制、诱因等进行了多方面研究。压疮的产生机制是受压组织持续缺血、缺氧，无氧代谢产物堆积，产生细胞毒性作用，致使细胞变性、坏死，皮肤变色，弹性降低或消失，形成水疱或表皮脱落，引起局部组织变性坏死。正常的毛细血管压在$2 \sim 4kPa$，外部施加的压强达到$4kPa$就会影响局部组织的微循环。Daniel发现，肌肉及脂肪组织比皮肤对压力更敏感，最早出现变性坏死。萎缩的瘢痕化及感染的组织增加了对压力的敏感性。压疮的轻重取决于受压程度及持续时间的长短。

引起压疮的主要原因是压力，过度的压力作用于皮肤上导致皮肤的病理变化与压力的强度、压力持续作用的时间及组织的耐受性有关。Braden和Bergstorm（1987）构建了压力的强度与持续时间导致压力性溃疡的模型，同时结合了组织耐受性的内在及外在因素（图16-12-1）。

（一）外在原因

形成压疮的外在因素主要有压力、剪切力、摩擦力与潮湿刺激。压力和剪切力并存时，压疮发生的危险会更大。

1.压力

压力为来自身体自身的体重和附加于身体的力，是引起压疮的第1位原因，且与持续的时间长短有关。压力经皮肤由浅入深扩散，呈圆锥样递减分布，最大压力在骨突处部位周围，当外界压力超过毛细血管压力（32mmHg，1mmHg=0.133kPa）时可致毛细血管闭合、萎缩，血液被阻断导致组织缺血和坏死，造成压疮。平卧位时，足跟所受压力为50～94mmHg；侧卧位90°时，股骨大转子所受压力为55～95mmHg；坐在没有坐垫的椅子上坐骨结节所受的压力为300～500mmHg。因此这些地方成为了压疮的好发部位。

20世纪50年代Kosiak首先描述了压力与作用时间的抛物线关系，即高压力引起压疮比低压力所需时间短，对截瘫动物，此抛物线关系同样存在，只是压力的量较小，所需时间较短。而Sundin认为压疮不仅由短时间的高压或长时间的低压所造成，反复短时间的低压也可形成压疮，这是由于组织再灌注损伤所致。Daniel等研究发现，肌肉及脂肪组织比皮肤对压力更为敏感，肌肉因其代谢活跃而最先受累，最早出现变性坏死，而萎缩的瘢痕化及感染组织增加了对压力的敏

感性，更易发生压疮。

2.剪切力

剪切力是引起压疮的第2位原因。剪切力是施加于相邻物体表面引起相反方向的进行性平行滑动的力量。由于剪切力往往作用于深部组织，在引起组织相对位移时能阻断相应部位较大区域的血液供应，因此剪切力比垂直压力更具危害性。剪切力常常发生于半卧位，当患者的床头摇高30°以上时，患者骶尾部产生向下滑行的倾向，而患者的臀部皮肤表面因受到摩擦阻力产生向上的反作用力，这样，形成皮肤组织与皮肤相脱离并导致组织的变形，产生的组织病理结果是毛细血管的扭曲和撕裂，从而引起血流下降，促使压疮形成。

3.摩擦力

摩擦力是当两个物体接触时发生向不同方向的移动或相对移动时所形成的力。摩擦力作用于皮肤时容易损伤皮肤的角质层。摩擦力常发生于临床上搬运患者动作不规范而拖拉时，当患者床铺皱褶不平、存有渣屑或皮肤潮湿时，产生的摩擦力增大，患者皮肤更加容易受损。

4.潮湿

皮肤受潮湿刺激后，皮肤表面弱酸性遭到破坏，削弱皮肤角质层的屏障保护作用，使有害物质易于通过，有利于细菌繁殖。各种引起皮肤潮湿的情况，如大小便失禁及汗液、伤口渗出、出血等情况造成的皮肤潮湿可引起压疮的发生。潮湿是压疮危险因素评估中一个不可缺少的项目，潮湿皮肤比干燥皮肤发生压疮的概率高5倍。

（二）内在原因

压疮的内在因素包括年龄、运动性、营养、组织灌注等。

1.年龄

压疮的发生率与年龄呈正相关，40岁以上患者较40岁以下发生率高出6～7倍。因为随着年龄的增加，表皮变得菲薄、皮肤相对干燥、皮下组织减少、组织血供减少、毛细血管更脆弱及感觉迟钝等生理性因素的改变，老年人更易受压力、剪切力和摩擦力的作用，发生压疮的风险增大。此外，随着年龄的增加，老年人的活动能力下降、认知功能减退、保护性反射迟钝等因素使老年人成为压疮的易患人群。

2.运动

活动能力与移动能力的减退与丧失是导致患者发生压疮的重要原因之一。患者的活动能力与移动能力的障碍往往是神经损伤或创伤、麻醉手术及制动的结果，因此截瘫患者、长时间手术、意识状态改变、镇静药及麻醉药使用、病情危重等患者发生压疮的危险增加。活

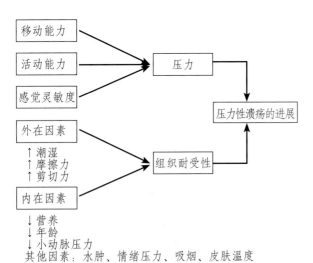

图16-12-1 压力性溃疡的原因

动能力与移动能力障碍使患者受压部位血液循环障碍，当患者神经损伤时，缺乏对受压刺激的反应，长时间受压后，局部组织坏死，压疮的发生不可避免。

3.营养

当机体因各种原因发生营养不良时，患者常发生负氮平衡、严重贫血、低蛋白血症、肌肉萎缩和皮下脂肪减少，皮肤对外来性压力的感受性减弱。因此当患者局部皮肤受压时，由于骨突处皮肤缺乏肌肉和脂肪组织的保护，更易发生局部缺血坏死。研究证实，营养不良与压疮的发生密切相关，血白蛋白低于35g/L的患者中75%发生压疮，血白蛋白高于35g/L的患者中只有16.6%发生压疮，而营养过度或缺乏运动导致肥胖的患者也因影响血液循环及活动困难而容易发生压疮。

4.组织灌注

因疾病的原因如动脉硬化造成的血流动力学的改变，使舒张压下降至8kPa以下致组织灌注不足，可使皮肤及皮下组织处于缺血缺氧状态而使压疮发生的危险性增大，特别是在足跟发生动脉硬化时，压疮发生的可能性会更大。因为动脉硬化将使进入足跟内组织的氧大大减少，从而导致压疮的发生。

各种原因引起的组织水肿主要是通过影响血液循环而导致压疮的发生。组织水肿导致组织的毛细血管离细胞的距离更远，从而减少水肿组织氧和营养的供给而引起压疮的发生。体温过低时，机体末梢血液循环障碍，组织缺血性缺氧，更易造成局部压疮。

5.其他因素

心理因素与压疮的形成密切相关，如精神压力。当患者处于精神压力之下，肾上腺素水平发生变化，导致皮肤的耐受性下降。吸烟的患者压疮发生的机会增加，尤其是合并脊髓损伤的患者。体温的变化与压疮的进展也有关系，可能在体温变化时，缺氧的组织对氧的需求增加，加速了压疮的形成。

（三）压疮的病理生理

压疮早期皮肤发红，当手指按压发红部位时红色可消退，手指放开时红色重新出现。其病理生理学机制为受压部位的毛细血管及微静脉扩张，并伴有轻微的血管周围淋巴细胞浸润及轻中度的真皮水肿。

当皮肤继续受压，可逆的皮肤发红将发展为指压红色不会改变。此时的病理生理学机制为毛细血管和静脉充血，伴有棘层的局部血小板聚集、出血，常导致毛囊和皮下脂肪组织的退行性改变。继而出现毛细血管及微静脉扩张、水肿及吞噬细胞浸润，继而血小板聚集、组织细胞肿胀及血管周围出血，同时汗腺及皮下脂肪出现坏死，最后表皮坏死脱落。组织细胞对压力的反应见图16-12-2。

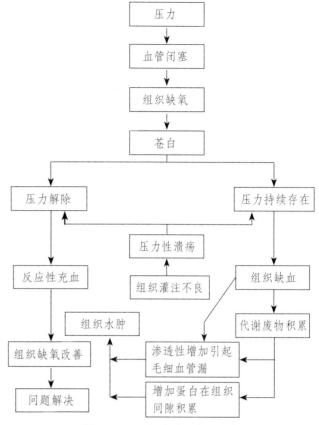

图16-12-2 细胞对压力的反应

当压力性溃疡发生时，肌肉受损比皮下组织更为严重，这是因为柔软组织（如肌肉）和骨连接点处所受压力最高。这种锥形压力致使压力性溃疡最先在骨和柔软的组织表面形成，而不是在皮肤表面或皮下组织。因此皮肤表面的损伤往往只是压力性溃疡的冰山一角，因为可能在骨和组织连接处有大面积的坏死组织和缺血改变。在受到压力时，供应肌肉和皮肤血供的交通支首先被阻断，导致肌肉和皮肤缺血，但是皮肤仍然有一部分血供来自皮肤供血支，因此压力性溃疡发生时，往往深部损伤比较严重。

三、压疮的易发部位

压疮多发生于受压及缺乏脂组织保护、无肌肉包裹或肌层较薄的骨隆突处。易发部位与体位相关，受压点不同，好发部位亦不同。

仰卧位时多发生于枕骨粗隆、肩胛部、肘部、脊椎体隆突处、骶尾部、足跟部等处。

俯卧时多发生于面颊部、耳廓、肩部、女性乳房、男性生殖器、髂嵴、膝部、脚趾等处。

侧卧位时易发生于耳廓、肩峰、肘部、髋部、膝关节内外侧、内外踝等处。

四、压疮的分期

统一、规范的压疮分期标准有利于医务人员准确区分压疮程度，采取正确的处理措施，形成行业内的共同语言，便于国际间交流。2008年，国内教科书根据临床表现和发展过程将压疮分为淤血红润期、炎性浸润期和溃疡期。该分期方法相对粗糙，难以界定"溃疡期"压疮的组织损伤程度。国际上描述详细的压疮分期系统有Daniel压疮分期系统、Shea压疮分期系统及1989年美国国家压疮专家组（National Pressure Ulcer Advisory Panel，NPUAP）在Shea分期基础上制定的一套压疮分期系统，并于2007年进行了更新；2009年，NPUAP和欧洲压疮专家咨询组（EPUAP）联合编写的《压疮预防和治疗临床实践指南》中再次确认了NPUAP更新的压疮分期，目前该分期被美国及英国、法国等欧洲国家广泛使用。2012年，澳大利亚伤口处理协会、新西兰伤口治疗协会、新加坡伤口愈合协会和中国香港造口治疗师协会联合出版的《泛太平洋地区预防和处理压力性损伤临床实践指南》中引用了2007年经NPUAP/EPUAP确认的压疮分期（表16-12-1）。

五、评估

（一）压疮风险评估工具

一项Cochrane的系统综述分析了多项随机对照试验，比较使用结构化的工具和非结构化的工具评估压疮风险的效果，结果显示两组患者压疮发生率的降低没有差异；但相对于使用各种繁杂的危险因素进行大范围筛查，结构化压疮风险评估工具有助于节约时间，并能对患者的压疮风险进行标准化量性评估，对压疮风险程度进行分级，指导临床护士根据不同风险程度采取不同的预防措施。责任护士应在患者入院2小

表16-12-1　美国国家压疮专家组（NPUAP）2007年制定的压疮伤口分期表

分期	临床表现	进一步描述	特别说明
可疑深部组织损伤	皮下软组织受到压力或剪切力的损害，局部皮肤完整但可出现颜色改变，如紫色或褐红色，或导致充血的水疱。与周围组织比较，这些受损区域的软组织可能有疼痛、硬块、有黏糊状的渗出、潮湿、发热或冰冷	在肤色较深的部位，深部组织损伤可能难以检测出。厚壁水疱覆盖下的组织损伤可能更重，可能进一步发展，形成薄的焦痂覆盖。这时即使给予最适合的治疗，病变也仍会迅速发展，暴露多层皮下组织	可疑深部的组织损伤必须在完成清创后才能准确分期
Ⅰ期压疮	在骨隆突处，皮肤出现压之不褪色的局限性红斑，但皮肤完整。深色皮肤可能没有明显的苍白改变，但其颜色可能与周围的皮肤不同	发红部位有疼痛、变硬、表面变软，与周围的组织相比，皮肤温度发热或冰凉。对于肤色较深的个体，Ⅰ期压疮可能难以鉴别，但提示个体处于压疮发生的危险中	连续受压后当压力解除时，局部会出现反应性毛细血管充血而发红，在解除压力15分钟后，发红区会褪色恢复正常，此种情况应与Ⅰ期压疮相鉴别
Ⅱ期压疮	表皮和真皮缺失，在临床可表现为粉红色的擦伤，完整的或开放/破裂的充血性水疱，或者表浅的溃疡	表浅溃疡可表现为干燥或因充血、水肿而呈现发亮，但无组织脱落，无腐肉	此阶段不能描述为皮肤撕裂、胶带损伤、会阴部炎、浸渍或表皮脱落。如出现局部组织淤血、肿胀，需考虑可能有深部组织损伤
Ⅲ期压疮	全层伤口，失去全层皮肤组织，除了骨、肌腱或肌肉尚未暴露外，可见皮下组织。有坏死组织脱落，但坏死组织的深度不太明确，可能有潜行和窦道	Ⅲ期压疮的深度随解剖位置的不同而变化。鼻梁、耳朵、枕骨部和踝部没有皮下组织，因此这些部位的Ⅲ期压疮可能是表浅的。相比之下，在脂肪明显过多的区域，则Ⅲ期压疮可能非常深，但未见或不能触及骨和肌腱	足跟、耳后等部位皮下组织少或无皮下组织，Ⅲ期压疮也可能表现为表浅溃疡；坏死组织或腐肉覆盖会影响对分期的准确判断，需在清创后再进行分期
Ⅳ期压疮	全层伤口，失去全层皮肤组织，伴骨、肌腱或肌肉外露，局部可出现坏死组织脱落或焦痂。通常有潜行和窦道	Ⅳ期压疮的深度随解剖位置的不同而变化。鼻梁、耳朵、枕骨部和踝部没有皮下组织，所以溃疡比较表浅。Ⅳ期溃疡可延伸至肌肉和（或）支撑结构，例如筋膜、肌腱或关节囊，可导致骨髓炎。可以看见或直接触摸到外露的骨或肌腱	足跟、足部等皮下组织缺乏，即使溃疡表浅，也会累及肌肉和肌腱，应评估为Ⅳ期压疮
不可分期的压疮	全层伤口，失去全层皮肤组织，溃疡的底部被腐痂（包括黄色、黄褐色、灰色、绿色和褐色）和（或）痂皮（黄褐色、褐色或黑色）覆盖	只有充分去除腐痂或痂皮，才能确定真正的深度和分期	如果踝部或足部的焦痂是稳定的（干燥、黏附牢固、完整且无发红或波动），可以作为身体自然的（或生物学的）屏障，不应祛除

时内使用压疮风险评估工具完成首次评估，然后按照危险程度进行动态评估，对高度危险的患者和监护室的患者每日复评一次。目前临床使用的压疮风险评估工具主要有以下几类。

成人压疮风险评估工具

（1）Braden量表 Braden量表是临床上广泛使用且操作简便的压疮风险评估工具之一。包括6个危险因素：感知觉、湿度、移动力、活动力、营养状况、摩擦力和剪切力。不同危险因素分别使用3级或4级Likert评分，总分6~23分，每项的分值都有文字描述以保证评估的客观性，累计分值用来确认患者的压疮风险程度，包括：低度、中度、高度；18分是发生压疮危险的临界值，15~18分提示轻度危险，13~14分提示中度危险，10~12分提示高度危险，9分以下提示极度危险。自Braden量表研制成功以来，它已在各国得到广泛的应用，研究者普遍认为Braden量表具有较好的预测效果。但也有研究认为，Braden量表用于手术期间患者的压疮危险因素评估时有一定局限性。Braden评估表及其评估指引见表16-12-2。

2003年香港理工大学的彭美慈、汪国成等以Braden量表为基础，修订了Braden量表，删除了原量表中"营养状况"评分项目，增加了"体型/身高""皮肤类型"2项评分内容，共7个条目。修订者提供的诊断界值为<19分，量表见表16-12-3。

表 16-12-2　Braden 评估表及其评估指引

感觉	完全受损 1 分	非常受损 2 分	轻微受损 3 分	无受损 4 分	评分
对压力导致的不适感觉的能力	由于知觉减退或服用镇静剂而对疼痛刺激无反应或者是大部分接触床的表面只有很小感觉疼痛的能力	仅仅对疼痛有反应，除了呻吟或烦躁外不能表达不适，或者是身体的1/2由于感觉障碍而限制了感觉疼痛或不适的能力	对言语指挥有反应，但不是总能表达不适或需要翻身或者1~2个肢体有感觉障碍而感觉疼痛或不适的能力受限	对言语指挥反应良好，无感觉障碍，感觉或表达疼痛不适的能力没有受限	
潮湿	**持续潮湿 1 分**	**经常潮湿 2 分**	**偶尔潮湿 3 分**	**很少潮湿 4 分**	
皮肤潮湿的程度	皮肤持续暴露在汗液或尿液等制造的潮湿中，患者每次翻身或移动时都能发现潮湿	皮肤经常但是不能始终潮湿，至少每次移动时必须换床单	皮肤偶尔潮湿，每天需额外更换床单一次	皮肤一般是干爽的，只需常规换床单	
身体的活动程度	限制卧床	行走能力严重受限或不存在，不能负荷自身重量和（或）必须依赖椅子或轮椅	白天可短距离行走伴或不伴辅助，每次在床上或椅子上移动需耗费大半力气	醒着的时候每天至少可以在室外行走两次，室内每2小时活动一次	
活动	**卧床 1 分**	**坐位 2 分**	**偶尔行走 3 分**	**经常行走 4 分**	
改变和控制身体姿势的能力	没有辅助身体或肢体甚至不能够轻微地改变位置	可以偶尔轻微改变身体或肢体位置，但不能独立、经常或明显改变	可以独立、经常、轻微改变身体或肢体位置	没有辅助可以经常进行大的改变	
营养	**非常缺乏 1 分**	**可能缺乏 2 分**	**充足 3 分**	**营养丰富 4 分**	
日常进食方式	从未吃过完整的一餐，每餐很少吃完1/3的食物，每天吃两餐，而且缺少蛋白质（肉或奶制品），摄入液体量少，没有补充每日规定量以外的液体；或者是肠外营养和（或）主要进清流食或超过5天时是静脉输液	很少吃完一餐，通常每餐只能吃完1/2的食物，蛋白质摄入仅仅是每日三餐中的肉或奶制品，偶尔进行每日规定量外的补充；或者少于最适量的液体食物或管饲	能吃完半数餐次以上，每日吃四餐含肉或奶制品的食物，偶尔会拒吃一餐，但通常会接受补充食物；或者管饲或胃肠外营养提供大多数的营养需要	吃完每餐食物，从不拒吃任一餐，通常每日吃四餐或更多次含肉或奶制品的食物，偶尔在两餐之间吃点食物，不需要额外补充营养	
摩擦力和剪切力	**有问题 1 分**	**潜在问题 2 分**	**无明显问题 3 分**		
	移动时需要中等到大量的辅助，不能抬起身体避免在床单上滑动，常常需要人帮助才能复位。大脑麻痹，挛缩，激动不安导致不断地摩擦	可以虚弱地移动或需要小的辅助，移动时皮肤在某种程度上与床单、椅子、约束物或其他物品发生滑动，大部分时间可以在床上椅子上保持相对较好的姿势，但偶尔也会滑下来	可以独自在床上或椅子上移动，肌肉的力量足以在移动时可以完全抬起身体，在任何时候都可在床上或椅子上保持良好姿势		

注：15~18分提示轻度危险，13~14分提示中度危险，10~12分提示高度危险，9分以下提示极度危险

表16-12-3　Braden评估表中文修订版

评分内容	1分	2分	3分	4分
感觉	完全受损	非常受损	轻微受损	未受损
潮湿	持续潮湿	经常潮湿	偶尔潮湿	很少潮湿
活动度	卧床不起	局限于椅	偶尔行走	经常行走
活动能力	完全不能	非常限制	轻微限制	不受限
摩擦力和剪切力	有	潜在危险	无	
体型/身高	肥胖 超过标准体重的30%或更多	消瘦 低于标准体重20%	偏瘦/偏胖 标准体重±（10%~20%）	标准
皮肤类型	水肿 皮下有过多的液体积聚	皮肤增厚变粗糙 表皮水分丢失增加且角质增多	干燥 皮肤缺乏水分或油脂，有明显皱褶、皮屑或痒痕	正常

（2）Norton量表　Norton评估表是在1962年研究如何预防老年患者压疮的研究时研发的，也是临床上广泛应用的压疮风险评估工具之一，特别适用于评估老年患者的压疮危险因素。Norton评估表是美国卫生保健与研究组织推荐使用的评估压疮的预测工具，评估5个方面的压疮危险因素：身体状况、精神状况、活动能力、移动能力和失禁情况。每项分为4个等级，即1~4分，得分范围在5~20分，得分越低，发生压疮的危险性越高。得分12~14分表示中度危险，而12分以下则表示高度危险。一般认为，Norton量表最初是针对老年患者的压疮风险评估的，目前可应用于包括老年患者在内的所有住院患者，但也有研究发现，对于脊髓损伤并截瘫患者，其预警作用并不明显。由于Norton评估表欠缺患者的营养评估，因此在临床使用时，必须另外增加患者的营养评估。Norton评估表及其指引见表16-12-4。

表16-12-4　Norton评估表及其指引

身体状况		精神状况		活动能力		移动能力		失禁	
良好	4	灵活	4	能走动	4	完全自主	4	无	4
尚好	3	冷漠	3	需协助	3	有些限制	3	偶尔	3
瘦弱	2	混乱	2	坐轮椅	2	非常受限	2	经常	2
非常差	1	麻木	1	卧床	1	难以动弹	1	双重失禁	1

Norton危险评估指引

身体状况：
良好	身体状况稳定，看起来很健康，营养状况很好
尚好	身体一般状况稳定，看起来健康
瘦弱	身体状况不稳定，看起来还算健康
非常差	身体状况很差，看起来真的生病了

精神状况：
灵活	对人、事、地点方向感非常清楚，对周围事物敏感
冷漠	对人、事、地点认知只有2~3项清楚，反应迟钝、被动
混乱	语言反应接近消失，不理解别人语言，无法遵嘱睁眼与伸舌，痛觉反应存在，偶有烦躁或喊叫，与环境失去接触能力，思维活动缺失
麻木	意识丧失，无自主运动，对周围事物及声光刺激无反应

活动能力：
能走动	户外和室内行走自如
需协助	行走短距离需要帮助
坐轮椅	行走严重受限或无法站立，不能承受身体重量或必须依赖轮椅
卧床	不能下床

移动能力：
完全自主	不需要协助就能完成较大的和经常的体位改变
有些限制	能经常独立地做微小的四肢或身体移动
非常受限	做微小身体或肢体位置的改变，但不能经常或独立作明显的移动
难以动弹	如果没有协助，身体或四肢不能作任何甚至微小的位置改变

失禁：
无	指大小便完全自控或小便失禁已留置尿管
偶尔	在过去24小时内有1~2次大小便失禁之后使用尿套或尿管
经常	在过去24小时内有3~6次小便失禁或腹泻
双重失禁	无法控制大小便，24小时内有7~10次失禁发生

注：评估表总分为20分，得分12~14分表示中度危险，小于12分表示高度危险

（3）Waterlow量表 2005年修订的Waterlow量表较Braden量表和Norton量表更为复杂，包括9项临床指标：体型、体重与身高、皮肤类型、性别和年龄、组织营养不良、控便能力、活动能力、饮食、神经性障碍、大手术/创伤，每类指标包含相应的描述以及对应的分值。使用累计分值用来识别压疮危险、高度危险以及极高危险的患者。得分越高，表示发生压疮的危险性越高。10~14分提示轻度危险，15~19分提示高度危险，大于20分提示极度危险。虽然Waterlow量表应用于临床压疮风险评估的时间较短，但已被越来越多的临床护士所接受并使用。有国内研究者认为，此评估表评价内容较多，临床应用比较困难，但敏感度较高，特别适用于ICU危重症患者、老年患者及手术患者的压疮危险预测。Waterlow评估表见表16-12-5。

表16-12-5 Waterlow评估表及评估指引

体型、体重与身高		危险区域的皮肤类型		性别和年龄		组织营养不良		控便能力	
中等	0	健康	0	男	1	恶病质	8	完全自控	0
超过中等	1	tissue paper	1	女	2	心力衰竭	5	偶失禁	1
肥胖	2	干燥	1	14~49岁	1	外周血管病	5	尿/大便失禁	2
低于中等	3	水肿	1	50~64岁	2	贫血	2	大小便失禁	3
（参照亚洲人标准		潮湿	1	65~74岁	3	抽烟	1		
体重表）		颜色差	2	75~80岁	4				
		裂开/红斑	3	80+	5				

活动能力		饮食		神经性障碍		大手术/创伤		药物治疗	
完全	0	中等	0	糖尿病/多发性硬化/脑血管意外		腰以下/脊椎的大手术或		使用类固醇、细胞毒性	
				/运动/感觉神经障碍	4~6	创伤	5	药、大剂量消炎药	4
烦躁不安	1	差	1			手术时间≥2小时	5		
冷漠的	2	鼻饲	2						
限制的	3	流质	2						
迟钝	4	禁食	3						
固定	5	厌食	3						

总评分	10~14分轻度危险，15~19分高度危险，大于20分极度危险

Waterlow评估指引

体型、体重与身高	中等	体重在标准体重的±10%范围内
	超过中等	体重超过标准体重的10%~20%范围内
	肥胖	体重超过标准体重的20%
	低于中等	体重比标准体重少于10%~20%为消瘦、少于20%以上为明显消瘦
皮肤类型	健康	皮肤颜色、湿度、弹性等正常
	菲薄	皮肤张紧发亮，或由于皮下脂肪减少、肌肉萎缩，皮肤变薄
组织营养不良	恶病质	极度消瘦
	心力衰竭	指伴有临床症状的心功能不全，通常伴有肺循环和（或）体循环淤血
	外周血管病	指心脏以外的血管病变
	贫血	外周血血红蛋白低于正常值下限，成年男性<120g/L，女性<110g/L
	抽烟	定义为每天吸烟一支并且持续1年或以上
控便能力	完全自控	指大小便完全自控，或尿失禁已留置尿管
	偶失禁	指大小便基本自控，偶尔有尿或（和）大便失禁
	尿/大便失禁	指尿或大便失禁或有腹泻
	大小便失禁	大小便混合失禁
运动能力	完全	意识清楚，身体活动自如，自主体位
	烦躁不安	意识模糊，躁动不安，不自主活动增加
	冷漠的	意识淡漠，活动减少
	限制的	患者不能随意调整或变换体位
	迟钝	存在感觉/运动功能障碍，自主变换体位能力减弱或医疗限制
	固定	由于强迫体位或被动体位等不会自主变换体位或者要求变换体位
饮食	中等	消化功能、进餐次数、用餐时间、进食方式、摄入食物种类和量正常
	差	食欲差，摄入食物种类和量减少
	鼻饲	将导管经鼻腔插入胃内，从管内注入流质食物、营养液、水和药物
	流质	一切食物呈流体，易吞咽、消化、无刺激
	禁食	长期禁食超过2天以上
	厌食	无食欲或其他原因患者不愿（拒绝）进食
神经性障碍	糖尿病	一种常见的代谢内分泌病，分为原发性或继发性两类
	多发性硬化	一种青壮年发病的中枢神经系统炎性脱髓鞘病，引起肢体无力或瘫痪
	脑血管意外	指由各种原因引起的脑血管病变，导致脑功能缺损的一组疾病总称
	运动障碍	可分为瘫痪、僵硬、不随意运动及共济失调等
	感觉障碍	指机体对各种形式的刺激无感知、感知减退或异常的一组综合征
大手术/创伤	所有外科/腰以下/脊椎	
	手术时间>2小时，评估有效时间为术后24小时内	
药物治疗	大剂量类固醇	包括糖皮质激素、盐皮质激素、性激素
	细胞毒药物	在细胞分裂时能够选择性杀死细胞的药物，如环磷酰胺、甲氨蝶呤等

（4）儿童压疮风险评估工具　儿童通常用的压疮风险评估工具包括Braden Q量表和Glamorgan量表。Braden Q量表改编自Braden量表，是适用于儿科风险评估的工具，它包含7个危险因素；除了Braden量表所含的6项外，增加了组织灌注和氧合作用，能更有效地识别儿童压疮易患人群；目前，Braden Q量表在国内应用较为广泛。Glamorgan量表是由英国Glamorgan大学的一位资深教授编制的，包括9项：移动度、设备/物品/皮肤接触面、持续发热、中度至重度贫血（Hb<9g/dL）、外周组织灌注不良、营养不良、低蛋白血症、低体重和失禁。

（二）疼痛的评估与处理

流行病学研究发现，压疮导致的疼痛发生率较高，如何对压疮患者进行疼痛管理是护理人员应该积极关注的问题。可结合患者年龄、文化程度及理解能力选择适当的评估工具，包括视觉模拟评分表（Visual Analogue Scale，VAS）、面部表情疼痛评分表（Face Pain Scale，FPS）疼痛数字评分量表（Numerical Rating Scale，NRS）、疼痛简明记录表（Brief Pain Inventory，BPI）等。。小儿疼痛行为评估量表（Face Legs Activity Crying Consolability，FLACC）适用于2个月到7岁的患儿；CRIES量表（C=哭泣，R=需要吸氧来维持其氧饱和度>95%，I=生命体征数值提高，E=表情，S=失眠）适用于6个月以下婴儿。应遵循世界卫生组织用药剂量阶梯表，规律使用止痛药物，在合适的用量范围内有效控制慢性疼痛，可局部应用阿片类药物来减轻Ⅱ~Ⅳ期压疮患者的疼痛。创面处理时应使用接近人体温度的伤口清洗液，采用避免引起疼痛或不需要经常更换的敷料。鼓励患者在任何引发疼痛的治疗过程中主动提出暂停要求。

（三）感染伤口的评估与处理

美国伤口造口失禁护理协会（Wound, Ostomy and Continence Nurses Society，WOCN）指出，感染发生在压疮Ⅰ期/Ⅱ期不常见，因此应重点评估Ⅲ期/Ⅳ期压疮的感染情况。另外，缺血组织更容易并发感染，因此低灌注区域的压疮有较高的继发感染的风险。压疮局部感染的体征包括新的伤口破溃/扩大、出现局限于溃疡周围组织的红斑、渗出量增加、渗出物的黏性或脓性增加、疼痛增加或不明原因的疼痛、溃疡周围组织水肿/温度升高、臭味增加、组织内形成潜行/窦道或探测到骨骼。对活性伤口组织进行定量培养是微生物负荷测定的金标准，拭子培养只能显示表层定植的微生物，不能反映深部组织感染。伤口组织培养结果显示细菌生物负荷$\geqslant 10^5$cfu/g或存在β溶血链球菌时，考

虑诊断为压疮感染，可以局部应用抗生素，抗生素的选择应遵循细菌培养结果和药敏实验结果。NPUAP/EPUAP共同制定的《压疮预防和治疗临床实践指南》指出，卡地姆碘适用于严重渗出且不伴有大的窦道的压疮伤口，但需要频繁换药。局部银制剂可以用于已有微生物负荷及伴有多种病原菌存在的压疮。长时间（如4周以上）使用外用银制剂时应考虑到潜在的肾毒性以及产生细菌耐药性的风险。当有临床证据表明压疮患者有广泛的或全身性感染时，如血培养阳性、蜂窝组织炎、筋膜炎、骨髓炎、全身炎症反应综合征或败血症，应全身使用抗生素。

（四）压疮愈合的评估与监测

压疮愈合计分（Pressure Ulcer Scale for Healing，PUSH）是NPUAP于1998年修订的用于评价压疮愈合效果的量化计分方法。根据压疮表面积、渗出物量和伤口组织类型，对每个压疮局部的特征进行评分并记录，每项得分相加即为总分，与以前测得的分数进行比较，从而了解压疮的进展和变化。Bates-Jensen伤口评估工具（Bates-Jensen Wound Assessment Tool，BWAT）从伤口大小、深度、边缘、潜行、坏死组织类型、坏死组织数量、渗出物类型、渗出物量、伤口周围皮肤颜色，外周组织水肿、外周组织硬结、颗粒组织，上皮层共13个条目进行评价，各条目分数相加来确定总分数，总分越高伤口越严重。Sessing量表从肉芽组织、感染、渗出、坏死、焦痂方面对压疮创面进行描述，是判断伤口是否愈合量表领域中的重要部分，与压疮分期及创面测量同等重要。

六、压疮的预防

护士进行压疮风险评估后，对存在压疮风险的患者实施正确的干预，尤其是针对存在的危险因素采取针对性措施，可以显著降低压疮的发生率。主要的预防措施有减轻局部压力、剪切力和摩擦力，保持皮肤干燥，营养支持和健康教育等。2008年美国医疗补偿服务中心规定，如果医院发生可以避免的医院获得性压疮将不给予医疗补偿，预防和控制医院获得性压疮已成为评价医院护理质量的重要指标。但需要注意的是，虽然大部分的压疮可以通过采取积极的措施避免，但并不是所有压疮都可以避免。

（一）减轻局部压力、摩擦力和剪切力

1.定时翻身

（1）翻身间隔时间　间歇性解除压力是预防皮肤长时间受压的主要措施，临床护理中应根据患者评估

表16-12-6 翻身的时间与体位表	
时间	体位
8:00—10:00	仰卧位
10:00—12:00	右侧卧位
12:00—14:00	左侧卧位
14:00—16:00	仰卧位
16:00—18:00	右侧卧位
18:00—20:00	左侧卧位
……	……

的情况制订翻身的时间与体位表（表16-12-6）。一般的患者翻身时间间隔为2小时变换一次体位，但长期卧床患者可通过评估其皮肤及全身情况来调整翻身的间隔时间：2小时翻身时如皮肤出现可见性充血反应在15分钟内能消退则认为皮肤可以承受2小时的压力；如15分钟内皮肤发红不消退，翻身时间应缩短至1小时。

（2）体位　Guttmann提出与90°侧卧位相比，使用枕头支撑的患者侧卧30°体位能使患者避开身体骨突处部位，且每个受力点的位置的压力均小于毛细血管关闭压，降低了压疮的风险。30°侧卧体位有利于压力分散和血液流动，而90°侧卧体位，由于局部受力面积较小，可导致局部体重的压力超过毛细血管的压力，尤其是骨突处，引起血流阻断和缺氧，导致组织坏死。因此提倡在临床应用30°的侧卧位，从而减轻局部压力，避免压疮的发生。

剪切力的发生与体位有关，特别是当抬高卧床患者床头30°时或坐轮椅患者的身体前倾时，骶尾部及坐骨结节处均产生较大的剪切力，导致局部缺血，增加压疮发生的危险性。因此临床上要尽量避免将卧床患者长时间的抬高床头30°，以减少骶尾部的剪切力。如果患者因病情需要取半卧时，要在患者的臀下给予必要的支撑，以避免患者因向下滑行而产生剪切力。

2.使用减压装置

目前临床使用的减压装置根据作用部位分为两种，一种是局部的减压装置，另一种是全身性的减压装置，各种减压装置的主要作用是使身体压力再分布，从而减轻身体局部的压力。

（1）局部的减压装置　在临床使用较广泛，如轮椅坐垫、手术中使用的局部减压垫主要用于患者局部的某个或某几个骨突处的减压，常使用在枕部、肘部、骶尾部、足跟部。各种不同的局部减压装置材质也不同，常见的有泡沫或海绵减压垫、啫喱垫等。也有临床自制的一些减压装置。

值得注意的是，以往临床经常使用的气垫圈已不建议使用，特别是在一些水肿、瘫痪的患者中避免使用，这类患者的局部血液循环差，气垫圈在使用过程中导致患者局部循环障碍加重，不仅不能降低压疮的发生，反而促进局部压疮的发生。

（2）全身性减压装置　主要是临床使用的气垫床和水床，包括各种柔软的静压垫和动压垫。目前波浪形气垫床和球形气垫床应用较多，水床应用不多。多房性电动充气垫床使小房交替充气、放气，变换承受压力的部位，使每一部位的受压时间不超过几分钟。空气缓慢释放床（空气漂浮）是空气通过床表面的纤维织物缓慢渗出，使患者漂浮于床上。空气射流床是暖热空气通过覆盖有纤维聚酯膜的颗粒状陶瓷串珠，产生类似于流波的串珠运动，变换受压量的大小。

（二）皮肤护理

皮肤护理对于压疮高危人群非常重要。每天定时检查全身的皮肤状况，尤其是骨突处受压处皮肤。患者皮肤过于干燥时，可适当给予不含香精的温和的皮肤润肤霜。持久排汗，如自主神经紊乱的患者，可使用吸收性强的材料改善患者湿度，避免使用爽身粉，因为粉聚集在皮肤皱褶，可以引起额外的皮肤损伤。及时更换潮湿的衣服与床单、清洁皮肤，保持患者皮肤的清洁干爽，以减轻局部皮肤的摩擦力。当患者发生大小便失禁时，注意保护局部的皮肤免受粪水的刺激。

传统的护理方式认为按摩可以促进局部血液循环，改善营养状况。有研究表明，按摩无助于防止压疮。因软组织受压变红是正常保护反应，是氧供应不足的表现，无需按摩。如果皮肤发红持续30分钟以上不能消退，则表明软组织受损。

（三）增加营养

营养不良是压疮发生的危险因素之一，因此，改善患者的营养状况对预防压疮的发生十分重要，而临床研究也表明，合适的热量和蛋白质摄入可以预防压疮的发生。根据患者的病情，给予合适的热量与蛋白质饮食。在增加蛋白摄入时，必须评价肝肾功能，在肝肾功能不良时，可通过保证患者获得足够的热量来降低蛋白的摄入。必要时，请营养师会诊，全面评估患者的营养状况，制订合理的饮食。对于不能由口进食的患者，给予鼻饲注入机体的各种营养物质，以保证患者的营养需要。同时监测患者的摄入与排出，以保证机体营养的动态平衡。

（四）健康教育

对长期卧床患者、脊髓损伤患者及老年人特别是老年卧床患者等压疮的高危人群，进行及时、准确地评估是预防压疮的必要条件，根据评估结果制订合理的护理计划采取有效的预防措施，患者及家属的参与非常重要。因此对患者及家属的教育是预防长期卧床患者及其他压疮高危人群发生压疮的关键，尤其是社区的居家患者。

1.指导患者家属定时协助患者改变体位

翻身是最为简单且有效的预防措施，采取合理的翻身间隔时间以提高护理质量并节约医疗卫生资源。告知患者及家属间隔一定时间改变体位，指导正确的翻身，避免发生拖拉等动作，以减轻局部的压力和摩擦力。指导坐轮椅的患者每隔30分钟臀部抬离轮椅约30秒。

2.根据病情使用合适的减压装置

根据病情及评估情况，指导患者选择合适的减压装置，如局部的减压垫或全身减压的气垫床，并教会患者及家属正确使用。

3.保护皮肤，避免盲目局部按摩

指导患者及家属观察皮肤情况，尤其是骨突处受压的皮肤情况。每日清洁皮肤，保持清洁干爽，如有潮湿刺激，及时清洁与更换。指导失禁患者正确使用失禁用品，避免皮肤受粪水刺激。同时指导患者及家属不要盲目行局部皮肤按摩，尤其是水肿部位及红肿皮肤，以免损伤皮肤。

4.增加营养

让患者和家属理解营养对于压疮预防的重要性。指导患者进食合适的热量和蛋白质饮食，指导长期鼻饲患者家属鼻饲注入营养方法，并说明注入时的注意事项。详见本书第十八章第二节营养支持。

5.发现皮肤问题，及时就诊

指导患者及家属，一旦发现皮肤出现问题，要及时就诊。

七、压疮的处理

（一）怀疑深层组织损伤

1.解除局部皮肤的压力与剪切力，减少局部的摩擦力。同时密切观察局部皮肤的颜色变化，有无水疱、焦痂形成。

2.局部皮肤完整时可给予赛肤润外涂，避免大力按摩。如出现水疱，可按Ⅱ期压疮处理；如果局部形成薄的焦痂，可按焦痂伤口处理。如发生较多坏死组织，则进行伤口清创，按Ⅲ、Ⅳ期压疮处理。

（二）Ⅰ期压疮

1.局部可以不用任何敷料，避免再受压，观察局部发红皮肤颜色消退状况，对于深色皮肤的患者观察局部皮肤颜色与周围皮肤颜色的差异变化。

2.减小局部摩擦力，局部皮肤可给予透明薄膜或薄的水胶体敷料或赛肤润，观察局部皮肤颜色的变化。水胶体敷料和赛肤润可改善局部皮肤的缺血缺氧状况。

（三）Ⅱ期压疮

1.水疱

直径小于2cm的小水疱，可以让其自行吸收，局部粘贴透明薄膜保护皮肤；直径大于2cm的水疱，局部消毒后，在水疱的最下端用5号小针头穿刺并抽吸出液体，表面覆盖透明薄膜，观察渗液情况，如果水疱内再次出现较多液体，可在薄膜外消毒后直接穿刺抽液，薄膜3～7天更换一次。如果水疱破溃，暴露出红色创面，按浅层溃疡原则处理伤口。

2.浅层溃疡

由于Ⅱ期压疮创面通常是无腐肉的红色或粉红色基底的开放性浅层溃疡，可根据渗液情况使用合适的敷料。渗液较少时，可用薄的水胶体敷料，根据渗液2～3天更换一次；渗液中等或较多时，可用厚的水胶体敷料或泡沫敷料，3～5天更换一次。

（四）Ⅲ期、Ⅳ期压疮

1.清除坏死组织

Ⅲ、Ⅳ期压疮的创面通常覆盖较多坏死组织，因此首先要进行伤口创面清创处理。评估患者的全身和局部情况后，决定使用何种清创方法。①当伤口的坏死组织比较松软时，可采用外科清创的方法；②当伤口坏死组织比较紧密，且与正常组织混合时，首先进行自溶性清创，待坏死组织松软后再配合外科清创的方法；③当黑色焦痂覆盖伤口时，可在焦痂外做一些小切口，再使用自溶性清创的方法进行清创；④当伤口内有较深潜行或窦道时，可采用机械性冲洗的方法清除部分坏死组织；⑤当坏死组织非常致密，采用其他方法无法清除时，可考虑使用化学性清创方法。

2.控制感染

当伤口存在感染症状时，全身或局部使用抗生素前先行伤口分泌物或组织的细菌培养和药敏试验，根据培养和药敏结果选择合适的抗生素治疗。感染性伤口可选择合适的消毒液清洗伤口，再用生理盐水清洁，可使用银离子抗菌敷料。

3.伤口渗液处理

根据伤口愈合不同时期渗液的特点，进行伤口渗液的管理，可选择适当的敷料，也可使用负压治疗，主要目的是达到伤口液体平衡，细胞不发生脱水，也不会肿胀。①当黑色焦痂覆盖时，通常伤口很少渗液或没有渗出，此时需要给伤口补充一定的水分才能溶解焦痂，因此，可使用水分较多的敷料，如水凝胶或离子持续交换型敷料；②当伤口有较多黄色坏死组织覆盖时，伤口的渗液由少到多，可使用既具有吸收能力又具有清创作用的敷料来进行吸收渗液和清创，如可选择水胶体、藻酸盐、美盐等敷料；③当伤口出现较多红色肉芽组织生长时，渗液较多，因此可选用吸收能力强的敷料以吸收伤口内过多的渗液，如藻酸类敷料、水性纤维敷料、泡沫塑料类敷料等；④当伤口内肉芽组织填满伤口，部分上皮组织生长时，伤口渗液逐渐减少，可使用水胶体等敷料以促进伤口愈合。

4.伤口潜行和窦道的处理

在伤口评估时，如果发现伤口内有潜行或窦道，一定要仔细评估潜行的范围及窦道的深度，在肛门附近的伤口要检查是否有瘘管的存在。根据潜行和窦道深度及渗出情况选择合适的敷料填充或引流，填充敷料要接触到潜行或窦道的基底部。但填充时不要太紧而对伤口产生压力。常用的引流和填充的敷料有优拓、美盐、爱康肤、藻酸盐等。

5.关节处伤口处理

压疮的伤口好发于关节部位，如肘关节处、踝关节处、髋关节处。由于关节处皮下组织比较少。因此关节处的伤口往往是全皮层损伤，经常可见关节面暴露，由于关节活动多，伤口难以愈合。保护好关节面是护理关节处伤口的关键，除了进行局部的减压外，还应保护关节面湿润的环境，避免关节面破坏后骨直接的暴露。必要时，伤口清洁后进行手术治疗以保护关节。

6.足跟部伤口的处理

由于足跟部组织的特殊性，往往伤口的颜色不够鲜红而误以为是伤口内坏死组织。位于足跟的压疮在处理过程中要注意保护伤口，避免清创，伤口以清洁干燥为主，注意减压。

（五）无法界定分期

1.当伤口无法界定属于哪一期时，应记录无法界定，而不猜测记录属于几期。

2.当伤口因覆盖焦痂或坏死组织无法进行界定时，应先清除伤口内焦痂和坏死组织，再确定分期。

3.伤口处理与Ⅲ、Ⅳ期压疮方法相同。

八、压疮的护理

（一）病情观察

做好皮肤的观察与评估，包括伤口的位置；观察伤口是否有结痂、腐肉、筋腱、骨头、肉芽、上皮形成或感染；伤口渗液的颜色、特性、量和黏稠度；伤口周围是否有红斑、水疱、水肿、浸润等；伤口周围皮肤的温度、有无触痛、毛细血管充盈时间和脉搏情况；伤口的大小、深度和潜行情况；伤口的分期情况等。同时要注意患者电解质检查的相关结果，发现异常，及时通知医生并协助给予处理。

（二）营养补充

指导患者进高蛋白、高维生素、高热量的膳食，提高营养供给，以增加机体抵抗力，提高组织修复能力。能自行进食者都应采用经口进食；适当运动以增进食欲，少食多餐，有食欲时及时进餐，为进食创造良好的环境，选择自己喜欢的食物。经口自行进食困难者应用管饲饮食；管饲饮食是通过经由鼻孔或胃、肠造口置入的胃管、十二指肠管、空肠管和胃空肠造瘘管将丰富的流质饮食或营养液、水注入胃肠道的方法。开始输注肠内营养时，一些患者可能会出现腹胀、腹泻、恶心、呕吐、营养液反流等胃肠道症状，主要是由于营养液高渗、高浓度，输注速度过快，患者消化不良、肠道运动功能障碍等因素引起的。输注过程中严格控制输注滴速，勿随意调节；输注过程中加强活动；如有腹胀、腹泻、便秘、疼痛等不适应及时通知医生并配合医生给予相应处理。肠道吸收有问题的人，因肿瘤或治疗导致并发症以至于不能正常饮食，或是不能使用管饲饮食者应用全静脉营养输液；输注静脉营养液时，一般选择中心静脉导管途径输注；输注过程不宜过快。营养支持治疗时应注意以下几方面：①维生素C及锌在伤口愈合中起着很重要的作用，对于压疮高危患者应给予补充；②水肿患者应限制水和盐的摄入；③脱水患者应注意补充水和电解质。

（三）皮肤护理

1.舒缓压迫

间歇性解除压力是有效预防压疮的关键。经常翻身是卧床患者最简单而有效地解除压力的方法。长期卧床的患者应设翻身卡，适时翻身，至少每2小时翻身一次，具体时间间隔视患者具体情况和所用的床垫而定。患者侧卧位时，为避免股骨大转子和外踝受压，可让患者呈30°侧卧，膝关节处垫软枕。抬高床头时应维持在最低角度（最好不超过30°，以5°～30°为宜）并限制抬高的时间，以免骶尾部、足跟部承受过大的压力和剪切力。对于长期坐轮椅的患者，坐骨结节是最易发生压疮的部位，至少每30分钟移动受压部位，在座位上使用减压装置（如水垫）。搬动和改变体位应尽量减少由摩擦力和剪切力引起的皮肤损害。使用润滑剂（如润肤霜）、保护膜（如透明薄膜）、保护性敷料（如亲水性敷料）和保护垫，在骨突处放置减压防护设备，减轻局部压力。

2.皮肤保护

恰当的护理是预防皮肤破损的关键。维持和改善组织对压力的承受，可执行下列干预。

（1）护理人员要详细记录并评估身体各部位皮肤情况，进行动态观察，使用压疮危险评估工具，确定危险因素，采取充分预防措施并执行严格交接班制度。

（2）每天系统监测皮肤的情况，特别是对骨突部位要注意观察。

（3）用温水和中性清洁剂清洁皮肤，然后予润肤霜或润肤露，每日1～2次，保护风险区域皮肤，可有效防止二便浸渍的损伤。在皮肤护理的过程中，应使皮肤受到的外力减至最小。避免按摩骨隆突处，以免损害毛细血管。

（4）防止或减少大、小便失禁、出汗及伤口引流引起的潮湿对周围皮肤的污染。如果发生大、小便失禁，应及时清洁受污染的皮肤。当潮湿的原因不能控制，应使用吸水垫，尽量保持局部皮肤干爽。

（5）加强基础护理，保持床单清洁、干燥、平整，并注意经常更换，病房适宜的温度应保持18℃～24℃，避免温度过高，协助患者勤擦洗、勤翻身、勤按摩，不可用力擦拭受压部位的皮肤。使用便盆时应抬高臀部，避免硬塞、硬拉。协助或指导患者学会穿戴衣裤，避免衣裤摩擦皮肤。指导患者掌握正确的坐卧位姿势，减轻局部组织压力，避免皮肤破损。

3.其他

（1）应理解患者的顾虑，指导及协助患者使用尿布并及时更换；做好宣教，减轻患者的心理负担；嘱患者多饮水，预防泌尿系统感染。

（2）如压疮已经形成，更要消除局部压力，严格按伤口换药处理。

（四）患者教育

全面健康教育对帮助患者平安度过危险期，提高治疗的依从性，减少压疮等并发症的发生，起到关键作用。通过对患者及家属讲解：①压疮的高危人群、易发部位、形成原因、危险因素；②全身营养的重要性及营养计划的执行；③卧位放置及翻身技巧、减压垫的作用；④指导家属经常帮助翻身，擦洗；⑤如何正确使用便盆；⑥指导家属掌握正确的按摩方法等，使患者及家属能积极参与自我护理，从以往的盲从配合变为主动参与，并严格落实各项预防措施，以降低压疮的发生率。

（五）心理护理

耐心给患者做好细致的心理护理，同时给患者讲解如何减少剪切力和发生压疮的各种危险因素，对预防或减少压疮的发生有关键作用。尤其是对长期卧床的年老体弱患者或癌症晚期患者，由于病痛的折磨使患者容易产生急躁、忧虑、悲观甚至绝望的心理，对此护理人员应根据患者的特点，积极采取有效的沟通方式，耐心疏导，健康宣教，提供社会支持，提高患者心理承受能力，使其积极配合治疗。

（六）伤口湿性愈合的护理方法

"湿性伤口"理论（1963年始）现已取代了"干燥伤口"理论（18世纪末始）。科学家们经过三四十年的研究发现上皮细胞无法游移过干燥结痂的细胞层，而需花时间向痂皮下的湿润床游移，使上皮细胞愈合的时间延长。这证实了上皮细胞必须在湿润的环境下才能快速的增生，促使伤口的愈合。根据伤口湿性愈合的原则，各期压疮伤口的一般处理方法，见表16-12-7。

九、患者的自我护理

（一）补充营养

均衡合理的营养能促进组织损伤的修复及体力的恢复，有助于长期抗癌，根据患者的营养情况制订合理的膳食，少食多餐。如无法进食者，给予鼻饲或静脉营养支持。能经口进食者鼓励经口进食，少食多餐，多食高营养、高蛋白质、高纤维素饮食，创造良好的就餐环境，选择自己喜欢的食物，补充富含维生素C及锌的食物，合理运动以增进食欲。长期卧床患者身体抵抗力下降，应在饮食方面加强，宜给予营养价值高，易消化的高蛋白饮食，如牛奶、鸡蛋、瘦肉、鱼类，多食含钾丰富的蔬菜和水果，如香蕉、橘子、绿叶蔬菜等。对于危重昏迷的患者必要时在医务人员的指导下由家属给予鼻饲肠内高营养，以保证机体的需要。

（二）日常生活

多饮水，预防泌尿系统感染；学会使用尿布并及时更换；减轻心理负担，以积极的心态面对疾病。保持床单的整洁、平整和身体的清洁、干燥，穿易吸汗的衣物；尽量避免容易引起压疮的环境因素，如低湿度（少于40%）和寒冷等。

（三）皮肤保护

保持皮肤的完整性和微环境处于良好状态，有利于增强皮肤对于压力的耐受性。因此日常应该用温水和中性清洁剂清洁皮肤，然后予润肤霜外涂，每日1～2次，保护风险区域皮肤；避免按摩骨隆突处，以免损害毛细血管；防止或减少大、小便失禁、出汗及伤口引流引起的潮湿对周围皮肤的污染；如果发生大、小便失禁，应及时清洁受污染的皮肤，以保持局部皮肤干爽。

放置错位等）而造成压疮。使用石膏夹板和其他矫形器的患者，应松紧适度，松则易移动，起不到固定作用；过紧则影响血液循环。内衬应选择透气性好的棉制品，保证良好的透气性。密切观察血运情况，如皮肤的颜色、温度、湿度等。

（四）舒缓压迫

经常翻身，改换体位，以避免局部皮肤长期受压，尤其是肌肉层包裹少或无肌层包裹又经常受压的骨隆突处，如病情许可，应在力所能及的情况下适当活动。可在受压部位垫气圈、棉圈、棉垫、茶叶垫等，或使用充气式气垫床等。要注意正确使用预防工具，防止因使用方法不当（如充气不均、表面粗糙、

（五）功能锻炼

早期进行肢体功能锻炼及全身关节的主动、被动运动，可有效预防关节肌肉废用综合征的发生。同时可促进局部及全身血液循环，减少局部组织长期受压，对防治压疮和提高患者生活质量都具有重要意义。功能锻炼最重要的是突出"早"和"量力而行"及正确的运动方法，肢体要保持功能位。

表16-12-7　各期压疮伤口愈合的处理方法

分期	坏死组织／腐肉	感染	肉芽组织	上皮形成
第Ⅰ期				干预： 1.防压疮 2.营养支持 敷料： 1.亲水性敷料（块装） 2.水凝胶（块装） 3.透气性薄膜 4.压力减缓敷料
第Ⅱ～Ⅳ期	干预： 1.防压疮 2.促进血液循环 3.营养支持 4.清除结痂 敷料：自溶性清创 1.水凝胶 2.亲水性敷料糊剂/粉剂 3.压力减缓敷料 4.透气性薄膜 机械性清创： 生理盐水湿敷 外科清创： 剪刀/手术刀 敷料：高渗液 1.含钙海藻 2.泡沫填塞敷料/块装 3.伤口贴造口袋	干预： 1.防压疮 2.营养支持 3.患者及家属健康教育 4.治疗感染：局部和系统 5.定时清洗 6.清除结痂和感染组织 敷料： 1.润肤细布（如果有抗生素、短期） 2.含钙海藻 3.水凝胶 4.泡沫敷料 5.生理盐水湿敷 敷料：高渗液 1.含钙海藻 2.泡沫填塞敷料/块装 3.伤口/造口袋	干预： 1.防压疮 2.营养支持 敷料：低渗液 1.润肤细布 2.透气性薄膜 3.含钙海藻 4.亲水性敷料（块装） 5.水凝胶 敷料：中等渗液 1.水凝胶 2.亲水性敷料糊剂/粉剂、块装 3.含钙海藻 4.泡沫敷料 敷料：高渗液或无效腔/窦道 1.含钙海藻 2.亲水性敷料糊剂/粉剂、块装 3.泡沫填塞敷料/块装 第二层敷料： 1.透气性薄膜 2.伤口贴造口袋 3.失禁垫	

（马婷婷）

第十三节 水肿

一、定义

水肿（edema）是指血管外的组织间隙中有过多的体液积聚，为临床常见症状之一。水肿表现为手指按压皮下组织少的部位（如小腿前侧）时，有明显的凹陷。水肿是一个常见的病理过程，其积聚的体液来自血浆，其钠与水的比例与血浆大致相同。习惯上，将过多的体液在体腔中积聚称为积水或积液，如胸腔积水、腹腔积水、心包积水等。

二、分类

水肿的分类方法有：①根据水肿波及的范围分为全身性水肿（systemic edema）和局限性水肿（local edema）；②根据水肿发生的部位命名，如脑水肿、喉头水肿、肺水肿、下肢水肿等；③根据水肿发生原因分为心性水肿、肾性水肿、肝性水肿、炎性水肿、营养性水肿、淋巴性水肿、特发性水肿等。

（一）全身性水肿

1.营养性水肿

肿瘤患者营养障碍时血浆白蛋白降低而出现水肿，最早出现在下肢，逐渐向上蔓延并遍及全身。肝癌患者本身营养消耗就大，加之体内蛋白质缺少更易引起水肿。

2.心源性水肿

当各种肿瘤晚期患者发生右心衰竭时，由于静脉血液不能顺利回流入左心室，引起静脉内压力升高并可使体液漏出进入组织间隙，引起水肿，最早出现于踝部，最后遍及全身。

3.肾源性水肿

常见于肾癌患者、腹部肿瘤压迫导致肾盂积水患者以及部分化疗后引起肾脏不同程度损伤的肿瘤患者。肾血流减少时的钠、水潴留，毛细血管通透性增加，尿中丢失蛋白太多造成的血浆胶体渗透压降低等均可使组织间隙体液聚集而引起水肿。

4.肝源性水肿

主要是由于肝癌患者肝脏结构破坏，使门静脉回流受阻及门静压力增高所致，但与营养不良、肝功能衰竭时血浆白蛋白过低也有关系，水肿从踝部开始而向上蔓延，但以腹水最为明显，很少波及上肢和头面部。

（二）局限性水肿

1.双侧下肢水肿

老年肿瘤患者由于年事已高，在患肿瘤期间会出现一些脏器功能失调或者是丧失，此时出现的双侧下肢水肿很有可能是其他脏器伴随病的症状，有的可能与肿瘤没有直接的关系。

2.单侧下肢水肿

若肿瘤患者单侧下肢局限性水肿，多由于下肢静脉、淋巴管受阻导致体液进入组织间隙所致。常见于肿瘤患者出现下肢静脉血栓、盆腔或下肢肿瘤压迫静脉，水肿常出现于单侧下肢，一般不会蔓延全身。

3.单侧上肢水肿

上肢淋巴回流受阻或静脉回流受阻均会引起上肢水肿，常见于乳腺癌术后患侧上肢淋巴回流受损、巨大肿瘤压迫和侵犯淋巴管。

4.上腔静脉阻塞综合征

上腔静脉阻塞早期的症状是头痛、眩晕和眼睑水肿，水肿是上腔静脉阻塞综合征的主要体征。本综合征大多由恶性肿瘤引起。据统计，肺癌是最常见的原因，占50%~80%，其次是淋巴瘤、主动脉瘤、慢性纤维性纵隔炎、胸内的良性或恶性肿瘤及血栓性静脉炎。

三、发生机制与相关因素

正常人体组织间液量是相对恒定的，这主要依赖于两大调节系统的平衡，即血管内外液体交换平衡和体内外液体交换平衡。如果这两种平衡被破坏，就有可能导致组织间隙或体腔中过多体液积聚。

（一）血管内外液体交换失衡致组织间液增多

引起血管内外液体交换失衡的因素如下。

1.毛细血管流体静压增高

毛细血管流体静压增高的主要原因是静脉压增高，引起静脉压增高的因素有：①心功能不全；②血栓形成或栓塞、肿瘤压迫可使局部静脉压增高，形成局部水肿；③脑转移患者，颅内肿瘤细胞也可产生水肿的液体，导致血容量增加也可引起毛细血管流体静压增高。

2.血浆胶体渗透压降低

肿瘤患者血浆胶体渗透压降低是由于血浆蛋白

减少所致，其中白蛋白是决定血浆胶体渗透压的最重要的因素。引起白蛋白减少的原因包括：①合成减少，见于晚期肿瘤患者恶病质营养不良所致或各种原因如放化疗或肝癌患者肝功能障碍导致的合成白蛋白的能力低下；②丢失过多，见于肿瘤患者合并肾病综合征，使大量白蛋白从尿中丢失；③分解增加，恶性肿瘤、慢性感染等使白蛋白分解代谢增强；④血液稀释，部分肿瘤患者化疗期间输入过多的非胶体溶液使血浆白蛋白浓度降低。

3.微血管壁通透性增高

常见于炎症、缺氧、酸中毒等。由于血浆蛋白浓度远远高于组织间液蛋白浓度，因而微血管壁通透性增高使血浆蛋白渗入组织间隙，造成血浆胶渗透压降低和组织间液胶体渗透压增高，有效胶体渗透压降低，平均实际滤过压增大。此类水肿液中蛋白含量较高，可达30~60g/L，称为渗出液。

上述3种因素导致组织间液增多，此时淋巴回流量可出现代偿性增加，若组织间液的增多超过淋巴回流的代偿能力，即可使组织间隙中出现过多体液积聚，导致水肿。

4.淋巴回流受阻

见于肿瘤、丝虫病等。某些恶性肿瘤可侵入并堵塞淋巴管，肿瘤也可压迫淋巴管；部分根治性外科手术，术中会导致淋巴回流系统受损；某些部位局部放射治疗的同时也会损伤部分淋巴结，这些情况都可导致淋巴回流受阻，形成水肿。

（二）机体内外液体交换失衡致水、钠潴留

正常情况下，水、钠的摄入量与排出量保持动态平衡，从而使细胞外液容量保持恒定。肾脏是排水、钠的主要器官，并且可调节水钠平衡，因而在细胞外液容量的维持上起着重要作用。部分肿瘤患者由于各种病因使肾脏排水、钠减少，导致水、钠的摄入总量大于排出量，则体内出现水、钠潴留。

四、临床表现

（一）水肿程度分级

由于水肿形成原因不同，所以表现形式多种多样，目前临床将水肿程度分为以下等级：轻度，仅见于眼睑、踝部及胫前皮下组织，指压轻度凹陷，平复较快，体重增加约5%；中度，全身疏松组织均可见水肿，指压后明显凹陷，且平复慢，体重增加10%以上；重度，全身组织明显水肿，低位皮肤肿胀发亮，甚至有液体渗出，可有胸水、腹水、浆膜腔积液。

（二）局限性水肿的临床表现

影响水肿分布特点的因素有：①重力和体位，如晚期肿瘤患者右心衰竭时，水肿出现于最低垂的部位，这是因为右心衰竭时，上、下腔静脉回流受阻，静脉压增高，致毛细血管流体静压增高。毛细血管流体静压也受重力的影响，最低垂部位的毛细血管压较高，因此，水肿最先在最低垂部位出现。②局部血流动力学因素，如肝癌引起肝静脉回流受阻，使肝静脉压及其毛细血管流体静压增高，成为腹水形成的重要原因。③组织结构特点，眼睑部组织较疏松，皮肤薄且伸展度较大，组织间隙压力较低，水肿液易在此积聚。局限性水肿表现为显性水肿和隐性水肿，其临床特点如下。

1.显性水肿

当皮下组织间隙中有过多体液积聚时，皮肤苍白、肿胀、皱纹变浅，局部温度较低，弹性差，用手指按压局部（如内踝、胫前区或额、颧部位）皮肤，如果出现凹陷，称为凹陷性水肿（pitting edema）或显性水肿（frank edema）。在手指松开后，这种凹陷须数秒至1分钟方能平复。

2.隐性水肿

在出现明显凹陷性水肿之前，组织间隙中的液体已经增多，但按压局部无凹陷，此种状态称为"隐性水肿"（recessive edema）。这是因为液体被组织间隙中的凝胶网所吸附而成为凝胶态的结合水（bound water），只有当组织间隙液体增多使组织间液压由-0.87kPa升高至0kPa以上时，组织间隙中的游离水分才会明显增多。

（三）全身性水肿的临床表现

1.尿量减少，体重增加

常见的全身性水肿有心性水肿、肝性水肿和肾性水肿，水、钠潴留是这些水肿的重要中间发病环节。因为钠、水潴留多达几升，体重增加10%可能仍没有明显可见的凹陷性水肿，因此尿量及体重是水肿较为敏感的指标，观察尿量及体重的动态变化能反映水肿的消长情况。

2.不同原因所致水肿，分布部位有差别

右心功能不全所致心性水肿，最先出现于身体低垂部位。立位、坐位时，先出现足踝部位水肿；仰卧位时，水肿先在骶部出现。肝癌、肝硬化所致水肿主要表现为腹水。肾性水肿表现为晨起时眼睑水肿，也可波及颜面部，当病情加重时，可出现全身性水肿。

五、评估

1.水肿的评估

体重、腹围，水肿出现的时间、部位、程度，与肿瘤患者活动及体位的关系等。

2.患者饮食、饮水情况

每日进食量、食盐摄入量、液体入量、尿量等。

3.水肿相关因素

如感染、过劳、大出血等，以及患者既往病史及过敏史，如有无心脏病、肾脏病、有无食物或药物过敏史及激素治疗病史等。

4.伴随症状

如呼吸困难、心悸、乏力、食欲减退、恶心、呕吐、腹胀、体重增加、手足肿胀引起活动受限等。肺部肿瘤水肿患者应注意肺部啰音的不同。

5.药物治疗情况

目前应用药物的种类、剂量、次数、最后一次用药时间、效果、副作用等。

6.实验室及其他检查

血、尿常规，肝、肾功能，血浆蛋白，血清电解质，胸部X线，心电图，B超等。

六、治疗

恶性肿瘤引起全身性水肿的原因各有不同，所以治疗方式也各有不同，大致分为以下几方面。

（一）病因治疗

积极寻找水肿形成的原因，针对原发疾病和病理改变进行治疗，以缓解症状。

1.由于长期消耗、营养不良造成的血浆蛋白低下性水肿，可以给患者静脉输入人血白蛋白、复方氨基酸、血浆、水解蛋白，或者输血，摄入高蛋白饮食等，人血白蛋白提高，血液的胶体渗透压提高，水肿就可以得到缓解。

2.心功能衰竭引起的水肿，要在医生指导下使用洋地黄类强心药物，纠正心力衰竭，肝肾功能障碍者给予保护肝肾功能的药物，纠正肝肾功能。

3.癌性胸腹水，抽去胸腹水后再在胸腹腔内注入抗癌药，杀灭癌细胞，使胸腹腔内毛细血管渗透性降低，胸腹水减退，缓解水肿。

（二）对症治疗

主要是指用利尿药，使用利尿药是水肿性疾病患者综合治疗中的一种，有时仅起到对症处理的作用，所以在使用利尿药的同时，必须积极处理原发病并且

要根据水肿的特点和性质，选用利尿药物，适当地限制水和钠盐的摄入。大多数恶性肿瘤患者体质虚弱，往往又摄入食物不足，用药期间要密切观察水、电解质变化情况，避免造成水、电解质平衡失调。一般轻度的水肿以氢氯噻嗪类药物为首选，在出现心力衰竭、肺水肿、肾衰竭少尿等病情危重时要及时采用强利尿药，迅速控制病情后再停用。而中医治疗水肿则是扶正气，在补气健脾的同时利水、祛湿等来达到治疗水肿的目的。根据肿瘤患者自身水肿的症候辨证施治，中医中的许多药方都有利尿的效果，而且无不良反应。此外，对于肢体水肿的肿瘤患者，药物治疗的同时，还可以使用一些物理疗法以更快地达到治疗水肿的目的，如弹力绷带压迫法、徒手淋巴导液法、局部按摩等。

七、护理

（一）心理护理

肿瘤患者一旦确诊就会出现一系列的心理障碍和情绪变化，水肿的发生还将会使患者再度出现不良情绪，并且产生抑郁、悲观、焦躁不安等一系列的情绪变化，有的患者出现不配合甚至拒绝临床治疗和护理的现象。护理人员应该与患者充分交谈，耐心倾听患者的倾诉，给患者详细讲解水肿发生的原因、治疗方法及注意事项，充分发挥患者的主观能动性，从而配合护理工作的正常进行，并且帮助患者树立起战胜疾病的信心和勇气。

（二）水肿局部皮肤护理

注意保护水肿患者的皮肤，嘱患者穿着质地柔软、宽松的衣服。常用物品放在随手可取处，避免发生外伤。对于长期卧床的水肿患者，需使用气垫床，建立翻身卡，协助翻身，防止压疮的发生。皮肤过度干燥者，可用乳液轻轻按摩干燥受压部位。长期卧床、营养不良者，每天评估的患者皮肤及水肿情况，班班交接，如果出现皮肤变红或其他异常，而且30分钟内不能恢复，应高度重视，并采取适当的减压措施。

（三）病情观察

1.对于水肿合并心功能不全者，应注意患者的自觉症状、心率、水肿的部位及程度的变化。

2.每日详细、准确记录和计算出入量。

3.每日或隔日测量体重，每次测量时应注意测量时间、衣着薄厚、排泄及饮食量等因素的影响。

4.每日仔细观察水肿部位皮肤有无发红或苍白，及时发现破溃处，给予必要处理。

5.观察药物疗效及副作用的发生，观察水肿有无消退、症状有无缓解以判断疗效，观察药物反应。

（四）减少有创性操作

避免在肿瘤患者水肿处进行肌内注射、静脉穿刺等有创性操作，以免针眼处不易愈合，出现渗液的情况。对于肢体水肿的患者，PICC或股静脉穿刺容易加重肢体肿胀或穿刺针眼处出现渗液，因此在肿瘤患者行中心静脉置管术时，应选择锁骨下静脉。如果有创性操作不可避免时，穿刺点可能会出现渗液的情况，可使用中药外敷缓解症状。

（五）饮食护理

饮食在水肿的治疗、恢复过程中占有重要地位，原则上以高热量、低蛋白、低脂、低盐（每日摄入钠盐量2～3g为宜）、少量多餐为主，限制水钠摄入量。液体入量视水肿程度及尿量而定。若每天尿量达1000mL以上，一般不需严格限水，但不可过多饮水。若每天尿量小于500mL或有重度水肿者需严格限制水摄入，应量出为入，每天液体入量不应超过前一天24小时尿量加上不显性失水量（约500mL）。肿瘤患者应给予富含维生素、高热量、易消化的食物，避免辛辣刺激性食物。而中医的温阳化水、滋补肾脾、调补气血的食疗方法也很多，其目的是协助患者减少体内蛋白质分解产物的产生，防止体内蛋白质的消耗。具体方法应根据疾病的阴阳表里、寒热虚实和食物的寒热温凉，并综合辨病、辨证来指导患者的饮食。

八、患者的自我护理

1.应穿着棉质、宽松、舒适的衣服，更换衣服时动作轻柔，避免伤及皮肤。

2.注意个人卫生，及时修剪指甲，使用清水擦拭皮肤，避免使用碱性皂液，减少对皮肤的刺激，可适当使用浴后乳液，防止皮肤干燥。

3.保持出入量平衡，出量包括不显性失水量（约500mL）、尿量、呕吐液等，入量包括饮食量、饮水量、服药量、输液量等，使用有刻度的水杯和便器精确测量并及时记录，参照食物含水量换算表计算每次摄取食物的含水量，每日定时统计24小时的出入量情况。当日摄入量通常以前一天的小便量加500mL为宜（其中包括食物中的汤汁、药液等）。

4.避免高盐食物的摄入，尽量少吃腌制的咸菜、咸鱼、咸肉等。做菜时可选用醋或糖等盐以外的调味品，每日可用食盐不超过2g或酱油10mL。

5.严格遵医嘱使用利尿药物，仔细阅读药物说明书，遵守用药禁忌，若出现无力、恶心、呕吐、嗜睡和意识淡漠、心悸、口干、耳鸣、眩晕以及听力丧失等不适症状，请及时就医。

6.水肿行动不便者，尽量卧床，减少下床活动。保持活动区域宽敞明亮、无杂物，避免裤腿过长，可在家属协助下活动，以防跌倒发生。

7.活动能力受限或长期卧床者，定时变换体位，使用充气床垫或采取局部减压措施，避免压疮。

由于水肿部位皮肤感知觉障碍，如使用热水袋，水温应为50℃～60℃，不可过热，灌水2/3满，拧紧盖子，再用厚毛巾套套好热水袋，放在距离肢体10cm以上的安全距离，既可保暖又可以防止烫伤。

（罗志芹）

第十四节　脱发

一、概述

脱发属于化疗常见的毒性反应中较早出现的一种。抗癌药物均可引起程度不同的脱发，其中以阿霉素、环磷酰胺、甲氨蝶呤等为主。脱发的程度除与用药的种类有关外，还与用药的剂量、联合用药、治疗周期的重复频率等因素有关，尤其是联合化疗或者静脉内间歇性大剂量给药时，可引起严重的脱发。严重的脱发可使患者的心理负担过重，甚至拒绝进一步治疗，它给患者带来的身心伤害是不容忽视的，所以对化疗后脱发的干预是肿瘤治疗过程中亟待解决的问题之一。

二、发病机制

（一）毛发生长的机制

毛囊是皮肤上一个有着精细组织的结构。人类在出生时，所有的毛囊就已经形成了，总数为$(4.0～5.0)×10^6$个。毛发露出皮肤表面部分称之为毛干，处于毛囊内部分为毛根。在毛根的下端有一个像洋葱头的膨胀体，称为毛球。毛球的基底部向内凹陷的部分是毛乳头。毛乳头是构成每个毛囊的基础，毛乳头中有来自真皮组织的神经末梢、血管和结缔组织，为头发的生长提供营养，如果局部毛细血管的供血、供养不足，将导致毛乳头被破坏或退化，头发就停止生长并逐渐脱落。

（二）脱发发生的机制

化疗药物在抑制肿瘤细胞增殖代谢的同时，也不可避免地影响正常细胞的增殖代谢活动，损坏机体的免疫功能。但由于肿瘤细胞与正常细胞缺乏根本性的代谢差别，抗癌药物缺乏理想的选择性，所以在杀癌细胞的同时往往对增殖旺盛的细胞，如毛囊具有一定的影响。目前对化疗性脱发的发生机制的研究均来自于动物实验。

1.细胞凋亡机制

小鼠模型中，注射环磷酰胺后，小鼠毛囊细胞、毛囊黑素细胞均出现凋亡现象。但不同种类的毛囊细胞对环磷酰胺的损伤的敏感性不同，环磷酰胺可使毛囊"凋亡"受体和线粒体蛋白Bax表达上调，因此各种细胞凋亡受体在化疗药物引起毛囊损伤中的作用需要进一步研究。

2.G_1期停滞机制

在毛囊化疗药物损伤的研究过程中虽然没有发现与G_1期停滞有关的直接证据，但细胞周期蛋白依赖性激酶2（CDK2）的抑制剂能明显减轻鬼臼毒素引起的新生大鼠毛发的脱落，而CDK2是介导G_1期停滞的一个重要激酶分子。由此可见，G_1期停滞可能是化疗药物引起毛囊损伤除了凋亡机制以外的另一个新的途径。

3.p53基因机制

p53基因产物是一个转录因子和肿瘤抑制蛋白，由化疗药物引起的凋亡机制介导的细胞死亡中，p53起到重要的作用，它可以使细胞对凋亡更加敏感。在化疗药物引起毛囊损伤的鼠动物模型中也发现，p53在环磷酰胺诱导的毛囊细胞凋亡过程中起到关键性的作用。由此可见，p53基因在化疗引起的脱发机制中有重要的作用。

由于伦理道德等因素，接受抗癌药物治疗的患者的头皮标本难以取到，这给脱发机制的研究带来了很大的困难。目前关于化疗药物性脱发的机制或预防方法均是从动物模型中获得的，因此均具有一定的局限性。

三、化疗性脱发的分级标准

根据WHO抗癌药物急性及亚急性毒性分级标准，可以将化疗性脱发分为五度：0度，无异常；Ⅰ度，轻度脱发；Ⅱ度，重度脱发；Ⅲ度，完全脱发，可再生；Ⅳ度，完全脱发，不可再生。

四、临床表现

化疗性脱发可以在开始化疗的几天或几周内发生，并在2~3个月时脱落完全。化疗性脱发通常从头顶或是耳上部位开始，可能与睡觉时摩擦和戴帽子、头巾等有关。脱发随着化疗的持续可以呈弥漫性或片状脱落，活跃生长期阶段的头发会最先脱落。化疗停止后的1~3个月，患者会开始长出新发，新发可能具有和以前头发不同的发质、厚度、颜色，甚至长出卷发。大于50%的患者在脱发时没有其他伴随症状，部分患者会伴有疼痛或瘙痒，其中疼痛是最常见的伴随症状（15.6%），其次是瘙痒（12%），或两者兼而有之（11%）。

研究发现，化疗性脱发的临床表现与性别有关。男性中，枕骨处脱发占50%，全部脱发者占35%，头顶部脱发者占15%；而女性中，枕骨处脱发占8%，全部脱发者占52%，头顶部脱发者占40%。

化疗性脱发在大多数情况下是可逆的，但也存在不可逆现象，永久的化疗性脱发被定义为化疗后6个月头发无再生或再生不完全。永久性脱发常与高剂量的化疗有关。

五、脱发对患者的不良影响

头发是个体外观形象的重要组成部分之一，构成给人的第一印象，影响着个人魅力。长久以来，浓密的头发象征着健康、年轻和力量。作为身体唯一可随时改变的部分，头发的装饰也顺理成章成为社会交流和个性体现的一种重要途径。脱发对个人魅力的影响已被大多数研究所证实。有研究者将18例雄激素性秃发男性患者及18例在年龄、相貌、服装等方面进行配对的男性无脱发者的照片分别给受试者（包括男性和女性）评判，结果发现无脱发者的照片对两性来说都更具吸引力。与无脱发者相比，脱发者被认为不讨人喜欢、缺乏自信。

文献显示，几乎90%的早期乳腺癌患者认为围术期化疗过程中使她们负担最重的就是脱发。一些女性发现脱发是比失去乳房让她们更难应对的一个问题。还有一部分人因为考虑到脱发而拒绝化疗。化疗性脱发对男性和女性的影响是不同的。女性面对脱发时更为痛苦，因为头发有助于创造美丽、温柔的女性形象，并且脱发时刻在提醒着她们罹患癌症这个可怕的事实。而男性则更加容易把脱发作为一个正常的治疗结果所接受。当然，调查显示，对于18~38岁的男性来讲，脱发对他们造成的伤害并不低于女性，一些人担心脱发使他们看起来更加脆弱和缺少男子气概。因此，脱发对患者的自我形象、自尊心和生活质量起着重大的负面影响，应该被引起足够的重视。

六、治疗

（一）药物治疗

由于人体试验研究的局限性，目前化疗性脱发的药物治疗仍停留在实验室阶段。

1.抑制p53基因疗法

p53基因在环磷酰胺诱导的毛囊细胞凋亡过程中起到关键性的作用，在动物实验中，如果临时可逆性地抑制p53基因可以减轻抗癌治疗中的毒性反应。因此开发一种能抑制p53基因功能的药物可以用来防治化疗药物诱导的脱发。

2.CDK2抑制剂

虽然目前还没有其他直接证据表明G_1期停滞是造成化疗后脱发的一个机制，但是CDK2抑制剂能够减轻各种化疗药物引起的对毛囊的损伤作用，能预防各种化疗药物引起的毛发脱落。

3.雌激素疗法

最近也有研究表明在实验动物身上局部外用雌二醇可以加快环磷酰胺诱导的脱发后毛发的再生。

到目前为止，各种药物治疗方法只是在动物实验证实或在理论上推测，具有保护化疗后毛囊损伤的作用，但均未在临床上证实有确切的疗效。总之，化疗药物诱导的脱发的机制是相当复杂的，有些在动物模型中相当有效的药物却在临床实际应用中收效甚微。因此还需要进一步完善更加符合人类化疗性脱发的模型，同时努力寻找一些能防治化疗脱发的有效方法。

（二）非药物疗法

1.头部冷疗

持续头部冷疗可使头部血管收缩、血流速度减慢，减少组织细胞代谢以及其对化疗药物的吸收，使进入毛囊乳头状突起部位的毛细血管网的药物浓度降低，从而达到减轻其毒副作用的目的。头部冷疗法对抗化疗性脱发的效果，在19世纪70年代国外就有过相应报道。以往的大量研究都表明头皮冷敷对防止化疗性脱发有明显的作用，这些研究主要是针对蒽环类和紫杉类化疗药物进行的。有研究整理了自1995年的相关报道，发现头部冷疗法的有效率高达73%。头皮降温的方法有很多，头罩与头皮的良好接触是关键，应保证头皮的温度，同时避免冻伤；此外，降温持续的时间也很重要，一般于化疗前20分钟使用头部冷疗

法，至用药结束后30分钟，全部治疗过程应在90分钟以上，这与药物的半衰期及代谢有关。

2.止血带法

头皮的血液供应即额动脉、眶上动脉、颞浅动脉、耳后动脉、枕动脉皆自发际周围向颅顶部辐射状排列，这些血管较表浅，易被阻滞，头皮血管与颅内血管的交通很少，所以沿发际扎止血带后即可使头皮的血液供应暂时性地部分或全部阻断，使化疗药物不能直接作用于头皮毛囊。而多数致脱发的化疗药物的半衰期都很短，有的进入体内后在血中迅速消失，所以当化疗结束松开止血带时血中的药物浓度已很低甚至完全消失，可大大减少药物对毛囊的损伤，故止血带法可起到预防化疗后脱发的作用。

3.中医外治法

研究显示对化疗患者给予中药煎剂何首乌、黄精、肉苁蓉、当归、白芍、丁香、熟地、黑芝麻、鸡血藤、太子参、菟丝子、生姜汁，每日外涂，使药物渗透至发根毛囊部位，使生发细胞得到充足的养分，来对抗化疗药物对头发毛囊部位的损伤，以预防或减轻化疗性脱发。

七、护理

（一）心理护理

化疗所导致的脱发尤其对女性患者会造成极大的心理负担，并且还会成为影响化疗开展的一大障碍。应告知患者不必如此担忧，因为化疗所引起的脱发可以再生，是可逆的，停药后1～2个月毛发开始再生，且往往比以前更黑、更有光泽。越年轻、气血调养越充沛者毛发生长越快。在化疗期间配合服用一些养血、补气、滋补肝肾的中药，可以使脱发减少，并对头发再生也有帮助。做好解释工作，告诉患者停药后头发是可以再生的，帮助患者度过化疗期。

（二）调整饮食

食疗药膳可有益头发再生。注意饮食清淡，少食刺激性食物，多吃水果、青菜或内服维生素B_6、维生素B_2等。氨基酸和复合维生素是头发生长的必需营养成分，而铜、铁、锌等微量元素与泛酸又能防治毛发和头发的脱落。因此应多食用芝麻、核桃、黑豆、动物肝脏、瘦肉、鸡蛋、乳类、菠菜、卷心菜、芹菜等食物。要注意过量进食糖类和脂肪类食物，会使体内代谢过程中产生酸性物质，从而加速毛囊损害。

（三）局部护理

脱发后，头皮很敏感，应避免使用刺激性的香

皂或洗发水，应使用中性洗发液，洗发时水温不宜过高。头发可以剪短，但不要染发和烫发，也不要用温度高的吹风机吹头发；化疗前10分钟可给患者戴上冰帽，使头皮冷却，局部血管收缩，减少药物到达毛囊，对减轻脱发有一定的预防作用；脱发后，每天起床要及时将床上头发清理掉，以免给患者造成感官刺激和精神压力。

（四）调整生活习惯

不要使用易产生静电的尼龙梳子和尼龙头刷，在空气粉尘污染严重的环境戴防护帽并及时洗头。外出时佩戴帽子、围巾或假发来避免头发受强烈的紫外线照射。使用软的梳子，不要怕梳头，多梳头可促进头皮血液循环，有利于头发再生。化疗中如果脱发太多，戴上假发或柔软的小花帽，保持个人卫生的同时减轻脱发掉落身体上对皮肤的刺激。多次剃头能刺激头皮，改善循环，促进头发再生。

八、健康教育

医护人员应告知患者化疗性脱发虽然不能预防，但它是可以管理的，通过良好的管理，将化疗性脱发造成的焦虑和痛苦减到最低。

（一）告知患者脱发的原因

告知患者是否发生脱发与脱发的严重程度取决于化疗药物的类型和剂量等多种因素。由于化疗药物缺乏选择性，在抑制肿瘤细胞增殖代谢的同时，不可避免地影响正常细胞的增殖代谢活动，在杀伤癌细胞时，对增殖旺盛的毛囊细胞等亦有一定的影响。

（二）脱发的表现

脱发通常发生在开始治疗的两周后，可成团快速脱落。通常化疗结束的一年之内头发会完全重新长出。超过一半的患者会有颜色、质地、厚度、发型和卷曲/直发的改变。同时需要注意的是，有些患者除了头发脱落以外，身体其他部位的毛发也会有不同程度的脱落，这与脱发的原因是一样的，告知患者不要过分担心。由于目前没有很好地预防脱发的方法，因此医护人员应协助患者提前做好充分的脱发心理准备，使患者计划好适应自己的外表。

（三）帮助患者做好心理准备

化疗前做好充分的有关脱发的心理准备是十分必要的。要使患者得到来自亲人和朋友的支持，此外，可以引导患者努力把积极的精神状态和时间集中在头发以外的任何事情上。让患者相信在大多数情况下脱发是暂时性的，虽然新长出的头发可能会有颜色、发量或者发质的改变。帮助患者建立耐心和信心，告知头发重新长回需要一个缓慢的时间。使患者意识到自身出现的不良情绪是一种正常的心理反应，必要时，可以考虑寻找心理学家或精神科医师的帮助。鼓励患者多与朋友、家人和同样病情的患友在一起沟通交流，使其更易放下化疗带来的这个负担，更好地面对疾病带来的挑战。

九、患者的自我护理

1.化疗前不要对头发漂白、染色、烫发，这会加重脱发的症状。如果留有长发，尽量剪短，有助于更好地过渡到完全脱发。提前准备好假发、帽子、围巾或头巾。如果有兴趣，可佩戴假发，应使假发与原有头发的纹理、颜色和风格相匹配。

2.请保护好头皮。因为头皮在经过化疗后相当敏感，所以寒冷或长时间强烈的日晒会使头发受损更为严重。如果头部会暴露在强烈的阳光或寒冷的空气中，应使用头巾或帽子遮挡。

（田畅）

第十五节　厌食

厌食（anorexia）是恶性肿瘤患者最常见的临床表现之一。对于晚期肿瘤患者，恶性肿瘤的发生、发展、治疗等方面均会不同程度的导致肿瘤患者厌食、摄食不足，进一步使患者体重下降，营养缺乏，甚至无法进行抗肿瘤治疗，对患者的生命健康威胁极大。调查发现，33%～75%的肿瘤患者有厌食表现，肿瘤晚期厌食者高达80%，约有20%的恶性肿瘤患者直接死于营养不良和耗竭。因此改善患者的食欲，缓解患者的厌食症状，对于增强患者战胜病魔的信心，提高患者的依从性，改善患者的生活质量，延长患者的生存期起着至关重要的作用。

一、定义

厌食是较长期的食欲减退或消失。主要有两种病理生理因素：一种因局部或全身性疾病影响消化功能，使胃肠平滑肌张力低下，消化液分泌减少、酶的活性降低；另一种是中枢神经系统受人体内外环境刺激的影响，使对消化功能的调节失去平衡。根据美国精神协会的诊断标准，厌食症患者的体重指数（BMI）往往低于标准的15%。

对于肿瘤患者，厌食是指由于疾病的本身或者接受放化疗、手术等导致患者较长时间食欲减退或食欲缺乏，最后甚至拒食的一种症状。厌食导致的营养不良不仅会影响患者的全身状况，也是影响预后的重要因素。

二、相关因素

（一）疾病因素

肿瘤相关性厌食以食欲下降、体重减轻和组织消耗为特征，伴有肌肉和脂肪组织减少，导致生活质量下降。食欲是外周和中枢神经传入下丘脑腹侧引起的一种复杂功能，由大脑神经及内分泌网络共同导致的各种原因引起的中枢和外周神经调节紊乱，均可引起食欲减退。肿瘤生长增加了血浆色氨酸浓度，大脑中色氨酸浓度增加可引起下丘脑腹内侧核5-羟色胺能神经元活性增强，导致患者食欲减退甚至厌食。

头颈部及消化道肿瘤患者可有咀嚼、吞咽障碍或消化道梗阻；大量腹水压迫或腹腔肿块可使胃容量减少，并可由于梗阻或影响蠕动而使食物通过受阻。肝转移癌可导致肝脏功能障碍，引起患者食欲降低。原发性脑肿瘤或脑转移癌的患者，可由于脑部肿瘤压迫下丘脑，产生中枢性食欲减退。此外，肿瘤细胞产生大量代谢产物，如乳酸、酮体、各种毒素等，也可使患者出现恶心、厌食。

（二）治疗因素

肿瘤患者常常伴有味觉和嗅觉异常，特别是化疗、放疗、手术治疗等会直接损伤胃黏膜，引起胃肠道炎性改变，导致消化吸收能力下降。据研究显示，接受化疗的患者70%~80%会出现恶心、呕吐，也是影响患者食欲的重要因素。

（三）致炎细胞因子

肿瘤本身产生的循环因子或宿主免疫系统如淋巴细胞和（或）单核细胞、巨噬细胞在应答肿瘤过程中释放的细胞因子，如IL-1、TNF-α、IL-6等，可通过影响摄食中枢等途径降低食欲。

1.IL-1通过作用于下丘脑释放促肾上腺皮质激素因子，影响饱腹感，引起食欲下降。已有研究发现IL-1可以特异性地降低下丘脑组织神经肽Y（NPY）mRNA表达，而在下丘脑中NPY有刺激摄食的作用。

2.TNF-α可由肿瘤细胞或宿主的巨噬细胞产生，其可通过中枢途径影响下丘脑摄食中枢或通过影响胃排空，改变胃肠动力影响食欲。

3.IL-6是影响食欲的重要因子，降低血清和下丘脑IL-6水平可明显增进食欲。有研究发现IL-6可刺激胰高血糖素类样肽1的分泌，间接引起食欲下降。

（四）食欲素

食欲素（orexin）与肿瘤相关性厌食有关，在调节摄食和能量平衡最为重要的结构下丘脑外侧区合成和分泌的神经多肽，包括食欲素A和B，其通过作用于细胞表面G蛋白偶联受体而产生生理效应。其主要功能是促进摄食，抑制能量消耗，增加体重。临床研究发现食欲素A广泛表达于肝、肾、肺等多个外周脏器，可能对食欲素A水平造成影响，干扰正常功能，而大多数恶性肿瘤患者都会因疾病本身或治疗等原因造成某些脏器功能损害。临床研究表明，肾功能损害时下丘脑组织食欲素A水平降低，进而导致摄食行为减弱，食欲下降。另外，国外文献研究报道食欲素对结肠癌细胞、神经母细胞瘤细胞等有抑增殖促凋亡作用。国内研究表明食欲素对胃癌细胞可能具有同样的作用，可用于胃癌的治疗，能降低化疗的不良反应，减少恶心、呕吐的发生，促进食欲。此外，食欲素还具有调节内分泌，影响睡眠-觉醒周期、调节体液平衡、刺激胃酸分泌等作用。

（五）瘦素

瘦素（leptin）实质为肥胖基因（ob）编码产物，是脂肪细胞分泌的蛋白质类激素，作用于下丘脑的体重调节中枢，与食欲素作用相反，能引起食欲降低，能量消耗增加，导致体重降低，减少体脂。其可能的作用机制包括作用于下丘脑的摄食和饱感中枢，使人或动物产生饱感，减少摄食。同时能降低下丘脑神经肽Y的表达，进而抑制食欲。瘦素作为一种中间介质参与肿瘤相关性厌食，可能与影响体内致炎细胞因子，通过负反馈信号对下丘脑的效应，产生食欲抑制有关。

瘦素是一种多肽激素，在生物体中具有广泛生物学功能，除了有减少食欲及增加能量消耗的生理作用外，在促细胞增殖与分化、增加细胞侵袭性、调节机体免疫及促进血管形成等方面也有重要作用。研究表明，瘦素及其受体在胃癌、结肠癌、乳腺癌、宫颈癌、前列腺癌、脑瘤、脂肪瘤等组织中存在高表达现象，与肿瘤的发生发展有密切关系。

（六）心理因素

对疾病的焦虑、死亡的恐惧、经济的担忧等都可使肿瘤患者产生沉重的心理压力，影响食欲。此外，以往的化疗体验，如恶心、呕吐、脱发等毒性反应，给患者心理留下了阴影，使化疗成为一种应激源，甚至在听到化疗一词后，会产生身体不适。随着化疗的临近，患者应激反应加重，加剧了焦虑、恐惧等心理反应，有些甚至在进入医院或化疗前便产生预期性恶心、呕吐、厌食现象。随着化疗的进行，化疗毒性反应加重对胃黏膜的刺激，患者恶心、呕吐症状持续，从而使患者长时间改变饮食习惯，加重厌食，最终影响治疗效果和生存质量。

三、评估

（一）评估内容

1.评估患者的既往病史，包括有无胃炎、胰腺炎、肝炎、胆囊炎、结核病、肿瘤等病史，有无长期吸烟、饮酒史，有无精神创伤，有无服用药物史。

2.厌食发生的时间、进展情况、起病缓急，既往和目前的食量、种类、体重变化等。

3.发生的诱因、治疗方案及效果，询问有无疼痛、过度劳累、睡眠不佳、精神忧虑、过度悲伤等因素，以及对应激反应的能力及应对方式，并询问有无进食环境不良或口味不合适等诱因，患病后所采取的治疗措施、药物种类、剂量、效果如何。

4.厌食的伴随症状，如发热、腹泻、腹疼、恶心、呕吐、乏力等。

5.评估患者的营养知识水平。

（二）评估工具

1.肿瘤患者生存质量评分（QOL）中食欲分度标准分为4级，按照食欲分级变化情况，判断临床疗效。

1级：食量正常。

2级：食量减少1/3。

3级：食量减少1/2。

4级：食量减少2/3或无食欲。

2.《中药新药临床研究指导原则》2002版本对食量减少进行量化评分（表16-15-1）。

表16-15-1　厌食评分标准及程度

症状描述	厌食评分	厌食程度
与发病前相比食量没有变化	0	无
与发病前相比食量减少≤1/3	1	轻度
与发病前相比食量减少>1/3且<2/3	2	中度
与发病前相比食量减少≥2/3	3	重度

四、治疗

（一）营养支持治疗

营养支持治疗可以改善肿瘤相关性厌食患者的代谢状态，提高机体免疫力，提高患者生活质量，还可以有效地恢复和维护机体各脏器的生理功能，有利于化疗等药物生物利用度的提高。目前临床中经常使用含有精氨酸、谷氨酰胺及各种支链氨基酸等特殊底物的免疫营养制剂，水溶性或脂溶性维生素及补充各种电解质的复合溶液在内的治疗等则可用于肠外营养支持。

营养治疗途径选择上，只要患者胃肠道功能完整或具有部分胃肠道功能，能源物质供给的首选途径仍是胃肠道。若因局部病变或治疗限制不能利用胃肠道时，或营养需要量较高并希望在短时间内改善患者营养状况时，则选用或联合应用肠外营养。口服营养素往往不能达到营养支持的目的，但可以增加大部分患者的热量摄入，并可以减轻患者及其家属的心理压力。如果肠道功能存在，则肠内营养支持的效果较好，尤其对于那些无法吞咽的头、颈或食管癌患者，它可以维护肠黏膜屏障和免疫功能。

（二）药物治疗

1.食欲刺激剂

（1）孕激素类药物　孕激素类药物是治疗肿瘤相关性厌食的一线用药，也是最早用于治疗厌食的药物，临床上应用最多的是甲地孕酮和甲羟孕酮。其作用机制和糖皮质激素的活动有关，并可通过刺激中枢神经系统神经肽Y刺激食欲，部分通过下调致炎细胞因子的合成和释放而发挥作用。有研究发现，孕激素类药物与放疗、化疗合用时可明显减少治疗相关的食欲不振和恶心、呕吐，提高患者的生活质量和对治疗的依从性。其疗效呈剂量依赖性，不良反应也呈剂量依赖性，最常见的不良反应是液体潴留，其他包括面色潮红、阴道出血和深静脉血栓形成等。

（2）糖皮质激素类药物　如泼尼松等，可促进食欲，对虚弱和需要用消炎止痛药的患者尤为适合。泼尼松在食欲恢复后就应递减剂量至停药。

（3）胃肠动力药　是外周多巴胺受体拮抗剂，能增加下段食管括约肌压力，加快胃排空速度，促进胃十二指肠协调运动，临床应用最多的是多潘立酮。因中晚期肿瘤患者胃肠排空常较迟缓，适合用多潘立酮以促进胃肠排空，有助于改善食欲。

2.抗抑郁药缓解焦虑情绪

米氮平是一种四环类抗抑郁药，主要用于治疗抑郁症，通过改善患者情绪来增进患者食欲和维持体重，但同其他增进食欲的药物一样，能使患者的厌食好转及体重升高。

3.止吐药物

放化疗对胃黏膜的直接损伤，致使胃黏膜破坏，胃肠道引起炎性改变，消化功能降低，出现厌食。止吐药的作用机制是通过作用于致吐的神经递质结合点，拮抗机体的神经受体对细胞毒性化疗药的反应，从而抑制呕吐。临床上常用5-HT受体拮抗剂（格雷思琼、昂丹思琼等）与糖皮质激素类药物（地塞米松、氢化可的松等）联合静脉滴注，能有效预防和减轻化疗药物引起的恶心、呕吐，且有助于促进胃肠道的动力，增进食欲。甲氧氯普胺也是常用的止吐药，但反复多次应用易发生锥体外系症状和直立性低血压。

4.生长素释放肽

生长素释放肽是生长激素天然的配体，主要由胃产生，是唯一能够促进食欲的循环激素，一方面它是一种合成代谢激素，在消耗脂肪的情况下能够把蛋白质储存起来。另一方面生长素释放肽能够抑制厌食前炎症因子的产生。在体内和体外均能抑制IL-1、IL-6、TNF-α等前炎症细胞因子的产生，促食欲。

（三）中医辨证治疗

肿瘤相关性厌食归属于中医"痞满"病证范畴，其发病主要是七情失和脾胃虚弱等原因导致肝脾胃功能的协调性异常以致中焦气机升降失常，病位在胃，与肝脾密切相关。目前抗癌类中药制剂品种很多，活血化瘀、清热解毒、软坚散结、扶正固本是中医药治疗肿瘤的四大基本法则。

1.中药治疗

研究发现某些中药可明显增进患者食欲，增加体重，延长生存时间和提高生活质量。益气养血、健脾和胃等扶正培本中药，可以改善癌症患者的厌食状态，中药加味枳术颗粒，出自《赤水玄珠》，由白术、枳实、陈皮、半夏、神曲、麦芽、山楂、荷叶组成，临床观察发现，应用加味枳术免煎颗粒治疗肿瘤相关性厌食，具有增进食欲、增加体重、改善患者生活质量的作用。

2.按摩疗法

华佗夹脊穴在临床运用中是具有良好疗效的一类腧穴，指压第6、7胸椎，能有效改善胃肠功能，刺激食欲中枢产生显著功效，使厌食逐渐缓解。指压时一面吐气一面强压6秒后将手收回，恢复自然呼吸，如此重复30次。

3.针灸疗法

（1）针刺治疗　取足三里、梁门、天枢、大都、太白穴等。主治：胃痛、呕吐、腹胀、肠鸣、消化不良、便秘。留针10~20分钟，每日一次。

（2）灸法　艾灸足三里，此穴主治甚广，为全身强壮要穴之一，能调节改善机体免疫功能，有防病保健作用。每次20分钟，每日一次。

五、护理

（一）心理护理

保持稳定的情绪。据统计约80%的肿瘤患者得知自己的病情后都有沉重的思想负担，情绪常波动，致使自主神经功能紊乱，消化不良。护理人员应重视精神因素与食欲减退的关系，注意患者的情绪变化，关心、体贴、安慰、开导患者，给他们以宣泄痛苦和忧伤的机会，告知不良情绪可能造成的后果。鼓励病友之间交流饮食经验，不但可以取长补短，还有利于增加食欲，这对肿瘤患者是十分重要的。

（二）饮食护理

肿瘤本身是一种消耗性疾病，患者的进食减少，更加重患者的营养缺乏，而饮食营养与疾病的康复有密切的联系，因此做好患者的饮食护理，及时补充身体的营养需要尤为重要。

1.向患者解释摄取营养物质的重要意义，在营养师指导下请患者参与制订饮食计划。

2.创造良好的进餐环境，如在进餐时环境应整洁、舒适、空气清新，甚至可以播放优美动听的音乐。避免引起不愉快的情景和气味，尽量把便盆、痰盂和换药时脓痰血迹消除干净，避免恶性刺激。

3.鼓励患者摄入高蛋白、高维生素、高热量、低脂、易消化的清淡饮食，可选择如党参红枣茶、鲜藕粥、黄芪山药羹等，都具有和胃健脾、增加食欲的功效。忌辛辣、油腻、刺激性食物，忌烟酒等。

4.采取增加食欲的措施，指导患者少量多餐，根据患者饮食习惯及爱好选择食物品种，烹调时注意色、香、味及营养均衡，经常更换饮食品种，增加新鲜感促进食欲。

5.餐前喝一小杯酸性饮料可起到开胃的作用；补充适量的锌和复合维生素B也可以改善味觉，增加食欲；还可鼓励患者与食欲好者一起进餐；使用调味品改善食品的味道，如醋、胡椒粉等。

6.进食后切忌立即卧床，适当限制餐前、餐后1小时饮水量，以免食物引起恶心感，均有助于减轻化疗后恶心、呕吐症状。

7.在可能引起疼痛等不适的治疗、护理及检查后不要立即就餐。

8.进餐前遵医嘱给予相应的止吐药物或助消化药

物，并告知患者相应的注意事项，以减轻因呕吐而引起的厌食。

六、患者的自我护理

1.就餐环境要舒适、整洁，空气清新，餐室、餐桌要洁净，餐具要卫生。患者准备就餐时应选择能促进消化液分泌的颜色。

2.化疗期间放松心情，就餐时可以听轻音乐以促进食欲，避免紧张焦虑，分散注意力以减轻恶心、呕吐、食欲不振等症状。

3.尽量坐起来进食饮水，30分钟后平卧，进餐前用淡盐水漱口，保持口腔清洁无异味。

4.选择清淡易消化饮食，少量多餐。尽量与家人一起进餐，以营造良好的进餐环境。

5.进餐时应避免化疗药物作用的高峰时间，如静脉用化疗药物应在空腹时进行，而口服化疗药物以饭后服用最好。

6.化疗后出现食欲不振、消化不良、便秘等症状时，可进食薏仁、萝卜、山楂、猕猴桃、莼菜、大枣、葵花籽、核桃、虾蟹、鲤鱼、银鱼、泥鳅、胖头鱼、塘鱼、草鱼等健脾开胃的食物，保护消化功能，减轻化疗副作用。

7.鼓励患者视自身情况参加自己喜欢的娱乐活动或进行简单的家务，有利于提高消化功能，促进食欲，帮助机体康复。

8.病情观察，定期测量体重、腹围，观察黄疸、肝脾大小，定期取血监测肝功能及免疫学指标的变化。

（罗志芹）

第十六节　恶病质

一、概述

恶病质（cachexia）一词来源于希腊语的"kakos"和"hexis"，字面意思是"恶劣的状况"。可发生于多种疾病，包括肿瘤、艾滋病、严重创伤、手术后、吸收不良及严重的败血症等，其中以肿瘤伴发的恶病质最为常见，称为肿瘤恶病质。肿瘤恶病质是肿瘤患者的机体在一些细胞因子的作用下，导致糖类、脂肪、蛋白质代谢紊乱，以进行性体重下降为特点的综合征。这些细胞因子一部分是由于肿瘤细胞自身所分泌的，另一部分是肿瘤细胞受肿瘤细胞活性因子刺激而产生。

肿瘤恶病质是恶性肿瘤疾病进展最常见的综合征之一。全球每年大约有200万人死于肿瘤恶病质。据不完全统计，肿瘤住院患者中有大约5%出现严重的体重下降，80%的终末期肿瘤患者发生癌性恶病质。胃肠肿瘤者在手术治疗前已有40%发生营养不良，在手术后放疗、化疗等过程中恶病质的发生率可高达80%，大约25%的癌症患者死于恶病质。它不仅降低了患者的生活质量，影响了手术及放化疗的进行，而且严重缩短了患者的存活期限。

二、病因

肿瘤通过各种途径使机体代谢发生改变，导致机体不能从外界吸收营养物质，肿瘤从人体固有的脂肪、蛋白质夺取营养构建自身，故机体失去了大量营养物

质，特别是必需氨基酸和维生素。体内氧化过程减弱，氧化不全产物堆积，营养物质不能被充分利用，造成以浪费型代谢为主的状态，热量不足，进而引起食欲不振，只能进少量饮食或根本不能进食，极度消瘦、形如骷髅、贫血、无力、完全卧床、生活不能自理、极度痛苦、全身衰竭等综合征（图16-16-1）。

三、发病机制

（一）厌食

食欲丧失是恶性肿瘤患者的常见症状，也是引起肿瘤患者营养不良的主要因素之一。约50%的患者在被诊断时就表现出厌食，进展期患者会更加明显。引起厌食的原因有：①消化道肿瘤如咽喉部和食管肿瘤会引起消化道部分堵塞导致患者进食困难或进食时疼痛；胃癌使患者胃黏膜萎缩，胃容量减少；肠癌会引起消化道完全性或不完全性梗阻导致腹痛、腹胀甚至呕吐。②肿瘤本身及放化疗可引起患者嗅觉和味觉改变，有1/3的患者对于甜阈值增高而对于苦、酸、咸阈值下降。③在带瘤生存状态下体内的乳酸循环增加使得体内乳酸水平增高，当肝功能受损时，会导致葡萄糖无氧酵解产生的乳酸堆积继发厌食。④由于肿瘤细胞分泌的神经递质如5-羟色胺代谢异常会导致患者厌食。⑤化学治疗时患者产生的口腔黏膜炎、溃疡、咽炎、恶心、呕吐均会引起患者厌食。⑥肿瘤患者对肿瘤的恐惧、绝望等可导致患者厌食。

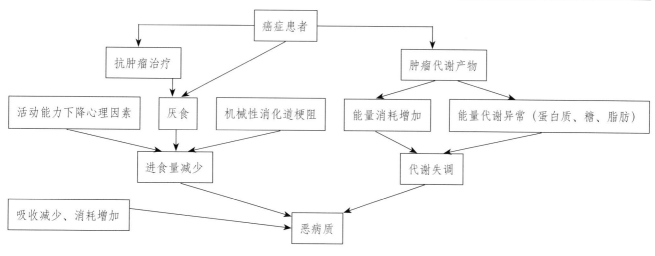

图16-16-1　恶病质的产生原因

（二）能量代谢异常

肿瘤的存在可改变宿主静息能量消耗。研究表明宿主能量的消耗和代谢的异常与肿瘤有关。肿瘤状态下，由于多种因素的参与在带瘤生存的初期阶段的短期内可促使营养物质向肝脏转移，促进合成，以维持急性应答反应，长此以往则导致糖类、脂肪和蛋白质代谢异常。

1.糖类代谢异常

恶性肿瘤细胞以葡萄糖酵解为唯一的能量获取方式，被认为是恶性肿瘤细胞一个重要特征。肿瘤细胞在有氧条件下仍大量摄取葡萄糖并产生乳酸，该现象被称为"Warburg效应"。肿瘤组织通过糖酵解通路产生大量乳酸，产生的乳酸通过糖异生作用再生成葡萄糖，这就增加了宿主的能量消耗。此外，肿瘤患者对葡萄糖的耐受力较差，可能是胰岛素抵抗或周围组织敏感性差和胰岛素释放量下降的结果，也可能是存在高胰高血糖素血症，使得葡萄糖更新率加速。

2.脂肪代谢异常

肿瘤患者的脂肪代谢改变主要表现为内源性脂肪水解和脂肪酸氧化增强，三酰甘油转化率增加，外源性三酰甘油水解减弱，血浆游离脂肪酸的浓度升高。脂肪分解和脂肪酸氧化增加导致机体体脂储存下降，体重减轻。因此，脂肪消耗成为肿瘤恶病质的主要特征之一。肿瘤患者脂肪代谢障碍的机制目前尚未完全阐明，可能是机体脂肪动员激素水平升高和胰岛素抵抗、肿瘤本身或髓样组织产生并释放瘦素（leptin）、脂联素（adiponectin）、TNF-α、IL-6、IL-8和脂裂因子LMF等细胞因子和肿瘤代谢因子等所致。

3.蛋白质代谢异常

肿瘤患者蛋白质代谢改变主要表现为骨骼肌萎缩、低蛋白血症、瘦组织群下降、内脏蛋白质消耗、蛋白质合成减少和分解增加、蛋白质转化率升高、血浆氨基酸谱异常以及机体呈现负氮平衡。骨骼肌是肿瘤患者内源性氮丢失的主要场所，由于骨骼肌约占正常成人体重的40%，是瘦组织群的主要成分，因此骨骼肌蛋白质消耗增加是导致恶性肿瘤患者恶病质的主要原因。肿瘤患者蛋白质降解增加的机制：①溶酶体蛋白酶途径；②钙依赖的蛋白酶途径；③ATP-泛素-蛋白酶体途径；其中泛素-蛋白酶体途径是主要的机制。细胞因子TNF-α、IL-1、IL-6、IFN-γ以及蛋白降解诱导因子等参与癌性蛋白质代谢。

4.细胞因子

细胞因子系一些被激活的细胞产生的多肽物质，影响细胞增殖、分化、代谢和活化功能；个别细胞因子能诱导、激活血细胞中的其他细胞因子，共同参与荷瘤状态下的代谢改变。这一系列细胞因子作用于脑组织，引起厌食；作用于脂肪组织，将减少脂肪合成和促进分解；作用于周围肌肉，可减少蛋白质合成和增加分解；作用于肝，则增加葡萄糖生成和急性相反应物质的合成。因此细胞因子可能是导致癌性恶病质时病理生理改变的主要效应分子。

（三）能量消耗增加

能量代谢改变也是导致恶病质的可能原因。葡萄糖和蛋白质转化增加、脂解作用增强、糖原合成加速等耗能过程是肿瘤患者机体代谢率增高的病理基础。从能量平衡的角度来说，恶性肿瘤患者的营养不良更多可能是能量消耗增高所致。

四、临床表现

恶病质的临床症状包括组织消耗、厌食、骨骼肌肉萎缩、机体应变能力下降、乏力、贫血、低蛋白血症等，具体表现为极度消瘦、眼窝深陷、皮肤干燥松弛、肋骨外露、舟状腹，也就是人们形容的"皮包骨头"的状态。

五、诊断和分期

明确癌性恶病质的诊断和分期标准将有利于癌性恶病质的早期治疗，进而改善恶性肿瘤合并恶病质患者的预后。在过去10年里人们对恶病质的认识逐步加深，但无论是在临床试验还是在临床实践中仍然缺少对其准确的定义及诊断和分级标准。

（一）诊断依据

通过病史采集和体格检查，医生可以得到患者营养状态的基本印象。恶病质的诊断与以下几方面相关。

1.体质量

只要能排除液体潴留和脱水的影响，体质量是恶病质的一个重要而实用的指标，但需要以标准体质量（理想体质量）为比较的基准。标准体质量可用下述公式推算：公式1（身高>165cm时），标准体质量（kg）=（身高－100）×0.9；公式2（身高<165cm时），男性标准体质量（kg）=（身高－105）×0.9，女性标准体质量（kg）=（身高－100）×0.9。当患者实际体质量为标准体质量的80%～90%时，可诊断为轻度营养不良；实际体质量为标准体质量的60%～80%时，可诊断为中度营养不良；实际体质量低于标准体质量的60%时，可诊断为重度营养不良。如果患者平时的体质量明显高于或低于标准体质量，可用下述公式：占平时体质量（%）=（实际体质量/平时体质量）×100%。轻、中、重度营养不良的评定与上述标准相同。朱步东等在比较晚期肿瘤患者的营养状况评定方法中提出以《中国成年人体质测定标准指南》中的理想体质量为基础，再采用住院或就诊时实际体质量与该理想体质量比（IBW%）指标，IBW%指标对恶性肿瘤患者营养不良的检出率最高，恶性肿瘤患者的营养评定应以实际体质量与理想体质量比为主要指标。因此在癌症恶病质诊断标准中引入指标，使其更客观，临床可操作性更强。

2.上肢臂围

代表肌肉组织的情况，测评的内容通常由三部分组成，即上臂中部周径、三头肌皮褶厚度和上臂肌肉周径，见表16-16-1。其中，上臂中部周径的测定方法是：患者取坐位，臂自然下垂，或平卧位，臂在胸前交叉，用卷尺测量上臂中点处的周长。三头肌皮褶厚度则是用特制的夹具以一定的夹力（$10g/m^2$）夹住肩峰尺骨鹰嘴连线中点处的上臂伸侧皮肤，测得厚度。

表16-16-1　正常人的上臂围（cm）

项目	男性	女性
上臂中部周径	29.3	28.5
上臂肌肉周径	25.3	23.2
三头肌皮褶厚度	12.5	16.5

注：上臂肌肉周径=（上臂中部周径-肌皮褶厚度）×0.314

若测得的实际值低于正常值的80%为中度营养不良，低于60%为重度营养不良。上肢臂围可反映癌症恶病质患者的肌肉代谢情况，在评价营养支持治疗后的体质量变化时上肢臂围尤其显得重要，但要排除体质量增加是由脂肪增加或水潴留引起。因此将上肢臂围引入癌症恶病质诊断标准中，对判定患者肌肉重量是很必要的。

3.尿肌酐

肌酐是肌肉组织中磷酸肌酸的代谢产物，24小时尿中肌酐排泄量与肌肉组织群一致，且与理想体质量相关。正常男、女性24小时尿肌酐的简易计算公式为：男性尿肌酐（mg）=23×理想体质量（kg），女性尿肌酐（mg）=18×理想体质量（kg）。若实际值是正常值的60%～80%，提示中度营养不良，低于60%为重度营养不良。肌酐排泄量一般与进食及尿量无关，但肾功能不正常时，估价不可靠。

4.生化及实验室指标

根据病史及体检，营养不良或恶病质的诊断多能确定，实验室诊断可作为临床观察及科研的参考（表16-16-2）。文献中提出，营养状况的粗略评估指标是近期体质量下降（低于正常标准的10%），全身瘦组织（如肌组织）减少，皮下脂肪减少；进一步的检查是测定血清蛋白（如白蛋白、转铁蛋白、前白蛋白），其中白蛋白是营养评价的一项金指标，转铁蛋白和前白蛋白半衰期短，因而更加敏感；总淋巴细胞计数也是反映患者营养状况的一个指标（表16-16-3）。

5.其他

摄入热量的记录、衣服尺寸的变化以及有无特殊的食物不耐受。原先肥胖的患者因体脂过多，可出现重度营养不良而不被觉察，评价时应予注意。

表16-16-2　营养不良的实验室指标

指标	正常	中度营养不良	重度营养不良
血清总蛋白（g/L）	>65	60～65	<60
血清白蛋白（g/L）	>35	28～35	<28
转铁蛋白（g/L）	>1.5	1.5～1.0	<1.0
尿素/肌酐比值	>12	6.0～12.0	<6.0
末梢血淋巴细胞	>1500	1000～1500	<1000
迟发皮肤超敏反应	正常	低下	无反应

注：轻度营养不良时，生化及实验室指标可完全正常

表 16-16-3 营养不良的评估参数

指标	正常	轻度	中度	重度
体质量减轻（%）		< 5	5 ～ 9	10
白蛋白（g/L）	35 ～ 58	30 ～ 35	24 ～ 30	< 24
转铁蛋白（mg/L）	2000 ～ 4000	1500 ～ 2000	1000 ～ 1500	< 1000
前白蛋白（mg/L）		100 ～ 150	50 ～ 100	< 50
上臂肌围（%）	> 40	35 ～ 40	30 ～ 34	< 30
肱三头肌皮褶厚度（%）	> 40	35 ～ 40	30 ～ 34	< 30
肌酐/身高指数	> 90	81 ～ 90	60 ～ 80	< 60
总淋巴细胞计数（×10^9/L）	> 2.0	1.2 ～ 2.0	0.8 ～ 1.2	< 0.8

（二）分期标准

1.欧洲姑息治疗研究协作组（2010年）

该协作组将恶病质分为三个连续的临床阶段：①前恶病质期，表现为早期临床和代谢症状；②恶病质期，表现为在过去的6个月里，体重下降 > 5%，或伴有BMI < 20kg/m^{2}以及进行性体重下降；③难治性恶病质期，表现为恶病质可能因终末期癌症（死亡前的）或癌症进展很快，抗癌治疗无效。

2.柳叶刀肿瘤学（2011年）

2011年在柳叶刀肿瘤学（Lancet Oncol）上八国专家联合推出的关于癌症恶病质诊断和分期标准将恶病质分为三期：①6个月内体重下降 < 5%，伴有厌食症、代谢改变者为进入恶病质前期；②6个月内体重下降 > 5%或BMI < 20kg/m^{2}者出现体重下降 > 2%，或四肢骨骼肌指数与少肌症相符（男性 < 7.26kg/m^2，女性 < 5.45kg/m^2）者出现体重下降 > 2%，为开始进入恶病质期；③晚期癌症患者出现分解代谢活跃，对抗癌治疗无反应，WHO体能状态评分低（3或4分），生存期不足3个月者为已进入难治性恶病质期。

六、治疗

恶病质治疗必须多模式，包括抗肿瘤治疗、抗恶病质药物治疗、营养支持、运动、社会心理干预和情绪支持。治疗恶病质的第一选择当属治愈癌症，然而对于成人晚期实体瘤而言很难实现。第二个选择为增加营养摄取，但大量营养干预的随机对照临床研究显示，增加营养摄取并不能使体重或改善生活质量。这使医生们开始尝试用不同药物干预恶病质的进程、改善其症状。近年来有一些基础领域与临床合作的研究成果，但仍缺乏预防和治疗恶病质的实践指南。

（一）食欲刺激药物

饮食调节和肠外营养不能改善恶病质，因此目前对营养支持疗法的重视度正逐渐下降。除非患者合并营养不良，否则增加饮食摄入量的方法并不能改善生活质量、躯体功能或生存期。药物治疗一直作为恶病质的经验性治疗手段，事实上其作用并不优于饮食调节。刺激食欲的药物被列入恶病质治疗的正式标准药物，并广泛应用，其目的是改善食欲。此类药物可能会增加癌症患者的体重，但并不增加肌肉重量或延长生存。甲地孕酮是人工合成的口服孕激素，除了抗肿瘤作用之外还有促进合成代谢的作用。醋酸甲地孕酮能下调细胞因子的合成，延缓恶病质。服用醋酸甲地孕酮的患者，约30%食欲可改善，可在短期内稳定体重，但是与其他改善营养状况的手段一样，该药治疗并不能提高生活质量或延长生存期，醋酸甲地孕酮对肌肉量的净丢失也无抑制作用。考虑到这类药物的潜在毒性，如静脉血栓、外周水肿、阴道出血、男性勃起功能障碍、肾上腺功能不足以及经济-效益比，许多患者并不适合使用。醋酸甲地孕酮的常规剂量为80 ～ 160mg（口服，4次/d）。

糖皮质激素是刺激食欲和改善恶病质的常用药物。糖皮质激素可通过抑制TNF-α抑制前列腺素合成。然而研究表明，地塞米松或泼尼松并未显著增加患者的体重。糖皮质激素在可能会改善患者的主观感受的同时，也存在令人担忧的副作用，因此不宜长期使用。糖皮质激素可缓解恶病质症状，但不能逆转或改善恶病质。

（二）胞内蛋白水解途径的靶点治疗

致炎因子导致恶病质的证据越来越多，那些能抑制细胞因子分泌的药物（如己酮可可碱、褪黑激素、环氧合酶-2抑制剂和沙利度胺）以及能影响细胞因子活性的物质（抗细胞因子抗体、苏拉明、抗炎细胞因子）引起了研究者们的兴趣。在对己酮可可碱、褪黑激素、布洛芬、依那西普（TNF-α抑制剂）和沙利度胺的几项随机对照研究中，结果各不相同。在开放性和对照研究中，仅有沙利度胺显示可逆转体重下降。此外，沙利度胺治疗还可改善患者的恶心、呕吐等症状。Klausner等在一项对混合性患者人群开展的研究中，每日300mg沙利度胺治疗后患者的平均体重增加了4.5%，与安慰剂相比疗效显著。即便如此，仍不能将这些阳性结果作为可以开展临床治疗的证据。

（三）刺激肌肉蛋白质合成代谢的药物

动物模型显示，锻炼可能成为有助于恶病质治疗的辅助治疗手段。1992年，Daneryd等在鼠科动物模型的研究中发现，自愿的、半自愿的和强制的锻炼都可增加骨骼肌蛋白合成，但是从动物走向人体的研究还很少。1999年，Roubenoff等对男性艾滋病患者开展的抗阻有氧训练项目证实，锻炼可增加肌肉的力量，但是并不能增加肌肉的重量。2000年，Grinspoon等已经发现，抗阻训练同时给予睾酮治疗可显著增加艾滋病相关恶病质患者四肢的横断面积。

（四）神经肽

胃饥饿素主要在胃底部产生，刺激饥饿时候的食欲。胃癌相关恶病质患者，血清胃饥饿素水平和体重下降之间呈负相关。胃饥饿素使癌症患者食欲增强，它在肿瘤恶病质中作用的临床测试正在进行中。另一个增加食物摄取的途径是通过下丘脑，其受体拮抗剂阻断厌食肽、黑素肾上腺皮质激素的活性。两个不同的黑素肾上腺皮质激素受体Mc3r和Mc4r有表达，两个口服活性非肽Mc4r拮抗剂已经显示出可以增加健康小鼠的摄食，减轻荷C26腺癌小鼠中肿瘤导致的体重下降，同时减少体重下降和脂肪丢失。另外，开胃肽也是增加食欲的一种神经肽，它通过激活神经元一氧化氮合酶，进而激活腺苷单磷酸激酶，继而产生下丘脑更低的丙二酰辅酶A水平，通过磷酸化作用和乙酰辅酶A羧化酶的抑制，实现摄食增加。

（五）情绪疗法

难治性恶病质中，药物和营养干预带来的负担超过其潜在受益；所以我们需要关注的焦点是缓解痛苦和避免并发症，包括抗癌或抗恶病质治疗的中断，应主要聚焦于社会心理支持和临终关怀。新的治疗癌症厌食-恶病质综合征多学科康复计划已有报道，包括个体化练习指导和个体化营养咨询，演讲和吞咽治疗，社会心理支持或给予处理疲乏的建议等。提供信息是缓解癌症厌食情绪的重要部分。如解释体重下降的原因，给予饮食建议。但最好选择间接传递信息，避免影响患者情绪。提供信息只有具备良好策略，才能使自我管理变为可能。

（六）其他治疗

在肿瘤恶病质患儿中，单独应用盐酸赛庚啶或者联合应用醋酸甲地孕酮，可观察到体重增加。

已经证实，不进行躯体锻炼时，给予促进合成代谢的雄性激素对严重烧伤、艾滋病毒感染、慢性阻塞性肺疾病、肿瘤等疾病状态下的恶病质都是有益的，

但现有的结果还不足以支持常规应用这类药物。临床研究并未发现癸酸南诺龙和氧雄龙二者在治疗恶病质时哪一个疗效更好。在治疗恶病质中，TNF-α拮抗剂的临床研究结果不甚理想，在接受吉西他滨治疗的89名Ⅱ～Ⅳ期胰腺癌合并恶病质的患者中，英利息单抗（一种TNF-α的单克隆抗体）与安慰剂相比，可以增加瘦体重，但统计学无显著性差异。

总之，既往对恶病质的定义通常为厌食/恶病质综合征，然而因为厌食不是恶病质的唯一特点，新的肿瘤恶病质定义应包括进食和分解代谢等多种因素。恶病质以骨骼肌的进行性丢失（伴或不伴脂肪量丢失）为特点，不能完全通过传统营养支持获得改善。病理生理学以负性蛋白和能量平衡为特点，由摄食减少和代谢异常二者共同作用所致。恶病质中脂肪组织和骨骼肌萎缩的潜在机制变得越来越清晰，针对此项症状特异性治疗已在尝试。临床试验显示，在恶病质的多种治疗手段中，联合方案比起单药方案更加有效。肿瘤恶病质情绪治疗仍处于探索期。

七、护理

（一）评估

1.健康史及相关因素

评估患者的年龄、家族史、既往史、疾病史和治疗史等。

2.饮食状况

评估患者的食欲、食物摄入量、液体摄入量等。

3.活动状况

评估患者活动能力、活动量及对活动的耐受性。

4.营养状况

评估患者的体重、体质指数、三头肌皮褶厚度、上臂肌围等人体测量学指标。

5.辅助检查

包括血浆白蛋白、转铁蛋白、细胞免疫功能检查、影像学检查等。

6.心理和社会支持状况

包括患者对目前状况的心理反应和应对能力，家庭及社会能给予患者各方面的支持程度等。

（二）心理护理

恶病质患者因面对全身虚弱、乏力、食欲减退、厌食及各类不适症，常产生矛盾的心理状态——既害怕病情恶化而希望继续治疗，又害怕治疗会导致机体的严重毒副反应，故患者对自己的预后产生更多的担忧、焦虑或恐惧，有些患者甚至会产生"轻生"之念。故护士应针对患者的不同情况和需求，采取多种

方式主动与患者交谈，鼓励患者表达不适、协助和指导患者以最佳的方式应对不适，并用深入浅出的语言向患者介绍治疗的目的及可能出现的不适，使患者能消除恐惧心理，增加对治疗的信心。

（三）休息和活动

由于锻炼可增加正常机体的需氧量、刺激骨骼肌对氨基酸的摄取，减少蛋白分解，对于体力尚可的恶病质患者应尽量鼓励下床行走。但是要劳逸结合，注意休息，保证充足睡眠的同时，每天坚持适量活动，活动量和活动时间以不出现不适症状为原则，避免剧烈运动，以免外伤。

（四）创造良好的休息和进食环境

保持病室或室内的整洁安静，为患者营造舒适、轻松的环境。及时移去可能影响患者食欲的各种不良刺激，如呕吐物、排泄物、药物及特殊气味等；有条件时，可在病室或室内播放轻松愉快的背景音乐，促进患者的食欲；对因频繁呕吐而影响进食者，遵医嘱给予止吐药。

（五）动态评估患者营养状况的变化

每周测量体重一次，并综合运用人体测量学指标和实验室指标评价患者的营养状况，了解各指标的动态变化趋势，必要时给予营养干预。

（六）治疗护理

在纠正患者恶病质的同时，还需继续进行抗肿瘤治疗及相应的对症治疗。故护士在落实好对患者的营养支持护理外，还应遵医嘱落实好各项治疗护理，治疗前、后的宣教工作及治疗后的观察工作，以利及时发现患者病情的异常变化，及时通知医师，并积极配合抢救或治疗。

（七）饮食护理

1.重视饮食对恶病质患者的作用，应将饮食护理列入患者住院与出院期间总的治疗方案内，并争取医生与营养师的指导及支持。

2.仔细观察，了解影响进食的原因并在消除或缓和原因上下工夫。如：①消除饮食中引起不良味觉的食物；②需要控制恶心时则用止吐药；③进餐前做必要的口腔护理；④将疼痛控制到最低限度；⑤帮助患者采取舒适位置等，使治疗中的患者尽量能自己进食。

3.对于可以自行进食的患者，要鼓励其多进食，积极补充营养。应给清淡、容易消化的饮食，提高患者的食欲，根据患者的实际消化能力调整饮食，保证

营养供应。对食欲减退的患者，可准备一些食用方便的食物，供患者随时食用。对于不能经口进食的患者，可以给予鼻饲等肠内营养或肠外营养支持，帮助改善患者的营养不良情况，维护患者胃肠的正常防御功能以及纠正负氮平衡。

4.了解患者的饮食习惯、嗜好，在前一天晚餐时访视患者，了解患者的进食情况及喜好之后，制订次日的菜谱。动员家庭积极参与配制出花样多、营养丰富的食物，并尽量做到餐具家庭化，使患者最大限度多进食。

5.积极与患者交谈以鼓励患者，让其体会到"能自己吃一两口也好"的喜悦。如患者说想吃什么时，就应在这顿饭菜的色、香、味的配制上下工夫，并注意患者进食时的周围环境，尽量给予特殊地照顾。责任护士应随时访视患者，这不仅仅会使患者的饮食更加充实，在其精神心理等方面亦有较好作用。

八、患者的自我护理

1.保持乐观的心态，积极面对肿瘤、恶病质及相关治疗引起的各种不适症状；与家属或医务人员积极沟通，增强对治疗的信心；积极表达不适并寻求帮助以最佳的方式应对各种不适。

2.在家属的帮助下认真记录进食情况，协助医务人员评估营养状况以及水肿程度，与家属或（和）医务人员一起，制订合理的饮食计划，主动配合执行饮食计划。

3.膳食种类多样，从膳食中获得各种营养成分，保证机体处于正氮平衡；进食低盐、高热量、高蛋白、高维生素、易消化的食物，限制动物脂肪多的食物，应选择含不饱和脂肪酸的食物（如大蒜、洋葱、大葱、韭菜、姜、萝卜、西红柿、冬瓜、海带、紫菜、各种蘑菇和大豆及豆制品等）；多吃新鲜蔬菜和水果，红肉摄入量低于总能量的10%或摄入量少于80g/d，最好选用鱼类、禽类；多食谷类、豆类、根茎类食物，尽量食用粗加工食物；限制食盐与盐脂摄入；不要高温烹调，不要经常食用炙烤、熏制的食物；易腐败的食品，如不立刻食用应冷藏或冷冻；尽量减少真菌对食品的污染，应避免食用受真菌污染或在室温下长期储藏的食物。

4.进食时选择安静、整洁的场所，避免可能影响食欲的各种不良刺激，如呕吐物、排泄物、药物及特殊气味等；有条件时，可在病室或室内播放轻松愉快的背景音乐；对因频繁呕吐而影响进食者，可以遵医嘱使用止吐药物。

5.厌食或不能经口进食者，可接受肠内/肠外营养

支持。接受肠内营养支持者，注意口腔卫生及营养物输注的速度、温度；接受肠外营养支持者，注意不要调节输注速度；输注过程中注意腹胀、腹泻等不适症状的观察，一旦发现异常及时通知医务人员。

6.劳逸结合，注意休息；保证充足睡眠的同时，每天坚持适量活动，活动量和活动时间以不出现不适症状为原则。

（马婷婷）

第十七节　副肿瘤综合征

一、概述

副肿瘤综合征（Paraneoplastic Syndromes，PS）是指机体各系统的恶性肿瘤或潜在的恶性肿瘤所产生的间接或远隔效应所致的中枢神经系统、周围神经、神经-肌肉接头处或肌肉的病变。多数副肿瘤综合征本身就是一种独立的疾病，有自己的命名，大多数由非肿瘤的原因引起，仅一小部分伴发于肿瘤，如重症肌无力，这是一种自身免疫性疾病，仅10%～15%伴发于胸腺瘤。然而，也有少数副肿瘤综合征主要由肿瘤产生，或其中多数伴发于肿瘤，如Lambert-Eaton综合征（癌性肌无力）。因而对患有这类综合征的患者，要高度警惕肿瘤存在，及时发现隐伏的肿瘤。

副肿瘤综合征是肿瘤患者的常见症状，发生率为10%～20%。若纵观整个病程，约75%的患者在其病程的某一阶段会发生副肿瘤综合征。不同类型的肿瘤患者发生副肿瘤综合征的比例不同，以非小细胞肺癌、小细胞肺癌和胃肠道肿瘤较常伴发此征。副肿瘤综合征常与肿瘤的症状和体征同时发生，但也有一些出现于肿瘤之前，可先于数月或数年，甚至在患者因副肿瘤综合征死亡的尸解中才发现隐匿的亚临床肿瘤。还有少数在治疗后或在肿瘤复发时才显现。

副肿瘤综合征的发展一般与肿瘤的进程平行，即在肿瘤经手术、放疗和化疗后退缩或消灭时，副肿瘤综合征随着好转或消失，在肿瘤复发、转移时再现。然而副肿瘤综合征的好转或消失并不在肿瘤治疗后立刻出现，往往滞后发生，逐步显现。部分副肿瘤综合征的发展并不与肿瘤平行，特别是发生于神经系统的，即使肿瘤被控制，副肿瘤综合征仍以其固有的病程进展。

二、病因

目前认为免疫因素是十分重要的发病因素之一。肿瘤抗原引起对肿瘤本身的抗原抗体反应，产生大量的抗体。这种抗体可以与神经系统内的某些类似抗原性的成分发生交叉性免疫反应，这种交叉性免疫反应虽然能抑制肿瘤的生长，使肿瘤变小或生长缓慢，但也损害了神经系统，造成神经功能障碍。如Lambert-Eaton肌无力综合征的患者中大约有2/3的患者同时合并有小细胞肺癌，因肿瘤产生的特异性免疫球蛋白IgG与小细胞肺癌细胞的钙通道，以及与胆碱能突触处的钙通道均能产生免疫反应，故在胆碱能突触处的IgG与钙通道的反应，阻止了动作电位到达突触时的钙内流，使乙酰胆碱释放减少，产生肌无力症状群，血浆置换后Lambert-Eaton肌无力综合征患者血清中的IgG被去除，患者症状得以恢复，用置换后血浆直接接种于实验动物也可造成肌无力。

三、发病机制

副肿瘤综合征的发病机制至今还未明确，但已知有如下几种机制。

1.内分泌腺来源的肿瘤产生过量激素

许多内分泌腺来源的肿瘤还部分保留其固有功能，因而能产生内分泌激素，从而有相应的综合征表现。较常见的是垂体瘤，在儿童会造成巨人征，在成人引起肢端肥大，这是由垂体瘤产生过量生长激素所致。

2.肿瘤分泌的异位激素

部分非内分泌腺肿瘤会产生某些内分泌激素，这些激素本应由相应的内分泌腺产生，而不该来自于肿瘤，因而称之为异位分泌的激素。如少数肺癌患者伴发的库欣综合征归因于肺癌细胞异位合成促肾上腺皮质激素。

3.肿瘤促使正常细胞分泌过量的有生物活性的蛋白

肿瘤患者常伴发恶病质，这是一种全身性的副肿瘤综合征。目前的研究已知，促使恶病质形成的因子有白介素与肿瘤坏死因子。这些因子来自于机体对肿瘤的免疫反应所产生的巨噬细胞、T淋巴细胞。

4.肿瘤分泌有生物活性的蛋白

有些肿瘤患者伴白细胞增多，这是由肿瘤产生的白细胞克隆生长因子所致。少数胃肠道肿瘤患者中有黑棘皮病表现，由肿瘤分泌的α型转化生长因子（TGF-α）作用于皮肤生成。

5.自身免疫反应

这是引起副肿瘤综合征的主要机制，特别是在中枢神经系统。肿瘤细胞和神经细胞的某些部位有共同的抗原性，因而机体对肿瘤产生的免疫反应也作用于神经细胞，引起自身免疫反应，损坏了神经功能，如肺癌患者中发生的小脑变性、视网膜病等。

根据受侵组织的严重程度不同而有不同的组织病理学改变。如以小脑受侵为主可见浦肯野细胞变性、脱失，感觉神经根受侵为主可见后根神经节细胞坏死、变性、脱失，感觉神经有节段性脱髓鞘改变，临床符合感觉性周围神经病的表现，如进行全面检查，常可发现中枢神经各部位及周围神经甚至肌肉均可见到广泛的神经细胞脱失、小血管周围小淋巴细胞浸润呈套袖样，后根神经节细胞脱失、周围神经节段性脱髓鞘、肌组织炎细胞浸润等，只是轻重程度不等。

四、临床表现、诊断及治疗

（一）共同的临床表现、诊断及治疗

1.副肿瘤综合征的临床表现

依受累器官的不同而有一定的差异。其共同的临床特点是：①发病年龄平均60岁，男女比例依亚型不同而有所区别；②亚急性起病，数日至数周症状发展至高峰，患者就诊时多存有严重的神经功能障碍，极个别患者呈急性病程；③多数患者的PS症状先于肿瘤，后者的诊断平均延迟（6.5±7.0）个月。而对于肿瘤症状在先的患者，PS多预示着肿瘤进展或者复发。需要强调的是，约有20%的患者即使尸检也查不到原发肿瘤，这可能是由于患者的免疫应答成功地抑制了肿瘤的生长及转移；可能也是个别患者出现自发性缓解的原因。

2.副肿瘤综合征的诊断

首先必须确定该综合征与肿瘤有无直接关系。通常用排除法来确定，必须排除：①由原发和转移性肿瘤在局部生长引起的症状和体征；②肿瘤伴发的感染，或肿瘤阻塞自然腔道而继发感染；③因肿瘤造成进食困难，消化、吸收功能障碍所产生的水和电解质紊乱；④对肿瘤的治疗引起的毒性和不良作用。在排除了肿瘤直接造成的原因后，还应当具备以下3个特点方可确立副肿瘤综合征的诊断：①该综合征的发生发展与肿瘤的病情平行；②除外能引起该综合征的非肿瘤疾病；③在这类综合征患者中有比自然人群更高的肿瘤发生率。一般认为，只要具备第一个或第二个特点时也可确诊。当只有第二个特点时应考虑此类综合征是肿瘤伴发。因为有些副肿瘤综合征可造成正常组织和脏器的永久损害，即使肿瘤被治愈，然而综合征却依然存在，因而显示不出第二个特点。

3.副肿瘤综合征的治疗

主要包括两个方面：一是针对肿瘤的切除、放疗、化疗等；二是针对神经系统副肿瘤综合征的治疗，治疗方法主要为免疫治疗，包括免疫抑制、免疫调节、血浆交换、皮质类固醇治疗等。PS主要依靠对原发肿瘤的治疗，多数患者经治疗控制肿瘤后，副肿瘤综合征逐步好转。然而，当副肿瘤综合征的症状和体征较明显时，无法对原发肿瘤进行治疗，或危及生命时，或原发肿瘤已到晚期无有效治疗手段时，也必须对副肿瘤综合征作对症治疗。但是对症治疗的疗效不佳且短暂。

（二）各系统副肿瘤综合征的临床表现及治疗

1.肿瘤伴发的全身症状

肿瘤患者常伴肿瘤热、恶病质和免疫抑制等全身表现。它们均不由肿瘤直接引起，而是肿瘤的全身效应，从广义上讲也是一种副肿瘤综合征。

（1）肿瘤热 肿瘤患者伴发热的现象非常普遍，其中相当一部分归因于伴发的感染。然而有许多患者在经过全面检查后找不到发热原因，而且这种发热与肿瘤的病程相关，当肿瘤进展时升高，在肿瘤控制后热退，因而发热与肿瘤伴发，称之为"肿瘤热"。肿瘤热可发生于几乎所有肿瘤，但更常见于霍奇金病、淋巴瘤、急性白血病、骨肉瘤、肺癌、肾上腺肿瘤、肝原发或转移性肿瘤以及有广泛转移的晚期肿瘤。

1）临床表现：肿瘤热一般表现为弛张热或持续发热型，绝大多数患者的体温在38℃左右，不会超过40℃。

2）诊断与治疗：肿瘤热的诊断必须排除感染性疾病及能引起发热的其他疾病才能确立。对症治疗常用吲哚美辛（消炎痛）。肿瘤热的发病机制尚未完全明了，但可能起因于体内的多种致热源。它们可能来自：①肿瘤中的致热源，如肿瘤坏死物；②宿主对肿瘤的免疫反应产生了免疫活性细胞，如激活的巨噬细胞，它能分泌白介素2，后者是一种致热源；③许多肿瘤能合成前列腺素，这也是一种致热源。

（2）恶病质 恶病质在肿瘤患者中普遍存在，在终末期患者中约占80%。即使在早中期，也有一半左右的患者有不同程度的恶病质。

1）临床表现：恶病质的临床表现为厌食、丧失食欲、恶心、体重减轻、贫血，最终丢失全部肌肉和脂肪而死亡。

2）诊断：详见本章第十六节恶病质。

3）治疗：许多伴恶病质的肿瘤患者虽然处于终

末期，但对恶病质做适当治疗对改善生存质量、延长生存期仍有积极意义。常用的治疗手段有：①胃造瘘或鼻饲，用于胃肠道功能正常、仅因消化道肿瘤梗阻，或放疗头颈肿瘤造成口腔溃疡等不能进食者；②静脉高能营养；③甲地孕酮（美可治）能明显增进食欲，增加体重；④肾上腺皮质激素，只要无禁忌证即可给予，常用地塞米松；⑤胃动力药多潘立酮（吗丁啉）、甲氧氯普胺（胃复安）可促进消化道正常蠕动，改善食欲；⑥赛庚啶可增进食欲和体重。

（3）免疫抑制 肿瘤患者中广泛存在免疫抑制现象，包括细胞免疫和体液免疫两种抑制。

1）临床表现：在临床上表现为患者易受感染，包括细菌感染、条件致病菌感染、病毒感染，如常发生于肿瘤患者中的带状疱疹。

2）诊断：实验室检查主要表现是免疫细胞对分裂刺激因子或抗原诱导的增殖反应减弱；免疫细胞绝对数减少；免疫抑制细胞增加，辅助T淋巴细胞减少；T淋巴细胞和B淋巴细胞的免疫功能下降；单核细胞、巨噬细胞、自然杀伤细胞的功能损害。

3）治疗：肿瘤患者伴发免疫抑制的治疗从理论上讲应治疗肿瘤，然而治疗肿瘤的主要手段——手术、放疗和化疗都能引起免疫抑制，尤其是后两者。在治疗后即便肿瘤被控制也看不出临床和实验检测上免疫功能明显改善。一般在治疗后数年内免疫功能才会逐步恢复。免疫恢复药物的疗效不肯定，可试用的有胸腺因子、转移因子、干扰素、白介素2、粒细胞-巨噬细胞集落刺激因子等。

2.神经系统的副肿瘤综合征

（1）亚急性小脑变性 最常伴发亚急性小脑变性的恶性肿瘤是卵巢癌，其次是肺癌，尤以小细胞肺癌为多见，其他还有霍奇金病。大多数亚急性小脑变性出现于肿瘤症状以前，曾有报道指出在肿瘤症状出现前的6年9个月即发生了急性小脑变性，少数发生于肿瘤症状出现后，甚至是在6年以后发生。

1）临床表现：小脑变性的发作呈亚急性，最初为眩晕、恶心、呕吐，其后出现躯干和肢体共济失调、语音不清、眼球震颤、复视、听力丧失，少数患者表现为吞咽困难、辨认能力下降、头痛、视力下降等。

2）诊断：颅脑CT或MRI检查在早期无明显异常，在晚期可见第四脑室扩大、脑萎缩等。实验室检查可发现部分患者的血清和脑脊液神经抗体（Yo抗体）阳性。

3）治疗：对肿瘤伴发的亚急性小脑变性治疗，一般先治疗肿瘤，然而多数患者在治愈肿瘤后亚急性小脑变性的症状不会好转，但也不会再继续加重，仅少数改善。对症治疗可使用可的松或血浆交换治疗。

（2）重症肌无力 重症肌无力主要发生于胸腺瘤，约1/3的胸腺瘤患者伴发此症，其他恶性肿瘤极少伴发。

1）临床表现：重症肌无力有3个临床特征。第一，肌无力的程度时好时坏，好与坏的变化甚至在数分钟内也会发生。第二，肌无力的分布以眼睑和眼肌最常见，40%的患者以此为首发症状，最终累及85%的患者；其次常见为脸部眼肌和口咽肌，肢体和颈肌受累也多见，但总是和眼、眼睑、口咽肌无力相伴发生。第三，用胆碱类药物治疗能使肌无力好转。体检的阳性指征依据受累肌肉不同而不同，可有眼睑下垂、复视、面无表情、吞咽不能、发音困难、不能站立和行走等。当呼吸肌严重受累时会导致"重症肌无力危象"，危及生命。肌萎缩征象少见，腱反射正常。

2）诊断：依据临床症状和体征做出重症肌无力的初步诊断并不难，关键的诊断方法是依酚氯铵（腾喜龙）或新斯的明药物试验，注射后肌无力会明显改善。电生理检查使用3~5Hz的频率刺激神经后，90%患者的肌电位逐步减低。实验室应常规检查抗乙酰胆碱受体抗体，85%~90%的重症肌无力者呈阳性。主要应鉴别的是肌营养不良、神经精神因素等引起的肌无力及Lambert-Eaton综合征。

3）治疗：对伴发于胸腺瘤重症肌无力的治疗，首先要考虑行肿瘤切除。但是多数患者胸腺瘤被切除后，重症肌无力并不立即好转，通常在术后数月甚至数年内逐步改善，因而须同时做对症治疗。抗胆碱酯酶类药物为首选，常用溴吡斯的明或新斯的明。血浆交换治疗常用于胸腺瘤手术前准备，也用于重症病例。泼尼松治疗也可使用。

（3）癌性肌无力 癌性肌无力亦称Lambert-Eaton综合征（LES），是周围胆碱神经突触传递障碍疾病，主要发生于肿瘤患者。在LES患者中肿瘤发生率达60%~70%，其中主要是小细胞肺癌，其他有肺腺癌、乳腺癌等。在大多数病例，LES显现于肿瘤症状以前，从3周到4年不等，少部分病例两病同时出现，极少数患者的LES发生在肿瘤以后。

1）临床表现：LES最常见的临床表现是肢体肌无力，以下肢肌无力更多。肌无力的特征为肢体近端肌群无力比远端肌无力更多，下肢肌无力重于上肢。

2）诊断与鉴别诊断：确诊LES需鉴别的主要疾病是重症肌无力。LES与重症肌无力的区别有以下几点：①在主动持续运动10~15秒后，LES的肌力能暂时恢复，而重症肌无力却不能；②LES肢体腱反射减弱或消失，而且在肢体主动运动后，腱反射会增强，而重症肌无力的腱反射正常；③LES的其他表现有自主神经功能紊乱，如口干、阳痿、便秘。脑神经受累也多见，常见上眼睑下垂。实验室检查在部分患者血清中可找到抗核、抗平滑肌、抗线粒体等自身抗体和抗骨骼肌、抗胃、抗甲状腺等抗器官自身抗体，但是抗乙酰胆碱受体抗体却是阴性。电生理检查常用复合肌动作电位（cAMP），在肢体主动运动前、后测量，cAMP显著上升。dLES对依酚氯铵（腾喜龙）或新斯的明试验的反应较差。

3）治疗：有效地治疗肿瘤是使LES好转的主要方法。在大多数患者，控制肿瘤后肌无力改善。拟胆碱药物可用于对症治疗。

3.皮肤、肌肉和骨骼系统的副肿瘤综合征

（1）黑棘皮病　恶性肿瘤患者伴发黑棘皮病，主要发生于腹腔腺癌，其中60%为胃癌，其他有结肠癌、食管癌、胆囊癌、肝癌、胰腺癌、直肠癌，较少一些的有肾癌、卵巢癌、宫体癌、肺癌、甲状腺。伴发黑棘皮病的肿瘤恶性程度较高、发展快，确诊肿瘤后的平均生存期为2年。

1）临床表现：黑棘皮病初起为皮肤色素沉着，呈灰棕色或黑色，干燥，表面粗糙，逐渐增厚呈绒毛状，可进一步发展呈疣状或疣状赘生物。皮肤病变好发于颈、腋窝、乳房、腹股沟、外生殖器及肛门周围。手掌和脚底往往有角化过度。黑棘皮患者中约30%有黏膜受累，常见于颊黏膜、咽黏膜、外阴和阴道黏膜、眼睑等，还可累及喉、食管黏膜。病灶呈乳头瘤样损害或肥厚不平。黑棘皮病皮肤病灶的病理学检查可见中等程度角化过度和乳头瘤样增生，在乳头间的棘层轻度或中度肥厚。用硝酸银染色后可显现黑色素沉积于上皮基底膜。

2）治疗：治疗控制肿瘤后，部分黑棘皮病病灶消失，但不少病例病灶依旧。可局部使用溶解角质的药，如维A酸软膏、10%硫黄煤焦油软膏，也可用可的松软膏。

（2）离心性环形红斑和匐行性回状红斑　伴发离心性环形红斑（EAC）的恶性肿瘤有黏液性卵巢癌、乳腺癌、肺癌和骨髓瘤。匐行性回状红斑（EGR）是一种少见皮肤病，伴发EGR的恶性肿瘤有肺癌、食管癌、乳腺癌、子宫颈癌、胃癌、喉癌等。EAC和EGR的病情一般与伴发肿瘤病程平行。

1）临床表现：EAC皮损初期为风团样丘疹，向外扩展，增长速度为2~3mm/d，直径可达10cm。其中央皮损自愈，因而病灶呈环状。最终皮损在数天到数周内自愈。然而新皮损又出现，周而复始，长达数年。EGR的皮损和EAC类似，但发展速度快，约1cm/d；有鳞屑；环形红斑呈同心圆，最终像木纹样；自觉瘙痒；皮损好发于躯干、四肢近端皮肤、手、脚、面部皮肤不常受累；皮损一般持续数月直到伴发的肿瘤被控制。

2）治疗：对EAC和EGR的治疗主要依靠对肿瘤的

治疗。部分患者在肿瘤被控制后皮损好转。对症治疗可局部使用可的松软膏，全身用可的松或抗组胺药物。

（3）皮肌炎和多发性肌炎　伴发皮肌炎和多发性肌炎的恶性肿瘤类型较广泛，其中以卵巢癌较多，其他有肺癌、胃癌、直肠癌、胰腺癌、鼻咽癌、肾癌等。在血液淋巴系统恶性疾病中也见报道。多数皮肌炎和多发性肌炎与肿瘤同时出现或先于肿瘤，少数迟于肿瘤。伴发这两种病的恶性肿瘤一般预后较差。

1）临床表现：皮肌炎和复发性肌炎是全身性疾病，但主要累及皮肤和肌肉，其他脏器也会受累，如肺、食管和心肌。皮肌炎的皮肤损害往往先于肌肉症状出现。皮损通常起于面部，典型者为上眼睑出现紫红色斑，逐渐弥漫地向前额、颧颊、耳前、颈和上胸部扩展。头部及耳后皮肤亦可累及。四肢肘、膝、踝、掌指关节和指关节伸面也可有紫红色丘疹。没有皮肤病变，只有肌肉症状者为多发性肌炎。肌肉受累表现为进行性、对称性肢体近端肌无力。这种肌无力类似于癌性肌无力。受累肌肉可有疼痛和压痛。

2）诊断：实验室检查的异常有24小时尿肌酸增高，血清肌酸磷酸激酶、醛缩酶、α-羟丁酸脱氢酶、谷氨酸转氨酶、丙氨酸转氨酶、乳酸脱氢酶升高。

3）治疗：治疗原发肿瘤是治疗皮肌炎和多发性肌炎的关键。控制了肿瘤能使部分患者的症状好转，但恢复过程较慢。然而对皮肌炎和多发性肌炎做对症治疗有助于对肿瘤治疗的顺利进行。患者应予以支持疗法，全身用泼尼松或低剂量甲氨蝶呤（MTX）。局部皮损要避免阳光暴晒，外用可的松软膏。肌无力用新斯的明治疗的疗效不佳。

（4）肥大性骨和关节病　伴肥大性骨和关节病最常见的是肺癌。在肺癌中其发生率为1%~10%，在非小细胞肺癌中的发生率高于小细胞肺癌。伴发此病的其他肿瘤有鼻咽癌、慢性髓细胞性白血病、胃癌、肝癌、食管癌、霍奇金病、间皮瘤、转移性肺癌等。

1）临床表现：肥大性骨和关节病患者最常见的主诉是"关节炎"，经过仔细检查，实为骨和关节周围的疼痛。疼痛常沿骨干放射，局部有肿胀、发热和压痛。关节痛的分布常呈对称性，可累及任何大关节，但以膝关节最多。真正关节炎的症状也可出现，如关节僵硬、肿胀、积液。部分患者有杵状指（趾）。与原发性或继发于心脏病的肥大性骨和关节病不同，伴发于肿瘤者通常不累及骨骺。

2）诊断：骨X线片示从骨皮质上分离出一层薄薄的骨板，主要累及长骨远端的1/4处。放射性核素骨扫描显示长骨皮质摄取放射性核素增加，这种异常摄取增加呈双侧性、对称性分布。

3）治疗：治愈原发肿瘤能使肥大性骨和关节病的

症状消失，但杵状指有时可持续存在。对症治疗可用阿司匹林和其他非甾体抗炎药。

4.血液系统的副肿瘤综合征

（1）红细胞增多　红细胞增多常发生于肾脏肿瘤，发生率为1%~5%；在小脑血管母细胞瘤患者中更多见，有9%~20%。另一方面，在患红细胞增多的患者中也有较高的肿瘤发生率。

1）临床表现与诊断：绝大多数红细胞增多患者无明显临床症状，只在外周血常规检查时被发现。若能测得血清中红细胞生成素升高便能确诊。

2）治疗：有效的治疗肿瘤是处理红细胞增多的办法。在绝大多数患者，当肿瘤被控制后，红细胞计数恢复正常。红细胞增多会带来严重并发症，如血栓形成，所以要注意预防血栓形成。

（2）贫血　肿瘤患者中伴发贫血的现象非常普遍，但多数归因于肿瘤出血、骨髓侵犯或化疗导致的骨髓抑制。真正属于副肿瘤综合征的仅为一部分。主要有以下几种贫血。

1）单纯红细胞再生障碍性贫血（纯红再障）：纯红再障主要发生于胸腺瘤。在胸腺瘤中纯红再障的发生率为7%。Havard在查阅文件中发现47例胸腺瘤伴红细胞生成不良患者，其中38例是纯红再障，9例为再生障碍性贫血（再障）；这9例中有6例先出现纯红再障，以后转变为再障。伴发纯红再障的其他肿瘤较少，已见于肺癌、胃癌、乳腺癌、皮肤鳞癌等。研究认为肿瘤伴发纯红再障的原因是自身免疫反应。

2）缺铁性贫血：这类贫血是肿瘤中最常见的，特别是消化道肿瘤，常出现于肿瘤被确诊前。检测这些患者血清中的促红细胞生成素，发现其浓度明显降低。肿瘤的存在引起红细胞生成素减少的机制尚不清楚。

3）自身免疫性溶血性贫血：此类贫血绝大多数发生于淋巴细胞增殖性恶性疾病，如淋巴瘤、骨髓瘤、慢性淋巴细胞白血病。发生于实体瘤的较少，见于肺癌、卵巢癌、乳腺癌、胃癌、子宫颈癌、结肠癌、精原细胞癌和胰腺癌。这类贫血比其他类型的贫血更为严重。其贫血的严重程度常和肿瘤的病程相平行。它的发病机制是自身免疫反应。

4）微血管病灶溶血性贫血（MAHA）：MAHA发生于肿瘤的病例数不多，多见于胃癌，且为分泌黏液的腺癌，其他有乳腺癌、肺癌、胰腺癌、结肠癌、前列腺癌、卵巢癌等。肿瘤伴发MAHA的发病机制尚不清楚，但对伴发于消化道产生黏液肿瘤的贫血，可解释为这些肿瘤分泌的黏液物质广泛存在于血管内，这些物质具有促凝作用，因而促使血管内凝血引起MAHA。

（3）白细胞增多　伴发于肿瘤的白细胞增多定义为外周血白细胞计数超过$20×10^9$/L，但是患者没有感染，也并不存在白血病。有白细胞增多表现的肿瘤有肺癌、胰腺癌、黑色素瘤、霍奇金病、脑瘤等。

1）临床表现：有白细胞增多的患者往往无临床症状或脾肿大，常在常规的外周血检查时发现。

2）诊断：白细胞总数不超过$100×10^9$/L，没有原粒或早幼粒细胞出现，血小板计数正常，白细胞碱性磷酸酶升高，血清维生素B_{12}水平正常，没有Ph染色体出现。

3）治疗：无需特殊治疗。

（4）血栓性静脉炎、血栓形成和弥散性血管内凝血　恶性肿瘤中存在凝血异常很普遍，其中最常见的为凝血酶时间延长、纤维蛋白原和纤维蛋白裂解产物增加。其他的凝血异常有高纤维蛋白原，抗凝血酶Ⅲ活性降低，血浆中凝血因子Ⅴ、Ⅷ、Ⅸ、Ⅹ活性增加。凝血异常常伴发于消化道肿瘤，特别是胰腺癌，有报道其发生率为7%。其他常见伴发的肿瘤有肺癌、白血病，少见的有乳腺癌。

1）临床表现：虽然很大一部分肿瘤患者的血液学检查显示高凝血低纤维蛋白溶解状态，而临床出现凝血异常的症状和体征者却不多，发生率为1%~11%。主要的临床表现为慢性凝血病或弥散性血管内凝血（DIC）。慢性凝血病在临床上表现为血栓性静脉炎和血栓形成，发生的静脉有颈部、四肢、躯干的浅表静脉，阴茎静脉，还可表现为无菌性血栓性心内膜炎，伴动脉血栓，如脑、肾、肠系膜、脾和周围动脉血栓。急性DIC表现为出血、血尿、颅内出血；严重者在脏器中形成微循环血栓，发生缺血、梗死与坏死。各脏器都可受累，以肾、肺更易出现。

2）诊断：凝血异常的诊断除临床表现外，还需实验室检查。常见的检查异常有血小板计数呈进行性降低。活化部分凝血活酶时间、凝血酶原时间、凝血酶时间延长，血浆纤维蛋白原降低，纤维蛋白降解产物阳性，纤溶酶原活性降低。

3）治疗：当原发肿瘤经治疗被控制后，患者的高凝血状态随之逐步缓解。然而当有明显临床症状或急性DIC时，则必须予以治疗。应给以抗凝治疗，常用肝素、华法林、香豆素，溶血栓药物也可使用，抗血小板凝集的阿司匹林、双嘧达莫（潘生丁）也有疗效。

5.肾脏的副肿瘤综合征

肿瘤患者并发肾病的现象在20世纪20年代开始陆续有人报道，主要有以下几种类型。

（1）膜性肾小球肾炎　膜性肾小球肾炎（MGN）是肾脏的副肿瘤综合征中最常见者，占全部综合征的60%~70%。在它伴发的肿瘤中以肺癌和消化道肿瘤最多，其他类型肿瘤较少，但分布范围较广。少数良性肿瘤也见伴发MGN，包括嗜铬细胞瘤、颈动脉瘤等。

1）临床表现与诊断：MGN通常表现为无症状的

蛋白尿，其中7%～54%有尿液检查的其他异常。MGN的病理改变为肾小球的基底膜增厚，用免疫组化技术染色可见到大量的IgG、C3、IgA、IgM弥漫地沉积于基底膜。

2）治疗：伴发于肿瘤的MGN，在切除原发肿瘤后，仅少数患者的蛋白尿好转。至今尚无有效的治疗方法，可以试以泼尼松等免疫抑制剂及环磷酰胺（MTX）等化疗药物。

（2）膜增殖性肾小球肾炎

1）临床表现与诊断：膜增殖性肾小球肾炎（MPGN）临床表现为急性肾炎、肾病综合征或肾功能不全，有血尿、蛋白尿、高血压、低补体血（C3）。MPGN（Ⅰ型）病理学改变的特征是其基膜增厚、分裂，间质细胞浸润。用免疫荧光染色，可见C3沿着肾小球毛细血管沉着，MPGN（Ⅰ型）较常伴发的恶性肿瘤有淋巴瘤、黑色素瘤、肾母细胞瘤、上皮癌及白血病。其中以淋巴瘤和白血病较多见。

2）治疗：曾有报道表明，白血病伴MPGN者，在用化学治疗白血病后，蛋白尿消失，肾功能改善。

（3）毛细血管外新月型肾小球肾炎　在毛细血管外新月型肾小球肾炎（ECGN）中，新月由单核细胞、T淋巴细胞、少数上皮细胞、成纤维细胞形成，可能继发于肾小球毛细血管壁坏死、单核细胞和凝血前体溢出，形成纤维。伴发ECGN的恶性肿瘤主要是霍奇金病和非霍奇金淋巴瘤。

1）临床表现：当有80%以上的肾小球有新月形成时，患者就可能迅速发生少尿、高血压、肾衰竭。

2）治疗：个别病例在治疗淋巴瘤后肾功能改善。

6.内分泌系统的副肿瘤综合征

（1）库欣综合征　伴发库欣综合征最常见的是肺癌、类癌、嗜铬细胞瘤、神经母细胞瘤、甲状腺髓样癌、胸腺瘤、乳腺癌、卵巢癌、腮腺癌、前列腺癌、胃癌等。肿瘤患者中发生的库欣综合征都是由异位促肾上腺皮质激素（ACTH）分泌引起。

1）临床表现：临床表现为向心性肥胖、满月脸、水牛背、腹壁紫纹、痤疮、皮肤色素加深。发生于高度恶性肿瘤的库欣综合征表现程度较轻，而发生于低度恶性肿瘤者的表现反而更重。

2）诊断：主要依据检测血清ACTH和24小时尿游离皮质醇。若血清ACTH大于44pmol/L，24小时尿游离皮质醇大于552nmol，则提示有异位ACTH分泌。

3）治疗：本综合征主要在于治疗肿瘤。随着肿瘤消退，ACTH水平下降，临床症状缓解。对症治疗可用抑制肾上腺皮质激素分泌的药物，常用者有氨鲁米特（氨基导眠能）、密妥坦（邻对二氯苯二氯乙烷）。

（2）绒毛膜促性腺激素增高综合征　绒毛膜促性腺激素（hCG）增高主要见于绒毛膜上皮癌，在非滋养细胞肿瘤中也可见，其中主要是肺癌、结肠癌和乳腺癌。

1）临床表现：肿瘤伴发hCG升高不一定产生临床症状，当浓度稍低时，仅在血生化检查时才发现，当较高时会出现症状。在儿童表现为性早熟，男孩为第二性征早熟，女孩有阴道出血。在成年男性可表现为女性化或男性乳腺肿痛，生育期女性月经量减少。由于过量hCG刺激了甲状腺，部分患者伴有甲状腺功能亢进的临床表现。

2）诊断：主要依靠测血中hCG水平，做尿妊娠试验。

3）治疗：hCG增高为肿瘤分泌所致，所以治疗的方法是治疗原发肿瘤。

（3）低糖血症　低糖血症常由胰岛细胞瘤引起，非胰岛细胞瘤发生低血糖者较少见，已见于间叶组织来源的肿瘤，包括间皮瘤、平滑肌瘤、纤维肉瘤等，还见伴发于肝脏肿瘤、肾上腺癌、胃肠道癌。产生低血糖的肿瘤一般病程较长，瘤体积较大，重量轻至1kg，重到10kg。肿瘤生长缓慢，常伴肝转移。

1）临床表现：临床表现为低糖血症，并可伴发精神症状。

2）诊断：除测血糖外，主要需排除能引起低血糖的其他原因，如使用降糖药等。

3）治疗：肿瘤患者伴低血糖者的治疗，首先要纠正低血糖，控制急性症状，然后治疗肿瘤。对已不适合手术、放疗、化疗的晚期肿瘤，可试以高血糖素治疗。

（4）高血压（高肾素血症）　肿瘤患者伴发高血压的现象早在1937年就引起了注意。文献中记载过的肿瘤有肺癌、肾母细胞瘤、霍奇金病、肾血管外膜瘤。肿瘤患者中的高血压程度不一，从中度到恶性高血压，可伴低血钾和醛固酮增多。这些高血压随着肿瘤被控制而逐步好转。

7.类癌综合征

类癌综合征是一种少见的副肿瘤综合征，主要发生在类癌，故以类癌命名，但是并非所有类癌都伴发此征，而且伴发类癌综合征的肿瘤也不全是类癌。在类癌中类癌综合征的发生率尚不清楚，但很低，主要发生在小肠类癌，也可发生在胃、胰腺、结肠和肺的类癌。非类癌中有类癌综合征的有小细胞肺癌、胰腺癌等。

类癌综合征在多个系统都出现临床症状。

（1）皮肤表现　皮肤潮红是类癌综合征最常见的表现。潮红始于脸部，然后播散到颈、胸、四肢，持续时间从数分钟到数小时。在发作期间患者感到皮肤温热、麻刺，并有心悸、视物模糊、头晕、头痛。潮红可自发发作，或因情绪激动、疲劳触发，也可由饮水、进食、排便激发。在麻醉、手术、钡剂灌肠、体格检查触摸肝脏时也见皮肤潮红发作。其他的皮肤表现有糙皮病，皮肤暴露部位有鳞屑、色素沉着。

（2）胃肠道表现　较常见的是小肠运动功能亢进，表现为腹泻、大便不成形或呈水样，一天可多达20～30次，还可有腹痛、肠鸣音亢进。

（3）呼吸系统表现　气急、支气管痉挛产生哮鸣音，类似于哮喘，主要为呼气困难。

（4）心脏病灶　表现为三尖瓣和肺动脉瓣狭窄，甚至可导致右心衰竭。二尖瓣和主动脉瓣很少受累。

引起类癌综合征的发病机制已清楚，由类癌产生的5-羟色胺、5-羟色氨酸、血管舒张激肽、组胺、肾上腺皮质激素引起各类症状，其中以5-羟色胺为主。在正常情况下，存在于食物中的色氨酸被小肠隐窝中的嗜银细胞（神经内分泌细胞）吸收，继之被转化成5-羟色氨酸，再变成5-羟色胺。在健康人，食物中仅1%的色氨酸生成5-羟色胺。但在类癌患者中，高达60%食物中的色氨酸被转化成5-羟色胺，提示来自于胃肠嗜银细胞的类癌可能还保留其原有功能，所以使机体产生过量的5-羟色胺。正常人血清中存在许多激肽的前体，在某些条件下会转化成激肽。类癌细胞能释放一种酶，它能催化激肽前体转化成激肽。

类癌综合征的诊断常用测24小时尿液5-羟基吲哚醋酸（HIAA），此值可上升到100mg以上（正常值为2～8mg）。治疗类癌综合征的关键是治疗肿瘤，手术切除肿瘤为首选方法。对症治疗可用5-羟色胺拮抗剂，如美西麦角、赛庚啶对控制腹泻有效，生长抑素八肽（奥曲肽）能使皮肤潮红改善，使腹泻控制，肾上腺皮质激素对于气管类癌的症状缓解有效。

五、护理

（一）心理护理

患者经治疗后症状加重时会出现不同程度的焦虑、恐惧，表现为害怕与家人分别，时有哭泣、敏感多疑、做令人讨厌的事，希望引起别人注意。护士应多关爱患者，注意选择适宜的语态和语言，留一名家属陪护，满足患者心理所需，体现人文关怀。家属接受PS诊断也需经过一系列过程，护士还应注意家属的心理变化，注重对其进行心理疏导，建立良好的护患关系。

（二）病情评估

由于不同系统的副肿瘤综合征有不同的临床表现，因此应做好相应的生命体征、血糖、血压、体重、皮肤、肝肾功能、恶心呕吐等症状、血液学检查、细胞因子检测、颅脑CT或MRI检查及依酚氯铵（腾喜龙）或新斯的明药物试验等的动态评估，及时发现问题并通知医生处理。同时重视患者患病前后体能、自我照顾能力等方面的改变，对患者的主诉予以高度重视，在尽可能的情况下满足患者的需要，将患者信息及时反馈给医生，为其诊断、治疗提供最直接的资料。

（三）用药护理

向患者解释用药的目的、时间、方法、用量及注意事项等，教会患者对于用药不良反应的观察及简单处理，如果遇到不能处理的情况，及时通知医务人员。

（四）症状护理

副肿瘤综合征的患者会存在疲乏、骨髓抑制、恶心呕吐、腹泻、腹胀、便秘、大小便失禁、水肿、发热和压疮等症状，其护理详见本章各个章节护理部分。

六、患者的自我护理

1.保持积极的心态，树立战胜疾病的信心，多与家属、亲友或医务人员进行沟通，及时宣泄不良情绪。

2.掌握日常病情观察的重点，适当运动，不断提高自我护理能力和自身体能，及时将自身信息反馈给医务人员，以便获得及时恰当的处理。

3.掌握用药的相关知识及注意事项，确保服药的依从性，能自我识别药物的不良反应并进行遇有不能处理的情况及时通知医务人员。

4.保证充足的睡眠和休息，进行有氧锻炼，减轻疲乏；进食高热量、高蛋白、高维生素饮食；积极控制引起疲乏的诱发因素；预防跌倒及外伤。

5.血小板低于50×10^9/L时，卧床休息，减少活动，避免磕碰，进软食，保持大便通畅，避免抠鼻、剔牙、用力咳嗽、擤鼻涕等动作；血小板低于10×10^9/L时，绝对卧床休息，出现恶心、头痛等症状，及时报告；白细胞低于1×10^9/L或中性粒细胞低于0.5×10^9/L时，应采取保护性隔离措施，严密监测体温；血红蛋白低于或等于60g/L时，卧床休息，活动时动作要缓慢，避免突然体位改变；女性患者如月经期间出血量及持续时间异常，应该及时报告医务人员；适当活动，保持充足睡眠；预防感冒，加强个人卫生，保持口腔、会阴、肛周等处的清洁。

6.出现呕吐前驱症状时，取坐位或侧卧位，预防误吸；呕吐发生时将头偏向一侧或取坐位；呕吐后漱口，在家属协助下及时清理呕吐物，更换清洁床单，开窗通风，去除异味；密切观察呕吐物的性质、量、颜色、气味；呕吐频繁者，暂禁食，遵医嘱应用止吐剂；保持室内环境安静、舒适、减少亲友探视。

7.腹泻时观察腹泻次数、量及性质，腹泻后保护肛周皮肤；严重腹泻者需遵医嘱服用止泻药或补液；注意腹部保暖；饮食以流质或半流质（如稀饭、面汤、酸奶等）为宜，忌食刺激性食物；积极配合医生治疗。注意便秘的原因、持续时间等；增加粗纤维食物摄入，适当增加饮水量；环形按摩腹部，适当运动；每天训练定时排便。

8.大小便失禁者，保持床单位及皮肤清洁干燥，做好会阴部及肛周皮肤清洁，必要时涂皮肤保护剂；尿失禁患者可根据病情采取相应保护措施，男性可采用尿套，女性可使用尿垫、集尿器或留置尿管；大便失禁者，可指导其合理膳食，进行肛门括约肌及盆底肌收缩训练。

9.发热者，监测体温变化，观察热型。体温≥37.5℃，每4小时测体温一次，待体温恢复正常3天后，每日测量一次，注意脉搏、呼吸的变化；保持空气清新，卧床休息，减少活动；补充水分防止脱水，进食高热量、高维生素、营养丰富的半流质或软食；给予物理降温或遵医嘱药物降温，降温处理30分钟后测量体温；出汗较多时，及时更换衣服，寒战时给予保暖；做好口腔的清洁与卫生。

10.活动能力受限或长期卧床者，定时变换体位或使用充气床垫或采取局部减压措施；保持床单位及皮肤清洁干燥；大小便失禁者及时清洁局部皮肤，肛周可涂皮肤保护剂；受压处皮肤可使用半透膜敷料或水胶体敷料保护，皮肤脆薄者慎用；受压部位解除压力30分钟后，压红不消退者，缩短变换体位的时间，禁止按摩压红处皮肤；加强营养。

（马婷婷）

第十八节　　性功能与生殖功能障碍

一、概述

性功能或称性机能，是指在进行性活动的整个过程中，当事者所具有的能力。性活动包括性欲唤起、男性阴茎的勃起及持续时间、男性射精能力、女性阴道对勃起阴茎的容受性、性交中女性是否出现性高潮等几个环节。在性活动中，上述任何一个或者几个环节发生异常，均可影响正常性活动的进行，称之为性功能障碍。男性的性功能障碍主要包括勃起功能障碍、不射精、逆行射精、性冷淡、性厌恶、性欲亢进、性恐惧等。女性的性功能障碍分类较多，均依据女性性反应周期来划分，1994年我国"精神疾病分类与诊断标准"将其分为性欲减退、性交疼痛、阴道痉挛（性恐惧症）和性高潮缺乏等。

研究发现，肿瘤及其治疗会导致暂时或永久性的性与生殖功能障碍，但是由于患者以及医护人员对该问题缺乏关注和必要的知识，同时对该问题存在尴尬和恐惧心理，医护人员通常不会主动去为患者解决性与生殖功能障碍这个问题，除非情况紧急或者患者本人强烈要求，因此性与生殖功能障碍常常被低估甚至被忽视。然而，促进性健康对于提高肿瘤患者的整体生活质量至关重要，也是不可或缺的一部分。对于少数患者来说，性与生殖功能障碍是暂时性的，它会随着癌症治疗的结束而逐渐康复。然而对大多数患者来

说，性与生殖功能的改变是永久性的，需要患者长期的适应与调整自己的性生活。

二、影响因素

（一）疾病及治疗因素

癌症的治疗一般包括外科手术、放疗和化疗，根据肿瘤的临床分期和复发的危险程度，很多患者需要采用上述多种方法联合治疗。任何一种治疗方法本身都会引起患者的一系列生理变化。如手术移除或改变局部器官的解剖结构，损伤了血管神经等，从而直接或间接损伤了性功能，导致性欲的下降、性交痛、性高潮的缺失等。同时这些治疗方法也会带来一系列的并发症。研究表明，许多用于治疗癌症的化疗药物或非化疗药物，如止吐剂、镇静剂以及放疗导致的疼痛、放射性膀胱炎、放射性直肠炎、下肢回流障碍等，均可影响患者的性欲，对患者的性欲起抑制作用。

（二）心理因素

研究表明心理障碍，例如抑郁、焦虑都会严重影响患者的性欲和性功能，患者心理状态越差，其性欲和性生活的满意度越低，性功能障碍出现的比率越高。研究调查发现心理因素比生理因素对患者性功能

的影响程度更大。癌症患者在疾病诊断、治疗、康复这一整个过程中，会出现多种情绪障碍，焦虑、抑郁的发生率可高达59%～69%，尤其在治疗结束后，许多癌症患者如乳腺癌、宫颈癌、阴茎癌、外阴癌、直肠癌、前列腺癌等由于手术治疗引起体形改变，使他们在性方面产生自卑感而影响性生活。另外，患者还要承受由疾病和治疗带来的各种并发症的折磨，担心恐惧疾病的复发等多种因素都会对患者造成严重的精神压力，心身疲惫，使得他们丧失了对性生活的兴趣。同时患者的性功能也会受其配偶的影响，如配偶在性生活过程中也因担心患者疼痛而表现出害怕、焦虑之情，或因患者体形的改变等都能影响他们的性欲，进而又影响患者的性功能。

（三）认知因素

癌症患者担心性生活会伤"元气"，亏"精血"，引起"阴阳失调"，不利于疾病的恢复，可能还会造成癌症的复发和转移。一些癌症患者认为癌症具有传染性，害怕将癌症传染给配偶。甚至有些妇科癌症患者在卵巢或子宫切除后，有一种被阉割的感觉，认为自己不像女人，不再具有性功能。患者由于知识的缺乏和认知上的错误而选择避免性生活。

（四）医护人员因素

大部分医护人员对癌症患者性知识健康教育没有充分的重视，甚至忽视了性生活对癌症治疗后患者生活质量的影响。治疗前后医护人员可能会向患者或家属详细介绍治疗中可能出现的危险、不良反应、饮食安排、日常活动等，很少涉及患者性生活问题，这样容易使患者认为性是不被允许或不重要的。研究调查显示，护士认为对患者进行性知识健康教育已经超出了他们的职责，对患者进行性知识健康教育会侵犯患者及其配偶的隐私，有些会感觉害羞，特别是对异性患者进行性方面的指导。由于患者知识的缺乏及没有得到医护人员的专业指导，使患者的性生活受到影响。

三、性生理机制

垂体和下丘脑具有调节性腺的功能。垂体分为前后两个不同的部分，后叶与下丘脑相连，形成下丘脑-垂体门脉系统（图16-18-1）。下丘脑中的促性腺激素和抑制性腺激素通过门脉系统传播至垂体前叶，从而影响性腺分泌。当这些激素蓄积到一定程度，就会建立一个反馈机制，关闭下丘脑和垂体的性激素分泌。

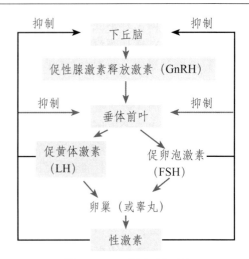

图16-18-1　性生理机制

在性腺的功能中，下丘脑分泌的促黄体素释放激素（LHRH）或促性腺激素释放激素（GnRH），刺激垂体前叶产生促黄体激素（LH）和促卵泡激素（FSH）。促黄体激素和促卵泡激素又刺激睾丸和卵巢产生适当的性激素。当血液中这些性激素水平充足时，会对垂体产生负反馈，从而减少腺体的分泌。例如当体内促黄体激素分泌增多，会抑制下丘脑分泌过多的促性腺激素释放激素，进而导致性激素的分泌减少，从而出现不同程度的性功能障碍。

四、癌症治疗对性功能的影响

（一）手术治疗

1.膀胱癌

膀胱癌的治疗会改变男性和女性的性功能。有研究指出治疗移行细胞癌时需重复进行的膀胱镜检查与女性性交时疼痛、男性的勃起转瞬即逝及射精疼痛有着一定的关系。经尿道部分膀胱切除术会导致轻微的疼痛或性交困难，然而正常的性功能常不会改变。此外，由于术后需要使用尿失禁垫或者其他防护材料，自尊及身体形象的改变以及根治性膀胱切除术中膀胱的切除或术中对神经的伤害，都会引起性功能障碍。

女性行根治性膀胱切除术，手术通常包括切除膀胱、尿道、子宫、卵巢、输卵管和阴道前部分。卵巢的切除使得雌激素水平降低、阴道弹性降低，导致性交困难。行根治性膀胱切除术，用回肠和大肠替代的新膀胱，这样能使患者保持正常膀胱功能。然而有研究指出，这种新型膀胱虽然能提高生活质量，但却会降低男性和女性的性功能。

2.睾丸癌

睾丸癌的手术治疗通常包括睾丸切除术和腹膜后淋巴结切除术。单侧睾丸切除术不会导致不孕或性功能障碍，因为对侧睾丸能维持正常性功能。若是双侧睾丸切除，不育、性欲减退以及相关睾丸激素的缺乏，将影响性功能。腹膜后淋巴结切除，会使患者丧失射精功能，而获得性高潮的能力依然存在。有调查指出，有10%～25%的患者行腹膜淋巴结切除后，会完全丧失射精功能，而对勃起功能影响较小。

3.前列腺癌

前列腺癌的手术治疗包括前列腺切除术或双侧睾丸切除术，局部晚期前列腺癌可用冷冻手术治疗。其中75%～80%的患者行前列腺切除术后会导致勃起功能障碍。经尿道前列腺切除术，大约90%的患者会发生逆行射精，但一般不会导致勃起功能障碍。但是若患者行根治性前列腺切除术，会导致勃起功能的永久性损伤。

4.妇科恶性肿瘤

妇科恶性肿瘤的手术治疗包括外阴、阴道、子宫、卵巢、输卵管及盆腔清除术。研究表明，妇科恶性肿瘤的手术治疗很大程度上会改变女性的性行为和性功能，包括性欲降低、性交困难、复发性阴道感染、阴道萎缩和干燥，性感觉降低，停止所有的性活动等。因此在手术之前，医护人员应该给患者及其家属提供相关的性和生殖咨询。外阴癌症是妇科恶性肿瘤中比较普遍的一种疾病。外阴上皮内瘤（VIN）的发病人群常常是年轻女性，其治疗包括激光去除、简单切除病变组织甚至更复杂的手术，包括外阴切除术和阴蒂切除术。治疗VIN和侵入性外阴癌症不会改变生育能力，但会影响性欲。其早期治疗，通常是简单的外阴切除术，即切除了阴唇和皮下组织，保留阴蒂。这会导致阴道的狭窄，只要使用润滑剂和阴道扩张器，即可解决。因此只要疾病允许，医生应该采取保守治疗，以保持身体形象，减轻手术对性功能的影响。

5.乳腺癌

乳腺癌的手术治疗本身对性功能影响较小，但手术引起的身体形象改变容易使患者产生心理问题，进而引起性功能障碍。乳房部分切除或全乳切除术后，患者由于身体不适、焦虑、术后淋巴水肿、身体形象改变及潜在的感染都会影响性功能。Pelusi指出患者行乳腺癌改良根治术后，虽然对身体形象改变较小，但担心疾病复发，最终可能会导致更严重的性功能障碍。研究表明，乳腺癌通常被认为是女性的疾病，因此男性乳癌患者常常感到自卑，不敢与他人谈论病情，以及手术对身体形象的改变，男性乳腺癌患者通常会逃避性生活。

（二）放射治疗

放疗会引起性和生殖功能障碍，主要表现为器官衰竭（如卵巢衰竭或睾丸发育不全）、器官功能的改变（如勃起功能障碍）等，对性功能造成暂时或永久性的影响。放疗对性功能的影响与放疗的总剂量、位置、治疗的时间、患者年龄及生育史有关。

女性生育能力取决于卵泡成熟和卵子释放。对女性而言，放射剂量、放射期间卵巢暴露于辐射的时间以及患者年龄均可导致患者暂时性或永久性不育。对于年轻的女性常表现为暂时性不育，但若辐射剂量超过2000cGy，也会导致永久性不育。年龄较大的女性，其卵母细胞逐渐减少，且临近更年期，辐射对性功能的影响更可能是永久性的。辐射剂量为600～1200cGy能够诱导绝经期。女性年龄超过40岁，辐射剂量为600cGy，其症状经常与随后的更年期症状相关，表现为月经不调、性交困难、性欲减退、阴道萎缩等。

对于男性而言，暂时或永久的精子缺乏与年龄、放射剂量、组织体积和曝光时间有关。剂量少于500cGy通常会导致暂时不育，而剂量超过500cGy则会导致永久性的不育。如前列腺癌的放射治疗会引起勃起功能障碍，其机制是辐射损伤了盆腔的血管或神经。除此之外，患者还会有频繁的射精和性欲下降。

（三）化学治疗

性功能障碍与化疗药物类型、药物剂量、治疗时间的长短、年龄、性别、个体治疗等有关。有报道指出，单一药物化疗或多种药物联合化疗均可致不孕不育。国外研究显示，新的靶向治疗或化疗疗程的缩短能降低化疗对性功能的影响。

化疗对成年男性的影响更倾向于长期的副作用，主要是对生殖上皮细胞的损耗。如果生殖细胞长期受到化疗药物的损耗，会导致患者不育。

女性生殖功能障碍与化疗导致的激素水平改变有关。促黄体激素和促卵泡激素水平升高而雌二醇水平下降，患者会出现月经不调、阴道萎缩、性交困难等症状。女性生殖功能障碍与单药和联合化疗均有关系。然而，年龄不同，化疗所引起的副作用也各有差异。年轻女性比年长女性更能够承受较高剂量的化疗，而不会导致永久性闭经或过早的绝经。女性患者采取联合化疗治疗各种恶性肿瘤包括乳腺癌、黑色素瘤和白血病等，当化疗方案中包含烷化剂时，极易导致月经不调。

儿童/青少年化疗对性腺的影响已经被广泛的研究。其影响包括延迟性成熟和改变生殖潜力，男性的发生率高于女性。青春期的患者更有可能产生性腺的功能障碍，表现为对生殖细胞和睾丸间质细胞的影响，从而导致增加FSH、LH和睾丸激素水平下降，性成熟延迟。

（四）内分泌治疗

研究表明，癌症的内分泌治疗会明显降低患者的性生活质量，导致患者性欲降低及勃起功能障碍等。如前列腺癌患者的去雄激素治疗，其副作用主要是乳房增大，其机制为雌二醇刺激了乳腺细胞的增生，去雄激素也会导致男性乳房胀痛和不可逆纤维化。这些变化会引起患者的心理变化，觉得自己不像男人，不愿与配偶接触，进而导致性欲降低，严重者会引起勃起功能障碍。

五、评估

（一）评估内容

1.与疾病有关的因素

癌症的诊断及分期、与治疗有关的症状或副作用及伴随的慢性疾病。

2.性功能状况

全面评估患者的性功能障碍病史、性功能状况及造成性功能障碍的原因。

3.心理社会状况

评估患者伴随的心理疾病、身体形象改变、经济状况、社会关系。

4.文化背景

全面评估患者教育及文化背景、宗教信仰、性价值观。

5.其他

评估患者的性别、年龄、体内激素水平的变化、性功能对日常生活的影响。

（二）评估工具

1.男性性功能问卷调查表

男性性功能问卷调查表（O'Leary等人于1995年编制）该调查表共包含5个维度，11个条目。其中性欲2个条目、勃起功能3个条目、射精2个条目、知觉3个条目、性生活总满意度1个条目。每个条目有5个选项，每个选项得分分别为0~4分。每个维度得分为该维度各个条目得分之和，性功能总分为各维度得分之和。满分44分，得分越高者表示性功能越好。总分≤26.55定义为性功能障碍。

2.女性性功能量表

女性性功能量表（Female Sexual Function Index，FSFI）是女性性功能测量的自评量表，是由美国性学会的专家团队在2000年通过多中心大样本的调查后循证得出的一个调查问卷，其包含19个自评条目，涵盖了6个与性功能有关的维度，分别是性欲（2条）、性唤起（4条）、阴道的润滑度（4条）、性高潮（3

条）、性生活的满意度（3条）和性交疼痛（3条）。19个条目均采用等级式，设置为0~5个等级，正向条目得分越高表示性生活质量状况越好，逆向条目得分越高表示性生活质量状况越差。若为逆向条目，用5减去该条目原始得分即得该条目得分。FSFI总分26.55分为女性性功能障碍的判断点，得分小于26.55分的患者可判断为女性性功能障碍。

3.自我形象评价量表

自我形象评价量表（Body Self-image Scale，BIS）为英文版，是英国CRC心理医学研究中心Hopwood P教授等研制，起初它被用于乳腺癌患者术后评估及其他肿瘤患者自我形象调查。随着不断发展和改进，其临床应用越来越广泛。2005年J. Eric Jelovsek等人将该量表修改为改良的自我形象评价量表（Modified Body Self-image Scale，MBIS）。MBIS就患者对外表的不自在感、外表魅力下降、外表满意程度、缺少女人味等8个方面进行评价，共包括8个问题，每个问题配有4个选项：无（0）、轻度（1）、中度（2）和重度（3），总分0~24分，分数越高患者的自我形象评价越低。

4.国际勃起功能指数

国际勃起功能指数（International Index of Erectile Function Questionnaire，IIEF）量表是Rosen在1997年设计的国际勃起功能评分（International Index Of Erectile Function）的基础上，于1998年将15个问题简化为5个问题的问卷调查表，目前较为常用。结合临床体征、检查进行初筛，是一种新的、简捷的诊断方法。此问卷表由5个问题组成，包括性交时的满足次数、勃起的信心度等，每个问题分为0~5分，将每个问题的得分相加，总分22~25分为正常，12~21分为轻度障碍，8~11分为中度障碍，5~7分为重度障碍。

六、治疗

（一）药物治疗

1.口服药物治疗

对于勃起功能障碍患者，应用曲唑酮作用于大脑的5-羟色胺系统以及外周α受体，延长阴茎勃起时间。

2.局部外用

研究发现，平滑肌松弛剂前列腺素可扩张动脉，增加阴茎血流量，诱导阴茎勃起。临床上可用于治疗勃起功能障碍患者。

3.中药治疗

中药治疗是指根据性功能障碍的病因病理辨证施治。包括中药汤剂，如调肝益肾汤等。

（二）内分泌治疗

适用于内分泌紊乱的患者。如继发于低促性腺激素的性腺功能低下症的患者，用绒毛膜促性腺激素疗效显著。对于绝经期女性，雌激素替代治疗单独使用或与黄体酮联用，除了可缓解更年期综合征外，还可增强阴蒂的敏感性，提高性欲，减轻或消除性交痛。

（三）心理治疗

1.一般心理治疗

研究表明，情绪及其相关的因素可以影响性冲动，绝大多数性功能障碍患者存在精神心理问题。心理治疗在性功能障碍治疗中尤为重要。针对患者的心理问题，对患者进行心理分析，解除疑惑。必要时联合精神科医生进行治疗，运用认知疗法、行为疗法、暗示疗法等。

2.性心理治疗

性心理治疗的主要方式是通过咨询来完成的，这种咨询最好在诊室内单独进行，患者及其配偶均需在场。杜绝其他患者围观或旁听等现象，尊重患者的隐私，进行问诊。

（四）手术治疗

主要适用于有器质性病变的性功能障碍，如行膀胱颈再造手术治疗逆行射精。

（五）性行为疗法

性行为疗法是性功能障碍患者常用的治疗方法之一。如性感集中训练，可让患者在治疗中更加熟悉自身和配偶的性器官解剖结构和基本功能及性生活的全部过程，提高性欲，提高性生活质量。

（六）物理疗法

适用于不愿意使用药物或激素进行治疗的患者。对于功能性不射精患者，电震动一次即可使半数的患者达到射精，多数经治疗。10次左右基本可以治愈，达到成功性交、射精。对于女性性功能障碍患者，使用Eros-阴蒂治疗仪器可增加阴蒂血流以及阴道和骨盆血流，改善性唤起障碍者的性唤起、高潮和满意度。

七、护理

（一）心理护理

癌症患者在性问题上寻求帮助时存在较大的顾虑，不愿与医护人员谈论性方面的问题，也担心被别人歧视、不理解。因此护士应根据患者存在的性心理问题，针对不同的个体、不同的性心理特点与需要给予不同的护理措施。指导患者采用放松疗法，鼓励其加入抗癌协会及帮助其完善家庭社会支持系统，以减轻患者抑郁、焦虑等不良心理。为患者提供足够的医学信息和必要的心理暗示，告知患者手术后的疼痛、化疗引起的不适所致的一时性性欲下降是正常现象，不必过分担心。随着体质的恢复，性要求也会慢慢恢复，特别是消除患者认为性生活会引起癌症的复发及转移和担心性生活会加重癌症的错误观念，帮助其树立恢复性生活的信心。例如乳腺癌术后乳房的缺失极大地影响了对患者作为女人的感觉和自尊心因此，在乳腺癌术后常规护理的基础上，护士应更加关心患者的心理变化，积极寻找患者心理问题的根本原因，及时给予相应的指导，必要时请心理专家给予相应的疏导。对于失去乳房的患者，指导患者使用义乳或行乳房重建术弥补形体缺陷，使患者能有良好的性生活。

（二）性知识教育

由于患者年龄、职业、经历、文化素养、个性特征、社会环境以及情绪状态等的不同，直接导致其对癌症和性生活的认知存在差异。许多癌症患者在手术或放化疗后已经恢复了性欲，但他们由于不正确的性认知，往往对性生活无所适从，其配偶也往往从患者的身体状况出发，误认为性生活会损害患者身体健康，因此夫妻双方尽可能避免性生活。综上所述，护士应根据患者具体情况有针对性地选择宣教内容，对患者及其配偶进行性知识的指导。指导患者及其配偶正确对待性爱（拥抱、接触、相互亲昵的动作也能提高性生活质量），在性交过程中适当的使用性康复器具、阴道润滑器和阴道扩张器，鼓励患者与其配偶加强沟通交流，逐渐适应治疗后的性生活。此外，护士应告知患者出现任何情况的性功能障碍，都要积极求医，不可私自处理，以免影响病情，导致不可逆后果。

（三）饮食护理

1.指导患者饮食

指导患者多食富含优质蛋白质的食物，如鱼、瘦肉、蛋类等，有利于提高性欲及促进精子的生成。

2.适当摄入脂肪

调查表明，女性长期素食可导致月经初潮年龄推迟，雌激素分泌减少，性欲降低并影响生殖能力。男性由于必需脂肪酸摄入减少，精子生成受到限制，性欲下降，甚至不育。但脂肪摄入过多也会对机体造成伤害。因此护士应正确指导患者适当摄入富含脂肪的食物，如鸡肉、鱼肉等。

3.补充维生素和微量元素

研究证明，维生素A和维生素E与维持性功能并延缓衰老有关。它们在促进睾丸发育、增加精子的生成并提高其活力等方面具有决定性作用。维生素C对性功能的恢复也有积极作用。护士应指导患者根据自身的喜好，选取合适的食物，如鲜枣、山楂、青椒、胡萝卜、菠菜、西红柿等。

（四）生活方式调整和体育锻炼

指导患者健康饮食、适度睡眠和体育锻炼，促进患者的性健康。研究发现，多学科方法治疗女性肥胖，可使肥胖女性的性功能在许多方面得以改善，其机制可能与持续地改善血管内皮功能和胰岛素抵抗有关。此外，患者的性肌锻炼对改善女性性功能尤为重要。所谓"性肌"是肛提肌群作用范围最广的肌肉群，性肌锻炼可以增强阴道功能，提高性生活质量。如经常做提肛运动、迪斯科、扭秧歌舞、健美操、瑜伽等，均能起一定预防、保健效果。

八、患者的自我护理

1.消除心理因素，要对性知识有充分的了解，充分认识精神因素对性功能的影响，要正确对待性欲，不能看作是见不得人的事而厌恶和恐惧；不能因为一两次性交失败而沮丧担忧，丧失信心，夫妻双方要加强感情交流。

2.提高患者自身身体素质。身体虚弱、过度疲劳、睡眠不足、紧张持久的脑力劳动都是诱发因素，应当积极从事体育锻炼，增强体质。

3.注意休息，防止过劳，避免性生活过度。若男性患者发生勃起功能障碍，夫妻应分床，停止性生活一段时间，避免各种类型的性刺激，让中枢神经和性器官得到充分休息。

4.临睡前按摩，每晚睡觉前用手按压关元、气海、中极等穴位。夫妻双方共同配合，效果更佳。

5.避免不良生活习惯，减少应酬，避免酗酒，控制饮食。

（罗志芹）

参考文献

[1]张惠兰,陈荣秀.肿瘤护理学[M].天津:天津科学技术出版社,1999.

[2]吴蓓雯.肿瘤专科护理[M].北京:人民卫生出版社,2012.

[3]谌永毅,马双莲.肿瘤科分册[M].长沙:湖南科学技术出版社,2008.

[4]胡雁,陆箴琦.实用肿瘤护理[M].上海:上海科学技术出版社,2007.

[5]唐秀治.癌症症状征候护理[M].北京:科学技术文献出版社,1999.

[6]郑守华,李秋洁.临床肿瘤护理学[M].北京:人民卫生出版社,2008.

[7]闻曲,刘义兰,喻姣花.新编肿瘤护理学[M].北京:人民卫生出版社,2011.

[8]陈荣秀,姜永亲.肿瘤疾病社区护理与自我管理[M].北京:人民军医出版社,2009.

[9]薛秀娟,许翠萍,杨雪莹,等.癌因性疲乏测评工具及评价指标的研究进展[J].中华护理杂志,2012,47(9):859-861.

[10]张营,张静.癌因性疲乏相关因素与干预措施研究进展[J].护理研究,2014,28(2A):392-394.

[11]张小芬,周利华,王维利.肿瘤治疗因素对癌因性疲乏的影响研究进展[J].护理研究,2012,26(8A):2019-2021.

[12]陈秀华,唐美玲,陆平,等.综合性护理干预对中晚期恶性肿瘤患者便秘的效果观察[J].实用临床医药杂志,2013,17(6):9-11.

[13]盖领,施兵,张秀兵.奥曲肽治疗癌症相关腹泻的临床观察[J].现代中西医结合杂志,2010,19(27):3442-3443.

[14]梁平,李峻岭,陈怀罡.67例恶性肿瘤患者便秘相关因素调查与分析[J].癌症进展,2011,9(1):113-115.

[15]王琦,李峻岭.癌因性疲乏的相关因素及发病机制[J].癌症进展,2011,9(1):86-87.

[16]Wood LJ,Nail LM,Gilster A,et al. Cancer chemotherapy related symptoms:Evidence to suggest a role for proinflammatory cytokines[J].Oncol Nurs Forum,2006,33(3):535.

[17]Connie Henke Yarbro.Cancer symptom management[D].Massachusetts:Jones and Bartlett Publishers,2004.

[18]Connie Henke Yarbro.Cancer Nursing[D].Massachusetts:Jones and Bartlett Publishers,2011.

[19]Calhoun EA,Chang C,Welshman EE,et al.A neutropment and validation of the FACT-Neutropenia[J].Blood,2001,98:472a.

[20]Moran AB,Camp-Sorrell D.Maintenmenance of venous access devices in patients with neutropenia[J].Clin J Oncol Nurs,2002,6:126-130.

[21]Maxwell C,Stein A.Implementing evidence-based guidelines for preventing chemotherapy-induced neutropenia:from paper to clinical practice[J].Community Oncol,2006,3:530-536.

[22]National Comprehensive Cancer Network (NCCN).Prevention and treatment of cancer-related infections.2008.http://www.nccnc.org.A ccessed November,2009.

[23]Da Silva E D ,Koch N,Ogueira PC,et al. Risk factors for death in children and adolescents with cancer and sepsis/septic

shock[J].J Pediatr Hematol Oncol, 2008:513-518.

[24]Courtney D M, Aldeen A Z, Gorman S M, et al. Cancer-associated neutropenic fever: clinical outcome and economic costs of emergency department care[J]. Oncologist,2007,12:1019-1026.

[25]Kouroukis C T,Chia S,Verma S,et al.Canadian supportive care recommendations for the mangement of neutropenia in patients with cancer[J].Curr Oncol,2008,15(1):9-23.

[26]Openshaw P J.Crossing barriers:infections of the lung and the gut[J].Mucosal Immunol,2009,2:100-102.

[27]Morrison V A,An overview of the management of infection and febrile neutropenia in patients with cancer[J]. Support Cancer Ther,2005,2:88-94.

[28]Todar K.Todar,s Online Texbook of Bacterio-logy,Updated 2008.http://www.texbook of bacteriology.net/.Accessed November 1,2009.

[29]Corti M,Palmero D,Eiguchi K.Respiratory infections in immunocompromised patients[J].Curr Opin Pulm Med,2009:208-217.

[30]Hughes WT,Armstrong D,Bodey GP,et al.2002 guideline for the use of antimicrobial agents in neutropenic patiens with cancer[J].Clin Infect Dis,2002,34:730-751.

[31]Gonzales-Barca E,Fernandez-Sevilla A,Carratala J,et al.Prognostic factors influencing mortality in cancer patients with neutropenia and bacteremia[J].Eur J Ciln Microbiol Infect Dis,1999,18:539-544.

[32]张天泽,徐光炜.肿瘤学[M].天津:天津科学技术出版社,1996.

[33]陈文举,宋金森,方惠娟,等.肿瘤化疗中止吐药物的合理应用[J].中国药事,2013,27(2):209-213.

[34]张红,王艳云,何欣,等. 利咽解毒方防治鼻咽癌急性放射性口腔黏膜反应临床观察[J].中国中医药信息杂志,2007,14(9):15-17.

[35]肖辉良,朱欠元.中医药治疗鼻咽癌放疗中EI、咽黏膜副反应的疗效观察[J].上海中医药杂志,2010,44(5):68-69.

[36]付正传,杨旭环,钱芳.艾迪注射液对鼻咽癌患者放化疗不良反应的影响[J].浙江中西医结合杂志,2010,20(10):63.

[37]李凤鸣,李志华,梁爱珍.循证护理在急性白血病并发口腔溃疡中的研究[J].吉林医学,2011,32(11):2230-2231.

[38]Lilleby K,Garcia P,Gooley F,et al.Aprospec-tive,raildomized study of cryotherapy during administration of highdose melphalan to decrease the severity and duration of oralnucositis in patients with multiple myeloma undergoing autologous peripheral blood stem cell transplantation [J].Bone Marrow transplant,2006,38(9):637-638.

[39]邓若云,丁振华,管晓芸.康复新雾化吸入治疗放射性口腔黏膜反应临床研究[J].现代护理,2005,11(22):1919-1920.

[40]Kowanko I,Long L,Hodgkinson B,et al.Preven-tionand treatment of oral mucositis in cancer patients[J].Best Pract,1998,2(3):1-6.

[41]Harris D J,Eilers J,Harriman A,et al.Putting evidence into practice:evidence-based interventions for themanagement of oral mucositis [J].Clin J Oncol Nurs,2008,12(1):141-152.

[42]Clarkson J E,Worthington H V,Furness S,et al. Interventions for treating oral mucositis for patients withcancer receiving treatment[J].Cochrane Database SystRev,2010(8):CD001973.

[43]李玉芳,冯琼,唐家龄,等.女性尿失禁患者生活质量调查[J].中国妇幼保健,2007,22(2):266-267.

[44]Ber nhard H,Georg K,Martin K,et al.Quality of life in breast cancer patients:not enough attention for long term survivors[J].Psy chosomaties,2001,42:117-123.

[45]Worthington H V,Clarkson J E,Eden O B.Interventions for preventing oral mucositis for patients with cancer receiving treatment[J].Cochrane Database Syst Rev,2011(4):CD000978.

[46]田沁洁,赖惠玲,许文林,等.护理卫教对头颈部癌症患者口腔照顾认知、健康信念及自我效能的成效[J].实证护理,2007,3(3):215-224.

[47]Bordas A, McNab R, Staples A M, Bowman J, Kanapka J, Bosma MP. Impact of different tongue cleaning methods on the bacterial load of the tongue dorsum[J]. Arch Oral Biol,2008,53(1):13-18.

[48]Keefe D M, Schubert M M, Elting LS,et al. Updated clinical practice guidelines for the prevention and treatment of mucositis[J]. Cancer,2007,109(5):820-831.

[49]唐玉平.癌症患者口腔溃疡的治疗与护理近况[J].黑龙江护理杂志,2000,6(10):39-41.

[50]江珉,丁小萍.化疗性口腔炎患者的护理进展[J].护理学杂志,2005,20(3):79-80.

[51]唐秀治.癌症症状体征治疗对策及护理[M].北京:人民军医出版社,2009.

[52]巫向前.肿瘤专科护理[M].北京:人民卫生出版社,2012.

[53]Henoch I, Bergman B, Danielson E.Dyspnea experience and management strategies in patients with lung cancer[J]. Psychooncology,2008,17:709-715.

[54]刘珊,吴晓明.恶性肿瘤患者呼吸困难的诊治进展[J].中国疼痛医学杂志,2012,18(10):582-585.

[55]Torres M, Moayedi S. Evaluation of the acutely dyspneic elderly patient[J]. Clin Geriatr Med,2007,23 (2): 307-325.

[56]金咸瑢.呼吸困难的病理生理 [J].临床内科杂志,1993,10(5):2-4.

[57]程玉莹.肺癌患者呼吸困难评估量表选择与生活质量影响的研究[J].中国医药指南,2013,11(21):609-610.

[58]Mahler D A, Faryniarz K, Tomlinson D, et al. Impact of dyspnea and physiologic function on general health status in patients with chronic obstructive pulmonary disease[J]. Chest,102,395-401.

[59]Jimmie C,Holland, William S,et al. Psycko-oncology[M]. New York: Oxford University Press, 2010.

[60]施琪嘉.创伤心理[M].北京:中国医药出版社,2006.

[61]施琪嘉.心理治疗理论与实践[M].北京:中国医药出版社,2006.

[62]施琪嘉,谭红.创伤后应激障碍时大脑不同区域的特异性变化与闪回性记忆及其分离状态[J].中国临床康复,2005,9(4):56-57.

[63]陈静,施琪嘉.分离和分离性障碍的临床相关问题[J].上海精神医学,2006,18(4):246-248.

[64]赵冬梅.心理创伤的治疗模型与理论[J].华南师范大学学报(社会科学版),2009(3):125-129.

[65]杨智辉,王建平.205名癌症患者创伤后应激障碍症状分析[J].中国临床心理学杂志,2007,15(1):18-20.

[66]孟馥,梅竹,吴文源.6例血液肿瘤儿童的结构式家庭治疗[J].中国心理卫生杂志,2003,16(6):369-370.

[67]林孟平.小组辅导与心理治疗[M].上海:商务印书局,1998.

[68]王海芳,李鸣.团体心理治疗对住院癌症患者的疗效[J].中国心理卫生杂志,2006,20(12):817-819.

[69]张曼华.肿瘤患者心理干预研究的现状[J].中国行为医学科学,2005,4(6):487-489.

[70]薛翠翠,刘均娥.乳腺癌患者体像及心理干预的研究进展[J].中华护理杂志,2015,50(6):728-732.

[71]瞿晓理,童辉杰.心理干预财癌症治疗效果的Meta分析[J].中国卫生统计,2007,24(2):214-215.

[72]王建平.癌症患者心理干预的效果及其影响因素[J].心理学报,2002,34(2):200-204.

[73]Spiegela D,Morrow G R,Raubertas R,et al. Group psychotherapy for recently diagnosed breast cancer ptients:a multicenter feasibility study[J].Psycho Oncology,1999,8:482-493.

[74]Edward Chaw,May N Tsao,Tamara Harth.Does psychosocial intervention imprave survival in cancer? A meta-malysis[J]. Palliative Medicine,2004,18:25-31.

[75]肖灿华,王慧珍.心理干预对乳腺癌患者情绪及免疫功能影响的研究进展[J].中国心理卫生杂志,2005,19(10):691-693.

[76]Kuo H H,Chiu M J,Liao W C,et al.Quality of sleep and related factors during chemotherapy in patients with stage I / II breast cancer[J].J Formos Med Assoc,2006,105(1):64-69.

[77]Mystakidou K,Parpa E, Tsilika E,et al. How is sleep quality affected by the psychological and symptom distress of advanced cancer patients[J].Palliat Med,2009,23(1):46-53.

[78]Gooneratne N S, Dean G E, Rogers A E,et al. Sleep and Quality of Life in Long-term Lung Cancer Survivors[J]. Lung Cancer,2007, 58(3):403-410.

[79]失眠定义、诊断及药物治疗专家共识(草案)[J].中华神经科杂志,2006,39(2):141-143.

[80]Buysse D J,Reynolds C F, Monk T H,et al.The Pittsburgh Sleep Quality Index:a New Insturment for Psychiatric Practice and Resesrch[J]. Psychiatry Res,1989,28(2):193-213.

[81]肖泽萍,陈兴时.睡眠障碍的临床及监测技术研究新进展[J].神经病学与康复学杂志,2007,4(2):124-127.

[82]Berger A M.Update on the State of the Science:Sleep-Wake Disturbances in Adult Patients with Cancer[J]. Oncol Nurs Forum, 2009,36(4):165-177.

[83]李荣,吴斌.影响多导睡眠监测效果的原因及对策[J].护理学报,2008,15(6):50.

[84]孟会红,梅风君.多导睡眠图对卒中后睡眠障碍的评价意义[J].现代电生理学杂志,2012,19(4):226-229.

[85]于欣.失眠的治疗[J].中国全科医学,2006(4):620-622.

[86]李鹏翔,刘诗翔.睡眠障碍诊断与治疗研究进展[J].疑难病杂志,2007,6(9):571-573.

[87]Page M S,Berger A M,Johnson L B. Putting Evidence into Practice: Evidence-Based Interventions for Sleep-Wake Disturbances[J].Clin J Oncol Nurs,2006,10(6):753-767.

[88]张斌,荣润国.失眠的行为治疗[J].中国心理卫生杂志,2004,18(12):882-884.

[89]Carlson L E, Speca M, Patel K D, et al. Mindfulness-based Stress Reduction to Quality of Life,Mood, Symptoms of Stress and Levels of Cortisol, Dehydroepiandro sterone Sulfate (DHEAS) and Melatonin in Breast and Prostate Cancer Outpatients[J]. Psycho neuroendocrinology,2004,29(4):448-474.

[90]Cohen L,Warneke C,Fouladi R T,et al. Psychological Adjustment and Sleep Quality in a Randomized Trial of the Effects of a Tibetan Yoga Intervention in Patients with Lymphoma[J]. Cancer,2004,100(10):2253-2260.

[91]陈灏珠.实用内科学[M].北京:人民卫生出版社,2005.

[92]黎银唤.肿瘤相关睡眠障碍的研究现状[J].国际内科学杂志,2009,36(6):337-342.

[93]徐志鹏,陈文军,黎红华,等.失眠症的研究与治疗[J].中国临床康复,2006,10(22):151-153.

[94]唐秀英.乳腺癌化疗与女性性功能障碍[J].重庆医学,2011,40(16):1646-1652.

[95]孟宝珍.常见疾病护理常规[M].北京:化学工业出版社,2004.

[96]尤黎明,吴瑛.内科护理学[M].北京:人民卫生出版社,2012.

[97]Titulaer M J, Soffietti R, Dalmau J, et al. Screening for tumors in paraneoplastic syndromes: report of an EFNS task force[J]. Eur J Neurol,2011,18:19-23.

[98]Nuzuka T, Hayashi Y, Kimura A. Pareneoplastic neurological syndrome-update[J]. Clinical Neurology,2011,51:834-837.

[99]Honnorat J, Viaccoz A. New concepts in paraneoplastic neurological syndromes[J]. Revue Neurologique,2011,167:729-736.

[100]Blaes F, Tscheratsch M. Paraneoplastic neurological disorders[J]. Expert Review of Neurotherapeutics,2010,10:1559-1568.

[101]Rosenfeld M R, Dalmau J. Update on paraneoplastic and auto-immune disorders of the central nervous system[J]. Semin Neu-rol,2010,33:320-331.

[102]Dalmau J, Rosenfeld M R. Paraneoplastic syndromes of the CNS[J]. Lancet Neurol,2008,7:327-340.

[103]Inuzuka T. Paraneoplastic neurological syndrome-definition and history[J]. Brain and Nerve,2010,62:301-308.

[104]Gozzard P, Maddison P. Republished: which antibody and which cancer in which paraneoplastic syndromes[J]. Postgrad Med J,2011,87:60-70.

[105]Flanagan E P, McKeon A, Lennon VA, et al. Paraneoplastic isolated myelopathy:clinical course and neuro-imaging clues[J]. Neurology,2011,76:2089-2095.

[106]Plantone D, Caliandro P, Iorio R, et al. Brain stem and spinal cord involvement in a paraneoplastic syndrome associated with anti-Yo antibody and breast cancer[J]. Journal of Neurology,2011,258:921-922.

[107]Reyes-Botero G, Uribe CS, Hernandez-Ortiz OE, et al. Anti-NMDA receptor paraneoplastic encephalitis: complete recovery after ovarian teratoma removal[J]. Revista de Neurologia,2011,52:536-540.

[108]Samejima S, Tateishi T, Arahata H, et al. A case of anti-Hu antibody and anti-GluR epsilon 2 antibody-positive paraneoplastic neurological syndrome presenting with limbic encephalitis and peripheral neuropathy[J]. Clinical Neurology,20110,50:467-472.

[109]Braik T, Evans A T, Telfer M, et al. Paraneoplastic neurological syndromes: unusual presentations of cancer[J].The American Journal of the Medical Sciences,2010,340:301-308.

[110]Tanyi J L, Marsh E B, Dalmau J, et al. Reversible paraneoplastic encephalitis in three patients with ovarian neoplasms[J]. Actaobstericiaet Gynecologica Scandinavica,2012,91:630-634.

[111]Lalani N, Haq R. Prognostic effect of early treatment of paraneoplastic limbic encephalitis in a patient with small-cell lung cancer[J]. Current Oncology,2012,19:353-357.

[112]Grisold W, Giometto B, Vitaliani R, et al. Current approaches to the treatment of paraneoplastic encephalitis[J].Therapeutic Advances in Neurological Disorders,2011,4:237-248.

[113]李洁琼,郭成,王学良,等.集束化护理策略在ICU患者压疮管理中的应用[J].中国实用护理杂志,2012,28(15):36.

[114]王莉,李平.对压迫性溃疡预防指南的评估[J].国外医学护理分册,2002,21(3):120.

[115]覃冰兰,王小玲.临床压疮常见原因及护理进展[J].齐齐哈尔医学院学报,2011,32(3):153.

[116]Lyder C H, Wang Y, Metersky M,et al. Hospital Acquired Pressure Ulcers:results from the national Medicare Patient Safety Monitoring System study[J].J Am Geriatr Soc,2012,60(9):1603-1608.

[117]Jenkins ML, O'Neal E. Pressure ulcer prevalence and incidence in acute care[J]. Adv Skin Wound Care,2010,23(12):556-559.

[118]Jackson S S. Incidence of hospital-acquired pressure ulcers in acute care using two different risk assessment scales:results of a retrospective study[J].Ostomy Wound Manage,2011,57(5):20-27.

[119]Lahmann N A, Dassen T, Poehler A, et al. Pressure ulcer prevalence rates from 2002 to 2008 in German long-term care facilities[J].Aging Clin Exp Res,2010,22(2):152-156.

[120]Gunningberg L,Donaldson N,Aydin C,et al. Exploring variation in pressure ulcer prevalence in Sweden and the USA:benchmarking in action[J].J Eval Clin Prac,2011(5):1-7.

[121]蒋琪霞,管晓萍,苏纯音,等.综合性医院压疮现患率多中心联合调研[J].中国护理管理,2013,13(1):26-30.

[122]蒋琪霞,李晓华,王建东.医院获得性压疮流行病学特征及预防研究进展[J].中国护理管理,2014,14(7):676-679.

[123]National Pressure Ulcer Advisory Panel and European Pressure Ulcer Advisory Panel (NPUAP/EPUAP).Prevention and treatment of pressure ulcers: clinical practice guideline. Washington, DC: National Pressure Ulcer Advisory Panel,2009.

[124]Vangilder C, Macfarlane G D, Meyer S. Results of nine international pressure ulcer prevalence surveys:1989 to 2005[J].Ostomy Wound Manage,2008,54(2):40-54.

[125]徐玲,蒋琪霞.我国12所医院压疮现患率和医院内获得性压疮发生率调研[J].护理学报,2012,19(9):9-13.

[126]李小寒,尚少梅.基础护理学[M].北京:人民卫生出版社,2007.

[127]蒋琪霞,陈月娟,苏纯音,等.多中心医院获得性压疮预防现况及干预对策[J].中华护理杂志,2013,48(8):724-726.

[128]杨莘,王祥.335起不良事件分析及对策[J].中华护理杂志,2010,45(2):130-132.

[129]徐正梅.压疮的预防及护理[J].中国实用医药,2010,5(15):220.

[130]吴翠华,黄群.褥疮护理认知的现状与进展[J].继续医学教育,2013,11:50-51.

[131]吴颖,刘洁.褥疮护理新进展[J].中国医学创新,2010,1(4):125-126.

[132]王惠敏.压疮的护理及预防研究进展[J].中国城乡企业卫生,2014,161:19-20.

[133]胡爱玲,郑美春,李伟娟.现代伤口与肠造口临床护理实践[M].北京:中国协和医科大学出版社,2012.

[134]周意丹.护理学基础[M].北京:中国科学技术出版社,2008.

[135]Bouten C V,Oomens C W,Baaijens F P,et al.The etiology of pressue ulcers:skin deep or muscle bound[J]. Arch Phys Med Rehab,2003,84(4):616-619.

[136]Shea J D.Pressure sores:classification and management[J].Clin Orthop Relat Res,1975,112(10):89-100.

[137]Black J,Edsberg L,Taler G.National Pressure Ulcer Advisory Panel's updated pressure ulcer staging system[J]. Urologic Nursing,2007,27(2):144-150.

[138]Austrlian Wound Management Association,New Zealand Wound Care Society,Hong Kong Enterostomal Therapists Association and the Wound Healing Society (Singapore). Pan Pacific clinical practice guideline for the prevention and management if pressure injury. USA:Cambridge Pub, 2012.

[139]NPUAP&EPUAP. Pressure ulcer prevention quick reference guide.[2014-05-05]http://www.epuap.org/guideline.

[140]Hughes RG. Patient safety and quality:a evidence-based handbook for nurses[M].Rockville:AHRQ Publication,2008.

[141]Moore Z E, Cowman S. Risk assessment tool for the prevention of pressure ulcers[J]. Cochrane of Systematic Riviews,2008,16(3):CD006471.

[142]程秀红,蒋琪霞,刘云,等.压疮预防指南临床应用的效果分析[J].中华护理杂志,2011,46(6):597-599.

[143]Bergstrom N, Braden B J, Laquzza A,et al. The Braden scale for predicting pressure sore risk[J]. Nurs Res,1987,36(4):205-210.

[144]王艳,袁芳,陈慧敏.3种压疮危险评估表信效度的比较研究[J].护理研究,2011,25(24):2252-2254.

[145]谢小燕,刘雪琴.两种压疮危险因素评估量表在手术患者中信度和效度比较研究[J].中华护理杂志,2006,41(4):359-361.

[146]梁慧敏,王春梅.3种压疮危险评估表对脊髓损伤患者压疮预测效果的比较研究[J].护理研究,2010,24(12):1064-1065.

[147]He W,Liu P,Chen H L.The Braden scale cannot be used alone for assessing pressure ulcer risk in surgical patients:meta-analysis[J].Ostomy Wound Manage,2012,58(2):34-40

[148]Norton D D, McLaren R, Exton S A.An investigation of geriatric nursing problems in the hospital.[2014-05-05]. http://www.leika.ca/files NVIAdmin/571.pdf.

[149]冯岚,杨晓燕,张雪梅.诺顿压疮危险性评估表在脊杜脊髓损伤并截瘫患者临床应用意义的研究[J].护理学报,2012,19(8B):42-43.

[150]Waterlow J, Waterlow S C. Waterlow pressure ulcer prevention/treatment policy(1985,revised 2005).[2014-05-05]. http://www.judy-waterlow.co.uk/downloads/Waterlow%20 Score%20Card -front.pdf.

[151]Pancorbo H P,Garcia-Fernandez F,Lopez M I,et al. Risk assessment scales for pressure ulcer prevention: a systematic review[J]. J Advanced Nursing, 2006, 54(1):94-110.

[152]Kottner J,Hauss A,Schluer A,et al.Validation and clinical impact of paediatric pressure ulcer risk assessment scales: a systematic review[J]. International J Nurs Stud, 2013,50(6):807-818.

[153]顾晓蓉,匡秀兰,王彩凤,等.Braden-Q量表评估我国儿童压疮危险因素适用性研究[J].护理学杂志,2009,24(4):6-8.

[154]Gray M.Which pressure ulcer risk scales are valid and reliable in a pediatric population[J].J Wound,Ostomy and Continence Nurs,2004,31(4):157-160.

[155]Lund C H,Osborne J W.Validity and reliability of the neonatal skin condition score[J].J Obestetric, Gynecologic&Neonatal Nurs,2004, 33(3):320-327.

[156]Kotter J,Martina K,Doris W. Interrater agreement, reliability and validity of the Glamorgan Paediatric Pressure Ulcer Risk Assessment Scale[J].J Clinical Nurs,2014,23(7-8):1165-1169.

[157]Heinen M M, Person A, van de Kerkhof P, et al.Ulcer-related problems and health care needs in patients with venous leg ulceration: a descriptive, cross-sectional study[J].Int J Nurs Stud, 2007,44(8):1296-1303.

[158]Doughty D, Janet R, Phyllis B, et al. Issues and challenges in staging of pressure ulcers[J].J Wound Ostomy Continence Nurs, 2006,33(2):125-132.

[159]Gardner S E, Franz R A, Bergquist S, et al. A prospective study of the Pressure Ulcer Scale for Healing (PUSH)[J].J

Gerontol A Boil Sci Med Sci, 2005,60 (1) :93-97.

[160]Jesada E C, Warren J I, Goodman D, et al. Staging and defining characteristics of pressure ulcers using photographs by staff nurses in acute care settings[J].J Wound Ostomy Continence Nurs,2013, 40(2):150-156.

[161]Ferrell B A, Artinian B M, Sessing D. The Sessing scale for assessment of pressure ulcer healing[J].J Am Geriatr Soc,1995, 43 (1):37-40.

[162]Lis M, asbeck F, Post M. Monitoring healing of pressure ulcer: a review of assessment instruments for use in the spinal cord unit[J].Spinal Cord,2010,48(2):92-99.

[163]Zaratkiewicz S,Whitney J D,Lowe J R,et al. Development and implementation of a hospital-acquired pressure ulcer incidence tracking system and algorithm[J]. J Health Qual,2010,32(6):44-51.

[164]Black J M,Edsberg L E,Baharestani M M,et al. Pressure ulcers: avoidable or unavoidable? Results of the National Pressure Ulcer Advisory Panel Consensus Conference[J]. Ostomy Wound Mnage,2011,57(2):24-37.

[165]Campbell K E,Woodbury M G,Houghton P E. Heel pressure ulcers in orthopedic patients: a prospective study of incidence and risk factors in an acute care hospital[J].Ostomy Wound Manage,2010,56(2):44-54.

[166]Kim H J,Jeong I S.Optimal time interval for position change for ICU patients using foam mattress against pressure ulcer risk[J].J Korean Acad Nurs,2012,42(5):730-737.

[167]Weng M H.The effect of protective treatment in reducing pressure ulcers for non-invasive ventilation patients[J]. Intensive critical Care Nurs,2008,24(5):295-299.

[168]Beechman D,Schoonhoven L,Verhaeghe S,et al. Prevention and treatment of incontinence-associated dermatitis:literature review[J].J Advanced Nurs,2009,65(6):1141-1154.

[169]Gelis A,Dupeyron A,Legros P,et al. Pressure ulcer risk factors in persons with spinal cord injury part 2: the chronic stage[J].Spinal Cord,2009,47(9):651-661.

[170]Pham B,Stern A.Improving the quality of pressure ulcer care with prevention: a cost-effectiveness analysis[J].Med Care,2012,50(2):188-190.

[171]Pham B,Stern A,Chen W,et al.Preventing pressure ulcers in long-term care: a cost-effectiveness analysis[J]. Arch Int Med,2011,171(20):1839-1847.

[172]朴玉粉,邓述华,周玉洁,等.压疮风险评估工具与预防进展[J].中国护理管理,2014,14(7):680-683

[173]蒋琪霞,李晓华.清创方法及其关键技术的研究进展[J].中华护理杂志,2009,44(11):1045-1047.

[174]Heyneman A, Beele H, Vanderwee K, et al. A systematic review of the use of hydrocolloids in the treatment of pressure ulcers[J].J Clin Nurs,2008,17(9):1164-1173.

[175]Vermeulen H, Van Hattem J, Storm-Versloot M, et al. Topical silver for treating infected wounds.[2014-05-07].http://onlinelibrary.wiley.com/doi/10.1002/146 51858.CD005486.pub2/abstract.

[176]Du Toit D F,Page B J. An in vitro evaluation of the cell toxicity of honey and silver dressings[J]. J Wound Care,2009,18 (9):383-389.

[177]周玉洁,杨美玲,张洪君,等.压疮分期及其护理进展[J].中国护理管理,2014,14(7):683-686.

[178]王加梅,李燕,董华蕾.压疮护理新进展[J].中国康复理论与实践,2010,16(3):239-240.

[179]彭均,王颖.压疮危险因素及护理干预的研究进展[J].解放军护理杂志,2010,27(13):987-989.

[180]苏树娟,李晓娟.高龄股骨骨折患者预防压疮的护理[J].广东医学,2012,33(2):295-296.

[181]丁雪清.压疮的临床护理新进展[J].内蒙古中医药,2014,18:137-138.

[182]李晓红,王慧敏,哀红梅.65例乳腺癌患者术后上肢水肿的护理[J].中国医药指南,2013,12(13):223-224.

[183]颜巍,刘晓舟,周岩,等.不同护理干预方法在乳腺癌术后上肢淋巴水肿的应用价值[J].护士进修杂志,2014,29(3):209-211.

[184]蒋文丽.恶性肿瘤晚期伴低蛋白水肿的皮肤护理[J].现代医药卫生,2013,29(2):268-269.

[185]张彦骅.妇科恶性肿瘤术后及放疗后淋巴水肿的治疗现状及进展[J].国际妇产科学杂志,2013,40(1):44-46.

[186]颜巍,刘晓舟,周岩,等.不同护理干预方法在乳腺癌术后上肢淋巴水肿的应用价值[J].护士进修杂志,2014,29(3):209-211.

[187]谷安红,王月.略谈水肿的辨证施护[J].吉林中医药,2006,26(12):54.

[188]刘水源,刘颖.脑肿瘤瘤周脑水肿功能成像的影像评估[J].中国微侵袭神经外科杂志,2013,18(11):519-521.

[189]段艳芹,李惠萍.乳腺癌患者术后上肢淋巴水肿的评估与预防进展[J].中华护理杂志,2010,45(11):1048-1049.

[190]陆新华.肾病综合征合并高度水肿患儿护理体会[J].河北中医,2013,35(2):294-295.

[191]徐雨,赵远红.乳腺癌术后上肢淋巴水肿的治疗现状[J].内蒙古中医药,2014,1:95.

[192]王玲,李惠萍,王本忠.乳腺癌术后上肢淋巴水肿危险因素的研究现状[J].中华肿瘤防治杂志,2012,19(13):1036-1040.

[193]孙韬,沈洋.乳腺癌相关上肢淋巴水肿的中西医治疗进

展[J].中国康复理论与实践,2013,19(5):461-464.

[194]孙明华.肾病综合征重度水肿的观察与护理[J].吉林医学,2012,33(20):4429-4430.

[195]魏素珍,郑访江.肾性水肿中医及中西医结合治疗进展[J].实用中医药杂志,2013,29(5):418-419.

[196]田沁.水肿的辨证施护[J].临床调护中国民间疗法,2012,20(1):70.

[197]程兰,彭娜.晚期恶性肿瘤合并重度水肿患者的皮肤护理体会[J].护士进修杂志,2007,22(5):470-471.

[198]王雪玲,谢德利.症状护理学[M].沈阳:辽宁科学技术出版社,1988.

[199]任辉,向国春.临床常见症状体征观察与护理[M].北京:人民军医出版社,2011.

[200]贾英杰,陈军,孙一予,等.化疗后脱发防治方法的临床及实验研究进展[J].现代中西医结合杂志,2010,19(19),2458-2460.

[201]Houston,Texas,and Boston,Massachusetts. Chemotherapy-induced alopecia[J]. J Am Acad Dermatol,2012,67:37-47

[202]徐波.肿瘤护理学[M].北京:人民卫生出版社,2008.

[203]胡雁,陆箴琦.实用肿瘤护理[M].上海:上海科学技术出版社,2007.

[204]郑筱萸.中药新药临床研究指导原则[M].北京:中国医药科技出版,2002.

[205]陈正堂.恶性肿瘤的综合治疗[J].重庆医学,2002,31(2):65.

[206]Tehekmedyian N S,Hicknum M,Siau J,et al.Mestrolace-tate in cancer anorexia and weight loss[J]. Cancer,1992,69(5):1269.

[207]Bruera E,Macmilan K,Kuehn N,et al.A controlled trial of megestrol acetate on appetite,nutritional status and other symptoms in patients with advanced cancer[J]. Cancer,1990,66(6):1279

[208]Laviano A, Meguid M M, Rossi-Fanelli F. Cancer anorexia: clinicalimplications, pathogenesis and therapeutic strategies [J]. Lancet Oncol, 2003, 4(11) : 686-694.

[209]Baldwin C.Nutritional support for malnourished patients with cancer[J].Curr Opin Support Palliat Care,2011,5(1):29-26.

[210]徐晓霞,张秀兰,张莉.鼻咽癌放疗致放射性口腔黏膜反应的处理[J].医药论坛杂志,2009,30(7):78.

[211]Mateen F, Jatoi A. Megestrol acetate for the palliation of anorexia inadvanced incurable cancer patients [J]. Clin Nutr, 2006, 25 (5) :711-715.

[212]王丽,罗建.肿瘤心理治疗[M].北京:人民卫生出版社,2000.

[213]闫洁,胡志安.Orexin与胃肠活动的调节[J].生理科学进展,2005,36(2):185-188.

[214]Patricia R B,Christiane R F,Anne J,et al.Orexins acting at native OX(1) receptor in colon cancer and neuroblastoma cells or at recombinant OX(1) receptor suppress cell growth by inducing apoptosis[J].J Biol Chem,2004,279:45875-45886.

[215]李佩文.肿瘤患者生存质量的中西医维护[M].北京:人民卫生出版社,2006.

[216]吴国豪.恶性肿瘤患者恶病质发生机制及营养治疗[J].外科理论与实践,2012,17(2):98-101.

[217]李倩,马飞.恶性肿瘤患者厌食和恶病质研究与治疗进展[J].中国疼痛医学杂志,2012,18(10):602-606.

[218]Blum D, Omlin A, Fearon K, et al. Evolving classification systems for cancer cachexia: ready for clinical practice[J]. Support Care Cancer, 2010, 18 :273-279.

[219]王琳,李苏宜.癌性恶病质发病机制及治疗的研究进展[J].临床肿瘤学杂志,2004,9(2):212-214.

[220]Talar-Wojnarowska R, Gasiorowska A, Smolarz B, et al. Tumor necrosis factor alpha and interferon gamma genes polymorphisms and serum levels in pancreatic adenocarcinoma[J].Neoplasma,2009,56(1):56-62.

[221]王琳.癌性恶病质发生发展机制研究进展[J].肿瘤学杂志,2011,17(6):404-405.

[222]Murphy R A, Yeung E, Mazurak V C, et al. Influence of eicosapentaenoic acid supplementation on lean body mass in cancer cachexia[J].Br J Cancer,2011,105(10):1469-1473.

[223]Fearon K, Strasser F, Anker S D, et al. Definition and classification of cancer cachexia: an interna tional consensus[J]. Lancet Oncol,2011,12:489-495.

[224]Hopkinson J B, Fenlon D R, Okamoto I, et al. The deliverability, acceptability, and perceived effect of the Macmillan approach to weight loss and eating difficulties: a phase II, cluster-randomized,exploratory trial of a psychosocial intervention for weight- and eating-related distress in people with advanced cancer[J]. J Pain Symptom Manage,2010,40:684-695.

[225]Reid J, McKenna H P, Fitzsimons D, et al. An exploration of the experience of cancer cachexia: what patients and their families want from healthcare professionals[J]. Eur J Cancer Care (Engl), 2010,19:682-689.

[226]Evans W J. Skelet al muscle loss: cachexia, sarcopenia, and inactivity[J]. Am J Clin Nutr,2010, 91:1123S-1127S.

[227]Mantovani G, Maccio A, Madeddu C, et al. Randomized phase III clinical trial of five different arms of treatment in 332 patients with cancer cachexia[J]. Oncologist,2010,15:200-211.

[228]Glare P, Jongs W, Zafiropoulos B. Establishing a cancer

nutrition rehabilitation program (CNRP) for ambulatory patients attending an Australian cancer center[J]. Support Care Cancer,2011,19:445-454.

[229]Granda-Cameron C, DeMille D, Lynch M P, et al. An interdisciplinary approach to manage cancer cachexia[J]. Clin J Oncol Nurs,2010,14:72-80.

[230]Wilcox S, Sharpe P A, Parra-Medina D,et al.A randomized trial of a diet and exercise intervention for overweight and obese women from economically disadvantaged neighborhoods: Sisters Taking Action for Real Success (STARS)[J]. Contemp Clin Trials,2011,32:931-945.

[231]张婷.护理干预对肿瘤晚期恶病质患者难免压疮的影响[J].安徽医药,2011,15(2):258-259.

[232]高文斌,王若雨,梁文波.肿瘤并发症的诊断与治疗[M].北京:人民军医出版社,2009.

[233]孙燕.内科肿瘤学[M].北京:人民卫生出版社,2001.

[234]杨宇飞,邬冬华.癌症恶病质患者84例生存期、生活质量与中医辨证论治关系的回顾性调查[J].中国临床康复,2004,8(2):286.

[235]赵艳凤.癌性恶病质发生的分子机制及其逆转[J].实用肿瘤学杂志,2007,21(2):169-172.

[236]刘欣彤,周颖清.宫颈癌患者性生活质量的研究进展[J].中华护理杂志,2010,42(10):946

[237]Maas C P,ter Kuile M M,Tuijnman C C,et al. Objective assessment ofsexual arousal in women with a history of hysterectomy [J].BJOG,2004,111:456.

[238]Hollingsworth M,Berman J. The role of androgens in female sexual dysfunction[J].Sexual Report Menopause,2006,4(1):27.

[239]Jesse E,Paul Enzlin,Pieter U,et al. Chronic disease and sexuality:A generic conceptual framework[J].Journal of Sex Research,2010,47 (2-3):153.

[240]罗晓梅,张映芬,陈尔.乳腺癌术后患者家庭支持与生活质量的相关性研究[J].当代护士,2010,20(12):63-64.

[241]李宏军.女性性功能障碍的治疗进展[J].中华男科学杂志,2014,20(3):195-200.

第十七章 肿瘤急症

恶性肿瘤是危害人类健康的主要疾病之一，2008年全球估计新发病例数为1279万，死于癌症人数为760万。WHO专家预测2020年新发癌症病例将达到2000万。我国2009年恶性肿瘤发病率为285.91/10万，死亡率为180.54/10万。随着医学技术的发展，肿瘤患者的生存期延长，一些肿瘤的发病率已经降低，但是恶性肿瘤总发病率仍呈上升趋势。肿瘤患者随着病情的发展或治疗会出现肿瘤相关性急症，有些患者会因此而导致死亡，所以及时处治肿瘤急症，仍具有重要的临床价值。

肿瘤急症是指肿瘤患者在疾病过程中发生的一切危象或并发症。这些急症如果不及时得到处理，往往会导致严重后果，甚至死亡。欧洲肿瘤学会于2004年将肿瘤急症分为三类：影响组织结构和阻塞性急症、由代谢和激素问题引起的急症、治疗相关急症。具体包括恶性心包积液或填塞、上腔静脉综合征、阻塞性肺炎、胸腔积液、咯血、气胸、食管胃底静脉破裂出血、恶性腹腔积液、药物性肝损害、肾上腺危象、高钙血症、高尿酸血症、乳酸酸中毒、肿瘤溶解综合征、出血性膀胱炎、急性肾衰竭等。其中上腔静脉综合征、恶性心包积液、高钙血症、脊髓压迫症、肿瘤溶解综合征是比较常见的急诊，而且需要特殊处理措施。

第一节 上腔静脉压迫综合征

上腔静脉位于中纵隔，从左右无名静脉汇合到右心房，长6~8cm，其末端2cm包裹在心包内，周围有相对较坚硬的胸骨、气管、支气管、主动脉、肺动脉，并有丰富的淋巴链所包绕。上腔静脉大而管壁较薄，压力相对较低，当其受到直接侵犯或外来压力时，很容易导致管腔狭窄、阻塞或血栓而产生上腔静脉综合征（Superior Vena Cava Syndrome，SVCS）。

一、病因

能够引起SVCS最常见的恶性肿瘤为肺癌（52%~80%）和淋巴瘤（2%~20%），其他可导致SVCS的肿瘤包括原发于纵隔的各种良恶性肿瘤、乳腺癌、生殖细胞瘤及消化道肿瘤等。

二、临床表现及诊断

1.临床表现

SVCS的临床表现多较典型，可因受压部位侧支循环形成略有不同，其中最常见的是面部水肿（表17-1-

1）。恶性肿瘤和良性疾病均能引起SVCS，但是休息时出现呼吸困难、咳嗽、胸痛、肩部疼痛和声嘶更常见于恶性肿瘤患者。

2.诊断

本病诊断一般并不困难，多数患者胸片上可见上纵隔（75%~80%为右侧）肿块，CT检查可以显示上

表17-1-1 上腔静脉综合征的常见症状及分布

症状	发生率
面部水肿（facial edema）	82%
颈静脉怒张（distended neck veins）	63%
胸壁静脉扩张（distended chest veins）	53%
上肢水肿（arm edema）	46%
面部充血（facial plethora）	20%
呼吸困难（dyspnea）	54%
咳嗽（cough）	54%
声音嘶哑（hoarseness）	17%
昏厥（syncope）	10%
头痛（headaches）	9%
头晕眼花（dizziness）	6%
喘鸣（stridor）	4%
意识混乱（confusion）	4%
视觉症状（visual symptoms）	2%
意识迟钝（obtundation）	2%

腔静脉受压或狭窄的部位、范围和程度，而且能对亚临床SVCS做出诊断。增强电脑断层扫描可以显示开放的侧支血管。静脉造影可以更好地显示上腔静脉梗阻或狭窄及侧支循环情况，但是对原发疾病的诊断有限，且属于有创检查，因而有一定的局限性。纵隔镜可提高SVCS的病因诊断的准确性，但是因存在潜在的严重并发症（如增加静脉出血的危险等），不应作为首选。

三、治疗

SVCS为肿瘤急症之一，就诊后应及时治疗。因为引起SVCS的疾病多数为良性疾病，所以明确诊断很重要。有些检查可能会增高静脉压甚至导致出血，但是最近的研究确认了一些侵入性检查的安全性。如果患者因呼吸道梗阻或颅内压增高就诊，需要在活检前即开始治疗。

1.一般治疗

患者应立即卧床，取头高脚低位，给予吸氧、利尿剂和限制盐的摄入减轻水肿，但是一般不鼓励采取脱水治疗以免引起血栓形成。激素能抑制正常组织内的炎性反应从而减轻压迫。对于有明显凝血倾向的患者可给予肝素治疗。患者应通过下肢静脉输液，以免加重症状或导致静脉炎。

2.放射治疗

放射治疗适用于由支气管肺癌等恶性肿瘤所致的SVCS，对大多数恶性肿瘤所致的SVCS有效，能使70%~90%的患者症状缓解。然而，并非所有的患者都有明确的病理诊断，对无病理诊断但病情危急时放疗可作为首选，照射总量应视肿瘤的病理类型而定。赫鸿昌依据病理类型选择相应的联合化疗方案治疗肺癌及恶性淋巴瘤所致SVCS，结果1周内缓解率为73%（45/62），总缓解率90%。照射野一般应包括纵隔、肺门和邻近的肺部病变。

3.化学治疗

对化疗敏感的小细胞肺癌、恶性淋巴瘤和生殖细胞瘤有时可先作化疗，其优点是避免放疗开始时引起的暂时性水肿导致病情一过性加重。对于病灶广泛，需照射范围过大的患者也可先做化疗。化疗时应选择作用快的周期非特异性药物，剂量应偏大。

4.支架植入

支架植入可在24~48小时内使症状得到缓解，还可以使患者接受活检以明确诊断。对于出现呼吸道梗阻或颅内压增高的患者来说，支架植入可能是最合适的治疗方案。

5.手术治疗

对化疗或放疗不敏感的肿瘤，例如胸腺瘤、残留的生殖细胞性肿块可能会在手术中获益。

四、预后

肿瘤相关性SVCS的患者在出现症状后的中位生存时间为6个月，但是经过治疗，大多数患者生存期超过2年。

五、护理

1.患者卧床，抬高床头30°~45°，给氧，以减少心脏输出，降低静脉压。

2.限制食物中钠盐的摄入，减轻水肿。

3.避免使用上肢静脉，应通过下肢静脉输液，以避免加重症状及导致静脉炎。

4.监测生命体征变化，听诊心音、呼吸音，及时发现心肺功能的异常。

5.准确记录出入量，维持体液平衡。

6.评估患者精神、饮食状况，如有异常提示病情变化，立即通知医生予以处理。

7.遵医嘱给予止痛剂及镇静剂，避免患者精神紧张。

8.保证患者的安全，尤其对意识障碍的患者，应防止损伤。

第二节　肿瘤溶解综合征

肿瘤溶解综合征（Tumor Lysis Syndrome，TLS）是肿瘤细胞大量溶解后，细胞内容物快速释放入血，引起一系列并发症。主要表现为高尿酸血症、高钾血症、高磷低钙血症、急性肾功能不全等。

一、危险因素

1.肿瘤类型

TLS主要发生于血液系统恶性肿瘤，最常发生于

Burkitt淋巴瘤、淋巴母细胞淋巴瘤、急性B淋巴细胞白血病及白细胞过多或广泛髓外侵犯的急性T淋巴细胞白血病。TLS也可发生于实体瘤,如乳腺癌、生殖细胞肿瘤、卵巢癌、外阴癌、肺癌、软组织肉瘤、甲状腺癌等,但其发生率远低于血液系统肿瘤。

2.肿瘤负荷

乳酸脱氢酶水平是描述肿瘤负荷的指标之一,790名Burkitt淋巴瘤或急性B淋巴细胞白血病患者中,其乳酸脱氢酶水平<500U/L、500~1000U/L、>1000U/L对应的TLS发病率分别为1.2%、12.7%、19.1%。另外,白细胞计数较高(>25 000/μL)、实体瘤患者肿瘤直径>10cm,均易发TLS。

3.抗肿瘤治疗

皮质激素、鞘内甲氨蝶呤、他莫西芬、免疫治疗、利妥昔单抗、放疗、伊马替尼等都可引起TLS。

二、诊断

TLS没有特异性的临床表现,部分TLS患者可有恶心呕吐、嗜睡、虚弱、麻痹、尿液混浊、肾绞痛和继发于尿酸水平升高的关节不适等。

TLS分为实验室TLS(Labaratory Tumor Lysis Syndrome,LTLS)和临床TLS(Clinical Tumor Lysis Syndrome,CTLS)。LTLS的定义见表17-2-1。CTLS需在确诊LTLS后至少出现一项下列临床症状:肾功能损伤、心律失常、猝死、癫痫发作。

三、预防和治疗

根据患者发生TLS的危险性,在抗肿瘤治疗前给予预防性处理,包括静脉输液、黄嘌呤氧化物抑制剂、碱化尿液、监测电解质异常并及时处理。对于高危TLS患者推荐监测乳酸脱氢酶、尿酸、血钠、钾、钙、磷、血肌酐、尿素氮,在化疗前3天每12小时监测一次,以后每日监测一次。对于已发生TLS的患者,在发生TLS的第1个24小时内需每6小时监测一次生命体征及患者尿量、血电解质水平(钾、钠、钙、磷)、肾功能、血尿酸水平。对于高危患者来说,除了监测指标还应给予别嘌呤醇[200~400mg/(m²·d)]口服或者静脉输入(600mg/d)、水化、利尿等处理。

表17-2-1 Cario-Bishop 关于 LTLS 的诊断标准

指标	数值	与患者正常值相比
尿酸	≥476μmol/L或8mg/dL	增高25%
钾	≥6.0mmol/L或6mg/L	增高25%
磷	儿童≥2.1mmol/L	增高25%
	成人≥1.45mmol/L	
钙	≤1.75mmol/L	降低25%

1.高尿酸血症

高尿酸血症为ATLS的特征性表现,几乎所有ATLS患者均有高尿酸血症,其发生是因为肿瘤细胞大量溶解后,核酸大量释放,嘌呤代谢产物尿酸血液中浓度显著增加,超过肾脏的排泄能力而引起。高尿酸血症是ATLS患者发生急性肾衰竭的最重要信号。正常情况下90%的尿酸以离子形式存在,pH值近5.0时,尿酸溶解减少。目前用于降低尿酸水平的药物主要有别嘌呤醇和拉布立酶(Rasburicase,重组尿酸氧化酶)。别嘌呤醇是黄嘌呤酶抑制剂,常在化疗前1~2天开始应用,0.2~0.4g/(m²·d),不良反应包括斑丘疹、消化不良、恶心、呕吐等。拉布立酶可把尿酸氧化成可溶性更高的尿囊素,随尿液排出体外,降低尿酸水平。在一项随机对照实验中,将血液系统恶性肿瘤的儿童随机分组,分别接受拉布立酶和别嘌呤醇治疗,结果显示接受拉布立酶治疗的患者尿酸水平较低。拉布立酶的禁忌证为高铁血红蛋白血症、葡萄糖-6-磷酸脱氢酶缺乏者、其他可引起溶血性贫血的代谢性疾病。

2.高磷血症/低钙血症

高磷血症是ATLS的代谢并发症,低钙血症常继发于高磷血症对破骨细胞的作用,即骨吸收和钙磷复合形成,严重可致急性肾衰竭。通过治疗高磷血症,低钙血症可自行校正。治疗高磷血症药物包括:氢氧化铝,延缓磷从肠道吸收,0.5~1.8g/d,不良反应包括便秘、白陶土样粪便等;醋酸钙与磷酸结合形成不可溶性磷酸钙排出体外,6片/d,不良反应包括恶心、血钙升高等。

3.高钾血症

高钾血症常发生于化疗后12~48小时,可出现心律失常及神经异常等表现,血钾>6.5mmol/L,可出现心电图改变。治疗药物:葡萄糖酸钙,用于改善心肌应激,成人1~3g,用药3~5分钟;袢利尿剂,抑制Na⁺/Cl重吸收,增加液体和K⁺/P的排泄。

TLS是一个真正的肿瘤急症,可出现肾衰竭、心律失常、癫痫发作、痉挛和猝死等并发症,及时识别高危患者并进行预防,有助于避免它的发生和降低死亡率。

四、护理

1.对急症肿瘤溶解综合征治疗的关键在于预防,因而应密切观察患者病情,尤其是存在危险因素的患者。

2.向患者及家属解释治疗的方法和步骤,减轻其焦虑心理。

3.遵医嘱在化疗前使用别嘌呤醇,化疗时给予充分水化,使用利尿剂,保护肾功能。

4.了解实验室检查中电解质、肾功能、尿酸、钙、磷的状况，掌握患者的病情，同时检测尿pH值。

5.监测心电图（ECG），嘱患者卧床休息，保持心情平静，并保证患者大便通畅，避免诱发心搏骤停。

6.指导患者及家属食用含碱性的食物，如牛奶、油条、苏打饼干及各种蔬菜水果等，以增加尿碱性。

第三节　脊髓压迫症

脊髓压迫症（Malignant Spinal Cord Compression，MSCC）是晚期肿瘤常见的中枢神经系统急症，约10%的肿瘤急症患者首先表现为脊髓压迫症。脊髓压迫95%以上发生在髓外，硬膜外腔肿瘤转移导致的脊髓压迫，极易造成永久性损害，应当尽快争取有利的抢救时机。

一、病因

能引起MSCC最常见的肿瘤为肺癌、乳腺癌和前列腺癌，各占15%～20%，多发性骨髓瘤、非霍奇金淋巴瘤和肾上皮细胞癌各占5%～10%。

二、发病机制

肿瘤转移至脊髓的途径包括肿瘤转移至脊柱，然后突入椎管；肿瘤转移至椎旁引起椎间隙狭窄，椎间盘突入椎管；经血循环或淋巴引流直接进入椎管。近来许多研究表明转移瘤的生长并向周围软组织侵犯，可引起椎静脉系统压力增高，血液淤滞，局部血管闭塞，使脊髓的血供障碍，最终导致脊髓麻痹。

三、临床表现和诊断

1.临床表现

95%的患者首发症状是中央背部疼痛，用力或改变体位等任何引起神经根受牵拉的情况均可诱发或加重疼痛。感觉障碍表现为束带状、肢体发麻、烧灼或针刺感，同时可伴有相应神经根支配的肌力下降或肌肉萎缩。其次为无力及上行性麻木或感觉异常，典型者可能出现脊髓半切综合征。当脊髓完全受压后，会出现感觉消失等神经功能障碍，严重时可发生截瘫。

2.诊断

脊髓造影是硬膜外脊髓压迫的标准诊断和定位方法，但近年来骨扫描、CT或MRI应用得更为广泛，特别是MRI对于硬膜外转移瘤的定位准确且无创伤，是最优良的检查方式。

四、治疗

脊髓压迫症的治疗目标包括维持正常的神经功能、保护脊柱的稳定性、控制局部肿瘤和缓解疼痛。

1.内科治疗

皮质激素能减轻脊索水肿及减轻神经功能的损害。对于脊髓压迫症的患者应立刻静脉内给予高剂量的地塞米松，首次10mg静脉冲入，之后每6小时静脉内再给4mg。

2.放射治疗

放疗是硬膜外脊髓压迫最常用且有效的方法。放疗1年后，50%的患者恢复行走功能。治疗结果与治疗前神经损伤程度有关。治疗前能行走的患者，在放疗后76%能保留行走功能。轻瘫患者治疗后60%能保留行走功能。截瘫患者放疗后恢复行走的可能性只有11%。治疗后中位生存期为6个月，28%的患者生存期可超过1年。在放疗初期给予地塞米松可使64%的患者疼痛得到缓解。

3.手术

椎板切除术常可迅速解除脊髓压迫症，但是往往不能切除全部肿瘤，预后不佳，术后死亡率在9%左右，且术后大多数患者仍需放疗。

4.化学治疗

对于化疗敏感的肿瘤如淋巴瘤、生殖细胞肿瘤、神经细胞肿瘤和尤文肉瘤，化疗可以取得较好的疗效。

五、护理

1.早期确诊对治疗脊髓压迫有重要作用，护士应密切监测患者病情以早期发现脊髓压迫的前驱症状，如背痛、下肢无力等。

2.向患者及家属解释治疗的方法，并共同参与制订及实施护理计划。鼓励患者应尽早进行康复锻炼，以促进其恢复最佳的功能状态。

3.嘱患者卧床休息，躯体尽可能伸直，可防止椎体挛缩。由于患者活动受限，应协助其每日进行适当活动，同时保证患者的安全，防止损伤。移动或搬运患者时也应尽可能保持患者躯体伸直呈一直线，然后平行移动，以免脊椎屈曲。

4.患者长期卧床，应加强基础护理，提供舒适的环境。翻身、拍背、促进咳痰、指导深呼吸等，防止肺不张。对存在大小便失禁或尿潴留的患者应及时对症处理，加强皮肤护理，防止压疮形成。

第四节　高钙血症

恶性肿瘤相关性高钙血症是晚期肿瘤的常见并发症，发生率3%～30%，其在国内的发生率明显低于国外。此类患者生存时间较短，经积极治疗后中位生存时间仅1～3个月。

一、病因

高钙血症在骨髓瘤及乳腺患者中发病率最高（约40%），其次是非小细胞肺癌，也见于结肠癌、前列腺癌及小细胞肺癌患者。

二、发病机制

恶性肿瘤引起高钙血症的主要途径有乳腺癌等恶性肿瘤骨转移所致的局限性溶骨性骨破坏；多发性骨髓瘤和其他累及骨髓的血液系统恶性肿瘤，以及发生于肺、肾、泌尿生殖系的恶性肿瘤合成、分泌一些细胞因子和肿瘤相关激素，如IL-21、IL-26、TNF-α、甲状旁腺素相关蛋白等导致体液性高钙血症。其中引起高钙血症最常见的因素为甲状旁腺相关蛋白。有研究表明肿瘤细胞与破骨细胞的相互作用主要由甲状旁腺素相关蛋白进行调节。

三、临床表现及诊断

1.临床表现
高钙血症的临床表现几乎包括各个系统（表17-4-1），有时可以同原发疾病症状相混淆。

2.诊断与鉴别诊断
血清钙的正常值为2.25～2.74mmol/L，2.75～3.0mmol/L为轻度升高，3.1～3.7mmol/L为中度升高，>3.7mmol/L时可能引起高血钙危象，患者常出现少尿、无尿、昏迷甚至心脏停搏。

通常无症状性高钙血症见于原发性甲状旁腺功能亢进症；而大多数情况下，恶性肿瘤所致的高钙血症表现严重、难于处理（如伴有贫血、体重减轻、低蛋白血症等），且恶性肿瘤患者从发现高钙血症到死亡的时间常常不到6个月；如果患者无其他症状而仅有高钙血症，或有高钙血症的某些表现，如肾结石时间长达1～2年，那么恶性肿瘤可能性非常小。放射免疫（双抗法）检测甲状旁腺素和用特异的放射免疫分析法检测血中的甲状旁腺素相关蛋白对于高钙血症的鉴别诊断具有重要意义；仔细了解患者的饮食习惯以及服用各种维生素和药物等病史，对于发现某些少见病因具有不可低估的价值。对疑为维生素D_3中毒或结节病等肉芽肿性疾病者，检测血浆25-（OH）D_3或1，25-（OH）$_2D_3$水平具有重要的鉴别价值。

四、治疗

高钙血症一旦确诊应尽快积极给予降血钙治疗，通常采用的治疗方法是通过增加尿中钙的排泄量或减少骨的重吸收及钙的摄入量，如有可能应尽量最低程度的活动，如果完全不活动可加剧高钙血症。

1.水化利尿
尿中钙清除率和钠是平行的，血钙浓度较高威胁生命时，应进行大量的水化（如250～300mL/h）并静脉注射呋塞米，同时要密切监测血钾、血镁和心功能，以防低钾、低镁和肺水肿。

2.糖皮质激素
是治疗由多发性骨髓瘤、淋巴瘤、乳腺癌和白血病引起的高钙血症的有效药物，能增加肾脏排泄，抑制骨的重吸收。一般泼尼松每天口服40～100mg，3～5天，连续服用超过4天，效果可能会下降，而且糖皮质激素会加速肿瘤溶解综合征的出现。

3.双膦酸盐类药物
又称骨溶解抑制剂，因其安全有效，成为治疗高钙血症的标准一线用药。临床常用的有帕米膦酸二

表 17-4-1　与癌症相关的高钙血症临床表现

系统	临床表现
全身	脱水、体重减轻、厌食、瘙痒、烦渴
神经肌肉	疲劳、嗜睡、肌无力、反射减退、神经病变、癫痫发作、意识丧失、昏迷
胃肠道	恶心、呕吐、便秘、顽固性便秘、肠梗阻
肾脏	多尿、肾功能不全
心脏	心电图示心动过缓、P-R间期延长、Q-T间期缩短、T波宽、房性及室性心律失常

钠、伊班膦酸钠和唑来膦酸钠，后两种为三代双膦酸盐，较前者有更好的疗效及更轻的肾损害。除唑来膦酸外，其他双膦酸类药物均须缓慢静点，以防过敏。

4.抑制骨质再吸收

（1）降钙素　可迅速抑制骨的重吸收，应用数小时内血钙降低，但需同时与糖皮质激素配伍应用，否则机体很快产生抗体。降钙素用法：2～8U/kg。

（2）普卡霉素　主要通过降低溶骨细胞数目及活性而减少骨的重吸收，对血管的刺激性较大。因为其疗效和可耐受性差，所以很少应用。

五、护理

1.对存在危险因素或有早期表现的患者，护士应向患者及家属解释高钙血症可能出现的症状和体征及治疗方法，使其有心理准备，以减轻焦虑。

2.通过化验了解患者血清钙和磷酸盐的状况，掌握患者病情以利于配合治疗。遵医嘱给予止吐药、抗心律失常药、利尿剂及降血钙的药物。

3.监测生命体征、意识状态、心电图及腱反射、肌张力等变化，如有异常及时通知医生予以处理。记录出入量，维持体液平衡。

4.鼓励患者适当活动，有利于防止过多的钙丢失，但因这类患者易出现骨折，所以活动时一定要保持患者的安全，防止损伤。对体质弱及意识障碍的患者，护士应给予被动性功能锻炼。

5.做好患者疼痛评估，有效控制疼痛。

6.日常饮食应在保证营养均衡的基础上，进食低钙食物，如鸭梨、椰子、香梨、苹果、荔枝、哈密瓜、荸荠、茭白、松子（生）、黄蘑（水发）、牛肉、羊肉、猪肉、驴肉（瘦）、母鸡（一年内）、鹅、火腿、茄子（圆）、米饭、蜂蜜等。

第五节　恶性胸腔积液

恶性胸腔积液是一种常见的肿瘤并发症，46%～64%的胸腔积液患者为恶性肿瘤所致，约50%的乳腺癌或肺癌患者在疾病过程中出现胸腔积液。

一、病因

恶性肿瘤所致胸腔积液中，以肺癌（35%）、乳腺癌（20%）最常见，其次为淋巴瘤/白血病（12%）、转移性腺癌（7%）、转移癌（其他类型，5%）、生殖道肿瘤（7%）、胃肠道肿瘤（5%）以及泌尿道肿瘤（3%）等。恶性胸腔积液形成的因素包括胸膜毛细血管内皮炎症所致毛细血管通透性增加；纵隔淋巴管阻塞，淋巴管压力增加（肿瘤转移或纤维化）；肿瘤细胞局部分泌蛋白；肿瘤引起肺不张；低蛋白血症、心肺功能不全等。

二、临床表现及诊断

1.临床表现

呼吸困难、咳嗽和胸痛是最常见的症状，其轻重与胸腔积液发生的速度有关，与胸水量关系不大。查体可发现胸腔积液水平以下叩诊浊音，呼吸音消失及语颤减低。25%的患者继发胸腔积液时无症状，50%～90%的原发或继发胸膜转移瘤患者开始即有症状。

2.诊断

胸腔穿刺引出胸水后进行细胞学检查、胸水性状、生化检查、细胞遗传学以及胸水肿瘤标记物检查。也可在CT或B超引导下做针吸胸膜活检术，70%的患者可得到确诊；经胸腔镜胸膜活检的确诊率可达95%。

诊断性胸腔穿刺时，放胸腔积液不能超过1000～1500mL，若大量放胸水可由于肺重新膨胀，导致肺水肿。

三、治疗

（一）全身治疗

恶性胸腔积液治疗的重点为控制原发病。对于无症状或症状较轻的胸腔积液患者无需处理。对于化疗敏感的肿瘤如淋巴瘤、激素受体阳性的乳腺癌、小细胞肺癌、卵巢癌以及睾丸恶性肿瘤以全身化疗为主。

（二）局部治疗

目的是通过胸腔内注药，引起胸膜广泛炎症，间皮纤维化、小血管闭塞，导致脏层和壁层胸膜粘连、闭塞，阻止胸水的产生。

治疗方法如下。

1.胸腔穿刺抽液、注药

胸膜硬化剂，如四环素1g+5%葡萄糖50mL，经胸引流管或穿刺针注入胸腔，嘱患者15分钟变换一次体位以使药物和胸膜均匀接触达1小时，缺点是较为疼痛，现应用较少；抗肿瘤药物，如博来霉素（60U+5%葡萄糖50mL）、丝裂霉素（10~30mg+生理盐水50mL）、氮芥（10mg+生理盐水20mL）、顺铂（50~80mg+生理盐水50mL）、榄香烯（200mg/m²）；生物制剂，如短小棒状杆菌（7mg+生理盐水20mL）、白介素-2（200万~400万U+生理盐水20mL）、干扰素等。

2.手术分流

胸腹腔分流术是指将胸水通过导管引流至腹腔，再经大网膜吸收。总有效率为70%~95%，且并发症较少。

3.其他

还可以通过外照射胸膜、胸膜切除术等来达到控制恶性胸腔积液的目的。

四、护理

1.密切观察病情变化，随时评估患者病情进展。

2.按照护理级别按时测量生命体征，尤须观察患者的呼吸形式，有无呼吸急促，呼吸困难是否得到改善等。

3.协助患者采取半卧位或坐位，增加心输出量，减少活动，促进并维持呼吸。对于存在呼吸困难的患者采取低流量持续氧气吸入，并保证给氧安全。

4.做好基础护理，采取高蛋白、高热量、高维生素、低盐饮食，补充营养，提高免疫力。

5.准确记录出入量，对于保留胸腔引流管的患者每日放液量应严格按照医嘱执行，并观察、评估胸水蓄积速度。

6.胸腔注药后应观察有无药物反应，如发热、咳嗽等，并给予对症处理。

7.及时处理患者由胸水造成的疼痛，以利于缓解呼吸困难。

8.加强患者心理护理，减轻焦虑情绪，并做好针对性健康教育。

第六节　恶性心包积液

恶性心包积液是癌症患者常见并发症之一，其发生率在恶性肿瘤尸检患者为10%~15%，最高可达21%。心包积液患者有一半以心包填塞为首发症状，这其中的50%患者由恶性疾病引起。有症状的心包积液常是临终前的表现，早期诊断和治疗可明显改善症状。1/3恶性心包积液患者最终将死于心包填塞。

一、病因

原发于心脏和心包的肿瘤很少，多为间皮瘤。绝大多数恶性心包积液是转移瘤所引起的，其原发肿瘤以肺癌、乳腺癌、淋巴瘤和白血病最为常见，其次为黑色素瘤及肉瘤。

二、临床表现及诊断

1.临床症状

多数心包转移起病隐匿，症状的出现与心包积液产生的速度和量有关。主要表现为心包填塞症状。如果积液形成速度较快，液体量达200mL即可出现症状，但是如果积液形成速度比较慢（数周到数月），即使积液量达2L或更多，症状也不明显。心包填塞的常见症状包括充血性心力衰竭、呼吸困难、咳嗽、端坐呼吸、疲乏、虚弱、心悸、头晕和颈静脉充盈。心包填塞的体征包括心动过速、心音遥远、心律失常、心脏浊音界扩大、颈静脉怒张、肝大、胸腹水、四肢水肿。

2.诊断

心脏超声是最有效且简便的方法，不仅能描述积液的位置、积液量，还能监测血流动力学指标，引导心包穿刺术。胸部X线检查心脏呈烧瓶状。胸CT及MRI可以揭示心包的厚度和原发肿瘤。抽取心包积液后做脱落细胞学检查，一旦发现癌细胞，则可确诊。恶性心包积液癌胚抗原（CEA）水平通常升高，其敏感性高，可作为恶性心包积液常规辅助诊断手段之一。如果细胞学检查阴性，可进行心包穿刺活检术，明确诊断。

三、治疗

1.心包腔内置管引流术

当患者出现心包填塞症状时，应立刻行心包穿刺术来缓解症状，对于反复出现心包积液的患者，首选心包腔内置管引流。在B超引导下，心包内置管间断或持续引流可以改善心脏搏出量，恢复正常的血流动力学，但是避免引流速度过快，以免出现心脏急症。

待引流干净后，通过导管向心包腔内注入化疗药，直接杀伤肿瘤细胞，同时腔内60%的药物可吸收到体循环，再次杀伤肿瘤细胞。

2.全身治疗

对于无症状或症状不明显且不伴血流动力学改变的患者，没有必要进行心包腔内置管引流。根据原发肿瘤的类型、分期、既往治疗来选择治疗方案。对化疗敏感的淋巴瘤、乳腺癌可采取全身化疗来控制心包积液。

3.局部治疗

局部处理包括心包穿刺抽液后注入硬化剂、心包开窗术、心包切除术及放疗。对于非小细胞肺癌、乳腺癌等，在全身治疗的基础上，还必须进行局部处理才能很好的控制心包积液。

四、护理

1.嘱患者卧床休息，以免增加机体的耗氧量。

2.抬高床头30°～45°，利于呼吸，并给予吸氧。

3.给予镇静和止痛药，减轻患者的疼痛与焦虑。

4.监测生命体征、ECG、血流动力学及血气、电解质等的变化，及时发现异常情况。

5.遵医嘱补充适量液体，维持血容量与液体平衡，准确记录出入量。

6.遵医嘱应用升压药、利尿药及治疗心脏的药物，维持血压平衡。

7.向患者和家属解释治疗的方法及目的，鼓励患者表达内心的恐惧与焦虑。

第七节　恶性腹腔积液

恶性腹腔积液通常是肿瘤的晚期表现，患者的中位生存期仅为数周或数月，一年生存率低于10%。

一、病因

引起腹水的常见肿瘤为卵巢癌、胰腺癌、大肠癌、胃癌、肝癌、淋巴瘤以及乳腺癌，其成因主要有腹膜毛细血管通透性增强；膈下淋巴管或静脉回流受阻；营养不良、低蛋白血症；肝脏广泛转移，肝静脉回流受阻。

二、临床表现及诊断

1.临床表现

患者可出现腹胀、下肢水肿、呼吸短促、消瘦、腹围增加等表现。查体时可见腹膨隆，叩诊浊音，也可出现腹部包块，腹部压痛及反跳痛。

2.诊断

腹部B超易查出腹腔积液，腹部CT即可查出腹水，也有助于查找病发灶。腹腔穿刺抽出液体观察腹水的性状后再分别进行细胞学检查、生化检查、细胞遗传学检查或者将腹腔积液离心沉淀后进行涂片染色镜检或用石蜡包埋切片病理检查以明确诊断。

三、治疗

1.对症治疗

低盐饮食、限制水的摄入；卧床休息；应用利尿剂减轻水肿；适当补充蛋白。

2.全身治疗

对化疗敏感的肿瘤如卵巢癌、淋巴瘤、乳腺癌引起的腹腔积液采用有效的全身化疗时即可得到控制。

3.局部治疗

对于大量腹腔积液或全身治疗无效时，可采用局部治疗的方法。腔内注射放射性核素^{32}P后，85%的腹腔积液患者有效，也可向腹腔内注射生物制剂。腹腔内灌注化疗是治疗恶性腹腔积液的重要方法，常用的药物有铂类、丝裂霉素、5-氟尿嘧啶等，主要不良反应为化疗性静脉炎、粘连性肠梗阻、肠穿孔、出血等。

四、护理

1.病情观察

监测生命体征及意识变化，观察双下肢有无水肿，按时测量体重及腹围，做好记录，随时评估腹水进展。

2.体位与休息

根据病情指导患者卧床休息。大量腹水患者协助采取半卧位，可有效降低膈肌，以增加肺活量，改善呼吸困难及心悸等症状；若患者存在下肢水肿，则可适当抬高下肢，促进回流。

3.饮食护理

指导患者采取低盐、低脂、高维生素、高热量、高蛋白饮食。

4.准确记录出入量

应用利尿剂时应保持水、电解质平衡；观察患者有无腹胀、表情淡漠、乏力等低钾血症的发生。

5.加强基础护理

保持皮肤清洁及完整，预防压疮；水肿患者见症状护理常规。

6.腹水监测

腹腔穿刺放腹水的患者每日引流液量应严格按照医嘱执行；并记录腹水量及颜色，观察患者有无面色苍白、脉速等低血容量休克的发生。

7.腹腔灌注给药护理

应密切观察患者有无发热、疼痛及渗液情况，并协助患者按时变换体位，以利于药物分布均匀；留置腹引管患者应妥善固定，做好标识，班班交接，防止导管滑脱或感染。

8.加强心理护理

按时巡视，及时解决患者需求，增强舒适度，使患者配合治疗。

第八节 弥散性血管内凝血

弥散性血管内凝血（Disseminated Intravascular Coagulation，DIC）是许多疾病发展过程中的一种复杂病理状态和严重的获得性血栓-出血综合征。最近研究报道称7%的恶性肿瘤患者可以并发DIC，包括胰腺癌、肺癌、前列腺癌、胃癌、急性白血病等，其中急性淋巴母细胞白血病患者中DIC的发病率可达15%~20%。

一、发病机制

肿瘤患者并发DIC的主要病理机制为肿瘤患者的高凝状态：肿瘤患者进食少，铁、蛋白质、维生素等摄入减少，影响凝血因子的合成；癌组织或细胞大量增殖后坏死，释放具有凝血活酶样的促凝物质；恶性肿瘤浸润正常组织器官，使之受挤压损伤致坏死，释放组织因子，激活外源性凝血系统；肿瘤细胞还可以直接活化凝血系统，促进血栓形成，或通过与机体细胞相互作用而产生或表达促凝血因子。肿瘤患者发生DIC的机制还包括血管损伤、血流淤滞等。

二、临床表现及诊断

1.临床表现

出血可能是最早出现的症状，慢性DIC可表现为急性呼吸窘迫综合征、少尿型肾功能不全、革兰阴性菌感染、溶血性尿毒症和颅内出血等。

2.诊断

血小板减少或呈进行性下降是合并DIC时最突出的指标。血浆纤维蛋白原含量<1.8g/L或进行性下降；3P实验阳性或血浆纤维蛋白降解产物>20mg/L或D-二聚体水平升高；凝血酶原时间缩短或延长3秒以上或呈动态变化，或活化部分凝血酶原时间缩短或延长10秒以上；纤维酶原含量及活性降低；抗凝血酶Ⅲ含量及活性降低；血浆Ⅷ：血浆蛋白C活性<50%。

三、治疗

此类患者的处理比较困难，关于其治疗目前尚无统一的意见，多数人主张给予抗凝治疗，如果恶性肿瘤能够缓解，DIC也就不治自愈。对于出血严重的患者，可以考虑采用抗纤维蛋白溶解的药物。

四、护理

1.遵医嘱应用抗凝剂，防止血栓形成。

2.监测生命体征变化，密切观察皮肤、鼻腔、牙龈、眼底、二便有无出血征象。

3.指导患者避免服用影响血小板功能、延长出血时间的药物，如阿司匹林。

4.避免活动过度，防止身体受挤压和外伤，以减少皮下出血或水肿。

5.有明显出血倾向的患者尽可能避免肌内注射，各种诊断或治疗性穿刺后均应局部压迫或加压包扎，以防止出血。

6.保持口腔和鼻腔的清洁、湿润，不要用手挖鼻或用牙签剔牙，防止黏膜损伤。

7.早期发现DIC的症状和体征，如发热、寒战、肌肉触痛、皮肤淤点淤斑等。

8.少量出血时可以做局部压迫止血，出血严重时迅速建立静脉通路、配血并做好输血准备。

9.出血时患者平卧，给予氧气吸入，保持呼吸道通畅，记录失血量。

第九节 抗肿瘤药物过敏反应

化疗药物过敏反应可引起肿瘤内科急症，其发生率在5%以上。

一、临床表现

过敏反应可分为局部和全身两种。局部变态反应为沿静脉出现的风团、荨麻疹或红斑，这些在阿霉素、表柔比星给药时比较常见。全身变态反应多见于用药后15分钟内出现的症状或体征，如颜面发红、荨麻疹、低血压、发绀，患者可有瘙痒、胸闷、言语困难、恶心、失听、眩晕、寒战、腹痛、排便感或焦虑，部分患者可出现意识丧失、大小便失禁，需立即停药并及时处理。常见的引起过敏反应的化疗药物及其临床表现如表17-9-1所示。

二、处理原则

1.对于过敏反应发生率高、程度较重的化疗药物需采取预处理措施。如应用紫杉醇前给予皮质激素、苯海拉明及西咪替丁处理；应用博来霉素前给予激素和非甾体抗炎药；应用L-门冬酰胺酶前应进行皮试等。

2.局部荨麻疹并非停药指征，但需要严密观察或治疗好转后继续用药。

3.抗肿瘤药物发生过敏反应时可危及患者的生命，所以在用药之前仔细阅读说明书，用药时严密观察患者的病情变化，以期及早发现。一旦患者出现全身过敏反应，应立即停药，保持气道通畅和维持血压。同时遵医嘱给予肾上腺素、抗过敏药物和激素，如异丙嗪、氢化可的松或地塞米松等。如果持续低血压，应转至ICU治疗。

4.当患者出现这些突发情况时，会容易产生恐惧、无助以及绝望情绪，护士要以沉着、诚恳的态度，用亲切、体贴的语言，让患者的心灵感到温暖，对患者的要求要尽量予以满足，增加患者与病魔斗争的勇气，使患者对治疗保持一个乐观且积极的心态。

表17-9-1 常见引起过敏反应的抗肿瘤药物及临床表现

药物	发生率	反应类型	临床表现
顺铂	5%以下	I型	发热、瘙痒、咳喘、呼吸困难、出汗、眼睑肿胀、支气管痉挛、荨麻疹、血压下降
甲氨蝶呤	高剂量时发生率较高	I型，偶有III型	III型出现肺损伤表现，多是由于长期反复使用导致机体产生相应抗体（主要IgE）
阿糖胞苷	单用时可达33%	IV型	长期应用易出现，用后数小时出现发热、倦怠感、骨关节疼痛、皮疹、结膜充血
依托泊苷	1%~3%	I型	呼吸困难、胸闷、血压下降、意识障碍、皮疹
博来霉素	10%	I型	皮疹、瘙痒、呼吸困难、咳嗽
L-门冬酰胺酶	6%~43%	I型	荨麻疹、呼吸困难、血压下降、喉头痉挛、喘鸣等
紫杉类	轻症约40%，重症约2%	I型	呼吸困难、喉头痉挛、血管性水肿、荨麻疹、面部潮红等

（张会来 冯莉霞）

参考文献

[1]Jemal A,Bray F,Center MM,et al.Global cancer statistics[J].CA Cancer J Clin,2011, 61(2):134.

[2]冯长顺,陈波,吴青.北京地区部分军队干部体检中发现的肿瘤患者10年随访[J].解放军保健医学杂志,2007,9(4):222-224.

[3]Chen WQ,Zhang SW,Zheng RS,et al.Report of cancer incidence and mortality in China 2009[J].China Cancer,2013,22(1):2-12.

[4]陈万青,张思维,郑荣寿,等.中国2009年恶性肿瘤发病和死亡分析[J].中国肿瘤,2013,22(1):2-12.

[5]Ries LAG, Melbert D, Krapcho M, et al.SEER Cancer Statistics Review,1975-2005.Bethesda,MD, National Cancer Institute,2008.

[6]Mariotto AB,Yabroff KR,Shao Y,et al.Projections of the cost of cancer care in the United States:2010-2020[J].J Natl Cancer Inst,2011,103:117-128.

[7]Ceryantes A,ChirivellaI.Oncological Emergencies.Annals of Oncology[J].2004,15:299-306.

[8]汤钊猷.现代肿瘤学[M].上海:上海医科大学出版社,2000.

[9]Wilson LD,Detterbeck FC,Yahalom J.Clinical practice. Superior vena cava syndrome with malignant causes[J].N Engl

J Med,2007,356:1862-1869.

[10]Armstrong BA,Perez CA,Simpson JR,et al.Role of irradiation in the management of superior vena cava syndrome[J].Int J Radiat Oncol Biol Phys,1987,13:531-539.

[11]Rice TW,Rodriguez RM,Light RW.The superior vena cava syndrome:Clinical characteristics and evolving etiology[J].Medicine (Baltimore),2006,85(1):37-42.

[12]Yellin A,Rosen A,Reichert N,et al.Superior vena cava syndrome.The myth–the facts[J].Am Rev Respir Dis,1990,141(5 Pt 1):1114-1118.

[13]Ahmann FR.A reassessment of the clinical implications of the superior vena caval syndrome[J].J Clin Oncol,1984,2:961-969.

[14]Abner A.Approach to the patient who presents with superior vena cava obstruction[J].Chest,1993,103(4 Suppl):394S-397S.

[15]Rice TW.Pleural effusions in superior venacava syndrome: Prevalence, characteristics,and proposed pathophysiology[J].Curr Opin Pulm Med,2007, 13:324-327.

[16]陈天武,谢晓东,邓开鸿.上腔静脉综合征CT诊断[J].华西医院,2005,20(1):184-185.

[17]Mannucci PM,Levi M.Prevention and treatment of major blood loss[J].N Engl J Med 2007,356:2301-2311.

[18]Ahmann FR.A reassessment of the clinical implications of the superior vena caval syndrome[J].J Clin Oncol,1984,2:961-969.

[19]Schraufnagel DE,Hill R,Leech JA,et al.Superior vena caval obstruction.Is it a medical emergency?[J].Am J Med,1981,70:1169-1174.

[20]韩玉厦.上腔静脉综合征56例内科综合治疗的疗效[J].内科急危重症杂志,2002,8(3):143-144.

[21]赫鸿昌.上腔静脉综合征的急诊化疗[J].医药论坛杂志,2003,24(14):73.

[22]Yu JB,Wilson LD,Detterbeck FC.Superior vena cava syndrome-a proposed classification system and algorithm for management[J].J Thorac Oncol,2008,3:811-814.

[23]Marcy PY, Magné N, Bentolila F, et al.Superior vena cava obstruction: Is stenting necessary?[J].Support Care Cancer,2001,9:103-107.

[24]American Cancer Society.Cancer facts and figures.Atlanta, GA, American Cancer Society, 2010.

[25]Schiff D.Spinal cord compression[J].Neurol Clin,2003,21:67-86.

[26]Schiff D,Batchelor T,Wen PY.Neurologic emergencies in cancer patients[J].Neurol Clin,1998,16:449-483.

[27]Barbui T,Falanga A.Disseminated intravascular coagulation in acute leukemia[J].Semin Thromb Hemost,2001,27:593-604.

[28]Prasad D,Schiff D.Malignant spinal-cord compression[J].Lancet Oncol,2005,6:15-24.

[29]Grill V,Martin T.Hypercalcemia of malignancy[J].Rev Endocr.Metab Disord,2000,1(4):253-263.

[30]Stewart AF.Clinical Practice.Hypercalcemia associated with cancer[J].N Engl J Med,2005,352(4):373-379.

[31]石燕,戴广海,焦顺昌.恶性肿瘤合并高钙血症22例临床特点及预后分析[J].临床肿瘤学杂志,2008,13(12):1092-1095.

[32]Nicolas P,Céline B,Frédéric E,et al.Prognosis of hypercalcemia in aerodigestive tract cancers: Study of 136 recent cases[J].Oral Oncol,2005,41(9):884-889.

[33]Lumachi F,Br unello A,Roma A,et al.Cancer-induced hyper calcemia[J].Anticancer Res,2009,29(5):1551-1555.

[34]Davies M,Hayes ME,Yin JA,et al.Abnormal synthesis of 1,25-dihydroxyvitamin D in patients with malignant lymphoma[J].J Clin Endocrinol Metab,1994,78:1202-1207.

[35]Chisholm MA,Mulloy AL,Taylor AT.Acute management of cancer-related hypercalcemia[J].Ann Pharmacother,1996,30:507-513.

[36]Lukert BP,Raisz LG.Glucocorticoid-induced osteoporosis: Pathogenesis and management[J].Ann Intern Med,1990,112:352-364.

[37]Strumpf M,Kowalski MA,Mundy GR.Effects of glucocorticoids on osteoclast- activating factor[J].J Lab Clin Med,1978,92:772-778.

[38]Thürlimann B,Waldburger R,Senn HJ,et al.Plicamycin and pamidronate in symptomatic tumor- related hypercalcemia: A prospective randomized crossover trial[J].Ann Oncol,1992,3:619-623.

[39]Chubb EA,Maloney D,Farley-Hills E.Tumour lysis syndrome：an unusual presentation[J].Anaesthesia,2010,65:1031-1033.

[40]黄铮人.急性肿瘤溶解综合征(附130例文献分析)[J].临床血液学杂志,2005,18(1):52-54.

[41]Goldman SC，Holcenberg JS，Finklestein JZ，et al.A randomized comparison between rasburicase and allopurinol in children with lymphoma or leukemia at high risk for tumor lysis[J].Blood,2001,97(10):2998-3003.

[42]Swami KK,Singh J,Yadav H,et al.Tumour lysis syndrome：laboratory determinant and nursing management[J].Nurs J India,2009,100(12):266-268.

[43]Brigden ML.Hematologic and oncologic emergencies. Doing the most good in the least time[J].Postgrad Med,2001,109:143.

[44]Shepherd FA.Malignant pericardial effusion[J].CurrOpin Oncol,1997,9(2):170.

[45]DeCamp MM Jr,Mentzer SJ,Swanson SJ,et al.Malignant effusived is ease of the pleura and pericardium[J]. Chest,1997,112(4):291S.

[46]Karam N,Patel P,deFilippi C.Diagnosis and management of chronic pericardial effusions[J].Am J Med Sci,2001,322:79-87.

[47]丁丽萍.中心静脉导管在心包积液治疗中的应用及护理[J].当代护士,2010,3:116-117.

[48]Sallah S,Wan JY,Nguyen NP,et al.Disseminated intravascular coagulation in solid tumors:clinical and pathological study[J].Thromb Haemost,2001,86:828-833.

第四篇

肿瘤患者多维度护理

第十八章　支持性护理

第一节　心理护理及社会支持

肿瘤是严重危害人类健康的慢性病、多发病，病死率很高，病因很复杂。世界卫生组织已将肿瘤明确划分为一种生活方式疾病。近年来随着医学模式的转变，生物-心理-社会医学模式使临床工作者所提供的医疗服务不仅仅关注疾病，而应将患者作为一个完整的人来看待，因此20世纪70年代兴起一门新的交叉学科——心理社会肿瘤学（Psycho-Oncology），该学科将心理社会领域的内容整合到恶性肿瘤的临床治疗护理当中。肿瘤心理护理是指在护理过程中，掌握肿瘤患者的心理变化过程，通过行为或相互关系的影响，改变患者的认知/情绪和行为，满足患者的心理需要，帮助患者适应新的社会角色和生活环境，促使患者康复的方法。

一、肿瘤患者的心理护理

（一）肿瘤不同阶段的心理反应

Kubler-Ross提出癌症从确诊到最终死亡会经历5个阶段，包括否认、愤怒、协议、抑郁及最终接受。不同癌症阶段有不同的心理反应，其中一些反应是正常的、适应性的，而另一些可能是异常的、适应不良性的。

1.发现期

很多患者发现，就医前数个月甚至几年前其实症状就已经存在了，但他们之中只有少部分人会马上就医，约60%会延迟就医。延迟就医的因素主要有年龄（大于65岁）、对主要提供照顾者缺乏信任或关系差、对癌症及其治疗感到恐惧，认为是隐私、低估风险、执意忽视等症状。最终促使患者寻求帮助的是症状逐渐加重，出现疼痛、无力，朋友或亲戚的建议或鼓励，周遭朋友亲戚离世引起其对健康状况的恐惧、定期体检。这种延迟不能称为"坏事""逃避""不

勇敢"，普遍被接纳的解释是这种延迟使患者对癌症有时间建立防御、适应机制，是其对应激性事件的一个适应过程。

相当多患者就医时隐藏恐惧，继而出现的一些貌似很理性的想法："这不可能发生在我身上""我家没有这样的疾病史"，或者要求复查，甚至辗转多家医院就诊、咨询，企图否定诊断。否定也是一种正常的心理防御反应。"怎么早不来？""这样想对治病没有帮助"，这些针对患者的延迟、否定做出评判只会增加患者或者家属的负罪感，对建立医患关系和治疗也没有益处。另外，延迟一定是患者或家属的责任吗？Friedman研究发现如果患者出现就医延迟，自罪感和对医生的愤怒可能影响患者接受治疗。此阶段不要揭穿患者的防卫，不急于让患者接受现实，但也不要撒谎，视患者的接受能力告知其诊断结果，使他能逐渐了解事实真相，允许其尽情表达自己的感受和想法，最终接受治疗方案。在说服过程中，保持冷静，始终让患者感到自己是主人，维护其自尊，满足患者在心理和治疗方面的需要，帮助患者正确理解癌症。同时鼓励患者家属给予其情感上的支持，生活上的关心，使之有安全感，提供能支持患者的精神力量。

2.确诊期

患者诊断明确后，常摆在家属面前的难题是：该不该告知实情。国内外调查均显示，最支持告知的通常是患者本人，国内一项调查显示90.4%的患者希望得知病情，但仅63.5%的医护人员和63.4%的家属认为应该告知。还有家属表示，告知时间能拖则拖，甚至直到患者临终。之所以在这个问题上有犹豫，因为大家都明白癌症诊断将对患者生活产生巨大影响。在这个阶段，患者主要的情绪是恐惧，包括恐惧死亡和痛苦，"得了癌症死路一条""我最后肯定疼死"，恐惧残缺或毁容，恐惧治疗的副作用，恐惧得不到充足

的信息，同时疾病也会产生控制的问题。对许多人来说，拥有自主权，自我控制，感觉自己重要和有用、有价值是至关重要的。在疾病发展的阶段，尤其在进展期患者常会产生害怕丧失控制的情绪和害怕被抛弃的恐惧。

确诊最初常见的反应是震惊、否认和麻木，有时这种反应可能是绝望和无助的直接反应，随后可能出现烦躁不安、易激惹、焦虑和抑郁。这些情绪状态下，可能出现食欲缺乏、睡眠困难、注意力难以集中和难以维持日常生活。上述这些情况可能伴随闯入性的想法和恐惧。对于大多数患者，这些症状会在7～10天内消失。尽管癌症告知会引起患者强烈的心理应激反应，但经过一段时间的心理调适后，患者一般最终能平静接受这一个事实。

创伤性事件后心理弹性及其他适应性应激轨迹的研究提出，人经历创伤性事件后第1～2年内通常会出现4种应激轨迹：绝大多数（35%～55%）遵循弹性轨迹——以稳定的正常心理功能状态为特征（如某临床量表得分持续在量表划界分以下）；相当比例人群（10%～35%）呈现慢性应激，即持续的高水平非良性心理状态（例如某临床量表得分持续在量表划界分以上）；或恢复轨迹，从高水平降至正常应激水平；最少见的是延迟应激轨迹（≤10%）——起初为正常水平随后增加到高水平的应激状态。这种曲线反映了人经历应激事件后心理适应过程，心理适应可能受到3个重要因素的影响。

首先，医学因素的影响，如肿瘤的位置、疾病的分期和病程、预后因素、疼痛和症状本身、治疗方式及其副作用影响心理痛苦水平。年龄、人格、过去的经历、自身的应对方式以及诊断癌症期间患者的生活事件也对心理痛苦水平也有影响。追踪287名女性乳腺癌患者55个月，通过36条简明健康状况调查表（SF-36）的精神健康得分发现该人群呈现出3种轨迹：弹性轨迹、慢性应激轨迹及恢复轨迹，慢性应激轨迹的患者较恢复轨迹患者年龄更小，而且更倾向于接受乳房切除术及化疗，个人资源总分（如自尊、自我控制感、对疾病的不确定感）比弹性轨迹患者更低。采用积极应对和问题解决策略的心境和适应都会更好一些。香港乳腺癌慢性应激轨迹患者表现出更多对未来的悲观看法。结肠癌慢性应激轨迹的患者乐观、希望等方面的评价比恢复轨迹患者更差。

社会环境、态度和信仰、可用的支持手段如伴侣、家庭、社会资源等属于第三个因素。如果患者的心理资源、个人资源和社会资源太少或不足，心理痛苦水平会很高。当资源很少的人得了重病，发生严重心理障碍的可能性也很高。那些可以寻求并利用社会资源和社

会支持的女性患者适应的更好，而且生存期更长。相反，比较被动、感到悲惨绝望、应对方式不灵活、感到被孤立、常拒绝别人帮助的患者适应得更差。

3.治疗期

患者经历了确诊时的煎熬，从最初的否认、对肿瘤的恐惧转变为接纳，开始接受抗肿瘤治疗。但在确定治疗过程中，因为之前的听闻、各科医生的意见有所不同，患者对肿瘤的手术、放疗、化疗可能已经形成了自己的观念，如曾经见过亲人接受化疗，见识过那种难以忍受的恶心、呕吐，可能会比其他人更难以接受化疗。主要负性情绪表现为焦虑、紧张、恐惧。每种治疗都有不良反应：手术导致器官缺失，以头颈癌为例，根治性切除可造成疼痛、畸形或功能障碍，面部畸形是与头颈部相关的最重要应激源，对患者的自我形象、感情、家庭生活、其他人际关系带来负面影响，有时候配偶的抑郁情绪更严重。化疗会带来恶心、呕吐、疲劳、神经病变、认知改变和脱发；放疗会影响功能、疲劳和皮肤改变。治疗过程中，无法继续完成工作、做家务，为不能照顾自己和家庭而焦虑。接受治疗的过程需要相当努力，如何控制不良反应以及如何组织他们的生活。但通常患者可以表现出"乐观"精神，因为开始治疗，紧张、恐惧、焦虑的心情得到放松，同时还感到生命似乎有了保证和希望，患者能变得较为乐观，开始积极与癌症做斗争。

在此阶段，护理人员可以在治疗前针对不同群体的患者开展患者教育，治疗前后注意事项、副反应、处理方法进行详细介绍，还可邀请相同经历治愈患者现身说法，为患者提供心理支持和大量信息，纠正他们不正确的观念。指导患者学习心身训练，深呼吸、转移注意力法缓解由恐惧情绪导致的心慌、肢体震颤、失眠。

4.康复期

生存者的主要心理反应仍然为焦虑。"真的痊愈了？""会复发吗？"这类问题在大多数带癌生存者中不时出现，担忧是不会完全消失的，而程度也受很多因素影响波动变化，如定期复诊、纪念日，出现疑似症状、持续的治疗相关不良反应，病友去世、家人生病等。担忧、恐惧可能导致患者频繁检查复发的征兆，在复诊前特别焦虑、担心未来。有些患者在治疗期间心态很平和，治疗结束或告一段落以后反而担心和不安增加，害怕扩散或转移。去医院复查时，病友间议论病情，听到某人复发扩散，会引发内心共鸣，也会开始担心自己病情会扩散，而医生又无法给出"以后不会复发"的保证，这种未来不确定感令其更加无法安心。感冒、发烧、身体的不明疼痛也会让人十分紧张，草木皆兵，误以为是复发的信号。康复期

患者也可以伴有抑郁。同时久病后，朋友、同事的疏远，配偶间亲密关系的变化，躯体形象的改变会使患者产生孤独和被遗弃感，进而发展为抑郁。

5.复发后

复发的诊断对患者来说是"毁灭性的"，复发后整体生活质量的恢复比最初诊断时要慢。与没有复发的带癌生存者相比，复发者的躯体功能和健康状态更差，情绪健康损害更大，与家人和医务人员的关系存在更多问题，表现得更绝望。即使只有局部复发，精神问题也会出现。复发患者或者说进展的患者中常常会有愤怒情绪。"其他人怎么都好了，我却这么倒霉？""为什么花了这么多钱，结果却越来越差"。患者会以各种形式表达愤怒，如莫名其妙地发脾气，对探望者报以冷脸，不能容忍别人高兴，在医务环节中挑刺。这些行为是患者的内心世界中与死亡抗争的外在表现，也是一种适应性反应。不要把患者的攻击、脾气看成是针对自己，不能用你的愤怒或回避去反击他。当医护人员开始讨论控制症状而不是治疗复发时，患者会感觉到医护人员对他们不再抱有希望。患者产生绝望，对治疗失去信心，听不进医护人员和家人、朋友的劝说，甚至产生自杀念头，患者表现为易怒，对立情绪，不服从、不遵医嘱等。此时应多给予患者抚慰，运用倾听、安慰、鼓励、保证等方法缓解患者的压力和紧张情绪；鼓励其表达情绪，允许患者发泄愤怒，提供宣泄情绪的条件；将成就感目标从躯体转移到灵魂或精神，帮助其寻求其生存意义，激活生活动机；让患者最亲密的家人陪伴身边，并鼓励患者增加与他人的交往，重新建立社会支持体系。

6.临终

临终阶段的癌症患者多数会经历一个极端痛苦的过程，躯体方面需要忍受疼痛、乏力、食欲不振、血压下降、心慌气短等多种不适，还面临社会、伦理的纷扰，如家人长期照顾的疲惫、过去的恩怨未解、经济困境等，同时因躯体功能的逐渐丧失、社会关系及角色的脱离使临终者失去自我认同和精神上的依靠，引发无意义感和存在的孤独感。濒死之人将会产生如下几种恐惧：对未知的恐惧、对孤独的恐惧、对失去家人和朋友的恐惧、对失去自我身体的恐惧、对失去自我控制的恐惧、对失去同一性的恐惧、对回归的恐惧。患者往往表现为否认、拒绝、愤怒、自责及他责、孤独、绝望、恐惧、担心等负面的情绪反应。躯体的痛苦以及对死亡及未来的未知与困惑带来精神上的极度不安，随着患者身体的衰弱、死亡的临近，患者原有的价值和信仰系统就会受到极大干扰，往往会有"死后，我什么也没有了""我没有做什么伤天害理的事情，为何落得这般地步""死后我会去哪"等对世

界、对自己的种种心灵追问和灵性困扰。这时患者表达出对另一种护理的需求——灵性照顾。

灵性（spirituality）成为继精神分析、行为主义、人本主义、多元文化主义之后的第五势力，但其作为人类最高级的一种心理现象，对其定义是一件非常复杂的问题。我国张宏采用质性研究将中国文化背景下的灵性定义为"每个人先天固有的一种倾向，这种倾向会促使个体试图超越自我有限的存在，并寻求与某种终极的存在（如天、真理、道、爱等）建立关系，这种关系可以给个体带来生命意义感及使命感，影响个体的价值标准及生活方式并成为个体应对压力事件的重要力量及资源。灵性照顾则是指在晚期癌症患者身上发现他临终前的"灵性需求"，并尽力协助他得到满足后获得灵性平安，其内涵即指——"系个人所认定的有意义事物"，当患者自己所确认的"意义"得到彰显或实现，则能达到生死无憾的效果。

（二）肿瘤患者心理痛苦筛查

肿瘤患者和家属在疾病及其治疗的整个过程中会存在各种各样的担忧，因为病耻感大多数人对"心理问题"或者"精神障碍"这样的称谓难以接受，为了寻找一个可以概括的心理社会问题，最终选定"痛苦"（distress）一词。美国国家综合癌症网（the National Comprehensive Cancer Network，NCCN）将心理痛苦定义为：由多重因素引起的一种不愉快的情绪体验。本质上是心理、社会和精神上的变化。这种情感体验能够明显地干扰患者应对癌症、躯体症状以及治疗的能力，并对治疗效果产生负面影响。心理痛苦是一个从诸如脆弱、悲伤、害怕等正常的情绪到引起功能丧失的严重表现如抑郁、焦虑、恐慌、社会孤立感和精神危机等的连续体。心理痛苦与生活质量是相互联系的，出现心理痛苦症状会使患者的生活质量严重下降，因此要全面提高癌症患者的生活质量，必须对出现心理痛苦的患者进行心理社会干预。

如何发现患者的心理痛苦呢？NCCN提出癌症患者第一次就诊时，就应该从临床症状中筛查出他们的心理痛苦，筛查工作要包括痛苦的程度和产生痛苦的原因，为此心理痛苦温度计（Distress Thermometer，DT）被设计且广泛应用。目前该问卷中文版根据我国实际情况修改为40项内容，包括温度计和问题列表。DT指导患者在最符合他近一周所经历的平均痛苦水平上的数字标记，范围为0~10（无痛苦至极度痛苦），问题列表涉及实际问题、交往问题、情绪问题、身体问题、信仰及宗教问题等40个可能引起心理痛苦的原因。中文版信度及效度已经得到验证，4分普遍认为会得到较好的灵敏度和特异度，Wang的研究建议中国淋

巴瘤患者使用该问卷划界分为5更为适宜。我国肿瘤患者临床心理痛苦筛查结果显示，癌症患者心理痛苦检出率为24.2%，其中由情绪引起痛苦的比例为13.5%，引起痛苦的主要因素有担忧、疲乏、睡眠问题、疼痛、经济问题、记忆力/注意力下降、紧张、进食困难、恶心及手脚麻木等。

2007年NCCN将"显著心理痛苦"的标准定为心理痛苦温度计筛查得分为4分或以上。然后根据问题列表中问题所在将患者进行分诊，即不同得分的患者由不同的工作人员来处理。4分以下由肿瘤科人员处理，良好的医患沟通技巧能够指导医务工作者在告知坏消息时较少地引起患者及家属的情绪反应，降低他们对癌症以及可能出现的一系列身体症状的恐惧。4分以上，则需要依据不同情况分别交由肿瘤临床医生（身体问题）、心理专科或精神科医生（情绪问题、交往问题）、社会工作者（实际问题）以及神职人员（宗教信仰问题）来处理。肿瘤科工作人员能处理一般的心理痛苦问题（例如常见的害怕、半信半疑、悲伤、发怒甚至失控），还有一些身体上的症状（睡眠不好、食欲下降、注意力不集中等）。对于住院患者，往往首先是护士发现这些问题。严重的精神障碍患者则需要及时转诊到专业的精神科进行评估和治疗（图18-1-1）。

（三）心理护理技巧

不同心理特征的人在心理变化分期方面存在很大差异，各期持续时间也不尽相同，出现顺序也有所不同，在护理中也因人而异，注意个体化差异。有些患者内心焦虑、绝望，有沉重的心理负担，但并没有明显的外在表现，但实际上这类患者发生自我伤害的危险性更高。其实只要我们细心观察，就会发现一些微小的变化及患者的异常行为，关键是护士要对这些微小异常给予足够的重视，及早采取措施，这样才能防患于未然，避免不幸的发生。

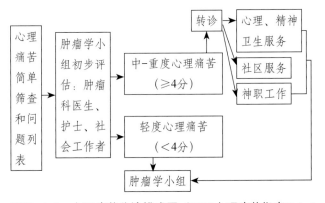

图18-1-1　心理痛苦分诊模式图（NCCN心理痛苦指南DIS-4评估和治疗）

为患者提供心理护理，应建立在以患者为中心的基础上，由患者主导他所需要的服务和希望解决的问题。积极倾听是以患者为中心开展心理护理的最为重要的方法。在处于某种情绪状态下或者当患者谈论心理-社会压力时，尤其推荐使用这种方式。

1.心理护理前准备

（1）态度　以"尊重、温暖、真诚、共情"的态度面对患者，不因为患者的社会地位、财富状态、文化程度、语言表达能力、个性特点、是否容易相处等条件控制心理护理时的心态，应无条件接纳、关注患者，以礼待人、真诚待人，站在患者的角度感受他的感受，思考问题。

（2）环境　尽量选择能保护患者隐私的环境，如单独的办公室，或者将床帏拉起，请家属回避等，应尽可能地减少外界打断，如关闭手机，备好纸巾以备需要。

2.心理护理技巧

（1）最直白的从询问病史开始。通常询问有两种类型：开放式、封闭式。开放式提问常使用"什么""如何""为什么"等词来发问。这种提问没有固定答案，能带来更多的信息，而且提问词不同询问方向也不一样。"什么"的询问帮助获得事实、资料，如"用过什么药？"。"如何"的询问会牵涉某一件事的过程、次序或情绪性的事物，如"怎么计划的？""为什么"的询问引出一些对原因的探讨，如"为什么不按时服药？"等。通过使用开放式提问，为患者提供空间和信息，表明对患者的状况和观点感兴趣，提问可以更开放，更能反映和更能用言语来表达患者的感受。询问时语气要平和、礼貌、真诚，不能给求助者以被审问或被剖析的感觉。详细了解病史，使患者感到治疗者在认真关注他们的痛苦，以消除疑虑，产生信赖。例如遇到抗拒使用吗啡的患者或家属，可以询问"为什么不愿意使用吗啡？""现在的止痛药是怎么用的？"以了解其对止痛药的态度。临床上相当多的患者对"吗啡"敏感、抗拒，宁愿大剂量服用非甾体类和阿片类的合剂，也不愿意常规地服用吗啡。还有的极力控制止疼药物的用量，能不吃就不吃，能少吃则少吃，害怕吃多了以后吃什么都不管用了。了解到患者对止疼药物的误解后，以慢、平缓的语速、语调向患者进行药物宣教，介绍止疼药物的类型、使用原则、毒副作用及依赖，尽量解答其疑惑。疼痛宣教在癌痛治疗中是非常重要的，可以极大程度地缓解患者及家属对止疼药物的顾虑、增强依从性，有效提高疼痛的控制程度，改善患者的生活质量。还有患者以疼为引子，说着说着就哭了，这种哭泣后隐藏的问题可能有害怕疼痛预示着不好的结果；

因为疼痛导致功能丧失，担心不能及时处理手头没有完成的工作，或者安排家里人的生活；因为疼痛感觉生不如死，找不到生存的意义，感到绝望；或者家庭矛盾、经济状况等其他问题。

（2）积极倾听患者口头表达的内容，了解其情绪、事情经过及困扰；观察患者非语言行为所蕴含的涵义，注意其手势、表情、神态、身体动作及声调之抑扬、顿挫、速度、语气、口吃等语音讯息。在与患者进行沟通的过程中保持眼神关注、身体前倾，避免不停看手表，变换姿势，向后倚靠，眼神东张西望，不注视对方等这些不尊重患者、不耐烦的行为。言语上可以用"嗯""是的""然后呢"等做出适当的反应，务必让患者充分表达。研究显示医生第一次打断患者的发言早在谈话开始后10~20秒之间，而其实平均谈话时间是92秒，78%患者会在2分钟内停止自发谈话，而且如果患者坚持合作，他们的评论就会保持简短并且只谈论相关的事情。积极倾听的目的不是去评判患者正确与否，而是在此过程中表达我们对患者处境的理解、满足患者情绪倾诉的需要。倾听的过程中可以做记录，主要提到了哪些问题，家庭关系、工作、病情如何，每个问题提及时的表情、神态及用语，还有描述的所花时间多少，由此发现患者最担心和最在意的问题点。切忌：①急于下结论；②轻视求助者的问题，认为对方是大惊小怪、无事生非，有轻视、不耐烦的态度；③干扰、转移求助者的话题，不时打断求助的叙述而转移话题，使求助者无所适从；④对所叙述的问题，表达的感情作道德或正确性的评判，如"你怎么能有这样的想法呢？""这样做不对"等。

此外，还要注重治疗过程中一些有利的主动因子，从谈话过程中的良好表现、本身的优点、住院期间的进步之处、以往的表现和能力等方面寻找患者本身的积极作用进行表扬或鼓励。当患者对治疗失望、难以耐受副作用或悲观绝望时，可以询问"在之前的治疗过程中也有过这样的感觉吗？"，既往类似的经历、患者是如何扛过来的？很多患者的抗肿瘤治疗过程都是波折的，回顾过去的治疗经过甚至人生困难阶段能帮患者认识治疗的波动性特点，了解治疗情绪的起伏，调动战胜困境的积极性。

（3）指导与建议也是心理护理的重要手段，与求治者一起分析，寻求应付和处理问题的恰当方法。如建议患者：①经常保持镇静和乐观情绪，尽量放松头颈部及肌肉，且以新的条件刺激，如到空气新鲜的环境中散步、打太极拳、洗温水浴等；②应尽量调整环境，培养兴趣，以转移注意力，达到缓解情绪、松弛肌肉、防止疼痛发作的目的；③保持充足睡眠，减轻生活和工作中的压力，心情愉悦，精神放松；④避免

某些精神刺激，因会导致病情反复；⑤力所能及地完成一些小的任务，摆脱纯粹的患者角色。

（四）灵性护理方法

灵性在终末期病患照顾中应该是使用最多的，灵性照顾需求的满足通常都是专注于三方面，即与病患关系的维系、协助寻求意义和维护病患的自我价值感。灵性照顾的出发点是比较人生意义看法上的整体改变，再借由思想改变来改善个体的态度，使其心安。主要方法如下。

1.生命回顾

即系统性的协助病患以一种崭新的观点去回顾其生命中以往的种种伤痛或快乐的过程。自生命回顾中寻找诸种经历的意义，使病患能体会到他/她并未白活一遭，并借由创造与工作、体现价值与爱，以及对所受苦难的另一种诠释，来体验生命的意义。

2.转换生命价值观

协助临终者对生命价值进行理性思考，重新探索自己面对世界的态度，形成新的生命价值观。如果患者能够把握新的生命价值，探询生命、死亡与濒死的意义，就会知道当下该如何"活出意义"，就有可能在短暂而有限的时间内活出以往的人生中从来没有过的新体验，让自己的生命重新燃起希望，充满生机。

3.处理未了事务，完成最后心愿

协助患者妥善处理各种日常事务，达成最后心愿。最后的愿望可能包括希望减轻痛苦；希望回家；希望有创造力、美感、智能及娱乐；希望过一天算一天；希望被看待成有感觉、有思想、有价值、有尊严的人；对亲人的希望；对死亡情境的希望；希望能安排身后事；希望不急救；宗教的希望；器官或遗体捐赠等利他的希望。

4.陪伴与分担，共同面对

灵性照顾是"在"比"做"重要，即全神贯注的"陪"与"听"，但不一定提供任何答案。照顾者全程陪同患者走过悲伤的所有阶段，共同面对死亡的事实，谈论希望与害怕的事物等。让患者知道有人愿意与他为伴，为他分担。

5.重新构建人际关系

协助患者与亲人、朋友乃至整个社会化解过往的恩怨和愤怒，表达爱及接受被爱，建立和谐的关系，勇敢说出"谢谢你""对不起""我原谅你""没关系""再见"。

6.从宗教信仰中获得力量

绝对尊重患者的宗教信仰，正确支持患者加深其宗教信仰，尽可能维持原有的宗教礼仪，如祷告等日常宗教活动；鼓励宗教团体、牧灵人员的探访和支

持，令患者体验到上苍是慈爱的，自己没有被惩罚和抛弃，体验到上苍的存在和力量。

二、肿瘤患者的社会支持

社会支持（social support）是一种个体可利用的外部资源，是建立在社会网络机构上的各种社会关系对个体的主观和（或）客观的影响力，近几十年来，社会支持一直受到国内外心身医学领域的重视。自1974年Caplan提出了相对系统的概念后，不少学者相继阐述了内涵不完全相同的概念；1983年Wallstondeng等认为社会支持是个体通过正式或非正式的途径与他人或群体接触，并获得信息、安慰及保证。在我国，人们更愿意把社会支持理解为来自社会各方面包括家庭、亲属、朋友、同事、伙伴、党团、工会等个人或组织所给予的精神上和物质上的帮助和支援。

（一）社会支持的作用及影响
1.社会支持与健康的关系

社会支持对健康的贡献主要有两种理论来解释：应激缓冲模型和独立作用模型。应激缓冲模型认为，社会支持本身对健康无直接影响，而是通过个体对生活事件的应对能力和顺应能力起到对健康的保护作用。这种保护作用可以从两个方面来看，社会支持效应先于应激所产生负性反应作用于个体，使个体对应激事件产生良性评价；在出现应激事件的负性反应后，社会支持可以帮助患者重新评价，抑制不适应反应，减弱应激引起的神经内分泌反应。独立作用模型认为，社会支持和疾病有直接的联系。社会支持能使个体产生一种行为模式，从而增加或降低疾病的危险性。特别是对于肿瘤患者，社会支持的作用可表现在多个方面。

近年来，确诊为肿瘤的患者逐年增加。恶性肿瘤作为一种危害生命的负性生活事件，对个体会造成心理应激反应，进而产生应激的负性情绪反应，如焦虑、恐惧、抑郁、愤怒等。这些负性情绪反应与其他心理功能和其他行为活动产生相互影响，可使自我意识变狭窄，注意力下降，判断力和社会适应能力下降等。进而更加明显的影响患者的治疗和康复，降低患者的生存质量，并能促进肿瘤的复发、恶化及转移等。研究表明，癌症患者获得的社会支持状况与其心理健康状况有密切的关系。由于严重应激可导致神经内分泌及免疫功能的紊乱，从而导致或加重疾病，而社会支持则能有效降低应激的严重程度，因此获得更多的社会支持，有利于减轻患者的应激反应，对促进康复非常有益（图18-1-2）。

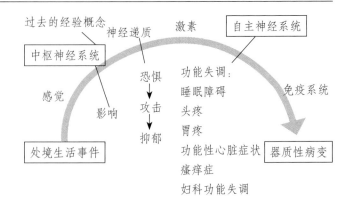

图18-1-2 心身反应弧（1988）

2.社会支持对癌症患者的康复作用

（1）社会支持能增加癌症患者的适应性行为 寻求社会支持可以有效地降低或减轻应激程度，使应激事件更容易忍受。社会支持的3种主要的形式是：①给予信息和指导。当个体遭受应激时，应激刺激和破坏其认知功能，使其难以对应激事件做出恰当的判断。社会支持网络可提供对付应激事件的信息并进行问题解决的具体指导。②给予关怀进而支持。研究表明，当应激事件不可避免时，提供情感上和物质上的帮助可以使应激更容易忍受，这类支持更有助于个体保持尊严。③提供鼓励和保证，告诉当事人他并不孤单，只要努力和自信，生活还可以基本恢复到正常状态。

大多数癌症尚无法根治，所以由此引起的心理问题相当普遍。一般来说，不同癌症阶段有不同的心理反应，其中一些反应是正常的、适应性的，而另一些反应是异常、适应不良的，如确诊前，关心各种与诊断有关的信息，担心患病后可能出现的疼痛、死亡属正常适应性的反应；而因自我暗示出现类癌症状、恐癌症状则属适应不良性反应。社会支持能增加患者的适应性行为。

（2）社会支持能促使癌症患者使用积极的应对策略 应对策略的使用与癌症康复有关，一些应对策略如悲观、失助、屈服是消极的应对策略，而另一些应对策略如乐观、解决问题是积极的应对策略。社会支持能促使患者使用更多的积极应对策略，克服消极应对策略的使用。

（3）社会支持能提高癌症患者的免疫力 癌症的发生、发展与机体免疫监视、免疫防御等免疫功能有关。生物反应调节剂是一种调动机体内在的防御功能、重建或提高机体免疫功能，清除癌症的一种生物学治疗手段。事实上，许多研究已证实，社会支持也提高机体免疫力。

Levy（1990）研究乳腺癌患者接受社会支持程度与预后关系时发现有五项因素显著影响NK细胞的活动水平，其中与支持有关的三项分别为得到配偶或知己的高质量的情感支持、得到医生的鼓励支持和积极寻求社会支持以适应疾病。

（4）社会支持能减轻癌症患者的心身症状 研究表明，癌症患者的心身症状与家庭外源性支持呈负相关，家庭外源性支持越多，患者的心身症状严重程度越低；相反，患者越缺乏家庭外源性支持心身症状越严重。也有研究提示，癌症患者获得的社会支持状况与其心理健康状况有密切的关系，社会支持能有效降低应激反应的严重程度。

当癌症患者面对突如其来的诊断时，多数都会表现出强烈的焦虑或抑郁，进而自信心下降，出现自我认同障碍。在常规治疗同时辅以合适的心理支持，可以提高患者的依从性。肿瘤患者所产生的心理障碍是由器质性疾病引起的，不同于精神科患者的心理障碍，社会支持系统作为一种心理干预方式能为肿瘤患者提供情感、信息等方面的支持，能够帮助其更好地适应残酷的现实，树立信心，改善生活质量。

（5）社会支持是促进希望的一个主要因素 希望对于每位患者，尤其是癌症患者来说，是一种内在主宰生活的力量。希望是癌症治疗过程中的一个重要部分，它可促使患者克服困难，减轻痛苦，缓解应激状态，是癌症患者应对疾病的重要策略。Robert认为，影响希望的因素有二：一是影响患者内部源泉的因素，如疾病及对压力的应对能力；二是患者所感知的外部支持，即社会支持。对癌症患者来说，癌症严重威胁着维持患者希望的内部源泉，而来源于外部的社会支持却补偿了这一点。

希望取决于一个人所具有的经验和精力，也取决于周围环境给他提供的可能性。社会支持作为周围环境中的一部分，对人特别是癌症患者起着至关重要的作用。

研究表明，癌症患者获得的社会支持越多，其希望水平越高。这是因为社会支持通过缓冲压力的影响来调整心理康复与压力之间的关系，当患者感觉到对自己有意义的人的帮助和支持有利于希望的维持。从而能够降低的焦虑、紧张及沮丧的心理，提高他们的生活满意程度，进而促进他们的自我控制能力，提高其希望水平。也有研究表明，一个心存希望的人会主动寻求社会支持，也会乐于给他人提供帮助，而能够帮助他人，又促进了患者本身的心理健康，提高了希望。有研究者认为，社会支持整体状态与癌症生存率增加有关。

（二）社会支持的评定角度

不同的个体需要的社会支持不同，同一个体在不同情况下需要的社会支持也会发生变化。不同的患者有着不同的社会支持需要，同一患者在不同的疾病发展阶段社会支持需要也不尽相同。了解患者具体的社会支持需要，可以使护理工作者更有针对性地提供社会支持。通常可根据不同的研究目的和工作实际，从不同角度考虑和评定患者的社会支持水平，其中最常见的有3种评定方法：社会支持的类型，社会支持的来源，社会支持的数量和利用度。

1.以社会支持的类型进行评定

从性质上可分两类：一类是客观的、可见的或实际的支持，包括物质上的直接援助和团体关系及家庭婚姻等；另一类是主观的、体验到的或情感上的支持，指个体在社会被支持、理解、尊重的情感体验和满意度，与个体的主观感受密切相关。也可从其包含的内容进行分型：情感支持、实体性支持、证实某种感觉的支持、被他人接纳的支持、被他人赞赏的支持。Wilcox（1982）将社会支持分为情绪支持、归属支持和实质支持。

2.以社会支持的来源进行评定

社会支持来源的评定也是社会支持评定的重要方法，其中包括亲属方面，如配偶、父母、同胞兄弟姐妹等；社会方面，如朋友、邻居、同事等；还有医务人员等。

3.以社会支持的数量与利用度进行评定

社会支持的数量是指个体从他人或群体中获得社会支持的多少。一般可用社会活动水平或社会接触水平来客观评定，以检测个体社会孤独或社会交往过度。社会支持利用度是指调动社会网络，利用他人支持和帮助的程度。肖水源（1987）将社会支持分为主观支持、客观支持和个人利用度。正确的评定、了解患者需要的社会支持类型，能使护理工作者有目的地或调动他人向患者提供所需要的社会支持类型。

（三）社会支持的评定工具

社会支持量表（Social Support Inventory，SSI）用以评定患者社会支持类型状况。此类量表国外有不少，但目前还未见有已修订的中国版本。

社会支持量表（Perceived Social Support Scale，PSSS），该量表从社会支持的不同来源对个体的家庭支持、朋友支持、其他人支持进行评定。此量表自1996年起在国内进行使用，目前在临床上应用得较多，但在我国经主要成分分析，一般只能将社会支持的来源归为家庭内支持和家庭外支持。

肖水源（1987）社会支持评定量表，评定个体社会支持状况。该量表在国内心身医学领域应用较为广泛。

（四）社会支持在肿瘤护理中的应用

癌症的诊断使几乎所有的患者产生适应困难，

这时他们非常需要来自多方面的社会支持。如果不能有效地提供这种技术，对疾病的治疗、康复则十分不利。护理工作者有责任做好这一方面的工作，掌握为患者提供社会支持的有效途径，调动有效的社会支持来源，尽可能地让患者获得家属、朋友、同事的帮助和支持，鼓励他们进行交流，克服悲观的情绪，树立战胜疾病的信心和勇气，这对疾病的康复大有益处。如何根据患者的疾病病程、疾病种类等身体状况，根据患者的个性、患者的需要等特点，给予合适的社会支持，可以通过以下几个途径。

1.掌握有关社会支持及其与心身健康关系的知识

掌握有关社会支持及其与心身健康关系的知识是护理工作者提供支持的前提。护理工作者不仅要了解社会支持对健康积极作用的一面，还要了解患者在不同的疾病阶段社会支持的变化等。比如，Broadhead等于1991年提出，在疾病的不同阶段要提供不同的社会支持，如癌症患者在诊断时，更需要有关疾病预后、治疗等的信息支持；住院期间更需要实体性的支持；晚期、临终阶段更需要情感的支持。

2.掌握对社会支持进行评价的手段

护士与患者接触最多、最密切，护士能最直接、准确地了解患者心理发生的变化。一般来说，护士可以通过观察、访谈，了解到患者社会支持的水平及其变化。有时还需要使用专门的测评工具，以更精确地对患者的社会支持进行定量。社会支持问卷使用方法较易掌握、使用也非常方便。

3.使用支持-表达式心理治疗

护理工作者本身就是患者的一种十分重要的社会来源，护理工作中可使用支持-表达式治疗（supportive-expressive therapy），如劝导、启发、鼓励、支持、解释、积极暗示、提供保证等，并注重鼓励患者表达消极的情绪。肿瘤患者多伴有述情障碍，引导他们发泄消极情绪，有利于心身康复。

4.加强患者间的相互支持，增加患者战胜疾病的信心

同一病房的患者有的对人生、疾病等具有积极的态度，有的则不一定。护理工作者可以在病房创建一种积极的气氛，使每一位患者受到正性的影响。同时，护士应有意识地对出院患者进行追踪，获得有关康复患者或康复较好的患者的资料，以便随时在临床工作中发挥他们的作用，给予患者榜样示范。这种榜样示范可以是护士间接提供；在可能的情况下可邀请他们直接地为患者介绍康复经验，现身说法。

5.注意利用不同的人提供不同类型的社会支持

不同的人即使是提供同一类支持，患者可能以完全不一样的方式接受，如当医生让他们做一些有益于他们的事，譬如做一些家务或参加一定量的工作，并给予保证，他们会感到很放心，并尽可能努力地去做；而当配偶提供同样的保证并要求患者努力去做很可能使患者不满。所以向患者提供信息、提出要求，要注意社会支持提供的来源。

6.根据患者的个性特点协同其家属控制患者社会支持量

不同个性特点的患者社会需要量不同，那些外向、平日社会交往频繁的个体社会支持需要量较大；相反，那些内向的人，平常喜欢静坐独处的人社会支持需要量较少。护士应根据患者的这些特点协同家属相对地控制探视人员的多少，以免患者因此产生新的应激。

7.根据疾病不同的发展阶段协同患者家属及其探视人员协调向患者提供社会支持

不同疾病阶段、不同身体状况影响患者的社会支持需要。护士根据患者的需要，有的放矢地协调好社会支持的提供是非常必要的。癌症患者在疾病诊断初期甚至治疗期往往不愿意别人知道，不希望太多的人来探视；而在疾病晚期或弥留之际，他们又希望见到许多想见的人，但此时他们应对探视者的精力已有限，甚至已没有应付的精力。所以护士应与家属共同协调向患者提供社会支持的类型和数量。如在患者心身状况较好或住院初期，可让关系较好的同事探视，让他们提供有关积极的工作方面的信息，如告知领导对他的关心等。此时应以提供信息为主，同时给予精神安慰。又如在病危或弥留之际，应控制探视者提供消极信息或实物支持，而以情感支持为主，情感支持除了给予安慰的言语外，可给予一些肌肤安慰，如抚摩患者的手，有时安静地在患者床前坐一会，对患者来讲也是莫大的安慰。

总而言之，社会支持的提供一定要因人、因病，具有一定的针对性，只有这样才能发挥好社会支持在肿瘤护理中的作用。

（管冰清　李艳）

第二节 营养支持

近年来，恶性肿瘤发病有不断增加的趋势，目前已成为人类死亡的第二大原因。虽然目前手术、化疗、放疗及生物治疗已取得了很大进步，但肿瘤治疗的效果仍未能达到令人满意的程度。临床上肿瘤患者中营养不良的发生率较高，部分患者常有恶病质征象，表现为厌食、进行性体重下降、贫血、低蛋白血症等，这种状态将直接影响整个治疗过程，不利于原发病的治疗，大大降低了患者的生活质量，甚至影响预后。因此合理、有效地提供营养支持，对大部分营养不良的肿瘤患者是有积极意义的，这已成为共识。

一、概述

研究表明，恶性肿瘤患者营养不良的发生率高达40%~80%，在诊断时约有一半的肿瘤患者已有体重下降，其中以食管癌、肺癌、胃癌及胰腺癌等肿瘤患者的营养不良发生率最高。早在20世纪30年代就有研究报道，有20%以上的肿瘤患者直接死亡原因是营养不良。另外，研究发现，体重下降的化疗患者与体重没有下降的化疗患者相比，前者的生存时间明显缩短。由此可见，营养不良直接影响肿瘤患者的预后及生活质量。因此在肿瘤患者的治疗过程中，重视营养支持，改善营养状况是非常必要的。

很多肿瘤患者是在饥饿及营养不良的情况下，反复多次地进行化疗、放疗或手术治疗。由于营养不良，血浆蛋白水平降低，机体对化疗药物的吸收、分布、代谢及排泄均产生障碍，明显影响化疗药物的药动学，导致化疗药物的毒性作用增加，机体耐受性下降，抗肿瘤治疗效果也明显受到影响。营养不良也同样使放疗患者的耐受性下降，而且由于营养物质的缺乏，导致免疫功能下降，感染发生率增加。因此，不难发现，营养不良的肿瘤患者在各种治疗中，并发症及病死率均有显著升高。同时由于营养不良导致消瘦、体弱等，严重地影响患者的体力，导致生活质量下降。

（一）肿瘤患者营养不良的原因

肿瘤患者出现营养不良及恶病质的原因和机制颇为复杂，有肿瘤本身的原因，也有肿瘤治疗的影响。恶病质常见于各种恶性肿瘤患者，其中最易发生恶病质的是胃癌和胰腺癌的患者。恶病质大多发生在肿瘤进展期，但也可见于肿瘤早期。许多研究发现，恶病质与肿瘤负荷、疾病进程、细胞类型之间无恒定关系。事实上，恶病质发生机制很复杂，没有一个单一理论可满意地解释恶病质状态，有许多因素可能同时或相继作用从而产生恶病质。目前认为，肿瘤恶病质主要与宿主厌食、营养物质代谢异常、细胞因子的作用、肿瘤治疗影响等有关。

1.厌食

厌食是一种复杂的进食障碍，是引起肿瘤患者营养不良的主要因素之一。食欲缺乏是恶性肿瘤患者的常见症状，同时还常伴有饱感、味觉改变、恶心、呕吐等。厌食的原因很多，主要是大脑进食调节中枢功能障碍所致。正常情况下，进食取决于下丘脑进食中枢与饱食中枢之间的平衡。动物实验发现，在肿瘤生长过程中，中枢和外周因素参与厌食的发生。血糖、脂肪酸、乳酸、外界温度、渗透压、血浆氨基酸浓度等变化均被认为是影响进食行为的外周因素，其中血浆氨基酸浓度变化对饮食的影响尤其引起人们的注意。目前认为，有两大类神经介质系统，即儿茶酚胺和色氨酸系统在进食行为中起重要作用，尤其是后者。动物实验表明，大脑5-羟色胺浓度与厌食有关。肿瘤生长增加了血浆色氨酸浓度，大脑中色氨酸浓度的增加可导致下丘脑5-羟色胺合成增加，此与厌食明显相关。与肿瘤代谢异常有关的激素包括促胃液素、血管活性肠肽、血清素、胰高血糖素、胰岛素、血管升压素（抗利尿激素）、甲状旁腺素及其类似物、生长激素、生长抑素等。动物实验发现一种称为瘦素的肽类物质，其可与神经肽Y受体结合，抑制该受体活性并产生饱腻感。然而近年来的研究未能证实恶病质患者存在瘦素分泌明显失调。Ghrelin是一种主要由胃合成的酰基化肽，可通过影响下丘脑调节摄食区域对摄食产生强大刺激。癌症患者血浆ghrelin浓度升高可使其食物摄入受抑制，这可能与下丘脑"感受"核功能紊乱有关。此外，还有其他一些激素也参与了对摄食的影响，包括糖皮质激素等。

此外，引起厌食的因素还有以下几种。①肿瘤本身局部作用是导致进食减少的另一因素，尤其消化道肿瘤，如口腔、咽、食管肿瘤患者由于吞咽困难、进食障碍使摄入减少。胃肿瘤造成梗阻，患者出现腹胀、恶心、呕吐等，导致进食减少和厌食。②由于对甜、酸、咸味的阈值下降，以及某些微量元素（如锌）的缺乏，肿瘤患者往往有味觉异常。③对乳酸的清除率下降，特别是肝功能障碍的患者，由于不能清除无氧糖酵解而产生的乳酸，更易产生厌食和恶心。④肿瘤细胞释放的恶病质素可作用于下丘脑的喂养中枢而导致厌食。⑤化疗药物既可作用于中枢的化学受体激发区，又可局部作用于胃肠道，导致恶心、呕吐和厌食。此外，心理因素、压抑、焦虑等也可影响食欲及进食。

2.营养物质代谢改变

肿瘤患者营养不良的另一重要原因是营养物质代谢异常。机体能量消耗改变，碳水化合物代谢异常，蛋白质转变率增加，骨骼肌及内脏蛋白消耗，血浆氨基酸谱异常，脂肪动员增加，机体体脂储存下降，水、电解质失衡等，均是恶性肿瘤患者营养物质代谢的特征，也是导致营养不良和恶病质的主要原因。

（1）机体能量消耗改变　导致肿瘤患者恶病质的一个常见原因是机体代谢率改变。肿瘤患者能量消耗增加和能量利用无效是营养不良发生的重要原因之一。肿瘤患者能量消耗增加有两个原因：一是肿瘤本身在细胞迅速分裂、肿瘤生长的过程中需要大量的能量；二是肿瘤生长过程中产生一些物质影响宿主的代谢，使能量消耗增加。

近年来，随着能量消耗测定技术的进步，一些多中心、大样本的临床研究发现，恶性肿瘤患者并非均处于高代谢状态，即使是进展期广泛转移的患者，其能量消耗也可处于正常范围。影响肿瘤患者能量消耗的主要因素是荷瘤时间、疾病的早晚，而与肿瘤的类型和部位无明显相关。一般说来，荷瘤时间长、晚期恶性肿瘤患者往往处于高代谢状况，其营养不良的发生率也较高。

（2）碳水化合物代谢异常　肿瘤患者碳水化合物代谢异常主要表现在葡萄糖转化增加和外周组织利用葡萄糖障碍。由乳酸生成葡萄糖及糖异生作用增加是肿瘤患者葡萄糖转化增加的主要特征，此过程需消耗大量能量，从而增加患者的基础能量消耗，导致恶病质产生。与宿主细胞不同，肿瘤组织的葡萄糖利用率增高。事实上，葡萄糖是合适的能源物质，肿瘤组织主要是通过糖酵解通路，从而产生大量乳酸到肝脏再转化为葡萄糖，这样进一步增加了宿主的能量消耗。有研究发现，三羧酸循环增加与患者体重丧失之间存在明显关系。此外，恶病质患者中丙氨酸、甘油转化为葡萄糖增加，恶病质患者的肝脏葡萄糖产生较对照组增加40%，而饥饿时肝脏葡萄糖产生减少。

（3）蛋白质代谢变化　肿瘤患者蛋白质代谢异常，表现为蛋白质合成和分解增加，蛋白质转变率增加，血浆氨基酸谱异常，机体呈现负氮平衡。骨骼肌蛋白消耗增加是恶性肿瘤患者蛋白质代谢的特征之

一，也是导致恶病质的主要原因之一。

肿瘤患者内源性氮的丢失首先表现在骨骼肌部分，因为肌肉占总体氮的45%和总体钾的85%，有一定的"缓冲"能力。其后才是内脏蛋白，如循环蛋白质的耗竭。随着疾病的进展，总体蛋白质更新率增加，肌肉蛋白质合成和分解率亦增加，但分解率的增加更为明显。

（4）脂肪代谢变化　脂肪消耗是恶病质的主要特征之一，并且可发生在肿瘤早期。肿瘤患者存在脂肪代谢障碍，表现为内源性脂肪水解增高，外源性甘油三酯水解低于正常，有恶病质的肿瘤患者其甘油和脂肪酸的转化率增加。有研究发现，恶性肿瘤患者血浆游离脂肪酸浓度增加，这与内源性脂肪水解增强、氧化率增加有关。脂肪是个高热量价值物质，是宿主代谢过程中主要供能物质。此外，有些多不饱和脂肪酸如亚油酸和花生四烯酸是肿瘤生长所必需的，所以恶病质时脂类的利用对宿主和肿瘤均有益处。有临床研究发现，肿瘤患者在体重丧失前就已经存在游离脂肪酸活动增加现象，这与某些细胞因子和肿瘤代谢因子的作用有关。

（5）水电解质变化　浸润性肿瘤患者常发生水和电解质代谢失衡，如低钠血症、低蛋白血症及高钙血症等。高钙血症可能是肿瘤患者最常见的内分泌方面的并发症，过度骨吸收是高钙血症的重要原因，晚期肿瘤患者约10%可发生此并发症，肺癌、乳腺癌、多发性骨髓瘤并发此症者多见。病情轻者症状不明显，仅在血液生化学检测时发现，病情严重者可有厌食、恶心、呕吐、便秘、腹胀、口渴、多尿、心律失常，甚至嗜睡、昏迷，也可有抑郁与其他精神症状。此时如不采取有效药物治疗可导致患者死亡，应使用降钙素进行皮下注射或肌内注射，肾上腺皮质激素与二磷酸盐亦有效。

3.细胞因子作用

厌食、体重下降、组织消耗、体力状况下降，最终死亡，这是癌性恶病质的特点。癌性恶病质是一类严重的蛋白质-能量型营养不良，不仅导致明显消瘦，也可导致内脏和躯体蛋白消耗，从而损害机体组织结构和功能，损害酶的生成和免疫功能，增加宿主的易感性。晚期消化道肿瘤患者约80%有恶病质，肺癌患者约有60%的发生率。恶病质在老年及儿童患者中更为常见且随着病情的发展更为突出。近年来，许多研究提示内源性细胞因子在肿瘤厌食、恶病质中起着十分重要的作用。有资料证明，TNF-α、IL-1、IL-6、IFN-γ和白细胞抑制因子（LIF）在肿瘤恶病质中起重要作用。除上述细胞因子外，有些研究还发现肿瘤产生的某些代谢因子可直接作用于骨骼肌和脂肪组织等靶器官，导致机体代谢异常。

4.肿瘤治疗的影响

对肿瘤患者采用手术、化疗、放疗或生物治疗等多种综合治疗方法，可收到较好疗效，但每一种疗法都会不同程度对患者的饮食和营养产生不利影响。手术治疗的术前准备，如术前禁食、术后较长一段时间内无法正常进食均可影响营养物质的摄入。手术创伤造成患者的应激反应，加重患者已存在的氮丢失和机体组织消耗。手术切除肿瘤部位的脏器造成一系列功能障碍，也直接影响营养素的摄入和吸收。如口咽部肿瘤根治性切除术致咀嚼、吞咽障碍，进行鼻饲会引起患者不适；食管切除吻合术切断迷走神经引起胃潴留、胃酸减少、腹泻或脂肪泻；胃切除致倾倒综合征、吸收紊乱以及胃酸和内因子缺乏；全胃切除的患者逐渐发生维生素A、维生素B$_{12}$及维生素D缺乏，空肠切除致营养素吸收障碍，回肠切除致维生素B$_{12}$、胆盐、水、电解质等吸收障碍和腹泻等。

化疗可在很大程度上改变机体的营养状态。这种影响可以是直接的（通过干扰机体细胞代谢、DNA合成和细胞复制），也可以是间接的（通过产生恶心、呕吐、味觉改变及习惯性厌食）。许多抗肿瘤药物可刺激化学感受器的触发区，导致患者恶心和呕吐；消化道黏膜细胞增殖更新快，对化疗极敏感，易发生炎症、溃疡及吸收能力下降，这些结果均可导致营养物质的摄取及吸收减少。由于化疗可使患者免疫损伤进一步加剧，营养消耗进一步恶化，营养不良的肿瘤患者常不能耐受化疗。

放疗可通过作用于胃肠道而影响患者的营养状态。放疗损伤的严重程度与放射剂量及组织被照射量有关。骨髓是另一个增殖更新快的器官，化疗和放疗对其的不良反应表现为贫血、白细胞和血小板减少，导致患者的免疫功能损害及对感染的易感性增加。有营养不良的肿瘤患者对放疗、化疗药物的降解和排泄功能常有障碍，更易发生伤口愈合不良、感染率增加、术后肠功能恢复延迟及住院时间延长等不良结果。

（二）营养支持的目的

营养支持的目的是提供机体适当的营养物，维持机体的组成以及生理和免疫功能，帮助患者安全度过治疗阶段，减少或避免由于治疗引起的不良反应，维持良好的生活质量。因此对多数需手术治疗而又伴有营养不良的肿瘤患者而言，围术期营养支持显得尤为必要。而对于接受化疗和放疗并伴营养不良或不能正常摄食的肿瘤患者，营养支持同样必要。对肿瘤患者而言，荷瘤状态与去瘤状态下的营养支持效果截然不同。评价营养支持是否有效主要涉及宿主营养状况、生活质量的改善和对预后的影响。

近年来，免疫营养治疗的概念正逐渐受到人们的重视，所谓免疫营养治疗就是通过使用一些特异性免疫营养物质改善肿瘤患者的营养，同时改善机体的免疫机制，调节机体炎性反应。目前研究及应用较多的免疫营养物质有精氨酸、谷氨酰胺、核苷酸及ω-3脂肪酸等。已有不少研究表明，免疫营养治疗应用于肿瘤患者，既达到了改善营养、免疫及生活质量的目的，又延长了其生存期。

（三）营养支持的原则

1.营养状况良好或轻度营养不良患者对抗肿瘤治疗（手术、放疗、化疗）有良好的耐受力，这部分患者能正常进食，无需特殊营养支持。

2.中、重度营养不良患者对各种抗肿瘤治疗的耐受力明显下降，应及时、合理、有效地进行营养支持。

3.手术或放、化疗导致胃肠功能障碍和严重的毒性反应（腹泻、呕吐等），超过7天者考虑给予营养支持。

4.对摄入不足的饥饿及存在慢性梗阻的恶性肿瘤患者来说，胃肠外营养意味着根本的生命支持。

5.肿瘤生长迅速且对放化疗无反应的营养不良患者可能无法从营养支持中获益。

6.晚期肿瘤患者全身状况较差，营养支持作用不明显，但是从伦理角度来说，却能给患者及家属以安慰。

（四）营养支持的途径

肿瘤患者的营养支持途径与其他疾病一样，应按患者的具体情况而定。只要患者胃肠道功能完整或具有部分胃肠道功能，能源物质供给的最佳途径是胃肠道。肠内营养比较符合生理状态，能维持肠道结构和功能的完整、费用低、使用和监护简便、并发症较少、摄入相同热量和氮量情况下节氮作用更明显，因此在临床营养支持中占有越来越重要的地位。

若存在消化道高位梗阻，如胃癌伴幽门梗阻、高位或高排量肠瘘、消化道严重出血、广泛黏膜炎症、严重肠功能紊乱、治疗限制不能利用胃肠道或患者不能耐受经肠营养时，则选择肠外营养支持。

当肿瘤患者摄食量不足难以满足需要时，只要患者胃肠道功能基本正常并且能耐受肠内营养制剂，就应选择肠内营养。首先在有可能时鼓励患者口服，口服不足或不能时用管饲补充肠内营养液。

值得注意的是，没有一种途径适合所有患者。某个患者在整个治疗过程中其营养支持途径也不是一成不变的，应视患者具体情况采用最适合的途径。

二、肿瘤患者营养状况的评定

营养状况的评定具有非常重要的临床意义。常用的营养状况评定以实际体重与理想体重比为主要指标，辅助指标有身体质量指数（体质指数）、肱三头肌皮褶厚度、上臂肌围、血清白蛋白、转铁蛋白、血清前白蛋白、淋巴细胞计数、肌酐/身高指数、预后营养指数等（表18-2-1）。

（一）体重（Body Weight，BW）

体重是营养评价中最简单、直接而又可靠的指标，它通常反映能量及细胞蛋白质丢失的情况。短期的体重变化可反映体液的变化，长期体重变化可由机体组织增长造成。3个月内，体重减轻<5%时说明轻度体重减轻，体重减轻>10%时为重度体重减轻。此外，体重还是计算代谢率、营养素需要量及药物剂量的重要参数。体重的测量方法：清晨，空腹，排空大小便，着短裤，女性可着背心，读数精确到0.1kg。

1.成人理想体重

我国常用Broca改良公式：理想体重（kg）=身高（cm）-105。

2.2岁以上儿童的理想体重（kg）=年龄×2+8。

3.常用指标的测量公式

IBW=实际体重/理想体重×100%。

4.评价标准

IBW在90%~110%为体重正常，<80%为消瘦，80%~90%为偏轻，110%~120%为超重，>120%为肥胖。

（二）体质指数（Body Mass Index，BMI）

1.计算公式

BMI=住院或就诊时的体重（kg）/身高^2（m^2）。

2.评价标准

18岁以上中国成人BMI标准，即BMI等于18.5~23.9时为正常，<18.5则为消瘦。

（三）上臂中围（Midarm Circumference，MAC）和肱三头肌皮褶厚度（Triceps Skin-fold Thickness，TSF）

上臂中围，即肩峰和尺骨鹰嘴（肘部骨性突起）中点处的臂围，上臂中围较易测量，且误差较小。当无法测量体重时，可测量上臂中围替代。它主要测量肌肉、骨骼、体液及脂肪等组织的体积。肱三头肌皮褶厚度测量方法：受试者自然站立，被测部位充分裸露。找到肩峰、尺骨鹰嘴部位，并用油笔标记出右臂后面从肩峰到尺骨鹰嘴连线中点处。用左手拇指和示、中指将被测部位皮肤和皮下组织夹提起来。在该皮褶提起点的下方用皮褶计测量其厚度，把右拇指松开皮褶计卡钳钳柄，使钳尖部充分夹住皮褶，在皮褶计指针快速回落后立即读数。要连续测3次，记录以毫米（mm）为单位，精确到0.1mm。MAC与TSF联合测量还可以进一步分析机体中肌肉和脂肪比例。但TSF的测量方法若不标准可能会造成20%的误差，需要测量者具备一定的技巧。

（四）上臂肌围（Arm Muscle Circumference，AMC）

1.上臂肌围

上臂肌围（cm）=上臂中围（cm）-3.14×三头肌皮皱厚度（mm）。参考值：男25.3cm，女23.2cm。

2.评价标准

测量值大于参考值的90%为营养正常，80%~90%为轻度肌蛋白消耗，60%~80%为中度肌蛋白消耗，<60%为严重肌蛋白消耗。

（五）血清白蛋白（Serum Albumin，ALB）

持续的低蛋白血症被认为是判断营养不良的可靠指标。该指标与外科手术后患者并发症及死亡率相关，还可反映疾病的严重程度。

（六）转铁蛋白（Transferrin，TF）

转铁蛋白在慢性肝疾病及营养不良时下降，因此可作为营养状态的一项指标。

（七）血清前白蛋白（Pre-albumin，PA）

在体内的浓度主要受分布和稀释的影响，判断蛋白质急性改变时较白蛋白更为敏感，是反映近期膳食摄入结果更为敏感的指标。

（八）淋巴细胞总数（Total Lymphocyte Count，TLC）

淋巴细胞计数是一种评定免疫功能的简易方法，

表18-2-1 肿瘤患者营养状况的常用标准评价指标

分类	IBW（%）	BMI	ALB（g/L）	TFN（g/L）	PA（mg/L）	TLC（×10^9/L）
正常值	>90	>18.5	35~55	2.2~4.0	250~400	>2.0
轻度	80~90	17~18.5	30~34	1.5~2.1	200~249	1.2~2.0
中度	70~79	16~16.9	20~29	1.0~1.4	150~199	0.8~1.1
重度	<69	<16	<20	<1.0	<150	<0.8

Chandra通过实验证明细胞免疫与营养状况有关。T淋巴细胞在外周血中的数目和比例在营养不良时也会下降，营养状况好转时数目会逐渐回升。机体营养不良时，白细胞、抗体的产生、补体水平等指标都会受到影响。

（九）肌酐/身高指数（Creatinine Height Index，CHI）

CHI是观察肌蛋白消耗的指标。

1.测定方法

先测受试者24小时尿中肌酐排出量，再根据与身高相应的理想体重及肌酐系数（男23mg/kg，女18mg/kg理想体重）计算理想排泄量。CHI=被测者24小时尿中肌酐排出量（mg）/相同性别身高健康人24小时尿中肌酐排出量（mg）×100%。

2.评价标准

CHI在90%～110%为正常，80%～90%为轻度营养不良，60%～80%为中度营养不良，低于60%为重度营养不良。该指标易受肾功能影响，当肾功能不全时，尿中肌酐的排泄量降低。进行测定时，24小时尿收集要准确。此外，CHI可能受饮食因素的影响，尿肌酐每天排泄量可能有波动。

（十）氮平衡

氮平衡是评价机体蛋白质情况最可靠与最常用的指标。通过测定摄入食物的含氮量（摄入量）和尿与粪便中的氮含量（排除氮）的方法来了解蛋白质的摄入量与分解量的对比关系。在一般膳食摄入的情况下，大部分氮的排除是通过尿氮，占排氮总量的80%，但在营养不良和疾病状态下这个比例会改变，是重症患者机体蛋白质代谢的一个有意义指标，而且测定方法简单。饥饿状态下蛋白质代谢率降低表现为血清尿素氮含量变低。

（十一）预后营养指数（Prognostic Nutritional Index，PNI）

1.计算公式

PNI（%）=158－16.6×（ALB）－0.78×（TSF）－0.20×（TFN）－5.8×（DHST）。公式中DHST为迟发型皮肤超敏试验。（硬结直径>5mm者，DHST=2；硬结直径<5mm者，DHST=1；无反应者，DHST=0）

2.评价标准

PNI<30%表示术后并发症的发生和死亡概率均较低，预后危险性小；在30%～40%之间表示存在轻度手术危险性；在40%～50%之间表示存在中度手术危险性；若>50%则表示并发症发生和死亡的概率显著升高，预后危险性大。

三、肿瘤患者的家庭膳食

肿瘤是目前对我国居民健康威胁最大的疾病之一。50%～60%肿瘤病因与膳食营养因素有关，膳食结构不合理以及脂肪摄入过高、微量元素不足、食品污染等使人群肿瘤发生的危险性增高。肿瘤患者营养不良发生率高，严重影响他们的生活质量和临床预后。大约有50%以上的恶性肿瘤患者存在着营养不良的问题，约15%的患者在疾病被确诊以后，体重在6个月内下降10%以上，特别是头颈部肿瘤和消化系统肿瘤患者最为常见。营养不良可导致放疗和化疗不良反应的发生率、术后的死亡率升高，患者住院天数延长，对患者的生活质量产生严重的不良影响，缩短了患者的生存时间。有资料报道，20%的恶性肿瘤患者死于营养不良，并不是肿瘤本身。因此，依据科学的营养信息指导肿瘤患者如何正确饮食、合理营养非常必要。

（一）基本膳食

1.普食

所谓普食，就是和健康人平时饮食内容基本相同的膳食。它必须营养充足，各种营养成分都能满足肿瘤患者的需求，能使患者达到营养平衡，同时其色、香、味、形需多样化，美味可口。还要考虑患者的特点，尽量避免不易消化、有刺激性和容易胀气的、过分油腻的食物，如干豆类及过于辛辣和气味过于浓烈的调味品等。

（1）适用范围　消化道功能正常、体温无异常患者及疾病恢复期的患者。在治疗上无特殊膳食要求、不需要任何膳食限制、无咀嚼功能障碍的肿瘤患者。

（2）配膳原则

1）品种多样化：运用科学的烹饪方法，做到色、香、味、形俱全，以增进食欲并促进消化。

2）保证摄入：每餐食物必须保持适当体积，以满足饱腹感。

3）合理分配：早餐25%～30%，午餐40%，晚餐30%～35%。

4）能量与营养素供能量

A.能量：根据基础能量消耗（Basal Energy Expenditure，BEE）、食物特殊动力作用（Specific Dynamic Action，SDA）、体力活动与肿瘤应激状态下的疾病消耗等计算每日所需能量，为2200～2600kcal/d（1kcal=4185.85J）。

B.蛋白质：供给量70～90g/d，占总能量的12%～14%，其中动物蛋白应达到蛋白质总量的30%，优质蛋白应占蛋白质总量的40%以上。

C.脂肪：占总能量的20%～25%，不超过30%，全天脂肪总量宜在60~70g，包括主、副食中含有的脂肪，以及20g左右的烹调用油。

D.碳水化合物：占总能量的60%~65%，每日供给量为350~450g，包括米、面等粮食类。

E.维生素：每天供给维生素A最好保持在750μg维生素当量左右，其中1/3最好来源于动物食品。不宜全部由植物性食物供给，因为植物性食物中，胡萝卜素利用率为50%。每天供给维生素B$_1$ 1.2~1.5mg、维生素B$_2$ 1.2~1.5mg、烟酸12~15mg、维生素C 60mg、维生素D 5μg。维生素的食物来源见表18-2-2。

（3）食物选择

1）可用食物：各种食物均可食用，与正常人饮食基本相同。

2）忌用食物：刺激性食物及有强烈辛辣刺激的调味品，如辣椒、大葱、芥末、胡椒、咖喱等不宜使用；不宜消化的食物、过分坚硬的食物以及易产气的食物，如油炸食物、动物油脂、干豆类等应尽量少用。

2.软食

软食是一种质软、容易咀嚼和吞咽、比普食易消化的膳食。软食也应首先满足患者的营养需要，使患者达到营养平衡。软食烹调加工要适当，使之清淡易消化。要求低膳食纤维，食物须切碎煮烂以便咀嚼和消化。

（1）适用范围　凡牙齿不能咀嚼大块食物，消化能力较弱，易引起消化不良或老年癌症患者。

（2）配膳原则

1）平衡膳食：软食也应符合平衡膳食的原则，各种营养素应该满足患者需求。蛋白质应为70~80g，总能量在2200~2400kcal。

2）食物细软易消化：要求食物应细软、易咀嚼，限制膳食纤维和动物肌纤维多的食物。食物加工时应切碎、煮烂后食用。

3）注意补充维生素和矿物质：因饮食中蔬菜、肉类均被切碎煮软（烂），故常食会引起一些维生素和矿物质的缺乏，所以要注意补充，多用番茄水、鲜果汁、菜汁等富含维生素C和矿物质的饮料或食品。

表18-2-2　维生素的食物来源

名称	食物来源
维生素A及胡萝卜素	鱼肝油、动物肝脏、蛋黄、胡萝卜、绿叶蔬菜、南瓜、木瓜、紫菜
维生素B$_1$	糙米、标准面、大米、小米、玉米、干豆类、新鲜毛豆、豌豆、紫菜、干酵母、枸杞
维生素B$_2$	动物肝肾、甲鱼、蛋类、乳类、干豆类、豆豉、香菇、木耳、紫菜、海带、茼蒿
维生素C	绿叶蔬菜、豌豆苗、绿豆芽、青蒜、辣椒、鲜枣、山楂、广柑、荠菜、苋菜、橄榄、柚子

（3）食物选择

1）可用食物：米饭、面条应选择比普食更加软而烂；包子、饺子、馄饨等馅类食物应选择含粗纤维少的蔬菜；肉类应选择细、嫩的瘦肉，尽量多选择鸡肉、鱼肉、虾肉、动物肝脏等；蔬菜类应选择嫩菜叶，切成小段后进行烹调，可多用含粗纤维少的蔬菜及水果；豆制品可选择豆腐、豆腐脑、豆浆、豆腐乳等。

2）忌用食物：煎炸食品、过于油腻的食品；生冷食物及含纤维多的蔬菜、硬果类食品和强烈刺激性的调味品。

3.半流质

半流质膳食为介于软食与流质膳食之间，比软食更为细软，含纤维少营养更高，外观呈半流体状态的食物（表18-2-3）。

（1）适用范围　发热、食欲缺乏、咀嚼或吞咽困难和消化功能欠佳的癌症患者。此外，癌症患者手术前亦可采用半流质膳食作为过渡膳食。

（2）配膳原则　半流质膳食必须比较细软，含膳食纤维少，易咀嚼、吞咽和消化。进食半流质膳食时宜少量多餐，每日可进5~6次；每次少量；主食定量，一般全天不超过300g以减轻患者消化器官的负担。在设计半流质食谱时应特别注意是营养成分尽量齐全足量，以维持营养平衡。若患者需要长时间食用半流质膳食，更注意是指含有高热能、高蛋白和丰富的维生素。

4.少渣半流质

适用于胃肠道术后的癌症患者。严格地限制膳食中的纤维，除过滤的菜汤、果汁和果汤外，不用其他蔬菜及水果类食物。可用的食物有细粥类、蒸嫩蛋羹、粉皮、冬瓜泥、清蒸鱼、豆腐、鸡肉泥、肝泥、牛奶和虾仁等。少渣半流质膳食中所含维生素可能满足不了患者的需要，必要时增加营养素补充剂（表18-2-4）。

表18-2-3　半流质可选用的食物

粮食类	各种粥类：白米粥、肉末粥、虾仁末碎菜粥、碎鸡肉粥、豆沙粥和枣泥粥
面食类	如面条、面片、混沌、面包、蜂糕和松软蒸食等
蛋类	蒸蛋羹、蛋花汤、蒸嫩鸡蛋和蛋糕等
奶类	牛奶、可可牛奶、奶酪、酸奶
豆类	豆浆、豆腐汤、鸡蛋烩豆腐等
水果类	鲜果汁、果泥、西瓜和熟香蕉等；若允许也可酌情使用罐头水果、去皮煮水果
蔬菜类	菜汤、菜泥和番茄汁等；已可以将少量软碎菜叶加入烫面和粥中食用
肉类	各种肉汤、鸡汤、肝汤、嫩肉丝、熟鸡丝或丸子等

5.流质

应成流体状态或在口内即能溶化为液体，比半流质膳食更易吞咽和消化。流质膳食所提供的各种营养成分一般不能满足患者的正常需要，有若需较长时间使用时，要增加膳食中的热能、蛋白质、各种维生素和无机盐等。

（1）适用范围 适用于高热、病情危重、无理拒绝、消化功能减弱、食管狭窄和各种大手术后癌症患者；某些腹部手术后的癌症患者。由静脉输液过渡到经口流质膳食或半流质膳食之前，可先采用清流质膳食。

（2）配膳原则 可选用的粮食类：各种米汤、麦片粥、藕粉等。蛋类：糖水或蜂蜜冲鸡蛋、豆浆冲鸡蛋、牛奶蛋羹等。奶类：牛奶及各种奶制品，如可可牛奶、麦乳精牛奶、巧克力奶、酸牛奶等。豆类：豆浆、过滤赤豆汤、过滤绿豆汤。蔬菜类：番茄汁、鲜藕汁等。水果类：鲜果汁（梅、橙、西瓜、梨等原汁）、果汁胶冻等。其他饮料：汽水、淡茶、淡咖啡等。一切非流质固体食物、多纤维的食物、过分油腻的食物以及含辛辣浓烈调味品的食物等均不适用于制备流质膳食。

表18-2-4 少渣半流质食谱举例

早餐	白米粥、蜂糕、煮鸡蛋、豆腐花
加餐	高钙牛奶
午餐	牛肉汤面条、煮鸡蛋羹加番茄汁
加餐	果汁加糖、蛋糕
晚餐	鸡肉粥、面包、过滤菜汤

（3）食物选择

1）可用食物

A.一般流质食物：米汤、各类米面糊、豆浆、嫩豆腐脑、各类肉汤、果汁、牛奶、麦乳精等。

B.清流质：不含渣滓、不产气的液体食物。

C.浓流质：无渣较稠的食物，如奶粉冲麦乳精、牛奶、各类米面糊。

D.冷流质：可用冰淇淋、冷米汤、冷藕粉等。

2）忌用食物：有刺激性食物，味道强烈的调味品及易胀气的食物。

3）食谱举例（表18-2-5至表18-2-7）

A.一般流质：适用范围广，比半流质更容易吞咽和消化。

B.清流质：选用不含任何渣滓及产气的液体食物，过滤牛肉汤及排骨汤、过滤菜汤及米汤、很稀薄的藕粉等。禁用牛奶、豆浆及甜的食物。

C.浓流质：常用吸管吸吮，以无渣较稠食物为宜（表18-2-7）。鸡蛋薄面糊、较稠的藕粉、奶粉冲麦乳精、牛奶等均可食。

表18-2-5 一般流质膳食一日参考食谱

早餐	米粉12g		白糖12g
加餐	牛奶250g		白糖12g
午餐	鸡蛋120g		食油5g
加餐	豆浆250g		白糖20g
晚餐	鸡蛋60g		食油5g
加餐	藕粉20g		白糖20g
总热能3.63MJ（867kcal）	糖类109g	蛋白质29g	脂肪35g

表18-2-6 清流质参考食谱

第1次		大米粉10g		白糖10g
第2次		青菜汁200g		盐1g
第3次		藕粉9g		白糖10g
第4次		青菜汁200g		盐1g
第5次		鸡蛋清水20g		白糖10g
第6次		大米粉10g		盐1g
总热能1.11MJ（264.1kcal）	氮：热能=1：244.55		P/S 0.5
碳水化合物58.4g（88.1%）	蛋白质6.80g（10.2%）		脂肪0.5g（1.7%）
动物蛋白1.99g（29.5%）	豆类蛋白0g		胆固醇0mg
动物脂肪0.01g（4.10%）	食物纤维3.8g		嘌呤29.0mg

表18-2-7 浓流质参考食谱

第1次	鸡蛋40g	富强粉10g	豆油5g	盐1g
第2次	牛奶220g	藕粉14g	白糖15g	
第3次	猪肝糊25g	富强粉10g	盐1g	
第4次	麦乳精25g	白糖15g		
第5次	鸡蛋40g	富强粉10g	豆油5g	盐1g
第6次	藕粉24g	白糖20g		
总热能4.04MJ（964.3kcal）				
碳水化合物138.4g（57.4%）	蛋白质26.0g（10.8%）	脂肪34.1g（31.8%）	
动物蛋白23.1g（88.6%）	豆类蛋白0g	胆固醇664.6mg	
动物脂肪22.2g（65.3%）	食物纤维1.0g	嘌呤27.8mg	
维生素A 1114.0μg	维生素C 6.7mg	维生素B₁ 0.4mg	

（二）治疗膳食

1.高能量高蛋白膳食

此类膳食的能量及蛋白质含量均高于正常人膳食标准。成年人每日能量摄入量应大于2000kcal，蛋白质每日不应小于1.5g/kg体重，100~120g，其中优质蛋白要占50%以上。改善由于肿瘤患者恶病质消耗过多造成的营养不良状态，满足患者高代谢的需要。

（1）适用范围 各类分解代谢亢进，合成代谢不足的肿瘤患者，癌症引起的营养不良，贫血和低蛋白血症；围术期的癌症患者；神经性畏食的癌症患者。

（2）配食原则

1）尽可能增加进食量：食欲佳的患者主要通过增加主食量和调整膳食内容来增加能量和蛋白质的供给。增加摄入量应循序渐进，少量多餐，避免造成胃肠功能紊乱。除三餐外，可分别在上午、下午或晚上加2~3餐点心；可在正餐增加蛋、肉、奶等优质蛋白质丰富的食物，其中由蛋、奶、鱼、肉等提供的优质蛋白质占1/2~2/3。热能与氮的摄入量平均应为（100~150kcal）：1g，对于食欲差的患者可用高能量、高蛋白的肠内营养剂。

2）膳食要平衡：应有足量的碳水化合物55%~60%（400~500g/d）、蛋白质、适量的脂肪25%~30%（60~80g/d），同时由于膳食中蛋白质的摄入量增加，尿钙排出增加，易出现负钙平衡，故应及时补钙，可选用富含钙质的乳类和豆类食物。适宜补充维生素A，因为营养不良者一般肝脏中维生素A储存量下降，与能量代谢关系密切的维生素B_1、维生素B_2、烟酸供给也应充足，贫血者还应补充富含维生素C、铁、叶酸、维生素B_{12}的食物。食谱举例见表18-2-8。

2.低脂低胆固醇膳食

高脂肪可致乳腺癌、肠癌、前列腺癌发生率增高。摄入脂肪过多可刺激胆汁分泌增多，同时还是大肠内厌氧菌数量成倍增加，需养菌数减少。胆汁进入肠内被厌氧菌转化成胆酸、中性胆固醇及其分解代谢产物等，而这些物质均具有引起癌变的作用。多数相关研究和并列对照研究显示，膳食脂肪与大肠癌的发生率和死亡率之间存在正相关。根据患者病情不同脂肪摄入的控制量也有所不同。可分为一般限制、中等限制和严格限制。其中饱和脂肪占总能量<10%。在低脂膳基础上控制每日膳食中的胆固醇含量300mg以下。

3.少渣膳食

少渣膳食（低纤维膳食）需要限制膳食中的粗纤维，包括植物纤维、肌肉和结缔组织，其目的是减少对消化道的刺激，减少粪便的数量。

（1）适用范围 咽喉部肿瘤、食管癌、胃癌、肠道肿瘤、肛门肿瘤术后恢复患者等。

（2）配膳原则 尽量少选用含纤维多的食物如粗粮、蔬菜、水果，以减少对炎症病灶的刺激及肠道蠕动；食物制备时应将食物切碎煮烂，蔬菜去粗纤维后制成泥状，使之易于消化吸收。因多数肠道疾病患者的消化、吸收功能已减退，故应少量多餐，根据病情给予少渣半流质或少渣软饭。食物除了少纤维外，还应限制摄入脂肪过多的食物，因腹泻患者对脂肪的吸收能力减弱，易导致脂肪泻。

（3）食物选择

1）适宜食物

谷类：精制米面所制成的粥类、烂饭、面包、馒头、软面条、面片等。乳类：鲜奶、酸奶、奶酪等奶制品，牛奶的用量还要以患者的耐受力而定。蛋类：除用油煎炸外，其他烹调方法均可采用。肉类：可选用结缔组织少的嫩瘦肉，如鸡、鱼、虾、猪、牛肉制成肉丸，蒸肉饼等。豆类：豆浆、豆腐等。水果：果汁、果冻、果泥或去皮煮熟的苹果、桃等。蔬菜：菜汁、菜泥、含纤维素少的蔬菜可制成软烂的菜肴，如去皮胡萝卜、南瓜、去皮冬瓜、去皮籽西红柿、西葫芦、土豆、粉皮、藕粉等。

2）忌用食物：粗粮、玉米、糙米、油炸食品、整粒的豆、坚果、多纤维的蔬菜，如芹菜、韭菜、笋

表18-2-8 高能量高蛋白膳食谱举例

餐次	食谱
早餐	白粥（大米50g）、肉包子（面膜粉70g，咸肉糜30g）、豆浆（豆浆300mL，糖20g）、肉松（肉松20g）、低胆固醇煮鸡蛋1个
加餐	低脂牛奶250mL、苹果125g
午餐	米饭（大米150g）、红烧青鱼（青鱼150g）、香菇菜心（香菇20g，青菜100g）、凉拌黄瓜（黄瓜100g）
加餐	藕粉（藕粉20g，糖25g）
晚餐	米饭（大米150g）、香菇蒸蛋（干香菇20g，鸡块100g）、豆腐干烧番茄（豆腐干50g，番茄150g）扁尖冬瓜汤（冬瓜100g）
加餐	低脂牛奶200mL

一日三餐所含营养成分

总热能11.23MJ（2682kcal）	脂肪54.6g
碳水化合物427g	蛋白质120.5g

类、菠萝、易产气的葱头、萝卜、大块的肉、油炸食物等，强烈的调味品，如辣椒、胡椒、咖喱、芥末等。

4.高纤维膳食

许多研究表明，膳食纤维摄入量高者大肠癌的危险性比膳食纤维摄入量低者要低50%，许多正向病例对照研究及其联合分析试验表明，膳食纤维摄入量与大肠癌之间呈明显的剂量依赖性负相关。高纤维膳的目的在于增加粪便体积及含水量、刺激肠胃蠕动、降低肠腔内的压力，促进粪便中的胆汁酸和肠道有害物质的排出。

在普食基础上，增加含纤维丰富的食物。一日膳食中的膳食纤维总量应不低于30g。粗粮：糙米、玉米、小米、玉米粉、黑米、黑面、全麦面包、各种杂豆、细糠麸等。蔬菜：可选用含食物纤维多的，如芹菜、韭菜、笋类、香菇、海带、魔芋、绿豆芽、油菜、小白菜、大白菜、萝卜等，可凉拌食用。水果：水果富含果胶及有机酸，有利于通便，可每日食用苹果、橘子等水果。多饮水，每日应饮水6~8杯，2000mL/d以上，空腹可饮用淡盐水或温开水，以刺激肠道蠕动。如在膳食中增加膳食纤维有困难，也可在条件许可下采用膳食纤维制品。不宜食用过于精细、辛辣刺激的食物。

四、肿瘤患者的肠内营养

肠内营养（Enteral Nutrition，EN）是通过经口进正常膳食，口服或管饲方式将特殊制备的营养物质送入胃肠道以提供机体营养的支持方法。当胃肠道功能正常时，肠内营养优于肠外营养。管饲法一方面使胃肠吸收功能下降的患者得以持续吸收营养物质；另一方面解决了某些由于肿瘤导致的能量摄入减少的问题。

（一）肠内营养的适应证与禁忌证

1.适应证

（1）经口摄食不能、不足或禁忌者　①意识障碍或昏迷者；②气管插管者；③食管狭窄、头颈部癌患者；④吞咽困难患者；⑤上消化道、口咽部、上呼吸道的根治性手术患者。

（2）营养的需要量增加，而摄食不足者　①高代谢状况患者；②大面积烧伤、创伤；③脓毒症者；④恶性肿瘤放化疗者。

（3）胃肠道疾病　①短肠综合征患者；②胃肠道瘘患者；③炎性肠道疾病、胰腺疾病等患者。

（4）其他　①术前、术后的营养补充患者；②

肝、肾功能不全的患者等。

2.禁忌证

（1）严重呕吐或腹泻无法用药物控制者、消化道出血者、高流量的小肠瘘者。

（2）机械性肠梗阻者、麻痹性肠梗阻者、严重胃肠道吸收不良者。

（3）有误吸的高度风险者。

（4）各种休克以及胃肠道缺血者。

（5）无法置肠内营养管者。

（二）肠内营养途径的选择

一旦决定使用肠内营养，下一步就需要决定选用何种途径。经鼻或经皮放置导管，尖端达到胃或小肠；预期使用时间的长短、患者的病理生理、解剖、病情以及实施者的经验等均需考虑，以选择正确的方法。

1.鼻胃管及鼻肠管

经鼻胃/肠管进行肠内营养，适用于<30天的营养治疗者。注气或抽吸可帮助确定导管的位置，必要时可通过透视或直接内镜检查，来确定导管的准确位置。经鼻管分为将营养物直接灌入胃或通过幽门灌入小肠两种方法。通过幽门置入导管有多种方法，如透视、内镜、药物甚至磁铁均有成功报道。一般推荐胃内灌食，因其符合生理条件，允许使用高渗营养配方和推注灌食。空肠灌食适用于幽门梗阻、胃瘫、近端瘘、有发生胃内容物误吸可能时。

2.胃造口

当患者肠内营养使用超过4周时，经皮置管是适应证，手术、透视或内镜方法均可完成胃造口。目前进行经皮内镜下胃造口置管（Percutaneous Endoscopic Gastrostom，PEG）的成功率可达99%，使得PEG应用最为广泛。其优点是创伤小、副作用少、无需全身麻醉，恢复快，甚至在门诊也可进行，在肿瘤患者中可以安全地长期使用PEG进行肠内营养。

3.空肠造口

当经空肠进行肠内营养使用超过4周时，空肠造口是适应证，具体包括：①胃幽门梗阻；②胃瘫；③胃空肠吻合口无功能；④有误吸危险；⑤食管切除术后发生吻合口瘘、吻合口狭窄或误吸时。手术空肠造口时有不少的副作用，包括肠梗阻、肠坏死、脓肿及瘘等。这些都促使了内镜下空肠造口技术的发展，最常用的方法是经皮内镜下空肠造口置管（Percutaneous Endoscopic Jeunostomy，PEJ）。

（三）肠内营养配方的选择

目前，市场上有约100种以上的不同肠内营养配方产品，其分类见表18-2-9。

（四）肠内营养的观察与护理

1.肠内营养管道的护理

（1）保证导管位置安全有效　规范固定各种肠内营养管道，胶布定期更换，每班观察和记录导管置管刻度。每次输注营养液前，均应确定导管的位置。以听诊来确定置管位置是不够的，可能误诊。测回抽液体的pH值则通常比较可信。如果pH＜5，通常可以认为导管顶端在胃里。如果存在疑问，推荐进行X线检查以确定导管位置。

（2）保持管道通畅，防止堵塞　在营养液输注前后、输注过程中、更换营养瓶时、输注完毕、注药前后及注入果汁、酸奶前均要有效冲管。输注过程中常规每4小时冲洗管道一次，每次用30mL温开水，采用脉冲式方法进行冲洗，避免堵塞及导管内存留液体变质。尤其注意将药物要充分研碎溶解后注入，推注每一种药物之间均须冲管，防止因发生化学反应造成堵管。注意：要在营养管没有完全阻塞前稍感阻力时给予及时处理，可用负压抽吸胃内容物，温开水反复冲洗。由于营养制剂均偏酸性，故碳酸氢钠碱性溶液可帮助营养凝块溶解疏通管道。此外，尿激酶作为纤溶酶原激活物使无活性纤溶酶原转变成有活性的纤溶酶达到疏通管道的作用。

（3）拔除肠内营养管道的护理　停止营养治疗拔除导管前，先用温开水彻底冲洗管道，然后夹闭鼻胃/肠管的近端，轻巧平稳的撤出管道。避免在拔除过程中有残余液体进入气道，造成误吸和肺炎。胃/肠造口置管的患者待10天左右窦道形成后方可拔管。

（4）腹壁造口周围皮肤的护理　胃/肠造口置管的患者，每天检查造口部位皮肤有无红肿、渗出。每天消毒局部皮肤，给予换药。

2.肠内营养实施中的观察与护理

（1）注意输液速度、浓度及温度　肠内营养输注遵循原则：浓度由低到高，速度由慢到快，输注量由少到多，使肠道逐渐适应。输注方式包括一次性输注、间歇重力输注、连续输注。一次性输注是将配好的营养液用注射器通过喂养管缓慢地注入胃内，每次200mL左右，每日6～8次。但多数患者难以忍受，易

引起腹胀、腹痛、腹泻、恶心、呕吐等并发症。间歇重力输注是将配好的营养液经管路与喂养管连接，缓慢滴注，每次250～500mL，速度30mL/min，每次持续30～60分钟，每日4～6次。其优点较连续输注有较多活动时间，类似正常膳食间隔时间，较为常用。目前多主张使用连续输注方式，特别适用于危重症及空肠造口喂养患者。推荐采用肠内营养专用泵连续输注，从15～20mL/h的速度开始，如患者可以耐受，逐渐递增速度，直至达到目标喂养量。使用加温棒，维持营养液温度在37℃～40℃。

（2）无菌操作，防止营养液污染　营养液现开现用，避免引起营养液污染。开启后暂不用，可放于4℃条件下储存24小时。严格遵守无菌操作，输注管道每24小时更换一次，管道的接头处保持清洁。

（3）注意卧位，预防误吸　美国疾病控制中心建议，肠内营养治疗时最好将床头抬高30°～40°，并且肠内营养治疗中和治疗后30～60分钟，尽可能保持患者体位相对稳定，避免翻身、拍背，以减少发生反流及误吸的可能。肠内营养治疗时体位不当是引发误吸的风险因素之一，持续后仰位或平卧位及床头角度过低，重力作用导致营养液逆流都会增加反流物流入呼吸道的机会。如果必须放低床头，应在患者停止喂养30～60分钟后进行。如患者发生误吸或呼吸困难，应立即停止鼻饲，取右侧卧位，头部放低，吸除气道内吸入物，并抽吸胃内容物，防止进一步反流，造成严重后果。

（4）加强口腔护理　患者禁食、水期间，依据患者口腔的情况，每2～6小时行口腔护理一次，减少口腔中的细菌定植，预防感染。患者长期不能经口进食，导致唾液分泌减少，口腔内细菌大量繁殖。对于吞咽困难及胃肠张力降低者，极易将口腔细菌误吸到呼吸道内，从而导致肺炎。因此对肠内营养的患者必须加强口腔护理。对于神志清楚、病情平稳的患者，给予有抗菌作用的漱口液含漱，条件允许时，鼓励其自己刷牙；对昏迷及重症患者，用0.12%～0.20%氯己定棉球认真擦洗牙缝、牙齿，保持口腔清洁。

（5）监测血糖、电解质等指标　根据病情定时

表18-2-9　肠内营养配方及特点

分类	名称	特点
要素膳	氨基酸为氮源	无需消化、易吸收、无渣
	短肽为氮源	用于胃肠道功能低下（如胰腺炎、短肠综合征、炎性肠道疾病）
非要素膳	匀浆膳	用于胃肠道功能较好，优选膳食纤维制剂
	整蛋白为氮源：含牛奶配方、无乳糖配方、含膳食纤维配方	
组件膳	蛋白质组件、脂肪组件、糖类组件、维生素组件、矿物质组件	以弥补完全膳食对个体差异的不足
特殊膳	创伤用膳食、肝功能障碍用膳食（肝性脑病的氨基酸选择支链氨基酸）、肺疾患用膳食、糖尿病用膳食、免疫增强型膳食（肿瘤患者）、高能量整蛋白膳食	

监测末梢血糖，血糖值控制在理想范围。输入胰岛素时，使用微量泵进行推注以准确调节血糖水平。每日监测电解质、肝肾功能等指标变化，准确记录24小时出入量。肠内营养患者由于吸收不均衡等原因可导致血糖波动，其中高血糖是常见并发症之一，高血糖及血糖差异度过大和病死率密切相关，合理的肠内营养支持结合血糖调控已成为改善肠内营养患者预后、提高生活质量的一个重要环节。低血糖可导致神经系统发生不可逆损害，对应用肠内营养的患者，尤其是危重症患者，应密切监测其血糖波动情况。

（6）肠内营养治疗期间的护理安全　肠内营养治疗最大的一个安全隐患就是容易与静脉治疗相混淆，肠内营养管道标识、瓶签、床旁的治疗标识等应采用统一规格、醒目的标志，以警示医护人员操作过程中严格区分。另外，从肠内营养制剂的外包装、专用的输注管道、专用的输注泵也能达到与静脉输注系统相区别的作用，同时要求肠内营养治疗必须与静脉治疗分两侧进行悬挂。

（五）肠内营养的常见问题及护理

1.腹泻

腹泻是EN中最常见的问题，腹泻广义上定义为软便或水样便每日超过200~250g（或体积＞250mL），每日≥3次。如果临床症状明显，应评估以下内容：①患者EN配方；②排除与喂养无关的大便失禁；③回顾患者用药情况，查找可引起腹泻的药物，特别是长期应用抗生素、制酸剂、胃肠蠕动剂等。腹泻如果持续存在，则应考虑以下措施：①由间歇重力输注改为持续输注；②减慢输注速率；③改用含有可溶性膳食纤维的肠内营养配方；④如果怀疑是吸收功能的问题，可换用低聚或单体配方。如果采用了以上方法问题仍然存在，则应考虑肠外营养治疗。

肠内营养初期胃肠道容易激惹，是腹泻的好发时间，而且禁食时间越久，肠内黏膜萎缩增加，越容易引起吸收不良，导致腹泻。肠内营养期间，护士要加强各环节的管理，预防腹泻的发生。当发生腹泻时，应首先查明原因，去除病因后症状多能改善，必要时可对症给予收敛和止泻剂，同时还要做好皮肤护理。预防腹泻应注意：①进行肠内营养时，遵循浓度由低到高、容量从少到多、速度由慢到快的原则；②在配制、使用肠内营养的过程中，注意无菌操作，做到现配现用；③推荐使用含纤维素的肠内营养剂以降低腹泻发生；④推荐乳糖不耐受的患者，应给予无乳糖配方。

2.恶心和呕吐

近20%肠内营养患者发生恶心和呕吐，增加了吸入性肺炎发生的风险。对恶心或呕吐的EN患者评估应该包括以下内容：①如果处于化疗过程中，合理选择止吐药；②排除肠梗阻；③回顾患者的用药情况，查找可引起恶心的药物；④如果怀疑胃排空延迟，减慢输注速率和给予胃动力药。

3.便秘

便秘是由卧床不活动、肠道动力降低、水摄入减少（如高能量配方）、粪便阻塞或缺乏膳食纤维引起。肠道动力缺乏和脱水可导致粪便阻塞和腹胀。充分饮水和应用含不溶性纤维的配方常可以解决便秘问题。持续便秘可能需要使用软化剂或肠道蠕动刺激剂。便秘应该明确与肠梗阻鉴别。

4.误吸

误吸是极其严重且可能危及生命的并发症，发生率为1%~4%。发生误吸的患者易罹患院内获得性肺炎，症状包括呼吸困难、呼吸急促、喘息、心动过速、焦虑和发绀。

（1）误吸的危险因素包括以下几种　①意识水平降低；②咽反射减弱；③神经功能损害；④食管下括约肌无力；⑤胃肠道反流；⑥仰卧位；⑦使用大管径喂养管；⑧大量胃潴留。

（2）为了预防高风险人群发生误吸，需要考虑以下内容　①测量胃潴留量，调整输注速率，延长输注时间；②选择半卧位（30°~45°）；③选择以鼻腔肠管替代鼻胃管进行管饲。

5.喂养管可能发生的问题

喂养管移位可导致出血以及气管、软组织、胃肠道的穿孔。大部分喂养管移位可经严密的监测及时发现并处理。喂养管本身可能引起接触性的咽、食管、胃和十二指肠的黏膜坏死、溃疡和脓肿等。如果预计需长期肠内营养（＞3周），应该选择胃造口置管代替鼻胃管。鼻咽癌或面部损伤、烧伤的患者不宜使用鼻置管。

喂养管阻塞是常见问题之一。大多数阻塞是由于内容物凝固或管饲后不及时冲洗管道所致，阻塞多见于使用整蛋白和黏稠产品时。引起阻塞的原因还包括输注药物后留下的碎屑和沉淀物及导管扭曲。导管阻塞与导管内径、导管类型（空肠造瘘管与胃造瘘管）、留置时间以及导管维护有关。

6.代谢方面的问题

事实上，肠内营养的代谢方面问题与肠外营养相似，但发生率和严重程度较低，严密监测有助于减少或预防发生（表18-2-10）。

表18-2-10　常见的肠内营养代谢方面问题

类型	原因	处理方法
低钠血症	水分过多	更换配方，限制液体
高钠血症	液体摄入不足	增加水分摄入
脱水	腹泻、液体摄入不足	寻找腹泻原因，增加水分摄入
高血糖	能量摄入过量、胰岛素不足	评估能量摄入，调整胰岛素剂量
低钾血症	再喂养综合征、腹泻	纠正钾缺乏，寻找腹泻原因
高钾血症	钾摄入过量、肾功能不全	更换配方
低磷血症	再喂养综合征	增加磷摄入，减少能量负荷
高磷血症	肾功能不全	更换配方

五、肿瘤患者的肠外营养

肠外营养（Parenteral Nutrition，PN）是经静脉为无法经胃肠道摄取或摄取营养物不能满足自身代谢需要的患者提供包括氨基酸、脂肪、糖类、维生素及矿物质在内的营养素，以抑制分解代谢，促进合成代谢并维持结构蛋白的功能。所有营养素均经肠外获得的营养支持方式称为全肠外营养（Total Parenteral Nutrition，TPN）。

（一）肠外营养的适应证
1.完全肠外营养支持
适用于不能耐受肠内营养和有肠内营养选择禁忌的患者，主要包括：①胃肠道功能严重障碍的患者；②由于手术或解剖问题禁止使用胃肠道的患者；③存在有尚未控制的腹部情况，如腹腔感染、肠梗阻、肠瘘等。

2.联合营养支持
部分肠内与部分肠外营养（Partial Parenteral Nutrition，PPN）相结合的联合营养支持方式。适用于胃肠道仅能接受部分营养物质补充的患者。目的在于支持肠道功能的同时，满足营养需求。一旦患者胃肠道可安全使用时，则逐渐减少至停止肠外营养支持，联合肠道喂养或开始经口摄食。

（二）肠外营养的禁忌证
存在以下情况时，不宜给予肠外营养：①早期复苏阶段、血流动力学尚未稳定或存在有组织低灌注；②严重水电解质与酸碱失衡；③严重肝功能衰竭、肝性脑病；④急性肾衰竭、存在严重氮质血症；⑤无法控制的严重高血糖。

（三）肠外营养的输注途径
1.周围静脉置管（Peripheral Venous Catheter，PVC）
周围静脉置管包括皮下浅静脉置短导管或钢针。

短期肠外营养＜2周，营养液容量、浓度不高，接受部分肠外营养的患者，可采取经周围静脉途径。美国静脉输液护理学会（INS）组织编写并发表的"输注治疗护理实践标准"中提出超过10%葡萄糖和（或）5%蛋白质的肠外营养液、pH＜5或pH＞9的液体/药物、渗透压＞600mOsm/L的液体或药物，不适合经周围静脉输注。但是目前临床广泛使用的"全合一"营养液，含有脂肪乳剂，不仅能够有效降低溶液渗透压，还具有一定的保护血管内皮的作用。此外，长时间均匀慢速输注也能减少对血管刺激。有报道称，不超过860mOsm/L渗透压的PN液可经周围静脉输注，70%以上患者周围静脉能够耐受常规能量与蛋白质密度的肠外营养配方全合一溶液，但输注肠外营养超过10天后，周围静脉难以耐受，宜选择中心静脉进行营养支持。

2.中心静脉置管（Central Venous Catheter，CVC）
中心静脉置管包括通过锁骨下静脉、颈内静脉或股静脉建立静脉通路，以及经外周静脉穿刺中心静脉置管（Peripherally Inserted Central Venous Catheter，PICC）。需长期使用的，还可采用隧道式中心静脉导管。锁骨下静脉插管感染及血栓并发症均低于股静脉和颈内静脉途径，随着穿刺技术和管材的提高，机械性损伤的发生并不比经股静脉高，常是首选的中心静脉置管途径。PICC是自20世纪90年代发展起来的另一种静脉穿刺技术，注册护士经培训合格即可操作。有研究显示与CVC相比较而言，PICC的血栓性静脉炎发生率较高，穿刺难度大，穿刺未能达到预计部位的发生率更高，而感染性并发症发生率有减少趋势。近年来临床应用PICC越来越广泛，随着穿刺与护理经验的不断积累，以及PICC导管自身技术的改进，并发症的发生率有下降趋势。因此需要综合考虑患者的病情、血管条件、预估肠外营养天数、操作者资质与技术熟练程度，谨慎选择置管方式。

3.输液港（Port）
输液港适用于长期间歇性静脉输注的患者，对于肠外营养支持患者而言，应用意义不大。

（四）肠外营养的成分和作用
肠外营养成分包括七大营养物质：水、碳水化合物、脂肪、氨基酸、电解质、维生素及微量元素。肠外营养制剂是将人体所需的营养素按一定比例和输注速率以静脉滴注的方式直接输入体内，供给能量，促进修复，增强免疫功能。

1.碳水化合物
碳水化合物是非蛋白质热量的主要组成部分，而葡萄糖是肠外营养中主要糖类的来源，一般占非蛋白质热卡的50%～60%。葡萄糖能够在所有组织中代谢，提供所需要的能量，是脑神经系统、红细胞必需的能量物质。

2.脂肪乳剂

脂肪乳剂是肠外营养支持的重要营养物质和能量来源，提供必需脂肪酸，参与细胞膜磷脂的构成。脂肪可供给较高的非蛋白质热量。长链脂肪乳剂和中长链混合脂肪乳剂是目前临床上常选择的静脉脂肪乳剂类型。其浓度有10%、20%和30%。关于脂肪乳剂静脉输注要求，美国CDC推荐指南指出：含脂肪的全营养混合液应在24小时内匀速输注，如脂肪乳剂单瓶输注时，输注时间应 > 12小时。

3.氨基酸/蛋白质

一般以氨基酸液作为肠外营养蛋白质补充的来源，静脉输注的氨基酸液，含有各种必需氨基酸及非必需氨基酸。必需氨基酸与非必需氨基酸的比例为1:3~1:1。鉴于疾病的特点，氨基酸的需要量与种类也有差异。临床常用剂型是配方平衡型氨基酸溶液，它不但含有各种必需氨基酸，也含有各种非必需氨基酸，且各种氨基酸间的比例适当，具有较好的蛋白质合成效应。特殊类型患者根据情况予以补充治疗型氨基酸，如肝病用氨基酸、肾病用氨基酸、肿瘤患者用氨基酸等。

4.水、电解质的补充

营养液的容量应根据病情及每个患者的具体需要，综合考虑每日液体平衡与前负荷状态确定，并根据需要予以调整。营养支持时应常规动态监测电解质变化，主要包括钾、钠、氯、钙、镁、磷等。

5.微营养素的补充（维生素与微量元素）

维生素包括水溶性维生素和脂溶性维生素。微量元素包括钙、铁、锰、镁、锌、铜、氟、碘等。

（五）肠外营养的监测与护理

1.肠外营养常规监测

（1）每日的出入量　它可了解患者的体液平衡情况，以指导调整每日静脉补液量。

（2）体温、脉搏和呼吸的变化　需要注意接受肠外营养治疗患者的每日体温、脉率和呼吸的变化，以便及时发现有无营养输注引起的不良反应和感染并发症。

（3）黄疸　反映肝功能状况，多见于长期胃肠道外全面营养所致胆汁淤积性肝病。若出现黄疸或原已存在的黄疸明显加重，应积极查找病因（包括基础疾病病因），以确定是否需要调整营养支持方案，同时可给予药物治疗。

（4）体重　每周测量1~2次，可评价营养支持效果。根据体重变化，结合其他营养评价指标，判断营

养支持方案的有效性，亦可作为营养支持方案调整的参考指标。

（5）尿糖和血糖　为了了解机体对输入葡萄糖的代谢和利用情况，应在肠外营养治疗开始前和实施后定期测定患者的尿糖和血糖，以指导调整每日输入葡萄糖和胰岛素的剂量，避免发生高血糖、低血糖等并发症。血糖值不稳定时，为调整葡萄糖和胰岛素的用量，在营养治疗的初期需每日测血糖、尿糖数次。血糖值稳定后可逐步改为每日测2~4次直至每周测一次。

（6）血清电解质浓度　包括血清钾、钠、钙、镁、磷浓度。肠外营养治疗最初3天内需每日监测一次，如测定结果稳定则改为隔日测一次或一周测2次，以后当病情趋稳定时每周测一次。

（7）血液常规检查　包括红细胞计数、血红蛋白浓度、白细胞计数和分类及血小板计数。一般每周查1~2次，如怀疑并发感染时应随时急查血白细胞计数和分类。

（8）肝、肾功能　定期监测肝功能，以了解肝脏对营养素的代谢能力及营养支持对肝脏的影响。若出现异常，应及时查找原因，对因处理，并调整营养支持方案（如氨基酸的量），以减轻肝脏的代谢负荷。同时定期监测血清白蛋白（白蛋白、前白蛋白、转铁蛋白等）水平，了解肝脏的蛋白合成状况，亦可反映营养支持效果。定期监测肾功能，以了解营养支持对肾脏的影响，若出现异常，应及时查找原因，对因处理，必要时调整营养支持方案。一般每周测1~2次。

（9）血脂浓度（三酰甘油、总胆固醇）　营养支持前、后监测血脂水平，每周或每两周测一次，有助于了解机体血脂代谢状况。若血脂有明显升高，应慎用脂肪乳剂。控制输入速率或减少剂量可恢复到血脂不增高，必要时建议进行"脂肪廓清"检查。

（10）凝血功能　通过检测血浆凝血酶原时间（PT）、活化部分凝血活酶时间（APTT）、凝血酶时间（TT）和纤维蛋白原（FIB）等出凝血指标，了解机体凝血功能。若存在严重出血倾向、出凝血指标明显异常时，应慎用脂肪乳剂，特别是鱼油脂肪乳剂对凝血功能有影响。

（11）其他　必要时检测血气分析、血浆渗透压等以观察机体内环境。

2.肠外营养支持的护理

（1）无论是经中心静脉或周围静脉进行肠外营养，每个环节均应严格无菌技术操作。

（2）输液管道应每天更换一次，应用输液终端滤器防止静脉营养液中的微粒输入血管。

（3）保持输液导管通畅，避免扭曲挤压，并对导

管进行正规护理。若发生导管移位或阻塞，应查找原因、及时处理，必要时更换导管。若发生中心静脉导管感染，则应果断拔除感染导管，更换输液部位和管道，并给予抗感染治疗。

（4）定时监测血糖、尿糖变化，防止发生高血糖或低血糖。

（5）控制输液速度，建议使用输液泵控制输注速度。如输注速度变化过大，则易发生低血糖或高血糖、高渗透性利尿，甚至高渗性非酮性昏迷等并发症。另外，输液过快造成循环负荷过重，过慢则不能完成当日营养计划。

（6）肠外营养液的保存与输注　肠外营养液中所含成分达几十种，常温、长时间搁置或其内过多添加2价或3价阳离子可使某些成分降解、失稳定或产生颗粒沉淀。因此营养液配制后若暂时不输，应保存于4℃冰箱内，并在24小时内输完。为避免降解，不宜添加其他治疗性药物，如抗生素等。

（六）肠外营养常见问题与护理

1.导管相关并发症

详见第十三章第五节中心静脉通路常见问题和并发症的预防及护理中的相关内容。

2.感染性并发症

（1）导管性脓毒症　源于导管，由于输入液的污染、插管处皮肤的污染、其他感染部位的病原菌经血行植于导管而引起导管脓毒症。其发病与置管技术、导管使用及导管护理有密切关系。当患者突然有不明原因的寒战、高热、导管穿刺处发红或有渗出时应考虑有导管性脓毒症。发生上述症状后，应酌情拔出导管。预防措施包括：置管时严格无菌操作；避免导管多用途使用，尽量避免输注血制品、抽血及测压；应用全营养混合液的全封闭输液系统；置管后做好定期维护。

（2）肠源性感染　长期肠外营养时肠道缺少食物刺激而影响胃肠激素分泌，可致肠黏膜萎缩，肠道屏障功能受损。其严重后果是肠内细菌毒素移位、损害肝脏及其他器官功能，引起肠源性感染，最终导致多器官功能衰竭。应用强化谷氨酰胺的肠外营养液和尽早恢复肠内营养对防治此类并发症有重要作用。

3.代谢性并发症

（1）血糖异常

1）高血糖：主要表现为血糖异常升高，严重者可出现渗透性利尿、脱水、电解质紊乱、神志改变，甚至昏迷。

常见原因：大量葡萄糖的输入。

处理措施：立即停输含糖量高的营养液，遵医嘱合理使用胰岛素，加强血糖监测。

2）低血糖：主要表现为脉搏加速、面色苍白、四肢湿冷和低血糖性休克。

常见原因：胰岛素使用剂量过大；静脉营养液输入速度不均匀，造成血糖波动，尤其是糖尿病患者或使用胰岛素患者。

处理措施：立即协助医师处理，推注或输注葡萄糖溶液。胰岛素应经微量泵匀速缓慢输注，并连接三通与营养液并联输入体内，胰岛素输入速度依据患者血糖变化及时调整。

（2）脂肪代谢紊乱　表现为发热、急性消化道溃疡、血小板减少、溶血、肝脾大、骨骼肌肉疼痛等。

常见原因：营养液中脂肪含量不合理或输入过快。

处理措施：立即停止输入，营养液配方应根据病情遵循个体化原则。

（3）电解质、维生素及微量元素缺乏症　临床常见的是低钾血症和低磷血症。

常见原因：电解质、维生素及微量元素补充不足。

处理措施：及时补充所需营养物质，严密观察有无四肢软弱无力、软瘫、腱反射迟钝或消失、目光呆滞、神志淡漠、恶心、呕吐、腹胀及心律失常等低钾血症，以及溶血、倦怠、软弱及惊厥等低磷血症的相关临床表现。

（4）肝胆系统异常　表现为转氨酶升高、高胆红素血症、胆汁淤积等。

常见原因：静脉营养液配比组成不合理，过量的葡萄糖输入在体内不能完全被利用，转化为脂肪酸在肝脏堆积；含较多长链脂肪酸的脂肪乳剂输入或脂乳供能>50%，可引起外源性脂肪酸在肝内堆积；长期禁食胆道系统出现淤胆，肠道细菌移位、代谢产物的毒性作用致肝脏损伤等。

处理措施：调整静脉营养液组成，增加氨基酸（支链氨基酸）比例，降低热氮比，使用中/长链脂肪乳剂。尽早开始经肠道内营养。

（赵静）

第三节　癌症患者信息告知

近些年来，癌症患者是否知晓病情真相的重要性已经显示出来，特别在癌症护理研究的对照试验研究中有所体现。在西方国家，向癌症患者本人如实告知病情已成为普遍现象。在国内对是否告知患者及其病情还存在普遍怀疑，大部分家属认为向患者隐瞒病情更有利于保持患者生活质量和癌症治疗效果。近年来，随着癌症患者对知情权的呼声越来越高，我国相关法规也明文规定，要求医护人员应当告知患者真实病情，但"医生应该避免对患者造成不利影响"，这种"矛盾体"无疑使从事肿瘤临床专业的医护人员感到棘手。

与此同时，人们对癌症告知的观念也悄然发生变化，由是否告知的原则性问题逐步转变为如何告知的技术性问题。尽管护士不是癌症病情告知的主体，但由于24小时与患者接触，最容易掌握患者的身心变化，对帮助医生确定最佳告知时期，观察告知后的反应等都能发挥重要作用。随着患者的自主性开始受到重视，"患者参与治疗决策"的临床决策模式逐渐被医生和患者接受，这种决策模式中患者的人格等各方面权益受到真正的尊重和保护。此外，近年来肿瘤专科护士的兴起与发展，也把协助癌症患者临床决策纳入了专科护理工作范围。

一、癌症患者信息告知的伦理原则

患者知情同意原则已成为临床上处理医患关系的基本伦理准则之一。美国1973年《病人权利法案》就强调了患者对其知情同意的主体地位："患者就与疾病有关的诊断、治疗、预测及危险性等信息，享有知情权；对于看护、治疗有接受权或拒绝权；在被充分告知后，有亲自判断利害得失之自我决定权"。具体到医疗实践中，美国医护人员会第一时间将诊断情况和治疗方案通知患者本人，由患者自己决定如何治疗以及何时告知家人。日本的柏木氏指出："患者有了解自己病情的权利，与此相对，也有不想知道的权利。在考虑是否告诉患者实情时，首先重要的是要努力去了解患者到底想知道多少"，不要剥夺那些想了解实情患者的权利。

在中国，2010年通过的《中华人民共和国侵权责任法》也将医疗关系中知情同意权的主体界定为患者。虽然该法律同时规定"不宜向患者说明的，应当向患者的近亲属说明，并取得其书面同意"，但按照患者的自主权和自我决定权的精神，这里的"不宜向患者说明"的情形应被理解为患者完全或部分失去行为能力时。因此在患者自身拥有同意能力时，亲属代理其行使知情同意权并不妥当。

癌症患者知情同意权的核心理念是"最大限度地保护患者的人身利益和精神利益"。但广泛存在于中国医疗实践中的由患者亲属代理行使患者知情同意权的现象，使得"保护患者人身和精神利益"的目标并不一定能实现：一方面，对人的生命健康利益的相关决定只有当事人本人才有决定权，代理人并非当事人，所做出关于患者生命健康的决定有时并不符合其真实意愿；另一方面，亲属在代理行使知情同意权时，有可能因为医学常识的缺乏或患者亲属与患者利益不一致出现损害患者生命健康利益的做法。

二、癌症患者信息告知的现状

在英国，一项2001年进行的研究显示，87%的被调查英国患者认为，无论信息好坏都想尽可能多地了解关于病症的信息。另外，高达98%的英国患者想知道他们的疾病是否是癌症。在日本，一项福冈大学组织的调查也显示，85.7%的被调查日本癌症患者希望获知自己的病情信息。根据四川大学华西医学院一项对1023名中国癌症患者及家属进行的调查，90.8%的被调查中国癌症患者认为应该让早期癌症患者知道病情真相，60.5%的被调查癌症患者认为应该让晚期癌症患者知道病情真相，且绝大多数患者和家属选择由医务工作者来履行告知义务。

那些主张向患者保密或者只透露部分诊断的患者家属通常会认为告知患者癌症诊断会让患者感觉到绝望和无助，而隐瞒癌症诊断有助于患者保持生活质量。一项日本实证研究也显示，给癌症患者关于其病情模糊的解释并不会给患者带来额外的精神稳定性。

另一方面，对癌症患者隐瞒病情不但无助于患者治疗，反而可能会引起患者的猜疑、焦虑和抑郁等不良情绪，进而影响患者生活质量和精神状态。目前我国的癌症信息告知现状是主管医生大多交由家属告知或受家属之托告知为"良性"或"早期"。研究表明，医疗坏消息的告知是可行的。事实上，患者家属向癌症患者隐瞒病情既不符合法理，也不符合大多数患者的主观愿望。华中科技大学同济医学院的调查显示，58.0%的癌症患者会对医护人员隐瞒病情十分不满，45.1%的癌症患者会因为家属了解真实病情、自己不知道而气愤。英国一家医院的研究也显示，当患者已开始高度怀疑自己患恶性肿瘤但又得不到证实时，其焦虑甚至会高于已被告知的恶性肿瘤患者。

癌症的治疗通常是一个患者和医护人员长期合作的过程，患者和医护人员之间的沟通和信任至关重要。而隐瞒患者病情会让医护人员束手束脚，影响医患之间的沟通和信任，从而给患者的治疗带来负面影响。我国的一项研究指出，为了帮助患者家属向患者隐瞒病情，所有相关的医护人员都得统一口径，医护查房也必须改变方式，避开患者，向患者隐瞒药物的名称和真实功能，这些都使护理人员无法和患者进行深入、真诚、有效地沟通。另据调查，近半数患者认为医护人员对自己隐瞒病情会影响自己对医护人员的信任。

另一方面，隐瞒病情也让医护人员无法提供癌症患者所需的心理支持。若无法告知病情的真相，医护人员也就无从向其提供有针对性的心理支持，进一步加重了患者的心理负担。

三、信息告知在癌症患者治疗中的作用

患者对病情的知晓情况将会影响其对于治疗方式的选择在2009年JAMA杂志上，Morrow等发现乳腺癌患者在手术方式的选择上所占的主导地位越高全乳切除的概率越大。这可能是由于大部分患者担心保乳手术的安全性或者放疗所导致的不便和恐惧，而选择全乳切除术则可在一定程度上获得心理上的慰藉。或者主要是由于患者缺乏有关的治疗知识。临床也不乏癌症患者得知自己诊断后，放弃治疗，甚至出现"非正常死亡"的案例。由此可见，信息交流是癌症整体治疗的关键，它直接影响患者的治疗方向和预后。

绝大多数癌症患者希望在告知诊断的同时应告知治疗信息和给予心理支持，以减轻刺激。但是认为本人应该参与治疗方案制订的癌症患者不到半数，过半数患者认为应听从医生决定或由医生和家属决定。患者观点明显受其文化程度的影响。

许多西方国家为医生开设了有关医患信息交流训练的课程，但我国对这方面尚未重视，当然也未有这方面的课程，如何谨慎地透知癌症真相的技术也仅处于起步阶段。

四、癌症患者信息告知策略

2008年，我国制定的伦理学性质的文件《肿瘤患者告知与同意的指导原则》提出了6个重要的指导

原则：首诊告知慎重原则、个体化原则、循序渐进原则、真实准确原则、适度原则、尊重原则。在此基础上，医务人员要注意告知信息的充分性、内容的可靠性、表达的通俗性及告知的艺术性。

1.尽可能地让同一位医生来主治患者

真正确保患者在多种治疗方案中平静做出选择。如果中途需要更换医生，注意不要破坏和患者达成的和谐。在初诊后1周内或确诊时告知患者及其诊断及有关信息。

2.告知对象的主体

在国内，临床医护人员通常是先把癌症诊断告知患者家属，然后按照家属的意愿决定是否告知患者。只是对一些老年患者的配偶，为避免其发生意外，才采取保密性医疗。这种做法在国外被普遍认为是对患者权利的不尊重，对医患契约的破坏。国外告知对象一般是癌症患者本人，除非患者是未成年人或缺乏正确思维判断能力的成人，其告知的对象才可能是患者的家属、监护人或代理人。

患者年纪较大或者病情非常严重，先将病情和进展告知其家属的做法是比较恰当的，也是符合患者意愿的。总之，对于癌症告知对象的选择，既要尊重患者的权利，又要保证患者或家属不出意外。国内外告知对象的不同主要是由于文化的差异，在我国家庭成员的决定优先于个人的决定；而西方国家则更为强调个人的权利不可侵犯。不过，患者有知道自己病情的权利，也有不想知道的权利。因此在考虑是否告知患者时，首先应了解患者的文化背景、患者是否想知道病情，再根据患者身体和心理承受能力、个性心理特征等确定是否告知、告知的时机、告知的内容及方法等。

3.必须慎重选择和患者交谈的地点

据报道，被电话通知癌症诊断的患者有55%表现出负面情绪，因此应谨慎选择告知地点，选择安静、隐私的环境，便于交谈，例如医生办公室或门诊诊室等以便患者能充分表达情绪。避免通过电话、在过道上或者任何公众场所交流这个消息。

4.一旦告知病情，医生应该持续地告诉患者尽可能多的信息

没有确定信息的时候不要做出诊断。要从"怀疑癌症"或"有癌症可能性"慢慢过渡到告知最终癌症诊断。尽管有必要进行准确的解释，也不要不顾患者的状态而告知大量事实。要有所准备，简洁地解释事实。不要期望患者本人能应付所有情况。

5.医护人员在信息沟通时的态度

医护人员在信息沟通时的态度应是关心、同情或令人较好接受。患者有时被告知："你已经是癌症晚

期，没有什么好办法，这些药对你都不敏感。"这种态度会导致患者产生绝望、愤怒、放弃和情感疏离。医生应该意识到，他们的言语和态度既能带来希望也会导致绝望。医生应该强调其他正面的部分，比如支持性疗法，而不能把患者抛弃在负面的状态里。不要急于在一时之间解释所有的细节。建议和患者进行多次交谈，循序渐进地讨论诊断。重要的是，要设身处地为患者考虑，不要过早评价患者的反应。

6.护士是最好的沟通协调者

患者有时对医生抱有保留态度或者是害怕。因此有些患者在得知病情后无法表达情绪，或者不敢问问题，只认为他们应该服从医生的指示。护士不是癌症病情告知的主体，但却是与患者接触最多的工作人员，最容易掌握患者的身心变化，有的患者更愿意对护士坦诚地交谈或询问问题。因此医生应该通过护士倾听患者的真实情感和抱怨，护士也可以帮助医生确定最佳告知时期。在这种情况下，医生和护士之间的配合非常重要。

五、临床护士伦理决策能力

肿瘤发病率逐年增加，医学科学的高速发展给癌症患者带来了生命的希望，某些类型的癌症患者经过治疗生存期得以延长、生活质量得以提高。生存期的延长以及治疗技术的多样化使癌症患者在治疗过程中面临诸多临床决策，他们需要从中做出抉择。护士作为医患矛盾的重要调解者、在"以患者为中心"的医疗环境下人文关怀的主要实施者及患者接触最多的医务工作者，临床工作中遇到最多的问题是癌症告知、安乐死等伦理决策困境。

按照护理工作内容侧重点的不同，护理专业决策可分为护理伦理决策、护理临床决策和护理管理决策。护理伦理决策是护理工作中的伦理决策，是护理人员依据一定的专业伦理价值观，通过分析伦理难题所涉及的各项伦理原则、规范和当事人各方的利益设计出各种可行的行动方案，并对各个方案的预期结果进行分析比较，从中选择效果最佳的方案付诸实施的过程。伦理决策涉及判断和选择两个过程，决策的结果直接影响患者的利益和权利。在伦理决策过程中，决策者或参与决策者会受到价值观、信念、社会文化、宗教信仰、道德水平、知识程度、法律规范、环境、情绪及对伦理理论和原则的认知水平等诸多因素的影响。护士的护理伦理决策水平的高低会影响到护理质量、护患关系，进而直接影响到患者的治疗与康复。因此，临床实践中的护理伦理决策能力越来越具有挑战性。

最佳的伦理决策应该是由所有相关专业人员共同制订的。有研究报道，由遗传咨询师、护士、药剂师、医生、心理学家或健康教育工作者提供的决策指导与常规护理相比，可以更全面地提高患者及家属的知识掌握情况，从而做出最适宜的决策。国外注重护理伦理决策方面的学习与研究，通过概念图、案例学习法、小组讨论法、角色扮演或情景模拟、医学模拟教学等多种方法培养护士的临床决策能力。国内学者也越来越关注护理伦理决策，最近有不少文献指出，西方以个体为中心的临床决策忽视了大量在非西方文化背景下患者决策过程中的价值观和实践，在非西方文化背景下不仅要考虑到个人，还要考虑到社会单位的核心——家庭，个人相互独立的行为控制受外部环境如家庭和社会的影响。受到各种客观因素的影响，我国护理伦理决策能力的培养和训练相对薄弱。在临床实际工作中既无现成的案例可以模仿，又无既定的规范可以遵循。护理人员不但要具备护理方面的知识、技能和决策能力，还要更多地要凭借自身的专业伦理素养，具体情况具体分析，正确解决伦理问题，化解伦理困境，做出科学的护理伦理决策，履行专业职责。

面对是否告知癌症患者信息，如何使决策具有理性的选择和判断，需要护士在临床实践中在运用专业知识的基础上，整合批判性思维、临床思维、人际关系和信息获取等多方面的能力，不断洞悉、领悟和认识维护患者权益的内涵。运用适当的伦理原则，采用有效的沟通方式，采取负责任的伦理行动，关怀、照顾患者的身体和情绪反应，支持维护患者的根本利益。真正践行护理人员支持维护、关怀照顾、行动负责和互助合作等4个伦理责任。护理管理机构要制订计划，根据不同职称、年龄，分层设定目标，采取讲课、座谈、交流、案例分析等方式，增强临床护士在癌症信息告知与决策方面的专业性和敏感性。

（李燕）

第四节　癌症患者教育

患者教育始于20世纪60年代，而癌症患者教育始于20世纪70年代后期，美国的Judi Johnson博士首次创立了系统的癌症患者教育内容，其教育内容与形式已经作为癌症患者教育的资源之一，被多个国家采纳。本文遵循美国系统的癌症患者教育模式，并结合我国癌症患者的特点，形成了适合肿瘤护理实践特点的癌症患者教育方式。本文将对患者教育的概念、发展史、在肿瘤护理中的重要地位及实施程序等进行重点阐述。

一、患者教育的概念

患者教育是健康教育的一部分，是将开始患病、患病一段时间或有过患病经历的人群的学习活动结合起来，目的在于建立有益健康的行为。因此患者教育是对不同患病阶段患者教育的总和。

健康与疾病是相对概念，均为动态变化的过程。患者教育的目标和内容也会随着疾病的变化而不尽相同。患者教育通过教育的形式赋予患者疾病、治疗的知识和力量，从而帮助患者增加应对疾病的勇气，提高适应和控制困难处境的能力，进而学会如何带癌健康生存。

二、肿瘤患者健康教育发展的历史

美国的健康教育起源于欧洲的传统教育，在19世纪末的公共卫生运动和20世纪的现代医学发展中得以巩固和发展。1913年，几名医生和非健康工作者为了研讨癌症疾病的热点问题，开启了癌症患者健康教育工作，并成立了美国癌症控制协会（American Society for the Control of Cancer），1987年更名为美国癌症协会（American Cancer Society，ACS）。到了20世纪70年代，美国开始注意到一些威胁人类的慢性疾病（如冠心病、肿瘤、卒中等）和社会性疾病（如自杀、精神忧郁、精神分裂等），并非单靠医学技术才能控制。1974年，美国健康教育总统委员会提议在卫生、教育、福利部设立健康教育局，负责规划、研究、指导和评价全美的健康教育工作，同年美国国会通过《国家健康教育规划和资源发展法》，明确规定健康教育为国家优先卫生项目之一。1976年卫生信息和健康促进局成立，协调卫生、教育、福利部门有关卫生信息和促进的所有活动。1977年，美国的Judi Johnson博士发起"I Can Cope"癌症患者健康教育项目，她创立此项目的初衷是，由于看到被诊断为癌症患者的恐惧、绝望、悲哀的表情以及孤独、无助地离开医院的背影，这些激发了她一定要帮助这些患者、要为这些患者做些什么的强烈的欲望。因此她开始创办了系统的癌症患者健康教育项目，该项目将健康教育中需要的技巧、方法及使用的工具相结合，为患者及其家庭提供资源信息，缓解因疾病诊断而引发的沉重打击，满足患者的实际需求，使患者及其家庭获得应对疾病的能力。在数年的时间里，有成千上万的癌症患者及公众从中学到了知识，改变了对健康及癌症的认识。随后，该项目被美国癌症协会及美国肿瘤护理学会所采纳，并向美国各州推广，并于1994年出版了《I Can Cope》癌症患者健康教育一书，书的内容涵盖了癌症患者健康教育项目的核心内容，是癌症患者教育的一手资料，并被多个国家所采纳。2011年，该项目的发起者Judi Johnson博士到我国天津医科大学肿瘤医院进行癌症患者健康教育项目培训，将她系统化的癌症患者健康教育知识传到了中国。1983年，美国癌症护士协会（Oncology Nursing Society，ONS）成立了健康教育委员会，该委员会于1989年提出护理人员有责任向民众传递癌症疾病健康教育知识的倡议，倡议的目标人群是公共人群，核心目的是告知公众在癌症预防、早期筛查、康复和带癌生存中如何进行相关抉择。

我国在20世纪30年代出现了健康教育理论和实践均较活跃的局面。1929年教育部和卫生部协调组织"学校卫生委员会"为我国最早的卫生教育机构。新中国成立后，全国各地积极开展卫生宣教工作。1966—1976年期间，我国的健康教育和卫生工作受到了严重的影响。直到改革开放后，我国的健康教育工作才重新恢复。1986年建立了"中国健康教育研究所"，标志着一个比较完整的健康教育组织体系的形成。1985年《中国健康教育》杂志正式创刊，是国内公开发行的国家级健康教育、健康促进专业学术期刊。2008年6月经卫生部正式批准，中国疾病预防控制中心健康教育所更名为中国健康教育中心，直属于卫生部管理，开展健康教育、健康促进等工作。2013年12月，由中国健康教育中心在广州组织召开了全国肿瘤康复健康教育行动专家研讨会，会议研讨了肿瘤康复健康教育行动实施方案，与会专家一致认为，癌症最重要的在于做好一级预防。

三、患者教育在肿瘤护理中的重要作用

国内文献报道，通过对1000例肿瘤患者的健康获得意识调查发现，由于近年来我国经济的飞速发展、科学技术的进步和人民生活水平的提高，越来越多的人开始利用各种资源来增进自身健康。肿瘤患者也同样，强烈的健康获得意识促使他们充分利用健康教育信息资源来获得更好的生活质量。健康教育在肿瘤护理中的重要作用如下。

（一）消除患者癌症认识误区

在普通人群和癌症患者中，普遍存在癌症认识上的误区。例如，"癌症等于宣判死亡""癌症治疗的副作用比癌症本身更可怕""癌症是脏的疾病""癌症是传染性疾病""创伤会导致癌症""癌症病因尚未发现，故没有预防的方法""癌症晚期没有办法控制""民间验方能够治疗癌症"等。这些缺乏科学依据的认识，导致公众及癌症患者失去防癌、抗癌及早期发现、早期诊断、早期治疗的时机，进一步失去配合治疗和战胜癌症的信心及勇气。另外，公众对癌症的这些错误认识，会使一些人故意远离癌症患者，最终导致癌症患者产生孤独感、自卑感及其他心理社会问题。因此及时有效的患者教育显得尤为重要。患者教育可以帮助公众及患者澄清认识，修正误解，进而配合治疗，并重获战胜癌症的信心、勇气和力量。

（二）增进患者对癌症及其治疗的理解

由于公众和癌症患者不了解癌症及其治疗的相关知识，常常拿自己的疾病与其他患者进行比较，如对同样部位的疾病，不同治疗方法产生疑问；对同样的治疗，效果却不相同而感到疑惑。有些癌症患者可能有这样的经历：朋友或亲戚患癌症后，尽管经历很多治疗，但没过多久，患者还是去世了，从而对自己的治疗失去信心；还有人认为得了癌症后，将不能再继续工作；化疗就是毒药；放疗就是烧灼人的组织。对癌症及其治疗的"不知"会引起患者的猜测、怀疑、焦虑及恐惧，进而无法面对现实，增加不必要的心理压力。"不知"是引起患者焦虑的根源，也是导致依从性差的主要原因。因此通过患者教育的方式，增进患者对癌症及其治疗的理解，会提高患者依从性，并有能力参与及配合个人治疗决策。

（三）患者对癌症知识的需求增加

WHO统计显示，2012年全球范围内死于癌症的患者约820万人，而这其中约30%的死亡是可以通过在患病前采用积极预防措施来避免的。例如避免接触相关的致癌因素，避免不良的生活方式，如吸烟等。随着现代医疗技术水平的提高，公众对健康及癌症认识的不断加深，对癌症预防信息的需求日益增长。此外，世界范围内带癌生存人数将越来越高，这部分人群亟须康复及如何带癌健康生存的教育信息。当患者获得和癌症及其治疗相关的知识、技能后，可避免由于知识缺乏所经历的不必要的痛苦。同时，患者对有助于他们了解癌症、参与决策及应对治疗等方面的知识和信息非常感兴趣。调查显示，癌症患者对信息的需求远远大于提供给他们的，也就是说，如果癌症患者得到了应有的信息，将对他们的生活质量产生积极的影响。

此外，患者教育还可以提高患者的自我保健和自我护理能力，是一种低成本高效益的非药物治疗手段，进而帮助患者重新获取掌控生活的感觉。

四、实施患者教育的时机

教育和受教育是可以随时随地发生的，但教育的结果却有很大差别。因此教育的时机选择是影响教育结果的重要因素之一。选择患者病情稳定、精力相对充沛、机体相对舒适、有学习动机、环境条件具备的时机进行教育，会取得较好的效果。但要避免下述情况。

1.患者情绪波动，如紧张、焦虑、愤怒、抑郁等，这些负面情绪会影响患者的理解与记忆。

2.手术刚刚结束，麻醉药物的持续作用会使患者反应迟钝，记忆下降。

3.机体不适，如疼痛、疲乏、恶心、呕吐、腹泻等，会干扰学习，分散注意力。

4.刚刚服用过止痛药物，会使思维反应迟钝，影响记忆。

五、患者教育的方式

（一）面对面患者教育

面对面的患者教育可以采用一对一和小组讨论的形式进行。一对一形式的优点是可以就内容个体化，进度可随时掌控，利于知识和技能的学习，并可直接获得患者的反馈。小组讨论形式通常人数不要过多，患者可以提出问题，分享体验，共同讨论解决问题的方法。选择适当的学习时间和地点在面对面教育中非常重要。需要确保环境安静，且患者没有受到来自自身的因素干扰。面对面教育可充分利用示意图、模型、照片或实物等辅助工具，以便帮助患者理解和记忆。面对面患者教育方式的注意要点：护士应该注意礼仪；热情积极地营造宽松愉快的教育氛围；注意倾听，同时提出中肯的见解；说话简洁；与患者及家属保持目光的接触，且利用目光的交流来肯定患者及家属的想法、传递同情，给予鼓励等，切忌带有不耐烦、蔑视等有损患者及家属自尊和心理的情绪等。

（二）文字材料

包括宣教手册、书籍、文章等。文字材料容易准备，且多带有图片及插图，容易理解。既可以随时阅读，也可以随身携带，并可保留，便于以后参考。

在癌症患者中，以老年患者居多，由于老年人的特殊生理原因导致进入眼睛的光线减少、视网膜成像模糊不清、视网膜中心部位损伤等都会导致阅读困难，因此在制作文字教材或患者教育手册时，应遵循以下几点建议。

1.制作内容应简短、明确。

2.重点突出。

3.避免使用医学术语，文字应简单易懂。

4.不宜使用斜体字，最好是直体字。

5.正文字号以14~16号为宜，题目字号以24~26号为宜。

6.利用插图图示帮助理解。

7.行间距和字间距勿过小。

8.字体与背衬的对比度要适当，如为浅色字则使用深色背衬，如为深色字体则使用浅色背衬会使文字材料更清晰。

9.高质量的患者教育材料，有助于促进患者理解和掌握知识、信息，从而提高对治疗的依从性和自我照护的能力，并有助于个人医疗决策的制订。

（三）网络资源

现代社会日渐发达的网络平台为公众提供了纷繁复杂的信息，与此同时，网络平台也成为公众交换及获取所需信息的重要场所。护士可借助健康教育网站为患者进行教育，如指导患者利用医院、医疗组织网站等医疗机构的问答专栏及时获取所需信息，如好大夫在线（http://www.haodf.com/）、中国健康教育网（http://www.nihe.org.cn/）等。还可以通过登录相关网站获取癌症患者教育指南，如美国国立综合癌症网络（NCCN）（http://www.nccn.org/）、美国癌症护理学会（ONS）（https://www.ons.org/）、美国癌症协会（ACS）、"I Can Cope"健康教育项目（http://www.cancer.org/）等，上述网站均提供大量的癌症患者教育资料，方便患者阅读下载。

鉴于网络上的信息质量参差不齐，错误的信息会对患者产生误导，造成不良后果。护士需告知患者在独立进行信息检索时需注意提供信息的网站是否为官方网站，信息中是否含有药品或产品推销，信息发布的时间是否已过期等。

（四）影像制品

健康教育的影像制品包括音频、视频、图像等。利用影像制品的视听觉效果达到使大众愉快地接受健康教育的目的。影像制品具有受众性强、教育面广、感染力深等优势，是健康教育工作中更有效的传播手段。此外，影像制品可方便患者重复使用，多次学习，花费少，并可在家与家人共同观看学习。

（五）电话

移动电话已成为人们日常生活中不可缺少的随身携带的通信工具。充分利用这一工具将会获得广泛的健康教育受众人群。电话联系方式包括打电话、发送短信。通过电话联系，相关健康信息能准确、及时、有效、有针对性地传递到目标群体，受众人群不受时间地点限制，方便获取信息，并利于接收信息的人群随时随地阅读、重复阅读、保存内容。这是不容忽视的一种健康教育的有利途径。

（六）角色扮演

患者对计划好的事件产生反应，让患者处于实际或假设的环境中，去体会对某种情形的反应，或可借此练习新的或可替代的行为，如患者、家属、医生、护士角色的扮演。在扮演不同角色时，体验其他角色的感受。通过角色扮演，患者可以了解自己的不良情绪、压力的来源，进而克服。角色扮演有助于帮助患者树立正确的治疗态度。

（七）讲座

邀请具有专业知识及经验丰富的人士进行讲座，可以是某一专题的讲座，也可以是系列讲座。讲座这一形式可有效传递知识，扩展患者的视野，具有鼓舞性或趣味性，并可同时与多人分享，积极互动，有问有答，给听者留下深刻印象。

信息社会和网络时代的到来，使健康教育已超越空间和时间的界限，也使健康知识的传播和技能教育的传递达到了快速、便捷、满意的效果。无论选择哪种教育途径，都应排除与患者教育内容不相关的干扰，积极为患者创造一个适宜的学习环境。

六、提高患者教育效果的方法

（一）调动五官参加记忆

在学习新知识时，仅仅听只能记住所听到内容的20%；仅仅看只能记住所看到内容的30%；既听又看时，可记住50%；听、看、加上说时可记住70%；而听、看、说、做同时进行，则可记住90%的内容。

护士在实施教育时，要充分调动患者的感官系统投入到学习中，如动员视觉看文字材料、视图、幻灯片等；利用听觉听讲座、音乐、视频等；启动嗅觉功能闻药液、调料、香薰精油等；利用触觉感受解剖模型（材质逼真的脏器模型），体会实施抚触及被抚触的感觉等；以及动员味觉功能，如营养师在介绍营养膳食时，会请大家品尝其所烹制的膳食，品尝特殊配方饮料的味道等。在学习中，患者运用的感官越多越能产生联想，从而帮助其记忆。另外，亲手操作会加深理解和记忆。也就是说，只听，有可能会忘记；只看，可能会记住；亲自去做才会真正理解和记住。

（二）强化教育

德国心理学家艾宾浩斯（H.Ebbinghaus）研究发现，遗忘在学习之后立即开始，而且遗忘的进程并不是均匀的。最初遗忘速度很快，以后逐渐缓慢。他认为"保持和遗忘是时间的函数"，并根据他的实验结果绘成描述遗忘进程的曲线，被称为艾宾浩斯记忆遗忘曲线。下面的数据证明了艾宾浩斯的这一学说。在学校的课堂教育中，学生仅能记住所教的30%，6个月后只剩下10%。因此，在为癌症患者进行健康教育时，护士应该根据"艾宾浩斯记忆遗忘曲线"的规律，积极采用多种教育方法来吸引患者注意力和兴趣，并帮助患者重复、强化记忆，降低遗忘率，进而提高患者教育的效果。

（三）患者教育的KISS原则

1.简短简洁（Keep it short）

一般成人平均每次可以记住5~7点的内容，如果患者处于压力情况下，能够记住的更少。每次教育的时间不要过长，内容不要过多。

2.重点突出（Keep it specific）

将最重要的内容清晰、详细地介绍给患者。

3.简单易懂（Keep it simple）

根据患者的文化程度，采用相应的语言，简单易懂，避免使用术语。

（四）适宜的学习方式与工具

根据患者的年龄、身体状况、接受能力和喜好及教育内容的繁简为患者提供恰当的、生动形象的、针对性强的学习方式和学习工具。例如，教育对象为老年患者和儿童患者时，尽可能多的采用图画、漫画、图标等清晰易懂的学习方式，避免过度使用医学术语和专业数据；尽可能为患者提供可供保存的文字性资料、视频资料等，便于患者遗忘时再次学习，加深记忆。

（五）及时反馈

护士在为患者提供教育内容时，避免"满堂灌""填鸭式"教育方式，切记反馈的重要性。与患者充分互动，提出问题，请患者回答，或请患者实际操作，以获得患者的反馈，进而及时了解患者对所讲内容的理解程度。

七、癌症患者教育的内容

癌症患者教育应涵盖癌症一般知识、诊断、治疗的方法、应对不良情绪的方法、副作用的应对及如何带癌生存等内容。在此基础上结合针对患者的评估结果，并融入与患者疾病密切相关的问题，保证教育内容的系统化和个体化。

（一）癌症的基础知识

患者教育中为患者提供关于癌症的基础知识是为了帮助患者从理论上认识自己的疾病以及与癌症有关的知识，使患者正确认识和对待自己的疾病，能自觉地选择有益于健康的行为生活方式，改变与癌症相关的不良生活方式。在基础知识教育中主要包括肿瘤的概念、恶性肿瘤的概念、癌症遗传的问题、癌症传染的问题、癌症饮食的问题。

（二）癌症的预防知识

WHO于1981年提出的三个"1/3"清楚地表明，癌症病因中的1/3是可以设法避免的；癌症患者中的1/3如早期发现是可以治愈的；无治愈希望的患者中1/3是可以通过姑息治疗减轻疼痛的。因此早期预防、早期发现、早期治疗的概念要在患者教育中强化，教会其认识和识别诱发癌症的危险因素，建立三早的意识。内容包括"三早"的具体内容、癌症警示性表现、癌症预防措施。

（三）癌症的诊断知识

包括癌症诊断的检查项目，诊断检查的目的、方法，检查前准备或配合事项，诊断检查所用仪器（必要时可以参观），检查后的注意事项等。癌症诊断的检查项目包括血液检查、影像学检查、核医学检查、内镜检查、病理活检等。

（四）癌症的治疗知识

告知患者与其疾病相关的治疗能有助于帮助患者正确看待治疗、配合治疗及建立治疗自信心，保证治疗的顺利完成。癌症治疗方式主要为手术、化疗、放疗、靶向治疗、内分泌治疗、生物治疗等。外科治疗涉及手术目的、手术式式、解剖部位、术后可能导致的机体结构的改变，如造口、肢体残缺、器官残缺等，术后功能及可能出现的出血、感染等并发症。内科治疗涉及放疗、化疗、内分泌治疗、生物治疗及其他治疗方法所涉及的治疗机制、作用及可能出现的副作用等。另外，还应告知患者定期复查的必要性、癌症易复发的原因等内容。

（五）不良情绪的应对方法

不良情绪可能会出现在疾病的不同阶段，如处于诊断期的患者可能出现否认、愤怒、恐惧/担忧等情绪；处于治疗期及治疗后期的患者可能出现孤独、愧疚、抑郁等情绪。有效的应对方法可帮助患者及时消除不良情绪，从而避免其发展及加重，影响治疗效果，或导致患者放弃治疗，引起不良后果。在患者教育中，应包括教会患者如何判断自身不良情绪的发生及应对的方法。

（六）疼痛控制

疼痛是癌症患者最担心和恐惧的症状。因此有必要将疼痛控制从所有症状的控制中单独提出来进行专门讲解，帮助患者了解疼痛的原因、评估方法、控制方法（药物方法、非药物方法）、镇痛药物的使用原则及方法、按时用药的重要性、不良反应、处方及非处方药物的获取方法等，并通过教育来消除患者对用药导致成瘾的担忧。

（七）副作用/并发症的应对方法

癌症自身及针对癌症实施的治疗均会引起相关的副作用或并发症，而及时有效的预防和应对方法可以缓解或减轻副作用/并发症为患者带来的痛苦。包括手术并发症的预防及应对方法：如乳腺癌术后患肢淋巴水肿的预防和应对方法、造口术后造口周围皮肤的损伤等预防和自我护理方法、术后疼痛的预防及控制方法等。放疗及药物治疗可能引起的并发症/副作用的预防及应对方法，包括恶心、呕吐、脱发、疲乏、皮肤反应、便秘、腹泻、味觉改变、口腔炎等的预防及应对。

由于治疗存在个体差异，并非所有患者都会经历上述副作用/并发症。因此护士要告知患者，对治疗的反应强并不意味着治疗效果好、对治疗的反应弱或没有反应也不意味着治疗效果不佳、治疗效果与个体的反应强度没有关系。

（八）营养支持

合理的营养摄入可增强机体免疫力，提高机体抗病能力，是机体功能的重要基础，也是顺利完成治疗计划的保障。在患者教育中，需告知患者需要摄入的营养素和食物的种类及量，尤其需要教会患者在自我照护能力下降、食欲下降、恶心、呕吐等情况下，如何通过有效的方法进食机体需要的营养，以保证机体应对疾病及治疗时的营养需求。

（九）康复知识

患者在接受手术治疗后，及时告知其康复相关知识和技能，有助于患者认识康复的重要性、建立康复概念、及早介入康复，保证术后局部或全身功能的恢复。机体康复包括治疗后全身功能和局部功能的康复，全身功能康复包括治疗期间或治疗后的心肺功能、活动耐力等的康复知识和方法；局部康复包括咽喉部术后发音的康复、乳腺癌术后上肢功能的康复、骨肉瘤术后下肢活动的康复知识及方法等。

（十）角色改变的应对方法

癌症会导致患者的家庭角色、社会角色及与家属的关系等发生变化。癌症不仅影响患者的机体，而且影响其整个生命以及与之相关的各个方面。因此癌症不仅会对患者本人的工作和生活产生影响，同时也会对其亲属及家庭功能产生影响。如亲属需要暂时或长期放弃自己的工作来照顾患者；承担以往患者在家中的角色等。在实施教育时，需要帮助患者学会调整自己以适应角色改变的应对方法及与家人沟通、交流的有效方法等，从而让患者在角色改变时，能够通过一定的应对方法，逐渐建立自信，适应角色的改变，有助于达到心理、社会健康的目的。

（十一）家庭/社会支持

家人、朋友的支持可以为患者提供经济、情感等必要支持。但"同病相怜"的患者因能够更容易相互理解彼此的感受、需求及如何满足需求，而成为患者支持的重要组成部分。一项由86名转移性乳腺癌女性患者参与的研究，经过10年的随访发现，参加支持小组活动的妇女中有3人仍存活，并发现研究组妇女平均存活期比对照组（不参加支持小组活动）长18个月。支持小组不仅为患者提供与其他癌症患者交流的机会，同时还提供健康教育、水上锻炼及其他方式的锻炼等。因此在为患者教育时，应介绍并鼓励患者积极加入患者俱乐部、支持小组或其他癌症患者组织，不仅可以为癌症患者提供归属感，还能帮助他们及时获得所需信息。

（十二）自我形象改变的应对方法

癌症及其治疗会改变患者的自我形象。如乳腺癌手术导致的乳房缺失、颌面部手术导致的伤疤、化疗导致的脱发等。自我形象的改变可以是暂时的，也可以是永久的。护士需要通过教育来教会患者面对自我形象改变时的应对方法，如帮助患者学会改善自我形象的方法，通过佩戴义乳、假肢、假发、头巾等方式来应对自我形象的改变。同时，躯体外形的改变还会影响患者的性生活，如乳房缺失、前列腺癌术后、化疗引起的女性患者阴道干燥等。护士应该帮助患者学会独立应对这些问题的方法并教会促进夫妻沟通的方法，避免因自我形象的改变而导致焦虑、抑郁等不良情绪的产生，进而帮助患者以正确的心态来接受自己的新形象，重新建立社会关系的平衡。

八、实施患者教育的程序

患者教育的程序包括评估、教育计划制订、教育计划实施、效果评价。自患者评估开始至效果评价，为一个患者教育周期。值得注意的是整个患者教育过程是动态、不断重复的，进而推进和扩大学习内容，提高学习的有效性。

（一）患者评估

护士通过对患者进行评估可以识别和获得来自患者的信息，使护士能够更加清晰地了解到患者健康与疾病方面的问题，为制订护理计划提供依据。患者评估的内容包括以下几方面。

1.一般资料

年龄、文化程度、职业、支持系统等。

2.机体状况

听力、视力、记忆力、有无疼痛、有无并发症或副作用等。

3.情志情况

精神状态、有无不良情绪等。

4.相关知识了解情况

癌症一般知识、诊断、治疗、自我护理、康复等。

5.学习需求

对健康的态度、习惯的学习方式、希望了解或掌握的知识和技能等。

掌握上述信息有助于教育实施者制订有针对性的教育计划，保证教育计划与患者目标的一致。避开影响患者学习的因素，进而采用适合患者的学习方法，取得预计的教育效果。

（二）教育计划制订

教育形式可分为正式教育和非正式教育。非正式教育可随时进行，教育时机灵活；正式教育即有计划、有目的、结构式的教育形式。教育计划的制订主要针对正式教育形式而言。

制订患者教育计划时，应以评估结果及护理问题为基础，内容及方式充分结合患者的个体化特点。制订教育计划时可邀请患者及家属参与，充分听取其意见和建议，保证计划的全面性。制订教育计划时确保每次教育的内容和持续时间不要过长，一次性过多的

信息既不能达到教育目的，又容易使患者感到困惑，影响教育效果。制定教育计划的具体步骤如下。

1.确立教育目标

教育目标分为短期目标和长期目标。在制订教育目标时，无论选择哪一种，均需确保目标足够具体、方便执行，避免泛泛而谈。例如，教育目标为在出院前，患者需学会自我照护方法。该教育目标仅提出学习框架，而没有具体说明自我照护的要点，比如饮食（营养成分、微量元素、盐的摄入、禁忌等）、活动（何时可活动、何种活动被允许）、药物摄入等。目标的描述可参考如下：能描述"转移"一词的意思；了解恶性及良性肿瘤之间的区别；能正确判断有关癌症的错误观点；认识到学习癌症相关知识、掌握应对技能有助于生活质量的提高等。

2.教育方式选择

根据患者的评估结果、教育目标、内容复杂性来正确选择教育方式。教育的目标与自护技能、操作、体位有关时，护士应该采用示范训练的教育方式；当教育的目标与人体器官及功能有关时，避免文字性的赘述，应该采用模型、图片、文字、视频相结合的方式，便于患者理解掌握。

3.教育内容充实

健康教育的内容应将患者评估结果同本章中癌症患者教育的内容尽可能相结合。围绕教育目标展开，切勿"跑题"。内容需足够丰富，避免冗长。逻辑性、条理性分明，突出重点，以重要且患者亟须的内容为主。

（三）教育计划实施

教育计划实施是为达到健康教育目标，而将计划中的各项措施付诸行动的过程，实施通常发生在护理计划之后。具体内容如下。

1.准备

进一步熟悉和理解教育计划；分析实施过程中所需要的护理知识、技术；同患者或家属预约健康教育的时间、地点；准备并确保教育方式如多媒体等的正常放映等。

2.执行计划

按照计划安排分步实施教育计划。在执行教育计划时，密切观察患者及家属的反应，是否听懂，如患者或家属有疑问时，可重复讲解，耐心倾听并回答他们提出的问题；不时地从患者的反馈中获取信息，并对患者的积极反应给予赞扬，增强患者学习的信心。

（四）效果评价

护士通过效果评价这一环节，可以衡量工作计划

是否完成、工作进展的程度和达到的水平。并且通过评价教育结果，找出缺点和不足，并指出以后的改进方向。也可通过比较，选择最佳方案，如选用新的教育方式或方法等。

对患者学习效果的评价应该是一个持续的过程。如果计划实施后，患者学习效果不佳或反应不积极，应及时修改教育计划的内容。效果评价的内容包括教育是否起到应有的作用；是否达到目标；患者是否获得了需要的知识和技能；患者的焦虑等不良情绪是否改善；患者的不确定状态是否好转；能否积极参与到医疗决策中。如果结果未达到目标，教育实施者应重新评估患者学习的需要，找出影响教育效果的因素，修改计划，再实施评价。若效果评价良好，则需要在原有的基础上为患者再制订新的学习计划。

九、老年肿瘤患者教育中的注意事项

1.不要以年龄判断老年人的学习能力，要依据他们的机体功能。因为每位老年人的机体状况差异很大，有的患者虽年过古稀，但功能状况好于花甲之人。

2.发现患者身体功能的问题，如听力、视力功能的下降或丢失，要设法为这些老年患者提供特殊的教育工具，如配有简要说明的简图、模型、视频，且注意讲解时，音调和语速应清晰而缓慢。

3.教3~5点的内容后观察反馈效果。

4.采用文字材料强化，随后复习。

5.发现存在的情感问题，如失去伴侣抑郁时，应设法帮助消除，并待好转后实施教育。

6.发现和利用患者的支持系统，如子女、亲戚、朋友、义工等。邀请他们参加患者教育，以便在家庭照护中有效地帮助患者。

（王琦　任海玲）

第五节　连续性护理

在中国肿瘤发病率不断上升的背景下，医疗开支与日俱增、医院的床位周转困难、医疗资源匮乏成为我国面临的重要医疗难题。除了医疗保险政策的改革之外，医疗模式本身的改革也成为解决医疗资源难题的重要补充。传统意义上的出院-复诊医疗模式，难以满足肿瘤患者的医疗需求，也使得肿瘤患者的再住院率与医疗成本居高不下，而连续性护理可以有效解决以上问题。在发达国家，实施有效的连续性护理已得到医学护理工作者和政府健康主管部门广泛的重视和认可，并已制定相应的卫生政策，以保障患者能够得到必要的连续性护理。美国医院协会也提出，连续性护理是一个集中性、协调性、多学科整合的过程，其核心是评估和明确健康需求，接洽相关机构或部门，实施并评价，通过多学科专业人员与患者及家属的共同合作，确保患者在出院后获得持续的健康照护。有研究显示，未在医院及社区等其他医疗服务机构之间进行有效沟通及不恰当的出院后护理是患者再入院次数增多的主要原因，而有规划的连续性护理可以解决以上问题。英国、美国等发达国家和我国香港地区已经制定相关法规并实施连续性护理，达到了预期的效果。

一、概述

（一）概念

连续性护理是指设计一系列护理活动，确保患者在不同健康照顾场所之间转移或不同层次健康照顾机构之间转移时，所接受的健康服务具有协调性与延续性，预防或减少高危患者健康状况的恶化。

连续性护理是保证患者从一个健康机构顺利转到另一个机构或家庭的系列活动，是一个动态过程，包括对患者的评估、制订相应计划、实施计划、患者转介等过程，是一个多学科合作的过程。

（二）连续性护理的现状

早在20世纪70年代美国教育发展中心等部门为急症老年护理的高级护理继续教育项目，设计、发展出来了延续护理的概念，继而在美国、英国、加拿大等国家得到广泛应用。其背景是医疗保障政策的变化导致老年急症住院患者住院日缩短，患者出院时尚未痊愈。时至今日，在美国连续性护理已成为医院评定的标准之一，并被列为患者的权利之一。连续性护理服务使优质护理服务延伸到患者出院后的治疗和康复中，体现了以患者为中心的人性化医疗服务宗旨，有效的连续性护理能赢得患者的信赖和满意，提升医院的信任度和市场竞争力，对医疗知识的普及、提高患者出院后的生活质量以及节省家庭和社会资源等方面有着重要意义。高效的连续性护理可给予患者及家属不间断的跟踪教育和心理支持，有效提高患者依从性及自我管理能力，改善患者健康状况和生活质量、保障患者治疗效果，降低患者并发症的发生率和急诊访问率，进而降低医疗成本。

连续性护理在我国的开展主要集中于经济较发达的地区。随着优质护理服务工程的开展和深入，连续、全程的护理服务得到认可和推广。2012年推广优质护理服务工作方案中提出积极开展延伸服务，鼓励对出院患者进行随访，将常规随访、专科随访和专病随访相结合，在医院层面建立多部门合作机制；有条件的医院可以与社区卫生服务机构建立合作关系，为社区急危重症患者转入医院开辟"绿色通道"，将康复期住院患者转至社区卫生服务机构，逐步实现双向转诊，满足患者就医需求，提高医疗资源利用效率。同年，上海市某医院构建了医院-社区-家庭三元联动健康照护模式，形成社区-医院-社区环形全程式护理服务路径。根据社区护理的需求，建立由门诊健康教育护士、病房护士以及社区护士组成的护理专业协作小组，以电子健康档案形式实现信息的交流和共享，并利用先进信息系统为患者提供远程会诊。2013年，上海市4所三级医院试行全程责任制护理，即患者出院后由责任护士与患者所在的社区卫生服务中心无缝对接，定期随访；社区护士在接到辖区医院患者出院通知后第一时间到达患者家中，开展后续护理工作。

连续性护理的推进是护理专业发展的趋势，同时也存在很多需要解决的问题，主要体现在出院后访视制度与医院临床工作脱节；患者与医护人员不能建立相对稳定的关系；护理人员短缺、负担过重；多学科护理团队尚未形成；缺乏政策、财政的支持，难以解决授权和收费问题。在今后的研究中还需要护理人员不断探索，解决连续性护理推进过程中的实际问题。

二、连续性护理的实施

1.连续性护理的团队组建

连续性护理是多学科综合团队提供服务的过程，团队一般包括医生、临床护士、营养师、专科护士、康复治疗师、社会工作者、社区护士。

2.评估并确立实施连续性护理的患者

不是所有的患者均需要进行连续性护理服务，护士通过对患者进行评估选定适合实施连续性护理的患者。英国、美国等国家一般确认需要接受计划服务的患者包括心肌梗死、脑血管意外、慢性病、恶性肿瘤、老年痴呆、长期带管、进食困难、30天内再次住院、伤口长期换药、反复摔倒史等。日本制定了高危患者的标准：①年龄80岁以上，孤寡老人70岁以上，身边没有人照顾；②已经确定身体有障碍，在室内独立生活困难的人；③有特定疾病的人，出现意识障碍或重度痴呆症状，有精神疾患、癌转移或处于终末期状态，出院后有可能需要医疗器具、医疗处置，反复再住院和转院；④经济方面有困难、不理解病情、不明白相关手续的办理以及情绪不稳定的患者及家属等。护士根据以上标准选择实施连续性护理的患者。连续性护理的评估不同于以往的入院评估，在此基础上更注重患者出院后的需求、能够利用的有效资源等。

3.与患者及家属沟通并制订计划

患者和家属是连续性护理的主体，确立患者要实施连续性护理后，连续性护理组成员及决策者需要进行分析，了解患者可能出院的时期和状态，征得患者同意并让患者及家属主动参与。一般在对患者进行评估并确认后制订计划。

4.计划实施

连续性护理从患者入院开始，贯穿整个住院期间直至患者出院进行转介，所以护士要根据患者情况及时修订计划。计划实施的过程就是计划再制订、再调整的过程。具体措施包括对患者及家属进行教育、对康复者提供康复指导、辅助器具安置、商定患者需要的各种服务等。

5.患者出院时的转介

转介是出院服务的关键环节，患者出院后可以居家或入住社区医院、养老院、康复机构等，出院前护士应做好以下几点：①对患者进行详细的健康教育；②安排必要的转运服务；③将患者转介给家庭医生、康复医生或社区护士等，从而确保患者信息的连续性，患者在不同的医疗机构进行转诊或治疗时患者信息可以共享；④患者的治疗关系确保得到连续，患者可以得到连续性的治疗与护理。

6.预防过早出院

促进早期出院要在提高患者及家属生活质量的前提下才能实行，防止单纯追求缩短住院天数而导致患者出院后病情恶化，从而增加再入院的可能性。护士必须对患者进行评估，决定患者的最佳出院时机，患者达到出院标准才能出院。

三、护士角色在连续护理中的作用

护士决策在连续护理中显得尤为重要，由护士主导的、经过精心设计并得到多方团队支持的连续护理已被证明能够提高患者出院后的护理质量，改善预后，同时能减少政府、保险公司和家庭的医疗开支。护士在连续护理中为关键决策者，主要职责是保证患者能够得到连续照顾、确定预期效果、制订相应护理计划并提供转诊服务。

四、我国连续护理的发展趋势

连续护理服务使优质护理服务延伸到患者出院后的治疗和康复中，体现了以患者为中心的人性化医疗服务宗旨，有效的连续护理能赢得患者的信赖和满意，提升医院的信任度和市场竞争力，对医疗知识的普及、提高患者出院后的生活质量以及节省家庭和社会资源等方面有着重要意义。高效的连续护理可给予患者及家属不间断的跟踪教育和心理支持，有效提高患者依从性及自我管理能力，改善患者健康状况和生活质量、保障患者治疗效果，降低患者并发症发生率和急诊就诊率，降低医疗成本。

连续护理的推进是护理专业发展的趋势，发达国家连续护理起步早，已有较完整的连续护理模式，可以供我国借鉴，但是我国人口众多、人均医疗资源不足，尚处于连续护理的起步阶段，存在着很多问题。主要体现在出院后访视制度与医院临床工作脱节，患者与医护人员不能建立相对稳定的关系，护理人员短缺、负担过重，多学科护理团队尚未形成；更重要的是，缺乏政策、财政的支持以解决授权和收费问题。我们应积极应对困难，学习先进经验，积极开展连续护理，为国家节约医疗卫生资源，探究适合我国发展的连续护理模式，应用于护理实践，努力为维护人类健康做出更大的贡献。首先，应该培养全科护士，加强专业知识和专业技能的培训，普及连续护理知识和理念，成立连续护理团队。其次要建立网络信息化转诊，通过信息管理系统将医院专科信息、患者健康教育资料等发布给社区，完成医院与社区信息和服务的交接，保证信息的连续性。最后，跨学科连续护理团队的组建具有重要意义；连续护理的计划与实施需要多方的共同参与，包括社会健康服务机构、医院、学校（指护士专科学校及有设置护理专业的大学）、政府监督管理部门、社会机构以及由单位领导组成的咨询委员会；在连续护理的实施中应有专职专责护士，还应包括医生、社会工作者、营养师、药剂师、康复理疗师、管理人员和行政人员等。

（郭丹丹）

参考文献

[1]Friedman LC, Kalidas M, Ellendge R, et al. Medical and psychosocial predictors of delay in seeking medical consultation for breast symptoms in women in a public sector setting[J].J Behave Med,2006,29:327-334.

[2]Galland R B,Spencer J.Natural history and surgical managerment of radiation entertis[J].Br J Surg,1987,74(8):742-747.

[3]Hou W K, Law C C, Fu Y T. Does change in positive affect mediate and/or moderate the impact of symptom distress on psychological adjustment after cancer diagnosis? A prospective analysis[J].Psychology & Health,2008,25(4):417-431.

[4]Helgeson, V. S., P. Snyder and H. Seltman. Psychological and Physical Adjustment to Breast Cancer over 4 Years: Identifying Distinct Trajectories of Change[J]. Health Psychol,2004,23(1):3-15.

[5]Lam, W. W. T., G. A. Bonanno, A. D. Mancini, S. Ho, M. Chan, W. K. Hung, A. Or and R. Fielding. Trajectories of psychological distress among Chinese women diagnosed with breast cancer[J].Psycho-Oncology,2010,19(10):1044-1051.

[6]Kroenke CH, Kubzansky LS, Scernhammer ES, et al. Socialnetworks, social suppport, and survival after breast cancer diagnosis[J].J ClinOncol,2006,24:1105-1111.

[7]张宏.关于灵性的探索性研究[C].第十一届全国心理学学术会议论文摘要集,2007:764.

[8]Tang, L.l., Y.n. Zhang, Y. Pang, H w. Zhang and L.l. Song. Validation and reliability of distress thermometer in Chinese cancer patients[J]. Chinese Journal of Cancer Research,2011,23(1):54-58.

[9]Wang,Y S,L Q Zou,M Jiang,Y Q Wei and Y Jiang. Measurement of distress in Chinese inpatients with lymphoma[J].Psycho-Oncology,2013,22(7):1581-1586.

[10]张叶宁,张海伟,宋丽莉,等.心理痛苦温度计在中国癌症患者心理痛苦筛查中的应用[J].中国心理卫生杂志,2010,24(12):897-902.

[11]郭静波,王玉梅.灵性照顾与辞世教育[J].医学与哲学,2013,31(1B):13-15.

[12]黄丽,罗健.肿瘤心理治疗[M].北京:人民卫生出版社,2000:75-86.

[13]黄丽,杨廷忠.社会支持:肿瘤护理中值得重视的一种理念和方法[J].中华护理杂志,2002,37(8):631-633.

[14]马荫南.社会支持系统在患者康复中的作用[J].实用护理杂志,1998,14(3):160-161.

[15]文朝阳,冼慕慈,冯惠珍,等.癌症患者的心理素质与社会支持[J].实用护理杂志,1998,14(4):208-209.

[16]王建平,陈仲庚,林文娟,等.中国癌症患者生活质量的测定——EORTC QLQ-C30在中国的试用[J].心理学报,2000,32(4):438-442.

[17]郭连荣,赵延英,张华岩.美国医生对于医疗坏消息告知的程序及具体方法医学与哲学[J].2005,26(10):68-69.

[18]钱玉秀.日本国关于癌症患者是否先知诊断的做法[J].中华护理杂志,2000,35(3):190-191.

[19]黄雪薇.癌症的整合医学心理防治[M].北京:人民卫生出版社,2011.

[20]邓娟,叶旭春,姜安丽.国内外护理临床决策能力培养方法的现状[J].解放军护理杂志,2010,27(4B):599-601.

[21]高静,吴晨曦,杨翔宇,等.临床护士护理伦理决策能力现状及影响因素研究[J].中华护理杂志,2013,8(6):488-491.

[22]Beaver K, Craveno,Witham G, et al. Patient participation in decision making:views of health professionals caring for people with colorectal cancer[J].Journal of Clinical Nursing,2007,16(4):725-733.

[23]郁晓路,袁长蓉,仇瑶琴,等.国内外护理伦理决策能力教育现状[J].解放军护理杂志,2012,29(11A):44-47.

[24]O'Neill ES,Dluhy N M, Hansen A S, et al. Coupling the N-CODES system with actual nurse decision-making[J].Comput Inform Nurs,2006,24(1):28-34.

[25]O'Neill E,Dluhy N,Chin E.Modelling novice clinical reasoning for a computerized decision support system[J].J Adv Nurs,2005,49(1):68-77.

[26]Joint Committee of the NLNE and NOPHN on the Integration of the Social and Health Aspects of Nursing in the Basic Curriculum,Irene Carn,Subcommittee to Study the Hospital Referal of Patients for Continuity of Nursing Care and Harriet Frost.Hospital referral of patients for continuity of nursing care[J].The American Journal of Nursing,1947,47(11):761-764.

[27]Uijen AA,Schers HJ,Schellevis FG.How unique is continuity of care:A review of continuity and related concepts[J].Family Practice,2012,29(3):264-271.

[28]Feid R,Haggerty J,McKendry R.Defusing the confusion:Concepts and measures of continuity of health care[C].Ottawa:Canadian Health Services Research Fundation,2001:1.

[29]田玉凤,王静,李荼香.实行全程责任包干打造特色护理服务[J].护理研究,2011,25(4B):1021-1022.

[30]Rogers J,Curtis P.The concepts and measurement of continuity in primary care[J].Am J Public Health,1980,70:122-127.

[31]Baker LC,Marie B.Evolution of the chronic care role of the registered nurse in primary care[J].Nursing Economics,2010,28(6):409-414.

[32]毛惠娜,刘雪琴.出院患者延续护理服务模式的探讨[J].护理研究,2005,19(7B):409-414.

[33]王少玲,黄金月,周家仪.建立慢性阻塞性肺疾病连续护理的循证实践[J].中华护理杂志,2009,44(5):431-434.

[34]吴晓冰,李平东.住院COPD患者对延续性护理需求分析及运行模式探讨[J].中国医疗前沿,2012,7(11):94-95.

[35]Lori M,Diane E,Kathryn H.Illuminating hospital discharge planning:Staff nurse decision making[J].Applied Nursing Research,2010,23:198-206.

[36]赵岳.探讨连续护理过程中出院计划模式的应用[J].中国护理管理,2007,7(7):78-80.

[37]黎介寿.肿瘤营养学的兴起及临床应用[J].中国临床营养杂志,2004,12(4):221-222.

[38]MedinaMA. Glutamine and cancer[J].Nutrition,2001,131(3):2539-2542.

[39]Yoshida S, Kaibara A, Ishibashi N, et al. Glutamine supplementation in cancer patients[J].Nutrition,2001,17(9):766-768.

[40]Todorova VK, Harms SA, Kaufmann Y, et al. Effect of diet aryglutamine on tumor glutathione levels and apoptosis relate proteins in DMBA2 induced breast cancer of rats[J].Breast Cancer Res Treat,2004,88(3):247-256.

[41]Liu SL, Shi DY, Shen ZH, et al. Effects of glutamine on tumor growth and apoptosis of hepatoma cells[J].Acta Pharmacol Sin,2000,21(7):668-672.

[42]ChangWK, Yang KD, Chuang H, et al. Glutamine protects activated human T cells from apoptosis by up-regulating glutathione and Bcl22 levels[J].Clin Immunol,2002,104(2):151-160.

[43]Komumu S,Nelwon KA, Walsh D, et al. Gas-trointestinal symptoms among inpatients with advance cancer[J].Am J Hosp Palliat Care,2002,9(5):351-355.

[44]Grosvenor M, Bulcavage L, Chlebowski RT. Symptoms potentially influencing weight loss in a cancer population:correlations with primary site,nutritional status,and chemotherapy adminstration[J].Cancer,1989,63(2):330-334.

[45]石丹.陪护者健康教育对晚期癌症患者生活质量的影响[J].现代护理,2006(18):1760-1761.

[46]黄津芳,李剑媛,王春生.中国患者教育模式研究[J].护理管理杂志,2001,11(1):53-54.

[47]谢士威,米光明.美国健康教育历史沿革[J].中国健康教育,1998,14(4):30-32.

[48]魏群,杨学军,于凯.健康教育影像资料制作体会[J].Chinese Journal of Health Education.2011,27(11):940-950.

[49]梁丹雯,张晓明,毕伟斌,龙松昌.利用移动电话短信进行健康教育初探[J].中国社区医师.2011,13(14):292.

第十九章　姑息护理与临终关怀

在人们已经目睹优生学的巨大魅力后，来自生命末端的优化工程——优死学（Good Death，又称善终），又向人们发出有力的冲击。但我国5000年的传统文化中，人们向来喜生忌死，较少关注或探索优死的话题。然而，随着社会科学文化的发展，要求人们对待生与死的观念也要随之拓宽与深化，以全新的价值观、生死观、伦理观来看待生命，使其自始至终的得到质和量的优化。在癌症的整个病程中，肿瘤护士一直承担着为癌症患者及家属提供照护、支持的重要角色。随着癌症病情的不断进展、恶化，护士的作用越来越重要，尤其在生命的临终阶段，患者对治疗的要求越来越少，对照护的需求越来越多，此时护士成为接触癌症患者最多的医务工作者，也是发挥最重要照护力量的人员。然而，一名优秀的肿瘤专业护理人员是需要具备扎实的姑息护理、临终关怀知识和操作技巧的。一直以来，姑息护理、临终关怀、终末期护理3个概念在文章中不区别使用，实际上，三者各有区别，姑息护理涵盖了更广泛的内容，它包含了临终关怀或终末期护理。本章将分别介绍姑息护理、临终关怀、临终护理和死亡教育等内容，以使肿瘤护理人员具备完善的相关知识。

第一节　姑息护理

一、姑息护理概述

（一）姑息护理的定义

2002年世界卫生组织（WHO）将姑息护理定义为：一种支持性照护方法，即通过早期识别、积极评估、控制疼痛和缓解其他痛苦症状，如躯体、社会心理和宗教（心灵）的困扰，来预防和缓解身心痛苦，从而达到改善身患晚期疾病患者及其亲属的生活质量。该定义强调了以下几方面内容：①主要目标是提高生活质量，同时也干预疾病进程；②强调照护的对象是患者及家属；③主要服务内容为疼痛和其他症状（包括躯体、社会心理和宗教等全方位）的控制和缓解，而且更加重视疾病预防；④服务方式是积极的，并且可以用于疾病过程早期，也可以和其他延长生命的治疗，如放疗、化疗等联合运用，而不是接受姑息照护就必须放弃根治性治疗；⑤提供全面支持，以帮助患者尽可能以积极的态度度过生命的最后阶段，患者家属能正确看待患者的疾病过程和离世；⑥承认濒死是一个正常过程，既不刻意加速死亡，也不拖延死亡。

（二）姑息护理的起源与发展

姑息护理是随着临终关怀运动形成和发展的。"Palliative"来源于拉丁语"Pallium"，其本意是指注重效果的改善而不是一味地追究原因，这正是姑息护理的宗旨所在。1977年加拿大Balfour Mount医生首次提出"姑息护理"这个专业术语。英国皇家护理学会（RCN）护理专家组，即姑息护理小组在1989年正式采用"姑息护理"专业术语。1990年WHO正式给姑息护理下了定义，同年还明确阐述了姑息护理的内涵，并提出了姑息护理的主要内容。以加拿大、英国、美国为首的发达国家经过30多年的发展，在姑息护理的概念、原则、内涵、主要内容、多学科小组人员组成和职责等方面形成了大量的理论与实践研究成果，构建了较为完善的姑息护理服务体系，并设立了姑息护理的教育课程，同时开展了姑息护理相关的系列研究，如疼痛和其他症状的控制、沟通技巧、死亡教育、伦理和道德问题、家属和丧亲者需求等。姑息护理服务对象逐步扩大，已由成人扩大到儿童；研究的疾病由肿瘤延伸到心脏、呼吸、消化、神经血管系统等其他严重慢性病。

　　我国香港和台湾地区姑息护理发展较早。1982年，香港九龙圣母医院成立了姑息护理服务小组，为晚期癌症患者及家属提供姑息护理服务。香港地区政府和民间慈善组织都设立了专门为癌症患者提供社区支持服务的机构，保证了姑息护理的发展。目前香港地区有12家政府公立的医疗机构开设纾缓善终的治疗护理服务，共252张床位，居亚洲各地姑息护理医院的第二位。1990年，台湾地区建立第一家安宁病房，随后创办了《姑息护理》杂志，有力地推动了姑息护理的发展。2001年，台北成功举办了"2001年亚洲及太平洋地区姑息护理会议"，进一步奠定了姑息护理在台湾的学术地位。我国大陆在1998年林菊英主编的《社区护理》中首次引进了"姑息护理"的概念。同年，天津医学院护理学院和渥太华护理学院合作应用姑息护理知识问卷（PCQN）调查国内45名医护人员的姑息护理认知情况，结果显示国内医护人员姑息护理知识的掌握程度明显低于国外，其中姑息护理理念和心理方面的知识尤为欠缺。2005年，人民卫生出版社出版了姑息医学专家李金祥撰写的《姑息医学》。2006年6月，姑息护理理论与技术国际研讨会在浙江举行，姑息护理开始在部分经济发达的地区开展起来。但是在不发达地区，姑息护理的发展仍然落后。

二、姑息护理的目标与范围

（一）姑息护理的目标

　　姑息护理的目标主要包括以下几方面：实现患者及其家属的最佳生活质量，尊重疾病和死亡；减轻疼痛和有效地控制其他躯体症状；帮助患者及其家属调整、应对晚期、终末期疾病的悲哀和失落感；帮助和指导患者实现未完成的心愿；遵照患者意愿选择死亡的地点，并尽量减少不适和痛苦，让患者有尊严的死亡；预防丧失亲人的悲哀反应。

（二）姑息护理的范围

　　姑息护理至关重要的是能够灵活地对患者临床需要的改变做出快速的反应。早期姑息护理被认为具有临终护理的含义，仅涉及生命的最后48小时和癌症晚期的患者。经过近二三十年的发展，姑息护理的应用范围得到了极大的扩展。姑息护理在癌症患者疾病过程中的作用如图19-2-1所示。从图中可知，随着癌症

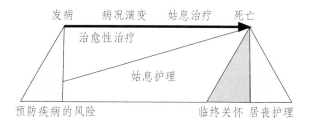

图19-2-1　癌症患者治疗演化过程图

病情的演变、恶化，姑息护理发挥的作用越来越重要。此外，姑息护理的服务范围包括以下几方面：患有相对可预料的凶险疾病，如转移性恶性肿瘤患者；患有预后不详的慢性疾病，如多发性硬化症或痴呆症的患者；介于上述两种患者之间的那些在病理上进展迅速、伤害难以预料或对各种治疗反应性较差的患者。

三、姑息护理的原则

（一）提供精神、情感和社会支持

　　癌症患者通常感到孤独、焦虑、愤怒和沮丧。这些负面情绪影响了患者对疼痛的感知和处理问题的能力。如果有人倾听并支持患者，能大大削弱患者的消极情绪，同时有助于减轻疼痛和其他躯体症状。

（二）预防和处理疼痛及其他症状

　　高效率的姑息护理需要一支经验丰富的多学科、多专业的工作组协作，任何个人和单一学科都有其局限性，不可能提供充分的、令患者满意的多样性、专业化的服务。通过多学科小组、患者和家属的共同努力能预防和有效控制患者的大多数躯体症状。给予常规的药物及处理以缓解疼痛、便秘、呼吸急促及胸腔积液等症状。

（三）尊重自主权和选择权

　　患者及家属在姑息护理过程中不是消极被动的接受者，而是参与决策的合作者。他们在患者临终期将会面临许多选择，护理人员应加以正确引导，适当解释，尊重其自主权和选择权。

（四）提供家属支持及促进家庭功能

　　姑息护理的一大基石就是为家属和照料者提供实践经验和情感支持。确保家属和照顾者享有必要的医疗资源，了解患者疾病的进程及用药指导，减轻他们的心理压力和负担。护理人员对患者不断变化的病情应提供及时、清楚、可接受的解释。同时需鼓励家属积极发挥他们对患者的支持作用。正常人会因亲人、朋友或同事的去世感到悲伤，护理人员应安抚家属及

朋友，减轻其痛苦，并与其共同讨论患者死亡后处理的必需手续及步骤，甚至联系殡仪馆、安排葬礼等。

（五）让患者有尊严的死亡

临终前对患者及家属心理、精神和情感等方面的支持是非常重要的。护理人员应正确评估，并以此为基础施行身心全面护理，临终患者家属应加强对临终患者在精神和亲情的温暖。尽可能让患者愉快地度过最后的宝贵时光，并平静勇敢地接受死亡。

四、姑息护理的主要内容

姑息护理的核心是应用循证医学和循证护理学，减轻或消除患者的疼痛和其他不适症状，照顾的焦点是生命的质量。姑息护理包括4项基本内容：控制症状、支持患者、支持家属、死亡教育。

准确评估是姑息护理症状控制过程中最为重要的环节。护理人员首先要客观评估者的生理及病理问题，准确评价其产生的原因、病理过程和程度，这对拟定有效的防治措施、指导和选择恰当的护理方案至关重要。确定护理计划时，要充分考虑患者的生理、心理和社会状况，了解他们的想法和希望，尊重其意愿和选择。在实施个体化治疗和护理过程中应密切观察效果及各种不良反应，一旦出现病情反复或新的症状，要立即采取相应措施，必要时修改护理计划。

（一）症状控制
1.疼痛管理

疼痛贯穿于癌症患者疾病的始终，尤其到了晚期阶段，至少有75%~90%的患者伴有中、重度疼痛。疼痛可引起生理功能紊乱，给患者心理上造成极大的伤害，癌痛的出现和加剧常被患者和家属视为肿瘤复发、转移及治疗无效的信号，并成为患者和家属最为恐惧的问题。由于疼痛是一种主观的感受，成功和正确的评估还有赖于护士、家属和患者是否对疼痛有正确认识，并建立一种正性的合作关系。正确评估疼痛是控制疼痛的首要环节，评估内容包括每次疼痛发作部位、时间、程度、可缓解药物和方法，根据患者疼痛控制程度不断修改护理计划。目前常见疼痛护理方法有：①患者自控镇痛（Patient Controlled Analgesia，PCA）技术，利用微量泵提供一个稳定的注药间隔周期；②WHO推荐的癌症镇痛的三阶梯止痛法；③药物阻滞破坏神经痛觉通路，常在其他方法无效时选用；④放射治疗，主要用于晚期肿瘤的骨转移、局部肿瘤压迫等；⑤化学治疗，化疗是控制癌症的必要手段，它从病因上消除癌症所致的疼痛；⑥基因治疗；⑦其他方法，如心理治疗、音乐疗法、按摩及针刺止痛。

2.呼吸困难

由于癌症疾病的进展，如肺癌引起上腔静脉综合征、气胸、肝癌引起腹水及放疗、化疗导致肺纤维化等均可导致呼吸困难症状发生。护理重点为指导并协助患者去除或减少诱发因素，如避免突然增加活动量；及时排痰避免痰液过于黏稠，配合医生给予药物及非药物治疗，如支气管扩张剂、祛痰剂、镇静剂及雾化吸入等；可根据需求给予低浓度吸氧；指导患者平时做有效呼吸及有效咳痰的锻炼。晚期癌症患者可采用吗啡减轻呼吸困难，阿片类制剂能增加慢性阻塞性肺疾病患者的运动耐力，小剂量阿片类药物对呼吸困难的控制有一定作用。如病情允许，鼓励患者做适度的户外及社会活动，有利于患者树立信心、提高生活质量。

3.皮肤、黏膜的护理

晚期癌症患者因体质衰弱和长期卧床，可导致压疮的发生。预防压疮的基本原则是减轻或消除局部压力；保持患者皮肤清洁、干燥。因此应保持床单位的整齐、干燥，给予患者定时翻身、擦浴、按摩受压部位，并认真落实晨、晚间护理，保持患者清洁卫生，以提高患者舒适感。对尿失禁患者，可使用一次性尿垫或尿布，随时更换，保持皮肤干燥。对于不能进食或患有口腔疾病的患者须给予口腔护理。对临终患者无力排痰时，通过口腔护理及时消除口腔中存留痰液。保持患者鼻孔清洁，可采用湿润棉签轻轻擦拭鼻孔，并涂以润滑油。

4.排泄护理

全腹或盆腔照射以及抗代谢药对增殖旺盛的胃肠上皮有抑制作用，致使肠黏膜充血、水肿、溃疡形成，进而引起腹痛和腹泻，严重时黏膜坏死、脱落，甚至穿孔、出血。部分晚期癌症患者由于免疫功能低下易致细菌性或病毒性腹泻。因此宜进少渣、低纤维饮食，避免进食糖类、豆类、洋白菜、碳酸饮料。鼓励患者多饮水，并根据患者具体情况予以胃肠外营养支持。注意保持腹泻患者的肛周清洁，便后用温水洗净，轻轻擦干，必要时涂氧化锌软膏。此外，部分晚期患者因肠蠕动受到抑制（如衰弱、乏力、活动减少和应用麻醉止痛剂等）、水分摄入不足、饮食中缺乏纤维素、代谢失调（如缺钾、高钙血症等）和肠梗阻（肠道肿瘤或肠道外受压所致）等原因导致便秘。如病情允许，鼓励患者尽可能下床活动和力所能及的生活自理，每日按时如厕，以养成定时排便的习惯。膳食中应有适量的纤维素，多吃新鲜蔬菜、水果及一些粗粮，并鼓励患者多饮水。可根据患者情况采取相应的助便措施，给予开塞露或缓泻剂预防便秘。

大便嵌塞时，可行油类保留灌肠，或戴手套将干固的粪便抠出。

5.谵妄

晚期患者多出现谵妄，包括感知觉的改变，记忆力下降，情绪不稳定，幻觉，语无伦次和时间、地点、人物的定向障碍。这些症状有可能被误诊为焦虑或抑郁，尤其是在症状较轻微或疾病早期时。在临终阶段引起谵妄的原因包括药物（阿片类、皮质激素、苯二氮䓬类药物、辅助镇痛药）、高血钙、高血糖导致的代谢紊乱，败血症，肿瘤累及神经系统，脑病和其他系统衰竭。评估包括向家庭成员和照顾者了解起病及症状特点。护理措施包括建立安全、安静的休养环境；尊重患者的经历并支持家庭成员。保持病室内日间明亮，夜间调暗灯光，减少打扰患者的次数以促进睡眠，建立正常的作息时间，以防止睡眠障碍。

（二）全人护理

姑息护理视患者为有需要、有尊严、有思想、有愿望的完整的个体，护士要做好患者的心理护理，应注意：保持良好护患关系，医生、护士与患者家属要密切配合、正确掌握患者的心理特点，帮助患者正确认识疾病，积极配合诊断及治疗，激发患者潜在的生存意识，提高机体的抗病能力。注意患者有无宗教信仰等灵性需求，多与患者接触、沟通，产生有效的共情，在一定程度上能减轻患者的悲痛及恐惧心理。还要教育患者面对死亡，做出符合其社会文化背景的正确的抉择，让其安详、宁静地离去。

（三）家属支持

姑息护理视患者和家属为一个整体。多数癌症患者家属存在绝望、厌烦、疑虑、恐惧死亡的心理。他们这些不良心理反应会直接影响到患者的情绪，护士应同情和理解他们的悲痛心理，耐心倾听他们意见和要求，并指导他们在患者面前保持良好的心态。为家属和照护者提供实践经验和情感支持，确保家属和照护者享有必要的医疗资源，了解疾病的进程及用药指导，来减轻他们的压力和负担。死亡是患者痛苦的结束，同时又是家属悲哀的高峰，失去亲人的痛苦往往要经历很长的时间，给他们的生活、工作、学习带来很大的影响，居丧护理尽管是目前姑息护理护士涉及最少的工作，但仍是其职责之一。护士应事先向家属说明临终阶段患者的征象和症状及家属所能做的事情，如握住患者的手、帮患者清洁、整理环境等，从而减轻家属的担忧和害怕。患者死亡后，护士应到患者家中走访、探望、帮助家属疏导悲痛并认识其继续生存的社会价值，重建生活的信心。

（四）死亡教育

死亡教育是实施姑息护理较为重要的内容，也是我国当今姑息护理工作中较为薄弱的一个环节。对患者和家属的死亡教育可从以下几个方面进行：①疾病的折磨是痛苦的，知道自己不久于人世也是痛苦的，从某种意义上讲，不妨把死亡看作是对这些痛苦的自然解脱方式；②死亡本身并不痛苦；③死亡是人生发展的必然结果，任何人都不能幸免；④死亡是人生发展的必然规律，应顺其自然。

五、我国姑息护理的主要实践形式

（一）住院照顾

住院照顾包括两种形式，一是综合医院开展的姑息护理服务，即住院患者的姑息护理，是姑息护理的最初形式，如综合医院内附设的姑息关怀病房及散在各科的专用病床，常由肿瘤专家、内科医生、外科医生和护士组成的姑息护理单元（palliative care unit）实施姑息护理服务，为临终患者提供医疗、护理、生活照顾，尽可能满足患者及家属的要求；二是专业临终关怀医院的姑息护理服务，护理对象往往以癌症晚期患者为主，接受专业化的姑息护理和临终关怀。

（二）社区开展的姑息护理

姑息护理由于时间跨度大等特点，使社区成为其实施的重要场所，并逐渐被纳入社区卫生保健护理研究的范畴内。社区开展姑息护理主要有以家庭为单位的姑息护理或以社区为依托的护理院、日间托管所的姑息护理两种形式。在我国，老年人更愿意留在子女身边。据统计，癌症患者在生命晚期至少75%的时光是在家中度过的，这群人喜欢尽量待在家里，而且许多人宁愿死在家里。1990年WHO强调以家庭作为姑息护理的基本单位，医疗机构在姑息护理中的作用是提供支持。随着我国老年人口的增加及计划生育国策的实施，传统观念上的老有所依、老有所养已不只局限在子女身上，而更多地依赖于社会力量，可以通过社区卫生机构开办的护理院、日间托管所等服务机构获得姑息性护理。

六、姑息护理与临终关怀的关系

（一）姑息护理与临终关怀的区别

姑息护理和临终关怀照护宗旨不同。姑息护理的照护宗旨强调优死，更强调优活，即从诊断开始就综合考虑在不同阶段患者及其家属需求的变化、所患疾病的进展轨迹和照顾环境，在积极的、尽可能预防和减少痛苦的基础上融入延长患者生命的治疗，更强调提高患者及其家属的生活质量；而临终关怀的照护宗旨主要是优死，接受者多已放弃抗癌治疗。其次，姑息护理和临终关怀的服务对象也不同。临终关怀服务对象为患任何疾病的临终患者。而姑息护理的主要服务对象为癌症患者及家属，另外，一些发达国家也将患艾滋病、运动神经疾病或联合退行性神经疾病的患者纳入姑息护理的服务范围。

（二）姑息护理与临终关怀的联系

姑息护理是在临终关怀的基础上发展起来的，但范围超过临终关怀。从照护的连续统一体讲，患者从诊断为不可治愈疾病那一刻起，就不同程度地接受以根治为目的及以舒缓症状为目的的干预，只是随着疾病的进展，以根治为目的的干预越来越少，以舒缓症状为主的干预性照护越来越多，到临终阶段的姑息护理干预最多。患者离世后，根治性干预终止，姑息照护依然为患者家属提供丧亲悲伤辅导。因此姑息照护贯穿进展性疾病始终，由前期的姑息照护、患者临终阶段的姑息照护（临终关怀）及患者死后对家属的哀伤辅导三部分形成连续的统一体。

（郑瑞双）

第二节　临终关怀

一、临终关怀的概念

"临终关怀"译自英文的"Hospice Care"，英文"Hospice"一词源自法语，起源于拉丁语"Hospitium"，原意是"小旅馆""客栈"和提供膳宿的"住所"。19世纪70年代末至80年代初，Hospice的含义已经演变成为社区里需要照顾的贫困晚期患者和临终者提供帮助的慈善性收容、照顾机构。以英国的"圣卢克济贫医院"和"圣约瑟夫收容院"为代表的近代Hospice的建立，标志着Hospice的含义已经演变成一种主要为晚期患者提供帮助的机构。这些机构的产生和发展为现代临终关怀运动的兴起奠定了社会实践基础和理论探索基础。现代临终关怀始于英国，其标志是1967年7月英国女医生西斯莉·桑德斯（Dr. Dame Cicely Saunders）在伦敦创建的世界上第一家现代临终关怀院——圣克里斯多弗临终关怀院（St. Christopher's Hospice）。圣克里斯多弗临终关怀院现已成为世界临终关怀服务的典范。在圣克里斯多弗临终关怀院的影响和带动下，临终关怀服务首先在英国得到快速发展。继英国之后美国、法国、加拿大、澳大利亚、新西兰以及中国香港和台湾地区等60多个国家和地区相继开展临终关怀服务。进入21世纪临终关怀在全世界又有了长足的发展。

1988年7月15日，在崔以泰教授的领导下，天津医学院临终关怀研究中心正式成立，这是我国第一家临终关怀专门研究机构。同年10月，创立了中国第一所临终关怀医院——南汇护理院，从此拉开了中国临终关怀事业的序幕。1988年10月，香港地区李嘉诚先生在大陆捐资开办了近30家慈善性质的宁养院。2006年4月16日，由李家熙教授发起与倡导的中国生命关怀协会正式成立，为我国临终关怀事业提供了新的平台。

（一）临终关怀的定义

目前，我国香港和台湾地区对"Hospice Care"的中文译法与大陆不同，香港地区将其译为"善终服务"，台湾地区将其译为"安宁照顾"或"舒缓疗护"。临终关怀是20世纪60年代发展起来的一种新兴的医疗保健服务项目，指由医生、护士、心理学家、社会工作者、宗教人员和志愿者等多学科、多方面人员组成的团队所提供的对晚期患者及其家属的全面照护，其宗旨是使晚期患者的生命质量得到提高，能够无痛苦、舒适、安详和有尊严地走完人生的最后旅程，为人生画上完美的句号；同时有效改善晚期患者家属的身心健康。

（二）临终关怀的内涵

1.临终关怀服务是新兴的医疗保健服务项目

临终关怀作为一种新兴的医疗保健服务项目，具有以下显著特征。

（1）服务对象　临终关怀的服务对象既包括以恶性肿瘤患者为多数的晚期患者，也包括他们的家属。临终关怀服务对象的确定以其预期生命不超过6个月为标准。

临终关怀服务不仅重视晚期患者，同时还关注他们的家属，晚期患者的家属同样有获得医疗保健服务的权利。他们面对亲人处于濒死状态或经历着丧失亲人的悲痛，往往会经历"丧失"的痛苦和各种"应激"，身心健康受到巨大影响。运用社会支持理论和实践做好晚期患者家属的关怀工作，使他们能够提高自我保护和自我调节能力，能够承受"丧失"的打击，接纳"丧失的自我"，适应新生活。临终关怀服务对保护和增进晚期患者家属的身心健康具有重要意义。

（2）服务内容　临终关怀服务不是单纯的医疗和护理服务，而是包括医疗、护理、心理咨询与心理辅导、健康教育、死亡教育、精神和社会支持、居丧照护等多学科、多领域的综合性服务。因此临终关怀服务是医疗保健服务专业化和全科化的统一体。临终关怀的服务范围通常包括疼痛和其他症状的控制、心理和精神关怀、社会支持和居丧照护等4个基本方面。

西方发达国家已将临终关怀服务正式纳入社会医疗保健服务体系，对临终关怀服务内容有明确规定。如美国的"医疗照顾法案"对临终关怀机构必须具备的条件做了明确规定，主要内容有临终关怀机构必须经常性地向晚期患者及其家属直接提供医疗、护理、医学社会服务和临终心理咨询等"核心服务"。凡不具备直接提供"核心服务"条件的机构不能依法获得开展临终关怀服务的从业执照。

（3）服务方式　从世界各国临终关怀服务项目的发展情况看，虽然临终关怀的概念具有国际化特征，但是临终关怀的服务方式却有显著的多元化和本土化特征。如英国的临终关怀服务多以住院服务方式为主；美国则是以家庭临终关怀服务为主；在中国临终关怀服务大多在综合性医院、专科医院和各种类型护理院的专设病区或病房中开展，独立的临终关怀服务机构较少。

（4）服务机构　临终关怀的服务机构类型多种多样，最常见的有独立的临终关怀机构、隶属医院或其他医疗保健机构的临终关怀病区、家庭临终关怀机构等3种形式，为生命处于晚期的患者提供生理、心理和社会全方面的支持与照顾。

2.临终关怀学是一门交叉学科

自20世纪60年代以来，随着临终关怀事业在越来越多国家和地区广泛、深入的发展，临终关怀已成为新的医学科学研究领域，并逐渐发展成为一门以晚期患者的生理、心理发展规律和为晚期患者及其家属提供全面照护实践规律为主要研究领域的新兴交叉学科。临终关怀学与其他医学分支学科一样是从"大医学"中分化出来的，并与其他学科（如医学、护理学、心理学、社会学、伦理学、宗教学和管理学、经济学等）交叉融合、密切联系。

二、临终关怀的观念

临终关怀是一种新兴的社会医疗保健服务项目

和新兴的交叉学科，同时也是社会价值观念的重要载体，蕴涵着深刻的社会伦理价值观。临终关怀观念不仅在西方社会有着深厚的历史渊源，在东方文化发展史上同样源远流长。临终关怀所反映出的重要的社会价值观念如下。

（一）接纳死亡

任何生命都存在着死亡的必然性。临终和死亡是每一个人必然经历的阶段。长期以来无论在东方还是在西方，死亡都被视为禁忌。现代临终关怀观念认为死亡是生命发展的最后阶段，临终阶段为晚期患者提供了进一步完善自我和个体发展的最后机遇，死亡和濒死既是对生命的否定，又是对生命另一种新形式的肯定，因此现实社会不应该回避和拒绝死亡和濒死，对死亡和濒死应采取接纳的态度，将临终和死亡视为人生命发展的必经阶段，是生命发展的必然趋势和结果。接纳死亡是一种辩证唯物主义和历史唯物主义的世界观，现代临终关怀运动所反映和倡导的接纳死亡的观念，代表了人类对自身和外部世界的认识发展到了一个新水平。

（二）注重生命质量

现代临终关怀的观念认为，生命的质量比生命的数量更为重要。提高晚期患者的生命质量是现代临终关怀服务的根本宗旨。临终关怀实践提倡的不是采取医学方法延长晚期患者的生命，也不是人为地缩短晚期患者的生命（即所谓的安乐死），而是提高晚期患者的生存价值和生命质量，尽最大可能使晚期患者在有限的生命时间和空间里，享受生命所赋予的幸福与快乐。

（三）尊重生命的权利

晚期患者的生命与健康人的生命没有任何本质上的区别，晚期患者的生命不仅不应该被忽视，而且还应该倍受尊重。因为人到了临终阶段，其生命质量在很大程度上需依赖于他人的维护。维护晚期患者的生命质量是现代文明社会基本伦理道德规范的具体体现。晚期患者的生命虽然已经到了最后阶段，但其作为社会个体应该享有同其他人一样的权利，在享受人的基本权利方面人人平等，晚期患者亦不应例外。

三、临终关怀模式

临终关怀模式是指人们在临终关怀实践中发展起来的一种关于向晚期患者及其家属提供照护的标准形式和总体看法。它是一个开放的系统，随着临终关怀理论与实践的发展，不断对其自身进行调整和充实，使之更加完善。

世界临终关怀运动经过近50年的发展，在现代医学模式的基础上形成的"临终关怀模式"是一种"多学科-整体性-姑息照护模式"。与现代医学模式相比具有以下显著特征。

（一）多学科融为一体

虽然现代医学模式和临终关怀模式都是"多学科"模式，但是在医学模式中各学科间的关系基本上是相互独立或相互补充的关系，而在临终关怀模式中则是以"临终关怀团队"为中介，将各学科融为一体，发挥临终关怀的整体效能。

（二）以服务对象为中心

现代医学模式强调根据晚期患者的不同情况，建立"指导合作型"或"共同参与型"或"主动被动型"医患关系。该原则在临终关怀的医疗和护理实践中具有一定的指导意义，但是无论建立何种医患关系，该原则的前提都是以"专家"为中心，以专业性技术为主导；而临终关怀提供的是以满足晚期患者及其家属的需求为目的的全面照护。在照护过程中任何人都不会成为晚期患者或晚期患者家属的专家。在临终关怀实践中需要建立一种"以服务对象为中心"的关怀者与被关怀者的合作关系。

（三）以"姑息照护"为基本实践导向

临终关怀独特的服务对象——晚期患者和晚期患者家属，决定了临终关怀的各项服务应面对这样的现实：临终关怀既不能挽救晚期患者的生命，也不能使晚期患者的家属不丧失亲人，因此只有将"姑息照护"作为临终关怀的基本实践导向，才能最大程度提高晚期患者及其家属的生命质量，才能使晚期患者实现平静、安详和有尊严地走完人生的最后旅程，才能最大程度维护和增进晚期患者家属的身心健康。临终关怀模式以"姑息照护"为临终关怀实践的基本导向，充满了积极因素，并不具有任何消极作用。

四、临终关怀的具体工作内容

（一）基础护理

做好基础护理是临终关怀服务的基础，在临终关怀服务中，基础护理的目的是使晚期患者获得最大程度的舒适。基础护理的内容主要包括：①对晚期患者的排泄、睡眠、皮肤进行全面的护理和照顾，重点协助患者完成每天的活动，如洗澡、清洁、翻身、按摩等；②饮食护理，晚期患者多伴有消化功能障碍导致的消化不良，加强饮食护理对提高患者自身抵抗力非常重要，因此加强饮食护理，结合营养师的营养处方，对晚期患者进行全面的营养护理是非常必要的；③口腔和皮肤护理，保持口腔清洁与舒适，去除异味，减少并发症是护士工作的重要内容，晚期患者的皮肤护理重点是防止压疮和减轻压疮的程度；④做好排泄护理，由于晚期患者的肛门和膀胱括约肌松弛常出现大小便失禁现象。护士在护理过程中应注重患者心理护理；定时给予便盆或尿壶，或提醒患者大小便，鼓励患者适量进水，以降低尿道感染发生率；做好患者皮肤护理，如失禁情况严重，可在床单下加上胶单以保持床褥清洁。

（二）心理护理

护士应随时观察并记录晚期患者的心理情绪变化，了解其心理需求，并倾听患者及其家属的诉说，以增进患者及其家属的心理舒适。由于晚期患者的心理反应错综复杂，护士应根据晚期患者所处的不同临终心理反应阶段进行心理护理。

根据晚期患者所处的不同心理反应阶段，护士应运用以下几种心理护理方法对患者进行疏导。①语言开导法：语言开导法适用于晚期患者的各个心理阶段，特别是处于抑郁阶段的晚期患者，语言开导是开展心理护理的良好途径；②询问交谈法：一般用于了解晚期患者及其家属的生理、心理、社会状况；③理解式交谈法：当晚期患者的焦虑和压抑需要宣泄时，护士应充分谅此时患者的心态和需要，做一个合格的倾听者，通过语言、目光、表情和动作体现出对晚期患者的理解，鼓励其将内心的郁阔宣泄出来；④鼓励式交谈：适用于孤独、抑郁、自卑心态的晚期患者，护士应用肯定、鼓励、赞扬的语言帮助晚期患者消除不良情绪；⑤批评式交谈：适用于偏执、暴躁、自暴自弃状态的晚期患者，护士适当运用专业知识，用批评的口气向患者介绍心理因素对疾病的影响，在交谈时要巧妙、适时、善意地对患者的错误观点和情绪反应予以否认，在不伤害晚期患者的同时，赢得患者的尊重和信赖；⑥积极倾听式交谈：倾听是心理护理的一项重要技术，积极的倾听可以充分表达护理的同理心，还可以让晚期患者体会到被重视的感觉，使其心理上得到满足；⑦转移注意力式交谈：如果晚期患者的心理反应处在否认阶段，应设法转移和分散患者对其疾病的注意力，根据患者的不同兴趣和爱好，将日常病房生活尽量安排得丰富多彩，以增加生活情趣，陶冶性情，适当移情；⑧满足式交谈：处于讨价还价阶段的晚期患者，护士尽可能地顺从患者的意志、情绪，满足其身心需要，使其尽可能保持心情舒畅；⑨激励调节法：护士在对晚期患者实施护理时，应充分考虑患者每天受到的病痛折磨，应尽量提高患者的意志水平，创造良好的心态环境，积极配合治疗和护理。

（三）灵性照护

灵性是整体护理的核心内容之一，满足患者的灵性需求（spiritual needs）是整体护理的最基本要求之一。西方很多文献已表明了灵性的定义、原则、内容、本质和特点等。Vachon等认为终末期灵性（end-of-life spirituality）包括11个维度，即人生意义和目的、自我超越感、交流与互动感、信仰、希望、死亡态度、感恩生命、反思基本价值、灵性的发展属性、灵性的意识层面等。尽管目前关于灵性的研究很多，但对灵性的定义尚未达成一致意见。灵性照护（spiritual care）旨在缓解患者灵性的困扰，包括帮助患者在病痛中寻求生命的意义、自我实现、希望与创造、信念与信任、平静与舒适、祈祷、给予爱与宽恕等。灵性照顾是整体护理不可或缺的部分，也是护理的本质特征之一。

灵性不同于心理，心理偏重于个人的感受、心得体会等。灵性在一定层面上与心理存在着相通和交融，是个人内在力量的源泉，是主观的经验，也是个人生存的意义。灵性偏重于个人的灵魂安适，包括宗教信仰等。一般国人认知中常将灵性与宗教混为一谈，宗教主要的特点为相信现实世界之外存在超自然神秘力量，该力量是统摄万物而拥有绝对权威、主宰自然进化、决定人世命运，从而使人对此产生敬畏及崇拜。而灵性则是一个人内在资源所在，它导引人的思想、言语、行为，深远地影响着一个人所有层面，如身、心、社会中的表现等。

目前国际上灵性护理的干预方法多为患者教育干预、心理教育干预、支持性-表达性干预和认知-行为干预，如尊严疗法、集体心理治疗、音乐疗法、想象疗法、梦境疗法等，这些方法可让患者内心平静、身体放松，提高自我认知和抗病能力，并赋予其与他人的连结感。目前，我国对终末期癌症患者的照护仍主要是针对患者身体的照护，其次是心灵的安抚和社交的调适，而灵性层面的探讨却被忽略。我国内地专门从事灵性照护的人员甚少，导致我国目前对灵性照护的认识尚不足，如灵性照护的目标、评估工具、对实施灵性照护的人员的要求等鲜有文献记载和介绍。我国癌症人口逐年增多的现状提示我们需借鉴国外及香港、台湾地区灵性照护的成功经验及方法，为改进和完善我国终末期癌症患者的整体护理做出一定贡献。

（四）濒死阶段护理

晚期患者进入濒死阶段，护士应从以下三方面实施护理：①生理方面，患者进入濒死阶段会出现肌张力消失、活动能力受到限制或消失、吞咽困难、大小便失禁、呼吸困难、疼痛加剧、躁动不安等濒死症状，护士应针对患者出现的症状及时采取措施，尽量保持晚期患者舒适；②心理方面，及时与患者和家属沟通，安排患者与想见的亲人相见，设法满足晚期患者最后的愿望；③家属方面，理解家属的情绪反应，促进家属间的相互支持，帮助患者家属度过陪伴患者的最好时光。

（五）居丧照护

居丧照护指晚期患者去世一年内护士对家属实施主动关怀使其顺利度过居丧期，预防和干预心身疾病的发生。对家属居丧期的心理关怀是临终关怀服务的一项重要内容，同时也是护士的一项重要工作。对居丧期家属的心理护理主要包括电话咨询、家庭访视、邀请参加社交聚会、鼓励并安排参加社会活动、帮助解决实际问题、指导家属进行自我心理调整重新树立生活信心，使家属的身体状况和情绪尽快恢复到正常状态。

五、临终关怀机构类型

临终关怀机构从理论上讲有广义和狭义之分，广义的临终关怀机构是指所有从事临终关怀工作的临终关怀学术研究机构、教育培训机构和临床服务机构。狭义的临终关怀机构是指直接向晚期患者及其家属提供各种临终关怀服务的组织和团体。临终关怀机构的建设经历了一个不断适应各自国家和地区社会发展需求的多元化发展过程。目前国际上临终关怀机构有以下3种基本类型。

（一）独立的临终关怀院

独立的临终关怀院是指不隶属于任何医疗、护理或其他医疗保健服务机构的临终关怀服务机构。世界上一些著名的现代临终关怀机构，如1967年英国的桑德斯博士创建的圣克里斯多弗临终关怀院；1974年美国护士华德（Florence Ward）女士等创建的美国第一家临终关怀院——新港临终关怀院；1992年香港地区钟淑子女士等创建的香港地区第一家临终关怀院——白普里宁养中心等都是独立的临终关怀院。

独立的临终关怀院还承担社区内多种形式的临终关怀服务项目，包括"住院临终关怀服务"、"日间临终关怀服务"和"家庭临终关怀服务"等。独立的临终关怀院一般建立相应的分支服务机构。

1.住院部

临终关怀院的住院部与普通医院、护理院或其他医疗保健机构的住院部相比较，具有以下显著的特征。

（1）病房"家庭化" 为了提高晚期患者的舒适程度，国内外临终关怀机构都努力在临终关怀病房的设计和管理等方面体现"家庭化"，以满足晚期患者在生命的最后阶段对生活环境的需求。

（2）院部规模多为中小型 世界上临终关怀事业发展比较成功的国家和地区的临终关怀院住院部的规模普遍为中小型，患者床位数量少的只有3~4张，一般为30~60张，超过100张床位的非常少见。临终关怀院住院部的规模普遍为中小型的原因主要是临终关怀院的服务对象——晚期患者的预期生命一般不超过6个月，而接受住院的晚期患者的预期生存期通常更短。

（3）病房规格多样化 临终关怀病房的规格多样化，可满足不同晚期患者和家属的需求。美国临终关怀组织进行的一项调查结果表明，4人间的病室最适合晚期患者，而住在双人间病室的晚期患者容易发生继发性丧失感。在我国临终关怀实践中，单人间病房多用于病情较重的晚期患者，双人间多用于安排病情较重、需要家属陪住或喜欢安静的晚期患者，3人以上的房间一般用于安排那些病情相对较轻或喜欢同他人住在一起害怕孤独的晚期患者。临终关怀机构应考虑设立洗澡间、物理治疗室和供患者及家属使用的会客室等设施。对于有宗教信仰的晚期患者及家属设有专供晚期患者及其家属祈祷和举行宗教仪式的小型宗教场所。

2.日间临终关怀部

日间临终关怀部又称为"日间照护部"或"日间照护中心"，是近年来发展起来的一种临终关怀服务项目，为晚期患者和家属提供了新的选择。

日间临终关怀部的服务方式多种多样，基本方式有以下两种。

（1）"周末型"日间临终关怀服务 周末型日间临终关怀服务是家庭临终关怀服务的补充。晚期患者每周大约有5天是在自己的家中接受家庭临终关怀服务，并且主要由家属对其照顾。而对于家属来讲，每天在家中照顾晚期患者很辛苦，如果一周7天家属都在家中照顾晚期患者，会感到非常疲劳，为了缓解家属的疲劳，并使其能有一些闲暇时间，日间临终关怀部提供了周末型日间临终关怀服务，晚期患者每周有两个白天是在日间临终关怀部接受照护，此期间家属不必照顾晚期患者。

（2）"平日型"日间临终关怀服务 平日型日间临终关怀服务，主要针对家属白天必须工作无法照顾晚期患者，下班以后可以照顾，并且无论是晚期患者还是家属都希望他们在一起的时间能够多一些，再有晚期患者身体等各方面条件也允许其每天回家。接受这种服务的晚期患者白天由家属或志愿者送到临终关怀院接受照护晚上接回家。这种临终关怀服务与住院相比，晚期患者和家属在一起的时间可能会更长一些，而且白天晚期患者在日间临终关怀部得到很好的照顾，特别是躯体疼痛会得到有效的控制，晚上晚期患者会感到舒适，更加感受到家的温暖。

日间临终关怀服务的广泛发展需要各种必要的条件，从国外的经验来看，必须具备以下两方面的条件。①交通方便：舒适的交通运输工具和专业的护送人员是基础；②志愿者：晚期患者的行动往往需要他人帮助，需要别人每天接送其到日间临终关怀部。

3.家庭临终关怀部

家庭临终关怀是现代临终关怀服务的基本形式之一，也是"社区病床"的一种类型。在世界上很多国家和地区，家庭临终关怀服务都受到晚期患者和家属的普遍欢迎。在美国，选择家庭临终关怀服务方式的晚期患者约占各种接受临终关怀服务的晚期患者总数的80%。面向社区服务的临终关怀院一般都设有家庭临终关怀部。

（二）附设的临终关怀机构

附设的临终关怀机构又称为"机构内设临终关怀项目"属于"非独立性临终关怀机构"，是指在医院、护理院、养老院、社区卫生保健中心、家庭卫生保健服务中心等机构中设置的"临终关怀病区""临终关怀病房""临终关怀单元（病室或病床）"或"附属临终关怀院"。附设的临终关怀机构是最常见的临终关怀服务机构类型。美国近2000家临终关怀服务机构有30%设置在医院中，23%设置在家庭卫生保健机构中，6%设置在其他机构中。我国的临终关怀服务机构多属于此类型。

附设的临终关怀机构与独立的临终关怀院相比，在服务宗旨和服务内容和质量上是完全相同的，但在服务方式、组织管理和机构自身发展等方面则有着明显的不同。在我国创建附设的临终关怀机构，特别是已具备相当规模和水平的医院和护理院中设临终关怀病房具有极其广阔的发展空间。

由于临终关怀机构依附于现有的医院、护理院或其他医疗卫生单位，这些单位的医疗和护理服务功能都可能成为临终关怀机构可以利用的资源，成为临终关怀机构服务功能的补充和延伸，成为不断提高临终关怀服务质量的有利条件和保证。因此在我国很多地区发展临终关怀事业多以创办附设的临终关怀机构为起步方式。从国内外临终关怀服务项目发展的实践经验看，附设的临终关怀机构与独立的临终关怀机构相比，也有很多不利的方面，其中最为突出的是缺乏机构管理的自主权和自身发展的灵活性。

（三）家庭临终关怀机构

家庭临终关怀服务简称"居家照护"，是临终关怀基本服务方式之一，指晚期患者在自己家中由家属提供基本的日常照料，由家庭临终关怀机构向晚期患者和家属提供其所需的各种临终关怀专业服务。

家庭临终关怀机构可以是独立的临终关怀机构。如美国第一家专门提供家庭临终关怀服务的独立临终关怀院——"艾奥瓦州中部临终关怀院"，也可以是各种临终关怀服务单位和组织的分支机构——"家庭临终关怀部"或"家庭临终关怀团队"。

在西方国家，高质量的家庭临终关怀服务已经相当普及。家庭临终关怀服务包括提供每周7天，每天24小时的昼夜临终关怀服务。家庭临终关怀服务的普及与否与其所在地区的社会经济发展程度密切相关。开展家庭临终关怀服务必须具备以下条件：①宽敞的家庭住房条件；②便捷的交通条件；③完善的家庭通讯设备；④庞大的临终关怀志愿者服务队伍。

六、临终关怀机构的核心服务

临终关怀机构的核心服务是指临终关怀机构根据临终关怀模式为晚期患者和家属提供的基本服务项目。在临终关怀事业比较发达的国家和地区，政府相关部门常常以临终关怀机构是否具备提供临终关怀核心服务的能力作为颁发临终关怀服务"执照"和"许可证"的依据和条件。临终关怀机构的核心服务包括姑息性医疗照护、临终护理、临终心理咨询、社会支持4个方面。

1.姑息性医疗照护

临终关怀机构必须拥有一定数量的掌握临终医学理论和技术的专职医师，能够常规地为晚期患者提供内容充实的姑息性医疗照护，有效地控制和缓解疼痛等不适症状。

2.临终护理

临终关怀机构必须拥有一定数量的经过临终关怀专业培训的专职护士，能够根据晚期患者的需求常规地为他们提供符合临终关怀质量要求的临终生活护理、技术护理和心理护理，同时能够向晚期患者家属提供有效的社会支持。

3.临终心理咨询

为晚期患者及其家属提供临终心理咨询，解除他们的身心痛苦，促进其心理"康复"，是临终关怀的基本目标之一。临终关怀机构必须能够常规地向晚期患者及其家属提供临终心理咨询服务。

4.社会支持

临终关怀服务中的社会支持，又称"临终关怀社会服务"是临终关怀机构的基本职能之一。它既包括对晚期患者的社会支持，还包括对晚期患者家属的社会支持；既包括在晚期患者接受照护过程中所提供的各种社会支持，也包括晚期患者去世后一年内向其家属提供的居丧照护。临终关怀机构必须拥有一定数量的临终关怀社会工作者直接或间接地（如争取社会有关方面向晚期患者及其家属提供支持和帮助）向接受服务的晚期患者及其家属提供各种社会支持。

第三节　临终护理与死亡教育

一、临终护理

临终护理是一种组织化护理方案，注重团队精神照顾，为晚期患者及其家属提供缓和性和支持性的全面照顾。临终护理具有3个层面的含义：①临终护理采用姑息护理、心理护理及社会支持等理论和实践技术为晚期患者提供全面照护；②临终护理由护士和医生、晚期患者家属和亲友以及社会工作者以团队形式组合提供的全方位服务；③临终护理强调的是对晚期患者提供包括心理精神、社会关系方面的支持和临床症状控制。

在实施护理过程中将晚期患者及其家属视为统一的护理整体，并对晚期患者家属同样给予专门照顾。临终护理追求接受死亡和提高临终阶段的生命质量，使患者的死亡过程呈现健康状态。

二、临终护理的目的

临终护理的目的有5个方面的内容：①使晚期患者及家属了解生命和死亡的意义，接受濒死和死亡的现实，促进患者最终接受死亡，安详、有尊严、无痛苦地走完人生的最后旅程；②减轻或消除晚期患者的生理和心理痛苦，缓解紧张和压力；③支持和促进晚期患者维持正常的生活形态，保持原有的生活习惯；④

尊重晚期患者的尊严，维护患者的权利，满足晚期患者精神心理方面的需求；⑤协助晚期患者修复和重建以家庭为核心的人际关系和社会支持系统，享受人生最后的亲情。

桑德斯博士曾将临终护理的目标总结为消除内心冲突、复合人际关系、实现特殊心愿、安排未竟事业、向亲属和朋友道别等5个方面。

三、临终阶段的症状护理

临终症状护理又称临终症状控制，是临终护理服务的基本内容。本章着重讨论临终患者常见的非疼痛症状的护理。有关疼痛症状控制的内容详见第十五章疼痛部分。

（一）临终期患者症状护理的原则

临终患者症状护理不仅涉及医学问题，还涉及如何满足临终患者基本需求，尊重临终患者的权利和尊严，临终患者家属在相关医疗决定中的角色和作用，以及社会卫生资源的公正分配等社会和伦理道德问题。因此，在对临终患者症状护理过程中应遵循以下原则。

1.医学和方法论原则

医学和方法论原则包括：①姑息性原则，以"姑息性服务"为临终症状护理的基本原则，提高临终患者的舒适为基本任务，尽量避免因实施诊断或治疗措施而增加临终患者的痛苦；②客观性原则，指护士要重视临终患者的主诉，在收集临终患者信息时不能有自己的观点和判断；③整体论原则，指用"整体论"的方法分析和处理临终患者的各种症状；④调整性原则，临终患者的病情会随着时间的推移而不断恶化，症状护理的措施和方法须根据病情变化及时调整；⑤清醒原则，指在对临终患者进行照护是要尽可能保持临终患者意识处于清醒状态。

2.生命伦理原则

生命伦理原则包括：①统一原则：坚持"生命神圣论"、"生命质量论"与"生命价值论"相统一的生命伦理原则，尊重临终患者的生命和生活，把提高临终患者的生存质量作为症状控制的基本宗旨。②权利原则：尊重临终患者的自主能力，尊重临终患者及家属的权利，坚持"知情同意"的原则，各种医疗护理决定均须有临终患者及家属的参与。当临终患者与家属对治疗和护理的意见不一致时，应坚持临终患者权利第一的原则。③公平原则：坚持社会卫生资源公正分配的原则，在努力满足临终患者舒适的基本需求

前提下，注意节约卫生资源，不应把临终护理服务作为盈利的手段。

3.症状护理的临床原则

对于临终患者症状护理应遵循的临床原则有：①质量原则：对每一个临终患者实施临终关怀服务时，要有明确的团队负责人以确保患者的症状得到很好的处理；②舒适原则：针对临终患者的临床症状采取措施前，必须进行科学准确的评估，在此基础上制定科学的护理方案，力求使临终患者在护理过程中承受最少的痛苦和损伤，获得最大程度的舒适；③个体化原则：护理方案要采用因人而异的个体化治疗原则，以可能的病理机制作为治疗的基础；④同意原则：经常与临终患者及其家属讨论治疗方法，并随时听取患者及其家属对治疗方案的感受和意见；⑤告知原则：指将治疗结果及时告诉临终患者及家属，以求得他们的认可；⑥综合治疗原则：采取综合治疗方法，最大程度地使临终患者感到舒适。

（二）日常基础护理

包括口腔护理、皮肤清洁、鼻饲护理、压疮护理等。详见本章第四节中临终关怀的具体工作内容。

（三）症状护理

临终患者临床症状的护理包括对口干、食欲缺乏、恶心呕吐、吞咽困难、呼吸困难、排泄、尿潴留、睡眠障碍等症状的护理。详见本章第三节和第十六章的相关内容。

四、临终患者沟通技巧

临终患者处在不同的心理反应时期，会表现出不同的态度和行为方式，护士要根据患者的状况选择应用不同的沟通策略，以达到良好沟通的目的。

（一）病情告知策略

传统伦理观认为患者患了不治之症，医护人员应该绝对保密，以减少患者的心理痛苦。这种观念和行为剥夺了临终患者的知情权，是不尊重患者权利的表现，违背了现代医学伦理观。临终患者从其他途径、治疗方案和他人的态度上同样能够得到坏消息。隐瞒病情会增加患者的猜疑和不安，还会给和患者接触的人增加心理负担，降低患者对医护人员的信任程度。1993年世界卫生组织（WHO）提出了病情告知策略。

1.制订计划

临终患者在知道病情前往往很紧张，对医护人

员有更多的依赖。医护人员应制订计划列出需告知患者哪些情况、分几个阶段告知、每个阶段告知哪些内容、下一步还需要做哪些检查、采取什么治疗方案、治疗的效果等。

2.留有余地

告知临终患者病情时要留有余地，让患者有一个循序渐进、逐步接受的过程。开始时可以用一些模糊的词汇，如"可能""也许""好像"等委婉地开始话题，然后根据患者的接受程度逐步深入。

3.分多次告知

一次把信息全部告知患者，患者往往只会接受不好的信息而忽略了好消息，使患者感到失望。

4.给患者希望

在告知患者病情的时候尽可能地给患者希望。

5.不欺骗患者

护士可以有选择地将病情告知患者，但告知的内容必须是真实的，否则会使患者产生不信任感。

6.给患者情感支持

在告知病情的时候，允许患者发泄，及时给予患者情感支持。

7.与患者保持接触

告知病情后医护人员应和患者保持密切接触，鼓励患者参与自己未来生活和治疗方案的制定。

（二）与否认期患者的沟通策略

否认是一种自我心理防御机制。此时护士不要破坏患者的心理防卫，不必揭穿他，如可以说"你这病是挺重的，但也不是一点希望都没有"。可以顺着患者的思路，耐心地倾听，不要急于解决问题。适时给予必要的引导。

（三）与愤怒期患者的沟通策略

愤怒是临终患者的一种健康的适应性反应。护士在沟通时要忍让、宽容患者的一切粗暴言辞，表达自己对患者的理解和同情，如"得了这种病，谁都会心里不痛快，你就痛痛快快地发泄出来，也许会好受一些"。倾听是此阶段很好的沟通策略，但要注意适时回应患者。

（四）与协议期患者的沟通策略

处在协议期的患者都能很好地与医护人员合作配合治疗。护士要抓住机会，对患者进行必要的健康教育，如关于如何配合治疗，争取最好结果的健康教育，以及关于死亡观的指导，同时倾听患者的诉说和宣泄，运用触摸等技巧表达对患者的关爱、理解和支持。

（五）与忧郁期患者的沟通策略

患者的忧郁和沉默会对沟通产生消极影响，护士要注意不必打断患者的沉默，也不要机械地破坏这种沉默。忠实的倾听是这一阶段最好的沟通方法。

（六）与接受期患者的沟通策略

此时患者已经做好了一切准备去迎接死亡，此时护士要运用一切可能的沟通技巧使患者得到慰藉，适当的触摸会使患者体会到温暖。护士应注意临终患者特殊的生理和心理表现，良好的沟通是慰藉患者心灵的最好方法。护士只有掌握了临终患者的身心特点及适当的沟通技巧，并且能够根据患者的个体差异灵活地运用这些技巧，才能更好地发挥护士在临终护理中的作用。

五、临终心理关怀

以1969年美国著名心理学家伊丽莎白·库伯勒·罗斯（Elisabeth Kübler Ross）博士关于临终患者心理发展的研究专著——《论死亡与濒死》的出版为标志，临终心理关怀已发展成为越来越受到重视的临终关怀理论研究和临床实践领域。临终心理关怀的主体是护士，临终心理关怀的对象是临终患者和家属。不论是临终患者还是家属，其心理发展并不是一个完全独立的过程，而是心理发展总过程中的特殊阶段。

（一）库伯勒·罗斯临终心理发展理论

1969年美国临床心理学家库伯勒·罗斯出版了《论死亡和濒死》，他总结出临终患者心理发展规律。《论死亡和濒死》的出版引起了学术界的广泛关注和高度评价，该书被学术界认为是20世纪医学发展的重要里程碑。1975年库伯勒·罗斯又出版《死亡：成长的最后阶段》，提出了濒死和死亡为人的心理成长提供了最后机遇的观点。库伯勒·罗斯的研究结果表明，当个体得知自己患有不治之症或疾病已经发展到临终，没有治愈希望而面临死亡的时候，其心理发展大致经历了否认（震惊）、愤怒（焦虑）、讨价还价/协议、抑郁、接纳5个阶段。虽然这5个阶段的理论被认为是临终患者心理发展的疾病模式，但实践中不少学者对此提出了批评与修正。不同性质的疾病可能会影响不同临终患者面对死亡时的经验，从而影响其心理反应。

（二）临终心理关怀的目标、策略与方法

1.临终心理关怀的目标

使临终患者实现安详与平静，有效控制焦虑和抑郁，促进心理的健康发展。

2.临终心理关怀的策略

（1）发展一种姑息性临终心理关怀模式　迄今为止，在临终关怀实践中更多强调的是生理和社会方面的关怀，还没有发展出一种以临终患者及其家属的心理和精神需要为基础的关怀模式，并且死亡对临终患者及其家属的独特意义没有被充分地重视。对临终患者而言，临终关怀的服务内容是为临终患者及其家属提供高质量的姑息性照护。为了达到这个目标，我们必须发展一种姑息性临终心理关怀模式，尽最大努力帮助临终患者从疼痛和不适症状中解脱出来，而且从心理和精神的不安与痛苦中解脱出来，实现生命发展最后阶段的"健康成长"。

（2）要具有"初学者头脑"　"初学者头脑"是指关怀者尤其是护士必须没有任何偏见，每一个临终患者的心理都是一个独立的世界。而对于这个世界，护士不能带有偏见地做临终患者的心理工作。

（3）做到"无条件积极关怀"　"无条件积极关怀"是护士应具备的一种道德情感，对于临终患者和家属，不论他（或她）是谁，或可能会成为一个什么样的人，都是护士值得关心和爱护的人。

（4）做到"四多"和"四少"　"四多"和"四少"的内容是：①多促进舒适，少治疗；②多倾听，少解决问题；③多理解患者感受，少诊断和判断；④多同理心，少同情心。

3.临终心理关怀的方法

（1）面对死亡，陪伴旅行　从心理上帮助临终患者不是依靠心理学理论或技术，而是需要家属陪伴临终患者度过生命最后阶段，这是现代临终心理关怀的基本方法之一。这里蕴涵着一个人在濒临死亡之际，他所需要的是人与人之间的坦率与信任。临终患者面临的最大威胁是死亡。为了实现临终心理关怀的目标，我们必须帮助临终患者面对死亡。死亡威胁为个体提供了向"整体性"或"整体意识"发展的机会。只有面对死亡、经历死亡威胁才能使临终患者从愤怒、焦虑和抑郁中解脱出来。

（2）促进度过危机　危机对于临终患者和家属具有双重含义即面对的危险和战胜危险的机遇。"危险"和"机遇"二者结合而成"危机"。危机代表了环境对个体自我结构的威胁，迫使其必须做出选择，或是尽力保持自我的原状态，或将危机作为发展自我的机会。临终患者和家属所有的危机都涉及痛苦与焦虑。临终患者存在着3种不同水平的痛苦与焦虑：①潜意识水平，第一级水平的痛苦与焦虑，来自于对身体分离的恐惧和同自己所满意的资源相联系的期望，以及这种联系可能会被破坏，或这种联系一定会被破坏的感觉；②自我水平，第二级水平的痛苦和焦虑，来

自一个人对心理上分离的恐惧；③超验水平，第三级水平的痛苦和焦虑，是人的痛苦和焦虑水平的最深层次，来自于对本我与存在本源相分离的恐惧。

临终心理关怀需要从不同的层次水平提供关怀与帮助，促进临终者面对危机，发展自我，超越自我。护士必须学会平等坦率地同临终患者及家属发展人际关系，必须不断努力帮助患者和家属超越现有意识水平，最终达到促进心理发展的目的。

六、死亡教育

随着人们生存质量的不断提高，临终关怀服务越来越得到社会的认同。与临终关怀密切相关的死亡教育也日益受到全社会的关注和重视。开展和加强死亡教育对推动临终关怀事业的发展具有重要的现实意义和推动作用。

（一）不同年龄阶段的死亡态度

1.儿童对死亡的态度

儿童死亡观的发展有3个阶段，与其成长发育密切相关，每个阶段都有不同的特征。

第一阶段（3~5岁）：这个阶段的儿童认为死亡只是活动的变更，是暂时的，是一种旅行或睡眠，是可以取消的。

第二阶段（5~9岁）：此时的儿童逐渐认识到死亡就是终结，把死亡看作"恶魔将人抓走"，死亡只在年纪大的老人身上发生，开始试图逃避死亡。

第三阶段（9~10岁）：这个阶段的儿童认识到死亡是每个人都不可避免的事情，此时的儿童对死亡的了解更加趋于真实。

儿童时代对死亡的理解，受年龄因素、生活体验、家庭关怀、生长环境和自我等因素的影响。儿童对死亡的态度受个人生活经验、观念、年龄、家庭背景、文化背景及生活环境的影响。

2.青少年对死亡的态度

关于青少年对死亡和濒死的态度，一般认为高中生比初中生和成人有更高的焦虑、沮丧和恐惧。对于青少年而言，学业成绩优良与接受死亡是不可避免的态度具有关联性。

有自杀倾向的青少年，由于承受挫折的能力差，遇到问题时往往就表现出强烈的"死亡本能"，容易把死亡当成解脱。因此，青少年对死亡一般有两种态度，一种是恐惧，一种是游戏。

3.成年人对死亡的态度

随着年龄和生活阅历的增长，成年人与其青少年时期对死亡的态度发生了很大变化。成年人往往把死

看成是生命的最后阶段，是个体精神生活的必然结果。

成年初期不否认自己及所爱的人将会死亡的事实，并也认识到死亡可能发生在任何时间和任何人身上，死亡是自然规律。由此，成年人有逃避或漠视死亡的心理倾向。由于希望、抱负、挑战及追求成功是成年时期生活的主流，因此成年人处在濒死或死亡阶段，可能会产生比人生其他阶段更强烈的愤怒、失望和绝望。成年中期的人要比成年初期及成年后期更惧怕死亡的到来，因为此阶段的成年人事业有成、家庭责任重大，并在社会上有一定的社会经济地位，其主要原因是害怕完不成被赋予的使命和应尽的职责。

4.老年人对死亡的态度

随着衰老和身体功能的不断退化和丧失，老年人通常比年轻人更害怕死亡和回避死亡。也有理论认为老年人由于经历过诸如家庭成员和亲友死亡的丧失、身体生理功能衰退等事件，因此会经常思考死亡等相关问题，反而不惧怕和回避死亡了，老年人能够应付最终将要经历的死亡。但是老年人在缓慢接近死亡的过程中仍会有焦虑。老年人对待死亡主要有以下几种表现。

（1）理智对待　理智对待指当老年人意识到死亡即将来临时，能够从容地面对死亡，在临终前尽量安排好自己的工作、家庭及身后事。这类老年人一般都受过良好教育，文化程度和心理成熟程度较高。能从容地面对死亡，能够意识到死亡对配偶、家庭成员和朋友是最坏的生活事件，因此尽量避免由于自己的死亡给家人和亲友带来太多的痛苦。此类老年人往往会在精神状态和身体状况较好时，开始认真地策划遗嘱，交代诸如财产分配等具体事宜。

（2）积极应对　每个人都有生存的意识和愿望，老年人则有更强烈的生存意识。他们能忍受着病痛的折磨和诊治带来的痛苦，以顽强的意志力与病魔做斗争，想尽各种办法延长生命。这类老年人大多数属于低龄老人。

（3）恐惧死亡　有些老年人极端害怕死亡十分珍惜生命，一般都有较高的社会地位和经济条件、良好的家庭关系。具体表现为不惜一切代价寻找起死回生的治疗方法，把全部精力都倾注在身体上，他们不想失去美好生活和享受健康快乐的家庭生活。

（4）接纳死亡　这类老人大致可分为两部分：①把死亡看得很正常，多数有宗教信仰，信仰某一种宗教，认为死亡是到另一个世界获得新生；②无奈地接受死亡现实，如华北地区有些农村的老年人当步入60岁后，子女就开始为其准备后事，包括准备寿衣、棺材和墓地等，这些老人只是沉默和接受。

（5）无所谓　有些老年人不理会死亡，只求眼下生活得快乐、幸福，对待死亡持无所谓的态度，往往这些老年人生活无压力，精神不紧张，生活质量会更高。

（6）解脱　老年人往往由于生理问题、心理精神方面的问题和社会适应问题所造成的痛苦，使他们不再留恋生活，对生活已没有任何兴趣。这类老年人大多性格抑郁，沟通能力较差。

（二）死亡教育实践

1.死亡教育的意义

（1）有利于确立正确的人生观和价值观　人生观是对人生的目的、意义和道路的根本看法和态度。人生观包括幸福观、苦乐观、生死观、荣辱观、恋爱观等。生死观形成和发展对人生观的确立具有重大的影响，死亡教育是人的死亡观确立的重要影响因素。死亡教育是将死亡与濒死，以及与生命相关的知识传递给个体及社会的教育过程，死亡教育在表面上是在谈论死亡和病死，但实质是在探讨人生、阐述生命的意义，死亡教育的实质是建立唯物主义的全新的生命观。生命是神圣的，人的生命是对人生价值和意义的深刻体验。通过死亡教育可以使人们真爱生命，提高生活质量，赋予生命更高的价值。

（2）有利于促进人类文明，提高社会整体素质　死亡教育是提高人的生活质量的重要组成部分，生活质量的提高是人类改善自身生存环境的客观条件，因而会促进人类社会文明的发展。死亡文明具有：3个环节：即文明终——临终抢救的科学和适度，文明死——从容、尊严地接受死亡现实，文明葬——丧葬的文明化改革。

文明死是死亡文明的核心环节，由于精神文明发展的滞后性，使得目前社会上关于死亡还存在着落后和愚昧，只有加强健康的生死观和死亡文明教育，充分发挥伦理学、心理学、社会学等学科在死亡教育中的作用，促进社会形成崇尚科学、崇尚文明的新风尚，以推动人类社会文明的进步。

（3）有利于提高社会成员生活质量　死亡教育可以引导人们对死亡本质做深层次的思考，进而追寻人生的意义和探寻内心深层的精神世界。死亡教育还可以使人们更加珍惜时间，更好地安排自己的生活。开展死亡教育，可以使人们正确地认识死亡和濒死，珍惜生活，乐观对待人生，更加努力进取，不断创新，使人生更充实、更有意义、更有价值。

（4）有利于临终关怀工作的开展和普及　具体为：①可以减轻临终患者的恐惧和焦虑，通过有针对性的死亡教育，提高临终患者对生命质量和生命价值的认识。死亡教育过程可使医患关系、护患关系进一步改善和加强，临终患者更加信任医护人员，使得沟通更加容易更加顺畅，可以使患者真实地表达内心的感受，使临终患者感到温暖和体贴，重新认识自己的价值，保持自然而平衡的心态面对死亡，最大程度减轻焦虑和恐惧。②有利于帮助患者平静地接受死亡，开展死亡教育的最终目的是使临终患者逐步对死亡有正确的认识。对危重患者和临终者而言，死亡教育能够使他们接受死亡现实，最终达到无痛苦、舒适、安详、有尊严、平静的状态。③可以使死者家属得到安慰，在临终患者去世前后，其亲人也会承受巨大的压力和精神折磨。实施有效的死亡教育可以使临终患者家属从心理上得以慰藉和关怀，宣泄悲痛情感，减轻由于临终患者死亡引发的相关问题。④有利于提高临终关怀工作人员的整体素质，临终关怀工作者尤其是护士在向临终患者和家属实施死亡教育的同时，本身也在接受死亡教育，客观上提高了自身对死亡的科学认识。临终关怀工作人员素质的提高有利于临终关怀工作的开展，使临终关怀工作人员与临终患者及家属形成一个在死亡和濒死态度上互相促进的良性循环过程。

2.死亡教育的原则

（1）科学性与时代性相结合　死亡教育涉及医学、哲学、社会学、心理学、伦理学、法学等学科范畴。从业人员必须学识渊博，涉及内容应体现严格的科学性和实用性，能为大众接受。

（2）理论与实践相结合　死亡教育要求在时间上、内容上把理论教学和实践教学紧密结合起来。既要有理论讲授，又要开展丰富多彩的实践活动，如珍爱生命角色扮演活动，小组讨论，参加爱心活动等以探讨生命的意义及生命的价值。

（3）个性与共性相结合　死亡教育实施过程中，大多数人群适用共性理论、方法、内容和技巧，而特殊群体和具有个体差异的教育对象，应根据其个性特征和具体情况实施，以期收到良好效果。死亡教育要针对不同的人群特点，不千篇一律，应注意到不同民族、不同年龄、不同职业等人群特点，因人制宜地进行死亡教育。

（4）学习效果积累　死亡教育计划的拟定，除了必须考虑可利用的资源及施教对象外，还应涵盖一系列的组织活动，对于受教育者而言，死亡教育是一个循序渐进的过程，是累积学习次数及成果以逐渐达到行为改变的效果。

（5）多目标相结合　死亡教育的目标是期望受教育者对死亡的知识、态度及行为的改变，为了达到这个目标，健康教育者不应只考虑到受教育者本身的具体因素，同时要考虑社会与家庭的支持系统。

（6）教育引导与主动参与相结合　有效的死亡教育往往注重教育者的积极引导和启发，但是受教育者如能主动参与就会有更好的效果。

（7）教学方法多样性　为了达到好的教育效果，宜采取多种教学方法相结合，深入浅出的向受教育者渗透死亡与生命的意义及相关知识，使受教育者不产生厌恶的心理来接受教育。

3.死亡教育内容

（1）莱维顿的死亡教育内容　莱维顿（Leviton）在1969年提出的死亡教育内容包括三大类：一是死亡教育的本质，二是对死亡教育及濒死的态度和引起的情绪问题，三是对死亡及濒死的调试。

具体内容可分为5个方面：①死亡的本质及意义，包括哲学和伦理学及宗教关于死亡及濒死的观点，医学、心理学、社会学及法律对死亡的定义，生命过程及循环和老化过程，死亡禁忌，死亡的跨文化比较；②对死亡及濒死的态度，儿童和青少年及成年人对死亡的态度、儿童生命概念的发展、性别角色和死亡、了解及照顾垂死的亲友、分离与哀悼、为死亡预先做好的准备、文学艺术中对死亡的描写、寡妇和鳏夫及孤儿的心理测试；③对死亡及濒死的处理及调试教育，如何与处在疾病终末期的亲人沟通、爱人和亲人死亡对生者的影响、如何对儿童解释死亡、遗体处理方式、葬礼仪式和丧事的费用预算及对亲友的吊慰方式安排、器官捐献与移植、遗嘱和继承权及健康保险等与死亡相关的法律问题、生活状态和死亡的关系；④特殊问题探讨，自杀及自毁行为、安乐死、意外死亡、暴力行为等；⑤死亡教育实施，死亡教育的发展及其教材撰写和教学法研究、死亡教育的课程发展与评价、死亡教育的研究与应用等。

（2）罗森托尔的死亡教育内容　罗森托尔（Rosanne Torre）认为死亡教育的内容应包括以下内容：死别与悲痛、死亡的宗教与文化观、对生命周期的认识、死亡原因、死亡法律方面、死亡经济方面如丧葬费用、死亡社会服务机构、儿童死亡、人口统计的知识、死亡概念的界定、安乐死、自杀、遗体处理、丧葬及其他风俗等。

（3）雅博的死亡教育内容　雅博（Yobo）认为死亡教育内容应包括死亡的定义、原因和阶段、社会学关于死亡的定义、有关死亡文化的观点、死亡的社会资源、生命周期、葬礼仪式和选择、哀悼、尸体处理方式、器官移植与捐赠、自杀和自毁行为、对亲人和朋友的吊唁、宗教对死亡的解释、法律和经济对死亡的解释、了解濒死者亲友的需要、死亡准备及安乐死。

（4）格莱伯森等人的死亡教育内容　格莱伯森等人认为中小学阶段的死亡教育主要应有10项内容：

①大自然的生命循环以及植物和动物的生命循环的论述；②人类的生命循环，即关于出生、生长、老化及死亡的论述；③生物学的层面对濒死和死亡的界定；④经济和法律层面有关保险、遗嘱、葬礼安排事宜的论述；⑤社会和文化层面有关丧葬的风俗及有关死亡的用语；⑥有关哀伤、丧礼、守丧等；⑦宗教关于死亡的描述和观点；⑧儿童应了解的文学、音乐及其他艺术形式中关于死亡的描述；⑨道德和伦理对诸多（如自杀及安乐死等）问题的讨论；⑩与生死相关的个人价值的论述。

（5）中国台湾地区的死亡教育内容　台湾地区将死亡教育作为学生生命教育内容的重要组成部分，认为死亡教育首先应该使学生形成正确的生死观，实施生命教育的前提是引导学生认识生命的诞生和归宿，以及人生观、价值观等涉及哲学思想的理念。台湾地区的一些学者认为对学生的死亡教育应包括对生命的探讨和对死亡的认识两个基本方面。死亡教育的重点应放在对生命意义的阐述上，而不是将重点放在熟悉死亡后的处理程序上。台湾地区的死亡教育工作者一直倡导生命教育，目的在于让学生学会珍惜生命、热爱生命。

七、居丧照护理论与实践

在临终关怀实践中，居丧照护是在临终患者去世前后向临终患者家属提供的一种社会支持。亲人特别是自己心爱的人去世的悲伤是人类所能经历的痛苦经验中最强烈的一种。下面将重点讨论如何帮助丧失亲人者顺利度过悲伤阶段，恢复日常生活。

（一）悲伤概述

悲伤是由于失去亲人或对自己非常重要的人所造成的"自我"丧失而产生的心理反应。悲伤通常是自然而正常的。对于悲伤的研究有3种经典的理论观点。

1.派克斯的悲伤反应四阶段论

心理学家派克斯（Parkes）认为个体悲伤过程可以分成4个不同的阶段，阶段的转换是逐渐推进的，阶段与阶段间没有明显的界线。悲伤过程包括：①麻木，丧失亲友的第一个反应是麻木和震惊，特别是突然和意料之外的亲友死亡。产生麻木反应的时间可能会持续几分钟、几个小时、甚至几天。此时个体不能通过正常渠道宣泄悲伤。②渴望，麻木反应过后是个体发自内心的悲痛，常常表现为渴望见到已经逝去的人，真切地希望死去的人能够回来。居丧者虽然接受逝者已去的事实，但仍然反复回忆死者去世前发生的事情，试图找出并纠正错误使死者重生。有时甚至会强烈感觉到死者的存在，认为看到死者，或听到死者的声音。③颓丧，悲痛程度随着时间的推移渐渐消减，与此同时居丧者会变得颓丧，感到人生空虚没有意义，表现出对周围的事物没有任何兴趣。④复原，随着时间的推移悲痛削减到了可以被接受的程度，居丧者开始积极地探索可以面对的世界。这时居丧者往往会意识到只有放弃原来的"自我"，放弃不现实的希望，才能开始新的生活，人生仍然充满希望。

派克斯的研究表明，居丧者经历上述4个阶段大体需要一年的时间。即使经过了一年左右的时间，居丧者的悲伤往往不会完全终结，对于有些人而言悲伤永远也不会终结。经历过上述悲伤发展阶段的居丧者，虽然在亲友去世后很长一段时间仍然会偶然触景生情，再度思念失去的亲友，并重新出现悲伤反应，但此时的"悲伤"已经融进了许多令人快乐的思念，常常会回忆其与逝者在一起的幸福时光，或回忆逝者对自己令人难忘的关怀和帮助，这种思念与感觉会成为居丧者新生活的一部分。

2.卡文诺夫的悲伤发展七阶段论

罗伯特·卡文诺夫（Robert Kavanaugh）通过研究提出了关于人的悲伤发展7阶段论。这7个阶段分别是震惊、解组、反复无常的情绪、罪恶感、失落与寂寞、解脱、重组。

（二）正常悲伤和病态悲伤

1.正常悲伤

正常悲伤又称"自然的悲伤"或"非复杂的悲伤"。美国哈佛大学医学院精神科教授沃尔登（Worden）从情感、生理、认知和行为等4个方面论述了正常悲伤的表现：①情感方面，包括忧愁、愤怒、罪恶感（自我谴责）、焦虑、孤独、疲乏、无助感、怀念、解放、解脱及麻木等；②生理感觉，包括胃部不适、胸部不适、喉部不适、对声音过分敏感、呼吸短促、自身解体感、肌肉衰弱、浑身乏力及口干等；③认知方面，包括无法接受死亡事实、混乱、全神贯注思念死者、强烈感觉死者的存在及幻觉等；④行为方面，包括失眠、食欲缺乏、心不在焉的行为、避免提及死者、寻找、叹息、坐立不安、过度活动、哭泣、停留在死者常去的地方、保留死者遗物，以及佩戴一些物品以怀念死者等。上述论述的是正常悲伤的一般表现，悲伤的表现个体差异很大，一般而言悲伤程度和持续时间若在一般常人范围被视为正常悲伤。

2.病态悲伤

在悲伤过程中，由于某些因素使正常悲伤过程过度延长或无法完成，则可能导致病态悲伤。病态悲伤可大体分为以下4类，即：①长期的悲伤，指悲伤持续的时间过长，仍不能基本缓解，长期悲伤的原因主要是"分离的冲突"；②延迟的悲伤，又称"压抑悲伤"，指悲伤未能充分表达而受到压抑，哀伤的情感显露较晚；③过度的悲伤，丧亲者能够预知自己在死者去世后的各种反应，但是当悲伤来临时由于反应剧烈不能自我控制，以致达到非理性的程度，可能表现为对死亡的极大恐惧；④掩饰的悲伤，悲伤者的经验能够使其了解其被悲伤困扰的行为与症状，但不能意识到这些行为和症状与丧失有关，因而采取自我防卫方式，未能在外显行为表达其悲痛之情，会造成适应不良行为、生理疾患和精神症状。

病态悲伤对人的身心健康造成极大危害，会导致很多生理和心理疾患的发生，严重者可导致死亡。瑞斯和路得金（Rees&Lutkins）的研究表明，丧失至亲者在第一年居丧期内的死亡率比年龄和性别相同的其他居民组高7倍。情感压力不仅能降低人体对疾病的抵抗力，而且可能影响一个人的生存意愿。

（三）居丧照护的内容

临终关怀中的居丧照护服务通常是由护士、社会工作者和志愿者完成，从临终患者进入濒死期即开始协助临终患者家属做好后事准备，在临终患者去世后则协助办理丧葬事宜，并重点做好家属的居丧辅导工作。根据国外经验，对家属的居丧辅导工作一般需持续一年的时间。居丧照护的内容（包括居丧照护的方法）主要包括以下5个方面。

1.陪伴与聆听

此时的悲伤者通常最需要的是一位能够理解、而且有同情心的"听众"，因此对于临终关怀居丧照护者而言非常重要的工作内容是如何适时地引导他们说出内心的悲伤与痛苦。在居丧照护过程中做一名好的听众比做一名好的劝导者更为重要。

2.协助办理葬仪事宜

协助办理葬仪事宜包括协助悲伤者组织、完成葬礼，可达到以下目的：①帮助悲伤者接受"死者已逝"的事实；②给予悲伤者表达内心悲痛的机会；③将亲朋好友聚在一起，向悲伤者表达关怀与爱，提供社会支持和帮助；④悲伤者通常可以在办理丧事的过程中宣泄内心悲痛。

3.协助表达悲痛情绪

协助患者表达其悲痛情绪包括：①协助释放悲伤，哭泣是悲伤者最平常的情感表达方式，哭并不是懦弱的表现，也不是没有能力处理事务的表现。哭泣是悲伤者纾解内心悲伤情绪的有效方式。护士应协助悲伤者自由、痛快地哭出来，而不要压抑内心的悲痛。②协助表达愤怒情绪。③协助表达罪恶感。护士既要给予悲伤者表达罪恶感的机会，同时又要适当地澄清悲伤者非理性和不实际的想法。

4.协助处理实际问题

亲人去世后居丧者家中会有许多实际问题必须处理。应深入了解他们的实际困难，积极提供切实的支持和帮助。

5.促进适应新生活

协助临终患者家属促进适应新生活的具体方法为：①协助独立生活；②协助建立新的人际关系；③鼓励积极参与社交活动。

第四节　终末期肿瘤患者的伦理问题

临终关怀既是一种社会医疗保健服务项目和一门交叉学科，同时又是重要的社会价值观念的载体，蕴涵着深刻的社会伦理价值观。临终关怀观念不仅在西方社会有着深厚的历史渊源，在东方文化发展史上同样也源远流长。临终关怀服务反映出的重要社会价值观。对于临终关怀服务的主体终末期肿瘤患者而言，其面临的社会伦理问题也非常突出。

一、合理分配有限的医疗卫生资源

对于终末期肿瘤患者而言，由于处在生命的终末期，通过医疗手段已不能延长生命，因此如何合理运用医疗资源，有效控制症状，提高生存质量，是终末期肿瘤患者面临的首要问题。终末期肿瘤患者还要面对如何有效利用自身有限的经济资源，在不影响家庭生活状况的前提下，合理利用现有资金，选择科学的治疗方案，提高生存质量。

因此，在现实社会中，有限的卫生医疗资源不仅仅应该分配于健康人的医疗保健及有治愈希望的终末期肿瘤患者的治疗，还应该对终末期肿瘤患者的医疗护理需要引起足够重视。

二、面对死亡和濒死

终末期肿瘤患者由于长期经受疾病的折磨，对死亡和濒死可能产生一定的感悟，但是中国传统文化，特别是儒、释、道文化的长期历史沉淀，使得人们对死亡始终采取否定、回避等负面态度。现代临终关怀认为死亡是生命发展的最后阶段，生命的临终阶段为终末期肿瘤患者提供了进一步完善自我和个体发展的最后机遇，死亡和濒死既是对生命的否定，又是对生命的一种新形式的肯定，因此现实社会不应该回避和拒绝死亡和濒死，对死亡和濒死应采取接纳的态度，将临终和死亡视为人生命发展必不可少的阶段，是生命发展的必然趋势和结果。

接纳死亡是一种辩证唯物主义和历史唯物主义的世界观，同时也是现代伦理观的具体体现。代表了人类对自身和外部世界的认识发展到了一个新水平，生命神圣论、生命质量论和生命价值论三位一体的新生命观的确立，可引导人们在自身生命的发展过程中使生命观得到最大程度的提升。

三、尊重终末期肿瘤患者的权利

终末期肿瘤患者的生命与健康人的生命没有任何本质上的区别，终末期肿瘤患者的生命不仅不应该被忽视，而且还应该备受尊重。终末期肿瘤患者到了临终阶段，其生命质量在很大的程度上需依赖于他人的保护。维护终末期肿瘤患者的生命质量，应当成为现代文明社会的基本伦理道德规范。

终末期肿瘤患者的生命虽然已经到了最后阶段，但是其作为社会人应该享有同其他社会成员一样的权利。尊重终末期肿瘤患者的权利主要表现在以下两个方面。

（一）尊重终末期肿瘤患者合理的自主权

1.临终患者有权利参与自己疾病治疗和护理的全过程

终末期肿瘤患者在接受临终关怀服务过程中，有权利参与自己疾病治疗和护理的全过程。这体现了医疗护理工作的民主化，也是终末期肿瘤患者权利的具体体现。因此在临终关怀实践中尊重终末期肿瘤患者合理的自主权，是临终关怀精神和理念的具体体现，对临终关怀工作的开展具有积极的促进作用。

2.临终关怀工作人员尊重临终患者的自主权

在临终关怀实践过程中如何尊重终末期肿瘤患者合理的自主权主要体现在以下5个方面：①提高终末期肿瘤患者的自主意识，当终末期肿瘤患者具有清醒意识和理性判断能力时，对其采用的治疗护理方法和手段不应采用"家属同意"的方式。因为采用"家属同意"的形式事实上剥夺了终末期肿瘤患者自主参与决策的权利。②在临终关怀实践过程中应充分尊重终末

期肿瘤患者和家属的宗教信仰，满足终末期肿瘤患者对宗教信仰的需求，使其达到平静、安详接受死亡现实的状态。③尊重终末期肿瘤患者的合理选择，满足其合理要求包括心理、躯体、精神和人际关系等方面的需求。④充分理解终末期肿瘤患者及其家属面临死亡和濒死的痛苦和悲伤。⑤在治疗和护理过程中给终末期肿瘤患者更多的自主选择机会。

（二）充分享受终末期肿瘤患者自身的各项权利

1.享有医疗保健服务的权利

终末期肿瘤患者同其他疾病终末期患者一样应获得平等的治疗权、护理权、健康教育和死亡教育的权利。

2.对自己病情和治疗方案的知情同意的权利

医护人员应该周到细致地向终末期肿瘤患者陈述利害关系和在治疗、护理过程中可能造成的机体损伤、功能缺损和痛苦，并获得终末期肿瘤患者的理解和同意。上述任何治疗和护理方案必须征得终末期肿瘤患者的同意后才能施行。终末期肿瘤患者还有权利获知自己所患疾病的预后状况，以及在治疗过程中将要使用何种方法、何种药物和所使用药物的副作用。

3.要求临终关怀工作人员为其隐私保密的权利

终末期肿瘤患者在接受临终关怀服务过程中可能对临终关怀工作人员讲述自己的某些秘密，如个人的既往病史、家族史、婚姻史以及个人身体或内心的隐私，因此临终关怀的工作人员有责任和义务为终末期肿瘤患者保守秘密，终末期肿瘤患者也有权利要求临终关怀工作人员为其保守秘密。

4.监督针对其自身的医疗、护理权利是否实现的权利

终末期肿瘤患者有权利对临终关怀工作人员的不良行为和不当医疗护理措施提出意见和要求，终末期肿瘤患者的权力具体体现在申诉权、索赔权和赔偿权。

5.因疾病免除一定社会责任和社会义务的权利

终末期肿瘤患者由于疾病本身的影响使其不能承担社会责任与社会义务，因此免除终末期肿瘤患者健康时所承担的社会责任与社会义务是合理的，同时也是体现以人为本、构建社会主义和谐社会的具体体现。

6.选择死亡和死亡方式的权利

进入临终阶段的终末期肿瘤患者大多数意识清醒，具有良好的思维能力和判断能力，具有维护自身利益和权利的能力，此时的权利主要体现为要求进一步治疗的权利和要求放弃治疗的权利。终末期肿瘤患者选择放弃治疗的权利，其实质就是选择死亡的权利。因此对于终末期肿瘤患者而言是否放弃治疗，应

首先强调终末期肿瘤患者本身的自主权，临终关怀机构的工作人员和终末期肿瘤患者家属都应该尊重终末期肿瘤患者本人的决定。

当一个人处于生命发展的最后阶段时，其基本需求不但没有减弱和停止，反而在某一方面或某些方面表现得更为突出和强烈。如终末期肿瘤患者对受到尊重和保持个人尊严的需求，并不由于处在临终阶段而降低。由于终末期肿瘤患者各种需求的满足，在很大程度上依赖社会和他人的真诚帮助。因此现代临终关怀观念认为，社会应当努力为终末期肿瘤患者创造一种环境，使他们在这种环境氛围中生命、权利和尊严都能得到充分的尊重，使他们能够含笑离开人间，而不是"哭着离开世界"。

四、护士面临的伦理问题

1.重视生命的内涵

对于护士而言尊重生命是做好护士职业的基础，热爱生命不等于尊重生命，热爱生命并不意味着拒绝死亡，因为完整的生命过程包括死亡过程。完整的尊敬生命包括尊敬死亡和死亡过程。发展临终关怀事业，需要护士彻底更新观念，自觉开展死亡教育。

死亡教育是实施临终关怀的重要组成部分，既包括对医务人员的死亡教育，还包括对终末期患者及其家属的死亡教育。对患者进行死亡教育的目的在于帮助濒死患者克服死亡恐惧，学习如何准备死亡、面对死亡和接受死亡。对终末期肿瘤患者家属进行死亡教育的目的在于帮助他们适应患者病情的发展变化和死亡，协助他们缩短悲痛过程，减轻悲痛程度。

2.关注护理临床实践

护士作为医务人员的重要组成部分，习惯于和医生合作重新使患者获得健康。在临终关怀服务过程中，护理工作显示出其独特的主导性，护理工作的重点也从单纯的生理护理，转变为生理、心理、社会、精神并重。这种转变给护士自身的知识体系和知识结构带来冲击和挑战。护士要扩大知识面，加强心理学、社会学等人文社会科学的理论学习和临床实践，加深对社会学、心理学等学科知识的学习和掌握，独立有效地运用到终末期肿瘤患者的全身心护理中。

3.注重患者生命质量

生命质量是生命伦理学的基本概念，对生命质量进行医学评价，并将评价结果应用于治疗方案的选择过程中，是生命伦理学在医疗实践中的具体应用。Kleinpell（1991）认为生命质量涉及个人的生理、个性、人际关系、社会、心灵等诸多方面因素，因此要全面地评判患者的生命质量，护士必须收集除疾病本身以外的大量资料，为制订个体化的临终关怀计划提供临床依据。

4.理解和尊重死亡过程

理解并尊重死亡是一个自然过程，不人为加速和延迟死亡过程是临终关怀服务的基本伦理标准。临终关怀服务不同于安乐死，因为不论是主动安乐死还是被动安乐死，都是加速死亡的过程和结果。临终关怀是不延缓也不加速死亡过程，在患者有限的生存期间内提高其生命质量，提高舒适度。

综上所述，有关终末期肿瘤患者和护士面临的相关伦理问题是在临终关怀服务过程中必然出现的问题，具有普遍性和现实性，因此学习掌握相关理论和实践技能，对提高临终关怀服务质量和终末期肿瘤患者的生命质量具有积极的促进作用。

（史宝欣）

参考文献

[1]刘瑛,袁长蓉,徐燕.关于姑息照护与临终关怀的讨论[J].中华护理杂志,2008,43(4):376-377.

[2]杨启红,朱京慈.姑息护理研究进展[J].护理学杂志,2002,17(10):793-795.

[3]Wilson K, Chochinov H, Skirko M, et al. Depression and anxiety disorders in palliative cancer care[J]. Journal of Pain and Symptom Management,2007,33(2):118-129.

[4]Hui D, Nooruddin Z, Didwaniya N, et al. Concepts and definitions for "actively dying," "End of life," "terminally ill," "terminal care", and "transition of care" :a systematic review[J]. Journal of Pain and Symptom Management,2014,47(1):77-89.

[5]Ferrell B, Virani R, Malloy P, et al. The preparation of oncology nurses in palliative care[J]. Seminar Oncology Nursing,2010,26(4):259-265.

[6]Alcorn SR, Balboni MJ, Prigerson HG, et al. "If God wanted me yesterday, I wouldn't be here today' : religious and spiritual themes in patients' experiences of advanced cancer[J]. J Palliat Med, 2010,13:581-588.

[7]Dyson J, Cobb M, Forman D. The meaning of spirituality: a literature review[J]. Journal of Advanced Nursing,1997,26:1183-1188.

[8]Vachon M, Fillion , Achille M. A conceptual analysis of spirituality at the end of life[J]. Journal of Palliative Medicine,2009,12,53-59.

[9]李小寒,尚少梅.基础护理学[M].北京:人民卫生出版社,2006.

[10]张惠兰,陈荣秀.肿瘤护理学[M].天津:天津科学技术出版社,1999.

第五篇

肿瘤疾病护理

第二十章　头颈部肿瘤的护理

第一节　甲状腺癌

一、概述

甲状腺癌是内分泌系统最常见的恶性肿瘤。甲状腺癌可发生在各个年龄阶段，据美国国家癌症研究所数据显示，2007—2011年甲状腺癌的发病率为每年12.9/10万人，近30年甲状腺癌的发病率增加了2～3倍，在过去的10年间平均每年以5.5%的比例在增长；女性的发病率是男性的2～3倍；发病年龄从20岁以后明显上升，45～54岁达高峰，64岁以后明显下降；2004—2010年甲状腺癌的5年生存率为97.8%。据中国肿瘤登记中心数据显示，2010年我国甲状腺癌在女性的发病率为5.62%，占女性恶性肿瘤的第9位，与过去相比女性甲状腺癌上升趋势明显。

二、病因及预防

（一）病因
1.癌基因及生长因子

癌基因的突变及多肽生长因子被认为与甲状腺癌的发病有关。

2.电离辐射

电离辐射是目前甲状腺癌唯一的已明确的致病因素，电离辐射包括医源性的外放射接触、放射线泄露污染、医源性内放射或核爆炸后含碘放射性核素的摄入。但有统计显示仅有9%的甲状腺癌与射线暴露、接触史有关。

3.碘与甲状腺癌

饮食中碘的含量过低或过高都可能导致甲状腺癌的发生，如在碘缺乏地区，多发生滤泡状癌；而在高碘摄入地区，如冰岛、挪威等国家及我国沿海地区多发生乳头状癌。目前国内外针对碘与甲状腺乳头状癌发病的相关性研究多数仍停留在宏观流行病学水平，碘与甲状腺乳头状癌在分子水平的相关性仍不清楚。

4.性别与女性激素

甲状腺癌发病性别差异较大，女性明显高于男性。少数报道髓样癌男女发病率相似。

5.家庭因素

在一些甲状腺癌患者中，也可发现一个以上家庭成员同患甲状腺乳头状癌，如Stoffer等报道，甲状腺乳头状癌家族中3.5%～6.2%同患甲状腺癌。

6.其他

一些甲状腺增生性疾病，如腺瘤样甲状腺肿和功能亢进性甲状腺肿，分别有约5%及2%合并甲状腺癌。多年生长的甲状腺瘤，偶可发生癌变。

（二）预防
1.积极参加普查、定期健康体检，早期发现、早期诊断、早期治疗。

2.对良性甲状腺腺瘤、结节性甲状腺肿等应及时手术治疗。

3.缺碘地区食用碘盐。

三、生理解剖

甲状腺是人体最大的内分泌腺体，其滤泡细胞可分泌甲状腺素，调节人体的代谢；滤泡旁细胞分泌降钙素，参与人体内钙离子的代谢。甲状腺由左右两个侧叶和峡叶构成。峡部多数位于第2～4气管环范围内，亦可缺如。甲状腺血供丰富，供应动脉来自甲状腺上动脉和甲状腺下动脉。甲状腺的静脉网逐步汇集成静脉干。上部静脉干与动脉伴行，且恒定。而中、下部者不与动脉伴行，且变异多。甲状腺上、中静脉入颈内静脉，甲状腺下静脉入无名静脉。两侧喉返神经均紧贴甲状腺侧叶的背面，在环甲关节处入喉。喉上神经的分支，贴近甲状腺上动脉的后上方。甲状旁腺位置数目均不恒定，一般为上、下两对。绝大多数甲状旁腺位于甲状腺真、假被膜之间。

甲状腺的功能比较复杂，主要是摄取和储存碘，以及合成和分泌甲状腺激素。

癌、髓样癌、未分化癌及淋巴瘤、转移癌、肉瘤等其他类型。我们常说的甲状腺癌主要指前4种，其中甲状腺乳头状癌和滤泡癌合称为分化型甲状腺癌，约占甲状腺癌的90%以上。乳头状癌是最多见的一型，占甲状腺癌的60%～90%。

四、病理与分期

（一）病理

甲状腺恶性肿瘤主要包括甲状腺乳头状癌、滤泡

（二）分期

见表20-1-1。

表 20-1-1　2002 年美国癌症联合会（AJCC）甲状腺癌 TNM 分期

T_x：原发肿瘤无法评估

T_0：无原发肿瘤证据

T_1：肿瘤最大直径≤2cm，局限于甲状腺内

T_2：肿瘤最大直径＞2cm但≤4cm，局限于甲状腺内

T_3：肿瘤最大直径＞4cm，局限于甲状腺内或任何肿瘤伴有最小程度的甲状腺外侵犯（如胸骨甲状肌或甲状腺周围软组织）

　　T_{4a}：任何大小的肿瘤扩展出甲状腺包膜侵犯皮下软组织、喉、气管、食管或喉返神经

　　T_{4b}：肿瘤侵犯椎前筋膜或包绕颈动脉或纵隔血管

N_x：区域淋巴结无法评估

N_0：无区域淋巴结转移

　　N_{1a}：Ⅵ区转移（气管前、气管旁和喉前/Delphia淋巴结）

　　N_{1b}：转移至单侧、双侧或对侧颈部或上纵隔淋巴结

M_x：远处转移无法评估

M_0：无远处转移

M_1：有远处转移

推荐将乳头状癌或滤泡癌、髓样癌和间变癌（未分化癌）分别进行分期

1.乳头状癌或滤泡癌（45岁以下）

Ⅰ期：任意T，任意N，M_0

Ⅱ期：任意T，任意N，M_1

2.乳头状癌或滤泡癌（45岁或45岁以上）

Ⅰ期：$T_1N_0M_0$

Ⅱ期：$T_2N_0M_0$

Ⅲ期：$T_3N_0M_0$；$T_1N_{1a}M_0$；$T_2N_{1a}M_0$；$T_3N_{1a}M_0$

ⅣA期：$T_{4a}N_0M_0$；$T_{4a}N_{1a}M_0$；$T_1N_{1b}M_0$；$T_2N_{1b}M_0$；$T_3N_{1b}M_0$；$T_{4a}N_{1b}M_0$

ⅣB期：T_{4b}，任意N，M_0

ⅣC期：任意T，任意N，M_1

3.髓样癌

Ⅰ期：$T_1N_0M_0$

Ⅱ期：$T_2N_0M_0$

Ⅲ期：$T_3N_0M_0$；$T_1N_{1a}M_0$；$T_2N_{1a}M_0$；$T_3N_{1a}M_0$

ⅣA期：$T_{4a}N_0M_0$；$T_{4a}N_{1a}M_0$；$T_1N_{1b}M_0$；$T_2N_{1b}M_0$；$T_3N_{1b}M_0$；$T_{4a}N_{1b}M_0$

ⅣB期：T_{4b}，任意N，M_0

ⅣC期：任意T，任意N，M_1

4.间变癌：任何间变癌均认为属Ⅳ期

ⅣA期：T_{4a}，任意N，M_0

ⅣB期：T_{4b}，任意N，M_0

ⅣC期：任意T，任意N，M_1

五、扩散和转移

多发生颈淋巴道转移，较少发生血道转移，远处转移以肺转移为最多见，骨转移次之。

六、临床表现

（一）甲状腺乳头状癌

患者初期多无自觉不适，甲状腺肿物为最常见表现。除微小癌外，甲状腺触诊可及单发或多发肿物，质硬，吞咽时肿块移动度减低。随病情进展，晚期可出现声音嘶哑、呼吸困难、吞咽困难等表现。若肿瘤压迫颈交感神经节，可产生Horner综合征。颈丛浅支受侵犯时，患者可有耳、枕、肩等处疼痛。此外，有些患者就诊时可出现颈淋巴结转移及远处脏器转移。需注意的是，目前有相当比例患者为微小癌，其临床表现隐匿。这类患者多在常规体检时行颈部超声检查发现甲状腺肿物，或以颈部淋巴结转移为首要症状就诊。颈淋巴道转移是较常见的临床表现，可达50%以上。

（二）甲状腺滤泡癌

虽可发生于任何年龄，但以40岁以上患者较多，占70%以上，极少发生在儿童。女性患者相对较多，肿物常单发，生长缓慢，局部恶性表现不如其他型甲状腺癌明显。多数患者以颈部肿物前来就诊，就诊时肿物大小常较乳头状癌大。也有少数以肺部症状和骨转移来就诊者。

（三）甲状腺髓样癌

散发型病变多为单发，在甲状腺中的部位不定；遗传型病变常为双侧多发，好发于腺体的中上1/3交界处。病变呈椭圆或圆形，瘤体大小不一，直径数毫米至数厘米，呈实体性，局限而硬，切面色灰白或淡红，包膜多不完整，偶见钙化。甲状腺髓样癌一般发展较慢，可在数年甚至十余年内缓慢进展，少数也可发展急速，短期内死亡。肿瘤可侵及周围组织，发生相应的压迫和阻塞症状。除上述一般临床表现外，遗传型患者还可同时合并各种内分泌肿瘤症状。

（四）甲状腺未分化癌

绝大部分患者（64%~80%）表现为单侧或双侧进行性增长的颈部肿块，肿块质硬且迅速增大，部分进展期肿瘤累及表面皮肤呈暗红色；局部压迫症状，如有呼吸困难、吞咽困难、颈静脉怒张、声音嘶哑等表现；由于甲状腺未分化癌的恶性程度高，病情发展非常迅速，侵犯周围的组织器官，甚至在气管与食管间隙形成巨大肿块，导致呼吸和吞咽障碍。

七、诊断

（一）病史及体格检查

（二）X线诊断

1.颈部正、侧位平片

可借以定位，并观察有无胸骨后扩展、气管受压或钙化等。

2.胸部及骨骼X线片

常规胸片观察有无转移。

（三）CT诊断

CT检查对大多数病例可提出良、恶性诊断依据，而且可明确显示病变范围，尤其对胸内扩展的病变范围以及与邻近大血管的关系，为制订治疗方案提供可靠依据。

（四）磁共振诊断

磁共振成像（MRI）可以明确显示甲状腺肿瘤的范围及其与邻近组织关系。

（五）正电子发射断层扫描

PET-CT将功能图像和解剖图像进行了精确地融合，能方便地检测出些细小的病变组织，并能提供精确的解剖定位，进一步提高了对肿瘤诊断的正确性。

（六）超声诊断

超声检查作为一种实用、经济、无放射性、无创、易被患者接受、易被推广应用的方法，具有准确率高、特异性强等特点；尤其对于甲状腺癌的早期诊断、合理评估、精确分期和及时治疗具有特有的优势。

（七）放射性核素诊断

近年应用单光子发射断层扫描（SPECT）诊断甲状腺肿瘤。诊断效果有所提高。

（八）甲状腺球蛋白放射免疫测定

甲状腺切除，或虽有甲状腺体残存，但已用过[131]I予以内切除时，因甲状腺体已不存在，不再出现甲状腺球蛋白。若测得球蛋白升高，则表明体内有癌复发或转移，可以作为较具特异性的肿瘤标志物用于术后监测诊断。

（九）细针穿刺细胞学诊断

细胞学检查是目前最准确、性价比最高的评估甲状腺结节的方法，在临床上已广为应用。

八、治疗

（一）手术治疗

1.凡怀疑为癌的甲状腺肿块，均应积极采取手术治疗，局限于一侧腺叶的肿物，除非肯定为良性（术中快速冰冻切片证实），可以行肿物剜除或局部切除外，应行患侧腺叶加峡部切除术或甲状腺全/近全切除术。

2.颈部淋巴结转移者均需行颈部淋巴结清扫术。手术方式应以功能性颈淋巴结清扫术为主，根据术中具体情况决定胸锁乳突肌、肩胛舌骨肌、颈内静脉、颈外静脉、副神经、颈丛神经、耳大神经、枕小神经等的保留与否。双侧全颈淋巴结清扫术建议分期进行。分化型甲状腺癌N_0患者建议行病灶同侧中央区（Ⅵ区）淋巴结清扫术；对部分临床颈部中央区淋巴结转移（cN_{1a}）患者，行择区性颈部淋巴结清扫术。

3.纵隔转移癌、纵隔甲状腺乳头状癌和髓样癌，除经淋巴道转移外，亦常有上纵隔淋巴结转移，一般胸部X线片即可发现，应进行上纵隔淋巴结清扫。

4.晚期甲状腺癌，肿瘤侵犯气管壁应进行切除，并且进行修复，以一侧胸锁乳突肌为蒂，剥离胸骨膜，转移至缺损部位修复。

（二）放射治疗

对手术后残余癌者，如肿瘤已累及气管壁、喉、动脉壁或静脉内有癌栓等，手术无法切净者，术后可辅助放射治疗。

（三）^{131}I治疗

主要用于治疗甲状腺癌的远处转移，少数也有用于辅助治疗者。一般需先行甲状腺全或次全切除术，以增强转移癌对碘的浓集，然后进行^{131}I治疗。

（四）内分泌治疗

手术后患者服用甲状腺素以抑制促甲状腺素分泌，有助于减少或防止术后复发。一般长期服用甲状腺素片。

（五）化学治疗

比较常用的药物有阿霉素、顺铂、博来霉素等。有报道认为阿霉素和顺铂用于未分化癌的术前或放疗前诱导化疗，使肿瘤缩小，肿瘤得以根治性切除，再在术后辅助放疗加以化疗，有可能延长患者生存期。

九、护理

（一）术前护理

1.心理护理

由于患者及家属对疾病缺乏正确认识，一般会对手术产生不同程度的恐惧心理。护理人员应根据患者情况介绍手术治疗的远期效果、手术医师的工作经验及手术技巧，消除其顾虑和恐惧。由于本病女性患者较多，忧虑术后留下瘢痕造成的美容问题，可向患者解释手术设计的皮肤切口不影响外貌，并教会患者利用服饰遮挡颈部瘢痕的方法，以满足患者爱美之心。

2.体位准备

术前一周开始，护理人员指导患者进行头颈过伸位的训练。一般餐后2小时练习，以防呕吐发生。充分暴露颈部，采取仰卧、伸颈、垫高肩背部（双肩垫20~30cm高软枕）、头后仰，尽量使其下颌、气管、胸骨处于同一水平线，以利于充分暴露手术区域。避免术中因颈过伸位而压迫颈部神经及血管，使颈椎周围组织疲劳，引起患者烦躁不安，误伤周围组织、神经及血管，引起严重并发症。指导患者深呼吸，学会有效咳嗽的方法，练习床上排尿、排便。

3.皮肤准备

皮肤准备是手术前准备工作的重要环节，备皮方法详见第五章第四节肿瘤外科患者的护理。

备皮范围原则要大于手术范围，上至下唇、下至两乳头连线，两侧至腋前线，后至斜方肌前缘，如需行颈淋巴结清扫术者同时去除患侧耳上一寸半至颈后中线的头发。

（二）术后护理

1.全麻术后护理

密切观察患者的面色、体温、脉搏、呼吸、血压和血氧饱和度，及时发现病情变化。患者麻醉清醒后如生命体征平稳可取半卧位，以利于呼吸和伤口渗液引流。

2.呼吸道护理

护理人员要严密观察患者，确保患者呼吸道通畅，鼓励患者早期活动。患者呕吐时，护理人员应及时清除口腔内的呕吐物，防止误吸造成窒息。对于呼吸道分泌物多的患者则需要鼓励并且协助患者进行咳嗽、咳痰，护理人员遵医嘱给予患者雾化吸入治疗，稀释痰液，以充分湿化气道，从而利于患者痰液咳出。

3.伤口及引流护理

观察颈部伤口加压包扎的压力是否适宜，敷料是否清洁干燥，如有少量渗血属正常现象，如伤口渗出鲜血较多，渗血面积不断扩大，说明有活动性出血，须立即通知医生。如患者出现进行性呼吸困难、烦躁、发绀时，须在床旁进行抢救，必要时进行气管切开。

术后伤口引流接负压吸引，注意负压适宜，调节压力为0.04MPa，以清除颈内积液和积气，使术后残腔迅速消失，以利于切口愈合。应保持引流管通畅，避免引流管扭曲、受压、阻塞及脱落。注意引流液的颜色及量，每小时观察引流量，计算24小时引流量，并详细记录。术后第1天的引流量为50～250mL；如果第1天的引流量超过250mL或每小时超过50mL，则提示伤口可能有出血、乳糜漏等情况；少于50mL则要检查有无阻塞等情况，以后逐渐减少至10mL以下，引流液的颜色变浅，一般72小时拔管。

4.早期活动

全麻清醒后给予半卧位，鼓励患者早期下床活动，利于伤口处引流。活动时要量力而行、循序渐进，若有不适，应就地休息，以活动后不感到疲劳为宜。

5.术后饮食

术后第1天可遵医嘱进食，一般从流质开始，逐渐恢复正常饮食。饮食搭配中要注意高热量、高蛋白、高维生素，以满足术后身体对营养的需要。多吃水果和蔬菜。由于左侧颈部淋巴结清扫术易损伤胸导管，故术后饮食宜进食清淡食物，避免进食牛奶、鸡蛋、肉类、脂类食物。

6.并发症的观察与护理

（1）出血　主要由于术中止血不完全或结扎血管脱开而引起，一般发生在术后12～48小时之内。如果管内引流量较少或无、颈部肿胀、呼吸困难进行性加重，患者出现脉搏加快、血压正常或偏低等情况要及时通知医生，打开伤口清理淤血，重新止血；如因出血发生呼吸困难，必要时可做气管切开；如果引流液鲜红、引流管温热、血液不凝固，引流液每小时超过50mL，需要重新加压包扎或打开伤口进行止血。

（2）呼吸困难和窒息　多发生在术后48小时以内，是术后最危急的并发症，主要原因为切口内出血形成血肿压迫气管、手术创伤或气管插管引起喉头水肿、痰液阻塞气道、气管塌陷及双侧喉返神经损伤。表现为呼吸困难并有喉鸣音，处理不及时可产生致命性后果。应保持呼吸道通畅，给予半卧位，遵医嘱给予雾化吸入、静脉输液等治疗，由气管塌陷所致的呼吸困难应立即行气管切开。

（3）喉返神经损伤　一侧喉返神经损伤可出现声音嘶哑；双侧喉返神经损伤者可出现失声或严重的呼吸困难。发生喉返神经损伤后可应用促神经恢复药物，一般6个月内发音可好转，严重呼吸困难者需要做气管切开。

（4）喉上神经损伤　喉上神经外支损伤时，可出现声调降低；内支损伤时，可出现饮水呛咳。发生后，指导患者抬头进餐低头吞咽的姿势即可缓解呛咳现象，并口服营养神经的药物保护声带，少说话多休息，过一段时间即可恢复。

（5）甲状旁腺功能低下　因术中误伤甲状旁腺或结扎供应甲状旁腺血管，致使甲状旁腺素的生成不足、钙盐沉积、血钙下降，而引起甲状旁腺功能低下，出现低血钙，使神经肌肉的应激性增高。多在术后1～4天出现，一般数周可恢复，轻者面部、口唇针刺感，随后出现手足麻木和僵硬感；重者出现手足抽搐、面部肌肉和手足持续性痉挛，甚至喉与膈肌痉挛，可引起窒息死亡。

预防与护理：

1）术中避免误伤、误切甲状旁腺。切下甲状腺标本时要仔细检查其甲状旁腺有无误切，如发现有甲状旁腺，立即设法移植于胸锁乳突肌肉中，是避免此并发症的关键。

2）术后监测血钙情况，密切观察患者病情变化，重视患者主诉，注意面部、唇周和手足部有无针刺和麻木感或强直感，有无手足抽搐。

3）抽搐发作时，立即缓慢静脉推注10%葡萄糖酸钙或氯化钙10～20mL。症状轻者口服钙剂，必要时加服维生素D3促进钙的吸收。

4）适当控制饮食，限制蛋类、乳类、肉类等含磷较高的食物，给予患者高钙低磷食物，如豆腐和海产品。

（6）甲状腺危象　多与术前甲状腺功能亢进未得到控制、术前准备不充分和手术应激反应有关。多发生在术后12～36小时，表现为高热（体温＞39℃）、寒战、脉搏快而弱、烦躁不安、谵妄甚至昏迷，常伴有呕吐和腹泻，如抢救不及时可发生死亡。

预防及护理：

1）甲状腺功能亢进患者做好充分的术前准备，常规让患者口服卢戈液，基础代谢率控制在20%左右；心率快者给予普萘洛尔，使患者心率稳定在90次/min以下；精神紧张者给予地西泮，保证患者充分睡眠。

2）有效的心理支持是预防甲状腺危象的关键，多与患者交谈，消除患者易怒、急躁、焦虑和恐惧心理，必要时适当应用镇静剂；同时减少活动、避免外来刺激，保持情绪稳定。

3）术后48小时内加强巡视，密切观察病情及生命体征，体温控制在38℃以下，以物理降温为主。

4）一旦出现甲状腺危象的症状，应及时给予积极处理，包括吸氧、物理降温，建立静脉通路输入葡萄糖、静脉注射肾上腺皮质激素以降低应激，并服复方碘化钾，抑制甲状腺激素的分泌。

（7）甲状腺功能减退　甲状腺功能减退由于术中切除甲状腺过多引起，可出现表情淡漠、疲劳、嗜睡、怕冷、食欲减退、体重增加等症状，宜服用甲状腺素片替代治疗。

（8）乳糜漏　大多数发生在左侧颈淋巴结清扫术后，极少发生于右颈淋巴结清扫术。一般于术后48～72小时出现。发生原因为术中损伤胸导管或结扎不全，出现乳糜液外溢，引流液为米汤样混浊，混有血性引流液时为粉红色；实验室检查正常颈淋巴结清扫术后引流液中的甘油三酯含量约为0.4mmol/L，如果引流液中甘油三酯的含量超过1.1mmol/L或乳糜微粒的含量超过4%应诊断为乳糜漏。

乳糜液漏出量24小时小于500mL者可行保守治疗，高负压引流会导致胸导管或淋巴导管及其分支的持续开放而不利于漏口的闭合，应在局部加压、清淡饮食配合下改用平压引流。漏出量24小时大于500mL者应尽早手术，可结扎或缝扎乳糜管。引流量较少者可进清淡饮食，较多者应禁食并由静脉补充营养。

7.颈部淋巴结清扫术后功能锻炼

颈清扫术切除副神经后，可引起患者抬肩困难，而切除胸锁乳突肌及软组织可引起颈部外形塌陷。进行性的纤维化可引起肩部固定、疼痛，谓之"肩部综合征"。尽管颈改良性淋巴结清扫及择区性淋巴结清扫的应用显著减少了这些并发症，但有些患者即使保留了副神经和胸锁乳突肌，仍出现相应症状，甚至肩部残废。抬肩困难和疼痛的治疗主要在于预防，因此在颈淋巴结清扫术后应指导患者进行适度循序渐进的颈肩部功能锻炼（图20-1-1），增大肩部活动范围、减少疼痛。

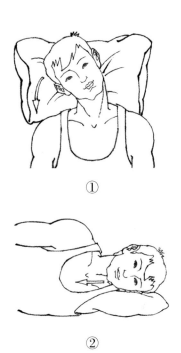

①

②

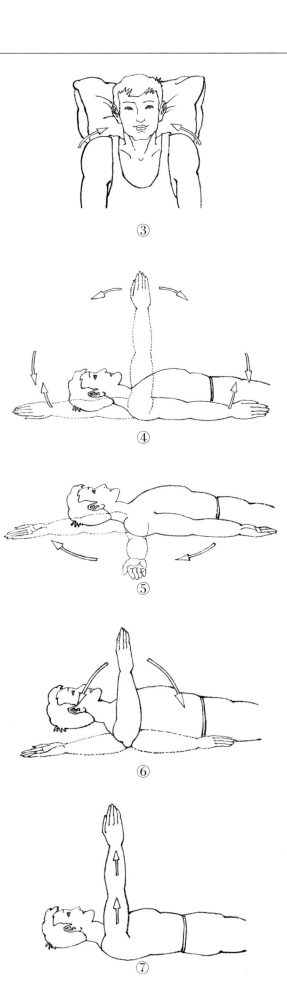

③

④

⑤

⑥

⑦

图20-1-1　颈肩部功能锻炼（待续）

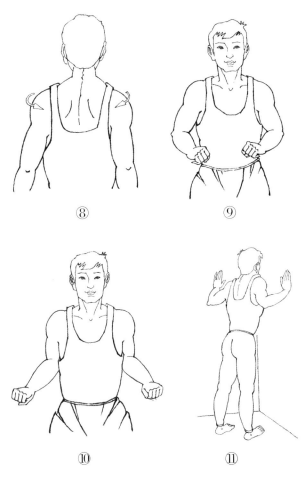

⑧ ⑨

⑩ ⑪

图20-1-1 颈肩部功能锻炼（续）

（三）¹³¹I治疗的护理

1.接受¹³¹I治疗的患者给药前至少2周停用甲状腺素制剂和含碘食物、药物。含碘食物主要包括碘盐、海带、紫菜、海参、海藻、海里的鱼虾等，并防止从其他途径进入人体的碘剂，如皮肤碘酒消毒、碘油造影等。

2.¹³¹I口服液需空腹服用，服药2小时后方可进食，以免影响药物吸收。¹³¹I的放射性强，可对周围人群和环境造成放射性损伤，因此患者服药后应住¹³¹I治疗专用隔离病房或住单间，大小便使用专用厕所，便后多冲水，衣服、被褥进行放置衰变处理（7~14天）且单独清洗；指导患者勿随地吐痰，及时处理呕吐物。

3.指导患者多饮水、及时排空小便，加速放射性药物的排泄，以减少膀胱和全身的放射性损伤。患者可咀嚼口香糖或含话梅，促进唾液分泌，预防放射性唾液腺炎。饭前饭后使用漱口液漱口，加强口腔卫生，预防放射性口腔黏膜炎。

（四）放、化疗的护理

详见第六章肿瘤化学治疗的护理及第八章肿瘤放射治疗的护理。

（五）居家护理

1.患者出院后要保持良好的情绪，注意规律生活，养成良好的生活习惯，保证充足的休息和睡眠，出院3个月内避免重体力劳动。此外，行颈部淋巴结清扫术的患者应指导其出院后继续进行颈肩部功能锻炼，至少持续至出院后3个月，以促进颈肩部功能的恢复。

2.指导患者使用衣领或围巾遮挡颈部瘢痕，减少瘢痕对患者日常活动所带来的影响。

3.甲状腺癌手术后患者甲状腺功能降低，甲状腺素水平低于正常或缺乏，患者可出现表情淡漠、疲劳、嗜睡、怕冷等甲状腺功能减退症状；同时还可刺激残余腺体增生、诱发病变。因此大部分患者术后需长期服用甲状腺素替代治疗，维持甲状腺激素和促甲状腺激素（TSH）的正常水平，以预防甲状腺功能的减退和抑制TSH的分泌，预防甲状腺癌的复发。应在早餐前30分钟空腹服用甲状腺素片。指导患者遵医嘱定时服药，勿擅自停药或改变剂量。指导患者定期复查甲状腺功能，服药过程中注意观察用药后反应，如出现心慌、失眠、多汗等不适，提示可能为用药过量，应及时到医院就诊调节服药剂量。甲状腺素片是一种胰岛素拮抗剂，可减少胰岛素和口服降糖药的效果。因此对于糖尿病患者服用甲状腺素时，应指导患者定期监测血糖，调整降糖药的剂量。

4.疾病恢复期应选择含丰富维生素、蛋白质的饮食，以增强体质。禁烟酒、辛辣刺激性食物，养成良好的饮食习惯。甲状旁腺功能低下的患者指导其坚持遵医嘱服用钙剂，定时监测血钙情况，同时应限制蛋类、乳类、肉类食物的摄入，以免影响钙的吸收。避孕药、糖皮质激素、地西泮、苯妥英钠、苯巴比妥（苯巴比妥钠）等制剂可加重低血钙，因此应指导患者不宜长期服用。

5.指导患者定期到医院复查，一般于出院后1个月、3个月、6个月、1年复查一次。以后每年复查一次，共5年，此后可每2~3年复查一次。同时还要教会患者颈部自行体检的方法，若发现颈部结节、肿块或异常情况时要及时到医院接受治疗。

6.行¹³¹I治疗的患者在人体内¹³¹I剂量<1.11GBq时可出院，但不能到公共场所活动，且应避免与孕妇及婴幼儿接触；当体内剂量<0.31GBq时，可以在公共场所或医院内自由活动。¹³¹I治疗2个月内禁用碘剂、溴剂，以免影响¹³¹I的重吸收而降低疗效。女性患者一年内、男性患者半年内需避孕。治疗后3~6个月进行随访，以评价治疗效果。

第二节 喉癌

一、概述

喉癌是耳鼻咽喉科常见疾病，病理类型多为鳞状细胞癌。据美国国家癌症研究所2007—2011年数据显示，美国喉癌的发病率为每年3.3/10万，死亡率为1.1/10万，5年生存率为60.0%；发病年龄从45岁明显上升，55～64岁达到高峰，84岁以后明显下降；喉癌多见于男性。而在我国，据中国肿瘤登记中心2003—2007年的数据显示，中国喉癌粗发病率为2.04/10万，粗死亡率为1.06/10万，均为男性高于女性，城市高于农村，地区差异较大。

二、病因及预防

（一）病因

1.吸烟

喉癌的发生与吸烟有密切关系，长期大量吸烟者患喉癌的风险最大。

2.饮酒

乙醇会损伤喉黏膜上皮，可使维生素B_2缺乏，影响免疫球蛋白的合成，使营养不良及抑制免疫功能，加速癌变。

3.职业与环境因素

研究表明，接触铜、铅、铝、铬、镍、石棉、砷的工人，发生喉癌的风险高，并与接触时间长短明显相关。芥子气被认为与喉癌的发生有较强的相关性。近年来，国内、外均有重工业集中的城市的居民喉癌发病率明显高于农村居民的报道，这表明大气和环境污染与喉癌发病密切相关。

4.离子辐射

Soerensen1934年提出，喉癌成功的放射治疗后能诱发喉癌、下咽癌或肉瘤。研究认为能够消灭第一原发癌的放射剂量即足以诱发第二原发癌，大剂量镭射线致癌率最大。

5.喉癌与性激素

喉癌多发生于男性，实验证明雌激素能抑制喉癌生长。喉癌病因是否受睾酮的影响，经实验证明血清睾酮水平在Ⅳ期喉癌中明显升高。

6.遗传因素

由于遗传差异，个体间体内芳烃羟化酶诱导力程度不同，具有高芳烃羟化酶诱导力的长期吸烟者，促进入体的多环芳香烃在芳烃羟化酶的作用下终导致癌变，故喉癌致病和遗传有关。

（二）预防

1.宣传喉癌危险信号，如声音嘶哑及时到医院检查，早期发现、早期诊断、早期治疗。

2.禁烟，少饮酒，注意饮食结构。

3.加强职业保护，接触铜、铝、铬、石棉、砷时做好职业防护。

4.定期体格检查。

5.重视治疗慢性增生性喉炎、喉角化症、喉乳头状瘤等喉部疾病。

三、生理解剖

喉具有呼吸、发声、保护下呼吸道及屏气的功能。它以软骨为支架、软骨间有肌肉、韧带和纤维组织膜相连接所组成的管腔。该管腔上口较大，下口较小，似一倒置的锥形管，上通喉咽，下接气管，其内面被覆黏膜，与咽部及气管黏膜相连续。喉位于颈正中前部，舌骨之下。两侧有颈深部大血管（颈总动脉及颈内静脉等）和神经（迷走神经及颈交感神经等）。前部突出于两侧胸锁乳突肌之间，形成颈前中央的突起，与皮肤间仅有筋膜和颈前带状肌（胸舌骨肌等）相隔。后有喉咽与颈椎相隔。喉的最高点是会厌的上缘；最下端为环状软骨下缘。成年男性约相当于第3～6颈椎平面。女性及小儿位置稍高。喉借甲状舌骨肌、胸骨甲状肌、咽缩肌等喉外肌的附着而悬附于舌骨之下，并与咽部相连，使喉的位置固定；但又随着吞咽动作，能有一定范围的上下活动。发声时，特别是在歌唱时，喉也有范围较小的上下活动。将甲状软骨向左右推移时，喉也可稍移动，并由喉软骨与颈椎摩擦而发出轻微响声。

四、病理与分期

（一）病理

1.大体分型

（1）浸润型 肿瘤生长以深浸润为主，边缘不整，界限不清，多有深溃疡形成。

（2）菜花型 外观似菜花呈外突性生长，深层浸润较轻，边界较清，不形成溃疡。

（3）包块型　瘤体呈球状，基底较小，浸润较浅，似带蒂息肉，常下坠，很少有溃疡形成。

（4）混合型　兼有菜花及浸润型外貌，凹凸不平，浸润较深。这4个类型中以浸润型及菜花型多见。

2.组织学类型

（1）原位癌　病变在声带或室带，如黏膜肥厚、轻度充血或角化，有时可见白斑。

（2）鳞状细胞癌　喉部原发性恶性肿瘤绝大多数为鳞状上皮癌，占95%以上。临床表现为菜花型、浸润型及溃疡型。喉各区鳞癌分化程度不同。

（3）腺癌　包括腺样囊性癌、黏膜表皮样癌及其他腺癌等。

（二）分期

见表20-2-1。

表 20-2-1　2010 年美国癌症联合会（AJCC）喉癌 TNM 分期

T：原发肿瘤

T_X：原发肿瘤难以判定

T_0：无原发肿瘤证据

T_{is}：原位癌

1.声门上区

T_1：肿瘤限于声门上区的一亚区，声带活动正常

T_2：肿瘤侵及声门上区一个以上解剖亚区黏膜或声门上区以外，如舌根部、会厌谷、梨状窝内侧壁黏膜，声带未固定

T_3：肿瘤限于喉内，声带固定和（或）侵及环后区、梨状窝内侧壁和（或）会厌前组织

T_4：肿瘤侵穿甲状软骨和（或）扩展至颈部软组织、甲状腺和（或）食管

2.声门区

T_1：肿瘤限于一侧或两侧声带（可侵及前联合或联合），声带活动正常

　　T_{1a}：肿瘤限于一侧声带

　　T_{1b}：肿瘤侵及双侧声带

T_2：肿瘤扩展到声门上区和（或）声门下区和（或）声带活动受限

T_3：肿瘤限于喉内，声带固定

T_4：肿瘤侵穿甲状软骨和（或）扩展累及喉外其他组织，如气管、颈部软组织、甲状腺、咽部

3.声门下区

T_1：肿瘤限于声门下区

T_2：肿瘤扩展到一侧或两侧声带，声带活动正常或受阻

T_3：肿瘤限于喉内，声带固定

T_4：肿瘤侵穿环状软骨或甲状软骨和（或）扩展至喉外其他组织，如气管、颈部软组织、甲状腺、食管

N：局部淋巴结（颈部淋巴结）

N_x：局部淋巴结难以判定

N_0：无局部淋巴结转移

N_1：同侧有单个转移淋巴结，最长径≤3cm

N_2：同侧有单个转移淋巴结，最长径大于3cm，小于6cm；或同侧有多个转移淋巴结，其最长径不大于6cm；
　　或两侧或对侧有转移淋巴结，其中无一大于6cm者

　　N_{2a}：同侧有单个转移淋巴结，最长径大于3cm，小于6cm

　　N_{2b}：同侧有多个转移淋巴结，其中无一大于6cm者

　　N_{2c}：两侧或对侧有转移淋巴结，最长径无一大于6cm者

N_3：同侧或对侧或双侧有转移淋巴结大于6cm者

M：远处转移

M_x：远处转移难以判定

M_0：无远处转移

M_1：有远处转移

分期

0期：$T_{is}N_0M_0$

Ⅰ期：$T_1N_0M_0$

Ⅱ期：$T_2N_0M_0$

Ⅲ期：$T_3N_0M_0$，$T_{1-3}N_1M_0$

ⅣA 期：$T_{4a}N_0M_0$；$T_{4a}N_1M_0$；$T_{1-3}N_2M_0$；$T_{4a}N_2M_0$

ⅣB 期：T_{4b}任意N和M_0；任意T和N_3M_0

ⅣC 期：任意T，任意N，M_1

五、扩散和转移

（一）直接扩散

1.声门上型

早期不易发现，向上、下扩展侵犯室带及声带，向上扩展侵入声门旁间隙，穿破甲状软骨而累及梨状窝。杓会厌皱襞主要向侧方扩展而侵入声门梨状窝，向前累及会厌软骨。

2.声门型

发生于声带，出现声带活动受限或固定。前联合韧带附着于甲状软骨，穿破甲状软骨前缘而至颈部皮下。

3.声门下型

开始于声门，向腔内蔓延，以后向下至气管上段，向前侵犯环甲膜、颈前软组织及甲状腺，向后发展侵犯食管前壁。

（二）淋巴道转移

喉癌的淋巴道转移，除与肿瘤大小、病理的分化程度有关外，还与癌发生的解剖部位有关。声门上区淋巴组织丰富，多转移至上颈深淋巴结，声门下区向气管前、气管旁或颈内静脉中、下的淋巴结转移。

（三）远处转移

以肺转移为最多，其次为肝及髂骨等。

六、临床表现

1.声音嘶哑

最常见，是声门型首发症状，声音嘶哑持续加重，表明病变已侵犯声带。

2.咽喉部异物感

喉部有紧迫感或吞咽不适，为声门上型首发症状，但常被忽略，延误诊断，追问病史可长达数月。

3.喉痛

通常在肿瘤向深层浸润到相当程度或肿瘤表面发生溃疡才出现，可引起迷走神经反射性疼痛，表现为同侧面部痛、耳痛，主要表现在声门上型。

4.呼吸困难

喉癌晚期症状，系肿瘤阻塞呼吸道，多见于声门或声门下型，呼吸困难是首发症状，表现为吸气性呼吸困难，进行性加重。

5.吞咽困难

是喉癌晚期可能出现的症状，主要是声门上型，肿瘤已发展到喉外，侵及舌根、梨状窝、环后区或食道入口，进食困难。

6.咳嗽、咯血

为刺激性干咳，痰中带血。

7.颈部肿块

喉癌有颈淋巴结转移时，可出现颈部包块。这种包块大多生长较快、无痛、皮肤不红、质硬，起初活动良好，晚期活动性降低，甚至固定，包块的部位大多在颈上部、颈动脉三角区。

七、诊断

喉癌的诊断应综合患者病史、症状、体征及相应辅助检查，并应与其他疾病相鉴别。询问病史后，应对患者进行详细的检查，其步骤如下。

（一）颈部的检查

要从望、听、触诊几个方面进行。

1.望诊

仔细观察患者的颈部，查看喉体大小是否正常、对称。此外，还应注意颈侧有无肿大的淋巴结、有无呼吸困难和三凹征现象。

2.听诊

主要是听患者的发声。早期声嘶常属轻微，可以时轻时重，后来逐渐严重，很难好转。在晚期的患者中还可以听到不同程度的喉哮鸣声。

3.触诊

触诊也很重要，包括舌骨和甲状软骨上缘连接处、环甲膜、甲状腺、喉头的触诊。对颈部淋巴结的检查非常重要。仔细检查淋巴结的大小、软硬、数目及其活动度。此外，也应详细检查颌下三角区、颈后三角区、锁骨上区、喉前和气管前等处。

（二）间接喉镜检查

此为重要的检查方法，借此可以明了喉部病变的外观、深度和范围。必须查清喉内病变，并了解癌肿是否有侵入喉咽腔及舌根的情况，为喉癌的分期、分型提供资料。

（三）直接喉镜检查

直接喉镜检查可补充间接喉镜之不足，必要时还可以通过声门进入声门下区，这是间接喉镜所不能观察之处。活检是诊断癌肿最重要的决定性手段。除特殊恶性肿瘤如黑色素瘤外，对每个病例都应该做。直接喉镜检查时间不宜过长，以免影响患者呼吸，如患者已有呼吸困难，最好先做气管切开，以免检查时发生窒息。

（四）纤维喉镜检查

该检查对患者造成的痛苦极小，在坐位或卧位均可进行。对会厌喉面的癌肿，即使会厌不能抬起，也不会漏诊。对喉室内的小型癌肿，即使没有露出喉室之外，也可窥见。针对前联合部位和声门下区的检查更为有效，同时可以拍片、录像、荧光屏上显像，并可做示教。纤维喉镜也非常方便取活检，是非常实用的检查手段。

（五）X线检查

X线检查对喉癌的诊断极为重要，比喉镜检查更能深入看到癌肿的部位、大小和浸润的范围。

（六）CT扫描

这是一种非常有价值的诊断方法，现今已广泛地应用于喉癌的诊断。

八、治疗原则

喉癌的治疗手段包括手术、放射治疗、化学治疗及免疫治疗等，目前多主张以手术为主的综合治疗。

（一）手术治疗

1.部分喉切除术

部分喉切除术是根据肿瘤原发部位、扩展范围及生物学特性采用适当的手术方式彻底切除肿瘤，将喉的正常部分准确安全地保留下来，经过整复恢复喉的部分或全部功能，达到根治肿瘤和保留喉的生理功能的目的。

2.喉近全切除术

主要适用于T_3、T_4喉癌、不适合行喉部分切除术而有一侧杓状软骨及残留的声带、室带、喉室、杓会厌襞和杓间区黏膜正常者。经手术切除喉的大部后，利用保留的杓状软骨及一条与气管相连的喉黏膜瓣，缝合成管状，来保留患者的发音功能。

3.全喉切除术

切除喉的全部软骨及其软组织，包括舌根、部分下咽、颈段气管环及部分食管，为晚期喉癌和喉部分切除或放射治疗后复发患者的有效治疗方法。

4.全喉切除、呼吸道重建术

全喉切除行气管胃咽吻合术或环咽部分吻合术，重建呼吸道，其目的是达到完全恢复呼吸、吞咽和发音功能。

5.颈淋巴结切除术

喉癌常有颈淋巴结转移，特别是声门上型喉癌，颈淋巴结转移率高达55%，N_0病例的隐匿性转移率为38%。故除了对临床上触及颈淋巴结肿大的病例应行颈淋巴结清扫术外，对N_0的声门上型喉癌，应行分区性颈淋巴结清扫术。

（二）放射治疗

早期病变（T_1及T_2，不论声门上型或声门型）的治疗选择为：放射治疗、内镜下激光治疗及外科切除术，三者均可应用。T_1病变三种手段治疗后5年生存率相类似；但T_2病变的治疗结果，则以放射治疗稍差，5年生存率比手术治疗低10%左右。对于T_3及T_4病变，单纯放疗的生存率低于外科处理约一半以上，因此首选仍应为手术。

（三）化学治疗

喉癌中95%以上为鳞状细胞癌，常对化学治疗不太敏感，在喉癌的治疗中不能作为首选的治疗方法，多作为综合治疗的一部分。常用的化疗方式有新辅助化疗、辅助化疗和姑息化疗等多种方法。

（四）生物治疗

生物治疗包括生物反应调节和基因治疗。主要方法包括免疫细胞疗法、肿瘤疫苗、单克隆抗体及其偶联物等。

九、护理

（一）术前护理

1.心理护理

实施全喉切除手术后，患者将失去重要器官，面临失语。需要护理人员以通俗的语言耐心细致地向患者及家属介绍喉癌的知识、治疗的方法、治疗的效果，并教会患者新的交流方式，组织患者与家属进行哑语训练，准备笔、写字板和画片等。介绍全喉切除发音重建术后患者的讲话录音，请已康复的病友与喉癌患者座谈，互相交流，树立信心，消除恐惧心理。

2.口腔、呼吸道准备

喉癌患者多有吸烟、饮酒的习惯，术前要帮助患者戒断。保持口腔清洁，减少刺激。术前3天用3%过氧化氢或漱口液漱口，每日4次，每日刷牙2~3次。训练深呼吸和有效的咳嗽、排痰。术前应用抗生素，预防感染。准备消毒软纸和一面小镜子。

3.加强营养

喉癌患者因吞咽不适影响进食，多存在不同程度的营养不良，这将直接影响伤口愈合及手术疗效，故术前应鼓励患者进高蛋白、高热量、高维生素的饮食。

4.皮肤准备

备皮范围：双侧耳后四指或剃全头，上至下唇、下至两乳头连线，两侧至腋前线，后至斜方肌前缘。备皮方法见第五章第四节肿瘤外科患者的护理。

（二）术后护理

1.按全麻术后护理

全麻未完全清醒时，去枕平卧头偏向一侧；麻醉完全清醒后，床头抬高30°～45°，有利于患者呼吸及减轻水肿，同时使头部保持轻度前倾位，以减轻伤口张力。密切观察患者体温、脉搏、呼吸、血压和血氧饱和度，如有异常及时通知医生给予处理。

2.呼吸道护理

保持呼吸道通畅，随时吸痰，帮助患者进行有效的咳痰。保证充分的呼吸道湿润，避免痰液因空气干燥而结痂。在病室内使用加湿器，对房间空气进行整体湿化。雾化吸入每日2～4次，给予0.45%盐水微量泵24小时持续气道内泵入。定时用生理盐水浸湿覆盖气管切开处的纱布，保证吸入的空气潮湿并过滤浮尘，这些方法对防止痰痂的产生并保持呼吸道的通畅和舒适是有效的。使用湿温交换器（人工鼻）时，应与气管套管连接紧密。

3.口咽部护理

口咽部是呼吸道与消化道的共同开口，细菌检出率较高，因此做好口咽部护理对喉癌术后预防切口感染、咽瘘和肺部并发症有重要意义。每日2次口腔护理，同时使用漱口液漱口；嘱患者术后10天内勿做吞咽动作，口内如有分泌物应吐出或用吸痰器吸出，以避免唾液和分泌物污染伤口，引起伤口感染。

4.伤口及引流的护理

密切观察颈部伤口有无红肿，保持伤口及气切口周围皮肤清洁、干燥，及时更换污染敷料；术后颈部伤口加压包扎，需注意观察敷料是否松动，及时换药；颈淋巴结清除术后，引流管接负压吸引，注意观察颈部引流是否通畅，及引流液的量和颜色，并详细记录，发现异常及时通知医师。观察患者颈部、头面部肿胀情况，给予适当的体位，以利于引流及血液循环。

5.气管切开的护理

（1）保持室内适宜的温湿度，室温维持在20℃左右，相对湿度为70%，并减少探视、定时通风。冬季可使用加湿器增加湿度。

（2）采取半卧位，鼓励患者咳嗽，给予拍背咳痰，必要时遵医嘱给予雾化吸入或气管滴药。及时吸出套管内分泌物以保持呼吸道通畅，吸痰的深度及时间要适宜，压力为0.02～0.04MPa，每次吸痰时间不超

过15秒，避免导致患者缺氧。吸痰时最好先停止吸引，以降低管内压力，避免气管黏膜损伤或黏膜下出血。吸痰管插入套管适宜的深度后，再开始吸引，边旋转边向上提拉，不可插入过深以免引起剧烈的咳嗽。每次吸痰一定要更换吸痰管，不可反复使用，防止逆行感染。对长时间不咳嗽的患者，护士要进行被动吸痰，防止痰痂形成。每日更换吸痰盒及吸痰负压装置一次，每次吸痰后更换吸痰管。吸痰用盐水罐，无菌冲洗罐每4小时更换一次，清洁冲洗罐每24小时更换一次。

（3）套管系带松紧要适中，以放入一指为宜，套管的系带应打死结，防止外套管脱出。患者出现呼吸困难时，应先判断是否为脱管，迅速拔出内套管，用吸引器抽吸，注意有无痰液吸出，如吸痰后患者憋气症状缓解则为痰液阻塞；如呼吸困难症状仍不缓解，立即用棉絮放在套管口，如不见有气息出入，可判断为脱管。此时应立即准备气管切开包、氧气、光源，并通知医生，协助医生将套管顺其窦道送回。

（4）套管口覆盖双层湿润的盐水纱布，防止灰尘及异物的吸入，同时改善空气湿度。切口敷料及周围皮肤应保持清洁干燥，按无菌操作要求每日更换套管下切口敷料至少2次，每日清洁消毒内套管2次，防止感染。内套管清洁消毒后，将外套管痰液吸净，轻轻将内套管放入，内套管取出时间不得超过30分钟。换药时注意观察气管切开处伤口有无红肿、异味、分泌物颜色等情况，如有异常及时做细菌培养及药物敏感试验，根据结果给予抗生素治疗。

（5）堵管练习 对半喉切除和单纯气管切开的患者，拔管前应进行堵管练习。首先用软木塞半堵套管，待适应后改用软木塞全堵。患者在全堵塞套管情况下，能平卧入睡、无憋气缺氧症状超过3天时方可拔除套管。密切观察拔管后并发症，如出现皮下气肿、气胸、出血等，及时报告医生协助处理。

（6）由于气管切开的患者不能屏气，影响肠蠕动，应注意患者的排便情况，预防便秘。

6.饮食护理

由于患者术后2周不能经口进食，营养及能量的补充需依靠鼻饲摄入。术后第1天开始鼻饲，常用鼻饲液有混合物、牛奶、匀浆饮食及适量的肉汁、鱼汁、果汁、菜汁，保证患者足够的营养及水分。有效的鼻饲能保证患者的康复，减少咽瘘的发生，因此胃管需稳妥固定，切忌不要滑出或被患者拉出，一旦脱出，再次插胃管除增加患者痛苦外，还可能刺破咽黏膜缝合处，导致吻合口瘘。患者病情允许可经口进食时，嘱患者细嚼慢咽，部分喉切除者进黏稠的食物，因流质食物易进入气管引起呛咳，造成误吸。应鼓励患者进

食，有利于重新建立喉括约肌功能。

7.常见并发症的护理

（1）皮下气肿　观察颈部及胸部皮肤情况，如按压皮肤出现捻发音，则说明有皮下气肿的发生。如皮下气肿范围不大，不用处理，可自行吸收。如皮下气肿出现进行性加重，应通知医生及时给予处理，以防出现更为严重的气胸、纵隔气肿等。

（2）咽瘘　表现为气管切开伤口有大量口咽腔分泌物，出现进食呛咳、气管切开伤口内可见食物，伤口换药可探到与食管相通形成窦道。预防方法为术后留置鼻饲管期间严禁经口进食，保持口腔清洁；拔除鼻饲管前经口试吃，应选择流质或半流质饮食，注意观察进食后气管切开口周围的皮肤颜色、分泌物颜色及性状，如无异常方可拔除鼻饲管。拔除鼻导管早期可进半流质饮食，逐渐过渡到软食或普食，避免过硬、粗糙和辛辣刺激性食物。一旦发生咽瘘，应立即停止经口进食，及时换药以保持创面清洁，同时注意清除创面的坏死组织，加强抗感染和支持治疗。

（3）肺部感染　术中血液及分泌物流入下呼吸道，术后卧床分泌物不能咳出，均容易导致肺炎的发生。此外，术后练习经口进食时，患者会出现呛咳，引起误吸，造成吸入性肺炎。因此术后应密切观察患者体温变化，如出现体温过高（38.5℃以上），应及时通知医生给予处理。术后应鼓励患者下床活动，遵医嘱给予雾化吸入，促进患者痰液排出；给予患者拍背咳痰，指导患者有效咳嗽；及时吸出气管套管内分泌物。患者经口进食时指导患者正确的进食方法，避免呛咳的发生。

（三）放、化疗的护理

详见第六章肿瘤化学治疗的护理及第八章肿瘤放射治疗的护理。

（四）出院指导

1.气管套管自我护理

为了提高长期佩戴套管患者的独立生活能力和生活质量，术后2周对患者和家属进行气管造瘘家庭护理的培训。

（1）由固定的家属陪同患者参加责任护士组织的培训，每日2次。首先对家属和患者进行家庭护理重要意义的授课，待患者和家属理解后，开始进行实际操作。

（2）为患者和家属进行清洁套管、更换敷料的示教，逐步使他们完全掌握并能进行实际操作。

（3）家庭护理培训时间要充沛，有足够的操作次数的积累，避免时间短、过于仓促而对护理过程掌握不牢，防止患者对气管造瘘家庭维护的反感和抵触。

（4）培训患者和家属掌握套管的消毒方法和异常情况的紧急处理。教会患者如何观察套管系带的松紧度，以伸入一个手指为宜，防止套管脱管。全喉切除患者出院时携带同型号备用套管。

（5）长期佩戴气管套管者喉反射功能降低，应嘱患者及时将痰液及口内分泌物吐出，以防止痰液干燥结痂。

（6）半喉切除不能摘洗外套管，全喉切除患者清洗外套管后要及时放回，不可时间过长，防止气管造瘘口挛缩狭窄。全喉切除永久气管造口患者佩戴套管一年，以防造口狭窄。

（7）冬天外出带围巾防止冷风刺激，套管口覆盖纱布防止粉尘进入。居室定时通风换气，室内干燥时可在地上洒水，或备加湿器。

2.语言训练

全喉切除术后发音重建主要有以下几种方法。

（1）气管食管造瘘术　即在气管后壁与食管前壁之间制作一瘘口，安装或不安装发音钮，气体经瘘口（或经该处的发音钮）至食管口咽口腔而发音（图20-2-1）。全喉切除发音重建患者，大约经2周伤口愈合后由责任护士带领患者与家属共同练习。方法：①患者面对镜子深呼吸一口气，用拇指垫纱布将气管造瘘口堵严，深吸的气流通过食管瘘，引起瓣膜振动而发出声音；②从易发音的数字开始，如九、五、三等，再练习简单的词和短句；③每日练习1～2次，不宜在伤口愈合前练习。初期练习不可过多，时间不可过长，避免引起气管食管瘘处水肿影响发音。

（2）电子喉　用物理的方法将口咽口腔的气体发生震荡形成声音由口腔构成语言（图20-2-2）。

（3）人工喉　将气管造瘘口进出的气体经一装置送到口咽口腔而发音（图20-2-3）。

（4）食管发音　吞咽气体至食管贮存，再将气体由食管释放至口咽口腔而发音（图20-2-4）。

食管发音利用胸腔负压将食管上段作为储存空气的储存腔，发音器官由食管入口代替，形成新声门，气流向上冲击"新声门"产生震动，即"打嗝音"，亦为食管或消化道发音，经过共鸣腔构成器官的协调加工，形成食管语言。这种食管语言发音，需经过一段时间训练，方能逐渐掌握，一般通过3周训练，绝大多数都能掌握发音要领。

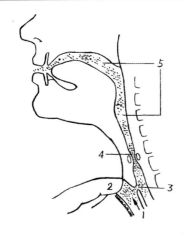

1. 呼出的气流; 2. 气流控制阀: 使气流进入瘘管;
3. 气管食管瘘; 4. 共鸣腔; 5. 发音部位

图20-2-1 气管食管造瘘术后发音

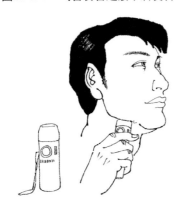

图20-2-2 电子喉

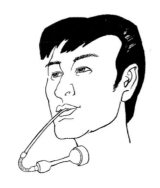

图20-2-3 人工喉

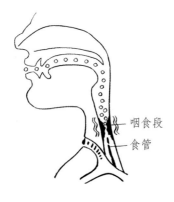

咽食段
食管

图20-2-4 食管发音

3.自查及复查

（1）自查 教会患者学会简单的自我触摸颈部的方法，早期自我发现肿大的淋巴结、包块等，以便尽早复诊。出院后如出现出血、呼吸困难、吞咽困难、造瘘口有新生物或颈部触及肿块，应及时就诊。

（2）复查 指导患者定期复查，一般出院后1个月、3个月、6个月、12个月各复查一次，1年后每年复查一次。

（五）居家护理

1.环境

嘱患者注意保暖，预防感冒、肺炎等。指导患者尽量避免严寒或炎热的环境，不宜在废气、烟雾和尘埃污染的公路旁、公共场所或重工业区活动，以防止吸入污染较重的空气。室内要保持空气清新、湿润，冬天空气干燥时，可使用空气加湿器，以避免造瘘口周围的皮肤、黏膜干燥，出现出血或结痂。

2.饮食

保证充足营养的同时，禁烟酒和刺激性食物。气管切开后患者不能屏气，影响肠蠕动，应多食新鲜蔬菜水果、多饮水，保持大便通畅，预防便秘。

3.气管套管的护理

长期佩戴气管套管患者，应教会患者及家属气管套管的家庭护理方法，必要时家中备吸痰器，教会患者及家属吸痰的方法，预防痰液较多、痰液黏稠不能咳出时堵塞气道。指导患者外出时用纱布遮挡气管造瘘口，避免用棉签等伸入造瘘口内擦拭，防止异物进入气管造瘘口。

4.运动锻炼

对喉癌术后患者来说，适当运动可尽快恢复体力，提高机体抗病能力。可以根据个人情况及爱好选择，比如散步、打球、慢跑、太极拳、跳舞、下棋、垂钓等，运动量由小到大，逐渐适应，不可急于求成。行颈部淋巴结清扫患者坚持颈肩部功能锻炼（具体方法详见本章第一节甲状腺癌中颈部淋巴结清扫术后功能锻炼）。

5.语言训练

全喉切除未行手术发音重建的患者，指导其根据个体情况选择食管发音、电子喉发音等发音重建的方法，可到国家正规的训练协会学习。鼓励患者多与他人交流，建立自信心。可以打电话给熟悉的亲朋好友，他们会耐心地倾听并给予鼓励，打电话前将要讲的话提前准备好。另外，口与话筒或手机的距离近一些，使声音集中，并用另一只手按住气管造瘘口，以减少杂音。

6.嗅觉功能

喉切除术后由颈部气管造口呼吸，口腔和鼻腔没有气流，因此失去了嗅觉功能，学会食管发声可恢复嗅觉功能。

7.洗浴

在颈部围上一条毛巾，头略低，水会沿着毛巾自然向下，而不会进到气管造瘘口。洗盆浴时，不要将双肩浸入水中，也不要到不了解水深的公共浴池泡澡，以免水进入气管。

8.独自外出

应随身携带安全身份卡。在卡片上注明姓名、年龄、地址、联系电话，并注明手术方式、呼吸口在颈部造瘘口，以防发生意外。

9.自我形象改变的适应

帮助患者适应自己的形象改变，可指导患者照镜子观察自己的造瘘口，鼓励其面对现实；教会患者一些遮盖缺陷的技巧如自制围巾、饰品，保持自我形象整洁等。为了保持呼吸道通畅，勿穿高领毛衫。

10.家庭支持

注意患者心理动态，使患者保持良好心态，建立战胜疾病的信心。指导患者家属多关心、鼓励患者，加强沟通交流，促进疾病康复，提高患者生存质量。

第三节　口腔癌

一、概述

口腔癌主要指发生在口腔黏膜的上皮癌。多年来口腔癌的发病率居高不下，每年仍有近半数新发病患者死于该疾患。WHO新近发布的统计数字显示，2012年全球口腔癌发病达300 373例，占全身恶性肿瘤发病的2.1%；死亡病例145 353例。美国癌症协会统计口腔癌的平均发病年龄是63岁。尽管近几十年来恶性肿瘤的治疗技术有了显著进展，但口腔癌死亡率在发达与不发达国家均未见显著降低。

二、病因及预防

（一）病因

文献报道，在美国有超过3/4的头颈部癌症可以归因于烟草和乙醇的作用。如同大多数的癌症一样，对于口腔癌的发生，年龄本身就是一个危险因素，但对于没有烟酒嗜好的人，其口腔癌的平均发病年龄要比有烟酒接触史的人晚10年。

1.烟草

吸烟是口腔癌头号危险因素。作为男性口腔癌患者，90%的癌症危险来自于烟草。烟草和口腔癌相关的根本原因是烟草可诱发口腔上皮不典型增生，并促使其癌变，口腔上皮不典型增生是一种常见的癌前病变。

2.乙醇

研究公认，口腔癌是最常发生于大量烟酒嗜好的个体身上的一种疾病。长期饮酒导致口腔癌的发病部位是有特点的，有研究显示，非饮酒者患颊癌的风险要高于口底癌；对于饮酒者，口底癌的发病率是颊癌的2倍。

3.其他致癌因素

（1）槟榔　食用槟榔的年限以及每天食用槟榔的数量与口腔癌的发病风险呈剂量相关关系。像烟草与乙醇的协同作用一样，槟榔被证实同样可以协同烟草、乙醇促进口腔癌的发生。

（2）马黛茶　马黛茶本身被证明没有致癌性，但是和乙醇一样，它或许是其他致癌物的一种溶剂或者一种启动因素。

（3）口腔卫生条件　口腔卫生状况不良被证明与口腔癌有关但不是直接致病因素。口腔癌患者经常都有明显的慢性口腔炎病史。口腔卫生不佳可增大患口腔癌的风险。在多个研究中，多个牙的缺失可以作为评价口腔卫生与口腔癌的关系的一个替代指标。

（4）修复体　来自巴西的一项病例对照研究证明，齿性溃疡与口腔癌相关，美国威斯康星州的一项研究也证明疼痛或者就位不良的义齿与口腔癌有关。

（5）职业暴露　流行病学数据已经提出了职业暴露与口腔癌发生的关系。增加罹患口腔癌风险的职业很多，比较集中于那些接触有机化工、煤制品、水泥、染料、酿酒和油漆的职业。

（6）紫外线与电离辐射　早已有研究指出，唇癌及皮肤癌多见于户外工作，长期暴露在日光下接受过量的紫外线辐射者，特别是农民、渔民或牧民。电离辐射致癌主要为医源性，职业性者较罕见。无论是 γ 线或者是X线均有致癌作用。放射区癌均在放疗区内，可发生在口腔内任何部位。近年来临床上发现，因放射治疗而引起的继发性放射性癌也日益增多。

（7）感染　感染包括：①人乳头状瘤病毒，人乳头状瘤病毒特别是HPV16是诱发人口腔黏膜鳞癌的相关病毒之一；②人免疫缺陷病毒（HIV），人免疫缺陷病毒（HIV）与头颈部鳞状细胞癌的相关性成为新近研究热点。来自纽约的最新研究发现，5%的头颈部癌症患者存在HIV的感染。

（8）营养状况　很多研究已经多次指出高水果、蔬菜摄入可降低头颈部鳞状细胞癌发病风险，这种关系归因于一些营养物质诸如维生素C、E和β胡萝卜素等的摄入。

（9）遗传和免疫缺陷　随着分子水平研究的进展，近年来认为人类染色体中存在着癌基因。现已证实，在口腔颌面癌瘤中有H-RAS、K-RAS、c-myc以及C-ERBB等癌基因的表达。在人体与动物实验性癌瘤中均已证实存在着肿瘤抗原与免疫反应。一般认为，机体的抗癌免疫反应是通过免疫监视作用来实现的，如果机体出现了免疫缺陷，则可逃避免疫监视，从而导致肿瘤的发生和发展。

（10）区域性癌化　头颈部癌症病史也是不可忽略的致癌因素。每年有大致4%的治疗后的癌症患者在经过一段时间后发生头颈部、食道和肺的二次癌症。

（二）预防

1.消除或减少致癌因素

去除病因是最好的预防方法。对口腔癌的预防应消除外来的慢性刺激因素，如及时处理残根、残冠、错位牙，以及磨平锐利的牙尖，除去不良修复体和不良的局部或全口义齿，以免经常损伤和刺激口腔黏膜。注意口腔卫生，不吃过烫和有刺激性的食物。在这些方面，口腔预防保健对于预防口腔癌具有一定的意义。

2.加强防癌宣传

应使群众了解肿瘤的危害性，提高对肿瘤的警惕性；使群众能了解一些防癌知识，加强自我保健能力。

3.开展防癌普查及易感人群的监测

开展防癌普查可以早期发现、早期诊断并早期治疗口腔癌。防癌普查应在高发人群或易感人群中进行。口腔癌的高发人群或易感人群泛指如下几种。

（1）与环境因素、生活习惯有关的某些高发地区人群。

（2）某些特定与职业有关的人群。

（3）高龄（一般指50岁以上）人群。

（4）曾接受过放疗或化疗（包括曾进行过器官移植，接受过化疗者）的人群。

（5）已发生过或具有癌前病变的人群。

（6）具有遗传倾向的癌瘤家族。

4.口腔癌的化学预防

口腔癌的化学预防是应用天然的或合成的药物或物质，干扰形成恶性肿瘤的致癌原，从而达到预防的目的。主要方式是提倡每日多进食绿色蔬菜及水果。

三、生理解剖

口腔是呼吸、消化道的起始部分，参与消化、语言功能，协助发音，也具有部分表情功能。口腔的解剖概念有广义和狭义之分，狭义的口腔专指固有口腔，包括牙、牙龈、唇内侧黏膜、前庭沟、颊黏膜、舌体，以及口底诸解剖结构在内；广义的口腔还包括唇红黏膜以及口咽部（内含舌根、扁桃体、咽侧、咽后壁区和软腭）诸结构在内。按严格的解剖学概念，口腔与口咽部系以咽门为界，其前半部分为口腔，后半部分属口咽。以前在头颈肿瘤分类中多采用广义的口腔概念。随着临床实践经验的积累和认识的深化，目前大多数学者都主张根据各区癌瘤自身固有的生物学特点把唇癌与口咽癌从广义的口腔癌中独立出来，现已被反映到癌瘤的临床分类中。1986年以后，国际抗癌联盟（UICC）通过并于1987年正式在临床应用的各版临床TNM分类，已将头颈部癌正式分为7大类，即唇、口腔、上颌窦、咽（鼻咽、口咽、下咽）、唾液腺、喉和甲状腺。本节主要介绍发生于固有口腔的癌瘤，唇癌也在本节中进行介绍。

四、病理与分期

（一）病理

1.大体分型

根据口腔癌发生的部位、形状和体积，临床大体可分为四型。

（1）乳头状型　肿瘤呈乳头状突起。

（2）外突型　肿瘤边缘外翻。

（3）溃疡型　口腔癌以溃疡型多见，边界不清。

（4）浸润型　癌细胞浸入周围组织、淋巴管，呈浸润性生长。

2.组织学类型

（1）鳞癌　占口腔癌的90%～95%。可分为高分化、中分化和低分化鳞癌。

（2）腺癌　少见，占口腔癌少数，硬腭腺癌多见。

（3）肉瘤　罕见。

（4）恶性黑色素瘤　齿龈、颊黏膜、硬腭偶有发生。

（二）分期

见表20-3-1。

表 20-3-1　2010 美国癌症联合会（AJCC）口腔癌 TNM 分期

TNM 定义
原发肿瘤（T）
T_x：原发肿瘤无法评估
T_0：无原发肿瘤的证据
T_{is}：原位癌
T_1：肿瘤最大径≤2cm
T_2：肿瘤最大经>2cm，但≤4cm
T_3：肿瘤最大径>4cm
T_4：（唇）肿瘤侵犯穿破骨皮质、下牙槽神经、口底；或面部皮肤，即颊或鼻
T_{4a}：（口腔）肿瘤侵犯邻近结构，例如，穿破骨皮质、侵入深部舌外肌（例如颏舌肌、舌骨舌肌、腭舌肌和茎突舌肌）、上颌窦、面部皮肤
T_{4b}：肿瘤侵犯咬肌间隙、翼板或颅底和（或）包绕颈内动脉
注：牙龈原发肿瘤仅浅表地侵蚀骨或牙槽窝，不足以归为T_4
区域淋巴结（N）
N_x：区域淋巴结无法评估
N_0：无区域淋巴结转移
N_1：同侧单个淋巴结转移，最大径≤3cm
同侧单个淋巴结转移，最大径>3cm，但≤6cm；或同侧多个淋巴结转移，最大径均≤6cm；或双侧或对侧淋巴结转移，最大径均≤6cm
N_{2a}：同侧单个淋巴结转移，最大径>3cm，但≤6cm
N_{2b}：同侧多个淋巴结转移，最大径均≤6cm
N_{2c}：双侧或对侧淋巴结转移，最大径均≤6cm
N_3：转移淋巴结最大径>6cm
远处转移（M）
M_x：远处转移不能评估
M_0：无远处转移
M_1：有远处转移
分期
0期：$T_{is}N_0M_0$
Ⅰ期：$T_1N_0M_0$
Ⅱ期：$T_2N_0M_0$
Ⅲ期：$T_3N_0M_0$；$T_1N_1M_0$　$T_2N_1M_0$；$T_3N_1M_0$
ⅣA期：$T_{4a}N_0M_0$；$T_{4a}N_1M_0$；$T_1N_2M_0$；$T_2N_2M_0$；$T_3N_2M_0$；$T_{4a}N_2M_0$
ⅣB期：任意T，N_3，M_0，T_{4b}，任意N，M_0
ⅣC期：任意T，任意N，M_1

五、扩散和转移

（一）直接扩散

舌癌一般较早侵及舌肌，生长较快，舌侧缘癌常向舌腭弓扩展，舌腹部癌直接浸润口底。下牙龈癌多向颊唇侧扩展，沿骨膜向深部浸润，使齿槽突及下颌骨受侵，出现下牙槽神经受侵。病变向内扩展，可累及舌腭弓、颞下凹。向舌侧扩展可累及口底。

上牙龈癌向深部浸润，破坏齿槽突，使牙齿松动、脱落，进而侵入上颌窦，向内可扩展至腭部，向后可浸润颞下凹。

唇癌可侵犯肌层、皮肤、颌骨。

硬腭癌可侵犯鼻底及上颌窦。

颊黏膜癌可侵犯口咽、牙龈、颊部肌层及皮肤。

口底癌可侵犯下颌骨、舌、口底肌群及皮肤。

（二）淋巴道转移

淋巴道转移是口腔癌转移的主要途径。癌细胞侵入淋巴管内发生淋巴道转移。舌癌最易发生淋巴道转移。

（三）血道转移

晚期舌癌以肺转移为多见。

六、临床表现

（一）共同点

口腔癌的症状取决于解剖部位和发展程度，以下介绍其共同点。

1.疼痛

临床上最常见的症状。肿瘤增大肿瘤继发急性炎症，可阵发性也可持续性疼痛。炎症消退后疼痛可缓解。

2.麻木

口腔肿瘤侵犯颏神经时，可出现下唇麻木。

3.肿块

肿块是口腔癌患者常见的主诉症状。多对周围组织浸润破坏，后期可出现疼痛、破溃、转移。

4.溃烂

在溃疡的基础上破溃加重，癌细胞向深层浸润，可有疼痛、臭味或病变器官运动障碍。

5.牙齿松动

口腔癌在发展过程中侵犯骨组织时可使齿槽逐渐吸收破坏，使牙齿松动甚至脱落。

6.语言不清

口腔内肿瘤犹如口内含物，语言不清；舌或舌底癌使舌下神经受侵犯，舌肌瘫痪。

7.吞咽困难

口腔癌原发于舌或累及舌时，舌活动受限或固定可出现吞咽困难，常伴有疼痛，见于舌癌晚期。

8.呼吸困难

肿瘤过大阻塞鼻、咽、喉引起呼吸困难。

9.发热

晚期患者继发感染是发热的原因之一。

10.肺、肝、皮肤转移

随着病程发展，肿瘤可发生血道转移，以肺为多见，其次为肝。

（二）不同解剖部位临床表现

口腔癌按其解剖部位，临床表现各有不同，现介绍如下。

1.唇癌

唇癌多发生在唇的一侧，特别常见于中外1/3部。病变可表现为增殖、疣状等外生型，亦可表现为溃疡型。早期常见为疱疹状、结痂的肿块；随病情进展，可同时伴有增殖和溃疡，边缘外翻，高低不平或呈菜花状。一般无自觉症状，生长缓慢，平均病程可达2年以上。有感染时则有疼痛和出血。下唇癌由于影响口唇的闭合功能，可伴严重的唾液外溢。

2.舌癌

多数舌癌的早期症状不明显，当患者以舌部疼痛等不适就诊时，病灶范围多已超过1～2cm。舌癌早期可表现为溃疡、外生与浸润3种类型。外生型常呈菜花状表现。舌癌最常见的临床表现是溃疡或浸润型，常伴有自发痛及触痛，且可反射至耳颞部。癌灶可并发感染而有出血和恶臭。癌灶侵犯舌肌时，可引起舌运动受限、进食困难、语言不清、唾液增多外溢。

3.口底癌

口底癌以发生在舌系带两侧的前口底最为常见。局部可出现溃疡或肿块，前牙发生松动甚至脱落。侵犯舌体后可导致舌运动障碍，固定于口内。此时患者多有自发性疼痛，流涎明显。

4.牙龈癌

临床上可表现为溃疡型或外生型，其中以溃疡型为多见。起始多源于龈乳头及龈缘区，溃疡呈表浅、淡红，以后可出现增生。早期易侵犯牙槽突骨膜及骨质，进而出现牙松动，此时若以为是一般性牙病而将牙拔除，将导致牙床经久不愈，并可使病变迅速向颌骨内发展，进而引起多数牙松动和疼痛，并可发生脱落。牙龈癌常发生继发感染，肿瘤被以坏死组织，触之易出血。体积过大时可出现面部肿胀，浸润皮肤。

5.硬腭癌

硬腭癌常先起自一侧，并迅速向牙槽侧及对侧蔓延。多呈外生型，边缘外翻，被以渗出和血痂，触之易出血；有时亦呈溃疡型。硬腭癌周围的黏膜有时可见有烟草性口炎或白斑存在。早期易侵犯骨质。硬腭癌与牙龈癌比较，同样可出现牙松动甚至脱落，但多发生在晚期而不是早期。硬腭癌侵犯腭骨后，晚期可穿通鼻腔，在鼻腔底出现肿块，或穿破上颌骨底部，进入上颌窦，成为继发性上颌窦癌，并出现上颌窦癌症状。

6.颊黏膜癌

临床上，颊癌患者可有明显癌前病损或癌前状态存在，其中最常见的是白斑恶变。有的患者也可查到有颊黏膜扁平苔藓的病史。颊癌早期多为溃疡型，出现颊黏膜溃烂。以后向周围及深层组织浸润蔓延，有时可向口内增生突起。早期可无张口受限，侵犯颊肌甚至咀嚼肌时，逐渐出现张口受限，直至最终牙关紧闭。晚期颊癌可以侵犯上、下颌骨，并向软硬腭、口底、口角等处蔓延，甚至向外浸润，穿越皮肤，在面颊部可见肿瘤外露。

七、诊断

早期发现、正确诊断是根治口腔癌的关键。在临床上，口腔癌易误诊为牙龈炎、损伤性溃疡、上颌窦炎、颌骨骨髓炎、结核等，从而使患者延误或失去治愈的机会。因此，在解决肿瘤的诊断时，首先要区别肿瘤或非肿瘤疾病（如炎症、寄生虫、畸形或组织增生所引起的肿块），其次要鉴别良性或恶性。

1.病史采集

查询最初出现症状的时间、确切的部位、生长速度以及最近是否突然加速生长；询问患者的年龄、职业和生活习惯。过去有无损伤史、炎症史、家族史以及接受过何种治疗等。

2.临床检查

应详细检查患者全身及口腔颌面部的情况，一般可通过望诊、触诊来进行检查；听诊对血管源性肿瘤的诊断有一定帮助。全身检查方面应包括患者的精神和营养状态，有无远处转移、恶病质及其他器质性疾病。

3.影像学检查

包括X线检查、超声检查、磁共振检查以及放射性核素显像检查等。

4.穿刺及细胞学检查

对触诊时有波动感或非实质性含有液体的肿瘤，可用注射针做穿刺检查。某些深部肿瘤也可以用6号针头行穿刺细胞学检查，区别良恶性肿瘤的确诊率可达95%。

5.活体组织检查

从原则上说应争取诊断与治疗同期完成，必须先行活检明确诊断者，活检时间与治疗时间应越近越好。

6.肿瘤标志物检查

癌胚抗原（CEA）、纤维结合蛋白、血清唾液酸和脂结合唾液酸以及血清唾液腐胺等目前还缺乏特征性，对口腔癌来说只能作为检测预后、判断预后以及在临床提示治疗后癌肿有无复发的可能，而不能作为临床诊断的最后依据。

八、治疗

（一）治疗原则

对口腔颌面部恶性肿瘤，应根据肿瘤的组织来源、生长部位、分化程度、发展速度、临床分期、患者机体状况等全面研究后再选择适当的治疗方法。强调以手术为主的综合治疗，特别是三联疗法，即手术+放疗+化疗，其目的是提高疗效。有条件时，应根据患者全身情况，针对不同性质的肿瘤和发展的不同阶段，有计划和合理地利用现有治疗手段，制订出一个合理的个体化治疗方案，其特点不但是个体的、综合的，而且还应当是治疗方法排列有序的。为此，更准确的应是"综合序列治疗"。

（二）治疗方法

1.手术治疗

手术是治疗口腔肿瘤主要和有效的方法，适用于良性肿瘤或用放射线及化疗不能治愈的恶性肿瘤。手术时必须遵循肿瘤外科原则，对恶性肿瘤必须完全、彻底地切除。对可能有淋巴转移的恶性肿瘤，还应施行根治性颈淋巴结清扫术或肩胛舌骨上颈淋巴结清扫术，以将其所属区域的淋巴组织彻底清除。因为第一次手术常是治愈的关键，如切除不彻底，容易复发，再次手术则常不能获得满意的治疗。

口腔癌术后的缺损可用口腔赝复技术或用外科手术整复。以人工假体来封闭缺损，改善畸形和恢复功能的方法称为赝复或修复治疗。人工假体亦可称为赝（修）复体。外科手术修复缺损包括自体组织移植和异体组织移植等方法。

2.放射治疗

射线照射组织，可引起一系列的细胞电离，使病理组织受到破坏，特别是分化较差的细胞，更容易受到放射线的影响。正常组织细胞虽也可受到一定的损害，但仍可恢复其生长和繁殖的能力；而肿瘤细胞则被放射所破坏，不能复生。对早期、未分化及低分化的口腔癌可选择放射治疗，对于已累及骨质、颈部淋巴结转移的晚期肿瘤行单纯的放疗难以根治，常需要进行综合治疗。

3.化学药物治疗

口腔颌面肿瘤中常用的化学抗癌药物按其化学性质及作用常用的有下列几类：①细胞毒素类（烷化剂）；②抗代谢类；③抗生素类；④激素类；⑤植物类；⑥其他，如甲基苄肼、羟基脲、顺铂等。

4.生物治疗

生物治疗的基础是千方百计调动机体本身的抗癌功能，以自身功能调节的方式达到消灭残余癌瘤（亚临床灶），并达到临床治疗的目的。从广义来说，生物治疗应包括免疫治疗、细胞因子治疗、基因治疗等等。可用于口腔癌其他治疗的辅助治疗。

5.综合序列治疗

为了提高肿瘤的治疗效果，对晚期肿瘤目前多倾向于综合治疗，或多学科治疗。因为任何一种治疗都是一分为二的，有其长处，也有其不足之处。综合治疗可以取长补短，互相补充，获得最好的效果，但必须建立在具体分析的基础上。

九、护理

（一）术前护理

1.心理护理

由于口腔癌手术的时间长、创伤大，对患者面容、语言及饮食都会产生不良影响，对患者的心理创伤较大，所以护理人员需耐心向患者解释手术的必要性、方法和结果，还可以请成功治愈口腔癌的患者来传授经验。

2.营养状态的评估

口腔肿瘤患者由于疾病造成长期经口摄入不足，或吞咽困难、咀嚼困难、放化疗的副作用造成营养状况低下，根据患者的具体情况如通过询问患者的进食情况了解是否存在咀嚼及吞咽困难并做出判断，对患者进行营养支持和照顾。具体方法为指导患者根据饮食习惯，将各种食物用食品粉碎机绞碎，以利进食和吞咽。对于咀嚼及吞咽困难的患者，可遵医嘱给予全面均衡的鼻饲饮食。

3.术前准备

（1）保护供皮区皮肤　需行皮瓣移植修复的患者，选择外观正常、无瘢痕、质地柔软的前臂或大腿皮肤作为供皮区域时，禁止在此区域行各种注射，并嘱咐患者术前特别注意保持供皮区皮肤的完整程度。

（2）皮肤准备　根据手术部位做好备皮工作。需行颈淋巴结清扫术者备皮范围上至下唇、下至两乳头连线，两侧至腋前线，后至斜方肌前缘，同时去除患侧耳上一寸半至颈后中线的头发。皮瓣移植修复的患者备皮范围：供皮侧肢体以切口为中心周围20cm区域。备皮方法见第五章第四节"肿瘤外科患者的护理"。

（3）保持口腔清洁　于手术前3天用3%过氧化氢及含有茶多酚的漱口液漱口，每日4次，保持口腔的清洁状态，降低术后口腔感染概率。术前一天洁牙，以清除牙垢及牙菌斑，保持口腔清洁。有齿龈炎、扁桃体炎患者需治愈后才能手术。

（4）赝复体准备　使用口腔赝复体修复口腔缺损的患者术前需做好赝复体准备。一侧下颌骨切除者需做好健侧的斜面导板，并试戴合适，便于术后佩戴，防止下颌移位。上颌骨切除者必要时可备腭护板或预制成膺复体。

（二）术后护理

1.按全麻术后护理

严密观察患者的心率、心律、血氧饱和度、脉搏、呼吸、血压等生命体征的变化情况，并做好记录。保持呼吸道通畅，随时吸出口、鼻腔及咽部分泌物、呕吐物或渗血，并观察其性质与量。

2.保持正确体位

术后全麻未醒应去枕平卧，头偏向健侧，避免口腔内分泌物侵蚀创面，并利于及时清除分泌物。完全清醒后应取半卧位，有利于呼吸，减少呼吸困难，也利于头、颈部静脉回流，减轻手术部位水肿。对于实施皮瓣移植修复的患者应取平卧位，头部应适当制动，给予枕部两侧放置沙袋固定头部，防止头部运动过度，引起血管受压或张力过大，保证皮瓣血运，利于创面愈合。根据患者具体手术情况逐渐抬高头部。

3.口腔护理

口腔术后自洁作用差，抵抗力下降，应注意口腔卫生。局部创面血性分泌物较多时，可使用1%～3%过氧化氢冲洗口腔，再用生理盐水清洗干净，保持口腔清洁、无异味。为行皮瓣修复患者进行口腔护理时，需观察皮瓣颜色及缝线部位渗血情况，口腔护理动作要轻柔，避免误伤皮瓣。佩戴膺复体的患者由口腔进食后，要摘下膺复体彻底清洗并漱口，再重新戴好膺复体，以清除食物残渣，预防口臭，防止感染。

4.伤口的护理

面部及颈部有伤口者使用75%的乙醇清洁伤口，每日4次。供皮区应用无菌敷料包扎，注意观察伤口有无渗血。

5.引流的护理

术后颈部及取皮瓣部位（如胸部、腿部等）放置引流者应注意观察引流液的量和颜色。行皮瓣修复患者由于手术创面大，加之皮瓣移植后不主张用止血药，反而要用血管扩张药物，需密切注意患者引流情况，了解有无活动性出血。

6.气管切开的护理

行皮瓣修复术做预防性气管切开的患者，应按气管切开术后护理，并注意保持呼吸道通畅。

7.饮食的护理

术后进食高蛋白高热量流质饮食，逐步过渡到半流质到软食，避免辛辣刺激、过热或过凉、过硬的食物，进食后指导患者使用漱口液漱口，保持口腔清洁。无特殊体位要求患者指导其取坐位或半坐卧位进食，进食速度不宜过快。伤口较大不宜经口进食者给予鼻饲饮食。

8.早期活动

行皮瓣修复术患者术后5天评估供皮侧肢体情况，指导患者行功能锻炼；术后1周根据患者全身及伤口愈合情况让患者逐渐下床活动。

（三）术后的特殊护理

1.皮瓣的观察及护理

术后遵医嘱按时观察皮瓣的颜色、温度、皮纹、质地、毛细血管回流充盈状况等。术后72小时内是游离皮瓣最容易发生血管危象的时候，手术后进行皮瓣监测可早期发现皮瓣的微循环障碍，及时探查受损血管，及早采取措施抢救危象皮瓣。

（1）颜色　皮瓣颜色应与供皮区颜色相一致，如皮瓣颜色变暗、发绀，则说明静脉淤血；如为灰白色，则提示动脉缺血，应及时探查。

（2）温度　保持室温在25℃左右，以防血管痉挛。皮瓣移植后温度有下降的现象，尤其在寒冷的季节，此时表面可覆盖棉垫，烤灯照射加温，以保持正常的血液循环。一般温度不应低于正常组织的3℃～6℃。

（3）皮纹　皮纹表面应有正常的皮纹皱褶，如出现血管危象，则皮纹消失，可见皮纹肿胀。

（4）质地　皮瓣移植后有轻度肿胀，如果出现明显肿胀，质地变硬，提示静脉血栓形成；组织干瘪、无光泽，提示动脉痉挛或栓塞。此时应及时通知医生，予以抢救。

（5）毛细血管充盈试验　在皮瓣血管危象发生早期或程度较轻时，可表现为轻度的充血或淤血现象，以手指按压，放开后可见变白的区域再度泛红，泛红越快说明微循环的状况越好。如该过程超过5秒，多提示微循环功能很差。

（6）针刺出血试验　对一些皮瓣颜色苍白，无法马上判断是否为动脉阻塞所致时，可采用此法。要求在无菌状态下进行，以7号针头刺入皮瓣深达5mm，并适当捻动针头，拔起后轻挤周围组织，如见鲜红色血液流出，提示小动脉血供良好，否则提示动脉危象。临床观察适用于外露皮瓣，而埋藏皮瓣可采用多普勒仪进行监测。

2.供皮区护理

根据手术情况选择组织瓣来源，手术后除对受皮区加强护理外还应对供皮区加强观察和护理，主要方法如下。

（1）前臂取皮术后肢体应抬高20°～30°，观察其血液循环和活动情况。腕部注意指端血液供应及肿胀情况。

（2）对取腓骨肌皮瓣术后患者，患侧下肢肢体应抬高20°～30°，膝下垫软枕，足部居中立位，保持功能位，观察其血液循环和活动情况。

（3）胸部取皮后主要观察呼吸，以防术中意外所引发的气胸。

（4）髂骨肌皮瓣制取后，应观察伤口及引流情况，并应用沙袋局部压迫止血，腹带固定。

（5）注意患侧肢体有无感觉障碍及皮肤温度情况。触摸患侧肢体皮肤温度是否与对侧肢体一致，触摸时询问患者是否有感觉。

（6）避免在供皮区肢体进行注射、穿刺等有创操作，嘱患者加强功能锻炼，前臂取皮患者适当活动手指，以促进血液循环。

（四）放、化疗的护理

详见第六章肿瘤化学治疗的护理及第八章肿瘤放射治疗的护理。

（五）居家护理

1.康复训练

术后患者可出现语言不清、张口及进食困难，应指导其在伤口愈合后进行张口、进食训练。舌癌患者指导其出院后做舌前伸、上翘、侧伸和下抵转动的训练。康复期可口含话梅、口香糖等练习舌的搅拌和吞咽功能，同时进行发音训练。同期进行颈部淋巴结清扫术的患者，伤口愈合后开始进行颈肩部功能锻炼（具体方法详见本章第一节甲状腺癌中颈部淋巴结清扫术后功能锻炼）。

2.饮食指导

合理安排饮食，勿进食过硬、过辣、过烫及刺激性食物，进食后用柔软的牙刷刷牙、使用漱口液漱口，保持口腔清洁。

3.供皮区护理

行皮瓣修复的患者指导其提醒为其进行治疗的医护人员避免在供皮区肢体进行注射、输液等操作，同时加强功能锻炼，促进肢体功能的恢复。

4.赝复体的护理

使用赝复体的患者伤口愈合后即开始佩戴。由口腔进食后，要摘下赝复体彻底清洗并漱口，再重新戴好赝复体，以清除食物残渣，预防口臭，防止感染。下颌骨切除后的患者使用斜面导板应维持半年以上；上颌骨切除者预成赝复体要佩戴至口腔内情况良好、咬合关系恢复时（2～3个月），再制作永久性赝复体，以防止瘢痕挛缩，减轻面部畸形，恢复语言及进食功能。

5.心理护理

口腔癌术后患者大多数有不同程度的外形改变及社交功能障碍，特别是语言功能障碍，患者可因此而影响心理及精神状态。护理人员应与其家属建立良好的关系，指导家属尽量体贴、关心患者，鼓励患者参与康复训练。

6.体育锻炼

指导患者适量地参加体育锻炼，预防感冒，增强机体的抵抗力。量力而行的进行一些室外活动及体育锻炼，如散步、打太极拳等。

7.定期复查

指导患者在出院后1个月、3个月、6个月、12个月或遵医嘱门诊定期复查，如出现颈部肿块、伤口红肿、硬结、疼痛等，及时来院就诊。

第四节　鼻咽癌

一、概述

鼻咽癌发病具有明显的地理性差异，以中国华南地区及香港地区发病率最高，据广东省中山市肿瘤登记数据显示，1970—2007年中山市男性鼻咽癌世界标化发病率为27.54/10万，女性为11.28/10万。而据上海市肿瘤登记数据显示，2001—2005年上海市男性鼻咽癌的标化发病率为3.96/10万，女性为1.42/10万。国际癌症研究所（IARC）公布的2012全球肿瘤流行病统计数据资料显示，全世界在2012年鼻咽癌世界标化发病率为1.2/10万，世界标化死亡率为0.7/10万。2004—2005年全国31个省、自治区、直辖市158个样本点调查资料显示全国鼻咽癌死亡率水平比20世纪70年代和90年代有明显下降趋势，下降幅度分别为30.30%和19.18%。鼻咽癌的死亡率下降，可能主要归因于社会经济水平提高和医疗技术进步，对高危人群进行"二级预防"的作用，使鼻咽癌患者得到了较高的生存率。

二、病因及预防

（一）病因

目前尚不明确，已知与环境因素、EB病毒感染和遗传易感性等方面有关。

1.环境因素

鼻咽癌发病的地区聚集性反映了同一地理环境和相似生活饮食习惯中某些化学因素致癌的可能性。近年的研究发现以下物质与鼻咽癌的发生有一定的关系。

（1）亚硝胺 高发区人群嗜食的咸鱼、腌肉、腌菜中亚硝酸盐含量非常高。腌制食品中的高浓度挥发性亚硝酸盐被认为是鼻咽癌发展中的假设性致癌物质。亚硝酸盐分解的产物主要为亚硝胺及其化合物，其中的二甲基亚硝胺和二乙基亚硝胺已被证实可诱发大白鼠鼻腔或鼻窦癌。最近相关分子生物学研究表明，亚硝胺类代谢基因CYP2A6的基因多态性在鼻咽癌的易感性中扮演非常重要的角色，很可能成为鼻咽癌一个病因相关的标志物。

（2）芳香烃 在鼻咽癌高发区的家庭内，每克烟尘中3，4-苯并芘含量达16.83μg，明显比低发区家庭高。同样这一化合物在动物实验中也可以诱发鼻咽部肿瘤。

（3）微量元素 硫酸镍可以在小剂量二亚硝基哌嗪诱发大鼠鼻咽癌的过程中起促进癌变作用。

（4）其他可能的环境因素 吸烟、职业性烟雾、化学气体、灰尘、甲醛的暴露和曾经接受过放射线照射等亦有报道和鼻咽癌的发病有关。

2.EB病毒感染

研究发现，全部鼻咽癌细胞均表达EBV的DNA或RNA。鼻咽癌患者血清中检测到的EB病毒相关抗体比正常人和其他肿瘤患者明显增高，且其抗体效价水平与肿瘤负荷呈正相关，随病情的好转或恶化而相应地下降或升高，证明EBV对鼻咽癌的发生起重要作用。

3.遗传易感性

鼻咽癌虽然不属于遗传性肿瘤，但它在某一人群的易感现象比较突出，并具有种族特异性和家族聚集现象。鼻咽癌的染色体存在着不稳定性，因此更容易受到外界各种有害因素的攻击而致病。

（二）预防

鼻咽癌的病因尚未完全清楚，早期症状不明显，应加强防癌宣传普及有关肿瘤知识，开展防癌普查工作。对耳、鼻出现症状持续2周以上者，或颈侧上方有肿物者，应行鼻咽镜检查，做脱落细胞学检查，做到早诊断、早治疗，以提高鼻咽癌的治愈率。在高发区要定期用EB病毒血清检查作为初筛检查手段。

三、生理解剖

鼻咽近似于一个立方体，它的边界为：前界后鼻孔，上界蝶骨体，后界斜坡和第1、2颈椎，下界软腭。鼻咽侧壁和后壁由咽筋膜构成，咽筋膜顺着颞骨岩尖表面向两侧延伸至颈动脉管内侧。鼻咽顶壁向下倾斜与后壁相连。斜坡和蝶骨基底部构成鼻咽顶后壁，是中央颅底和海绵窦的基础。咽鼓管开口于侧壁，包绕咽鼓管软骨的组织形成隆突样结构，称为咽鼓管隆突。咽鼓管隆突与鼻咽顶后壁之间，形成深约1cm的隐窝，称为咽隐窝，是鼻咽癌的好发部位，其上距破裂孔仅1cm，故鼻咽癌常可沿此孔浸润扩展。

四、病理与分期

（一）病理

2005年WHO将鼻咽癌的病理类型分为三型：

1.非角化性癌（分化型或未分化型）

2.角化性鳞状细胞癌

3.基底细胞样鳞状细胞癌

不同地区鼻咽癌的类型不同，如在中国香港地区等鼻咽癌高发区，95%以上属于非角化性癌；而在美国等低发区，角化性鳞状细胞癌的比例高达25%。

（二）TNM分期

见表20-4-1。

五、扩散和转移

1.颅外扩散

癌瘤可向鼻咽腔内突出，也可以在黏膜下层生长，扩展到黏膜间隙、翼腭窝，进一步侵入眼眶。

2.颅底与颅内扩散

鼻咽癌直接向上扩展可侵犯颅底骨质和颅神经，有些原发灶最初可能扩展到咽旁间隙，然后沿筋膜间隙向上扩展，侵犯蝶骨大翼区，X线片显示为卵圆孔区骨质破坏。其中有些病例合并有三叉神经下颌支受累。原发癌也可经破裂孔、颈内静脉骨管、蝶骨或后筛窦直接蔓延至颅底和颅内，产生颅神经受累症状，并可能合并颅底骨质破坏。

3.颈淋巴道转移

60%～87%的患者初诊即有淋巴道转移。

表20-4-1　鼻咽癌中国 2008 分期与第 7 版美国癌症联合会（AJCC）分期的比较

中国鼻咽癌 2008 分期	第 7 版 AJCC 分期*
T	
T₁ 肿瘤局限于鼻咽腔内	局限于鼻咽腔内，或肿瘤侵犯鼻腔和（或）口咽但不伴有咽旁间隙侵犯
T₂ 肿瘤侵犯鼻腔、口咽或咽旁间隙	肿瘤侵犯咽旁间隙
T₃ 肿瘤侵犯颅底、翼内肌	肿瘤侵犯颅底骨质和（或）鼻旁窦
T₄ 肿瘤侵犯颅神经、鼻窦、翼外肌及以外的咀嚼肌间隙、颅内（海绵窦、脑膜等）	肿瘤侵犯颅内和（或）颅神经、下咽、眼眶或颞下窝/咀嚼肌间隙
N	
N₀ 影像学检查及体检无淋巴结转移	未触及淋巴结
N₁　N₁ₐ：咽后淋巴结转移　N₁ᵦ：单侧 Iᵦ、II、III、Vₐ区转移淋巴结且直径≤3cm	锁骨上窝以上单侧颈部淋巴结转移，最大直径≤6cm和（或）单侧或双侧咽后淋巴结转移，最大直径≤6cm
N₂ 双侧 Iᵦ、II、III、Vₐ区转移淋巴结或直径>3cm；或淋巴结包膜外侵犯	锁骨上窝以上双侧颈部淋巴结转移，最大直径≤6cm
N₃ IV、Vᵦ区转移淋巴结	N₃ₐ：颈部转移淋巴结的最大径>6cm
	N₃ᵦ：锁骨上窝淋巴结转移
分期	
I　T₁N₀M₀	T₁N₀M₀
II　T₁N₁ₐ₋₁ᵦM₀；T₂N₀₋₁ᵦM₀	T₁N₁M₀；T₂N₀₋₁M₀
III　T₁₋₂N₂M₀；T₃N₀₋₂M₀	T₁₋₂N₂M₀；T3N₀₋₂M₀
IVₐ　T₁₋₃N₃M₀；T₄N₀₋₃M₀	T₄N₀₋₂M₀
IVᵦ　任意T，任意N，M₁	T₁₋₄N₃M₀
IVc	任意T，任意N，M₁

※ AJCC 分期的定义：①咽旁侵犯指肿瘤向后外侧方向浸润，突破咽颅底筋膜；②锁骨上窝采用何氏三角的概念，是胸锁关节上缘、锁骨末端上缘和颈肩交界点组成的三角区域

4.血道转移

转移多发生在放疗后1～2年内，鼻咽癌虽可以转移至全身各个部位，但以骨转移最常见，肺和肝转移次之，且常为多个器官同时发生。个别患者还可出现骨髓转移以及手指和脚趾的转移。

六、临床表现

（一）鼻咽局部症状

1.涕血与鼻出血

70%的患者有此症状，其中23.2%的患者以此为首发症状来就诊。常表现为回吸性血涕，由于肿瘤表面的小血管丰富，当用力回吸鼻腔或鼻咽分泌物时，软腭背面与肿瘤表面相摩擦，小血管破裂或肿瘤表面糜烂、破溃所致。轻者表现为涕血，重者可引起鼻咽大出血。

2.鼻塞

约占48%。鼻咽顶部的肿瘤常向前方浸润生长，从而导致同侧后鼻孔与鼻腔的机械性阻塞。临床上大多呈单侧性鼻塞且日益加重，一般不会出现时好时差现象。

3.耳鸣与听力下降

分别占51.1%～62.5%和50%。位于鼻咽侧壁和咽隐窝的肿瘤浸润、压迫咽鼓管，造成鼓室负压，引起分泌性中耳炎所致。听力下降常表现为传导性耳聋，多伴有耳内闷塞感。

4.头痛

约占初发症状的20%。确诊时50%～70%的患者伴有头痛。以单侧颞顶部或枕部的持续性疼痛为特点。

（二）眼部症状

鼻咽癌侵犯眼部或与眼球有关的神经时已属较晚期，有7%的患者以此症状而就诊。临床上78%的病例为患侧眼球受累，19.6%为双侧受累。

鼻咽癌侵犯眼部后可以引发的体征有视力障碍（可致失明）、视野缺损、突眼、眼球活动受限、神经麻痹性角膜炎等，眼底检查可见视神经萎缩与水肿。

（三）颅神经损害的症状

人体的12对颅神经均可受鼻咽肿瘤的压迫或侵犯，其发生率在确诊时为34%。根据不同颅神经受损会引起相应的症状，如视矇、复视、眼睑下垂、眼球固定、面麻、声嘶、言语障碍或吞咽困难等。

（四）颈部淋巴结转移

18%～66%的病例因颈部肿块就诊，60%～87%的首诊患者体格检查发现有颈淋巴结转移，40%～50%的患者发生双侧颈淋巴结转移。

（五）远处转移

肺转移多为双侧性，患者可有咳嗽、血丝痰、胸痛等症状。肝转移主要表现为肝区压痛，肝大硬实或呈结节状，与原发性肝癌相似。

七、诊断

根据患者的症状和体征、头颈部体格检查、实验室检查、鼻内镜检查、影像学检查及活检组织病理检查可做出诊断。

（一）影像学诊断

1.增强MRI和（或）CT检查

增强MRI/CT检查可清楚地显示鼻咽腔内病变及其侵犯的部位、浸润的范围以及了解淋巴结、骨、肺和肝的转移情况。MRI较CT的软组织分辨率高，在鼻咽癌的诊断及了解病变侵犯范围较CT更有价值。

2.胸部正侧位X线片

胸部正侧位X线片是排除肺部及纵隔淋巴结转移的基本检查方法。

3.超声影像检查

该项检查比较经济且无创伤，可短期内重复检查，便于密切随诊动态观察，主要用于颈部和腹部的检查。

4.放射性核素骨显像（ECT）

ECT对鼻咽癌骨转移有较高的诊断价值，其灵敏度较高，一般比X线早3～6个月发现骨转移。值得注意的是，ECT缺乏特异性，存在一定的假阳性，如曾有骨外伤史或骨炎症者，ECT也会显示放射性浓聚病灶，因此，ECT的诊断应综合病史、查体、X线或CT/MRI等考虑。

5.正电子发射断层扫描

PET是一种功能显像，可提供生物影像的信息，并可与CT图像进行融合形成PET-CT的图像，有助于发现原发灶、颈转移淋巴结及远处转移灶。

（二）EB病毒血清学检查

1.EB病毒VCA-IgA和EA-IgA

血清中EB病毒VCA-IgA和EA-IgA抗体在鼻咽癌的阳性率为69%～93%。

2.血浆EB病毒游离DNA检测

大量研究证实EB病毒DNA分子是一种良好的鼻咽癌标志物，可以广泛应用于鼻咽癌的早期诊断、预后判断、疗效监测、临床分期等各个方面。

（三）间接鼻咽镜检查及内镜检查

1.间接鼻咽镜检查

间接鼻咽镜检查是诊断鼻咽癌必不可少的、最基本的、最经济的检查手段。

2.鼻咽内镜检查

内镜检查已经逐渐成为鼻咽部疾患的常规检查方法之一，可直视鼻腔及鼻咽腔内病变，尤其是位于咽隐窝深处和咽鼓管咽口处的细微病变，并可以直接钳取活检。

（四）病理学诊断

1.病理组织学检查

鼻咽镜活检是确诊鼻咽癌的唯一定性手段。

2.鼻咽脱落细胞检查

鼻咽脱落细胞涂片阳性率超过90%，可作为鼻咽癌普查和追踪的手段，是鼻咽癌重要的辅助诊断方法之一。

3.细针穿刺细胞学检查

检查阳性率与鼻咽镜活检相近，是一种简便、易行、安全、经济、高效的肿瘤诊断方法。

八、治疗

放射治疗是鼻咽癌的主要治疗手段，早期病例单纯放疗可以取得很好的疗效。对于中晚期患者，以同时期放化疗为主的综合治疗已成为目前标准治疗模式。

根据NCCN2010指南（第2版），参考2010年《头颈部肿瘤综合治疗专家共识》，以第7版美国癌症联合会（AJCC）分期为基础，根据不同的T、N组合，鼻咽癌的治疗原则如下。

1.$T_{1-2}N_0M_0$患者选择鼻咽根治性放疗和颈部的预防性放疗。

2.$T_{1-2}N_1M_0$患者选择单纯根治性放疗或同时期放化疗±辅助化疗。

3.$T_{1-4}N_{2-3}M_0$和$T_{3-4}N_{0-1}M_0$患者推荐同时期放化疗±辅助化疗的治疗模式，诱导化疗加同时期放化疗亦可以作为一种治疗选择。

4.任意T，任意N，M_1患者采用化疗为主的综合治疗，如果远处转移灶完全缓解，行鼻咽和颈部淋巴结根治性放疗±同步化疗。

5.由于调强适形放射治疗（IMRT）技术的使用可以明显地提高鼻咽癌的疗效以及更好地保护其周围的正常组织，提高长期存活患者生存质量，尽可能采用IMRT作为鼻咽癌的主要放疗技术。

（一）放射治疗

放射治疗是鼻咽癌的主要治疗手段，早期病例单纯放疗可以取得很好的疗效。

1.常规二维放射治疗

处方剂量：鼻咽癌最常用的剂量分割方法是每周连续照射5天，1次/d，分割剂量1.8～2.0Gy/次。根治量原发灶区给予68～70Gy，受累淋巴结给予60～70Gy，预防剂量给予50～54Gy。

2.调强放射治疗

调强放射治疗（Intensity Modulated Radiation Therapy，IMRT）治疗鼻咽癌的疗效：IMRT在剂量学和放射生物效应方面较传统放射治疗技术更具优势，它能最大限度地将放射剂量集中在靶区内以杀灭肿瘤细胞，并使周围正常组织和器官少受或免受不必要的放射，从而提高放射治疗的增益比，已成为鼻咽癌放射治疗的首选。

（二）化学治疗

Ⅰ期鼻咽癌患者单纯放疗的5年生存率很好，可高达90%以上，而Ⅱ期特别是$T_2N_1M_0$的患者单纯放疗的效果相对较差。放化疗综合治疗的研究对象多选择有远处转移高危因素的局部区域晚期鼻咽癌。同时期放化疗联合辅助化疗（同期放化疗结束后再给予化疗）目前已成为局部区域晚期鼻咽癌的标准治疗模式。

铂类是治疗头颈部肿瘤最有效的药物，单药缓解率可达40%，鼻咽癌以铂类药物为主的联合方案疗效最好。其中诱导化疗首选PF方案（顺铂 + 5-FU，每3周重复，使用2 ~ 3个疗程）。其他含铂类的诱导化疗方案：卡铂+5-FU方案（每3周重复）；PC方案（紫杉醇 + 铂类，每3周重复）；TP方案（多西他赛 + 顺铂，每93周重复）；GP方案（吉西他滨 + 顺铂，每3周重复）以及TPF方案（多西他赛 + 顺铂 + 5-FU）。

（三）复发/残留鼻咽癌的治疗

复发/残留鼻咽癌的治疗原则。

1.根治量放疗后的鼻咽残留病灶，视残留病灶大小和部位选择常规缩野推量、后装、X刀、三维放疗、IMRT、手术切除和射频消融，并视病灶大小配合化疗。

2.颈淋巴结残留灶≥1cm，可即给予β线缩野推量，观察3个月以上仍不消失者，建议手术治疗。

3.鼻咽局部复发者，距第一次放疗在1年左右，可行第2程放疗，肿瘤范围较大者可配合诱导化疗和（或）同时期放化疗；时间尚短不宜放疗者，可先采用全身化疗，然后争取第2程放疗。复发鼻咽癌再程放疗时只照射复发部位，一般不做区域淋巴结的预防照射。局限性的鼻咽复发灶，可选择手术治疗或外照射+后装。

4.放疗后颈部淋巴结复发者，首选挽救性手术；

不能手术者应争取放化疗及其综合治疗；对于淋巴结固定或大片皮肤浸润者，可先予化疗。

（四）鼻咽癌治疗新进展

1.鼻咽癌的免疫治疗

（1）细胞毒性T淋巴细胞（CTL）　EB病毒特异性CTL由于治疗与EB病毒的感染有密切关系的鼻咽癌，因而针对EBV特异性多克隆免疫活性CTL研究成为目前的关注点。鼻咽癌细胞表达HLAⅠ类分子，抗原提呈机制正常，鼻咽癌患者外周血中存在EBV特异性CTL，具备细胞免疫治疗的基础。

（2）树突状细胞（DC）　免疫治疗DC是近年来抗肿瘤免疫治疗研究的热点，在多种肿瘤的基础研究和初步临床中均显示出了较好的治疗作用和良好的应用前景。台湾地区Lin等以LMP-2的限制性表位多肽负载鼻咽癌患者的DC后回输到体内，在16例患者中，9例出现针对LMP-2多肽较强的CTL活性，且有2例患者在3个月后肿瘤体积缩小。

2.鼻咽癌的靶向治疗

靶向治疗目前已成为提高癌症患者疗效的新治疗手段，表皮生长因子受体单抗在头颈部鳞癌的疗效已得到多项研究证实。

3.鼻咽癌的基因治疗

重组人p53腺病毒注射液是世界上第一个获得正式批准的基因治疗药物，已有研究将其应用于局部晚期鼻咽癌的治疗。

九、护理

鼻咽癌患者根据TNM分期选择治疗方式，行放射治疗患者执行放疗患者的护理；行化疗患者执行化疗患者的护理，具体内容参阅第六章肿瘤化学治疗的护理及第八章肿瘤放射治疗的护理第五节放疗及其副作用的观察和处理。局麻下行淋巴结切检术患者应注意观察伤口有无渗血。

第五节　上颌窦癌

一、概述

上颌窦癌是耳鼻咽喉科常见的恶性肿瘤之一，占耳鼻咽喉全部恶性肿瘤总数的1/5。根据国内资料，上颌窦恶性肿瘤占鼻部恶性肿瘤的40.3%，占全身恶性肿瘤的1.2%。本病好发于51 ~ 60岁年龄组，男女发病比率为2：1。

二、病因及预防

（一）病因

对于上颌窦癌的病因，尚未完全认识，下列因素可能与其发生有关。

1.长期接触镍粉尘可以致癌。镍粉、次硫酸镍及氧化镍等被认为是主要的致癌原。

2.不少报道指出，木工多患此病，可能与长期暴露于木屑环境中有关。木屑的致癌原因尚不明确。

3.上颌窦黏膜受各类因素的长期刺激，可能引起细胞变性以致发展为癌。慢性上颌窦炎导致上颌窦黏膜高度非典型增生，最终引起癌变。

（二）预防

1.上颌窦癌病因尚不明确，应积极治疗慢性鼻窦炎，并加强职业防护。

2.定期体检、早期发现、早期诊断、综合治疗。

三、生理解剖

上颌窦是4对鼻窦（额窦、筛窦、上颌窦、蝶窦）中腔隙最大的一对，位于双侧的上颌骨内，上颌窦有上、前、内、外4壁，开口于中鼻道后段，上颌窦的前壁位于面部的皮下，前壁上部眶下缘下方有眶下孔，为眶下血管神经的出入处，眶下神经汇入上颌神经；上壁也是眼眶的底壁，为一层极薄的骨质，受外伤时容易骨折导致眶内容疝入上颌窦腔内，上颌窦肿瘤也容易经上壁侵犯眼眶内容物引起突眼、眼球运动障碍、复视及视力低下等；上颌窦的内侧壁是鼻腔的外侧壁的下部，在下鼻甲附着处骨质菲薄，可作为下鼻道开窗的部位；后外侧壁与翼腭窝及颞下窝相邻，上颌窦肿瘤破坏该壁时可侵犯翼腭窝及颞下窝，累及翼肌导致开口困难，或侵犯上颌神经引起上牙列剧烈疼痛。上颌窦底部邻近第3～5上牙，故上颌窦底部的肿瘤可引起牙痛及上牙列松动、脱落。上颌窦的血液供应来自颌内动脉、面动脉、眶下动脉等，静脉汇入面静脉及下颌后静脉。淋巴主要引流至颌下淋巴结。

四、病理

病理类型以鳞状细胞癌最多见，其次是腺样囊性癌、黑色素瘤、黏液表皮样癌、肉瘤（包括骨肉瘤、横纹肌肉瘤等）、腺癌、移行细胞癌、基底细胞癌等。

五、扩散和转移

1.直接扩散

上颌窦癌以局部侵袭性生长为主，当肿瘤突破上颌窦的骨壁时，容易沿组织间隙向周围扩展。发生于上颌窦上部的肿瘤，可以向眶内、筛窦、鼻腔侵犯；发生于下部的肿瘤容易向牙根、面颊、鼻腔侵袭。

2.淋巴道转移

肿瘤晚期累及面部皮肤时可发生淋巴道转移，但总体转移率小于30%。累及眶下缘周围皮肤可转移至腮腺区淋巴结及下颌角区淋巴结，累及上唇周围可发生颌下、颏下淋巴结转移。

3.血道转移

上颌窦癌的血道转移较少见，晚期腺样囊性癌容易发生远处转移，特别是肺转移。

六、临床表现

一般多在发生症状后4～5个月时就诊，初期因肿瘤在窦内，外观无明显表现。待症状明显时，癌瘤多已破坏骨壁而浸出窦外。最多见的症状为鼻的异常渗出液、鼻阻塞、面部肿胀及牙痛等。

1.鼻异常渗出液

常出现于早期，由于肿瘤破溃或合并上颌窦炎所致。以血性渗出液较多，常少量间断地出现，少数并有恶臭。

2.鼻阻塞

多数由于鼻侧壁受压所致，少数由于瘤组织侵入鼻腔而阻塞。

3.疼痛

多数由于肿瘤压迫上齿槽神经而引起。为上颌窦下部病变的早期症状之一，以上牙痛为最多，依次为患侧头痛、面颌部痛及鼻痛等。上颌窦上部病变亦可出现眼痛或眼眶痛等。

4.面部肿胀

为肿瘤累及面前软组织的表现，一般出现较晚，患者多因此而来就诊，肿胀以上颌正前方为最多，如病变在外上方，表现为颧骨肿胀，造成明显的面部变形，居内侧则表现为鼻旁肿胀，累及上壁可出现眶下及下眼睑肿胀，并使眼裂变小。

5.眼球移位

肿瘤累及眼眶时，可压迫眼球向上移位，累及上后方时，则表现为眼球外突。少数患者单独出现突眼而无明显面部肿胀。

6.面部皮肤知觉减退

由于肿瘤压迫或累及眶下神经所致，可出现于较早期，知觉减退区为患侧面部及上唇皮肤。

7.开口困难

为癌瘤穿破后壁向上颌窦后方扩展累及翼肌的表现。少数患者有时单独出现此症状而无明显的面部肿胀。

8.上牙松动或脱落

多为第1~2磨牙。

9.其他

病变晚期累及鼻咽时，可出现听力减退或耳鸣，偶见肿瘤破溃大量出血。

七、诊断

（一）病史和体检

凡遇原因不明的上牙痛、鼻阻塞、鼻腔渗出液增多、间断性鼻腔血性渗出液以及开口困难等症状，经对症治疗无效，尤其年龄在40岁以上的患者，应及时进行检查，以便早期发现。

（二）影像学检查

1.X线检查

X线能显示有无肿瘤及肿瘤的性质。X线可见上颌窦骨质破坏，上颌窦呈混浊，但不能显示前壁破坏，须配合CT检查。

2.CT与MRI检查

对于有可疑的早期症状者，应进行CT扫描。高分辨率CT可以发现上颌窦内的实性占位病变，判断原发肿瘤确切范围及定位，因此对上颌窦癌的诊断，CT应为首选。

MRI检查可区分窦内是囊肿还是实性肿瘤。

（三）细胞学及活组织病理检查

上颌窦穿刺及冲洗液浓缩涂片可作为早期可疑病例的细胞学诊断方法。随着内镜的发展，选用内镜进行上颌窦探查并取组织活检，可确立诊断。

八、治疗

（一）原发癌的处理

1.放射治疗

已确诊为上颌窦癌的病例可选择术前放疗，总量40~60Gy，放疗结束3~4周后手术。对于早期经上颌窦探查证实的上颌窦癌可同期先行手术根治，术后再追加放射治疗。对术后仍有残留的上颌窦癌，术后追加放疗。

2.手术治疗

手术治疗是上颌窦癌的主要治疗方法。术式选择应根据病变原发部位及侵犯范围而定。可选择全上颌骨切除、上颌骨下部分切除、上颌骨上部分切除、扩大上颌骨切除、上颌骨切除后缺损的修复与重建等。

对早期的下部上颌窦癌，上颌窦顶壁黏膜阴性者，可行保留眶下壁的次全切除术，但有复发的危险；肿瘤波及眶下板时，须考虑行全上颌骨甚至眶内容物切除术；肿瘤累及后壁及翼腭窝时，应施行扩大根治性切除术；晚期肿瘤波及颞下窝、颅中凹底、筛窦时应行颅颌面联合切除术。

上颌窦癌术后缺损可用口腔赝复技术，或用外科手术整复。以人工假体来封闭缺损，改善畸形和恢复功能的方法称为赝复或修复治疗。人工假体亦可称为赝（修）复体。外科手术整复可采用颞肌瓣包裹钛网自体骨松质的方法修复缺失的上颌骨；亦可采用钛网支架重建眶下部外形，术后结合赝复方法以恢复咀嚼功能。随着显微外科的发展，吻合血管的游离组织瓣移植逐步成为上颌骨切除后修复的主要方法。对游离组织瓣的选择，常因缺损的大小、手术者的习惯而异，常用的有前臂皮瓣、腹直肌皮瓣、肩胛骨肌皮瓣、髂骨瓣、腓骨肌皮瓣等。

3.化学治疗

主要采用经动脉插管行颌内动脉区域性化疗的方法。药物可选用MTX、PYM或5-FU术前灌注。化疗后即可行手术治疗。

（二）转移癌的处理

上颌窦癌的淋巴结转移率不高，一般不行选择性颈淋巴清扫术；如果临床上发现淋巴结肿大可同期行颈淋巴清扫术，术式多以根治性为主。

九、护理

（一）术前护理

1.心理护理

术后个人形象及功能能否恢复等问题常导致患者焦虑、恐惧、失眠等，给患者心理造成较大压力。术前应根据患者的具体情况，了解手术范围大小，结合患者不同情况进行不同的心理护理。建立互相信赖的护患关系，给患者持续的情感支持。

2.术前准备

（1）皮肤护理　术前剪鼻毛，剃面毛，男士刮胡须。需行眶内容物摘除者，剃术侧眉毛。行取皮植患者术前做好供皮区备皮，备皮范围以切口为中心周围20cm区域。备皮方法见第五章第四节肿瘤外科患者的护理。

（2）口腔准备 术前用漱口液漱口，每日4次，预防伤口感染，因上颌窦根治术后上腭有腔不能吞咽，食物易滞留腔内，且易引起口腔感染。术前一天洁牙。术前做牙托，以便术后填塞，并可早日恢复咀嚼功能。

（二）术后护理

1.按全麻护理常规

密切观察生命体征、神志、瞳孔变化并加强巡视，及时发现病情变化。

2.保持呼吸道通畅

由于术中有些血管不易结扎而靠压迫止血，要善于识别有无出血，经常观察患者吞咽动作，警惕出血可能，随时吸出口腔分泌物，保持呼吸道通畅。

3.口腔及上颌窦创面护理

给予特殊口腔护理，每日4次，用1.5%过氧化氢擦拭，0.9%氯化钠溶液冲洗。以彻底清除舌面和上腭血痂及食物残渣，预防伤口感染并减轻口臭。拆线后除去堵塞敷料，每日用0.9%氯化钠溶液冲洗2～3次，冲洗后戴上牙托。

4.保护口唇面部切口

口唇及面部切口用75%乙醇棉球擦拭，每日4次，保持局部清洁干燥。

5.饮食护理

为避免经口进食污染伤口，患者术后1～2周需留置胃管给予鼻饲饮食。拔除胃管经口进食时指导患者以健侧进食，逐步进食流质、半流质饮食至软食。避免进食酸辣刺激性和过硬食物，注意饭后漱口，保持口腔清洁。个别患者进食时可出现鼻腔反流现象，应加强观察，指导患者采用半卧位或健侧卧位进食，细嚼慢咽，或予稍黏稠食物，减少食物反流，避免呛咳。

6.供皮区的护理

供皮区常采用大腿部的皮肤，保持所覆盖的敷料牢固，防止敷料松动引起摩擦而损伤新的皮肤细胞。观察敷料有无渗出或异味。出现异味时应去除敷料，轻轻做局部清洁，更换新的敷料。供皮处出现不同程度的疼痛时，应依据患者疼痛评分结果和疼痛三阶梯治疗原则遵医嘱给予止痛药物。为了减少疼痛，患者术后应在床上活动3～5天。

7.复视

上颌窦癌根治术后患者可能出现复视，即使用双眼看东西时会出现视物双影，而使用健侧眼睛看东西时则视物正常。此时可用眼罩保护患侧眼部，避免患者因为视力障碍而发生危险。

8.健康教育

患者术后需进行口腔功能锻炼，为避免影响伤口愈合，一般指导患者出院后进行，应向患者及家属讲明功能锻炼的重要性，提高患者锻炼及自我康复意识，从而提高生活质量，具体方法如下。

（1）加强张口训练，鼓励患者尽量张大口腔，可用压舌板或金属勺放入牙齿间隙旋转以达到锻炼的目的，以防止张口困难。同时指导患者按摩颞颌关节或行头颈部向左右侧弯、旋转等动作以加强颈部运动训练，促进康复。

（2）定时行鼓腮、叩齿、弹舌、咽津等动作以锻炼舌头、牙齿、咬肌、咀嚼肌、颞肌、颊部的肌肉功能及吞咽功能。术后因腭部缺损，出现开放性鼻音或鼻漏气现象，患者语音清晰度下降。应加强语言训练，先改变患者鼻漏气的习惯，掌握正确的送气方法，并鼓励患者开口说话，进行吹气练习或发音锻炼，纠正不正常发音，从词组到句子，逐步提高语音清晰度。

（三）放、化疗的护理

详见第六章肿瘤化学治疗的护理及第八章肿瘤放射治疗的护理。

（四）居家护理

1.患者居家期间要按照出院时医护人员指导的口腔功能锻炼方法进行张口训练和鼓腮、叩齿、弹舌、咽津等动作的练习，以尽可能恢复口咽部的正常功能。

2.注意保持口腔清洁卫生，养成饭后漱口的习惯；恢复期选择含丰富维生素、蛋白质的饮食，戒烟、戒酒，避免辛辣、过冷、过热等刺激性食物。

3.定期复查告知患者复查的重要性，及时了解伤口愈合的情况、有无肿瘤复发、淋巴结转移及远处转移，一般为术后1个月、3个月、6个月、12个月复查。如出现进食困难、声音嘶哑、咽部异物感，或出现颈部肿块、伤口红肿、硬结、疼痛等，及时就诊。

4.上颌骨切除佩戴预成赝复体者要佩戴至口腔内情况良好、咬合关系恢复时（2～3个月），再制作永久性赝复体，以防止瘢痕挛缩，减轻面部畸形，恢复语言及进食功能。指导患者一般在术后6个月进行义齿修复，以保证颌面部的美观，提高生存质量。

第六节　腮腺肿瘤

一、概述

腮腺是涎腺中最大的一对腺体，其发病率在涎腺肿瘤中最高。腮腺肿瘤大多数（80%以上）发生于浅叶，少数（15%左右）发生于深叶，极少数（1%）可发生于副腮腺。

二、病因

对于腮腺肿瘤的病因，尚未完全认识，下列因素可能与肿瘤的发生有关。

（一）外在因素

1.物理性因素

接受放射线照射已明确为腮腺肿瘤的病因之一。

2.化学毒性物质

可能与腮腺肿瘤的发生有关。有文献报道，橡胶制品厂的工人涎腺肿瘤的患病率较高。在大鼠、家兔、小鼠及豚鼠等动物的实验研究中发现，芳香族碳化合物可使导管系统发生上皮化生，进而发展为不典型增生及癌，其中以鳞状细胞癌为多见，偶尔也可发生腺癌及腺样囊性癌。

3.生物性因素

有实验研究证明，腮腺肿瘤可由病毒引起。致瘤病毒包括多形性腺瘤病毒、腺病毒、猿猴空泡病毒。EB病毒及巨细胞包涵体病毒在涎腺肿瘤的发生中可能也起一定作用。

（二）内在因素

1.内分泌因素

机体的内分泌状态异常可能与腮腺癌的发生有关。文献报道，涎腺癌与乳腺癌有一定关联。如Berg报道的396例大涎腺癌患者中，7例以后发生乳腺癌，其危险性为期望数的8倍；Prion等报道，3例涎腺癌伴前列腺癌，实际数与期望数之比为3.0∶0.71。其间可能有一定关联。

2.遗传因素

一些肿瘤家族史资料显示，腮腺肿瘤与遗传有关。腮腺膜性基底细胞腺瘤有明显的家族史，被认为是一种显性常染色体遗传病。涎腺肿瘤患者可有染色体异常，据Stenman和Mark等报道，腺样囊性癌患者有染色体易位，腺癌患者有Y染色体丢失，多形性腺瘤患者亦有染色体变异，特别是第8和第12对染色体的改变。

三、生理解剖

腮腺在涎腺中体积最大，为浆液腺。腮腺位于面侧部，左右各一。腮腺导管在腺体前缘穿出，开口于上第2磨牙牙冠相对的颊黏膜，开口处形成腮腺乳头。腮腺导管与面神经颊支的关系较恒定，以面神经为界，将腮腺分为深、浅两部分。

四、病理

腮腺肿瘤90%来自腺上皮，良性者以多形性腺瘤为最多，约占腮腺肿瘤的80%，恶性者以黏液表皮样癌居首位（高分化型最为常见）。其次为多形性腺瘤恶性变（癌在多形性腺瘤中）、各型腺癌及腺泡细胞癌等。

间叶组织良性肿瘤主要是血管瘤和淋巴管瘤，其次为脂肪瘤，少数为发生自面神经的神经纤维瘤，其他类型恶性肿瘤均少见。

腮腺内可原发恶性淋巴瘤。腮腺淋巴结转移癌常来自恶性黑色素瘤、鳞状细胞癌及睑板腺癌等。锁骨以下器官恶性肿瘤转移至腮腺罕见。

五、扩散和转移

1.直接扩散

多形性腺瘤呈膨胀式生长，可巨大而无面神经障碍。突然生长加快或出现疼痛应考虑恶性变。

恶性肿瘤一般呈浸润性生长，累及神经时，可出现疼痛或面神经功能障碍，浸润破坏咀嚼肌群或下颌支可以发生开口障碍。腮腺深层组织发生的恶性肿瘤，可累及咽旁间隙、颅底、耳咽管以及一些该区域的颅神经。

2.淋巴道转移

在全部腮腺恶性肿瘤中，大约25%可发生颈淋巴道转移，病理类型以鳞状细胞癌、未分化癌及低分化腺癌较多发生。高分化型黏液表皮样癌、腺泡细胞癌常见直接侵犯淋巴结。

3.血道转移

腺样囊性癌较多发生血道转移。

六、临床表现

腮腺肿瘤以发生在面神经浅层的腺叶组织者居多，约占80%以上。绝大多数在无意中发现以耳垂为中心出现无痛性缓慢增长的肿块。病期不定，长者可达数年甚至20~30年。疼痛尤以持续性痛为主，并进行性加重，或面神经功能障碍或麻痹，是腮腺恶性肿瘤的征象之一，但并非所有恶性肿瘤都有此症状。

约10%的腮腺肿瘤发生在腮腺深层组织。由于位置深在，早期不易发现，达到一定体积时，可见患侧扁桃体后上方软腭膨出。

七、诊断

（一）临床检查

1.病史长短常是区分良、恶性肿瘤的参考依据。

2.一般良性肿瘤扪诊较软，边界清楚；而恶性肿瘤多较硬，边界常不清楚。在检查肿瘤活动度时要注意区分是肿瘤活动，还是肿瘤随整个腺体活动。

3.肿瘤的部位有助于诊断的参考。如混合瘤常出现在耳垂为中心的部位；腺淋巴瘤常发生于腮腺后下部；耳前关节区活动差而硬的肿块常为黏液表皮样癌；下颌支后缘和乳突肌，如扪及活动度差的肿块提示肿瘤可能发生于腮腺深层组织。

（二）影像学检查

1.B超

可以确定腺体内有无占位病变及其大小。

2.CT扫描

能明确显示肿瘤的部位、大小、扩展范围及其和周围解剖结构的关系，而且可与原发于该区域的其他肿瘤相鉴别。

3.磁共振成像（MRI）

本项检查可以更好确认和区分正常解剖结构和一些病理情况。

4.放射性核素闪烁图

常用的显像剂为^{99m}Tc。根据肿瘤聚集^{99m}Tc的情况，分为热、温、冷结节三类。涎腺肿瘤无论良恶性，绝大多数呈现冷结节，热结节主要见于腺淋巴瘤。

（三）针吸细胞学检查

用针头外径为0.6mm的细针作针吸是安全的，对术前诊断有较高参考价值。

八、治疗

（一）腮腺浅叶肿瘤

腮腺浅叶肿瘤的治疗以手术为主，有3种手术方式。

1.解剖面神经的腮腺及肿瘤切除术

对于浅叶的良性肿瘤，一般切除腮腺浅叶即可。对于远离面神经的恶性肿瘤，或与面神经相邻但尚可分离的低度恶性肿瘤，一般做肿瘤加全腺叶切除。术中切忌将肿瘤切破，以免造成种植性复发。

2.部分腮腺切除术

腮腺肿瘤及瘤周部分正常腺体的切除术在正常腮腺内切除肿瘤，可以避免肿瘤包膜破裂及肿瘤的残存，同样起根治作用。适用于体积较小（2cm直径以内）的多形性腺瘤及位于腮腺后下极的沃辛瘤。

3.整块切除牺牲面神经

将肿瘤连同神经，有时甚至包括咬肌和颌骨一并切除，用于恶性度较高、肿瘤明显侵犯面神经或其他周围组织者。恶性肿瘤侵犯皮肤者，常需切除受侵皮肤，造成组织缺损，缺损区可用颈部局部皮瓣转移修复，或用前臂等游离组织瓣修复。

（二）腮腺深叶肿瘤

腮腺深叶肿瘤的治疗以手术为主，腮腺深叶的恶性肿瘤因手术切除的正常周界常受限制，故多数情况下宜辅加术后放疗以减少术后复发。

（三）副腮腺肿瘤

副腮腺肿瘤应采用手术治疗，多数情况下不必解剖面神经，根据病变性质，在正常组织范围内彻底切除肿瘤，必要时联合腮腺部分切除。

九、护理

（一）术前护理

1.心理护理

腮腺混合瘤位于颌面部，患者往往担心术后瘢痕畸形、面瘫等影响面容，致使患者产生焦虑、紧张不安等不良心理。针对这些患者的心理状态，应多关心、体贴患者，评估患者的心理状态，采取心理疏导。请同类疾病治疗成功者介绍治疗体会，提高患者的心理承受能力，消除患者紧张、恐惧、悲观的情绪，更好地配合治疗。

2.皮肤准备

备皮范围：以患侧耳垂为中心，半径为8cm的圆形区域。备皮方法见第五章第四节"肿瘤外科患者的护理"。

（二）术后护理

1.按全麻术后护理

密切观察患者的体温、脉搏、呼吸、血压等情况，患者清醒后可予以半坐卧位，有利于切口引流。

2.伤口及引流的护理

（1）伤口的护理　严密观察伤口渗血情况，注意有无活动性出血，如有异常及时通知医生处理。保持切口敷料的有效加压包扎，观察敷料的松紧度是否适宜。包扎过紧影响患者呼吸、睡眠，造成颜面部肿胀等不适，严重者可压迫耳廓导致组织缺血坏死；过松不能消除创面之间的无效腔，易导致术区积液或发生涎瘘及感染。

（2）引流的护理　保持负压引流通畅，维持有效的负压引流，注意观察引流管有无扭曲、受压及脱出；密切观察引流液颜色及量。

3.饮食的护理

术后患者反复咀嚼食物和进食辛辣刺激性食物，特别是酸性食物会刺激腺体分泌活跃，造成唾液积聚在伤口处影响伤口愈合。应严格控制患者进食的食品种类，指导患者禁食辛辣刺激性食物，特别是酸性食物；不宜咀嚼口香糖。指导患者遵医嘱服用抑制唾液分泌的药物。尽量减少张口咀嚼，减少唾液分泌刺激切口。

4.口腔护理

患者使用抑制腺体分泌的药物后可导致口腔黏膜干燥，自洁能力下降，易发生感染。指导患者勤漱口，多饮水，保持口腔清洁。

5.并发症的护理

（1）涎瘘　通常在术后4～7天出现，主要原因是手术中残留腺泡结扎不彻底、腺导管损伤破裂、术后引流不畅及加压处理不当，都会引起涎液外漏，造成涎瘘。开始表现为皮下聚积液体，如没有及时妥善处理，则形成瘘。术后局部加压包扎，观察伤口敷料渗液、渗血情况，发现敷料较湿时应及时更换；维持有效的引流，观察引流液的性质、量和颜色的变化；禁食酸性食物及其他刺激涎液分泌的食物，以减少涎液分泌；遵医嘱口服或皮下注射阿托品减少涎液分泌。

（2）面瘫　面瘫是术后最常见的并发症之一。面瘫一般是由于解剖面神经时切除、切断或损伤其分支或术后组织肿胀压迫神经末梢引起。患者表现为口角歪斜、鼻唇沟变浅、眼睑闭合不全等。术后严密观察病情变化，发现面瘫及时处理：①遵医嘱术后前3天使用地塞米松10mg静脉注射，同时应用营养神经的药物；②必要时手术后2周开始局部热敷或以轻柔缓慢的手法进行面部按摩治疗；③向患者解释暂时性面瘫经积极治疗可在3～6个月恢复，消除患者的紧张心理，永久性面瘫则须行面神经吻合术或神经移植；④患者出现眼睑闭合不全时，应注意保护患者的眼睛，白天可滴氯霉素眼药水或戴眼罩，也可用盐水纱布覆盖；夜间涂红霉素眼膏，以防止发生暴露性角膜炎或结膜炎，出院后可嘱患者戴墨镜。

（3）耳前区麻木　表现为耳垂下区对疼痛不敏感，感觉迟钝。告诉患者一般为神经末梢损伤引起，一般1～3个月可逐渐恢复，无须处理。

（4）味觉出汗综合征　又名耳颞神经综合征，发生的原因是支配腮腺唾液分泌的副交感神经切断后再生长入汗腺，以致在进食或闻到异味时原手术区某一区域皮肤出现皮肤潮红或汗珠，停止进食后自动消失。大多在术后1年左右出现。味觉出汗综合征暂无简单有效的治疗方法，一般不会引发严重的不良后果。指导患者术后正确饮食，禁食酸、辣等刺激性食物，可减轻患者症状。对患者进行心理疏导，告知患者该症状对生活质量无大的影响，以稳定患者的情绪。

（三）居家护理

1.饮食

做好患者饮食指导，保持口腔清洁。告知患者出院后也要避免进食酸性、辛辣、刺激性食物，减少唾液分泌。应进食易消化、营养丰富、清淡的食物。进食后漱口，保持口腔清洁。

2.伤口的护理

告知患者出院后要保持伤口皮肤的清洁、干燥，预防感染。

3.并发症的观察

面瘫未完全恢复者，嘱其继续用热毛巾热敷并以轻柔、缓慢的手法按摩患侧，告知患者绝大多数3～6个月后可以恢复；眼睑闭合不全者，出门可戴墨镜；术后如出现味觉出汗综合征，告知患者此症状仅造成感觉不适，影响不大，不必过于紧张。

4.复查

指导患者定期复查，一般出院后1个月、3个月、6个月、12个月定期复查；如出现术区肿胀不适或颈部肿块及时到医院就诊。

第七节 颈动脉体副神经节瘤

一、概述

颈动脉体副神经节瘤一般亦称非嗜铬性副神经节瘤或化学感受器瘤，其主要来源于副交感神经节细胞，是一种高度血管化的肿瘤。该病发病率很低，为1/13万~1/10万，仅占头颈部肿瘤少数。

二、病因

目前其发病原因尚不十分清楚，但近年来随着其相关基因的定位，其分子病因方面得到了进一步研究，SDHD基因的缺陷可能是颈动脉体瘤的原因，SDHD基因可能是其易感基因。

另外，有学者认为高原居民长期慢性缺氧可能与本病发生有关。Lack发现发绀性先天性心脏病大多有颈动脉体增大。提示慢性缺氧引起颈动脉体细胞增生，在增生基础上有可能发展成为颈动脉体瘤。

三、生理解剖

颈动脉体位于颈总动脉分歧部后内侧的外膜中，平均体积为6mm×4mm×2mm，发育到20~30岁时最大径可达8mm，其后随年龄增长可变硬变小。其借Mayer韧带与分歧部动脉外膜相连，两侧各一，呈椭圆形或不规则形，色粉红或棕红，质实或韧，血运主要来自颈外动脉，少数亦可来自颈内或颈总动脉，通过咽喉和舌静脉回流，神经主要来自舌咽神经降支及颈上交感神经节，少数来自迷走神经及舌下神经。

四、病理

副神经节由上皮样主细胞构成，排列成巢或细胞球，亦称"器官样结构"。

（一）大体形态

直径2~12cm，多数直径为5cm左右，表面光滑，但与血管壁紧密相贴，包膜不甚完整，切面灰红色。

（二）镜检

典型者与副神经节的正常结构相仿，由上皮样主细胞排列成巢，由丰富而又扩张的血管及纤维所分隔形成特征性网格状。

（三）组织学分型

1.经典型

似正常副神经节组织，瘤细胞形成实性巢，由毛细血管及少量纤维围绕。

2.腺样型

除含有经典型结构外，大部形成腺泡样结构，细胞巢中央松散，状似腺泡，间质很少。

3.血管瘤样型

除含经典型成分外，大部分状似血管瘤或血管外皮瘤。

4.实性型

上皮样细胞形成大片状，间有丰富的血管或血窦，似嗜铬细胞瘤。

5.纤维硬化型

除含有经典型结构外，肿瘤以大片胶原化纤维组织为主，时有钙化形成。

五、扩散和转移

肿瘤发展缓慢，瘤体增大后，沿动脉壁发展，逐渐包绕动脉分歧部及颈内、颈外动脉，并与动脉外膜紧密粘连，难以分离。病变绝大多数限于局部，偶见区域淋巴结或远处转移。

六、临床表现

1.症状

全部病例皆因颈部肿块就诊，表现为颈部无痛性、实质性肿块，长期缓慢生长，大多数无其他症状，少数患者有脑供血障碍和颅神经受损症状。在低头或压迫肿物时经常出现头晕及晕倒，还可出现肿块疼痛或头痛，合并迷走神经压迫症状可出现声音嘶哑、喝水时呛咳。合并交感神经压迫症状可出现Horner综合征，如患侧面部不出汗。

2.体征

肿物大多位于下颌角前下方，胸锁乳突肌深面，少数可向咽侧壁突出。肿物直径2~12cm，平均5cm，多呈圆形或卵圆形，质地中等或硬韧，少数较软，表面光滑，边界较清，肿物较大时，其上界常难触清，在肿物表面均可触到向浅侧移位的颈动脉搏动。肿物可左右移动，而上下移动甚微。如肿物压迫迷走神经，触压时可引起反射性咳嗽；少数舌下神经受压出现患侧舌肌萎缩并运动障碍。有搏动的肿物听诊可闻及连续性吹风样杂音。发生颈椎及肺转移则出现相应症状及体征。

七、诊断

（一）临床触诊

颈动脉体瘤具有独特的三主征。

1.颈前三角区肿物

长期缓慢生长的肿物，部位恒定于下颌角的前下方。

2.颈动脉向浅侧移位

在肿瘤表面可及搏动的动脉。

3.颈内与颈外动脉分离

颈动脉体瘤可跨过分歧部向其浅侧扩展，将颈外动脉（向内）及颈内动脉（向外）推向两侧。临床仔细触诊，循其搏动可以触到2个动脉的大致走向，但因瘤组织包绕动脉壁，故不能清楚触知动脉的轮廓。此外，若合并颈动脉窦综合征，并触及肿物搏动，又听到杂音，更加强诊断依据。

（二）辅助检查

1.颈动脉造影及数字减影动脉造影（DSA）

DSA是术前诊断颈动脉体瘤的重要手段，可见颈动脉分歧部血管丰富的肿物；分歧部加宽。

2.超声影像技术

具有无创性、可重复性及安全简便的优点，尤其是彩色多普勒分辨率高，可见肿物内血运丰富，为动脉性血流，并可见从颈内、颈外动脉发出的小分支进入肿块内，对筛选和诊断颈动脉体瘤有一定价值。

3.CT检查

具有无创性、可重复性、多方位扫描的优点，通过强化CT的扫描可以判断颈动脉与肿物的关系，对诊断有一定价值。

4.磁共振成像

具有无创、软组织分辨率高、多方位扫描的优点，可借流空效应直接显示肿物与血管的关系，对诊断有一定价值。

八、治疗

主要采用外科治疗。颈动脉体副神经节瘤因紧紧包绕动脉，具有极其丰富的血运，以及与邻近静脉、动脉及神经等紧密粘连，手术难度大。因此一般认为诊断明确后应及时手术。术前一定要做好充分准备。对年老体弱患者，宜采用保守的放射治疗。

（一）术前准备

1.颈动脉压迫锻炼（Matas试验）

颈动脉体瘤术前常规压迫锻炼颈动脉旨在建立充分的侧支循环，为术中可能结扎颈内动脉创造条件，减少可能发生偏瘫的概率。

颈动脉压迫锻炼方法如下。

（1）向患者解释颈动脉压迫的目的、方法、注意事项及可能引起的不适，以取得合作。

（2）先行颈动脉分歧部按摩，如出现明显的颈动脉窦综合征（眩晕、出汗、恶心、血压下降等）则不宜进行压迫。

（3）患者去枕平卧或坐在有椅背的椅子上，头偏向健侧，暴露颈总动脉，护士用食指或压迫槌在肿物近心端下1～2cm处轻触颈总动脉，若患者无头晕、恶心、咳嗽、头痛、眼花等症状，可试压1～2分钟，从不完全阻断到完全阻断，并增加压迫时间，阻断血运，以患侧耳前颞浅动脉未扪及搏动为压迫有效，并注意不能出现昏厥等脑缺血现象。每次压迫时间逐渐增加，从数分钟至30分钟，每日2～4次，每次压迫可耐受30分钟以上，脑血流图监测和数字显影正常定为压迫锻炼合格。

2.脑血流图监测（CREG）

颈动脉压迫前CREG监测，观察图形有无异常，压迫时间能耐受阻断血流30分钟以上，CREG波形与压迫前基本相似，或虽显示血管流量有所减少，但波幅差≤30%，定为CREG检测合格，方可考虑手术。

3.颈动脉球囊阻断试验

首先采用Seldinger穿刺插管法行选择性患侧颈动脉血管造影，然后将双腔球囊阻断导管放置到手术预计将要阻断的血管内，在透视下向球囊内缓缓注入造影剂。球囊膨胀后，行同侧颈动脉造影，以证实靶动脉已被完全阻断。颈动脉被阻断后，只要临床神经系统检查无阳性发现，球囊将维持45分钟。试验结束前，经导管造影确定靶动脉仍被完全阻断，试验成功。再行椎动脉及对侧颈内动脉造影，以了解Willis环沟通情况。最后，拔除所有导管，结束试验。颈动脉球囊阻断术从一开始就由头颈外科医生对患者的神经功能进行连续评价，监测指标包括意识水平、运动、感觉、语言功能及计算能力。动脉完全阻断后，任何新出现的神经系统受损的主诉和体征都被认为是脑缺血的表现，因而立即排空球囊，终止试验，该患者被认定为无法耐受颈动脉阻断。动脉完全阻断45分钟始终末出现任何神经功能改变者则可认定基本能够耐受手术治疗。

（二）术式

1.动脉外膜下肿瘤切除术

包括肿瘤单纯剥除术及肿瘤合并颈外动脉切除术。因术中有损伤颈动脉的可能，故术前必须充分估计一旦结扎或切除一侧颈总或颈内动脉后对侧动脉是否可能有充分侧支循环来供应患侧脑组织，并做好一旦出现颈内或颈总动脉受损后的充分准备措施。

2.肿瘤合并动脉分歧部切除术

此术式并发症较多，安全性较低，因此目前较少开展，应争取行动脉外膜下肿瘤切除术。

九、护理

（一）术前护理

1.由于肿瘤生长部位的特殊性导致手术的难度大，患者易产生恐惧、焦虑心理，故充分做好患者的心理护理十分重要。主动与患者交流，利用解剖图谱向患者讲解此病的临床表现，治疗手术方法和护理要点，用教科书及文献报道的实例，告诉患者手术成功病例，使其建立自信心和战胜疾病的勇气，以最佳的心理状态接受手术。

2.指导患者正确进行颈动脉压迫训练，方法同前。

3.术前一周进行卧床进食及排便训练。

4.颈部备皮范围为上至下唇，下至两乳头连线，两侧至腋前线，后至斜方肌前缘。除颈部备皮外，如术中要监测脑血流图需要放置6个电极，双乳突、枕骨结节、前额共3对，还需将全头剃光。备皮方法见第五章第四节肿瘤外科患者的护理。

5.遵医嘱术前充分备血。

（二）术后护理

1.按全麻术后护理

严密观察患者术后生命体征的变化，维持正常的血压，因肿瘤与动脉剥离后，动脉管壁较薄，不能承受过高的压力易引起大出血，因此应避免血管压力过高，当收缩压高于基础血压时应用血管扩张剂如罂粟碱。如血压偏低，可予输血、吸氧，若脑缺血严重，必要时给予冰帽。

2.体位

为保证脑部充足的血液供应，一般应平卧24小时；如肿瘤合并颈动脉切除者，给予头低脚高位，颈部制动，以利于增加脑部血流。血压、脉搏、呼吸及脑血流图正常3天后可根据患者需要抬高床头

30°～40°。患者无头晕、恶心、活动自如，一周后可给半卧位。有血管吻合的患者术后颈部制动，头偏向患侧，避免吻合口裂开和活动性出血。

3.病情观察

（1）伤口及引流的观察　密切观察伤口敷料有无渗出。因伤口出血过多，会造成局部压迫症状，引起呼吸困难。渗血较多时应及时更换敷料，如发现有活动性出血，应立即报告医生。由于颈部血液循环丰富，组织结构疏松，易发生继发性出血，故颈部伤口应加压包扎固定，保持颈部负压引流通畅，准确记录引流液的性质和量，每日更换引流瓶。若引流液颜色鲜红、性状黏稠，每小时引流量≥50mL，或24小时内引流液≥250mL，应警惕大出血的可能，及时通知医生给予处理。

（2）脑血流图监测　一般术后24～48小时持续脑血流图监测，观察脑缺血情况，尤其术后24小时监测更为重要，如CREG波幅差＞30%，应及时通知医生，使用血管扩张剂，改善脑供血情况。

（3）神志、肢体活动变化的观察　意识障碍是提示大脑病变的一个重要特征，应严密观察患者的神志、瞳孔变化，是否能正确回答问题，双侧肢体肌力是否一样，同侧视力模糊、患侧肢体麻木感、躁动等现象出现的时间及程度等，如出现这些变化应及时通知医生给予紧急处理。

（4）发音、吞咽功能的观察　观察患者术后是否存在发音不清、吞咽困难、进流食呛咳、伸舌偏斜及有无Horner综合征的症状。如果术后即有上述症状视为术中颅神经损伤；若术后逐渐出现，则视为渗出压迫或瘢痕粘连等原因引起，多可自行恢复。

4.呼吸道护理

由于手术损伤、颈部组织的肿胀，可致喉头水肿，呼吸道分泌物增多引起呛咳，应保持呼吸道的通畅，及时吸出呼吸道的分泌物。术后常规给予雾化吸入，每日2次，利于痰液的排出，患者咳嗽咳痰时，嘱患者勿用力，并用手按压伤口，减少动脉壁与结扎处的张力。密切观察患者有无喉鸣音及血氧饱和度的变化，咳嗽严重时可酌情给予止咳药。对术后行气管切开的患者按气管切开护理常规进行护理。

5.饮食护理

术后24小时可进半流质饮食，避免过早进普食或较硬的食物。多进食蔬菜、水果，多饮水，预防便秘，根据情况使用缓泻剂，防止大便秘结排便用力而引起的脑缺血或动脉破裂。

6.并发症的观察与护理

（1）神经损伤　最常见的术后并发症。术后如出现声嘶、上睑下垂、进食呛咳、吞咽困难、说话费力、

音调降低、鼻唇沟变浅等表现，说明出现了神经损伤。首先做好宣教工作，告知患者神经损伤的主要表现和注意事项，消除患者的恐惧心理，使其配合治疗和康复训练。如进食呛咳、吞咽困难，应指导患者缓慢进食；声音嘶哑、喉头水肿者遵医嘱给予地塞米松雾化吸入；给予维生素B_{12}等药物肌内注射以营养神经。

（2）脑梗死 是最严重的术后并发症。术中、术后均可能发生，主要原因可能是术中阻断颈总动脉时间过长、颅内颈动脉栓塞，故术后应密切观察患者有无呼吸浅慢、情绪烦躁、失语、肢体张力减弱、嗜睡及瞳孔改变，一旦发现，立即通知医生，遵医嘱应用低分子右旋糖酐、罂粟碱等血管扩张剂以防脑血管痉挛，肝素抗凝治疗，使用冰帽给予头部降温，降低脑耗氧量。

（三）居家护理

1.指导患者保持情绪稳定，生活有规律，保证充足的睡眠。

2.指导患者多进食蔬菜、水果，预防便秘。

3.避免劳累及颈部剧烈活动，选择力所能及的运动，如散步、做气功等，以增强体质，同时也可促进血液循环，防止血栓的形成。

4.有出现神经损伤并发症的患者指导其进行鼓腮、伸舌训练。舌的运动包括舌前伸、上翘、侧伸和下抵转动的训练。

5.为了预防远期脑血栓形成而引起的缺血性卒中的发生，可指导患者遵医嘱出院后按时服用小剂量阿司匹林和丹参片。

6.指导患者定期复查，一般术后1个月、3个月、6个月、12个月定期复查；教会患者学会简单的自我触摸颈部的方法，如发现肿大的淋巴结、包块等及早复诊。

（曹家燕 张瑞 王玉梅）

参考文献

[1]高明.头颈肿瘤学[M].北京:科学技术文献出版社,2014.

[2]邱蔚六,张志愿.口腔颌面肿瘤学[M].济南:山东科学技术出版社,2004.

[3]吴蓓雯,方琼,朱唯一.肿瘤专科护理[M].北京:人民卫生出版社,2012.

[4]闻曲,刘义兰,喻娇花.新编肿瘤护理学[M].北京:人民卫生出版社,2011.

[5]韩杰,杜晓霞,杨虹.耳鼻咽喉头颈外科临床思维与实践[M].北京:人民卫生出版社,2012.

[6]郭旭先,张桂英,林桂荣.肿瘤外科护理细则[M].北京:人民卫生出版社,2010.

[7]吕杰强,朱雪琼.肿瘤患者院外护理指导[M].北京:人民卫生出版社,2012.

[8]郑守华,李秋洁.临床肿瘤护理学[M].北京:人民卫生出版社,2008.

[9]谢诗蓉,席淑新.甲状腺癌围手术期护理进展[J].上海护理,2008,8(6):63-64.

[10]张惠兰,陈荣秀.肿瘤护理学[M].天津:天津科学技术出版社,1999.

[11]李树玲.新编头颈肿瘤学[M].北京:科学技术文献出版社,2002.

[12]Middendorp M,Grünwald F. Update on recent developments in the therapy of differentiated thyroid cancer[J].Semin Nucl Med, 2010,40 (2):145-152.

[13]Witt RL. Thyroid cancer: current diagnosis, management, and prognostication[J]. Otolaryngol Clin North Am,2014,47(4):15-16.

[14]周磊,陈秀娟,李晶.甲状腺癌的围手术期护理指导分析[J].现代护理,2011(3):151.

[15]崔东辰,耿军.择期手术患者的心理应激及护理对策[J].护士进修杂志,2001,16(4):287-288.

[16]Dimov RS. The effect of neck dissection on quality of life in patients with differentiated thyroid cancer[J].Gland Surg. Nov 2013,2(4): 219-226.

[17]闵庆莲.甲状腺术后并发症的预防与护理[J].现代护理,2010,7(22):142-143.

[18]朱春兰,檀谊洪.甲状腺专科病区的术前及术后护理[J].当代护理,2012(5):48-49.

[19]郝雅萍.浅谈喉癌术后患者的呼吸道护理[J].中外健康文摘,2011,8(25):325-326.

[20]韩德民.喉癌治疗与康复[M].北京:人民卫生出版社,2003.

[21]Gourin CG, Dy SM, Herbert RJ, et al. Treatment, survival, and costs of laryngeal cancer care in the elderly[J]. Laryngoscope,2014,124(8):1827-1835.

[22]Dobbins M, Gunson J, Bale S, Neary M, et al. Improving patient care and quality of life after laryngectomy/glossectomy[J]. British Journal of Nursing,2005,14(12):634-639.

[23]Priya M, Lando HA. Tobacco control: an issue twinned with oral cancer control[J]. Int Dent J,2014:22.

[24]王亚楠.口腔癌围手术期的护理[J].医学理论与实践,2010,23(1):103-105.

[25]Costa Bandeira AK, Azevedo EH, Vartanian JGet al. Quality of life related to swallowing after tongue cancer treatment[J]. Dysphagia,2008,23(2):183-192.

[26]郭巍莉,林晓华,依周媛.口腔癌围手术期的护理[J].临床合理用药,2012,5(5C):143-144.

[27]年素娟,任蔚虹.口腔癌术后口腔护理的进展[J].护理与康复,2011,10(12):144-1046.

[28]魏矿荣,徐莹,张文俊,等.广东省中山市1970—2007年鼻咽癌发病趋势及病理构成变化分析[J].中华流行病学杂志,2011,32(11):1135-1138.

[29]杨万水,杨驰,郑家伟,等.上海市区鼻咽癌发病率趋势分析[J].中华流行病学杂,2009,30(11):1171-1174.

[30]Jardel P, Thariat J, Blanchard P,et al. Nasopharyngeal cancers, an overview[J]. Bull Cancer 2014,101(5):445-454.

[31]Wen QL, He LJ, Ren PR,et al. Comparing radiotherapy with or without intracavitary hyperthermia in the treatment of primary nasopharyngeal carcinoma: a retrospective analysis[J]. Tumori,2014,100(1):49-54.

[32]Better H, Slavescu D, Barbu H,et al. Patients perceptions of recovery after maxillary sinus augmentation with a minimally invasive implant device[J]. Quintessence Int. 2014,45(9):779-787.

[33]周土芬.40例上颌窦癌的临床护理体会[J].现代医药卫生,2006,22(19):3015-3016.

[34]王香环.上颌窦癌患者根治性切除的临床护理[J].河南肿瘤学杂志,2003,16(5):374-375.

[35]Choudhury N, Papadopoulou D, Saleh H. Nasal obstruction associated with a unilateral maxillary sinus mass[J]. JAMA Otolaryngol Head Neck Surg,2014,140(8):779-780.

[36]Peric B, Marinsek ZP, Skrbinc B,et al. A patient with a painless neck tumour revealed as a carotid paraganglioma:a case report[J]. World J Surg Oncol. 2014,12(1):267.

[37]卢潇潇,周迎春.60例腮腺肿瘤术后患者涎瘘的预防与护理[J].护理学报,2013,20(6B):34-35.

[38]牛秀艳,徐文秀,王丽娜,等.腮腺混合瘤28例围手术期护理体会[J].微量元素与健康研究,2012,29(3):11-12.

[39]朱洪芹,李晓光,屈文东.腮腺混合瘤46例围手术期护理[J].齐鲁护理杂志,2012,18(14):63-64.

[40]韦燕飞,莫小勤.腮腺混合瘤切除加面神经解剖术的围手术期护理[J].右江民族医学院学报,2010,32(6):967-968.

[41]覃朝莲.腮腺混合瘤围手术期护理应注意的问题[J].护理实践与研究,2010,7(24):61-62.

[42]黄秋菊,黎菁,钟文湘,等.腮腺黏液表皮样癌患者神经移植修复术的围手术期护理[J].海南医学,2013,24(1):149-150.

[43]刘雪梅.腮腺浅叶良性肿瘤围手术期的护理[J].包头医学院学报,2010,26(3):100-101.

[44]李颖,陈文.腮腺术后涎瘘的观察与护理[J].福州总医院学报,2010,17(2):116-134.

[45]徐锡平,马丽丽,齐方梅.腮腺肿瘤患者术后并发症的观察与护理[J].护理研究,2010,24(1):156-157.

[46] Iro H, Zenk J. Role of extracapsular dissection in surgical management of benign parotid tumors[J]. JAMA Otolaryngol Head Neck Surg,2014,140(8):768-769.

[47] Lim CM, Gilbert M, Johnson JT,et al. Is level V neck dissection necessary in primary parotid cancer[J]. Laryngoscope,2014,26.

[48] Maruo T, Fujimoto Y, Yoshida K,et al. Effect of clinical symptoms on the indication for selective neck dissection for N0 carcinomas of the parotid gland[J]. Oncol Lett,2014,8(1):335-338.

[49]张静.12例颈动脉球囊阻断术的护理心得[J].西南军医,2005,8(5):28-29.

[50]郭晋,文丽丽,陈莉,等.8例颈动脉体瘤病人围手术期护理体会[J].西南军医,2013,15(5):574-575.

第二十一章　胸部肿瘤的护理

第一节　食管癌

一、概述

食管癌是发生于食管黏膜上皮的恶性肿瘤。全世界几乎所有国家均有发病，我国是世界上食管癌高发区之一，其发病率和死亡率位居世界首位。据世界卫生组织公布的最新资料显示，中国食管癌的发病及死亡人数均超出世界总数的一半以上。2014年中国肿瘤登记年报显示男性食管癌发病率为24.05/10万，死亡率为17.54/10万；女性食管癌发病率为9.46/10万，死亡率为6.52/10万。

食管外科至今已有近百年的历史，食管癌手术切除率由过去的60%~70%上升到90%，食管中、上段癌三切口三野淋巴结清扫手术，食管下段癌的Ivor-Lewis二切口二野淋巴结清扫手术越来越被人们关注。手术更趋向于彻底切除肿瘤组织和系统清扫淋巴结，尽可能减少创伤，消化道重建更符合生理需要和有利于消化功能恢复等。20世纪80年代末随着胸腔镜的使用，微创技术快速发展，自1992年Peracchia首先开展食管癌的微创手术至今，食管癌微创手术有了革命性进步，患者的创伤越来越小，手术切除更加精准可靠，微创外科成为现在食管外科的发展方向。

二、病因

食管癌病因尚不清楚，可能与下列因素有关。

（一）饮食习惯

长期食用过热食物、饮酒、吸烟等都是食管癌的诱发因素。我国某些地区有吃火锅习惯，欧美及日本有嗜酒风气。过热和乙醇高效溶剂可直接损害食管黏膜上皮，抑制细胞代谢活动及癌基因解毒，促进细胞氧化作用，增加了DNA损伤，增加食管癌发生的风险。

（二）亚硝胺

在林洲市（原河南省林县）的食管癌调查中发现当地人习惯吃酸菜，主食以玉米为主，这些食物在黄曲真菌、镰刀菌及白地真菌的污染下极易产生亚硝胺，而后者正是大白鼠食管癌致癌物质，流行病调查结果显示林洲市食管癌高发与亚硝胺有关。

（三）维生素摄入不足与微量元素缺乏

长期维生素A、C、E和B_{12}摄取不足，对于阻断亚硝胺合成和食管黏膜增生有重要作用。钼、铜、硼、硒等微量元素缺乏也是诱发原因，林洲市粮食中钼含量低于周围地区。

（四）食管慢性疾病

一些慢性疾病与食管癌的发生有一定关系，例如Barrett食管、掌角化症、反流性食管炎、食管腐蚀性灼伤、溃疡等。其中Barrett食管是指正常食管鳞状上皮被柱状上皮细胞替代，有10%~15%的患者最后发展成食管癌，目前此病无有效治疗方法，定期内镜随诊是必要的。掌角化症是一种遗传病，以手、足掌皮肤过度角化伴食管乳头状瘤为特征，65岁以上患者100%会发生食管癌。另外，反流性食管炎、食管腐蚀性灼伤、溃疡等都较正常食管容易导致癌变。

（五）遗传因素

食管癌有遗传倾向，有些家族高发。目前研究较多的有Ras、p53、erbB等癌基因和抑癌基因。

三、解剖及生理

（一）解剖

食管分颈、胸、腹三段。食管入口始于咽喉下端，相当于第6颈椎水平（距门齿15cm），终于贲门（距门齿40cm），平均解剖长度为25cm。颈段食管从起始入口到胸廓入口，长约5cm。胸段分为上、中、下三段，腹段食管包括在下胸段食管中。从胸廓入口到气管分叉水平为胸上段，自气管分叉到贲门，全长分为二等份，上部为胸中段，下部为胸下段。食管胸中段为食管癌好发部位，占52.69%~63.33%。食管有三处狭窄：第一个狭窄位于食管和咽的连接处，第二个狭窄位于主动脉弓下缘及气管分叉后方，第三个狭窄为穿膈肌处。这些狭窄处异物容易滞留，也是肿瘤好发部位。食管本身没有特定的动脉血管，血供来自周围器官的动脉分支并且呈节段性分布。

食管由内向外分为四层：①黏膜层，有润滑、传递食物作用；②黏膜下层，含有腺体，产生黏液润滑食管；③肌层，推动食物入胃；④外膜层，连接食管与周围结构，由疏松结缔组织形成，管壁较薄，容易穿孔，食管癌也易由此向临近结构侵犯和淋巴转移。

（二）生理

食管功能是输送食物，其运送特点是不改变食团形态，无任何消化液，通过物理性蠕动波推动，将食团送入胃内。成年人自吞咽开始蠕动波速度为2~5cm/s，到达食管末端约需9秒。食物在食管内移动的速度以流体最快，糊状食物较慢，固体最慢。水在食管中只需1秒便到达食管下段。

四、病理及TNM分期

（一）食管癌分型

共有5型。髓质型：侵及食管壁各层，沿管壁向腔内食管癌外浸润生长。蕈伞型：瘤体向腔内生长为主，突出如蘑菇状。缩窄型：沿食管壁环形生长，易形成管腔狭窄，较早出现吞咽困难。溃疡型：在黏膜表面形成凹陷溃疡灶。腔内型：在食管壁浸润生长，突向腔内，一般不浸出管壁，病灶面积较大。

（二）组织病理学

食管癌按组织病理学分为鳞癌、腺癌和其他类型癌。鳞癌在我国占90%以上（在欧美国家白种人鳞癌小于50%），腺癌占0.8%~8%。腺癌又分为单纯腺癌、腺鳞癌、食管腺样囊性癌和黏液表皮样癌等。其他类型癌如小细胞癌、类癌等。食管肉瘤极少见，从病理角度上讲，不属于食管癌范围。但属食管恶性肿瘤，治疗上与食管癌相同，中早期以手术为主。

TNM分期标准：2009年（第7版）国际抗癌联盟（UICC）食管癌TNM分期（表21-1-1和表21-1-2）。

表21-1-1 第7版食管鳞状细胞癌（包括其他非腺癌类型）TNM分期

分期	T	N	M	G	部位
0	is（HGD）	0	0	1，X	任意
ⅠA	1	0	0	1，X	任意
ⅠB	1	0	0	2~3	任意
ⅡA	2~3	0	0	1，X	下段，X
ⅡA	2~3	0	0	1，X	中、上段
ⅡB	2~3	0	0	2~3	下段，X
ⅡB	2~3	0	0	2~3	中、上段
ⅢA	1~2	1	0	任意	任意
ⅢA	1~2	1	0	任意	任意
ⅢA	3	1	0	任意	任意
ⅢA	4a	0	0	任意	任意
ⅢB	3	2	0	任意	任意
ⅢC	4a	1~2	0	任意	任意
ⅢC	4b	任意	0	任意	任意
ⅢC	任意	3	0	任意	任意
Ⅳ	任意	任意	1	任意	任意

注：肿瘤部位按肿瘤上缘在食管的位置界定，X指未记载肿瘤部位

表21-1-2 第7版食管腺癌TNM分期

分期	T	N	M	G
0	is（HGD）	0	0	1，X
ⅠA	1	0	0	1~2，X
ⅠB	1	0	0	3
ⅠB	2	0	0	1~2，X
ⅡA	2	0	0	3
ⅡB	3	0	0	任意
ⅢA	1~2	1	0	任意
ⅢA	1~2	2	0	任意
ⅢA	3	1	0	任意
ⅢA	4a	0	0	任意
ⅢB	3	2	0	任意
ⅢC	4a	1~2	0	任意
ⅢC	4b	任意	0	任意
ⅢC	任意	3	0	任意
Ⅳ	任意	任意	1	任意

（1）T：原发肿瘤

T_x：原发肿瘤不能确定

T_0：无原发肿瘤证据

T_{is}：重度不典型增生

T_1：肿瘤侵犯黏膜固有层、黏膜肌层或黏膜下层

T_{1a}：肿瘤侵犯黏膜固有层或黏膜肌层（适合内镜下黏膜切除）

T_{1b}：肿瘤侵犯黏膜下层（不适合内镜下黏膜切除）

T_2：肿瘤侵犯食管肌层

T_3：肿瘤侵犯食管纤维膜

T_4：肿瘤侵犯食管周围结构

T_{4a}：肿瘤侵犯胸膜、心包或膈肌（可手术切除）

T_{4b}：肿瘤侵犯其他邻近结构，如主动脉、锥体、气管等（不能手术切除）

（2）N：区域淋巴结

N$_x$：区域淋巴结转移不能确定

N$_0$：无区域淋巴结转移

N$_1$：1~2枚区域淋巴有转移

N$_2$：3~6枚区域淋巴有转移

N$_3$：≥7枚区域淋巴有转移

注：转移淋巴结数目与清扫淋巴结总数一并记录，并建议清扫淋巴结总数≥12枚

（3）M：远处转移

M$_0$：无远处转移

M$_1$：有远处转移

（4）G：肿瘤分化程度

G$_x$：分化程度不能确定，按G$_1$分期

G$_1$：高分化癌

G$_2$：中分化癌

G$_3$：低分化癌

G$_4$：未分化癌，按G$_3$分期

（5）H：肿瘤细胞类型

H$_1$：鳞状细胞癌

H$_2$：腺癌

五、临床表现及诊断

（一）症状与体征

食管癌早期一般无任何症状，往往是在查体时发现，定期普查是发现食管癌的重要措施。特别是在高发地区，年龄在35岁以上要高度重视食管黏膜脱落细胞学检查。当肿瘤进一步发展时可出现哽噎感、食物滞留和异物感，甚至出现胸骨后或剑突下疼痛、闷胀、背痛等早期症状。肿瘤侵犯超过周径2/3时，临床症状明显，出现进行性吞咽困难、呕吐、体重减轻，在肿瘤侵及周围组织或器官时，可出现声音嘶哑、膈神经麻痹、胸痛、高钙血症、胸腹水等。

临床体征较少，以进行性体重下降最为明显，当发生癌转移时会出现相应体征的黄疸、胸腹水。

（二）诊断

食管癌临床诊断并不困难，根据病史、症状、体征和辅助检查可明确食管癌的诊断、分期和分型。以下辅助检查是必要的，其中获得病理学诊断最为重要。主要的检查有如下。

1.上消化道钡餐造影

通过影像显示食管充盈缺损、黏膜纹理破坏、管腔狭窄、食管上端是否扩张等。能准确描述肿瘤的大小、形状和部位。

2.胸腹部CT扫描

了解食管癌病灶性质、大小、形态，与周围组织浸润程度，淋巴结转移范围，有无其他器官转移等。

3.纤维胃镜检查

胃镜能明确食管癌病理诊断。早期食管黏膜病灶通过碘染色、放射性核素、直接咬检等方法确定诊断。中、晚期除咬检取病理外，确定病灶范围，如肿瘤距门齿上端及下端长度，侵及全周或部分。用内镜超声（EUS）还能了解病灶侵及深度、与周围组织粘连程度、界限是否清楚、组织密度等，为治疗提供参考。

4.正电子发射断层扫描（PET-CT）

PET-CT是一种肿瘤定性及全身转移病灶的定位检查。对肿瘤定性和分期有意义。

5.支气管镜检查

食管中、上段癌需要行支气管镜检查，明确气管，特别是气管膜部有无受累、声带活动情况，为决定手术提供依据。

六、治疗

（一）外科手术治疗

目前为止，早、中期食管癌仍然是以手术治疗为主，手术适应证各家医院掌握不一。原则上Ⅰ、Ⅱ、Ⅲ期食管癌，身体条件能耐受手术，癌症无远处转移，病变局限，一般病灶长度不超过8cm，手术能完整切除都争取手术治疗。手术的基本要求是完整切除肿瘤，手术切缘距肿瘤大于5cm以上为好。相应区域淋巴结及外侵组织同时清扫。随着科学技术、设备仪器的进步，手术分为两大类：一是开放式手术，二是胸腔镜微创手术。

1.开放式手术

各种术式较多，目前应用较多的有两种：食管中、上段癌三切口三野淋巴结清扫手术、食管下段癌二切口二野淋巴结清扫手术（Ivor-Lewis手术）。两种手术的共同点是开胸开腹，手术范围大，将胃做成管状胃后上提入胸腔，在胸腔内或颈部吻合（图21-1-1），此类手术术野清晰，清扫彻底，胃在食管床内，对肺呼吸影响小，符合生理，但手术创伤较大，术后恢复时间较长。

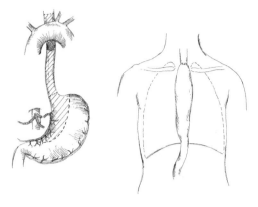

图21-1-1 食管胃吻合

2.微创手术

电视辅助胸腔镜（Video Assisted Thoracoscopic Surgery，VATS）下食管癌微创手术技术越来越成熟，切除范围、清扫范围及手术时间上都与开放手术无差别，手术创伤小，术后对心肺功能影响小，患者疼痛轻，康复快。

目前，手术切除率在90%以上，手术死亡率及吻合口瘘发生率均小于3%。Ⅰ期食管癌5年生存率70%~90%，Ⅱ、Ⅲ期15%~40%。

（二）放射治疗

按治疗目的分为根治性放疗和姑息放疗，按放射源不同分为直线加速器和^{60}Co两种，按照射方法分外照射和腔内照射。放射治疗可单独进行，也可以是综合治疗的一部分。目前较常用的直线加速器外照射，适型放射方法已经广泛应用，力求更有效的治疗。特别是不适合手术的早中期患者，放疗的效果是肯定的。颈部食管癌5年生存率为24.4%，胸上段为23.7%，中段是13.7%，下段是5.9%。

术前放疗多半是不适合直接手术的患者，先进行半量放疗，休息4~6周后再手术治疗。更多的情况是先手术，然后行术后放疗50~70Gy。

（三）化学药物治疗

食管癌化疗不是首选方法，但对于已广泛转移的患者或作为食管癌综合治疗的一部分，还是有很大的应用价值。常用方案有紫杉醇加铂类、5-FU加铂类、平阳霉素等。

七、食管癌护理

（一）术前护理

1.术前评估要点

（1）进食状况评估 评估患者饮食习惯，包括日常是否进食过快，常吃霉变食物，喜食过热、过硬、腌制品食物；有无长期饮烈性酒、抽烟、口腔清洁不佳或存在慢性疾病；有无在食管癌高发区长期居住史；进食时吞咽有无哽咽、呕吐、消化道出血、胸骨后疼痛、异物感、下行缓慢等症状；进食干或稀食物有否差别；近期进食量和体重有否下降。通过了解进食状态可以评估症状与肿瘤部位、分期及病理类型之间的关系，当肿瘤侵犯食管周径小于1/3时，患者仍可进普通饮食，超过周径2/3时，可以引起一系列临床症状。

（2）营养风险评估 食管是消化道的第一段，也是最细的部分，食管发生恶性肿瘤后，极易发生管腔狭窄，影响进食，使营养素摄入不足，引起营养不良。另外，肿瘤在生长和发展过程也"盗用"了大量的营养，从而更加重了机体的消耗，使营养不良进一步加重。食管癌根治手术创伤大，操作复杂，风险高，对将手术的患者进行评估十分重要。一般认为，白蛋白<35g/L，转铁蛋白<2.0g/L，前白蛋白<0.16g/L，提示营养不良。有研究结果表明，入院时即有26.35%的肿瘤患者具有营养不良，45.56%的患者具有营养风险，且高于非消化道肿瘤手术患者。营养不良是影响手术并发症的独立预测因子和长期生存的主要因素。因此对于食管癌手术患者，早期识别患者营养状态，对于存在营养不良及营养风险患者及时采取营养干预有重要意义。入院时要应用主观全面营养评价法（PG-SGA）筛查患者的营养风险，PG-SGA是由美国营养师协会大力推荐与广泛使用的最为理想、应用最广的一种适合于肿瘤患者的评价工具。具体内容包括体重、摄食情况、症状、活动和身体功能、疾病与营养需求的关系、代谢方面的需要、体格检查等7个方面，前4个方面由患者自己评估，后3个方面的评估由责任护士完成。评估结果分为SGA-A（营养状态良好0~1分），SGA-B（中度或可疑营养不良2~8分）、SGA-C（严重营养不良≥9分）。

（3）呼吸系统评估 开胸手术术后容易发生肺不张、肺感染。有资料显示，长期大量吸烟患者（吸烟>20支/d或烟龄超过20年），气道内纤毛波浪运动迟缓，清除黏液和吸入小微粒或其他物质的能力减弱，术后肺感染发生率38.2%，而少量吸烟者术后肺感染发生率为12.5%。因此要仔细了解患者吸烟的持续时间和每天（或有规律的）吸烟支数。

（4）术前分期和手术耐受能力评估 合理安排患者的各项检查，如心电图、肺功能检查、心脏超声检查、食管X线钡餐造影检查、纤维食管胃镜检查、内镜超声、CT扫描、MRI、PET-CT等。通过检查了解患者的术前分期和耐受手术的能力。

（5）心理及社会支持系统评估 胸部肿瘤手术涉及与生命相关的重要脏器，患者心理压力较大。了解患者对疾病的认知程度，有无心理不良反应，如紧张、焦虑、恐惧、情绪低落、对手术的态度等；家属对患者的关心程度、支持力度、家庭经济承受能力。

能否耐受手术和预测手术后可能出现的并发症是评估的重点，其中对手术影响较大的是患者的营养状况、呼吸和循环的功能。

2.手术前准备

（1）改善营养状况　2013年中国抗癌协会肿瘤营养与支持治疗专业委员会推荐的临床路径是无营养问题的直接手术治疗，重度营养不良必须先营养干预，轻或中度营养不良者进行营养教育。特别是患者在术前经常需要空腹完成各项检查，错过进食时间，进食量减少，术前又要清洁肠道，导致本已处于负氮平衡的身体状况更加"雪上加霜"。因此应根据患者进食状况制订个体化饮食指导计划。鼓励进食高蛋白质、高热量、少纤维的饮食。有吞咽困难者可指导家属将食物用搅拌器打成糊状或流体状。必要时添加肠内营养乳，推荐剂量为200～1200mL/d，520～1560kcal，分次口服，100mL/次，间隔30分钟。开瓶后应倒入杯中再饮用，直接口对瓶饮用会使瓶内剩余营养液污染并引起变质。初始使用时，应从小剂量、低浓度开始，逐步加量，室温5℃～25℃保存，不得冰冻。开启后最多可在冰箱内（2℃～8℃）保存24小时。对食欲差、严重营养不良伴有消化功能障碍者，可采用肠外营养。血红蛋白＜100g/L、白蛋白＜30g/L者，应输新鲜全血或血浆，迅速改善其营养状况。

（2）呼吸系统准备

1）戒烟：研究发现，术前至少应禁烟2周，才能使痰量减少。指导患者戒烟的方法包括餐后喝水、吃水果或散步，做一些事情分散注意力，摆脱饭后一支烟的想法。研究表明，在戒烟初期多喝一些果汁可以帮助戒除尼古丁的成瘾。吸烟者的手和嘴每天都会很多次重复吸烟的动作，戒烟之后一般不会立即改掉这个习惯性动作，所以可选择一些替代品来帮助克服，如咀嚼无糖口香糖等可针对嘴上的习惯，握铅笔等针对手上的动作。

2）呼吸功能锻炼：正确的呼吸训练可使胸廓扩张，有利于萎陷的肺膨胀，增加气体交换和弥散，在减轻症状与体征的同时增加承受手术的能力，对预防术后并发症有显著作用。特别是老年人，肺实质已发生变化，纤维结缔组织增加、肺弹性减弱、肺泡塌陷，导致肺的顺应性下降、呼吸阻力增加而引起肺通气和换气功能减退。护士不仅要认真讲解呼吸功能训练是帮助手术后排痰，促进肺复张，控制肺感染的重要方法，同时还要加强指导，使患者积极配合练习。主要方法如下。

A.咳嗽训练：指导患者深吸气后用腹部的力量做最大咳嗽，保持胸廓相对不动以减少开胸术后的伤口疼痛，通过膈肌的运动来实现肺膨胀与震动，不仅可使肺复张也可以咳出痰液。每天练习3次，每次20分钟左右。

B.缩唇呼气训练：在呼气时将嘴唇缩紧，增加呼气时阻力，使呼吸道较长时间地打开，增加气体从肺泡内的排出，减少肺内残气量。

C.腹式呼吸训练：膈肌下降1cm时，肺组织可多吸入约300mL气体，故腹式呼吸能明显增加肺泡通气量。患者坐卧或平卧于床上，腹肌充分放松，一手放于胸骨柄，一手放于腹部，头、双肩及上肢放松，用鼻深吸气，吸气时使膈肌尽量下降，吸至不能再吸屏气1～3秒，用口呼气，呼气时口唇拢缩成鱼口状，同时收缩腹部，放于腹部的手感觉到吸气时抬起，呼气时落下，放于胸部的手几乎不动。每天2～3次，每次15分钟左右。护士每日要认真评估患者练习的效果，及时给予指导，使患者能够熟练掌握腹式呼吸技巧。

D.呼吸训练器练习：根据患者肺活量遵医嘱设定目标容量，患者取坐位，连接后嘱患者缓慢深吸气，使第一格内小球上升到顶，其他格内小球停留不动，屏气2～3秒。继续快速吸气，使第二格内小球上升到顶，第三格内小球不动，屏气2～3秒。观察浮标升起时显示吸气时的空气量。休息1～3分钟后，重复上述训练10次。每日训练2～3次。

E.登楼梯运动训练：登楼梯过程中，整个心肺系统及氧输送系统负荷增加，在一定程度上模拟了手术给患者施加的负荷。研究显示，登楼梯试验不但可以推荐作为开胸患者手术前一个简便易行的常规心肺功能评估方法，而且术后心肺并发症与术前登楼梯能力明显相关，无法登上12m高度楼梯的患者的术后心肺并发症发生率和死亡率分别是能登上22m高度患者的2.5倍和13倍。因此要特别重视肺功能处于能否手术的边界状态、高龄、有合并其他心肺疾病或需全肺切除的患者。训练方法是在患者充分休息和进食后2小时进行，鼓励患者尽可能在2分钟内匀速登上5楼，2次/d。登楼梯过程中出现胸闷、力竭、自觉明显心慌气短则停止。

F.原地做蹲起运动：从每次5个开始，逐渐增加，3次/d。每日早晚到室外活动，散步50m或慢跑50m，不要求速度和时间。

3）保持口腔清洁：口腔卫生欠佳者，应劝告按时刷牙，漱口液漱口，3～4次/d，特别是有呕吐或胃食管反流患者，应反复强调在餐后或呕吐后及时漱口。有龋齿及严重牙垢者，应及时治疗。

4）慢性肺部疾病或肺部感染的患者，按医嘱进行解痉、抗感染、雾化吸入等对症治疗。

（3）心理准备 手术复杂、创伤大、病理结果、手术费用和家庭负担等都使患者充满了恐惧与纠结。特别是对于术后"禁食水"，很多患者和家属由于在理解上存在误区而存在恐惧心理，过度的恐惧会增加应激反应。研究显示食管癌手术患者焦虑、抑郁的发生率分别为80.7%和68%，一旦发生焦虑、抑郁，患者不能很好配合手术，增加手术的危险性和术后并发症的发生率。因此，要耐心向患者及家属详细介绍治疗方法、目的和意义，详细说明围术期各治疗方法和各阶段所需的时间等，减轻生理应激反应，增强患者战胜疾病的信心，使患者平稳渡过围术期，减少手术并发症的发生。

（4）皮肤准备 目前食管癌的备皮以淋浴清洁为主，手术前一天指导患者用毛巾蘸沐浴液或皂体进行全身洗浴，重点加强手术部位皮肤的清洗，脐孔应用液状石蜡清洁脐部污垢。毛发浓密部位应用医疗专业皮肤脱毛剂。手术区皮肤准备范围如下。

1）后外侧切口：最常用，它分为左侧和右侧后外侧切口。术侧前正中线至后脊柱线，包括腋下，上至锁骨水平线，下至剑突。

2）食管三切口：左颈部、右胸部（同后外侧切口）、腹部（包括脐部和会阴部、两侧至腋中线，大腿上1/3部）。

（5）输血的准备 胸部肿瘤相邻众多重要脏器，手术复杂，风险较大，解剖时易造成出血，如果肿瘤侵犯心脏、大血管，手术难度更大，术中出血更多。因此术前对手术的难度和范围要有充分的评估，备足血量。

（6）肠道准备

1）对有明显进食后梗阻者，术前3天开始每晚经胃管给予温生理盐水冲洗食管及胃，缓解局部充血水肿，有利于术后吻合口愈合。

2）术前一天晚流质饮食，根据医嘱进行肠道准备。结肠代食管手术患者，术前3天进高热量无渣饮食，每晚温盐水灌肠一次。

近年来，国内多家医院开展了食管癌快速康复外科的多项研究，如术前晚正常进食，术前2小时饮糖盐水300～500mL等措施提高手术耐受性，降低术后胰岛素抵抗的发生。

（7）手术当日准备

1）皮肤准备：手术当日晨，使用2%葡萄糖氯已定消毒溶液涂擦手术区皮肤两遍，协助患者更换清洁的衣服，与医生共同核查手术体表标识。

2）术日晨留置胃管及营养管，遇梗阻部位严重时不宜用力，以免出血。可置于梗阻部位上端，待手术中直视下置入。若行空肠造瘘，术前仅置胃管即可。告知患者胃管与营养管的重要性，切勿自行拔除。

3）测量生命体征，若体温、血压升高，及时通知医生。

4）抗生素在术前30分钟应用，并在手术核查单上注明时间。

5）与麻醉医生共同核对手术患者信息，在手术核查单上签字后交接患者。

（8）手术床单位准备 患者接入手术室后，应准备好麻醉床，床旁备输液泵、微量泵、多功能监护仪、吸痰用物、氧气用物（鼻导管与吸氧面罩），检查上述物品处于正常备用状态。另备胃肠减压袋、胃管固定贴、各引流管标识、约束带等。

（二）手术后护理

患者手术毕送回病房后，监护室护士要和医生确认手术术式；了解手术的难易程度，对机体的影响程度；有无特殊注意事项，术中出血、输血、输液、尿量情况；以及带入监护室的液体种类，各种药物的浓度等；检查皮肤有无电灼伤和压伤，肢端温度较低时，应注意保暖与复温。妥善固定各类管道并在醒目位置贴管道标识。

1.体位

全麻未完全清醒前予以去枕平卧位，头偏一侧，及时清除口腔、呼吸道内分泌物，防止窒息或呼吸道感染。通气道要在患者完全清醒后及时拔除，以免患者不耐受、躁动、屏气，从而加重呼吸、循环的不稳定性。特别注意肥胖、颈部较短者，其舌根容易后坠。清醒后床头抬高30°～40°，有利于胸膜腔内积液、积气引流，改善患者呼吸和循环功能，并能减轻伤口疼痛，增加患者舒适度。定时协助患者翻身。

2.呼吸道管理

（1）吸氧 开胸手术后均有不同程度的缺氧，湿化吸氧是缓解缺氧症状，保证全身氧供的直接方法。术后1～3天，氧流量4～6L/min，COPD患者鼻导管吸氧流量＜3L/min，症状改善可改为间断吸氧，一周后视病情需要吸氧。术后避免长时间吸入高浓度氧气（氧浓度＞35%），防止氧中毒。

（2）排痰 食管手术创伤大，伤口涉及胸腹，患者因疼痛不敢用力咳嗽；老年患者术后体弱无力咳嗽；也有患者没有掌握正确咳嗽方法，这些均可能造成呼吸道内分泌物潴留，阻塞呼吸道，引起肺不张和肺感染。因此想方设法帮助患者排痰是胸科医护人员非常重要的一项工作。排痰措施主要包括一般措施和特殊措施两方面。

1）一般措施

A.患者主动排痰：首先要耐心解释排痰对预防术后肺炎、肺不张的重要作用，告知无效咳痰会引起患者疲倦、胸痛、呼吸困难、支气管痉挛加重，取得患者全面合作，主动用力咳嗽排痰。咳嗽时协助患者立位或坐位，用两手掌按压术侧胸壁，一方面产生较高的胸膜腔内压和气流速度有利排痰，另一方面可以减轻疼痛。

B.拍背咳痰：每天每2小时给患者叩击胸背一次。方法：握起手心屈曲成碗状、放松手腕，依靠腕动的力量双手轮流有节奏地在引流部位的胸部上叩拍，促进受压部位分泌物的松动。叩背的顺序是沿着脊柱两侧支气管大致走向、由下到上向心性叩击，根据患者情况叩拍，每次1~5分钟。也可用振动排痰机振动胸肺部，振动幅度为10~15Hz、10min/次，2~4次/d。避免叩拍背部伤口、锁骨、前胸及脊椎部，不能在裸露的皮肤上叩击。

C.雾化吸入：开胸手术破坏了胸壁的完整性，麻醉插管可能造成气管及声带水肿、充血，同时造成呼吸道纤毛系统被破坏，使患者咳嗽、排痰困难。雾化吸入是将水分和药液形成气溶胶的液体微滴或固体微粒，被吸入并沉积于呼吸道和肺泡靶器官，以达到治疗疾病、改善症状的目的。同时雾化吸入也具有一定的湿化气道的作用，是一种简便易行、效果明确的祛痰方法。目前，临床常用的雾化方法是氧气雾化（SVN）和超声雾化（USN）两种，前者是通过压缩空气泵产生的气源的压力和流量较为恒定，治疗效果的同质化、可比性更好，更适用于比较临床疗效；后者是由于超声的剧烈震荡可使雾化容器内的液体加温，这对某些药物如含蛋白质或肽类的化合物可能不利，超声雾化对混悬液（如糖皮质激素溶液）的雾化效果也不如氧气雾化。使用SVN时，频率为15~20min/次，4次/d，保持一定的流量（6~8L/min）和管道的通畅。COPD伴呼吸衰竭，高流量氧气雾化吸入在迅速提高PaO_2的同时，也会加重二氧化碳潴留。其原因可能是药液低渗，防腐剂诱发，气雾温度过低或对药液过敏所致。应寻找原因，及时采取防治措施。

D.刺激气管：一手在背后扶住患者，另一只手的拇指指腹在患者深吸气末用力咳嗽时按压胸骨上窝处气管，咳嗽时松开，刺激气管黏膜引起咳嗽反射，促进排痰。

2）特殊排痰措施

A.鼻导管吸痰：当肺内有大量痰鸣音或一侧肺呼吸音减低并且患者咳痰无力时，应果断采用鼻导管吸痰，吸出声门以上的痰液，同时导管刺激黏膜引起主动咳嗽，咳出深部痰液，避免肺感染和肺不张。

B.环甲膜穿刺：患者取半坐位，头后仰，用手指纵向固定颈部气管，取10mL注射器抽吸无菌生理盐水5mL，将注射器针头经环状软骨与甲状软骨之间的环甲膜刺入，回抽注射器有气泡逸出，证实已刺入气

管，嘱患者吸气末屏气，迅速将注射器内无菌生理盐水推入气管，拔出针头。此时患者出现呛咳，可将气道内分泌物咳出。本操作要防止进针过深，以免咳嗽时划破气管膜部。拔针后按压2~3分钟，偶有轻微出血和皮下气肿，一般不需特殊处理。

C.纤维支气管镜吸痰：体弱无力排痰或已有肺不张，鼻导管吸痰无效者，采用此法。一般在床旁局部麻醉下施行。尽量取半卧位，咽喉部局部喷雾麻醉，痰液不易吸出时，可经气管镜快速注入黏液溶解剂，使痰液稀释，有利于痰液吸出。吸痰对患者的刺激性较大，易诱发支气管痉挛，操作期间要给患者充分供氧，以防缺氧造成心脑血管并发症发生。吸痰过程中密切监测患者意识、外周血氧饱和度和心率的变化。

D.气管内插管或切开：已有大量分泌物积聚而致呼吸道梗阻或有较严重的呼吸功能不全时，应及早行气管内插管或切开，彻底清除分泌物或以呼吸机辅助呼吸。

总而言之，患者排痰遵循由主动到被动、无创到有创的原则。正确的咳痰、拍背方法以及切实认真地落实有时可以起到抗生素难以达到的效果。

3）痰液的观察

A.痰的性质：术后第一口痰多为暗红色血性黏痰、黑灰色胶冻状痰，一般是麻醉插管造成黏膜损伤或手术支气管出血所致。如果有感染，逐渐变为黄色黏痰，也可为血丝痰。随感染逐渐控制，组织愈合，纤毛功能恢复，痰液逐渐变浅为白色痰液。

B.痰量变化：术后1~3天由于气管插管、吸痰等对气管黏膜的损伤，痰量较正常时多，如果肺与支气管感染加重，痰量会明显增多，特别是既往有慢性肺疾患的患者。若痰量突然增多且为泡沫痰时，要高度警惕心力衰竭的可能性。

4）呼吸功能监测：呼吸功能监测的意义在于早期发现缺氧和二氧化碳潴留，使呼吸衰竭的患者得到早期诊断和治疗。基本呼吸功能监测包括呼吸频率和幅度、皮肤黏膜色泽、外周血氧饱和度、肺部听诊、血气分析以及胸片检查。听诊发现呼吸音减弱或消失提示肺膨胀不全、肺不张或胸腔积液；局部湿啰音提示呼吸道分泌物、肺水肿及左心功能不全；局部哮鸣音多表示存在气管、支气管痉挛。

3.胸腔引流管的护理

术后放置胸引管的目的是维持胸腔负压、引流胸腔内积气、积液、促进肺复张。食管手术的引流管位置一般在第8肋间与腋中线相交处。患者术后返回病房，要打开胸带确认管道位置与深度，注意胸带要松紧适宜。

（1）保持密闭性　检查水封瓶及管道有无漏气，

水封瓶的长管应置于液面下2~3cm，并保持直立，以免空气进入；每次换引流瓶时，要盖紧瓶盖，各部衔接要紧密，切勿漏气；水封瓶被击破，应立即夹闭引流管，另换一水封瓶，然后开放，排除胸腔内气体。

（2）保持引流通畅　为保持引流通畅，手术后要经常挤压引流管，一般情况下，术后每15~30分钟挤压一次，以免管口被血凝块、纤维素性物质堵塞。稳定后2~4小时挤压一次。方法：①护士站在患者术侧，双手握住引流管，距插管处10~15cm，太近易使引流管牵拉引起疼痛，太远则影响挤压效果。挤压时两手前后相接，后面的手用力捏住引流管，使引流管闭塞，用前面手的食指、中指、无名指、小指指腹用力，快速挤压引流管，使挤压力与手掌的反作用力恰好与引流管的直径重叠，频率要快，这样可使气流反复冲击引流管口，防止血凝块形成而堵塞管口，然后两只手松开，胸腔内积液由于重力作用可聚积于引流管下端。②用止血钳夹住引流管下端，两手同时挤压引流管然后打开止血钳，使引流液流出。遇到特殊情况时，如患者发生活动性内出血，应时刻注意挤压引流管。

（3）引流管长短要适度　一般为1.5m，过长不易观察波动和管理，过短易造成引流液回吸与滑脱；液面低于引流管胸腔出口处60~70cm。

（4）预防上行感染　管内水柱不要过高，以免管腔内有污染，导致细菌上行繁殖到胸膜腔内；引流管内不得有渗液或有血凝块滞留，因为渗液和血液均为细菌繁殖和上行传播的条件。

（5）胸腔闭式引流管的监测

1）颜色和性质：正常胸引液为淡黄色、清亮、无味。术后从血性液逐渐过渡到血水液。若颜色为鲜红色或胸引液中血红蛋白含量接近静脉血中的含量时，可考虑为活动性出血。术后胸引量增多，进食后胸引颜色为乳白色，应考虑是胸导管损伤所致乳糜胸。若颜色混浊，可考虑感染性胸水。

2）引流量：通过对于胸引流管引流液的量和颜色变化的观察，可以判断有无术后早期胸内出血的发生。术后24小时胸引量<500mL属正常范围。若血性引流液较多，应记录每小时胸引量，胸瓶上做标记，及时报告医生。血性胸引量24小时超过800mL；或1小时超过200mL，连续4小时无减少；或虽经大量输血而休克征象无明显改善；或估计胸内有大量积血，均应考虑立即开胸探查止血。

3）水柱波动：水柱波动高低间接反映了患者的呼吸幅度和胸内残腔大小。正常波动在4~6cm。术后患者因伤口疼痛而呼吸较浅时，水柱波动较小。波动大提示胸内残腔大，术后残肺未填充，应加强吸痰和膨

肺治疗。波动消失，患侧呼吸音减弱或出现皮下气肿时，提示存在气胸致肺萎陷，应检查引流管内是否有血纤维素堵塞、胸引管被胸带压迫或打折、引流管脱出胸腔位于皮下。如果引流管不断有气泡逸出，可能是手术本身造成的肺漏气，应视其程度予以处理。

（6）拔管指征　48~72小时后，查胸片示肺完全复张，24小时引流液<100mL，波动1~2cm，胸引液颜色正常，无气体排出，患者无呼吸困难即可拔管。拔管后密切观察生命体征，及时发现病情变化。

4.口腔护理

禁食水或免疫力低下时，栖息于口咽部的细菌和外来的细菌自然下移到下呼吸道，同时食管癌术后容易发生胃液反流，因此食管癌术后患者容易发生肺感染或发生误吸性肺炎。从细菌学的角度，尽管不可能将口腔内的细菌数减少到零的程度，但要将细菌总数、菌种控制在一定限度内，降低肺部感染发生率。口腔细菌多可形成生物被膜薄层，而清除困难。因此，口腔护理非常重要，每日早晚刷牙两次，每4小时用漱口液含漱3~5分钟（研究报道，口腔护理液可以选择氯己定以及弱酸性的液体），特别是患者咳痰后要及时给予漱口，及时清理舌苔上残余的痰液。研究认为，术后第1日开始咀嚼无糖型口香糖（4~5次/d，2~3粒/次，咀嚼15~20分钟）不但清洁口腔，防止口腔内细菌大量繁殖，保持口腔清洁无异味，还可以使胃肠蠕动增加，刺激排气；但是咀嚼时要注意防止误吸。结肠代食管的患者，因结肠逆蠕动，患者常嗅到大便气味，需向患者解释原因，并指导其加强口腔卫生，一般此情况半年后会缓解。

5.胃管与营养管护理

食管癌术后需留置胃管行胃肠减压，以减少对吻合口的拉力、保障胃壁的血运，防止胃内容物过多挤压肺而影响呼吸，防止胃液反流发生误吸和吻合口瘘。另外，患者还需留置营养管以保证营养需求，营养管置管途径包括鼻肠管和空肠造瘘管，前者采用聚氯乙烯材料制成，含有增塑剂，柔韧性差，术中放入空肠，留置7天左右；后者采用聚氨酯材质制成，组织相容性好，管壁薄、内径粗、内壁光滑，对患者刺激小，术中放置，可以留置6~8周。

（1）确认深度　术后要及时检查胃管及营养管的深度，胃管置于胃内，距鼻孔一般为30~40cm。营养管置于空肠内，蔡氏韧带下15~20cm，距鼻孔一般大于60cm。妥善固定，并在管道标识上注明置管时间与深度，班班交接。

（2）妥善固定　鼻肠管应与胃管固定于鼻翼及耳垂，常规24小时更换胶布，固定胶布有污染或松动时，应随时更换。胃管固定要安全、牢固且活动方

便。勿长时间系扣、打折。空肠造瘘管固定于腹壁。无论采取哪一种固定方法，都要强化患者的相关教育，特别要叮嘱高龄患者，鼻腔内的管道有任何不适要及时告知医护人员，切勿自行拔除。

（3）保持胃肠减压通畅　患者完全清醒后，检查口腔内有无盘管、打折。冲洗胃管4~6次/d，每次冲洗液量不可过多，可用20mL生理盐水慢慢推注后吸出，反复冲洗，确保管腔通畅。忌用力过猛，冲管时若遇阻力、冲不开时，应报告医师，不可自作主张。待患者胃肠功能恢复后拔除胃管。行结肠代食管术时，要保持置于结肠袢内的减压管通畅。注意观察腹部体征，若引流出大量血性液或呕吐大量咖啡样液体并伴有全身中毒症状，应考虑代食管的结肠袢坏死，应立即通知医生并配合进行抢救。

（4）胃液的观察　术后早期胃管内可有少量血性液或咖啡样液引出，逐渐变浅。若持续为咖啡色或暗红色或引出大量新鲜血性液，应及时报告医生，对症处理。术后第一天因全麻的影响，胃尚未恢复蠕动，引流量少。术后2~3天，胃蠕动恢复，胃液引流量较前增加。当胃肠功能恢复正常后，胃引流量逐渐减少。

6.肠内营养护理

随着对临床营养认识的不断深入，肠内营养越来越受到外科医师的重视，特别是早期肠内营养可以较快地恢复患者的营养状态，减少术后吻合口瘘的发生，促进恢复。肠内营养能够起到保护肠道屏障、减少毒素吸收、防止菌群移位等作用。小肠蠕动从术后6小时开始，胃蠕动恢复约需要48小时，最后是结肠，3~5天开始恢复。术后24小时开始通过营养管给予盐水250mL通过营养泵缓慢滴注，刺激肠蠕动证实是安全的，第2天开始给予肠内营养制剂（选用高脂、低碳水化合物配方或肿瘤专用型配方）200mL，如无不适，每日递加200mL，至1000mL。

（1）配制营养液的护理

1）操作前后洗手，配制营养液的器具应严格消毒，有条件时尽量使用一次性灭菌用品。

2）输注营养液时应适当加温，通常采用简易加温棒，一般为38℃~40℃。要根据流速调整加温棒的位置，若流速快可将加温棒放置在稍远处，流速慢则应将加温棒靠近患者身体放置，以确保加温效果。

3）营养液现配现用，注明开启时间，未及时饮用可放入冰箱冷藏，超过24小时废弃。

（2）输注营养液的护理

1）有明确的EN标识悬挂于输液架上，肠内营养与肠外营养分别置于患者身体两侧。检查连接终端是否正确。每次输注前要确认营养管标识和营养管位置，要评估患者的状态，确定营养液的配方、量、输

注的速度，床头抬高30°~45°，确认通畅后开始滴注肠内营养液。

2）要匀速滴注，开始时滴注速度较慢，20~30mL/h，每日递增20mL/h，最大速度为100~125mL/h。

3）保持营养管通畅，用20mL注射器每4小时温开水冲洗一次管道，每次30mL。结束时用生理盐水脉冲式冲洗管腔，每次冲洗量至少30~50mL。禁忌在肠内营养乳内添加任何药物，以免产生化学反应。管入固体药物时要充分研磨溶解，管入前后温开水30mL冲管，注意药物的配伍禁忌。如遇堵管，及时用20mL注射器抽适量温开水反复冲洗；也可使用可口可乐或胰酶片220mg溶于碳酸氢钠后冲管，切勿使用导丝通管。

4）含膳食纤维的肠内营养仅含约75%~80%的游离水，因此要在输注肠内营养乳间隙给予适量水分，以免增加便秘的危险。

5）在输注过程中密切监测患者有无恶心、呕吐、反流、腹泻、便秘、误吸、营养管堵塞等，及时对症处理。

6）注意保持营养管外端的清洁，及时去除黏渍等。输注管道应24小时更换，接头处保持无菌状态。同时应注意观察胃管内有无营养制剂反流现象，若量较多，考虑是鼻肠管深度不够，调慢输注滴速。

（3）空肠造瘘护理　每日消毒造瘘周围皮肤，保持清洁干燥，观察穿刺及缝线处皮肤有无红肿、渗液、缝线脱落、出血、渗漏、瘘形成、梗阻、疝、感染等。

7.伤口护理

食管手术切口较长且顺肋缘走行有一定弧度，术毕固定伤口敷料时，应采用无张力粘贴的方法，最大限度减轻敷料对皮肤的牵拉，以免出现水泡。术后要定时协助患者变换体位，避免后外侧切口受压时间过长。检查伤口敷料渗血情况，保证病服的清洁干燥。注意敷料周围有无水泡，无菌性水泡可自行吸收，皮肤已破溃者，可采用局部吹氧，并保持局部清洁干燥。每日观察伤口有无红肿、渗液、切口裂开等情况，特别是后外侧切口，发现异常通知医生及时处理。

8.术后镇痛

食管手术范围大，术后疼痛较重，不仅影响休息，更重要的是会对呼吸、循环、胃肠、内分泌、凝血等功能造成严重影响。因此，有效止痛是术后护理的重要内容之一。近年来常用的镇痛方法主要有自控镇痛泵（PCA）、局部镇痛、肌内注射、口服阿片类药物等；药物包括吗啡、哌替啶、阿法罗定、芬太尼等。护士要动态评估患者的疼痛等级、止疼效果、影响患者疼痛耐受的因素，及时向医生提供合理的止疼意见。特别要注意的是，除按照医嘱使用止痛药物，患者咳嗽时，护士

可用两手掌按压术侧胸壁，以减轻疼痛、协助患者活动时避免胸引管受牵拉。听一些轻松的音乐，舒缓紧张情绪，分散患者对疼痛的注意力。

9.尿管护理

术后尿管持续开放，观察并记录尿量、颜色。无异常，术后48小时即可拔除，并观察拔除尿管后患者有无尿频、尿少等尿路刺激症状。年老体弱、前列腺肥大的患者可酌情延迟拔除尿管时间。

10.术后早期活动

术后早期活动可以防止肺部并发症发生；调动全身肌肉群的活动，减少下肢深静脉栓塞及肺栓塞的发生；促进胃肠蠕动与排气，有助排尿功能的恢复。活动前应先评估患者生命体征，若稳定，指导患者循序渐进活动。一般先指导患者双腿搭在床边活动，无头晕、心慌后可协助其下地在床旁原地活动做踏步、抬膝、轻微转臀的动作。逐渐过渡到床旁走行3～5分钟，每日2次。下地活动前后均需要特别关注测量血压、心率和血氧的变化。如有异常立即停止活动。食管癌术后身上管道较多，肠外营养与肠内营养输注时间又较长，限制了患者的活动，继而影响胃肠的蠕动和排空，易出现腹胀、无食欲、便秘等。在病情允许情况下，可将肠内营养输注泵固定在移动式输液架上，并挂上营养液，在护士陪伴下，在病区内活动。输注泵电力充足情况下可连续使用2～3小时，输注管道必须保持通畅。

拔管后，应指导患者进行肩关节活动锻炼，如术侧手臂上举、肩关节向前、向后旋转活动等，以使肩关节活动范围恢复至术前水平，并预防肩下垂。鼓励患者用患侧的手做力所能及的事情。

合理的营养支持配合适当的运动能促进身体内蛋白质的合成，增加肌肉组织和体重，改善全身情况；使参与运动的肌肉群增加，运动强度增大，使身体更有力，还可以增强患者的自信心。

11.饮食的护理

（1）一般排气后开始试饮水，次日开始进半量流质，30～50mL/2h，1～2天后给予全量流质，逐渐过渡到半流质，在此期间要特别关注者进食后有无体温升高、腹胀、反流、误吸等症状，如无异常，出院1周后开始吃软食。

（2）开始进食时宜小口慢咽。少量多餐，每日6～8次。特别要提出的是，要根据个体差异，以能耐受为宜。

（3）进食时半卧位，促进胃排空，防止反流。进食30分钟后宜适当活动。进食前后饮适量温水，起到润滑和冲洗食管的作用。晚餐不宜过晚，以免夜间出现反流、误吸。

12.食管癌术后常见并发症的观察与护理

食管肿瘤跨越颈、胸、腹3个区域，切除肿瘤后还要消化道重建，手术时间长。加之食管癌患者合并基础病较多，故术后并发症不仅包括呼吸、循环系统，还有消化道和感染等并发症。近年来，随着手术操作方法的改进，外科设备和器械的进步，围术期处理技术的提高，术后并发症大为降低，死亡率也相应减少。

（1）吻合口瘘　食管与胃、空肠或结肠吻合术后，从吻合口有消化道内容物外溢，通常称之为吻合口瘘，但实际上有少数病例瘘口位于吻合口上方的食管壁或下方的胃壁，因此也有人称之为吻合区瘘或吻合术瘘。目前，吻合口瘘仍然是食管癌术后最严重的并发症之一，包括胸内吻合口瘘和颈部吻合口瘘。手术切除食管，重建消化道后，吻合口瘘的发生率在2.68%～6.4%，一旦发生吻合口瘘，特别是胸腔吻合口瘘，病死率较高。吻合口瘘可根据症状和体征，胸部X线检查，胸腔穿刺，口服亚甲蓝、碘油检查做出诊断。

1）原因：形成吻合口瘘的因素比较复杂，主要与吻合口张力过大、感染、血液供应差、高龄、贫血、营养差、糖尿病、术前放化疗等因素有关。

2）胸内吻合口瘘的类型与表现：吻合口瘘的发生时间早晚不一，最常见于术后4～6天，按发生时间的早晚可分为三种。

A.早期瘘：术后3天内出现，多因手术操作不当所致。瘘口大者术后24～48小时即可从胸引管引出较混浊的引流液。表现为发热、心悸、呼吸困难等。

B.中期瘘：发生于术后4～14天，多与感染有关，较常见，表现为持续性高热、面色潮红、呼吸浅促、烦躁不安、口干舌燥、白细胞升高等。胸引管可见混有食物残渣的引流液排出。

C.晚期瘘：术后2周以上发生者，主要与营养欠佳有关。常表现为持续性低热，一般降温效果不佳。

3）颈部吻合口瘘：多表现为颈部皮肤红肿、压痛、皮下气肿，有脓液引出，伴有或不伴有体温升高。因其位置表浅，易及时处理，预后好。

4）处理原则：充分引流，营养支持，控制感染，三者缺一不可。为方便临床护士记忆，将其归纳为"三管一禁"。三管：做好胸引管、胃肠减压管和营养管的护理；一禁：经口禁食水。

（2）乳糜胸　创伤或手术造成的胸导管损伤使乳糜渗漏到胸腔，即为乳糜胸。食管癌术后乳糜胸的发生率为0.06%～2.5%，乳糜胸发生后，多数患者较为危重，如不及时处理，可以造成严重后果并危及生命。

1）原因：在食管癌切除过程中，锐器分离肿瘤的操作最易伤及胸导管而未及时发现和处理、在清扫淋巴结时伤及较大的淋巴管等。

2）观察要点：乳糜胸典型的症状为胸闷、心慌、气短、活动费力，患侧胸部沉重与不适感，这主要是乳糜漏至胸腔引起的压迫症状。乳糜液渗漏快的患者，短时间内即有脱水、电解质紊乱、循环血量不足、胸闷、呼吸困难等休克前期的表现。乳糜含有卵磷脂或游离脂肪酸，如果病情迁延，连续大量丢失含丰富脂肪和血浆成分的乳糜液，患者出现虚弱、饥饿、口渴等症状，如果出现进行性衰竭，患者在短时间里就会出现消瘦、营养不良、脱水、表情淡漠等症状，还会出现由于低蛋白而导致的水肿。

乳糜胸很少在术后立即出现大量的乳糜液。多出现在术后第2～15天，平均术后7天出现。胸引量增加每日数百至数千毫升不等。术后早期，因患者禁食水，胸腔渗液渗血和乳糜混合，外观是淡红色，渗血逐渐停止，液体变为橙黄色，透明微混。若患者进食，特别是进食含脂肪和蛋白的食物，由乳糜瘘流出的液体即为乳白色。乳状液存放试管内一般不凝，鉴别方法如下。

A.乙醚萃取试验：乳糜液5mL装入试管内加少许乙醚震荡后乳白色液体变为澄清为阳性。

B.苏丹三染色：见脂肪颗粒为阳性。

C.胸引液中的细胞分类计数中细胞总数约为外周血白细胞数的1/2，淋巴细胞为主。

3）措施：包括禁食，补充液体保持水电解质平衡，必要时输注血浆。若每日丢失<1000mL，绝大多数保守治疗后可治愈。保守治疗无效，需要再手术重新结扎胸导管，否则患者很快会因营养衰竭死亡。

（3）术后出血

1）原因：开胸术后出血是严重并发症，造成的原因很多，但是根本的原因是术中止血不彻底，特别是胸膜广泛粘连的患者，创面渗出较多，并且胸膜腔内为负压、患者本身有出血性疾病或凝血机制障碍、麻醉清醒前患者躁动等因素，都可以使胸膜腔内渗血增多。

2）观察要点：护士应严密监测生命体征，定期检查切口敷料及引流管周围有无出血或渗血，严密观察引流液的颜色、性质、量并做记录。小量出血无明显症状，多表现为胸引管引流量增多。若术后5小时内引流量多于1000mL或每小时多于200mL并持续4小时以上，无减少趋势，或引流出的血液很快凝固，同时伴有血压下降、脉搏增快、冷汗，则提升胸腔内活动性出血，由于部分血液可能在胸腔内形成血块，故患者实际出血量往往比引流量要多。

3）措施：遵医嘱应用止血药物，定时挤压引流管，及时排出胸内积血。加快静脉输血补液速度，胸内活动性出血时，经输血或补液等抗休克治疗后，血压不升或回升后又下降，必要时做好开胸探查的准备。

（4）心律失常　心律失常是开胸术后常见的并发症。

1）原因：与手术创伤、年老体弱、原有心血管疾病、术后呼吸功能不全等因素有关。

2）观察要点：术后心律失常多以室性期前收缩、心动过速、心房颤动多见，可以是一过性或阵发性，主要是心电图异常。轻者无自觉症状，也可以表现为心慌、气急、烦躁不安、血氧饱和度下降等。

3）措施：持续心电监护，根据心律失常类型对症处理，必要时应用输液泵严格控制流速，观察用药后的心律、心率、血压的变化，做好记录。纠正诱发心律失常的原因，如低氧血症，稳定血压，保持电解质平衡，止疼。保持环境安静，减少声、光对患者的不良刺激，加强与患者的沟通，增强信任感和安全感。

（5）肺不张和肺炎

1）原因：手术致胸壁软化、膈神经损伤、胸腔积液积气、疼痛、敷料包扎过紧等因素限制了术后呼吸功能的恢复，造成患者不敢咳痰或咳痰无力；术中挤压或牵拉使肺组织损伤、呼吸肌肌力减退、小气道狭窄并易塌陷，分泌物潴留等。

2）观察要点：多发生在术后48小时以内或术后第2～5天，起初有呼吸急促、气短、呼吸浅促、烦躁不安等明显缺氧表现，血氧饱和度下降至90%以下，胸引管波动较大。

3）措施：首先在于增强患者清除呼吸道分泌物的能力，加强翻身拍背咳痰、环甲膜穿刺、支气管镜吸痰等。酌情选取适宜的雾化吸入药物，增加雾化频次，鼓励患者饮水湿化气道。特别是要注意夜间咳痰情况，既保证患者睡眠，又要见缝插针，协助患者充分咳痰。

（6）吻合口狭窄

1）原因：可能与手术操作、吻合口缺血性痉挛、患者瘢痕体质等有关。

2）观察要点：吻合口狭窄发生时间从术后4周到1年或2年以上不等，发生率为1.8%～10.0%，老年人甚至可高达30%。吻合口狭窄可分为良性狭窄和癌性狭窄两类，引起狭窄的因素较多。良性狭窄主要由于术后瘢痕挛缩所致。术后还可因为反流性食管炎引起纤维瘢痕增生；手术后期进食流食或半流食，使吻合口未得到相应的扩张而挛缩等；癌性狭窄则为癌肿局部复发堵塞所致。狭窄开始时患者一般感到进食不顺，以后逐渐加重。食管钡餐造影可判断狭窄程度。

3）措施：除给予全身支持治疗外，还可行有探条扩张术、激光、微波切割术、球囊扩张术、永久性支架扩张术和暂时性支架扩张术，依据不同的情况扩张一次至数次。扩张术前与患者建立良好的沟通关系，对患者进行细致耐心的心理辅导，及时解答患者的疑问，增加患者对疾病的了解，缓解其心理压力，根据患者的实际病情，做好充分的手术前准备。术后需密切监测患者的体温、呼吸、血压等生命体征，并对其呼吸道和口腔进行清洁护理，防止感染及其他并发症的发生；饮食上注意常规禁食3天，期间注意对患者进行充分的营养支持，3天后根据患者的恢复情况补充流食或软食，逐渐过渡到普食，食物选择高蛋白、高营养及易消化食物，进食过程中注意细嚼慢咽，禁食刺激性食物。

（7）反流性食管炎　食管癌术后反流性食管炎的发生率在1.7%，多出现在术后半年左右，有的甚至在术后几年出现。

1）原因：主要与手术切除了贲门的抗反流结构或吻合口较宽有关。另外，由于胃上提入胸并切除迷走神经，使幽门呈痉挛状态，胃酸从胃内向食管腔反流引起吻合口水肿、炎症，甚至溃疡。

2）观察要点：患者常出现反酸、烧灼感、胸骨后疼痛，平卧时加重。饭后恶心、呕吐、吞咽疼痛和困难等。

3）措施：应指导患者避免睡前、躺卧时进食，进食速度要慢，不宜过饱，温度40℃～42℃，以免温度过高烫伤食管黏膜。避免酸性饮料、咖啡、可乐等。进食后饮100～200mL温水冲洗食管，减少食物滞留。应用抗酸、抗反流药物后症状减轻或消失。

（8）倾倒综合征　食管癌手术后，食物可以更快的通过消化系统，导致倾倒综合征。有两种类型：早期倾倒综合征和晚期倾倒综合征。在食管癌切除术后晚期倾倒综合征更为常见。

1）早期倾倒综合征为进食后30分钟内可能发生的症状。患者会感觉头晕、虚弱、心率增快、血压下降

等，一些人也会有胃痉挛及腹泻，这些症状可能会持续10～15分钟。这主要是因为食物大量快速进入小肠，肠内高渗状态使体液向肠内转移，循环血量减少，水、电解质紊乱，肠管膨胀，蠕动亢进所致。一旦出现应减慢进食，少量多次进食干燥的食物，在两餐之间饮水，进食鱼、肉类和鸡蛋等高蛋白食物和面条、米饭、面包及土豆等淀粉类的碳水化合物；避免进食含添加糖分高的饮食；在进食后立即休息15～30分钟。随着时间的推移，早期倾倒综合征会逐渐缓解。

2）晚期倾倒综合征通常发生在进食几小时后或错过一餐时。患者会突感头晕、不适及摇晃。这是由于低血糖引起的。处理方法同早期倾倒综合征，如果症状依然持续，可以进食糖块。

13.**居家护理**

（1）食管术后一段时间吻合口还处于水肿状态，进食宜少食多餐，细嚼慢咽。指导患者术后1个月应逐渐过渡到普食，以免造成吻合口狭窄。

（2）食管胃吻合术后的患者，应少食多餐，忌食高脂肪饮食、咖啡、浓茶、糖果和饮酒等；进食后需站立、端坐、慢走半小时，以预防进食后胀满感；饭后2小时内不宜卧床，餐后散步，睡前4小时内勿进食；睡眠时可垫高枕或使床头抬高；平时不穿紧身衣和不扎弹力腰带，以缓解进食后胀满感。

（3）在术后的最初几周内患者会有明显体重下降，随着饮食的恢复，体重下降的速度会减慢。指导患者每周测体重并记录，了解自己的体重变化趋势，如果在正常进食的情况下体重仍然呈下降的趋势，应及时与医生沟通。

（4）术后半年内应每月复查一次，以后视病情定期复查。如有呕血、吞咽困难、持续体重下降、全身不适等情况时，应及时就诊。

（李燕）

第二节　肺脏肿瘤

一、肺癌

（一）概述

肺癌是原发性支气管肺癌的简称。100年前肺癌还是一种罕见的疾病，随着工业化的发展，发病率迅速上升，自1985年以来已经成为世界上发病率和死亡率最高的恶性肿瘤。2010年中国卫生统计年鉴显示，2005年，肺癌新发病例数达到50万，死亡率占我国恶性肿瘤首位，是严重威胁人类健康的重大疾病。根据

SEER（the Statistics，Epidemiology and End Results，SEER）数据库资料，当前肺癌的5年生存率在美国为15%，在欧洲为10%，在包括中国在内的广大发展中国家不足9%。肺癌的流行病学研究发现烟草是引起肺癌的最重要致病因素。近年来，随着吸烟的控制，美国等发达国家的男性肺癌发病率已经逐渐下降，但在女性和发展中国家，仍呈上升趋势。如何利用当代各项前沿技术正确诊治肺癌是现代肿瘤领域的重要课题。

（二）病因与预防

1.吸烟

吸烟是目前肺癌最主要的病因，吸烟与所有病理类型的肺癌都有相关，与鳞癌和小细胞肺癌最为密切，与腺癌的相关性最小。目前尚无有效减少肺癌发生的药物，控制吸烟是最好的肺癌预防措施，加强吸烟有害的宣传、制订各种政策限制吸烟、减少被动吸烟、提高烟草价格等是目前已被证实的有效方法。

2.职业暴露和空气污染

某些职业暴露因素如粉尘、石棉、多环芳烃类（PAH）的吸入及工作场所通风不良被认为是肺癌的重要危险因素。有足够证据证实以下工业成分增加肺癌的发生率：铝制品的副产品、砷化合物、铬化合物、芥子气、含镍的杂质、氯乙烯、焦炭炉和电离辐射等。长期接触铍、镉、硅、甲醛等物质也会增加肺癌的发病率。铀石矿工接触放射性惰性气体氡气、衰变的铀副产品等，较其他人的肺癌发生率明显要高。已知工业废气所造成的大气污染，是城市较农村肺癌发病率高的因素之一。

3.饮食

高温条件下烹饪肉类会产生杂环胺，已经发现其摄入过多会增加肺癌危险度。长时间食用煎炸类的肉制品、硒及维生素A的摄入不足等都会导致肺癌的发生。蔬菜和水果中富含抗氧化的营养物质，可以抑制DNA氧化，减少肿瘤发生。

4.遗传因素

研究人员指出，致癌物代谢、DNA修复以及细胞增殖和凋亡控制基因的遗传多态是决定肺癌遗传易感性的重要因素，这些基因多态与吸烟交互作用显著影响肺癌的发生。

5.其他

辐射、免疫状况、衣原体肺炎、肺结核等呼吸道疾病与肺癌的发生相关。研究显示，体力活动等也可能和肺癌的发生有关，但国内外各研究结果不一致，还待进一步研究。

（三）应用解剖及生理

肺分为左肺及右肺，位于胸腔内纵隔的两侧。肺表面被覆胸膜。新生儿肺淡红色，随年龄增长，肺的颜色也逐渐发生变化。成人的肺因吸入的灰尘和炭末颗粒沉积于肺泡壁内，其颜色为暗红色或深红色，老年人的肺颜色最深，吸烟者的肺呈棕黑色。肺近似圆锥形，上端为肺尖，下面为肺底，内侧面叫纵隔面，外侧面叫肋面。肋面与纵隔面在前方的分界线为前缘，在后方的分界线为后缘，膈面、肋面和纵隔面的分界线为下缘。

肺尖钝圆，与胸膜顶紧密相贴并突出于胸廓上口以上达颈根部，最高点一般位于锁骨内1/3的上方2~3cm或第1肋软骨上方3~4cm。肺尖的前面有锁骨下动脉沟，后面与颈下和第1胸交感神经节、第1胸神经的前支及最上肋间动脉为邻。肺尖的外侧面与中斜角肌相贴。肺底又名膈面，呈凹陷形，右侧更显著。左肺底膈以膈与肝左叶、胃底和脾相邻；右肺底膈以膈与肝右叶相邻。肋面较凸隆，与胸廓的前、后和外侧壁相接触。其表面有与肋骨一致的浅沟，称为肋骨压迹。纵隔面与心脏相贴处较凹陷，叫心压迹。心压迹的后方为肺门，为肺根结构进出肺脏之处。肺根为出入肺门诸结构的总称，包括支气管、血管（肺动脉、肺静脉及支气管动、静脉）、淋巴管及神经等。肺的前缘锐薄，突向前方，为肋面与纵隔面在前方的分界线。肋面与膈面分界线位置最低，较锐利；膈面与纵隔面的分界线较钝圆。下缘的位置随呼吸而有明显变化。

右肺有3个肺叶，分别为上、中、下叶。右侧斜裂沿着肺的侧面斜行由后上向前下，将右肺上中叶与下叶分开。水平裂常常发育不全，约占人群的50%，其水平走行将上叶与中叶分开。右肺由10个肺段组成：上叶有尖段、后段和前段；中叶有外侧段和内侧段；下叶有背段、内基底段、前基底段、外基底段、后基底段。

左肺有2个肺叶，分别为上叶和下叶。左侧斜裂沿着肺的侧面斜行由后上向前下，将左肺上叶与下叶分开。左肺由8个肺段组成：上叶有尖后段、前段、上舌段和下舌段；下叶有背段、内前基底段、外基底段、后基底段。

肺裂的体表投影线为：两侧斜裂在第3、4胸椎棘突外侧开始，斜向下前行，右侧止于第6肋与肋软骨相接处，左侧止于第6肋软骨相接处稍下，右肺水平裂投影为自右侧第4胸肋关节，大致沿水平方向向外行至斜裂与腋中线交点。

（四）组织及病理学特点

1.肺癌的分类

根据肺癌的生物学特性及治疗、预后的不同分为小细胞肺癌（约占20%，来源于神经内分泌细胞）和非小细胞肺癌（约占80%，来源于上皮组织）。非小细胞肺癌又分为腺癌、鳞癌、大细胞癌、类癌、腺鳞癌、肉瘤样癌等类型。

（1）小细胞癌 高度恶性肿瘤，占肺癌15%左右，中老年多见，80%以上为男性，与吸烟有关，组织学分为小细胞癌和复合型。

（2）鳞状细胞癌 肺癌中最多见的肿瘤，约占肺癌的40%，大多数为男性，占80%，与吸烟有关。

（3）腺癌 占20%，在女性有较高的发生率，约占50%，大多数病例在手术切除时已累及脏层胸膜，病情发展较快，近年来其发生率逐年升高。

（4）大细胞癌 占肺癌发生的10%左右，高度恶性，临床呈暴发过程。多数手术前未发现转移。它是一种未分化非小细胞癌，缺乏小细胞癌、腺癌或鳞癌细胞分化的细胞和结构特点，但研究表明大细胞癌是一种异质性癌，多数表现有腺癌分化特征，其次为鳞癌及神经内分泌癌。

（5）腺鳞癌 含鳞癌和腺癌两种成分的癌，其中每种成分至少占全部肿瘤的10%。若鳞状组织中偶见黏液灶或产生黏液的细胞，腺癌组织中含有灶性鳞状分化区，皆不能诊断为腺鳞癌。有报道腺鳞癌的发生率为19.35%～49%不等。

（6）肉瘤样癌 WHO 2004年新加入的一种类型，是一组分化差的、含有肉瘤或肉瘤样［梭形和（或）巨细胞］分化的非小细胞癌。

（7）类癌 少见，占原发肺肿瘤的1%～2%，是显示神经内分泌分化特征的一组肿瘤。形态学可分成两型：典型类癌，最常见，多见成年人，属于分化较好的类癌；不典型类癌，分化较差。

2.肺癌的分期（表21-2-1）

T：原发肿瘤

T_x：无法评估原发肿瘤，或痰液、支气管冲洗液中找到恶性细胞但影像学或气管镜下未见肿瘤

T_{is}：原位癌

T_0：无原发肿瘤的证据

T_1：肿瘤最大直径≤3cm，被肺或脏层胸膜所包绕，气管镜下未见肿瘤侵犯范围越过叶支气管（如位于主支气管内），罕见的任何大小的浅表肿瘤，其侵犯程度局限在支气管壁，但可能累及主支气管近端，也被定义为T_1期

T_{1a}：肿瘤最大直径≤2cm

T_{1b}：肿瘤最大直径>2cm、≤3cm

T_2：肿瘤最大直径>3cm、≤7cm或有以下任何一项特征：累及主支气管，但距隆突≥2cm；侵犯脏层胸膜；肿瘤侵犯至肺门区引起肺不张或阻塞性肺炎，但未累及全肺

（有以上任一特征，如肿瘤直径≤5cm者为T_{2a}）

T_{2a}：肿瘤最大直径>3cm，≤5cm

T_{2b}：肿瘤最大直径>5cm，≤7cm

T_3：肿瘤>7cm或直接侵犯以下任一部位：胸壁（包括肺上沟瘤）、膈肌、膈神经、纵隔胸膜、壁层心包；或肿瘤位于主支气管内，距隆突<2cm，但未侵及隆突；或引起全肺的肺不张、阻塞性肺炎；或同一肺叶内有转移结节

T_4：无论肿瘤大小，只要侵犯以下任一部位：纵隔、心脏、大血管、气管、喉返神经、食管、椎体、气管隆突、转移结节位于同侧不同的肺叶内

N：局部淋巴结

N_x：无法确定有无区域淋巴结转移

N_0：无区域淋巴结转移

N_1：转移至同侧支气管周围淋巴结和（或）同侧肺门淋巴结，包括原发肿瘤的直接侵犯

N_2：转移到同侧纵隔和（或）隆突下淋巴结

N_3：转移到对侧纵隔、对侧肺门、同侧或对侧斜角肌或锁骨上淋巴结

M：远处转移

M_x：无法确定有无远处转移

M_0：无远处转移

M_1：有远转移

M_{1a}：对侧肺叶出现转移结节；胸膜转移结节；或恶性胸腔（或心包）积液

M_{1b}：胸腔外的远处转移

表 21-2-1 肺癌的 TNM 分期——美国癌症联合会（AJCC）分期（2010 年第 7 版）

	T	N	M
0期	T_{is}	N_0	M_0
ⅠA	$T_{1a,b}$	N_0	M_0
ⅠB	T_{2a}	N_0	M_0
ⅡA	$T_{1a,b}$	N_1	M_0
	T_{2a}	N_1	M_0
	T_{2b}	N_0	M_0
ⅡB	T_{2b}	N_1	M_0
	T_3	N_0	M_0
ⅢA	T_1，T_2	N_2	M_0
	T_3	N_1，N_2	M_0
	T_4	N_0，N_1	M_0
ⅢB	T_4	N_2	M_0
	任意T分期	N_3	M_0
Ⅳ	任意T分期	任意N分期	M_{1a}，M_{1b}

（五）扩散和转移

1.直接扩散

中心型肺癌穿过支气管壁后，可直接向肺内组织浸润与生长，亦可浸润支气管周围淋巴结，以及心包、心脏、大血管、食管、膈肌、喉返神经等。周围型肺癌常沿支气管或肺泡增殖，容易侵犯胸膜、胸壁、肋骨及膈肌。

2.淋巴道转移

淋巴道转移是肺癌转移的重要途径。癌细胞侵入淋巴管内，早期发生淋巴结转移。

3.血道转移

当癌细胞侵入小静脉、毛细血管或胸导管时，即可进入血管发生远处脏器转移。不同组织学类型的肺

癌，播散的途径也不同。鳞癌以淋巴道转移为主，小细胞肺癌早期可有血道和淋巴道转移，腺癌则兼有淋巴道和血道转移。

（六）临床表现

1.肺癌早期常见症状

咳嗽是最常见的症状，以咳嗽为首发症状者占35%～75%。痰中带血或咯血亦是肺癌的常见症状，以此为首发症状者约占30%。以胸痛为首发症状者约占25%。约有10%的患者以胸闷、气急为首发症状，多见于中央型肺癌，特别是肺功能较差的患者。有5%～18%的肺癌患者以声嘶为第一主诉，通常伴随有咳嗽。大部分肺癌早期无明显症状。有些肺癌并不以咳嗽等呼吸道症状为首发症状，而是首先出现呼吸道以外的症状，如关节疼痛等，也可能首先出现转移器官的症状。

2.肺癌晚期常见症状

（1）侵犯喉返神经，出现声音嘶哑。

（2）侵犯上腔静脉，出现面、颈部水肿等上腔静脉综合征表现。

（3）侵犯胸膜，可引起胸膜腔积液，往往为血性。

（4）侵犯胸膜及胸腔，可引起持续剧烈的胸痛。

（5）肺癌患者近期出现的头痛、恶心或其他的神经系统症状和体征应考虑脑转移可能。

（6）胸痛、血液碱性磷酸酶或血钙升高应考虑骨转移可能。

（7）右上腹痛、肝大、碱性磷酸酶、谷草转氨酶、乳酸脱氢酶或胆红素升高应考虑肝转移可能。

（8）皮下转移时，可在皮下触及结节。

（9）血道转移到其他器官，可出现相应转移器官的症状。

（七）诊断

肺癌的诊断主要依据病史、症状和体征及相关检查。

1.非创伤性检查技术

（1）胸片　胸片是肺癌影像学最基本检查方法，但胸片仅能用于肺癌初步检查，不能作为确诊肺癌的依据。

（2）CT　CT是目前肺癌诊断最重要的工具，胸片上发现的某些肺部阴影，无法判断其具体的位置和性质，而CT可发现其所在的部位和累及范围，也可大致区分其良、恶性。在肺癌的诊断与分期方面，CT是最有价值的无创检查手段。

（3）MRI　MRI在肺癌的诊断和分期中有一定的价值，主要用于脑转移的诊断。

（4）PET-CT　PET利用正常组织与肿瘤组织在生化代谢方面的差异对肿瘤做出诊断，以组织的代谢改变而显像，因而能够灵敏地反映肿瘤的异常代谢变化，在疾病早期发现异常。

（5）纤维支气管镜　1967年开始，纤维支气管镜（纤支镜）应用于临床，使肺部疾病的诊断获得了一个实用和方便的方法。随着支气管技术的熟练，纤支镜成为一个重要的临床工具。近些年来，一些新的技术，例如荧光纤支镜、纤支镜超声检查等技术的出现，使纤支镜在肺癌诊治方面得到了重要的进展。常规支气管镜检查包括纤支镜下直视、支气管灌洗、支气管活检和支气管刷检。常规纤支镜检查技术是诊断肺癌的最常用的方法，对诊断支气管内病变的阳性率为70%～100%，对肺周围病变诊断的阳性率为40%～80%。上述几种方法联合应用可以提高检出率。

（6）内镜超声和内镜超声引导下的细针穿刺　内镜超声是将超声探头与内镜前端相连接，通过内镜将超声探头插入到食管或气管中，对管腔及相邻脏器进行超声扫描，从而获得该管腔、管壁各层次结构和周围邻近重要脏器的超声影像图。由于EUS明显地缩短了超声探头与受检靶器官之间的距离，故EUS能够得到比体表更为清晰的图像，因此EUS在肺癌的诊断中有着重要的作用。

中心型肺癌经气道超声判断肿瘤范围及周围情况的准确率为92.16%～97.18%，对于肺门和纵隔淋巴结，气道超声引导下的穿刺活检阳性预测值和阴性预测值分别为94.16%和91.12%。

（7）痰细胞学检查　痰细胞学检查是目前诊断肺癌简单方便的非创伤性诊断方法之一。其最大优点是可在影像学发现病变以前便得到细胞学的阳性结果。痰细胞学检查阳性、影像学和纤维支气管镜检查未发现病变的肺癌称为隐性肺癌。

随着支气管镜、细针穿刺活检和针吸活检的应用，痰液检查越来越受到限制。美国国家癌症中心认为早期肺癌的痰液检查无效。也有学者认为痰液检查是一种很好的肺癌筛选技术。痰脱落细胞学检查诊断肺癌的阳性率在20%～30%，中心型肺癌获得阳性结果的可能性大。痰涂片检查的阳性率大约占20%。

（8）肿瘤标志物　尽管现在有许多肿瘤标志物不断被发现、研究和应用，但由于肺癌组织病理的多样性、同种病理肿瘤细胞的异质性和肿瘤生物学行为的复杂性，目前还没有找到一种敏感性和特异性均很高的肿瘤标志物。因此临床通常选择多个肿瘤标志物进行合适的组合测定以提高阳性检测率，常用的肿瘤标志物有癌胚抗原（CEA）、细胞角蛋白19片段（CYFRA 21-1）、鳞癌相关抗原（SCCAg）、血清铁蛋白（SF）、甲胎蛋白受体（AFPR）、神经元烯醇化酶（NSE）等。

（9）肺癌的分子诊断　肺癌的发生伴随着细胞内分子的改变。肺癌的发生发展过程是细胞内分子发生改变的结果。临床检测的肺癌的分子改变往往包括以下情况：癌基因的突变和扩增；抑癌基因的突变和缺失；细胞内基因的克隆性改变；肿瘤易感性；细胞内基因组的改变；预后或治疗分子标记物的检测；特异性筛选试验的应用等。

2.创伤性检查技术

（1）纵隔镜（mediastinoscopy）　纵隔镜是评估肺癌分期的有效方法。纵隔镜对诊断纵隔淋巴结转移的灵敏度为87%，特异度为100%。

（2）胸腔镜（Video Assisted Thoracic Surgery，VATS）　胸腔镜可准确地进行肺癌诊断和分期，其敏感性和准确性几乎达到100%。

（3）经胸壁肿物穿刺针吸活检（Transthoracic Needle Aspiration，TTNA）　TTNA诊断肺癌的假阳性率很低，为1%~2%，所以TTNA诊断肺癌是可信的，但是TTNA诊断肺癌的假阴性多，有20%~30%，所以TTNA不能用于排除肺癌。

（4）胸腔穿刺（thoracentesis）　胸水穿刺细胞学检查：当胸水的原因不清楚时，需要进行胸腔穿刺，以进一步获得细胞学的诊断。

（5）胸膜活检（needle biopsy of the pleura）　在进行胸水穿刺时，可以考虑进行胸膜活检，以进一步取得组织学病理诊断。

（6）浅表淋巴结活检　对于肺部占位病变或已明确诊断为肺癌的患者，如果伴有浅表淋巴结肿大，应常规进行浅表淋巴结的针吸活检或切除活检，以获得病理学的诊断，进一步判断肺癌的分期。

（八）治疗

肺癌的治疗以手术为主，外科手术方式主要有肺叶切除术、双肺叶切除术、全肺切除术、支气管肺叶袖状切除、气管隆突切除重建术、肺段切除术、肺部分切除（楔型切除术和精确的局部切除术）、肺动脉成形术。除手术治疗外，肺癌的治疗还包括化学治疗、放射治疗、生物治疗、中药治疗以及现在的靶向治疗。

1.手术治疗

肺癌的手术治疗包括开胸手术和微创胸腔镜手术。

（1）开胸手术　对于早期小细胞肺癌（SCLC），部分患者可以采用手术治疗。

Ⅰ期、Ⅱ期非小细胞肺癌的治疗，手术是患者的首选治疗方案。Ⅱ期非小细胞肺癌的治疗术式应采用完整解剖切除术式（肺叶或全肺切除），完整切除可最大限度地局部控制病灶、延长生存期。不主张做局部切除或肺段切除，在术前应对患者做认真的术前评估。如果患者不能耐受或其他原因不能接受完整解剖的肺切除术，也可采用更小范围的切除术式。纵隔淋巴结清扫不仅有益于术后病理分期，可能会延长Ⅱ期患者术后的存活时间。

ⅢA期非小细胞肺癌患者的预后差，应采用综合治疗方案。对于ⅢA（N_2）期患者，如果临床将N_2淋巴结转移分为微小淋巴结转移（早ⅢA期）和巨块型淋巴结转移（晚ⅢA期）两大类的话，生存期会有所差异。早ⅢA期占总ⅢA期患者的10%~20%，术前影像学正常，胸腔镜或纵隔镜下仅见单发转移淋巴结，此类患者切除术后2年和5年存活率分别是40%~50%和20%~30%。对于此类患者，手术切除仍是主要治疗方法。

（2）微创胸腔镜手术　胸腔镜手术与常规开胸手术比较，具有创伤小、疼痛轻、恢复快、并发症低的特点，是90年代初以来胸外科领域发展起来的一门全新微创外科手术技术。

适应证：①原发性肺癌方面，胸腔镜可用于没有严重胸腔粘连，没有明确肿大淋巴结的单纯楔形切除、解剖性肺叶切除和全肺切除，特别适合高龄、心肺功能较差，不能耐受常规开胸手术或计划作姑息性肺肿瘤切除的患者；②肺转移性肿瘤：单发和少发的转移性肿瘤，可用胸腔镜予以切除，多发肿瘤一般不适合采用此方法；③恶性胸腔积液：行胸腔镜手术可将胸腔积液抽吸干净，充分分离粘连，清除纤维素，使肺复张。

2.化学治疗与靶向治疗

（1）小细胞肺癌　化疗可改善小细胞肺癌的生存期，目前认为，化疗是小细胞肺癌治疗的核心，适用于所有病例。化疗可治愈20%~25%的局限性病例，而有效率（RR）则可高达65%~90%，完全缓解率（CR）达45%~75%，中位生存期15~20个月，2年和5年存活率分别是40%~50%和10%~20%。弥漫性小细胞肺癌，疗效较局限性差，最高RR可达70%，CR仅20%~30%，中位生存期为7~10个月，仅1%~2%的患者可存活到5年。常用化疗方案有EP方案：依托泊苷＋顺铂/卡铂；CP方案：伊立替康/拓扑替康＋顺铂/卡铂。

（2）非小细胞肺癌　20世纪90年代以前，对非小细胞肺癌有效的药物非常局限，只有十几种被试用来治疗NSCLC，但只有6种药物在Ⅱ期临床试验中显示有抗癌活性。到了90年代中期有一些新药问世，其中有代表性的药物有吉西他滨（健择）、长春瑞滨（诺维本）、紫杉醇类、培美曲赛等。因此相继出现NSCLC一线化疗方案、二线、三线方案。

一线方案：一般是含铂双药联合方案，如紫杉醇+顺铂/卡铂、吉西他滨（健择）+顺铂/卡铂、多西紫杉醇+顺铂/卡铂、培美曲赛+顺铂/卡铂，其中顺铂胃肠道反应较严重，卡铂骨髓抑制作用严重。若一线治疗后，病情有进展应用二线方案治疗。

二线方案：二线方案常使用的药物包括多西紫杉醇、培美曲塞、厄洛替尼（特罗凯）、吉非替尼（易瑞沙）等。

三线方案：厄洛替尼、吉非替尼属于靶向药物。有表皮生长因子受体（Epidermal Growth Factor Receptor，EGFR）基因突变患者口服靶向药物效果好，70%～80%有效。无EGFR基因突变患者口服靶向药物效果差，1%～9%有效。吉非替尼：适用于非吸烟女性腺癌患者，250mg/d（口服），主要不良反应为皮疹和腹泻。厄洛替尼：适用于晚期非小细胞肺癌既往化疗失败的患者，150mg/d（口服），主要不良反应为皮疹和腹泻。

抗血管生成抑制剂：血管内皮抑制剂（恩度、安维汀等）为列入术后辅助治疗标准方案，但晚期肺癌一线用药中可以联合化疗应用。

（九）护理

肺癌化疗和靶向治疗的护理详见第六章肿瘤化学治疗的护理和第七章肿瘤靶向药物治疗的护理。以下介绍肺癌的围术期护理。

1.术前护理

（1）心理护理　因肺癌患者多有不同程度的咳嗽和呼吸困难病史，呈现烦躁、焦虑等心理状态。当出现咯血或病情加剧时更有恐惧感。同时在整个诊治、康复过程中，患者多伴随着较大的心理变化，表现出烦躁、抑郁等多种不良心态，这些心理的失衡或障碍可直接影响到治疗的效果和患者的生活质量。故在护理过程中要实施有效的心理干预，为患者创造舒适的环境、转移患者对自身疾病的注意力、鼓励家属给予有效的心理支持，从而引导患者保持积极乐观的健康心态，促进疾病的康复。

（2）戒烟　目前常规要求患者至少术前两周戒烟。有针对性戒烟计划可提高戒烟成功率。

参照《中国临床戒烟指南》，对戒烟者采取5A法：询问（ask）询问吸烟者的基本情况；建议（advice）强化吸烟者的戒烟意识，用清晰的、强烈的、个性化的方式，敦促吸烟者戒烟，让他们知晓吸烟的危害，并走出误区；评估（assess）明确吸烟者戒烟的意愿；帮助（assist）包括帮助吸烟者树立正确观

念、审查戒烟的理由、确定开始戒烟日期、签署戒烟协议、选择适当的戒烟方法、使用戒烟药物、处理戒断症状等；安排（arrange）在吸烟者开始戒烟后进行有效监督。

对患者实施个体化有效干预方法，指导患者主动参与戒烟计划，具体内容：①根据患者吸烟量，制订逐步减少吸烟量的计划；②餐后喝水、吃水果或户外散步，做深呼吸15～30分钟；③指导患者饭后刷牙或漱口，穿干净没烟味的衣服；④烟瘾来时，立即做深呼吸活动，或咀嚼无糖分的口香糖，避免用零食代替香烟，否则会引起血糖升高、身体过胖；⑤戒烟过程中充分休息，保持规律的生活习惯等。在患者遇到问题时提供进一步建议和支持，并指导其亲友给予患者劝告和鼓励。同时使用WHO推荐的其他诸如健康教育、心理支持、药物干预等措施也有助于患者戒烟或减少吸烟。

（3）呼吸道准备

1）呼吸功能锻炼：有意识地进行深呼吸及咳嗽的训练，使胸廓、肺泡充分扩张，提高肺功能，预防肺不张等并发症的发生。术前呼吸锻炼方法包括：①缩唇呼吸（用鼻深吸气，然后用口呼气，呼气时口唇收拢，做口哨样，缓慢将气体呼出。呼吸需按规律进行，吸气与呼气时间之比为1：2或1：3，每次10分钟，每日两次）；②膈肌呼吸锻炼（一只手轻摁胸部，另一只手轻摁腹部，然后吸气，感到放在腹部的手起伏较大，加强膈肌运动，做深而缓慢的呼吸，以增进肺泡通气量，缓解缺氧。腹式呼吸的要点是吸气时使腹部尽量鼓起，呼气时使腹部尽量内收，每次10～15分钟，每日2～3次或更多）；③咳嗽、排痰训练（方法1：深吸气—屏住呼吸—用力咳嗽，咳嗽时应引起胸腔震动，将气管内的痰液排出，避免只用喉头震动引起的咳嗽，那样仅仅能将咽喉部的痰液咳出，对清理气管内的痰液是无效的。每天4～5次，每次20下。方法2：先进行深呼吸5～6次，深吸气后浅咳一下将痰咳出至咽部，再迅速将痰咳出）；④其他辅助方法，如爬楼梯、吹气球等（爬楼梯主要是通过吸与呼的配合，在运动中使患者增加膈肌活动，使胸部扩张，锻炼肋间肌等参与呼吸的重要肌群；吹气球法则可使气道正压增大，在扩张萎缩的细小支气管及肺泡等方面作用明显，而且在不断用力吹的同时使膈肌得到一定程度的锻炼。训练强度由小到大，锻炼后以不感到心慌气短和疲劳为宜）。

2）药物治疗改善呼吸道梗阻：对于存在呼吸道梗阻者遵医嘱给予药物雾化或口服，常用药物有沐舒坦、吉诺通（强力稀化黏素）、β肾上腺能受体激动剂（沙丁胺醇、比托特罗定、特布他林等）、抗胆碱

药物（异丙托溴铵）、抗炎药物（皮质激素药物）、甲基黄嘌呤（茶碱类药物）、抗生素等。许多治疗气道梗阻有效的药物都可以通过吸入途径使用，相比全身给药有突出的优点，尤其是良好的气道利用率和明显减低的全身不良反应。在吸入过程中，指导患者尽可能深呼吸，以使药液充分吸入支气管和肺内，以更好发挥疗效。

（4）皮肤准备　手术前一天常规进行手术部位皮肤准备。范围：上起手术侧锁骨上部，包括肩、腋窝、上臂上1/3，下至脐平线，前过胸骨中线，后至对侧肩胛线。方法同外科常规备皮。

2.术后护理

（1）生命体征的观察　术后密切观察患者的生命体征（呼吸、血压、脉搏、体温）、血氧饱和度、面色等，及时发现病情变化。观察患者呼吸频率、幅度及节律，以及双肺呼吸音；密切观察血氧变化，注意患者有无气促、发绀等缺氧征象，若有异常及时告知医师予以处理；术后24～36小时，血压会有波动现象，需严密观察。若血压持续下降，心率加快，应考虑是否为心脏疾病、出血、组织缺氧或循环血量不足所造成。

（2）术后体位　全身麻醉未清醒前取平卧位，头偏向一侧，患者清醒后如生命体征平稳，可给予头下垫枕床头抬高30°～45°角；术后第一天可取半卧位，避免腹部脏器影响膈肌的活动，并使处于低位的肺小泡充气，有利于增加深吸气的幅度。全肺切除术者，避免过度侧卧，可采取1/4侧卧位，以预防纵隔移位和压迫健侧肺而导致呼吸循环功能障碍，产生生命体征变化。

（3）氧疗　术后给予正确的氧疗可以减少低氧血症的发生。因为氧气也是一种治疗用药，使用时应根据患者病情特点，选择适宜的给氧方式，以避免并发症发生。肺叶切除后由于肺泡毛细血管床减少、麻醉剂抑制、伤口疼痛、肺膨胀不全及胸带包扎等因素可使呼吸频率和幅度受限，造成不同程度的低氧，一侧全肺切除后肺泡交换面积减少，健侧肺和右心负荷加重，肺功能急骤下降到术前的35%～44%，易发生低氧血症；故术后应持续吸氧4～6L/min，直到麻醉恢复后，动脉血氧分压（PaO_2）大于10.6kPa（80mmHg），血氧饱和度值大于95%，即可选用鼻导管持续低流量给氧（即氧流量为1～2L/min）。

（4）呼吸道管理　保证病室空气流通，每天开窗通风至少2次，每次至少30分钟。同时应限制陪护及探视人员的数量。术后协助患者排痰，保证呼吸道通畅，是胸部术后护理的关键之一。

1）咳嗽、排痰：全麻清醒后立即鼓励患者咳嗽和深呼吸，以形成呼吸道冲击力，使分泌物排出。术后

24～48小时内，每隔1～2小时协助患者咳嗽、深呼吸5～10次，借助重力和震荡力，使黏附在呼吸道的分泌物松动脱落，以利于引流，采取以下方法可协助有效咳嗽。

A.叩击排痰法：协助患者取舒适的体位，固定好各引流装置，按时协助患者翻身，拍打背部，震动支气管，使附着在气管、支气管、肺内的分泌物松动，以利排出，防止肺泡萎缩和肺不张。方法：协助患者坐位或侧卧位，护士五指并拢呈弓形，用力中等，以患者能承受为宜，腕关节用力，以40～50次/min的频率由下至上，由外至内，反复扣拍10～15分钟，同时指导患者深吸气后用力咳痰。

B.刺激气管法：一手在背后扶住患者，另一只手的拇指指腹在患者深吸气末用力咳嗽时按压胸骨上窝处气管，刺激气管黏膜引起刺激性咳嗽，以利于排痰。注意压迫气管松紧适宜，过松达不到刺激作用，过紧不利于咳嗽，患者咳嗽时及时放开拇指。

C.振动排痰机排痰法：振动排痰机通过物理定向叩击作用，使附着在支气管内的黏稠分泌物松动脱落并借助重力作用流入较大支气管，排出呼吸道，从而改善呼吸功能。方法：根据患者年龄、病情等调节频率、时间，一般为10分钟。一手持叩击接头，另一手轻触振动位置，以感受振动的力度。先从肺下叶开始，自下而上，由外向内进行叩击和振动排痰，停留10～15秒后更换部位，然后翻身振动叩击另一侧。对于肺部感染部位，延长叩击时间，增加频率，并用手对叩击头增加压力，促进其深部排痰。

D.智能呼吸排痰系统排痰法：智能呼吸排痰系统使用时患者需穿一自动排痰背心或胸带，本系统采用"高频胸壁震荡"（HFCWO）技术，通过主机发出脉冲信号，使自动排痰背心产生300～500次/min高频震荡，形成定向自主引流力，促使呼吸道及肺叶深部分泌物松弛、液化、脱落，并轻松排出体外。方法：根据术式及胸围选择相应型号的背心或胸带；振荡频率以Hz为单位，一般选择10～14Hz，平均12Hz；振荡强度一般选择1～4档；普通患者振荡时间每次15～30分钟为宜，2～3次/d，因术后患者耐受性较差，减少每次振荡时间，而增加使用的次数，以15min/次、4次/d较好。在治疗过程中多和患者沟通，提高配合度，增加振荡压力的稳定性，提高实施效果。

2）其他方法：若患者呼吸道分泌物黏稠，可用沐舒坦、糜蛋白酶、地塞米松、氨茶碱、抗生素等药物进行超声雾化，以达到稀释痰液、消炎、解痉、抗感染的目的。若以上方法均不能奏效，可采取环甲膜穿刺、鼻导管或支气管镜吸痰。

（5）胸腔闭式引流的护理　术后通常于腋中线

第8肋间安置胸腔闭式引流管以引流胸腔渗液；若是上叶切除，再在第2前肋间放置另一根引流管，以排出气体。全肺切除术后，胸腔内放置一根引流管，接无菌胸瓶以调节胸腔内压力，此引流管通常持续夹闭，防止纵隔向健侧移位，当出现胸腔积液、积气过多，气管偏向健侧时，立即开放引流管排出积液、积气，以纠正纵隔移位。胸腔闭式引流主要靠重力引流，胸瓶应放置在患者胸部水平以下60～100cm处，太短会影响引流，太长易扭曲且增大无效腔，影响通气。护理时注意各管道连接有无错漏。具体护理措施如下。

1）保持整个引流系统的密闭性，更换时注意无菌操作，并做好记录。更换前先钳夹胸引管，防止气体进入胸腔。胸瓶位置不能高于胸腔，胸瓶长管需入水2～4cm，并保持直立位。注意观察胸水的颜色、性状、量和水柱波动情况，术后24小时内，正常的水柱波动4～6cm，胸腔引流液呈暗红色，少于500mL。如引流液呈鲜红色，每小时超过100mL者，警惕胸内出血。如水柱波动较弱，引流液少，注意检查：连接管道是否正确；管道是否被血块堵塞；导管是否下垂、成角、扭曲或受压；管道接头是否漏气；管道内口是否脱出胸腔。出现上述情况，迅速予以相应处理。如胸腔引流管上端血块堵塞，应钳夹胸管离胸壁20cm处，反复挤压胸引管近端部使其通畅。若胸引管脱出，应立即捏紧引流口皮肤并通知医生处理。

2）全肺切除术后观察气管有无移位，气管位置是否居中是了解纵隔位置、判断胸腔内压力的标志。判断气管位置是否居中的方法：护士站在患者术侧，面向患者，用靠近患者一侧手的食指、无名指分别放在患者胸锁乳突肌与气管的夹角处，中指放在胸骨上窝，若中指恰位于食指和无名指的中间则说明胸腔两侧压力平衡、气管位置居中，此时不予开放引流管；若无名指偏向中指，则气管向术侧偏移，原因是术侧胸腔内的液体和气体经引流管排出过多，术侧胸腔内压力减低或对侧胸腔因肺大泡破裂造成自发性气胸使对侧胸腔内压力增高，若食指偏向中指，则气管向健侧偏移，应及时通知医生，并协助开放胸引管，放出适量液体或气体。

3）手术后48～72小时，肺复张良好，引流管中无气体排出，胸腔引流量在100mL/24h以下，引流管中液面波动小或固定不动，听诊肺呼吸音清晰，胸部X线片显示肺复张良好，即可拔除引流管。拔管后要观察患者有无胸闷、呼吸困难、气胸或皮下气肿。检查引流管口有无渗液及出血等症状，一旦出现以上症状应立即通知医生，并协助医生进行吸氧、吸痰、伤口换药等。

（6）早期活动　术后早期活动有利于增加肺活量，减少肺部并发症；有利于改善全身的血液循环、

促进伤口愈合；有利于防止深静脉血栓形成；有利于胃肠功能和膀胱收缩功能恢复，减少腹胀和尿潴留。术后患者病情稳定后协助其进行被动、主动功能锻炼，循序渐进，以患者实际情况为度。需要注意的是，开胸手术后，由于切口长，肋骨被切除，患者常因疼痛而不敢活动术侧手臂，以致肩关节活动范围受限，造成肩下垂。因此，术后应指导患者进行肩关节功能锻炼，主要为上举与外展，逐渐练习术侧手扶墙抬高和拉绳运动，使肩关节尽快恢复到术前水平。

（7）并发症的预防、观察及护理

1）乳糜胸：常发生于术后2～7天。由于胸导管的走行不固定，并且各淋巴管之间、胸导管和属支之间存在交通，故肺癌淋巴结广泛清扫时游离大块淋巴结组织、电刀或超声刀操作时容易损伤胸导管和右淋巴导管及其属支，有时术中即使远离常规胸导管走行的部位操作，亦有可能损伤其迷走变异的分支。临床通常采取保守治疗，护士要密切观察引流情况，维持有效的胸腔闭式引流，使肺膨胀良好。乳糜液的主要成分为脂肪、蛋白质、葡萄糖、电解质。引流量过多时可致患者营养不良，免疫功能下降。因此须加强支持治疗，从静脉给予补充液体、血浆、氨基酸、全血、维生素等，同时保证水、电解质平衡。饮食方面，如果胸引量大于1000mL/d，应禁食水，并常规应用中心静脉高营养支持；如果胸引量为600～1000mL/d，可低脂饮食或禁食不禁水；如果小于600mL/d，低脂饮食即可。

2）支气管胸膜瘘：近年来肺癌术后支气管胸膜瘘已很少见，发生率为1%～1.8%。常发生于术后7天以后，患者有发热、刺激性咳嗽、脓性痰。咳出与胸腔积液性质相同的痰液。胸片显示低位气液平。胸腔引流有大量气体逸出，拔除胸管者可出现气胸。与支气管缝合不严密、缝合处感染破裂、支气管残端过长或血供受损有关。护理方面要特别重视营养支持，遵医嘱给予充足静脉及肠内营养；遵医嘱及时应用敏感的抗生素，有效控制感染；同时给予充分的胸腔引流，密切观察胸引液的变化。严格执行胸引管的护理常规及无菌操作。

3）胸腔内感染：多在术后4～5天后出现症状，表现为高热、寒战、呼吸急促、气短、咳嗽加重。多由胸腔内积液继发感染、手术后胸腔内止血不彻底或余肺有持续漏气导致。充分引流、应用有效抗生素抗感染治疗及给予充足的营养支持是治疗胸腔内感染的三大原则。护理方面要遵医嘱使用抗生素液或甲硝唑液经胸腔引流管进行胸腔冲洗；给予患者充足肠内外营养；指导患者进行有效呼吸功能锻炼，促使患侧余肺复张。

4）肺不张：约占所有手术后肺部并发症的90%，主要原因一般是术毕未能吸净气管、支气管内积存的分泌物、痰液和血块；术后因伤口疼痛而咳嗽无力，未能有效排痰；另外，吸烟、哮喘、肥胖和肺气肿都是术后患者容易发生肺不张的重要因素。肺不张的症状一般表现为发热、心动过速和呼吸急促。查体可发现患侧呼吸音减低，管状呼吸音和肺底啰音。而肺不张面积较大者则出现呼吸困难、发绀和血压下降等。胸部X线检查见不张的肺阴影。预防的环节是：术前1～2周严格禁烟，并积极治疗急、慢性呼吸道感染；术后强调早期活动，帮助患者咳嗽，排出痰液；进行有效的胃肠减压，减少胃肠胀气对呼吸的影响。遵医嘱进行雾化吸入稀释痰液，同时有效应用镇痛药物，指导患者进行有效呼吸功能锻炼，合并肺部感染时，可遵医嘱适当应用抗生素。

5）肺水肿：术后肺水肿比较少见，发生率为2%～5%，但后果严重，多见于既往有心源性疾病、输液过多过快、低蛋白血症、年老、体弱、呼吸道梗阻和误吸的患者。主要表现为呼吸急促、呼吸困难、咳大量粉红色泡沫痰。肺部听诊有湿性啰音，而以肺底部为最明显。湿性啰音的位置可随体位而改变。出现肺水肿后立即停止输液或减慢输液速度，保留静脉通路；及时与医生联系进行紧急处理；将患者置于端坐位，双下肢下垂，减少回心血量；高流量给氧或遵医嘱使用无创呼吸机辅助呼吸；遵医嘱给予镇静、利尿、扩血管和强心药物；必要时进行四肢轮扎。

6）肺栓塞：肺癌术后发生肺栓塞目前已不少见，发生率为1%～5%，文献报道死亡率为50%。对于肥胖、血脂和胆固醇高、凝血酶原时间异常、心肌梗死及心功能不全、术后活动少、双下肢做静脉穿刺，尤其是有静脉血栓栓塞史的高危人群术后，可遵医嘱行间歇充气压力泵治疗，预防下肢血栓形成。当术后患者发生不明原因的呼吸困难，大汗淋漓、胸骨后挤压性剧痛，同时伴心率加快、血氧饱和度下降，特别是活动后加重应考虑为肺栓塞的可能。如怀疑肺栓塞，首先检测D-二聚体水平，如果D-二聚体>500ng/mL，则高度支持肺栓塞的诊断，若患者一般情况允许，做胸部强化CT即可诊断。发生肺栓塞后立即给予患者平卧制动。遵医嘱充分吸氧（2～5L/min），密切监测生命体征，给予抗凝剂，必要时通知麻醉医生给予气管插管，呼吸机辅助呼吸。

7）心律失常：肺切除术后并发心律失常的发生率为3.4%～30%，房性多见，表现为心房颤动、心房扑动和室上性心动过速。一般发生于大于60岁的患者。常见危险因素包括：术前因素，与患者的年龄、心肺功能及吸烟史有关；术中因素，与手术方式、手术时间、术中失血量、麻醉药物及是否心包剥离有关；术后因素，与血流动力学改变、低氧血症、纵隔摆动、疼痛、便秘等因素有关。术后密切观察患者生命体征变化，尤其是心电图波形的节律和频率变化，及时发现异常变化，遵医嘱用药，常规用药有毛花苷C、维拉帕米、胺碘酮等。严密监测心肺功能，严格控制出入量，24小时补液量控制在1000～1500mL，静脉输液速度30滴/min；此外严格记录24小时出入量。

（8）胸腔镜手术的护理

1）术前护理：同常规开胸术前护理。

2）术后护理：胸腔镜手术后护理同常规开胸术后护理。此外，还应密切观察胸瓶内有无气泡逸出，如有气泡不断逸出肺断面持续漏气，应及时联系医生给予相应处理；观察引流液的颜色、性质和量，以及患者的面色、神志等，密切观察有无活动性出血的发生征象，同时应注意观察患者有无皮下气肿的发生。

3）并发症的护理

A.胸腔漏气：胸腔漏气是电视胸腔镜手术（VATS）最常见的并发症，并可导致皮下气肿、气胸等。术后应密切观察胸腔闭式引流管中有无气体溢出，如胸瓶内有气泡不断逸出表明有空气自肺组织漏出，这是由肺泡未闭合引起的。漏气可分为3度。漏气较轻，仅在患者咳嗽时才有气泡从引流管内逸出，且气泡量少为Ⅰ度；漏气略重，患者说话或深呼吸时即有气泡逸出为Ⅱ度；漏气较重，患者在平静呼吸时即有大量气泡逸出，有时由于大量气泡，胸瓶内向外逸出液体为Ⅲ度，此时可向胸瓶内倒入少许75%乙醇，以减轻气泡的表面张力，使胸瓶内的气泡液不至于逸出。出现肺泡漏气时，嘱患者绝对卧床休息，避免剧烈咳嗽，保持大便通畅，持续胸腔闭式引流等。

B.广泛性皮下气肿：常与肺持续漏气并发，其产生原因有多种，如手术操作粗暴、切口过多、胸壁软组织损伤和壁层胸膜撕裂、引流管放置后缝合不严密等。如出现广泛性皮下气肿后，首先患者采取半卧位。如果是轻度的皮下气肿可用双手轻压皮肤，并将皮下气体引向放置引流管的切口处，以助气体排出；严重皮下气肿者，可行皮下穿刺排气。

胸腔镜手术后性肺水肿、肺不张、乳糜胸、感染等的护理本节开胸等后并发症的护理部分。

（9）健康教育

1）合理饮食：除常规外科术后饮食外，应严格戒烟酒，多吃具有润肺化痰功效的食物，水果宜选用梨（有润肺、止咳化痰作用）、白果（有敛肺、定喘作用）、柿饼（润肺）、甘蔗（其汁可润燥止咳）、百合（镇静止咳）。少吃刺激性食物及生痰伤肺之物，如辣椒、生葱蒜、肥肉等食物。

2）带管期间的健康教育：告知患者胸腔引流的目的和配合方法，指导并协助患者咳嗽、深呼吸及改变体位；患者下床活动时，引流瓶的位置应低于膝盖且保持平稳，保证长管没入液面下；外出检查前须夹闭引流管；漏气明显的患者不可夹闭引流管。

3.居家护理

（1）出院指导

1）指导患者加强营养支持，注意劳逸结合，保证良好的身体状态，养成良好的卫生及生活习惯。宣传吸烟对健康的危害性，提倡不吸烟并避免被动吸烟。鼓励患者做一些力所能及的事，出院后体力恢复后可适当工作，从事体力劳动者应该在第一次门诊复查后决定是否开始工作。注意改善工作和生活环境。家属应该为患者创造良好的居住环境，保持室内空气新鲜，定时开窗通风，避免接触煤烟、油烟污染，避免易产生致癌因素的环境及食物。同时要注意预防呼吸道感染，防止肺癌患者病情加重。

2）给予患者及家属心理上的支持，使之正确认识疾病，增强治疗信心，提高生活质量。指导患者如感觉手术伤口有针刺样疼痛和麻木感，与手术时切断胸壁的神经有关，这是正常的愈合过程，数月后这种不适感会慢慢消退。如果有一些刺激性咳嗽，指导患者不必紧张，因为肺切除后，支气管残端在愈合过程中可能会引起咳嗽。

3）肺叶切除术后患者出院后，如在外院输液需提醒相关医务人员有肺叶切除术病史，注意输液速度不超过60滴/min，左全肺切除患者不超过30滴/min，右全肺患者不超过20滴/min。

（2）定期复查　出院后为了及早发现肿瘤的转移复发，需要定期复查，一般根据医嘱，在出院后的1个月、3个月、6个月、1年、3年到医院复查，其间如有异常（如剧烈咳嗽、咯血等）应及时来院检查。术后复查一般检查的项目：相关血液检查、胸片或者CT。复查前准备好既往病例及相关影像学资料，家属陪同，提前预约，保持平稳情绪，居家期间的疑问或身体不适需及时向医务人员咨询。

（3）居家锻炼的方法　同术后肢体功能锻炼及呼吸功能锻炼方法，同时可结合爬楼梯、慢跑、太极拳等有氧活动锻炼肺功能，循序渐进，劳逸结合。

（十）预后

目前肺癌已成为全球死亡率最高、发病率最高的恶性肿瘤，肺癌患者中80%是非小细胞肺癌，手术治疗仍是治疗非小细胞肺癌的重要手段，其手术疗效已进入平台期，5年总生存率Ⅰa期为70%～90%，Ⅰb期50%～70%，Ⅱ期50%，Ⅲa期15%。肺癌的治疗原则是多学科综合治疗，因此在手术治疗基础上联合进行放疗、化疗、靶向治疗等，预后良好。

二、气管肿瘤

（一）概述

气管肿瘤包括原发性和继发性肿瘤。气管的原发性肿瘤发病率很低，每年＜0.2/10万。成人的气管肿瘤大部分是恶性肿瘤，儿童中大部分是良性肿瘤。鳞癌和腺样囊性癌是成人中最常见的组织学类型。气管的继发肿瘤多由邻近器官直接侵袭而来，包括喉、甲状腺、肺和食管等肿瘤侵犯气管和隆突。

（二）病因与预防

原发性气管肿瘤病因不清，空气污染及严重的吸烟习惯可能为其致病因素，但同时与气管纤毛上皮的功能是否正常密切相关。另外发现某些患者多年前曾因甲状腺或胸腺疾病接受过放射治疗，因此放射线致癌亦可能与本病有关。国外研究发现，癌基因的激活、抑癌基因失活可能在原发性气管肿瘤的发生中起了非常重要的作用。

（三）应用解剖及生理

气管主要是作为人体进行呼吸的通道，气管与支气管连接于喉与肺之间，它不仅是空气的通道，还具有防御和清除异物、调节空气的温度和湿度的作用。气管依所在部位分为颈段和胸段两部分，二者以胸廓上口的平面为界，胸段气管较长，成人约占气管全长的2/3。气管是一个半硬性的管道，前部与外侧壁为软骨部，后壁为膜样部。气管自喉部环状软骨下缘（相当于第6颈椎平面），至气管隆突顶点（相当于第5胸椎或胸骨角平面），气管的长度是10～13cm，共有18～22个软骨环，每厘米约有2个气管环。气管的血液供应主要来自甲状腺下动脉的分支，下段来自支气管动脉的分支。气管最下方的分叉部称为隆突，一般位于中线偏右。

（四）组织及病理学特点

1.良性气管肿瘤

良性气管肿瘤来源于气管壁的任何成分，儿童中90%的气管肿瘤是良性气管肿瘤。相反成人中小于10%的气管肿瘤是良性肿瘤。

2.恶性气管肿瘤

成人中大于90%的原发性气管和隆突肿瘤为恶性。最常见的类型是鳞癌和腺样囊性癌，大约占原发性气管肿瘤的2/3。在原发性气管肿瘤的检查中，通常鳞癌占多数，但是由于鳞癌诊断时多为晚期，所以不能手术切除。在可切除的气管肿瘤中腺样囊性癌占多数。

（五）临床表现

气管肿瘤的临床表现主要是上呼吸道梗阻的症状，气喘、咯血及声音变化，被称为气管综合征。气喘轻重与肿瘤阻塞气道的程度相关。肿瘤阻塞气管内腔<1/3时可无症状；1/3和1/2之间时，出现刺激性咳嗽、吸气延长、喘鸣音等；当>1/2时，呼吸困难明显，活动受限；>3/4时，呼吸困难难以忍受，随时有发生窒息的可能。

（六）诊断

CT检查能清楚的显示管腔内外形态及病变与周围组织的关系。并可以对气管进行三维重建。

所有患者都应行纤维支气管镜检查，可以明确诊断。并可判断肿瘤的范围和大小以及与隆突、环状软骨以及声带的关系。在肿瘤边缘和远处分别活检可以发现肿瘤扩展情况，从而判断肿瘤的切除范围。

（七）治疗

大多数气管肿瘤为恶性，并且诊断时已经是局部晚期，常常不能手术切除，所以对于气管肿瘤的患者必须仔细进行评估，判断患者能否获得手术切除的机会。手术时一个困难的问题是手术的范围，在气管切断冰冻切片结果出来之前，不能够判断气管切除的范围。但是即使气管断端阳性，也不能贸然过分切除气管，支气管断端阳性并不影响愈合，而且患者仍然可以获得较长的生存率，尤其是腺样囊性癌的患者更是如此。病变侵袭气管隆突的手术技术上仍旧很困难，目前临床采用隆突切除重建术在某些病变侵袭声门下的患者，可以进行环状软骨远端的环形切除，并且保留喉部和声门的功能。

对于不能手术治疗的患者，考虑做放化疗。

（八）护理

1.术前护理

（1）心理护理　由于术后体位的特殊性，应在术前对患者进行宣教和指导，向患者讲明术后初期采用压颌曲颈位（Pearson体位，图21-2-1）的必要性及缓解体位疲劳的有效方法，并指导患者在术前即熟练掌握该体位下的有效咳嗽、深呼吸、吃饭、床上大小便、变换体位等。

（2）呼吸道准备　由于气管病变会导致呼吸功能的减退，手术中长时间的麻醉及手术后患者因病情需要所取的颈部屈曲位，导致患者不能有效的咳嗽、

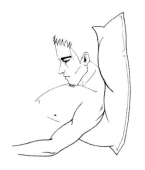

图21-2-1　Pearson体位

咳痰，术后患者肺部感染的可能性大大增加。为了避免肺部感染的发生，术前必须要有计划、有步骤地对患者进行呼吸道的准备。指导患者进行深呼吸练习及有效地咳痰训练。痰多且黏稠者，遵医嘱给予雾化吸入；教会患者颈部屈曲位有效咳嗽、咳痰的方法。对于呼吸功能明显减退者，术前遵医嘱可予低流量吸氧。吸烟者绝对戒烟。

2.术后护理

（1）生命体征的观察　同本节肺癌术后生命体征的观察。

（2）体位护理　体位护理是气管肿瘤切除后吻合口护理的关键。由于术后患者吻合口水肿，吻合口张力比较大，气管肿瘤切除术后患者多采取用Pearson体位，手术后将双下颌角用粗线缝至胸骨前的皮肤上，保持头向前曲15°～30°，2～3周，下颌与胸前的皮肤缝线要在术后2～3周左右才得以拆除，以后逐渐活动，增加伸展程度，但应避免剧烈活动、抬头及伸颈仰头，防止造成吻合口的张力。也有学者认为对于成人可以不用行下颌角固定。术毕返回病房至拆线后3个月患者均需保持该体位。向家属及患者解释采取该此体位的目的是为了减小颈部吻合口的张力，限制患者因为头部后仰或左右摆动造成对吻合口的牵拉。每日观察颌胸固定处皮肤情况，保持局部清洁干燥，使用无菌棉签进行消毒，防止感染。与患者交谈时，要站在患者对面，呼叫器放在患者面前，避免患者做左右摇头的动作。术后为缓解被动体位的疲劳，可在患者颈后部放一靠垫，将病床摇至30°～45°，将移动餐桌放于胸前，桌上放一软垫，坐起双手伏于桌面，头前屈靠在手背上。

（3）保持呼吸道通畅　术后呼吸道管理尤为重要，由于麻醉药物作用、伤口疼痛、吻合处充血和水肿以及颈前屈位的影响，均会抑制咳嗽、咳痰，导致远端组织引流不畅、分泌物潴留，为保持呼吸道通畅，及时清理呼吸道分泌物十分重要。保持室内湿度50%～60%，遵医嘱进行雾化吸入，向患者讲解咳痰的目的和方法，定时给予患者从下向上、从外向内扣背

排痰，协助患者进行有效咳痰，但避免长时间剧烈咳嗽，以免增加吻合口张力影响愈合，对于痰液不易咳出的患者不能盲目使用鼻导管吸痰，必要时配合医生气管镜吸痰。

（4）饮食指导　由于患者的Pearson体位的特殊性影响进食，在为患者进行指导时，应嘱其取坐位，小口进食，细嚼慢咽，避免呛咳。进流质饮食时尽量使用吸管，减少下颌关节的活动，使用上颌帮助咀嚼，避免牵拉下颌皮肤缝线，减轻疼痛。

（5）并发症的预防、观察及护理

1）吻合口瘘：气管吻合口瘘多发生于手术后1周内。由于气管愈合能力较强，气管手术后吻合口瘘较少见。但一旦形成，则治疗困难、甚至危及生命。主要原因有吻合口张力过大、吻合技术欠佳、手术前大剂量放疗、术后感染影响愈合等。预防方法：尽量减小吻合口张力；加强营养，改善全身状况；术后严格头颈部制动；遵医嘱进行雾化吸入，或静脉输入抗生素以预防感染的发生。护理措施：告知患者当出现刺激性干咳、呼吸不畅，或进行性呼吸困难、咯血、发热等症状时及时通知医护人员；指导患者进行有效的咳嗽，协助患者拍背咳痰；保持有效的胸腔闭式引流，定时更换胸瓶，严格无菌操作，预防胸腔感染；指导患者进食肉、蛋、奶等高蛋白饮食，必要时遵医嘱静脉补充营养，提高机体修复能力及抵抗力；严密观察患者呼吸、咳嗽、咳痰、体温、胸痛的变化，如突然出现胸痛、呼吸急促、咳嗽、咳脓血痰、发热等症状，及时通知医生。同时，及时处理肺部感染、胸腔积液等并发症，积极预防吻合口瘘的发生。

2）吻合口肉芽增生和狭窄：吻合口肉芽增生和狭窄是气管支气管成形术后常见的晚期并发症，发生率为7%～17%，它的发生与吻合技术、吻合缝线的选择及局部感染有关，也与个人瘢痕体质有关。术后有咯血、刺激性咳嗽者，应考虑吻合口肉芽肿、狭窄的可能性。术后要保持呼吸道通畅；遵医嘱呼吸道雾化吸入，防止痰液阻塞气道；积极预防肺部感染；及时发现相关症状；密切观察病情，备好抢救物品，预防窒息的发生。

3）气管无名动脉瘘：气管无名动脉瘘是气管外科较常见并且十分凶险的并发症，可发生于术后任何时间内，但多在术后早期出现。75%发生于术后第1～3周，约85%见于术后1个月。常见于气管切开术后，其次是气管重建术和人工气管置换术后。气管切开48小时后，切口处有10mL以上出血时，应怀疑无名动脉出血。患者出现无诱因的咯血或痰中带血，出血量超过50mL，同时气管套管随套囊搏动者，即可诊断无名动脉出血。由于低位气管切开是造成气管无名动脉瘘

的主要原因，因此应尽量避免不必要的气管切开，对于术后痰多不易咳出者，可及时给予气管镜吸痰，保持呼吸道通畅。对于极度呼吸困难者，应先行气管插管，待呼吸困难缓解后再行气管切开，以免匆忙中误辩解剖关系而行低位气管切开。对于气管切开患者，护理人员应定时消毒、更换气管套管，以防止局部感染。同时应鼓励并协助患者定时变换体位，以免气管套管长期磨损气管前壁的某一位置，导致气管及无名动脉损伤。

4）呼吸衰竭：术后呼吸衰竭以缺氧和二氧化碳潴留为基本表现，出现呼吸困难等症状。预防呼吸衰竭发生的关键是防止术后呼吸道并发症。术后咳痰无力，分泌物潴留、肺不张、肺部感染等极易诱发呼吸衰竭，特别是对术前肺功能差、可能发生呼吸衰竭的患者应积极处理。预防方面，术前要进行必要的肺功能测定，手术前遵医嘱应用大剂量有效的抗生素预防和治疗肺部感染；术中和术后输血及输液速度不宜过快，以免发生肺水肿；保持呼吸道通畅，及时清除气道分泌物；当进食或饮水时，患者取坐位，头稍前倾，以防误吸诱发呼吸衰竭。遵医嘱给予病因治疗；纠正电解质、酸碱失衡；保持呼吸道通畅，给予患者氧气吸入，严重者使用机械通气辅助呼吸。

3.居家护理

气管愈合后由于组织抗张力未达到100%，所以患者3个月内只能平视，绝对禁止抬头或左右摆动颈部；患者要学会在低头姿势下进行咳嗽排痰、进食、饮水及日常活动；睡觉时垫双枕，保持头部前屈15°～30°，3个月后开始逐渐练习抬头。定期随诊复查，及时发现病情变化。患者进食、饮水要慢，尽量少到公共场所，避免上呼吸道感染，出现不适立即就医。家属应尽量去除空间障碍物，将生活用品放在患者伸手可拿的地方。

（九）预后

气管鳞癌完整切除术后3年生存率为24.4%。手术切除1年以上生存率为62%，单纯放疗1年以上生存率为5.9%。瘤体大小对预后影响不大。

三、胸壁肿瘤

（一）概述

胸壁肿瘤是指除皮肤、皮下乳腺外的胸壁深层组织肿瘤，包括骨骼、骨膜、肌肉、血管、脂肪、淋巴、结缔组织等部位的肿瘤，分为原发性和继发性两大类。原发性胸壁肿瘤（包括骨及软组织肿瘤）占人体全部原发性肿瘤的2%，原发性胸壁恶性肿瘤占所有胸部恶性

肿瘤的5%。在原发性胸壁恶性肿瘤中，胸壁软组织恶性肿瘤最为常见，占手术治疗病例的50%左右。

（二）病因与预防

原发性胸壁肿瘤的病因不明；继发性胸壁肿瘤多由其确切的原发病引起。

（三）应用解剖及生理

骨性胸壁是由胸骨、12对肋骨、肋软骨及胸椎构成。胸壁软组织主要由骨性胸壁外的各层肌群组成。胸膜可分为互相移行的内、外两层，内层被覆于肺的表面，为脏层胸膜或肺胸膜；外层衬于胸腔壁内面，为壁层胸膜。脏层胸膜与壁层胸膜之间密闭的腔隙称为胸膜腔，将肺与胸膜分隔开。胸膜腔的内压低于大气压，呈负压状态，腔内有少量浆液，以减少呼吸运动时胸膜脏、壁层间的摩擦。正常情况下，由于胸膜腔内负压及浆液的吸附作用，使脏、壁层胸膜紧密地贴在一起。但在壁胸膜各部转折处，脏、壁胸膜间有一定的间隙，称为胸膜隐窝。其中以肋胸膜和膈胸膜转折处与肺下缘之间形成的肋膈隐窝最大且位置最深，胸隔膜腔内的积液常蓄积于此。

（四）组织及病理学特点

胸壁肿瘤分为原发性和继发性两大类。原发性胸壁肿瘤占所有人体肿瘤的0.5%，分为良性和恶性两大类，两类的发病率相等。原发性胸壁良性肿瘤多为脂肪瘤、纤维瘤、软骨瘤及骨软骨瘤等类型；原发性恶性肿瘤多为软骨肉瘤、骨髓瘤、纤维肉瘤等类型多见。胸壁继发性肿瘤占胸壁肿瘤的半数以上，多为乳腺癌、肺癌、肾癌、结肠癌、食管癌、鼻咽癌、甲状腺癌等转移而来。

（五）扩散和转移

晚期的胸壁肿瘤可有远处转移、胸腔积液或血性胸水。瘤体主要向胸腔生长时，可产生呼吸困难、刺激性咳嗽等症状。

（六）临床表现

胸壁肿瘤的临床表现取决于肿瘤的部位、大小、生长速度、与邻近器官的关系及压迫程度。肿块生长缓慢、无痛、边界清楚者多为良性，有严重持续性局部疼痛、肿瘤生长速度快、边界不清、表面有扩张血管者多为恶性或良性肿瘤有恶性变的征兆，肿瘤生长速度过快可发生瘤体内坏死，形成溃疡或出血。发生于特殊部位的肿瘤可引起相应的症状，如肿瘤压迫和侵及肋间神经、臂丛神经及交感神经时，除有神经疼痛外，还有肢体麻木或Horner综合征。晚期有胸腔积液、血性胸水、呼吸困难，甚至可发生病理性骨折。

（七）诊断

良性肿瘤病程长，缺少特异症状，仅少数有轻度的胸部疼痛。恶性肿瘤早期症状不明显，最常见的主诉是局部疼痛（压痛）和胸部包块。有持续局限性压痛，并逐渐加重者常提示为恶性病变。

低龄和高龄者恶性可能性大，生长较快的肿瘤恶性可能性大。当有肋间神经痛、臂丛及交感神经痛、肢体麻木、Horner征或上腹部的放射痛，多提示肿瘤已压迫和侵犯周围组织。

进行体格检查时，要注意肿瘤的大小、生长速度、部位、表面情况、与周围组织的关系及肿块数目等。肿瘤直径大于5cm、胸骨的肿瘤多为恶性；发生在肋骨肋软骨交界处的多为软骨瘤；表面光滑、边界清楚、有一定活动度的多为良性肿瘤；恶性肿瘤边界模糊、外形不规则或凹凸不平且常固定于胸壁无移动性；合并多个肿块时多考虑为转移性肿瘤。

X线检查：对诊断意义重大。如有明显的软组织肿块影，并有骨质破坏者，多提示恶性变；若有广泛骨质破坏，又有放射状新骨形成时，多考虑骨肉瘤；软骨瘤或骨软骨瘤多表现为肿块密度普遍增高，并有点片状骨质形成，但无骨质破坏。肋骨巨细胞瘤X线表现为皂泡样透亮区、骨皮质薄如蛋壳。

CT检查：可用来鉴别瘤体的部位、大小、范围、囊实性以及有无胸内脏器、纵隔的转移等。

活组织检查：经皮胸壁活检可明确肿瘤的良恶性。

（八）治疗

1.手术治疗

只要患者条件许可，无论胸壁的良恶性肿瘤，排除恶性胸壁肿瘤远处转移时，均应手术切除。胸壁转移性肿瘤，如原发病灶已切除时亦应考虑手术治疗。

（1）胸壁肿瘤　手术应以整块切除为原则，切除的范围应距肿瘤边缘5cm以上，上下各一根正常肋骨并连同骨膜，应包括受侵的浅层肌肉、壁层胸膜、肋间组织及其神经血管以及区域淋巴结。如为二次手术时，应将瘢痕连同周围正常组织一并切除，如病变已侵及肺部，可同时行适当的肺叶或部分肺叶切除术。切除较大范围时需行胸壁的缺损修补。其目的是关闭胸腔和固定胸壁。

（2）胸壁上部肿瘤　涉及锁骨、肩胛骨和大块厚肌肉，并易侵犯锁骨下血管和臂丛神经，在切除困难时可切除部分锁骨以显露前胸壁肿瘤而切除之。胸壁后上方的肿瘤可按胸廓成形术的方法将其切除，也可经第3肋间前外侧切口经胸在胸内将肿瘤切除。

（3）胸骨肿瘤　几乎都为恶性，手术应将胸骨大部或全部切除，胸骨上部肿瘤可同时切除两侧锁骨头。虽破坏性较大，但不必担心术后胸廓的整体性，两侧肋骨也不会因此而移位和浮动。

2.放射治疗

某些对放疗敏感的胸壁恶性肿瘤，如软组织肉瘤、浆细胞瘤、Ewing瘤和Askin瘤等，可采用外科手术切除联合术后放疗的方法进行综合治疗。

3.化学治疗

主要用于继发性胸壁肿瘤胸壁切除后的辅助治疗，对原发性胸壁肿瘤很少应用化疗。

（九）护理

1.术前护理

术前指导患者做好相关检查，特别是心肺功能方面的检查。观察患者有无咳嗽、发热等肺部感染症状，遵医嘱使用抗生素治疗。鼓励患者主动咳嗽排痰，练习腹式呼吸及有效咳嗽，同时做好术前心理疏导。其他同本节肺癌术前护理相关内容。

2.术后护理

（1）保持有效呼吸功能　①吸氧（开胸术后1~3天内，由于麻醉药物抑制，手术创伤疼痛，可引起呼吸频率及幅度受限，肺容量减少，常有缺氧表现。因此术后需低流量持续吸氧，以维持有效呼吸功能）；②保持呼吸道通畅（由于麻醉药物作用及切口疼痛，影响患者有效咳嗽，使呼吸道分泌物增多，阻塞支气管，引起肺不张，导致继发感染。应主动协助患者有效咳嗽排痰，以保持呼吸道通畅）。

（2）维持有效引流　由于手术切口大、切断胸壁肌肉多、分离粘连广泛及胸内负压等因素，术后常有大量创面渗血，可形成血胸，甚至休克。术后应严格观察胸腔引流瓶内出血情况，注意生命体征监测，如可疑有活动性出血，应快速输血补液同时做好开胸手术止血准备。

（3）胸壁肿瘤尤其是恶性或巨大的肿瘤，行胸骨和肋骨广泛切除后，常造成前胸壁大块组织缺损，应考虑行胸壁骨性重建，以恢复胸廓的坚固性和稳定性，否则术后将引起胸壁软化和反常呼吸、造成呼吸、循环的紊乱。术后应注意观察胸廓形态，及时发现反常呼吸，定期拍胸片，观察切口情况。

3.居家护理

同本节肺癌居家护理相关内容。

（十）预后

未发生转移的患者预后优于发生转移者高度病变预后比低度病变者差。横纹肌肉瘤预后最佳，恶性纤维组织细胞瘤预后最差。虽然小病变（<5cm）很少是恶性，即使是恶性，其预后要好于较大的肿瘤。浅表（皮下）的软组织肉瘤预后较深部（肌筋膜以下）肿瘤好。

第三节　纵隔肿瘤

一、概述

纵隔肿瘤在胸外科临床较常见。纵隔里的组织器官多，因而即使肿瘤很小也会引起循环、呼吸、消化和神经系统的功能障碍。常见的纵隔肿瘤有胸腺瘤和畸胎瘤。其中胸腺瘤是最常见的前纵隔原发肿瘤之一，可能合并重症肌无力（MG）。而前上纵隔是畸胎瘤好发部位，压迫邻近器官是其最常见并发症。

二、病因与预防

纵隔肿瘤分为原发性和转移性两种。原发性纵隔肿瘤与胚胎发育有关；转移性纵隔肿瘤则较为常见，并多数为纵隔淋巴结的转移，经血道性转移者非常少见。预防方面同肺癌部分相关内容。

三、应用解剖及生理

纵隔是位于胸骨后方、脊柱前方、两侧胸膜腔之间的器官的总称。两侧有纵隔胸膜和胸腔分开，上为胸廓入口，下为膈肌。因纵隔和颈部筋膜相通，其间有气管、食管及颈部大血管等通过，故颈部感染可能伸展至纵隔。此外在胚胎发育过程中，随着心脏和膈肌从颈部下降至胸部，胚胎时期的鳃弓组织可能被带到纵隔而继续发展成为囊肿或肿瘤。

纵隔有不同的分类方法，九分法将纵隔分为前纵隔（位于气管、升主动脉及心脏的前缘，呈倒置的狭长的三角区域）、中纵隔（相当于气管、主动脉弓、肺门和心脏的范围）和后纵隔（食管前缘以后的区域）。临床分类法将纵隔分为上纵隔（胸骨角至第4胸椎体下缘的水平线以上；以气管为界，分为前后纵隔）和下纵隔（胸骨角至第4胸椎体下缘的水平线以下；以心包为界、心包前方为前纵隔；心包与气管处为中纵隔；心包后方为后纵隔）。三分法是由Shields于1972年提出的最简单的分类方法，所有的纵隔分区都是上至胸廓入口，下至膈肌。前纵隔：前为胸骨，后为心包、头臂血管和主动脉前缘，包括胸腺、乳内血管和淋巴结；中纵隔：前为心包、大血管前缘，后为椎体前缘，包括心包、心脏、升主动脉、主动脉弓、颈部血管分支、肺动静脉、上下腔静脉、气管、主支气管及其邻近的淋巴结；后纵隔：前为心包后缘，后为胸壁，为潜在间隙，位于椎体两侧及邻近的肋骨处，包括食管、奇静脉、半奇静脉、神经、脂肪、淋巴结。

许多胸内器官均位于纵隔内。在上纵隔，最前面的器官为胸腺，分左右两叶，上端可伸入颈部，下端可扩展至前纵隔。胸腺后面为左无名静脉，自左向右斜行，和右无名静脉相连后，组为上腔静腔。上腔静脉的后方为升主动脉、主动脉弓及其分支。肺动脉在主动脉弓之下分为左右肺动脉。右肺动脉在升主动脉之后，而左肺动脉在降主动脉之前。气管在升主动脉和主动脉弓的后方。主动脉弓横跨气管的前面，并在其左侧向下形成降主动脉。气管之后为食管。在中纵隔有心脏、大血管、气管分叉、总支气管、淋巴及其附近的淋巴结、心包及心包两侧的膈神经。在后纵隔有支气管、食管、奇静脉、半奇静脉、交感神经干、降主动脉和胸导管。

纵隔的位置有赖于两侧胸膜腔压力的平衡。当一侧压力增加时，纵隔被推向另一侧。相反地，如一侧的肺萎缩或高度瘢痕纤维性收缩，纵隔便被牵向病变的一侧。如两侧压力不平衡，而且在呼气和吸气时，两侧压力的差度有变化，纵隔便左右摆动，对呼吸和血液循环功能造成不良影响。

四、组织及病理学特点

儿童与成人的原发纵隔肿瘤在发病率及部位上有明显差异。纵隔肿瘤及囊肿好发于不同的年龄人群，在婴幼儿以神经源性肿瘤最为常见，其后依次为前肠囊肿、生殖细胞肿瘤、淋巴瘤和血管瘤、胸腺肿瘤和心包囊肿。婴幼儿以后神经源性肿瘤、前肠囊肿、良性胚细胞瘤、淋巴瘤、血管瘤及淋巴管瘤、心包囊肿等纵隔肿瘤及囊肿逐渐减少。

前纵隔的主要肿瘤有胸腺瘤、淋巴瘤、胚细胞瘤；少见的肿瘤有血管及间质器官肿瘤；罕见的肿瘤有异位甲状腺及异位甲状旁腺。

中纵隔以前肠囊肿（支气管、食管、胃囊肿）、

原发及继发淋巴结肿物最为常见，胸膜心包囊肿常见于前心膈角，囊性淋巴管瘤常见于心脏的前或后面，神经源性囊肿及胃肠囊肿见于儿童的脏纵隔，其他如淋巴结肿瘤、胸导管囊肿及其他少见囊肿也发生在中纵隔。

后纵隔以神经源性肿瘤最常见。血管瘤、间皮瘤、淋巴疾病也可见到。

纵隔肿瘤中最常见为胸腺瘤和畸胎瘤，胸腺瘤TNM分期详见表21-3-1。

五、扩散和转移

直接浸润多见，肝、肺、骨是最常见的转移部位；淋巴道转移少见，血道转移更少见。

六、临床表现

常见症状有胸痛、气短及咳嗽，有症状提示恶性可能。由于压迫引起的呼吸道症状最常见，特别是婴幼儿及儿童，食管受累至吞咽困难或吞咽痛。前、中纵隔肿物可致上腔静脉压迫及侵犯胸壁所致的胸痛，恶性淋巴梗阻可致胸膜及心包渗液及乳糜胸，肿物在中纵隔累及神经可致声嘶及膈麻痹，出现Horner综合征、上肢疼痛、背痛，甚至截瘫。

有些纵隔肿瘤具有内分泌功能或释放其他化学物质伴发全身症状（甲状腺功能亢进、甲状旁腺功能亢进、突发性恶性高血压，提示嗜铬细胞瘤；胸腺瘤引起的重症肌无力、低丙种球蛋白血症、单纯红细胞再生障碍性贫血；间质病变，如间皮瘤及纤维肉瘤，可产生类胰岛素物质，引起低血糖），甚或存在相关的全身疾病，如43%的胸腺瘤患者有重症肌无力的表现，有些纵隔肿瘤可以产生激素或自身抗体，引起全身某些特定的综合征，如纵隔类癌产生异位促肾上腺皮质激素，引起库欣综合征；纵隔甲状腺肿引起甲状腺功能亢进症；嗜铬细胞瘤引起高血压；纵隔甲状旁腺瘤产生过多的甲状旁腺素引起高钙血症等。另外，还有一些临床综合征与纵隔肿瘤有关，但产生机制尚

表 21-3-1　胸腺瘤 WHO TNM 分期（2004 年）

	T	N	M
Ⅰ期	T_1	N_0	M_0
Ⅱ期	T_2	N_0	M_0
Ⅲ期	T_1	N_1	M_0
	T_2	N_1	M_0
	T_3	$N_{0,1}$	M_0
Ⅳ期	T_4	任意N期	M_0
	任意T期	N_{2-3}	M_0
	任意T期	任意N期	M_1

不十分明了，如胸腺瘤患者合并单纯红细胞再生障碍性贫血、肾病综合征、纵隔间质瘤合并阵发性低血糖、神经源性肿瘤合并骨关节病，纵隔霍奇金病合并周期性Pel-Ebstein热等。

七、诊断

1.干咳、胸痛、气促或声嘶、膈肌麻痹、上腔静脉压迫综合征等症状和体征。

2.主要依据胸部X线检查，包括胸部正侧位像，肿块侧位体层和气管分叉体层像。胸部CT或磁共振检查更有帮助。

3.活检病理明确诊断。

八、治疗

（一）胸腺瘤的治疗

1.Ⅰ期胸腺瘤

包膜完好、非侵袭性胸腺瘤的最佳的治疗方法为完整切除，术后不需要放疗，除非肿瘤切除不完整。

2.Ⅱ期胸腺瘤

（1）手术治疗　胸腺肿瘤的标准术式是带胸腺包膜的整块切除术，术中必须仔细确定肿瘤侵犯的性质和范围，在标本及术野标明可疑的侵犯区域，以利病理科医师检查和放疗定位。

（2）放射治疗　辅助放射治疗侵袭性胸腺瘤的价值已被证实，应被作为术后的常规治疗，除非肿瘤切除完整。

3.Ⅲ期胸腺瘤

（1）手术治疗　术中发现邻近脏器受侵时，应积极地切除脏器，包括肺、胸膜、膈神经、心包和大血管，银夹标定高危复发区以利辅助放疗，对晚期、不能切除的Ⅲ期胸腺瘤，做次全切除或姑息切除的作用尚不能确定。

（2）术前发现邻近脏器受侵，可考虑术前辅助化疗或放化疗，在术前治疗后，手术应选择在最后化疗周期结束后的4~6周。高危复发病例的标准治疗是切除术后辅助放疗。常用方案为胸部放疗联合顺铂加依托泊苷的化疗方案。

4.Ⅳ期胸腺瘤

（1）化疗　依托泊苷加顺铂或PAC方案对超过半数的晚期病例有效，平均生存期3~4年，5年生存期20%~30%。对适当的放疗量仍不能控制的病例应考虑联合放、化疗。

（2）放疗　Ⅳ期胸腺瘤如果化疗疗效满意，可以

考虑试用胸部放疗作为联合治疗，复发的、耐受化疗的胸腺瘤可适当采用姑息性放疗。

（二）畸胎瘤的治疗

良性畸胎瘤在临床上无转移和局部浸润现象，但常引起胸痛、咳嗽、呼吸困难等并发症，进一步发展可压迫心脏、呼吸道、上腔静脉产生严重症状。故无论瘤体大小均行手术治疗，术后不需放、化疗。恶性肿瘤可进行放疗或化疗，如已出现上腔静脉与气管压迫综合征，通常先做化疗，待压迫症状缓解后，继续采用放疗或化疗。

畸胎瘤的手术治疗可选侧切口开胸入路，即使不能完全切除，预后也较好，如肿瘤与周围组织粘连，可整块切除。如为不能完整切除的囊性畸胎瘤，有人选用囊内膜切除或烧灼，以防术后复发。对于体积较大的畸胎瘤或囊性畸胎瘤，Ⅰ期手术切除有困难时，可以先行瘤体引流，待肿瘤缩小后再行手术切除。

九、护理

（一）术前护理

1.心理护理

纵隔肿瘤手术多需开胸，患者会感到恐惧，同时又会因为担心治疗效果、家庭、经济负担等因素而导致焦虑、抑郁，这些都不利于术后身体的康复。护士在术前应给予同情、关心、鼓励和指导，使患者安心接受治疗，积极配合。

2.胸腺瘤伴重症肌无力患者的护理

重症肌无力患者临床表现为上睑下垂，眼外肌受累时出现复视，咬肌受累时出现咀嚼肌无力、饮水呛咳、哽噎和吞咽困难。术前要严密观察有无全身四肢无力、呼吸和吞咽功能困难等危象症状，准备好溴吡斯的明、新斯的明等抗胆碱能药物及常规抢救药物。

当患者出现肌无力时，临床常规使用Lovett肌力分级标准评价肌无力的级别。

0级：零（zero，0）无可测知的肌肉收缩，相当于正常肌力的0%。

1级：微缩（trace，T）有轻微收缩，但不能引起关节运动，相当于正常肌力的10%。

2级：差（poor，P）在减重状态下能做关节全范围运动，相当于正常肌力的25%。

3级：可（fair，F）能抗重力做关节全范围运动，但不能抗阻力，相当于正常肌力的50%。

4级：良好（good，G）能抗重力、抗一定阻力运动，相当于正常肌力的75%。

5级：正常（normal，N）能抗重力、抗充分阻力运动，相当于正常肌力的100%。

每一级又可用"＋"和"－"号进一步细分。如测得的肌力比某级稍强时，可在该级的右上角加"＋"号，稍差时则在右上角加"－"号，以补充分级的不足。

3.纵隔肿瘤伴上腔静脉综合征患者的护理

密切观察患者呼吸和心率变化，如伴有呼吸困难，应给予低流量持续吸氧。同时选择下肢静脉为输液通道。对于水肿严重的患者注意皮肤的保护，观察患者尿量，遵医嘱应用利尿药，定期检查电解质。

4.术前应用胆碱酯酶抑制剂患者的护理

合并有重症肌无力的患者，术前正规药物治疗控制临床症状是预防术后肌无力危象的重要措施，但有些患者对服药的依从性较差，存在较大隐患，必须对患者服药情况进行监督和指导。监测并记录给药次数、用药后肌肉疲劳的次数、肌张力恢复状况、握力、眼睑是否下垂及呼吸肌有无麻痹等。根据这些观察结果，及时调整剂量，以便达到疗效而不产生胆碱能危象；监测由于胆碱酯酶抑制剂剂量不足而发生的肌无力危象（极度肌肉软弱、呼吸肌麻痹），应立即协助医生行气管切开并使用人工呼吸机紧急处理。

5.皮肤准备

术前一天备皮，备皮范围：外侧切口（术侧的前胸正中线至后脊柱线，包括腋下，上至锁骨水平线，下至剑突）；中切口（前胸左腋后线至右腋后线，包括双侧腋下）。

（二）术后护理

1.加强呼吸道的管理

因麻醉药物可加重肌无力症状，故应特别注意呼吸肌无力的观察与护理。咽肌无力时可出现吞咽困难、咽部分泌物增多的症状，必须及时吸出咽部分泌物，以免误吸而堵塞呼吸道造成窒息；当出现呼吸肌无力时，可出现呼吸急促、咳嗽无力，不能维持换气功能。此时，要保证呼吸道通畅、吸痰及时，同时协助患者改变体位，给予拍背、协助其排痰。此外，还应备好气管切开用物及人工呼吸机，并注意观察患者的呼吸幅度及血氧分压。

2.心律失常的监护

重症肌无力伴有心肌损害的患者可能出现心律失常，术后应给予患者持续心电监护，以便及时发现异常心律并给予相应处理。

3.准确记录出入量，保持水电解质平衡

由于水电解质紊乱可诱发重症肌无力危象，故对有体液额外丢失的患者应详细记录出入量，根据体液丢失情况补充水分和电解质。

4.重症肌无力危象的观察与护理

胸腺瘤伴重症肌无力患者胸腺瘤摘除后，可因麻醉、手术、药物等因素诱发肌无力危象，一般发生在术后72小时。此时，患者眼睑下垂、呼吸微弱、发绀、烦躁、吞咽和咳嗽困难、语言低微甚至不能出声，严重者可引起呼吸衰竭，最后呼吸完全停止。护士应密切观察、及时发现相关症状；一旦发生，需保持呼吸道通畅，密切监测病情变化，维持其水电解质平衡及加强对症支持治疗，必要时协助医生进行气管切开。

（三）居家护理

1.定期复查

单纯胸腺瘤患者预后良好，但有复发可能，需定期（术后1、3、6、12个月）复诊。为患者建立定期随访卡，并告知患者主诊医师的门诊日期，便于患者就诊。

2.心理指导

由于胸腺瘤复发率较高，术后患者容易产生焦虑、烦躁、紧张情绪，因此家属应积极鼓励患者保持良好的心态，增强其战胜疾病的信心。

3.预防感染

由于术后患者免疫力降低，出院后要注意预防感染，尤其是术前肺功能减损的患者更应注意呼吸道管理，保持室内空气流通，避免去人口聚集的公共场所，积极预防感冒。

4.用药指导

大部分合并重症肌无力的患者预后良好，部分效果不佳，需要持续药物治疗。即便是恢复良好的患者，也有一个逐渐减药的过渡阶段。同时行胸腺瘤切除患者出院后禁用吗啡、哌替啶、氯丙嗪及巴比妥类等中枢抑制药物和肌松剂，以免诱发重症肌无力。

5.症状观察

良性胸腺瘤局部切除术后，当患者胸腺分泌功能或结构发生异常时，还有可能发生复发、MG或肌无力危象等，因此患者及其家属出现MG及肌无力危象时的症状，发现后应及时来院就诊。恶性胸腺瘤较容易局部复发，术后应遵医嘱坚持放疗以减少复发。出院后可能出现MG、肌无力危象、胆碱能危象、反拗性危象，具体表现如下。

（1）重症肌无力 患者出现上睑下垂、复视、咀嚼肌无力、咽下困难、面肌无力、声音嘶哑、颈肌无力、全身无力、呼吸困难。

（2）肌无力危象 由麻醉、手术、药物减量等诱发。呼吸微弱、发绀、烦躁、吞咽和咳痰困难、语言低微直至不能出声，最后呼吸完全停止。可反复发作或迁延成慢性。

（3）胆碱能危象　多在一时用药过量后发生，除上述呼吸困难等症状外，尚有乙酰胆碱蓄积过多症状，包括毒碱样中毒症状（呕吐、腹痛、腹泻、瞳孔缩小、多汗、流涎、气管分泌物增多、心率变慢等）、烟碱样中毒症状（肌肉震颤、痉挛和紧缩感等）以及中枢神经症状（焦虑、失眠、精神错乱、意识不清、抽搐、昏迷等）。

（4）反拗性危象　难以区别危象性质又不能用停药或加大药量改善症状者。多在长期较大剂量用药后发生。

以上各种危象都可表现为突然发生呼吸困难、口唇及肢端发绀、烦躁不安等，如不及时抢救，可造成死亡，因此患者与家属要积极掌握以上各种危象症状，一旦出现，家属要及时协助患者平卧位，清除患者口腔分泌物，保持呼吸道通畅，如有家庭吸氧装置及时给予患者氧气吸入，同时立即通知医生，等待救援。

十、预后

（一）胸腺瘤预后

多数胸腺瘤是生长缓慢、包膜完整的肿瘤，切除可治愈。文献报告的侵袭型或称为恶性胸腺瘤所占的比例差异很大，为5%~50%，恶性胸腺瘤一般从诊断到治疗后复发的平均时间为6年，故认为胸腺瘤应长期随访。其5年生存率为53%~87%，10年生存率为55%~64%。死亡最常见原因为胸内转移，其次为合并重症肌无力。以下影响预后的几个因素。

1.分型

胸腺瘤的分型对于预后的作用最为明确，WHO最新提出的胸腺瘤分型与预后的关系尚有待进一步的观察。A和AB型胸腺瘤多为良性肿瘤临床表现，B1~B3型胸腺瘤可能为低度或中度恶性表现，一般认为C型胸腺瘤（胸腺癌）为高度恶性，其预后最差。

2.分期

Ⅰ期胸腺瘤的10年存活率为86%~100%；Ⅱ期胸腺瘤10年存活率为60%~84%；Ⅲ期胸腺瘤10年存活率为21%~77%；Ⅳa期胸腺瘤10年存活率为26%~47%。

3.手术

完全切除比部分切除预后好。肿瘤的侵袭性是胸腺瘤恶性程度的标志，其切除率决定于肿瘤的侵袭部位、范围。良性胸腺瘤手术完整切除后5年生存率为50%~70%，而恶性胸腺瘤常常在局部复发、种植性转移，可出现胸腔积液和心包积液，但很少出现远处转移，其5年生存率为20%~55%。

4.胸腺伴随症状

单纯红细胞再生障碍性贫血、低丙种球蛋白血症等预后明显差。重症肌无力对预后的影响尚不明确。

（二）畸胎瘤预后

良性畸胎瘤切除后一般很少术后复发，预后佳。

恶性畸胎瘤即使手术完整切除，亦多在半年至一年内复发和转移而死亡，故术后应加以放射治疗。未切除者给予放疗或化疗，有些可缓解，但预后大都不佳。

（沙永生　何浩）

参考文献

[1]郝希山.肿瘤手术学[M].北京:人民卫生出版社,2008.

[2]张惠兰,陈荣秀.肿瘤护理学[M].天津:天津科学技术出版社,1999.

[3]赫捷.胸部肿瘤学[M].北京:人民卫生出版社,2013.

[4]刘奇春.食管外科学[M].北京:科学出版社,2010.

[5]石汉平,李薇,王昆华.肿瘤营养学[M].北京:人民卫生出版社,2013.

[6]陈荣秀,曹文媚.实用护理技术[M].天津:天津科学技术出版社,2007.

[7]吴肇汉.外科学[M].北京:人民卫生出版社,2008.

[8]朱晓红,养莘.老年肺癌患者术后并发肺栓塞的原因分析及护理[J].护理实践与研究,2012,9(3):65-66.

[9]董静思,毛友生,严少平,等.常规肺功能检测联合登楼梯试验在预测非小细胞肺癌患者术后心肺并发症中的作用[J].中华肿瘤杂志,2014,36(1):53-58.

[10]石英英,张晓伟,袁凯涛,等.PG-SGA操作标准介绍[J].中华肿瘤防治杂志,2013,20(22):1779-1782.

[11]马双莲,薛岚.实用肿瘤科护理及技术[M].北京:科学出版社,2008.

[12]田敏.咀嚼口香糖对直肠癌患者手术后胃肠功能恢复的作用[J].现代临床护理,2013,12(2):45-47.

[13]周福有,王立东,王建波,等.食管癌快速康复外科效果分析[J].郑州大学学报(医学版),2009,44(1):63-66.

[14]冯贵荣,李立华.快速康复外科理念在食管癌患者围手术期护理中的应用[J].护理实践与研究,2013,10(15):44-45.

[15]钟就娣,辛明珠,孔丽丽.快速康复外科理念在食管癌患者术前免灌肠的应用[J].护士进修杂志,2010,25(5):443-444.

[16]赵桂彬,曹守强,张凯,等.快速康复外科对食管癌手术患者胰岛素抵抗指标的影响[J].中华临床营养杂志,2012,20(2):78-83.

[17]王长利.肺癌[M].北京:科学技术文献出版社,2009.

[18]闻曲,刘义兰,喻姣花.新编肿瘤护理学[M].北京:人民卫

生出版社.2011.

[19]房军,苷德坤,郑素华,等.中国非吸烟女性肺癌危险因素的病例对照研究[J].卫生研究,2006,35(4):464-467.

[20]叶波,杨龙海,刘向阳.最新国际肺癌TNM分期标准(第7版)修订稿解读[J].中国医刊,2008,43(1):21-22.

[21]朱金凤.肺癌肿瘤标志物研究进展[J].实用肿瘤杂志,2011,26(3):321-325.

[22]伍琼秀.开胸术后胸引管的护理[J].中国实用医药,2009,10,4(29):168-169.

[23]吕倩影,于晶晶.胸腔镜手术围手术期护理[J].护理实践与研究,2009,6(16):46-47.

[24]郑亚华.内科胸腔镜治疗难治性气胸的护理[J].现代实用医学,2006(18):837.

[25]赵嘉华,初向阳,薛志强,等.352例高龄肺癌术后心律失常的危险因素分析[J].中国肺癌杂志,2011,14(3):251-255.

[26]Salvaticil M, Cardinale D, Spaggiari L, et al. Atrial fibrillation after thoracic surgery for lung cancer: use of a single cut-off value of N-terminal pro-B type natriuretic peptide to identify patients at risk [J]. Biomarkers,2010,15(3):259-265.

[27]常秀军,王子彤,韩鸣,等.795例肺癌术后发生心律失常危险因素的多因素回顾分析[J].中国肿瘤,2007,16(8):633-635.

[28]马双莲,薛岚.实用肿瘤科护理及技术[M].北京:科学出版社,2008.

[29]黎燕芳.癌症患者护理[M].广州:广东科学技术出版社,2006.

[30]郭旭先,张桂英,林桂荣.肿瘤外科护理细则[M].北京:人民军医出版社,2010.

[31]刘桂英.探讨外科手术后患者疼痛的护理[J].航空航天医学杂志,2012,23(2):235-236.

[32]吕杰强,朱雪琼.肿瘤患者院外护理指导[M].北京:人民卫生出版社,2012.

[33]汤维娟,孙菲,李娟.上海市癌症患者连续性照护现况调查[J].护理学杂志,2011,26(13):78-79.

[34]王安素,李金,李玉,等.气管肿瘤患者11例围手术期护理体会[J].贵州医药,2013,37(5):469-470.

第二十二章　乳腺癌的护理

一、概述

乳腺癌已成为危害女性身心健康的常见恶性肿瘤，全球范围内发病率居女性恶性肿瘤的首位。WHO最新数据统计显示，2012年全球范围新增乳腺癌病例约167万人，占所有新增癌症总人数的25%。乳腺癌死亡率位居所有癌症死亡率的第5位，约52.2万人。在发展中国家，乳腺癌死亡率更是高居恶性肿瘤死亡率的首位，约32.4万人，占总数的14.3%；在发达国家，死亡率仅次于肺癌，约19.8万人，占总数的15.4%。而中国在2012年新增乳腺癌病例为18.7万人，占全球乳腺癌新增病例总数的11.2%；乳腺癌死亡约为4.8万人，占总数的9.2%。我国虽属乳腺癌低发国家，但近年来乳腺癌发病的平均增长速度却高出欧美等高发国家1~2个百分点，成为乳腺癌发病率增长最快的国家之一。在京沪地区，乳腺癌发病率已经接近西方乳腺癌高发国家的水平。由此可见，我国乳腺癌的预防、早诊、治疗、护理与康复的工作任重而道远。值得欣慰的是，随着乳腺癌基础研究和临床研究的深入，新的治疗理念及方式不断涌现，手术治疗模式从"可以耐受的最大治疗"转化为"有效的最小治疗"，保乳术、前哨淋巴结活检术及乳房重建术越来越体现了在治疗的基础上对术后患者的形体、心理及生活质量的关注；化疗内分泌治疗及靶向治疗也是乳腺癌综合治疗的重要组成部分，未来新药的研发也必将为乳腺癌的治疗提供新的方向。

二、病因及预防

（一）病因

国内外学者进行了大量有关乳腺癌病因的研究，但到目前为止，其病因尚未完全清楚。普遍认为乳腺癌是多种因素在一定条件下综合作用的结果。以下介绍几种公认的乳腺癌发病危险因素。

1.生殖因素

女性的生殖因素是导致乳腺癌最重要的因素之一。卵巢分泌的性激素启动了乳腺的发育，同时通过每月一次的月经周期来调节乳腺细胞的增殖。

（1）初潮　初潮年龄越早，患乳腺癌的风险越高，这可能与乳腺细胞暴露在更多的月经周期及更高的性激素水平中有关。

（2）妊娠和第一次足月产的年龄　未生育的妇女与生育的妇女相比，乳腺癌的风险更高。第一次足月产的年龄越早，患乳腺癌的风险越小。生育会对乳腺起到保护作用，乳腺癌风险的降低往往发生在第一次足月产的10年以后。第一次足月产的年龄越晚，乳腺细胞复制过程中DNA越有可能发生错误，进而导致癌细胞的产生。

（3）绝经年龄　当绝经年龄（45~55岁）每延迟一年，乳腺癌的发病风险将平均上升3%。

2.内源性激素水平

各类证据都显示性激素在乳腺癌的成因中发挥着重要的作用。在流行病学资料中，较长时间暴露于雌激素或暴露于高浓度的雌激素水平均可增加乳腺癌发病的危险性。乳腺癌的发生率在绝经前增长迅速，而到了绝经后雌激素水平降低时，乳腺癌发病率的增长趋势明显减缓。绝经后妇女体内雌激素的主要来源为脂肪组织，因此肥胖女性体内雌激素水平高，导致患乳腺癌的风险增加。

雄激素也会增加乳腺癌的危险性，其直接作用有可能是因为能够促进乳腺癌细胞的增生，间接作用则是因为它可以转化为雌激素，进而发挥作用。

3.口服避孕药和激素替代疗法

乳腺癌发病危险度增加与使用口服避孕药无关联或仅有轻微关联。但是一级亲属患有乳腺癌的女性和乳腺癌易感基因（Breast Cancer Susceptibility Gene 1，BRCA1）携带者使用口服避孕药则会增加乳腺癌发生危险。

4.人体测量学

对于绝经前女性，乳腺癌发病风险，随体质指数［body mass index，BMI = 体重（kg）/身高（m²）］升高使乳腺癌风险升高，且与向心性肥胖无关。绝经后女性，乳腺癌发病危险的增加与身高、体重、BMI、腰臀比、腰围、体重增加均有关。体重减轻可以降低乳腺癌发病的风险，尤其是在中老年时期。

5.饮食因素

（1）脂肪 饮食营养因素一直被认为是乳腺癌最重要的环境高危因素之一。研究者认为高脂肪摄入有可能增加乳腺癌风险。

（2）乙醇 有研究发现，随着乙醇摄入量的增加，乳腺癌的风险也随之提高，这可能与每天增加饮酒量会提高体内的雌激素水平有关，成为乙醇导致乳腺癌的机制之一。

6.吸烟

吸烟不会增加整个人群的患乳腺癌的风险，但是在生育第一胎前开始吸烟并持续20年可能会增加乳腺癌的风险。

（二）预防

1.一级预防

在乳腺癌的危险因素中，有一些危险因素可以通过采用一级预防对生活习惯和饮食行为进行干预，比如选择健康的膳食、加强身体锻炼、戒烟酒及维持正常体重而达到预防癌症的发生。

国际癌症研究基金会和美国癌症研究院组织了特别专家组对全球的食物、营养、身体活动及癌症预防等进行系统综述和评估后，于2007年发表了工作组的研究结果，并提出了10项关于食物、营养和身体活动预防癌症的建议：

（1）保持体重在正常范围内；

（2）增加有氧运动频次；

（3）限制摄入高能量食物，避免含糖饮料；

（4）多植物来源的食物；

（5）限制红肉摄入，避免加工肉类；

（6）限制含乙醇的饮料摄入；

（7）限制盐的摄入量，避免发霉的谷类食物或豆类食物；

（8）膳食补充剂；

（9）母乳喂养；

（10）癌症幸存者应遵循癌症预防的建议。

2.二级预防

因目前缺乏针对乳腺癌病因行之有效的预防措施，故乳腺癌的二级预防尤为重要。二级预防的内容主要以乳腺癌的筛查为主，需要公众共同参与完成。

肿瘤筛查是针对无症状人群的一种人群防癌措施。乳腺癌筛查以通过简便、有效、经济的乳腺检查措施，对无症状妇女开展筛查，以期早期发现、早期诊断及早期治疗，最终目的是为降低人群乳腺癌的死亡率。国内外多项乳腺癌筛查随机对照试验荟萃分析显示，乳腺癌筛查有助于降低患者的死亡率。世界卫生组织也建议各国积极开展乳腺癌筛查，这是一项利大于弊的预防措施。

常用于乳腺癌筛查的检查措施包括乳腺X线检查、乳腺超声检查、MRI等。其中乳腺X线检查对40岁以上亚洲妇女准确性高。但乳腺X线对年轻致密乳腺组织穿透力差，一般不建议对40岁以下、无明确乳腺癌高危因素或临床体检未发现异常的妇女进行乳腺X线检查。乳腺超声检查可作为乳腺X线筛查的联合检查措施或补充措施，特别有助于检出致密型乳腺中的病灶以及鉴别肿块的囊实性，两者结合是目前广为采纳的乳腺癌筛查方法。乳腺MRI检查可作为乳腺X线检查、乳腺临床体检或乳腺超声检查发现的疑似病例的补充检查措施。

中国抗癌协会乳腺癌诊治指南与规范（2013版）中乳腺癌筛查指南如下。

（1）乳腺癌高危人群 即有明显的乳腺癌遗传倾向者，既往有乳腺导管或小叶中重度不典型增生或小叶原位癌患者，既往有胸部放疗史的患者。

筛查方法：①应提前进行筛查（40岁前）；②筛查周期推荐每半年一次；③筛查手段除了应用一般人群常用的临床体检、B超、乳腺X线检查外，可以应用MRI等新的影像学手段。

（2）一般人群妇女乳腺癌筛查指南

1）20～39周岁：不推荐对非高危人群进行乳腺筛查。

2）40～49周岁：适合机会性筛查，每年一次乳腺X线检查；推荐与临床体检联合，对致密型乳腺（即乳腺腺体致密者）推荐与B超检查联合。

3）50～69周岁：适合机会性筛查和人群普查，每1～2年一次乳腺X线检查，推荐与临床体检联合，对致密型乳腺推荐与B超检查联合。

4）70周岁及以上：适合机会性筛查，每2年一次乳腺X线检查，推荐与临床体检联合，对致密型乳腺推荐与B超检查联合。

三、乳房及腋窝的解剖

（一）乳房的组织结构

乳房的皮肤包括外周皮肤及中央区乳晕，乳房皮肤在腺体周围较厚，弹性较好，在乳头乳晕附近较薄，但伸展度较大。乳腺组织内包含有由纤维结缔组织组成的间质和乳腺导管系统组成的实质。每个导管系统即为一个乳腺腺叶，由输乳管、腺小叶及其腺泡组成，15～20个乳腺腺叶构成乳腺的实质。每个腺叶以乳头为中心呈轮辐样放射状排列，各有一导管向乳头引流，腺叶之间无相交通的导管。在乳腺小叶间垂直走行并互相连成网状的纤维组织束称为乳腺悬韧带（Cooper韧带），起到固定乳房和保持乳房移动性的作用。

（二）乳房的淋巴引流

乳房内含有丰富的淋巴管网，并互相吻合成丛，并同整个胸部、颈部、腋下、腹部、脊椎等处的淋巴管网相连通，经淋巴道转移是乳腺癌远处转移的主要途径之一。乳腺的淋巴系统主要包括乳腺实质内的淋巴管、由乳腺向外引流的淋巴管及区域淋巴结。

乳腺的淋巴管主要流入腋窝淋巴结，约占引流的75%，其次流入胸骨旁淋巴结，少数可注入锁骨上淋巴结，此外部分可引流到膈下、腹壁和对侧腋窝等。所以乳腺癌发生淋巴结转移时腋窝淋巴结为最重要的第一站，腋窝淋巴结转移的情况对疾病的预后有着重要意义。

（三）乳房的血供

乳房的血供来源于内乳动脉（胸内侧动脉）及胸外侧动脉（图22-1）。这两支动脉均起源于腋动脉，分别自乳腺的中上及外上的背面进入乳腺，其分支互相吻合。另外，内乳动脉发出形成肋间后动脉，肋间动脉的分支自深面穿过达到乳腺表面。

（四）腋窝的组织结构

腋窝的内界为胸壁，外缘为背阔肌，上缘为腋静脉，后缘为肩胛下肌，下方为背阔肌与前锯肌的结合部（图22-2）。根据与胸小肌的解剖关系将腋窝分为三个水平，这对乳腺癌手术腋窝清扫范围的确定有特别重要的意义。腋窝自外侧缘至胸小肌的外缘为第

一水平；胸小肌的外侧缘及内侧缘之间区域为第二水平；腋窝内侧至胸小肌内侧缘为第三水平。

腋窝内有许多具有重要临床意义的组织结构。胸大肌与胸小肌之间有胸肌间淋巴结（Rotter淋巴结），这些淋巴结常常在胸大肌表面的后方看到。胸外侧神经沿胸大肌后表面走行，如术中损伤将导致胸大肌萎缩。胸中部神经呈"Y形"，支配胸大肌的下-外侧部分，手术中要注意保护。

第2肋间臂神经分布在距腋静脉下方1cm处，向中外侧方向走行。胸长神经支配前锯肌，在第2肋间隙肋间臂神经后方可发现，胸长神经在胸壁后下方呈曲线走行，其分支在第4或第5肋骨水平进入前锯肌，尽管胸长神经通常沿前锯肌走行，但也可以沿腋窝组织外侧走行，因此在腋窝清扫中必须妥善保护胸长神经。如果胸长神经受损将导致"翼状肩胛"。

胸背神经支配背阔肌，它首先走行于胸外静脉的后方（胸-腹静脉），沿外下方走行于肩胛下肌表面，并伴行肩胛下血管，由内侧进入背阔肌。

（五）乳房的生理

女性乳腺作为女性生殖系统的一部分，其生理变化受到神经体液的调节，即在神经系统的控制下，通过下丘脑、垂体和卵巢激素的作用，对乳腺的生理过程进行复杂和精细的调控。这些激素主要包括卵巢激素、脑垂体激素、肾上腺皮质激素、甲状腺激素、胎盘激素、胰岛激素等。这些激素在乳腺生长发育过程中、月经周期乳腺变化及哺乳期乳腺的生理调节过程中发挥相应作用。

1.哺乳

乳房最基本的生理功能，乳腺的发育与成熟就是为这一功能而做准备。

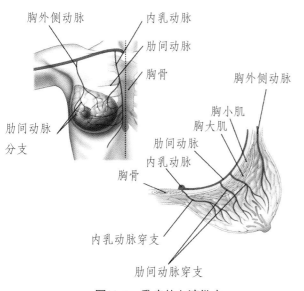

图22-1　乳房的血液供应

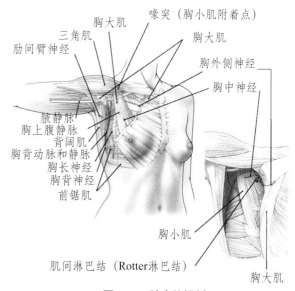

图22-2　腋窝的解剖

2.女性第二性征

乳房是女性第二性征的重要标志。

3.参与性活动

性活动中，乳房是女性敏感区之一。在抚摸、亲吻等刺激下，可出现乳头勃起、乳房胀满，有利于和谐的性生活。

四、组织及病理学

（一）乳腺癌的临床分期

临床分期代表肿瘤发展到何种程度，主要决定于三个方面：①肿瘤本身的生长情况，即肿瘤的大小和它的生长浸润范围（以Tumor的"T"为代表）；②区域淋巴结转移程度，包括第一站淋巴结转移情况以及有无第二站的转移（以Node的"N"为代表）；③远处脏器有无血行转移（以Metastasis的"M"为代表）；如果在T、N、M三个字母下面再附加0、1、2、3等数字表示变化的程度，就可以表示出肿瘤的临床情况，简称为TNM分期法，见表22-1。

（二）乳腺癌的组织学分型

1.非浸润性癌

又称原位癌，指癌细胞局限在导管基底膜内的肿瘤。按组织来源可分为小叶原位癌和导管内癌。

2.早期浸润性癌

指癌组织突破基底膜，开始向间质浸润的阶段。

根据其形态不同可分为早期浸润性小叶癌和早期浸润性导管癌两型。

3.浸润性癌

癌组织向间质内广泛浸润。可分为浸润性特殊型癌和浸润性非特殊型癌。

（1）浸润性特殊型癌 可分为乳头状癌、髓样癌（伴大量淋巴结浸润）、小管癌（高分化腺癌）、乳头Paget病、腺样囊性癌、黏液腺癌、鳞状细胞癌。

（2）浸润性非特殊型癌 可分为浸润性小叶癌、浸润性导管癌、单纯癌、硬癌、髓样癌、腺癌。

（三）乳腺癌的分子分型

在乳腺癌经典的组织病理学分类基础上，随着有关乳腺癌研究的深入，科学家逐渐发现乳腺癌是一类分子水平上具有高度异质性的疾病，即使是组织形态学相同的肿瘤，其分子遗传学改变也不尽相同，从而导致肿瘤治疗和预后的差异。乳腺癌分子分型迅速被应用于指导临床治疗、预测乳腺癌预后及化疗疗效的重要工具。

目前在众多的乳腺癌相关标记物中，ER、PR、HER-2基因被公认为与乳腺癌关系最为密切，在乳腺癌的发生、发展及临床治疗和预后判断方面起着至关重要的作用。

目前临床上多采用基于免疫组化和原位杂交技术的方法，根据激素受体（ER、PR）表达水平和HER-2的扩增状况将乳腺癌分为4种分子亚型：Luminal A型、Luminal B型、HER-2过表达型、基底细胞型。4种分子亚型同治疗与预后的关系见表22-2。

五、扩散和转移

（一）乳腺癌的局部扩散

乳腺癌的浸润性生长的范围及速度，因患者的不同情况而异。肿瘤细胞繁殖增多，向周围组织浸润，也可出现融合性生长。继发性卫星结节形成一个新的浸润源，朝向中心肿瘤生长，互相融合，使肿块增大。乳腺内扩散的另一途径是肿瘤细胞由导管内向导管外蔓延，侵犯淋巴管，向心扩散到乳晕下淋巴网。

表 22-1　乳腺癌的 TNM 分期

	T	N	M
0期	T_{is}原位癌	N_0	M_0
I 期	$T_1 \leqslant 2cm$	N_0	M_0
II$_a$期	T_0	N_1	M_0
	$T_1 \leqslant 2cm$	N_1腋淋巴结（+）	M_0
	$T_2 > 2cm$但$\leqslant 5cm$	N_0	M_0
II$_b$期	T_2	N_1	M_0
	T_3	N_0	M_0
III$_a$期	T_1	N_2腋下淋巴结转移	M_0
	T_2	N_1	M_0
	T_3	N_{1-2}	M_0
III$_b$期	T4侵犯胸壁皮肤	任意N	M_0
	任意T	N_3锁骨上下转移	M0
IV期	任意T	任意N	M_1有远处转移

表 22-2　分子亚型与治疗、预后的关系

分子分型	免疫组化表型	治疗及预后
Luminal A	ER和（或）PR阳性、HER-2阴性、Ki67低表达	内分泌治疗敏感，预后好
Luminal B	I：ER和（或）PR阳性、HER-2阴性、Ki67高表达	内分泌治疗有效，预后较好，HER-2阳性患者赫赛汀治疗有效
	II：ER和（或）PR阳性、HER-2阳性、Ki67任意水平表达	
HER-2过表达型	ER阴性、PR阴性、HER-2阳性	化疗效果较好，内分泌治疗无效，赫赛汀治疗有效
基底细胞型	ER阴性、PR阴性、HER-2阴性	化疗效果好，内分泌治疗无效，预后最差

肿块进一步扩大，肿瘤细胞超出乳腺范围，侵犯胸筋膜及肌肉，导致肿瘤与胸壁的固定。

（二）淋巴道转移

乳腺癌细胞侵入乳房淋巴管后，可在淋巴管内停留并生长繁殖，从而引起淋巴管阻塞，导致淋巴液反流，使癌肿在乳房内扩散以及发生皮肤水肿。癌细胞会以栓子形式转移至区域淋巴结，导致淋巴道扩散。同侧腋下淋巴结为乳腺癌转移的主要去处，是乳腺癌发生转移时最早受累处。内乳淋巴结虽然也属乳房淋巴引流第一站，但其转移率明显低于腋淋巴结。同侧锁骨上淋巴结转移主要为癌细胞自腋尖部淋巴结或内乳淋巴结逆行转移而发生，该处转移一旦发生，癌细胞极易通过静脉进入全身循环而发生远处转移。

（三）血道转移

以往的观念认为，血道转移常出现于淋巴道转移之后。近年研究表明，乳腺癌是全身性疾病，血道转移在乳腺癌早期即可发生，不少患者未见淋巴道转移时已出现血道转移。研究显示，乳腺癌术后常见的血道转移部位有胸内脏器、肋骨、肝和脑。

（四）远处转移

1.骨转移

最常见的，占30%~60%。以胸、腰椎和盆骨最多，其次为肋骨、股骨等，多数为溶骨性改变，少数为成骨性改变。长骨转移时可发生病理性骨折，脊柱转移时由于脊髓受压可引起截瘫，临床上有进行性加剧的疼痛。

2.肺转移

占5%~15%，多数表现为肺内大小不等的结节，偶为单个结节。少数病例表现为癌性淋巴管炎，临床上乳腺癌扩散的症状有明显的咳嗽、气急、发绀。

3.肝转移

占3%~10%，早期症状不明显，超声显像及CT检查有助于早期发现。

4.脑转移

有研究表明，乳腺癌是仅次于肺癌容易发生脑转移的恶性肿瘤，有15%~25%的脑转移瘤来源于乳腺。

5.胸膜转移

常继发于肺转移，亦偶见单纯胸膜转移者，主要表现为胸腔积液，可为血性，有时胸水内可找到癌细胞。

六、临床表现

（一）乳腺肿块

乳腺肿块是乳腺癌最常见的首发症状，可发生于乳腺的任何部位。乳房外上象限为乳腺癌的好发部位，约占1/3。肿块大小不一，形状不规则，表面欠光滑，边界欠清楚。乳腺肿块质地多为实性，较硬。

（二）皮肤表现

1.皮下受累

当肿瘤细胞侵犯皮下，累及连接腺体和皮肤的Cooper韧带并使之呈相对短缩状态，牵拉该处皮肤向深面凹陷，就会形成以一个点为中心的皮肤凹陷，称为"酒窝征"，此为乳腺癌的早期征象。

当乳腺癌组织阻塞乳房淋巴引流时，可发生相应区域的皮肤水肿，而毛囊和皮脂腺的皮肤与皮肤下组织紧密相连，使该处水肿不明显，皮肤出现点状凹陷，临床上称之为"橘皮样变"，此为乳腺癌的晚期征象。

2.皮肤破溃

乳腺癌局部晚期表现，癌瘤向乳房表面侵袭，局部皮肤正常结构被破坏，循环系统失常，进而发生坏死破溃，溃疡较大时呈"火山口"状。

3.炎性表现

癌瘤部位皮肤出现红肿等炎症表现，除见于肿瘤伴发感染外，也常见于炎性乳腺癌。炎性乳腺癌为癌细胞广泛侵入皮内淋巴管网后，引起的皮肤类似炎症性反应，乳房局部皮肤颜色有淡红转深红，同时伴有皮肤水肿，触之感皮肤增厚、粗糙、皮温升高、触痛，则是炎性乳腺癌的特征性表现。

4.卫星结节和铠甲状癌

卫星结节是乳腺癌局部晚期表现，多因癌细胞沿皮下淋巴管向周围扩散，在原发灶周围形成新的皮内结节，其间有正常的皮肤间隔。

铠甲状癌是无数的皮肤癌性结节集合成片的结果，致使皮肤显得坚硬而粗糙，韧而厚实，似象皮样，呈暗红色，最终使整个乳房变得粗糙坚硬，形如铠甲。

（三）乳头的改变

1.血性溢液

乳头溢液呈鲜血样或褐色溢液，可由恶性肿瘤引起，尤其是导管内乳头状癌。50岁以上妇女出现单侧乳头血性溢液时，应给予密切注意。

2.乳头回缩或抬高

正常乳头双侧对称，直向前方并略向下。发生于乳腺中央区的肿瘤，早期可引起乳头回缩。乳腺癌多位于乳房的外上象限，由于纤维组织增生及收缩的结果，还会导致整个乳房的抬高，患侧乳头往往高于对侧乳头。

3.乳头糜烂、脱屑

Paget病（Paget disease）的临床表现为乳头湿疹样改变，即乳头脱屑、瘙痒、糜烂、溃疡、结痂，伴灼痛，偶见乳头溢液。

（四）区域淋巴结肿大

腋窝淋巴结转移最为常见，临床上转移发生率为50%~60%。锁骨上淋巴结属于颈深组最下方的淋巴结，转移癌不大时不易触及。隐性乳腺癌可以仅表现为腋窝淋巴结肿大。

七、诊断

（一）乳腺钼靶X线检查

乳腺钼靶X线检查是最基本的乳腺影像检查方法，在乳腺良、恶性病变的鉴别诊断和乳腺癌早期诊断方面，目前还没有其他方法能够取代它。其优点是影像清晰、直观，能发现无任何临床表现的早期乳腺癌。

（二）超声检查

超声检查是乳腺钼靶X线检查最重要的补充和释疑方法，因其简便、经济、无创，尤其是高频彩超可以发现直径小于5mm的肿块，临床应用越来越广泛。目前临床工作中，乳腺钼靶X线检查和超声检查是乳腺影像学检查的"黄金组合"。

（三）CT检查

X线计算机断层扫描能清晰显示乳腺的解剖结构以及病灶的各种征象，能提高诊断准确率。

（四）MRI检查

磁共振成像是一种新的影像诊断技术，它能更好地显示肿瘤的形态学和血流动力学特征，对诊断乳腺疾病的敏感性和特异性有了一定程度的提高。有研究表明，MRI对早期乳腺癌的检出率优于乳腺钼靶和彩超。

（五）乳腺PET-CT检查

PET-CT是一种在分子水平上显示活体生物活动的医学影像技术，它的应用价值广泛，特别是在肿瘤的定性、定位诊断、临床分期与再分期、治疗方案的选择与疗效评价以及复发和转移的监测等方面具有重要意义。

（六）肿瘤标志物检查

乳腺癌患者的某些血清生化指标将有升高，检测这些肿瘤标志物对乳腺癌的诊断、预测预后、监测复发和转移有重要意义，如癌胚抗原（CEA）、CA15-3、CA125、雌激素受体、孕激素受体、HER-2等指标。

（七）病理学检查

1.细胞学检查

（1）乳头溢液细胞学检查　用于单乳头溢液者，诊断经济方便，但有一定的假阳性率。

（2）皮肤破溃的刮片细胞学诊断　对乳头乳晕有湿疹样病变的涂片或刮片检查，有助于诊断早期湿疹样乳腺癌。

2.组织学检查

（1）粗针吸细胞学检查　方法可靠，假阳性率低，一旦针吸发现癌细胞即可确诊。

（2）超声引导下的乳腺病变的穿刺活检　可用于临床触不到肿块，仅彩超下见可疑病灶者，在彩超下金属丝定位，大大提高了切取的准确性。对于腺体薄的患者，可采用体表定位。切除组织做冰冻及石蜡切片，一旦发现恶性细胞即可确诊，这对乳腺癌的早期诊断有重要意义。

（3）乳腺X线立体定位下切除活检　可用于临床触不到肿块，仅X线片上见可疑病灶者，在X线下金属丝定位，大大提高了切取的准确性。

（4）真空辅助麦默通活检术　麦默通系统是一种影像学引导下的新型真空辅助组织活检装置，主要用于乳腺病灶的活检诊断。它能切除较小的乳腺病灶，广泛应用于乳腺癌的早期诊断及乳腺良性小肿瘤的切除。

八、治疗

综合治疗是公认的治疗恶性肿瘤的正确治疗模式，在降低乳腺癌死亡率方面起着重要的作用。随着临床诊疗规范的推出，综合治疗逐渐趋于科学化、规范化和合理化。乳腺癌的综合治疗主要以手术为主，还包括化学治疗、内分泌治疗、放射治疗、靶向治疗、免疫治疗等治疗手段。

（一）手术治疗

自1894年Halsted创立乳腺癌根治术后，100多年以来，乳腺癌的外科治疗经历了Urban扩大根治手术、改良根治术和保留乳房手术的历程。治疗理念由过去的可耐受的最大切除转变为创伤小、提高术后生活质量，尊重患者选择权的个体化治疗理念。

乳腺癌手术范围包括乳房手术和腋窝淋巴结手术两部分。乳房手术有乳房肿瘤切除术和全乳房切除术。腋窝淋巴结手术有前哨淋巴结活检术和腋窝淋巴结清扫术。

1.乳腺癌根治性手术

（1）乳腺癌根治术　手术切除全部乳腺组织及周围脂肪组织，切除胸大肌、胸小肌，清除腋下及锁骨下脂肪组织和淋巴结，必须整块切除。目前虽有Ⅰ、Ⅱ期的患者接受根治术，但该手术主要用于临床Ⅲ期的患者，或肿瘤偏大、侵犯胸肌、腋窝淋巴结多发转移的患者，个别患者可接受新辅助化疗或放疗后再行手术。

（2）乳腺癌改良根治术　乳腺癌改良根治术是在乳腺癌根治术的基础上进行改良，这种手术方式既可以达到根治术的治疗效果，又能保持患侧上肢的良好功能，并减轻术后胸部的损伤程度。目前改良根治术主要适用于Ⅰ期、Ⅱ期和Ⅲa期的乳腺癌患者。

1）改良根治术Ⅰ式：该手术保留胸大肌和胸小肌，主要适用于Ⅰ期和Ⅱ期临床无明显腋窝淋巴结转移者，该手术既可以保持手术的根治性，又可以保留胸肌，还可以保证胸部外形，是目前临床应用最多的手术术式。

2）改良根治术Ⅱ式：该手术保留胸大肌、切除胸小肌。切除胸小肌时可能会损伤胸外侧神经或其分支，造成胸大肌纤维部分性萎缩。

2.全乳切除术

主要适用于重要脏器功能不全，年老体弱或合并其他疾病不能耐受根治性手术的患者。局部病灶晚期破溃、出血，为了减轻患者痛苦，亦可施行该手术，术后可配合放疗或化疗等治疗手段。

3.保乳手术

保乳手术加放射治疗取代传统根治术的观点最早于1924年提出，随着乳腺癌早期诊疗系统的不断完善，以及提高生活质量观念的普及，保乳手术成为早期乳腺癌外科治疗的主要手段。该手术是由乳腺肿瘤切除术和腋窝淋巴结清扫术两部分组成。1990年美国国立卫生研究院发表的关于早期乳腺癌治疗共识中指出，对于大部分Ⅰ、Ⅱ期乳腺癌患者均可考虑保乳治疗。适宜做保乳手术的指征：单中心病灶、肿瘤占全乳的比例应该允许术后能够保留美观外形且确保切缘阴性至少2cm。保乳术的绝对禁忌证包括多中心病灶、既往乳房接受过放疗、保乳术后不能确保理想的切缘阴性。结缔组织疾病如硬皮病或活动性红斑狼疮，也是保乳的绝对禁忌证。妊娠的早期和中期患者也是绝对禁忌证。

遵循恶性肿瘤的无瘤观念应首先进行腋窝部位手术，再进行乳房手术，术前已确定腋窝淋巴结转移患者除外。虽然保乳手术患者的生存率与根治术相似，但是保乳手术术后的局部复发率仍能达到每年0.5%～1%。因此术中切除组织边缘的病理检测非常重要，术后局部复发与手术切缘不净关系密切，所以保乳手术要求标本切缘的组织病理学检查为阴性。

4.乳房重建

乳房重建是乳腺癌综合治疗的一个重要组成部分，可分为即刻乳房重建和延期乳房重建。即刻乳房重建不仅具有美学效果和技术上的优势，还对患者的心理有益，因为接受即刻乳房重建的患者在麻醉复苏后不需要经历缺失乳房的痛苦。但是对于一些患者，特别是需要进行乳房切除术后放疗（Post Mastectomy Radiotherapy，PMRT）的患者，延期乳房重建可能更好。

（1）即刻乳房重建　通常适用于临床Ⅰ期乳腺癌患者和临床Ⅱ期且术后放疗风险低的患者。即刻乳房重建优点是保留了乳房的皮肤而获得更好的美学效果，以及患者在术后清醒时已经完成乳房重建而不会经历乳房缺失的痛苦。即刻乳房重建还能使患者有积极的生活方式，从而更容易恢复日常活动，即使是患者接受辅助化疗期间，她们也能穿着喜欢的衣服去参加社交活动。即刻乳房重建方式最常用的几种方法。

1）异体组织乳房重建——假体植入法

A.即刻假体植入法：在乳腺癌改良根治术结束后，即刻在胸肌下植入假体。

B.即刻-延期假体植入法：在乳腺癌改良根治术结束后，即刻在胸肌下植入组织扩张器。组织扩张器是一种可调节的乳房假体，通常有一个盐水注射壶，能够通过皮肤进行注射。通过门诊复查逐步注射生理盐水的方法来扩张乳房皮肤，完成扩张步骤通常需要3～6个月，主要取决于预期的乳房大小、乳房切除术后皮瓣的厚度以及患者对于扩张的耐受力。待组织扩张器完成组织扩张后，将其取出，更换为假体。此方法手术时间最短，术后恢复最快。

2）自体组织乳房重建：尽管自体组织乳房重建的手术时间长，恢复较慢，但此类手术通常很少需要进行修整，就可以获得自然的外形，即可塑造成与健侧对称的乳房。

A.转移背阔肌（Latissimus Dorsi Muscular，LDM）肌皮瓣重建术：目前此术式已经成为乳房重建的常用方法之一。对侧乳房体积较小或不适宜采用腹部皮瓣进行重建等情况下可以考虑该方法。当患者为肥胖身材或乳房较大时，单纯用背阔肌肌皮瓣无法重建出与对侧乳房大小、外形一致的乳房时，可以考虑联合假体植入乳房重建。

B.横行腹直肌（Transverse Rectus Abdominis Musculocutaneous，TRAM）肌皮瓣重建术：这是目前世界上最流行的自体组织乳房重建成形术式之一。适合这类手术的患者应具备足够的腹部皮下脂肪，中等松弛的腹壁。TRAM肌皮瓣的脂肪组织与正常的乳腺组织类似，可以塑造出自然形态的乳房。TRAM乳房重建还兼有腹壁整形的作用，患者通常对此非常兴奋，因为这使他们在影响其外形的负面变化中更关注一些正面变化。

C.腹壁下动脉穿支（Deep Inferior Epigastric Perforator，DIEP）皮瓣：该种手术方式是分离一或两个穿支血管直至腹壁下血管主干，完全不损伤腹直肌纤维和神经，即该术式仅使用皮肤、脂肪及腹壁下血管的肌皮支。这项难度很大的技术旨在保留更多的腹壁肌肉以减少腹壁并发症、保留腹壁功能、缩短恢复时间、减少术后疼痛和手术费用。

（2）延期乳房重建 又称二期乳房重建，是在乳腺癌根治手术完成以及放化疗结束后再进行乳房重建。通常适用于在乳腺癌切除的同时尚未准备好接受乳房重建，以及身体情况不能耐受即刻乳房重建的患者。在实施延期乳房重建时，乳房切除术瘢痕需要被切除，这就需要更大的皮瓣组织量来修补皮肤缺损。

（3）乳头和乳晕重建 乳头乳晕重建主要是营造更为自然的乳房，目的是造成一个可以永久保持形状和直立的乳头。可以在乳房重建的同时进行，也可以在乳房重建手术后任意时间进行，门诊手术就可以完成，不需要住院。乳头可以用局部皮瓣重建，乳晕可以选择其他部位（如耳垂、大腿内侧、小阴唇）的皮肤移植或通过文身的方法使其颜色加深。

5.乳腺癌区域淋巴结的处理方式

（1）前哨淋巴结活检（SLNB） 前哨淋巴结是原发肿瘤引流区域淋巴结中的一个特殊淋巴结，是原发肿瘤发生淋巴结转移所必经的第一站淋巴结。前哨淋巴结活检适用于临床检查腋窝淋巴结无明确转移的患者，其目的是通过切除前哨淋巴结并经过病理组织学、细胞学、分子生物学诊断来了解区域淋巴结的情况。

下述患者目前认为不宜行前哨淋巴结活检：①乳腺多原发病灶；②患侧乳腺或腋窝已接受过放疗；③患侧腋窝淋巴结已行活检；④乳腺原位癌；⑤妊娠哺乳期乳腺癌；⑥示踪剂过敏。如果前哨淋巴结活检结果呈阴性，可使无腋淋巴结转移的乳腺癌患者避免腋淋巴结清扫，将手术损伤范围降到最小，并避免了术后可能出现的患肢淋巴水肿、肩关节活动障碍、上肢及胸壁感觉异常、慢性疼痛、持续积液等并发症，从而提高患者的生活质量。目前用前哨淋巴结活检方法预测腋窝淋巴结有否癌转移的准确性可达95%～98%。乳腺癌术中需注射蓝色染料来示踪前哨淋巴结，常用方法为乳晕下注射，因为有时肿瘤很小且不可触及，而乳晕下注射则不要求肿瘤定位。不推荐瘤内注射。

（2）腋窝淋巴结清扫 腋窝淋巴结清扫手术已经应用1个世纪之久，Ⅰ～Ⅱ水平腋窝淋巴结清扫是乳腺癌外科治疗的标准手术，若临床上怀疑或经皮穿刺活检证实Ⅲ水平腋窝淋巴结受累则行Ⅲ水平淋巴结清扫。术后早期可发生感染和血肿，胸长神经损伤导致的翼状肩胛，以及胸背神经损伤导致的上臂内收障碍。神经麻痹包括感觉异常，肋间臂神经损伤引起的上臂内侧麻木和疼痛。患肢淋巴水肿与上肢和胸部淋巴向腋静脉引流的破坏有关，是严重的并发症，影响范围可累及上肢、肩关节、胸部或胸壁。长期存在的患肢淋巴水肿可明显限制肢体功能，引起外观的改变，从而影响患者的生活质量，加重患者的心理负担。

（3）内乳淋巴结清扫 应用前哨淋巴结活检技术可以探测出更小的内乳淋巴结转移，这些患者可以最大可能的受益，使没有内乳淋巴转移的患者避免不必要的清扫从而避免并发症的出现。单纯前哨内乳淋巴结转移是内乳淋巴清扫的基本指征，尤其是在施行乳房切除术时。对于单纯前哨内乳淋巴转移并且施行保乳术的患者，乳房的局部放疗是必需的，因此同时行内乳淋巴结放疗可以作为手术切除的一个替代疗法。全部内乳淋巴结受累的患者或正规治疗后内乳淋巴结复发的患者也可以实施内乳淋巴结清扫。

内乳淋巴结清扫的并发症一般与肺或附近血管受损有关。如果胸膜受损，则会发生气胸。因此内乳淋巴结清扫后应例行胸片检查。内乳清扫之后的气胸通常较小且为自限性，一般不需要胸腔闭式引流。其他内乳清扫并发症是由肋间动静脉受损导致的，这些损伤可以是术中隐匿的，如血管向胸腔回缩，患者可能出现延迟性血胸，此时需要胸腔闭式引流或者开胸止血。

（二）化学治疗

1.乳腺癌术后辅助化疗常用方案

乳腺癌术后辅助化疗是指手术或放疗后给予的化疗，目的是清除隐性转移灶，延期复发。适应证为：①肿瘤直径≥2cm；②淋巴结阳性；③激素受体阴性；④HER-2阳性；⑤组织学分级为3级。

（1）CMF方案 CMF方案是最早用于乳腺癌术后辅助化疗的方案。

CTX600mg/m²，静脉滴入，第1、8天

MTX40mg/m²，静脉滴入，第1、8天

5-FU600mg/m²，静脉滴入，第1、8天

每4周重复，共6个周期

（2）含蒽环类的联合化疗方案

AC方案：ADM 60mg/m²，静脉滴入，第1天

　　　　CTX 600mg/m²，静脉滴入，第1天

　　　　每3周重复，共6个周期

CAF方案：ADM 50mg/m²，静脉滴入，第1天

　　　　CTX 500mg/m²，静脉滴入，第1天

　　　　5-FU 500mg/m²，静脉滴入，第1天

　　　　每3周重复，共6个周期

CEF方案：EPI 75～100mg/m²，静脉滴入，第1天

　　　　CTX 500mg/m²，静脉滴入，第1天

　　　　5-FU 500mg/m²，静脉滴入，第1天

　　　　每3周重复，共6个周期

（3）含紫杉类联合化疗方案　以紫杉醇和多西紫杉醇为代表的紫杉类药物于20个世纪90年代问世，是细胞周期M期特异性药物，只能用于静脉滴注，紫杉醇静脉滴注剂量为135～175mg/m²体表面积。用药指导目的为了预防紫杉醇过敏反应，应分别于治疗前12、6小时口服地塞米松10mg，治疗前30分钟肌内注射苯海拉明20mg。患者在接受多西他赛（多西紫杉醇）治疗期前必须口服地塞米松，从用药前一天开始服用，每天16mg，持续至少3天，以预防过敏反应和体液潴留。多西紫杉醇推荐剂量为70～75mg/m²体表面积，静脉滴注1小时，每3周一次。

2.乳腺癌新辅助化疗

1982年Frei提出新辅助化疗的概念，它又称为术前化疗或早期化疗，是在恶性肿瘤局部实施手术或放疗前应用的全身性化疗，然后再行手术治疗或放射治疗。这样可以及早控制微小转移灶，减少手术中的微小转移；能使部分无法根治的肿瘤降期达到可以手术根治。对于进展期乳腺癌和炎性乳腺癌患者，可以使肿瘤缩小，减少手术的范围及创伤。

2013年美国国立综合癌症网络（National Comprehensive Cancer Network，NCCN）认为，新辅助化疗适宜人群包括：①临床分期为ⅢA（不含T₃、N₁、M₀）、ⅢB、ⅢC期的乳腺癌患者；②临床分期为ⅡA、ⅡB、ⅢA（仅T₃、N₁、M₀）期，对希望缩小肿块、肿瘤降期保乳的患者，也可考虑新辅助化疗。

化疗方案宜选择含蒽环类和紫杉类的联合化疗方案：①以蒽环类为主的化疗方案，如CAF、FAC、AC、CEF和FEC方案（C：环磷酰胺；A：多柔比星，或用同等剂量的吡柔比星；E：表柔比星；F：氟尿嘧啶）；②蒽环类与紫杉类联合方案，如A（E）T、TAC（T：多

西他赛）；③蒽环类与紫杉类序贯方案，如AC序贯P或AC序贯T（P：紫杉醇）；④其他化疗方案，如PC。

（三）放射治疗

随着乳腺手术范围的缩小，保留乳腺的趋势日益增加，放射治疗的地位与作用越来越重要。对中晚期乳腺癌根治术后或改良根治术后，有局部和区域复发高危险的患者，行术后放疗已经是必不可少的综合治疗手段之一；对复发和转移的晚期乳腺癌患者，放射治疗更是首选和主要的治疗手段。术后放射治疗的目的是降低局部和区域淋巴结复发率，提高生存率。对于有辅助化疗指征的患者，术后放疗应该在完成辅助化疗后开展；如果无辅助化疗指征，在切口愈合良好、上肢功能恢复的前提下，术后放疗建议在术后8周内开始。对于有术后放疗指征又需采用假体的乳房重建患者建议采用延期乳房重建。所有保乳手术后的患者都需要接受放射治疗。

（四）内分泌治疗

乳腺癌的内分泌治疗主要是抑制癌细胞增殖，对晚期或复发转移性乳腺癌起到缓解作用。正确使用内分泌治疗可使肿瘤退缩，提高生活质量，延长生存时间，同时减少术后复发转移风险以及对侧乳腺癌的发生，也适用于不宜手术或放疗的晚期乳腺癌。对于绝经前女性，雌激素主要来源于卵巢，通过抑制卵巢功能达到抗乳腺癌的作用。卵巢去势有多种方法，如卵巢切除术、卵巢放疗去势、垂体切除术、肾上腺切除术和药物性卵巢去势。

乳腺癌内分泌治疗药物品种较多，根据作用机制可分为抗雌激素、芳香化酶抑制剂（AI）、促黄体生成激素释放激素（LHRH）类似物和孕激素这四类，其中抗雌激素和AI在乳腺癌内分泌治疗中占有主导地位。

1.抗雌激素

通过与雌激素受体（ER）结合，阻断雌激素对其受体的作用。

（1）他莫昔芬（TAM）　TAM已被用作绝经前后妇女乳腺癌内分泌治疗的首选药物，而不考虑其分期因素。TAM的主要不良反应包括月经失调、闭经、阴道出血、外阴瘙痒、子宫内膜增生、子宫内膜息肉和子宫内膜癌；TAM也会引起血脂水平的变化并有损害心血管系统的潜在危险。

（2）托瑞米芬　TAM的衍生物，它治疗乳腺癌的疗效肯定，且高剂量时对部分ER阴性患者也有效。与TAM不同，托瑞米芬可提高血清高密度脂蛋白胆固醇水平，临床应用未发现会致骨髓抑制及严重心、肝、肾功能异常，长期服用的安全性和耐受性都很好。托

瑞米芬的常见不良反应有面部潮红、多汗、子宫出血、白带、疲劳、恶心、皮疹、瘙痒、头晕和抑郁等。既往患有子宫内膜增生症或严重肝衰竭的患者禁止长期服用托瑞米芬；有血栓性病史者一般也不宜接受托瑞米芬治疗。

（3）雷洛昔芬 属选择性雌激素受体（ER）调节剂，可以抑制雌激素依赖性乳腺癌细胞的生长，同时保护骨骼和心脏的功能，使骨矿物质密度增加，血中低密度脂蛋白和总胆固醇水平降低。雷洛昔芬于1997年获食品药品监督管理局（FDA）批准用于预防绝经后妇女骨质疏松症，1999年又被批准用于骨质疏松症治疗。

2.芳香化酶抑制剂（AI）

通过抑制芳香酶的活性，阻断卵巢以外组织中雄烯二酮和睾酮转化成雌激素，由此达到抑制乳腺癌细胞生长、治疗肿瘤的目的。AI仅适用于绝经后患者，根据化学结构可分为非甾体类和甾体类药物两类。

（1）非甾体类芳香化酶抑制剂

1）氨鲁米特：对雌激素受体阳性患者更有效，对骨转移者的疗效较TAM好，对肝转移者疗效较差。氨鲁米特早先曾一度用作绝经后转移性乳腺癌经TAM治疗失败后的标准二线治疗药物，后因其不良反应较严重，因此中止治疗，故现已不常用。氨鲁米特也不应联用TAM，否则疗效不增而不良反应却会增加。

2）来曲唑：属于芳香化酶抑制剂。来曲唑作为二线内分泌药物治疗绝经后晚期乳腺癌患者高度有效且安全。常见不良反应包括恶心、头痛、疲乏、外周水肿、潮红、皮疹、呕吐、便秘、骨骼肌疼痛、呼吸困难、胸痛、咳嗽、病毒感染、严重肝和肾功能损害等症状。

3）阿那曲唑：具有强力芳香化酶抑制作用，是治疗绝经后妇女晚期乳腺癌的首选一线药物，特别是雌激素受体阳性的患者。阿那曲唑的不良反应主要为胃肠道反应（如恶心、呕吐、腹泻和厌食）、潮红、阴道干燥、皮疹、乏力、抑郁和头疼；偶有体重增加、外周组织水肿和出汗等。

（2）甾体类芳香化酶抑制剂

1）福美坦：选择性芳香化酶抑制剂，不影响肾上腺激素的合成，故用药期间不需要补充糖皮质激素，适用于TAM等内分泌治疗无效的患者。

2）依西美坦：能与体内芳香化酶不可逆地结合，用于一线药物治疗晚期乳腺癌有良好效果。依西美坦的主要不良反应有失眠、皮疹、全身及腹部疼痛、厌食、呕吐、抑郁、脱发、双足肿、便秘和体重下降等。

（3）促黄体激素-释放激素（LHRH）类似物通过负反馈作用抑制下丘脑产生促性腺激素释放激素（GnRH），同时还能竞争性地与垂体细胞膜上的GnRH受体或LHRH受体结合，阻止垂体产生促滤泡激素（FSH），从而减少卵巢分泌雌激素。LHRH类似物的代表性药物为戈舍瑞林，可抑制脑垂体促黄体生成素的合成，从而引起男性血清睾酮和女性血清雌二醇水平的下降，但其用药初期反会致使暂时增加男性血清睾酮和女性血清雌二醇的浓度。戈舍瑞林适用于激素治疗的绝经前期及绝经期妇女乳腺癌，每4周用药一次，可在无组织蓄积的情况下保持有效的血药浓度，肝、肾功能不全患者的药代动力学无明显变化，故不需要调整剂量。戈舍瑞林的其他不良反应包括皮疹、潮红、头痛、抑郁、阴道干燥及乳房大小的变化等。

（4）孕激素 通过改变体内内分泌环境，经负反馈作用抑制垂体产生促肾上腺皮质激素（ACTH），或通过PR作用于乳腺癌细胞。此类药物主要有甲羟孕酮（MPA）和甲地孕酮（MA），它们对绝经前及绝经后的患者均有效，其中对雌激素受体或孕激素受体阳性患者疗效更佳。由于孕激素会致肥胖、乳房胀痛、阴道出血及潜在的血栓等副作用，所以很少用于术后内分泌治疗，而主要用于改善食欲、增加体重、保护骨髓功能和提高化疗耐受性等。

TAM长期用作乳腺癌的标准激素治疗药物，AI用于经TAM治疗后的二线治疗。迄今大量的研究证实，在TAM一线治疗转移性乳腺癌或TAM辅治疗后疾病有进展时，用第三代芳香酶抑制剂作为二线治疗是恰当的。对于具有深静脉血栓栓塞和肺栓塞高风险的患者，可用作一线内分泌治疗药物。随着高选择性和高效第三代AI的广泛应用，AI的临床重要性已显著增加。

（五）肿瘤分子靶向治疗

乳腺癌分子靶向治疗是指针对乳腺癌发生、发展有关的癌基因及其相关表达产物进行的治疗。分子靶向药物通过阻断肿瘤细胞或相关细胞的信号传导，来控制细胞基因表达的改变，从而抑制或杀死肿瘤细胞。曲妥珠单抗（赫赛汀）是目前靶向治疗中针对HER-2蛋白的最重要的单克隆抗体，是分子靶向治疗药物的代表。曲妥珠单抗用于治疗乳腺癌的适应证是乳腺癌细胞中有HER-2的扩增或过度表达，故在给予曲妥珠单抗治疗前，应行分子病理检查，测定肿瘤组织中HER-2的状态。曲妥珠单抗与多种化疗药有协同作用，包括紫杉醇、多西紫杉醇、卡培他滨及紫杉醇类药物（诺维本、健择）等。研究证实化疗药物加上曲妥珠单抗后可明显提高HER-2阳性患者的总缓解率（OR）、延长疾病进展时间（TTP）和总存活率（OS）。

（六）生物免疫治疗

生物治疗已经成为肿瘤综合治疗的第4种模式，主要包括体细胞疗法、细胞因子疗法、肿瘤疫苗与树突状细胞、放射免疫靶向治疗、肿瘤基因治疗、免疫治疗和生物化疗等。生物免疫治疗是指用生物技术和生物制剂对从患者体内采集的免疫细胞进行体外培养和扩增后回输到患者体内的方法，来激发和增强机体自身免疫功能，从而达到治疗肿瘤的目的。它的优势在于手术治疗后运用生物免疫疗法可快速恢复手术造成的免疫损伤，提高机体免疫力，提高手术的成功率，并可快速清除术后微小残余肿瘤细胞，防止肿瘤的复发和转移。与放化疗结合减轻放疗副作用、加强化疗敏感性和治疗效果。生物免疫治疗技术联合其他常规肿瘤治疗能使治疗效果达到最大化。由于自体免疫细胞的指导思想是提高患者本身的抗癌能力，故从根本上抑制了肿瘤的生长，可使肿瘤与机体维持一个平衡的对抗状态，大大延长了患者的生存期。

九、乳腺癌护理

乳腺癌的护理涉及围术期护理、化疗护理、放疗护理、内分泌及靶向治疗的护理、康复护理、姑息及临终关怀护理等，本节就围术期护理及康复护理进行重点介绍。

（一）手术前护理

1.心理护理

据文献报道，64%乳腺癌患者术前出现焦虑，47%发生抑郁，大多数患者不仅处于癌症诊断的惊恐、悲伤的应激心理状态，同时还面临乳房被切除，身体残缺的精神困扰，患者焦虑、抑郁心理严重，亟待医护人员及家人的心理援助。护士是与患者密切接触者，主动关心患者、取得患者的信任，建立良好的护患关系，是做好心理护理的基础。细致入微的服务、耐心的倾听、感知患者的痛苦、良好的沟通技巧是做好心理护理的保障。护士应运用专业知识，全面了解评估患者的病情、家庭社会背景、职业、性格特点以及患者的主要心理需求，保持与医生、家属的良好沟通，还要关注对家属的心理指导，建立医护、患者、家属共同参与的照顾模式，对患者进行个体化、专业化护理，帮助患者建立起心理创伤后成长的正性观念，让患者积极主动的参与到手术治疗中来，配合医生，加速患者康复护理进程。

2.患肢功能评估

乳腺癌患者往往需要接受腋窝淋巴结清扫的手术，可能导致患者术后患肢功能障碍，影响生活自理能力。术前患者患肢功能评估结果可作为术后患肢功能恢复程度的对比指标。评估内容包括患肢上举高度、肩关节活动度（ROM）（包括内旋、外旋、内收、外展、前屈、后伸）、患肢臂围的围度（临床一般常用固定的皮尺，在固定位置测量：虎口、腕横纹上5cm、肘横纹下5cm、肩峰下10cm），并做好以上评估记录。

肩关节活动度的测量（图22-3）

（1）测量肩关节前屈、后伸活动度 患者坐或立位，臂置于体侧，肘伸直。量角器的轴心固定于肩峰，其固定臂与腋中线平行，移动臂与肱骨纵轴平行。测量范围：前屈0°～180°，后伸0°～60°。

（2）测量肩关节内收、外展活动度 患者坐或立位，臂置于体侧，肘伸直。量角器的轴心固定于肩峰，其固定臂与身体中线平行，移动臂与肱骨纵轴平行。测量范围：内收0°～75°，外展0°～180°。

（3）测量肩关节内旋、外旋活动度 患者坐或立位，臂外展至90°，肘关节屈曲90°且手心向下，量角器的轴心固定在肘关节的鹰嘴突，其固定臂与地面垂直，移动臂与尺骨长轴平行。测量范围：外旋0°～90°，内旋0°～70°。

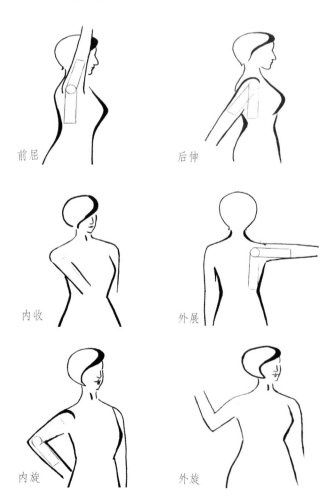

图22-3 肩关节活动度的测量

3.常规准备

手术前常规准备：手术前一天，采用皮肤清洗法，备皮范围上起锁骨水平，下至脐水平线，前至健侧锁骨中线，后至患侧腋后线，包括患侧上臂上1/3皮肤及腋下，腋下毛发≥1cm需采用剪毛或剃毛器剔除。皮肤准备后由医生和患者共同确认手术部位并做标记。

术日晨，护士使用2%的葡萄糖氯己定消毒溶液涂擦患者手术区皮肤两遍，注意手术标记不清时应及时补记。更换清洁衣服，取下义齿、发夹、首饰等。注意指导患者手术日晨不宜化妆及涂指/趾甲油等，以免影响术中及术后病情观察。

（二）手术后护理

1.乳腺癌仿根治手术术后护理

（1）按全麻术后护理常规 去枕平卧，头偏向一侧，防止误吸；清醒后给枕，生命体征平稳后改半卧位，并密切观察患者生命体征及血氧饱和度变化。

（2）体位 患侧肢体及肩部垫一软枕，患肢内收，前臂屈肘90°放于胸前，采用三角巾固定，这种体位可防止皮瓣张力过大，有利于引流和患肢水肿的预防。

（3）术后饮食及活动 待患者完全清醒后，根据患者有无恶心、呕吐和食欲情况，可及早给予流质饮食。术后协助患者早期下床活动，有利于加速全身康复。

（4）负压引流管的护理

1）一般负压引流管放置在患侧腋前线或腋中线术野最下方，相当于第5～6肋间，皮下引流管不宜过长，防止扭曲、打折、受压、堵塞，妥善固定防止脱出。经常挤压引流管保持引流通畅，术后伤口加压包扎，观察伤口有无渗血渗液。

2）负压压力适宜，一般压力选择0.025～0.04MPa，有利于皮瓣与胸壁组织的贴合，防止积液和血肿的发生。如压力过大易引起引流管壁间吸附紧密，不利于引流。另外，过高的负压易损伤创面小血管，造成出血或局部淤血；若负压压力过小，又起不到负压吸引作用，不利于引流及皮瓣的贴合。

3）密切观察引流液的性质、颜色和量。一般24小时引流量为50～200mL，每日呈递减趋势，颜色由血水样变为浅黄色。当24小时引流量少于10mL，可考虑拔管。若引流量突然增多，护士应结合引流液的性状和量判断有无活动性淋巴管瘘。一般引流量逐日递减，若引流量突然增多、呈红色或有灼热感，考虑血管结扎线脱落，有活动性出血的可能。以上情况均应及时观察，及时通知医生，及时给予有效处理。

4）观察评估皮瓣的颜色、温度、有无漂浮、出血等情况。如皮瓣皮肤苍白说明动脉阻塞；若皮瓣皮肤淤紫，考虑静脉回流不畅；触及皮瓣区有漂浮波动感，说明有皮下积血积液。

（5）并发症护理

1）出血：主要因血管结扎线脱落、凝血功能差或者敷料包扎不当引起。一般发生在术后24小时内，主要表现为引流管引流出鲜红色血液、一般每小时＞50mL、心率增快、血压下降，提示有出血征兆，立即通知医生。保持引流通畅，检查引流管位置，加压包扎，加压力度要适宜，过紧可造成静脉回流受阻，皮瓣坏死的风险。密切观察生命体征变化，必要时返回手术室止血处理。

2）皮下积液：主要由于引流不畅、拔管过早、肥胖患者脂肪液化、无效腔感染等引起，一般发生在术后4～5天。主要表现为引流液骤减，皮瓣下有积液，触及有漂浮感或波动感，有胀痛、压痛伴低热。应配合医生及时抽出皮下积液，局部加压消灭无效腔，维持有效的负压引流，加强伤口管理。

3）皮瓣坏死：这是最严重的并发症，主要由于切口张力过大、包扎过紧、皮瓣游离、皮下积液、感染等引起局部血运障碍，最终出现皮瓣坏死。主要表现为皮瓣苍白、黑紫或黑色结痂坏死。紧急处理措施：减压包扎，乙醇湿敷，防感染，切除黑色结痂，采用伤口湿性愈合，必要时采取植皮等措施。

4）乳糜漏：若术后引流瓶中发现引流液呈乳白色黏稠状，则考虑为乳糜漏形成，可以局部加压包扎，基本全部能够自愈。护士应指导患者低脂饮食，因高脂饮食中含有大量长链三酰甘油，经肠道吸收后进入淋巴系统，会增加乳糜液的形成，且高脂肪类的饮食还会影响淋巴管的愈合，进而加重乳糜漏。

5）患肢淋巴水肿：主要原因为手术切除腋窝淋巴结，过度加压包扎，肥胖，肩关节制动，术后放疗腋窝瘢痕挛缩或胸部及腋下组织纤维化，造成静脉淋巴回流受阻。早期表现：患者自觉患侧手麻木、疼痛、沉胀感，严重者出现患侧前臂或上臂的肿胀，依据肿胀程度分为轻、中、重度水肿。患肢淋巴水肿评估方法有上肢体积测量法、上臂围度测量法等，临床通常采用围度测量法，此方法简便易行。上臂围度测量法将患肢淋巴水肿程度分为三度：自觉患肢肿胀感，测量各围度之和比术前同侧增长3cm以内为轻度水肿；患肢明显肿胀，测量各围度之和比术前同侧增长3～5cm以内为中度水肿；患肢明显肿胀，皮肤颜色发红，患肢硬，毛发脱落甚至皮肤韧或纤维化，测量各围度之和比术前同侧增长5cm以上为重度水肿。

患肢淋巴水肿预防方法：患肢淋巴水肿的发生是一慢性过程，可发生在手术后任何阶段，其中手术或放疗患者发生率较高。预防患肢淋巴水肿的方法包括术后抬高患肢；进行渐进性康复训练；禁止在患侧进行测血压、取血、输液等治疗性操作；避免患肢佩戴戒指、手表、手镯等首饰；防止患肢蚊虫叮咬；洗浴时避免水温过热或水压过大冲击患肢；乘坐飞机时应戴弹力袖带；避免患肢长期负重或受压等。

患肢淋巴水肿治疗方法：目前国内外针对患肢淋巴水肿根治性的治疗方法尚无统一方案。有研究表明，对于患肢淋巴水肿的患者开展了联合治疗方法并取得较好效果，对轻度水肿采用上举悬吊方法，即嘱患者平卧，患肢抬高60°～90°，同时做向心性的交替式按压，每次20分钟，每日2次；对于中重度水肿者，天津医科大学肿瘤医院采取患肢训练＋全身有氧运动＋空气波压力泵＋微波理疗等综合治疗手段。

6）肩关节功能受限：主要原因为手术后肩关节长时间制动、未及时进行康复训练、放疗引起的组织纤维化以及术后腋下及胸壁伤口瘢痕挛缩等，表现为肩关节前屈、后伸、内收、外展、内旋、外旋等功能受到限制。因此术后需加强肩关节的康复运动，评估皮瓣区贴合良好，无皮下积液等情况下，可于术后5～7天开始循序渐进增加肩关节的活动强度。

2.腹直肌肌皮瓣转移乳房重建术术后护理

（1）执行全麻术后护理常规。

（2）体位 抬高床头30°，床尾抬高45°，双下肢保持屈膝屈髋位，膝下垫软枕以减轻腹部伤口张力及防止蒂部受压影响组织正常供血，并有利于胸壁负压引流和腹部伤口愈合。

（3）并发症的护理 此手术创伤大、身体恢复慢，并发症高，因此应加强术后护理，特别是并发症的预防及护理。

1）肌皮瓣坏死：乳房重建术后最严重的并发症，一般出现在术后2～3天，文献报道发生率为5%。主要原因是皮瓣切除范围大、超出供血范围，或血管扭曲、痉挛，局部长时间供血不足等。主要表现为皮瓣暗红或青紫，常提示静脉回流受阻；皮瓣区颜色由苍白迅速变紫黑，重者伴水泡，常提示动脉供血障碍。

预防护理要点：

A.保持室温在22℃～24℃，移植后的皮瓣区局部加盖棉垫保暖，也可采用理疗，如微波照射治疗，每天2次，每次30分钟，以促进局部血液循环，促进组织生长愈合；必要时遵医嘱静脉输入低分子右旋糖酐，防止局部血栓形成，改善微循环。

B.加压包扎以防止创面出血和皮瓣下积血，减少手术瘢痕形成，加压压力一般为1.3～2.0kPa为宜（相当于10～15mmHg），压力＞3.32kPa时，可造成局部组织回流受阻、血运障碍、增加皮瓣坏死风险，术后应随时期检查加压包扎的压力。

C.密切观察皮瓣血运情况：术后72小时内注意观察和监测皮瓣温度和局部血运情况，皮温监测可采用皮温监测仪，每2～4小时监测患侧与对侧皮温，如果患侧温度低于2℃，视为异常；也可采用多普勒血管"听诊B超"，识别皮瓣区域动、静脉搏动声音来确定皮瓣区供氧状况；还可采用指压反射观察法，观察皮瓣血运供氧情况，如在皮瓣区手指按压后迅速抬起，1～3秒内皮瓣恢复红润，说明血运良好；若皮瓣颜色苍白，说明动脉痉挛；若皮肤暗红表示静脉回流不畅。

2）皮瓣积血积液：为乳房重建术后常见并发症，多因术中止血不彻底、术后引流不畅、患者凝血机制差等引起。一般发生在术后4～5天，主要表现为局部皮肤呈紫色、有胀痛、压痛感，血肿位置表浅时有波动感。关键的预防护理措施是保持有效的负压引流，维持引流通畅，压力选择一般为0.025～0.04MPa。

3）腹壁疝：腹直肌肌皮瓣乳房重建术后，腹直肌的缺损可能会出现腹壁疝，主要表现为供区腹部凸起形成腹壁疝囊。

预防护理要点：术后早期协助患者采取屈膝屈髋半卧位，定时检查腹带是否起到加压作用；指导患者拔管后穿塑身衣；饮食方面应进食产气少，含粗纤维食物，预防便秘；排便时避免用腹部压力，避免早期做蹲起等增加腹压的动作；术后3个月内避免重体力劳动。

4）乳房下垂：术后及早佩戴无钢托文胸，避免重建后乳房下垂，塑造良好形态。一般佩戴文胸时间为术后7～10天，应选择松紧及罩杯适宜文胸。

5）其他并发症：腹直肌肌皮瓣乳房重建术创面大、手术时间长，术后恢复相对较慢，加之术后特殊的卧位要求，术后除加强感染控制及上述并发症的预防护理外，还应积极采取预防下肢静脉血栓及骶尾部压疮等防范措施。

3.背阔肌肌皮瓣转移乳房重建术术后护理

（1）体位 患肢外展，与胸壁呈30°角，避免压迫血管蒂。背部垫棉垫起到保暖加压的作用，拔出引流管前减少患肢肩部活动，进而促进皮瓣的贴合。

（2）患者术后饮食、活动、负压引流管及并发症的护理措施同乳腺癌仿根治术后护理。

4.异体组织乳房重建术后护理

（1）观察伤口有无渗血、渗液 应用压力绷带加压包扎胸壁伤口，同时注意妥善固定扩张器导管末端。

（2）防止植入物移位 可采用胸带外固定，保证与对侧乳房在同一水平线，同时避免剧烈运动及提重物。

（3）定期生理盐水扩张 伤口Ⅰ期愈合后，进行Ⅱ期手术前，每1～2周进行无菌生理盐水注射，注射时需严格执行无菌操作，注射剂量应根据患者皮肤张力及患者自主胀感程度而调节。

（4）感染预防 扩张器植入后遵医嘱应用抗生素，扩张器植入后密切观察生命体征有无感染征象，发现异常及时通知医生。

（三）乳腺癌康复护理

随着人类社会的进步，医学科学的发展，治愈乳腺癌已不是唯一目的。在治疗疾病的同时，还要更加关注患者的生存质量。乳腺癌患者的疾病诊断、身体残缺、患肢功能受限，放化疗副作用等都给患者带来极大的身心痛苦，严重影响其身心康复及生存质量。乳腺癌康复护理根据患者的治疗需求，以降低残障，尽快恢复自理和良好社会适应能力为目标，来达到身心的整体康复。

1.整体康复训练

20世纪中期，国际康复中心大量建立，康复医学的方法逐渐形成体系。80年代初，天津医科大学肿瘤医院率先建立了国内第一家乳腺康复室，在乳腺癌术后肢体功能康复护理方面积累了一定的经验。目前，乳腺癌术后康复护理的理念已从过去仅关注患肢局部功能康复，发展至今以徒手训练、器械训练和全身有氧运动的乳腺癌术后整体功能康复训练，对患者术后的身心健康起到了显著的效果。

（1）徒手训练 主要是充分利用三角肌、背阔肌、肱二头肌、肱三头肌代替已切除的胸小肌、腋下组织的作用。指导患者活动肢体，牵拉皮肤以避免瘢痕挛缩引起的不良后果，使患肢恢复到正常状态。方法：术后当天，全麻清醒后，病情平稳的情况下，可指导患者进行握力球运动，柔软的握力球挤压放松运动可分散患者术后注意力，缓解患肢及肩关节的酸痛；术后1～3天做握拳、转腕运动；术后4～5天，指导患者用健侧手托扶患侧肘部做肘关节屈伸运动，通过上肢肌肉的等长收缩，利用肌肉泵作用，促进血液、淋巴回流；术后5～7天，开始肩关节练习，肩关节前屈上举，摸耳，爬墙等运动；术后8～14天，评估无皮下积液，皮瓣贴合良好，可逐步指导患者上举、前伸、外展动作，量力而行，不可操之过急。上述运动一般由护士口述，以4/8拍节奏指导患者进行，每日两次（图22-4）。

（2）器械训练 运用多功能康复器进行锻炼，主动运动与被动运动相结合，增加患侧肢体肌群力量和关节活动度。一般术后2周左右，在评估患者伤口愈合良好的基础上，采用多功能康复器训练，按照循序渐进的原则，最大限度恢复患肢的功能。①腕关节屈伸训练器：可以锻炼腕部尺侧和桡侧的屈肌与伸肌，保持与促进腕关节屈曲、伸展的功能；②前臂康复训练器：可以锻炼前臂的旋后运动肌（旋后肌和肱二头

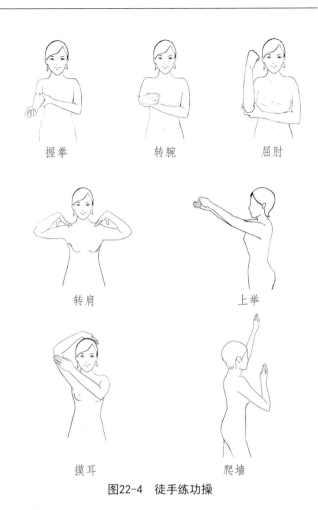

握拳　　　转腕　　　屈肘

转肩　　　　　上举

摸耳　　　　　爬墙

图22-4　徒手练功操

肌）和旋前运动肌（旋前方肌和旋前圆肌），促进前臂功能的恢复；③划船器：对腿部、腰部、上肢、胸部、背部的肌肉增强有很好的作用，划船时，每一个屈伸的划臂动作，能使上臂伸肌（肱三头肌）和屈肌（肱肌、肱桡肌和肱二头肌）得到锻炼，同时增加肘关节的活动度；④肩梯、肩关节康复训练器和滑轮环吊环训练器：肩关节是全身最灵活的关节，肩梯、肩关节康复训练器和滑轮环吊环训练器不仅可以锻炼肩关节的活动度，而且能锻炼三角肌、冈上肌、旋转肌（内旋：背阔肌、大圆肌、肩胛下肌、胸大肌；外旋：冈下肌和小圆肌）和参与肩胛骨运动的肌肉（内收：菱形肌和斜方肌；外展：前锯肌和胸小肌）。以上四组动作，每组动作重复10遍，器械运动每天一次，每次持续15～20分钟。

（3）全身有氧运动

1）八段锦：健身气功八段锦是整体疗法中的一种，也是一种身心锻炼方法，适合于放化疗期间（术后2～10个月）的患者。它通过自我调节，平衡精神情绪，达到提高机体免疫功能，激发人体自身潜能的作用。八段锦整套动作的编排是将"天、地、人"三合一体的古典养生思想贯穿于其中，通过外在肢体的运动和内部气血的运行，使全身筋脉得以牵拉舒展，经

络得以畅通，机体充分放松，更好地发挥人体自身的调节功能，从而有利于机体的全面康复。全套练习仅10分钟左右，只要注意配合呼吸，即可在心平气和的状态下完成整套动作。

2）有氧健身操：有氧健身操可贯穿于乳腺癌根治术后康复期全程。它的特点是活动时间长、强度适中、能有效控制体重，对人体的心肺功能、耐力水平都有很大的促进作用。有氧健身操包括头部运动、头部旋转、单肩上提、双肩上提、向前拉臂、上举侧屈、左右转体、上举前屈、左右摆髋、前后摆髋、左右跳踏、踏步摆臂，共12节。整套动作重复2~3遍，有效锻炼时间为20~25分钟。再进行10分钟整理活动，包括原地踏步、上肢摆动放松等。之后开始24式简化太极拳锻炼，每次连续打2遍太极拳，时间为20~25分钟。

临床中可使用靶心率来评价患者的运动强度，靶心率=（220－年龄－安静心率）×（45%~60%）+安静心率。采用此范围内的运动强度指导患者进行运动锻炼，有利于改善患者体能。

3）二十四式简化太极拳：患者可以将二十四式简化太极拳与有氧健身操及八段锦相结合进行锻炼。二十四式简化太极拳适合于全程辅助化疗结束后乳腺癌患者，通过轻慢松柔的运动和全身心的放松，削弱、转移和克服七情刺激，有利于经络的疏通、气血的充盈、脏腑的濡养和自我修复能力的加强；同时可以通过对全身300多个穴位的牵拉、拧挤和压摩、活跃经络，激发经气，疏通经络和调整虚实，加强维持并联系各组织脏器的生理功能；还可以改善上肢肌力，有效提高肩关节活动度及日常生活活动能力。

2.心理康复

乳腺癌根治术后乳房的缺失对患者的身心造成很严重的创伤，因此正确评估患者的心理状态，及时给予心理干预，可有效缓解患者的心理压力。

（1）心理评估　使用广泛性焦虑量表、SAS焦虑自评量表、女性性功能量表等对患者进行心理评估。乳腺癌患者康复期常见的心理问题如下。

1）焦虑：患者虽然做了手术，已经痊愈，仍会担心疾病复发或者有其他的后遗症。一般心理特征中的负性情绪会贯穿于疾病的全过程，也会延续到术后。

2）自卑：乳腺癌术后患者的自卑表现在社交方面，患者在接受了乳腺切除术后认为自己失去女性的魅力，使得其自我价值感降低。表现在对自己的身体感到羞愧，回避社交往来，每次出门都犹豫不决，鼓起勇气出门，又会想当然地认为大家都用异样的歧视的眼光看自己，更加深了自卑情绪。

3）性生活障碍：乳房是女性第二性征，在性生活中起着重要作用。乳腺癌根治术后患者失去了自己的乳房，会产生不同程度的自卑心理，她们很在乎配偶对这一改变的态度，在性生活方面她们表现出胆怯、疏远，更有严重者认为配偶与自己有性行为是对自己的怜悯，于是拒绝接受性生活。

（2）心理干预

1）消除焦虑心理

A.耐心倾听患者主诉，引导患者说出心中郁结。

B.播放轻松、舒缓的音乐，使患者处于身心松弛状态，从而对患者的心理和免疫功能产生积极促进作用。

C.促进病友之间良好的人际关系，使患者在轻松乐观的环境中接受治疗。

D.满足其健康信息需求：通过书籍、图片等资料，向患者讲解疾病的相关知识，促进康复。对出院患者建立癌症患者联系卡，定期到医院复查登记，进行相应健康指导，使其在出院后尽快适应自己改变的形象，回归家庭与社会。

2）纠正自卑心理

A.外形改变后患者会产生强烈的情绪反应，护士应给予理解，帮助她们认识术后形体上的缺陷，向患者讲解乳房重建的相关知识，并根据患者身心状况与其共同选择最佳的乳房重建术式；对于不适宜或不愿意进行乳房重建术的患者，应帮助并指导她们佩戴合适的义乳。

B.积极争取家属的支持与配合，尤其是配偶的关爱会使患者感到家庭的温暖，从而振奋精神，逐渐康复。

C.鼓励患者加入乳腺癌康复组织。

3）缓解悲观失望心理

A.告知患者乳腺癌预后信息：乳腺癌是癌症中治疗效果最好的疾病之一，绝大多数患者生命期较长，特别是一些早期乳腺癌，5年治愈率可达90%以上，并且通过规范治疗可重返工作岗位。

B.安排其与乳腺癌生存者交谈，增强战胜疾病的信心。

4）采取正念减压训练改善患者不良心态：正念减压训练是1979年由美国马萨诸塞大学医学中心的Kabat-Zinn教授以"正念（mindfulness）"为核心概念建立的一种关于压力管理的心理治疗方法，它是通过认知重建纠正消极信息，运用冥想、放松练习减少焦虑，目的是使患者活在当下，释放自我，重塑心灵。

正念减压疗法是通过心理的训练，促进积极情绪的大脑活动，让患者学会体验肌肉紧张与松弛的感觉，并强化人体的免疫功能。正念放松训练和正念认知训练对癌症患者的情绪改善有多方面的效果，包括焦虑、紧张感的降低，愤怒、敌意的减少，抑郁的缓解，乏力的改善等。

方法：首先，让患者处于舒适体位（坐位或卧位），指导患者放松，做深而慢的呼吸，深吸气后屏息数秒时间，然后缓缓呼气，同时放松全身。第二步，指导者用缓慢语调令患者逐一收紧，放松身体各处的大肌群。顺序为：手部—前臂—头颈部—肩部—胸部—背部—腹部—大腿—小腿—脚部。

此外，我们在关注乳腺癌患者心理的同时，不能忽视配偶的心理问题。文献显示，乳腺癌患者配偶的焦虑与抑郁高于患者本人，所以护士应给予患者配偶心理支持。通过言语抚慰、增进夫妻情感互动、鼓励参与健康教育活动，使其维持和谐的伴侣关系。

3.形体康复

乳房切除、化疗脱发、色素沉着、治疗后身体发胖等都会给患者带来很强的自卑感，表现为性感或性欲降低，影响夫妻生活，帮助患者维持良好的体态，对恢复患者自信，促进康复是非常必要的。常见形体问题的康复方法如下。

（1）乳房缺如　护士为其佩戴合适的义乳，既对患侧胸部有保护、保暖作用，同时还能保持身体平衡，体现女性的曲线美。

（2）化疗脱发　化疗期间帮助患者制作棉质花帽或指导患者佩戴合适的假发，告诉患者化疗脱发是暂时的，化疗结束1~2个月后会重新长出新头发。

（3）皮肤色素沉着　化疗药物治疗期间，会引起皮肤色素沉着，肤色会变灰暗，这一容貌的改变会导致女性的自信心下降，增加自卑心理，影响乳腺癌患者的身心健康。护士应告知患者化疗结束后，随时间的延长，色素沉着也会逐渐消退。在此阶段，护士还应指导患者适当的化妆技术，提高肤色的光泽。临床实践证明，这些措施能在很大程度上增加患者自信心，改善患者健康状态，进而提高其社会适应及人际交往能力。

（4）肥胖　乳腺癌患者由于化疗、内分泌治疗，引起患者运动量减少，营养摄入量增加，治疗后易出现肥胖，特别是对于绝经后妇女。有研究表明，肥胖可增加乳腺癌复发的风险，且是正常人的2~3倍。因此指导患者合理饮食、进行全身有氧运动，可以提高机体的免疫力，控制体重，避免癌症复发和其他心血管并发症的发生。

4.社会适应能力康复

乳腺癌患者康复的目的是能够及早地适应家庭社会角色，因此护理人员在患者住院期间应做到有计划、有目的、及早地给予其相应的康复训练，使其能以最佳的状态回归家庭社会，从而提高生活质量。

（1）作业治疗　护士应全面评估患者的康复功能恢复情况，结合职业、年龄、家庭及社会背景指导患者穿着修饰，做家务、写字、绘画、操作电脑、骑自行车等活动，使患者能以较好的应对能力更好地回归家庭和社会。

（2）作业治疗方法

1）上肢功能训练：①手指精细动作训练：乳腺癌患者术后带管期间可进行以穿针引线、嵌插为主的训练，10min/次，2次/d；②肌力训练：乳腺癌患者术后拔管早期可进行以拧螺旋积木为主的训练，10min/次，2次/d；③关节活动度训练：乳腺癌患者术后拔管可进行以模拟切菜为主，训练肩关节活动度的活动，10min/次，2次/d。

2）日常生活活动能力训练包括：①根据患者恢复情况，为患者制定切实可行的短期目标，术后1~2天，鼓励患者完成洗手、洗脸、进食等活动，40min/次，1~2次/d，可在上肢功能训练中穿插进行；②手术3天以后的患者，根据患者自身情况鼓励其自行完成穿脱衣服、如厕、刷牙等日常活动，家属予以协助；③开展集体活动，组织患者进行集体交流，以五子棋、跳棋、象棋等娱乐活动方式，促进患者间沟通交流，实现最大程度地恢复日常生活活动能力及适应社会的能力。

（3）鼓励患者加入乳腺癌康复组织　鼓励患者积极加入乳腺癌康复协会等康复组织，为患者提供信息共享的交流平台，使她们互相鼓励，获得情感上的支持。

十、居家护理

居家护理是一种延续性的护理服务，病房责任护士在乳腺癌患者出院前应认真评估其身心状态，与患者、家属共同制订个体化的护理康复方案，通过随访动态了解患者的康复情况，给予实施指导，以提高患者自我照顾的能力。

（一）鼓励患者居家训练

鼓励并指导患者尽早开始居家康复训练。如果没有专门的训练仪器，可在医生或康复师的指导下在家中选择一些简单有效的方法进行训练，如洗漱、梳头等自理活动或从事一些轻体力家务劳动，如清洗小件物品等；另外，可以通过一些游戏进行训练，如使用小皮球来做手部的抓握及抛球训练；用跳绳来做摇摆绳子的练习；也可用手将旧报纸弄皱，以加强前臂及手的肌肉强度；平时也可以面对镜子观察两边肩膀是否平衡、高度是否对称，以随时提醒自己调节姿态。

（二）积极预防患肢淋巴水肿及患肢感染

1.预防患肢淋巴水肿

方法见本章乳腺癌防根治术后并发症中患肢淋巴水肿的护理。

2.预防患肢感染的方法

（1）避免患肢注射、抽血或者是静脉输液等。

（2）保持皮肤表皮的清洁柔软，避免太阳灼伤，使用防晒霜。

（3）使用剪刀时防止划伤，缝东西时要戴顶针，避免被针刺伤。

（4）使用电剃刀脱毛，不要使用直刀片或者是脱毛膏，以免造成皮肤损伤。

（5）进行修剪花草或使用刺激性去污剂清洗时要戴保护性手套。

（6）使用驱蚊剂防止昆虫叮咬，如果被蜜蜂蜇到，要联系医生并由其判断是否感染。

（7）避免煎炸食物时被油溅伤；避免开水或微波食物时造成的蒸汽伤。

（三）平衡膳食，控制体重

建立合理的饮食结构，因钙与维生素D的补给可起到预防和治疗骨质疏松症的作用，所以要多食用牛奶、奶制品、大豆、豆制品、虾皮等含钙和维生素D丰富的食物（钙质摄入要适度，1200mg/d，以食物补钙为主）。大量研究表明，最健康的膳食是高碳水化合物、低盐、低脂、低蛋白饮食。每天摄入的碳水化合物99%应来源于纯天然的水果、蔬菜和谷类，尽量从豆类、花生、瓜子等坚果种子中摄取营养素，不吃营养提纯剂和腌制含添加剂的食品。

大量流行病学资料显示，术后乳腺癌患者由于受辅助治疗、体育活动、心理因素、社会因素等多种因素的影响，约一半以上会出现体重增加，然而体重增加有可能是一个不容忽视的影响预后的因素。因此，术后乳腺癌患者的体重变化越来越受到人们的关注。一项1490例乳腺癌患者参加的前瞻性调查研究显示，多摄入蔬菜水果、多运动消耗能量、维持体重稳定，其死亡风险降低44%。因此，建议乳腺癌患者在日常饮食中增加新鲜蔬菜、水果的摄入量，减少肉类等高脂肪类食物的摄入，同时适当参加体育锻炼，使体重维持在理想水平。

（四）适度运动，维持骨弹性

建议每周至少晒两次太阳，每次30～60分钟，因接受紫外线照射，有利于皮肤合成维生素D，促进钙质在骨骼中沉积，达到预防骨质疏松症的作用。通过有氧运动，可以有效提高靶心率，增加肺活量，改善心肺功能，还可以防止钙流失，提高骨弹性。有氧运动包括快走、慢跑、有氧健身操、游泳、打太极拳、散步等。建议每周锻炼不少于2次，每次20分钟。

（五）正确佩戴义乳

仿真乳房为硅胶材料，具有手感柔软、耐用等特点，在佩戴过程中应选择大小合适的义乳，且一定要使用专用文胸，除保证舒适外，还能很好地保护、固定义乳，不会因活动不当而致义乳脱出，保障患者安全，消除其心理负担。如果乳房过于丰满可另加衬垫，防止过重而加重肩部负担，缩短文胸使用寿命。合理保养是延长义乳使用寿命的关键，切勿与锐利物品接触，勿用力搓拧，放在小孩不易拿取的地方，用柔软毛巾、温水清洗，未使用时一定要放在专用包装盒内妥善保管。在使用过程中经常与医护人员保持联系，反映存在问题和新的需求。城市职业女性希望有更好质量的义乳和文胸以达到她们完美的身体外观和心理感受，可与商家联系，提出建议，不断改进，以达到满意效果。

（六）和谐性生活及安全受孕指导

患者返回家中将要面对与配偶的夫妻生活的问题，尤其是生育期女性还将面对生育、避孕等问题。出院前护理人员采取多种方式主动与患者沟通，给予有针对性的解答，提高患者的认知水平和应对能力。居家生活期间患者要尽快恢复角色，学会与爱人进行沟通交流，获得情感支持及家人的关爱。通过适当的性生活促进夫妻感情，使患者压抑的心情得到有效的缓解，使其心情愉快，从而能更积极地面对生活，提高机体免疫力，有利于身体的康复。同时还应采用安全有效的防护用具，避免年轻乳腺癌患者在化疗阶段怀孕，降低配偶化疗药物暴露的风险。

十一、预后

乳腺癌常规应用的预后指标包括肿瘤大小、腋窝淋巴结转移与否、乳腺癌组织学类型、组织学分级、雌孕激素受体状况、HER-2基因扩增、肿瘤增殖指数（如Ki67）、DNA倍体情况等。

（一）腋窝淋巴结

腋窝淋巴结的转移与否及转移的数目是乳腺癌最重要的预后指标之一。腋窝淋巴结阴性的患者10年无病生存率（DFS）可达75%，而腋窝淋巴结阳性的患者10年DFS仅为30%，生存率随着阳性淋巴结数目的增多而降低。

（二）肿瘤增殖指数

肿瘤增殖指数可反映肿瘤的生长速度和生物学行为。目前公认的肿瘤细胞增殖的特异性指标为Ki67，该指数的高低提示肿瘤组织中增殖期细胞的数量，同时与恶性肿瘤的发展、转移和预后高度相关，该指数高表达是乳腺癌预后不良的重要指标。

（三）雌孕激素受体

一般来说，激素受体阳性的肿瘤分化较好，多呈整倍体，增生分数较低，且发生内脏转移的概率较低，对内分泌治疗敏感。而受体阴性的乳腺癌通常分化较差，异倍体多见，增生分数较高，容易发生内脏及脑转移，并对内分泌治疗反应较差。多家研究中心的资料显示，激素受体阳性的晚期乳腺癌自然病程发展较缓慢，患者的生存期较长。

（四）HER-2基因

HER-2，即人表皮生长因子受体2，也称为erbB-2，可以抑制酪氨酸激酶活性，是细胞生长、分化和存活的重要调节因子。HER-2基因与乳腺癌关系及其密切，在乳腺癌发生发展过程中起着十分重要的作用，通过抑制凋亡、刺激新生血管生成促进肿瘤生长，与肿瘤侵袭及转移密切相关。是目前公认的乳腺癌重要预后预测因子。

总之，乳腺癌治疗疗效的预测需要多种方式联合进行，相信随着诊断、医疗技术水平的提高和分子生物学技术的进步等，将为乳腺癌的治疗提供更有保障的指导价值，进而改善预后。

（强万敏　陈育红　王晴　李霞）

参考文献

[1]李树玲.乳腺肿瘤学[M].北京:科学技术出版社,2000.

[2]吴祥德,耿翠芝.乳腺外科手术学[M].北京:人民卫生出版社,2009.

[3]顾林,王平.乳腺癌[M].北京:科学技术文献出版社,2010.

[4]Clavel-Chapelon F, Gerber M. Reproductive factors and breast cancer risk.Do they differ according to age at diagnosis[J].Breast Cancer Res Treat,2002,72(2):107-115.

[5]Ye Z, Gao DL, Qin Q, et al. Breast cancer in relation to induced abortion in a cohort of Chinese women[J].Br J Cancer,2002,87(9):977-981.

[6]Cuzick J, Powles T, Veronesi U ,et al .Overview of the main outcomes in breast-cancer prevention trials[J].Lancet,2003,361(9354):296-300.

[7]Missmer SA, Eliassen AH, Barbieri RL, et al .Endogenous estrogen ,androgen ,and progesterone concentrations and breast cancer risk among postmenopausal women[J].J Natl Cancer Inst,2004,96(24):1856-1865.

[8]Eliassen AH ,Missmer SA,Tworoger SS, et al .Endogenous steroid hormone concentrations and risk of breast cancer among premenopausal women[J].J Natl Cancer Inst,2006,98(19):1406-1415.

[9]Schairer C , Lubin J ,Troisi R ,et al .Menopausal estrogen and estrogen-progestin replacement therapy and breast cancer risk[J].JAMA.2000,283(4):485-491.

[10]Prentice RL, Caan B ,Chlebowski RT ,et al .Low-fat dietary pattern and risk of invasive breast cancer:the Women's Health Initiative Randomized Controlled Dietary Modification　Trial[J].JAMA,2006,295(6):629-642.

[11]Falk RT, Maas P, Schairer C, et al . Alcohol and Risk of Breast Cancer in Postmenopausal Women: An Analysis of Etiological Heterogeneity by Multiple Tumor Characteristics[J]. Am J Epidemiol,2014,180(5):189-202.

[12]周士枋,范振华.实用康复医学[M].南京:东南大学出版,1998.

[13]吴祥德,董守义.乳腺疾病诊治[M].北京:人民卫生出版社,2009.

[14]张保宁.乳腺肿瘤学[M].北京:人民卫生出版社,2013.

[15]徐兵河.乳腺癌[M].北京:北京大学医学出版社,2006.

[16]曹海艳,吴海英,吕兰芳.乳腺癌患者术后化疗期的健康教育[J].中国实用护理杂志,2010,26(6):70-71.

[17]李文津.乳腺癌术后患者焦虑与夫妻关系影响因素的调查分析[J].全科护理,2013,3(11):659-660.

[18]张惠兰.肿瘤患者护理[M].北京:北京医科大学中国协和医科大学联合出版社,1996.

[19]张志华.浅谈乳腺癌患者的心理护理[J].中国实用医药,2012,2(7):6.

[20]左文述,徐忠法,刘奇.现代乳腺肿瘤学[M].北京:北京科学技术出版社,1996:596.

[21]滕亚莉.乳腺癌术后放疗全期的护理体会[J].护理实践与研究,2011,8(21):46-47.

[22]廖建鄂,匡玉琴,臧莉.吹氧联合蜂胶膏治疗乳腺癌术后放射性皮肤损伤的疗效观察[J].现代临床护理,2011,2:25-26.

[23]Van Walraven C, Oake N, Jennings A, et al. The association between continuity of care and outcomes: A systematic and critical review[J].Journal of Evaluation in Clinical Practice,2010,16(5):947-956.

[24]Popejoy LL,Moylan K,Galambos C. A review of discharge planning research of older adults 1990-2008[J].Western Journal of Nursing Research,2009,31(7):923-947.

[25]李萍,付伟.我国出院患者延续性护理需求及现状分析

[J].健康研究,2010(30a):39-40.

[26]颜君,尤黎明,刘可.香港老年社区护理的特点与启迪[J].护理学杂志(综合版),2005,20(11):63-65.

[27]姜永亲,强万敏.乳腺癌患者护理446问[M].北京:人民军医出版社,2011.

[28]强万敏,董凤齐,阎玲,等.两种运动方案对乳腺癌患者辅助化疗后康复效果的影响[J].中华护理杂志,2011,46(6):537-540.

[29] GANZ P A. Quality of life across the continuum of the breast cancer[J].Breast J,2000,6(5):324-330.

[30]SANDEL S L,JUDGE J O,LA NDRY N,et al.Dance and movement program improves quality-of-life measures in breast cancer survivors[J].Cancer Nurs,2005, 28(4):301-309.

[31]王运良,孙翔云,王亚斌,等.太极拳运动对乳腺癌患者术后患肢功能及生活质量的影响[J].中国体育科技,2010,46(5):125-128.

[32]汪德欣.健身气功——八段锦对机体心血管功能影响的观察和机制研究[D].南京:南京中医药大学,2009.

[33]胡雁,顾沛,张晓菊.乳腺癌术后患者功能康复训练效果的系统评价[J].中国循证医学杂志,2009,9(1):41-54.

[34]吴友凤,罗凤.乳腺癌术后患侧上肢康复治疗的研究进展[J].护理研究,2013,27(2):296-297.

[35]刘焰,李雪霞,付庆国.运动训练对乳腺癌改良根治术后重建上肢功能的影响[J].现代康复,2001,5(4):116-117.

[36]陆以佳,刘咸璋,刘淼,等.外科护理学[M].北京:人民卫生出版社,2001.

[37]虞玲丽,姜萍岚,刘鹏熙,等.乳腺癌术后新型功能康复操的创作及临床作用[J].中国临床康复,2002,6(10):1523.

[38]雷秋模,巍华鹏,雷杰言.乳腺癌根治术后患侧上肢功能康复治疗的研究[J].江西医药,2000,35(1):7-9.

[39]贾辛婕,王晴,刘红,等.乳腺癌术后患者自我形象与应对方式和社会支持的相关性研究[J].天津护理,2014,22(4):289-292.

[40]张新泉,鲁连桂,张英娟.乳腺癌根治术后功能练习康复操[J].实用护理杂志,1995,11(2):18-19.

[41]王晴.个体化健康教育对乳腺癌患者术后自我形象和情绪状态的影响研究[J].天津护理,2013,21(1):50-51.

[42]陈育红,王璇,陈雪蕾.乳腺癌术后即刻乳房重建患者的心理问题分析及护理[J].天津护理,2013,21(5):431-432.

[43]王晴.不同确诊时间对乳腺癌患者心理应对的影响及护理[J].天津护理,2009,17(4):190-191.

[44]张颖.乳腺癌根治术后患侧上肢水肿的观察及护理[J].天津护理,2003,11(3):120-121.

[45]胡晶敏,娄园,王海燕,等.有氧组合运动方案对乳腺癌根治术后不同阶段患者康复状况的影响[J].中国实用护理杂志,2013,29(6):1-4.

[46]姜永亲,阎玲,刘纯艳,等.运动处方对乳腺癌患者癌因性疲乏干预效果的护理研究[J].中华护理杂志,2008,43(10):906-909.

[47]阎玲.有氧运动对乳腺癌患者化疗期间贫血影响的护理研究[J].护士进修杂志,2010,10:898-899.

[48]陈育红,强万敏,张笑颖.延期腹直肌肌皮瓣乳房再造术的护理[J].天津护理,2011,19(5):273-274.

[49]李国媛.不同年龄乳腺癌患者疾病不确定感、社会支持和生活质量的对比性研究[J].护理研究,2013,27(5):1435-1436.

第二十三章　腹部肿瘤的护理

第一节　胃癌

一、概述

胃癌是威胁我国居民健康的最常见的恶性肿瘤之一，也是癌症预防和控制策略的主要对象之一。据世界卫生组织国际癌症研究所（WHO/IARC）公布的统计数据显示，2012年全球胃癌新发病例95.2万，我国胃癌新发病例40.2万，占全球胃癌发病率的42.6%；全球范围内胃癌死亡病例72.3万，我国胃癌死亡例数32.5万，占全球死亡率的45%。

不同于日韩等国，我国的胃癌具有发病率和死亡率高、早期胃癌比例低（仅10%左右）、进展期胃癌为主要诊治对象等特点。另外，近年来新发胃癌患者呈现年轻化趋势，由20世纪70年代的1.7%上升到当前的3.3%，严重影响了社会劳动力和社会生产，给家庭和社会带来了很大危害。要减少胃癌的死亡率最有效的措施就是做到早发现、早治疗，因此不仅要加大宣传力度，提高居民对胃癌前期症状的重视，更重要的是加强人群尤其是高危人群的胃癌筛查工作，这对降低我国胃癌死亡率，提高全民健康水平具有重要意义。

二、胃癌的危险因素

（一）行为生活方式

1.膳食因素

（1）氮亚硝基化合物　国内外大量流行病学调查资料显示，在整个胃癌发病的过程中饮食因素为胃癌的主要危险因素，特别是通过不良饮食习惯或方式摄入某些致癌物质，其中最受重视的为N-亚硝基化合物的前体物，如亚硝胺、亚硝酸盐、硝酸盐类等，该类物质进入人体内可合成有强致癌性的N-亚硝基化合物，从而引发胃癌。硝酸盐和亚硝酸盐主要来源于腌制的蔬菜和腌肉。

（2）多环芳烃类化合物（PAH）和杂环胺类化合物　PAH可污染食品或在食品加工过程中形成。食物在火上烟熏煎烤时，有机物高温分解和不完全燃烧形成PAH，PAH进入人体后经代谢活化成为高毒性的代谢产物，能不可逆损伤生物大分子，产生多种毒性效应，包括细胞毒性、遗传毒性、免疫毒性、致畸性和致癌性等。鱼、肉类食物在煎、炸过程中会产生杂环胺类物质，实验研究已证实杂环胺具有致基因突变和致癌作用。

（3）微囊藻毒素　微囊藻毒素是由广泛生长在世界各地水体中的某些蓝藻产生的，具有较强的肝毒性。研究表明，饮用水微囊藻毒素的暴露与男性消化道主要恶性肿瘤死亡率，尤其是胃癌死亡率的上升有关。

（4）微量元素　微量元素在体内主要通过形成结合蛋白、酶、激素等而起作用，与机体免疫功能有一定关系。硒是人体生长发育、维持健康必需的微量元素，人体内不能储存硒，需定期通过食物或饮水来补充。研究表明，血液中硒的水平与肿瘤的发病率和死亡率呈负相关，提示低硒可能是肿瘤的危险因素之一。

（5）其他膳食因素　证据表明高盐食物可破坏胃黏膜的完整性，表现为黏膜变性坏死及糜烂灶形成，长期高盐饮食可使胃黏膜上皮呈现不同程度的异型增生，乃至癌变。此外，某些营养素（动物蛋白、维生素）的缺乏、抗氧化剂的减少及部分药物作用均是胃癌发病的重要危险因素。

2.吸烟、饮酒

吸烟是胃癌发生的危险因素之一。存在于烟草中的3，4-苯并芘属多环芳烃类化合物，具有强烈的致癌作用。吸烟者将烟雾吞入胃中，3，4-苯并芘可直接与胃黏膜接触。1997年，Tredaniel等人用Meta分析发现吸烟者患胃癌危险增加1.5～2.5倍，他们认为11%的胃癌是由吸烟所致。2003年，EPIC发现吸烟与胃癌发生密切相关，曾经吸烟、目前吸烟男性和目前吸烟女性患胃癌的危险度分别为1.45、1.7和1.8，且危险度随着吸烟量的增加和持续时间的延长而增加。乙醇本身也可能是胃癌的危险因素之一，但目前研究没有发现饮酒与胃癌发生存在确切关联。

（二）生物病因

1.幽门螺杆菌（Hp）

自1983年Warren首先从人胃黏膜组织中分离出Hp以来，Hp在胃癌发病中的作用引起广泛的关注。Hp感染是许多慢性胃病发生发展环节中的一个重要致病因子，在胃癌发病过程中发挥重要作用。一项Meta分析发现，Hp感染患者发生胃癌的比值比为1.92。一项前瞻性的研究表明Hp感染者患胃癌的危险性增加2～3倍，然而，高Hp感染率并不意味着高胃癌发病率，由此可见，Hp感染只是促进胃癌发生的众多危险因素之一，宿主特定的基因型可能是Hp致癌的基础。

Hp感染的致癌作用在不同解剖部位的胃癌也不尽相同，一些地区在Hp流行控制及胃窦癌发病率下降的同时贲门癌发病率却直线上升就说明了这个问题。一些研究发现Hp感染是非贲门部胃癌的危险因素，同时另外一些研究却提示Hp感染与食管贲门癌的发病呈负相关。推测其中原因，可能与Hp感染相伴随的萎缩性胃炎显著降低了胃食管反流的发病率有关。

许多研究表明，Hp感染的致癌作用非常缓慢，需要超过40年的慢性暴露。目前认为，Hp感染促进胃癌发生的机制，主要通过诱发胃黏膜炎症反应，导致胃黏膜上皮细胞再生，具有促癌作用。Hp感染能导致胃酸分泌能力下降，胃中硝酸盐还原酶阳性菌增多，胃内亚硝酸盐含量增加，具有辅助致癌作用。

2.EB病毒（EBV）

EBV为疱疹病毒科嗜淋巴细胞属的成员。大多数罕见的淋巴上皮瘤样胃癌及少部分胃腺癌组织中可检测到EBV。研究显示EBV感染能使原代培养的正常上皮细胞永生化，至少约10%的胃癌发生与EBV有关。

（三）环境理化因素

1.电离辐射

第二次世界大战期间日本广岛和长崎原子弹爆炸后幸存者的一项前瞻性研究表明，80 000名遭到核辐射的幸存者中有2600名患胃癌。20世纪30至60年代接受消化性溃疡胃部辐射治疗的患者胃癌的发病率亦明显升高。

2.石棉

WHO已公认石棉为人类致癌物，致肺癌和间皮瘤已是不争的事实，但能否引起胃肠道肿瘤尚无定论。国内外一些有关石棉职业暴露的研究发现其与胃癌的发病危险存在一定的联系，但仍存在争议。

（四）机体因素

1.胃部疾病和手术史

WHO将胃溃疡、胃息肉、残胃、慢性萎缩性胃炎、胃黏膜异型增生及肠上皮化生等癌前慢性疾病和癌前病变列为胃癌前状态，这些癌前状态与胃癌的发病有关。此外，许多研究均发现胃部手术可增加胃癌发生的危险，这种危险主要发生于胃部手术后15年以上。

2.遗传易感性

A型血者胃癌发病率比其他人群高15%～20%，也有研究发现胃癌发病有家族聚集倾向，均提示胃癌发病可能与遗传因素有关。遗传性非息肉性结直肠癌（HNPCC）、家族性腺瘤性息肉病（FAP）以及BRC42基因突变与结肠癌、胃癌有关。E-钙黏蛋白基因变异与遗传性弥漫型胃癌有关，基因变异导致E-钙黏蛋白表达下降，肿瘤细胞与基质分离，促进胃癌细胞的转移和浸润，研究发现弥漫型胃癌患者中有51%出现E-钙黏蛋白表达的下降。

3.肥胖

肥胖是贲门癌的一项重要危险因素。肥胖能加剧胃食管反流，导致Barrett食管，即一种胃食管连接处的癌前病变。一项瑞典研究发现，人群中体重最重的1/4人口患贲门癌的风险是体重最轻的1/4人口的2.3倍。

4.基因改变

胃癌发生和发展是多阶段、多步骤的过程，出现了一系列基因改变，包括原癌基因激活、抑癌基因失活、细胞间黏附减弱、新生血管形成以及微卫星不稳定等。肠型和弥漫型胃癌的分子生物学改变不尽相同，抑癌基因p53和p16在肠型和弥漫型胃癌中均失活，而APC基因突变在肠型胃癌中更常见。细胞黏附分子E-钙黏蛋白在大约50%弥漫型胃癌中减低或缺失，而微卫星不稳定见于20%～30%的肠型胃癌。目前已知胃癌发生过程中的基因改变见表23-1-1。

表23-1-1　胃癌发生过程中的基因改变

基因改变	相关基因
基因多型性	IL-1
微卫星不稳定	
端粒酶活化	
原癌基因激活	k-sam，c-met，c-erbB2
细胞增殖与凋亡	bcl2，细胞周期蛋白D1，E2F-1，SC-1
细胞间相互作用	E-钙黏蛋白，ICAM-1，VCAM-1，β-连环蛋白，MMP
新生血管形成	VEGF，HIF-α，ECM1
抑癌基因失活	P16^{INKAa}，p15^{INKAb}，p53，p14^{ARF}，APC，BRCA1
DNA修复	hMLH1
侵袭和转移相关基因	E-钙黏蛋白，TIMP3，DAPK

三、胃癌的预防及筛查

1.一级预防

胃癌的第一级预防也称为病因预防，主要是减少危险因素的暴露程度，增加保护因素的保护作用。

（1）饮食因素 饮食因素在胃癌的第一级预防中占有重要地位，因此要养成良好的饮食习惯，细嚼慢咽，不吃烫食，少吃质硬、粗糙的食物。每天进食盐量应低于10g，尽量少吃或不吃腌渍、腊肉、熏鱼等，不吃霉变食物。冰箱的普遍使用，保持了食品的新鲜，减少了对化学方法保存食品的依赖，可望进一步降低胃癌的发病率。多吃新鲜蔬菜、水果，多饮绿茶。新鲜蔬菜、水果富含具有抗氧化作用的维生素C、维生素E及β胡萝卜素，绿茶中的茶多酚对胃黏膜具有保护作用。有关通过补充维生素进行化学预防的研究结论并不一致。Blot等在我国林县进行的随机对照研究发现，补充维生素E、β胡萝卜素及微量元素硒能使因胃癌而死亡的概率降低21%。然而芬兰的研究却发现，维生素E及β胡萝卜素对中年吸烟者胃癌发病并无保护作用。

（2）预防和治疗幽门螺杆菌感染 采取适当的公共卫生措施改善卫生条件是降低Hp感染流行的关键，治疗Hp感染是胃癌化学预防的潜在措施。已有证据显示，治疗Hp感染至少可以使其发生逆转。也有一些研究发现根治Hp可以降低胃癌的发病率。Wong等人对我国胃癌高发区进行了一项1630人参加、长达8年的前瞻性随机安慰剂对照研究，认为根除Hp可以显著降低无癌前病变人群患胃癌的危险，但不能降低人群总的患病风险。日本研究显示，在早期胃癌的病例联合采用抗Hp疗法可以明显降低胃癌复发率。鉴于既往所有的试验对象针对的都是成年人，这些人可能已经感染Hp数十年，Hp感染对胃黏膜损伤造成的分子改变在抗Hp干预试验中可能已无法恢复，因此有必要进行针对青少年的干预试验。三联疗法对Hp感染的治愈率接近80%，然而在发展中国家再感染率很高。目前建议，至少应在一级亲属患有胃癌的人群中检测并治疗Hp感染。

（3）环氧化酶抑制剂 环氧化酶-2（COX-2）在细胞增殖、凋亡和血管生成过程中具有重要作用，可能是诱发癌症过程中的重要介质。研究显示，萎缩性胃炎向肠上皮化生及胃腺癌发展过程中伴有细胞内COX-2活性升高，吸烟、酸性环境、Hp感染均能诱导COX-2表达。McCarthy等发现成功根治Hp感染后胃黏膜内COX-2表达下降。此外，阿司匹林及其他非类固醇性抗炎药（NSAID）能通过抑制COX-2来抑制肿瘤细胞增殖。一项Meta分析表明，使用NSAID与非贲门部胃癌的患病风险降低有关。

2.二级预防

胃癌的第二级预防是指早期发现、早期诊断和早期治疗。第二级预防的主要措施是对高危人群进行筛查，以期早期发现，做到早诊断、早治疗，提高患者的生存率。在胃癌高发区进行筛查成效最为显著，日本即是此项工作的成功范例。

确定胃癌高危人群应考虑以下特征：①处于胃癌高发区，社会与经济地位低下，长期抽烟，喜食盐腌、烟熏、油炸食物；②年龄40岁以上，有上消化道症状；③有胃癌前状态者，如萎缩性胃炎、胃溃疡、胃息肉、手术后残胃；④有胃癌前病变，如不典型增生、肠上皮化生等；⑤有胃癌家族史。

胃癌筛查方法要求特异性强，敏感性强。选择合适的胃癌初筛方法能显著提高筛查的效率，MiKi通过Meta分析认为，测定血清Ⅰ型/Ⅱ型胃蛋白酶原的比值作为初筛手段，其阳性预测值为0.77%~1.25%，阴性预测值为99.08%~99.90%，是极具临床价值的方法。初筛后进一步通过X线、纤维胃镜检查和胃黏膜活检，绝大多数胃癌均可获得确诊。

胃癌一经确诊，应及早争取手术治疗，术后根据病情进行恰当的综合治疗。随着肿瘤防治工作的深入开展，目前我国早期胃癌病例亦日益增多，占手术病例的10%~20%。日本是世界上开展胃癌筛查最积极的国家，目前临床上约有50%的胃癌病例属无症状的早期胃癌，胃癌的死亡率自20世纪70年代以来下降了一半以上。

3.三级预防

胃癌的第三级预防是指采取积极措施提高生存率，促进康复。对于早期胃癌可考虑行内镜下黏膜切除术、腹腔镜胃楔形切除术以及保留功能的胃切除手术等，提高术后生存质量。中期胃癌病例应积极施行根治手术，若无淋巴结转移可不做辅助化疗，对中、晚期胃癌应加强综合治疗，提高生存率。晚期病例要努力消除临床症状，延长患者生存期，提高生存质量。

四、胃的应用解剖及生理

（一）胃的应用解剖

胃是消化管的膨大部分，位于食管与小肠之间，形状类似于字母"J"，但胃的形态和位置在不同人甚至在同一人由于呼吸、胃内容物及体位的变化等原因会有所不同。胃中等充盈时大部位于左季肋区，小部在腹上区。在剑突下胃前壁直接接触腹前壁，此处是胃的触诊部位。胃后壁与胰腺、左肾、左肾上腺、脾和横结肠毗邻，胃后壁的病变可波及这些器官。

胃可分为4个部分，即贲门、胃底、胃体和幽门部。胃的入口称为贲门，与食管相接，可防止食物反流入食管。贲门处的癌症，胃管置入过程中可能会有一定的阻力，因此不可强行置管以免造成肿瘤破裂。胃底为胃向上膨出的部分，与膈左侧穹窿相邻，上部常可达左侧第5肋间隙水平，下方至贲门孔平面。胃底可被气体、液体、食物或其混合物填充。胃体为介入胃底和幽门窦之间的部分，是胃最大的部位。胃的出口即为幽门部，与十二指肠相连，为胃的漏斗形区，可分为幽门窦及幽门管两部分。幽门增厚形成的幽门括约肌，控制胃内容物进入十二指肠，正常情况下幽门处于持续性收缩状态，除了在排出食糜及半液体样成分时，通常呈关闭状态。在不规则的间歇期，胃蠕动推动食糜经幽门管和幽门孔进入小肠，以进一步进行混合、消化和吸收。幽门梗阻时，进入胃内的食物无法顺利甚至完全不能通过，造成胃内容物潴留，胃壁扩张、水肿，因此术前应充分引流，温盐水洗胃，以减轻局部的水肿。胃有前、后两壁，上、下两缘，上缘凹陷称为胃小弯，沿胃小弯约2/3处的转折角即角切记，为胃体与幽门部的连接处。胃窦小弯侧为胃癌的易发部位。下缘凸起，称为胃大弯。

胃壁分四层，由里向外分别为：黏膜层、黏膜下层、肌层、浆膜层。黏膜层由表到里依次分为上皮层、固有层和肌层，其中固有层内有大量的腺体，分泌胃酸、消化液和某些激素。

黏膜下层由疏松的结缔组织构成，因此黏膜层可在肌层上滑动，在胃收缩时形成胃皱襞。黏膜下层含有丰富的血管、淋巴管和神经丛，胃癌和炎症易在此层内扩散。肌层由三层不同方向的平滑肌纤维所组成，内层是斜行纤维，中层是环行纤维，在幽门处最厚，形成幽门括约肌，外层是纵行纤维。浆膜层即腹膜脏层。

胃的血供极为丰富，其动脉来自于腹腔干及其分支，包括胃左动脉、胃右动脉、胃网膜左动脉、胃网膜右动脉及胃短动脉。胃左动脉和胃右静脉汇合形成小弯侧血管弓，胃网膜左动脉和胃网膜右动脉则汇合成大弯侧血管弓。胃底部血供主要来自胃短动脉，40%~60%的人会有发自脾动脉的胃后动脉供应胃体上部及胃底后壁。各动脉发出许多分支到胃壁，在黏膜下层相互吻合，形成广泛的血管网，因此切开胃壁时出血较多，术后应密切观察胃管及各腹引管引流液的颜色及量。胃的静脉在位置与行程上都与胃动脉伴行，胃左、右静脉汇入门静脉，胃短静脉和胃网膜左静脉汇入脾静脉，胃网膜右静脉汇入肠系膜上静脉，幽门前静脉在幽门前上升至胃右静脉。

胃的淋巴管与胃大弯和胃小弯处的动脉相伴行，将胃前、后壁的淋巴引流至胃大弯和胃小弯处的胃淋巴结和胃网膜淋巴结，这些淋巴结的输出管伴随大动脉走行汇入腹腔淋巴结。胃癌的主要转移方式是通过淋巴结途径，即使是早期胃癌，胃癌根治术原则为切除原发灶并清扫淋巴结，淋巴结的清扫能清除经淋巴转移的癌肿，但同时也增加了手术带来的创伤及并发症。因此根治术后的患者应密切观察患者的情况，及早发现并及时处理各并发症的发生。

胃的交感神经来自于相应脊髓节段，经内脏大神经至腹腔神经丛，其神经纤维伴随胃动脉及胃网膜动脉分布，切断两侧交感神经虽不致引起胃的运动和分泌的重大改变，但由于痛觉丧失，胃溃疡发生穿孔时可无先兆症状。胃的副交感神经来自迷走神经前、后干及其分支，经食管裂孔进入腹腔，副交感神经支配肌层及胃腺，通过乙酰胆碱作为传递增强胃运动和促进胃酸和胃蛋白酶的分泌。因此手术时应尽量保留胃的副交感神经。

（二）胃的生理功能

胃的主要生理功能即对食物进行初步处理，使其适合小肠内的消化及吸收。胃壁具有相当大的扩展性，可容纳2~3L的食物，通常食物在胃内停留约4小时，经过胃的蠕动与胃液混合，被研磨成半流质食糜并依次推入十二指肠中。壁细胞分泌胃酸，胃酸具有杀菌作用，同时有助于铁、钙的吸收，并稳定维生素B_1不被破坏。主细胞分泌胃蛋白酶原，在酸性环境中被激活为胃蛋白酶，消化蛋白。胃的黏膜上皮细胞可分泌黏液蛋白，可保护黏膜不被胃酸腐蚀而引起自我消化，此外壁细胞还可分泌内因子，与维生素B_{12}形成复合物，对红细胞的成熟有重要作用。因此胃癌术后，尤其是全胃切除术后患者，易缺乏维生素及微量元素，应定期进行相关营养学的检查，适量补充。

五、组织及病理学特点

（一）大体分型

1.早期胃癌

早期胃癌系指病变局限于黏膜层或黏膜下层，不论范围大小及有无淋巴结转移，此定义由日本胃肠道内镜学会于1962年提出，并沿用至今。

（1）早期胃癌的分型　早期胃癌的分型由日本胃肠道内镜学会于1962年会议制定，目前已广泛应用于全球。Ⅰ型为隆起型，癌灶突向胃腔；Ⅱ型为浅表型，癌灶比较平坦，没有明显的隆起与凹陷；Ⅲ型为凹陷型，有较深的溃疡。Ⅱ型还可以分为3个亚型：Ⅱa浅表隆起型、Ⅱb浅表平坦型、Ⅱc型浅表凹陷型。在实际应用中，病理学上常常以厚度为0.5cm来区分

Ⅰ型与Ⅱa型、Ⅱc型与Ⅲ型。凡从胃黏膜表面隆起达0.5cm为Ⅰ型，不到0.5cm为Ⅱa型，从表面凹陷达0.5cm为Ⅲ型，不到0.5cm为Ⅱc型。如果同时有两种以上亚型时，面积最大的一种写在最前面，其他依次后排，如Ⅱc+Ⅲ。

（2）早期胃癌浸润深度　癌组织的浸润深度直接影响早期胃癌的转移概率和预后，并决定了可供选择的治疗方式。一般可将浸润深度分为黏膜内（m）和黏膜下（Sm）。Sm又可分为Sm1和Sm2，前者指癌或肿瘤越过黏膜肌层不足0.5mm，而后者则超过了0.5mm。

（3）微小胃癌　为早期胃癌的始发阶段，体积很小。日本学者于1978年正式命名直径0.5cm以下的胃癌为微胃癌，直径0.6～1.0cm的胃癌为小胃癌，两者统称为微小胃癌。微小胃癌手术治疗预后极佳，10年生存率可达100%。

（4）一点癌　偶尔胃黏膜活检病理诊断为胃癌，而手术切除标本经节段性连续切片组织病理学检查未能再发现癌组织，临床上推断为一点癌。一般认为，这是微小胃癌的特殊表现，其原因可能为经钳取活检后残留胃癌组织被胃液消化脱落，或者受技术因素影响，残留癌组织被漏检所致。

（5）早期多发性胃癌　多发性胃癌是指在同一胃内发生的各自独立的2个及以上原发癌性病灶。判定多发性胃癌目前一般都按照Warren及Cates（1932）提出的标准：①各病灶肯定是恶性的；②各病灶间有正常的胃壁间隔；③必须严格除外一个癌灶有从另一个癌灶发展或转移而来的可能。早期多发性胃癌是早期胃癌的特殊类型，临床上并不罕见，治疗时往往须行全胃切除。

2.进展期胃癌

癌组织突破黏膜下层浸润肌层或浆膜层者称为进展期胃癌，此时肿瘤不仅可发生直接浸润性扩散，且多伴有淋巴、腹膜和（或）血行转移，故也称中晚期胃癌。进展期胃癌大体分型，主要根据肿瘤在黏膜面的形态和胃壁内浸润方式确定。目前国际上广泛采用Borrmann分型法，将进展期胃癌分为4型，以Borrmann Ⅱ型和Ⅲ型最为常见。

（1）Borrmann Ⅰ型（结节蕈伞型）　肿瘤主要向腔内生长，隆起呈结节、息肉状，表面可有溃疡，溃疡较浅，切面界限较清楚。该型病变局限，浸润倾向不大，转移发生较晚。

（2）Borrmann Ⅱ型（局限溃疡型）　溃疡较深，边缘隆起，肿瘤较局限，周围浸润不明显。

（3）Borrmann Ⅲ型（浸润溃疡型）　溃疡基底较大，边缘呈坡状，周围及深部浸润明显，切面界限不清。

（4）Borrmann Ⅳ型（弥漫浸润型）　癌组织在胃壁内弥漫浸润性生长，主要是在黏膜下层、肌层及浆膜下浸润，病变胃壁增厚变硬，黏膜变平，皱襞消失，有时伴浅溃疡。若累及全胃，则形成所谓"皮革胃"。

（二）组织学分型

1.WHO分类

2010年WHO分类按照癌组织的主要成分将胃癌分为4个主要的组织学类型：管状腺癌、乳头状腺癌、黏液腺癌和松散型癌（包括印戒细胞癌），还包括罕见的病理变异类型。

（1）管状腺癌　最常见的早期胃癌组织学类型，组织学表现为不规则扩张、融合或分支出各种大小的小管，管腔内常有黏液、细胞核和炎症碎片。

（2）乳头状腺癌　常出现于早期胃癌的病理病变，多发于老年人，产生于胃近端，常伴有肝转移和淋巴结受累，组织学特点为有一个中央纤维血管核心支架的上皮突起。

（3）黏液腺癌　占胃癌的10%，特点为细胞外黏液池占肿瘤体积至少50%，肿瘤细胞可形成腺体结构和不规则细胞团，少量的印戒细胞漂浮在黏液池。

（4）印戒细胞癌和其他松散状癌　往往由印戒细胞和非印戒细胞混合组成，松散的非印戒肿瘤细胞形态类似组织细胞、淋巴细胞和浆细胞。这些肿瘤细胞可以形成不规则微小梁或花边状发育不全的腺体，在胃壁和严重凹陷或溃疡的表面常伴有明显的纤维组织增生，当肿瘤发生在幽门伴浆膜受累时，往往有淋巴管的浸润和淋巴结转移癌。

（5）其他少见的病理病变　腺鳞癌、鳞状细胞癌、肝样腺癌、淋巴基质癌、绒毛膜上皮癌、胃壁细胞癌、恶性横纹肌样瘤、黏液表皮样癌、潘氏细胞癌、未分化癌、混合腺神经内分泌癌、内胚窦瘤、胚胎癌、嗜酸细胞腺癌等。

2.Lauren分型

（1）肠型　约占53%，被认为来源于化生的上皮。肿瘤分化程度差别较大，分化较好的肿瘤细胞多呈柱状，且分泌黏液，常形成明显的腺体结构，分化较差的肿瘤则主要呈实性生长。肿瘤的间质中偶尔可见大量中性粒细胞和组织细胞浸润。

（2）弥漫型　约占33%，印戒细胞癌即属于其中的一种。肿瘤细胞弥漫性浸润胃壁，很少或无腺体形成。细胞通常小而圆，呈单细胞或聚成不完整的花边状腺样或网状结构。核分裂象比肠型少。间质中可有少许黏液，结缔组织反应更明显，而炎症反应不如肠型。

上述两种类型在肿瘤中所占比例相等时称为混合型，肿瘤分化太差而不能归入任何一型者则成为未定型。Lauren分型对临床流行病学研究和预后具有重要价值。肠型胃癌的发生与Hp感染有关，多见于老年男性，分化较好，恶性程度较低，预后较好；弥漫型胃癌发生通常与遗传性因素有关，受环境因素调节，多见于青壮年，分化较差，恶性程度较高，预后较差。

（三）临床病理分期

准确的分期是制定胃癌合理治疗方案的基础，以及判断预后的可靠指标，也是比较不同治疗方法疗效和开展协作研究的基础。国际上有关胃癌分期的权威机构有3家：国际抗癌联盟（UICC）、美国肿瘤联合会（AJCC）和日本肿瘤协会（JCC）。常用的胃癌分期主要有第7版UICC/AJCC TNM分期及第14版日本《胃癌处理规约》。

1.TNM分期

2009年，UICC和AJCC共同颁布了第7版TNM分期（表23-1-2），该分期包含了对患者预后影响最大的肿瘤浸润深度、淋巴结转移、远处转移，能够准确地反映患者病变程度。研究证实，TNM分期在评估胃癌患者预后方面具有重要作用。

T：原发肿瘤

T_X：原发肿瘤无法评估

T_0：无原发肿瘤证据

T_{is}：原位癌，上皮内肿瘤未累及黏膜固有层

T_1：肿瘤侵及固有层、黏膜肌层或黏膜下层

T_{1a}：肿瘤侵及固有层或黏膜肌层

T_{1b}：肿瘤侵及黏膜下层

T_2：肿瘤侵及肌层

T_3：肿瘤穿透浆膜下层结缔组织，未侵及脏腹膜邻近结构

T_4：肿瘤侵及浆膜或邻近结构

T_{4a}：肿瘤侵及浆膜（脏腹膜）

T_{4b}：肿瘤侵及邻近结构

N：区域淋巴结

N_X：无法评估区域淋巴结转移

N_0：无区域淋巴结转移

N_1：1～2枚区域淋巴结转移

N_2：3～6枚区域淋巴结转移

N_3：7枚以上区域淋巴结转移

N_{3a}：7～15枚区域淋巴结转移

N_{3b}：16枚或更多区域淋巴结转移

M：远处转移

M_0：无远处转移

M_1：有远处转移

临床分期：根据原发肿瘤浸润深度、淋巴结转移和远处转移情况，确定胃癌临床病理分期见表23-1-2。

表23-1-2　2010年第7版胃癌TNM分期

		M_0				M_1
		N_0	N_1	N_2	N_3	
M_0	$T_{1a/b}$	ⅠA	ⅠB	ⅡA	ⅡB	
	T_2	ⅠB	ⅡB	ⅡB	ⅢB	
	T_3	ⅡB	ⅡB	ⅢB	ⅢB	
	T_{4a}	ⅡB	ⅢA	ⅢB	ⅢC	
	T_{4b}	ⅢB	ⅢB	ⅢC	ⅢC	
M_1						Ⅳ

TNM分期对胃癌患者的预后有很好的预测作用，临床分期越晚，其预后越差。

2.第14版日本《胃癌处理规约》

2010年日本胃癌学会出版了第14版《胃癌处理规约》（表23-1-3），该规约与TNM分期进行整合，与TNM分期相比，日本的胃癌分期包含了更多的内容，涉及诊断、治疗、分期、病理及治疗反应评价等，不仅在日本，在国际上也具有重要的影响。下面主要介绍其具体分期。

胃壁浸润深度（T）

T_X：癌浸润深度不明

T_0：无癌

T_1：癌局限于黏膜（M）或黏膜下层（SMO）

T_{1a}：癌局限于黏膜（M）

T_{1b}：癌局限于黏膜下层（SM）

T_2：癌浸润越过黏膜下层，但局限于固有肌层（MP）

T_3：癌浸润越过固有肌层，但局限于浆膜下组织（SS）

T_4：癌浸润达浆膜面或露出或波及其他脏器

T_{4a}：癌的浸润达浆膜或穿破露出于腹腔（SE）

T_{4b}：癌的浸润直接到达其他脏器（SI）

淋巴结转移程度（N）

N_X：区域淋巴结转移有无不明确者

N_0：区域淋巴结无转移

N_1：区域淋巴结转移1～2枚

N_2：区域淋巴结转移3～6枚

N_3：区域淋巴结转移7枚以上

N_{3a}：区域淋巴结转移7～15枚

N_{3b}：区域淋巴结转移≥16枚

有无其他转移及部位（M）

M_X：区域淋巴结以外有无转移不明确者

M_0：区域淋巴结以外无转移

M_1：区域淋巴结以外有转移

表 23-1-3　第 14 版日本《胃癌处理规约》胃癌病期分期

	N_0	N_1	N_2	N_3	任意 T/N M_1
T_{1a}（M），T_{1b}（SM）	ⅠA	ⅠB	ⅡA	ⅡB	
T_2（MP）	ⅠB	ⅡA	ⅡB	ⅢA	
T_3（SS）	ⅡA	ⅡB	ⅢA	ⅢB	
T_{4a}（SE）	ⅡB	ⅢA	ⅢB	ⅢC	
T_{4b}（SI）	ⅢB	ⅢB	ⅢC	ⅢC	
任意 T/N M_1					Ⅳ

此外，第 14 版本《胃癌处理规约》修订了与胃相关的淋巴结代号、名称、界限等内容，详见表 23-1-4。

六、扩散和转移

（一）直接蔓延

当胃黏膜某一处或几处发生癌变之后，癌细胞就不断增殖生长扩大，与此同时，癌细胞可连续不断地沿着胃壁组织的组织间隙、淋巴管、血管或神经束衣侵入并破坏癌灶周围的组织，使癌灶在胃壁组织内逐渐增大，严重者可穿透胃壁向毗邻器官内侵入，使癌灶与相邻器官粘连融合在一起。癌肿一旦侵及浆膜，即容易向周围邻近器官或组织如肝、胰、脾、横结肠、空肠、膈

表 23-1-4　胃相关淋巴结代号和定义

No	名称	定义
1	贲门右侧	沿胃左动脉上行枝进入胃壁的第一支（贲门支）的淋巴结和其贲门侧的淋巴结
2	贲门左侧	贲门左侧的淋巴结，左膈下动脉食管贲门支存在的病例，沿此血管的淋巴结（含根部）
3a	小弯（沿胃左动脉）	沿胃左动脉分支的小弯淋巴结，贲门支下方淋巴结
3b	小弯（沿胃右动脉）	沿胃右动脉分支的小弯淋巴结，由胃小弯的第1支向左的淋巴结
4sa	大弯左群（胃短动脉）	沿胃短动脉淋巴结（含根部）
4sb	大弯左群（沿胃网膜左动脉）	沿胃网膜左动脉和大弯第一支淋巴结（参照No.10的定义）
4d	大弯右群（沿胃网膜右动脉）	沿胃网膜右动脉的淋巴结，向大弯的第一支的左侧
5	幽门上	胃右动脉根部和沿向胃小弯的第一支淋巴结
6	幽门下	胃网膜右动脉根部到胃大弯的第一支淋巴结和胃网膜右静脉与到前上胰十二指肠静脉的合流部淋巴结（含合流部的淋巴结）
7	胃左动脉干	从胃左动脉根部到上行支的分歧部淋巴结
8a	肝总动脉前上部	肝总动脉（从脾动脉的分出部到胃十二指肠动脉的分出部）的前面、上面淋巴结
8p	肝总动脉后部	肝总动脉（同上）后面的淋巴结（与No.12p，No.16a2连续）
9	腹腔动脉周围	腹腔动脉周围的淋巴结和与之相连的胃左动脉、肝总动脉、脾动脉根部的部分淋巴结
10	脾门	胰尾末端以远的脾动脉周围、脾门部的淋巴结，胃短动脉根部和含至胃网膜左动脉的胃大弯第一支淋巴结
11p	脾动脉干近端	脾动脉近端（脾动脉根部至胰尾末端距离的2等分的位置的近端）淋巴结
11d	脾动脉干远端	脾动脉远端（脾动脉根至胰尾部末端距离的2等分的位始至胰尾末端）淋巴结
12a	肝十二指肠韧带内（沿肝动脉）	由左右肝管汇合部到胰腺上缘的胆管的2等分高度向下方，沿肝动脉的淋巴结
12b	肝十二指肠韧带内（沿胆管）	由左右肝管汇合部到胰腺上缘的胆管的2等分高度向下方，沿胆管的淋巴结
12p	肝十二指肠韧带内（沿门脉）	由左右肝管汇合部到胰腺上缘的胆管的2等分高度向下方，沿门静脉的淋巴结
13	胰头后部	胰头后部十二指肠乳头部向头侧的淋巴结（在肝十二指肠韧带内的为12b）
14v	沿肠系膜上静脉	在肠系膜上静脉的前面，上缘为胰下缘，右缘胃网膜右静脉和前上胰十二指肠静脉的汇合部，左缘为肠系膜上静脉的左缘，下缘为结肠静脉分歧部淋巴结
14a	沿肠系膜上动脉	沿肠系膜上动脉淋巴结
15	中结肠动脉周围	结肠中动脉周围淋巴结
16a1	腹主动脉周围a1	主动脉裂孔部（膈肌脚包绕的4～5cm范围）的腹主动脉周围淋巴结
16a2	腹主动脉周围a2	腹腔动脉根部上缘至左肾静脉下缘高度的腹主动脉周围淋巴结
16b1	腹主动脉周围b1	左肾静脉下缘至肠系膜下动脉根部上缘的腹主动脉周围淋巴结
16b2	腹主动脉周围b2	肠系膜下动脉根部上缘至腹主动脉的分歧部高度的腹主动脉周围淋巴结
17	胰头前部	胰头部前面，附着于胰腺及胰腺被膜下存在的淋巴结
18	胰下缘	胰体下缘淋巴结
19	膈下	膈肌的腹腔面，主要是沿膈动脉淋巴结
20	食管裂孔部	膈肌裂孔部食管附着的淋巴结
110	胸下部食管旁	与膈肌分离，附着于下部食管的淋巴结
111	膈肌上	膈肌胸腔面，与食管分离存在淋巴结（附着于膈肌、食管的为No.20）
112	后纵隔	与食管裂孔和食管分离的后纵隔淋巴结

肌、大网膜及腹壁等浸润。直接蔓延与癌瘤的发生部位有关，贲门胃底以侵犯食管、肝及胰为主，但胃窦者侵犯十二指肠较其他部位明显为高（13.4%）。

（二）淋巴结转移

占胃癌转移的70%，胃下部癌肿常转移至幽门下、胃下及腹腔动脉旁等淋巴结，而上部癌肿常转移至胰旁、贲门旁、胃上等淋巴结。晚期癌可能转移至主动脉周围及膈上淋巴结。由于腹腔淋巴结与胸导管直接交通，故可转移至左锁骨上淋巴结。胃癌的淋巴结转移，多按淋巴引流顺序，由近及远进行。有时可因淋巴道受阻出现逆行转移。有时还可以出现跳跃式转移，即近处淋巴结尚未出现转移灶时，远处淋巴结已发现有转移。

（三）淋巴道转移

胃壁各层均存在淋巴管网，特别是黏膜下及浆膜下层的淋巴管网尤为丰富，这为胃癌的淋巴道转移提供了条件。从癌组织中释出的癌细胞通过一定的方式侵入癌灶附近的毛细淋巴管。随流动着的淋巴液运行，运行的方式有两种，即癌细胞在淋巴管内呈连续性增殖、蔓延的连续性癌栓和癌细胞以分散的漂浮栓子形式转移的漂浮性癌栓。在淋巴管内运行的癌栓到达局部淋巴结，先聚集于边缘窦，然后生长繁殖并破坏淋巴结构，形成淋巴结内转移癌灶。

（四）血道转移

部分患者外周血中可发现癌细胞，可通过门静脉转移至肝脏，并可达肺、骨、肾、脑、脑膜、脾、皮肤等处。胃癌的血行转移较淋巴道转移为少，而且大多发生在胃癌晚期。

（五）种植性转移

当胃癌组织浸出浆膜或浸润至相连的腹膜或转移淋巴结破裂时，由于胃肠的不断蠕动以及与其他脏器的互相摩擦，使癌细胞脱落至腹腔或在腹膜、胃下方的腹腔脏器浆膜形成种植性转移癌灶。常见有腹膜种植性转移、卵巢种植性转移和盆腔种植性转移。

上述胃癌扩散转移方式，互相之间并不能截然分开，对每一病例可能以某一种方式为主。如在发生血道转移的同时，癌灶附近可伴有直接蔓延，淋巴道转移可变为血道转移。影响胃癌扩散与转移的因素是多方面的，其中最基本因素包括胃癌的生物学特性及机体抗肿瘤的防御功能两个方面。但这些因素并不是孤立的，而是相互作用、相互关联的，它不仅影响胃癌扩散与转移的发生发展，也直接影响胃癌患者的预后。

七、临床表现

（一）症状

早期胃癌多无明显的症状，甚至毫无症状，随着病情的发展，可逐渐出现非特异性、类似胃炎或胃溃疡的症状。上腹痛是最常见的症状，初起时可能仅为饱胀不适，胀痛或隐隐作痛，有时表现为节律性痛，给予相应治疗后症状可暂时缓解。少数患者可出现恶心、呕吐、食欲减退，偶有呕血、黑便等。

进展期胃癌除上述症状比较明显外，尚可发生梗阻、上消化道出血及穿孔。若梗阻发生于贲门部，则可出现进食哽噎感和进行性吞咽困难。如病灶位于胃窦或幽门部，可出现幽门梗阻症状，表现为食后腹胀、呕吐宿食及脱水。上消化道出血多表现为贫血和大便隐血检查阳性，有时出血量较大，表现为呕血或黑便。有大出血者不一定意味着肿瘤已属晚期，因胃壁的黏膜下层具有丰富的动脉血供，胃癌浸润破坏黏膜下动脉时可发生大出血。胃癌急性穿孔可导致弥漫性腹膜炎而出现腹痛、板状腹等症状。约有10%进展期胃癌患者出现腹泻，多为稀便，症状的出现常提示胃酸低下、缺乏或不全性幽门梗阻。多数进展期胃癌伴有食欲减退、消瘦、乏力等全身症状，晚期常伴有发热、贫血、下肢水肿、恶病质。

应当强调的是，临床上有相当一部分胃癌患者没有明显的症状或出现症状的时间很短，一经确诊病情即告中晚期。因此临床医师应重视患者细微的主诉，对有非特异性上消化道症状者，或不明原因贫血、消瘦、乏力的患者不应只给予对症治疗，而应及早进行针对性检查，以免延误诊断。

（二）体征

多数胃癌患者无明显体征，部分患者可有上腹部轻度压痛。位于胃窦或胃体部的进展期胃癌有时可在上腹部扪及质硬肿块，常随呼吸上下移动。当肿瘤严重浸润邻近脏器或组织时，肿块可固定而不能推动，多提示肿瘤已无法手术切除。伴幽门梗阻者上腹部可见胃形，并可闻及震水声。胃癌发生肝转移时，有时能在肿大的肝脏中触及结节状肿块。胃穿孔导致弥漫性腹膜炎时出现腹部压痛、肌紧张、反跳痛等典型的腹膜炎"三联征"。肝十二指肠韧带、胰头后淋巴结转移或原发灶直接浸润压迫胆总管时，可发生梗阻性黄疸。胃癌经肝圆韧带转移至脐部时可在脐孔扪及质硬的结节，经胸导管转移时可出现左锁骨上淋巴结肿大。晚期胃癌腹膜广泛种植时，可出现腹腔积液，直肠指检于膀胱（子宫）直肠陷凹内常可扪及质硬的结节或肿块。肠管和（或）肠系膜广泛种植转移时，可导致部分或完全性肠梗阻而出现相应的体征。女性患者出现卵巢转移时，双合诊常可扪及推动的盆腔肿块。凡此种种大多提示肿瘤已属晚期，往往已丧失治愈的机会。

八、诊断

1.X线钡餐检查

X线钡餐检查是胃癌检测的一项重要手段，具有无创、价廉、高效的特性，可以获得90%的诊断准确率。X线钡餐检查包括单重对比造影（充盈相和加压相）和双重对比造影。单重对比造影不需要患者太多的配合，适合于体质虚弱的患者，然而对胃癌诊断的敏感性相对较低，只有75%。气钡双重造影有助于产生清晰的胃黏膜影像，可以发现早期胃癌。低张、颗粒大小不同钡剂的双重造影，有利于充分显示胃小区。数字胃肠X线检查显著增加图像分辨率，能更清楚显示早期胃癌胃黏膜的改变，使得早期胃癌的诊断准确率进一步提高。数字胃肠X线检查的照射量明显减低，有利于胃癌的普查。

X线钡餐检查的优势在于可以完整地显示病胃的全貌，对胃癌病灶进行较为准确的定位，并可以动态观察胃收缩和蠕动等功能改变。其缺点是早期胃癌的显示受检查者使用的技术和经验的影响。

2.CT检查

高质量的腹部CT扫描不仅可以显示胃壁的解剖分层，而且有助于显示胃癌病变范围、浸润深度、淋巴结转移、腹腔和盆腔种植以及脏器转移，是目前胃癌术前分期的首选检查手段。CT扫描的质量和阅片者的经验是影响胃癌CT诊断准确率的关键因素。为保证扫描质量，原则上CT检查前患者应空腹，检查时应先服300~800mL的水将胃适当扩张，没有良好的扩张通常难以判断胃壁增厚的程度。传统的10mm层的上腹部非增强扫描，对胃壁解剖结构的分辨力较差，难以对胃癌的胃壁浸润深度做出准确判断。总的来说，CT通常会低估N分期。多层螺旋CT薄层增强扫描，配合适当的窗宽、窗位，可以显示更多较小淋巴结，判断淋巴结转移的敏感性和特异性明显提高。此外，CT对诊断胃癌腹膜种植和血行转移亦有较大价值。

从CT片可见，病变胃壁局限性不规则增厚，隆起型胃癌可表现为广基的分叶状软组织肿块突向胃腔；浸润型胃癌多表现为胃壁局限性或弥漫型增厚；溃疡型胃癌多表现为胃壁增厚伴溃疡形成。肿瘤密度较邻近胃壁高，与正常胃壁分界多清楚。肿瘤表面不规则，常见结节状隆起或溃疡。浆膜面光滑或毛糙，与肿瘤是否累及有关。动态增强扫描胃壁的强化特点为肿瘤分型、细胞分化以及微血管密度有关。多数病变动脉期病灶呈中度或显著强化，黏膜线中断，黏膜与黏膜下层境界消失。黏膜下层或肌层受累时，局部呈中度强化，密度低于相应部位的黏膜病灶。门静脉病灶多呈持续强化，程度与动脉期相仿，少数肿瘤强化程度可较动脉期有所增强或减弱。

CT检查的优势在于能直接显示肿瘤浸润的深度和范围，明确肿瘤病灶与邻近脏器结构的关系，同时可以显示肿大的淋巴结，以及邻近和远处脏器的转移，是胃癌术前分期的首选检查手段。多种辅助软件的使用，可明显提高诊断和分期准确率。缺点是对炎性淋巴结与转移性淋巴结的鉴别困难。

3.MRI检查

MRI在检测胃癌原发病灶、淋巴结转移、远处转移等方面的价值与CT相类似。采用特殊检查序列，MRI可显示胃壁黏膜层、黏膜下层、肌层、浆膜层以及胃周脂肪间隙。MRI增强扫描可显示早期胃癌胃黏膜异常强化，并可判断胃癌累及胃壁的深度和范围。与CT相似，MRI也是通过测定淋巴结大小作为判断胃癌淋巴结转移的依据。与CT不同的是，MRI特异性对比剂的使用在鉴别转移肿大淋巴结和炎性肿大淋巴结方面有一定价值。Dux报道采用MRI特异性对比剂诊断胃癌淋巴结转移的敏感性为89%，特异性为60%，准确率可达80%。综合文献资料，MRI对进展期胃癌诊断率为88%~95%，较小的病灶或周围合并有炎症改变时诊断率较低。MRI在判断胃癌T、N、M分期的准确率分别为71.4%、57.1%和85.7%，总TNM分期的准确率为64.3%。与CT扫描相似，MRI检查也会低估N分期。因为读片习惯、费用等方面的原因，目前MRI仅作为CT检查的补充，主要适合于严重造影剂过敏及肾功能不全的胃癌患者。此外，MRI检查还常用来判断CT不能确定性质的肝脏病灶。

MRI检查的优势在于组织分辨率高，可直接显示胃黏膜层、黏膜下层、肌层和浆膜层，增强扫描时，肿瘤强化效果较CT显著，高分辨率MRI能清楚显示脂肪间隙，缺点在于检查序列复杂，胃蠕动影响成像质量，诊断经验积累较少。

4.PET检查

正电子发射断层扫描（PET）检查时通过探测人体内代谢功能的动态变化来诊断肿瘤性病变，通常采用氟脱氧葡萄糖（FDG）作为示踪剂。初步研究显示，PET检查可用于辅助胃癌的术前分期、随访复发、对治疗的反应以及判断预后。正常胃壁中等程度摄取FDG，60%~90%的胃癌原发灶能够在PET上显示。与其他基于解剖的影像学诊断技术不同，PET最大的优点是检查结果反映的是代谢功能的改变，有助于判断病变良恶性。PET与CT检测区域或远处淋巴结转移的准确率大体相当，CT比PET敏感，PET比CT特异。PET在诊断肝、肺等远处转移方面更敏感，但对骨转移、腹膜转移和胸膜转移的诊断则不如CT敏感。

PET检查的优势在于能够直接测定组织的代谢功能变化，有助于判断病变良恶性，用于肿瘤定性诊断的特异性较高。缺点是检查费用较为昂贵，2010年《NCCN胃癌临床实践指南》仅将PET列为术前可选择检查项目。

5.内镜检查

胃镜的发展经历了硬式胃镜、纤维胃镜、电子胃镜3个阶段。目前，胃镜检查已成为确诊胃癌的最重要手段，在我国大型综合性医院多已配备电子胃镜，基层卫生单位也多常规开展纤维胃镜检查。电子胃镜最大的特点是在纤维胃镜的头端安装了微型摄像系统，图像能够清晰显示在监视器的屏幕上，分辨率高，便于图像保存和交流。电子胃镜的诞生不仅极大地推动了胃镜检查的广泛开展，而且为开展内镜治疗铺平了道路。胃镜检查的优点在于不仅可以直接观察病变的部位和形态，而且可以取得活检组织，定性诊断准确率极高。目前胃镜观察胃腔内部已无盲区，胃镜联合活检诊断胃癌的敏感性和特异性分别为93.8%和99.6%，诊断准确率可达97.4%。

6.超声内镜检查

1980年，Dimagno和Green首次应用内镜与超声组合在一起的电子线扫描超声胃镜做动物试验并获得成功，同年Olympus与Aloka公司共同开发了反射镜旋转式超声扫描内镜（EUS）。目前，EUS检查已成为胃癌特别是早期胃癌术前分期的重要手段之一。在EUS下，胃癌的浸润深度可由胃壁的正常层次结构破坏程度来判断，EUS在判断肿瘤浸润深度方面明显优于CT、MRI等检查方法，对胃周围淋巴结转移的诊断准确率也很高。由于EUS探头的组织穿透力有限，限制了其对远处转移的检查。然而，EUS判断不同类型早期胃癌浸润深度的准确率差异显著，对隆起型和平坦型早期胃癌浸润深度诊断的准确率接近100%，而对凹陷型早期胃癌浸润深度判断的准确率仅58.6%，鉴别黏膜内癌和黏膜下癌的准确率、高估率和低估率分别为63.6%、33.3%和3.0%。EUS对胃癌N分期的准确率约为70%，Xi等报道EUS诊断淋巴结转移的敏感性为66%，特异性为73%，因此准确鉴别胃周围淋巴结的性质仍是EUS面临的难题。在EUS定位下对可疑淋巴结做细针穿刺活检可以进一步提高胃癌N分期的准确率。

7.腹腔镜检查

诊断性腹腔镜检查结合腹腔镜超声能够发现常规影像学检查无法显示的转移灶，为准确地进行术前分期特别是M分期提供有价值的信息。腹腔镜检查主要适用于其他影像学检查诊断为T$_3$以上或有明显淋巴结肿大的进展期胃癌。值得注意的是，单纯腹腔镜探查诊断腹腔种植转移存在一定的假阳性率，确诊依赖于病理学检查。

8.肿瘤标记物

目前常用的胃癌血清肿瘤标记主要包括酶类标记和蛋白类标记两大类。胃蛋白酶原（PG）属酶类，为胃蛋白酶前体，依免疫原性不同分为PGⅠ和PGⅡ。随着胃黏膜萎缩由幽门向贲门侧进展，血清PGⅠ水平及PGI/PGⅡ比值随之下降。以血清PGⅠ<70ng/mL和PGⅠ/PGⅡ比值<3为标准，诊断胃癌的敏感性为77%，假阳性率为27%。由此可见，血清PGI水平及PGⅠ/PGⅡ比值测定是一项很有价值的胃癌高危人群筛查指标。CEA、CA19-9、CA72-4、CA50、CA72-4、CA242、MG-Ag等亦是胃癌常见的肿瘤标记物。

研究发现，几乎所有肿瘤标记均与胃癌TNM分期及预后有关。胃癌治疗有效时血清肿瘤标记水平下降，随访时血清水平升高常提示肿瘤复发或转移。上述肿瘤标记用于胃癌诊断的敏感性与特异性均不理想，单独检测某项指标不足以用来确定胃癌诊断，联合检测较单项检测意义更大。目前临床上多以CEA、CA19-9、CA72-4测定为基础，配合以CA125、CA242、CA50、MG-Ag等指标检测，主要用于判断预后和胃癌治疗后随访。此外，AFP阳性的胃癌多为胃肝样腺癌，易出现肝转移，预后较差。手术前后AFP水平变化与手术疗效呈正相关，因此术后AFP动态检测对判断此型胃癌的预后有重要意义。

九、治疗

（一）外科治疗的历史与发展

1881年，Billroth成功施行了首例胃癌切除术，当时由于并发症多，手术死亡率高达64.3%。随着手术技术的进步，1932年胃癌远端胃切除手术已经相对成熟，手术切除率为45%，手术死亡率已下降至10%，5年生存率约为15%。1897年，Schlater首次成功行全胃切除，但因全胃切除并发症多，死亡率高，当时开展此项手术者甚少。1906年，Cuneo首次详细描述了淋巴回流对胃切除范围的影响。但直至20世纪40年代，胃癌切除手术仍处于小范围的胃切除和不彻底的胃周淋巴结清扫阶段。进入20世纪40年代后，全胃切除治疗胃癌才进入快速发展时期。1948年，Brunschwig和McNeer施行全胃联合脾、胰切除术。1951年，McNeer及其同事完成对92例胃癌胃部分切除患者的尸检，发现一半病例残胃有肿瘤复发现象，因此建议行全胃切除及联合脏器切除术治疗胃癌。1953年Appleby施行腹腔动脉根部结扎切断，整块切除淋巴结及全胃、脾、胰体尾的扩大根治术。

20世纪50年代中期，Fly发现胃癌的部位与各组淋巴结转移频度相关，对不管胃癌原发灶的部位和范围，一律行全胃切除的治疗方案提出质疑。其后的研究陆续提示，与胃次全切除相比，全胃切除并发症多，手术死亡率高，而其疗效并不一定优于胃次全切除，因此胃次全切除再次得到提倡和推广。20世纪50年代末，日本学者在胃癌淋巴结转移规律研究的基础上，开展了可以清扫第1、2、3站淋巴结的D2和D3根治术，显著提高了胃癌根治术的疗效。20世纪80年代末，日本学者倡导包括主动脉旁淋巴结清扫在内的扩大根治术，试图通过扩大淋巴结清扫范围进一步提高进展期胃癌的术后生存率。与此同时，D2、D3根治术也在包括中国和韩国在内的亚洲国家推广应用，并取得积极效果，手术技术日趋成熟，手术并发症和死亡率逐渐下降，术后生存率显著提高。

然而，D2根治术的疗效和安全性并未被欧美学者广泛认同，自20世纪90年代后期起，来自欧美国家的数个RCT研究均提示，与D1清扫相比，D2清扫并发症的发生率和手术死亡率均较高，而术后生存率并未提高。另一方面，亚洲学者通过大量临床实践也逐渐认识到，与其他恶性肿瘤一样，胃癌尤其是进展期胃癌本质上更倾向于是一种全身性疾病，对于此类患者宜采用以外科手术为主的多学科综合治疗模式，一味扩大切除范围（D3以上清扫）并不能进一步改善预后。

进入21世纪以来，胃癌的手术治疗日益趋向理性化、规范化和科学化。早期胃癌的手术治疗也逐渐向缩小化和微创化方向发展。目前，有关进展期胃癌根治术的合理淋巴结清扫范围虽然东、西方国家之前仍存在一些争议，但彻底清扫第1、2站淋巴结的D2手术作为治疗进展期胃癌的标准术式，已逐渐为大多数学者所接受。而在日本，目前近20%的早期胃癌采用内镜下切除，也取得了令人满意的效果。

（二）评估与手术指征
1.治疗前评估
主要包括肿瘤评估和全身状况评价两个方面。胃癌一经确诊即应进行肿瘤分期评估，准确分期有助于制定合理的治疗方案。在详细的病史询问和全面的体格检查基础之上，综合应用前述的各项检查，以明确肿瘤的部位、大小、浸润深度、病理类型、有无淋巴结转移、腹腔种植和远处转移，并对肿瘤做出初步的TNM分期。

腹部CT增强扫描不仅有助于肿瘤分期，还能有效发现腹腔积液及腹腔转移灶，应常规施行。女性患者应加行盆腔CT扫描，近端胃癌还应同时行胸部CT检查。EUS有助于确定肿瘤T分期，对早期胃癌治疗方案的选择大有裨益。腹腔镜探查的最大优势在于能够发现CT无法显示的腹膜转移灶，从而避免部分不必要的开腹手术，尤其适用于疑有浆膜浸润者。此外，肿瘤评估尚应包括胃癌并发症的识别和评价。应对患者的营养状况、内环境稳态以及重要脏器功能状态等全身状况做出全面评估。

2.手术指征
凡胃癌诊断明确，术前检查无明显远处转移征象，各重要脏器无严重器质性病变，全身状况许可，估计能耐受手术者均应积极争取手术治疗。有时即使有远处转移，如锁骨上淋巴结、肝、肺等处孤立性转移者，经术前化疗等综合治疗后病灶缩小，患者全身情况尚能耐受手术时，亦应争取进行姑息性手术，以期缓解症状，减轻痛苦，提高综合治疗的疗效，延长患者的生存期。

（三）术式分类
传统上胃癌的术式分为3类：A级根治、B级根治和C级根治。A级手术是指：①D＞N，即手术清扫的淋巴结站别超越已有转移的淋巴结站别；②切除标本距离切缘1cm范围内无癌细胞浸润。有关D＞N的问题，常以术后病理检查的淋巴结系数作为判断标准。淋巴结系数＜0.2可认定为D＞N。须注意，按照UICC分期要求胃癌根治术后送检淋巴结总数不得少于15个，否则无法确定肿瘤的N分期。医生普遍认为D2根治性远端胃切除术清扫的淋巴结数应不少于25个。若术中清扫淋巴结站别与转移淋巴结的站别相等（D=N），或切除标本距离切缘1cm范围内有癌细胞浸润者则定义为B级手术，其疗效较A级手术为差。手术切除范围或淋巴结清除范围小于癌浸润或淋巴结转移的范围（D<N），无论是原发灶还是转移灶切除不够均为C级手术，本质上属于姑息性手术。

目前，将切除2/3以上胃的D2根治术作为胃癌根治切除的标准术式，已为大多数学者所认同，并据此进一步将胃切除和（或）淋巴结清扫范围小于标准根治术的手术定义为缩小手术，反之则定义为扩大手术。缩小手术包括内镜下黏膜切除术（EMR）、内镜黏膜下切除术（ESD）、经腹腔镜胃局部切除术、腹腔镜辅助胃部分切除术以及剖腹局限性手术。其中，剖腹局限性手术涵盖保留幽门的胃部分切除术、保留大网膜和网膜囊的远端胃切除术、胃楔形切除术、节段胃切除术、远端半胃切除术以及近端半胃切除术等多种术式。扩大手术则包括淋巴结清扫范围超过第2站的

D2～D3根治术，以及各种类型的联合脏器切除术。

（四）早期胃癌的术式选择

目前，对早期胃癌的手术治疗正日益趋向缩小手术和微创手术，传统根治术的适应范围正逐渐缩小。临床上可根据患者的年龄、全身情况、肿瘤大小、病理类型、浸润深度、淋巴结转移状态以及术者的经验和技术条件确定手术方式。对于黏膜内癌和生物学行为良好的黏膜下癌，有条件的单位应首选内镜治疗，无条件或不宜施行EMR、ESD或腹腔镜胃局部切除的早期胃癌，可根据具体情况选择剖腹局限性手术或传统的胃癌根治手术（D1或D2术），D2以上的根治手术仅适用于部分多灶性早期胃癌或伴有第3站淋巴结转移者。

（五）进展期胃癌的术式选择

迄今，手术治疗仍是治愈进展期胃癌的唯一有效方法。一般认为，ⅢA期之前的进展期胃癌经手术为主的综合治疗后可获得治愈效果，而ⅢB期和Ⅳ期患者多数只能施行姑息性手术。临床上应根据患者的全身情况、肿瘤分期和生物学特性选择合理的手术方式，对于有可能治愈的进展期胃癌应力争做到A级根治切除。

1.根治性手术的切缘

切缘无肿瘤残余是胃癌根治术的基本要求。切缘是否有癌累及与患者的预后密切相关，切缘阳性意味着更差的预后。无论采用何种手术方式，都应以保证上、下切缘无肿瘤残留为首要原则。有研究显示，胃癌术后吻合口瘘复发患者上切缘距肿瘤平均3.5cm，无吻合口复发者为6.5cm。因此，胃癌根治术中切缘通常距肿瘤边缘5～6cm以上。然而，肿瘤沿胃壁浸润的距离与肿瘤部位、病理类型以及生物学行为有关。幽门对胃癌的扩展可能具有屏障作用，因此幽门下3cm切断十二指肠通常能保证下切缘阴性，若肿瘤浸润或突破幽门，则应切除十二指肠4～5cm；BorrmannⅠ、Ⅱ型癌沿胃壁的浸润多较局限，通常上切缘距肿瘤边缘4～5cm即可；而BorrmannⅢ、Ⅳ型癌、印戒细胞癌、未分化癌上切缘距肿瘤边缘应在6～8cm以上；伴食管浸润的贲门癌食管切缘应距肿瘤边缘6cm以上。

2.胃切除范围

原则上应按肿瘤的部位、生物学特性以及需要清扫淋巴结的范围来确定胃的切除范围。肿瘤位于胃窦部时，施行根治性全胃切除或根治性胃大部切除术后的生存率无显著性差异，源自欧洲的两项多中心前瞻性随机对照研究证明了这个观点。意大利的Bozzetti等将618例胃窦癌患者随机分组，315例接受胃大部切除术，303例接受全胃切除术，5年生存率分别为65%和62%。两组的差别仅在于胃大部切除组的切缘阳性率稍高于全胃切除组。法国的研究也表明，胃癌术后生存率仅与淋巴结转移和浆膜受累有关，而与胃切除范围无关。与全胃切除相比，远端胃大部切除不仅相对安全，且通常具有更好的术后营养状况及生存质量。因此，在保证上切缘阴性的前提下L区癌更适合行远端胃大部切除。U区进展期癌宜行全胃切除术，U区局限性癌若病灶较小，也可选择近端胃大部切除术，M区进展期癌原则上应施行全胃切除术。凡肿瘤浸润范围达两个分区、皮革胃或有胃周围远隔淋巴结转移者，如贲门癌幽门上淋巴结转移、胃窦癌贲门旁淋巴结转移均为全胃切除的指征。

3.淋巴结清扫范围

有关进展期胃癌根治术中广泛淋巴结清扫的价值，东、西方国家的观点明显分歧。早在1981年，日本学者Kodama发表了D2手术生存优于D1手术的报道，这一结论受到众多日本学者的支持。大样本的回顾性研究也表明，根治性淋巴结清扫有助于提高进展期胃癌的无病生存率和总生存率，治愈率高达50%～60%。目前，在日本D2手术作为胃癌根治性切除的标准术式已广为接受。然而，日本关于D2手术优于D1手术的结论完全建立在回顾性研究基础之上，研究结果不可避免地受分期偏倚的影响。从循证医学的角度来看，日本研究的证据强度显然不足，而备受西方学者的质疑。

在西方国家，比较D1、D2手术的一些小型前瞻性研究并不支持D2手术优于D1手术的观点，研究病例数相对不足，影响了这些研究的可信度。为此，在英国和荷兰开展了两项大型多中心前瞻性临床对照研究，以比较D2和D1手术的效果。两项研究均显示，D2手术组术后并发症率、手术死亡率显著高于D1手术组，而术后5年生存率无显著差异。由于荷兰和英国的研究都存在以下两个缺陷：①参与研究的外科医师缺乏足够的D2手术经验；②D2手术的死亡率过高影响了结果的判断。考虑到以上因素，这两项研究也不足以做出D1、D2手术孰优孰劣的结论。深入分析这两项研究结果发现D2手术的一些优势：荷兰研究中D1组术后复发率显著高于D2组（41%与29%）；D2手术为T_3期以上的患者带来32%的生存优势。2004年，英国Edwards报道的前瞻性研究认为D2手术优于D1手术。该研究中118例患者随机分为两组，分别接受D1或保留脾、胰的改良D2手术，手术并发症率和死亡率相同，D2组术后5年生存率显著高于D1组（59%与32%）。

虽然目前尚无有力的证据结束争论，目前比较一致的观点认为，东、西方之间存在的人种、体态与技术差异影响了治疗结果。综合11项队列研究的Meta分析结果，在有经验的中心D2手术的死亡率为3.9%，总的5年生存率为57.3%，T$_3$期的5年生存率为35.3%，而在非专业中心即使是D1手术也有较高的手术死亡率和较低的生存率。

随着围手术处理的进步、D2手术的进一步推广，其手术并发症和死亡率将会明显下降。来自中国、日本和韩国的经验均证明了这一点。根据日本全国性的调查，75%的患者接受D2或D3手术，手术死亡率低于1%。D2淋巴结清扫作为胃癌根治手术的标准术式目前已趋向共识，进展期胃癌根治术中原则上应常规施行D2淋巴结清扫。有关D2以上淋巴结清扫（D2$^+$和D3）的价值争议已久。新近RCT研究证实，对于有经验的专家包括16组淋巴结清扫在内的扩大根治术是安全的，但与标准D2术相比，D2$^+$和D3术并不能进一步提高进展期胃癌的生存率。

（六）根治性手术

1.远端胃大部切除术

此种术式主要适用于胃窦癌和部分早期局限性胃体癌。切除范围包括远端2/3～4/5的胃及部分十二指肠，胃窦癌的D2根治术要求彻底清扫第一站淋巴结（No.1、No.3、No.4sb、No.4sd、No.5、No.6、No.7）及第二站淋巴结（No.8a、No.9、No.11p、No.12a）。

2.近端胃大部切除术

适用于贲门、胃底和胃体上部（胃上1/3部位）的早期局限型癌或肿瘤，切除的范围包括贲门、食管下段及胃底部，清扫第一站淋巴结（No.1、No.2、No.3、No.4sa、No.4sb、No.7）及第二站淋巴结（No.8a、No.9、No.10、No.11p、No.11d）。

3.全胃切除术

手术适应证为全胃癌、多发性胃癌、胃体癌浸润型、胃窦癌侵及胃体等，胃上部癌除局限型进展期胃癌直径23cm以内，无淋巴结转移或仅有胃上中部淋巴结转移可行近端胃切除术外，其余均应行全胃切除术。切除的范围包括贲门及幽门在内的全部胃。全胃切除术根据肿瘤占据的部位不同，淋巴结清扫范围亦有所区别，肿瘤位于胃近端且胃体中部未受累者，No.12a淋巴结可不做常规清扫，其余均应做第一站淋巴结（No.1、No.2、No.3、No.4、No.5、No.6、No.7）及第二站淋巴结（No.8a、No.9、No.10、No.11、No.12a）的清扫，对于肿瘤侵犯食管者，应再加清扫No.19、No.20两组淋巴结。

全胃切除术后消化道重建方式种类繁多，理想的重建方式应满足以下要求：①重建消化道接近正常生理通道，以保持胃肠道神经-内分泌的稳态；②代胃能有较好的储存功能，以避免无胃状态下食糜排空过快；③最大限度地减少碱性反流性食管炎等术后并发症的发生；④手术操作简便，容易推广。为此，发展了60多种全胃切除术后消化道重建方式，但没有一种手术能很好满足上述要求。目前以经典的Roux-en-Y食管空肠吻合（R-Y吻合）和间置空肠代胃术最为常用。R-Y吻合的优点是手术简便，术后反流性食管炎发生率低。缺点是旷置了十二指肠，术后生理功能改变较大，同时代胃的单腔空肠容量小，食后易饱胀，且排空较快，不利于消化吸收。鉴于此，天津医科大学肿瘤医院以郝希山教授为首的研究小组在大量研究基础上，于20世纪90年代创立了功能性间质空肠代胃的重建方法，其优点是保留了十二指肠通道，保证消化道伸进传导的连续性，术后食物仍流经十二指肠，使食糜与胆汁、胰液充分混合，有利于消化吸收，更符合生理。

4.联合脏器切除

联合脏器切除的目的包括：①整块切除病胃及受浸润的邻近脏器；②彻底清扫转移淋巴结。当肿瘤浸润食管下端、横结肠、肝左叶、胰腺、脾等邻近脏器，但无转移征象，患者全身情况允许时，一般均主张联合切除受累脏器。局部晚期癌或肿瘤根治性联合脏器切除不仅能切除肿瘤原发灶，消除出血、梗阻等并发症，而且能够延长患者生存期，提高治愈率。

5.胃癌复发的再手术

手术切除是治疗胃癌术后复发最有效的方法，胃癌根治术后一旦证实为吻合口或残胃复发即使侵及邻近脏器，只要有可能切除，也应积极进行手术治疗。姑息性手术后复发或伴有明显远处转移者一般不考虑再次手术。手术方式为根治性残胃全切除术，包括淋巴结清扫及联合脏器切除。姑息性切除不仅能缓解症状，也能延长生存期。Yoo报道一组残胃复发癌病例，根治切除组平均生存时间21.6个月，姑息切除组为11.6个月，短路手术组为8.5个月。因此尽管残胃复发癌的切除率很低，还是应该持积极态度，力争手术，尽可能切除复发病灶。对于其他部位的局限、孤立性复发亦应积极予以切除。

6.残胃癌的手术治疗

残胃癌的定义存在一定的争议，一般认为包括两个方面：狭义残胃癌和广义残胃癌。狭义残胃癌指因胃十二指肠良性疾病施行胃切除术若干年后残胃内又发生的癌，即传统意义上的残胃癌；广义残胃癌则不论初始疾病性质与手术方式，凡实行过部分或大部胃切除者若干年后残胃内发生的癌即为残胃癌。后一种定义逐渐被大多数人接受。以往认为与普通胃癌相比，残胃癌确诊时病期多较晚、切除率低、预后差。鉴于胃大部切除术后残胃容量通常较小，除少数位于原胃肠吻合口附近的早期残胃癌可施行远端胃切除外，通常需行残胃全切除术。与普通胃癌相比，残胃癌病期相对较晚，淋巴结转移率较高。由此可见，彻底的淋巴结清扫对于提高残胃癌根治度和术后生存率具有重要作用。

（七）姑息性手术

约有20%的胃癌因局部广泛浸润、腹膜播散、远处转移而丧失了根治性手术的机会，只能做姑息性手术。姑息性手术包括姑息性胃切除术、胃空肠吻合术、胃造瘘术、空肠造瘘术等。姑息性转流手术很少能真正缓解症状。胃空肠吻合虽能缓解部分患者的幽门梗阻症状，但不能延长生存期，仅适合于身体状况允许的幽门梗阻患者。理论上胃造瘘能使流出道梗阻需要持续引流胃液的患者受益，空肠造瘘可以通过肠内途径补充水、电解质和营养物质。但是由于胃造瘘和空肠造瘘术有相当高的手术并发症发生率，既不能很好地缓解症状，也不能延长生存，临床上较少采用。

（八）手术并发症
1.术后近期并发症

（1）出血 胃癌术后出血按部位可分为消化道出血和腹腔出血，按时间可分为即时性出血和延迟性出血。

1）即时性出血：关腹后即可发生，常因术中缝合止血不完善、缝线结扎过松、器械吻合时黏膜和黏膜下层断裂回缩而引起，多见于吻合口、残胃小弯断端。临床表现为术后胃管或腹腔引流管持续引流出鲜血或呕吐鲜血及血块，可伴有血压降低、脉搏加快等失血性休克表现。急诊胃镜检查可以帮助明确出血部位，有助于治疗方案的确定。出血量较小时，保守治疗多可治愈。通常以局部治疗为主，采用去甲肾上腺素冰盐水重复洗胃，或经胃管灌入凝血酶，应用全身性止血药，必要时输血。出血量较大，胃管吸引出新鲜血液每小时超过100mL以上时，通常提示为动脉活动性出血，保守治疗常难奏效，应考虑及早内镜下或手术止血。通常可在吻合口上方的残胃胃体前壁做切口，找到出血点后，缝合止血。

2）延迟性出血：多发生于术后1周左右，也有发生于手术后2周以上。多因吻合口缝线脱落或因感染腐蚀胃周动脉所致。临床上延迟性出血远较即时性出血少见，但出血量通常很大，病情凶险，患者常在短时间内陷于休克状态。保守治疗无法控制出血，唯有当机立断手术止血方能挽救患者生命。此类患者常因出血量过大、输库存血过多而出现凝血功能障碍，导致术野广泛渗血。此时宜结合凝血功能检测结果，输注冷沉淀纤维蛋白原、凝血酶原复合物或新鲜血浆，以重建患者凝血功能。

（2）十二指肠残端瘘 是Billroth Ⅱ式胃大部切除或全胃切除术后早期严重的并发症之一。其病因主要包括：①十二指肠残端处理欠佳，多因肿瘤浸润而需在较低部位切断十二指肠，导致残端缝合困难，不易内翻缝合，或因十二指肠缝合过于紧密，导致局部血供不良，影响愈合；②空肠输入襻梗阻导致十二指肠肠腔内压升高，可造成残端破裂；③腹腔局部积液感染，术后急性胰腺炎、胰瘘等均可腐蚀十二指肠残端致其破裂。④全身营养状况差、重度贫血或严重低蛋白血症，影响组织愈合。

十二指肠残端瘘多发生于术后1周左右，主要表现为发热、脉速、腹胀、腹痛，体检可有右上腹局限性腹膜炎或弥漫性腹膜炎体征，引流管可引流出含胆汁的混浊液体，严重时可有感染性休克表现。瘘口较小时腹部症状和体征多较轻，主要表现为术后持续高热，白细胞计数增高，体检右上腹可扪及触痛性肿块。少数患者因诊断延误，可因切口处流出含胆汁的混浊液体而发现。B超、CT可显示腹腔积液、脓肿或反应性胸腔积液。除少数包裹局限、引流通畅、无明显全身中毒症状的十二指肠瘘可采用保守治疗外，绝大部分患者均应及早手术，行十二指肠造瘘加腹腔引流术。因局部肠壁炎症水肿严重，一般不宜施行造瘘口修补。术中需同时探查输入襻，如有梗阻，一并予以解除。若首次手术未置空肠营养管，应同时做空肠造瘘术。术后应保持引流管通畅，采用广谱抗生素控制感染；加强营养和支持治疗；酌情应用生长抑素类药物，以减少消化液分泌；记录出入水量，防治水、电解质、酸碱平衡紊乱。

（3）吻合口瘘 是胃癌术后早期另一个严重并发症，多因吻合口张力过大，局部血供不良，或吻合技术欠佳，如缝合过密、打结过紧影响血运所致。严重营养不良、低蛋白血症和腹腔感染也是导致吻合口瘘的常见原因。全胃或近端胃大部切除术后吻合口瘘发生率远较远端胃大部切除术为高，远端胃大部切除术后吻合口瘘多见于Billroth Ⅰ式吻合者。吻合口瘘一旦发生，其临床表现因胃切除术式、瘘口部位、渗漏量大小以及是否放置有效引流而有所差异。少部分患者瘘口较小，引流通畅，除引流物内发现胃肠液或食物提示吻合口瘘外，可无明显的临床症状，经保守治疗多可治愈。其余大部分患者均有显著的全身和局部症状，而以全身中毒症状为主。吻合口位于胸腔内者，主要表现为发热、脉速、胸痛、咳嗽、气急等，X线检查可见胸腔积液或液气胸，口服泛影葡胺行X线胃肠道造影有助于明确瘘口位置及大小。诊断一经明确，应立即做胸腔引流，并行空肠造瘘，以利术后肠内营养支持。吻合口位于腹腔内者，发生吻合口瘘时临床表现与十二指肠残端瘘类似，除发热、脉速、腹胀、血白细胞计数升高外，可无显著腹痛和典型的腹膜炎体征。X线胃肠道造影有助于明确诊断。明确诊断后或具有上述典型表现高度怀疑吻合口瘘时，应及早进行剖腹探查。术中经胃管灌注亚甲蓝溶液有助于明确瘘口位置，用大量温生理盐水冲洗腹腔，瘘口旁放置双套管进行冲洗引流，并行空肠造瘘。手术的目的是建立通畅的引流，试图缝合瘘口往往徒劳无益。其他术后处理同十二指肠残端瘘。

（4）残胃排空延迟　远端胃大部切除和近端胃大部切除术后均可发生，具体发病原因不明。残胃流出道无机械性梗阻，但因残胃无张力导致胃排空停滞或延迟是其特征。本症多于术后1周左右进食半流质后发生，主要表现为进食后上腹饱胀、恶心、溢出性呕吐。腹部检查可有上腹饱胀、肠鸣音减弱，并可闻振水音，重置胃管后可吸出大量胃液。口服泛影葡胺X线造影显示残胃扩张，造影剂完全滞留于胃内，或有少量造影剂呈线状通过吻合口进入肠道。胃镜检查可见吻合口充血、水肿，镜身可通过吻合口。治疗方法包括禁食、持续胃肠减压，使残胃得以充分休息；同时给予正规的静脉营养支持治疗，注意维持水、电解质平衡；静脉应用抑制胃酸分泌的药物，并以高渗盐水洗胃，有利于消除胃壁水肿；若患者有焦虑、失眠等症状，应给予镇静抗焦虑药物。治疗后多数患者胃动力可在3~4周内恢复，部分患者病程可持续8周以上。促胃动力药物鲜能奏效。如经3~4周正规治疗仍未恢复者，可行胃镜检查，不仅可以排除机械性梗阻，有利于增强患者和家属对保守治疗的信心，同时胃镜的机械性刺激有利于胃动力的恢复。本症属于功能异常，采用保守治疗均可治愈，切忌盲目再次手术。

2.术后远期并发症

（1）反流性食管炎　全胃及近端胃大部切除的患者，由于丧失贲门括约肌的功能，使胆汁、胰液、十二指肠液反流至食管引起炎症。表现为胸骨后灼痛、反流、呕吐胃肠液，偶有剧烈上腹痛，餐后以及卧位时症状尤为明显。患者常因症状严重而自动限制进食，久之终将导致消瘦及营养不良，并可导致吻合口狭窄，进一步影响患者进食。胃镜下见吻合口以上食管黏膜水肿、充血、糜烂及溃疡形成，并可有不同程度吻合口的狭窄。本症的发生于消化道重建术式有一定关系。症状不重者应采用药物治疗，包括制酸剂、黏膜保护剂和促动力药。药物治疗无效、症状持续、严重影响患者进食和营养时可考虑手术治疗。

（2）倾倒综合征　分为早期倾倒综合征和晚期倾倒综合征，前者发生于餐后20~30分钟，后者发生于餐后2~3小时。早期倾倒综合征临床表现可分为胃肠道症状和循环系统症状两大类。胃肠道症状包括进食后上腹部饱胀、紧束感，恶心、呕吐，肠鸣频繁，阵发性脐周绞痛，便意迫切，继而大量腹泻；循环系统症状包括乏力、眩晕、面色潮红或苍白、大汗淋漓、心动过速，患者烦躁不安，迫切希望躺下，严重者可有晕厥。治疗方法包括饮食调节，进低糖类、高蛋白、高纤维的干食，餐时限制饮水。进食后平卧20~30分钟，可以减慢食物的排空，预防或缓解症状的发作。症状严重影响正常生活和工作时，可考虑手术治疗。晚期倾倒综合征的发病原因主要是由于肠道内高浓度糖刺激胰岛素持续释放，从而引起低血糖和血流动力学改变。临床特征为餐后2~4小时出现严重的血管舒缩功能紊乱症状，如乏力、眩晕、出汗、苍白、脉速、震颤等。治疗以饮食调节为主，低糖饮食，餐间加点心有利于防止本症的发生。

（3）术后营养不良　主要因胃容积缩小及消化道改道两个方面因素引起。胃切除术后摄食量减少，食物在小肠内运送过快，不能与消化液充分混合，尤其当食物不能通过十二指肠，胆、胰液的分泌与进食不同步时，更易影响消化吸收，特别是脂肪的吸收。日久必将导致营养不良，出现体重减轻，明显消瘦。治疗主要采用饮食调节，少食多餐，进食高热量、高蛋白质饮食。铁或维生素B_{12}吸收障碍可导致贫血。通常食物中的高价铁，需经胃酸、维生素C等还原成Fe^{2+}后才能被吸收。维生素B_{12}须与壁细胞分泌的内因子结合才能被吸收。全胃切除术后若不补充维生素B_{12}，2~5年内不可避免地会发生恶性贫血。胃癌根治术后饮食中应注意补充铁和叶酸，全胃切除后还需每年肌内注射维生素B_{12}1000μg，并随访血常规、血清铁、维生素B_{12}和叶酸水平。骨病与胃切除术后钙的吸收障碍有关，主要表现为胃切除术后数年开始出现腹痛、关节痛、四肢麻木和骨质疏松。治疗方法主要是同时补充钙质和维生素D。

（九）化学治疗

胃癌确诊时大部分病例已属进展期，单纯手术治疗疗效较差。作为综合治疗的重要组成，化疗是当今胃癌治疗的重要手段之一，其在胃癌综合治疗中的应用受到越来越多的重视。2007年，美国国家综合癌症网络（NCCN）《胃癌治疗指南》建议，接受根治性手术病理分期为T_1N_0的胃癌患者应定期随访，无需辅助治疗；T_2N_0中无不良预后因素者（肿瘤细胞分化差、病理分级高、血管神经有侵犯、年龄<50岁）需接受辅助治疗；T_{3-4}或任意T，淋巴结阳性的患者均需接受术后辅助治疗；对临床分期>T_2或淋巴结阳性的患者接受术前辅助治疗，术后根据病理分期继续辅助治疗。对无远处转移、不能手术的进展期患者，可以接受局部放疗并同期接受氟尿嘧啶、亚叶酸钙（5-FU/LV）治疗，以后继续应用全身化疗。而一般状况不佳或已有远处转移的晚期胃癌者应予以挽救治疗。挽救治疗包括：①最佳支持治疗；②挽救化疗，以5-FU或顺铂（DDP）或奥沙利铂或紫杉类（PCT/DCT）或伊立替康（CPT-11）为基础的联合化疗；③鼓励参加临床试验。

1.姑息性化疗

姑息性化疗的目的是控制原发或转移病灶，缓解症状，提高生活质量，延长生存期。晚期胃癌是不能治愈的，但对于有症状的、体能状况评分（PS）0～2分，化疗有改善症状的姑息治疗作用。有4项随机研究比较了联合化疗与单纯支持治疗的疗效，结果显示接受化疗的患者生存时间延长，中位生存期7.5～12个月，而单纯支持治疗组仅3～5个月。其中，3项研究的中位生存期差别有统计学意义，2项研究评估了生存质量，化疗组的生存质量也较单纯支持治疗组有改善。

2.辅助化疗

辅助化疗是胃癌综合治疗的一部分，其目的是防止根治性手术后残余肿瘤的复发转移，或减少肿瘤的负荷，提高手术切除率，延长生存时间。

（1）术前化疗　术前化疗也称新辅助化疗，主要适用于ⅢB和Ⅳ期胃癌患者。有研究显示，术前化疗能起到降低肿瘤分期，提高根治性切除率，延长生存期的目的。

（2）术后辅助化疗　胃癌的预后很大程度上取决于疾病的分期。早期胃癌（T_{is}、$T_1N_0M_0$、$T_2N_0M_0$）预后好，单纯手术治疗治愈率达70%～80%。但局部晚期无淋巴结转移（$T_3N_0M_0$）即使施行根治性手术后，5年生存率仅为50%。淋巴结有转移及淋巴管、血管有侵犯的患者预后更差，Ⅲ期患者5年生存率仅为8%～20%。对于局部晚期的胃癌患者术后辅助化疗可以降低复发率和死亡率，已被多个临床研究所证实。

（十）放射治疗

胃癌根治术后局部复发、区域淋巴结转移是导致治疗失败的常见原因之一。局部复发或区域淋巴结转移多见于肿瘤床、吻合口和淋巴引流区。作为手术的局部补充治疗，术中或术后的局部放疗有可能控制或消除术中残留的癌灶，降低局部复发率，并有可能改善患者的预后。对于局部晚期估计难以切除的胃癌，术前放疗可以使部分肿瘤降期，提高手术切除率，减少瘤床部位的复发。此外，放疗亦可作为胃癌的姑息治疗手段，用于不可切除或姑息性切除的胃癌患者，以控制局部病变、缓解疼痛等临床症状。

不同组织类型的胃癌对放疗的敏感性差异较大，通常未分化癌、低分化腺癌、管状腺癌及乳头状腺癌对放疗均有一定的敏感性，而黏液腺癌和印戒细胞癌对放疗不敏感，因而禁忌做放疗。通常胃癌放疗的照射野应包括瘤体或瘤床及相应的淋巴引流区域，这一区域覆盖了许多重要脏器，如肝脏、小肠和肾脏等，这些脏器对放射线的耐受量都很低，大剂量放疗可导致严重的放射性损伤和脏器功能障碍。因此，放疗剂量一般宜控制在45～50Gy。鉴于传统的照射技术对正常组织损害较大，目前多采用三维适形放疗或适形调强放疗技术进行照射，以期在杀灭肿瘤的同时最大限度地保护正常组织。胃癌的放疗通常与化疗相结合，在放疗的同时采用5-FU类药物进行化疗，以增进疗效。

1.术前放疗

术前放疗的目的是减小肿瘤体积，把不可切除的转变为可切除的，达到根治切除的目的，并减少术后复发，延长患者的生存期。适用于一般情况较好，有手术指征的胃癌患者。术前放疗剂量的大小不仅取决于照射技术、分次剂量，更与患者的一般情况、肿瘤大小、化疗强度、治疗反应等有关，因此应做到规范的个体化剂量治疗。一般情况下，放疗结束后经过4～6周间隔期，肿瘤细胞变性、坏死，放疗的作用完全显现出来，此外正常组织有时间从急性放射损伤中恢复过来后，方可给予患者手术治疗。

2.术中放疗

术中放疗主要适用于胃癌原发灶已切除，肿瘤浸润浆膜面或伴有周围组织浸润，以及伴有胃周围淋巴结转移者。伴有腹膜种植、广泛淋巴结转移或远处转移者禁忌做术中放疗。术中放疗的优点是可给予残余肿瘤或肿瘤床单次较大剂量的照射，而其周围的正常组织可得到较好的保护。照射通常在完成切除手术进行消化道重建之前进行，放疗时应根据照射野的形状选择不同的限光桶，将照射野与周围正常组织有效隔离，照射野中若存在不必要照射的正常组织（如胰腺、肾脏等）可用铅块遮挡。照射剂量选择主要依据肿瘤残留程度而定，通常以10～35Gy为宜。对于原发灶无法切除的局部晚期胃癌亦可对准原发灶及转移淋巴结做一次较大剂量照射，少数病例可获长期生存。作为根治手术的补充，术中放疗可以改善局部晚期胃癌患者的预后。然而，由于术中放疗技术和设备要求均较高，操作复杂，临床上较难推广应用。

3.术后放疗

胃癌术后辅助性放疗主要适用于伴有浆膜面浸润和（或）区域淋巴结转移的患者。术后放疗常与化疗同步进行，推荐剂量为45Gy，常规分割照射，局部有残留者，应局部加量至55~60Gy。迄今，已有数个前瞻性随机对照临床试验对胃癌术后辅助放化疗的效果进行了评价。结果显示，术后放化疗可降低局部复发率，部分研究还显示延长生存期的益处。

4.放疗的并发症

胃癌的放疗常与化疗同步进行，放化疗的并发症常混杂在一起，难以区分，且化疗可以加重放疗的不良反应和提高并发症的发生率。常见的并发症包括放射性胃肠炎、造血功能抑制、肝肾功能损害和一过性胰腺炎等。并发症较轻时可在停止放化疗后数周内自愈，严重时可导致消化道出血、穿孔、吻合口瘘和重要脏器功能衰竭。

（十一）免疫治疗

免疫治疗是指通过调整机体对肿瘤的免疫反应而产生抗肿瘤效果的治疗方法。目前，用于胃癌临床的免疫治疗主要有非特异性生物反应调节治疗和过继免疫治疗两大类。

1.非特异性生物反应调节治疗

非特异性生物反应调节治疗的药物也称为免疫增强剂，是一类通过调动机体内在的防御机制，提高体内免疫活性分子的浓度和（或）增强免疫活性细胞的功能，从而增加对肿瘤的非特异免疫能力的物质。免疫增强剂多与放、化疗联合应用，在胃癌治疗中疗效较为肯定的有OK-432、香菇多糖、PS-K、卡介苗、IL-2、干扰素、胸腺素、肿瘤坏死因子等。

2.过继免疫治疗

过继免疫治疗包括淋巴因子激活的杀伤细胞（LAK）、肿瘤浸润淋巴细胞（TIL）和细胞毒性T细胞（CTL）。LAK细胞具有广谱杀伤肿瘤活性，在IL-2诱导下能显著杀伤人体多种肿瘤细胞。TIL细胞是从肿瘤组织中分离的淋巴细胞，具有较强的肿瘤特异性和肿瘤部位靶向性，其抗肿瘤效应是LAK细胞的50~100倍。CTL细胞是由淋巴细胞与肿瘤细胞混合培养产生，能自动寻找并特异性杀伤自身肿瘤细胞，因而具有更强的抗肿瘤活性。Tsunoda等应用CTL过继免疫治疗进展期胃肠道肿瘤38例，完全缓解6例，部分缓解18例，疗效十分明显。上述过继免疫治疗应用于胃癌的治疗已有多年，但迄今有关过继免疫治疗疗效的报道较少，其远期疗效尚不明确。

十、护理

胃癌在我国发病趋势连年增加，手术是目前唯一可治愈胃癌的方法。随着手术治疗的不断进展，护理人员必须提高对患者病情的观察能力和分析能力，对每一位患者的围术期做到主动、有序、规范的护理，是保证患者安全渡过围术期的关键。

（一）术前护理

1.心理护理

胃癌术前的患者面对被诊断为癌症，即将进行手术、化疗等治疗的不确定感，极易产生恐惧、焦虑、抑郁等心理障碍，必要的心理干预能有效减轻胃癌患者焦虑、抑郁等不良情绪。①同患者建立良好的关系，详细向患者介绍病情，利用交谈与观察多角度、多层面了解、评估患者的病情及心理状态，找到患者心理问题的关键点，指导患者正确认识疾病，树立战胜疾病的信心；②介绍治疗成功的病例，有针对性地鼓励和引导患者积极面对，鼓励患者宣泄并帮助其认识负性情绪，逐步改变其不良认知；③取得家属的配合，向患者家属讲解疾病的发病机制及预后，使家属了解心理因素对疾病的重要影响，多给患者以积极的信息和支持，解除患者的不良情绪，使患者在愉快、平和的心理状态下接受治疗，以达到促进康复的目的；④加强心理健康教育，通过发放心理知识手册、举办集体讲座等形式，使患者学会日常的心理保健、自我调整，配合治疗，提高预后效果。

2.改善营养状况

胃癌患者尤其伴有幽门梗阻和出血者，术前可由于食欲减退、消耗增加、恶心呕吐等导致营养欠佳。主要表现为体重减轻、低蛋白血症、贫血等。所以在患者入院时，必须科学地评估患者的营养状况，以及患者是否伴有糖尿病、高血压等疾病，为患者制定合理的食谱，并指导患者遵照执行。

一般患者营养状况良好，无进食障碍者可进清淡易消化的高蛋白、高热量饮食（如口服肠内营养制剂）；对于营养失调甚至完全不能进食者，应及早遵医嘱静脉补充营养物质，纠正水、电解质的紊乱；对于胃癌伴急性或慢性失血等原因造成贫血者，应及时纠正患者的贫血状况，必要时输红细胞或全血；对于幽门梗阻且伴有胃潴留的患者，遵医嘱行胃肠外营养外，还应给予留置胃管行胃肠减压，清除胃内容物，术前3日开始给予温生理盐水洗胃，以保证手术的顺利进行。

3.呼吸道管理

肺部并发症是腹部手术后最常见的并发症，有资料显示上腹部手术后肺部并发症的发生率为17%~76%。胃癌手术后肺部并发症明显高于其他腹部手术，所以术前做好呼吸道管理越来越受到重视。

（1）首先入院时对患者做好全身状况及生活习惯的评估，对吸烟者告知吸烟对疾病的危害及吸烟对术后康复的影响，劝其戒烟。并向患者讲解预防感冒，减少呼吸道感染的重要性。

（2）对于术前有肺部疾病，或合并肺功能受损的患者遵医嘱给予雾化吸入，并给予蛋白溶解药、支气管扩张药等药物进行治疗。

（3）呼吸功能锻炼，采取束腹胸式深呼吸训练方法，具体操作为使用腹带绑住患者腹部，松紧适宜，以制造术后生理状态，进行呼吸功能锻炼。同时训练患者学会双手保护切口以减轻咳嗽引起的疼痛。嘱患者反复练习，直至掌握以保证手术后做到有效的排痰以预防肺部并发症。

4.术前准备

贫血患者血红蛋白<70～80g/L时可遵医嘱予以输血，以提高手术的耐受性；伴幽门梗阻者术前3天应以3%高渗盐水洗胃，以减轻局部水肿。一般不常规肠道准备，可于术前一日服用缓泻剂清洁肠道。术日晨禁食12小时，禁饮4小时，术前30分钟留置胃管、营养管，遵医嘱静脉滴注预防性抗生素。

（二）手术后护理

1.一般护理

（1）生命体征的监测　持续心电监护，观察体温、脉搏、呼吸、血压和血氧饱和度的变化。保持呼吸道通畅，有效吸氧，使血氧饱和度最低保持在90%以上。术后每30分钟测量生命体征一次，平稳后改为1～2小时一次。术后2天内，出现低热，属于"外科手术热"，它是腹腔内少量渗液通过腹膜吸收后出现的一过性发热，但如果持续发热，甚至超过38.5℃，应及时报告医生，明确是切口感染、肺部感染、还是吻合口瘘等引起，及时进行处理。对年老、体弱、有心脏病史的患者，尤其加强心电图的观察，发现心房颤动、期前收缩、心率加快、心律失常时，应立即报告医生进行有效处理；对血压不稳定的患者，除了及时报告医生遵医嘱用药外，还应注意用药后效果，要严格根据血压来调节多巴胺或硝酸甘油等药物的滴速。对麻醉未清醒躁动的患者可用约束带保护性约束，防止意外受伤。

（2）患者体位　全身麻醉未清醒者取平卧位，头偏向一侧，麻醉清醒、生命体征平稳后取半卧位，以减轻腹壁张力，减轻伤口疼痛，利于正常呼吸和血液循环。术后6小时始协助患者活动下肢，做屈伸运动，4～6次/d，每次2～3分钟，也可用间歇充气压力泵增加下肢的血液循环，预防下肢静脉血栓的发生。生命体征稳定的患者，术后及早下床活动，活动时间根据患者情况而定，早期活动可促进肠蠕动恢复，防止腹胀、便秘及肠粘连，有利于患者的康复。

（3）疼痛护理　术后患者常有不同程度的疼痛，以术后当天疼痛最为剧烈，24～48小时后疼痛会逐渐减轻。因为疼痛与伤口的大小、伤口的部位、体位和情绪及应用止痛泵等因素有关，所以控制疼痛的措施应包括取合适的体位、药物止痛和减轻焦虑，对执行的各种处理和操作要向患者进行解释，教导患者自我处理疼痛的方法等来缓解疼痛。

（4）保持胃管通畅，根据快速康复外科的理念，护士应认真评估患者的手术情况，尽量早期拔除胃管；对于需保留胃管的患者，应保持胃管的通畅，给予合理的胃肠减压（通常给予自然引流即可，对于引流量较多的患者给予负压引流），预防吻合口水肿及吻合口瘘。保持胃管通畅，用生理盐水定时冲洗胃管，2次/d，每次不得超过20mL，并相应抽出。冲洗胃管时避免压力过大、冲洗液过多，以免引起吻合口出血。注意胃液颜色、性质及量，详细记录，如有鲜红色血性液体流出应及时报告医生，胃管要固定牢固，防止滑出脱落。

（5）保留腹腔引流管通畅　腹腔引流的目的是引流腹腔内渗血、渗液，避免腹腔内液体积聚致继发感染和脓肿形成。护理时注意：麻醉清醒、血压平稳后，协助患者取半卧位，有利于腹腔引流；妥善固定引流管，避免引流管脱落；避免引流管受压、扭曲和折叠，确保有效自然引流或负压吸引，防止引流管堵塞；认真观察并记录引流液的量、颜色和性质；严格无菌操作，每日更换引流袋，防止感染。若术后数日腹腔引流液变浑浊并带有异味，同时伴有腹痛和体温升高，白细胞升高，应疑为腹腔内感染，需及时通知医师并配合给予引流液细菌培养及抗感染治疗等措施。

2.预防感染

（1）防治肺部感染　由于患者术前可能伴有慢性肺部疾病、肺功能减退等，手术可引起呼吸容量减少、呼吸增快变浅，再加上气管插管对呼吸道的刺激、术后患者由于惧怕切口疼痛而不敢咳嗽，均易导致肺部并发症的发生。术后第1～2天开始每日定时协助患者翻身、扣背，指导患者咳嗽、咳痰。如痰液浓稠不易咳出，应遵医嘱应用化痰药以促使痰液的排出。同时做好口腔护理，保持口腔清洁卫生，减少口腔内细菌的生长繁殖，以预防肺部并发症。

（2）预防腹腔感染　胃癌根治术创面大，渗出多，如果引流不通畅，腹腔积液量较多时可引起腹腔积液感染，妥善固定腹腔引流管并注意保持通畅，确保有效自然引流或负压吸引；密切观察并记录引流液的量、颜色和性质；每日更换引流袋并严格无菌操作，防止感染。

（3）预防导管的相关血流感染　因手术后几乎所有患者均需留置深静脉导管给予静脉高营养，加之肿瘤患者免疫力低和手术创伤，极易造成相关血流感染，因此护士在使用导管时应严格执行操作规程，预防感染。

（4）预防尿路感染　胃癌手术时间一般较长，术中为监测尿量需留置尿管。对留置导尿管的患者应注意观察排尿情况，每日清洁、消毒尿道口1～2次，操作时严格遵循无菌操作原则。术后尽早训练膀胱功能，在膀胱功能恢复的情况下尽早拔除尿管，防止尿路感染的发生。

3.合理的营养支持

（1）肠外营养支持　因胃肠减压期间引流出大量含有各种电解质，如钾、钠、氯、碳酸盐等的胃肠液，加之患者禁食，易造成水、电解质和酸碱失衡和营养缺乏。因此术后需及时输液补充患者所需的水、电解质和营养物质，或静脉输入TPN，以改善患者的营养状况促进切口的愈合。同时应详细记录24小时出入液量，为合理输液提供依据。

（2）早期肠内营养支持　根据患者的个体状况，合理制定营养支持方案。对术中放置空肠喂养管的胃癌根治术患者，术后早期经喂养管，实施肠内营养支持，对改善患者的全身营养状况、维护肠道屏障结构和功能、促进肠功能早期恢复、增强机体的免疫功能、促进伤口和肠吻合口的愈合等都有益处。护理时应注意：①喂养管的护理：妥善固定喂养管，防止滑脱、移动、扭曲、受压；保持喂养管的通畅，防止营养液的沉积堵塞导管，每次输入营养液前后用生理盐水或温开水20～30mL冲管，肠内营养输注过程中每4小时冲管一次。②控制输入营养液的温度、浓度和速度，营养液温度以接近体温为宜，温度偏低会刺激肠道引起肠痉挛，导致腹痛、腹泻；温度过高可灼伤肠道黏膜，甚至引起溃疡或出血；营养液浓度过高易诱发倾倒综合征。③观察有无恶心、呕吐、腹泻、腹胀、腹痛和水电解质紊乱等并发症的发生。

（3）饮食护理　胃癌手术对胃肠道造成了较大的创伤，消化道的重建改变了原有食物储存、走行的通道，胃肠道生理功能受到较大的影响，因此饮食护理是胃癌术后一项极为重要的护理内容。有效的饮食护理可为胃癌术后患者增加营养，提高患者机体免疫力，利于患者康复，提高患者的生活质量。术后4～6天肠蠕动基本恢复，吻合口基本吻合，如患者无腹痛、腹胀、肛门已排气，可拔除胃管给予患者饮水、进食流质，流质饮食以米汤、藕粉为宜；如无不适，3天后可改为半流质饮食，如稀饭、面汤等，之后逐渐过渡到普通饮食，进普通饮食时，应少食产气食物，忌生、冷、硬和刺激性食物。注意少量多餐，开始时每日5～6餐，以后逐渐减少进餐次数并增加每次进餐

量，逐步恢复正常饮食。全胃切除术后，肠管代胃容量较小，饮食过度应更加缓慢，开始全流质饮食时宜少量、清淡；每次饮食后需观察患者有无腹部不适，以便随时协助患者调整饮食计划。

4.术后常见并发症的观察及护理

（1）术后出血　胃大部分切除术后，可有少许暗红色或咖啡色胃液自胃管抽出，一般24小时内不超过300mL，且颜色逐渐变浅变清。若术后短期内从胃管不断引流出新鲜血液，24小时后仍未停止，甚至出现呕血和黑便，则系术后出血。发生在术后24小时以内的出血，多属术中止血不确切；术后4～6天发生的出血，常为吻合口黏膜坏死脱落所致；术后10～20天发生的出血，与吻合口缝线处感染、腐蚀出血有关。患者手术后也可表现为腹腔出血，可见腹腔引流管引出新鲜血性液。出血后的临床表现与出血量的多少密切相关，出血较少时，患者生命体征及实验室检查常没有较大的改变，通过静脉输注止血药物、生长抑素等可有效止血；出血量多且伴有生命体征的改变，心率增快大于120次/min，收缩压低于90mmHg，中心静脉压低于5cmH$_2$O，甚至伴有伴面色苍白、四肢湿冷、烦躁不安或神志不清，此时，则已达到休克状态，需立即进行抢救。术后一旦出现出血先兆，应立即通知医生，建立静脉通道并确保畅通，必要时可双路或三路输入。遵医嘱及时补充血容量纠正水电解质酸碱失衡，及时输血，准确及时使用止血药及血管活性药物。嘱患者禁食，如果判定为胃出血，应行胃肠减压，可从胃管注入冰生理盐水。若经非手术疗法止血无效时，应积极配合医生完善术前准备。由于术后再出血往往容易造成患者恐慌，护士首先应保持镇静，同时安慰、鼓励患者，讲解配合治疗的方法和注意事项，尽量提高患者的认知和行为能力，稳定患者情绪，促使患者积极配合治疗。

（2）吻合口瘘/十二指肠残端破裂　吻合口瘘、十二指肠残端破裂，均是胃癌手术后早期最严重的并发症之一。其原因与以下因素相关：①术前营养状态欠佳；②手术操作缺陷；③吻合口张力过大血运不佳；④吻合口周围引流不畅合并感染；⑤术后进食过早使无临床症状的微小渗漏发展扩大。通常发生于术后1周左右，其表现为上腹忽然剧烈疼痛及腹膜刺激征、高热、白细胞计数增加；自引流管排出胆汁样液体、混浊脓性液或混有肠液的恶臭浓稠液。护士应遵医嘱给予合理的抗感染治疗，对高热的患者给予物理或化学降温，严密观察引流液的性质与量，定时挤压引流管以保持引流管的通畅。尽量为患者取斜坡位（15°～30°）或半卧位，利于呼吸和引流。禁食水，胃肠减压，遵医嘱予以合理的营养支持，局部瘘

口因肠液的侵蚀易致皮炎、过敏，应及时清理并保持清洁干燥，可用氧化锌软膏涂抹或使用保护贴、保护粉等保护瘘口周围皮肤防止皮肤破损。

（3）吻合口梗阻 分为机械性梗阻和胃吻合口排空障碍两种。

1）机械性梗阻：表现为进食后上腹饱胀，呕吐，呕吐物为食物，不含胆汁，X线吞钡检查可见钡剂完全停留在胃内，需再次手术解除梗阻。

2）胃吻合口排空障碍：多因自主神经功能紊乱而使残胃处于无张力状态。临床较多见，在术后7～10天后，已服流质情况良好的患者，在改进半流食或后突然发生呕吐，经禁食后轻者3～4天自愈，严重者呕吐频繁，可持续20～30天，应禁食、胃肠减压、输液、输血和TPN等治疗。5%高渗温盐水洗胃，有助于吻合口水肿的消退。

（4）胃瘫 术后胃瘫综合征是一种比较严重的并发症，发病机制不清目前认为与胃去神经化、消化道的重建、手术创伤、麻醉及镇痛、手术前基础疾病、术后进食、精神神经因素、胃肠激素的分泌及其功能的改变等多种因素有关。一般多发生在手术后6～8天开始进流质饮食后，或术后10～12天进半流质后。发生胃瘫应给予禁食、持续有效地胃肠减压。保持胃管通畅，准确记录引流液的颜色、性质及量。待患者胃管引流液逐渐减少，经残胃造影证实胃蠕动功能好转，残胃功能恢复后，可带管进食少量流质2～3天，观察患者无上腹部饱胀感、恶心、呕吐等症状后，方可拔除胃管。由于需长期禁食、胃肠减压，大量消化液丢失加上手术对机体的创伤，使机体对能量、蛋白质、水分及无机盐的需求明显增加，患者处于高代谢状态，营养支持不当可迅速出现酸碱平衡紊乱及重要脏器功能障碍，因此应24小时持续输注营养液，以纠正营养不良。同时加强心理护理，因本病是术后难以预料的一种并发症，且病程较长，患者及家属易出现焦虑及恐惧情绪，甚至会对医护人员产生怀疑和责备。因此医护人员应向患者及家属解释本病的特点，介绍治疗的目的、方法及注意事项，以取得患者的积极配合，使患者早日恢复健康。

（5）倾倒综合征 远端胃切除术后，由于幽门被切除，未消化的高渗性食物快速、大量进入小肠内，引起血管内细胞外液向肠管内移动，致使上端小肠扩张伸展。小肠黏膜内的嗜铬细胞向血中释放5-羟色胺与其他体液因素和消化道激素等共同作用而出现一系列症状。多发生在进食后半小时内，患者循环系统症状主要表现为心悸、心动过速、出汗、全身无力、面色苍白和头晕等；胃肠道症状主要表现有腹部绞痛、腹胀、腹泻、恶心、呕吐等。出现上述情况后立即协

助患者卧床休息10～20分钟后可自行缓解。护士应指导患者少食多餐，尽量摄取高蛋白、高脂肪、低糖食物，减少液体成分，以稠、固体食物为主。进餐后平卧10～20分钟，多数患者经饮食调整后，症状可以减轻或消失。

5.心理支持

胃癌的手术可导致患者生理及心理上产生较强烈的应激反应，尤其术后出现严重并发症、住院时间长、社会支持系统不良时，患者常常出现的各种负性情绪状态，包括焦虑、抑郁、孤独等，其中严重的焦虑可表现为长吁短叹、愁眉不展、烦躁不安、失眠等，孤独、抑郁可表现为疲劳、不愿与人交流等。因此护理人员应做好病房的管理，为患者创造一个安静、优美的住院环境，在建立良好护患关系的基础上，评估患者的心理状况，积极同患者沟通，主动为患者提供关心及帮助，多应用倾听的技巧，即同感、理解、真诚、接纳、尊重患者，鼓励其表达自己的主观感受，并教给其放松的方式，例如深呼吸、放松训练等；术后尽量让患者自理，增加其自我效能感，对患者微小的进步进行鼓励，以增加患者的自信。同时鼓励家属为患者提供更多的支持，增强其战胜疾病的信心，还可鼓励病室内患者之间的沟通与交流，消除患者住院期间的孤独和寂寞感。

6.健康教育

（1）合理饮食 养成定时、定量、细嚼慢咽的饮食卫生习惯，多食蔬菜及水果，少时过冷、过烫、过辣及油煎炸食物，同时应注意：①少食多餐：胃大部切除的患者宜少食多餐，每天进餐6～7次，定时进餐可以使胃内不空不充，也可以逐步适宜残胃的消化功能，少食多餐是胃癌切除术后患者的重要饮食原则。②干稀分食：为使食物在胃内停留时间延长，进食时只吃较干食物，不喝水，可以在进餐30分钟以后喝水，从而避免食物被快速冲入小肠，引起早期倾倒综合征，促进食物进一步吸收。③限制碳水化合物摄入，预防晚期倾倒综合征的发生。④逐步增加进食量和食物种类，患者应从术后的流食、半流食逐步转为普通饮食，并根据患者的饮食习惯增多花样，提高患者的食欲，有助于患者的康复。⑤远端胃切除术后患者进食后30分钟内应采取平卧位，以免食物快速进入小肠内，引起早期倾倒综合征，近端胃切除术后的患者，进食后30分钟内应采取半坐卧位，以减轻食物的反流。

（2）告知患者切勿酗酒、吸烟 注意养成劳逸结合、行为规律的健康生活方式。调整自我情绪，保持乐观进取的心境，积极参与社会活动，提高生活质量。

（3）胃癌手术后化疗患者应注意饮食，定期门诊

随访检查血象、肝功能等，并注意预防感染。

（4）指导患者定期随诊，病史、体检、血常规、生化检查、肿瘤标志物每3个月一次，共两年，以后每6个月一次，共3年。CT和（或）超声检查每6个月一次，并应于第1、3、5年行胃镜钡餐造影、PET等检查。

（三）居家护理

胃癌患者在达到临床路径的出院标准后仍有较高的护理照护需求，以促进康复、提高生活质量。护理人员对患者的情况做好充分的评估，包括患者自身情况：心理状况、社会支持、饮食情况、自理能力、生活质量；治疗情况：如手术方式、化疗与否及预后，并与所在医院护士做好接洽、衔接，建立居家护理病历，全面掌握患者情况，针对不同的患者采取不同的护理措施。

1.根治性切除术后的患者

（1）饮食指导 胃癌根治性切除术后，大部分乃至整个胃的结构和功能丧失，消化道进行了重建，对机体的消化和吸收食物的功能产生较大的影响；患者在较长时间内，消化功能难以恢复正常，往往因缺乏饥饿感或进食后腹胀等原因，而出现食欲下降，因此应指导患者遵循少食多餐，由稀到稠、由少到多、循序渐进的进食原则；食物要新鲜、营养丰富、搭配均衡，选择易消化、高蛋白、低糖、适量脂肪；避免一次性摄入大量甜食，以防止倾倒综合征的发生；忌食生冷、油炸、酸辣等刺激性食物以及容易引起胀气的食物。

对于反流性食管炎症状较轻者，指导患者饮食勿过酸过碱，忌辛辣刺激食物，不饮用浓茶、咖啡，细嚼慢咽，少食多餐；餐后保持直立或半卧位，避免平卧；晚餐和睡眠间隔时间尽量拉长，睡前3小时内不再进食，采取床头抬高的半坐卧位，减轻夜间反流的情况。必要时遵医嘱合理使用抑制胃酸分泌药物、胃黏膜保护剂、促胃动力药等；经药物治疗不缓解者，应及时就医。

对于幽门部被切除出现早期倾倒综合征的患者，应指导其通过饮食加以调整，包括少食多餐，避免过甜、过咸、过浓的流质饮食；进食低碳水化合物、高蛋白饮食；餐后限制饮水喝汤；进餐后平卧20～30分钟。多数患者经调整饮食后，症状可以减轻或消失，术后半年到1年内能逐渐自愈，症状严重而持久者应及时就医。对于出现晚期倾倒综合征者，少食多餐可防止其发生。饮食中减少碳水化合物尤其是糖类，增加蛋白质的比例即可缓解。

（2）休息与活动 适当运动可使全身系统代谢增加，加速胃肠道功能的恢复，促进肠蠕动，减轻腹胀，同时可缓解患者紧张、焦虑的不良情绪，使患者精神和心理上得到调试，促进全身各系统功能的恢复。指导患者定期进行轻体力活动，如散步、打太极等，活动量以不感到疲劳为宜。日常生活中避免增加腹压的活动，如抬举重物、慢性咳嗽、长期便秘等，以免造成切口疝的发生。对于一些须回归工作的患者，评估患者的活动情况，对于办公室工作等轻度的工作可早期恢复，但需要体力劳动的工作至少要在3个月以后恢复，最初要从半天的工作开始，慢慢增加为全天的工作。

（3）合理使用药物 遵医嘱合理使用药物，如多潘立酮、甲氧氯普胺等促胃动力药，金双歧等调节肠道菌群的药物、洛哌丁胺止泻剂等。

（4）定期复查 胃癌手术后发生复发和转移比较常见，患者应遵照医嘱定期复查，以及发现肿瘤的进展、及时确立治疗方案。

2.胃癌化疗的患者

（1）饮食指导 胃癌化疗的患者化疗同一般化疗患者的饮食，但应注意选择易消化、高蛋白、低糖、适量脂肪，坚持少量多餐，进食温和性食物的原则。做到合理搭配，避免刺激、高渗、过冷过热及产气性食物。多食用新鲜的绿色蔬菜以补充膳食纤维；食物中多添加红枣、花生、动物血等升高血细胞的食物。此外，还应多吃枸杞、香菇等提高免疫力的食物，难以进食者应及时就医，采取措施保证营养支持。

（2）化疗毒副反应的应对 居家期间虽然停用化疗药，但药物的某些毒副作用可持续存在。间歇期也是机体修复正常组织的有利时机，做好化疗间歇期居家护理工作，可迅速调整机体状况，有利于下一次化疗药物的按时应用。常见的反应有胃肠道反应，如恶心、呕吐及食欲不振等，做好相应的饮食指导，必要时遵医嘱使用止吐药、镇静剂或健脾胃的中药；口腔溃疡，做好口腔卫生，严重时可局部点滴或喷雾利多卡因、涂以冰硼散、溃疡散等；骨髓抑制，定期检测体温，避免去人群密集的场所，出门戴口罩，避免接触传染期的传染病患者及病原携带者，使用柔软的牙刷，避免使用锐器，以免引起机体损伤，可服用生白细胞、血小板药物或中药益气养血类制剂，定期监测血常规等，一旦出现发热等症状应立即就诊。

（3）PICC导管的维护 一些化疗患者在化疗间歇期保留PICC导管，针对此类患者，应指导患者密切评估导管的情况，定期到导管维护场所进行换药和更换接头指导患者可从事日常轻体力活动，置管侧手臂避免抬举重物；洗澡时应用保鲜膜完全包裹，避免浸水；睡觉时避免压迫，以免影响血流速度；穿衣宜选择袖口宽松的服饰，勿过分保暖以免出汗导致贴膜松脱；指导患者穿刺点或穿刺侧手臂出现红、肿、热、痛、活动障碍等不适时，或敷料污染、潮湿、卷边、脱落，导管回血、脱出、折断等异常情况时，及时就诊处理。

十一、预后

胃癌的预后与胃癌的临床病理分期、部位、组织类型、生物学行为以及治疗措施有关，而以分期对预后的影响最大，早期胃癌预后远比进展期胃癌好。就全球范围而言，胃癌根治术后的5年生存率多在20%～50%，总体胃癌人群的5年生存率仅为10%～20%，且生存率数据存在很大的地域差异。近10年来，在日本和韩国胃癌总体术后5年生存率稳步提高，达到60%乃至70%以上。反观国内，过去10年来虽然在胃癌的规范化手术和综合治疗方面取得了长足的进步，也不乏根治性手术后5年生存率40%或50%以上的报道，但总体术后5年生存率仍较日、韩存在很大差距。究其原因最主要的是日本和韩国早期胃癌诊断率远较我国为高，达45%～55%，而我国早期胃癌的诊断率仍徘徊在10%左右。因此，欲改善我国胃癌患者的预后，其根本还是要提高早期胃癌的诊断率。此外，还应根据循证医学研究成果，建立适合我国胃癌患者的诊断和治疗规范，不断优化胃癌的综合治疗方案。

（王会英　马婷婷）

第二节　结直肠肿瘤

一、概述

结直肠癌是世界男性第3位、女性第2位高发的恶性肿瘤。根据WHO报道，2012年全球男性结直肠癌新发病例为746 000例，占所有恶性肿瘤的10%；女性结直肠癌新发病例为614 000例，占所有恶性肿瘤的9.2%。在2012年诊断的全球1 361 000例结直肠癌中，中国结直肠癌的新发病例数达到253 000例，占全球结直肠癌新发病例的18.6%。作为全球结直肠癌每年新发病例最多的国家，开展积极的肿瘤防治，对降低中国结直肠癌的发病率和死亡率具有重要的意义。

迄今为止，外科手术仍然是结直肠肿瘤的主要治疗手段，术后辅助放化疗能降低肿瘤局部复发风险。腹腔镜的临床应用也为结直肠癌的治疗提供了令人鼓舞的崭新手段。临床多学科综合治疗团队（MST）的出现，使结直肠癌在治疗理念方面发生了巨大的变化。MST包括肿瘤外科、肿瘤内科、医学影像科、内镜科、病理科、放疗科、介入科、心理治疗科、造口治疗师及专科护士等多个工作团队，共同为结直肠癌患者提供最优化的治疗方案，提高治疗效果。

二、病因与预防

（一）病因

从流行病学的观点看，结直肠癌的发病与社会环境、生活方式（尤其是饮食习惯、缺乏体力活动）、遗传因素有关。年龄、结直肠息肉史、溃疡性结肠炎及胆囊切除史也是结直肠癌的高危因素。

1.饮食因素

尽管肿瘤受遗传因素影响，但80%的肿瘤都与包括饮食在内的环境因素有关。合理的饮食习惯可以预防一定比例的癌症。流行病学调查与实验研究证实，饮食类型与营养习惯是对结直肠癌起决定性作用的重要因素。在西方人中，大约50%的结直肠癌的发病可能与饮食因素有关。

大量研究表明，结肠癌的发病率与脂肪和红肉的消费，尤其是加工过的肉类和饱和动物脂肪有明显的相关性。大多数已发表的研究显示，大量摄入蔬菜（包括生的、绿色的和十字科植物蔬菜）和水果（特别是柠檬、葡萄、浆果类等）与结直肠癌的低危险性有关，或认为蔬菜和水果在结直肠癌发生过程中起保护剂作用。现在的研究认为，结直肠癌的发病率与总蛋白，尤其是动物蛋白呈正相关，与植物蛋白呈负相关。一些动物实验也发现大豆可以降低罹患结直肠癌的危险。而饮食中的其他营养素包括维生素A、C、D和钙等也是有益的因素。

2.肥胖、体力活动少与能量摄入过多

长年久坐办公室而很少从事体力活动是罹患结直肠癌的一个危险因素，而体力活动可以降低结直肠癌的危险性，是最重要的保护因素之一。体重指数（BMI）与结肠癌，尤其是男性结肠癌的危险性升高有关。流行病学证据显示，过量饮食也与结肠癌危险性升高有关，有研究结果显示能量摄入与结肠癌危险性呈正相关。

3.遗传因素

有结直肠癌家族史的人比一般人群罹患结直肠癌

的危险性高，一级亲属患结直肠癌的人罹患该病的危险性比一般人群高2倍，而且患病年龄明显提前。家族遗传因素引发的结直肠癌在全部结直肠癌病例中占10%~20%，这类结直肠癌具有常染色体显性遗传特性。遗传性结直肠癌大致分为息肉性（多发息肉）和非息肉性两类。这些遗传家系主要为家族性腺瘤性息肉病（Familial Adenomatous Polyposis，FAP）、Gardner综合征家系和遗传性非息肉性结肠癌（Hereditary Non polyposis Colon Cancer，HNPCC）综合征家系。除了这些家系以外，还有部分散发性结直肠癌具有遗传背景。

4.疾病因素

结直肠息肉史、慢性结肠炎性疾病及胆囊切除史等也与结直肠癌的发生有关。慢性结直肠炎症，如溃疡性结肠炎患者发生肠癌的几率高于一般人群，炎症在增生性病变过程中，常伴有慢性溃疡或形成炎性息肉等，进而发生癌变。据统计，有结肠息肉的患者，其结肠癌发病率是无结肠息肉患者的5倍。故结直肠慢性炎性疾病（溃疡性结肠炎、克罗恩病）、胆囊切除术、结直肠息肉史、个人肿瘤史（如女性生殖系统癌症史）、感染和糖尿病均与结直肠癌发病相关。

5.其他因素

其他如吸烟、饮酒、石棉的职业暴露和放射线损害等均被证实增加了罹患结直肠癌的危险性。

（二）预防

虽然结直肠癌有一定的遗传倾向，但绝大多数散发性的结直肠癌与环境因素，特别是饮食因素密切相关，可采取相应的措施进行预防。

1.饮食因素

少吃煎烤后的棕色肉类，有助于减少结直肠癌的发生；纤维素能够增加粪便量，稀释结肠内的致癌剂，吸附胆汁酸盐，从而能减少结直肠癌的发生。因此在平时的饮食中，应该尽量多摄入蔬菜、水果、纤维素，合理饮食，减少结直肠癌的发生；膳食中的大蒜、洋葱、韭菜、葱、葡萄、草莓、苹果、胡萝卜、西瓜等都被认为是能够抑制抗原突变，具有抗癌作用的抗致癌原。研究表明，大蒜是具有最强保护作用而使人们免于罹患远端结肠癌的蔬菜。

2.生活方式的改变

肥胖尤其是腹型肥胖是独立的结直肠癌的危险因素，体力活动过少也是结直肠癌的危险因素。体力活动可以影响结肠的动力，刺激结肠蠕动，减少杂乱的非推进性节段活动，有利于粪便的排出，从而达到预防结直肠癌的作用；吸烟和饮酒是结直肠腺瘤的危险因素已经得到证实。酒精摄入量与结直肠癌的发生呈现正相关，酒精也是结直肠腺瘤的危险因素，减少酒精摄入量有利于预防结直肠癌；激素或生殖因素有可能影响结直肠癌的发生，美国有研究表明，未生育女性结直肠癌发病率高于生育女性。

3.药物因素

许多流行病学研究显示，长期服用阿司匹林及非甾体类抗炎药（NSAID）者，结直肠癌发病率降低。每月服用10~15次小剂量阿司匹林，可以使结直肠癌的相对危险度下降40%~50%。但应用于高危个体尚未付诸实践。

4.治疗癌前病变

结直肠腺瘤、溃疡性结肠炎患者，结直肠癌发病率明显增加。通过普查和随访，尽早切除腺瘤，治疗结肠炎，可降低结直肠癌的发病率、死亡率。尤其是对于有家族史者，通过遗传学检查，筛查出高危人群，进行结肠镜检查，是结直肠癌预防工作的重要方面。

（三）筛查

1.一般危险人群的普查

早期结直肠癌症状隐匿，或仅有腹痛、腹泻、便血、排便习惯改变等常见的肠道症状。患者本人以及临床医师容易受经验思维的影响，而将其误诊为菌痢、肠炎、痔疮等。因此应该对出现的肠道症状予以重视，临床医师思维要全面，减少漏诊、误诊的发生。此外，对于原因不明的贫血患者，亦应建议作钡灌肠或纤维结肠镜检查，排除结肠癌的可能。

结直肠癌的一般危险人群，通常是指由无症状、也没有结直肠癌高危因素个体组成的自然人群。既往研究显示，相对欧美等国家，亚洲、非洲等发病率较低的国家结直肠癌发病年龄明显提前，其平均发病年龄在50岁以下。同时，根据2009年全国肿瘤登记的数据显示，国内应该将结直肠癌普查年龄确定在50岁以上。

使用粪隐血试验作为结直肠癌的普查手段对无症状的一般危险人群进行普查，可明显提高早期结直肠癌的检出率，并且经济、有效、操作简便，具有良好的效价比。但由于化学法粪隐血试验假阳性率较高，许多国家都采用对粪隐血试验阳性者再行免疫法检测（即序贯隐血试验），结果阳性者行乙状结肠镜或全结肠镜检查。结肠镜检查不仅可以发现早期结直肠癌，而且利用结肠镜切除普查发现的结直肠腺瘤可明显减少结直肠癌的发病率。使用上述方法可能有20%左右的结直肠癌被漏诊。

世界卫生组织结直肠癌预防协作中心的推荐普查意见为：鼓励50岁以上的一般危险人群，从50岁起每年进行一次粪隐血试验，并行硬式乙状镜检查，或每3~5年做一次纤维乙状镜检查，一旦粪隐血试验阳性，则应进行全结肠镜检查或乙状结肠镜加钡灌肠检查。结直肠癌患者的亲属应从35～40岁开始进行筛查，腺瘤患者亲属的普查应视腺瘤的大小和异型性而定。

2.高危人群的普查

结直肠癌的高危人群，通常认为包括：①本人患过结直肠癌或结直肠腺瘤；②本人患过女性生殖系统肿瘤，特别是接受过盆腔放疗者；③胆囊切除术后的患者；④本人患过重症溃疡性结肠炎，10年以上未愈者；⑤直系亲属中2人以上或1人50岁以前患过结直肠癌；⑥疑本人属于家族性腺瘤性息肉病的家族成员；⑦疑本人属于遗传性非息肉性结肠癌家族成员。严格地说，上述前4种情况应属于监视随访的对象，而不是普查对象，对于后3种情况，则应视为高危人群进行普查。高危人群结直肠癌发病率比一般危险人群高2～6倍，并且其危险度随着亲属中结直肠癌患者数的增加而增加。因此，有必要对高危人群采用敏感性、特异性更强的方案进行普查。

目前对高危人群筛查方法如下：第1代或2、3代血缘亲属中有一个结直肠癌或结直肠腺瘤患者，应从40岁起每年进行一次粪隐血试验检查，每3～5年进行一次乙状结肠镜检查；如果有2个或有1个50岁以下的第1代血缘亲属患有结直肠癌，应直接进行结肠镜检查，并从35岁开始，每5年重复一次；如果有3个以上血缘亲属患结直肠癌，并且其中之一是另外2个的第1代直系亲属，则应高度怀疑该个体属于FAP或HNPCC家族成员，应对其进行教育性咨询，并调查其家族遗传特征，进行遗传学检查。结果阴性者，可初步排除遗传性癌综合征；结果阳性者，应立即进行结肠镜检查。

总之，通过普查早期诊断结直肠癌及癌前病变，可以提高结直肠癌的治疗效果，降低结直肠癌的发病率和死亡率。但是要寻找一种适用于各类型人群的普查方案是比较困难的，各国应从本国实际情况出发，探索出更适合的普查方案。

三、生理解剖

（一）结肠的解剖

结肠从回肠末端至直肠长1～1.5m，分为盲肠、升结肠、横结肠、降结肠和乙状结肠五部分。肠腔的内径由近端到远端逐渐变细，盲肠最粗，其内径为7～8cm，乙状结肠仅为2～5cm，临床上降乙状结肠肿瘤多表现为梗阻症状。结肠壁分为黏膜层、黏膜下层、肌层和浆膜层。其中，肌层分为内部的环形肌和外部的纵形肌。结肠有3个结构特征：结肠带、结肠袋和肠脂垂。结肠袋是结肠带之间的肠壁外凸，它们是由结肠带相对较短造成的。结肠袋被肠壁半月形皱襞分隔。肠脂垂是从浆膜表面突出的脂肪附件。升结肠、降结肠及结肠肝、脾曲位于腹膜后；而盲肠、横结肠和乙状结肠游离于腹腔。大网膜附着于横结肠的前上缘。

1.动脉供应

肠系膜上动脉起源于胰腺上缘第1腰椎水平的腹主动脉。在胰腺后下降，从十二指肠第3段前方通过。从主干右侧发出回结肠、右结肠和结肠中分支，供应盲肠、阑尾、升结肠和大部分横结肠血运。右结肠动脉的走形变异较多，可从回结肠发出或缺如。

肠系膜下动脉起源于腹主动脉左前方，在腹主动脉分叉上方3～4cm处向左下方进入盆腔。肠系膜下动脉在腹腔内分成左结肠动脉和2～6支乙状结肠动脉，越过左髂总动脉后移行为直肠上动脉。

肠系膜上、下动脉在结肠脾曲形成侧支循环。各结肠动脉经边缘动脉血管连接在一起。边缘动脉沿结肠系膜边缘走行直接营养整个结肠。Riolan弓是一条连接结肠中和左结肠动脉的交通支。其位置靠近结肠系膜根部，蜿蜒曲折，正常时不经常开放。而肠系膜上、下动脉中一支出现梗阻时，此动脉弓会明显增粗显见。由于良好的侧支循环，在结肠手术中根部结扎肠系膜下动脉时，一般不会影响降、乙状结肠残端的血液供应。

2.静脉回流

除了肠系膜下静脉，结肠静脉回流基本和相应动脉伴行。肠系膜下静脉走行和结肠左动脉升支毗邻，向上于屈氏韧带右侧进入胰腺，最终汇入脾静脉。降结肠、乙状结肠和直肠上段的血液通过肠系膜下静脉进入门静脉。盲肠、升结肠和横结肠的血液汇入肠系膜上静脉。肠系膜上静脉和脾静脉汇合形成门静脉。

3.淋巴回流

来自结肠的淋巴回流分布和营养血管基本一致。结肠淋巴结分为4组：结肠上、结肠旁、中间淋巴结（结肠血管旁）和主淋巴结（肠系膜上、下血管根部）。淋巴液最后通过主动脉旁淋巴通道进入乳糜池。

4.神经支配

结肠由肠系膜上、下神经丛支配，该丛分别盘绕着肠系膜上、下血管，它们所含的交感神经纤维来自腰交感神经节，分布于全部结肠。迷走神经纤维仅分布于结肠脾曲以上的结肠，降结肠和乙状结肠则由骶2～4脊髓节的副交感神经分布。

（二）直肠和肛管的解剖

直肠肠壁分为黏膜层、黏膜下层和肌层，肌层又由内层的环形肌和外层的纵形肌构成。上端在第三骶椎平面，上接乙状结肠，在齿线处与肛管相连。长

12～15cm。直肠上端的大小似结肠，其下端扩大成直肠壶腹，是粪便排出前的暂存部位，最下端变细接肛管。直肠在盆腔内的位置与骶椎腹面关系密切，与骶椎有相同的曲度。直肠在额状面有向左、右方向凸出的弯曲，当行乙状结肠镜检查时，必须注意这些弯曲，以免损伤肠壁。腹膜外直肠前方是Denonvillier筋膜，将直肠和前列腺、精囊腺或阴道分开。直肠侧韧带为直肠的支持结构之一。韧带内不含有大的血管，偶尔会有小的血管分支。手术分离时一般不会有大出血的危险。

肛管从肛直肠环到肛门长约4cm。距肛缘2cm的齿状线为解剖学意义上的肛管上界。从上而下，直肠黏膜由柱状上皮移行为鳞状上皮。肛管周围有内、外括约肌包绕，共同完成肛门括约机制。内括约肌为平滑肌（不随意肌）。休息时保持收缩状态。外括约肌是骨骼肌（随意肌），分为皮下、浅层和深层3部分。外括约肌和耻骨直肠肌协同作用可主动节制排便，但持续时间较短。肛提肌主要包括髂骨尾骨肌、耻骨尾骨肌和髂骨直肠肌，是盆底的主要组成部分。

1.动脉供应

来自肠系膜下动脉的直肠上动脉在乙状结肠系膜内下行，在第3骶椎水平分为左右两支，营养直肠的中上段。直肠下动脉供应直肠下段。此动脉是阴部内动脉段的分支。后者起源于髂内动脉。对于结肠中动脉的存在和作用仍有争议。此动脉可能是髂内或阴部内动脉的分支。

2.静脉回流

直肠上2/3血液通过直肠上静脉，经肠系膜下静脉回流进门静脉系统；直肠下段和肛管的血液回流至阴部静脉，通过髂内静脉进入下腔静脉。

3.淋巴回流

上2/3直肠淋巴回流到肠系膜下淋巴结。然后进入腹主动脉旁淋巴结。直肠下1/3不仅可向上进入直肠上和肠系膜下淋巴系统，而且可经结肠中血管回流到髂内淋巴结。肛管齿状线上通过直肠上淋巴系统进入肠系膜下淋巴结或髂内淋巴结。齿状线以下主要进入腹股沟淋巴结。

4.神经支配

上段直肠的交感神经来自第1～3腰椎。下段直肠由骶前神经支配。骶前神经是由主动脉神经丛和腰内脏神经融合而成。在骶岬前方形成下腹上神经丛。发出两条主要的下腹神经向下于直肠两侧进入盆腔神经丛。盆腔神经丛位于盆腔侧壁直肠下1/3水平，靠近直肠侧韧带。副交感神经来源于第2～4骶椎，其分支在直肠两侧形成勃起神经。并和下腹神经结合形成盆腔神经丛。混合神经纤维支配左半结肠、直肠和肛管。

前列腺周神经丛是骨盆神经丛的一个分支，支配直肠、内括约肌、前列腺、膀胱等。在结、直肠手术中应注意各神经的走向和神经丛位置以避免神经损伤。

四、组织及病理学特点

（一）大体分型

1.肿块型

癌瘤主要是形成肿块向肠腔内生长，肿块可呈菜花状或结节状，在肠壁内向四周浸润少，所以与正常肠壁的界限清楚，很少累及肠壁全周，预后较好。癌瘤直径在2cm以上时中间会出现溃疡，但溃疡较小。

2.溃疡型

此型最多见，占大肠癌的半数以上。病变的特点是肿块有较深且大的溃疡。根据溃疡外形及生长情况又可分为2个亚型：局限溃疡型，溃疡呈火山口状外观，中央坏死凹陷，边缘为围堤状，明显隆起于肠黏膜表面；浸润溃疡型，主要向肠壁浸润性生长使肠壁增厚，继而肿瘤中央坏死脱落形成凹陷型溃疡。溃疡四周为覆以肠黏膜的肿瘤组织，略呈斜坡状隆起。

3.浸润型

以向肠壁各层呈浸润性生长为特点。病灶处肠壁增厚，表面黏膜皱襞增粗、不规则或消失变平。早期多无溃疡，后期可出现浅表溃疡。如肿瘤累及肠管全周，可因肠壁环状增厚及伴随的纤维组织增生使肠管狭窄，即过去所谓的环状狭窄型。

4.胶样型

当肿瘤组织中形成大量黏液时，肿瘤剖面可呈半透明的胶状，称胶样型，此类型见于黏液腺癌。胶样型的外形不一，可呈隆起巨块状，也可形成溃疡或以浸润为主。

（二）组织学分型

1.腺癌

结直肠腺癌细胞主要是柱状细胞、黏液分泌细胞和未分化细胞，进一步分类主要为管状腺癌和乳头状腺癌，占75%～85%，其次为黏液腺癌，占10%～20%。

（1）管状腺癌 最为常见的组织学类型。癌细胞呈腺管或腺泡状排列。根据其分化程度可分为高分化腺癌、中分化腺癌和低分化腺癌。

（2）乳头状腺癌 癌细胞排列组成粗细不等的乳头状结构，乳头中心索为少量血管间质。

（3）黏液腺癌 由分泌黏液的癌细胞构成，癌组织内有大量黏液为其特征，恶性程度较高。

（4）印戒细胞癌 肿瘤由弥漫成片的印戒细胞构

成，胞核深染，偏于胞质一侧，似戒指样，恶性程度高，预后差。

2.腺鳞癌

亦称腺棘细胞癌，肿瘤由腺癌细胞和鳞癌细胞构成。其分化多为中度至低度。腺鳞癌和鳞癌主要见于直肠下段和肛管，较少见。结直肠癌可以一个肿瘤中出现两种或两种以上的组织类型，且分化程度并非完全一致，这是结直肠癌的组织学特征。

3.组织学Broders分级

按癌细胞分化程度分为四级。Ⅰ级：75%以上的癌细胞分化良好，属于高分化癌，呈低度恶性；Ⅱ级：25%~75%的癌细胞分化良好，属于中度分化癌，呈中度恶性；Ⅲ级：分化良好的癌细胞不到25%，属于低分化癌，高度恶性；Ⅳ级：未分化癌。

五、扩散和转移

（一）直接蔓延

大肠癌浸润肠壁的深度和广度与癌的类型有关。癌在肠壁内的浸润易于沿肠周径发展，沿肠长轴浸润较少，这是大肠癌与炎性病变鉴别的重要依据之一。浆膜有阻止大肠癌浸润的能力，故浸润到肠外组织的癌以没有浆膜的部位居多，即直肠周围、升结肠和降结肠的后面。

（二）淋巴道转移

淋巴道转移是大肠癌最常见的非直接扩散方式。淋巴管在黏膜下层和浆膜下层最丰富，构成两个淋巴管网，与肌层中的淋巴管相通。所以，癌在尚未浸透黏膜肌层以前很少有肠系膜淋巴结的转移，癌侵到浆膜下层时，淋巴结转移就增加了。

淋巴道转移一般是先到病变段的结肠上淋巴结和结肠旁淋巴结，但亦可越过此组淋巴结到中间组，或系膜根部的中央组淋巴结，或到离病变部肠段较远的结肠旁淋巴结。大肠癌手术要求切除范围较广，包括其肠系膜到根部和一段较长的大肠，就是根据病理学发现的这个特点决定的。

淋巴结转移一般是沿淋巴引流的方向，但当淋巴结已有癌转移时，淋巴液的正常流向受阻，则可逆向转移到低于原发癌的淋巴结；在直肠癌，曾见腹会阴联合直肠切除标本中，这种沿肠壁和肠周围组织内的淋巴管向下逆流可达5~7cm。所以直肠癌切除应包括癌以下5~7cm肠段。

（三）血道转移

癌细胞浸润小静脉较浸润小动脉为易，所以大肠部的远处转移以门静脉到肝最多。患癌部位受挤压即增加癌细胞进入血流的可能性。学者常常不厌其烦的提倡"无瘤技术"的手术方法主要是为防止挤压瘤体发生转移。梗阻性大肠癌预后差的原因，一是由于此型大肠癌的浸润特性所造成，而梗阻时肠蠕动增强，挤压瘤体，还有促使转移的另一个因素，即手术前应避免不必要的、过多的检查（包括X线钡灌肠检查）。

血道转移除肝外，其他血液供应丰富的器官亦可发生。卵巢的转移部分是从血道而来的。

（四）种植性转移

癌细胞浸透浆膜后可以脱落，附着在壁层腹腔和腹腔内其他器官的表面，生长成小结节。较常见的是在盆腔的腹膜，可在直肠手指检查时扪到直肠高位前壁肠外的硬结节，或在阴道检查时扪到穹隆外的硬结节。有时可发生腹膜大面积的弥漫性种植性转移，且常伴有腹水。

大肠癌细胞亦可在肠腔内脱落，在远端部位大肠黏膜上生长成另一个癌，此为种植的大肠癌。由于这个特点，手术前应检查全大肠，防止遗漏大肠其他部位的另一癌灶，手术时还应注意无瘤技术，防止发生肠内种植。种植可发生在黏膜，但更易发生在创面，即吻合口，故术后大肠癌复发多在吻合口。

（五）临床分期

中华医学会外科学会分会胃肠外科学组和结直肠肛门外科学组、中国抗癌协会大肠癌专业委员会2013年根据美国癌症联合委员会（AJCC）结直肠癌TNM分期系统（第7版，2010年）再次提出结直肠癌临床分期标准（表23-2-1）。

六、临床表现

结直肠癌生长缓慢，原发癌肿的倍增时间平均将近2年，这就造成结直肠癌在早期生长的很长时间内可无任何临床症状或缺乏特异表现。进展期结直肠癌的临床表现视其发病部位、病变范围而有所不同。

（一）右半结肠癌的临床症状及表现

右侧结肠肿瘤生长多以隆起型病变为主，相对发展缓慢，患者早期症状缺乏特异性，许多患者并无肠道症状，只是偶有腹部隐痛不适。右侧结肠肠腔较粗，内容物多呈液性，肿瘤在肠腔内可生长成较大肿块，伴随肿瘤出血、坏死和继发感染。临床上主要表现为腹痛、腹部肿块和贫血。其他症状还包括原因不明的发热、消瘦和疲乏无力等症状。此时患者多出现贫血症状，表现为便潜血阳性，右半结肠内的粪便呈半流体状，故对肿瘤的影响较小，出血量较小，又混于便中后色泽改变，不易被察觉。只有在出血量较大时才表现为肉眼可见的便血。另外，肿瘤穿孔可造成腹膜炎或形成脓肿、蜂窝织炎，多以急腹症就诊。肿块并非意味着肿瘤晚期，据文献报道其中的60%可行根治术，20%属Ⅰ期。另一方面，穿孔往往预示患者预后不良，癌细胞播散种植，易于局部复发。

（二）左半结肠癌的临床症状及表现

肿瘤出血引起的症状便血是左半结肠和直肠最常见的症状表现。常表现为排出肉眼可见的血便，具体颜色可以为鲜红色、红褐色、深褐色、紫色。病变部位越靠近直肠，出血的颜色越接近鲜红色。造成上述现象的原因是左半结肠和直肠内的粪便较干硬，容易造成对肿瘤的摩擦而导致出血。便血或贫血并非肿瘤晚期的表现，相反出血症状多见于Dukes A期，出血症状与分化良好肿瘤相关。近年来的研究表明，有出血症状的患者其预后较无出血者好。约60%的患者还会出现腹痛症状，腹痛可为隐痛，当出现肠梗阻时，亦可表现为腹部绞痛。40%左右的患者可触及左侧腹部肿块。

老年人的肠套叠多存在病理改变，其中以结肠癌占多数。结肠癌到晚期时，可能发生急性或慢性肠穿孔，合并腹膜炎症状。肿瘤侵入膀胱或子宫后可发生相应的并发症。肿瘤累及输尿管时出现肾盂积水。在罕见的情况下盲肠肿瘤致阑尾梗阻，出现急性阑尾炎的症状和体征，或造成阑尾穿孔。大约有5%的结肠癌可出现转移灶症状。

（三）直肠癌的临床症状及表现

1.直肠刺激症状

直肠刺激症状在直肠癌患者中较为常见，47.1%的患者会出现腹泻及里急后重，常伴排便习惯的改变，肛门下坠感，排便不尽感，大便次数明显增多，貌似腹泻，实为便秘。24%的患者还会伴有下腹的胀痛。

2.肠腔狭窄症状

癌肿侵犯至肠腔，狭窄症状明显时，可表现为大便变形、变细，排便困难，甚至肠梗阻。

3.肿瘤破溃感染症状

当直肠肿瘤破溃感染时，常可出现便中带血及黏液，甚至脓血便。

直肠癌症状出现的频次依次为：便血80%～90%、便频60%～70%、便细40%、黏液便35%、肛门痛20%、里急后重20%、便秘10%。值得注意的是，临床上无论患者还是医生常常忽略了便血的严重性，往往将不明原因的出血归咎于痔。医生不规范的体检和诊

表 23-2-1　结直肠癌临床分期标准

原发肿瘤（T）		分期分组					
		分期	T	N	M	Ducks分期	MAC
T_x	原发肿瘤无法评估	0	T_{is}	N_0	M_0	—	—
T_0	无原发肿瘤	Ⅰ	T_1	N_0	M_0	A	A
T_{is}	原位癌：上皮内或侵犯黏膜固有层	ⅡA	T_2	N_0	M_0	A	B1
T_1	癌肿侵犯黏膜下层	ⅡB	T_3	N_0	M_0	B	B2
T_2	癌肿侵犯固有肌层	ⅡC	T_{4a}	N_0	M_0	B	B2
T_3	癌肿穿透固有肌层抵达浆膜下，或侵犯无腹膜覆盖的结直肠旁组织	ⅢA	T_{4b}	N_0	M_0	B	B3
T_{4a}	肿瘤穿透至脏腹膜	ⅢB	T_{1-2}	N_1/N_{1c}	M_0	C	C1
T_{4b}	肿瘤与其他器官/组织结构粘连，或直接侵犯	ⅢC	T_1	N_{2a}	M_0	C	C2
区域淋巴结（N）		ⅣA	T_{3-4a}	N_1/N_{1c}	M_0	C	C1
N_x	区域淋巴结无法评估	ⅣB	T_{2-3}	N_{2a}	M_0	C	C1/C2
N_0	区域淋巴结无转移		T_{1-2}	N_{2b}	M_0	C	C1
N_1	1～3枚区域淋巴结转移		T_{4a}	N_{2a}	M_0	C	C2
N_{1a}	1枚区域淋巴结转移		T_{3-4a}	N_{2b}	M_0	C	C2
N_{1b}	2～3枚区域淋巴结转移		T_{4b}	N_{1-2}	M_0	C	C3
N_{1c}	无区域淋巴结转移，但肿瘤在浆膜下、肠系膜或无腹膜覆盖的结直肠旁组织中种植		任意T	任意N	M_{1a}	—	—
N_2	4枚或4枚以上区域淋巴结转移		任意T	任意N	M_{1b}	—	—
N_{2a}	4～6枚区域淋巴结转移	组织学分级（G）					
N_{2b}	7枚或更多的区域淋巴结转移						
远处转移（M）							
M_0	无远处转移						
M_1	有远处转移						
M_{1a}	转移局限在单个器官或部位（如肝脏、肺、卵巢，非区域淋巴结转移）						
M_{1b}	转移超过1个器官/部位或腹膜转移						

断可造成本来可以治愈的肿瘤的误诊，贻误最佳治疗时间。

4.肿瘤侵犯转移引起的症状

直肠癌蔓延至直肠周围，向后侵及骶丛神经可出现腰骶部酸痛、胀坠；向前累及前列腺或膀胱可出现尿频、尿急、排尿不畅、血尿等症状；侵及阴道可出现阴道出血。肿瘤经血道转移至肝、肺、骨及卵巢时，出现相应症状表现。结直肠癌髂脉管旁淋巴结转移，造成淋巴管阻塞，癌细胞逆流至腹股沟，发生腹股沟淋巴结转移。腹膜后淋巴结广泛转移，特别是腹主动脉旁淋巴结转移压迫下腔静脉或髂静脉，可出现一侧或双侧下肢水肿、阴囊水肿。

七、诊断

在最初诊断结直肠癌时，Ⅰ期患者仅占15%，Ⅱ期占20%～30%，Ⅲ期占30%～40%，Ⅳ期占20%～25%。检查应遵循由简到繁的步骤进行，常用方法包括以下几项。

（一）大便潜血实验

大便潜血实验是大规模普查或高危人群结直肠癌的初筛手段，阳性者需做进一步检查。

（二）肿瘤标志物

对结直肠癌诊断和术后检测有意义的肿瘤标志物是癌胚抗原（CEA），但用于早期诊断结直肠癌意义不大。血清CEA水平与TNM分期呈正相关，TNMⅠ期、Ⅱ期、Ⅲ期、Ⅳ期患者的血清CEA阳性率依次分别为25%、45%、75%和85%左右。CEA主要用于监测复发，但对术前不伴有CEA升高的结直肠癌患者术后检测复发无重要意义。

（三）直肠指检

直肠指检是诊断直肠癌最重要的方法。我国直肠癌中约有70%为低位直肠癌，大多数能在直肠指检中触及。因此，凡遇患者有便血、大便习惯改变、大便变形等症状均应行直肠指检。

（四）内镜检查

内镜检查包括直肠镜、乙状结肠镜和结肠镜检查。内镜检查时可取病理活检明确病变性质。一般主张行纤维全结肠镜检查，可避免遗漏同时性多源发癌和其他腺瘤的存在。直肠指检和结肠镜检查是结直肠癌最基本的检查手段。

（五）影像学检查

1.钡剂灌肠

钡剂灌肠是结肠癌的重要检查方法，但对低位直肠癌的诊断意义不大。

2.腔内超声

用腔内超声探头可探测癌肿浸润肠壁的深度及是否侵犯邻近脏器。

3.CT

可以了解癌肿在直肠和盆腔内扩散情况，以及是否侵犯膀胱、子宫及盆壁，是术前常用的检查方法。也可判断肝、腹主动脉旁淋巴结是否有转移。

4.MRI

对直肠癌的T分期及术后盆腔、会阴部复发的诊断较CT优越。

八、治疗

（一）手术治疗

手术切除仍是结直肠癌的主要治疗方法。手术切除的范围原则上应包括肿瘤在内的足够的两端肠段，一般要求距肿瘤边缘10cm，还应包括切除区域的全部系膜。直肠癌切除的范围包括癌肿下缘下5cm的直肠系膜、周围淋巴结及受浸润的组织。由于近年来保留盆腔自主神经（PANP）、全结肠系膜切除术（TME）等新观念的融入，以及直肠癌浸润转移规律的重新认识和吻合器的广泛使用，使直肠癌手术得到了不断完善和发展，低位直肠癌的保肛率也较以往明显提高，有效降低了直肠癌局部复发率，提高了患者的生存率和手术后生活质量。

1.结直肠癌的内镜治疗

（1）套圈切除　适用于有蒂、亚蒂或无蒂的早期结直肠癌。

（2）黏膜切除　包括镜下黏膜切除术和内镜黏膜下剥离术，适用于距肛门16cm以内的早期结直肠癌。

（3）经肛门内镜显微手术　适用于距肛门16cm以内的早期结直肠癌。优点是切除后创面可以缝合，避免了术后出血、穿孔等并发症。在完成上述内镜腺癌的局部治疗后，应当高度重视对切除肿瘤基底面的病理学检查，若发现癌细胞，提示体内癌组织残余，需要再次进行根治性手术。

2.右半结肠癌的手术

右半结肠癌应包括盲肠、升结肠、结肠肝曲部癌，都应进行右半结肠切除术。无法切除时可行回-横结肠侧-侧吻合，解除梗阻。右半结肠的切除范围包括末端回肠10～20cm、盲肠、升结肠、横结肠右半部和大网膜。在根部结扎回结肠动脉、右结肠动脉和中结肠动脉右支。淋巴结的清扫范围包括结扎血管根部的淋巴结及其切除区域的淋巴结。

3.横结肠癌的手术

由于横结肠肝曲、脾曲癌在治疗上分别采取右半结肠切除术和左半结肠切除术，所以从治疗的角度看，横结肠癌主要指横结肠中部癌。手术方式为横结肠切除术。切除范围包括横结肠及其系膜、部分升结肠和降结肠、大网膜。

4.左半结肠切除术

左半结肠切除术包括结肠脾曲、降结肠和乙状结肠癌。部分乙状结肠癌如癌肿小，位于乙状结肠中部，而且乙状结肠较长，也可行单纯乙状结肠切除术。常规的左半结肠切除术的切除范围应包括横结肠左半、降结肠和乙状结肠及其相应的系膜、左半大网膜。

5.直肠癌的手术

切除的范围包括癌肿、足够的两端肠段、受侵犯的邻近器官的全部或部分、四周可能被浸润的组织及全直肠系膜。如伴有能切除的肝转移癌应同时切除。中低位直肠癌的手术应遵循全直肠系膜（Total Mesorectal Excision，TME）原则，其具体要求是：首先，直视下的锐性解剖直肠系膜周围盆筋膜壁层和脏层之间无血管的界面；其次，切除标本的直肠系膜完整无撕裂，或在癌肿下缘5cm切断直肠系膜。

直肠癌根据其部位、大小、活动度、细胞分化程度等有不同的手术方式。

（1）局部切除术　是指完整地切除肿瘤及其周围1cm的全层肠壁。它区别于传统的直肠癌根治术，手术仅切除肿瘤原发病灶，不行区域淋巴结清扫，多用于早期癌，亦有根治性切除的含义。

直肠癌具备如下条件者可考虑做局部切除：①肿瘤位于直肠中下段；②肿瘤直径2cm以下，占肠壁周径应小于30%；③大体形态为隆起型，无或仅有浅表溃疡形成；④肿瘤T分期为T1期；⑤组织学类型为高分化、中分化腺癌。

局部切除手术的入路：经肛途径；经骶后途经，包括经骶骨途径和经骶骨旁途径；经前路括约肌途径，经阴道后壁切开括约肌和肛管、直肠，切除肿瘤。

（2）腹会阴联合直肠癌切除术（APR）　即Miles手术，原则上适用于腹膜反折以下的直肠癌。切除范围包括乙状结肠远端、全部直肠、肠系膜下动脉及其区域淋巴结、全直肠系膜、肛提肌、坐骨直肠窝脂肪、肛管及肛门周围5cm直径的皮肤、皮下组织及全部肛管括约肌，于左下腹行永久性结肠造口。

（3）直肠低位前切除术（LAR）　即Dixon手术，或称经腹直肠癌切除术，是目前应用最多的直肠

癌根治术，原则上适用于腹膜反折以上的直肠癌。大样本的临床病理学研究提示，直肠癌向远端肠壁浸润的范围小于结肠，只有不到3%的直肠癌向远端浸润超过2cm。是否选择Dixon术主要取决于患者的全身情况、肿瘤分化程度、浸润转移范围及肿瘤下缘距齿状线的距离。应在术前做好评估，正确判断肿瘤浸润、进展的程度并结合术中具体情况个性化对待。一般要求癌肿距齿状线5cm以上，远端切缘距癌肿下缘2cm以上，以能根治、切除肿瘤为原则。由于吻合口位于齿状线附近，为防止患者术后出现腹泻可通过行结肠"J"贮袋改善排便功能。

6.姑息手术

结直肠癌的姑息性手术方式主要包括：①姑息性减瘤术，即切除肿瘤的原发灶和转移灶的大部分，肉眼尚有癌的残留；②姑息性减状手术，即不切除肿瘤，只是解除肿瘤引起的症状。具体采取何种手术方式，要根据肿瘤性质、转移情况及患者全身状况等综合情况评定。

7.结直肠癌腹腔镜手术

肠癌腹腔镜手术已被普遍接受。直肠癌腹腔镜手术尚处于临床试验阶段。但根据目前国内开展该手术的大医院的资料显示，已经取得与传统开放性手术相同的治疗效果。可以预测，腹腔镜下行结直肠癌根治术将成为治疗结直肠癌的主流式式。

（二）辅助治疗

1.化学治疗

（1）术前化疗　多用于局部晚期直肠癌，通常与放疗联合应用。也越来越多地应用于潜在可切除的结直肠癌肝转移的患者。

（2）术后化疗　对TNM Ⅲ期的根治性切除术后患者应采用辅助性化疗。化疗方案有多种，常用的方案为氟尿嘧啶类药物及甲酰四氢叶酸联合或不联合第三代铂类药物（奥沙利铂）。对TNM Ⅱ期患者术后是否需要辅助化疗尚有争议，目前认为高危TNM Ⅱ期患者应该行术后辅助化疗。

2.放射治疗

结直肠癌的放疗主要是针对中下段直肠癌而言。直肠癌大多数为腺癌，对放射线敏感度较低。放射治疗主要用于：①根治术的辅助治疗；②体外照射加近距离照射用于有禁忌或拒绝手术的直肠癌患者；③姑息性体外照射治疗加近距离照射用于晚期直肠癌缓解疼痛、改善症状。

术前放疗可以提高手术切除率，目前常用的方法是"三明治"疗法，即术前外照射+手术+术后外照射。临床上取得了较满意的效果。

3.同期放化疗

对于$T_{3,4}N_0$或$T_xN_{1,2}M_0$的中低位直肠癌患者，目前常规在手术前同期给予化疗及放疗，亦称为新辅助放化疗，可使肿瘤缩小和降期，有利于提高保肛手术成功率，降低局部复发率，但对生存期提高不明显。

4.分子靶向治疗

常用的靶向药物包括以表皮生长因子受体（EGFR）信号传导通路为靶点和血管内皮生长因子（VEGF）为靶点的两类药物。针对晚期结直肠癌，靶向药物与化疗药物联合应用可以显著提高有效率，且不明显增加毒副作用。

九、护理

（一）手术护理

1.术前护理

（1）心理护理　针对患者焦虑、悲观、恐惧、绝望、忧郁等心理问题，应主动介绍住院环境和同室病友；鼓励患者倾诉，减轻心理上的压力；加强与患者沟通，讲解负性心理对治疗和恢复的不利影响；护士及时将患者的心理需求向医生进行反馈，并积极配合医生对患者进行疏导，说明手术治疗的必要性，介绍手术过程，并利用实例教育说服患者，减轻或消除患者对手术后果的疑虑；增强患者手术治疗的信心。

（2）营养支持　有研究显示，约58%的结直肠肿瘤患者在确诊时即存在营养不良的状况，并存在预后不良的风险，而在术前肠道准备过程中，饮食的限制和反复腹泻会加重患者营养不良的程度。患者的营养状态与预后、术后并发症、治疗耐受性和生活质量均呈正相关。

结直肠癌主要以老年人为主，大多存在营养不良的问题，为提高患者对手术耐受程度，促进患者康复，术前应加强营养及合理膳食指导，必要时经静脉补充营养及维生素。针对贫血患者给予输血，纠正贫血及低蛋白血症。

可遵医嘱视患者不同情况给予术前服用肠内营养制剂。有研究结果显示，术前服用肠内营养制剂进行营养支持治疗，改善了患者术前的营养状态，提高了手术的耐受力。同时，还显著减轻了术后胰岛素抵抗和分解代谢，降低外科应激。由于术前口服肠内营养制剂后肠道对其吸收充分，残余粪便少，连续服用2~3天后排便量明显减少，肠道清洁度高，故术前3天服用肠内营养制剂、术前一天口服电解质液清洁洗肠的方法已被广泛应用。研究显示，结直肠肿瘤患者应用肠内营养制剂进行肠道准备与传统机械性肠道准备相比，在术后吻合口瘘、切口感染、腹腔感染的发生率和术后住院时间等方面差异无统计学意义。

（3）肠道准备　术前3天进食少渣、半流质饮食，口服缓泻剂；术前2天进食流质，继续口服缓泻剂；如无肠道梗阻，于手术前日口服电解质清肠剂或遵医嘱给予全消化道灌洗；术前一天下午遵医嘱口服肠道不吸收抗生素或术前静脉使用抗生素；术前一天晚上或术日晨清洁灌肠。

（4）术前训练　教会患者深呼吸、有效咳嗽、翻身和床上排便，注意保暖。

（5）其他　针对合并全身疾病者，术前应根据具体情况进行对症治疗。

2.术后护理

（1）严密观察生命体征变化　术后给予患者去枕平卧位，15分钟监测一次血压。患者清醒后，脉搏、呼吸平稳，每30分钟至1小时监测血压一次。平稳后根据病情及医嘱逐渐延长间隔时间。

（2）体位　麻醉清醒生命体征平稳后，嘱患者取30°半卧位，以减小缝合口张力，利于引流管或会阴部伤口的引流。对肠造瘘术后患者指导其取患侧卧位，防止造口袋渗漏引起伤口污染，影响伤口愈合。

（3）引流管的护理　将引流管分别标识，妥善固定，以免扭曲受压、堵塞、脱落，保持引流通畅，护理人员详细观察并记录引流液的性质、量、色等。

（4）做好会阴部伤口的观察与护理　麦氏手术由于会阴部伤口创面大，易出血和感染，所以会阴部伤口渗出较多时应随时更换伤口敷料，并注意渗液的颜色。如颜色鲜红、敷料渗湿较快并伴有心率加快和血压下降，应考虑出血，立即通知医生并做好抢救准备。会阴部伤口填塞物取出后，可遵医嘱开始坐浴，每日2次，直到伤口完全愈合。常用高锰酸钾溶液，温度为38℃~40℃，稀释到1:5000或1:10 000。配制好的水溶液通常只能保存2小时左右，因而要现用现配。由于高锰酸钾放出氧的速度慢，患者在用药时一定保证坐浴时间在10~15分钟以上，这样才能保证药物较好地吸收。

（5）保持尿管通畅　术后训练膀胱功能，尽早拔除尿管。麦氏术后患者则适当延长留置尿管时间。拔除尿管后注意观察患者有无排尿困难、尿潴留，必要时测残余尿，当残余尿大于100mL，仍需再置尿管。如有泌尿系感染，应遵医嘱给予抗感染治疗。

（6）饮食指导　肠蠕动恢复后给予流质食物，如藕粉、米汤、鸡汤、鱼汤。无异常后改为半流质，避免进食刺激性及产气食物，避免易引起便秘的食物。肠道手术的患者由于禁食和肠功能的紊乱，手术后也都存在不同程度的营养不良，应评估患者目前的营养状况和过去的饮食习惯，与患者共同制订饮食计划，使其合理地摄取营养，保证顺利康复。

（7）活动　生命体征平稳后鼓励患者进行深呼吸、咳嗽、翻身、床上做肢体活动，手术后尽早让患者离床活动，活动时防止跌倒。

（8）术后并发症的观察及护理

1）出血：术后应严密观察生命体征及伤口情况，如伤口渗血较多且伴有血压下降和心率加快，应立即通知医生并做好抢救准备。同时观察患者引流管情况，观察引流液性质及引流量。另外，患者排血性便时应记录颜色、性质和量，谨防腹腔内出血。会阴部有伤口的患者应注意会阴伤口渗血情况。

2）感染：多与术中无菌情况、急症手术、围术期免疫抑制剂应用、患者营养状况、基础病及吻合口瘘等情况相关。应观察患者伤口、会阴伤口情况，观察引流液的颜色和性状，遵医嘱合理给予患者抗生素治疗，注意患者体温变化，注意做好高热的护理，糖尿病患者还要注意血糖变化。

3）肠梗阻：表现为腹胀、停止排气和排便，此时应嘱患者禁食水，置胃管并持续有效地胃肠减压。对于肠麻痹造成的肠梗阻，通过胃肠减压，灌肠并配合药物治疗可得到缓解；对于吻合口狭窄或其他原因造成的肠梗阻，可采用手术解除肠梗阻。

（二）造口及造口患者的护理

肠造口术（intestinal stoma）是结直肠肿瘤外科手术治疗中最常施行的术式之一，既是疾病治疗的需要，也是改善患者生活质量的重要手段。随着直肠吻合器的广泛使用及早期诊断质量的提高，直肠癌低位/超低位保肛手术开展的越来越多，其中永久性肠造口手术的患者在逐年减少，行保护性回肠造口的患者数量在不断增加。一般保护性回肠造口术后6～12周，最长至6个月，远端吻合口通畅、患者一般情况良好、病情稳定可酌情行还纳手术。尽管如此，每年约有10万人需要接受造口手术。肠造口术根据目的分为排泄粪便的肠造口术（人工肛门）和排泄尿液的肠造口术（尿路造口）；根据造口位置分为经腹膜内肠造口术和经腹膜外造口术；根据造口肠段分为回肠造口术和结肠造口术（盲肠造瘘术、升结肠造口术、横结肠造口术、降结肠造口术和乙状结肠造口术）；根据用途分为永久性肠造口术和暂时性肠造口术。造口手术的实施解救了许多患者的生命，但同时也给患者带来了身体和心灵上的创伤。因此，应重视造口患者的康复护理和健康教育，根据造口患者的自身情况，全面评估患者，制订围术期个体化的护理计划，更好地促进造口患者的术后康复，提升生活质量。

1.造口术前定位

术前选择造口位置对造口患者是非常重要的，一个位置选择得当、结构完美的肠造口可以使患者以后的生活过得更有信心，故术前应根据患者的病情、手术方式、患者腹部的形状、皱褶及特征，与患者共同选择一个最合适、最易贴袋的造口位置。

常用方法是术前备皮后根据拟造口肠管的解剖位置，在患者平卧、坐、下蹲和站立等体位时暴露腹部，确定造口位置，用记号笔标记成直径为2cm的圆圈。定位时应注意预计造口位置应位于腹直肌内，患者能自己见到造口，便于自我护理。造口周围皮肤有足够的平整范围，便于造口用品使用。位置隐蔽，不影响康复后的衣着。造口袋不妨碍腰带。对于特殊体型患者，与手术医生一起探讨理想的造口位置，以不影响患者术后自我护理为宜。

2.造口术后的观察和护理

择期造口术返回病房后并不立刻打开造口，而是用凡士林油纱覆盖，此时护士应注意观察造口的血运和水肿情况，正常造口应为鲜红色。

术后2～3天造口开放后，可用生理盐水棉球彻底清洁肠造口周围皮肤，涂上保护膜等产品，以防排出稀便浸润皮肤而出现皮炎。不可用过氧化氢、乙醇、碘伏等消毒液。研究证实，0.9%氯化钠溶液是唯一安全的清洗溶液，对造口黏膜无刺激性。

在使用前要测量好造口的大小，造口袋底座环裁剪适当（一般比造口大1～2mm为宜），避免造口袋底座环裁剪过小而压迫造口影响造口的血液循环，或过大引起渗漏，刺激造口周围皮肤。

撕去旧造口袋时要一手按压皮肤，一手轻揭造口袋，自上而下缓慢将造口袋底盘揭除。待皮肤完全干燥后将裁剪好的造口袋贴于造口周围，轻轻按压粘贴处10～30分钟。底板粘贴时间一般不超过7天，避免皮肤皮脂腺和汗腺的分泌物在底板下积聚而影响皮肤的功能。

3.造口并发症护理

（1）造口并发症

1）出血：出血常发生在术后72小时内，多数是肠造口黏膜与皮肤连接处的毛细血管及小静脉出血，用纱布稍加压迫即可止血；若出血量过多，可以用1%肾上腺素溶液浸润的纱布压迫或用云南白药粉外敷后用纱布压迫止血。

2）缺血坏死：原因为术中损伤结肠边缘动脉，提出肠管时牵拉张力过大，或者因造口开口太小或缝合过紧而影响肠壁血供。

处理方法：术后选用透明开口袋以便于观察造口血运情况，发现异常及时通知医生处理。

3）皮肤黏膜分离：多发生在术后1～3周，肠造口开口端肠壁黏膜部分坏死、黏膜缝线脱落、伤口感染、营养不良、糖尿病导致肠造口黏膜缝线处愈合不良，使皮肤与肠造口黏膜分离形成开放性伤口。

处理方法：护理时除加强全身支持治疗外，还要注意造口黏膜分离处的护理。黏膜皮肤分离较浅的可先用温热生理盐水（36.5℃～37.5℃）冲洗伤口，阻止伤口变冷，有利于伤口愈合。冲洗后使用保护粉及保护膜（方法见前），再涂防漏膏保护，避免粪便污染，最后粘贴造口袋。较深的黏膜皮肤分离应在分离处填塞藻酸盐或银离子敷料，其他步骤与较浅分离相同。

4）水肿：原因是腹壁及皮肤开口过小所致。轻微者不用处理。严重者用高渗盐水湿敷。同时注意造口袋裁剪技巧。

5）狭窄：原因是手术时皮肤或腹壁内肌肉层开口过小或造口局部二期愈合。程度较轻者可自行扩肛，具体方法为戴手套黏润滑剂，从小拇指至中指依次轻轻进入造口，中指停留3～5分钟，每天一次，需要长期进行。

6）脱垂：原因为肠管固定于腹壁不牢固，腹压增加或腹部肌肉软弱。

处理方法：选择正确尺寸的造口袋，可容纳脱垂的肠管，最好选用一件式造口袋。指导患者了解肠梗阻和肠坏死的症状和体征，如有异常及时就诊。如脱垂严重者需手术治疗。

（2）造口周围并发症

1）过敏性皮炎：原因为皮肤接触致敏原，触发变态反应。患者多为过敏体质，造口产品的各部件均可能成为过敏原，如底板、腰带。但应区分某些食物和药物出现的过敏红疹，这种红疹不局限于造口周围皮肤，在身体的其他部位也出现。

处理方法：行过敏试验，评估是否由造口袋等产品引起过敏，方法为在每种使用物品上贴小标签，使用24～48小时后，检查试验处皮肤反应情况，以确定致敏原。在造口周围皮肤外涂类固醇类药物，待透皮吸收后拭去，表面喷洒无痛保护膜或使用其他保护膜产品后粘贴造口袋。

2）粪水性皮炎：结肠造口粪便中高浓度细菌和回肠液中蛋白酶的腐蚀及食糜经常浸渍，可导致皮肤潮红、溃烂。

处理方法：及时清洗溢入皮炎区的粪水，在肠造口术后，切口愈合拆线前使用清洗液或对造口黏膜和周围皮肤无刺激的生理盐水（国外研究表明使用普通清水亦可），然后用干棉球或干纱布轻蘸干，通常在皮炎处撒上造口护肤粉，用干棉签抹匀，并把多余粉剂轻轻清除，以免影响粘胶的粘贴性能。再使用皮肤保护膜（有含乙醇和不含乙醇的无痛保护膜两种，如皮损超过3cm×3cm面积，患者局部疼痛明显，可使用不含乙醇的皮肤保护膜）保护造口周围皮肤，可起到保护皮肤免受黏胶损害、化学刺激及粪便和尿液刺激的作用。

3）皮肤机械性损伤：多为造口袋选择不当，强行剥离或频繁更换引起。

处理方法：造口袋粘贴时动作轻柔，避免损伤。造口袋佩戴时间不宜过长。如有皮肤损伤参见粪水性皮炎的处理方法。

4）放射性皮炎：皮肤放射治疗可引起小血管损伤、皮肤相对缺血、表皮变薄及皮肤弹性纤维破坏。

处理方法：放射治疗时，尽量采用侧野照射，避免造口及其周围皮肤受到放射损伤，尽量减少对皮肤有刺激的物品，如油脂类、有机溶剂，尽可能减少更换造口袋的次数，揭除造口袋时动作应轻柔。有研究认为Ⅲ度以上的放射性皮炎可使用新型软聚硅酮敷料。

5）造口周围感染致皮肤炎（多为白色念珠菌感染）：造口周围体毛过密或多汗，易产生毛囊炎或湿疹。

处理方法：对细菌、真菌感染引起的皮炎选用适当的抗生素软膏、抗真菌剂。局部外涂红霉素等抗生素软膏抗感染，必要时全身使用抗生素；周围皮肤红肿者，可用高渗盐水湿敷，烤灯照射。另外造口周围体毛过密或多汗，易产生毛囊炎或湿疹，应将体毛剃除。

6）造口旁疝：发生的主要原因为术后持续性腹压增加、腹壁肌肉薄弱、造口位置不当、未在腹直肌内以及造口位于腹壁肌肉薄弱的部位。

处理方法：术后6～8周应避免增加腹压的工作，避免体重增长过快，指导患者了解肠梗阻的症状和体征。一旦出现造口疝，轻者可佩戴腹带扶托。指导患者重新选择适合的造口袋，采用造口灌洗者要停止灌洗。

4.造口工具的选择

目前用于肠造口护理的器械种类较多，有一件式、二件式、加锁式、小型肛门袋、造口栓等。患者可根据造口、皮肤状态、生活习惯及经济能力选择适合自己的造口用品。一般两件式造口袋使用范围较广，即把造口袋分成底座与储粪袋两部分。两件式造口袋效果较好，较少发生并发症，并且可保持5～7天。储粪袋从底座上取下清洗后可再用，较受患者欢迎。

5.造口患者健康教育

（1）饮食指导　嘱患者合理饮食，食物应新鲜、多样化。造口患者为了减少异味，保持大便通畅，应以低渣、无刺激食物为主，避免食用辣椒、芥末、胡椒、咖啡等刺激性食物，多食用新鲜的绿叶蔬菜。减少食用易致便频及产气的食物，如干豆类、土豆、不熟的水果等，这些食物在肠道细菌的作用下可产生大量的硫化氢、沼气等，造成腹胀、频繁排气、异味。大量食用碳酸类饮食及啤酒会产生较多的二氧化碳，也会造成排气增多，应避免或减少食用。易产生恶臭的食物，如鱼、洋葱、生萝卜、生葱、生蒜应减少或适度食用。

（2）并发症观察　指导患者学会造口常见并发症观察及处理办法，如遇异常情况及时到医院就诊。并发症的观察及处理方法见造口并发症护理。

（3）日常生活指导　指导患者穿着宽松舒适的衣服，避免腰带压迫造口，男性患者可穿背带裤，女性患者可穿连衣裙。外出及旅行时随身携带造口用品，以备不时之需。日常活动中避免增加腹压的动作，咳嗽或打喷嚏时用手按压造口部位，腹壁肌肉薄弱者宜使用腹带加以支持固定。淋浴时可佩戴或取下造口用品，中性肥皂或浴液不会刺激造口，也不会流入造口。游泳前清空造口袋并减少进食。

（4）性生活指导　对造口进行耐心的呵护，保持造口的健康状态是患者进行性生活的必要条件。现有的护理措施包括性生活前保持造口周围皮肤清洁，更换干净的造口袋，避免胀袋及排泄物因挤压渗漏；条件允许的患者可进行造口灌洗，因为灌洗后患者一般在24～48小时内无大便排出，因此可佩戴肉色的迷你造口袋或在造口处放置造口栓或纱布即可。女性患者进行性生活时可使用润滑剂或变换体位。房事前放好防护用品，尽可能排除外在影响因素，还可以指导患者用适量精油熏香或香水除掉异味，为夫妻的性生活创造宽松的环境和良好的氛围。

6.造口患者心理护理

（1）心理护理干预　根据患者存在的心理特点进行针对性的心理护理干预，使患者能积极配合治疗，能正确面对自己的缺点和不足。介绍同病种造口志愿者现身说法，增强造口患者康复的信心，勇敢面对生活。针对术后生活中可能出现的不便，护理人员应向患者详细解说其原因，告诉患者这是治疗疾病必不可少的结果，让患者能正确认识术后生活中的不便，坦诚面对，消除其羞耻感和自卑感，术后生活更有自信，社会交往也能正确处理。住院期间护理人员要教会患者及其家属结肠造口的护理方法，并让患者及其家属经常训练如何进行结肠造口护理，学会人工肛门袋的使用，教会他们自我护理方法，以便术后生活得更顺利。

（2）让患者全面了解自己的病情　医护人员应耐心地给患者介绍行造口术的原因、发展规律和重点护理方法。让患者能清楚了解自身造口的特点，需要采取的护理手段，消除其对治疗结果的担心。

（3）积极争取患者家属的配合　患者的心理问题首先需要其家属的全力理解和支持，家属也是患者社会交往中最多接触也是最早接触的人，他们的支持在很大程度上影响患者疾病的态度。因此，争取患者家属和亲友的大力配合，使患者能感受到家庭和社会的温暖，有助于他们树立信心，正确面对自己的病情，积极适应生活，勇敢面对社会交往。

（三）化疗及靶向治疗副作用的护理
1.化疗副作用

（1）疲乏　帮助患者正确认识癌因性疲乏，及时进行准确的评估、提供相应行为干预、制订有氧运动计划、调整睡眠及给予相应的营养支持来改善疲乏。

（2）恶心、呕吐　如症状程度较轻，不需处理；但重度的需按医嘱处理。另外保持病房空气清新，无异味。在化疗前后应遵医嘱按时使用止吐药，利用音乐、电视等多媒体方法分散注意力或根据患者喜好选择气味清香的植物或水果（如柠檬、玉兰花等），闻其香味，减轻不良反应的发生。呕吐后漱口，及时清理呕吐物。

（3）食欲减退　食物应新鲜、多样化，给予高热量、高蛋白、高维生素且易消化的食物，避免过酸、过辣的食物，少食多餐，多进液体饮食，并创造一个良好的进餐环境。如食欲极差者，可遵医嘱予以静脉营养药物支持治疗。有口腔黏膜炎者应注意口腔清洁，用含漱液含漱，每日4次或5次，给予口腔黏膜保护剂喷涂溃疡部位，促进愈合，禁食刺激性食物。

（4）便秘　进食清淡易消化饮食，少食多餐，同时增加食物多样性，以增进食欲。务必多饮水，保证每日饮水量在3000mL左右，每日早餐空腹饮酸牛奶300mL或淡盐水500mL，每日进食粗粮、新鲜蔬菜和水果等，如海带、白菜、芹菜等，使食物纤维在肠道内充分吸收水分而膨胀，达到增加粪便容积和重量，刺激肠蠕动，促进排便。必要时口服助便药物，也可适当增加运动量，如散步、做操。

2.靶向治疗副作用

西妥昔单抗是本病一线用药，使用时应注意观察患者有无过敏反应，有无快速出现的气道梗阻（支气管痉挛、喘鸣、声嘶）和（或）低血压等症状，如有症状立即请医生处理；注意患者有无干咳、呼吸困难等肺毒性症状，警惕间质性肺病（ILD）的发生；注意患者有无痤疮样皮疹、皮肤干燥及皲裂、炎症性及感染性后遗症（如睑炎、唇炎、蜂窝织炎、囊肿）等，皮肤症状以痤疮样皮疹最常见，痤疮样皮疹常见于面部、上胸部、背部，也可发展到肢体，并以滤泡样损害为特征。应指导患者避免暴露于阳光之中，外出时戴帽子、穿戴遮光用品，并嘱其保持生活规律，避免刺激性食物，保持皮肤的清洁，避免使用刺激性洗面奶，避免挤压痤疮造成感染。皮肤干燥的患者予以涂抹无刺激的润肤产品，发生皲裂时予润肤产品局部敷裹。注意患者有无指甲异常。指甲异常是使用西妥昔单抗治疗的一个典型不良反应，发生率较痤疮样皮疹低，表现为指甲不同程度的疼痛、压痛和皲裂，最长可持续至停药后3个月。早期可用2%的碘酒涂擦或用热水、75%的乙醇浸泡患指，晚期可切开引流或拔甲。

其他常见不良反应包括虚弱感、发热、腹痛、腹泻、恶心、呕吐等。西妥昔单抗联合伊立替康化疗时，需密切观察患者有无延迟性腹泻的发生。

（四）放疗副作用的护理

1.放射性胃肠炎

放疗后患者易出现放射性胃肠炎，伴随恶心、呕吐、腹痛、腹胀、食欲下降等症状。预防的关键在于指导患者合理健康饮食。进食高热量、高维生素、高蛋白等易消化食物。多食用新鲜的蔬果，避免辛辣刺激的饮食。每日补充足够的水分，以利于排除体内毒素。

2.放射性皮肤损伤与会阴部伤口延迟愈合

放疗期间照射野皮肤会出现充血、色素沉着和皮肤瘙痒。指导患者勿搔抓，保持照射野皮肤干燥、清洁，保持标记线清晰，避免使用肥皂、浴液等擦洗。保持肛周、造瘘口周围皮肤清洁，及时清除肠道排泄物，避免各种刺激。宜穿纯棉内衣，以减少对皮肤的摩擦。定期检查放射野皮肤，若有红肿、发痒，可涂抹放疗皮肤保护剂。Miles术后患者会阴部伤口可能出现延迟愈合，指导患者卧床时取侧卧位，尽量使臀裂处皮肤、黏膜分开，可不穿内裤，严重时坐浴合并感染时要抗感染治疗，保持创面清洁、干燥，以利愈合或遵医嘱局部应用抗感染药物或敷料。

3.放射性膀胱炎

当放疗剂量达到1500～2000cGy可出现放射性膀胱炎。护理人员应嘱患者多饮水，每天保证3000mL，以增加尿量，预防放射性膀胱炎的发生。

4.放射性直肠炎

放疗可导致放射性直肠炎，患者可出现腹痛、腹泻、便血、大便次数增多、里急后重、肛门坠胀、刺痛等，注意对症处理。可指导患者应用0.1%苯扎溴铵坐浴，可缓解肛门坠胀与里急后重感，同时能起到保持肛周清洁的作用，坐浴时指导患者进行肛提肌、肛门括约肌的伸缩，以提高控便能力。

5.骨髓抑制

放疗可影响患者骨髓造血功能而引起免疫力下降，增加感染概率。治疗过程中注意监测患者的血常规的变化情况，一旦出现异常要暂停治疗并及时对症处理。对于血小板减少的患者，应密切观察其有无出血倾向，必要时给予止血治疗。

（五）居家护理

1.定期复查

出院后1个月、3个月、6个月回院复查或遵医嘱复查。

2.合理饮食

食物应新鲜、多样化，给予高热量、高蛋白、高维生素且易消化的食物，避免过酸、过辣的食物，少食多餐。

3.日常生活指导

注意休息，规律睡眠，提高机体抵抗力。适当运动，逐渐增加活动量，保持心情舒畅。根据病情告诉患者衣着和沐浴的要求、旅行和工作的注意事项等。指导患者穿着宽松舒适的衣服，避免腰带压迫造口；外出及旅行时随身携带造口用品。指导中低位直肠癌保肛患者每日居家锻炼盆底肌肉收缩以改善腹泻情况。

4.便秘和腹泻的护理

便秘患者应该多喝水，吃一些清淡易消化的、新鲜、卫生的食物，增加膳食纤维摄入以防止便秘。如发生便秘，可进食蜂蜜、酸奶、香蕉等食品。必要时可以让医生给予助便药物。

腹泻患者应注意肛周护理。大便次数增多可刺激肛门、肛周的皮肤，出现红肿、溃疡、化脓等，应指导患者每次便后用柔软的湿毛巾清洁局部皮肤，涂抗生素软膏治疗感染。严重时遵医嘱用药。

5.造口并发症及处理

协助患者学会识别造口并发症及相应处理方法，如出现造口狭窄、脱垂及周围皮肤炎症及时到造口门诊就诊或请教造口师。

6.家访或电话随访

根据实际情况安排电话随访或家访，持续时间视患者恢复情况而定。如有条件联系当地社区医院，共同对患者进行随访。

7.组织联谊会或知识讲座

由专科护理人员介绍居家护理知识及护理技术。如条件允许成立患者关爱小组，安排术后恢复良好者介绍自我护理经验和体会。患者之间相互交流，并现场进行相互咨询和体验。

8.成立"造口患者之家"

可由专科护士进行定期讲座，解决患者居家护理过程中的疑难问题。也可让造口患者相互交流造口护理经验，从而实现从医院到家庭的过渡。在有条件的医院设立热线或造口门诊，方便造口患者咨询或换药等。

十、预后

在决定大肠癌疗效的众多因素中，肿瘤的病理分期是最重要的因素，肿瘤浸润肠壁的深度同预后关系紧密，浸润越深，预后越差。此外，肿瘤的病理类型、患者的年龄、肿瘤的部位、大小、手术治疗方式及心理因素等均对预后有不同程度的影响。

研究发现浸润深度是大肠癌的独立预后因素，未浸透浆膜与浸透浆膜者5年生存率分别为86%和50%，差异有统计学意义。大肠癌淋巴结转移与否，转移的数量和转移部位同预后关系密切。Rosenberg等研究结果表明未发生淋巴结转移的大肠癌患者5年生存率为87%，随着淋巴结转移数的增加，其5年生存率分别为60.6%、34.4%、17.6%和5.3%。

近年来，有研究人员引入了淋巴结转移度（Lymph Nodes Metastatic Ratio，LNR）作为评价淋巴结转移状况的标准，随着LNR的降低，患者预后显著改善。另外，若脉管发生浸润，其5年生存率明显下降。癌栓的形成往往预示着肿瘤处于晚期，预后较差。

（马雪玲）

第三节 肝癌、胆囊癌、胆管癌

一、肝癌

（一）概述

肝肿瘤分为良性和恶性两种，恶性肿瘤分为原发性和转移性肝癌。原发性肝癌源于肝细胞和肝内胆管上皮细胞，是我国最常见癌症之一，年死亡率已达（20~40）/10万，居第2位。肝癌流行于东南沿海地区，好发年龄为40~50岁。转移性肝癌系全身各器官的原发瘤或肉瘤转移到肝所致，较原发性肝癌多见。

（二）病因及预防

迄今尚未完全清楚，可能与以下因素有关。

1.病毒性肝炎

肝癌患者常有急性肝炎→慢性肝炎→肝硬化→肝癌的病史，提示肝炎与肝癌可能有因果关系。近来研究表明，与肝癌有关的肝炎病毒有乙型（HBV）、丙型（HCV）和丁型（HDV）。我国肝癌患者中约90%有HBV背景，而HCV发生率比较低（10%左右），多与输血有关。

2.黄曲霉毒素

主要是黄曲霉毒素B。肝癌相对高发地区粮食被黄曲霉菌及其毒素污染的程度高于其他地区，黄曲霉毒素主要源于霉变的玉米和花生。

3.亚硝胺

亚硝胺是一类强烈的化学致癌物质，能在很多动物中引起肝癌。在肝癌高发区的土壤中发现含量很高，通过食物在人体中发生亚硝化而生成致癌的亚硝胺化合物。

4.水源污染

根据大量流行病学材料发现饮水污染与肝癌有关，特别是饮用沟塘水的居民，而饮用井水居民比一般居民发病率低1/3。

5.其他

研究发现，硒是原发性肝癌的致癌因素，寄生虫、营养、饮酒、遗传等也可能与肝癌有关。

（三）生理及解剖

肝是人体内最大的实质性器官，为不规则楔形，成人肝重1200~1500g，约占体重的2%。肝主要位于右侧季肋部，肝上界相当于右锁骨中线第5肋间，下界与右肋缘平行，剑突下约3cm，后面相当于第6~12肋骨。正常情况下，右肋缘下不能触及肝。

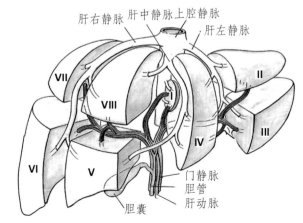

Ⅰ，肝尾叶；Ⅱ，肝左外叶上段；Ⅲ，肝左外叶下段；Ⅳ，肝左内叶；Ⅴ，肝右前叶下段；Ⅵ，肝右后叶下段；Ⅶ，肝右后叶上段；Ⅷ，肝右前叶上段

图23-3-1 肝分叶、分段

大体观，肝有膈、脏两个面。肝以正中裂为界，分为左、右两半；左右两半肝又以叶间裂为界，分为左外叶、左内叶、右前叶、右后叶和尾状叶（图23-3-1）。

肝的血液供应25%～30%来自肝动脉，70%～75%来自门静脉。肝动脉血含氧量高，但由于血流量少，只能供给肝所需氧量的50%；而门静脉血含氧虽低些，但由于血流量多，也能提供肝需氧量的50%左右。门静脉收集肠道血液，供给肝脏营养。

肝的生理功能重要而复杂，其中主要功能如下。

1.分泌胆汁

每日分泌胆汁600～1000mL，经胆管流入十二指肠，帮助脂肪消化以及脂溶性维生素A、维生素D、维生素E、维生素K的吸收。

2.代谢功能

肝能将碳水化合物、蛋白质和脂肪转化为糖原，储存于肝内。当血糖减少时，又将糖原分解为葡萄糖，释放入血液，以调节、保持恒定的血糖浓度。在蛋白质代谢过程中，肝主要起合成、脱氨和转氨3个作用，利用氨基酸再重新合成人体所需要的各种重要蛋白质，如白蛋白、纤维蛋白原和凝血酶原等。如肝损害严重，就可出现低蛋白血症和凝血功能障碍。体内代谢产生的氨是一种有毒物质，肝能将大部分氨转变成尿素，经肾脏排出。肝性脑病时，血氨升高。肝细胞受损伴细胞膜损害或通透性改变时，血内转氨酶升高。

肝具有维持体内各种脂质（包括磷脂和胆固醇）恒定的作用，使之保持一定的浓度和比例。肝中脂肪的运输与脂蛋白有密切关系，而卵磷脂是合成脂蛋白的重要原料。因此，当卵磷脂不足时，可导致肝内脂肪堆积，造成脂肪肝。肝可将胡萝卜素转化为维生素A，并加以储存；它还储存B族维生素、维生素C、维生素D、维生素E和维生素K。肝可灭活雌激素和血管升压素。肝硬化时其功能减退，体内雌激素增多可引起蜘蛛痣、肝掌及男性乳房发育等现象；抗利尿激素和醛固酮的增多，促使体内水和钠的潴留，引起水肿或（和）腹水形成。

3.凝血功能

除上述的纤维蛋白原、凝血酶原的合成外，肝还产生凝血因子V、Ⅶ、Ⅷ、Ⅸ、Ⅹ、Ⅺ和Ⅻ。另外，储存在肝内的维生素K对凝血酶原和凝血因子Ⅶ、Ⅸ、Ⅹ的合成是不可缺少的。

4.解毒作用

在代谢过程中产生的毒物或外来的毒物，在肝内主要通过分解、氧化结合等方式来解毒。参与结合的主要有葡萄糖醛酸、甘氨酸等，与毒物结合后使之失去毒性或排出体外。

5.吞噬或免疫作用

肝通过单核-吞噬细胞系统的Kupffer细胞的吞噬作用，将细菌、色素和其他碎屑从血液中除去。

6.造血和调节血液循环

肝内有铁、铜及维生素B_{12}和叶酸等，可间接参与造血。正常情况下，肝血流量为1000～1800mL/min，平均1500mL/min（即每千克肝重血流量约为1000mL/min）。肝储存有大量血液，在急性出血时，能输出约300mL血液以维持有效循环血量，而肝功能不受影响。

7.肝的储备和再生能力

动物实验表明切除正常肝脏70%～85%后，仍能维持正常的生理功能，并可在4～8周再生至原肝大小。人体的肝脏也有很强的再生能力，切除肝右三叶后，余下约25%的正常肝组织仍能维持正常的生理需要，并逐渐（1年左右）恢复到原肝重量。肝对缺氧比较敏感，一般认为，阻断时间以不超过20～30分钟为宜。若肝实质有明显病变（如慢性肝炎、肝硬化），常温下一次阻断入肝血流的时间应严格限制在10分钟以内。

（四）组织及病理学特点

1.按病理形态

分为巨块型、结节型和弥漫型。

2.按肿瘤大小

传统上分为小肝癌（直径≤5cm）和大肝癌（直径>5cm）两类。最近提出按大小不同将其分为四类：微小肝癌（直径≤2cm）、小肝癌（直径>2cm，≤5cm）、大肝癌（直径>5cm，≤10cm）和巨大肝癌（>10cm）。

3.按生长方式

分为浸润型、膨胀型、浸润膨胀混合型和弥漫型。

4.按组织学类型

分为肝细胞型、胆管细胞型和肝细胞与胆管细胞混合型三类，其中肝细胞癌最多见，占91.5%；其次是胆管细胞癌，占5.5%；混合型肝癌只占3.0%。

5.根据癌细胞分化的程度

分为四级：Ⅰ级为高度分化；Ⅱ、Ⅲ级为中度分化；Ⅳ级为低度分化。

（五）扩散和转移

肝细胞癌转移主要发生于肝内，肝外转移较少见。肝细胞癌在发展过程中很容易侵犯门静脉分支，形成门静脉癌栓，因此易发生肝内转移。也可以通过血液和淋巴途径向肝外转移到肺、骨、肾和肾上腺以及脑等，或直接侵犯结肠、胃或膈肌等邻近器官；癌细胞脱落植入腹腔，则发生腹膜转移及血性腹水，腹水中可找到癌细胞。

（六）临床表现

早期一般无任何症状，如下症状往往为中晚期肝癌的临床表现。

1.肝区疼痛

为最常见和最主要的症状，约半数以上患者以此为首发症状，多为右上腹或中腹持续性隐痛、胀痛或刺痛，因癌肿迅速生长使肝包膜紧张所致，夜间或劳累后加重。如肿瘤位于膈顶靠后，疼痛可放射至肩部或腰背部。

2.消化道症状

如食欲减退、腹胀、恶心、呕吐、腹泻等，由于这些症状缺乏特异性，易被忽视。晚期患者会出现恶病质。

3.发热

多为37.5℃～38℃，个别可高达39℃以上。发热呈弛张型，其特点是用抗生素往往无效，而内服吲哚美辛常可退热。发热的原理尚不清楚，可能与癌组织出血坏死、毒素吸收或癌肿压迫胆管发生胆管炎有关。

4.癌旁表现

多种多样，主要有低血糖、红细胞增多症、高钙血症和高胆固醇血症。如发生肺、骨、脑等肝外转移，可呈现相应部位的临床症状。

5.体格检查

①肝大为中晚期肝癌最常见的体征。肝呈进行性肿大，表面有明显结节，质硬有压痛，有时出现胸腔积液。②黄疸多见于弥漫型肝癌或肝胆管细胞癌，常由于癌肿侵犯肝内主要胆管或肝门外转移淋巴结压迫肝外胆管所致。③腹水呈草黄色或血性。产生原因是腹膜受浸润、门静脉受压、门脉或肝静脉内的癌栓形成以及合并肝硬化等。

此外，合并肝硬化者常有肝掌、蜘蛛痣、男性乳房增大、脾大、腹壁静脉扩张以及食管胃底静脉曲张等。

（七）诊断

早期一般无任何症状。一旦出现上述临床表现，疾病大多属于中晚期，诊断也比较容易。要做到早期发现、早期诊断，必须借助以下辅助检查。

1.血液学检查

（1）血清AFP检测　是目前诊断原发性肝癌最常用、最重要的方法。诊断标准为：AFP≥500μg/mL且持续4周或AFP≥200μg/mL且持续8周，并排除慢性肝炎、睾丸或卵巢胚胎性肿瘤以及怀孕等。

（2）血清酶学检查　肝癌患者血清碱性磷酸酶、γ-谷氨酰转肽酶、乳酸脱氢酶的某些同工异构酶可增高，但对肝癌的诊断缺乏特异性，只能作为辅助指标。

2.影像学诊断

（1）B超　能发现直径为2～3cm或更小的病变，可显示肿瘤的大小、形态、部位以及肝静脉或门静脉有无癌栓等，诊断符合率可达90%左右。是目前首选的肝癌诊断方法。

（2）CT　可检出1.0cm左右的微小肝癌，诊断符合率达90%以上，明确显示肿瘤的位置、数量、大小及与周围脏器和重要血管的关系，并可测定无肿瘤侧的肝体积，对判断肿瘤能否切除以及手术的安全性很有价值。

（3）MRI　对良、恶性肝肿瘤，尤其是血管瘤的鉴别可能优于CT；MRI可做门静脉、下腔静脉、肝静脉及胆道重建成像，有利于发现这些管道内有无癌栓。

（4）肝动脉造影　此方法诊断肝癌的准确率最高，达95%左右。但患者要接受大量X线照射，并具有创伤和价格昂贵等缺点，仅在上述各项检查均不能确诊时才考虑采用。

（5）X线检查　腹部透视或摄片可见肝阴影扩大。

（6）肝穿刺活组织检查　B超引导下肝穿刺活检，有助于获得病理诊断，但有出血、肿瘤破裂和肿瘤沿针道转移的危险。

（7）腹腔镜检查　对位于肝表面的肿瘤有诊断价值。

（8）肝功能储备评估　吲哚菁菁绿（ICG）试验是评价肝储备功能的最常用的试验。用于诊断肝硬化、肝纤维化、韧性肝炎、职业和药物中毒性肝脏疾病，了解肝脏的损害程度及其储备功能。

（八）治疗

肝癌的治疗采取以手术为主的综合治疗。

1.肝切除

目前仍是治疗肝癌首选的和最有效的方法。总体上，肝癌切除后5年生存率为30%～40%，微小肝癌切除术后5年生存率可达90%左右，小肝癌为75%。常见肝切除手术方式见图23-3-2。

2.不能切除肝癌的外科治疗

根据具体情况，术中做肝动脉结扎或肝动脉栓塞化疗以及冷冻、射频或微波治疗等，都有一定的疗效。

3.肝移植

手术指征：①肝功能属于C级，或长期为B级，经护肝治疗不能改善；②肿瘤≤5cm，数目少于3个；③无血管侵犯和远处转移。按照上述标准选择患者，肝移植治疗肝癌可获得较好的长期治疗效果。然而因供肝严重缺乏，且价格昂贵，临床应用受到限制。

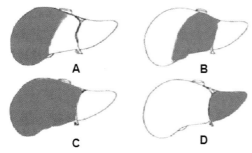

A. 右半肝切除（Ⅴ、Ⅵ、Ⅶ、Ⅷ及部分尾叶联合切除）

B. 肝中叶切除（Ⅳ、Ⅴ、Ⅷ段联合切除）

C. 右三叶切除（Ⅳ、Ⅴ、Ⅵ、Ⅶ、Ⅷ段联合切除）

D. 左外叶切除（Ⅱ、Ⅲ段联合切除）

图23-3-2 几种解剖性肝切除的范围

4.B超引导下经皮穿刺肿瘤行射频、微波或注射无水乙醇治疗

这些方法适用于瘤体较小而又不能或不宜手术切除者，特别是肝切除术后早期肿瘤复发者。它们的优点是安全、简便、创伤小，有些患者可获得较好的治疗效果。

5.介入治疗

即经股动脉插管至肝动脉，注入栓塞剂（如碘油）和抗癌药，有一定的姑息性治疗效果。原则上肝癌不做全身化疗。

6.免疫治疗和基因治疗

现在常用的制剂有免疫核糖核酸、胸腺素、干扰素、IL-2等。

7.其他

如靶向治疗、中医中药治疗也有一定的疗效。

（九）护理

1.术前护理

（1）全面了解身体状况　评估患者有无肝炎、肝硬化、饮食和生活习惯，局部肿瘤情况及有无黄疸、腹水，有无家族史等。协助患者进行心肺、肝肾功能及电解质等检查，评估肝功能和凝血功能状况，以全面了解患者身体状况、病情及治疗方案，发现重点护理问题及患者需求，给予相应护理措施。

（2）营养支持　术前为保护肝功能，应指导患者进食高蛋白、高碳水化合物、高维生素、低脂肪饮食。因肝癌患者多伴有肝硬化及门静脉高压，食管静脉多呈曲张状态，如遇粗糙或刺激性饮食易致消化道出血，甚至引起大出血，因此护士应告知患者避免摄入粗糙及刺激性食物。

（3）心理护理　肝癌患者好发年龄为40～50岁，男性多于女性，且生存期短、复发率高，患者存在严重恐惧心理，护士应主动了解患者心理状况，关心体贴患者，及时解答患者提出的问题。对复发患者更应高度重视，向患者讲解治疗的成功案例及现代医学的先进技术和治疗手段，增强患者的信心。此外，因多数患者在社会及家庭中承担重要角色，护士应积极发挥家属等社会支持系统的力量，共同给予患者心理支持和帮助。

（4）术前常规准备　备皮、肠道准备、禁食水、留置胃管、尿管等。肝癌患者备皮范围为上至两侧乳头连线，下至耻骨联合上缘，左右两侧至腋中线。

2.术后护理

（1）生命体征的监测　术后严密观察患者的体温、脉搏、呼吸、血压、意识等。如出现异常及时与医生沟通。术后常规给予患者氧气吸入，提高氧的供给，增加肝细胞供氧量，保护患者肝功能。

（2）术后体位和活动　肝切除术后患者麻醉未清醒前采取去枕平卧位，头偏向一侧，全麻清醒后可垫枕，术后第1天可取半卧位。极量肝切除患者因大量肝切除后易出现上腹残余空腔，剩余肝脏组织易向空腔内移动，使胆管、肝动脉、门静脉扭曲受压，胆管压力过高而出现胆漏，因此待患者全麻清醒后至术后第4～5天时宜采取斜坡卧位，抬高床头15°～30°，左侧肝切除者取右侧卧位，右侧肝切除者取左侧卧位，以利于胆汁引流。在做好疼痛管理的前提下，鼓励患者早期下床活动，以循序渐进为原则，由双腿下垂、床边站立、床旁活动，逐渐增加活动量，恢复患者体能，促进肠蠕动、排气排便及预防下肢静脉血栓形成。

（3）腹腔引流管的护理　肝癌术后患者多留置腹腔引流管，左半肝切除者腹腔引流管多放置于第一肝门处或脾窝内；右半肝切除者多放置于膈下或创面附近2～3cm处。护士需加强引流管的固定，防止牵拉致脱管，避免扭曲打折致引流不畅，并注意无菌技术操作更换引流袋，做好引流液颜色、性质和量的观察，并做好记录。对未留置引流管的患者护士应及时、准确观察患者生命体征、腹部情况及各实验室指标，及早发现有无出血、腹水等并发症。

（4）肝功能的维护　良好的肝功能是术后肝癌患者身体恢复的关键因素，为此护士应做好以下护理：①术后24～72小时内遵医嘱给予患者持续氧气吸入，血氧饱和度维持在95%以上，以提高血氧浓度、增加肝细胞供氧量，利于肝细胞功能的恢复，维护肝功能。②及时、准确遵医嘱使用保肝药物，并注意观察药物不良反应。避免使用损害肝功能的药物。③对伴有腹水的患者，遵医嘱应用保钾利尿剂；输入新鲜血浆、人血白蛋白等；及时拔除腹腔引流管并缝合引流管创口以减少血清蛋白的丢失，减轻肝脏负担。④积极处理各种术后并发症，如膈下脓肿、胸腔积液、肺部感染、胆瘘等，消除诱发肝功能不全的因素。⑤注重黄疸患者的护理。

（5）营养支持 肝脏是营养代谢的主要器官，术后患者的残肝量少，糖等营养物质代谢低下，可导致肝源性糖尿病的发生。术后为保护患者肝功能及改善营养状况需积极予以营养支持，加强患者的血糖监测，注意有无低血糖症状、糖代谢异常及脂肪蛋白合成异常等。低蛋白血症时患者易出现腹水，护士需注意监测患者血清蛋白等指标以了解营养状态及腹水情况，及时遵医嘱输入新鲜血浆或白蛋白。在做好肠外营养护理的同时，注意肠内营养的补充，进食高热量、高维生素、低脂饮食。快速康复外科理念主张肝癌术后鼓励患者早期进食，待患者肠蠕动恢复后第1天可试饮水，若无腹胀、恶心、呕吐，第2天即可进食流质，逐渐过渡到半流质、软食、正常饮食，以促进胃肠道蠕动、维护肠黏膜屏障功能及机体内环境稳定，降低体内分解代谢程度及术后感染发生率。临床护理工作中，护士应结合患者具体情况，给予个体化、恰当的饮食护理。

（6）舒适护理与安全护理 肝癌切除术后除腹部切口痛、术中为暴露术野使用拉钩造成肋间疼痛、术后留置腹引管牵拉皮肤及尿管的留置等影响患者舒适外，因肝功能低下而出现的腹水、黄疸、胸腔积液导致患者腹胀、瘙痒、胸闷、憋气等因素加剧了术后患者的不适。护士需注意评估患者主诉，及时采取措施缓解患者不适症状，疼痛患者可遵医嘱使用止痛药，腹水、胸闷患者可嘱其半卧位，瘙痒患者可用温水擦浴、穿棉质衣服等。此外，部分患者因肝脏解毒功能较差致使麻醉药在体内积存而出现躁动、幻听幻视等神志改变，护士应注意各种管路的固定，在患者和家属知情同意下给予适当约束，做好患者的安全护理。

（7）并发症的预防和护理

1）出血的护理：腹腔内出血是肝癌切除术后主要并发症之一，出血部位可来自肝创面、裸区、三角韧带、肾上腺及胆囊窝等，出血原因多由于术中止血不彻底、结扎线脱落及凝血功能障碍等。护士应注意观察患者引流液的颜色、性质、量，识别有无出血征象：如为暗红色陈旧性出血，说明出血速度慢；若为鲜红色血液，说明出血速度快。血液的温度如同体温，单位时间内出血量多，说明出血速度快；血温低于体温，单位时间内出血量少，说明出血速度慢。当出血量每10分钟超过40mL时，连续观察30分钟，同时伴血压下降、脉搏增快超过120次/min，说明出血速度快，多为血管出血。当一次出血量少于300mL时，患者多表现为烦躁、大汗、心率增快、面色苍白；大于500mL时表现为血压下降、尿少等休克表现。注意

保持引流管通畅，准确记录出血量，及时遵医嘱合理输入止血药物。结合动态血常规结果综合评价患者出血情况。此外，观察患者有无肝功能不全表现，如黄疸、腹水、消化道症状、肝性脑病等，做好血氨数值监测、患者精神状态及神志的观察。

2）腹水的护理：肝癌术后患者剩余肝脏体积较小、加上多数患者肝硬化使得患者肝功能较差，血浆白蛋白的合成减少，引起血浆胶体渗透压降低，促使血浆外渗；同时肝功能损害时，肾上腺皮质的醛固酮和抗利尿激素在肝内分解减少，血内浓度增高，促进肾小管对钠、水的再吸收，引起水钠潴留，而引起腹水的发生。患者出现大量腹水时，表现为腹部胀满、呼吸困难，同时可伴免疫力低下、易感染、营养低下等。护士应做好以下护理：①评估患者腹水程度，测量腹围及体重，为患者采取舒适卧位，呼吸困难时给予半卧位，吸入氧气；②选择柔软衣物，轻暖被服，减少对腹部的压迫；③下肢水肿时抬高患肢，可垫软枕；④使用利尿剂时注意观察尿量；⑤腹腔穿刺时注意穿刺点有无渗液及出血；⑥放腹水时速度不可过快、过多，以免引起腹压突然降低、全身血容量减少而出现休克症状；⑦饮食以高蛋白、低盐为原则。

3）胸腔积液的护理：术前肝功能不良，术中肝门阻断时间过长，术后腹水量过多、韧带淋巴回流障碍及膈肌损伤是肝癌术后患者并发胸腔积液的主要影响因素。护士需做好以下护理：①遵医嘱吸入氧气，积极改善患者的缺氧状态；②协助患者取半卧位，减轻胸腔积液对肺的压迫；③监测患者体温变化，并做好高热患者的护理；④若胸腔积液较少，患者可自行吸收，但若胸腔积液较多，需进行胸腔穿刺引流，护士应做好引流管的护理，加强固定；⑤液体输入速度不宜过快，以免加重患者心肺负担；⑥患者因胸闷、憋气及高热等，易出现焦虑、恐惧心理，护士需安慰患者，及时予以症状控制，缓解患者焦虑不安情绪。

4）膈下积液及脓肿的护理：膈下积液和脓肿是肝癌术后一种严重并发症。术后引流不畅或引流管拔除过早，可使残肝旁积液、积血，致肝断面坏死组织及渗漏胆汁积聚造成膈下积液，如继发感染则可形成脓肿。护士应做好以下护理：①膈下积液及脓肿多发生在术后1周左右，若患者术后体温正常后再度升高，或术后体温持续不降，伴有上腹部或右季肋部胀痛、呃逆、心率增快、白细胞增多，应疑有膈下积液或脓肿。②若已形成脓肿，必要时协助医生做好B超引导下穿刺及穿刺后腹腔引流管的护理，根据医嘱正确合理使用抗生素。③对高热患者应监测体温变化，补充水分防止脱水，鼓励患者进食高热量、高维生素、营养丰富的半流质或软食；给予物理降温或遵医

嘱药物降温，降温处理30分钟后复测体温，并记录；出汗较多时，及时更换衣服，寒战时给予保暖，并做好口腔护理。

5）肝性脑病的护理：肝癌术后因残肝解毒功能较差或发生肝衰竭，肝脏将氨转变为尿素的能力减低或丧失，氨通过血脑屏障进入中枢神经系统，导致患者神经系统出现异常。护士应做好以下护理：①观察患者有无肝性脑病的早期症状，若出现性格行为变化，如欣快感、表情淡漠或扑翼样震颤等前驱症状时，及时通知医生。②吸氧：半肝以上切除患者术后需间歇吸氧3~4天，以提高氧的供给，保护肝功能，减少氨的产生。③避免诱发肝性脑病的因素，如上消化道出血、高蛋白饮食、感染、便秘等，禁止用肥皂水灌肠，可用生理盐水或弱酸性溶液灌肠。④遵医嘱及时应用保肝药物及降血氨药物。⑤评估患者自理、活动能力、周围环境，做好安全警示标识，防止患者坠床、跌倒。

3.术后健康指导

肝癌术后患者胃肠功能恢复后可进食少量流质，逐渐改为半流质、普食，多进食高营养、高维生素、低脂易消化饮食，注意营养摄入均衡，进食30分钟内不宜立即卧床。忌多骨刺、粗糙坚硬、黏滞不易消化的食物；忌暴饮暴食，忌油腻、辛辣刺激性食物。腹水患者忌多盐多水食物，注意肝功能的长期维护，不可使用加重肝脏负担的药物，忌烟酒，使用利尿剂者需注意监测电解质情况；血氨增高者忌高蛋白饮食。根据患者血清学HBV、HCV检测学指标，指导患者及家属相关注意事项，并告知患者保持心情舒畅。

4.居家护理

（1）自我观察和定期复查　嘱患者及家属注意有无水肿、体重减轻、出血倾向、黄疸和乏力等症状，必要时及时就诊。手术后半年内每月复查，半年后3个月复查一次。术后一般复查内容：肝功能、血常规、肿瘤标志物、B超。3~6个月复查一次核磁或强化CT。

（2）注意营养　饮食多样化，进食高蛋白、高热量、高维生素、低脂肪食物，多食新鲜蔬菜水果，饮用果汁饮料，注意补充维生素A、C、E的食品。忌坚硬、辛辣食物，少食煎炸食品。腹水者应限制钠的摄入。注意饮食卫生。

（3）保持大便通畅，防止便秘，可适当使用缓泻剂，预防血氨升高。

（4）患者应注意休息，如体力许可，可做适当体力活动或参加部分工作。

（5）树立战胜疾病的信心，保持乐观的心态。

二、胆囊癌

（一）概述

胆囊癌（gallbladder cancer）较少见，却是最常见的胆道系统恶性肿瘤。不同地区、不同国家、不同种族之间发病率有明显差异，胆囊癌在女性中较多见（男女之比1∶3），随着年龄增长发病率增高，其中50岁以上者占82%，胆囊癌伴有胆囊结石者占80%以上。

（二）病因及预防

病因尚不十分清楚。与胆囊结石、慢性胆囊炎、工业致癌物、胆囊腺瘤以及炎性肠病有关。胆囊癌与胆囊结石的存在有密切关系，胆结石越大胆囊癌的危险性越高；可能与胆石的长期存在、慢性刺激造成胆囊黏膜上皮形态的改变有关。慢性胆囊炎合并胆囊壁钙化者恶变率较高（15%~60%）。胆囊腺瘤样息肉，腺瘤直径>10mm，蒂短而粗者易恶变。胆囊癌多见于胆囊底部、胆囊壶腹及胆囊颈部。

（三）生理及解剖

1.胆道分为肝内胆管和肝外胆道两部分

（1）肝内胆管　起自肝内毛细胆管汇集成为肝段、肝叶胆管和左、右肝管，其与肝内门静脉和肝动脉分支伴行。三者被包绕在结缔组织鞘（Glisson鞘）内。

（2）肝外胆道　包括肝外胆管、肝外左肝管、肝外右肝管、肝总管、胆总管和胆囊。

胆道具有分泌、储存、运送胆汁的功能，对胆汁排入十二指肠有重要的调节作用。

2.胆汁的生成、分泌与代谢

（1）胆汁的生成和成分　正常成人肝细胞、胆管每日分泌800~1200mL胆汁，胆汁中97%为水，其余包括胆汁酸、胆盐、胆固醇、磷脂酰胆碱（卵磷脂）、胆色素、脂肪酸、无机盐和刺激因子等。

（2）胆汁的生理功能　乳化脂肪、促进脂溶性维生素的吸收、抑制肠内致病菌生长和内毒素生成、刺激肠蠕动、中和胃酸。

（3）胆汁的分泌调节　胆汁的分泌受神经内分泌调节，迷走神经兴奋，胆汁分泌增多，交感神经兴奋，胆汁分泌减少。

（4）胆汁的代谢　胆汁中的胆汁酸、胆盐由胆固醇在肝内合成后随胆汁分泌至胆囊内贮存并浓缩。进食时胆盐随着胆汁排至肠道，约95%胆盐被肠道（主要是回肠）重吸收入肝以保持胆汁的稳定，此过程被称为胆盐的肠肝循环。

3.胆管和胆囊的生理功能

（1）胆管　输送胆汁至胆囊及十二指肠，毛细胆管在调节胆汁流量和成分方面有重要作用。

（2）胆囊　包括浓缩、储存、排出胆汁和分泌功能。

（四）组织及病理学特点

胆囊癌病理上分为肿块型及浸润型。前者为大小不等的息肉样病变（占80%~90%）向胆囊腔内突出，后者胆囊壁增厚与肝牢固粘连。组织学主要为腺癌（乳头状癌和黏液癌，占85%），少见者有鳞状细胞癌、腺鳞癌或未分化癌等。

（五）扩散和转移

1.直接浸润

直接浸润肝实质及邻近器官，包括十二指肠、胰腺、肝总管和肝门胆管。

2.淋巴道转移

从胆囊淋巴结、肝十二指肠韧带内的淋巴结到肝动脉及腹腔动脉的淋巴结；向下到胰头后方淋巴结。

3.血道转移

较少见。

（六）临床表现

胆囊癌缺乏特异的临床症状，合并胆囊结石者早期多表现为胆囊结石和胆囊炎症状。右上腹痛、消瘦、黄疸及腹部包块是其常见的主诉和表现。由于患者就诊多较晚，很难获得早期诊断。

（七）诊断

术前超声、CT、MRI、肝动脉造影及内镜超声（EUS）等先进手段可提高术前诊断率。其影像特点包括向胆囊内突出的肿块，息肉样或菜花样肿物，胆囊壁不规则的明显增厚并向肝内浸润，或肝十二指肠韧带淋巴结肿大。如果出现黄疸，磁共振胰胆管造影（MRCP）或螺旋CT（SCT）可显示肝内胆管扩张、肝总管狭窄及胆囊肿块。常于术中发现，偶见于胆囊切除术后病理发现胆囊颈部微小癌，因此，术中对切除的胆囊标本剖开后仔细检查是非常重要的。

（八）治疗

治疗原则包括早期发现、早期诊断、及时行根治性切除。其疗效与治疗的时机和肿瘤分期密切相关。尽管胆囊癌的治疗效果很差，外科根治性治疗仍然是治愈的唯一机会。

1.单纯胆囊切除术

癌肿仅限于黏膜层或黏膜下层，单纯胆囊切除可达到根治目的。此种情况多见于胆囊结石，或胆囊息肉样病变行胆囊切除术后发现胆囊癌。5年生存率可达85%~100%。

2.胆囊癌根治切除术或扩大的胆囊切除术

肿瘤侵及胆囊肌层或全层伴区域性淋巴结转移。手术治疗包括：①切除胆囊；②淋巴结廓清：清除肝十二指肠韧带内淋巴结、胰头后方淋巴结、肝总动脉淋巴结及腹腔干淋巴结等，达到骨骼化；③联合肝部分切除术：胆囊底部、胆囊体部癌伴肝浸润，应同时切除近肿块2cm的肝组织；④联合肝外胆管部分切除术：胆囊颈部或胆囊管部癌，肝外胆管受累伴梗阻性黄疸，如果胆囊管断缘术中病理为阳性，应切除肝外胆管行肝门胆管空肠Roux-en-Y吻合术，争取达到根治性切除。

3.姑息性治疗

术前或术中探查确定肿瘤不能被切除，或者已有远隔转移，应采用非根治方法减缓临床症状。包括：①减黄：借用内镜或介入方法在胆管受累处置入内支撑管或金属支架；②止痛：经皮腹腔神经节阻滞减缓疼痛并减少镇痛药的用量。

4.术后放化疗

胆囊癌的化疗和中药治疗效果很差。外照射和术中照射已有人应用，但尚无改善生存的资料。

（九）护理

胆囊癌行肝切除患者的护理同本节肝癌患者的护理。

三、胆管癌

（一）概述

胆管癌（cholangiocarcinoma）包括肝内胆管细胞癌、肝门胆管癌和胆总管癌三种。其中肝内胆管细胞癌（较少见）系指发生在肝内胆管的恶性肿瘤，多在原发肝肿瘤中叙述，这里重点叙述肝门胆管癌和胆总管癌。肝门胆管癌系指发生在左、右肝管及肝总管的恶性肿瘤；胆总管癌系指发生在胆总管的恶性肿瘤。肝外胆管癌较少见，其发病率低于胆囊癌；男女发病率无差异，50岁以上多见。其中肝门胆管癌较多见，占胆管癌的60%~80%；远端胆总管癌较少见。另有一种表现为弥漫性的胆管癌，较罕见。胆管癌最简单的分型是按其所在部位以便于外科治疗，其TNM分期较复杂。胆管良性腺瘤或假瘤均很少。

（二）病因及预防

病因尚不清楚，可能与胆管慢性炎症、胆结石及胆汁淤滞有关。约50%的患者合并胆结石。华支睾吸虫感染可致胆管癌。硬化性胆管炎、胆总管囊肿、肝胆管结石及溃疡性结肠炎被认为是胆管癌发生的危险因素。先天性胆总管囊肿的癌变率高达17.5%，与胰液持续反流至胆管损伤胆管上皮有关。

（三）生理及解剖

详见本章胆囊癌的生理及解剖部分。

（四）组织及病理学特点

大多数胆管癌为腺癌，分化好；少数为未分化癌、乳头状癌或鳞癌。肿瘤多为小病灶，呈扁平纤维样硬块、同心圆生长。

（五）扩散和转移

胆管癌直接浸润相邻组织沿肝内、外胆管及其淋巴分布和流向转移，并沿肝十二指肠韧带内神经鞘浸润是其转移的特点。

（六）临床表现

主要临床表现为进行性无痛性黄疸，包括深色尿、巩膜黄染、皮肤黄染、无胆汁大便（陶土便）及瘙痒等，也可有厌食、恶心等症状。

（七）诊断

1.腹部超声和CT显示肿瘤上方胆管扩张，可初步确定诊断。如发现胆囊扩张增大，则肿瘤位于胆囊管与肝总管汇合部以下。相反，如肝内胆管扩张，而胆囊空虚，胆总管不扩张，在肝门胆管区见到较小的软组织肿块，则肿瘤位于肝门部胆管。

2.肝细胞癌、肝转移癌也可累及肝门或产生癌栓堵塞肝门肝管致梗阻性黄疸；来自胆管上皮的肝胆管乳头状黏液癌及其所产生的黏液也可引起胆总管梗阻，应注意鉴别。

（1）血总胆红素>171.5mol/L，直接胆红素明显升高。

（2）ALP明显升高（>500U/L）。

（3）尿胆红素阳性。

（4）CA19-9也可升高。

3.超声检查仍然是首选的诊断方法，增强CT同样可提供有效的诊断信息，MRCP能清楚地显示肝内、外胆管的影像，显示病变的部位，明显优于PTCD、ERCP、B超和CT。

（八）治疗

手术切除肿瘤是本病治愈的唯一机会和主要的治疗手段。根据肿瘤存在的部位和分期采取不同的治疗方法。临床上按Bismuth介绍的将肝门胆管癌分成4型（图24-3-3）。美国抗癌联合会（AJCC，2002年）发布肝门胆管癌的TNM分期较为复杂。如果肿瘤较广泛地侵犯门静脉或肝动脉，或者两侧二级胆管均受累，或肿瘤已有远隔器官转移则被认为是手术切除的禁忌证。

1.肝门胆管癌根治切除术

包括手术切除十二指肠以上的肝外胆管、胆囊、肿瘤在内的左、右肝管，清除肝十二指肠韧带内淋巴结和脂肪组织，即骨骼化处理；必要时切除患侧半肝和尾状叶。其目的在于彻底切除肿瘤并便于肝管与空肠吻合，再施行肝门部胆管与空肠Roux-en-Y吻合。影响预后的主要因素是肿瘤分期和切缘状况。

2.姑息性治疗

当肿瘤累及双侧二级胆管或双侧门静脉者提示不能手术切除；已有多发肝转移和淋巴转移提示不可能行根治性切除，对不能行根治性切除或难以切除的肝门胆管癌，应设法减轻黄疸，缓解症状，延长生存期。①穿过肿瘤放置U形管，减轻黄疸；②可用介入方法治疗，经皮肝穿刺肝内扩张胆管并置管外引流（如PTBD，又称PTCD），或扩张肿瘤内胆管并放置内支撑管或金属支架。

3.中上段胆总管癌

应切除肿瘤，并行淋巴结清扫，肝十二指肠韧带骨骼化，再行肝总管空肠Roux-en-Y吻合术，但必须保证胆管切缘冰冻病理为阴性。必要时可施行胰头十二指肠切除术，以便扩大根治性治疗，达到R0切除。

4.中下段胆总管癌

其治疗原则同壶腹部癌，应施行胰头十二指肠切除术，保留幽门的胰头十二指肠切除术也是切实可行的。

胆管癌术后放疗、化疗的效果很差。Ⅰ期和Ⅱ期肝门胆管癌行肝移植并术后辅助化疗其疗效可得到改善。

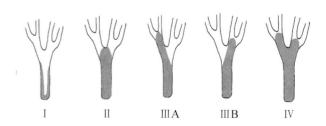

图23-3-3　肝门胆管癌的Bismuth分型

（九）护理

1.术前护理

（1）相关特殊检查的护理

1）经皮肝穿刺胆道引流（PTCD）：为有创检查，有可能发生胆漏、出血、胆道感染等并发症，故应该做好检查前的准备与观察护理，及时发现并处理并发症。检查前检查凝血功能，有出血倾向者遵医嘱予以维生素K_1注射纠正出血倾向；碘过敏试验；全身预防性应用抗生素2～3天；术前一晚流质饮食，术晨禁食水。检查中根据穿刺位置采取相应体位，指导患者平稳呼吸，避免屏气或深呼吸。术后平卧4～6小时，注意观察生命体征；严密观察腹部体征，注意穿刺点有无出血；留置管路是否通畅，引流液量、颜色及性质，并注意妥善固定；遵医嘱应用抗生素及止血药。

2）内镜逆行胰胆管造影（ERCP）：是在纤维十二指肠镜直视下通过十二指肠乳头将导管插入胆管或胰管内进行造影的方法。检查前常规注射地西泮5～10mg、东莨菪碱20mg；检查中插入内镜时指导患者进行深呼吸并放松；造影过程中若发现特殊情况应及时终止操作，留观并做相应处理；检查后2小时方可进食，由于本检验可能诱发急性胰腺炎和胆管炎等并发症，故造影后3小时内及第2天早晨各检查血清淀粉酶一次，注意观察患者的体温及腹部体征情况，发现异常及时处理，遵医嘱预防性应用抗生素。

（2）营养支持　胆管癌患者多因疾病消耗、营养不良等引起水电解质紊乱、营养状态低下，术前应充分了解患者的身体状况、全身营养状况及进食情况，及时遵医嘱补充营养，鼓励患者进食高蛋白、高热量、高维生素、低脂易吸收的饮食；对于因疼痛、恶心、呕吐而影响进食的患者可适当遵医嘱用药物控制症状，鼓励患者尽量经口摄入营养素；对口服摄入不足者，通过肠内、外营养支持改善营养状况，提高手术耐受性。

（3）黄疸的护理　肝内胆汁淤积、阻塞或淤积的上方胆管内压力不断增高，胆管不断扩张而导致肝内小胆管或微细胆管、毛细胆管发生破裂，使结合胆红素从破裂的胆管溢出，反流入血液中而导致黄疸的发生，患者多表现为皮肤瘙痒、大小便颜色改变、腹胀及消化不良、凝血功能障碍等。

护理胆管癌患者时需注意：①缓解黄疸患者及家属的恐慌心理，耐心做好解释。②告知患者保持皮肤清洁，用温水擦浴，以促使表皮血管扩张，加速致痒物质的转移，减轻其对皮肤感觉神经的刺激；避免使用肥皂或浴液等碱性用品。③穿棉质衣物，瘙痒时可用手拍打解痒，忌用力抓挠；可遵医嘱外涂一些止痒药物，涂在瘙痒的皮肤表面，每日数次。④剪短指甲，将手套入布袋中，或用手帕将手指包裹住后轻轻地进行抓痒。⑤白天可采用听广播、音乐，阅读报纸、书籍的办法分散患者的注意力，减少抓痒的时间。夜间可用一些镇静药物，以保证休息。⑥观察记录大小便颜色、性质。⑦对术前行胆汁引流者，需注意胆红素、肝功能等指标的观察，做好引流管的护理。⑧对有出血倾向者，遵医嘱补充维生素C和维生素K。

（4）术前常规准备　备皮、肠道准备、禁食水、留置胃管、尿管等。胆管癌患者备皮范围为上至两侧乳头连线，下至耻骨联合上缘，左右两侧至腋中线。

2.术后护理

（1）高位胆管癌行肝切除患者术后护理同本节肝癌患者的护理。

（2）中低位胆管癌行胰十二指肠切除患者术后护理同本章第四节胰腺癌患者的护理。

3.健康指导

（1）告知患者饮食应有规律，少食多餐，进食高蛋白、高热量、高维生素、低脂肪且营养丰富易消化饮食，多吃新鲜蔬菜、水果，少食冷热、辛辣、强酸等刺激性食物。忌烟酒，腹水患者忌多盐、多水事物，血氨增高者忌高蛋白饮食。

（2）指导患者劳逸结合，根据自身情况选择适当的活动及锻炼方法，以不疲劳为宜。注意休息，保证良好的睡眠，生活有规律，保持乐观开朗的情绪，做好自我心理调节。养成良好的卫生及生活习惯，不吸烟、不饮酒。

（3）术后伤口拆线后保持局部干燥，结痂脱落后可以洗澡，伤口处勿用肥皂等化学洗涤剂刺激。同时注意按时遵医嘱服药，并注意观察有无发生药物不良反应，如有异常，及时就医。

（4）术后定期复查，半年内每月一次，半年以上每3个月一次，两年以上每年一次或遵医嘱。

4.居家护理

（1）自我观察和定期复查　嘱患者及家属注意有无水肿、体重减轻、出血倾向、黄疸和乏力等症状，必要时及时就诊。术后定期复查，一般复查内容：肝功能、血常规、肿瘤标志物、B超。3～6个月复查一次核磁或强化CT。

（2）注意营养，饮食多样化，进食高蛋白、高热量、高维生素、低脂肪食物，多食新鲜蔬菜水果，饮用果汁饮料，注意补充维生素A、C、E的食品。

（3）患者应注意休息，如体力许可，可做适当体力活动或参加部分工作。

（4）树立战胜疾病的信心，保持乐观的心态。

（董凤齐　郑瑞双）

第四节　胰腺癌

一、概述

胰腺癌（pancreatic cancer）是恶性程度较高的消化道肿瘤。据WHO公布的统计资料（GLOBOCAN 2008）报道，2008年全世界发病率3.9/10万，胰腺癌的年发病率与年死亡率相近，整体生存时间在一年左右。多年来，胰腺癌的诊治形势非常严峻，2014年最新统计显示，在发达国家新发胰腺癌病例数较往年增加，死亡率位居恶性肿瘤第4位。中国胰腺癌患者占世界总数的15.68%，发病率和死亡率均居恶性肿瘤前10位。目前手术切除仍是根治胰腺癌最有效的方法，术式包括胰十二指肠切除术、胰腺癌扩大切除术、胰体尾切除术等。此外，放射治疗、局部化疗、免疫治疗等对提高患者的治愈率也起到了一定的作用。从肿瘤生物学角度出发，通过整体观念、以综合治疗保证根治与生活质量，已成为胰腺癌的治疗方向。胰腺癌手术复杂，各种症状如消化道症状、疼痛、黄疸等均需要护理团队的管理和干预，才能保证患者顺利康复。

二、胰腺的应用解剖和生理

（一）胰腺的应用解剖

胰腺位于腹上区和左季肋区，横过第1、2腰椎前方，在网膜囊后面，形成胃床的大部分，除胰尾外均属腹膜外位。其右侧端较低，被十二指肠环绕，左侧端较高，靠近脾门。通常将胰腺分为头、颈、体、尾四部分。

胰头位于第2腰椎的右侧，是胰腺最为宽大的部分，被十二指肠形成的"C"形凹所环绕，紧贴十二指肠壁，因此胰头部肿瘤可压迫十二指肠引起梗阻。胰头下部有向左突出的钩突，绕经肠系膜上动、静脉的后方。此处有2～5支胰头、钩突小静脉汇入肠系膜上静脉的右后侧壁。胰十二指肠切除术时要仔细处理这些小静脉，否则易致难以控制的出血。胰头的前面有横结肠系膜根穿越，后面有下腔静脉、右肾静脉及胆总管等。

胰颈是胰头与胰体之间较狭窄的部分，宽2～2.5cm。位于胃幽门部的后下方，其后面有肠系膜上静脉通过，并与脾静脉在胰颈后面汇合成肝门静脉。

胰体位于第1腰椎平面，其前面隔网膜囊与胃后壁为邻，后面有腹主动脉、左肾上腺、左肾及脾静脉。胰体后面借疏松结缔组织和脂肪附着于腹后壁。胰体上缘与腹腔干、腹腔丛相邻。

胰尾是胰左端的狭细部分，末端达脾门，行经脾肾韧带的两层腹膜之间。脾切除游离脾蒂时，需注意防止胰尾的损伤。

胰管位于胰实质内，起自胰尾，横贯胰腺全长，并收纳各小叶导管，到达胰头右缘时，通常与胆总管汇合形成肝胰壶腹，经十二指肠大乳头开口于十二指肠腔，偶尔单独开口于十二指肠腔。副胰管位于胰头上部，胰管的上方，主要引流胰头前上部的胰液，开口于十二指肠小乳头，通常与胰管相连，胰管末端发生梗阻时，胰液可经副胰管进入十二指肠腔。

胰腺的动脉由胰十二指肠上前动脉、胰十二指肠上后动脉、胰十二指肠下动脉、胰背动脉、胰下动脉、脾动脉胰支及胰尾动脉供应。胰头部的血液供应丰富，有胰十二指肠上前、上后动脉及胰十二指肠部动脉分出的前、后支，在胰头前、后面相互吻合，形成动脉弓，由动脉弓发出分支供应胰头前、后部及十二指肠。胰背动脉多由脾动脉根部发出，向下达胰颈或胰体背面分为左、右2支，左支沿胰下缘背面左行，称胰下动脉。胰体部的血供还来自脾动脉胰支，一般为4～6支，其中最大的一支为胰大动脉。分布到胰尾部的动脉称胰尾动脉。

胰腺的静脉多与同名动脉伴行，汇入门静脉系统。胰头及胰颈的静脉汇入胰十二指肠上、下静脉及肠系膜上静脉，胰体及胰尾的静脉以多个小支在胰后上部汇入脾静脉。

胰腺的淋巴结起自腺泡周围的毛细淋巴管，在小叶间形成较大的淋巴管，沿血管达胰表面，注入胰上、下淋巴结及脾淋巴结，然后注入腹腔淋巴结。

（二）胰腺的生理功能

胰腺是一个兼有内、外分泌功能的腺体，它的生理作用和病理变化都与生命息息相关。胰腺外分泌功能表现为分泌胰液，每日分泌量750～1500mL，主要成分为水、碳酸氢盐和消化酶。胰消化酶以胰蛋白酶、胰脂肪酶、胰淀粉酶、胰麦芽糖酶为主。胰液是含消化酶最丰富的消化液，在人体的消化中起重要作用。胰腺的内分泌功能是由胰岛的多种细胞构成，包括：β细胞，数量最多，分泌胰岛素；α细胞，分泌胰高血糖素；D细胞，分泌生长抑素；还有少数胰岛细胞分泌胰多肽、促胃液素、血管活性肠肽等。

三、病因及预防

胰腺癌的病因尚无定论。从环境与遗传的角度探讨胰腺癌危险因素和病因，对其危险因素进行有效预防是降低胰腺癌发生的根本措施。

（一）病因

1.吸烟

吸烟是目前唯一取得共识的胰腺癌危险因素，是目前确认与胰腺癌最相关的危险因子，吸烟者罹患胰腺癌的概率比不吸烟者高出2~3倍，尤其是一天抽两包以上者；其可能的机制是烟草中致癌物通过血液或胆汁回流进入胰腺而导致胰腺损害。

2.年龄

研究发现60岁及以上人群占胰腺癌病例的69.62%，且随着年龄的增长死亡率迅速增加。

3.饮食

研究表明饮酒、咖啡、高热量摄入、高饱和脂肪酸、高胆固醇食物、富含亚硝胺的食品与胰腺癌发病率有关。

4.糖尿病和葡萄糖耐受缺陷

研究表明，糖尿病患者罹患胰腺癌的危险性较其他人高4倍；同时，胰腺癌本身因为内分泌功能受损，造成调节血糖的重要激素分泌失去平衡，也可能造成糖尿病，80%的胰腺癌患者在确诊时伴有糖尿病和葡萄糖耐受缺陷症状。

5.慢性胆道、胰腺病史

患胆囊炎、胆石症等慢性疾病会增加胰腺癌的患病危险。主胰管和胆总管共同开口于十二指肠乳头，或分别开口于十二指肠壁，是胰腺疾病和胆道疾病相互关联的解剖学基础。胆道结石堵塞胰管使胰管内压力升高，或导致胰头部结石，长期会导致胰管上皮化生。各种慢性胰腺炎也与胰腺癌存在一定联系。

6.家族遗传

携带有癌症易感基因胚系突变的个体，易高发胰腺癌。目前所知，遗传性胰腺炎等遗传性疾病会增加胰腺癌的发生概率。

7.其他

从事化学工业、煤矿和天然气开采、金属工业、皮革、纺织、铝制造业和运输业的人易高发胰腺癌。

（二）预防

降低胰腺癌发病的最有效措施是加强三级预防，具体表现为：①一级预防：养成良好的生活方式。避免三高饮食，不吸烟，坚持锻炼身体，忌暴饮暴食和酗酒，少接触萘胺和苯胺等有害物质。②二级预防：早发现、早诊断、早治疗。要提高早期胰腺癌的检出率，临床上警惕胰腺癌报警症状，如出现上腹部疼痛、腰背部隐痛、食欲减退、腹胀、皮肤巩膜发黄、大便颜色变浅、不明原因的乏力、体重下降等。③三级预防：对症治疗，防止病情恶化和肿瘤复发转移，预防并发症和后遗症的出现。

四、组织及病理学特点

胰腺癌的组织病理学分类包括胰腺外分泌肿瘤和胰腺内分泌肿瘤。具体分类见表23-4-1。

五、扩散和转移

（一）直接扩散

1.胰头癌

对胰周的侵犯通常通过神经鞘进行，主要累及腹膜后脂肪组织，之后侵及腹膜后静脉和神经。在晚期病例中，可见肿瘤直接蔓延到邻近的器官和（或）腹膜。

2.胰体尾癌

肿瘤发展到更晚期时，局部蔓延通常更为广泛，累及的范围包括脾、胃、左侧肾上腺、结肠以及腹膜。

表 23-4-1 胰腺癌的病理类型

导管上皮腺癌	占80%~90%，主要由不同分化程度的导管样结构的腺体构成
腺泡细胞癌	仅占1%，肿瘤细胞呈多角形、圆形或矮柱形
小细胞癌	占1%~3%，形态上与肺小细胞癌相似
特殊类型的导管起源癌	多形性癌：亦称巨细胞癌，可能为导管癌的一种亚型
	腺鳞癌：偶见，可能为胰管上皮鳞化恶变的结果
	黏液癌：切面可呈胶冻状，类似于结肠的胶样癌
	黏液表皮样癌和印戒细胞癌；偶见
	纤毛细胞癌：形态与一般导管癌相同，特点是有些细胞有纤毛
	小腺体癌：少见

（二）淋巴道转移

1.胰头癌

按照转移频率的降序排列受累组织器官，分别为十二指肠后（胰十二指肠后）和胰头上淋巴结组、胰头下和胰体上淋巴结组、胰十二指肠和胰体下淋巴结组。更远的淋巴结转移可见于肝十二指肠韧带、腹腔干、肠系膜上动脉根部以及肾动脉水平的主动脉周围淋巴结。

2.胰尾癌

首先转移到胰尾上下淋巴结组和脾门淋巴结，同时通过淋巴管扩散到胸膜和肺。

（三）血道转移

按照转移频率的次序排列受累靶器官，分别为肝、肺、肾上腺、肾、骨、脑和皮肤。

六、临床表现

胰腺癌临床表现因肿瘤位置、病程长短、转移情况以及邻近器官受累情况而表现多样但又缺乏特异性。总的临床特点是病程短、病情发展快，早期症状隐匿而无特异性。

（一）首发症状

首发症状与肿瘤部位有关，如胰头癌患者往往最早出现黄疸；全胰癌常表现为腹痛、消瘦、腹部包块、发热等；胰体尾癌患者突出的首发症状有腰背酸痛、腹痛、上腹饱胀等。主要表现呈消化道症状，故易与胃肠、肝胆疾病相混淆，延误治疗时机。

（二）常见的临床表现

1.上腹痛和上腹部不适

上腹痛和上腹部不适被认为是最常见的早期症状，约占90%。主要临床表现为上腹部"粗糙感"，可忍受，此症状反复发生，持续时间长，不易缓解。以此按"胃病"对症处理后多数患者症状或许稍有缓解，少数患者经对症处理没有"治愈"而要求进一步检查，从而逐步明确诊断。

（1）腹痛的部位　一般在上腹中部，胰头癌可偏于右上腹，胰尾癌可偏于左上腹。

（2）腹痛的性质　①阵发性剧烈上腹痛，可放射至肩胛部；②上腹钝痛，最多见，约占70%。

（3）累及腰背部的上腹痛　大约1/4的患者出现此症状。腰背痛较上腹痛更为显著。

（4）晚期疼痛　在两侧季肋部有束带感，坐位、弯腰、侧卧、屈膝可以减轻，仰卧平躺可加重，夜间比白天明显，这类痛属于胰腺癌的晚期，是由于癌瘤浸润，压迫腹膜后内脏神经所致。

2.体重减轻

80%～90%的胰腺癌患者在疾病的初期即有消瘦、体重减轻。其原因主要有：①肿瘤对机体造成的慢性消耗；②消化液分泌排出障碍，导致消化吸收不良，营养缺乏；③疼痛所致患者不能正常休息或伴有高热等增加身体消耗；④研究显示胰腺癌肿瘤细胞及癌旁胰岛细胞分泌一些分子促进肝糖原再生，同时胰岛淀粉样多肽物质干扰糖原合成及储存，引起外周胰岛素抵抗，使机体不能有效利用葡萄糖从而导致明显消瘦；⑤炎性细胞因子如肿瘤坏死因子、白介素-1、白介素-6、干扰素、白细胞抑制因子等与胰腺癌的消瘦也有一定关系。

3.消化道症状

胰腺癌常有消化不良、食欲不振及恶心等表现，这可能与胰腺癌患者常有胃排空延迟有关。此外，胆总管下端及胰腺导管被肿瘤阻塞，胆汁和胰液不能正常进入十二指肠及胰腺外分泌功能不良等均会影响食欲。少数患者因肿瘤侵入或压迫十二指肠和胃可出现梗阻性呕吐。由于经常进食不足，约10%的患者有严重便秘。此外，也有15%左右的患者由于胰腺外分泌功能不良而致腹泻。脂肪泻是指各种原因引起的小肠消化、吸收功能降低，以致营养物质不能完全吸收，而从粪便中排出，引起营养缺乏的临床综合征群，亦称消化不良综合征，是晚期胰腺癌的表现，是胰腺外分泌功能不良的特有症状。

4.黄疸

是胰腺癌主要的症状，约占80%左右的胰腺癌患者在发病过程中出现黄疸，尤其是胰头癌。因肿物邻近胆总管末端，胆总管受到压迫，胆汁排泄受阻胆红素重吸收入血所致。早期胆道内压力增高，胆管代偿性扩张，胆汁尚能进入肠道内，此时不出现黄疸。梗阻进一步加重，患者可出现黄疸。胆道完全梗阻，临床可出现陶土色大便，尿呈浓茶色，出现皮肤瘙痒。胰体尾癌则在病程晚期，出现肝内转移或肝门部淋巴结转移压迫胆管时才出现黄疸。

5.消化道出血

约10%的胰腺癌患者发生上消化道出血，表现为呕血、黑便，也有的患者仅大便潜血阳性。多因胰腺癌压迫或浸润胃及十二指肠，使之变形、狭窄、糜烂或溃疡所致，也可因癌肿侵及胆总管或壶腹部，使该处发生糜烂或溃疡引起急性或慢性出血。如果肿瘤侵犯脾静脉或门静脉引起栓塞，继发门静脉高压症，还可导致食管胃底静脉曲张破裂出血，因此有少数胰腺癌患者被误诊为胃肠道出血性疾病。

6.发热

10%～30%的胰腺癌患者可出现发热，表现低热、高热、间歇或不规则热。发热可能由于癌组织坏死后产生内源性致热原或由于继发胆道或其他部位感染所致。

7.症状性糖尿病

胰腺癌患者在确诊前即出现消瘦、体重减轻、糖耐量异常等糖尿病表现，这可能与胰岛组织被癌肿浸润、破坏有关，出现糖尿病症状以胰体尾部癌较多见。因此如糖尿病患者出现持续性腹痛或突然无明显原因的病情加剧，老年人突然出现的糖尿病表现，要警惕发生胰腺癌的可能。

8.急性胰腺炎

少部分患者可以表现为急性胰腺炎发作。表现为突然发作的上腹痛（呈钝痛、刀割样痛或绞痛）、中度发热、恶心、呕吐，严重者可出现休克。

七、诊断

由于胰腺的解剖位置深在，胰腺癌的早期患者多无特异性症状，首发症状极易与胃肠、肝胆疾病相混淆，而且目前无特异性的肿瘤定性检查方法，故胰腺癌的早期诊断至今仍比较困难。目前临床上仍根据患者的临床表现，结合影像检查进行确诊。

（一）临床症状

由于胰腺癌早期症状不具特异性，对胰腺癌的诊断不具价值，但若出现下列症状，需对胰腺做进一步检查：①梗阻性黄疸；②短时间内不能解释的体重减轻，超过体重的10%；③不能解释的上腹部或腰背疼痛；④不能解释的消化不良；⑤突然出现的糖尿病而且缺乏易感因子，如糖尿病家族史或肥胖；⑥一次或几次"先天性"胰腺炎病史；⑦不能解释的脂肪泻。

（二）生化学检查

1.血尿便常规检查

早期多无异常发现，部分病例可出现贫血、尿糖阳性，大便潜血阳性，梗阻性黄疸出现后尿胆红素为强阳性。

2.淀粉酶和脂肪酶检查

早期血、尿淀粉酶和脂肪酶可升高，对胰腺癌早期诊断有一定的价值。晚期因胰管梗阻时间较长使胰腺组织萎缩，血、尿淀粉酶可降至正常，少数患者血清脂肪酶可升高。

3.血糖和糖耐量检查

由于癌肿破坏胰岛细胞，胰腺癌患者中约40%可出现血糖升高及糖耐量异常。

4.肝功能检查

胰头癌因胆道梗阻或出现肝转移等，常出现肝功能异常。血清胆红素超过15mg/dL，高于胆石症、慢性胰腺炎所致的胆道梗阻，血清转氨酶及碱性磷酸酶多有升高。

5.胰腺外分泌功能检查

约80%胰腺癌患者可出现外分泌功能低下，但慢性胰腺炎、胆总管结石或胰腺良性肿瘤也可影响胰腺外分泌功能。

（三）标志物检查

目前用于胰腺癌诊断的血清肿瘤标志物有10余种之多，主要包括CA19-9、CA242、CEA、CA125、CA50、CA195等。其中临床中证实最有价值的为CA19-9，被用于术前评估、预后判断以及观察药物治疗反应等方面。如果手术或放疗后CA19-9值持续下降则提示预后相对较好，CA19-9值再次升高常常是复发的标志。

（四）影像学诊断

迄今为止，影像学检查仍是胰腺癌诊断的重要手段，对于判断胰腺肿块的部位、确定肿块的性质、判断肿瘤切除的可能性及确定术式具有重要意义。

1.超声检查

超声检查是胰腺癌诊断常规和首选方法。其特点是操作简便、价格便宜、无损伤、无放射性、可多轴面观察、能直接显示图像，并较好地显示胰腺内部结构、胆道有无梗阻及梗阻部位、梗阻原因。彩色多普勒超声检查对血管受侵情况的判断有一定的帮助，如：①血管内癌栓存在；②腹腔动脉干、肠系膜上动脉肿瘤包绕；③门静脉系统肿瘤包绕。

2.CT检查

CT是最为常用的胰腺癌诊断、分期、治疗反应及对并发症进行评估以及随访的金标准。CT可显示当胰头癌侵犯、压迫胆总管末端造成胆道梗阻时，表现为肝内胆管扩张和胆囊增大；当胰腺癌侵犯肠系膜上静脉、门静脉、下腔静脉、脾静脉时，表现为血管增粗，界限模糊，甚至血管完全被肿瘤包绕，同时还可显示胰腺周围淋巴结转移情况，以及其他部位如肝脏转移等。

3.磁共振成像（MRI）

可显示肿瘤中央坏死囊性病变或胰管阻塞而形成囊肿，或显示邻近血管是否通畅以及血管受肿瘤侵犯所产生的阻塞状态，其诊断效果优于CT。

4.正电子发射断层扫描（PET）

PET成像技术已应用于胰腺癌的诊断和评估。

5.内镜超声检查（EUS）

内镜超声检查是一种能近距离接近消化道并提供高分辨率图像的方式，毗邻胰腺的内镜超声探头允许操作者对局部解剖细节进行直接探测，EUS的细针穿刺抽吸在探测原发肿瘤、淋巴结和肝脏情况的基础上，可获得病理学诊断。

八、治疗

目前手术切除仍是根治胰腺癌最有效的方法，对于不能切除者行姑息性手术，辅以放疗或化疗等手段。

（一）手术根治性治疗

1.胰十二指肠切除术（PD）

胰头癌的主要治疗手段，切除范围包括部分胰腺、邻近的十二指肠、胆总管下端、部分胃及空肠上端，并且需做胆总管、胰管、胃与空肠的吻合，是一种复杂且创伤大的腹部手术。

（1）手术指征

①胰头癌、胆总管下端癌、十二指肠癌、壶腹癌；②肿瘤局限、局部可整块切除，肠系膜上静脉、门静脉、下腔静脉等未受累，或局部受累但局部可切除修补；③无远处脏器转移、网膜和腹膜无种植性转移、无远处淋巴结转移、无腹水等；④宿主的一般情况和重要脏器功能可耐受麻醉和手术的打击；⑤患者和家属接受手术治疗，并愿意承担围术期可能出现的并发症。

（2）手术禁忌证

①肿瘤情况：肿瘤晚期，出现局部浸润，包括重要血管和组织、脏器、网膜和腹膜转移，出现腹水等。胰腺癌切除的主要限制是局部侵犯肠系膜血管。②宿主情况：一般情况差，重要脏器功能障碍、不能耐受手术和麻醉、患者和家属拒绝手术治疗。

2.脾、胰体尾切除术

胰体尾癌的主要治疗手段，切除范围包括胰体尾部分、脾脏、周围的区域淋巴结、神经纤维和结缔组织等。

（1）手术指征

①局限于胰体尾部的癌瘤或肿瘤侵及邻近脏器，但可一并整块切除；无远处脏器的转移或有远处脏器转移，但可一期切除；有远处脏器转移，虽不能一起切除，但局限于某一脏器，可术后应用辅助治疗加以控制者。②胰体尾占位性病变，恶性不除外者；非手术治疗效果不佳的良性占位。③患者一般状况和重要脏器功能可耐受手术和麻醉。④患者和家属接受手术治疗，并愿意承担围术期可能出现的并发症。

（2）手术禁忌证

①肿瘤超出胰体尾的范围、浸润周围脏器、组织或血管，不能整块切除，伴远处脏器多发转移、腹膜或（和）网膜转移、腹水等。②宿主情况：一般情况差，重要脏器功能障碍，不能耐受手术和麻醉。

（二）胰腺癌的外科姑息治疗

对胰腺癌中晚期患者进行合理的综合性姑息治疗，改善生活质量以期延长其生存期是极为重要的研究课题。外科手术对晚期胰腺癌患者诊治的主要意义：①解除胆道梗阻及消化道梗阻；②力争取得细胞病理学诊断依据，以指导治疗；③缓解疼痛；④明确是否已出现肝脏及腹膜转移；⑤肿瘤标记定位，为术后放疗创造有利条件。术式如下。

1.胆道-空肠吻合术

目的是解除胆道梗阻，同时要防止因手术所致的胆道逆行性感染。主要包括胆囊空肠吻合术、胆总管侧壁与空肠吻合术。

2.胆道-十二指肠吻合术

可将因梗阻扩张的胆囊或胆管直接与十二指肠做侧-侧吻合，操作简易、创伤小、手术并发症少，但因术后较易发生胆系感染而很少被采用。

3.胆囊造瘘外引流术

主要适用于高龄体弱，有严重的重要脏器功能障碍，尤其是合并胆道感染的梗阻性黄疸患者。

4.胃-空肠吻合术

胰钩突部癌，因十二指肠受侵、受压致不同程度的梗阻，或者胰体尾癌晚期侵犯压迫十二指肠空肠曲致上消化道梗阻。

5.胆道-空肠吻合加胃-空肠吻合术

适用于胰腺癌引起梗阻性黄疸又并发十二指肠梗阻。

6.肿瘤局部的放射及介入治疗

^{125}I粒子植入、氩氦冷冻消融治疗。

（三）化学治疗

胰腺癌化疗有以下方式，即术前化疗（新辅助化疗）、术后化疗（辅助化疗）和姑息性化疗（表23-4-2）。

1.I期胰腺癌

约占所有胰腺癌的20%，采用手术切除治疗，但I期患者术后辅助化疗有争议，很少有临床研究证据支持此患者术后接受辅助化疗。

表23-4-2 胰腺癌的一线化疗方案

化疗一线方案	吉西他滨单药方案
	卡培他滨单药方案
	吉西他滨+5-FU（或卡培他滨）的两药方案
	吉西他滨+顺铂（或奥沙利铂）
	5-FU+伊立替康+奥沙利铂的三药联合（FOLFIRINOX）方案

2. Ⅱ期胰腺癌

根据C级循证医学证据，标准治疗方法为胰腺切除术。与Ⅰ期相似，辅助化疗或5-FU+放疗的辅助治疗是有争议的，尚没有证据表明能够明显延长生存期。

3. ⅡB期胰腺癌

只有很有限的患者可接受根治性胰腺切除。根据C级循证医学证据，选择5-FU+放疗+姑息性胆管和（或）肠道改道术是标准的治疗方法。放化疗结合疗效优于单一放疗，而放疗优于化疗，但单一放疗仅能缓解症状，对生存期无明显改善。

4. Ⅲ期胰腺癌

由于病变侵犯血管而无法手术切除。根据B级循证医学证据水平，放疗+5-FU有优势。

5. Ⅳ期胰腺癌

预后较差，根据A级循证医学证据水平，吉西他滨或5-FU治疗是合理的治疗选择。近期研究表明，在明确吉西他滨治疗作用的同时，推荐替吉奥（S-1）、FOLFIRINOX和白蛋白紫杉醇等新药物和新方案，将为规范和提升我国胰腺癌诊治水平提供重要指导。

（四）放射治疗

胰腺癌是对放疗敏感性较低的肿瘤。近年来，射波刀是立体定向精准放疗的一种，目前精准度最高的治疗手段，由于胰腺癌的特殊性，早期症状不明显、手术难度大、化疗不敏感等，射波刀治疗胰腺癌的优势就凸现出来，射波刀治疗无需开刀、不流血、无创伤、治疗时间短、无需住院等。射波刀治疗胰腺癌最大优势就是呼吸追踪，射波刀的放射线可以跟随呼吸的运动而运动，时刻把足量的射线照射在肿瘤上，对周围组织起到保护作用，降低副作用，保证治疗效果。^{125}I粒子植入配合外照射是另一个胰腺癌治疗的方法，一般用^{125}I与外照射相结合治疗不能手术切除的胰腺癌。

（五）靶向治疗

抑制与肿瘤生长、增殖、血管生成和浸润相关的信号传导途径。主要的制剂有：①法尼基转化酶抑制剂；②群司珠单抗；③抗血管生成因子；④表皮生长因子受体单克隆蛋白；⑤基质金属蛋白酶抑制剂；⑥Cox-2抑制剂塞来昔布。

（六）生物治疗

细胞因子主要由机体免疫细胞及体细胞产生，许多细胞因子具有免疫调节功能。目前肿瘤临床治疗取得疗效的细胞因子主要为IFN-α、IFN-γ、IL-2、GM-CSF等。

（七）中医药治疗

辨证论治中常用药物：①肝郁脾虚：逍遥散加减；②湿热蕴阻：茵陈蒿汤加减；③瘀毒内结：膈下逐瘀汤合黄连解毒汤加减；④气血两虚：八珍汤加减；⑤肝肾阴虚型：一贯煎加味。

九、护理

胰腺癌手术范围较广，且生存期较短。作为一名护理人员，不仅要重视术前准备提高其对手术的耐受性，还要加强术后护理使其尽快恢复生理功能，并防止并发症的发生。此外，还应注意到患者的教育、经济、社会心理等因素对其护理质量所造成的影响。

（一）手术护理

1. 术前护理

（1）心理护理 术前要与患者建立良好的护患关系，耐心疏导、鼓励患者树立战胜疾病的信心，营造安全、舒适、安静的病房环境。当手术方案决定后，由主管护士耐心细致地向患者及家属讲解手术相关知识，如术后功能锻炼、饮食、镇痛泵的使用、咳痰训练等，使患者有一定的心理准备并了解应急处理方法，同时与患者及家属进行个性化疏导，尽最大可能切实解决患者的困难，消除患者因知识缺乏引起的焦虑、恐惧心理，帮助患者取得家庭和社会的支持，减轻心理障碍，建立起战胜困难的信心，从而提高依从性，更有利于手术的成功。

（2）护理评估 常规术前评估外，还因患者存在疼痛、黄疸、腹水等症状，需于术前充分评估相应症状的部位、性质、程度，以提供相对应的护理。此外，患者因癌症消耗导致的营养缺乏，应重点评估患者白蛋白、转铁蛋白、体重、有无水肿以及患者的食欲、进食量，以便于指导患者在术前合理摄入饮食，为术后机体储备能源，增强患者免疫功能，以及对手术耐受力。多数胰腺癌患者同时伴有血糖异常，应评估空腹、三餐后及睡前血糖，应遵循糖尿病饮食原则，将血糖控制在10mmol/L以下；同时由于胰腺癌患者糖原储备差，胰岛功能脆性大，血糖常大幅波动，所以要积极预防低血糖。

（3）营养支持护理 由于患者食欲差、吸收不良等可导致营养缺乏、贫血、体重下降、血浆蛋白降低、影响术后伤口愈合，尤其是血浆蛋白低时，组织修复功能降低，故做好术前饮食护理非常必要。指导患者进食高碳水化合物、高蛋白、高维生素、低脂肪饮食以储备足够的能量，并保持水、电解质平衡。不能经口进食或进食不足者，应建立胃肠外营养途径，以维持患者良好的营养状态，保证手术的顺利进行。

（4）疼痛护理　胰腺癌引起的疼痛主要是癌细胞浸润或侵犯血管、神经、其他内脏等，肿瘤对其压迫或刺激产生了疼痛以及癌瘤本身破溃，引起周围组织的炎症或坏死引起疼痛。疼痛可严重影响患者饮食及睡眠，加速体质消耗，以致对治疗的耐受性降低，使患者的生活质量下降。术前在充分评估患者疼痛的基础上应遵医嘱，按三阶梯给药原则按时逐步给药：①非阿片类（阿司匹林、萘普生等）；②弱阿片类（可待因、曲马朵）；③强阿片类（吗啡、芬太尼、美沙酮等），指导患者按时服药的意义，并告知阿片类药物的副作用和预防措施。除此之外，指导患者采用非药物镇痛法，如放松疗法、呼吸疗法、音乐疗法等。

（5）黄疸护理　因肿物压迫胆总管，胆汁排泄受阻，胆红素重吸收入血引起皮肤巩膜黄染。首先可在巩膜发现黄染，随着癌肿增大，胆道进一步梗阻，可出现皮肤黄染、瘙痒及浓茶尿，胆道梗阻严重者，出现陶土色便。此外，因胆汁不进入肠道，使脂溶性维生素K不能正常吸收，导致凝血酶原合成不足，故术前需静脉补充维生素K以改善凝血机制，同时应用保肝减黄药物。因黄疸引起的皮肤瘙痒，嘱患者常用温水淋浴，并穿着柔软棉、丝织内衣，禁止刺激性液体如酒精、碱性肥皂擦洗，使用炉甘石外涂可缓解症状。夜间难以入睡患者，遵医嘱给予适量镇静剂。

（6）PTCD管的护理　术前进行PTCD将胆汁排出体外，可减轻胆道压力，改善肝功能，提高手术成功率，降低手术风险。置管前耐心做好患者及家属的心理辅导工作，解释行PTCD穿刺的目的、意义、方法、介绍同种治愈好转或成功的病例、增强患者战胜疾病的信心。常规准备包括备皮、禁食禁饮、呼吸训练、碘过敏试验。置管完毕，严密监测生命体征，注意观察有无腹痛、腹胀、恶心、呕吐等异常情况。遵医嘱给予补液、抗感染、止血治疗。妥善固定，保持引流管通畅，确保有效引流。观察引流的胆汁量，有无出血、堵塞、感染、胆瘘、电解质紊乱等并发症。观察患者黄疸消退情况及肝功能改善情况，遵医嘱定时复查血清胆红素及肝功能。

（7）术前健康教育　在告知手术常规目的及内容的基础上，重点告知由于手术创伤大以及术后引流管较多，术后易出现疼痛，但强调术后给予相应的止痛治疗，消除患者紧张情绪。同时，指导训练患者床上有效咳痰、床上排便及床上下肢运动锻炼，以预防术后肺部及泌尿系感染、下肢静脉血栓的形成。

2.术后护理

胰腺癌患者经历的症状，对患者生活的诸多方面造成影响，如饮食、排泄、疼痛、睡眠形态紊乱以及情绪变化。通过病情观察，同医生协作，对胰腺癌患者的营养支持、疼痛护理、信心及情绪支持、机体训练等方面采取更加积极主动的行动，以促进胰腺癌患者生活质量的提高。

（1）心理护理　术后要以热情和蔼、关切同情的态度，深入浅出地讲解手术后的注意事项，有针对性地解除患者的思想负担；鼓励患者说出感受并提供处理方式的正确信息，给予患者和家属适当的支持；丰富患者的生活内容，转移对康复及治疗的伤痛和恐惧，以利于患者配合治疗，尽快康复。

（2）术后病情观察　常规监测术后患者生命体征，观察口唇、甲床、皮肤黏膜颜色。术后患者可因低血糖、肝功能损害等造成意识障碍，当患者意识恢复较慢时，注意有无表情淡漠、出虚汗等现象，同时检测血糖及肝功能予以辅助诊断。

（3）疼痛护理　手术切口疼痛多发生于术后24~72小时内，72小时后疼痛逐渐减轻。咳嗽、活动等刺激，可加重疼痛，因此，护士应进行疼痛护理：①为患者安排安静舒适的治疗环境；②协助患者行半卧位以减轻切口张力，患者咳嗽时，在护士的协助下用双手按压伤口两侧，以利于排痰；③遵医嘱按三阶梯给药原则给予止痛措施，指导患者自行应用镇痛泵；④评估并记录疼痛发作时间、次数、性质、部位、促发因素、缓解方法及止痛剂效果；⑤观察患者有无阿片类止痛药相关副作用，如头晕、嗜睡、恶心、呕吐、便秘、尿潴留等，指导患者如何预防和应对该类副作用的方法；⑥定时巡视患者，如发现腹部压痛、反跳痛、肌紧张，伴发热、引流液异常，应警惕胆瘘或胰瘘发生，及时反馈给医生。

（4）各种引流管的护理

1）腹腔引流管：PD术后患者腹腔引流管较多，一般放置在胃肠吻合口、胆肠吻合口、胰肠吻合口。由于近年来术式的改进，也有部分患者不放置腹腔引流管。引流管勿高于腹部皮肤穿出点，防止引流液倒流，引起逆行感染。术后24小时引流液为淡红或暗红色，一般不应超过200~300mL。如手术当日有大于300mL/h鲜红色血性液体流出，并伴有脉搏细速、血压下降，应考虑为出血可能，必须及时报告医生以便采取措施。若引流管引出胆汁样液或无色透明伴乳糜样沉渣，应考虑胆瘘或胰瘘发生。

2）胰腺引流管：胰腺引流管比较细，应妥善固定，防止打折、扭曲或脱出。胰腺引流管接无菌引流袋，每日更换一次，注意无菌操作，预防逆行感染。未进食时引流量少，进食后每日引流量可增多约300～500mL，无色透明。注意观察引流液性质，若引流液颜色为粉红色或黄绿色，考虑为出血或胰腺引流管滑脱至肠道，应通知医生给予处理，遵医嘱予以充分引流、使用生长抑素类似物奥曲肽抑制胰腺分泌。若无异常情况发生3～4周可拔除引流管。

3）PTCD管：PTCD管为术前缓解胆道梗阻，减轻黄疸症状，因术后胆肠吻合建立，胆汁顺利排入肠道，术后PTCD管引出的胆汁量逐渐减少。拔管前须闭管3天，观察患者有无黄疸再次出现或加重，大便颜色是否正常，有无发热、寒战、腹部胀痛发生，如未出现上述症状应进行胆道造影，显影通畅，开放引流1～2天，可予以拔管。

4）胃肠减压管：密切观察胃减液颜色、性质及量，严格记录。PD术切除远端胃，故胃肠减压除了吸出积气积液，减轻腹胀，还可及时发现胃部伤口出血的征兆。另外，术后应激性溃疡可使胃黏膜糜烂出血，导致上消化道大出血。胃肠减压可反映出血情况，还可经胃管注入止血药，呕血时还可防止误吸。保留胃肠减压期间，要妥善固定胃管，协助漱口，保持口腔黏膜湿润，对于由胃管摩擦咽部导致的不适可通过含化润喉片等措施缓解。患者排气后，胃管可拔除，拔除后仍要观察患者有无恶心、呕吐等胃排空障碍的表现。

5）肠内营养管：PD术通常留置空肠造瘘或鼻肠营养管，为患者术后供给肠内营养液提供重要保证，因此应注意妥善固定，同时向患者介绍其重要性，保证患者舒适度，肠内营养前后严格遵循操作规范，保证管道通畅及有效性。

（5）营养支持　术后营养支持对于有效改善患者的负氮平衡、促进蛋白质合成、促进吻合口及切口愈合、减少并发症具有重要意义。护士严格执行TPN护理常规，若TPN配合胰岛素泵输入，要按时监测血糖，随血糖值调节二者的滴速。随着肠蠕动的恢复，肠内营养的重要意义凸显出来。尤其是PD术消化道吻合口多，经口进食较晚，经空肠造瘘管或鼻肠营养管输入肠内营养液，可维持和改善胃肠黏膜屏障功能，促进肠蠕动功能的恢复，改善肿瘤患者胃肠道的免疫功能，降低感染并发症的发生率，促进胃肠道激素的分泌。首次给予短肽型营养剂——百普素，初始速度为20mL/h，循序渐进增至120mL/h。逐渐过渡到整蛋白、能量密集型，如能全力、瑞能。观察患者的耐受程度，有无腹胀、腹泻、肠痉挛疼痛等不适反应。

（6）皮肤护理　因胰腺癌手术时间长、术后患者管道多活动不便，导致患者卧床时间长。与此同时，黄疸导致患者皮肤保护屏障功能下降，故术后皮肤护理十分重要。对压疮高危患者应进行皮肤压疮危险因素评分，定时协助患者翻身更换体位或使用充气床垫，采取局部减压措施，保持床单位整洁、干燥、无皱褶。对于已出现的压疮，评估其压疮分级给予相应级别的压疮护理。

（7）体位与活动　手术后患者清醒、血压平稳，可给予半卧位，床头抬高30°～40°。依据快速康复外科理念，指导患者早期活动，有助于增加肺活量、促进胃肠道蠕动，有利于胃肠功能早期恢复、促进下肢血液循环，防止下肢静脉血栓的形成。此外，对患者自理能力及活动能力进行综合评定，制订个体化活动方案，活动时应遵循循序渐进的原则。

（二）常见术后并发症的护理

术后的主要并发症包括胰瘘、出血、胃排空延迟、胆瘘、糖耐量异常等。

1.胰瘘

胰肠吻合口瘘，其危害是胰酶被肠液、胆液激活后流入腹腔，腐蚀、消化周围组织，引起严重的腹腔感染、大出血、肠瘘等致命性并发症，危及患者生命。一般发生于术后5～7天，患者表现为突发剧烈腹痛、持续腹胀、发热、腹腔引流液内淀粉酶增高。典型胰瘘者可自腹腔引流管或伤口流出清亮液体，腐蚀腹腔脏器及周围皮肤，引起糜烂、疼痛。此时，应给予早期持续吸引引流，周围皮肤涂以氧化锌软膏或使用康惠尔水胶体敷料保护，及时通知医生，遵医嘱予营养支持、抑制胰液分泌等处理。处理后密切观察引流液的性质、量，确保引流管固定良好、引流通畅。若胰瘘持续3个月以上，引流量无减少趋势，应积极给予手术治疗。

2.出血

术后密切观察生命体征、伤口渗血及引流液的性质，准确记录出、入量。术后早期1～2天内的出血可能系黄疸致凝血机制障碍、创面广泛渗血或结扎线脱落等原因；术后1～2周发生的出血可因胰液、胆汁腐蚀以及感染所致，如出血速度较慢，可在严密观察下遵医嘱迅速扩容、保持有效的循环血容量，予止血药，同时补充维生素K和维生素C；如出血量大、出血速度快且猛，保守治疗无效，配合医生做好急症手术止血的准备。

3.胃排空延迟

患者于术后7天以上不能拔除胃管、不能进食，或拔除胃管之后出现明显呕吐症状，高度怀疑存在功能性胃排空延迟。其主要原因有手术创伤刺激交感神经、使其活性增强、儿茶酚胺释放增加、胃肠神经丛、迷走神经损伤、胃窦幽门肌缺血等。嘱患者禁食、保持口腔清洁。遵医嘱留置胃管并持续胃肠减压，予甲氧氯普胺、多潘立酮等胃动力药。同时给予患者静脉营养及肠内营养支持治疗，保证患者能量供给。功能性胃排空延迟持续时间长，有的长达半年，须对患者加强心理指导，使其了解发生原因并放松心情，鼓励患者树立信心。

4.胆瘘

多发生于术后5～10天。主要表现为腹痛、腹膜炎症状，并伴有发热、黄疸、恶心、呕吐等，可引流出较多的含有胆汁样液体。嘱患者采用右侧卧位或半卧位，并禁食、胃肠减压、充分的引流，以减少经瘘口的胆肠液流出，周围皮肤涂以氧化锌软膏保护或使用康惠尔水胶体敷料保护，加强营养支持治疗，遵医嘱合理应用抗生素。

5.糖耐量异常

患者术前也可能存在糖耐量异常，长期高血糖对β胰岛细胞慢性刺激，导致β细胞功能障碍，胰岛素分泌失代偿，经切除胰腺后，β细胞功能有所恢复，但胰岛素抵抗现象仍不能完全缓解，故术后患者仍可出现糖耐量异常。需密切监测患者血糖变化，遵医嘱随时调整胰岛素用量，密切关注患者是否出现出冷汗、心慌以及头昏眼花等低血糖症状以及尿多、皮肤干燥、极度口渴、厌食、心跳加快、呼吸缓而深、疲倦无力等高血糖症状。

6.其他

伤口裂开、伤口感染、肺部感染、泌尿系感染、肠梗阻、血管栓塞性疾病等。

（三）居家护理

胰腺癌患者出院后仍有较高的护理需求，护理人员应在患者出院前对其进行充分评估，包括心理状况、社会支持、饮食情况、自理能力等患者自身情况和手术方式、化疗与否及预后等治疗情况，并与所在医院护士做好接洽、衔接，建立居家护理病历，全面掌握患者情况，针对不同的患者采取不同的护理措施。

1.饮食指导

胰腺癌根治性切除术是一种复杂且创伤的大手术，其切除范围广泛，术后吻合较多，消化道进行了重建，因此机体对食物的消化和吸收功能将产生一定影响。指导患者进食高蛋白、高维生素、低脂肪食物，以软烂、易消化为主，遵循少量多餐原则，循序渐进增加进食量，忌生冷、油炸、辛辣等不易消化的食物。如遇腹胀、腹泻等不适症状，应选择易消化、

少油饮食，避免刺激性、高渗性食品以及过冷及产气食物，如冰淇淋、甜牛奶、豆浆等，必要时可在医生建议下服用多潘立酮、多酶片等助消化药物，腹泻严重时遵医嘱应用洛哌丁胺及十六角蒙脱石等止泻药，上述症状如不缓解，及时到医院就医。

2.休息与活动

保持室内空气清新，每日开窗通风，预防感染。指导患者充分休息，进行适当轻体力活动，运动可使全身系统代谢增加，加速胃肠道功能的恢复，促进肠蠕动、减轻腹胀，如散步、打太极等有氧运动还可改善疲乏症状；术后伤口初步愈合，须避免腹压增大的因素，如剧烈咳嗽、用力排便、抬举重物等，以免造成切口疝的发生。晚间休息前，可用温水泡足，每天30分钟，泡足后指导家属用拇指指腹按摩足底的横结肠区，促进胃肠功能的恢复。

3.心理护理

指导患者逐渐由患者角色向健康人角色转变，并结合其自身兴趣爱好，如读书、十字绣等可排遣压力、陶冶情操。同时指导家属耐心倾听和鼓励患者诉说疾苦，让患者不良情绪得到宣泄，有针对性地进行疏导劝说，结合其宗教信仰，帮助他们尽快度过哀伤期并建立良好的家庭支持系统，帮助患者逐步回归社会。

4.T管及PTCD引流管的护理

携带T管及PTCD引流管回家的患者，应指导其引流管妥善固定、防止扭曲、打折及固定位置方法，避免引流液反流导致感染发生；指导家属注意观察引流管周围皮肤，是否出现红肿，有无渗液等情况，如有异常，及时就医；指导家属遵循无菌操作原则定时更换引流袋，准确记录引流量。如发生引流量突然减少、引流液颜色异常、寒战、发热、巩膜、皮肤黄疸再次出现症状，应及时到院就诊。

5.肠内营养管护理

依据患者出院前营养评估，个别患者遵医嘱携带空肠造瘘管或鼻肠营养管，继续进行居家营养支持，指导患者及家属掌握正确的应用肠内营养方法：妥善固定营养管，每次使用前常规检测体外导管长度；选择新鲜食材，食材需打碎，滤渣，防止营养管阻塞；保证营养管使用前、后用37℃～38℃温水30mL脉冲式冲洗营养管，保障通畅；如遇营养管使用有阻力时，严禁暴力冲管，防止管路爆裂；如出现剧烈腹痛、呕吐，应停止管入，并及时就医。

6.症状护理

（1）疼痛　姑息手术患者及晚期癌症患者因肿瘤未被根治，癌瘤浸润压迫腹膜后内脏神经，疼痛仍持续存在。指导患者正确评估疼痛程度，及时记录疼痛

的时间、频次、性质。掌握止痛的不同处理方法及止痛药使用原则、方法、副反应及应对措施。恶心、呕吐、便秘是阿片类药物常见的消化系统不良反应。其中恶心、呕吐多可在用药3天后耐受，症状明显者可配合使用甲氧氯普胺、格雷司琼等止吐药物，患者切勿在用药初期因为恶心、呕吐而停止服药。但便秘随用药时间的延长和剂量的增加具有累积效应，居家患者在病情允许的情况下，多饮水，摄入纤维素含量高的食物，如芹菜、菠菜等；还可吃润肠通便的食物，如香蕉、蜂蜜、山芋等；适量增加运动量，餐后半小时散步；严重便秘者在服用止疼药的同时配合使用缓泻药，如麻仁胶囊、通便灵等；还可做腹部按摩刺激肠蠕动（由右向左顺时针），必要时灌肠。阿片类药物的神经系统副作用是镇静、嗜睡。一般表现为用药初期睡眠时间延长，可逐渐耐受。少数患者还会发生尿潴留，可通过湿毛巾热敷下腹部，听流水声，会阴冲洗诱导排尿，如无效须导尿。用药剂量加大或间隔时间短，可能会发生呼吸抑制，须严密观察。

（2）黄疸　晚期胰腺癌患者，因肿瘤浸润进展，胆道完全梗阻，黄疸再次出现。指导患者穿宽松、肥大、柔软的棉质衣服；勿抓挠皮肤，防止皮肤破损引起感染；用温水擦拭皮肤，禁止刺激性液体，如乙醇、碱性肥皂擦洗；使用炉甘石外涂可缓解症状。

（3）糖耐量异常　参见常见术后并发症的护理糖耐量异常部分，必要时请内分泌医生进行系统诊治。

7.定期随诊复查

治疗后2年内每3个月、2年后每6个月随访，复查血常规、肝肾功能、血清肿瘤标志物、腹部CT或B超。如有体温升高、食欲下降、恶心、呕吐、黄疸加重或再次出现、消化道出血（呕血或黑便）等异常现象及时到医院就诊。

十、预后

胰腺癌的预后极差，未经治疗的患者1年生存率为8%，5年生存率为3%，中位生存期仅2~3个月。肿瘤标志物CA19-9、外科治疗方式、化疗均与预后有关。CA19-9是胰腺癌一个独立生存预期因子，在化疗第1周内血清CA19-9下降值大于20%者，其生存期明显延长。经手术外科治疗，肿瘤切除后的平均生存期是17个月。胰十二指肠切除术后影响预后的因素体现在淋巴结有无转移、有无远处脏器转移、肿瘤细胞分化程度、是否行根治术、术后放化疗等方面。此外，化疗以5-FU及吉西他滨为主的化疗方案，1年生存率高于单纯化疗。

（李之华　张庆芬）

参考文献

[1]吴在得.外科学[M].北京:人民卫生出版社,2002.

[2]卢美秀,许淑莲.现代护理实务全书[M].深圳:海天出版社,1998.

[3]杜斌.腹部手术对呼吸功能的影响[J].中国实用外科杂志,2004,24(3):136.

[4]周望京.816例胃癌术后早期并发症调查分析[J].浙江临床医学,2002,4(6):447.

[5]朱健,张明党,翟党红,等.普外科老年胃癌患者围术期呼吸道护理[J].实用临床医药杂志,2009,5(6):5.

[6]罗凝香,朱明范,陈冬连.胃癌根治术后相关并发症的观察及护理[J].现代临床护理,2009,8(9):19.

[7]陈峻青,夏志平.胃肠癌手术学[M].北京:人民卫生出版社,2008.

[8]徐海英.胃癌术后并发胃肠瘘的护理对策[J].临床护理杂志,2009,8(6):21.

[9]李心田.医学心理学[M].北京:北京医科大学中国协和大学联合出版社,1998.

[10]胡雁,陆箴琦.实用肿瘤护理[M].上海:上海科学技术出版社,2007.

[11]梁寒.胃癌[M].北京:北京大学医学出版社,2012.

[12]王宁,孙婷婷,郑荣寿,等.中国2009年结直肠癌发病和死亡资料分析[J].中国肿瘤,2013,22(7):515-520.

[13]陈万青,郑荣寿,曾红梅,等.1989—2008年中国恶性肿瘤发病趋势分析[J].中华肿瘤杂志,2012,34(7):517-524.

[14]Imperiale T F, Ransohoff D F. Risk for colorectal cancer in persons with a family history of adenomatous polyps: a systematic review[J]. Ann Intern Med, 2012, 156(10):703-709.

[15]Aune D, Chan D S, Lau R, et al. Dietary fibre, whole grains, and risk of colorectal cancer: systematic review and dose-response meta-analysis of prospective studies[J]. BMJ,2011,343:d6617.

[16]Aune D, Chan D S, Lau R, et al. Carbohydrates, glycemic index, glycemic load, and colorectal cancer risk: a systematic review and meta-analysis of cohort studies[J]. Cancer Causes Control, 2012, 23(4):521-535.

[17]Kennedy D A, Stern S J, Moretti M, et al. Folate intake and the risk of colorectal cancer: a systematic review and meta-analysis[J].Cancer Epidemiol,2011, 35(1):2-10.

[18]郝希山.肿瘤手术学[M].北京:人民卫生出版社,2008.

[19]张惠兰,陈荣秀.肿瘤护理学[M].天津:天津科学技术出版社,1999.

[20]刘谦,刘晓光.肿瘤诊断防治与康复[M].长春:吉林科学技术出版社,2009.

[21]陈孝平.外科学[M].北京:人民卫生出版社,2003.

[22]彭晓玲.外科护理学[M].北京:人民卫生出版社,2012.

[23]Ferlay J, Shin HR, Bray F,et al. Estimates of worldwide burden of cancer in 2008:GLOBOCAN 2008[J].Int J Cancer,2010,127(12):2893-2917.

[24]Wang L, Yang GH, Li H, et al. Pancreatic cancer mortality in China(1991-2000) [J].World J Gastroenterol,2003,9:1819-1823.

[25]Ghadirian P, Lynch HT, Krewski D. Epidemiology of pancreatic cancer: an overview[J].Cancer Detection and Prevention,2003,27:87-93.

[26]Kloppel G, Kosmahl M. Cystic lesions and neoplasms of the pancreas：The features are becoming clearer[J]. Pancreatology,2001,1:648-655.

[27]Michaud DS, Giovannucci E, Willett WC, et al. Physical activity, obesity, height, and the risk of pancreatic cancer[J]. JAMA,2001,286:921-929.

[28]Ralph HH,N. Volkan Adsay, Jorge Albores Saavedra, et al. Pancreatic intraepithelial neoplasia. A new nomenclature and classification system for pancreatic duct lesions[J]. Am J Surg Path,2001,25:579-586.

[29]孙丛,周存升.螺旋CT在胰腺肿瘤诊断中的临床应用[J]. 中华放射学杂志,2001,2:87-89.

[30]赵心明,欧阳汉,郝玉芝,等.无功能胰岛细胞瘤的影像学表现[J].中国医学影像技术,2003,19:53-55.

[31]Koopmann J, Fedarko NS, Jain A,et al. Evaluation of osteopontin as biomarker for pancreatic adenocancinoma[J]. Cancer Epidemiol Biomarkers Prev,2004,13:487-491.

[32]Tobita K, Kijima H, Dowaki S,et al. Epidermal growth factor receptor expression in human pancreatic cancer: Significance for liver metastasis[J]. Int J Mol Med,2003,11:305-309.

[33]张群华,倪泉兴.胰腺癌2340例临床病例分析[J].中华医学杂志,2004,84:214-218.

[34]Ziske C, Schlie C,Gorschluter M, et al. Prognostic value of CA19-9 levels in operable adenocarcinoma of the pancreas treated with gemcitabine[J]. Br J Cancer,2003,89:1413-1417.

[35]Iorenz M, Heinrich S, Staib-Sebler E,et al. Regional chemotherapy in the treatment of advanced pancreatic cancer-is it relevant[J].Eur J Cancer,2000,36:957-965.

[36]Lim JE, Chien MW, Earle CC. Prognositic factors following curative resection for pancreatic adenocarcinoma:a population-based, linked data-based analysis of 396 patients[J].Ann Surg,2003,237:74-85.

[37]Hirai K, Kimura W, Ozawa K, et al. Perineural invasion in pancreatic cancer[J]. Pancreas,2002,24:15-25.

[38]Poon RT, Lo SH, Fong D, et al.Prevention of pancreatic anastomotic leakage after pancreaticoduodenectomy[J].Am J Surg,2002,183:42-52.

[39]Yeo CJ, Cameron JL, Lillemoe DL,et al.Does prophylactic octreotide decrease the rates of pancreatic fistula and other complications after pancreaticoduodenectomy? Results of a prospective randomized placedo-controlled trial[J].Ann Surg,2000,232:419-429.

[40]Gouillat C,Chipponi J, Baulieux J,et al.Randomized controlled multicentre trial of somatostatin infusion after pancreaticoduodenectomy[J], Br J Surg,2001,88:1456-1462.

[41]顾沛.外科护理学[M].上海:上海科学技术出版社,2002.

[42]马双莲,丁玥.临床肿瘤护理学[M].北京:北京大学医学出版社,2003.

[43]Neoptolemos JP,Dunn JA,Stocken DD, et al. Adjuvant chemoradiotherapy and chemotherapy in respectable pancreatic cancer:A randomized control trial[J]. Lancet,2001,358:1576-1585.

[44]Volker Heinemann.Gemcitabine-based combination treatment of pancreatic cancer[J].Seminars in Oncology,2002,29(suppl 3):25-35.

[45]Caroline P, Robert F,Bradley N.Relationship between depression and pancreatic cancer in the general population[J]. Psychosom Med,2003,65:884-888.

[46]Gooden HM, White KJ.Pancreatic cancer and supportive care-pancreatic exocrine insufficiency negatively impacts on quality of life[J].Support Care Cancer,2013,21(7):1835-1841.

[47]徐莉.20例胰腺癌患者的术前及术后护理[J].当代护士,2013,5:46-48.

[48]陈亭,刘文清,赵铁军.CT引导下经皮经文氏孔穿刺植入125I粒子治疗胰头癌的护理[J].护理研究,2013,27(5):1387-1388.

[49]张静,甘军,赵琦,等.胰腺癌伴梗阻性黄疸患者胆道感染高危因素分析[J].中华医院感染杂志,2012,22(1):93-95.

[50]张庆芬,高立硕.胰腺癌患者围术期实施心理干预的效果观察[J].天津护理,2013,21(1):48-49.

[51]王广胜.胰腺癌术后肠内营养护理的应用[J].护理研究,2013,10(9):133-135.

[52]陈豫鹏.预见性护理在胰头癌患者术后肺部感染中的应用价值[J].中华全科医学,2013,11(7):1151-1143.

[53]董志伟,谷铣之.临床肿瘤学[M].北京:人民卫生出版社,2002.

[54]梁宪明,赵玉沛.家庭健康教育对胰腺癌患者术后生活质量的影响[J].中华全科医学,2013,11(5):750-751.

[55]朱芹,支淑华.居家护理对胰腺癌患者生活质量的影响[J].临床护理杂志,2014,13(4):43-45.

[56]赵玉沛.中国胰腺癌诊治标准化[C].第十四届全国胰腺

外科学术研讨会,天津:出版社不详,2012.

[57]石志霞.浅谈家庭临终护理的价值[J].求医问药,2012(10):207-208.

[58]杨红艳,杜广鹏,杨帆.一例末期癌症患者的家庭护理指导[J].中国保健营养,2013(8):186.

第二十四章　泌尿及男性生殖系统肿瘤的护理

第一节　肾脏肿瘤

一、概述

肾细胞癌（Renal Cell Carcinoma，RCC）是起源于肾实质泌尿小管上皮系统的恶性肿瘤，又称肾腺癌，简称为肾癌，占肾脏恶性肿瘤的80%～90%。包括起源于泌尿小管不同部位的各种肾细胞癌亚型，但不包括来源于肾间质以及肾盂上皮系统的各种肿瘤。

肾癌占成人恶性肿瘤的2%～3%，各国或各地区的发病率不同，发达国家发病率高于发展中国家。我国各地区肾癌的发病率及死亡率差异也较大，根据2013年全国肿瘤登记年报的数据显示，全国肾癌的发病率为4.7/10万，死亡率约为30%，男女患者发病率比例约为1.83∶1；城市地区是农村地区发病率的4.31倍。发病年龄可见于各年龄段，高发年龄为50～70岁。

二、病因及预防

肾癌的病因不清楚，大量的流行病学调查研究发现以下多种因素可能与肾癌发病有关。

（一）病因

1.吸烟

多年的研究已证明吸烟是肾癌发病的高危因素。根据美国癌症研究学会（American Association for Cancer Research，AACR）的统计，吸烟量越大、吸烟的时间越长，肾癌发病的风险越高。吸烟不仅增加肾癌的发病风险，环境吸烟尤其是家庭或是工作环境中被动吸烟同样增加肾癌的发病风险。

2.职业

一些职业，包括石油化工、石棉工人、钢铁工人、印刷工人等长时间暴露在工业环境，接触一些化学成分致癌物质，增加了肾癌发病的危险性。

3.肥胖

越来越多的研究发现肥胖是肾癌的危险因素。Lowrance WT于2009年的报道认为肥胖患者更易患肾透明细胞癌，BMI是肾透明细胞癌的一个独立预测因素。

4.遗传

肾癌分为散发性和家族性，家族性肾癌与遗传相关。家族性肾癌发病年龄早并易为多发或双侧肾癌。

5.高血压、糖尿病

近年越来越多的研究发现高血压与肾癌的关系，Setiawan VW报道与正常人比较，高血压患者的肾癌发病风险在男性是1.42倍，在女性是1.58倍。有两项研究通过Meta分析已经证实糖尿病可以显著增加肾癌的发病风险，具体机制还不完全明确，目前认为其与胰岛素抵抗、高血糖及胰岛素样生长因子-1（IGF-1）水平增高等因素有关。

（二）预防

40岁后应每年做一次肾脏B超检查，做到对肾癌的早期诊断、早期治疗；同时要养成良好的饮食习惯，宜用清淡饮食，适当进食鱼、鸡蛋及少量动物瘦肉，避免食用霉变、腐烂、腌制食品，减少高糖、高脂肪食物的摄入。生活中还应保持良好的心态，加强体育锻炼，增强抗病能力；戒烟、戒酒、避免放射线侵害，减少化学性致癌物质的接触，防止滥用激素。除此之外，一些肥胖、糖尿病及患有原发肾病等高危患者应提高警惕，定期复查，做到早预防、早诊断、早治疗。

三、应用解剖及生理

（一）肾脏的应用解剖

肾脏左右各一，形似蚕豆，长9～11cm，厚

4～5cm，宽5～6cm。肾有内外缘，前后两面及上下两极。右肾蒂较左肾蒂短，肾蒂由结缔组织包裹出入肾门的血管、淋巴管、神经及肾盂形成。肾蒂内结构由前向后为肾静脉、肾动脉及肾盂；从上到下为肾动脉、肾静脉及肾盂。正常肾脏位于腹膜后间隙内脊柱两旁，包绕在肾周筋膜内。呈"八"字排列，左高右低。左肾上端平第11胸椎体下缘，下端平第2～3腰椎椎间盘平面；右肾上端平第3腰椎体上缘，下端平第3腰椎体上缘。左侧第12肋斜过左肾后面的中部，右侧第12肋斜过右肾后面的上部。肾脏位置不固定，可随呼吸略有上下移动，其范围不超过1个椎体；由卧位转为站立位，肾可降低1～3cm。

肾脏由肾实质及收集系统组成，肾实质包括皮质和髓质。肾皮质为肾实质外层，富含血管。皮质深入髓质肾椎体的部分称为肾柱，内含叶间动脉和静脉。髓质位于肾实质内侧，主要由15～20个肾椎体构成。椎体尖端为肾乳头，突入肾小盏。肾脏有7～9个肾小盏，2～3个肾小盏合成1个肾大盏，肾大盏2～3个再合成肾盂。肾盂出肾门后向下弯行，移行为输尿管。

肾脏的上方借疏松的结缔组织与肾上腺相邻，两者共同由肾筋膜包绕。肾脏的内下方以肾盂续输尿管。在内侧，左肾有腹主动脉，右肾有下腔静脉，内后方分别为左、右腰交感干。肾脏的前方被腹膜覆盖，左右毗邻分别为：左肾上端为左肾上腺；左肾前面后部与胃底后壁接触，中部与胰尾和脾血管相依，下半部邻接空肠；左肾外侧缘上方大部与脾毗邻，下部与结肠左曲相贴。右肾上端内侧被右肾上腺遮盖，右肾前面上2/3部分与肝邻贴，下1/3与结肠右曲接触，内侧缘邻接十二指肠降部。

肾动脉多在肠系膜上动脉的下方由腹主动脉发出，于肾静脉后上方横行向外，经肾门入肾。右肾动脉走行于下腔静脉后方和肾静脉的后方，左肾动脉位于左肾静脉的后方和稍上方。肾动脉分前后两支进入肾窦，后支于肾盂后方经过，供应肾后段；前支于肾盂和肾静脉间走行，分支供应肾上、中、下段。肾的动脉间无明显的交通支。肾静脉从肾门开始，由3～5支集合而成的粗短静脉干，经肾动脉前方横行向内，注入下腔静脉。弓形静脉、叶间静脉、节段静脉之间均有丰富的交通支，即使一处受到损伤，也不会引起回流障碍。

（二）肾脏的生理功能

肾脏在维持机体内环境稳定方面发挥着重要的功能，具体包括以下功能。

1.尿的生成

血液流经肾脏，其中除细胞与大分子蛋白以外

的大部分血浆成分通过肾小球毛细血管内皮、基底膜及足细胞裂孔膜构成的滤过膜滤入肾小囊形成原尿，在流经不同节段肾小管的过程中通过尿液的浓缩和稀释，最终形成终尿，汇入肾盂，排出体外。

2.排泄代谢产物

机体在新陈代谢过程中产生多种废物，绝大部分代谢废物（包括以尿素氮、肌酐、尿酸等为代表的100余种代谢废物和毒性物质）通过血液进入肾脏，经肾小球滤过或肾小管分泌，随尿液排出体外。

3.维持体液、电解质平衡及体液酸碱平衡

血液中的水和电解质通过肾小球滤入原尿；原尿中的水和电解质在流经不同节段肾小管时以不同的比例被重吸收，同时部分电解质将被分泌入管腔。通过肾脏的尿浓缩与稀释过程维持机体水、电解质以及酸碱的平衡，从而维持内环境的稳定。

4.内分泌功能

（1）分泌肾素、前列腺素、激肽，通过肾素-血管紧张素-醛固酮系统和激肽-缓激肽-前列腺素系统来调节血压。

（2）分泌促红细胞生成素，刺激骨髓造血。

（3）活化维生素D3，调节钙磷代谢。

（4）肾外激素（如甲状旁腺素、降钙素等）的靶器官，可影响及调节肾脏功能。

四、组织及病理学特点

（一）分类

在过去的20多年中，WHO共推出3版肾脏肿瘤分类标准，以往应用最广泛的是1981年WHO分类标准（第1版），此分类标准中将肾细胞癌分为透明细胞癌、颗粒细胞癌、乳头状腺癌、肉瘤样癌、未分化癌5种病理类型。1997年WHO根据肿瘤细胞起源及基因改变等特点制定了肾实质上皮性肿瘤分类标准（第2版），此分类将肾癌分为透明细胞癌（60%～85%）、肾乳头状腺癌或称为嗜色细胞癌（4%～10%）、嫌色细胞癌（4%～10%）、集合管癌（1%～2%）和未分类肾细胞癌。取消了传统分类中颗粒细胞癌和肉瘤样癌2种分型。根据形态学的改变肾乳头状腺癌分为Ⅰ型和Ⅱ型。2004年世界卫生组织（WHO）对1997年的病理组织学分类进行了修改（第3版），保留了原有的肾透明细胞癌、肾乳头状腺癌（Ⅰ型和Ⅱ型）、肾嫌色细胞癌及未分类肾细胞癌4个分型，将集合管癌进一步分为Bellini集合管和髓样癌。此外，增加了多房囊性肾细胞癌、Xp11易位性肾癌、神经母细胞瘤伴发的癌、黏液性管状及梭形细胞癌分型。并将传统分类中的颗粒细胞癌归为低分化（高分级）的透明细胞癌，

对各亚型中的肉瘤样癌成分在肿瘤组织中所占的比例进行描述。

（二）分期

见表24-1-1。

五、扩散和转移

（一）直接扩散

肾癌逐渐长大，穿破肿瘤包膜向四周扩散，向内侵入肾盂，向外突破肾包膜侵及肾周围组织和筋膜，蔓延到邻近组织如结肠、肾上腺、脾及横膈等。

（二）淋巴道转移

肾癌可经淋巴道转移，左侧可转移到肾蒂、主动脉前和左外侧淋巴结；右侧累及肾门附近、下腔静脉前淋巴结、主动脉和下腔静脉间淋巴结。部分瘤栓可转移至主动脉前及下腔静脉后淋巴结，并可向上蔓延到颈淋巴结，也可以直接通过膈肌淋巴结转移到肺。

（三）血道转移

血道转移是肾癌重要的转移途径，癌细胞侵犯静脉，从毛细血管、肾内静脉至肾静脉，在静脉内形成瘤栓，可进一步深入到下腔静脉到达右心房，并向肺、骨骼和其他脏器转移，引起广泛的血道转移。

六、临床表现

（一）典型症状

目前，临床出现血尿、腰痛、腹部肿块的"肾癌三联症"的已经不到6%～10%，三者并不一定同时存在，这些患者诊断时往往为晚期，组织学上为进展性病变。有的患者没有任何症状，常于健康体检时发现。国外报道无症状的肾癌发病率逐年升高（约占50%）。

（二）肾外表现

有症状肾癌患者中10%～40%会出现发热、贫血、高血压等副瘤综合征。

1.发热

由于肾癌内存在致热源引起发热。

2.贫血

肾癌患者其血清铁和血清内转铁蛋白含量下降，而巨噬细胞内铁含量增加，这种贫血也可能是铁进入癌细胞所致，与慢性病的贫血相似，铁剂治疗无效。

3.高血压

肾癌患者40%的人合并高血压，主要由于肾素水平升高引起。

4.肝功能异常

由于肾癌产生肝毒性产物，引起碱性磷酸酶升高、胆红素升高、低蛋白血症、凝血酶原时间延长和高球蛋白血症。

5.血沉快

血沉快其为非特异性表现。

（三）其他

肾癌患者中有30%为转移性肾癌，表现为体重减轻、消瘦、骨疼、咳嗽等。

七、诊断

肾癌的临床诊断主要结合临床表现并依靠影像学检查、实验室检查作为对患者术前一般状况、肝肾功能及预后判定的评价指标，确诊则需要依靠病理学检查。

（一）实验室检查

包括尿素氮、肌酐、肝功能、全血细胞计数、血红蛋白、血糖、血沉、碱性磷酸酶和乳酸脱氢酶。

表24-1-1　2010年美国癌症组织（AJCC）肾癌的TNM分期

原发肿瘤（T）

T_X：原发肿瘤无法评估

T_0：无原发肿瘤的证据

T_1：肿瘤局限于肾脏，最大直径≤7cm

　T_{1a}：肿瘤最大直径≤4cm

　T_{1b}：4cm＜肿瘤最大直径≤7cm

T_2：肿瘤局限于肾脏，最大直径＞7cm

　T_{2a}：7cm＜肿瘤最大直径≤10cm

　T_{2b}：肿瘤局限于肾脏，最大直径＞10cm

T_3：肿瘤侵及肾静脉或除同侧肾上腺外的肾周围组织，但未超过肾周围筋膜

　T_{3a}：肿瘤侵及肾静脉或侵及肾静脉分支的肾段静脉（含肌层的静脉）或侵犯肾周围的脂肪和（或）肾窦脂肪（肾盂旁脂肪），但未超过肾周围筋膜

　T_{3b}：肿瘤侵及横隔膜下的下腔静脉

　T_{3c}：肿瘤侵及横隔膜上的下腔静脉或侵及下腔静脉壁

T_4：肿瘤侵透肾周筋膜，包括侵及临近肿瘤同侧的肾上腺

区域淋巴结（N）

N_X：区域淋巴无法评估

N_0：没有区域淋巴结转移

N_1：有区域淋巴结转移

远处转移（M）

M_0：无远处转移

M_1：有远处转移

（二）影像学诊断

1.超声

超声检查在健康人群查体中是发现肾脏肿瘤的主要手段，也是诊断肾肿瘤最常用的检查方法，肿瘤内有无回声区及周边有低回声声晕也被认为是判断恶性的指征。常规超声检查对肾脏小肿瘤的检出不如CT敏感，但是在10~35mm的病变中，超声与CT检查鉴别肿物为囊性或实性的准确率分别是82%与80%。

2.腹部CT检查

腹部CT平扫加增强扫描对诊断肾肿瘤及其判定分期的准确率达90%~95%，是最主要的诊断手段。多层螺旋CT（MSCT）可清楚显示肾动脉及其分支、肾静脉及下腔静脉的情况，可增加囊性肾癌的分隔、结节的强化等恶性特征的检出率。

3.磁共振成像技术

磁共振成像（MRI）检查具有高度敏感性和准确性，对肾肿瘤分期判定的准确性略优于CT，特别在静脉瘤栓的大小、范围的判定方面，MRI的对比分辨力高于CT，可以判定分期，并可发现肾癌是否穿破包膜、侵入静脉等。

4.正电子发射断层扫描

正电子断层发射扫描（PET）和PET-CT可用于肾肿瘤的诊断分期和鉴别诊断。其对于肾脏原发肿瘤的诊断准确度不如CT，但对肾肿瘤的淋巴结转移和远处转移要高于其他影像学检查方法。

5.肾动脉造影

肾动脉造影在无CT、MRI设备时对肾肿瘤的诊断帮助较大，可反映肿瘤血管的分布情况，帮助肾肿瘤诊断和鉴别诊断，但是与其他影像学检查相比，其价值有限。

（三）肾肿瘤穿刺活检

肾肿瘤穿刺活检具有极高的特异性和敏感性，但是无法准确判断其组织学分级。肾肿瘤穿刺活检发生种植转移的概率极低。常见并发症包括肾包膜下血肿或是肾周血肿，无需特殊处理。

（四）鉴别诊断

在肾肿瘤的诊断过程中，需要注意与一些肾脏占位性病变进行鉴别，其中最常见的是肾囊肿、肾错构瘤、肾脏淋巴瘤、肾结石及肾结核病。借助于症状和影像学检查一般不难鉴别。

八、治疗

在肾癌患者的治疗中，手术切除仍是治疗局限性肾细胞癌唯一有效的治疗手段。手术的选择包括开放性肾根治性切除术和保留肾单位手术等。近年来，随着腹腔镜技术的不断创新和提高，腹腔镜根治性肾切除术逐渐显示出开放手术无法比拟的微创优势。

（一）手术治疗

1.开放性手术治疗

（1）保留肾单位的手术

1）手术指征及适应证：保留肾单位手术的肾实质的切除范围是至少距离肿瘤边缘0.5~1cm，对散发性肾癌的患者不主张采用肿瘤剜除术来治疗。保留肾单位手术的绝对适应证是肾癌发生于解剖性或是功能性的孤立肾患者，比如先天性孤立肾、对侧肾功能不全或无能以及双侧肾癌等；保留肾单位手术的相对适应证是肾癌患者的对侧肾脏存在某些良性疾病，如肾结石、慢性肾炎或其他可能导致肾功能恶化的全身性疾病；保留肾单位的可选择适应证是临床分期T_{1a}期（肿瘤≤4cm），肿瘤位于肾脏的周边，单发的无症状性肾癌，对侧肾功能正常的肾癌患者。

2）手术方法：包括肾极切除术、肾楔形切除、肾横断半肾切除术、肾肿瘤剜除术。

（2）肾根治性切除术

1）手术适应证：肾根治性切除术是目前唯一得到公认的可能治愈肾癌的方法。局部进展性肾癌的首选治疗方法为根治性肾切除术，而对转移到淋巴结或血管的癌栓治疗则需根据病变程度选择是否切除。

2）经典的根治性肾切除范围：包括肾周筋膜、肾周脂肪、患肾、同侧肾上腺、从膈肌脚至腹主动脉分叉处腹主动脉或下腔静脉旁淋巴结以及髂血管分叉以上的输尿管。

2.腹腔镜手术

自1990年Glayman成功完成首例腹腔镜肾切除术后，腹腔镜根治性肾切除技术日益成熟。腹腔镜手术是包括腹腔镜根治性肾切除术（Laparoscopic Radical Nephrectomy，LRN）、腹腔镜肾部分切除术（Laparoscopic Partila Nephrectomy，LPN）、冷冻消融术、射频消融术和高强度聚焦超声等在内的独立的治疗体系。

（1）腹腔镜根治性肾切除术（LRN）　LRN按手术入路主要分为三种：经腹式腹腔镜手术、腹膜后腹腔镜手术和手助式腹腔镜手术。目前，很多学者更倾向于采用腹膜后入路，尽管操作空间较小，周围脂肪多、缺乏清晰的解剖标志以及对技术要求高，但这种途径可直接、迅速进入手术野，分离组织少、损伤小，对腹腔干扰少，避免了腹腔污染和肿瘤种植。

（2）腹腔镜肾部分切除术（LPN）　从理论上

讲，LPN能达到和开放性肾部分切除术相似的疗效，同时具备腹腔镜手术的微创优势，但相比LRN，LPN受器械和技术的限制，因此目前开展得远没有LRN普遍，只适用于简单的肾部分手术。

（二）肾动脉栓塞术

选择性肾动脉栓塞术主要用于巨大肾脏肿瘤的术前准备和不适合手术的肾癌患者的姑息治疗。常用的栓塞剂有明胶海绵、无水乙醇、聚乙烯醇等。其中明胶海绵和海螺栓常用于肾癌术前栓塞；无水乙醇为液体栓塞剂，可引起毛细血管水平栓塞，使肿瘤坏死，无论手术患者还是姑息性治疗的患者，都有较好的栓塞效果。姑息性栓塞可考虑重复治疗，间隔时间不定，原则上在症状体征改善后又再次复发或影像学提示癌灶增大时可考虑再次肾动脉栓塞治疗。

（三）免疫治疗

肾癌的免疫治疗包括淋巴细胞治疗，细胞因子治疗、树突状细胞治疗等。主要是通过调动体内免疫系统产生大量的免疫因子或给予外源免疫因子使其发挥抗癌作用，免疫治疗的适应证是局限进展期肾癌术后辅助治疗和转移性肾癌。其中细胞因子治疗包括LAK细胞、干扰素-α、白细胞介素-2等。

（四）分子靶向药物治疗

肾细胞癌是肾脏常见的肿瘤，随着VHL基因突变的发现及对肾细胞癌血管生成信号转导通路的深入理解，确定关键通路并研发针对这些细胞信号传导通路的分子抑制剂成为治疗肾细胞癌的重大突破。自2005年美国FDA批准索拉菲尼用于治疗晚期肾细胞癌以来，晚期肾癌的治疗疗效发生了划时代的巨变，揭开了晚期肾癌靶向治疗的序幕。近年来治疗肾癌的靶向药物层出不穷，肾癌成为所有肿瘤中靶向治疗药物最多的恶性肿瘤，其中最常用的是索拉菲尼和舒尼替尼。

1.索拉菲尼

索拉菲尼是一种作用于多个丝氨酸/苏氨酸和受体络氨酸激酶的多靶点激酶抑制剂，具有双重的抗肿瘤作用。一方面通过抑制RAF/MEK/ERK信号传导通路，包括CRAF、BRAF和变异的BRAF直接抑制肿瘤生长；另一方面通过抑制VEGF和血小板衍生生长因子受体（PDGFR），包括c-KIT、FIT-3、VEGFR-1、VEGFR-2、VEGFR-3、PDGFR-β而阻断肿瘤的新生血管的形成，间接抑制肿瘤细胞的生长。其推荐的治疗方案是400mg，每日两次。近年国内的临床研究显示，索拉菲尼增量（600～800mg，每日两次）或索拉菲尼（400mg，每日两次）联合INF-α（3MIU，每周

5次），这两种方案可以提高治疗晚期肾癌的有效率，但是相关的不良反应发生率高于索拉菲尼（400mg，每日两次）的治疗方案。

2.舒尼替尼

舒尼替尼是一种新型的小分子多靶点酪氨酸激酶抑制剂，其分子量是532.6D，能够抑制VEGFR-2、PDGFR-α、PDGF-β、FIT-3和c-KIT，既有较强的抗血管生成作用又能够抑制肿瘤细胞的增殖。推荐舒尼替尼的用量是50mg，每日一次，4/2方案，即治疗4周停2周为1个周期，常见的不良反应是手足综合征、乏力、白细胞减少、高血压、血小板减少、贫血等。出现药物不良反应时立即对症处理，必要时调整治疗药物剂量和治疗方案，甚至终止治疗。

（五）其他治疗

射频消融、冷冻消融、高强度聚焦超声可以用于不适合手术的肾癌患者的治疗，但应按适应证慎重选择；不适于开放性外科手术、须尽可能保留肾单位、有全麻禁忌证、有严重的并发症、肾功能不全、遗传性肾癌、双肾癌、肿瘤最大直径<4cm（特别适合≤3cm）且位于肾周边的肾癌患者，在治疗前应常规行肿瘤穿刺活检以明确病理诊断。

九、护理

（一）外科手术治疗的护理

1.术前护理

（1）心理准备　当患者突然得知确诊肾癌时，心理上难以承受这种打击，加上发热、身体不适会让患者情绪悲观失望、萎靡不振、失眠等。护士应理解患者的心理变化，关怀帮助及体贴患者。可以向患者介绍治疗效果良好的病例以增强其战胜癌症的信心，与医护主动配合。

（2）皮肤准备　术前一天备皮，肾区手术的备皮范围是上起乳头连线，下至耻骨联合，前后均超过腋中线（具体备皮方法详见第五章肿瘤外科治疗的护理）。修剪指（趾）甲、洗头、洗澡、剃胡须。

（3）补充营养　一般肾癌患者无需进行营养的补充，但当肾癌患者出现明显营养不良和体重下降时，会影响患者术后切口愈合和恢复，护士应协助并指导患者调整膳食。

2.术后护理

（1）执行外科全麻护理常规，密切观察患者的生命体征变化。

（2）体位护理　全麻未完全清醒前予以去枕平卧位、头偏向一侧，至患者清醒、生命体征平稳后即

可垫枕。根治性肾切除术后鼓励并协助患者取患侧卧位，有利于切口引流通畅。保留肾单位手术患者应采取健侧卧位，防止创面出血。

（3）管道护理 肾部分切除术如术中断面止血不彻底或结扎缝线脱落易导致出血，因此应保持各引流管持续通畅、有效，密切观察并记录引流液的颜色、量、性质，同时还要妥善固定引流管，患者翻身活动或活动时，要注意防止管道脱出。

（4）肾功能监测 根治性肾切除术后一定要严密监测肾功能，防止肾衰竭。准确记录患者的出入量，包括尿液、粪便、引流液、呕吐物、出汗等，同时注意监测血肌酐、尿素氮和电解质的变化，及时发现肾功能的变化；尤其要注意患者单位时间尿量的变化，24小时总尿量少于400mL为少尿，不足100mL为无尿，应引起高度重视，及时做血、尿生化检查，并根据情况相应调节水和电解质的摄入量；对肾功能不良的患者，需严格控制入水量和钠的摄取量。

（5）尿管护理 病室定期开门窗通风换气，祛除不良气味，保持室内空气清新；妥善固定导尿管和集尿袋，并保持引流通畅，避免导尿管受压、扭曲、堵塞等造成引流不畅；每日清洁尿道口，更换引流袋，及时倾倒尿液并记录尿量，集尿袋及引流位置应低于耻骨联合，防止尿液反流造成逆行感染；鼓励患者多饮水，并协助更换卧位；采用间歇性夹闭方式，使膀胱定时充盈、排空，促进膀胱功能的恢复。

（6）疼痛护理 由于肾脏位于后腹膜上部，位置较深且前面还有肝脏、脾脏和肋骨，在术中为了良好的暴露，过分的牵拉切口就会对肋间神经造成损伤，从而引起术后腰背部切口的疼痛。如果疼痛出现要及时使用止痛药物，在应用止痛药物的同时，也可采用非药物止痛方法，如放松疗法、分散注意力等方法。这不仅能提高止痛效果，而且可延长止痛的有效时间。

（7）早期活动 根治性肾切除手术后如无不适可尽早下床活动，早期下床活动可以促进肠蠕动恢复，加速新陈代谢，同时适宜的活动可增加肺活量，减少肺部并发症的发生。对于保留肾单位手术的患者，由于手术需将半肾切除，因此应该避免剧烈活动，根据手术情况延时下床。

（二）并发症的观察及护理

1.出血

术后出血主要由肾创面止血不彻底引起。应密切观察BP、HR、尿量等生命体征的变化。注意伤口敷料有无渗血，腰腹部有无肿胀、饱满甚至淤血表现。注意观察引流液的量及颜色，若引流量>100mL/h，连续2小时以上或出血较多持续引流出鲜红色液体，或伴有心率增快、血压下降、尿液颜色变为血性时应及时通知医生处理，同时加快输液速度，遵医嘱使用止血药物，并做好再次手术的准备。

2.胸膜损伤

胸膜损伤主要是经第12肋或者第11肋间切口进行根治性肾切除手术时，因胸膜覆盖部分第11肋和第12肋，在手术锐性分离过程中可能损伤胸膜。因此术后应密切观察患者SPO_2，如SPO_2持续低于95%，患者出现胸闷、憋气、呼吸困难等症状，应及时通知医生，必要时行床旁胸片明确诊断，根据气胸严重程度进行相应处理，轻者密切观察、重者行胸腔闭式引流。

3.尿瘘

尿瘘是肾部分切除术后并发症之一。多见于肾脏中部的肿瘤、肿瘤直径>4cm易发生尿瘘。Novick报道259例肾部分切除术，45例发生尿瘘，其中2/3的患者可自行修复。护理人员应注意观察引流液的颜色、性质、量，必要时遵医嘱进行引流液肌酐检查以鉴别引流液的性质。

（三）居家护理

1.生活指导

肾癌术后患者应养成良好的生活习惯，创建良好的休养环境，保持愉快的心情；适度运动，劳逸结合，避免劳累；主动戒烟，避免被动吸烟。指导患者掌握合理营养的饮食要求，减少脂肪的摄入，以清淡、低盐、高维生素为主，多吃水果、蔬菜和薯类。肾癌患者还应多吃富含植物蛋白质的食物，特别是优质的植物蛋白质，这会对疾病恢复有所帮助。根治性肾切除手术由于创面大，阻断的神经多，因此在术后活动中应指导患者适量地参加体育锻炼，增强机体的抵抗力。

2.日常用药指导

对于根治性肾切除术后应指导患者尽量遵医嘱减少非必要的药物摄入，如需用药时应指导患者了解药物的不良反应、用药的注意事项。在平时用药时要注意药物的毒性反应，减少使用对肾功能损害较大的药物。对于居家需要注射干扰素-α的患者，应指导患者了解本药的副作用，最常见的为发热反应，由于干扰素释放前列腺素E_2调节体温中枢，使体温升高。发热时体温多在38℃~40℃，多发生于用药后4~8小时内，持续4~12小时。常规给予物理降温，或服用解热镇痛药物均能缓解，如持续高热不能耐受者，可遵医嘱停药。随着疗程的延长，发热症状会逐渐减轻。

3.定期复查

肾癌术后的定期复查非常关键，NCCN肾癌指南

2015年第3版建议在患者出院前结合其具体情况制定个性化随访指导方案，在随访超过5年后根据主治医生的建议继续延长随访期。

（1）对于需要密切监测和射频术治疗的Ⅰ期肾癌患者病史与体格检查每6个月一次，持续2年，之后每年检查一次，至确诊后的第5年；全面的代谢生化检验和其他化验每6个月检验一次，持续2年，之后每年检验一次，至确诊后的第5年。

（2）对于部分或根治性肾癌切除术后的Ⅰ期肾癌患者病史与体格检查每6个月一次，持续2年，之后每年检查一次，至肾切除术后的第5年；全面的代谢生化检验和其他化验每6个月检验一次，持续2年，之后每年检验一次，至肾切除术后的第5年。

（3）对于根治性肾癌切除术后的Ⅱ期或Ⅲ期肾癌患者病史与体格检查每3~6个月检查一次，持续3年，之后每年检查一次，至肾切除术后的第5年；全面的代谢生化检验和其他化验每6个月检验一次，持续2年，之后每年检验一次，至肾切除术后的第5年，然后进行临床评估。

第二节　膀胱肿瘤

一、概述

世界范围内，膀胱癌发病率居恶性肿瘤的第11位。在欧美国家，膀胱癌发病率居男性恶性肿瘤的第4位。在我国，男性膀胱癌发病率位居全身恶性肿瘤的第7位，女性排在第10位以后，发病率远低于西方国家。2012年全国肿瘤登记年报报道膀胱癌的总体发病率为6.61/10万，总体死亡率为2.05/10万；按性别统计，男、女性膀胱癌的死亡率分别为3.75/10万和1.24/10万，男、女性之比为2.97∶1。城市地区膀胱癌死亡率（2.81/10万）明显高于农村地区（1.50/10万）。

二、病因及预防

（一）病因

1.吸烟

吸烟是目前最为肯定的膀胱癌致病危险因素，30%~50%的膀胱癌由吸烟引起，吸烟可使膀胱癌的危险率增加2~4倍。据分析，每支香烟中约有100μg具有毒性、致畸和可能的致癌性物质，如烟雾中的芳香胺、特别是4-氨基联苯胺和氨基甲苯与膀胱癌关系密切，而且研究显示吸雪茄、黑色烤烟者比吸香烟者的危险性要高2倍。

2.长期接触工业化学产品

职业因素是最早获知的膀胱癌致病因素，约20%的膀胱癌是由接触化工职业因素引起。流行病学证据表明化学致癌物质是膀胱癌的致病因素，尤其是芳香胺类化合物，如2-萘胺、4-氨基联苯，广泛存在于烟草和各种化学工业中。

3.膀胱长期的慢性刺激

感染、结石、尿路梗阻等疾病可使膀胱黏膜发生癌前病变，如黏膜重度不典型增生、腺性膀胱炎、黏膜白斑病，进而发展为癌。

4.感染

血吸虫病高发区膀胱癌的发生率较高。血吸虫卵聚积在膀胱黏膜下层，加以细菌感染慢性刺激，引起鳞状或腺状化生及不典型增生，最终发展为鳞状细胞癌。

（二）预防

膀胱癌的发生是复杂、多因素、多步骤的病理变化过程，既有内在的遗传因素，又有外在的环境因素。膀胱癌的预防应该做到以下几个方面。

1.针对病因采取预防措施，已有研究表明吸烟与长期接触工业化学产品是膀胱癌两大致病危险因素，因此应提倡禁止吸烟，改善染料、橡胶、皮革等工业的生产条件，避免大量、长期服用可致癌的药物。长期、过多的食用咸而辣的食物也是引起膀胱癌的一个因素，因此饮食中应减少摄入过热、过期、过冷、变质的食物。

2.保持良好的心态应对压力，注意劳逸结合，避免过度疲劳。

3.高度重视血尿患者的密切随访，尤其对40岁以上的男性不明原因的肉眼血尿，原则上要采取严格的措施，包括膀胱镜检查等手段进行膀胱肿瘤的筛选。

4.开展群众性的普查工作，尤其是对高发人群的普查。

三、应用解剖与生理

（一）膀胱的应用解剖

膀胱是位于小腹盆腔前部的由平滑肌组成的一个囊形结构，其后端开口与尿道相通。正常膀胱壁分为三层，即上皮层、固有层和肌层，膀胱各部之间没有明显的界线。膀胱内部分为三角区、三角后区、颈部、两侧壁及前壁。三角区为膀胱内较重要的部分，大部分膀胱病变均发生在这一区域，两侧输尿管口至膀胱颈之连接线为三角区两侧缘，两输尿管口之间连接线（输尿管间嵴）为三角底线。自膀胱三角底线左右角朝上、朝外的条状隆起组织为黏膜下输尿管。膀胱三角的两侧缘为三角区和膀胱两侧壁之分界线，三角底线以外区域为三角后区，其他部分为膀胱前壁。做膀胱镜检查时必须熟悉这些解剖位置，方能明确病变部位。输尿管口一般为斜行裂隙状，也可能为卵圆形或圆形。若管口过度向中心倾斜，接近平线，则输尿管插管就比较困难，可使用端部弯曲的输尿管导管。

膀胱下方与耻骨联合、耻骨后脂肪、前膀胱静脉及部分膀胱盆筋膜相连，膀胱两侧面与肛提肌、闭孔内肌、壁层盆筋膜、膀胱前列腺静脉丛等组织相连。在男性，膀胱底部与直肠间接相连，中间有精囊、输精管壶腹及直肠膀胱筋膜，输尿管靠近精囊所在处进入膀胱。在女性，膀胱后方与子宫膀胱间隙相连，但和子宫体是隔开的。在这个腹膜间隙下面，膀胱是与子宫颈、前阴道壁直接相连的。在输尿管外侧，膀胱与前层阔韧带相连，子宫体和底位于膀胱之上。膀胱空虚时，其内黏膜面呈现许多皱襞，唯其底部有一三角形的平滑区，称膀胱三角，其两侧角为左、右输尿管口，下角为尿道内口。两输尿管口之间有呈横向隆起的黏膜皱襞，称输尿管门襞，是寻找输尿管口的重要标志。膀胱三角是膀胱镜检时的重要标志，也是结石和结核等的好发部位。

膀胱主要固定部分为底部、两侧和前面。膀胱底部固定在前列腺和尿道上，而前列腺和尿道则与尿道生殖膈相连；前面由耻骨前列腺韧带固定于前列腺和耻骨后面；侧面由肛提肌反折所组成的侧韧带固定于盆腔边缘。此外，三个假韧带是脐尿管的残余，为一束带状结构，在胚胎时期，它将膀胱和腹壁在脐孔处连接在一起。在膀胱排空降至耻骨联合时，起一定牵拉作用。脐尿管近端为管状组织，远端为筋膜结构，并分为三个韧带，中韧带和脐相连，两个侧韧带则与其动脉残支相连。腹膜在盆腔两侧的反折边缘也称为假韧带，对固定膀胱所起的作用不大。膀胱后方两侧膀胱上动脉蒂为一坚强的纤维组织，有助于固定膀胱底部和两侧。

腹膜自腹壁前面和侧面反折，遮着膀胱前面和两侧壁，后面在男性则向直肠反折，成为直肠膀胱间隙，在女性则向子宫反折，成为子宫直肠窝。腹膜和膀胱顶部有一小块面积紧密粘着，其余部分较易剥离。膀胱空虚时，腹膜下降到耻骨联合处，充盈时随着膀胱上升，使大部分膀胱位于腹膜以外。耻骨后间隙为膀胱前壁和耻骨后的一个间隙，其中充满了脂肪蜂窝组织和静脉丛，手术后如果引流不畅，常易在这一间隙中引起感染。

膀胱的神经为内脏神经所分布，其中交感神经来自第11、12胸节和第1、2腰节，经盆丛随血管分布至膀胱壁，使膀胱平滑肌松弛，尿道内括约肌收缩而储尿。副交感神经为来自脊髓第2～4骶节的盆内脏神经，支配膀胱逼尿肌，抑制尿道括约肌，是与排尿有关的主要神经。膀胱排尿反射的传入纤维，也是通过盆内脏神经传入。自主神经和体干神经皆参与膀胱和尿道的排尿功能。这两个神经系统均包含着感觉和运动神经。自主神经包括交感和副交感神经。交感神经前神经节纤维来自全部胸椎及第1、2、3腰脊髓段，通过骶前神经即上腹下神经丛，在第5腰椎处分为左右两支。这两支神经和腹下神经节接合后，进入膀胱。副交感神经来自第2、3、4骶脊髓段，连合成为盆神经，供应膀胱及其颈部。体干神经来自第2、3、4骶脊髓段，以外阴神经为代表，其分支分别支配膀胱、前列腺、会阴及尿道外括约肌；在女性则支配膀胱、尿道及阴道。膀胱的感觉传入神经包括交感神经和副交感神经，其中交感神经传导膀胱痛觉，副交感神经传导膀胱的牵张感觉和膀胱颈的痛觉，交感神经收缩尿道内括约肌及膀胱颈平滑肌，松弛膀胱逼尿肌，副交感神经收缩膀胱逼尿肌。

膀胱的主要血液供应来自髂内动脉前支之膀胱上下动脉。膀胱上动脉供应上侧壁，下动脉供应底部、前列腺及上1/3尿道。次要的为痔中、闭孔及阴部内动脉等。在女性，除膀胱动脉以外，尚有阴道及子宫动脉供应膀胱。膀胱静脉网状分布于膀胱壁层，其主干走向膀胱底部静脉丛，在男性与膀胱及前列腺之间的静脉丛相汇合。膀胱上动脉起自髂内动脉的脐动脉近侧部，向内下方走行，分布于膀胱上、中部。膀胱动脉起自髂内动脉前干，沿盆侧壁行向内下，分布于膀胱下部、精囊、前列腺及输尿管盆部等。膀胱的静脉在膀胱下面形成膀胱静脉丛，最后汇集成与动脉同名的静脉，再汇入髂内静脉。膀胱前部的淋巴管注入髂内淋巴结；膀胱后部及膀胱三角区的淋巴管，多注入髂外淋巴结，亦有少数注入髂内淋巴结、髂总淋巴结或骶淋巴结。

（二）膀胱的生理功能

膀胱的生理功能是储存尿液和周期性排尿。正常成年人膀胱的平均容量为300～500mL，最大容量可达800mL。新生儿的膀胱容量为成人的1/10。老年人由于膀胱肌紧张降低，容积增大。女性膀胱容量较男性为小。膀胱平滑肌、膀胱括约肌及尿道括约肌与排尿动作有关。平滑肌不同于横纹肌，横纹肌由体干神经支配，具有明显的运动神经纤维。平滑肌由自主神经系统双重神经支配，但未发现有真正的运动神经存在。平滑肌的收缩比较迟钝，但能持久，同时在神经切断以后，并不长期丧失它的紧张性。膀胱平滑肌的收缩是由尿液膨胀刺激引起的。紧张性和收缩性是膀胱逼尿肌本身赋有的特性。这种特性可能是由于肌球蛋白在肌肉中活动的影响，也可能是血液中化学物质因素所造成。一般认为膀胱逼尿肌和膀胱颈部运动神经的作用是由副交感神经支配的。

正常排尿是一种受意识控制的神经性反射活动。当尿量达到300~400mL，膀胱内压升至60~70cmH$_2$O（1cmH$_2$O=98.1Pa）时，逼尿肌受到膨胀刺激发生阵发性收缩。膨胀刺激的冲动对平滑肌加强以后，排尿感觉由副交感神经感觉纤维反应到脊髓反射弧，再由薄神经束传导到大脑中枢，随后高级排尿中枢将运动冲动由降皮质调节束通过盆神经、副交感神经输出纤维，到达膀胱，使膀胱逼尿肌收缩。排尿开始有一个潜伏期，当逼尿肌收缩时，膀胱各肌层（除基底圈外）均同时活动，但基底圈紧张性的收缩，仍能维持底盘扁平的形状。因此，膀胱颈仍然是关闭着的。在这一潜伏期，内外纵肌层的收缩，对三角区肌肉的牵拉，使底盘开放，开始排尿。待膀胱近乎排空，仍有少量残余尿时，尿道旁横纹肌的收缩打开底盘，使尿液排空。

膀胱内容量与排尿感觉之间的关系还受精神因素和下尿路病变的影响。由于排尿活动在很大程度上受到意识的控制，在膀胱充盈不足时也能完成排尿动作，因此，在精神紧张时，通常有人表现为尿意频繁。正常人在每次排尿后，膀胱内并非完全空虚，一般还有少量尿液残留，称为残留尿。正常成人的残留尿量为10~15mL。残留尿量的多少与膀胱功能有着密切关系。老年人残留尿量通常有所增加，残留尿量的增加是导致下尿路感染的常见原因之一。

四、组织及病理学特点

见表24-2-1。

五、扩散和转移

1.淋巴道转移

淋巴道转移最常见，癌细胞侵入淋巴管内，沿淋巴引流向髂内、髂外淋巴结、股深淋巴结转移。

2.直接扩散

直接扩散常出现在前列腺或后尿道、膀胱顶部、

表 24-2-1　2009 年国际抗癌联盟（UICC）TNM 分期

T：原发肿瘤
T$_x$：原发肿瘤无法评估
T$_0$：无原发肿瘤证据
T$_a$：非浸润性乳头状癌
T$_{is}$：原位癌（scarcinoma in situ、CIS）（又称"扁平癌"）
T$_1$：肿瘤侵入上皮下结缔组织
T$_2$：肿瘤侵犯肌层
T$_{2a}$：肿瘤侵犯浅肌层（内1/2）
T$_{2b}$：肿瘤侵犯深肌层（外1/2）
T$_3$：肿瘤侵犯膀胱周围组织
T$_{3a}$：显微镜下发现肿瘤侵犯膀胱周围组织
T$_{3b}$：肉眼可见肿瘤侵犯膀胱周围组织（膀胱外肿块）
T$_4$：肿瘤侵犯以下任一器官或组织，如前列腺、精囊、子宫、阴道、盆壁和腹壁
T$_{4a}$：肿瘤侵犯前列腺、精囊、子宫或阴道
T$_{4b}$：肿瘤侵犯盆壁或腹壁
N：区域淋巴结
N$_x$：区域淋巴结无法评估
N$_0$：无区域淋巴结转移
N$_1$：真骨盆区（髂内、闭孔、髂外、骶前）单个淋巴结转移
N$_2$：真骨盆区（髂内、闭孔、髂外、骶前）多个淋巴结转移
N$_3$：髂总淋巴结转移
M：远处转移
M$_x$：远处转移无法评估
M$_0$：无远处转移
M$_1$：远处转移

腹膜或直接蔓延至盆腔形成固定性硬块。

3.血道转移

血道转移多发生在膀胱癌晚期。

4.种植

种植可发生在手术中，由于对切口未进行严格的防护，癌细胞污染种植在切口皮肤，而出现转移性肿物。

六、临床表现

1.血尿

大约有90%以上的膀胱癌患者最初的临床表现是血尿，通常表现为无痛性、间歇性、肉眼全程血尿，有时也可为镜下血尿。血尿程度与肿瘤大小、数目和恶性程度有关，可发生贫血，甚至休克。

2.膀胱刺激症状

有10%的膀胱癌患者可首先出现膀胱刺激症状，表现为尿频、尿急、尿痛和排尿困难，而患者无明显的肉眼血尿。这多由于肿瘤坏死、溃疡、膀胱内肿瘤较大、数目较多或膀胱肿瘤弥漫浸润膀胱壁，使膀胱容量减少或并发感染所引起。

3.排尿困难

膀胱颈部肿瘤或带蒂肿瘤阻塞膀胱颈部，或血凝

块、肿瘤残渣阻塞尿道，引起排尿困难或尿潴留，造成充溢性尿失禁，不自主滴尿。

4.上泌尿道阻塞

肿瘤生长在输尿管口附近或侵犯输尿管可造成上泌尿道阻塞，引起肾盂积水、腰痛。无尿预示双侧输尿管阻塞，可因此发生尿毒症。

5.下腹部肿块

肿瘤侵犯膀胱周围组织或发生盆腔淋巴结转移，可触及下腹部肿块。

6.中、晚期症状

中、晚期患者有恶病质、远处转移、贫血、肾盂积水及肿瘤与周围组织、器官粘连。

七、诊断

（一）影像学检查

1.超声检查

超声检查可通过三种途径（经腹、经直肠、经尿道）进行，可同时检查肾脏、输尿管、前列腺和其他脏器（如肝脏等）。经直肠超声显示膀胱三角区、膀胱颈和前列腺较清楚。经尿道超声应用不太广泛，需麻醉，但影像清晰，分期准确性较高。彩色多普勒超声检查还可显示肿瘤基底部血流信号，但膀胱肿瘤血流征象对术前肿瘤分期、分级帮助不大。超声检查不仅可以发现膀胱癌，还有助于膀胱癌分期，了解有无局部淋巴结转移及周围脏器侵犯，尤其适用于造影剂过敏者。

2.泌尿系统平片和静脉尿路造影（KUB+IVU）

泌尿系统平片和静脉尿路造影检查一直被视为膀胱癌患者的常规检查，以期发现并存的上尿路肿瘤。但初步诊断时此项检查的必要性目前受到质疑，因为其获得的重要信息量较少。泌尿系统CT成像（CTU）可替代传统IVU检查，可提供更多的检查信息，并对泌尿上皮肿瘤具有更高的诊断准确率，而缺点是更多的射线暴露量。

3.CT检查

传统CT（平扫+增强扫描）对诊断膀胱肿瘤有一定的价值，可发现较大肿瘤，还可与血块鉴别。近年来，多排（64～128排）螺旋CT分辨率大大提高，可以发现较小肿瘤（1～5mm），但是原位癌仍不易被发现，不能了解输尿管情况，分期准确性不高，肿大淋巴结不能区分是转移还是炎症，不能准确区分肿瘤是局限于膀胱还是侵犯到膀胱外，而且既往有肿瘤切除史者可因局部炎症反应所致的假象而造成分期过高。因此，如果膀胱镜发现肿瘤为实质性（无蒂）、有浸润到肌层的可能或要了解肝脏有无病变时可进行CT检查。

4.胸部检查

术前应常规拍胸部X线片，了解有无肺部转移。对肺部转移最敏感的检查方法是胸部CT。

5.MRI检查

传统MRI对膀胱检查并无明显优越之处。MRI检查膀胱，T1加权像尿液呈极低信号，膀胱壁为低至中度信号，而膀胱周围脂肪为高信号。T1加权像有助于检查扩散至邻近脂肪的肿瘤、淋巴结转移及骨转移情况，甚至可评价除前列腺以外的邻近器官受侵犯情况。T2加权像尿液呈高信号，正常逼尿肌呈低信号，而大多数膀胱癌为中等信号。低信号的逼尿肌下方的肿瘤出现中断现象提示肌层浸润。因此，MRI有助于肿瘤分期。动态MRI在显示有无尿路上皮癌以及肌层受侵犯程度方面准确性高于CT或非增强MRI。由于膀胱肿瘤的平均表观弥散系数（ADC）较周围组织低，弥散加权成像（DWI）能更好地对肿瘤的T分期进行术前评估，且可能在评估肿瘤侵犯周围组织中有价值。

在分期方面，应用增强剂行MRI检查进行分期，可区分非肌层浸润性肿瘤以及浸润深度，也可发现正常大小淋巴结有无转移征象。在检测有无骨转移时MRI敏感性远高于CT，甚至高于核素骨扫描。

6.骨扫描

一般不做常规使用。只在浸润性肿瘤患者出现骨痛，怀疑有骨转移时使用。

7.正电子发射断层扫描（PET）

一般不用于诊断，因示踪剂FDG（氟脱氧葡萄糖）经肾脏排泄入膀胱会影响对较小肿瘤的诊断，而且费用较高，限制了其应用。目前，PET-CT诊断主要应用于肌层浸润性膀胱癌术前分期，但有关肿瘤分期目前研究较少，例数不多，因而结果也不甚相同。尽管已有使用新型示踪剂（如胆碱、蛋氨酸）的报道，有限的数据显示11C-胆碱可能是检测淋巴结转移的一种很有前途的示踪剂，但还需进一步证实。

（二）尿脱落细胞检查及肿瘤标志物检查

1.尿脱落细胞检查

尿脱落细胞检查是膀胱癌诊断和术后随诊的主要方法之一。尿标本的采集一般是通过自然排尿，也可以通过膀胱冲洗，这样能得到更多的癌细胞，利于提高诊断率。尿细胞学阳性意味着泌尿道的任何部分，包括肾盏、肾盂、输尿管、膀胱和近端尿道，存在尿路上皮癌的可能。泌尿系感染、结石、膀胱灌注、化疗、放疗可以导致假阳性结果，假阳性率为1%～12%。检查者的技术差异也是影响尿细胞学检查结果的因素。

2.尿膀胱癌标志物检查

为了提高无创检测膀胱癌的水平，尿膀胱癌标志物的研究受到了很大的关注。美国FDA已经批准将BTAstat、BTAtrak、NMP22、FDP、ImmunoCyt和尿荧光原位杂交技术（Fluorescence in Situ Hybridization，FISH）用于膀胱癌的检测。尿液膀胱癌标记物虽然敏感性较高（特别是对于分级低的膀胱癌），但是其特异性却普遍低于尿细胞学检查，仍不能取代膀胱镜和尿细胞学检查。

（三）内镜检查

1.膀胱镜检查和活检

膀胱镜检查和活检是诊断膀胱癌最可靠的方法。通过膀胱镜检查可以明确膀胱肿瘤的数目、大小、形态、部位以及周围膀胱黏膜的异常情况，同时可以对肿瘤和可疑病变进行活检以明确病理诊断。

2.诊断性经尿道电切术（TUR）

如果影像学检查发现膀胱内有肿瘤样病变，可以省略膀胱镜检查，直接行诊断性TUR，这样可以达到两个目的，一是切除肿瘤，二是明确肿瘤的病理诊断。

八、治疗

膀胱癌的治疗手段主要根据肿瘤的部位、大小、数目、浸润程度、是否复发、有无转移及患者的一般情况综合考虑，其中肿瘤的浸润程度很重要。膀胱癌治疗总的趋势是采取综合治疗，原则上无浸润或浅肌层以内的浸润癌应争取保留膀胱手术，即经尿道膀胱肿瘤切除术和膀胱部分切除术。肿瘤较大，超过深肌层的浸润癌及多次复发者，根据情况合理选择全膀胱切除术。

（一）手术治疗

1.经尿道膀胱肿瘤切除术

经尿道膀胱肿瘤切除术（Trasnurethral Resection of Bladder Tumor，TURBT）既是非肌层浸润性膀胱癌的重要诊断方法，也是主要的治疗手段。膀胱肿瘤的确切病理分级、分期都需要根据首次TURBT后的病理结果确定。TURBT的目的是切除肉眼可见的全部肿瘤并将切除组织进行病理分级和分期。TURBT术应将肿瘤完全切除直至露出正常的膀胱壁肌层。肿瘤切除后，建议进行基底部组织活检，便于病理分期和下一步治疗方案的确定。对于肿瘤切除不完全、标本内无肌层、高级别肿瘤和T1期肿瘤，建议术后2～6周再次行TURBT，可以降低术后复发概率。

2.膀胱部分切除术

由于绝大部分非肌层浸润性膀胱肿瘤可通过TURBT切除，而且膀胱部分切除术后，肿瘤复发率高和高级别肿瘤进展率高，因此除了极少数患者如孤立的、低级别的膀胱憩室内肿瘤外，不宜选择膀胱部分切除术。

3.根治性膀胱切除术

根治性膀胱切除同时行盆腔淋巴结清扫术是肌层浸润性膀胱癌的标准治疗，可有效提高浸润性膀胱癌患者生存率、避免局部复发和远处转移。该手术需要根据肿瘤的病理类型、分期、分级、肿瘤发生部位、是否累及邻近器官等情况，结合患者全身情况进行选择，并要考虑患者的年龄和对生活质量的要求。根治性膀胱切除术后尿流改道方法多种多样，归纳起来可分为三大类：非可控尿流改道、可控尿流改道和原位新膀胱，各种术式及改良方法大约有100余种，但还没有一种十分理想的尿流改道方式。目前常用的尿道流改道术式包括以下几种。

（1）原位新膀胱术　原位新膀胱术由于患者不需要腹壁造口，保持了生活质量和自身形象。但是手术操作复杂、并发症比较多，而且有些并发症很难处理，需要患者终身间歇性自主导尿，给患者生活带来诸多不便。

（2）回肠膀胱术　1950年Bricker的回肠膀胱术明显改善了肾损害，成为全世界最为流行，也是一种经典的简单、安全、有效的不可控的尿流改道手术，也是最常用的尿流改道方式之一，此手术需截取一段15～20cm的回肠肠管做成回肠导管，然后将双侧输尿管吻合在回肠肠管上。其主要缺点是需腹壁造口、终身佩戴集尿袋。

（3）输尿管皮肤造口术　输尿管皮肤造口术是一种简单、安全的术式。适用于预期生存期短、有远处转移、姑息性膀胱切除、肠道疾患无法利用肠管进行尿流改道或全身状态不能耐受手术者。由于输尿管直径小，为0.5～0.7cm，皮肤造口狭窄发生率较高，可能比正常人较容易有泌尿道感染。

（二）膀胱灌注治疗

TURBT术后有10%～67%的患者会在术后12个月内复发，术后5年内有24%～84%的患者复发。因此所有非肌层浸润性膀胱癌患者均应进行术后膀胱灌注治疗。膀胱灌注治疗是将药物通过导尿管注入膀胱内，并保留0.5～2小时的一种治疗方法。

1.灌注时机及方案

（1）术后即刻灌注　TURBT术后即刻灌注化疗能显著降低非肌层浸润性膀胱癌的复发率，其原理是术后即刻灌注化疗能够杀灭术中播散的肿瘤细胞和创面残留的肿瘤细胞，为了预防肿瘤细胞种植应在术后24小时内完成膀胱灌注治疗，但当存在TURBT术中膀胱穿孔或术后严重肉眼血尿时不能进行即刻膀胱灌注。

（2）术后维持膀胱灌注　维持膀胱灌注治疗能够降低肿瘤的复发率，但不能预防肿瘤进展。因此，中、高危非肌层浸润性膀胱癌应进行术后维持膀胱灌注治疗。

2.膀胱灌注的药物

常用的灌注的药物包括吡柔比星、表柔比星、羟喜树碱及吉西他滨。灌注时根据药物说明选择合适的溶剂。

3.膀胱灌注的疗程

表柔比星、吡柔比星、羟喜树碱均为手术后每周灌注一次，灌注两周后改为每月一次，疗程为两年。

（三）其他治疗选择

光动力学治疗（Photodynamic Therapy，PDT）是利用膀胱镜将激光与光敏剂相结合的治疗方法。肿瘤细胞摄取光敏剂后，在激光作用下产生单态氧，使肿瘤细胞变性坏死。膀胱原位癌、膀胱肿瘤出血、肿瘤多次复发、不能耐受手术治疗等情况可以选择此疗法。TURBT术后复发和卡介苗（BCG）灌注治疗失败者也可选用光动力学治疗。

九、护理

（一）保留膀胱手术护理

1.术前护理

（1）心理准备　根据不同的患者、不同的病情，采用不同的心理护理方式。作为护士，要掌握患者的病情，针对膀胱癌高复发率、长时间治疗的特性，给予患者心理支持。

（2）皮肤准备　术前一天备皮，腹部手术的备皮范围是上起乳头连线，下至腹股沟（包括外阴部），前后均超过腋中线，具体备皮方法见第五章肿瘤外科治疗的护理。修剪指（趾）甲、洗头、洗澡、剃胡须。

（3）营养补充　血尿严重者术前需纠正营养状态，从而增加患者对手术的耐受性，利于伤口愈合和身体恢复。术前应给予补血，进食高蛋白、高热量、易消化、富含维生素的食物。必要时给予术前输注红细胞，纠正贫血。

2.术后护理

（1）执行全麻术后护理常规，密切观察患者的生命体征变化。

（2）膀胱冲洗的护理　膀胱冲洗的目的是将膀胱内的积血冲洗干净，一般情况下，冲洗速度应控制在每分钟80～120滴。合适的膀胱冲洗温度可以有效地缓解由于膀胱痉挛所带来的不适，一般选择28℃～36℃的冲洗液，临床上常用0.9%的生理盐水以减轻对膀胱的刺激。同时应注意保持膀胱冲洗通畅，及时更换膀胱冲洗液。

（3）尿管护理　保持尿管通畅，防止打折、扭曲、受压，妥善固定，定时挤压尿管，可以将小血块和残存的组织碎片冲出，减少膀胱痉挛的发生。观察尿液颜色、性质、量，准确记录。如发现尿液颜色鲜红且出血量较多，立即加快膀胱冲洗速度，并及时通知医生。遵医嘱给予对症治疗。

（4）膀胱灌注护理

1）膀胱灌注前护理

A.评估：膀胱灌注前对患者的全身情况要有全面了解，包括患者生命体征，化验室指标，了解心、肝、肾功能，如出现体温38℃以上，电解质紊乱，心、肝、肾功能异常等情况时，要及时报告医生，推迟或停止治疗。

B.心理护理：由于在使用表柔比星、吡柔比星、羟基喜树碱膀胱灌注疗程较长，患者易产生焦急、恐惧心理，护理人员应积极主动与患者交流，了解患者的负面情绪，开导患者并及时处理患者各种不适症状，减少引起患者不良情绪的因素，使患者恢复信心，积极配合治疗。

C.生理准备：灌注前嘱患者排空膀胱，少饮水，以减少灌注药物的稀释程度，对于女性患者在经期或有泌尿系统感染时应禁止灌注。

2）膀胱灌注中护理：在灌注期间注意无菌操作，动作轻柔。在灌注期间随时观察患者的一般情况，询问患者有无憋尿等不适症状。

3）膀胱灌注后护理：膀胱灌注后指导患者变换体位，平卧、左右侧卧、俯卧位，每5～10分钟变换一次体位，每次灌注羟喜树碱保留不超过1～2小时，盐酸表柔比星保留时间不超过30分钟。待药物排除后鼓励患者多饮水，加速尿液生成，起到生理性膀胱冲洗的作用，减少药物对膀胱黏膜的刺激，降低化学性膀胱炎的发生，并观察患者的生命体征。

3.TURBT并发症的观察及护理

（1）化学性膀胱炎　与膀胱灌注相关的化学性膀胱炎很常见，与化疗药物的膀胱黏膜刺激相关，主要表现为尿频、尿急、尿痛等膀胱刺激症状。文献报道，膀胱炎的发生率在表柔比星灌注者为10%～30%。对于化学性膀胱炎的治疗包括抗胆碱能药物、抗生素等。如果化学性膀胱炎持续超过48小时，需要延迟灌注、降低灌注剂量。

（2）血尿　膀胱灌注化疗的患者，约有40%出现血尿。常同时伴有膀胱炎，并与手术的切除范围相关。对于膀胱灌注后血尿的患者，要进行尿培养以排除细菌性膀胱炎。同时应等到血尿好转后继续膀胱灌注治疗。如果血尿持续，建议进行膀胱镜检以排除肿瘤残留。对于大量血尿的患者可留置尿管并进行膀胱冲洗。

4.居家护理

（1）保留膀胱手术患者需遵医嘱坚持定期膀胱灌注化疗。根据灌注药物的不同，灌注液保留的时间也不同。如羟喜树碱灌注的保留时间为1～2小时，吉西他滨、吡柔比星灌注的保留时间为30分钟。指导患者严格按照灌注时间进行治疗，以防化学性膀胱炎的发生。一旦发生化学性膀胱炎可遵医嘱暂停灌注，指导患者多饮水，密切观察。

（2）随诊　膀胱镜检查仍然是目前最重要的复查手段。目前公认的研究表明手术后3个月要接受膀胱镜检查，但是如果出现血尿或不适症状应及时就诊。病理结果为低危肿瘤患者如果接受第一次膀胱镜检查阴性，则9个月后进行第二次膀胱镜检查，此后改为每年一次直至5年；高危肿瘤患者手术后前2年中每3个月随访一次，第三年每6个月随访一次，第5年开始每年随访一次直至终身。

（3）如果出现肉眼血尿、尿频、尿急或排尿困难、耻骨上疼痛或下腹部肿块等问题及时就诊。

（4）密切接触致癌物质者加以劳动保护。防止或减少芳香胺、联苯胺、2-萘胺等致癌物质对人体的损害，劝阻吸烟。改变饮食习惯，少饮咖啡、多饮水，多吃新鲜蔬菜、水果，可使尿液碱化，降低葡萄糖苷酸酶的活性，防止致癌性胺酚释出。

（5）帮助患者形成健康的生活方式，戒烟限酒，生活规律，合理营养，肥胖者控制体重。保持良好的情绪，适当锻炼，增强体质。

（二）根治性全膀胱切除术护理

根治性全膀胱切除+回肠膀胱术（Brick术）是目前治疗浸润性膀胱癌的金标准，该手术是一种不可控的尿流改道术，需要患者终身佩戴集尿袋。因此做好患者的围术期护理及延续性护理至关重要。

1.术前护理

（1）心理准备　根治性全膀胱切除尿流改道术对于患者而言是抽象和未知的，而且很多患者在预测他们的新生活情景时会感到困难和恐惧。最大的顾虑就是周围的人可能会"听到或嗅到"他们。这种生理改变让患者不知如何定义自我。

通过造口排尿是不能自主控制的，它不仅是生理上的一个很大改变，对造口患者的心理也造成了很大

的影响。如果患者不懂得护理造口，就会给日常生活带来极大的困扰。因此，帮助患者充分认识造口及相关护理知识是非常重要且必要的，可以帮助患者重获生活的信心，融入到现代生活中去。

（2）皮肤准备　术前一天备皮，腹部手术的备皮范围是上起乳头连线，下至腹股沟（包括外阴部），前后均超过腋中线，具体备皮方法详见第五章肿瘤外科治疗的护理。修剪指（趾）甲、洗头、洗澡、剃胡须。

（3）肠道准备　根治性全膀胱切除术要求清除肠道所有粪便以减少肠腔内细菌，防止术后腹胀和切口感染。

1）饮食：术前3天无渣饮食，手术前一天流质，术前晚8点以后禁食禁水。

2）药物：遵医嘱口服抗生素，以抑制肠道细菌。

3）清洁肠道：手术前3天口服番泻叶代茶饮，术前一天清洁洗肠。对于不能耐受口服泻药、年老体弱及合并心、肺、肾脏疾病的患者于术前一天晚及术晨清洁灌肠。

（4）造口定位　根治性全膀胱切除术改变了患者的排泄方式，让患者的生活发生变化。为了防止造口并发症的发生，提高患者的生活质量，应行术前定位，造口定位在术前1～2天术前肠道准备之前完成，以免排空粪便后使患者腹部的外形发生变化（图24-2-1）。

影响造口定位的解剖因素：耻骨联合、肚脐、髋骨、腹直肌。

造口一定要穿过腹直肌，这样可以减少造口疝或造口脱垂的可能性。对于那些有着隆起腹部的肥胖患者而言，要尽量把造口置于腹部隆起之上，但不能在最隆起处，让患者能够看到造口是很重要的，有利于造口的护理。与患者共同探讨一些独立因素（如工作、衣着、视力、相关位置的假体、文化背景等），以使患者能够参与确定造口位置。

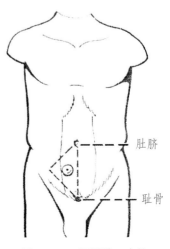

图24-2-1　回肠造口定位

2.术后护理

（1）执行全麻术后护理常规，密切观察患者的生命体征变化。

（2）管道护理　全膀胱切除术后患者携带管道较多，如双侧输尿管引流、盆底引流、胃管、回肠膀胱引流等，管道一旦脱出会给患者造成很大痛苦。因此，护理人员应妥善固定各管道，明确标识，定时挤压管道防止堵塞。一旦双侧输尿管引流堵塞会引起肾盂积水，患者出现腰部疼痛，需行B超检查，确诊输尿管引流堵塞后，遵医嘱用6～8mL生理盐水在无菌条件下进行冲洗。

（3）饮食护理　回肠膀胱术中需截取15～20cm回肠肠管以供所谓回肠膀胱之用，为防止造成肠管断端吻合口瘘，手术后待胃肠蠕动逐渐恢复，肛门排气后遵医嘱拔除胃管，指导患者少量饮水，逐渐由流质改为普食，减少豆浆、牛奶等产气食品的摄入，以免引起腹胀。

（4）造口观察及护理

1）造口的观察：根治性全膀胱切除回肠膀胱术后主要观察造口的颜色，为鲜牛肉色或粉红色，表面平滑且湿润。造口的理想高度宜为1～2cm，但手术后一周内造口黏膜水肿，造口的高度会略有不同。

2）造口并发症的观察及护理

A.造口出血：常发生在术后72小时内，多数是造口黏膜与皮肤连接处的毛细血管及小静脉出血。用纱布稍加压迫即可止血；若出血较多，可以用1‰肾上腺素溶液浸湿的纱布压迫或用云南白药粉外敷后用纱布压迫止血；更多的出血则可能是肠系膜小动脉未结扎或结扎线脱落，此时应拆开1～2针黏膜皮肤缝线，找寻出血点加以结扎，彻底止血。

B.造口缺血坏死是一种严重的早期并发症，常发生在术后24～48小时。原因主要是由于损伤结肠边缘动脉，提出肠管时牵拉力过大，扭曲及压迫肠系膜血管导致供血不足或因造口开口太小或缝合过紧而影响肠壁血供所致，造口黏膜可呈现暗红色或紫色甚至黑色。术后宜选择透明造口袋，以利于观察造口血运情况。造口黏膜呈现暗红色或紫色时应将围绕造口的碘仿纱拆除，解除所有压迫造口的物品，同时使用生物频谱仪局部照射造口，如果黏膜完全变黑，应同时检查肠腔血运情况及其坏死的深度和广度，必要时切除坏死肠道和重建造口。

C.造口皮肤黏膜分离：通常发生在造口手术后早期，原因是造口局部缺血坏死和尿路造口黏膜缝线脱落所致。表现为造口处肠黏膜与腹壁皮肤的缝合处分离。用棉签轻轻探查分离的深度，逐步清除局部的黄色腐肉或坏死组织；用生理盐水清洗干净造口及分离

部分后用纱布抹干，根据分离部分的深度选择伤口敷料填塞，如分离部分表浅、渗液少，宜使用亲水性敷料、粉剂（如溃疡粉）涂上后再用皮肤防漏膏遮挡后贴上造口袋；如分离部分较深、渗液多，宜选用海藻类敷料填塞，再用防漏膏遮挡后贴上造口袋。一般2～3天更换分离处敷料一次，直至分离处完全愈合。

D.造口水肿：通常发生在手术后早期，因腹壁及皮肤开口过小所致。表现为尿路造口隆起、肿胀和绷紧。轻者不需处理，严重者用高渗盐水（3%NaCl溶液）湿敷，在更换时造口底盘口径比造口要稍大，避免紧箍肿胀的造口而阻碍血液循环。造口出现水肿时应严密观察造口的颜色，避免导致缺血坏死。

E.造口回缩：发生在术后恢复期或随访期。常见原因：肠管游离不充分，产生牵引力；肠系膜过短；造口周边缝线固定不足或缝线过早脱落；造口周边愈合不良；体重急剧增加，造口周围脂肪组织过多。表现为造口内陷低于皮肤表层。容易引起尿液渗漏，导致造口周围皮肤损伤，增加护理的难度。轻者可用凸面底盘；严重者则需要手术治疗。

F.造口膨出或脱垂：因肠管固定于腹壁不牢固、腹壁肌层开口过大、腹部肌肉软弱、腹压增加所致。表现为造口肠袢自腹部皮肤过度突出，长度可由数厘米至10～20cm。出现造口膨出或脱垂时，应选择正确尺寸的造口袋，可容纳脱垂的肠管，最好选用一件装造口袋；将脱垂的肠管从造口回纳腹腔内，反复回纳无效的严重病例需要手术治疗。

3）造口周围皮肤并发症的护理

A.尿酸结晶：尿酸结晶是尿路造口最常见并发症之一，也是尿路造口所特有的并发症。正常情况下，尿液的pH值呈弱酸性。饮食酸碱度会影响尿液的pH值。当机体摄入较多量碱性食物，再加上水分摄入不足，尿液呈浓缩状态，尿酸浓度增高，形成沙砾样的白色粉末晶体黏附于造口周围皮肤上。因此，鼓励患者每日摄取2000～2500mL水分，建议多进食帮助提高尿液酸性浓度的食物，如五谷类、鱼类、花生、核桃等。造口周围的结晶体先用稀释的白醋（醋与水按容积比为1：3）局部湿敷约20分钟后擦拭。

B.过敏性皮炎：由于对造口袋粘贴部位过敏或对整个造口袋过敏所致。常表现为皮肤红斑及水泡，其皮疹的部位仅局限于过敏源接触部位。出现过敏性皮炎时，应指导患者更换其他系列造口用品，粘贴造口袋前可外涂类固醇药物，情况无改善者，请皮肤科医生诊治。

C.造口周围皮肤机械性损伤：因撕离造口袋时过急或过分用力，导致皮肤表层被撕开。表现为皮肤发红、损伤及疼痛，此时应重新评估患者换袋技巧，撕离造口袋或清洗造口周围皮肤时，动作要轻。

（5）更换造口袋基本步骤（一般术后48小时内粘贴造口袋）

1）用物准备：换药盘、棉球、纱布、温水、造口用品（造口底盘、造口袋、防漏膏、造口袋测量圈或尺等）。

2）心理辅导：消除对造口的恐惧，并鼓励患者认真观察，参与造口护理的整个过程。

3）撕去旧造口袋：一手按压造口袋周围皮肤，一手自上而下慢慢将造口底盘撕除，若撕除困难可用湿纱布浸润底盘后再撕除。特别是输尿管皮肤造口术的患者，在撕除造口袋时需要保护输导管导管，一手固定输尿管导管，一手缓慢撕除造口袋。

4）观察造口黏膜及周围皮肤的情况：检查造口黏膜及周围皮肤有无异常，观察排泄物的颜色、性质、量。

5）清洗造口黏膜及周围皮肤：将棉球或纸巾用温水湿润后由外向内轻轻分别擦洗造口及周围皮肤，擦洗干净。

6）处理皮肤及造口上的异常情况：若出现造口并发症则依据相应处理原则进行处理。如果发现造口周围皮肤有凹陷或有皱褶，可用防漏膏将皱褶处垫平，再使用造口袋。

7）粘贴造口袋：造口袋底盘剪裁大小应以造口的形状和大小为标准，在此基础上再加0.2cm左右，可以让造口有一定活动的余地。剪裁合适后，可用手指将底盘的造口圈磨光，以免剪裁不齐的边缘损伤造口，然后将贴在底盘上的保护纸揭去，造口圈旁可适当加用防漏膏，对准造口贴上，先轻轻按压造口边上的底盘，以免湿润的分泌物流至底盘下，影响使用效果。对于输尿管皮肤造口患者每1~3个月更换输尿管导管，在更换过程中要注意无菌操作，更换导管后注意多饮水（2000~2500mL），达到冲洗的目的。

3.居家护理

造口手术改变了患者长期以来的排泄方式，护理人员应该帮助患者适应"新的生活"，以提高患者的生活质量。

（1）日常生活中服饰注意事项 帮助患者选用隔臭功效好，摩擦声音小的造口袋。衣服以柔软、舒适为原则，不需做特别改变，但应避免穿紧身衣裤，以免压迫摩擦造口，影响血液循环。

（2）饮食 均衡饮食，平时注意多喝水，多吃新鲜水果和蔬菜，补充维生素C以提高尿液酸性，减少感染概率。尽量避免食用莴笋、韭菜等，以免尿液中产生强烈的臭味；红莓、奶酪、牛奶可帮助减少异味。

（3）沐浴和游泳 可在造口袋黏胶的周围用防水胶布进行密封，避免水渗入黏胶而影响产品使用的时间。不要用力擦洗造口或碰撞造口。洗澡时，可用造口袋覆盖造口或拿开造口袋，以沐浴方式来清洗身体及造口，中性肥皂不会刺激造口。游泳时，造口粘贴件周围以防水纸胶保护，女性以连身式泳衣为宜。可以适量参加一些不剧烈的体育活动，如乒乓球、台球、羽毛球、保龄球、自行车、慢跑或远足旅行等。应避免增加腹压的活动（如举重）以防疝气。

（4）感染 因回肠膀胱术是将输尿管吻合在一段小肠上，没有防止尿液倒流的功能，故患者可能比正常人较容易有泌尿道感染。输尿管皮肤造口术是直接将输尿管拉到腹壁上，需长期携带输尿管导管，并定时更换，在更换管道时很容易发生泌尿系统的感染。因此应指导造口患者了解感染的征象，如尿液混浊、有恶臭味、腰背痛、发热、食欲不振、恶心等现象，应到医院就诊。

（5）性生活 尿路造口引起身体形象改变，对夫妻关系是一种考验，术后初期是夫妻双方亲密团结、共度难关的时期。这时患者的配偶一定要从爱护患者出发，安慰和鼓励患者。每次性生活前排空造口袋中的尿液，可适当喷洒香水，并可选择适当的衣服遮盖。为了避免配偶接触造口，也可以采取后进位或女上位的性交体位。

尿路造口护理是一种特殊的护理，需要护士、患者、家属的共同参与。为了更好地适应社会生活，对于出院后的护理尤为重要，为此护理人员进行了一系列的活动，如电话随访、门诊随访、家庭随访、造口患者联谊会等来关注造口患者。

第三节　前列腺癌

一、概述

前列腺癌是指发生在前列腺的上皮性恶性肿瘤。2004年WHO在《泌尿系统及男性生殖器官肿瘤病理学和遗传学》中提出前列腺癌病理类型包括腺癌（腺泡腺癌）、导管腺癌、尿路上皮癌、鳞状细胞癌、腺鳞癌。其中前列腺腺癌占95%以上。前列腺癌是男性生殖系统最常见的恶性肿瘤，发病随年龄增长。其发病率有明显的地区差异，欧美地区较高。世界范围内，前列腺癌发病率在男性所有恶性肿瘤中位居第2位。根据2014年全国肿瘤登记年报报道的前列腺癌的发病率为4.56/10万，在男性恶性肿瘤发病率中排第8位；死亡率达4.19/10万，在所有男性恶性肿瘤中排第9位。前列腺癌患者主要是老年男性，在我国，小于60岁的男性前列腺癌发病率较低，超过60岁发病率明显增加。

二、病因

前列腺癌的病因尚未查明，可能与遗传、环境、性激素等有关。已经被确认的危险因素包括年龄、种族和遗传性。

1.年龄

50岁以后，其发病率及死亡率接近，呈上升趋势。

2.种族

前列腺癌的发病率及死亡率由高到低依次为黑人、白人、黄种人。

3.遗传性

如果亲属（兄弟或父亲）患有前列腺癌，其本人患前列腺癌的危险性会增加1倍以上。

三、应用解剖及生理

（一）前列腺的应用解剖

前列腺是男性特有的性腺器官，是不成对的实质性器官，由腺组织和肌组织构成。位于膀胱颈的下方，尿生殖膈的上方，其形状与栗子相似，一般分为5个叶：前叶、中叶、后叶和两侧叶。前方为耻骨联合，两者之间有前列腺静脉丛和疏松结缔组织，两侧为肛提肌，前列腺后面正中有纵行浅沟，称前列腺沟，与直肠壶腹部相对。

前列腺的血液供应主要通过3支动脉，分别是膀胱下动脉、阴部内动脉和直肠下动脉。其中膀胱下动脉是前列腺的主要血液供应来源。膀胱下动脉在进入前列腺前又分为2支，即前列腺背膜动脉和尿道前列腺动脉，前者承担前列腺外腺组的血液供应，后者承担尿道周围的腺体组织和前列腺深部组织的血液供应。

前列腺的静脉丛汇入髂内静脉，前列腺静脉与骶骨、腰椎和髂翼的静脉有交通，因此，前列腺癌有腰骶部和髂部浸润时为早期转移表现。前列腺静脉还可通过直肠上静脉汇入肝静脉，因此前列腺癌可向肝内转移。

前列腺的淋巴管形成淋巴管丛，一组注入髂外淋巴结，另一组注入髂内淋巴结，再流入髂总淋巴结和腹主动脉旁淋巴结。前列腺癌可经淋巴转移至上述淋巴结。

前列腺主要由平滑肌纤维和腺体组织组成，前列腺的正常大小宽度×长度×厚度为4cm×3cm×2cm，质量为16~20g。前列腺表面覆盖有两层被膜，内层称前列腺囊，为一坚韧的纤维肌性组织，紧包于前列腺表面。外层称前列腺筋膜，为盆腔筋膜在前列腺囊周围增厚而成。前列腺的前1/3部分包绕3cm长的尿道，形成尿道前列腺部，其后半部分有射精管从后斜穿过前列腺，并进入精囊。精囊是前列腺尿道后壁上的一个隆起，其紧邻尿道外括约肌，是尿道检查和手术的重要标志。

（二）前列腺的生理功能

1.外分泌功能

前列腺是男性最大的附属性腺，亦属人体外分泌腺之一。它可分泌前列腺液，是精液的重要组成成分，对精子正常的功能和生育具有重要作用。前列腺液的分泌受雄性激素的调控。

2.内分泌功能

前列腺内含有丰富的5α-还原酶，可将睾酮转化为更有生理活性的双氢睾酮。双氢睾酮在良性前列腺增生症的发病过程中起重要作用。通过阻断5α-还原酶，可减少双氢睾酮的产生，从而使增生的前列腺组织萎缩。

3.控制排尿功能

前列腺包绕尿道，与膀胱颈贴近，构成了近端尿道壁，其环状平滑肌纤维围绕尿道前列腺部，参与构成尿道内括约肌。发生排尿冲动时，伴随着逼尿肌的收缩，内括约肌则松弛，使排尿顺利进行。

4.运输功能

前列腺实质内有尿道和两条射精管穿过，当射精时，前列腺和精囊腺的肌肉收缩，可将输精管和精囊腺中的内容物经射精管压入后尿道，进而排出体外。

综上所述，前列腺有四项重要的功能，在人体内发挥了重要作用。

四、组织及病理学特点

（一）前列腺癌分期

1.TNM分期（表24-3-1）

（1）T表示原发肿瘤的局部情况，主要通过直肠指检和MRI来确定，前列腺穿刺阳性活检数目和部位、肿瘤病理分级和前列腺特异性抗原（PSA）可协助分期。

（2）N表示淋巴结情况，只有通过淋巴结切除才能准确的了解淋巴结转移情况，分期低于T_2、PSA＜20ng/mL和Gleason评分＜6的患者淋巴结转移的机会

表 24-3-1　前列腺癌 TNM 分期（AJCC，2002 年）

原发肿瘤（T）	
临床	病理（pT）*
T_x：原发肿瘤不能评价	pT_{2*}：局限于前列腺
T_0：无原发肿瘤证据	pT_{2a}：肿瘤限于单叶的1/2
T_1：不能被扪及和影像发现的临床隐匿肿瘤	pT_{2b}：肿瘤超过单叶的1/2但限于该单叶
T_{1a}：偶发肿瘤体积＜所切除组织体积的5%	pT_{2c}：肿瘤侵犯两叶
T_{1b}：偶发肿瘤体积＞所切除组织体积的5%	pT_3：突破前列腺
T_{1c}：穿刺活检发现的肿瘤（如由于PSA升高）	pT_{3a}：突破前列腺
T_2：局限于前列腺内的肿瘤	pT_{3b}：侵犯精囊
T_{2a}：肿瘤限于单叶的1/2（≤1/2）	pT_4：侵犯膀胱和直肠
T_{2b}：肿瘤超过单叶的1/2但限于该单叶（1/2~1）	
T_{2c}：肿瘤侵犯两叶	
T_3：肿瘤突破前列腺包膜**	
T_{3a}：肿瘤侵犯包膜（单侧或双侧）	
T_{3b}：肿瘤侵犯精囊	
T_4：肿瘤固定或侵犯除精囊外的其他临近组织结构，如膀胱颈、尿道外括约肌、直肠、肛提肌和（或）盆壁	
区域淋巴结（N）***	
N_x：区域淋巴结不能评价	PN_x：无区域淋巴结取材标本
N_0：无区域淋巴结转移	pN_0：无区域淋巴结转移
N_1：区域淋巴结转移	pN_1：区域淋巴结转移
远处转移（M）****	
M_x：远处转移无法评估	
M_0：无远处转移	
M_1	
M_{1a}：有区域淋巴结以外的淋巴结转移	
M_{1b}：骨转移	
M_{1c}：其他器官组织转移	

*，穿刺活检发现的单叶或两叶肿瘤、但临床无法扪及或影像不能发现的定为T_{1c}。

**，侵犯前列腺尖部或前列腺包膜但未突破包膜的定为T_3，非T_2。

***，不超过0.2cm的转移定为pN_1mi。

****，当转移多于一处，为最晚的分期

小于10%，可采取保留淋巴结的切除手术。

（3）M表示骨骼转移情况，骨扫描是最适合的检查。尤其对病理分化较差（Gleason评分＞7）或PSA＞20ng/mL的患者，应常规行骨扫描检查。

2.前列腺癌的病理分级

前列腺癌的病理分级推荐使用Gleason评分系统。前列腺癌组织分为主要分级区和次要分级区，每区的Gleason分值为1~5，Gleason评分是把主要分级区和次要分级区的Gleason分值相加，形成癌组织分级常数。

Gleason1：癌肿极为罕见。其边界很清楚、膨胀性生长，几乎不侵犯基质，癌腺泡很简单，多为圆形、中度大小，紧密排列在一起，其胞质和良性上皮细胞胞质极为相近。

Gleason2：癌肿很少见，多发生在前列腺移行区，癌肿边界不很清楚，癌腺泡被基质分开，呈简单圆形、大小可不同、可不规则、疏松排列在一起。

Gleason3：癌肿最常见，多发生在前列腺外周区，最重要的特征是浸润性生长，癌腺泡大小不一、形状各异，核仁大而红，胞质多呈碱性染色。

Gleason4：癌肿分化差，浸润性生长，癌腺泡不规则融合在一起，形成微小乳头状或筛状，核仁大而红，胞质可为碱性或灰色反应。

Gleason5：癌肿分化极差，边界可为规则圆形或不规则形，伴有浸润性生长，生长方式为片状单一细胞型或者粉刺状癌型，伴有坏死，癌细胞核大，核仁大而红，胞质可有变化。

3.前列腺癌危险因素分析

根据血清PSA、Gleason评分和临床分期将前列腺癌分为低、中、高危三类，以便指导治疗和判断预后（表24-3-2）。

表24-3-2 前列腺癌危险因素分析

	低危	中危	高危
PSA（ng/mL）	4~10	10.1~20	>20
Gleason评分	≤6	7	>8
临床分期	≤T_2a	T_2b	≥T_2c

五、扩散和转移

1.直接蔓延

前列腺癌穿过被膜向周围扩散，浸润邻近器官，精囊、输精管、膀胱及盆腔内器官都可受到累及。

2.血道转移

癌细胞随血运行到骨骼、肺、肝、肾。骨转移最为常见，依次为骨盆、腰椎、股骨、胸椎、肋骨等；其次为肺转移。

3.淋巴道转移

最早发生在腹下淋巴结区，经髂内、髂外、腹股沟淋巴结转移，可延及下腔静脉、纵隔及锁骨下淋巴结。

六、临床表现

前列腺癌早期常无症状，随着肿瘤的发展，前列腺癌引起的症状可概括为两大类。

1.压迫症状

逐渐增大的前列腺腺体压迫尿道可引起进行性排尿困难，表现为尿线细、射程短、尿流缓慢、尿流中断、尿后滴沥、排尿不尽、排尿费力。此外，还有尿频、尿急、夜尿增多，甚至尿失禁。肿瘤压迫直肠可引起大便困难或肠梗阻，也可压迫输精管引起射精缺乏，压迫神经引起会阴部疼痛，并可向坐骨神经放射。

2.转移症状

前列腺癌常易发生骨转移，引起骨痛或病理性骨折、截瘫；盆腔淋巴结转移可引起双下肢水肿。侵及骨髓引起贫血或全血象减少，侵及膀胱、精囊、血管神经束引起血尿、血精、阳痿。

七、诊断

直肠指检联合前列腺特异性抗原（PSA）检查是目前公认的早期疑似前列腺癌最佳方法。临床上通过前列腺系统性穿刺活检取得组织病理学诊断方能确诊。少数患者是在前列腺增生手术后病理中偶然发现前列腺癌。以下是推荐的前列腺癌诊断方法。

1.直肠指检（DRE）

大多数前列腺癌起源于前列腺的外周带，DRE对前列腺癌的早期诊断和分期都有重要价值。考虑到DRE可能影响PSA值，应在抽血检查PSA后进行DRE。

2.前列腺特异性抗原(PSA)检查

PSA作为单一检测指标，与DRE、经直肠前列腺超声（TRUS）比较，具有更高的前列腺癌阳性诊断预测率。

3.经直肠超声检查（TRUS）

TRUS典型的前列腺癌的征象是在外周带的低回声结节，而且通过超声可以初步判断肿瘤的体积大小。

4.前列腺穿刺活检

前列腺系统性穿刺活检是诊断前列腺癌最可靠的检查。因此，推荐经直肠B超引导下的前列腺系统穿刺。穿刺前通常需要遵医嘱使用抗生素，并进行肠道准备。

5.前列腺癌的其他影像学检查

（1）计算机断层（CT）检查 CT对早期前列腺癌诊断的敏感性低于磁共振（MRI），前列腺癌患者进行CT检查的目的主要是协助临床医师进行肿瘤的临床分期。

（2）磁共振（MRI）扫描 MRI检查可以显示前列腺包膜的完整性、肿瘤是否侵犯前列腺周围组织及器官，MRI也可以显示盆腔淋巴结受侵犯的情况及骨转移的病灶。

（3）全身核素骨显像检查（ECT） 前列腺癌最常见的远处转移部位是骨骼。ECT可比常规X片提前3~6个月发现骨转移灶，敏感性较高但特异性较差。

八、治疗

1.前列腺癌的发病率与死亡率之间有很大差异，在男性一生中只有15%~20%被诊断出PCA，而仅仅有3%危及生命。为了防止前列腺癌的过度治疗，在充分尊重患者意愿的基础上学术界提出针对前列腺癌的观察等待和主动监测两种方法。

（1）观察等待 对于已明确诊断为前列腺癌的患者，通过密切观察、随诊，直到出现局部或系统症状（下尿路梗阻、疼痛、骨相关事件等），才对其采取一些姑息性治疗（如解除下尿路梗阻的微创手术、内分泌治疗、放疗等）来缓解转移病灶症状。该方法是一种保守治疗前列腺癌的方法，适用于不愿意或体弱、不适合接受主动治疗的前列腺癌患者。

（2）主动监测 对已明确前列腺癌诊断，有治愈性可能的患者，因担心生活质量、手术风险等因素，不即刻进行主动治疗而选择严密随访，积极监测疾病发展进程，在出现肿瘤进展，Gleason评分超过7分时或行穿刺发现肿瘤组织明显增多时再给予治疗。主要针对低度风险、有根治性治疗（根治性手术和根治性放疗）机会的前列腺癌患者。选择主动监测的患者必须充分知情，了解并接受肿瘤局部进展和转移的危险性。

2.当前列腺癌患者出现局部或系统症状（下尿路梗阻、疼痛、骨相关症状等）时，根据肿瘤大小、侵犯程度（T）、有无淋巴结转移（N）、有无远处转移（M）、PSA及Gleason分级决定治疗方案，包括手术治疗、外放射治疗、内分泌治疗及化学治疗。

（1）手术治疗　根治性前列腺切除术是治愈局限性前列腺癌的最有效方法之一。手术适应证要考虑肿瘤的临床分期（$T_1 \sim T_{2c}$期），患者的预期寿命（预期寿命≥10年），患者总体健康状况。尽管手术没有硬性的年龄界限，但应告知患者，70岁以后伴随年龄增长，手术并发症及死亡率将会增加。

（2）内分泌治疗　前列腺癌内分泌治疗途径包括去势治疗和阻断雄激素与受体结合治疗。去势包括手术去势和药物去势，由于考虑到手术去势对患者心理的影响，因此临床首选药物去势为主要治疗方法。常用内分泌治疗药物有亮丙瑞林（抑那通）、氟他胺（缓退瘤）、比卡鲁胺（康士得）等。

九、护理

（一）外科手术治疗的护理

1.术前准备

（1）呼吸道管理

1）戒烟：对于有吸烟史的患者指导其至少术前2周戒烟，首先规劝其戒烟，其他诸如患者教育、心理支持、药物干预等措施也有助于患者戒烟或减少吸烟。

2）有效咳嗽：深吸气—屏住呼吸—用力咳嗽，咳嗽时应引起胸腔震动，将气管内的痰液排出，避免只用喉头震动引起的咳嗽。

（2）加强营养　前列腺癌患者多年老体弱，加上手术损伤较大，术前给予高热量、高蛋白饮食，提高机体抵抗力，加强组织修复，促进术后切口愈合。

（3）肠道准备　前列腺癌根治术中可能会损伤会阴及直肠，因此手术前3天进流质饮食，减少肠道积粪。手术前日晚及术日晨进行清洁灌肠。术前12小时禁食，6小时禁水。

（4）盆底肌训练

1）训练时间：术前8～12天开始锻炼，术后一周可练习提肛运动。

2）训练方法：盆底肌训练是一个简单易行的方法，不受体位影响，站、卧、行走等都可以进行。指导患者全身放松，均匀呼吸10秒，提肛运动10秒，腰腹大腿肌肉放松，会阴肌肉同时收缩，从而盆底肌上提，重复做10次为一次训练，每日进行5次训练，最初可由每次2～3秒开始，逐渐达到每次10秒，以此改善尿失禁。

2.术后护理

（1）执行全麻术后护理常规。

（2）管道护理　前列腺癌根治术后留置引流管，手术早期如引流液为鲜红血性，往往提示出血，应遵医嘱给予相应的止血、补充水电解质等治疗。如术后3～5天引流液为淡黄色、量大，往往提示尿道膀胱吻合口瘘，因此应注意保持引流管及尿管通畅，适当延长留置尿管和引流管的时间。患者在翻身或活动时勿使管道脱出、打折，每日进行会阴擦洗以避免感染。

（3）疼痛的护理　术后由于创伤大及引流管的刺激，患者疼痛较重，术后根据患者的需要，遵医嘱使用止痛剂。

（4）早期活动　前列腺癌患者老年人居多，老年患者除本身各器官功能减退外，均有不同程度的心、肺功能疾患。因此应待病情平稳后鼓励患者早期活动，指导患者做双下肢活动，以免引起下肢静脉血栓的形成。

（5）饮食护理　术后肠蠕动恢复后，患者可进食流质饮食，逐渐过渡到半流质，直至普食。尿道膀胱吻合口瘘的患者，可选择高蛋白、高热量、高纤维、易消化的食物，防止造成排便困难，一旦出现排便困难或大便秘结，适当给予口服少量芝麻油、缓泻剂等。

（二）术后并发症的预防与护理

1.尿失禁的护理

术后尿失禁是因为尿道括约肌的损伤或牵拉，可出现永久性尿失禁或暂时性尿失禁。患者因为不能控制排尿，严重影响日常生活质量，长期尿失禁容易继发泌尿系统及会阴部皮肤感染。患者手术后一周内拔除尿管对拔除尿管后出现暂时性尿失禁患者要做好健康教育，让其有充分的心理准备。为配合术后继续治疗，可请术后康复患者讲解自己的切身体会，帮助患者克服术后紧张、焦虑情绪，建立治疗信心。暂时性的尿失禁多在10天左右自愈。为预防长期尿失禁，可指导患者进行盆底肌肉锻炼，即平卧床上以降低腹压，增加尿道闭合压，同时进行收缩肛门。永久性尿失禁患者需使用集尿器，护士要指导患者正确使用方法，避免尿路感染及皮肤溃烂。

2.术后勃起功能障碍的护理

手术可损伤阴茎双侧血管神经束，出现勃起功能障碍。对因性能力丧失而烦恼和自卑的患者，护士应以诚挚的态度倾听其陈述并给予有效的心理疏导。

3.尿道吻合口狭窄的护理

如出现进行性尿线变细和排尿困难应考虑可能有尿道吻合口狭窄。行尿道扩张可以缓解，扩张前向患者解释行尿道扩张的方法、必要性以及可能出现的尿道吻合口狭窄和对身体造成的痛苦，同时保证尿道口的清洁，避免尿道吻合口狭窄的发生。

（三）居家护理

1.前列腺根治术后因逼尿肌无力伴大量残尿的患者，既可表现为慢性尿潴留又可引起充溢性尿失禁，可行留置尿管。如带尿管回家，要注意尿道口清洁，每天清洗会阴部2次，并用0.05%碘伏消毒剂消毒尿道口，定时或有尿意时开放导尿管；提高尿袋时不能超过会阴部，防止尿液倒流引起感染。外括约肌损伤者可通过盆底肌肉功能锻炼、针灸治疗等促进恢复。锻炼时取坐位或卧位，先慢慢收紧会阴部肌肉，再慢慢放松，每次10秒左右，连续10次，重复10次为一回，每天做5回，以不觉疲劳为宜。

2.前列腺癌患者多易发生骨转移，并且骨转移疼痛会影响其生活质量，因此要指导其按时服用止痛药物。为了避免病理性骨折的发生，指导其适度活动，注意休息，不要劳累及负重并保持舒适体位，在饮食上可适当增加钙剂及维生素D的摄入。

3.正确的饮食、生活方式调理一方面可以预防前列腺癌，另一方面还可以增强患者的抵抗力。日常生活中前列腺癌患者应该戒烟、戒酒，纠正不良饮食习惯，避免饱食、高脂饮食，避免摄入大量红色肉类等，饮食以清淡、易消化食物为佳。可多吃新鲜绿色和黄色蔬菜、水果，防止便秘。

4.由于绝大多数前列腺癌细胞依赖雄性激素生长，常用治疗方法如睾丸切除、内分泌治疗可以消除雄激素作用，使癌细胞"饥饿"死亡，但同时将出现性功能丧失及内分泌紊乱症状。患者需要调整心态，保持乐观情绪和心情舒畅，夫妻间要增加语言交流及其他方面的关爱。

第四节 睾丸癌

一、概述

睾丸肿瘤较少见，世界范围内仅占男性肿瘤的1%～1.5%，占泌尿系统肿瘤的5%。然而在15～34岁的年轻男性中其发病率居所有肿瘤之首。我国发病率为1/10万左右，占男性全部恶性肿瘤的1%～2%，占泌尿生殖系统恶性肿瘤的3%～9%。睾丸癌多为一侧发病，双侧睾丸癌仅占1%～2%。睾丸癌病理分型多样，但大部分（90%～95%）为生殖细胞肿瘤。

二、病因及预防

睾丸肿瘤的发病原因目前尚不清楚，其主要危险因素是隐睾或睾丸未降（睾丸发育不全综合征），关于隐睾手术时机的选择，目前公认应在2岁前行复位固定术，同时防止睾丸的生精功能受损害，2岁以后手术不能预防隐睾恶变，除复位固定术外，其他术后患者应终身随访，同时注意对侧睾丸癌的发病。此外，Klinefelter综合征、家族遗传因素、对侧睾丸肿瘤和不孕不育也与睾丸肿瘤发病相关。

三、应用解剖及生理

睾丸位于阴囊内，左右各一，呈扁卵圆形，表面光滑，白色。成年后，每个睾丸重量10～20g，平均15g，大小约4.5cm×2.5cm×3.0cm。可分内、外侧面，前、后缘和上、下端。前缘游离，后缘有血管、神经和淋巴管出入，与附睾和输精管的起始段相接触。正常成年男性两侧睾丸体积大致相同。睾丸从外向内覆盖着7层被膜：阴囊皮肤、肉膜、精索外筋膜、提睾肌、精索内筋膜、睾丸鞘膜壁层和脏层。阴囊是一个皮肤囊袋，位于阴茎的后下方，有缓解外界机械性撞击的作用，对精子的发生提供重要条件。肉膜是阴囊的浅筋膜，主要调节阴囊内温度，保持局部温度低于体温2℃～3℃，有利于精子发育。阴囊肉膜在正中线将阴囊腔分为左右两部分，分别容纳两侧的睾丸和附睾。

睾丸是男性最主要的生殖腺，又是分泌雄性激素的内分泌器官。睾丸的表面有一层坚厚的结缔组织膜，称为白膜。沿睾丸后上缘，白膜向睾丸内突入，形成睾丸纵隔。睾丸纵隔又向睾丸实质内发出许多放射状的睾丸小隔，将睾丸实质分隔成许多睾丸小叶，共100～200个。每个小叶内有2～4条迂曲的精曲小管。精曲小管壁的上皮细胞分裂增殖，发育形成精子。精曲小管间的结缔组织内含间质细胞，能分泌男性激素。精曲小管逐渐向睾丸纵隔集中，形成精直小管，进入睾丸纵隔并互相交织成睾丸网，最后汇集成8～15条睾丸输出小管，在睾丸后缘的上部，汇成附睾管。睾丸的主要生理功能是产生精子和分泌雄性激素。精子的发生场所为精曲小管，睾酮则是由睾丸间质细胞产生的。睾丸生理功能接受下丘脑-垂体-性腺轴的调控。

四、组织及病理学特点

（一）睾丸肿瘤的分类

原发性睾丸肿瘤分为生殖细胞肿瘤、性索/性腺间质肿瘤和其他非特异性间质肿瘤三类（表24-4-1）。

（二）睾丸肿瘤的分期

见表24-4-2。

五、扩散和转移

1.淋巴道转移

睾丸肿瘤以淋巴结转移为主，最常转移的部位为后腹膜淋巴结。右侧睾丸肿瘤淋巴结转移第一站为第2腰椎水平主动脉及下腔静脉间淋巴结群；左侧睾丸肿瘤转移第一站为位于以肾静脉、主动脉旁、左输尿管及肠系膜下动脉为边界所构成的区域之内的淋巴结群。再向上汇流至乳糜池、胸导管及左锁骨上淋巴结。胸导管锁骨下静脉结合部位癌栓自淋巴向血流转移之主要部位，但其他淋巴静脉交通支亦为扩散途径。常转移到肝、肺、胸膜、肾、肠道、膀胱、躯干骨等部位。

2.局部浸润

睾丸肿瘤通过肿瘤扩展穿破白膜到附睾、精索、阴囊皮肤等部位，然后到腹股沟淋巴结。

表 24-4-1　2004 年世界卫生组织指定分类标准

生殖细胞肿瘤	精曲小管内生殖细胞肿瘤
	精原细胞瘤（包括伴有合体滋养细胞层细胞者）
	精母细胞型精原细胞瘤
	胚胎癌
	卵黄囊瘤（内胚窦瘤）
	绒毛膜上皮癌
	畸胎瘤（成熟畸胎瘤、不成熟畸胎瘤以及畸胎瘤伴有恶性成分）
	混合型生殖细胞肿瘤
性索/性腺间质肿瘤	间质细胞瘤
	恶性间质细胞瘤
	支持细胞瘤（富含脂质型、硬化型以及大细胞钙化型）
	恶性支持细胞肿瘤
	颗粒细胞瘤（成人型、幼年型）
	泡膜细胞瘤/纤维细胞瘤
	其他性索/性腺间质肿瘤（未完全分化型、混合型）
	包含生殖细胞和性索/性腺间质的肿瘤（性腺母细胞瘤）
其他非特异性间质肿瘤	卵巢上皮类型肿瘤
	集合管和睾丸网肿瘤
	非特异性间质肿瘤（良性和恶性）

表 24-4-2　2002 年国际抗癌联盟（UICC）睾丸癌 TNM 分期

原发肿瘤（T）
pT$_x$：原发肿瘤无法评估（未行睾丸切除则用T$_x$）
pT$_0$：无原发肿瘤的证据（如睾丸瘢痕）
pT$_{is}$：曲细精管内生殖细胞肿瘤（原位癌）
pT$_1$：肿瘤局限于睾丸和附睾，不伴有血管/淋巴管浸润，可以浸润睾丸白膜但是无鞘膜侵犯
T$_2$：肿瘤局限于睾丸和附睾，伴有血管/淋巴管浸润，或者肿瘤通过睾丸白膜侵犯鞘膜

p
pT$_3$：肿瘤侵犯精索，有或没有血管/淋巴管浸润
pT$_4$：肿瘤侵犯阴囊，有或没有血管/淋巴管浸润

临床区域淋巴结（N）
N$_x$：区域淋巴结转移情况无法评估
N$_0$：没有区域淋巴结转移
N$_1$：转移淋巴结最大径线≤2cm
N$_2$：转移淋巴结最大径线＞2cm，但≤5cm
N$_3$：转移淋巴结＞5cm

病区域淋巴结（pN）
pN$_x$：区域淋巴结转移情况无法评估
pN$_0$：没有区域淋巴结转移
pN$_1$：转移淋巴结数≤5个，且最大径线≤2cm
pN$_2$：单个转移淋巴结，最大径线＞2cm，但≤5cm；或者5个以上≤5cm的阳性淋巴结；或者存在扩散到淋巴结外的证据
pN$_3$：转移淋巴结＞5cm

远处转移（M）
M$_x$：远处转移情况无法评估
M$_0$：无远处转移
M$_1$：远处转移
M$_{1a}$：区域外淋巴结或者肺转移
M$_{1b}$：其他部位转移

血清肿瘤标志物（S）
S$_x$：无法评价标志物
S$_0$：标志物水平不高
S$_1$：AFP＜1000ng/mL，且HCG＜5000IU/L，且LDH＜正常值上限的1.5倍
S$_2$：AFP1000～10 000ng/mL，或HCG5000～50 000IU/L，或LDH正常值上限的1.5～10倍
S$_3$：AFP＞10 000ng/mL，或HCG＞50 000IU/L，或LDH＞正常值上限的10倍

3.血道转移

机会很少。

六、临床表现

1.睾丸无痛性增大

患者睾丸呈不同程度肿大，渐进性发展。由于睾丸位于阴囊内，位置表浅而容易被触及，故成人患者多因无意中扪及包块而就诊，小儿患者常由其父母为其洗澡或穿衣时发现。若为隐睾发生肿瘤，多在腹部、腹股沟等处扪及进行性增大的无痛肿块。

2.疼痛

30%~40%的患者出现阴囊钝痛或者下腹坠胀不适，只有10%的患者出现睾丸、附睾的急性疼痛，发生疼痛的原因是肿瘤内出血、坏死、梗死或因睾丸肿瘤侵犯睾丸外的组织而发生疼痛。需与睾丸扭转、睾丸炎、附睾炎等鉴别。

3.转移症状

10%的睾丸肿瘤患者出现远处转移的相关表现，如锁骨上淋巴结转移而出现的颈部包块；肺转移而出现的咳嗽、呼吸困难等呼吸系统症状；纵隔转移和十二指肠后转移而出现的吞咽困难、食欲不振、恶心、呕吐和消化道出血等胃肠功能异常；腹膜后淋巴结转移侵犯腰肌和神经根而出现腰背痛；髂静脉、下腔静脉受压或者栓塞导致的一侧或者双侧下肢水肿等。

4.男性乳房女性化

7%的睾丸肿瘤患者还会出现男性乳房女性化，尤其是非精原细胞肿瘤，如支持细胞瘤、间质细胞瘤和胚胎癌等。由于肿瘤分泌大量的雌激素，患者乳房可增大并伴有乳头色素沉着。

5.小儿性早熟

见于少数可以产生雄激素的间质细胞癌。出现性器官提前发育，性特征（包括毛发、喉结、声音改变等）提前出现。

6.无任何症状

少数患者是由于男性不育就诊或者外伤后随访而意外发现睾丸肿瘤。

七、诊断

1.影像学检查

超声检查是睾丸肿瘤首选检查，作为一项相对经济的检查手段，即使临床较明确的睾丸肿瘤也推荐行超声检查。超声检查不仅可以确定肿块位于睾丸内还是睾丸外，明确睾丸肿块特点，还可以了解对侧睾丸情况，敏感性几乎为100%。

B超不仅可以了解睾丸的情况，还可探测腹膜后有无转移肿块、肾蒂有无淋巴结转移或者腹腔脏器有无肿块等。对于高危患者如睾丸萎缩或睾丸内质地不均匀等，可以推荐采用B超进行随访。而单纯的睾丸微石症并不作为睾丸肿瘤的高危因素，不推荐常规阴囊B超随诊。

胸部X线检查是最基本的放射学检查，也是睾丸肿瘤的常规检查之一，可以发现1cm以上的肺部转移灶。因此对睾丸肿瘤肺部转移的诊断有很大价值。

腹部和盆腔CT目前被认为是腹膜后淋巴结转移的最佳检查方法，可以检测到小于2cm的淋巴结。

2.血清肿瘤标志物检查

血清肿瘤标志物对诊断、分期和预后有重要作用。主要包括甲胎蛋白（AFP）、人绒毛膜促性腺激素（HCG）和乳酸脱氢酶（LDH），其中LDH主要用于转移性睾丸肿瘤患者的检查。在所有确诊的睾丸肿瘤中，51%的病例中发现了血清肿瘤标志物的升高。

总体来讲，非精原细胞瘤出现一种或两种肿瘤标志物升高者可达90%，AFP升高者占50%~70%，HCG升高者占40%~60%。精原细胞瘤出现血清肿瘤标志物升高者为30%左右。因此血清肿瘤标志物在睾丸肿瘤诊断中具有重要价值，但是肿瘤标志物不升高的患者也不能完全排除存在睾丸肿瘤的可能。在诊断睾丸肿瘤时，AFP、HCG及LDH推荐为必查指标，胎盘碱性磷酸酶（PALP）可选择性检查。

八、治疗

睾丸肿瘤可分为原发性和继发性。原发性睾丸瘤根据组织发生可将其分为两大类，一类为起源于睾丸生殖细胞的生殖细胞肿瘤，包括精原细胞瘤、胚胎癌、卵黄囊瘤、绒毛膜上皮癌、畸胎瘤5种基本类型。其中精原细胞瘤最常见，占30%~60%。后四类肿瘤统称为非精原细胞瘤。根据病理分期采取相应的治疗方案。

（一）Ⅰ期生殖细胞肿瘤的治疗

1.Ⅰ期精原细胞瘤的治疗

Ⅰa及Ⅰb期精原细胞瘤（Seminoma Germ Cell Tumor，SGCT）的睾丸根治术后标准的处置方式包括严密监测、辅助性放疗或一到二期单纯卡铂方案的辅助性化疗。基于以上的治疗方案，Ⅰa及Ⅰb期精原细胞瘤疾病特异性生存率达到了99%。

2.Ⅰ期非精原细胞瘤的治疗

临床Ⅰ期非精原细胞瘤（Non-seminoma Germcell Tumor，NSGCT）的治疗主要是指对原发肿瘤行根治性睾丸切除术后根据患者具体情况进行腹膜后淋巴结清扫术、辅助化疗（adjuvant chemotherapy）或监测（surveillance）。

（1）根治性睾丸切除术 一般应尽早实施，手术前后应检测血清肿瘤标志物。禁忌行肿瘤活检或经阴囊途径手术。腹膜后淋巴结清扫术：对临床Ⅰ期的NSGCT患者行腹膜后淋巴结清扫术（RPLND）可以对肿瘤进行更加准确的病理分期。如术后证实存在腹膜后转移淋巴结，则应行辅助化疗。如无转移淋巴结（病理分期Ⅰ期），一般无需进一步治疗，但值得注意的是有资料显示大约10%的病理Ⅰ期患者会出现远处转移。

（2）辅助化疗　目前多采用以顺铂（Cisplatin，DDP）为中心的联合化疗方案。临床常用的化疗方案包括BEP方案（博来霉素+依托泊苷+顺铂）、EP方案（依托泊苷+顺铂）、VIP方案（长春花碱+异环磷酰胺+顺铂），BEP方案现已成为一线化疗的首选方案。

（二）转移性睾丸生殖细胞肿瘤的治疗

1.Ⅱa/Ⅱb期睾丸生殖细胞肿瘤的治疗

（1）Ⅱa/Ⅱb期精原细胞瘤的治疗　　Ⅱa/Ⅱb期精原细胞瘤的标准治疗到目前为止仍然是放射治疗。Ⅱa/Ⅱb期放疗后6年无瘤生存率可以达到95%和89%。对于不愿意接受放疗的Ⅱb期患者可以实施3个疗程BEP或4个疗程的EP化疗。

（2）Ⅱa/Ⅱb期非精原细胞瘤的治疗　　血清肿瘤标志物不升高的Ⅱa/Ⅱb期精原细胞瘤可以选择腹膜后淋巴结清扫术，但是肿瘤标志物不升高的非精原细胞瘤非常稀少，包括已分化畸胎瘤或纯胚胎癌。肿瘤标志物升高的Ⅱa/Ⅱb期精原细胞瘤治疗应在3～4个疗程的BEP化疗后实施残留肿瘤切除，大约30%的患者在化疗后不能完全缓解，需要实施残留肿瘤切除。尽管基础化疗和腹膜后淋巴结清扫术的副作用和毒性反应是有差别的，但治愈率都可以达到98%。

2.Ⅱc/Ⅲ期睾丸生殖细胞肿瘤的治疗

Ⅱc/Ⅲ期转移性生殖细胞肿瘤的基础治疗按照国际生殖细胞癌协作组（IGCCCG）分类不同包括3或4个疗程的BEP联合化疗，该方案已经证实优于PVB方案。

3.睾丸肿瘤脑转移的治疗

睾丸肿瘤脑转移通常是全身转移的一部分，单纯脑转移者少见。初次诊断时已有脑转移者长期生存率较低，复发患者出现脑转移预后更差，5年生存率仅2%～5%。这类患者首选化疗，联合放疗对该类患者更有益，即使对化疗有完全反应的也推荐联合放疗。对持续存在的孤立性脑转移灶，综合全身情况、原发肿瘤的病理类型和转移灶的部位，也可考虑手术治疗。

九、护理

（一）术前护理

1.心理护理

在患者治疗期间，要正确引导患者认识疾病，积极进行肿瘤护理教育，让患者逐步接受患恶性肿瘤的事实，消除宿命论等消极情绪，正确认识肿瘤的治疗是综合因素作用的结果，认识到患者的精神状态与治疗结果密切相关，增强战胜疾病的信心，从而为治疗奠定良好的基础。同时以委婉的方式告知患者在治疗过程中及治疗后可能出现生理功能改变及外部形体特征、第二性特征发生变化，使患者在心理上接受这些可能出现的变化，以免患者在治疗过程中出现巨大的心理反差。

2.皮肤准备

手术前一天清洁手术区域皮肤，备皮范围是上起剑突，下至腹股沟（包括外阴部），前后均超过腋中线，具体备皮方法详见第五章肿瘤外科治疗的护理。修剪指（趾）甲、洗头、洗澡、剃胡须。

（二）术后护理

1.执行全麻术后护理常规

2.皮片引流的护理

术后患者应卧床休息5～7天，并抬高阴囊以避免阴囊水肿。观察阴囊皮肤颜色，有无红肿疼痛，同时密切观察对侧睾丸情况及局部皮温，若对侧睾丸出现红肿疼痛，立即报告医生，遵医嘱给予对症治疗及处理。

3.密切观察伤口敷料

由于阴囊组织结构疏松，如有出血极易形成血肿。保持阴囊伤口敷料干燥，防止大小便污染，若有浸湿应及时更换敷料。同时调节室温，避免患者出汗使阴囊皮肤潮湿，影响伤口愈合。术后使用提睾带，避免阴囊水肿。

4.尿管护理

尿管留置期间，保持尿管通畅，避免打折受压，妥善固定。每日行会阴擦洗预防感染。

5.卧床期间的护理

睾丸癌行腹股沟淋巴结清扫术后应卧床休息14天以上，促进伤口愈合。为了防止阴囊处肿胀，给予沙袋加压，保持下肢屈曲功能位。因此，应做好患者的基础护理。同时嘱患者多吃蔬菜、水果、多饮水，预防便秘发生。创造良好的住院环境，保证患者有充足的休息和睡眠。

（三）并发症的观察及处理

1.精索残端出血

精索残端出血是睾丸切除术后主要的并发症，主要是未分开处理输精管与精索血管，或精索结扎不妥，导致结扎线松弛或滑脱。若手术切口内有进行性增大的血肿或有腹膜后出血迹象，则应配合医生做好重新打开和扩大腹股沟切口的准备，以找到回缩的血管重新结扎、止血。

2.阴囊内血肿

通常为术中止血不彻底引起。术后需保持引流通畅、加压包扎、必要时使用止血药物。

（四）居家护理

1.日常生活护理

术后1个月内应避免剧烈运动和抬举重物，防止发生拉伤。长期保护好健侧睾丸，避免受伤。饮食应清淡，禁烟酒。患者在性生活上应有所注意，在1个月后或待阴囊症状消退后再行性生活。

2.随诊

睾丸癌患者治疗后的定期随访非常重要，要坚持随访检查至少达3年，如果患者在3年之内不复发，以后复发的机会极少。随访检查通常包括胸部X线照相及血中肿瘤标志物甲胎蛋白及人类绒毛膜促性腺激素测定。如果肿瘤复发，这些肿瘤标志物会再次升高，且常常出现在X线检查发现异常之前。大约1%的睾丸癌患者在接受治疗后，还有发生另一侧睾丸癌的可能。

（田洁 李世秀 张莉）

参考文献

[1]全国肿瘤防治研究办公室/全国肿瘤登记中心、卫生部疾病预防控制局、中国肿瘤登记年报[M].北京:军事医学科学出版社,2008:116-151.

[2]全国肿瘤防治研究办公室/全国肿瘤登记中心、卫生部疾病预防控制局、中国肿瘤登记年报[M].北京:军事医学科学出版社,2009:74-109.

[3]全国肿瘤防治研究办公室/全国肿瘤登记中心、卫生部疾病预防控制局、中国肿瘤登记年报[M].北京:军事医学科学出版社,2010:80-115.

[4]国家癌症中心、卫生部疾病预防控制局、中国肿瘤登记年报[M].北京:军事医学科学出版社,2011:94-129.

[5]国家癌症中心、卫生部疾病预防控制局、中国肿瘤登记年报[M].北京:军事医学科学出版社,2012:118-153.

[6]Lindblad P.Epidemiology of renal cell carcinoma[J].Scand J Surg,2004,93(2):88-96.

[7]陈莉.肾部分切除术后出血原因分析及护理[J].中华现代护理杂志,2010,16(24):2926.

[8]原丽.肾癌根治术后应用免疫治疗的观察与护理[J].中国医疗前沿,2008,3(20):121.

[9]那彦群.中国泌尿外科疾病诊断治疗指南[M].北京:人民卫生出版社,2014.

[10]郝希山.肿瘤手术学[M].北京:人民卫生出版社,2008.

[11]Wein AJ,Kavoussi LR,Novick AC,et al.泌尿外科学[M].郭应禄,周立群主译.9版.北京:北京大学医学出版社,2009.

[12]李鸣,何志嵩,高江平,等.多中心肾癌临床特征分析[J].中华泌尿外科杂志,2010,31(2):77-80.

[13]Lee CT,Katz J,Fearn PA,et al.Mode of presentation of renal cell carcinoma provides prognostic information[J].Urol Oncol,2002,7(4):135-140.

[14]Palapattu GS,Kristo B,Rajfer J.Paraneoplastic syndromes in urologic malignancy: the many faces of renal cell carcinoma[J].Rev Urol,2002,4:163-170.

[15]宋波.经尿道前列腺电切术后膀胱痉挛的护理[J].中国实用护理杂志,2010,26(6):22.

[16]刘熙婵,林素琼,凌泽凤,等.膀胱冲洗液的温度对经尿道前列腺电切术后膀胱痉挛的影响[J].现代临床护理,2010,9(4):19.

[17]徐红,梅晓慧.膀胱肿瘤患者围术期的健康教育[J].西南军医,2007,9(5):140.

[18]赵晓培,张淑杰,代晓铃.45例膀胱癌手术患者的系统化临床护理并资料分析[J].实用临床医药杂志,2013,17(14):181.

[19]胡爱玲,郑美春,李伟娟.现代伤口与肠造口临床护理实践[M].北京:中国协和医科大学出版社,2010.

[20]李鸣,那彦群.泌尿生殖系统肿瘤外科学[M].北京:人民卫生出版社,2011.

[21]张惠兰,陈荣秀.肿瘤护理学[M].天津:天津科学技术出版社,1999.

[22]Lokeshwar VB,Habuchi T,Grossman HB,et al.Bladder tumor markers beyond cytology:international consensus panel on bladder tumor markere[J].Urology,2005,66(6Suppl 1):35-63.

[23]魏志涛,杨勇,孙东翀,等.经尿道2微米激光膀胱部分切除术治疗膀胱黏膜下占位性病变[J].中华外科杂志,2012,(50):349-52.

[24]Zhong C,Guo S,Tang Y,et al.Clinical observation on 2 micron laser for non-muscle-invasive bladder tumor treatment: single center experience[J].World J Urol,2010,28(2):157-161.

[25]Kassouf W,Swanson D,Kamat AM,et al.Partial cystcetomy for muscle invasive urothelial carcinoma of the bladder:a contemporary review of the M.D. Anderson Cancer Center experience[J].J Urol,2006,175:881-885.

[26]Palou J,Sylvester RJ,Faba OR,et al.Female gender and carcinoma in situ in the prostatic urethra are prognostic factors for recurrence,progression,and disease-specific mortality in T1G3 bladder cancer patients treated with bacillus Calmette-Guérin[J].Eur Urol,2012,62:118-125.

[27]Huang J,Lin T,Liu H,et al.Laparoscopic radical cystectomy with orthotopic ileal neobladder for bladder cancer:oncologic results of 171 cases with a median 3-year follow-uo[J].Eur Urol,2010,58(3):442-449.

[28]Briganti A,Larcher A,Abdollah F,et al.Updated nomogram predicting lymph node invasion in patients with prostate cancer undergoing extended pelvic lymph node dissection:the essential importance of percentage of positive cores[J].Eur Urol,2012,61(3):480-487.

[29]徐洪莲,喻德洪,卢梅芳,等.肠造口术前定位的护理[J].中华护理杂志,2001,36(10):741-742.

[30]郑梅春,朱亚萍,王玲燕.泌尿造口脱垂并发症的护理[J].护士进修杂志,2004,19(11):1031-1032.

[31]吴阶平.泌尿外科学[M].济南:山东科学技术出版社,2004.

[32]Boyd SD,Lieskovsky G,Skinner DG.Kock pouch bladder replacement[J].Urol Clin North Am,1991,18:641-648.

[33]Hall JD,Boyd JC,Lippert MC,et al.Why patients choose prostatectomy or brachytherapy for localized prostate cancer:results of a descriptive survey[J].Urology, 2003,61:402-207.

[34]Deliveliotis C,Papatsoris A,Chrisofos M,et al.Urinary diversion in highrisk elderly patients:modified cutaneous ureterostomy or ileal conduit[J]. Urology,2005,66(2):299-304.

[35]Center MM,Jemal A,Lortet-Tieulent J,Ward E,Ferlay J,Brawley O,Bray F: Information variation in prostate cancer incidence and mortality rates[J].European urology,2012,61:1079-1092.

[36]Siegel R,Naishadham D,Jemal A:Cancer statistics,2013[J].CA:a cancer journal for clinicians, 2013,63:11-30.

[37]Bray F,Lortet Tieulent J,Ferlay J,et al.Prostate cancer incidence and mortality trends in 37 european countries:An overview[J].European journal of cancer,2010,46:3040-3052.

[38]Center MM,Jemal A,Lortet-Tieulent,et al.International variation in prostate cancer incidence and mortality rates[J].European urology,2012,61:1079-1092.

[39]韩苏军,张思维,陈万青,等.中国前列腺癌发病现状和流行趋势分析[J].临床肿瘤杂志,2013,18:330-334.

[40]赫捷,陈万青.2012中国肿瘤登记年报[M].北京:军事医学科学出版社,2012.

[41]鲍萍萍,彭龚.中国2008年前列腺癌发病、死亡和患病情况的估计及预测[J].中华流行病学杂志,2012,33:1056-1059.

[42]李鸣,张思维,马建辉,等.中国部分市县前列腺癌发病趋势比较研究[J].中华泌尿外科杂志,2009,30:568-570.

[43]韩苏军,张思维,陈万青,等.中国前列腺癌发病现状和流行趋势分析[J].临床肿瘤杂志,2013,18:330-334.

[44]Laurence Klotz.Active surveillance for low-risk prostate cancer[J].F1000 Medicine Reports,2012,4:16.

[45]Laurence Klotz,MD,FRCSC.Active Surveillance for Prostate Cancer:Overview and Update[J].Current Treatment Options in Oncology,2013,14:97-108.

[46]Heidenreich A,Bellmunt J,Bolla M,et al.EAU guidelines on prostate cancer.Part 1:screening,diagnosis,and treatment of clinically localised disease[J].Eur Urol,2011,59(1):61-71.

[47]Ji J,Yuan H,Wang L,et al.Is the impact of the extent of lymphadenectomy in radical prostatectomy related to the disease risk? A single center prospective study[J].J Surg Res,2012,178(2):779-784.

第二十五章　女性生殖系统肿瘤的护理

第一节　宫颈癌

一、概述

宫颈癌是全球女性中仅次于乳腺癌的最常见的恶性肿瘤，占女性生殖器官恶性肿瘤的50%以上；在发展中国家，宫颈癌占女性肿瘤的15%，而在发达国家，宫颈癌仅占女性肿瘤的3.6%。2007—2008年我国宫颈癌发病率为11.87/10万，估计每年新发病例数在13万以上，约占全世界宫颈癌新发病例的1/5，每年至少有3万妇女死于宫颈癌。近年来国内外大量文献报道宫颈癌的发病年龄呈年轻化趋势，原位癌的高发年龄为30～35岁，浸润癌的高发年龄为50～55岁。我国宫颈癌的分布主要集中在中西部地区，农村高于城市，山区高于平原；中西部的高发地区宫颈癌的死亡率居高不下，超过全国宫颈癌死亡率的10倍，例如甘肃、山西、内蒙古等，死亡率较低的有天津、上海、北京等一线城市。

二、病因及预防

（一）病因

目前已经明确高危人乳头状瘤病毒（HPV）感染是宫颈癌发病的主要因素，但同时还存在其他危险因素的作用。概括来讲，引发宫颈癌的危险因素主要包括以下三类：

1.生物学因素

主要包括细菌、病毒和衣原体等各种微生物。早在1977年，Laverty首先在电镜下观察到宫颈癌组织中存在HPV颗粒，Zur Hausen提出HPV感染可能与宫颈癌发病相关的假设。随后人们对HPV感染与宫颈癌的关系进行了大量的研究，提出了HPV感染是发生宫颈癌的主要因素。此外，单纯疱疹病毒-Ⅱ、人巨细胞病毒、艾滋病病毒、沙眼衣原体、阴道毛滴虫等也与宫颈癌的发生有一定的相关性。

2.行为危险因素

大量流行病研究证实，早婚、性生活过早、多产、多个性伴侣、性生活紊乱等都是宫颈癌的极为重要的个体危险因素。肺癌与宫颈癌的地域分布存在关联，许多研究证实吸烟与宫颈癌有关，吸烟可以成为HPV所致宫颈癌的协同因素。研究表明，吸烟可使HPV感染的妇女患宫颈肿瘤的风险增加，且存在剂量-效应关系。目前类固醇激素类避孕药可以作为HPV相关宫颈癌发展过程中的一个协同因素。尽管各个流行病学研究的结果不一致，但多数表明HPV阳性妇女若口服避孕药5年以上则患宫颈癌的危险性增加。近年的研究表明，营养因素与宫颈癌的发生也存在间接关系，胡萝卜素、维生素A、维生素E、维生素C及叶酸可能对宫颈癌有一定的保护作用。体内这些元素的缺乏可能与宫颈的非典型增生和宫颈癌的发生有关。

3.宿主因素

宿主因素如遗传易感性、免疫抑制等，可作为宫颈癌发生过程中的协同因子。目前仅有少量的研究表明宫颈癌可能存在着家族聚集现象，有肿瘤家族史的妇女发生宫颈癌的危险是普通妇女的2.5倍。

4.基因突变

癌基因、抑癌基因及病毒癌基因对癌症的发生有协同或拮抗作用。研究表明，宫颈癌中存在的核癌基因、胞浆癌基因协同致癌，HPV病毒癌基因的整合可能启动c-myc基因而引起癌变的开始。H-ras点突变、c-erbB2基因扩增、核重排、p53抑癌基因突变则可能为中晚期事件。

（二）预防

宫颈癌的预防是一个系统工程，三级预防是三道防线：第一道防线是人人所期望的，减少发生癌的机会，提高自我保健能力；第二道防线是及时发现、及早诊治；第三道防线是提高生存率和生存质量。三项任务缺一不可，它们互相联系，构成预防肿瘤的体系。

1.宫颈癌的一级预防

一级预防是针对宫颈癌的病因和发病相关因素进行预防，主要是防止病毒感染和清除已感染的HPV病毒颗粒。具体包括以下几个方面。

（1）防止病毒感染　倡导人们改变以往的不良生活习惯和行为生活方式，如女性洁身自好、性生活时使用避孕套，以控制传染源、切断传播途径。自HPV与宫颈癌的关系明确后，人们开始尝试HPV疫苗的研究。通过对易感人群注射疫苗，提高易感人群对HPV病毒的免疫力，防止感染HPV病毒，从而有效降低宫颈癌的发病率。目前已经研制出了预防性疫苗和治疗性疫苗。

（2）化学预防　对易感人群使用天然或合成化学药品以逆转或抑制癌变过程，从而降低人群患癌的风险。目前一些药物作为宫颈癌和癌前病变可能的化学预防药物，正在动物和人体进行Ⅰ/Ⅱ期临床研究。

2.宫颈癌的二级预防

二级预防即"三早预防"：早期发现、早期诊断、早期治疗。

（1）早期发现　筛查是宫颈癌二级预防的主要手段，通过筛查发现和防治高危人群，寻找肿瘤标志物提高诊治能力。

在2014年12月3日出版的美国医学会杂志（The Journal of the American Medical Association，JAMA）上，发表了美国妇产科医生协会制定的宫颈癌筛查指南。

1）宫颈癌筛查应从21岁开始，之前不论是否有性行为或是否为风险人群均不筛查。

2）21~29岁女性，每3年进行一次宫颈细胞学检查。

3）30~65岁女性，每5年进行一次宫颈细胞学检查以及人乳头瘤病毒（HPV）联合检查，或每3年进行细胞学检查作为替代筛查方法。

4）宫颈癌高危女性（HIV感染、免疫功能不全、子宫内暴露于己烯雌酚或有宫颈上皮内瘤样病变CIN2、CIN3或癌变）须增加筛查频率。

5）如筛查阴性结果明显并且没有CIN2级或以上的病变，年龄超过65岁的女性可停止筛查（此前10年的最近5年间，连续3次细胞学检查结果阴性或连续2次联合检查结果阴性）。

6）宫颈细胞可经由液体或传统的宫颈涂片收集。

7）单独的HPV检查不可作为筛查结果。

8）如联合检查的结果出现意义不明确的非典型鳞状细胞（ASCUS）的细胞学结果及HPV阴性，仍按年龄继续常规筛查。

9）如联合检查的结果出现阴性细胞学结果和阳性HPV结果，则应在12个月内再次进行联合检查或进行HPV基因型特殊检查。

10）不论女性是否注射了HPV疫苗，筛查推荐意见一致。

（2）早期诊断　目前对于宫颈癌的诊断金标准是组织活检。经筛查考虑为CIN或者宫颈癌的患者，应在阴道镜下行宫颈组织多点活检。对于宫颈活检是阴性者而多次细胞学检查都提示有癌细胞的患者可以做诊断性宫颈锥切。

（3）早期治疗　通过宫颈活检明确诊断后对宫颈病变进行早期治疗。如果诊断为宫颈癌要按照宫颈癌的不同临床分期以及患者的一般情况选择相应的治疗方案。

3.宫颈癌的三级预防

三级预防即临床预防、康复期预防，是指提高治愈率，提高生存率和生活质量，康复、姑息和止痛治疗。同时宫颈癌的三级预防包括制定正确的治疗方案，对宫颈癌患者进行心理治疗。方法是规范诊治和康复指导，进行生理、心理、营养、锻炼指导，对慢性患者开始姑息止痛治疗。

四、生理解剖

子宫位于骨盆腔中央，呈倒置的梨形，前面扁平，后面稍凸出，是产生月经和孕育胎儿的空腔器官。其大小和形态依年龄或生育情况而变化。成人的子宫约重50g，长7~8cm，宽4~5cm，厚2~3cm；宫腔的容积约5mL。子宫上部较宽，称子宫体，其上端隆突部分，称子宫底。子宫底两侧为子宫角，与输卵管相通。子宫的下部较窄，呈圆柱状，称子宫颈。成人子宫体与子宫颈的比例为2:1；婴儿期为1:2。子宫体与子宫颈之间形成的最狭窄部分，称子宫峡部，在非孕期约长1cm。子宫峡部的上端因解剖上较狭窄，称为解剖学内口；下端因黏膜组织在此处由宫腔内膜转变为宫颈黏膜称为组织学内口。子宫颈主要由结缔组织构成，亦含有平滑肌纤维、血管及弹力纤维。子宫颈内腔呈梭形，称子宫颈管，成年妇女约3cm，其下端称为子宫颈外口，开口于阴道。宫颈下端伸入阴道内的部分称宫颈阴道部，在阴道以上的部分称宫颈阴道上部。子宫颈管黏膜上皮细胞能分泌碱性黏液，并受性激素影响，也有周期性变化。子宫颈外口柱状上皮与鳞状上皮交界处，是子宫颈癌的好发部位。未产妇的子宫颈外口呈圆形；已产妇的子宫颈外口受分娩的影响呈大小不等的横裂口，并将子宫颈分成前后两唇。

子宫壁的外层为浆膜层，最薄，覆盖在子宫底及子宫的前后面，与肌层紧贴。中层为子宫肌层，是子宫壁最厚的一层，肌层由平滑肌束及弹性纤维组成，大致分为3层；外层多纵行，内层环行，中层多为各方交织如网。肌层中含血管，子宫收缩时可以压迫贯穿肌纤维间质血管起到止血作用。子宫内层为黏膜层，即子宫内膜，它分为功能层（包括致密层与海绵层）和基底层两部分，基底层与子宫肌层紧贴，功能层从青春期开始，受卵巢激素影响，发生周期性变化。

　　子宫借助于4对韧带以及骨盆底肌肉和筋膜的支托作用，来维持正常的位置。圆韧带呈圆索状起于两侧子宫角的前面，向前方伸展达两侧骨盆壁，再穿越腹股沟，终止于大阴唇前端，有维持子宫前倾位的作用；阔韧带为一对翼形的腹膜皱襞，由子宫两侧至骨盆壁，将骨盆分为前、后两部分，维持子宫在盆腔的正中位置。子宫动、静脉和输尿管均从阔韧带基底部穿过；主韧带又称子宫颈横韧带，横行于子宫颈两侧和骨盆侧壁之间，为一对坚韧的平滑肌与结缔组织纤维束，是固定子宫颈正常位置的重要组织；宫骶韧带从子宫颈后上侧方，向两侧绕过直肠达第2、3骶椎前面的筋膜，韧带含平滑肌和结缔组织，将宫颈向后上牵引，间接保持子宫于前倾的位置。

五、病理

1.大体分型

　　共有三型，交界处发生病变多以鳞状细胞癌为主，约占70%，呈外生型生长；腺癌多发生在宫颈管腺上皮，约占20%，呈内生型生长；腺鳞癌占8%~10%。

2.组织病理学

病理分期一般采用国际妇产科联盟FIGO推荐的手术病理分期法（表25-1-1）。

六、扩散和转移

1.直接蔓延

肿瘤直接向邻近组织和器官包括两侧宫旁、盆壁、宫体、阴道蔓延，晚期可侵犯结肠和直肠。

2.淋巴道转移

宫颈癌常见的转移途径，主要通过宫颈旁淋巴管转移到闭孔、髂内、髂外、髂总及腹股沟淋巴结，晚期可转移至腹主动脉旁淋巴结及锁骨上淋巴结。

3.血道转移

较少见，多见部位为肺、肝、肾。

七、临床表现

　　一些早期、甚至少数的Ⅱ期以上甚至晚期的患者可无症状，只是在普查时才被发现。患者一般有阴道出血（80%~85%）及阴道分泌物增多病史。

1.阴道出血

可表现为接触性出血、绝经后出血或不规则阴道出血。有时出血量少或间断，但菜花型或肿瘤晚期常因大出血引起休克和贫血。

2.白带增多

多数患者有阴道排液，液体为白色或血性，可稀薄如水样或米泔状或有腥臭。晚期患者因癌组织坏死

表 25-1-1　FIGO 2014 宫颈癌分期

分类	描述
Ⅰ	癌灶局限在宫颈（侵犯宫体可以不予考虑）
ⅠA	肉眼未见癌灶，仅在显微镜下可见浸润癌，（浅表浸润的肉眼可见的癌灶也为ⅠB期）间质浸润测量范围限制于深度5mm[a]，宽度7mm
ⅠA1	间质浸润深度<3mm，宽度≤7mm
ⅠA2	间质浸润深度3~5mm，宽度≤7mm
ⅠB	肉眼可见癌灶局限于宫颈，或者显微镜下可见病变>ⅠA
ⅠB1	肉眼可见癌灶最大直径≤4cm
ⅠB2	肉眼可见癌灶最大直径>4cm
Ⅱ	病灶已超出宫颈，但未达盆壁，癌累及阴道，但未达阴道下1/3
ⅡA	癌灶累及阴道上2/3，无明显宫旁浸润
ⅡA1	肉眼可见癌灶最大径线≤4cm
ⅡA2	肉眼可见癌灶最大径线>4cm
ⅡB	有明显宫旁浸润，但未达盆壁
Ⅲ	癌灶扩散至盆壁，肛诊癌灶与盆壁间无缝隙，癌灶累及阴道下1/3，除外其他原因所致的肾盂积水或无功能肾
ⅢA	癌灶累及阴道下1/3，但未达盆壁
ⅢB	癌灶已达盆壁，或有肾盂积水或无功能肾
Ⅳ	癌灶扩散超出真骨盆或癌浸润膀胱黏膜或直肠黏膜
ⅣA	癌灶扩散至邻近的盆腔器官
ⅣB	远处转移

[a]，浸润深度从癌起源的表面上皮或腺体的基底部开始测量不应大于5mm。脉管受累不影响分期

伴感染，可有大量米汤样或脓性恶臭白带。

3.大小便的改变

由于疾病的进展，肿瘤的扩大和转移，侵入腹膜和直肠、膀胱时，常出现尿频、尿急、尿血、尿闭或大便不畅，里急后重，黏液便和血便，甚至出现直肠阴道瘘。

4.疼痛

疼痛是晚期宫颈癌的表现，由于肿瘤的扩散、压迫或感染所致，最多见为腰痛、下腹或下肢疼痛，多以夜间为主。

5.恶病质、贫血

宫颈癌晚期肿瘤全身广泛转移，出现继发感染、高热、食欲下降、贫血，以致恶病质。

6.其他

晚期出现淋巴道和血道转移，主要转移区为锁骨上和腹主动脉旁淋巴结和肺等，患者出现咳嗽、咯血、胸痛，如果出现骨转移时，相应的部位可出现持续性疼痛或运动障碍。

八、诊断

（一）液基薄层细胞检测（Thin-cytologic Test，TCT）

TCT作为宫颈癌筛查的首要方法，是目前国际上最先进的一种宫颈癌细胞学检查技术。TCT检查是采用液基薄层细胞检测系统检测宫颈细胞并进行细胞学分类诊断，与传统的宫颈刮片巴氏涂片检查相比明显提高了标本的满意度及宫颈异常细胞检出率。TCT检查对宫颈癌细胞的检出阳性率为95%以上，同时还能发现部分癌前病变，微生物感染如真菌、滴虫、病毒、衣原体等。我国杨大望教授主持制定了以巴氏5级分类法为基础的改良的宫颈细胞学诊断标准（表25-1-2）。

表25-1-2　宫颈细胞学诊断标准

级别	特点
Ⅰ级	未见异常细胞，基本正常
Ⅱ级	见有异常细胞，但均为良性
	轻度（炎症）核异质细胞、变形细胞等
	重度（癌前病变）核异质细胞，属良性，需要定期复查
Ⅲ级	见可疑恶性细胞
	性质不明的细胞
	细胞形态明显异常，难于肯定良或恶性，需近期复查核实
	未分化的或退化的可疑恶性与恶性裸核
Ⅳ级	见有待证实的可疑恶性细胞（有高度可疑的恶性细胞）
	细胞有恶性特征，但不够典型且数量少，需要核实
	如高度可疑的未分化的癌细胞，或少数未分化的癌细胞
Ⅴ级	见有癌细胞，细胞有明显恶性特征，或低于分化的癌细胞

TCT应在月经来潮后的10～18天为最佳检查时间，以保证涂片的准确性。检查前24小时禁行阴道冲洗、性生活、阴道检查及阴道上药。

（二）巴氏涂片

20世纪80年代，为宫颈癌的筛查做出了巨大的贡献，但是该方法受涂片质量及操作者本身的局限，存在一定的漏诊和误诊。

（三）碘着色肉眼观察

适用于边远地区或条件简陋地区。将2%碘伏溶液涂抹在子宫颈和阴道黏膜上，观察宫颈染色后的变化，正常宫颈染色后为棕褐色，病变区呈芥末黄色，在病变区采取多点活体组织检查，以提高诊断的准确性。文献报道，该方法多点活检的癌漏诊率为4.3%。

（四）阴道镜检查

用于宫颈细胞学检查Ⅲ级及以上、液基薄层细胞检测TBS分类为鳞状上皮内瘤变者。阴道镜放大40～60倍观察宫颈上皮及血管的细微形态变化，发现宫颈局部组织的异常，针对可疑病变的位置进行组织检查，阴道镜下取活检的癌漏诊率为3.1%。

最佳检查时间为经期结束后的7～10天内，如果有必要，阴道镜检查也可以在月经期的任何时间进行，但不应在月经期的最大出血期进行。检查前，患者24小时内禁止阴道性交、冲洗、上药；有生殖道感染的患者应在治疗炎症后再进行阴道镜检查。检查后2周内禁止性生活和坐浴；注意观察有无异常阴道出血情况，检查后有少量血性分泌物属于正常，如出血多于月经量、色鲜红，及时就诊；酌情使用抗生素，防止检查后感染。

（五）诊断性宫颈锥切术

当细胞学检查结果和阴道镜下活体组织检查结果病理诊断不一致时，要明确原位癌有无早期浸润及病变的范围，年轻患者有生育要求的可以做宫颈锥切术，既可诊断又可治疗。宫颈锥切术癌漏诊率为1.8%。

术前应积极彻底治疗阴道炎症，在经期结束3～7天方可手术，术前给予外阴及阴道冲洗，填塞碘伏纱条阴道消毒。术后指导患者注意休息，避免重体力劳动，2～3个月内禁性生活和盆浴，加强营养，预防出血。

（六）肿瘤标记物

1.鳞状上皮细胞癌抗原（Scc）

Kato等把宫颈鳞癌作为免疫原制作成Scc，在宫颈癌中呈现40.9%的阳性率，Scc与肿瘤的扩散范围呈正相关。

2.血清肿瘤标志物糖链抗原（STn）

研究表明，正常鳞状细胞及化生性鳞状细胞中不表达STn，当鳞状细胞出现肿瘤性转化后，开始逐步出现STn表达，并随病变进展，其表达水平逐步增强，鳞状细胞癌平均表达率为64.1%，对于辅助宫颈癌的诊断具有一定的价值。

3.CA125、CA19-9及CEA

Borras研究显示，CA125、CA199及CEA对于宫颈浸润癌诊断的阳性率分别为33%、32%及21%，其阳性率均不高，但若两者联合，其阳性率可提高至37%~46%，三者联合阳性率为53%。这三种标志物对宫颈癌的诊断及病情监测具有一定的意义。

4.宫颈癌特异抗原（MN）

MN为新近研究的一种生物蛋白标志物，在宫颈上皮内瘤变及宫颈癌组织内有表达，但正常宫颈无表达。因此，其对于宫颈癌的早期诊断具有显著意义。

（七）三合诊检查

三合诊就是经直肠、阴道、腹部联合检查。这种方法可以查清骨盆腔较后部及子宫直肠窝的情况。

（八）其他

B超、CT、MRI等影像学检查有助于发现病变的大小及转移情况。

九、治疗

根据临床分期、患者年龄、生育要求和全身情况等综合分析后制订适合的个体化治疗方案。采用以手术和放疗为主、化疗为辅的综合治疗方案。

（一）手术治疗

手术是早期宫颈癌首要的治疗手段之一，也是处理某些中晚期宫颈癌及疑难问题不可或缺的一种综合治疗手段。Wertheim进行了第一例经腹子宫广泛切除术及部分盆腔淋巴结清扫术。经过110多年的发展和改进，随着经验的累积和相关技术的进步，已经做了无数次的技术修改。20世纪30年代Piver、Rutledge、Smith等人将广泛子宫切除术分成5级，并于20世纪50年代在美国M.D.安德森医院开始执行。

1.传统子宫颈癌的广泛子宫切除术的分级类型标准

（1）Ⅰ级 即筋膜外子宫切除术，在输尿管的内侧接近宫颈分离侧面但不包括宫颈间质，在宫颈附着处切断宫骶韧带，切除的阴道壁为1cm左右。沿子宫将子宫颈旁组织切除，是扩大筋膜外全子宫切除，不包括盆腔淋巴清扫术。适合于宫颈原位癌、ⅠA1、ⅠA2以及颈管型宫颈癌放疗后的手术治疗。

（2）Ⅱ级 Wertheim手术，又称次广泛子宫切除术，切除范围包括主韧带、子宫骶韧带的一半即骶韧带浅层，保留了膀胱神经，然后切除在子宫颈及盆壁之间子宫颈外侧2~3cm的距离处分离并切除主韧带，最后切除2cm的阴道和整个子宫，将输尿管推向外侧，在输尿管内侧切除主韧带，通常需要行盆腔淋巴清扫术。适合ⅠA2以及放疗后仅有子宫颈部分残留或复发的患者。

（3）Ⅲ级 标准的、典型的广泛子宫切除术，切除子宫和全部靠盆壁切除主韧带、骶韧带、宫旁以及阴道旁组织和阴道上1/3。打开输尿管隧道后，再分离切断膀胱宫颈韧带，再切除阴道旁组织，常规盆腔淋巴清扫。适合ⅠB~ⅡA患者，是最常用的手术。

（4）Ⅳ级 如髂总淋巴结可疑（＋）则需清扫腹主动脉旁淋巴结是比Ⅲ级更为广泛的术式。包括输尿管周围组织、结扎膀胱上动脉以及阴道上半部3/4切除，切除广泛的宫颈旁和阴道旁组织及盆腔淋巴结清扫或腹主动脉淋巴结清扫。适合于盆腔中心复发并可保留膀胱的患者。

广泛子宫切除术不包括输卵管、卵巢。因此以上术式均可根据患者年龄、绝经与否而保留双侧卵巢输卵管，如考虑术后可能放疗则将卵巢血管游离，将卵巢固定于双侧结肠旁高位。

（5）Ⅴ级 即盆腔廓清术手术，除上述广泛子宫切除术外，还包括切除部分输尿管或全部膀胱或直肠。因此，需要行输尿管再植入膀胱或做结肠/回肠代膀胱和结肠造瘘/人工肛门的手术。

2.其他手术方式

（1）经阴道子宫广泛切除术 Steed等人比较了经腹与经阴道手术方式在失血量和住院时间上，阴道手术具有显著优越性。适应于ⅠA2~ⅡA期的患者，尤其适合患者经腹手术比较困难的肥胖患者；合并心脏病、高血压和重度肺部疾病等严重内科疾病不能耐受腹部手术的患者。

（2）腹腔镜广泛子宫切除和淋巴结切除术 适应于ⅠA2~ⅡA期以内的患者，相对传统开腹手术支配膀胱的神经丛难以辨认的弱点，腹腔镜具有10倍放大功能，且腹腔镜下视野较开腹手术更清晰，因此保留神经的广泛子宫切除术得到越来越多的关注。

（3）保留卵巢功能的手术 适应于年龄＜40岁，无围绝经期综合征，术中卵巢外观无异常，FIGO临床分期Ⅰ~Ⅱ期的高、中分化宫颈鳞癌患者；肿瘤局限于宫颈、局部肿瘤直径<4cm，无盆腔内转移者。这部分患者对治疗后的生活质量要求较高，期望术后保留卵巢功能。

（4）保留阴道功能的手术 常见的手术方式为腹膜代阴道延长术和肠管代阴道延长术，适用于术后对性生活质量要求较高者（传统宫颈癌根治术要切除阴道上端3cm左右甚至更多，造成阴道缩短从而影响术后的性生活）。

（5）保留生育功能的广泛宫颈切除术 SEER资料表明，38.6%的Ⅰ期宫颈癌患者<40岁，因此宫颈癌保留生育功能的手术越来越受到关注。与传统术式相同，但保留子宫及部分宫颈，一般在子宫峡部下方5～10mm处离断。适用于ⅠA2～ⅠB1期的患者、要求保留生育功能、无不孕临床证明、年龄<40岁和肿瘤直径<2cm者。

（二）放射治疗

放射治疗可应用于宫颈癌各期的治疗，但主要用于中、晚期宫颈癌的治疗。

1.体外照射

体外照射主要照射宫颈癌的盆腔蔓延和转移区域。宫颈癌的临床靶区包括受侵的阴道、宫颈、子宫体、宫旁组织和转移淋巴结。采用高能量X射线照射前后对穿的方式进行照射。FIGO推荐的总治疗时间为6～7周。

2.腔内放疗

将密封的放射源直接放入阴道、宫颈口、宫腔内，具有放射源离肿瘤最近、以最小的放射体积量取得最大的放疗效果的优点。其治疗的关键在于靶区照射剂量的准确性。其主要的并发症是放射性直肠炎和放射性膀胱炎，因此放疗过程中应认真填塞纱布，将膀胱和直肠推开，使之远离放射源；同时阴道源与宫腔源的布源要合理，尽量减少膀胱和直肠受量。

（三）化学治疗

顺铂是最有效的细胞毒药，顺铂联合紫杉醇、异环磷酰胺、博来霉素等方案在Ⅱ期、Ⅲ期临床试验中显示出令人鼓舞的结果，但是对于最佳化疗方案尚无统一意见。给药途径除了静脉给药外，也有介入性动脉灌注化疗。

1.术前新辅助化疗

患者在手术前或放疗前进行的2～3个疗程的化疗，其目的在于缩小肿瘤体积，提高手术切除率或放疗后的治愈率；判断肿瘤对化疗的反应，指导术后治疗。该治疗方式的作用在临床中已经初步得到肯定，而且毒性在可耐受的范围内。

2.术后化疗

主要目的是针对肿瘤有扩散趋势的患者，降低其远处转移的发生率。

十、护理

（一）手术前的护理

1.心理护理

妇科手术涉及生殖器官摘除和生育功能的丧失，使年轻患者难以接受，所以应耐心细致的做好心理护理，使患者对手术有充分的心理准备；患者一方面希望通过手术疾病得到根治，另一方面担心子宫和卵巢切除后女性特征消失、男性化的困扰，此时护士应给予详细的术前解答，使患者了解女性的生理特征并不会因为子宫的失去而改变。

2.皮肤准备

范围上至双乳头连线，两侧至腋中线，下至大腿上1/3，清洁皮肤，去除阴毛，脐部清洁。备皮方法详见第五章第四节肿瘤外科患者的护理。

3.阴道准备

术前3天阴道冲洗，每天一次，有阴道流血者不做冲洗，应用消毒液擦洗阴道。术晨阴道冲洗后宫颈涂龙胆紫，以标示宫颈位置，用无菌纱布填塞阴道。

（二）术后护理

1.心理护理

宫颈癌的手术对女性性器官造成损害，患者常产生焦虑、自卑心理，对别人的看法非常敏感，自尊心极易受伤害，多数患者不愿在人前多谈论病情，护理人员在工作中应注意保护患者隐私，尽量不在探访者及其他无关人员面前提及患者病情并保证不在私下议论，应持真诚、尊重的态度与患者交流，帮助患者建立自尊并获取他人的尊重。在进行隐私部位的操作、检查或治疗前，除做好解释、安慰、指导工作外，还应注意妇女个性脆弱、好强、害羞、怕痛和敏感的特点，关闭门窗，床边用隔帘遮挡，以保护患者隐私。

2.体位的护理

术后完全清醒、病情平稳后采用半卧位，利于盆腔积血积液的引出，局限炎症，缓解伤口张力、减轻疼痛。同时有利于深呼吸，增加肺活量，减少脏器刺激。病情允许后，应让患者及早下床活动。

3.烟卷引流的护理

术中根据情况于阴道断端或手术创面处留置引流管以引流盆腔积血积液，应观察有无活动性出血情况。护士应注意观察引流液的色、量、性质，术后24小时内引流量为100～200mL，为浅血水样溶液，及时更换无菌敷料。对于术后24小时引流量超过400mL且为血性渗液，同时患者出现血压下降、脉搏细速、烦躁不安，尿量＜30mL/h，肛门处下坠感等应考虑出血的可能。一旦出现出血，立即通知医生，遵医嘱建立静脉通路并给予静脉补液，协助医生行碘伏纱条、明胶海绵填压等压迫处理，如仍出血不止，应及时重新手术止血。手术医生根据患者病情及渗液情况，一般于术后48～72小时拔除烟卷引流，如渗血较多可适当延长时间。

4.尿管的护理

（1）保持尿管通畅，严密观察患者尿液的颜色、性状和量，并记录。

（2）Ⅰ级、Ⅱ级手术的患者保留尿管2～4天，携带尿管期间做好会阴部护理，防止感染、尽早拔除。

（3）Ⅲ级手术的患者因术中宫旁切除范围较广，使膀胱由于失去支撑而过度伸展、交感神经损伤，进而导致膀胱功能障碍，所以需留置尿管时间不少于7天。为了更快地恢复自主排尿的能力，在留置尿管3～5天开始行盆底肌功能锻炼，并在拔管前3天开始进行膀胱功能训练。盆底肌功能锻炼是通过盆底横纹肌有意识地反复收缩和舒张，使膀胱颈部及近端尿道在小骨盆内提升，帮助膀胱恢复到正常位置，促进排尿控制力的恢复。方法是进行尿道、阴道、肛门括约肌的收缩与舒张锻炼，以产生盆底肌上提的感觉。在吸气时收缩、呼气时放松，每次收缩6～10秒，连续5～10分钟，每日锻炼3次，并随着身体的恢复逐渐增加锻炼次数。

膀胱功能训练是间断夹闭尿管，根据患者的尿意决定开放尿管的时间，开放尿管时患者主动参与排尿，同时可辅助按压关元、中极两穴位，促进排尿，并记录单次开放尿管的时间及尿量。需注意的是，夹闭尿管4小时后无论患者有无尿意均要开放尿管，防止膀胱过度充盈。夜间应停止膀胱功能训练，以免影响患者睡眠。拔除尿管需在患者膀胱充盈时进行，拔除后立即排尿，如无自主排尿经诱导无效需重置尿管继续进行膀胱功能训练。

患者自主排尿后需进行残余尿量测定：①传统导尿法：患者排尿后立即置入导尿管，测定并记录膀胱内残余尿量。此法是残余尿量测定的金标准，但为侵入性操作，增加感染机会，给患者带来痛苦。②B超测定法：患者排尿后通过B超来测定膀胱内残余尿量。此方法最为常用，患者无痛苦，所测结果与真实残余尿量相差不大，能为判断膀胱排尿功能提供参考，但需专业人员操作。③膀胱扫描仪法：患者排尿后立即进行扫描，仪器自动完成检测并进行膀胱边界识别、容量计算。此方法操作简单，数据准确，无创伤，避免患者痛苦。残余尿量测定标准：尿量≤100mL膀胱

自主排尿功能恢复；尿量＞100mL需继续留置尿管，再次进行膀胱功能训练，保留尿管时间视残余尿量决定，膀胱功能一般可在2～4周逐渐恢复。

（4）Ⅳ级及以上手术的患者因膀胱部分受损或全部切除，不可行膀胱功能训练。

（三）并发症的观察及护理

1.尿潴留

术后尿潴留是指膀胱内充满尿液但不能自行排出，或者是不能有效自行排空膀胱而残余尿量大于100mL，是宫颈癌术后常见并发症。可能与术中将支配膀胱的交感神经及副交感神经一并切除；术中对膀胱的挤压及挫伤加重膀胱麻痹，且子宫切除后失去对膀胱的支持使膀胱过度伸展有关。它可导致膀胱过度膨胀和永久的逼尿肌损伤。通过有效的膀胱功能训练，可显著降低其发生率。一旦患者可疑尿潴留，首先帮助患者试行诱导排尿，具体方法如下。

（1）通过按摩膀胱区、下腹部热敷、听流水声等方法，以缓解尿道括约肌痉挛，增强膀胱逼尿肌功能，诱导患者自行排尿。

（2）护士轻柔按摩患者腹部，轻轻向左右推揉膨胀的膀胱10～20次，腹肌松弛后手掌从患者膀胱底部向下推移按压，另一手按压关元、中极等穴位以促进排尿，待尿液排完再缓缓松手。

（3）卧床患者不习惯床上排尿者，在病情许可下，护士可以帮助患者坐起排尿。若患者仍不能顺利排尿，应遵医嘱留置尿管，做好尿管的护理，同时继续行膀胱功能训练。

2.输尿管损伤

输尿管损伤是最严重的并发症，术中输尿管游离时因输尿管撕裂、结扎、受压或支配输尿管的神经受损，造成局部损伤或血运障碍，如不及时处理可形成输尿管瘘。术中一经发现，立即进行损伤部位的修复或残端吻合，常留置输尿管支架，以利尿液充分引流、减少对吻合口刺激。输尿管损伤患者术后尿管留置时间比较长，一般2～3周，在留置尿管期间鼓励患者多饮水，术后护士应严密观察尿液及输尿管支架引流的颜色、性质及量，注意保持尿管引流通畅，防止堵塞；妥善固定尿管，嘱患者翻身活动时注意避免牵拉，以免脱出；下床活动保持引流袋位置低于膀胱水平，防止尿液反流。

3.输尿管瘘

输尿管瘘指输尿管损伤未及时修补或修补失败，尿液自漏孔流出。输尿管瘘形成后，若无异常通道，尿液积存于盆腹腔内。经阴道子宫切除时阴道端有创面，或经腹子宫切除术阴道残端有缝线创面时，输尿管与阴道之间形成异常通道，尿液自阴道溢出，便形

成输尿管阴道瘘。输尿管阴道瘘可在术后立即或直至术后2～3周或更长时间内出现，表现为阴道不自主漏尿，漏尿前可伴有患侧腰部或下腹部不适、疼痛、发热等。怀疑输尿管阴道瘘时可经静脉输注亚甲蓝溶液，同时阴道内放置消毒纱布，如尿液变蓝同时阴道内纱布蓝染可明确诊断。为鉴别输尿管损伤的位置、侧别，临床上常进行静脉肾盂造影或逆行插管造影，观察输尿管中断及造影剂外溢情况。损伤后的输尿管具有再生能力，可先行膀胱镜下输尿管置管（双J管）保守治疗，放置2～3个月后取出，瘘孔可能自愈。如果置入双J管失败，则需再次开腹手术行输尿管端端吻合或输尿管种植术，术中放置双J管，术后6个月取出。

4.膀胱阴道瘘

膀胱和阴道之间存在异常瘘管，称为膀胱阴道瘘，表现为自阴道持续漏尿。高度怀疑膀胱阴道瘘时，在阴道内置入消毒纱布，膀胱内注入亚甲蓝溶液，纱布蓝染即可诊断。诊断明确后应留置尿管、积极抗感染，为修补做准备，一般最短需要3个月，最长者可6个月。根据瘘发生的部位考虑行经腹手术修补或经阴道手术修补。膀胱阴道瘘致使膀胱与阴道相通，容易造成泌尿生殖系统感染，遵医嘱留置尿管，促进瘘口的愈合，做好尿管的护理。指导患者大量饮水，每日饮水量应＞2500mL，达到冲洗膀胱和稀释尿液的目的，从而减少尿液对阴道及会阴部皮肤的刺激，有效地防止泌尿生殖系统疾病的发生。发生膀胱阴道瘘的患者，尿液不断流出，导致会阴部长期潮湿，甚至引起尿液性皮炎；另外，由于细菌分解尿素出现氨臭味，严重影响患者的日常生活。应做好患者会阴部护理，及时更换已浸湿的尿片及衣裤，保持会阴部清洁干燥；若会阴部出现尿液性皮炎，可局部使用氧化锌软膏或鞣酸软膏涂抹，也可局部使用水胶体敷料。水胶体敷料具有部分清创的作用，为皮炎部位皮肤提供湿润、密闭的微酸环境，促进组织生长和创面修复，使创面不经过结痂而达到湿性愈合。

5.术后出血

术后出血比较少见，多见于手术时出血点漏扎或止血不善。如出血位置较高或位于盆腔或腹腔内，则应立即剖腹探查，寻找出血点结扎和缝扎。术后出血也可能由继发性感染所致，应先控制感染，根据出血的多少决定是否需经阴道或剖腹探查止血。如出血发生在阴道残端，则可通过阴道钳夹出血点，结扎或缝扎止血。如阴道残端继发感染出血，可用碘伏局部清洁，再用止血药物、无菌纱布等轻轻填压，切不可加压填塞，否则加重感染与出血。出血治疗期间，患者绝对卧床休息，密切观察出血情况，监测生命体征变化，保持大便通畅。

6.会阴部水肿

会阴部水肿是由于术中进行淋巴结清扫时，使淋巴清除系统受损或淋巴循环障碍而引起的蛋白质、水和巨噬细胞在组织间隙的聚集，可表现为肉眼可见的软性包块，严重时患者会出现外阴肿胀、发亮。在会阴肿胀期间应减少或避免下床活动，并抬高下肢，以利于淋巴、静脉的回流，预防感染。可局部使用50%硫酸镁湿热敷，使血管扩张、血流加快，从而达到消炎消肿的目的。

（四）居家护理

1.性生活指导

子宫切除术以后，性生活并不会受到很大影响，术后一般需要12周的适应期，经妇科检查完全恢复正常，即可恢复性生活。患者及配偶存在性生活会导致出血、疼痛、疾病复发和肿瘤细胞传染等认识上的误区而对恢复性生活存在恐惧心理。此时，护士应告知患者术后早期开始性生活的好处，使其了解术后性生活有利于组织重新变得柔软，促进性生活恢复，提高生活质量。对于需切除部分阴道的Ⅱ级以上手术患者，开始性交时可能感觉不舒服甚至疼痛，指导患者及配偶要动作轻柔，此时如果阴道干涩，可以选用医用胶状物润滑。行宫颈癌根治术且切除双侧卵巢的部分年轻宫颈癌患者的性功能会相应减退，通过雌激素替代治疗以后，仍然可以有适当的性生活。

2.随访指导

术后第1个月复查，以后每2～3个月复查一次；第2年每3～6个月复查一次；第3～5年，每半年复查一次；第6年开始每年复查一次，如有不适，如阴道出血、伤口出血、感染等，应及时就诊。

3.HPV感染的处理

大多数HPV感染是一过性的，免疫功能正常的妇女，在获得感染的3年之内，70%高危型HPV和超过90%的低危型HPV可自然消退。不到10%的HPV感染会持续存在，但只有少部分高危型HPV持续感染可能引起宫颈病变或宫颈癌。手术后宫颈残端HPV检测仍可呈阳性，为降低术后复发风险，临床常用抗病毒药物、免疫增强剂及宫颈局部用药等方法来治疗。同时应戒烟限酒、全面均衡适量营养，调动全身免疫功能。目前，已研制出两种HPV基因工程疫苗，两者都含有针对HPV16和18的型别，在预防HPV持续感染和相关子宫颈病变方面都显示出非常好的效果，同时具有良好的耐受性。

4.阴道出血

阴道排液一般持续到宫颈癌术后3个月，量少、颜色为淡粉色或咖啡色，如术后阴道排出液为血性且近似月经量或持续时间较长，应视为术后出血，及时就诊。

5.社会生活

随着患者病情的稳定，考虑让患者逐步恢复正常的社会生活。青年患者尽早恢复日常生活与学习，并安排其进行一些力所能及的家庭或社会劳动。使患者感到自己确实已经完全治愈，完全恢复正常，对患者心理及精神状况具有重要意义，这需要多部门的配合、支持和关心。

第二节 卵巢癌

一、概述

卵巢癌是妇科肿瘤中最常见的恶性肿瘤之一，其中90%～95%为卵巢原发癌。目前全世界每年约有20万以上的妇女饱受卵巢癌折磨。中国卵巢癌发病率为8.28/10万，占我国女性恶性肿瘤发病率的3.49%，居国内恶性肿瘤第8位，城市地区卵巢癌的发病率（9.81/10万）明显高于农村（3.12/10万）。卵巢癌的发病率低于宫颈癌和子宫内膜癌，居妇科恶性肿瘤的第3位，但死亡率却超过宫颈癌及子宫内膜癌之和，高居妇科癌症首位。在美国妇女中，每年死亡病例超过15 000例，2008年其死亡率甚至超过了肺癌。我国卵巢癌死亡率为3.31/10万，占女性恶性肿瘤死亡率的2.51%。

卵巢癌死亡率随年龄的增加呈上升趋势，在75～79岁组达到高峰（13.80/10万）。卵巢癌死亡率高的主要原因之一是早期诊断困难，Ⅲ/Ⅳ期的患者约占患者总数的75%，而这些患者5年生存率只有30%。卵巢是悬吊于子宫两侧且体积相对小的器官（直径2～4cm），除非其显著增大，否则盆腔检查难以触及。根据FIGO定义，Ⅰ期肿瘤局限于卵巢，因此对无症状的患者难以用敏感有效的筛查方法发现。此外，在多数情况下直到晚期患者才出现症状，而腹痛、腹胀、恶心、呕吐及尿急等症状又常与胃肠道疾病相混淆，故卵巢癌又被称作"沉默杀手"。

二、病因

（一）相关因素

1.生育因素

妊娠可降低卵巢癌的发病危险，有研究发现在35岁后怀孕降低卵巢癌的风险是25岁之前怀孕降低卵巢癌风险的两倍。相关研究发现首次妊娠与末次妊娠间隔时间越长，越可明显降低卵巢癌发生风险。研究发现，母乳喂养可降低卵巢癌的发病危险。Danforth等做了一项大型研究结果表明母乳喂养18个月及以上的妇女与从来没有母乳喂养妇女相比，患卵巢癌的风险可降低34%。

2.月经和手术因素

病例对照研究中，子宫切除术（不包括卵巢切除或输卵管切除）可使卵巢癌发生风险降低30%～40%，输卵管结扎的妇女同没有输卵管结扎的妇女相比，患卵巢癌的风险明显降低。手术的保护作用还延伸到患遗传性卵巢癌的女性，在遗传性卵巢癌临床研究组与病例对照组研究中表明，输卵管结扎降低卵巢癌妇女60%的BRCA1基因的突变。多项研究认为，自然绝经年龄延迟使卵巢癌的风险增加。

3.激素因素

相关研究表明，生殖激素水平可以直接在卵巢上皮细胞中产生强大的生物学效应，从而影响卵巢癌的发生。孕激素介导细胞凋亡的影响可能是卵巢癌的保护性因素，所以口服避孕药和怀孕（高孕激素状态）可降低卵巢癌发生的风险。同样，类视黄醇、维生素D和非甾体抗炎药可能有预防卵巢上皮细胞恶变的生物学效应，而雌激素和雄激素可能对卵巢上皮细胞有刺激作用，增加卵巢癌发生的风险。

4.病史和药物使用史

研究发现子宫内膜异位症患者罹患卵巢癌的风险增加，其中一项研究指出，这种关系只出现在卵巢透明细胞癌和卵巢子宫内膜样腺癌中。也有研究指出，盆腔炎性疾病也可能会导致发生卵巢癌的风险增加。Schildkraut等在病例对照研究中发现，上皮性卵巢肿瘤患者中患多囊卵巢综合征（Polycystic Ovarian Syndrome，PCOS）者为正常女性的2.5倍。PCOS患者表现出异常的下丘脑-垂体促性腺激素分泌，黄体生成素（LH）、雄烯二酮和雌酮显著增高，尿促卵泡素（FSH）显著降低。LH释放脉冲频率增加，可能导致LH持久性刺激卵巢，卵巢雄激素分泌增加和卵泡成熟障碍，从而导致卵巢癌的发生。药物对卵巢癌的发病风险存在正反两种作用，使用精神类药物者发生卵巢癌的风险增加，使用抗炎药或其他镇痛药会降低卵巢癌的风险。

5.环境和职业危险因素

研究表明使用滑石粉可增加卵巢癌患病风险，原因可能是其环境毒素可以进入生殖道向上迁移通过子宫和输卵管进入腹腔，危及卵巢。有学者在卵巢肿瘤中发现滑石颗粒。

6.遗传因素

大约85%的卵巢癌为散发，10%～15%的卵巢癌为遗传性卵巢癌，其中90%来自BRCA1和BRCA2基因突变。BRCA1基因突变的妇女一生中患卵巢癌的机率是40%～50%，BRCA2基因突变的发病概率是20%～30%。有研究发现，在乳腺癌和卵巢癌家族中BRCA1和BRCA2的突变发生率分别为17.3%和1.9%。在BRCA1相关的家族中，有72%的受累家族成员是突变携带者，而BRCA2相关家族中100%的受累成员均为突变携带者。

7.其他

肥胖、嗜酒、吸烟、石棉暴露等也与卵巢癌的发生有关。

（二）预防与筛查

作为筛查手段，血清CA125检测和阴道超声检查已经被广泛应用于所有大规模的卵巢癌筛查研究中。CA125在卵巢癌术前诊断和病情监测中的价值已经很明确，但是由于其特异性较差，不适用于卵巢癌的筛查。超声用于筛查临床前期卵巢癌，其敏感性明显高于CA125，其阳性预测值也是可以接受的，但值得重视的是其特异性。由于CA125和超声都存在一定的假阳性率，阻碍了他们单独用于普通人群的筛查。序贯应用CA125和超声筛查的方案可以获得满意的特异性。

卵巢癌的死亡峰值在55～59岁之间，在死亡峰值年龄前5年进行筛查是最有效的，所以对卵巢癌的筛查应该从50岁开始。高危妇女：①乳腺癌/卵巢癌家族中的成员；②只有乳腺癌家族史，但是乳腺癌发病早的妇女；③BRCA1和BRCA2突变的携带者。

三、生理解剖

卵巢位于盆腔内，具有产生卵子和分泌性激素的功能，为成对的实质性器官略呈灰红色，形扁平椭圆，表面隆突。卵巢的形态和大小随年龄而变化，绝经期后，卵巢逐渐萎缩，变小变硬。一般成年人的卵巢约4cm×3cm×1cm，重4～6g。卵巢位于子宫底的后外侧，与盆腔侧壁相接。卵巢可分为前后两面，上下两缘，内外两端。外侧端靠近输卵管伞，内侧端依靠卵巢固有韧带与子宫角相连。下缘隆突、游离，上缘较直，由卵巢系膜将其连于阔韧带后叶，此处称为卵巢门，血管与神经由此进入卵巢。卵巢表面无腹膜，仅有单层柱状上皮覆盖，其内有一层纤维组织即卵巢白膜。再向内分为皮质和髓质两部分。皮质在外层，

其中含有数以万计的始基卵泡及致密的结缔组织。髓质在卵巢的中心部分，无卵泡，含有丰富的血管、淋巴、神经及疏松的结缔组织。

四、组织及病理学特点

（一）卵巢肿瘤组织学分类

卵巢体积虽小，卵巢肿瘤组织形态的复杂性却居全身各器官之首（表25-2-1）。

表25-2-1　卵巢肿瘤组织学分类（WHO，2003）

表面上皮间质肿瘤
1.浆液性肿瘤
2.黏液性肿瘤
3.子宫内膜样肿瘤
4.透明细胞肿瘤
5.移行细胞肿瘤
6.鳞状细胞肿瘤
7.混合性上皮性肿瘤
8.未分化和未分类肿瘤
性索间质肿瘤
1.颗粒-间质细胞肿瘤
（1）颗粒层细胞瘤
（2）泡膜-纤维瘤
2.支持-间质细胞肿瘤
（1）Sertoli-Leydig细胞瘤（男性母细胞瘤）
（2）间质-Leydig细胞瘤
（3）支持细胞瘤
3.混合型或未分类的性索-间质肿瘤
（1）环管状性索瘤
（2）两性母细胞瘤
（3）性索-间质肿瘤，未分类
4.类固醇细胞肿瘤
（1）Leydig细胞瘤
（2）类固醇细胞瘤，非特异性
生殖细胞肿瘤
1.原始生殖细胞肿瘤
（1）无性细胞瘤
（2）卵黄囊瘤
（3）胚胎癌
（4）多胚瘤
（5）非妊娠性绒癌
（6）混合性生殖细胞瘤
2.两胚层或三胚层畸胎瘤
（1）未成熟畸胎瘤
（2）成熟畸胎瘤
3.单胚层畸胎瘤和伴皮样囊肿的体细胞型肿瘤
（1）甲状腺肿瘤组
（2）类癌组
（3）神经外胚叶肿瘤组
（4）腺癌组
（5）黑色素细胞组
（6）肉瘤组

（待续）

（续表）

生殖细胞性索间质肿瘤
1.性腺母细胞瘤
2.生殖细胞-性索-间质混合瘤
卵巢网肿瘤
其他

（二）临床病理分期

临床病理分期多采用美国癌症联合委员会（AJCC）卵巢癌和原发性腹膜癌TNM和FIGO分期系统（表25-2-2）。

五、扩散和转移

（一）盆、腹腔直接种植播散

卵巢恶性肿瘤在腹、盆腔内的种植播散和转移相当广泛，所有的腹膜、肠系膜、肠浆膜以及其他脏器的表面包膜都可受累，这与腹水在其中的作用有关。

1.子宫及附件

子宫邻近卵巢，且与其密切相关，在卵巢上皮癌中有16%～18%伴有子宫转移，而在恶性生殖细胞肿瘤中，子宫受累的机会较少，甚至在复发病例中亦少见盆腔和子宫受累；卵巢上皮癌特别是浆液性癌有相当高的双侧性，达到60%，即使在对侧卵巢外观正常时，也可有2%～18%的阳性率。在恶性生殖细胞肿瘤中，除无性细胞瘤外双侧性的机会不到5%。

2.腹膜

广泛腹膜种植是腹水的主要来源。大面积的盆、腹腔腹膜及脏器浆膜都可被卵巢癌细胞种植播散，特别是在横膈、结肠侧沟、肠系膜、肠浆膜、膀胱浆膜及子宫直肠窝等。卵巢恶性肿瘤发生横膈转移率为50%。

3.肠道

卵巢恶性肿瘤的肠转移常见且后果严重，肠转移及继发的肠梗阻是卵巢恶性肿瘤患者死亡的主要原因。Ⅲ期以上的病例中，小肠转移为26%～33%，大肠转移占30%～39%，以大肠转移为最多见，尤以直肠和乙状结肠为最多见，占95.2%。肠梗阻是肠转移最终也是最严重的结果，肠梗阻的发生主要与肿瘤分期、手术肿瘤的残留灶、弥漫性转移形式有关。

4.肝、脾

肝、脾表面常有细小的种植结节，有时在横结肠的肝区和脾区有癌瘤转移块，并与肝脾粘连，或向肝脾侵入。有研究证实肝转移约占同期病例的6.9%。

5.大网膜

卵巢恶性肿瘤特别是上皮癌有很高的大网膜转移率，为23%～71%。有时大网膜外观正常而镜下已有转移癌，大网膜转移形成腹腔转移的"中间站"，是腹水的重要来源。

表25-2-2　卵巢癌、输卵管癌和腹膜癌的分期系统及相应的 TNM 分期

Ⅰ	肿瘤局限于卵巢或输卵管	T_1
ⅠA	肿瘤局限于一侧卵巢（未累及包膜）或一侧输卵管，卵巢或输卵管表面没有肿瘤，腹水或腹腔冲洗液中没有恶性细胞	T_{1a}
ⅠB	肿瘤局限于双侧卵巢（未累及包膜）或双侧输卵管，卵巢或输卵管表面没有肿瘤，腹水或腹腔冲洗液中没有恶性细胞	T_{1b}
ⅠC	肿瘤局限于一侧或双侧卵巢或输卵管，有如下情况之一：	T_{1c}
ⅠC1	术中手术导致肿瘤破裂	
ⅠC2	术前肿瘤包膜破裂，或者卵巢或输卵管表面出现肿瘤	
ⅠC3	腹水或腹腔冲洗液中出现恶性细胞	
Ⅱ	肿瘤累及一侧或双侧卵巢或输卵管，伴有盆腔蔓延（在骨盆缘以下）或腹膜癌（Tp）	T_2
ⅡA	肿瘤蔓延至和（或）种植于子宫和（或）输卵管和（或）卵巢	T_{2a}
ⅡB	肿瘤蔓延至盆腔的其他腹膜内组织	T_{2b}
Ⅲ	肿瘤累及一侧或双侧卵巢或输卵管，或原发性腹膜癌，伴有细胞学或组织学确认的盆腔外腹膜播散，和（或）转移至腹膜后淋巴结	T_3
ⅢA	转移至腹膜后淋巴结，伴有或不伴有骨盆外腹膜的微小转移	T_1，T_2，$T_{3a}N_1$
ⅢA1	仅有腹膜后淋巴结阳性（细胞学或组织学确认）	$T_{3a}/T_{3a}N_1$
ⅢA1（i）	转移灶最大直径≤10mm（注意是肿瘤直径而非淋巴结直径）	$T_{3a}/T_{3a}N_1$
ⅢA1（ii）	转移灶最大直径>10mm	$T_{3b}/T_{3b}N_1$
ⅢA2	骨盆外（骨盆缘之上）累及腹膜的微小转移，伴有或不伴有腹膜后淋巴结阳性	$T_{3c}/T_{3c}N_1$
ⅢB	骨盆缘外累及腹膜的大块转移，最大直径≤2cm，伴有或不伴有腹膜后淋巴结阳性	任意T，任意N
ⅢC	骨盆缘外累及腹膜的大块转移，最大直径>2cm，伴有或不伴有腹膜后淋巴结阳性*	M1
Ⅳ	腹腔之外的远处转移	$T_{3c}/T_{3c}N_1$
ⅣA	胸水细胞学阳性	
ⅣB	转移至腹腔外器官（包括腹股沟淋巴结和腹腔外淋巴结）△	

*，包括肿瘤蔓延至肝脏和脾脏包膜，但不包括脏器实质的受累

△，脏器实质转移属于ⅣB期

（二）淋巴道转移

淋巴道转移比较常见，特点为即使外观为局限的肿瘤，也可在腹膜、大网膜、腹膜后淋巴结、横膈等部位有亚临床转移。转移途径如下。

1. 沿卵巢血管经卵巢淋巴管向上至腹主动脉旁淋巴结。

2. 沿卵巢门淋巴管达髂内、髂外淋巴结，经髂总至腹主动脉旁淋巴结。

3. 沿圆韧带进入髂外及腹股沟淋巴结。横膈为转移的好发部位。

（三）血道转移

少见，晚期患者可由血道转移至肺、肝、脑及远处器官。

六、临床表现

早期肿瘤较小时，患者多无自觉症状，往往在妇科检查时偶被发现，或待肿瘤生长到一定大小，超出盆腔以外腹部可扪及时，或出现并发症时才被患者发现，待到就医时往往已属晚期。三合诊检查可在直肠子宫凹陷处触及质硬结节或肿块，囊性或实性，活动差，与子宫分界不清，常伴有腹水。有时在腹股沟、腋下或锁骨上触及肿大的淋巴结。卵巢恶性肿瘤生长迅速，易扩散，但卵巢癌的症状和体征可因肿瘤的性质、大小、发生时期、有无继发性或并发症而不同。

1. 下腹不适

随着肿瘤增长可出现下腹不适或盆腔坠胀，可伴胃纳差、恶心、胃部不适等胃肠道症状。

2. 腹部膨胀感

卵巢癌即使临床早期也可以出现腹水，或肿瘤生长超出盆腔在腹部可以摸到肿块，恶性卵巢肿瘤双侧生长者占75%，而良性卵巢肿瘤双侧者仅占15%。由于肿瘤的压迫，可出现大便干燥、不畅，小便急或排尿困难，下肢水肿等。

3. 月经紊乱及内分泌症状

肿瘤间质成分产生激素或肿瘤破坏双侧卵巢，可导致月经紊乱或阴道流血；功能性卵巢恶性肿瘤如颗粒细胞瘤，可产生过多的雌激素，导致青春期前儿童出现假性性早熟；睾丸母细胞瘤可产生过多的雄激素而引起男性化的表现，临床上会出现不规则阴道流血或绝经后阴道流血。

4. 消瘦

卵巢肿瘤极易发生腹水，造成白蛋白及血浆胶体渗透压降低，进一步加速腹水形成，继而发生低蛋白血症。另外，由于肿瘤的迅速生长，患者营养不良及体力的消耗，患者会呈贫血、消瘦及形成恶病质的体征，这常是卵巢恶性肿瘤的晚期症状。

5. 疼痛

恶性卵巢肿瘤可能由于瘤内的变化，如出血、坏死、迅速增长而引起相当程度的持续性胀痛。在检查时发现其局部有压痛。

七、诊断

（一）影像学检查

1. B超

超声波检查是卵巢癌影像学检查的首选方法，临床诊断符合率 > 90%，但不易检测出直径 < 1cm的实性肿瘤，可了解肿块的部位、大小、形态、囊性或实性，囊内有无乳头。彩色多普勒超声扫描则可以判断卵巢及肿物组织血流变化，进而推测肿瘤的良恶性。

2. CT

可通过多期扫描获得连续薄层图像，再经工作站三维重建，可以从不同角度观察肿瘤的情况，包括原发肿瘤的大小、浸润深度、侵犯范围及淋巴结受累情况等。

3. MRI

由于对软组织分辨力高，能帮助发现CT、B超不能发现的更小的肿瘤。

4. PET-CT

PET-CT作为一种功能显像技术，反映肿瘤细胞的分子代谢及功能的变化，因而可以早期发现卵巢癌的转移和复发，为再次手术及进一步治疗提供重要的依据。PET-CT联合肿瘤标志物CA125检查对卵巢癌复发诊断的敏感性为94% ~ 98%，而传统影像学诊断的敏感性则低于或仅同于这一水平。

（二）肿瘤标志物检查

1. CA125

敏感性较高，特异性较差。80%的卵巢上皮癌患者血清CA125水平升高，90%以上患者血清CA125水平与病情缓解或恶化相关。

2. 人附睾蛋白4（HE4）

卵巢癌早期检测的重要标志物，通过检测体内HE4的水平及其变化有助于卵巢癌的早期诊断、鉴别诊断、治疗监测和预后评估。88%的卵巢癌患者都会出现HE4升高的现象。HE4与CA125联合应用，敏感性可增加到92%。

3. 甲胎蛋白（AFP）

主要用于诊断生殖细胞肿瘤。

4. 人绒毛膜促性腺激素（HCG）

对原发性卵巢绒毛膜癌有特异性。

（三）细胞学检查

通过腹水或腹腔冲洗液或B超引导下针吸穿刺找到癌细胞，确定病理组织分型，有助于判断肿瘤的临床分期和选择治疗方案。

（四）妇科检查

三合诊检查发现子宫旁有肿物或触及后穹隆饱满或有结节、肿块。

（五）腹腔镜检查

可直视肿物的大体情况，必要时可取活检进行病理检查。

八、治疗

卵巢恶性肿瘤因病理类型不同而治疗方案不同，手术为主要手段，联合化疗、放疗的综合治疗。

（一）手术治疗

1.全面的开腹分期手术

适用于无生育要求的Ⅰ、Ⅱ期卵巢癌患者。标准的术式切除范围包括全子宫和双附件、大网膜大部切除、盆腔和腹主动脉旁淋巴清扫及阑尾切除。淋巴清扫应尽量彻底，不能以淋巴活检代替淋巴清扫，研究发现临床Ⅰ期的淋巴结转移率高达24%，实际上对卵巢癌来说，越是早期越应彻底清扫已是公认的原则。

2.卵巢癌保守性手术

在以下特殊情况下可以行单侧附件切除术，理想的保守性手术适应证应该是：Ⅰa期渴望生育的年轻患者；细胞分化好；非透明细胞型；包膜完整；没有粘连；没有腹水；可按要求随访。此术式亦适用于需要生育要求的Ⅰa期性索间质肿瘤和各期恶性生殖细胞肿瘤。生育完成后可根据情况行二次手术切除子宫及对侧附件。

3.初次卵巢癌肿瘤细胞减灭术

如果是临床Ⅱ、Ⅲ或Ⅳ期，行肿瘤细胞减灭术（包括切除全子宫、双附件、大网膜、阑尾、盆腔及腹膜后淋巴结、盆腔腹膜、膀胱、肠管浆膜等），以尽量切除为原则，初次肿瘤细胞减灭术的手术范围：手术范围取决于是否可做到残余癌灶＜1cm。在2011年版NCCN指南中更是强调，虽然标准定为＜1cm，但应尽可能达到无肉眼残留病灶。

4.再分期手术

这是在充分理解全面分期探查术的意义后提出的一个新的手术名称，是指首次手术未进行确定分期，未做肿瘤细胞减灭术，亦未用药，而施行的全面探查和完成准确分期的手术。通常是在急诊手术（如卵巢肿瘤扭转），只做了肿瘤切除或附件切除之后，再次进行的手术。手术的内容和步骤与全面分期探查术完全一样，如已经给予了化疗，则不能称为再分期，而属于第二次剖腹手术。

5.中间性肿瘤细胞减灭术

对于绝大部分卵巢癌患者，要想进行满意的肿瘤细胞减灭术，将残余瘤缩减为＜1cm是相当困难的，根据文献报道仅35%的患者能够达到满意的肿瘤细胞减灭术。为了解决这一问题，对于某些估计难以切净或基本切净的晚期卵巢癌病例，先用3～5个疗程化疗，然后再行肿瘤细胞减灭术，这就是所谓的中间性肿瘤细胞减灭术。

6.二次探查术

二次探查术是指经过满意的、成功的肿瘤细胞减灭术一年内，又施行了至少6个疗程的化疗，通过临床物理学检查及辅助或实验室检测（包括CA125等肿瘤标记物检测）均无肿瘤复发迹象，而施行的再次剖腹探查术。其目的在于了解盆腹腔有无复发癌灶，作为进一步监测和治疗之依据：①切除所见癌灶；②阴性发现，巩固化疗或停止化疗；③阳性发现，改变化疗或治疗方案。"二探"的内容包括全面细致的探查与活检；腹腔冲洗液细胞学；多点活检。这适于原发晚期的卵巢上皮癌患者，对于交界性瘤、Ⅰ期上皮性癌、恶性生殖细胞肿瘤、性索间质肿瘤等可不做"二探"，这些肿瘤如在监测下有复发可再行手术切除。

（二）化学治疗

手术治疗虽然是卵巢恶性肿瘤治疗的主要手段，但化疗的辅助作用也是不可忽视的重要因素。Potter等曾比较两组患者的生存率，一组是尽量扩大肿瘤切除术而后由于某些原因延误了化疗，另一组是手术后有少量残存肿瘤但能及时化疗，结果前者不如后者。Jacob也在她们的晚期患者中发现先给有顺铂的综合化疗，使原不能进行肿瘤大块清除术者得以完成手术，3年生存率达到50%。卵巢上皮性癌对化疗敏感，术后化疗可杀灭残留病灶、控制复发，以缓解症状、延长生存期。对恶性生殖细胞肿瘤，规范化疗可明显提高患者生存率。一些晚期患者，经新辅助化疗后肿块可以缩小，为手术时满意减瘤创造有利条件。目前卵巢癌的一线辅助化疗方法可选择静脉化疗或腹腔化疗。腹腔化疗建议应用于完成满意肿瘤细胞减灭术（残余肿瘤小于1cm）Ⅱ、Ⅲ期卵巢癌患者。因为GOG172实验证实，在卵巢癌Ⅲ期患者中，使用腹腔化疗与常规标准化疗相比，可以延长患者16个月的生存期。而对于不适合腹腔化疗的患者可选择常规静脉方案TP化疗，此外，也可根据患者的具体情况选用多西他赛联合卡铂或紫杉醇联合顺铂的方案，多西他赛联合卡铂方案可用于有高危神经疾病的患者。

Ⅰ期卵巢癌的化疗 ⅠA和ⅠB期低分化或透明细胞癌及ⅠC期的患者应给予3~6个疗程的TP方案化疗。

Ⅱ~Ⅳ期卵巢癌的化疗 一般建议化疗6~8个疗程。卵巢癌常见化疗药物：①铂类，顺铂（DDP）、卡铂（CBP）、奥沙利铂、奈达铂；②紫杉醇类，紫杉醇、多西他赛、紫杉醇酯质体；③其他，环磷酰胺（CTX）、表柔比星、吉西他滨、伊立替康、依托泊苷（VP16）、氟尿嘧啶（5-FU）等。

常见卵巢上皮癌化疗方案为TC（紫杉醇+卡铂）或TP（紫杉醇+顺铂）方案。

常见卵巢恶性生殖细胞肿瘤化疗方案为BEP（博来霉素+依托泊苷+顺铂）方案或VPB（长春新碱+顺铂+博来霉素）方案。

（三）放射治疗

卵巢恶性肿瘤的放射敏感性差别很大，卵巢内胚窦瘤、未成熟畸胎瘤、胚胎癌最不敏感，卵巢上皮癌及颗粒细胞癌中度敏感，无性细胞瘤最敏感。但由于无性细胞瘤等恶性生殖细胞肿瘤多发于青少年且化疗效果好，腹盆腔放疗的副作用较大，放疗已很少用于卵巢恶性肿瘤。

（四）生物治疗

目前卵巢癌患者的许多生物治疗制剂已进入临床研究阶段，用于消灭微小病灶、延缓复发。特别对仅有CA125升高作为卵巢癌复发指标的患者，由于肿瘤负荷小，正适合应用生物治疗来获得最大可能的益处。其中尤以贝伐单抗与化疗联合应用，并在停止化疗后继续巩固的治疗方案。

九、护理

（一）术前护理

1.心理护理

有研究指出仅有1/3的卵巢癌患者能早期发现，住院患者病情大都属于中晚期，且多为初次确诊患者，多数患者心理上难以承受恶性刺激，常常伴有严重的焦虑、抑郁、愤怒等身心症状。年轻未育患者担心术后生育功能降低或丧失，在患者入院后耐心地与其交谈，听取患者的心理感受，鼓励患者表达自己的真实感受和想法。告知患者若保留一侧卵巢则依然具备生育的能力。如双侧卵巢切除术后将永远失去生育的能力。

功能，此时应鼓励患者继续接受治疗，这种伤痛需要时间慢慢抚平；年轻未绝经妇女担心术后出现更年期症状，担心术后生活质量，利用读书看报、听音乐、与家人交流或进行一些体育锻炼的方法来分散焦虑情绪，引导家人认识到对患者支持的重要性和有效措施，对患者进一步表达关爱与照顾，以帮助患者接受患病及手术的事实，调整心态，适应角色。对相关信息缺乏且求知欲较强的患者，提供相关信息，进行多层面的信息沟通。

2.皮肤准备

详见本章第一节宫颈癌的术前护理中皮肤准备部分。

3.阴道准备

详见本章第一节宫颈癌的术前护理中阴道准备部分。

4.肠道准备

若需要肠道准备应从术前3天开始：给予无渣饮食，口服抗生素甲硝唑和诺氟沙星，口服番泻叶等肠道缓泻剂；术前一天予流质饮食，口服复方聚乙二醇电解质以清洁肠道；术前一天晚及术晨予清洁洗肠，以利于手术操作，减少术野污染和术后肠胀气。

5.腹水的护理

卵巢癌患者腹水产生原因包括癌细胞阻塞淋巴管、肿瘤转移至腹膜和大网膜时引起局部刺激、患者低蛋白血症、腹腔广泛转移等。患者出现大量腹水时，表现为腹部胀满、呼吸困难，同时可伴免疫力低下、易感染、营养低下等。护士应评估患者腹水程度，测量腹围及体重；为患者采取舒适卧位，下肢水肿时抬高患肢，可垫软枕；呼吸困难时给予半卧位，氧气吸入；卧床患者应注意预防皮肤压疮，保持皮肤清洁干燥；选择柔软衣物，轻暖被服，减少对腹部的压迫；使用利尿剂时注意观察尿量，监测电解质变化；腹腔穿刺时注意穿刺点有无渗液及出血，保持穿刺点局部清洁干燥，防止皮肤破溃、感染；大量放腹水者应卧床休息8~12小时，并密切观察病情变化。初次放腹水不宜超过3000mL，以免引起腹压突然降低、全身血容量减少而出现休克症状。血性腹水留取标本后应停止放腹水；大量放腹水可能引起电解质紊乱，血浆蛋白大量丢失。鼓励患者多进食高蛋白、高纤维、富含维生素的食物，限制电解质摄入（每日钠盐不超过2g）。必要时采用静脉营养补液治疗，尽快纠正腹水造成的营养失衡，提高患者机体耐受力。

（二）术后护理

1.病情观察

患者术后返回病房后立即给予心电监护和氧气吸入，密切观察患者的生命体征变化、手术切口敷料有无渗血及各管路的固定情况。

2.疼痛护理

患者术后可由于伤口情况及手术刺激而引起身体疼痛，护理人员应做好解释工作以安慰患者；若患者对疼痛敏感且痛感较强时，需报告医生，遵医嘱按照镇痛给药原则分级给药。

3.引流管观察

卵巢癌术后应注意烟卷引流的颜色和量，详见本章第一节宫颈癌的护理部分。保留腹腔引流管通畅，观察引流液的颜色、性质和量，并做好相应记录；如患者行胃肠减压，则详见第二十三章第一节胃癌的护理部分。

4.心理护理

年轻卵巢癌患者手术切除卵巢，雌激素分泌减少，更年期症状提前，使患者害怕提前衰老影响生活质量，同时担心疾病预后，从而出现焦虑、抑郁的心理。护士应及时发现患者的心理波动，耐心倾听患者主诉，给予疾病和症状知识指导，帮助患者建立自信。部分患者因生殖器官切除而出现自卑心理，害怕失去家人的支持与理解，护士要尽量动员其社会支持系统，特别是丈夫帮助患者接受生理上的改变，让患者对未来生活感到有希望、有价值。

（三）并发症的观察及护理

1.腹腔内出血

腹腔内出血是卵巢癌术后早期严重的并发症，由于卵巢癌手术范围广泛，需要游离和缝合的血管比较多，特别是在进行盆腔淋巴结清扫及盆腔廓清术时，更易造成大血管的损伤和盆底静脉丛的破裂出血。大量的出血可迅速导致休克，如合并弥散性血管内凝血存在，则危及生命需要立即抢救。

患者术后返回时，护士主动向手术医师询问手术情况，对于创伤较大、创面渗血严重、术中出血较多、大量输注库存血和有出血倾向等易发生术后出血的患者，应重点加强观察。术后24小时内严密监测生命体征，尤其是血压和心率。在保证输液量充足的情况下，如患者出现腹胀、烦躁不安、面色苍白、四肢湿冷、脉搏加快、呼吸急促、血压持续下降和尿量减少提示有出血可能。观察引流管情况，密切观察引流液的颜色、量及性质，如引流量偏多 > 100mL/h和（或）引出液为新鲜血液，且有温热感，则表明有出血的可能。术后24小时内密切观察伤口情况，如伤口及缝线持续渗血不止，皮肤、黏膜有出血点，引流出大量不凝血等，则提示DIC的可能。

如患者有少量出血，应密切观察出血情况及生命体征变化，取平卧位，严格卧床，限制活动，避免用力咳嗽和过度活动，以免加重出血。如出血量大、出血速度快且猛，迅速建立两条静脉通道，补充有效循环血量，遵医嘱给予输血和应用止血药物，必要时行手术探查止血。

2.切口愈合不良

切口愈合不良是卵巢癌术后的主要并发症，尤其是卵巢癌Ⅲ、Ⅳ期合并胸水、腹水的患者。多由于手术切口较大，术中大量放腹水、腹腔置入化疗药，术前低蛋白血症引起。一般采用减张缝合切口，皮下留置伤口负压引流管引出积血、积液。术后严密观察切口有无渗血、渗液，敷料潮湿及时更换。协助患者术后早期床上活动，病情允许时尽早下床活动，待肠道功能恢复后加强营养，高蛋白饮食，不能进食期间静脉补充营养。适当延迟切口拆线或间断拆线，防止呼吸道感染，避免咳嗽，减少对切口的刺激。

3.肠梗阻

肠梗阻是导致卵巢癌患者死亡的重要并发症。卵巢癌患者肠梗阻发生原因包括：卵巢癌肿瘤细胞减灭术手术范围广，术中肿瘤与周围组织粘连，剥离时引起肠管充血、水肿；或患者既往有腹腔手术史，腹腔炎性粘连等。此外，术后早期患者活动量小、术后禁食、胃肠蠕动减慢也是造成术后肠梗阻的常见原因。如有下列情况存在，应考虑肠梗阻的可能：持续腹胀、腹痛；恶心、呕吐；严重时排气、排便停止；听诊肠鸣音寂静（麻痹性肠梗阻）或亢进（机械性肠梗阻），腹部X线片有助于肠梗阻的诊断。

为预防肠梗阻的发生，应鼓励、帮助患者勤翻身并及早开始下床活动，促进排气。如术后腹胀明显、排气延迟，可予口服中药、艾灸中脘穴、肛管排气、温盐水灌肠等辅助排气。排气后进食应循序渐进，早期不宜食用不易消化的食物及容易导致肠道胀气的食物（如甜食、奶制品、豆制品等）。

肠梗阻一般采取保守的治疗方法，在积极纠正水、电解质紊乱，低蛋白血症，酸碱失衡基础上，保持胃肠减压通畅，记录24小时引流量，密切观察引流液的颜色、性质、量的变化，可经胃肠减压管灌注药物或植物油等，每日1～2次，灌入后夹闭减压管2小时后再接负压吸引。同时辅以低压灌肠、新斯的明穴位（足三里）注射、双侧足三里穴位按摩及口服缓泻剂等措施。

4.下肢深静脉血栓（Deep Vein Thrombosis，DVT）

卵巢癌术后严重并发症之一，若不能及时诊断和处理，会严重影响患者的生活质量，甚至可能发生肺栓塞，导致生命危险。卵巢癌患者发生DVT的原因包括：盆腔静脉缺少筋膜外鞘，血管密集，加上患者术后活动少、腹胀、腹带束缚造成下肢静脉血流缓慢、淤滞；术中髂股静脉等血管受损，促进血小板聚集而释放凝血活酶，血黏度增加，易形成DVT。另外，卵巢癌患者大多有腹水存在，下肢静脉回流受阻，加之癌症患者多处于高凝状态，因而术后易形成DVT。

为预防DVT的发生，术前、术中、术后使用空气波压力泵，术后早期协助患者床上被动活动，病情允许后协助患者尽早下床活动。尽量避免应用止血药及在下肢静脉穿刺，减少腹压、防止腹胀、避免下肢静脉受压。术后观察病情变化，监测双下肢皮温、腓肠肌压痛，监测血小板及凝血功能，对高凝状态者术后给予预防性抗凝治疗。

如患者出现下肢酸胀、疼痛、运动或感觉障碍等应高度怀疑DVT的发生， 静脉造影及超声检查有助于诊断。一旦确诊，患者应绝对卧床、患肢制动，防止血栓脱落，引起肺栓塞；抬高患肢，增加血液回流。每日在相同位置测量患肢周径，密切观察病情的变化。遵医嘱应用溶栓及抗凝治疗，同时密切观察患者的出血倾向。做好高危风险评估，避免由于长时间卧床而发生压疮等并发症。

如患者出现突发性呼吸困难、咯血、胸背疼痛、剧烈咳嗽、心悸、多汗、血压下降等应高度怀疑肺栓塞，可通过超声心动、X线胸片、放射性核素检查来确诊。肺栓塞一旦发生，非常危急，需立即抢救，并进行溶栓及其他对症治疗。

5.更年期症状

更年期综合征是因卵巢功能衰退、性激素分泌减少、促性腺激素增加而导致神经、内分泌功能整体性失调，进而出现一系列临床体征。其临床表现为潮热出汗、感觉异常、失眠、情绪波动、抑郁、疑心、眩晕、疲乏、骨关节痛、头痛、心悸、皮肤蚁行感、性交困难、性功能障碍、泌尿系统感染等。

研究结果显示手术切除双侧卵巢的年轻患者与正常绝经期患者具有相似的更年期症状，但症状的严重程度不同，其中手术切除组的潮热出汗、失眠、焦躁、心悸等症状的严重程度高于正常绝经期患者。这是由于手术切除双侧卵巢后，致使年轻患者体内雌激素水平骤然下降，从而引起突发的自主神经功能紊乱、机体新陈代谢异常和心血管功能紊乱。而正常绝经期患者，绝经期时间较长，机体已逐渐适应了低性激素状态，所以上述症状程度较轻。对于双侧卵巢切除的年轻患者应及时了解其心理和躯体变化，提供卵巢癌的诊疗和预后相关知识，以及如何去面对所患疾病，从而减轻患者的焦虑情绪，澄清患者或配偶的错误认知，指导患者转移注意力，保持心情舒畅，可以收听舒缓音乐、阅读书籍等。

6.其他

如吻合口瘘、伤口感染、尿潴留等。

（四）居家护理

1.随访指导

治疗后第1、3、6、12个月进行随访，其后每半年随访一次直至5年，5年后每年随访一次。如果发现有复发迹象，可再次手术或化疗，能有效的延长患者生命。

2.更年期的应对

未绝经卵巢癌患者接受分期细胞减灭术后将失去卵巢，部分患者会出现类更年期症状，导致阴道干涩、萎缩影响其性生活，引起情绪变化；同时还可导致骨质疏松，心脑疾病的发病率增高。应保持良好的精神状态，建立良好的人际关系、定期体检，根据自身健康状况参加体育活动和社会活动。症状严重时，可在医师的指导下服用植物类抗更年期药物进行缓解。流行病学研究提示，雌激素替代疗法可使再次发生卵巢癌的风险增加，因此不建议使用。

3.复发及应对

卵巢癌是一种较常见的妇科恶性肿瘤，其发病率有逐年增高趋势，肿瘤细胞减灭术（减瘤术）和术后联合化疗对卵巢癌疗效已得到公认，但仍有部分患者复发，中、晚期卵巢癌复发率可高达40%～60%，复发后的平均生存时间仅9～15个月。卵巢癌复发的证据和迹象包括：①CA125升高；②体检发现肿块；③影像学检查发现肿块；④出现胸腹水；⑤不明原因肠梗阻。一般认为，只要患者存在上述中的两项，就应该考虑卵巢癌复发。

总的治疗原则是姑息而不是为了治愈。这是由于复发卵巢癌的生物学特征所决定的，即多发性病灶的出现和对化疗药物耐药。患者生活质量的改善是再次治疗时最应该考虑的因素。因此，在治疗方案的选择和制定时，应根据患者既往治疗的反应性、完全缓解持续时间和治疗方案本身的毒副反应等因素综合考虑，制定个体化治疗方案。

4.心理护理

由于卵巢癌目前无法治愈，并且要忍受放化疗的副作用，不仅会给患者带来机体上的痛苦，害怕病情加重，而且心理负担严重，容易产生焦虑、抑郁等消极情绪，甚至会出现自杀意向，严重影响了患者的生活质量。有研究发现，丈夫的体贴、家人的支持、社会的认可是解决患者心理问题有效的良药，适当的家务和工作可让患者感到心情愉悦，帮助淡化癌症的阴影和找回自信，进而提高生活质量。

第三节　子宫内膜癌

一、概述

子宫内膜癌是女性生殖器官最常见的恶性肿瘤之一，位居女性生殖器官恶性肿瘤的第2位，占20%~30%，高发年龄为58~61岁。近年来，发病率有明显上升趋势，全球每年约有14.2万女性患子宫内膜癌，4.2万人死于该疾病。

一般认为，子宫内膜癌的发病与地域关系较大，不同地域发病明显不同，其发病以北美和北欧地区为高，而亚洲、中、南美地区相对较低。

二、病因及预防

（一）病因

子宫内膜癌的发生是一个多因素、多阶段、多基因变异累积的复杂过程。该病的发病因素虽然尚不十分清楚，但多种现象均表明长期雌激素刺激是主要的发病因素。流行病学研究结果表明与下列因素有关。

1.年龄

一般认为子宫内膜癌是高龄疾病，多见于50岁以上妇女，高发年龄为58~61岁，75%的患者发生于绝经后。

2.肥胖、高血压、糖尿病

肥胖、高血压及糖尿病是子宫内膜癌的高危因素，被称为子宫内膜癌"三联征"。很多研究发现子宫内膜癌的发病危险随着体重指数的增高而增加，脂肪过多将增加雌激素的储存，以及增加血浆中雄烯二醇转化为雌酮，这种游离的有活性的雌酮增加，可能是子宫内膜癌的致癌因子或促癌因子。糖尿病患者发生子宫内膜癌的危险性比无糖尿病的患者高，糖尿病与子宫内膜癌并不一定直接相关，而是由于垂体功能及内分泌代谢紊乱造成的。高血压患者患子宫内膜癌的危险比正常人增加2.8倍，但其机制尚不清楚。

3.不育

子宫内膜癌患者中，不育者较高，文献显示占到24%~31%。有人认为不孕、无排卵以及更年期紊乱者，其发病率明显高于正常排卵性月经的妇女。多数与缺乏孕激素的对抗、雌激素持续刺激有关。

4.外源性雌激素

服用雌激素的妇女具有高度发生子宫内膜癌的危险，其危险与剂量大小、服用时间长短及是否合用孕激素、中间是否停药等有关。

5.他莫昔芬

乳腺癌患者长期服用他莫昔芬两年以上者，子宫内膜癌发生率是未服用他莫昔芬者两倍。

6.多囊卵巢综合征

多囊卵巢表现为不能正常排卵，而使子宫内膜处于高水平的、持续的雌激素刺激之下，缺乏周期性的子宫内膜剥脱，而发生增生改变，因此多囊卵巢综合征患者易发生子宫内膜癌。

（二）预防

许多子宫内膜癌由癌前病变发展而来，癌前病变是由于雌激素长期作用于子宫内膜而使其发生改变，在子宫切除标本中表现为子宫内膜不典型增生。内膜癌在一般人群中发病率相对低，不必进行常规筛查，但对有高危因素者如显著性肥胖、多囊卵巢综合征/慢性无排卵、使用他莫昔芬等患者，即使患者年轻也应进行诊断性评估。由于子宫内膜癌与雌激素治疗有关，围绝经期妇女应避免单一雌激素治疗，可同时添加孕激素，以防子宫内膜增生，避免子宫内膜癌。建议接受孕激素治疗的子宫内膜不典型增生患者，年龄≥40岁出现不规则阴道流血者，定期进行刮宫或内膜活检，以期及早发现病变进展。

三、生理解剖

子宫内膜即黏膜，由上皮（属单层柱状上皮，有分泌细胞和纤毛细胞两种）和固有膜（由结缔组织构成，其内有大量的星形细胞，称为基质细胞）组成。子宫内膜可分为浅表的功能层和深部的基底层，功能层较厚，约占内膜厚度的4/5，基底层较薄较致密，约占1/5。在月经周期中，功能层可剥脱，而基底层不可剥脱。

四、病理

子宫内膜癌是指具有浸润肌层和远处扩散潜能、原发于子宫内膜的上皮肿瘤。以预后较好的子宫内膜样腺癌最常见，通常被称作子宫内膜腺癌。

（一）肉眼表现

子宫内膜癌的组织学类型虽然很多，但各种不同组织类型的癌大体表现没有明显差别。

1.早期局部内膜表面粗糙，无肿块形成，诊刮时不易刮到此处。当肿瘤向宫腔内生长时，形成息肉状或菜花状肿块。

2.肿瘤向肌层生长浸润时，形成坚实的肿块，浸润深浅不一，肿瘤与肌层间界限清楚。癌组织灰白色，粗糙质脆或鱼肉状，可伴有灶状出血，低分化癌坏死较常见。

3.有的肿瘤表面形成坚实平面，有时伴有溃疡形成。少数病例癌肿可沿黏膜表面浸入宫颈管，甚至深达宫颈间质层，也可侵入输卵管。

（二）分期

2014年3月，国际妇女联合会（International Federation of Grynecology and Obstetrics，FIGO）2014子宫内膜癌分期指南，见表25-3-1。

（三）组织学

子宫内膜癌绝大多数为腺癌，约占90%，其他类型癌较少见。综述近年来子宫内膜癌的组织学分型，如子宫内膜样腺癌（其亚型包括典型腺癌、腺癌伴鳞状上皮分化、腺癌伴鳞状上皮化生、分泌性癌等）、浆液性乳头状腺癌、透明细胞腺癌、黏液性腺癌、鳞状细胞癌、混合性癌、未分化癌等。

五、扩散和转移

多数子宫内膜癌生长缓慢，局限于内膜或宫腔内时间较长，部分特殊病理类型（浆液性乳头状腺癌、

表 25-3-1　子宫内膜癌分期

分期	描述
Ⅰ[a]	肿瘤局限于子宫体
ⅠA[a]	无或小于<1/2肌层浸润
ⅠB[a]	≥1/2肌层浸润
Ⅱ[a]	肿瘤累及宫颈间质，未超出子宫体
Ⅲ[a]	肿瘤局部和（或）区域扩散
ⅢA[a]	肿瘤累及子宫浆膜层和（或）附件
ⅢB[a]	阴道和（或）宫旁受累
ⅢC[a]	盆腔淋巴结和（或）腹主动脉旁淋巴结转移
ⅢC1[a]	盆腔淋巴结转移
ⅢC2[a]	腹主动脉旁淋巴结转移和（或）盆腔淋巴结转移
Ⅳ[a]	肿瘤侵及膀胱和（或）直肠粘黏转移，和（或）远处转移
ⅣA[a]	肿瘤侵及膀胱或直肠黏膜转移
ⅣB[a]	远处转移，包括腹腔内和（或）腹股沟淋巴结转移

[a]，浸润深度从癌起源的表面上皮或腺体的基底部开始测量不应大于5mm。脉管受累不影响分期

鳞腺癌）和低分化癌可发展很快，短期内出现转移，主要转移途径为直接蔓延、淋巴转移，晚期可有血道转移。

1.直接蔓延

癌灶初期沿子宫内膜蔓延生长，向上可沿子宫角延至输卵管，向下可累及宫颈管及阴道。若癌瘤向肌壁浸润，可穿透子宫肌壁，累及子宫浆膜层，广泛种植于盆腹膜、直肠子宫陷凹及大网膜。

2.淋巴道转移

淋巴道转移为子宫内膜癌的主要转移途径。

3.血道转移

晚期患者经血道转移至全身各器官，常见部位为肺、肝、骨等。

六、临床表现

1.阴道出血

阴道出血为主要症状，国内外文献报道其发生率为88%~96%。出血量一般不多，绝经后患者表现为持续或间歇性出血；尚未绝经者则经量增多、经期延长或月经间期出血。

2.阴道异常分泌

阴道异常分泌常为瘤体渗出或继发感染的结果，可表现为血性液体或浆液性分泌物，有时可有恶臭，但远不如宫颈癌显著，单纯表现为分泌物异常而不伴出血者，比较少见。

3.疼痛

一般不引起疼痛。晚期当癌瘤浸润周围组织或压迫神经可引起下腹及腰骶部疼痛，并向下肢及足部放射。若癌灶侵犯宫颈，堵塞宫颈管导致宫腔积脓时，可出现下腹胀痛及痉挛样疼痛。

4.其他

子宫增大时可在下腹部触及肿块，晚期患者常出现贫血、消瘦、恶病质、发热及全身衰竭等全身症状。

七、诊断

1.诊断性刮宫

诊断性刮宫是确定子宫内膜癌最有效、最可靠的诊断方法。

2.妇科检查

采用三合诊检查，约半数以上子宫有不同程度增大。

3.宫腔镜检查

能较早发现子宫内膜癌的病变，有助于子宫内膜癌的定位和分期。

4.细胞学检查

宫颈涂片诊断子宫内膜癌的阳性率不高，约50%。

5.影像学检查

MRI检查通过观察内膜厚度、病变、肌层浸润深度及腹膜后淋巴结情况，协助诊断和分期。

6.经阴道彩超

目前用于判断子宫肌层浸润深度和宫颈受累情况，准确率达75%。

八、治疗

（一）手术治疗

手术治疗为首选治疗方法，也是子宫内膜癌治疗的根本。

1.I 期标准术式

全子宫切除或次广泛子宫切除术加双附件切除术。

2.II 期术式

广泛子宫切除加双附件切除加淋巴结清扫术。

3.III 期及以上

综合治疗为主，部分患者首选手术探查，最大限度行肿瘤细胞减灭术。

（二）放射治疗

放射治疗常与手术治疗联合使用。

1.单纯放疗

单纯放疗主要用于晚期或有严重内科疾患、高龄和无法手术的患者，可按临床分期进行放疗。近年来，研究证实子宫内膜癌单纯放疗效果良好，临床 I 、II 期患者单纯放疗总的5年生存率可达到63%左右。关于单纯放疗的剂量，体外放疗一般予宫旁剂量40～45Gy，腔内剂量A点（即常规A点，代表宫旁组织受量）总剂量为45～50Gy，F点（位于子宫中轴2cm处，代表着肿瘤部位的受量）总剂量为50Gy，分6～8次给予。

2.辅助性放疗

同时有一些研究认为单纯放疗的疗效低于手术结合放疗的疗效，因而手术治疗必要时辅以放疗是目前治疗子宫内膜癌常用的治疗方案。

（1）术前放疗　术前放疗主要是为控制、缩小癌灶以创造手术机会或缩小手术范围。

（2）术后放疗　术后放疗是在手术-病理分期后对具有高危因素患者重要的辅助治疗，或作为手术范围不足的补充，一般在术后6周阴道残端伤口愈合后进行。

（三）化学治疗

子宫内膜癌患者绝大多数是无需化疗的，化疗主要应用于晚期、复发和特殊类型子宫内膜癌，如子宫内膜浆液性乳头状腺癌等。常用的化疗方案是阿霉素+顺铂、环磷酰胺+阿霉素+顺铂、紫杉醇+阿霉素+顺铂等。

（四）激素治疗

激素治疗包括高效孕激素，如甲地孕酮、甲羟孕酮等，适用于晚期或复发者，以高效药物、大剂量、长疗程间断用药为好，4～6周可显效，对癌瘤分化良好、孕激素受体阳性者疗效良好；远处复发者疗效优于盆腔复发者，用药至少一年以上。

九、护理

（一）手术前的护理

子宫内膜癌的术前护理同本章第一节宫颈癌的护理。此外，应注重患者的心理护理。子宫内膜癌根治术在年轻患者主要是涉及生殖器官摘除和生育功能的丧失，使患者难以接受，所以应耐心细致的做好心理护理，鼓励患者倾诉内心的感受，了解她们的心理活动；子宫内膜癌绝经后妇女多担心自身病情影响家庭，担心连累丈夫及子女，因而产生负疚感，护士应积极与患者家属进行沟通，了解患者思想动态，发现异常及时配合医生、家属进行心理疏导，必要时转介给专业的心理治疗师。

（二）术后护理

1.烟卷引流的护理

因子宫内膜癌患者术后需留置烟卷引流，用于引流盆腔积血积液，观察有无活动性出血情况，其护理措施详见本章第一节宫颈癌中的护理部分。

2.性生活指导

由于子宫内膜癌恶性度不高，患者长期存活，生活质量非常重要，性生活给人类带来爱、欢愉、温暖、激情和生活的动力。健康和谐的性生活能够提高生命质量，然而子宫内膜癌早期治疗的患者性功能损伤的发生率为20%～30%，而晚期治疗的患者中其发生率为90%～100%。护士应改变患者错误的性观念，告知患者性功能康复是可能的，康复并不总是意味着性功能恢复到治疗以前，改变表达方式仍可达到两性生活的美满。通过心理和医疗干预，增加患者心理健康的感觉和自信心，最终提高生活质量。

3.心理护理

子宫内膜癌患者因担心不能照顾自己及家庭成

员而焦虑，同时患者担心疾病的复发和转移导致生命终结，而出现抑郁和恐惧。传统的心理干预为个体干预，包括护士对患者单独进行健康教育和鼓励，但研究证实，团体干预优于个体干预，优势在于能够为癌症患者提供社会支持，使其以一种特殊的方式与其他患者取得联系，并从有相似经历的患者身上相互学习，通过团体中开放的情绪表达和相互支持，患者获得对治疗过程的控制感，在团体中凝聚力是一种有效的治疗力量，安全、接纳的团体氛围可以使患者毫无顾忌的谈论平时不能与家人及医务人员提及的话题，互相分享恐惧和克服恐惧的体验；其次，患者通过帮助他人获得自尊和价值感，因此团体干预效率更高。

（三）并发症的护理

1.伤口液化

腹壁切口脂肪液化是指腹部手术后切口出现淡黄色油性渗液，无切口感染和其他渗液。子宫内膜癌患者发生伤口液化的概率为4%，多与患者伴有肥胖、糖尿病有关。肥胖患者切口脂肪液化的发生率比较高，其原因可能与下列因素有关：①脂肪层比较厚，血运差，组织防御能力下降。②高频电刀产生的高温使脂肪细胞变性坏死，其热凝固作用能进一步导致局部组织的供血障碍，引起无菌性坏死。患者伴有糖尿病、

微循环障碍、局部供血不良、抵抗力和愈合能力差是造成术后伤口愈合不良的重要因素。大量文献表明，切口脂肪液化一般于术后4～7天发生。为预防术后发生伤口液化，可于术中放置皮下负压引流，引出皮下油滴和渗液，促进伤口愈合；一旦患者发生伤口液化，应及时给予伤口换药，若出现分泌物过多，则需定期及时的更换敷料，以促进伤口的愈合。近年来，在传统清创缝合的基础上，提出湿性愈合及应用成纤维细胞生长因子以促进伤口愈合，使患者伤口愈合时间明显缩短。

2.下肢静脉血栓

下肢静脉血栓是子宫内膜癌术后最常见、最严重的早期并发症之一，一旦发生给患者带来严重危害，甚至可引起致命性的肺栓塞，其发生率为1%～5%。子宫内膜癌患者肿瘤本身的组织出血坏死后产生大量的外源性凝血活酶促使血栓形成。另外，高龄、肥胖、高血脂、高血压病、糖尿病患者血液黏滞度高，更易发生下肢静脉血栓。护理措施详见本章第二节卵巢癌的护理部分。

（四）居家护理

详见本章第一节宫颈癌中的居家护理部分。

第四节　外阴癌

一、概述

外阴癌是起源于外阴部皮肤、黏膜及其附属器官和前庭大腺等的恶性肿瘤，居女性生殖系统恶性肿瘤第4位，占4%～5%，而在女性恶性肿瘤中仅占1%。外阴癌多见于60岁以上的老年妇女，35岁以下少见，其发病率在50岁以后急剧增加，多因外阴有缺损而被发现；而随着HPV感染的年轻人逐渐增多，外阴癌发病率开始年轻化。

外阴癌容易出现在原发性宫颈癌患者中，这两种疾病经常会同时出现。外阴癌患者中15%～20%会在宫颈、阴道或肛门生殖区内同时或非同时发生第二种原发性肿瘤。许多外阴癌患者的病灶呈多灶性，常混有扁平尖锐湿疣和上皮内瘤变。

多数外阴恶性肿瘤起源于小阴唇、阴蒂、阴唇系带、会阴体、大小阴唇的中间区域，在这个区域内角化鳞状上皮与前庭非角化鳞状上皮黏膜相连接。

二、病因

外阴癌的发病原因尚不明确，目前认为以下因素与其发病有一定关联。

1.人乳头瘤病毒（HPV）感染

人乳头瘤病毒感染与外阴癌及其癌前病变的关系已被公认，且有组织学、免疫组织化学及核酸杂交等技术检测证实。其中以HPV16、33、18型较为多见，70%～80%的外阴上皮内瘤变中可检测到HPV的DNA，而在浸润性病变中有10%～50%的组织中存在HPV感染。

2.慢性非瘤性皮肤黏膜病变

比较常见。多见于老年患者，外阴癌常与非瘤性皮肤黏膜病变同时存在，如外阴硬化性苔藓、外阴鳞状上皮增生及外阴混合性病变。

3.外阴上皮内瘤变（VIN）

VIN是一组外阴上皮内的病变，表现为外阴上皮

非典型增生。分为寻常型VIN（即HPV感染相关型，包括疣型、基底细胞型和混合型）、分化型VIN（即非HPV感染相关型）和未分类型VIN。研究证实未治疗的VIN与外阴癌有一定关联。

4.性传播疾病

包括单纯疱疹病毒Ⅱ型感染、腹股沟肉芽肿、腹股沟淋巴肉芽肿、湿疣、梅毒肉芽肿等。国外许多报道的资料表明，外阴癌患者的梅毒血清反应阳性率明显升高。

5.其他

慢性外阴营养障碍、糖尿病、高血压、免疫抑制与外阴癌的发生等可能相关。

三、预防

外阴癌目前尚无统一有效的筛查方法，应定期做好自我检查和体检。

1.病因预防

平时应注意外阴部清洁卫生，避免分泌物长期刺激。提高机体免疫力，积极治疗HPV感染及性传播疾病。积极治疗外阴疾病，如外阴白斑、外阴硬化性苔藓、外阴鳞状上皮增生、湿疣等。定期体检，包括妇科检查、阴道镜检查等。

2.二级预防

早期发现、早期诊断、早期治疗。当发现有外阴皮肤、颜色改变及硬结、溃疡时及时就医，合理治疗。积极治疗外阴上皮内瘤变（VIN）。

3.三级预防

疾病确诊后积极合理治疗，以达到促进疾病康复，提高生存质量的目的。早期患者手术即可痊愈，中期患者以手术为主，术后配合放、化疗的综合治疗，晚期患者多采用姑息治疗，提高患者生存质量，延长生存期。

四、生理解剖

女性外生殖器是指女性生殖器官外露部分，亦称外阴，包括阴阜、大阴唇、小阴唇、阴蒂、阴道前庭、会阴体及皮下组织。外阴上界是腹前壁，侧界是通过大腿中部的阴唇脚皱褶，下界是肛门，阴道和尿道开口于外阴。

外阴癌累及的部位：约70%累及大小阴唇，15%~20%累及阴蒂，约15%累及会阴，约10%肿瘤因其广泛难以确定部位，另有5%为多中心性肿瘤。

五、病理

1.大体形态

鳞状上皮癌可以表现为单纯性溃疡、白色病变、皮下肿块或息肉样病变。早期形成皮下结节，结节也可破溃、变小，而误诊为炎症，晚期发展成为菜花样赘生或溃疡。恶性黑色素瘤表现为隆起状、结节状或溃疡状病变，伴或不伴有色素沉着，分为浅表播散型、结节型和黏膜雀斑型。黏膜雀斑型常见，约占总数的1/2。

2.组织学分类

85%~90%原发性外阴癌为鳞状细胞癌，其次是恶性黑色素瘤，约占5%~10%，其他有腺癌、基底细胞癌、疣状癌、肉瘤、巴氏腺癌、非特异性腺癌（NOS）等。

3.组织及病理学分期

病理分期一般采用国际妇产科联盟FIGO推荐的手术病理分期法（表25-4-1）。

六、扩散和转移

以直接蔓延和淋巴道转移为主，极少血道转移。

1.直接蔓延

外阴肿瘤逐渐增大，很少侵犯肌层的筋膜或邻近

表25-4-1　外阴癌2014年FIGO分期

分期	描述
Ⅰ	肿瘤局限于外阴
ⅠA	肿瘤局限于外阴或会阴，直径≤2cm，间质浸润≤1.0mm[a]，无淋巴结转移
ⅠB	肿瘤局限于外阴或会阴，直径>2cm，间质浸润>1.0mm[a]，无淋巴结转移
Ⅱ	任何大小的肿瘤，肿瘤侵犯会阴邻近部位（下1/3尿道、下1/3阴道、肛门），淋巴结未转移
Ⅲ	任何大小的肿瘤，肿瘤侵犯会阴邻近部位（下1/3尿道、下1/3阴道、肛门），有腹股沟-股淋巴结转移
ⅢA	1个淋巴结转移（≥5mm），或1~2个淋巴结转移（<5mm）
ⅢB	≥2个淋巴结转移（≥5mm），或≥3个淋巴结转移（<5mm）
ⅢC	淋巴结转移伴包膜扩散
Ⅳ	肿瘤侵犯其他部位（上2/3尿道，上2/3阴道）或远处转移。
ⅣA	肿瘤侵犯下面任何部位 上尿道和（或）阴道黏膜、膀胱黏膜、直肠黏膜，或固定在骨盆壁，或腹股沟-股淋巴结出现固定或溃疡
ⅣB	任何部位（包括盆腔淋巴结）的远处转移

[a]，浸润深度指肿瘤邻近最表浅真皮乳头的表皮-间质连接处至浸润最深点

结构。一旦侵犯阴道，则很快累及肛提肌、直肠、尿道口或膀胱。

2.淋巴道转移

外阴有丰富的淋巴管，而且外阴的淋巴毛细管丛是互相交通的，因此，一侧外阴的癌肿可经由双侧的淋巴管扩散，最初转移至腹股沟浅层淋巴结，再至位于腹股沟下方的股管淋巴结，并经此进入盆腔内髂外、闭孔和髂内淋巴结，最终转移至主动脉旁淋巴结和左锁骨下淋巴结。阴蒂部癌肿可绕过腹股沟浅层淋巴结直接转移至股管淋巴结，外阴后部以及阴道下端癌可避开腹股沟浅层淋巴结而直接转移至盆腔内淋巴结。

3.血道转移

少见，晚期患者可通过血道转移至骨、肺、肝等部位。

七、临床表现

1.症状及体征

外阴瘙痒是最常见的症状，约占80%，此症状持续较长时间。外阴癌常表现为结节、肿物或略有疼痛。有时有溃疡或少量出血，如果继发感染则分泌物增多且有臭味，约10%早期癌无症状。晚期患者肿物侵犯血管时有出血的危险，侵犯直肠或尿道时有尿频、尿急、尿痛、血尿、便秘、便血等症状。病灶周围皮肤可以完全正常，也可呈白色或其他色素沉着，呈斑状或丘状病变。

2.并发身体其他部位的原发癌

有报道指出，有15%～33%的外阴癌患者并发身体其他部位的原发癌，其中以宫颈癌最为多见，国内报道外阴癌合并宫颈癌者为6.3%～15%。

3.并发其他疾患

Green曾报道外阴癌患者合并糖尿病及肥胖者比正常人多两倍，二者关系尚不清楚。

八、诊断

外阴癌因生长于体表，故根据患者的病史、症状及体征，诊断并不困难。一般而言，外阴癌易于早期发现、早期诊断。但早期浸润癌的诊断存在一定困难，因为浸润癌往往与外阴慢性、良性病变及阴道上皮内瘤变同时存在，如果浸润癌灶不明显，很容易被患者及医务人员忽略而漏诊。因此，为提高诊断的准确度，需要借助病理组织活检及其他辅助检查。

1.初步检查

首先对肿瘤大小进行细致测量，评估肿瘤到邻近黏膜或骨组织的距离，是否累及腹股沟淋巴结。

2.病理组织活检

该检查方法是疾病诊断的"金标准"。对于外阴及阴道的结节、红斑、溃疡等任何可疑部位进行活检，可以明确诊断。如果是无明显界限的病灶，可先涂10%的甲苯胺蓝，待皮肤晾干后，再用1%～2%的醋酸脱色，然后在紫蓝色部位取组织活检。必要时还需多次、多处活检方能最后确诊。

3.其他检查

对于怀疑有膀胱、直肠、阴道侵犯的患者，可行膀胱镜、结肠镜或阴道镜检查，以了解病变范围。此外，还可通过胸部X线片、盆腹部超声、CT、磁共振、PET-CT及静脉肾盂造影等辅助检查，判断肿瘤转移情况。

九、治疗

首选手术治疗，或配合放疗、化疗的综合治疗。

（一）手术治疗

1.外阴癌保守性手术

（1）单纯外阴切除术　适用于0～ⅠA期外阴癌，组织分化程度较好，无血管、淋巴管受累者，切除范围距癌灶外正常皮肤1cm，做椭圆形或梭形切口，皮下脂肪切除1cm以上。

（2）外阴局部广泛切除术　适用于距阴蒂和前庭窝2cm以上，位于外阴外侧或后部的ⅠA期组织分化程度差、有血管、淋巴管受累和ⅠB期外阴癌。视肿瘤部位不同，切除范围距癌灶外正常皮肤2cm，内周边至少1cm做椭圆形或梭形切口，皮下脂肪切除2～3cm。

2.外阴癌根治性手术

（1）外阴广泛切除术　适用于ⅠB期以上患者：无严重器质性病变；耻骨未受侵犯；腹股沟淋巴结虽有转移但未固定；无远处转移。外缘切口起自耻骨联合上缘，向下沿阴阜外侧缘及大阴唇外侧缘椭圆形伸展至会阴部，切除范围距肿瘤外缘至少达3cm，内口包括阴道及尿道周围。多数外阴缺损可通过使用可吸收缝线进行缝合，当外阴缺损大且周围组织较难游离时，考虑使用组织进行代替，常见的代替的组织有：股薄肌、臀肌、阔筋膜张肌等，但无法达到Ⅰ期缝合的效果。

（2）腹股沟淋巴结清扫术　Ⅰ期外阴癌位于单侧者，行患侧腹股沟淋巴结清扫术，其余者均行双侧腹股沟淋巴结清扫术。

（3）腹膜外盆腔淋巴结切除术　当病灶累及腹股沟深淋巴结时行盆腔淋巴结清扫。

3.扩大的外阴广泛切除术

外阴癌累及尿道、膀胱、肛管、直肠或阴道直肠隔者，必要时行切除部分或全部尿道、阴道、膀胱、部分直肠的扩大根治手术。女性外阴癌的手术范围应将距原发灶2.5～3cm的组织全部切除。手术中切开膀胱探查三角区有无肿瘤浸润，如膀胱内括约肌功能良好可保留行膀胱肌瓣尿道成形术，如膀胱内括约肌已失去正常功能，行包括全尿道及膀胱内括约肌在内的膀胱部分切除术并行腹壁代尿道术。为提高全阴道切除患者术后生活质量，可根据患者需要行结肠代阴道成形术。

4.外阴癌前哨淋巴结定位活检术

对于组织学证实为外阴鳞状细胞癌（侵犯深度超过1mm），肿瘤大小不超过4cm，腹股沟无固定的淋巴结者行此手术。于术前2天用^{99m}Tc标记的微胶体在肿瘤周围四点做皮内注射，通过γ相机进行动态的淋巴闪烁造影，同时采用^{57}Co放射源的^{120}keV γ射线扫描，最先出现的浓集点即为前哨淋巴结。手术切除后立即送检。前哨淋巴结切除后无转移，原发瘤行根治性局部广泛切除，前哨淋巴结冰冻病理如为转移则行彻底的腹股沟淋巴结清扫术。

（二）放射治疗

1.放疗适应证

（1）不宜行根治性手术或拒绝手术者。

（2）晚期（如病灶较大、浸润较深、病变累及尿道口或肛门口及其邻近组织）。外阴癌术前放射可使病变缩小，增加病变边缘部位手术的彻底性，并有可能保留尿道及肛门。

（3）手术不彻底或标本切缘有癌，淋巴管有癌栓及深肌层浸润者。

（4）外阴癌手术后复发病灶。

2.姑息性放疗

由于外阴皮肤对放射线的耐受量低，总剂量30～40Gy，照射时间达3～4周时，照射部位可能已有充血、肿胀、糜烂、疼痛等放疗反应。因此一般认为只能做姑息治疗。近年来，放疗设备和技术的改进，采用高能X线，尤其是高能电子束后，情况有所改善。有许多作者报道一些不宜手术的晚期病例，经放疗后得到根治，避免了创伤性手术，收到较好的效果。

（1）原发灶放疗　采用不同能量的电子线，每日照射150cGy，每周5次；或隔日照射300cGy，每周3次，照射时间为6周，总量为60Gy左右。

（2）区域淋巴结放疗　对于一些不做淋巴结清扫的病例，给予淋巴引流区照射。照射左右两侧腹股沟野，每次150～200cGy，每日照射一次，每周5次，照射时间为4～5周，总量为40～50Gy。

（3）复发灶放疗　术后复发病灶放疗，仍以局部病灶处照射5～6周，总剂量为50～60Gy，当局部皮肤有明显反应时，可照射30～40Gy后，休息2～3周再继续治疗。

（4）组织间插植放疗　一般用于体外照射后的残余病灶，可获较好的疗效。

3.放疗与手术的综合治疗

（1）术前放疗　一般3周总剂量为25～30Gy，照射时注意保持外阴清洁和干燥，减少感染，休息2～3周后行手术治疗。

（2）术后放疗　当手术不彻底或标本切缘有癌灶，淋巴管有癌栓及深肌层浸润者，可行术后照射，4～5周总剂量为40～50Gy。

（三）化学治疗

外阴癌手术治疗的治愈率较高，因此化疗仅作为外阴癌晚期或复发性外阴癌综合治疗的一部分，处于辅助地位。化疗方案包括NF（HN2+5-FU）、PAB（DDP+ADM+BLM），采用6周循环治疗。目前同期放化疗也是研究热点，可作为外阴癌手术前后新的辅助治疗方法。而在体外试验中，外阴癌对紫杉醇敏感，其与顺铂或与放疗联合对肿瘤细胞的杀伤作用有相加作用。

十、护理

（一）手术治疗的护理

1.术前护理

外阴癌患者的术前护理同本章第一节宫颈癌中的术前护理部分，术前1周内不进食高纤维食物，术前3天进无渣饮食，术前一天进流质饮食，术前晚或术晨清洁灌肠；其皮肤准备范围上至耻骨联合，下至会阴部、肛门周围、腹股沟及大腿内侧上1/3，两侧至腋中线。

外阴癌患者因部位特殊，既害羞，又怕别人知道后会受到讥笑，不愿治疗，同时担心外阴切除后失去女性角色的特征以及担心别人知道后会受到歧视，缺乏对疾病的认识，治疗信心不足，这种消极的态度非常不利于治疗。应为患者实施个体化的心理护理，让患者了解手术过程，行暴露性操作时注意隐私保护，杜绝随意谈及患者病情；动员患者家属给予关心和照顾，树立战胜疾病的信心。

2.术后护理

（1）体位　协助患者取舒适体位，术后双下肢外展屈膝，可使静脉和淋巴回流通畅，同时减低切口张力，以利伤口愈合和减轻疼痛。

（2）伤口护理 外阴癌手术范围大、创伤大、皮瓣分离较薄且血供差、血液循环障碍、淋巴回流受阻，导致伤口愈合时间长，术后伤口感染机会增加，术后伤口裂开等并发症的发生率增高。因此，术后伤口护理对外阴癌手术后预防感染、促进伤口愈合等方面极为重要。有报道指出，术后72小时在常规护理的基础上采用藻酸盐敷料联合含有锂、锶、锰和吡啶酮乙醇胺等物质的黏膜喷剂可促进外阴癌患者术后伤口愈合，防止伤口感染。藻酸盐敷料内的钙离子与伤口进行接触性的离子交换，在伤口表面形成一层稳定的网状凝胶，吸收液体后膨胀成藻酸钠凝胶，在创面上形成柔软、潮湿、类似凝胶的半固体物质，为伤口营造一个利于组织生长的微环境。此外，吡啶酮乙醇胺具有抗真菌作用；锶可以抗自由基，减少自由基对组织细胞的损害；锂能减少炎性因子的释放，抑制黏膜炎症；锰促进愈合。该联合方法已广泛应用于临床并取得满意效果。对行外阴重建患者的供皮区域应加压包扎保持敷料清洁干燥，避免感染；其皮瓣护理应注意观察皮瓣血运和伤口愈合情况。腹股沟清扫术后给予伤口持续负压吸引一周，保持皮瓣与腹股沟部肌肉加压接触，减少局部积液，促进愈合。

（3）尿管的护理

1）尿道部分切除后，每日需行外阴擦洗。留置尿管支撑尿道避免挛缩。导尿管应固定在正中部位，保持血运以防残端受压导致坏死。

2）全尿道切除、膀胱肌瓣尿道成形术后，导尿管保留10～15天，以支撑尿道防止狭窄。由耻骨上膀胱造瘘管引流尿液，拔管前钳夹膀胱造瘘管停止引流尿液，使尿液自新尿道排出，待排尿通畅2～3天后拔除膀胱造瘘管。导尿管拔除1个月之内需每日扩张尿道口防止尿道口狭窄。

3）全尿道切除、腹壁代尿道术后，每日腹壁人工尿道换药1～2次。人工尿道残端坏死组织及时剪除以防止尿道感染。创面用凡士林纱布覆盖，术后7～10天拔除导尿管。

（4）排便护理 术后过早排便使腹压增加，导致切口压力增大及污染切口，影响切口愈合。因此，为防止过早排便，术后常规禁食3天，3天后改无渣流质，第6天改半流质饮食，术后一周控制患者不要排便。一周后患者若要排便，应尽可能使用坐便器辅助，勿取蹲位，酌情用缓泻剂，必要时应用开塞露，以减少或避免因排便困难引起的伤口疼痛和出血，同时患者每次便后均用碘伏棉球清洁会阴部。

（5）坐浴的护理 外阴根治性切除伤口延期愈合，属外科Ⅱ期愈合。需每日2～3次坐浴，拆线后可遵医嘱开始坐浴，配以1：5000高锰酸钾溶液2000mL，避免浓度过高烧伤皮肤黏膜，浓度过低影响效果。坐浴前嘱患者排空膀胱，并将外阴及肛门周围擦洗干净，水温度以41℃～43℃为宜，不能过高，避免烫伤皮肤和黏膜；同时注意室温和保暖，以免受凉；坐浴时需将臀部及全部外阴浸入药液中；阴道流血、月经期、术后宫颈内口未闭者禁忌坐浴。

（6）心理护理 鼓励外阴癌患者尽早和医生、病友、家庭成员面对面交流，尽管有时候患者难以接受手术带来的生殖器官外观改变，但必须阻止患者对现状的回避。Dropkin发现术后第5天为患者能否接受损伤的关键时刻，一般来说，术后第4天患者开始自我照料，并认识和接受损伤，如果超过术后5～6天才开始承担自己照料的任务，那么将预示应对不良及康复不良。因此术后应尽快使患者参加各种社会活动，鼓励其与病友多交流，动员家人、朋友与其多交谈，有利于尽早端正心态，摆脱术后功能障碍带来的困扰。

（二）并发症的护理

1.伤口感染

肖辉等的调查结果为102例外阴癌患者有42例患者发生伤口感染，感染率为41.18%；单因素分析显示，缝合方式、术后排尿排便、合并其他疾病等与外阴癌患者术后伤口感染相关。当出现感染应予以清洁换药，或以1：5000高锰酸钾溶液坐浴，每日2～3次。必要时，配合使用抗生素。

2.性功能障碍

对外阴癌术后性功能障碍影响最大的是，外阴解剖变异所产生的精神心理损伤，即便修复重建，两腿分腿、下蹲时仍有不适，性唤起的水平仅为术前的8%。同时患者选择放疗或术前、术后辅助放疗也是造成性功能障碍的原因之一。根据不同患者及其丈夫的教育程度、健康水平及对性生活的态度，在所有治疗过程中涉及的问题，及时给予明确的解释和说明，并指出外阴切除并不影响性功能，更不意味着降低了性敏感，或丧失了女性特征。此类性功能障碍也受心理因素影响，可采用多种技术和工具帮助患者重新获得性高潮而建立信心。对于广泛性切除的患者，可考虑行二期手术以重建外阴或阴道。

3.下肢淋巴性水肿

下肢淋巴性水肿发生率为7%～19%，行腹股沟、盆腔淋巴结清扫术的外阴癌患者均有不同程度的下肢淋巴回流障碍性水肿，表现为下肢肿胀、疼痛。术后加压包扎，卧床并抬高患肢，坐位时垫高膝部，避免长期站立不动。

（三）居家护理

1.性生活指导

患者应与丈夫一起调整心态以适应治疗后的性生活关系，一般术后3个月可进行性生活，如果外阴癌手术不影响阴道本身应尽早性交。由于手术切除部分会阴部软组织，会造成阴道失去缓和能力而瘢痕挛缩造成阴道狭窄，产生性困难，可应用雌激素类药物霜剂、乳剂，以利正常性生活。全阴道切除行结肠代阴道成形术的患者，应该掌握更换阴道模具和简易消毒法以保持外阴清洁，同时还应坚持佩戴并妥善固定阴道模具以防止人工阴道挛缩、狭窄。密切观察人工阴道黏膜的色泽及分泌物的量、颜色、气味。移植初期分泌物较多，以后逐渐减少，3个月后趋于稳定。保持大小便通畅，至少6个月后方可行性生活。

2.随访指导

治疗后的外阴癌应按下列时间进行随访。第1年上半年每月一次，下半年每2个月一次；第2年每3个月一次；第3～4年每半年一次；第5年及以后每年一次。

3.饮食

避免辛辣刺激性食物的摄入，进食高蛋白、富含膳食纤维的食物，以预防便秘，避免对会阴部伤口的刺激。

4.运动

合理安排休息与运动，避免骑马、攀岩、骑自行车等运动，以防造成会阴部伤口的充血、水肿。

5.个人卫生

大小便后及时进行会阴部的清洁，避免尿液、粪便残渣对伤口的刺激，选用柔软的纸巾擦拭外阴，避免损伤。月经期更应注意，及时更换卫生巾，保持会阴部清洁干燥。穿着柔软舒适的纯棉内裤，避免对伤口部位的摩擦和刺激。

第五节　阴道癌

一、概述

阴道恶性肿瘤分为原发性和继发性两类，以继发性阴道癌多见，其可由邻近器官直接蔓延，或经血道、淋巴道转移而来。原发性阴道恶性肿瘤少见，占女性生殖系统恶性肿瘤的1%～2%，好发于高年龄组妇女，高发年龄为50～70岁。阴道癌的发病率较低，宫颈癌、外阴癌、阴道癌三者发病比例为45∶2∶1。组织病理学上，85%～95%的原发性阴道癌为鳞状细胞癌，腺癌次之，占4%～5%，黑色素瘤、肉瘤、内胚窦瘤等阴道癌少见。不同组织类型的阴道恶性肿瘤，其年龄分布不同，婴幼儿患者好发内胚窦瘤、葡萄状肉瘤；青春期女性好发腺癌和葡萄状肉瘤；生育年龄妇女平滑肌肉瘤发生率高；鳞状上皮癌、恶性黑色素瘤在老年妇女常见。阴道癌占女性全身恶性肿瘤的比例虽较低，但对女性心理及生活质量却产生较大影响，所以近年在治疗上越来越重视减少外观的损伤、保留生理功能、提高生存质量。

二、病因

阴道癌的病因至今仍不明了。流行病学资料研究认为与如下因素有关。

1.阴道黏膜长期刺激或慢性炎症刺激

慢性刺激所致原发性阴道鳞癌常发生于后穹窿，可能与子宫脱垂患者使用子宫托，长期刺激阴道黏膜导致慢性损伤有关。性传播疾病造成的慢性炎症亦与阴道癌的发生有关。

2.盆腔放射治疗

Pride报道约有20%的阴道癌患者曾经有盆腔放射治疗史。Boice报道接受宫颈癌放射治疗的患者中，有0.18%～1.55%发生原发性阴道癌。Choo认为患者宫颈癌放疗后10～40年可发生阴道细胞结构不良或阴道癌。

3.病毒感染

由于人类乳头瘤状病毒（HPV）在宫颈癌的发病中可能起着重要作用，而且有1%～3%的宫颈癌患者可同时或迟发阴道癌，因此HPV尤其是HPV16和18型被认为可能是这些癌症的启动因子。

4.免疫抑制

凡先天性或后天性的免疫抑制（免疫缺陷）患者，免疫监视作用减弱，癌瘤的发生率升高，阴道癌也不能例外。

5.雌激素缺乏

阴道鳞癌好发于绝经后的妇女，可能与绝经后雌激素水平低下，导致阴道黏膜上皮萎缩，为致癌因子创造了有利的条件相关。

三、病理

（一）大体病理类型

1.菜花型或结节型

肿瘤主要向阴道腔内生长，形成菜花样或结节样肿块。肿瘤较大，质脆，触之易出血。属于外生性肿瘤，为阴道癌最常见的病理类型。

2.溃疡型

肿瘤中心呈明显的组织坏死，形成深浅不一、不规则的凹陷，肿瘤边缘隆起。肿瘤常向阴道黏膜下或阴道旁组织浸润生长，易转移。属于内生型肿瘤，其发生率仅次于菜花型或结节型。

3.浅表糜烂型

此型最少见，多为早期肿瘤。主要表现为阴道黏膜局部充血，呈糜烂状或肿瘤略高于阴道黏膜表面。

（二）组织学类型

1.原发性阴道鳞状上皮癌

阴道癌中最常见的组织学类型，占全部阴道恶性肿瘤的66%～92%。

2.阴道腺癌

仅次于鳞癌，占阴道癌的5%～10%。阴道透明细胞癌是一种特殊类型的腺癌，占阴道癌的1%～5%。

3.阴道恶性黑色素瘤

一种较罕见的阴道恶性肿瘤，恶性程度高，预后差，占阴道癌的3%～4%。

此外，还有某些更少见的原发阴道恶性肿瘤，包括阴道肉瘤、阴道小细胞神经内分泌癌等。

（三）临床分期

原发性阴道癌的临床分期主要是采用2014年国际妇产科联盟（FIGO）的分期标准（表25-5-1）。

四、临床表现

1.症状

阴道微小浸润或早期癌可无明显的症状，或仅有阴道分泌物增多或接触性出血。随着病程的进展，阴

道癌灶的增大、坏死，可出现阴道排恶臭液、无痛性阴道出血。当肿瘤向周围器官和组织扩展，累及尿道或膀胱可出现尿频、尿急、血尿和排尿困难；累及直肠可出现排便困难或里急后重；阴道旁、主韧带、宫骶韧带受侵犯时，则出现腰部疼痛等。

2.体征

阴道鳞状上皮癌好发于阴道后壁上1/3和阴道前壁下1/3。原位癌或早期浸润癌病灶可仅为糜烂状。一般浸润癌病灶多为外生型，以乳头状或菜花型为常见，也可以溃疡型、扁平状黏膜下型或阴道旁的浸润型的形式出现。早期阴道病灶较局限，较晚可出现全阴道、阴道旁、主韧带和宫骶韧带的浸润，膀胱或尿道的阴道瘘或直肠阴道瘘，以及腹股沟、盆腔、淋巴结转移，甚至远处转移。

五、诊断

阴道癌位于阴道内，采用双合诊、三合诊及阴道窥器检查，就可以初步了解肿瘤情况。但早期浸润癌的诊断存在一定困难，因为浸润癌往往与外阴慢性良性病变及阴道上皮内瘤变同时存在，如果浸润癌灶不明显，很容易被忽略。因此，为提高诊断的准确度，需要借助病理组织活检及其他辅助检查。

1.组织活检和阴道细胞学的检查

凡阴道壁上有可疑组织均需进行活检以定性。对无明显病灶的患者，可行阴道细胞学检查，但是该方法受涂片质量及操作者本身的局限，存在一定的漏诊和误诊。

2.诊断性刮宫

了解宫颈管内膜、宫内膜有无癌灶的上行。

3.内镜检查

凡病期较晚者，均需行尿道-膀胱镜、直肠-乙状结肠镜检查，以排除癌灶是否侵犯这些器官。

4.影像学检查

包括B超、CT、MRI、静脉肾盂造影和胸片检查。

5.血清免疫学检查

术前行CEA、SCC和CA125检查，有利于对治疗后的预后评估和随诊监测。

六、扩散和转移

阴道黏膜的淋巴管和血管均极为丰富，黏膜下结缔组织疏松，此结构导致阴道癌的转移方式主要是淋巴道转移和直接浸润邻近器官和组织。

1.淋巴道转移

依解剖部位阴道上1/3和中1/3的淋巴引流入盆腔淋

表 25-5-1　原发性阴道癌分期

0期	肿瘤局限于上皮层（上皮内瘤变3级）
Ⅰ期	癌灶局限于阴道壁
Ⅱ期	癌灶向阴道下组织扩展，但未达盆壁
Ⅲ期	癌灶扩展至盆壁
Ⅳ期	癌的范围超出真骨盆腔或侵犯膀胱或直肠黏膜，但膀胱黏膜水肿不属Ⅳ期
Ⅳa期	癌侵犯邻近器官，或转移蔓延至真骨盆外
Ⅳb期	癌扩散到远处器官

巴结，下1/3引流入腹股沟淋巴结。因此，随阴道癌灶的位置不同，其淋巴转移有所不同。

2.直接浸润

阴道前壁癌灶可累及尿道和膀胱后壁；阴道后壁癌灶可累及直肠或直肠旁组织；侧壁癌灶常向阴道旁浸润；阴道上1/3和下1/3癌灶可分别累及宫颈和外阴。

3.血道转移

常发生于晚期病例。

七、治疗

阴道癌的治疗应依据临床分期、病灶大小和位置、以往治疗史、有无放射治疗、全子宫切除而定。阴道上1/3癌可参照宫颈癌治疗原则，阴道下1/3癌可参照外阴癌治疗原则。

（一）手术治疗

由于阴道癌与周围器官的间隙小，如需要保留其周围的器官（膀胱、尿道和直肠），切除肿瘤周围组织的安全带很窄，难以达到根治目的。因此阴道浸润癌的手术治疗是有选择性的，手术对象应为年龄较大者、无生育要求者、累及直肠和膀胱者、以前有盆腔放射治疗史者和晚期累及直肠和膀胱者。其术式选择原则如下。

1.癌灶位于阴道上1/3

Ⅰ期患者可行根治性全子宫和阴道上段切除术及盆腔淋巴结清扫术，阴道切缘距病灶1～2cm。

2.癌灶位于阴道下1/3

Ⅰ期患者行阴道大部分切除术及双侧腹股沟淋巴结清扫术，必要时切除部分外阴和尿道，并行阴道下1/3段成形术。

3.癌灶位于阴道中段或癌灶为多中心

行全宫、全阴道切除及腹股沟、髂盆腔淋巴结清扫术。但该手术创伤大、并发症高，临床多选用放射治疗。为提高全阴道切除患者术后生活质量，可根据患者需要行结肠代阴道成形术。

4.癌灶侵及尿道、膀胱或直肠

可行前盆或后盆器官切除术和盆腔淋巴结清扫术，或加腹股沟淋巴清扫术。但此类手术需行人工尿道、人工膀胱或人工肛门重建术。

（二）放射治疗

放射治疗是阴道癌最常用的治疗手段。对浸润性阴道癌，除早期微小浸润癌可考虑仅行原发肿瘤灶的治疗外，均需对可能转移的区域进行放射治疗。放射治疗技术包括阴道腔内放射治疗、阴道病灶及其周围的组织内插植放射治疗和体外放射治疗。腔内放疗和组织内插植放射治疗是对原发灶的治疗，放射治疗剂量应达70～80Gy。病变位于阴道中下段者，以徒手组织间插植治疗为主，既可提高肿瘤的局部控制，又可避免整个阴道黏膜受到高剂量的照射；体外放射治疗是对可能转移的继发灶的治疗。凡阴道癌灶位于中上段者，应做骶、盆腔区淋巴结的体外放疗；凡癌灶位于阴道下1/3者，除骶、盆腔区的体外放疗外，还应包括腹股沟区淋巴结的体外放疗，盆腔和腹股沟区淋巴结的体外放疗总剂量应达50～60Gy。

阴道癌放射治疗5年总生存率为69%，其中0～Ⅰ期为90%，Ⅱ期为69%，Ⅲ期为40%，Ⅳ期为0。

（三）化疗

阴道癌单纯化疗的效果较差，常与放疗或手术加放疗联合用于晚期或特殊病理类型阴道癌的治疗，因此化疗对阴道癌治疗处于辅助地位，目前认为有效的药物包括顺铂、卡铂、博来霉素、长春新碱和丝裂霉素等。

八、护理

（一）手术治疗的护理

1.术前护理

阴道癌术前皮肤准备等同本章第一节宫颈癌中的护理部分。肠道准备方面，术前3～5天进无渣半流质饮食，术前一天流质饮食；术前3天口服甲硝唑和诺氟沙星；术前一日晚、术晨清洁灌肠，术晨禁食、水。阴道准备方面，术前2周阴道冲洗1～2次/d；术前3天用1：5000高锰酸钾溶液坐浴20分钟，1～2次/d；术晨用0.5%碘伏棉球行外阴擦洗、阴道冲洗，冲洗时特别注意穹窿部的清洁，病灶处动作应轻柔，尽量避免对肿物及阴道黏膜的物理性刺激，冲洗压力不宜过高。应密切观察阴道分泌物及出血情况，若发现患者面色苍白、阴道出血量多，甚至出现晕厥征兆，应立即给予卧床，阴道填塞明胶海绵，必要时使用止血剂、输液、输血，并作好抢救准备。

2.术后护理

阴道癌术后病情观察、体位护理、饮食护理、排便护理等内容详见本章第四节外阴癌中的术后护理部分，重点应注意外阴护理和尿管护理。

（1）外阴护理　留置尿管期间应保持外阴清洁、干燥，排便后需进行会阴擦洗，预防泌尿系感染。

（2）尿管护理　癌瘤未侵及膀胱或尿道时，为避免尿液污染手术伤口，一般术后留置尿管10～14天，同时夹闭尿管，按需开放，随着置管时间的延长，尿路感染发生率则增加，保持会阴部清洁干燥，每天0.5%碘伏棉球会阴擦洗2次，预防发生泌尿系感染；癌瘤侵及尿道行尿道重建者，根据术后恢复情况，一般保留尿管5~6周，防止尿道口狭窄或出现尿瘘，留置尿管期间必须保持通畅、定期更换（硅胶尿管每月更换）并妥善固定，翻身活动或进行各种操作需搬动患者时，应防止其脱出。尿管末端与尿袋导管接口及放尿口连接成密闭的系统，接头区保持无菌状态，定期消毒，保持干燥。尿管和引流袋切忌高于膀胱水平。观察尿液的量、性状、色泽并及时记录。术后多数患者有轻微血尿现象，3~7天后转为正常，嘱患者多饮水。尿中有沉淀及絮状物提示尿路感染，应及时通知医师给予处理。

3.并发症的护理

（1）伤口感染　阴道切除后由于手术剥离面大，易导致感染和（或）出血，影响伤口愈合，当出现感染应予以清洁换药，或以1:5000高锰酸钾溶液坐浴，每日2~3次。必要时，配合使用抗生素。

（2）膀胱损伤　阴道与膀胱毗邻关系密切，其间隔厚度不超过5mm，切除阴道时极易损伤膀胱。术中在分离膀胱阴道间隙时如有尿液溢出或见到膀胱内术前留置的导尿管可以确诊膀胱损伤，一般术后需持续导尿4~7天（肌层完全损伤者至少留置尿管一周）。每日两次会阴擦洗，保持尿道口及会阴部清洁干燥。恢复饮食后指导患者多饮水，每日尿量达2000~3000mL，以冲洗膀胱和稀释尿液，从而减少酸性尿液对阴道及会阴部皮肤的刺激，有效防止外阴及泌尿系统疾病的发生。若行膀胱持续冲洗时，应注意调节膀胱冲洗液的速度。膀胱冲洗的速度不可过快，以防止冲洗液快速进入膀胱，会引起膀胱过度充盈，冲洗液从膀胱缝合修补处渗出，影响伤口愈合。一般采用持续低压冲洗，避免压力过大。应注意观察腹部有无腹胀、腹痛等不适。观察冲洗液进出量是否平衡。

（二）居家护理

1.随访指导

由于阴道特殊的解剖特点，其阴道壁薄、无致密筋膜、早期就很容易转移，因此治愈率较低。同时阴道与膀胱、直肠等重要器官邻近，很难进行满意的根治性手术，因此术后随诊尤其重要。第1年上半年每月1次，下半年每2个月一次；第2年每2个月一次；第3年每3个月一次；第4年每半年一次；第5年以后每年一次。

2.社会生活

在病情稳定或治愈时，逐步恢复正常的社会生活，如家庭生活中的洗碗、做饭、拖地等，工作时间由一开始的半天最后恢复至全天。但应避免跑步、骑自行车、提重物等牵拉会阴部伤口的剧烈运动，以免刺激伤口。

3.性生活

夫妇双方应认识到术后性器官的变化，以积极的态度应对。阴道部分切除的患者在术后12周经检查正常后恢复性生活，对于全阴道切除无法进行正常性生活的患者可选择拥抱、亲吻、抚摸等其他方式来代替。全阴道切除行结肠代阴道成形术的患者的性生活指导详见本章第四节外阴癌中的性生活指导部分。

4.尿管的护理

出院患者留置尿管者应做好管道护理，保持引流通畅，每日用0.5%碘伏棉球消毒尿道口2次，遵医嘱来院复查拔管；如有尿失禁现象，应指导患者有意识地进行肛提肌锻炼，以尽快恢复尿道括约肌功能；如有尿线变细、分叉等现象，及时就诊行尿道扩张术。

第六节　绒毛膜癌

一、概述

绒毛膜癌，简称绒癌，是一种高度恶性的滋养细胞肿瘤。其特点是滋养细胞失去了原来绒毛或葡萄胎的结构，而散在地侵入子宫肌层，不仅造成局部严重破坏，并由此而转移至其他脏器或组织，以致患者迅速死亡。绝大多数的绒癌继发于正常或不正常的妊娠之后，称"继发性绒癌"或"妊娠性绒癌"，主要发生于生育年龄的妇女，是由于妊娠时滋养细胞发生恶性变化而成。但也有少数绒癌发生于未婚、未曾怀孕过的妇女，且常和卵巢恶性肿瘤如无性细胞瘤、未成熟畸胎瘤等同时存在，是患者自己在胚胎时部分滋养细胞异常发展的结果，为与前者区别，称"原发性绒癌"或"非妊娠性绒癌"。绒癌在欧美发病率极为罕见，一般认为每15万次分娩中有一次发病。而在我国及东南亚国家发病率相对较高。

因为恶性细胞常有染色体变异的存在，所以绒癌的核型分析也多有变异。这些异常包括染色体数目变化、染色体结构部分缺失、插入或重排等。应用限制性片段长度多态性（RFLP）DNA分析有助于阐明绒癌的发病机制，同时也能区别妊娠性与非妊娠性绒癌。应用RFLP技术，来源于葡萄胎的绒癌仅含有父源性DNA，而来源于正常妊娠的绒癌则含有父源和母源两者的DNA，当只含有母源性DNA时，则可认为是非妊娠性绒癌或原发绒癌。

二、病因

绒癌的发病机制尚不十分清楚，可能与下面几个因素有关。

1.营养不良学说

国外研究报道葡萄胎的发病与地理分布有关，葡萄胎及滋养细胞肿瘤高发于以大米和蔬菜为主食的居民中，因食品烹煮过久，维生素、叶酸和微量元素大量破坏和丢失。国外学者进一步证实，滋养细胞疾病患者血清中叶酸活力很低。

2.病毒学说

Ruyck曾报道葡萄胎和绒癌组织中分离出一种滤过性病毒，称为亲绒毛病毒。我国石一复教授对妊娠滋养细胞肿瘤中HPV的DNA进行检测，提示葡萄胎和绒癌中易检出HPV18型的DNA。

3.内分泌失调学说

研究表明20岁以下和40岁以上妇女妊娠后发生滋养细胞肿瘤（疾病）的机会相对较高，此时期都为卵巢功能尚不完全稳定或已逐渐衰退，故滋养细胞肿瘤可能与卵巢内分泌功能密切相关，卵巢功能紊乱可能与产生的卵子不健全有关。

4.孕卵缺损学说

多位学者认为滋养细胞肿瘤的发生与孕卵异常有关。如上所述，小于20岁或大于40岁妇女中葡萄胎发生率较高，该年龄组妇女妊娠后自然流产率及新生儿畸形率也高，可能与孕卵本身缺陷有关。

5.种族因素

种族问题主要与环境、气候、饮食习惯等因素有关。

三、病理

绒癌的病理特点为增生的滋养细胞大片地侵犯子宫肌层及血管，并常伴有远处转移，妊娠性或继发性绒癌均始发于子宫。

1.肉眼观察

子宫不规则增大，柔软，表面可见一个或几个紫色结节，剖视可见瘤组织呈暗红色，常伴有出血、坏死及感染，质软而脆。

2.显微镜下检查典型的病变

增生与分化不良的滋养细胞排列成片状，侵入肌层，并伴有大量出血及坏死。一般瘤组织常排列紊乱，不再见到绒毛结构，增生的滋养细胞较正常绒毛滋养细胞增大2～3倍，并具有明显核仁（常为2～3个）。

3.其他

在一些比较晚期的绒癌中，常见原发灶已消失，而转移灶发展。子宫原发瘤和转移瘤在病理形态上常无很大差别。

四、临床分期

见表25-6-1。

五、扩散和转移

根据临床和病理所见，绒癌转移主要是通过血道，随着血液循环绒癌的滋养细胞播散至全身。其过程大致如下：病变原发于子宫，但不久即侵入子宫肌层的血窦中，由此进入宫旁组织静脉，有时肉眼可见血管内瘤栓，瘤栓随回心血流到下腔静脉和右心，而侵入肺动脉。随着肿瘤细胞繁殖增长，细胞随回心血流至左心及大循环扩散到全身各组织、各器官。

临床资料统计结果，肺转移发生率最高，肿瘤细胞可来自子宫原发病灶，也可来自宫旁、阴道或附件转移瘤，或是自肺本身的继发扩散，因此，肺内可以发生多次转移，在X线胸片上可出现多样形态的转移阴影。而肝、脾、肾转移的发生率往往偏低，因早期的病例症状少，往往不易发现，很多是在手术常规探查上腹部时才发现。

六、临床表现

1.前次妊娠性质

在妊娠性绒癌中，前次妊娠可以为葡萄胎，也可以为流产（包括宫外孕、人工流产、自然流产、稽留流产）或足月产（包括早产），说明绒癌可以继发于正常或不正常妊娠。

2.阴道出血

绒癌在临床上常见症状为葡萄胎、流产或足月

表 25-6-1　妊娠滋养细胞肿瘤 FIGO 临床分期（2000 版）

期别	定义
I	病变局限于子宫
II	病变超出子宫但局限于生殖器官（宫旁、附件及阴道）
III	病变转移至肺伴或不伴有生殖道转移
IV	病变转移至脑肝肠肾等其他器官

产后的阴道持续不规则出血，量多少不定。有时亦可出现一周期正常月经以后再闭经，然后再发生阴道出血，此时和一般流产极易混淆。如绒癌和妊娠同时存在，则亦可表现为妊娠中反复出血，因而误诊为先兆流产（早期妊娠）或前置胎盘（晚期妊娠），出血量多少不一，但以经常反复大出血为多。长期阴道出血可使患者发生严重贫血，大量出血可发生休克。

3.子宫增大

子宫病灶可导致子宫异常增大、柔软、形状不规则。常常可发现宫旁两侧子宫动脉有明显搏动，有时并可触及像猫喘样的血流感觉。如潜伏时间不长，则亦可摸到双侧黄素化囊肿，但不如在葡萄胎中常见，检查时可发现阴道有酱色且伴有恶臭的分泌物。

4.其他

晚期最常见的转移部位是肺，可表现为咳嗽、憋气乃至咯血，严重者甚至出现血气胸；脑转移患者可表现出一系列相应的中枢神经系统症状，如复视、偏瘫、失语等；胃肠道转移者可出现便血；子宫病灶穿孔者可出现严重的腹腔出血。

七、诊断

凡是产后、流产后，尤其是葡萄胎后阴道持续性不规则出血，子宫复旧不良，且血HCG持续异常，就应考虑绒癌的发生。

1.妊娠史

多数绒毛膜癌继发于葡萄胎妊娠、流产、早产、足月产以及异位妊娠等。部分患者主诉无妊娠史，但实际上可能为患者既往发生过流产而不自知。

2.血HCG测定

一般足月产或流产后血HCG在1个月内转为阴性，葡萄胎完全排出后2个月HCG亦应转阴。如超过上述时间，血HCG仍未正常，或一度正常后又转为阳性，在排除胎盘残留、不全流产或残余葡萄胎的情况下，应考虑是否有绒癌的可能。

3.盆腔动脉造影

绒癌患者盆腔动脉造影常见的表现有：①子宫动脉扩张、扭曲，子宫肌壁血管丰富，病灶部位出现多血管区；②子宫肌层动静脉瘘出现；③造影剂大量溢出血管外，形成边缘整齐、均匀的"肿瘤湖"征象；④造影剂滞留，呈头发团样充盈，又称肿瘤着色。

4.彩色多普勒超声显像

由于滋养细胞肿瘤具有极强的亲血管特点，一旦病灶侵蚀子宫肌层，彩超检查常可发现广泛的肌层内肿瘤血管浸润及低阻性血流频谱。该技术不仅对早期确定滋养细胞疾病的性质，而且对判断化疗效果及预测病变转归均有十分重要的意义。

5.病理诊断

在子宫肌层或其他切除的器官可见有大片坏死和出血，在其周围可见大片生长活跃的滋养细胞，并且肉眼及镜下均找不到绒毛结构，以此作为诊断绒癌的标准。

6.其他检查

由于绒癌和侵蚀性葡萄胎很早就发生转移，尤以肺转移最为常见，因此X线检查是临床诊断的一个重要工具。CT、MRI对肺部较小病灶和脑、肝等转移部位的病灶有一定的诊断价值。

八、治疗

在发现有效化疗药物之前，一旦诊断为绒癌均采用子宫切除的方法治疗，但疗效极差，除少数病变局限于子宫的患者能存活外，凡有转移者几乎全部难以治愈。自20世纪50年代首先证实大剂量甲氨蝶呤（MTX）能有效治疗绒癌，且随后发现了一系列有效化疗药物，其治愈率得到明显提高，并开始了以化疗为主，手术及放疗为辅的综合治疗手段。

（一）化学治疗

绒癌曾被认为是人类恶性程度最高的实体瘤之一，在应用有效化疗药物之前，死亡率高达90%以上。直到50年代后期，世界上有3个医疗中心分别不约而同地对绒癌开展大剂量的药物化疗，并先后获得突破性成果，使得绒癌成为人类第一个通过化疗获得根治的肿瘤。一般对绒癌来说，5-FU和放线菌素D（Act.D）常作为首选药物。国外的一线方案大多含MTX、5-FU和（或）Act.D，二线方案通常为DDP和（或）VP-16。

（二）手术治疗

自证明大剂量化疗能有效地治疗该肿瘤后，手术就逐步居于治疗的次要地位。然而，在某些情况下，手术治疗仍有十分重要的价值。主要适应证如下。

1.当原发病灶或转移瘤大出血（如子宫穿孔、肝脾转移瘤破裂出血等），如其他措施无效，常需立即手术切除出血器官，以挽救患者生命。

2.对年龄较大且无生育要求的患者，为缩短治疗时间，经几个疗程化疗，病情稳定后，可考虑进行子宫切除术。

3.对于子宫或肺部病灶较大，经多疗程化疗后，血HCG已正常，而病变消退不满意者，亦可考虑手术切除。

4.对于一些耐药病灶，如果病灶局限于子宫或一个肺叶内，亦可考虑在化疗的同时辅以手术切除。

（三）放射治疗

在应用有效化疗药物之前，放射治疗也常用来治疗绒癌的肺或阴道转移。然而随着化疗药物治疗的长足进展，放射治疗对该肿瘤的应用价值已日渐局限。但在某些情况下，放射治疗仍有一定的作用，特别是对顽固性耐药病灶的治疗、预防转移灶出血及减轻疼痛等方面效果尚可。有文献报道，对脑转移及肝转移患者，采用全脑或全肝照射，约有50%的患者可获痊愈。

（四）选择性动脉介入治疗

随着介入性放射技术的不断发展，选择性动脉插管灌注化疗或动脉栓塞治疗已开始应用于绒癌的治疗。

选择性动脉栓塞术是治疗绒癌原发灶及转移灶大出血最安全有效的方法，尤其是对有生育要求的妇女，既可达到保留子宫的目的，同时也有利于随后化学药物的治疗。选择性动脉插管灌注化疗是由动脉内注入化疗药物，药物直接进入肿瘤供血动脉，肿瘤内药物浓度比一般周围静脉给药途径高，从而可明显提高疗效。

九、护理

绒毛膜的手术治疗的护理、化疗护理和放疗护理护理详见本书第五章肿瘤外科治疗的护理、第六章肿瘤化学治疗的护理和第八章肿瘤放射治疗的护理。因绒毛膜癌预后差，早期易发生转移，尤以肺转移常见，阴道转移及脑转移也会造成严重的不良后果，因此重点做好以下护理。

（一）心理护理

女性罹患绒癌后将面临很多心理问题，如情绪波动、婚姻问题、性生活问题和以后妊娠的相关问题。因为绒癌是一种妊娠导致的疾病，患者及其伴侣必须在面对一次妊娠失败的同时面对恶性肿瘤的打击，患者可能出现严重的焦虑、疲劳、愤怒、迷茫和性功能障碍，并对以后的妊娠充满焦虑，这种情况可能会持续相当长的一段时间。对于罹患转移性绒癌的患者，他们发生严重心理疾病的风险增加，我们应对绒癌患者及其伴侣进行心理状态评估和必要的干预。即使绒癌完全缓解5~10年后51%的绒癌患者不同程度的表示他们有意愿参加心理咨询活动，并对绒癌引起的相关问题进行咨询和讨论。

护士需耐心的了解患者的各种心理活动，及时发现其心理问题，采取各种形式、因势利导，以取得对治疗和护理的配合，并组织患者间的交流，请治愈的患者现身说法，使患者接受治疗，增强战胜疾病的信心。家属良好的情绪能给患者以支持和安慰，不良的情绪则是对患者一个恶性的刺激。要求家属多陪伴患者，尤其鼓励配偶帮助、督促、观察和安慰患者，配合医师强化心理治疗。对于有多疑心理的患者，应禁止在患者面前交头接耳或说暗示性语言，以冷静的态度给患者以安慰、鼓励，从而使患者看到希望，坚持治疗直至病情得到控制或治愈。

（二）肺转移的护理

肺转移是绒癌最早也是最常见的转移部位，常见症状为咳嗽、血痰或反复咯血、胸痛及呼吸困难。常急性发作，转移灶较小时也可无症状。嘱患者卧床休息，减轻消耗，有呼吸困难者给予半卧位并吸氧。遵医嘱给予镇静剂及化疗药物。因肺部接受药物比较直接，局部用药浓度大，效果比较好。患者大量咯血时有窒息、休克甚至死亡的危险，若发现应立即让患者取头低患侧卧位，并保持呼吸道通畅，轻击背部，排出积血，同时迅速通知医生，配合医生进行止血抗休克治疗。

（三）阴道转移的护理

绒癌多见阴道转移，合并破溃出血时，可导致大出血、休克以致死亡。当发现患者阴道出血时，应用纱条填塞阴道内压迫止血，但填塞的时间不宜过长，以免引起局部血循环障碍。纱条填塞止血时应注意先确定出血部位再填塞，勿盲目填塞以免扩大破溃；纱条每日更换，以免发生感染，一般需填塞6~7天。不能自解小便时，可留置尿管。嘱患者卧床休息并且注意体温变化。

（四）脑转移的护理

脑转移是绒癌常见的死亡原因，脑转移的发病类型分为3种，其护理详见第二十八章第一节颅内肿瘤中的护理部分。

1.脑卒中型

癌细胞由肺扩散，进入脑血管，形成血管内瘤栓，同时引起附近血管痉挛，致使脑组织缺血，产生一过性症状，如猝然跌倒、暂时性肢体失灵、失语、失明等，约数分钟可消失。

2.脑炎型

血管内瘤栓细胞继续繁殖生长，侵入脑组织，伴有出血及细胞反应、水肿等，在脑内形成占位性肿瘤。此时由于颅内压增高，常可发生剧烈头痛、喷射性呕吐、偏瘫、失语、失明以致抽搐和昏迷等症状，并迅速进展，不再自然消失。

3.占位病变型

由于颅内压逐步升高，脑室受压或小脑嵌顿于枕骨大孔，形成脑疝。此时由于呼吸中枢受压，患者即骤然停止呼吸，导致死亡。对有以上征象者应密切观察，及时通知医生并配合进行抢救。

十、居家护理

1.帮助患者恢复正常生活

对于病情稳定、控制或治愈的患者，应考虑让其逐步恢复正常的社会活动和生活。这样会在身患癌症后更加热爱生命，更积极地对待生活，更有效地实现Magnes提出的治疗癌症的目标，即"最大限度的缩短癌症患病时间，最大程度的增加患者的信心、有用感、满意感和自尊心"。

2.建立出院联系制度

患者出院后可通过电话、家访、邮箱等保持联系，使其遇到的问题及时得到沟通和帮助。出院患者

1周后进行电话随访，了解患者术后、化疗后恢复情况，对于有困惑的患者，给予积极正确的心理疏导。对于需要进行化疗的患者，告知患者下次化疗的时间及门诊随诊安排，嘱其按时复查绒毛膜促性腺激素及血常规、肝肾功能等指标，如出现异常升高及时到医院就诊，以免影响下次化疗的及时进行。

3.随访指导

治疗结束后的患者应定期随诊，一般治疗后第3个月、第9个月复查，以后每年检查一次。检查主要项目：尿妊娠试验，绒毛膜促性腺激素及肺部X线拍片。如有可疑，及早治疗。

4.生育指导

保留卵巢的患者在化疗停药后能很快恢复排卵。另外，医生对化疗后切除的子宫进行病理检查，发现肿瘤可完全消失，子宫内膜正常，这说明怀孕是有可能的。有研究发现绒毛膜癌患者再次怀孕的废胎率（包括流产等）、先天畸形率、早产率以及婴儿死亡率均无异常。所有生下的孩子也没发现遗传学上的异常情况。同时，对母亲进行随诊，绒癌复发的概率也没有增加。但Matsui等报道如果在病情缓解后6个月内怀孕，患者发生自然流产、死产的风险增加。

第七节　输卵管恶性肿瘤

一、概述

原发性输卵管癌简称为输卵管癌，是一种非常罕见的女性生殖系统的恶性肿瘤，其发病率不足2%（0.15%～1.8%），美国的年发病率约为3.6/100万。我国输卵管癌的发病率目前尚无确切的统计。输卵管癌各个年龄均有发病，且发生率随年龄的增高而加大，25岁前基本不发生，2/3发生于绝经后，60～64岁达到高峰。原发性卵巢癌的发病多数为单侧性，左右两侧发生率无差别，双侧累及者发生率为5%～30%。由于其发病率有隐蔽性，不易被早期诊断，约2/3患者在发现时已为中晚期。由于其发病率较低，统计病例少，各作者对生存率的报道不一，但分析发现，输卵管癌的发生率较卵巢癌患者的生存率好。早年5年生存率不超过15%，近年随着诊疗技术的改善，5年生存率提高至21%～44%。

二、病因

输卵管癌的病因尚不明确。一些学者认为，肿瘤

抑制基因p53和BRCA的变异可能与输卵管癌的发生相关。有报道在输卵管上皮内癌中50%以上的病例可查到p53基因突变，而良性输卵管上皮中罕见。输卵管癌可能是遗传性乳腺癌-卵巢癌综合征的一部分，已有研究证实输卵管癌与卵巢癌有相同的BRCA基因异常，遗传因素可能在输卵管癌的病因中扮演着重要角色。

三、生理解剖

输卵管位于人体的盆腔内，为一对细长而弯曲的管，内侧与宫角相连通，外端游离，与卵巢接近，全长为8～15cm，是精子和卵子相遇的场所。由于卵巢位于盆腔深部，不易扪及或查到，故多数卵巢癌在发现时已属晚期；卵巢组织复杂，是原发瘤类型最多的肿瘤。输卵管具有极其复杂而精细的生理功能，对拾卵、精子获能、卵子受精、受精卵输送及早期胚胎的生存和发育起着重要作用。输卵管壁分3层：外层为浆膜层，是腹膜的一部分，即为阔韧带的上缘；中层由内环行和外纵行两层肌纤维组成；内层为黏膜层，由单层高柱状上皮组成，其中有分泌细胞及纤毛细胞，

纤毛向宫腔方向摆动，协助孕卵的运行。输卵管黏膜受性激素的影响，也有周期性的组织学变化，但不如子宫内膜明显。根据输卵管的形态由内向外分为间质部、峡部、壶腹部、漏斗部（输卵管伞）。

输卵管间质部是穿透入子宫肌壁的那一段输卵管，长1~2.5cm，直径为0.1~4mm，并随平滑肌舒缩而变化。黏膜的纤毛细胞在靠近子宫侧减少。输卵管峡部肌层较厚，由内纵、中环和外纵三层平滑肌组成。管腔变窄，直径仅为0.1~0.5mm。黏膜皱折减少，纤毛细胞仅占上皮细胞总数的20%~30%。峡部是精子获能、顶体反应和精子贮存的主要部位。排卵一旦发生，贮存于峡部的精子便可缓慢地释放至壶腹部，使卵子得以受精。输卵管壶腹部就是指输卵管腹腔端开口至壶腹部-峡部连接之间的一段，长5~10cm，在壶腹峡部连接处管腔直径仅1~2mm，而靠近伞部直径可达1cm。壶腹部管腔充满了富含复杂皱折的黏膜，黏膜为单层上皮，由纤毛细胞、分泌细胞和基底细胞组成。其中纤毛细胞占40%~60%，仍多于其他细胞的数目，且富含微纤毛，纤毛的摆动也朝向宫腔。黏膜之外有内环和外纵两层平滑肌。壶腹部是精子受精的场所。输卵管伞部由浆膜、平滑肌和黏膜组成，位于壶腹部的远端，如一把撑开的伞覆盖于卵巢的表面。伞的顶端为输卵管腹腔端的开口，直径为1~1.5cm。伞部肌纤维稀少，但黏膜皱折丰富。黏膜上皮由纤毛细胞和分泌细胞组成。正常情况下，黏膜上皮细胞的纤毛细胞占60%以上，且纤毛的运动朝向宫腔，这种纤毛的摆动有助于卵子的输送。

四、组织及病理学特点

1.组织病理学

绝大多数原发性输卵管癌是浆液性乳头状腺癌（90%以上），多数为中分化或低分化。其他还有透明细胞癌、子宫内膜样癌、黏液性癌、鳞癌、移行细胞癌等。少见的类型有肉瘤、生殖细胞肿瘤和淋巴瘤等。

2.临床病理分期

临床病理分期多采用美国癌症联合委员会（AJCC）卵巢癌和原发性腹膜癌TNM和FIGO分期系统（表25-2-2）。

五、扩散和转移

1.局部扩散

可能有3种形式，一种是通过开放的伞端扩散到盆腔或腹腔；一种是经过峡部到宫体，以致向下侵犯宫颈和阴道，也可由一侧输卵管直接经过宫腔而扩散到对侧输卵管；第三种是穿透输卵管浆膜层扩散到盆腔及邻近器官，输卵管癌最常见的转移部位是腹膜、卵巢和子宫。

2.淋巴道转移

通过输卵管系膜与卵巢的淋巴丛，转移至区域淋巴结，包括主动脉旁淋巴结和盆腔淋巴结，主动脉旁淋巴结转移率较高。

3.血道转移

少见，晚期患者可由血道转移至肺、肝、脑及远处器官。

六、临床表现

1.阴道排液

阴道排液是输卵管癌患者最具特殊的症状，排出的液体为淡黄色或血水样稀液，量多少不一，少者只是阴道检查时可以发现，多者可如产妇羊膜破水一样浸湿内裤，有报道一日排液量超过1L，排液一般无气味，但个别有恶臭。液体可能来自于输卵管上皮在癌组织的刺激下产生的渗液，而输卵管伞端常常闭锁或被癌瘤阻塞，因此液体通过宫腔自阴道流出。

2.阴道出血

阴道不规则出血亦是常见症状之一，出血与排液可解释为同一来源，当肿瘤坏死侵破血管，血液可流入子宫经阴道排出。

3.腹痛

大约有半数患者有下腹痛。疼痛一般不重，常表现为一侧下腹间断性钝痛或绞痛。钝痛可能由于肿瘤发展，分泌物聚积，使输卵管壁承受压力有关；绞痛可能是由于输卵管为排出其内容物而增加蠕动所致。如出现剧烈腹痛，则多系并发症引起。

4.盆腔包块

仅有部分患者自己能在下腹部触及包块，以腹部包块为主诉者属少数。

5.其他

随着疾病的发展，患者可因肿瘤增大而出现压迫症状，或因肿瘤转移而出现相应症状，晚期可出现恶病质。原发性输卵管癌合并腹水者罕见，据文献报道，腹水发生率约占10%。

七、诊断

1.B超

输卵管癌的声像图特点为附件区"腊肠状"的包块，可为囊性、囊实混合性或实性回声。

2.CT及MRI

可判断原发肿瘤的大小、性质、波及范围、提示盆腔或主动脉旁淋巴结是否增大，具有一定价值。

3.CA125

对诊断输卵管癌具有一定的参考价值，尤其是浆液性腺癌。一般随着肿瘤的分期增高而成比例上升，在Takeshima等的病例中，Ⅰ、Ⅱ、Ⅲ、Ⅳ期患者CA125升高分别为20%、75%、89%和100%。

4.细胞学检查

阴道细胞学检查有时可能找到癌细胞，但阳性率很低，为10%～36%。细胞学阳性者应进行诊刮，以排除子宫内膜癌。若细胞学阳性而诊刮阴性者，则要考虑为输卵管癌。

5.诊断性刮宫

诊断价值有限，若诊刮阳性，一般考虑为子宫内膜癌，但若同时有附件包块，应考虑到输卵管癌的可能。

八、治疗

1.手术治疗

手术是治疗输卵管癌的主要手段。由于输卵管癌的病例甚少，缺乏前瞻性研究，其手术方式及范围多是参照卵巢癌。根据患者的病变范围、分期、年龄及对生育的要求等因素综合考虑。早期患者应进行全面的手术，对年轻、渴望生育的妇女，需仔细评估谨慎决定。晚期患者，应施行最大限度的肿瘤细胞减灭术，为术后辅助化疗创造条件。由于术后残留灶大于2cm的患者预后较差，因此应尽量切除所有瘤块。对首次手术不能达到理想减灭的患者，术后通过放疗和化疗进行处理。

2.化学治疗

PAC（DDP、ADM、CTX）方案是目前治疗输卵管癌最有效的方案。输卵管癌和卵巢浆液性癌的形态学和生物学的特点十分相似，病变发展也在腹腔内播散及通过腹膜后淋巴结转移。化学治疗多作为术后辅助治疗。大多数患者应用的化疗药物与卵巢上皮癌基本相同。越来越多的学者报道了用顺铂为主的多药剂联合化疗治疗输卵管癌取得了明显疗效，甚至有盆腔外转移的Ⅲ期患者存活率有明显改善，其缓解率超过75%。美国纪念斯隆-凯特琳癌症中心总结24例输卵管癌术后用紫杉醇与铂类联合化疗，其1年和3年生存率分别达到96%和90%，显示了紫杉醇与铂类联合用药的较佳效果。

原位癌、Ⅰa期G₁或Ⅰb期G₁，术后无须辅助化疗；而其他患者均应给予铂类为主的基础化疗，一般为3～6个疗程；Ⅱ、Ⅲ、Ⅳ期输卵管癌在术后应进行6～8个疗程化疗。

3.放射治疗

由于原发性输卵管癌术前诊断率极低，故放射治疗主要用于术后的辅助治疗。一般多采用术后体外照射。由于放疗出现严重并发症的概率要高于化疗，因而多数学者不推荐采用放疗。

九、护理

详见本章第二节卵巢癌中的护理部分。

（李莹 郭丹丹）

参考文献

[1]郝希山.肿瘤手术学[M].北京:人民卫生出版社,2008.
[2]张惠兰,陈荣秀.肿瘤护理学[M].天津:天津科学技术出版社,1999.
[3]林巧稚.妇科肿瘤学[M].北京:人民卫生出版社,2006.
[4]曹泽毅.中华妇产科学[M].北京:人民卫生出版社,2014.
[5]林仲秋,李晶.妇科肿瘤学原理与实践[M].北京:人民卫生出版社,2012.
[6]田淑佳.晚期宫颈癌放疗后并发膀胱阴道瘘致湿性皮炎8例的护理[J].中国乡村医药,2011,18(12):66-67.
[7]俞丽萍,卿冬文.盆腔恶性肿瘤术后输尿管阴道瘘患者的护理[J].护理学杂志,2011,26(10):49-50.
[8]卢红梅.妇科肿瘤患者术后性生活现状的现象学分析及护理干预[J].中国实用护理杂志,2012,28(20):8-10.
[9]祝英杰,王毅,魏向群.宫颈癌根治术患者医院感染相关因素分析[J].中华医院感染学杂志,2011,21(24):5213-5214.
[10]刘开江,刘青,韩娜娜,等.腹腔镜下保留生育功能宫颈癌根治术治疗早期子宫颈癌的近期临床疗效[J].中国医学科学院学报,2011,33(4):436-439.
[11]Caroline Mitchell, Jennifer E. Balkus, Jennifer McKernan-Mullin, et al. Associations Between Genital Tract Infections, Genital Tract Inflammation, and Cervical Cytobrush HIV-1 DNA in US Versus Kenyan Women[J]. JAIDS Journal of Acquired Immune Deficiency Syndromes,2013,62(2):143-148.
[12]胡桂娟,路启芳,石喜妹,等.提高宫颈癌根治术后患者性生活质量的护理[J].护理学报,2013,20(1B):43-44.
[13]Tanaka Y,Asada H,Kuji N,et al. Ureteral catheter placement for prevention of ureteral injury during laparoscopic hys-terectomy[J]. Jobstet Gynaecol Res,2008,34(1):67-72.
[14]谢莉玲,刘欣彤,卞度宏.宫颈癌根治术后患者配偶的性生活质量及影响因素研究[J].实用妇产科杂志,2009,25(7):31-33.
[15]毛海衡.赛肤润治疗盆腔淋巴结清扫术后外阴水肿的观

察及护理[J].当代护士,2014,2(3):59-60.

[16]李秀芬,李树霞,方淑芹,等.宫颈癌患者围术期护理措施[J].中国医药导刊,2011,13(4):709-710.

[17]葛慧仙,郭华峰.宫颈癌根治术后并发症分析[J].肿瘤基础与临床,2012,25(1):42-44.

[18]李便平.整体护理对宫颈癌根治术后生活质量的影响[J].国际医药卫生导报,2012,18(2):254-256.

[19]黄晓蓉.宫颈癌根治术后会阴肿胀的护理干预[J].中国医药导刊,2012,14(7):1246-1248.

[20]Hacker N F,Barlow E L,Scurry J,et al.Primary surgical management with tailored adjuvant radiation for stage I B2cervical cancer[J].Obstetrics & Gynecology,2013,121(4):765-772.

[21]Kim J H,Choi J H,Ki E Y,et al.Incidence and risk factors of lower-extremity lymphedema after radical surgery with or without adjuvantradiotherapy in patients with FIGO stage I to stage II A cervicalcancer[J].International Journal of Gynecological Cancer,2012,22(4):686-691.

[22]吴慕云,王希成.DC-CIK过继细胞免疫治疗宫颈癌研究进展[J].广东药学院学报,2013,29(5):575-579.

[23]卢淮武,王丽娟.2014NCCN卵巢癌包括输卵管癌和原发性腹膜癌临床实践指南（第二版）解读[J].国际妇产科学杂志,2014,8(41):361-365.

[24]Lopez J, Banerjee S, Kaye S B. New developments in the treatment of ovarian cancer-future perspectives[J]. Ann Oncol. 2013,24:69-76.

[25]Rooth C. Ovarian cancer: risk factors, treatment and management[J]. Br J Nurs,2013,22(17):S23-30.

[26]Billson H A, Holland C, Curwell J,et al.Perioperative nutrition interventions for women with ovarian cancer[J]. Cochrane Database Syst Rev,2013,11:9.

[27]Trivers K F, Patterson J R, Roland K B,et al. Issues of ovarian cancer survivors in the USA[J].Support Care Cancer,2013,21(10):2889-2898.

[28]Roland K B, Rodriguez J L, Patterson J R,et al. A literature review of the social and psychological needs of ovarian cancer survivors[J].Psychooncology,2013,22(11):2408-2418.

[29]Hoekstra A, Rodriguez G C. Chemoprevention of ovarian cancer[J]. Ovarian Cancer Cancer Treatment and Research, 2010,149:3-34.

[30]Akram M. Shaaban,Maryam Rezvani.Imaging of primary fallopian tube carcinoma[J]. Abdominal Imaging.2013(3):608-618.

[31]Jayson G C, Kohn E C, Kitchener H C, et al. Ovarian cancer[J].Lancet. 2014,384(9951):1376-1388.

[32]王娟,徐淑敏.循证护理在预防卵巢癌患者术后并发症

中的应用[J].现代医药卫生,2011,27(23):3580-3583.

[33]宋芳,吴玉梅.宫腔细胞学检查筛查子宫内膜病变的可行性探讨[J].中国肿瘤临床,2008,35(12):668-671.

[34]Cicinelli E,Tinelli R,Colafiglio G,et al.Risk of long-term pelvic recurrences after fluid minihysteroscopy in women with endometrial carcinoma:a controlled randomized study[J]. Menopause,2010,17:511-515.

[35]Polyzos N P, Mauri D, Tsioras S,et al. Intraperitoneal dissemination of endometrial cancer cells after hysteroscopy: a systematic review and meta-analysis[J]. Int J Gynecol Cancer. 2010,20(2):261-267.

[36]Shin K E,Park B K,Kim C K,et al.MR staging accuracy for endometrial cancer based on the new FIGO stage[J]. Acta Radiol,2011,52(7)：818-824.

[37]Qian J,Weber D,Cochran R,et al.Detection of chromosomal anomalies in endometrial atypical hyperplasia and carcinoma by using fluorescence in situ hybridization[J]. Cancer Cytopathology,2010,118(2):97-104.

[38]付扬,刘敏.妇科癌症患者的心理护理进展[J].重庆医学,2011,17(8):825-826.

[39]吴素红,何峰云,陶丽玲,等.子宫内膜癌术前术后护理体会[J].中国医药指南,2012,10(9):571-572.

[40]李海泉,成金娥,李大庆,等.妇科盆腔手术后下肢深静脉血栓11例分析[J].实用妇产科杂志,2009,25(1):56-57.

[41]vander Avoort I A, van de Nieuwenhof H P, Otte-Holler I, et al. High levels of p53expression correlate with DNA aneuploidy in (pre)malignancies of the vulva[J].Human Pathology,2010,41(10):1475-1485.

[42]吴琼,黄金汉.妇科恶性肿瘤患者的心理障碍及护理对策[J].现代医药卫生,2010,26(9):1362-1363.

[43]王清华,钟文菲,何盟.藻酸盐敷料的临床应用:与传统材料特征的比较[J].中国组织工程研究与临床康复,2010,14(3):533-536.

[44]郑霞,曹慧娇,赖月容,等.藻酸盐敷料联合益我妙喷剂护理外阴癌术后切口的效果观察[J].护理学报,2013(20):46-47.

[45]Cunningham F G,Gant N F,Leveno K J,et al.Williams Obstetrics[M].New York:McGraw-Hill.Professional,2009.

[46]杜玲.妇科手术切口感染因素分析[J].中华医院感染学杂志,2012,22(16):3544-3545.

[47]马俊英,康会霞,马明娜,等.降低外阴癌术后切口感染的相关因素探讨及护理[J].护士进修杂志,2012,27(8):702-703.

[48]Smith J S, Backes D M, Hoots B E .Human papillomavirus type-distribution in vulvar and vaginal cancers and their associated precursors[J].Obstetrics and Gynecology,2009,113(4):917-924.

[49]唐郢,周琦.外阴癌及阴道癌的放射治疗[J].实用妇产科杂志,2013,29(12):888-890.

[50]Platta C S,Anderson B,Geye H,et al.Adjuvant and definitive radiationtherapy for primary carcinoma of the vagina using brachytherapyand external beam radiation therapy[J].Contemp Brachytherapy,2013,5(2):76-82.

[51]Viswanathan A N,Pinto A P,Schultz D,et al.Relationship of marginstatus and radiation dose to recurrence in post-operative vulvar carcinoma[J].Gynecol Oncol,2013,130(3):545-549.

[52]郭永谊,郭兆旺,姚骥如,等.医院抗菌药物使用与细菌耐药性分析[J].中华医院感染学杂志,2011,21(17):3685-3687.

[53]马冬捷.妊娠绒毛膜癌肺转移的诊治进展[J].中国肺癌杂志,2011,14(10):801-805.

[54]金颖,程月红,冯素文.11例妊娠滋养细胞肿瘤阴道转移灶大出血的急救[J].中华急诊医学杂志,2009,18(12):305-307.

[55]乐杰.妇产科学[M].北京:人民卫生出版社,2008.

[56]龙平.双侧原发性输卵管癌一例误诊[J].临床误诊误治,2010,23(2):21.

[57]李明坤,李艳.原发性输卵管腺癌一例病理诊断分析[J].内蒙古医学杂志,2014,46(8):1021.

第二十六章 血液淋巴系统肿瘤的护理

第一节 多发性骨髓瘤

多发性骨髓瘤（Multiple Myeloma，MM）是最常见的一种浆细胞病，其显著特点是骨髓中恶性浆细胞多灶性增生，外周血或尿中出现单克隆免疫球蛋白或其片段（即M蛋白），进而导致骨质破坏、贫血、肾功能不全等靶器官功能损伤。MM是一种老年疾病，中国人中位发病年龄为55岁。MM占血液系统恶性肿瘤发病率的10%，是仅次于淋巴瘤的血液系统第二大肿瘤。

一、发病原因

病因迄今未明确。遗传、环境因素、化学物质、电离辐射、病毒感染、慢性炎症及抗原刺激等可能与骨髓瘤的发病有关。而吸烟、饮酒与发病无关。

（一）遗传

不同人种的发病率不同。美国黑人的发病率是白人的两倍多。而在美国，来自日本、中国的移民长期保持低水平的发病率。有报道同患骨髓瘤的兄弟二人，有相同的IgG-k型M蛋白及HLA基因，显示基因易感性在骨髓瘤的发病中起重要作用。

（二）环境与生活方式

日本原子弹爆炸后幸存者中，骨髓瘤的发病率与死亡率均增加。有资料报道，长期接触离子放射、使用杀虫剂、除草剂、接触石棉以及长期使用染发剂者，骨髓瘤发病危险增高。但也有持相反意见的报道，如中国27 000个从事X线诊断的医务人员中骨髓瘤发病并未增多。有报道夫妻同患骨髓瘤，似乎环境因素起作用。

（三）慢性炎症（长期抗原刺激）

反复长期的抗原刺激也是骨髓瘤发病的重要因素之一。人类常见的慢性炎症如慢性骨髓炎、肾盂肾炎、结核病、慢性肝炎、慢性胆囊炎、类风湿关节炎及Sjogren综合征等自身免疫性疾病可致病。动物模型也有类似的证据。C3H小鼠盲肠部位的慢性刺激，可导致邻近部位浆细胞瘤。BALA/C小鼠在注射矿物油、Freunds佐剂、硅胶、塑料后可致骨髓瘤；开始是注射部位的炎症损伤，6～12个月后60%～70%的小鼠发生浆细胞瘤，产生M成分与本-周蛋白。发生单克隆浆细胞恶性肿瘤的Aleutian水貂与NZB小鼠均先有自身免疫疾病，继而出现广泛的淋巴网状系统持久的化学、细菌、病毒等刺激的联合作用，最终导致浆细胞肿瘤的发生。

（四）病毒感染

病毒感染近年来被疑为浆细胞疾病的重要病因。动物实验也有证实，尽管骨髓瘤细胞中罕见病毒颗粒。也有报道骨髓瘤患者的细胞内感染EB病毒的证据，是起因还是伴发的尚不清楚。

（五）染色体与肿瘤基因

骨髓瘤细胞增殖比率低，给染色体研究带来困难。新发病者中有18%～36%，治疗后患者中37%～50%有染色体异常，但尚未发现特征性的改变。27%～46%患者有N-或K-ras肿瘤基因的突变。

（六）白细胞介素-6（IL-6）等细胞因子

无论体内或体外，IL-6都是骨髓瘤细胞最主要的生长因子，骨髓瘤细胞可以自分泌IL-6，也表达IL-6受体。用基因工程将IL-6基因与Ig重链强化子（Eμ）融合的IL-6转基因BALA/C小鼠，使B细胞持续高水平的表达IL-6，小鼠很快（7周内）发生致死的浆细胞瘤。

人粒细胞-巨噬细胞集落刺激因子与IL-3能有力地刺

激骨髓瘤细胞自分泌IL-6。低剂量的α-干扰素（IFN-α）与肿瘤坏死因子（TNF）能诱导骨髓瘤细胞自身分泌IL-6。而高剂量的IFN-α则抑制骨髓瘤细胞增殖。

许多骨髓瘤细胞同时表达浆细胞与髓系抗原、表达巨核细胞、人普通急性淋巴细胞白血病抗原（CALLA）、粒细胞、单核细胞及红细胞的表面标志。说明骨髓瘤的形成可能涉及造血干细胞。

二、发病机制

MM的恶性细胞是起源于生发中心后B细胞的浆母细胞或浆细胞。与其他恶性肿瘤一样，MM的发生也是一个涉及多种"内、外"因素的复杂的病理生理过程。

基于大量有关MM的细胞和分子遗传学研究证据，目前推测MM的发生有两个分子病理途径：一是非超二倍体途径，另一个是超二倍体途径。早期遗传学事件包括以下4个：生发中心B细胞在类别转换和体细胞高频突变时发生的免疫球蛋白重链异位；累及3、5、7、9等染色体的超二倍体；13号染色体的缺失以及CyclinD调节异常；K-或N-ras突变、FGFR3突变、继发性MYC异位、p53失活等继发性事件推动肿瘤的继续进展，使肿瘤细胞最终获得"永生化"。

骨髓微环境在MM的发生、发展中同样具有重要地位。体内外试验表明IL-6是MM细胞生长的关键性细胞因子。MM患者骨髓中显著增高的IL-6不仅参与MM细胞的增殖分化，同时还与正常免疫功能抑制和溶骨性病变相关。骨髓中多种基质成分参与MM骨病的发生、发展。MM患者骨髓中血管新生程度与病情恶性程度间呈正相关。

某些MM浆细胞克隆中可见骨髓增生异常综合征中常见的一些染色体异常，这类患者存活期较短，多为既往进行过治疗的患者，不排除治疗诱导所致。

三、临床表现

MM起病缓慢，早期可数月至数年无症状。

（一）骨髓瘤细胞对骨骼及其他组织器官的浸润和破坏表现

1.骨痛、骨骼变形和病理性骨折

骨髓瘤细胞在骨髓腔内无限增生，侵犯骨骼和骨膜，影响骨皮质血液供应，引起弥漫性骨质疏松或局限性骨质破坏。骨痛是最常见的早期症状，发生率占75%，随病情的发展而加重。疼痛部位多在其腰骶部、其次是胸廓和肢体。若活动或扭伤后出现剧烈疼痛，可能为病理性骨折，多发生在肋骨、锁骨、下胸椎和上腰椎，可多处骨折同时存在。骨髓瘤细胞浸润骨骼明显时可引起局部肿块，发生率高达90%，好发于肋骨、锁骨及颅骨，胸、肋、锁骨连接处出现串珠结节者为本病的特征。少数病例仅有单个骨骼损害，称为孤立性骨髓瘤。

2.肝、脾、淋巴结和肾脏浸润

可见肝、脾轻中度肿大，颈部淋巴结肿大，骨髓瘤肾。

3.浆细胞性白血病

MM也可发展为浆细胞白血病，大多数IgA型，症状同其他急性白血病。其外周血中浆细胞数 > 2.0×10^9/L。

4.神经浸润

临床上以胸、腰椎的破坏压缩以及压迫脊髓所致的截瘫多见，其次为神经根损害。部分患者可出现多发性神经病变，呈双侧对称性远端感觉和运动障碍。若同时出现多发性神经病变（P）、器官肿大（O）、内分泌病（E）、单株免疫球蛋白血症（M）和皮肤改变（S）者，称之为POEMS综合征（骨硬化骨髓瘤）。

5.髓外骨髓瘤

部分患者仅在软组织出现孤立病变，如口腔和呼吸道，称为髓外骨髓瘤。

（二）大量M蛋白及其多肽链引起的临床表现

1.继发感染

继发感染是MM患者首位致死原因。由于正常多克隆免疫球蛋白及中性粒细胞的减少，患者易继发各种感染。其中以细菌性肺炎及尿路感染较常见，严重者可发生败血症而导致患者死亡。亦可见真菌、病毒感染。病毒感染以带状疱疹多见。

2.高黏滞血症

其发病率占2%～5%。血液中的M蛋白过多引起血液黏稠度增高，导致血流缓慢、组织缺血缺氧，在视网膜、中枢神经和心血管系统尤为显著。表现为头昏、眩晕、眼花、耳鸣，并可突然发生意识障碍，可有手指麻木、冠状动脉供血不足、慢性心力衰竭等。

3.贫血和出血

骨髓内瘤细胞大量增生，正常造血受抑制。贫血常为首发症状。疾病早期贫血轻，后期贫血严重。出血则以鼻出血和牙龈出血较多见，皮肤紫癜也可发生，严重可见内脏及颅内出血。主要原因为血小板减少和功能异常（M蛋白包在血小板表面，影响血小板功能）、凝血障碍（M蛋白与纤维蛋白单体结合，影响纤维蛋白多聚化，M蛋白尚可直接影响凝血因子Ⅷ的活性）及血管壁损伤。

4.淀粉样变性和雷诺现象

多数患者（IgD型）可发生淀粉样变性，主要变现为舌肥大、皮肤苔藓样变、心脏扩大、腹泻或便秘、肝肾功能损害及外周神经功能病变等。如果M蛋白为冷球蛋白，则可引起雷诺现象。

（三）肾损害

肾损害为本病的重要表现之一。与骨髓瘤细胞直接浸润、M蛋白轻链沉积于肾小管及继发性高钙血症、高尿酸血症等有关。临床上主要表现为蛋白尿（60%～80%）、管型尿及急、慢性肾衰竭（50%）。其中肾衰竭是本病仅次于感染的致死原因。

四、分型及分期

（一）一般分型

分为5型：①孤立型；②多发型；③弥漫型；④髓外型；⑤白血病型。

（二）根据免疫球蛋白分型

1.IgG型

此型是最多见类型，占全部骨髓瘤的50%～60%，本型具有前述多发性骨髓瘤的典型临床表现。

2.IgA型

此型占15%～20%。除具有与IgG型相似的临床表现外，尚有M成分出现在α2区、骨髓中有火焰状瘤细胞、高胆固醇血症和髓外骨髓瘤较多见等特点。

3.轻链型

此型占15%～20%。80%～100%在尿中排出大量轻链（本-周蛋白尿）。此型瘤细胞常分化较差，增殖迅速，骨骼破坏及肾功能损害较重，预后较差。

4.IgD型

少见，瘤细胞分化较差，易并发浆细胞性白血病，几乎100%发生肾损害，生存期短，预后差。

5.IgE型

此型罕见，易发生高黏滞血症或雷诺现象。

6.IgM型

此型在国内少见。除具有多发性骨髓瘤的一般临床表现外，由于其分子量巨大故引起高黏滞综合征是此型的特点。

7.不分泌型

此型约占1%，多见于年轻人，血与尿中均无M蛋白，骨髓中幼稚浆细胞增多，有溶骨改变或弥漫性骨质疏松。

（三）临床分期

目前最新的MM分期标准为国际分期系统（ISS）（表26-1-1）。

五、实验室检查

（一）血象

正常细胞性贫血，可伴有少数幼粒、幼红细胞。晚期有全血细胞减少，血中出现大量骨髓瘤细胞。

（二）骨髓象

主要为浆细胞系异常增生（至少占有核细胞数的15%），并伴有质的改变。骨髓瘤细胞大小形态不一，成堆出现。鉴于浆细胞瘤灶呈散在分布，最好自骨压痛处或多部位穿刺取材，以提高阳性率。

（三）血液生化检查

1.免疫球蛋白的检查

（1）免疫球蛋白定量检查　可以发现血液中某一种免疫球蛋白（M蛋白）水平显著增高，其他免疫球蛋白水平下降，同时24小时尿蛋白定量或尿轻链定量水平显著增高。

（2）免疫球蛋白定性检查　目的在于证明异常增高的免疫球蛋白为单克隆性，这是鉴别良、恶性免疫球蛋白增高的重要依据。①蛋白电泳：血清或尿的蛋白电泳可见一基底窄而高耸的单峰。多数在γ区，也可在β或α_2区。②免疫固定电泳：患者血清中的单克隆免疫球蛋白与电泳条带中特异性抗血清结合，通过染色形成清晰的浓集条带，从而对单克隆免疫球蛋白进行分类。③血浆游离轻链定量：是目前敏感性最高的定性、定量检测M蛋白的方法。

2.血钙、磷测定

骨质广泛破坏，出现高钙血症。晚期肾功能减退，血磷也增高。

3.IL-6和C反应蛋白（C-Reactive Protein，CRP）

骨髓瘤患者的血清IL-6和CRP呈正相关。血清IL-6和血清可溶性IL-6抗体反映疾病的严重程度。

4.其他

血沉显著增快。血清β_2微球蛋白及血清乳酸脱氢

表26-1-1　国际分期系统 ISS

分期	分期依据	中位生存期
Ⅰ期	血清β_2-MG < 3.5mg/L且白蛋白 > 35g/L	62个月
Ⅱ期	介于Ⅰ期与Ⅲ期间	44个月
Ⅲ期	血清β_2-MG > 3.5mg/L	29个月

酶活力均高于正常。90%以上患者有蛋白尿，半数患者尿中出现本-周蛋白。血清肌酐和尿素氮、尿酸水平可增高。

（四）影像学检测

1.X线检查

可用于检测MM骨病的部位和严重程度。可有3种X线表现：①早期为骨质疏松；②典型病变为圆形，边缘清楚如凿孔样的多个大小不等的溶骨性损害；③病理性骨折。

2.^{99m}锝-亚甲基二膦酸盐（^{99m}Tc-MDP）γ骨显像

可较X线提前3~6个月发现骨病变。

六、诊断

MM诊断标准具体内容包括主要标准和次要标准（表26-1-2）。凡具有至少1项主要标准和1项次要标准或3项次要标准（必须包括1、2）可确诊MM（表26-1-2）。

七、鉴别诊断

本病是容易被误诊的疾病之一。据报道，本病误诊率可高达60%以上。就其误诊的原因，除部分病例的临床表现不典型给诊断造成困难外，导致误诊的主要原因还是临床医生对于本病的认识和警惕不足。因此，应强调对不明原因的血沉增快、贫血、反复感染（反复肺炎）、骨痛、蛋白尿的中年以上患者进行鉴别诊断时，需考虑到本病的可能性，进行必要的检查（免疫球蛋白、骨髓穿刺、骨骼X线检查等）。凡具备前述3项诊断指标中2项以上者，即可诊断为本病；如不具备前述3项诊断指标者，即可排除本病。

本病须与其他恶性浆细胞病相鉴别。①巨球蛋白血症：虽然血中有大量单克隆IgM，但骨髓中淋巴样浆细胞增多而非骨髓瘤细胞增多，且少有溶骨性损害或肾功能不全。②重链病：血清中仅出现单克隆重链，轻链缺如，无本-周蛋白尿，多无骨髓破坏。③原发性

表26-1-2　MM诊断标准

主要标准	次要标准
1.骨髓中浆细胞>30%	1.骨髓中浆细胞10%~30%
2.组织活检为浆细胞瘤	2.血清中M蛋白增高但未达到上述水平
3.M蛋白：血清IgG>35g/L，IgA>20g/L	3.溶骨性病变
4.尿本-周蛋白>1g/24h	4.正常免疫球蛋白下降50%：IgG<6g/L，IgA<1g/L，IgM<0.5g/L

淀粉样变性：可有血清M蛋白和本-周蛋白尿，但骨髓中无骨髓瘤细胞，也不出现溶骨损害。

本病与反应性浆细胞增多的鉴别一般不困难。反应性浆细胞增多见于病毒感染、细菌感染（结核病、伤寒、亚急性心内膜炎、链球菌感染等）、疫苗接种、血清病、巨球蛋白血症、结节病等，患者不仅有其原发病的临床特点，而且骨髓中浆细胞一般不超过10%，并为正常成熟浆细胞，免疫球蛋白增多有限且系多克隆，而非单克隆性M蛋白，也无骨骼损害。

八、治疗

MM通常对很多细胞毒性药物敏感，初始治疗或复发时治疗均是如此。不幸的是疗效常是短暂的，当前尚无可以治愈MM的方法。但随着造血干细胞移植（HSCT）的开展以及新型药物的应用，MM的疗效获得了显著提高。对于年轻患者应该采取包括（自体甚至异基因）HSCT在内的强化治疗以追求最佳的缓解质量；而对于老年患者以改善生活质量为目标。上述两组患者在条件许可的情况下均应优先考虑应用含新型药物如沙利度胺、硼替佐米的方案，并高度重视并发症，如骨髓瘤骨病等的预防与治疗。抗骨髓瘤化疗的疗效标准为：M蛋白减少75%以上，或尿中本周蛋白排出量减少90%以上（24小时尿本-周蛋白排出量小于0.2g），可认为治疗显著有效。

（一）适合HSCT患者的治疗

HSCT前诱导治疗避免长期应用烷化剂如美法仑、环磷酰胺（CTX）的方案，以免影响干细胞动员，可选择的方案包括VAD、DT、BD等（化疗方案详见表26-1-3）。标准的外周血干细胞动员方案是大剂量CTX联合粒细胞集落刺激因子（G-CSF），预处理采用大剂量美法仑。对于第一次移植没有达到非常好的部分缓解的患者可以考虑第二次自体HSCT，两次移植间隔不超过半年。对于部分高度预后不良，如存在t（4；14）、del（13q14），高β_2-MG水平的年轻患者（45岁以下）可采用自体HSCT联合减剂量异基因HSCT，希望利用移植物抗骨髓瘤（GVM）作用来达到彻底清除肿瘤细胞的目的。

（二）不适合HSCT患者的治疗

这部分患者无法承受大剂量化疗（尤其是大剂量糖皮质激素）的毒副反应，MP（美法仑+泼尼松）方案在相当长的一段时间内是这部分患者标准治疗方案。以M2方案为代表的多药联合方案的远期疗效也并不优于MP方案。MP方案与沙利度胺、硼替佐米等联合构成的

MPT、VMP等方案（化疗方案详见表26-1-3）在显著提高疗效的同时，毒副反应无明显增加。尤其是MPT方案具有与VAD方案接近的疗效而且具有经济、方便等优点，目前是不适合HSCT患者的首选治疗方案。

（三）骨病的治疗

骨病的治疗方法包括双膦酸盐类药物、局部放疗、外科手术等。虽然MM应该认为是一种全身性疾病，但也可偶尔发生局部溶骨破坏。在脊柱的孤立性病灶，由于没有明确诊断的肿瘤引起的疼痛和截瘫，常需要活检来明确诊断，同时手术切除和固定也是一种好的治疗方法。内科治疗中双膦酸盐能够明显减轻MM相关骨病患者的症状，改善生活质量。常用药物包括帕米膦酸钠，60～90mg，静脉输注，持续2～4小时以上，每月一次；唑来膦酸，4mg，静脉输注，持续15分钟，每月一次。MM常用化疗方案见表26-1-3。

九、护理

（一）骨痛的护理

骨髓瘤细胞在骨髓腔内大量增生的同时，由基质细胞演变而来的成骨细胞过度表达IL-6，激活破骨细胞，使骨质溶解、破坏。骨痛是最常见的早期症状，随病情的发展而加重。疼痛部位多在腰骶部，其次是胸廓和肢体。若活动或扭伤后出现剧烈疼痛，可能为病理性骨折，多发生在肋骨、锁骨、下胸椎和上腰椎，可多处骨折同时存在。

1.准确评估疼痛

从患者的主观描述及客观表现中评估疼痛的程度、部位、性质、时间及患者对疼痛的体验与反应，并做好记录。

2.缓解疼痛

协助患者采取舒适的体位，可适当按摩病变部位，以减低肌肉紧张，增加舒适，但避免用力过度，以防病理性骨折。指导患者采用放松、臆想疗法、音乐疗法等转移患者对疼痛的注意力。同时通过正确使用双磷酸盐类药物，减少骨髓中的异常细胞，减轻骨质的破坏，从而缓解疼痛。必要时，及时给予止痛剂，避免患者剧烈疼痛；用药时要耐心向患者解释疼痛的原因，并选择适宜的用药时间、剂量及途径。

表26-1-3 MM 常用化疗方案

方案	组成
VAD	长春新碱+多柔比星+地塞米松
DT	地塞米松+沙利度胺
BD	硼替佐米+地塞米松
MPT	美法仑+泼尼松+沙利度胺
VMP	硼替佐米+美法仑+泼尼松

3.心理社会支持

骨痛会引发患者产生烦躁、焦虑等情绪。患者发生疼痛时护士对患者要给予关心和安慰，使其情绪稳定，理解和认同患者对疼痛的反应，可与患者就疼痛时的感受和需求交换意见，使患者相信疼痛时大家是同情和理解他的，并愿意为患者提供满意的支持。关心、体贴、安慰患者，对患者提出的疑虑（如活动障碍、疼痛）给予耐心解答。关心患者的社交活动，鼓励患者与家属、同事和病友沟通交流，使患者获得情感支持和患病治疗经验。

（二）躯体活动障碍的护理

患者因骨痛、病理性骨折或胸腰椎破坏压缩、压迫脊髓导致瘫痪，造成不同程度的躯体活动障碍。

1.截瘫患者应保持肢体于功能位，定时按摩肢体，防止肢体萎缩。搬动患者时，要轻、稳、准、协调、用力均衡，避免推、拖、拉、拽，并注意上、下身保持在同一平面，防止骨骼扭曲现象。避免摩擦、磨破患者的皮肤及引起翻身所致病理性骨折。同时使用拇指指腹在疼痛部位周围进行环形按摩，严禁扣、捶、压。

2.帮助患者在可以活动的限度内进行活动，鼓励行走，适度活动，以促进肢体血液循环。可提供拐杖、手杖、靠背架等，并由专人陪护以防跌伤。

3.应睡硬板床加海绵垫，因为硬板床能使患者的骨骼、脊柱等保持平直，以免骨组织受到损伤；临床试验已证明，海绵垫具有透气好、吸水性强的特点，质量好的海绵能承受100kg最大压力，减轻人体受压，保护骨隆突处，使患者感觉柔软舒适。保持皮肤清洁，协助患者每1～2小时变换体位，受压部位皮肤给予理疗，防止压疮发生。

4.患者避免长时间站立、久坐或固定一个姿势，不做剧烈活动和扭腰、转体等动作，防止负重发生骨骼变形。同时给予患者高热量、高维生素、高钙、高蛋白质、低钠饮食，同时增加摄水量，保证每日尿量在2000～3000mL。戒除烟酒，以消除钙吸收障碍的影响因素。多摄取粗纤维食物，保持排便通畅，预防便秘。

（三）高黏滞血症的护理

因骨髓瘤细胞分泌大量M蛋白引起血液黏稠度增高，导致血流缓慢、组织缺血缺氧，在视网膜、中枢神经和心血管系统尤为显著。发生率为2%～5%。患者表现为头晕、眩晕、眼花、耳鸣、视力障碍，并可突发晕厥、意识障碍，还可有手指麻木、冠状动脉供血不足、慢性心力衰竭等。护士应做好以上症状的观察与评估，特别是跌倒风险因素的评估，并及时给予预防跌倒的健康教育，防止患者因头晕、眩晕等导致跌倒。

高黏滞血症者要戒烟、多饮水，每天最好不少于2000mL。饮食宜以清淡素食为主，粗细粮搭配，少食动物内脏、动物脂肪、甜食和油炸食物，晚餐不宜多食荤腥厚味食物；多食大豆及豆制品、禽蛋、鱼类等富含卵磷脂的食物和富含维生素C的水果和蔬菜，调节血脂，阻止胆固醇的吸收，改善血液黏稠度。必要时遵医嘱给予益心酮、藻酸双酯钠、肠溶阿司匹林等抗凝、降低血液黏度的药物，并做好用药的宣教和药物不良反应的观察。

（四）肾功能损伤的护理

肾功能的损伤是本病的重要表现之一。由骨髓瘤细胞直接浸润以及血浆中大量的异常蛋白所致。50%~70%患者尿检有蛋白、红细胞、白细胞、管型；出现高磷酸血症、高钙血症、高尿酸血症，可形成尿酸结石，甚至急、慢性肾衰竭。

1.休息与体位

应卧床休息以减轻肾脏负担，抬高水肿下肢。

2.监测与维持水钠平衡

坚持"量出为入"的原则。严格记录24小时出入液量，同时将记录出入量的目的、记录方法、内容告诉患者，以便得到患者的充分配合。严密观察患者有无体液过多的表现。

（1）有无水肿。

（2）每天的体重有无增加，若一天增加0.5kg以上，提示体液过多。

（3）血清钠浓度是否正常，若偏低且无失盐，提示体液潴留。

（4）胸部X线血管影有无异常，出现肺充血征象提示体液潴留。

（5）若无感染征象，出现心率快、呼吸加速和血压增高，应怀疑体液过多。

如出现上述情况，立即通知医生，遵医嘱给予药物治疗，并酌情减少液体入量，避免加重水肿。

3.监测并及时处理电解质、酸碱平衡失调

（1）监测血清电解质的变化，如发现异常及时通知医生处理。

（2）限制钠盐。

（3）密切观察有无高钙血症的征象，如恶心、呕吐、便秘、疲乏无力、精神不易集中、失眠、抑郁、神志不清、心电图改变等。如发现上述症状立即通知医生，给予对症处理。

（五）用药护理

1.激素治疗

肾上腺糖皮质激素可缓解骨痛及出血，纠正高钙血症。但大剂量应用肾上腺糖皮质激素易引发血糖增高、胃反酸、消化道溃疡、水电解质紊乱以及诱发或加重感染等，护理需注意患者血糖、电解质等的监测，并注意有无感染征象。一旦发现感染，立即通知医生并配合进行抗感染、补液等处理。

2.美法仑

美法仑最常见的不良反应是骨髓抑制，可导致白细胞和血小板减少。此外，高达30%的患者在口服常规剂量美法仑后出现胃肠道不适，包括恶心和呕吐。因此，嘱患者在饭后30分钟后用药，并大量饮水，以减轻药物对胃肠道的刺激。

3.沙利度胺（反应停）

沙利度胺有抑制新生血管生长的作用，对部分MM患者有效。但本药可致畸胎，妊娠妇女禁用。MM患者因血小板功能与凝血功能障碍以及血液黏度增加、毛细血管受损，多表现为出血的症状，而沙利度胺对MM患者的血管内皮细胞、抗凝及纤溶活性存在直接或间接的影响，而这种影响可能增加MM患者并发动静脉血栓的风险。因此在应用沙利度胺时，应密切监测MM患者凝血功能的变化，及早发现可能并发血栓事件的高危患者并给予有效干预，从而有效降低沙利度胺诱发血栓发生的概率。另外，本药的毒副反应还有嗜睡、疲乏、头晕、便秘、口干、周围神经病、水肿等，护士应做好患者的安全防护，对于嗜睡、疲乏、头晕的患者告知其下床活动时最好有人在旁边协助且动作宜慢，防止跌倒；便秘患者应指导其进食易消化、刺激性小的食物；口干患者应鼓励患者多饮水，做好口腔的观察和护理。

4.硼替佐米（万珂）

硼替佐米是哺乳动物细胞中26S蛋白酶体糜蛋白酶样活性的可逆抑制剂，对多种类型的癌细胞具有细胞毒性，能够延迟MM在内的肿瘤生长。它在应用过程中也不可避免地出现了许多副作用，其中周围神经病（包括周围感觉神经病和周围神经病加重）是其最常见和最严重的不良反应之一，严重者可致减量甚至停药。其发生机制可能与药物在脊神经背侧根神经节细胞的累积导致细胞代谢改变、细胞线粒体介导的钙离子内环境失调以及神经营养因子失调等有关。如硼替佐米的累积剂量超过30mg/m^2，周围神经感觉异常的发生率可达40%。患者可出现指尖麻木、皮肤感觉异常、足底感觉刺痛、肢体无力等症状，护士应密切观察，一旦发现异常及时通知医生、配合处理，并做好

记录。告知患者停药后症状可自行缓解，不会遗留后遗症；与家属共同制定食谱增加B族维生素摄入，给予富含B族维生素、易消化的清淡食物，不进食冷饮及冷食，同时予维生素B$_{12}$针剂或甲钴胺片对症治疗；温水擦浴，鼓励患者进行肢体按摩及适当活动；提供报纸、杂志等供患者阅读，使其分散注意力，减轻不适感。此外，硼替佐米属细胞毒性药物，配制及使用方法遵从化疗给药规范。注射时，每日检查注射部位的皮肤，是否有硬结、表皮凹陷或是否感到疼痛，皮肤颜色有无改变等。如皮肤注射部位出现局限性红斑，告知患者不要紧张，可自行消退。

5.膦酸盐药物治疗

双膦酸盐有抑制破骨细胞的作用，常用如帕米膦酸钠、唑来膦酸等，可减少疼痛，部分患者用药后可出现骨质修复。注意严重肾功能损害者、心血管疾病者、驾驶员、儿童、妊娠及哺乳期妇女慎用。大量使用时可见轻度及暂时性低钙血症，应对患者进行密切监测，如出现明显的低钙血症，应静脉滴注葡萄糖酸钙治疗。

（六）健康指导
1.疾病知识指导

患者易出现病理性骨折，故应注意卧床休息，使用硬板床或硬床垫；适度活动可促进肢体血液循环和血钙在骨骼的沉积，减轻骨骼的脱钙。注意劳逸结合，尤其是中老年患者，避免过度劳累、做剧烈运动和快速转体等动作。

2.用药指导和病情监测

遵医嘱用药，有肾损害者避免应用损伤肾功能的药物，病情缓解后仍需定期复查与治疗。若活动后出现剧烈疼痛，可能为病理性骨折，应立即就医。注意预防各种感染，一旦出现发热等症状，及时就医。

十、预后

未经治疗的MM患者中位生存期仅为6个月，化疗后的中位生存期为3年，经综合治疗后中位生存期可达到5～10年，甚至更长。影响预后的因素有年龄、C反应蛋白（CRP）水平、骨髓浆细胞浸润程度及ISS分期。

（陈静）

第二节　淋巴瘤

恶性淋巴瘤（Malignant Lymphoma，ML）是原发于淋巴结或淋巴结外组织或器官的一种恶性肿瘤，根据临床病理特点分为霍奇金淋巴瘤（Hodgkin Lymphoma，HL）和非霍奇金淋巴瘤（Non-Hodgkin Lymphoma，NHL）两大类。

ML可发生于任何年龄，男女之比一般为（1～2）：1。2011年全球肿瘤发病率和死亡率调查表明，淋巴瘤居男性肿瘤新发病率第8位，病死率第10位。而我国2012年肿瘤登记年报统计，淋巴瘤居我国肿瘤发病率第8位（7/10万），病死率第10位（4/10万）。

一、病因

ML的病因至今尚未完全阐明，它是在机体内外因素的共同作用下，不同发育阶段的免疫活性细胞发生分化和增殖异常引起的疾病，其发生发展涉及遗传、病毒、理化因素、免疫状态等诸多方面。

（一）霍奇金淋巴瘤的病因
1.病毒因素

病毒是最重要的环境致病因素。研究表明，EB病毒是促成HL及多种其他淋巴和上皮恶性疾病的主要原因之一。儿童时期初次感染EB病毒时，约有一半患者临床表现为传染性单核细胞增多症（IM）。流行病学研究表明，有IM病史者预示着淋巴瘤的患病风险增加2～3倍。

2.遗传因素

一个家族中可以出现多个病例。HL患者的一级亲属中发病风险增加，这些都提示HL的遗传易感性。

3.免疫功能失调

某些原发性免疫缺陷患者、实体器官移植以及异基因骨髓移植患者患淋巴瘤的风险增高，这些都支持HL是一种免疫失调和过度刺激性疾病。HL发病率在人免疫缺陷病毒（HIV）感染的患者中亦有增高，HL目前被确认为HIV阳性患者的几种机会性疾病之一。HIV感染的HL病例往往伴随着全身症状，确诊时大多处于晚期，预后差，而且几乎EB病毒基因总是阳性。

（二）非霍奇金淋巴瘤的病因
1.免疫功能失调

先天性或获得性的免疫功能失调是NHL的相关因素。NHL发病率在自身免疫疾病（包括类风湿关节炎、系统性红斑狼疮等）患者中明显增高。这些疾病常伴随着T细胞功能的受损，影响了机体对病毒感染和新生恶性细胞的免疫应答。

2.病毒因素

几种病毒与NHL发生相关，包括EB病毒、嗜人T淋巴细胞Ⅰ型病毒（HTLV-1）和人疱疹病毒8型（HHV-8）。

3.细菌感染

胃黏膜相关淋巴组织（MALT）淋巴瘤的发生与幽门螺杆菌（HP）感染有关，但确切机制还不十分清楚，多数人认为与环境、微生物、遗传因素的共同作用有关。正常胃黏膜无任何淋巴组织，HP感染后可导致淋巴样组织在胃黏膜的累积，出现B细胞滤泡，并常有淋巴上皮灶形成。90%以上的胃MALT淋巴瘤存在HP感染。研究表明，HP不能直接刺激肿瘤性B细胞，而是通过刺激肿瘤区域内的T细胞，促使肿瘤细胞增生。

4.遗传因素

NHL的家族聚集现象已有报道，近亲（尤其是兄弟姐妹或父母）中有某种血液/淋巴系统恶性疾病史者NHL发病风险可增加2~4倍，其他肿瘤的家族史似乎并不增加NHL的易感性。

5.有机氯化物

二氯二苯三氯乙烷（DDT）和氯化联苯（polychlorinated biphenyls，PCB）等有机氯化物曾是NHL风险研究的焦点。有研究发现NHL风险增高与DDT在农业上的使用有关，但未校正其他有机氯化物残余水平的影响。

6.其他化学与职业暴露

在流行病学研究中，许多化学暴露与NHL风险增高有一定关系，如溶剂、杀虫剂、除草剂、燃料、油、灰尘，对这些化学物职业性暴露进行的研究结果不一致。有研究表明，长期职业性苯暴露史者NHL患病风险明显增高，但这些病例同时暴露于范围很广的其他潜在有毒化学物中。众多的其他相关研究结果不一，亦有专家认为苯与NHL无关联。因此现有的依据并不支持职业性暴露增高NHL患病风险。

二、病理分型及临床分期

（一）病理分型

1.HL的病理分型

2001年WHO将HL分为结节性淋巴细胞为主型HL和经典型HL，共两类5型。

（1）结节性淋巴细胞为主型　占HL的5%~6%，中位发病年龄30岁，但青年和老年均可发病，男性多

见，男女之比为3∶1或更高；肿瘤常侵犯周围淋巴结，纵隔受侵极少见；临床上病变局限，常无B症状（无法解释的发热、盗汗及体重减轻）；单纯放疗有效，但后期可复发，15年生存期＞90%；死亡率低，可转变为B细胞NHL（2%~6.5%），死亡原因常为NHL、其他肿瘤、治疗并发症，死于HL极少见。

（2）经典型

1）结节硬化型：占HL的50%~70%，此型好发于女性，发病年龄多在20~40岁，纵隔受侵比例高，其预后相对较好。

2）混合细胞型：此型介于淋巴细胞为主型和淋巴细胞消减型HL之间，病变组织内存在多种成分，小淋巴细胞、组织细胞、嗜酸性细胞、浆细胞、中性粒细胞等都易于见到。混合细胞型HL也较多见，占25%~35%，预后一般。

3）淋巴细胞消减型：病变中淋巴细胞显著减少，低倍镜下病变淋巴结内细胞成分稀疏而呈"荒芜"图像。淋巴细胞消减型HL可能与HIV感染有关，可见于老年患者，该病在发展中国家患者多见，确诊时常常为晚期，结外受侵，病情进展迅速，预后差，此型少见，约占5%。

4）富于淋巴细胞的经典型：形态学与结节性淋巴细胞为主型HL相似，周围的淋巴细胞为反应性T细胞，处理上与其他经典型HL类似，但无后期复发特点。

2.NHL的病理分型

（1）NHL的病理分类经历了漫长的历史演变，20世纪70年代以前的分类以细胞形态为基础（表26-2-1）。

（2）近20年来，随着免疫学、细胞遗传学和分子遗传学的发展，对NHL重新进行了分类（表26-2-2）。

（二）临床分型

1.恶性淋巴瘤的临床分期

恶性淋巴瘤的分期于1971年在Ann Arbor会议进行

表26-2-1　NHL病理分类

分度	细胞形态
低度恶性	A.　小淋巴细胞淋巴瘤/慢性白血病
	B.　滤泡淋巴瘤，小裂细胞
	C.　滤泡淋巴瘤，混合小裂细胞和大细胞
中度恶性	D.　滤泡淋巴瘤，大细胞
	E.　弥漫，小裂细胞
	F.　弥漫混合，小裂细胞和大细胞
	G.　弥漫大细胞
高度恶性	H.　免疫母细胞
	I.　淋巴母细胞
	J.　弥漫性，小无裂细胞

表 26-2-2　2001 年 WHO 分类第 3 版主要亚型的侵袭性

分类	B 细胞性	T 和 NK 细胞瘤
低度	B-CLL/小淋巴细胞淋巴瘤	蕈样霉菌病/SS
恶性	淋巴浆细胞性淋巴瘤	T 细胞白血病（慢性、冒烟性）
	滤泡性淋巴瘤（Ⅰ、Ⅱ级）	T 细胞颗粒淋巴细胞白血病
	MALT 型结外边缘区淋巴瘤	皮下脂膜炎样 T 细胞淋巴瘤
	毛细胞白血病	
	浆细胞瘤/骨髓瘤	
侵袭性淋巴瘤	B 细胞性前淋巴细胞白血病	外周 T 细胞淋巴瘤-非特异性
	滤泡性淋巴瘤（Ⅲ级）	血管免疫母细胞性 T 细胞性淋巴瘤
	套细胞淋巴瘤	肠道 T 细胞淋巴瘤
	弥漫性大 B 细胞淋巴瘤	鼻型结外 NK/T 细胞淋巴瘤
	浆细胞瘤/骨髓瘤	间变性大细胞淋巴瘤
		肠病型 T 细胞淋巴瘤
		成人 T 细胞白血病（急性、淋巴瘤性）
高度侵袭性淋巴瘤	前体 B 淋巴母细胞性淋巴瘤/白血病	前体 T 淋巴母细胞性淋巴瘤/白血病
	伯基特淋巴瘤	

修改，将其分为四期，并根据有无全身症状将每一期分为 A、B 两组，已作为描述解剖学疾病范围的最好方法，至今仍被应用于临床。

（1）Ann Arbor 临床分期

Ⅰ期：侵及一个淋巴结区（Ⅰ），或侵及一个单一的结外器官或部位（ⅠE）。

Ⅱ期：在横膈的一侧，侵及两个或更多的淋巴结区（Ⅱ）或外加局限侵犯 1 个结外器官或部位（ⅡE）。

Ⅲ期：受侵犯的淋巴结区在横膈的两侧（Ⅲ）或外加局限侵犯 1 个结外器官或部位（ⅢE）或脾（Ⅲs）或二者（ⅢEs）。

Ⅳ期：弥漫性或播散性侵犯 1 个或多个结外器官，同时伴有或不伴有淋巴结侵犯。

按照有无全身症状统一分为：A，无症状；B，无原因的发热＞38℃，连续 3 天以上者；盗汗；6 个月内无原因的体重下降 10% 者。

AJCC 分期分别按照 HL 及 NHL 的特点具体定义了各部位受侵的诊断依据和标准，具有临床指导意义。

（2）AJCC 分期第 6 版（2002）

Ⅰ期：单一淋巴结区受累（Ⅰ）；单一结外器官或部位的局限受侵且无任何淋巴结受侵（ⅠE）（在霍奇金淋巴瘤中少见）。

Ⅱ期：同侧的 2 个或多个淋巴结区受侵（Ⅱ）；同侧的单一结外器官或部位的局限受侵伴有局域淋巴结受侵，可伴有或不伴有其他淋巴结区受侵（ⅡE）。受侵的区域数目可以用脚注标出，如Ⅱ3。

Ⅲ期：横膈两侧的淋巴结区受侵（Ⅲ）；可伴有受侵淋巴结邻近的结外侵犯（ⅢE），或伴有脾受侵（Ⅲs），或两者均受侵（ⅢEs）。

Ⅳ期：弥漫性或播散性的 1 个或多个结外淋巴器官受侵，可伴有或不伴有相关淋巴结受侵；孤立的结外淋巴器官受侵而无临近区域淋巴结受侵，但是伴有远

处部位的侵犯；肝或骨髓的任何受侵，或肺的结节样受侵。

A 和 B 分类：每一期别还应根据有无特定的全身症状而分为 A 或 B。这些症状是：①发热，无法解释的发热，体温超过 38℃；②盗汗，需要更换床单或被褥的大汗；③体重减轻，诊断前 6 个月内无法解释的体重减轻超过平时体重的 10%。注意：单纯瘙痒不能视为 B 症状，同样不能耐受饮酒、疲乏或可疑感染有关的短暂发热也不能视为 B 症状。

2. 恶性淋巴瘤的预后指数

预后指数是在综合各种单个预后因素信息的基础上建立的，对确定使用全身治疗是否过量，使用标准治疗是否增加失败的概率及是否适合参加临床试验等有重要的意义。

（1）由 23 个肿瘤中心组成的国际协作组分析 5141 例晚期 HL 患者的预后因素，结果提示以下 7 项为晚期 HL 预后不良因素，每项 1 分，称为 HL 的国际预后指数（International Prpgnostic Score，IPS）：血清蛋白 ＜40g/L；血红蛋白 ＜105g/L；性别：男性；年龄≥45 岁；Ann arbor 分期：Ⅳ期；白细胞≥15×10⁹/L；淋巴细胞计数 ＜0.6×10⁹/L 和（或）淋巴细胞 ＜0.08。

（2）国际 NHL 预后因素研究组用多因素回归方法分析了 2031 例侵袭性 NHL 的预后，建立了一个适用于侵袭性 NHL 预后的预测模型，每项 1 分，称为 NHL 的国际预后指数 IPI（表 26-2-3）。

表 26-2-3　NHL 的国际预后指数 IPI

危险因素	风险分层
年龄＞60 岁	低危：0 或 1
体能状态评分：2~4	低-中危：2
LDH＞正常值	中-高危：3
结外受累部位＞1 个	高危：4 或 5
疾病分期：Ⅲ或Ⅳ分期	

三、临床表现

淋巴瘤是好发于淋巴系统的一大类肿瘤，多数首发于淋巴结，但由于淋巴系统遍布全身，因此，淋巴瘤在全身各个部位均可发病。

（一）局部表现

1.淋巴结肿大是淋巴瘤最常见、最典型的临床表现。HL大多首先侵犯浅表淋巴结，以颈部、锁骨上窝、腋下淋巴结多见，而髂血管周围、腹股沟、股三角区、滑车淋巴结均少见，也可侵及纵隔、腹膜后、肠系膜等部位的深部淋巴结。HL的淋巴结受累多为连续性，依次侵及邻近部位淋巴结，例如先为颈部淋巴结肿大，依次为腋下、纵隔淋巴结受侵。NHL首先表现为浅表淋巴结受侵者也超过一半，受侵的淋巴结部位为跳跃性的，无一定的规律，结外淋巴组织或器官受侵者也较多见。

淋巴结肿大的特点为无痛性、表面光滑、活动，扪之质韧、饱满、均匀，早期活动，孤立或散在于颈部、腋下、腹股沟等处，晚期则互相融合，与皮肤粘连，不活动，或形成溃疡。淋巴结的肿大多为渐进性，例如HL和惰性淋巴瘤，部分患者在确诊之前数月甚至数年即可出现浅表淋巴结反复肿大，少数患者经抗感染治疗后肿大的淋巴结可以消退，但不久再次肿大。也有一些高度侵袭的类型，可表现为淋巴结迅速增大，造成相应的局部压迫症状，偶尔也有因肿块内部坏死、出血导致的肿瘤迅速增大，可伴有疼痛、发热。

2.纵隔也是淋巴瘤的好发部位之一，资料显示发生于纵隔的恶性淋巴瘤中以NHL最多，HL较少，尤其是儿童。肿大淋巴结最常位于中纵隔和前纵隔，多为双侧纵隔受侵。多数患者在初期多无明显症状，随着肿瘤的逐渐增大，可以压迫附近的气管、食管、静脉等，造成咳嗽、呼吸困难、吞咽困难，如果病变进展迅速则可发生上腔静脉压迫综合征，表现为头颈部肿胀、呼吸困难、不能平卧、颈胸部浅表静脉怒张等，以NHL多见。胸膜受侵时表现为胸膜肿块或结节，可出现胸腔积液，为炎性或血性，其中可发现幼稚淋巴细胞和肿瘤细胞。X线片检查可见上纵隔增宽，或中纵隔和前纵隔的分叶状阴影。CT检查可以确定侵犯的范围，提供更多的信息。

3.腹部和盆腔的淋巴结也是淋巴瘤常见的侵犯部位，包括腹膜后、肠系膜、髂窝等部位淋巴结。胃肠道是NHL最常见的结外受侵部位，约占全部结外淋巴瘤的50%，胃淋巴瘤早期多无症状，此后可出现消化不良、饱胀不适、上腹部包块。小肠淋巴瘤可表现为腹痛，腹部包块，容易出现肠梗阻、肠穿孔、出血等急症。

临床上常见脾大和肝大，有脾侵犯者可能有肝侵犯，而单独肝侵犯者很少见，另外脾大不一定是肿瘤侵犯。肝侵犯的发生率为3%～24%，多继发于脾侵犯，在晚期病例中常见肝大、黄疸及其他部位受累，除临床具有相应症状外，通常伴有发热、贫血、体重减轻、食欲不振等表现。

4.HL90%以上侵犯淋巴结，仅9%可为结外侵犯。NHL结外侵犯常见，占20%～50%。淋巴瘤的结外侵犯可以是原发的，也可以是继发的，包括胃肠道、皮肤、鼻腔、骨髓、中枢神经系统、睾丸、肺、骨、肝、肾、甲状腺、乳腺、卵巢、子宫、眼附属器官（结膜、泪腺和眶内软组织）等部位。不同类型的淋巴瘤发生在结外的概率变化很大，一部分淋巴瘤（蕈样霉菌病和黏膜相关淋巴瘤）实际上总是发生在结外，一部分淋巴瘤（滤泡性淋巴瘤、B细胞小淋巴细胞淋巴瘤）除非骨髓受侵，很少发生在结外。

（二）全身表现

1.全身症状

淋巴瘤患者在发现淋巴结肿大前或同时可出现发热、瘙痒、盗汗及消瘦等全身症状。有的患者长期不规则发热，原因不明，经2年以上始发现表浅淋巴结肿大而确诊，也有少数患者隐匿性病灶，长期发热，先为周期性，以后变为持续性，多方面检查不能确定原因，最后剖腹探查证实为腹膜后淋巴瘤。皮肤瘙痒以HL多见，多出现在确诊前的数月或数年，首先为局部皮肤瘙痒，可逐渐发展为表皮脱落、色素沉着和其他皮肤继发改变。持续发热、多汗、体重下降等可能标志着疾病进展、机体免疫功能衰竭，预后不佳。

2.贫血

一些患者在就诊时即有贫血，甚至发生于淋巴结肿大前几个月，晚期患者更常出现贫血。贫血的原因可能为多因素所致，可能继发于骨髓受侵、溶血和脾功能亢进。进行性贫血和血沉加快是临床判断淋巴瘤发展与否的一个重要指标，均是预后不良的因素。

四、恶性淋巴瘤的治疗

恶性淋巴瘤的治疗多以化学治疗与放射治疗联合应用为主，随着医学的发展，在化疗与放疗的基础上又加入了生物免疫治疗，取得了很好的疗效。

（一）霍奇金淋巴瘤

化疗在HL的治疗中占重要地位，单纯化疗用于治疗Ⅲ，Ⅳ期等晚期HL患者。对有大肿块和早期病变伴有"B"症状者，给予化疗和放疗的综合治疗。霍奇金淋巴瘤（HL）的联合化疗方案见表26-2-4。

（二）非霍奇金淋巴瘤

化疗是NHL最重要的治疗手段，其治疗策略与病理分型密切相关。非霍奇金淋巴瘤（NHL）的联合化疗方案见表26-2-5。

五、恶性淋巴瘤的护理

（一）淋巴瘤常见症状护理

1.发热的护理

监测患者体温变化，找出发热规律，遵医嘱按时应用退热剂。病室定时开窗通风；发热时指导患者多饮水，保持口腔清洁；及时更换衣物，防止着凉。

2.皮肤瘙痒的护理

协助患者修剪指甲，避免抓伤；瘙痒时采用温水擦拭，切忌抓挠，以防感染；瘙痒严重者可遵医嘱使用炉甘石洗剂，减轻症状。

3.切检术后护理

行淋巴结切检的患者，观察伤口愈合情况并按时予以换药。患者出现疼痛时，遵医嘱应用镇痛剂，保持患者舒适。

（二）化疗期间的护理

1.化疗的评估

详见第六章肿瘤化学治疗的护理。

2.化疗不良反应的护理

淋巴瘤常用化疗药物不良反应（表26-2-6），化学治疗护理及症状护理详见第六章肿瘤化学治疗的护理。

3.分子靶向药物的护理

利妥昔单抗临床上用于治疗CD20受体阳性的B细胞淋巴瘤。其主要不良反应与输注有关，如发热、寒战、恶心、乏力、头痛等；其他副作用还有血液毒性、血压的改变、皮疹、眩晕、焦虑等。在滴注前30～60分钟遵医嘱给予解热镇痛药和抗过敏药。用药过程全程心电监护，首次起始速度为50mg/h，随后每半小时增加50mg/h，最大可达400mg/h，认真观察用药

表26-2-4　霍奇金淋巴瘤（HL）的联合化疗方案

方案	药物	剂量	用法	用药时间
ABVD	阿霉素（ADM）	25mg/m²	静脉注射	第1，15天
	博来霉素（BLM）	10mg/m²	静脉注射	第1，15天
	长春碱（VLB）	6mg/m²	静脉注射	第1，15天
	达卡巴嗪（DTIC）	375mg/m²	静脉注射	第1，15天
增加剂量的BEACOPP	博来霉素（BLM）	10mg/m²	静脉注射	第8天
	依托泊苷（VP-16）	200mg/（m²·d）	静脉注射	第1～3天
	阿霉素（ADM）	35mg/m²	静脉注射	第1天
	环磷酰胺（CTX）	1200mg/m²	静脉注射	第1天
	长春新碱（VCR）	1.4mg/m²(总量≤2mg)	静脉注射	第8天
	丙卡巴肼（PCB）	100mg/（m²·d）	口服	第1～7天
	泼尼松（PDN）	40mg/（m²·d）	口服	第1～14天
	第8天起应用G-CSF至WBC恢复正常			

表26-2-5　非霍奇金淋巴瘤（NHL）的联合化疗方案

方案	药物	剂量	用法	用药时间
CHOP±R	美罗华（rituximab）	375mg/m²	静脉注射	第1天
	长春新碱（VCR）	1.4mg/m²（单次剂量≤2mg）	静脉注射	第1天
	阿霉素（ADM）	50mg/m²	静脉注射	第1天
	环磷酰胺（CTX）	750mg/m²	静脉注射	第1天
	泼尼松（PDN）	100mg	口服	第1～5天
CHOEP	长春新碱（VCR）	1.4mg/m²（单次剂量≤2mg）	静脉注射	第1天
	阿霉素（ADM）	50mg/m²	静脉注射	第1天
	环磷酰胺（CTX）	750mg/m²	静脉注射	第1天
	依托泊苷（VP-16）	100mg/m²	静脉注射	第1～3天
	泼尼松（PDN）	100mg	口服	第1～5天
CVP	环磷酰胺（CTX）	750mg/m²	静脉注射	第1天
	长春新碱（VCR）	1.4mg/m²（单次剂量≤2mg）	静脉注射	第1天
	泼尼松（PDN）	40mg/m²	口服	第5天
FC	氟达拉滨（FLU）	25mg/m²	静脉注射	第1～3天
	环磷酰胺（CTX）	300mg/m²	静脉注射	第1～3天

表26-2-6 淋巴瘤常用化疗药物的不良反应

药物	近期不良反应	远期不良反应
ADM	恶心、呕吐	骨髓抑制，脱发，口腔黏膜炎，心肌毒性，最大累积量550mg/m²
BLM	恶心、呕吐、发热过敏或变态反应	皮肤色素沉着，皮肤硬化，脱发，最大累积量220mg/m²时出现肺纤维化
VLB	轻度恶心	外周神经毒性，骨髓抑制，脱发
DTIC	恶心、呕吐	骨髓抑制
VP-16	恶心、呕吐、低血压	骨髓抑制，脱发
CTX	恶心、呕吐	骨髓抑制，出血性膀胱炎，脱发
VCR	轻度恶心	脱发，外周神经毒性
PCB	恶心、呕吐、皮疹	骨髓毒性
PDN	兴奋、烦躁、水钠潴留	骨质疏松，肾上腺皮质功能减退
FLU	恶心、呕吐	骨髓抑制，神经毒性

反应，配制药液时应缓慢注入溶酶，不可震荡，避免引起泡沫，影响药效。

（三）常见特殊部位淋巴瘤的护理

1.皮肤淋巴瘤

多表现为皮肤瘙痒、皮疹，皮疹可遍布全身；皮损可表现为红斑、丘疹、风团、苔藓样改变，表面可伴有鳞形脱屑。在护理上要注意保持床单位清洁，减少对患者的不良刺激；保证患者皮肤清洁，预防大面积脱屑者皮肤感染；皮肤瘙痒者遵循症状护理。

2.咽部淋巴瘤

多以扁桃体区域肿物或颈部淋巴结肿大为首发症状，可有咽痛、咽部异物感、吞咽困难、涕血、鼻塞、头痛等表现，甚至出现呼吸困难。咽痛患者鼓励多饮水，口含咽部保护剂并协助漱口，疼痛严重者遵医嘱应用镇痛剂；吞咽困难患者鼓励流质饮食，观察进食情况，防止误吸；当患者出现呼吸困难时，协助半卧位，保持呼吸道通畅并立即给氧，观察患者呼吸及血氧饱和度。

3.原发胃肠道淋巴瘤

常表现为消化不良、腹疼、腹胀、腹部肿块及肠梗阻等症状。观察患者胃肠道症状，及时发现有无梗阻前兆。由于化疗后大量肿瘤细胞凋亡，肿瘤新生血管会造成出血，化疗后应严密观察患者有无消化道出血症状。

4.淋巴瘤纵隔受累

表现为颜面及颈部肿胀，可见明显的颈静脉怒张，患者出现呼吸困难，端坐卧位，甚至濒死感等。护理中加强巡视，注意患者情绪变化，保证安全，防止坠床；保持呼吸道通畅，给氧；选择下肢输液，控制输液量及速度，并减少经口入量，减轻心脏负担。

（四）心理护理

1.HL的患者好发于青少年，因此在日常护理中应关注患者焦虑情绪，多与患者沟通，了解心理变化，采用放松疗法，及时给予护理干预。

2.淋巴瘤患者治疗过程漫长，随着医学的发展，在治疗中除了应用细胞毒性药物外，又加入了靶向治疗，而靶向药物昂贵，从而给患者造成了很重的经济负担，在治疗过程中患者及其家属均会承受很大的心理压力。作为患者除躯体病痛外，还要承担心理负担，因此在治疗中，患者常常情绪低落，作为护理人员，应针对不同的患者采取个性化心理护理。最关键的是要面对现实，相信科学的医疗技术，对治疗充满信心，精神是生命的真正脊梁。临床实践和研究表明，心理治疗性干预在临床治疗中非常重要，在延长患者生命的同时，可提高患者的生存质量。

（冯莉霞 施琪）

第三节 白血病

一、概述

白血病是一类造血干细胞异常的克隆性恶性疾病。其白血病细胞失去进一步分化成熟的能力而停滞在细胞发育的不同阶段。在骨髓和其他造血组织中白血病细胞大量增生、积聚并浸润其他器官和组织，同时使正常造血受抑制，临床表现为不同程度的贫血、出血、感染及各器官浸润症状。

根据国外统计，白血病约占肿瘤总发病率的3%，是儿童和青年中最常见的一种恶性肿瘤。欧洲和北美发病率最高，其死亡率为（3.2～7.4）/10万人口。亚洲和南美洲发病率较低，死亡率为（2.8～4.5）/10万人口。中国缺乏确切的流行病学资料。

（一）发病原因

随着分子生物学技术的发展，白血病的病因学已从群体医学、细胞生物学进入分子生物学的研究。尽管许多因素被认为和白血病发生有关，但人类白血病的确切病因至今未明。目前在白血病的发病原因方面，仍然认为与放射因素、化学因素、生物因素及遗传因素等有关。

1.放射因素

包括X射线、γ射线及电离辐射等。白血病的发生取决于人体吸收辐射的剂量，全身或部分躯体受到中等或大剂量辐射后都可以诱发白血病。关于电离辐射对人的致白血病机制，已有资料证明电离辐射可引起染色体异常和DNA损伤，即使小于10 cGy也能发现染色体的损伤，甚至存在许多年。

2.化学因素

化学因素在白血病的发生中占相当重要的地位。如接触苯及其衍生物的人群白血病发生率高于一般人群。某些抗肿瘤的细胞毒性药物如氮芥、环磷酰胺、丙卡巴肼、依托泊苷等，都公认有致白血病的作用。亚硝胺类物质、保泰松及其衍生物、氯霉素等诱发白血病的报告也可见到，但还缺乏统计数据。近年来尚发现亚乙胺类的衍生物乙双吗啉，具有显著的染色体致畸作用，与白血病的发生关系密切。

3.生物因素

主要包括病毒感染及自身免疫功能异常。目前已经证实，成人T淋巴细胞白血病是由人类T淋巴细胞病毒Ⅰ型引起的。它是C型反转录病毒，是迄今为止第一个发现的致人白血病的反转录病毒，此病毒具有传染性，可通过哺乳、性生活及输血而传播。并认为此病毒可直接致病或在某些理化因素的诱发下发病。某些自身免疫性疾病，因其免疫功能异常而致白血病的危险度增加。

4.遗传因素

家族性白血病约占白血病的7/1000，当家庭中有一个成员发生白血病时，其近亲发生白血病的概率比一般人高4倍。有染色体畸变的人群白血病的发病率高于正常人。

5.其他血液病

某些血液病如骨髓增生异常综合征、淋巴瘤、多发性骨髓瘤等最终可能发展为白血病。

（二）疾病分类

根据白血病细胞的成熟程度和自然病程，白血病可分为急性和慢性两大类。急性白血病临床以感染、出血、贫血和髓外组织器官浸润为主要表现，病情进展迅速，自然病程仅有数周至数月。一般可根据白血病细胞种类不同分为急性髓系白血病（AML）和急性淋巴细胞白血病（ALL）两大类。AML也叫急性非淋巴细胞白血病（ANLL）。慢性白血病起病相对隐匿、进展慢、病史长。慢性白血病常见的有慢性粒细胞性白血病（CML）、慢性淋巴细胞性白血病（CLL）。此外还有更为少见的浆细胞白血病、嗜酸性粒细胞白血病、大颗粒淋巴细胞白血病等。

二、急性白血病

急性白血病是造血干细胞的恶性克隆性疾病，发病时骨髓中异常的原始细胞及幼稚细胞（白血病细胞）大量增殖并抑制正常造血，广泛浸润肝、脾、淋巴结等各种组织与器官。表现为贫血、出血、感染和浸润等征象。

（一）分类

1.AML的分型

（1）法美英协作组（FAB）分型

M_0：急性髓系白血病微分化型

M_1：急性粒细胞白血病未分化型

M_2：急性粒细胞白血病部分分化型

M_3：急性早幼粒细胞性白血病（APL）

M_4：急性粒单细胞性白血病

M_5：急性单核细胞性白血病

M_6：红白血病

M_7：急性巨核细胞性白血病

（2）WHO（2008版）分类（表26-3-1）

2.ALL分型

（1）ALL根据免疫表型不同可分为B-细胞和T-细胞两大类。2000年WHO将ALL分为三种亚型：①前体B细胞ALL（细胞遗传学亚型）；②前体T细胞ALL（T-ALL）；③Burkitt细胞白血病。

（2）FAB分型中的ALL形态学亚型分型方法，因可重复性较差，现已基本放弃，不再把急性淋巴细胞白血病分为L_1、L_2、L_3。

（二）临床表现

起病急缓不一，急者多为高热或严重出血，缓者常为面色苍白、疲乏或轻度出血。

1.贫血

常为首发症状，呈进行性加重，半数患者就诊时已为重度贫血。贫血时可出现眼睑及面色苍白、头

表26-3-1 AML WHO（2008版）分类

急性髓细胞白血病（AML）

　　AML伴有非随机性染色体易位

　　AML伴t（8，21）（q22，q22），AML1（CBF-α）/ETO

　　急性早幼粒细胞白血病（AML）伴t（15，17）（q22，q11-12）和变异型，PML/RAR-α

　　AML伴骨髓异常嗜酸粒细胞增多（inv（16）（p13，q22）或t（16，16）（p13，q22），CBF/MYH11X）

　　AML伴11q23(MLL)异常

AML 伴多系骨髓增生异常

　　伴骨髓增生异常综合征病史

　　不伴骨髓增生异常综合征病史

　　治疗相关性AML和骨髓增生异常综合征（Myelodysplastic Syndrome，MDS）

　　烷化剂相关性

　　表鬼白毒素相关性（一些可能是淋巴细胞白血病）

　　其他类型

AML 不伴特殊归类标志

　　微分化型AML

　　未成熟型AML

　　成熟型AML

急性粒单核细胞白血病

急性单核细胞白血病

　　急性红白血病

　　急性巨核细胞白血病

　　急性嗜碱粒细胞白血病

　　急性全骨髓细胞白血病伴骨髓纤维化

急性双表型白血病

晕、乏力、耳鸣、心悸、胸闷、水肿等症状。发生贫血的主要原因是骨髓中红细胞系统的增殖被白血病细胞增殖所替代，或受到白血病细胞分泌的抑制因子所抑制，使骨髓中的红细胞生成减少。

2.发热

持续发热是急性白血病最常见的症状和就诊的主要原因之一，50%以上的患者以发热起病，且热型不一、热度不等。

（1）感染性发热　感染是导致急性白血病患者死亡最常见的原因之一。主要表现为持续低热或高热甚至超高热，可伴畏寒或寒战及出汗等。感染主要与下列因素有关：①正常粒细胞缺乏或功能缺陷；②化疗药物及激素的应用，促使机体的免疫功能进一步下降；③白血病细胞的浸润及化疗药物的应用，易造成消化道与呼吸道黏膜屏障受损；④各种穿刺或插管留置时间长。感染可以发生于机体的任何部位，但以口腔黏膜、牙龈、咽峡最常见，其次是呼吸道及肛周皮肤等。局部表现为炎症、溃疡、坏死或脓肿形成，严重者可致败血症或脓毒血症。最常见的致病菌为革兰阴性杆菌，如肺炎克雷白杆菌、铜绿假单胞菌、大肠杆菌和产气杆菌等；近年来革兰阳性球菌感染的发生

率有所上升，包括金黄色葡萄球菌、表皮葡萄球菌和粪链球菌等；随着长期化疗、激素和广谱抗生素的应用，可出现真菌感染。部分患者还会发生病毒（如带状疱疹）及原虫（如肺孢子）等的感染。

（2）肿瘤性发热　白血病细胞的高代谢状态及其内源性致热原类物质的产生等有关。主要表现为持续低至中度发热，可有高热。常规抗生素治疗无效，但化疗药物可使患者体温下降。

3.出血

急性白血病的整个病程中，几乎所有的患者都会出现不同程度的出血。明显的出血倾向也是导致患者就医的主要原因之一。出血原因主要有血小板质和量异常、凝血因子减少，以及白血病细胞浸润和感染细菌病毒对血管壁的损害等。出血以皮肤、黏膜最多见。表现为皮肤出血点、淤斑、鼻出血、牙龈渗血和口腔舌面血泡等，且淤斑中央常有硬结。严重者可有各种内脏出血，如消化道、呼吸道和泌尿道出血，颅内出血常可致命。

4.白血病细胞的浸润表现

主要表现为淋巴结、肝脾大，胸骨压痛，亦可表现其他部位浸润，如出现胸腔积液、腹腔积液或心包积液，以及中枢神经系统浸润等。

（1）肝脾和淋巴结　急性白血病可有轻中度肝脾肿大，但并非普遍存在。主要与白血病细胞的浸润及新陈代谢增高有关。约50%患者在就诊时伴有淋巴结肿大（包括浅表淋巴结和纵隔、腹膜后等深部淋巴结），多见于ALL。

（2）骨骼和关节　骨骼、关节疼痛是白血病常见的症状，胸骨下段局部压痛对白血病诊断有一定价值。ALL患者由于骨膜受累，还可在眼眶、肋骨及其他扁平骨的骨面形成粒细胞肉瘤（绿色瘤），其中以眼眶部位最常见，可引起眼球突出、复视或失明。

（3）口腔或皮肤　可有牙龈增生、肿胀；皮肤出现蓝灰色斑丘疹（局部皮肤隆起、变硬、呈紫蓝色结节状）、皮下结节、多形红斑、结节性红斑等，多见于急性髓系白血病M_4和M_5。

（4）中枢神经系统白血病（CNSL）　近年来，化学治疗使白血病缓解率提高，生存期明显延长，但由于化学药物难以通过血脑屏障，隐藏在中枢神经系统的白血病细胞不能被有效杀灭，因而引起CNSL，成为白血病髓外复发的主要根源。CNSL可发生在疾病的各个时期，但常发生在缓解期，以ALL最常见，儿童患者尤甚，其次为急性髓系白血病M_4、M_5和M_2。轻者表现为头痛、头晕，重者可有呕吐、视盘水肿、视力模糊、颈项强直、抽搐、昏迷等。

（5）睾丸　睾丸出现无痛性肿大，多为一侧性，

另一侧虽无肿大，但在活检时往往也发现有白血病浸润；睾丸白血病多见于ALL缓解后的幼儿和青年，是仅次于CNSL髓外复发的根源。

（6）其他 白血病还可浸润其他组织器官，如肺、心、消化道、泌尿生殖系统等。

（三）实验室检查

1.外周血象

白细胞计数多数在（10～50）×10^9/L，少数<5×10^9/L或>100×10^9/L，白细胞过高或过低者预后较差。血涂片分类检查可见数量不等的原始和（或）幼稚细胞，但白细胞不增多型患者外周很难找到原始细胞。患者常有不同程度的正常细胞性贫血，可见红细胞大小不等，可找到幼红细胞。

2.骨髓检查

典型的骨髓象显示有核细胞增生明显或极度活跃，少数可呈增生活跃或减低，增生减低者骨髓可有纤维化或脂肪化。骨髓中相应系列的原始或幼稚细胞大量增生，比例明显增加。红细胞系统通常都减少，红白血病时各阶段有核红细胞可增多，且常伴有形态的异常。巨核细胞可显著减少，少数患者也可正常或增多。急性白血病患者骨髓中除各阶段细胞比例有变化外，细胞还应存在质的异常。

3.细胞化学

AML分型主要依据血细胞形态学的观察，但血细胞形态学分型有主观因素，例如不同观察者观看同一份骨髓涂片一致率为56.8%～77.6%，观察者在不同时间观察同一份骨髓片也可以得出不同的分型结果，前后符合率为64.8%～70.2%。多种细胞化学染色可使血细胞形态学分型的符合率提高，使之更符合急性白血病细胞的生物学特征。

4.免疫分型

流式细胞术能快速、多参数、客观的定性及定量测定细胞膜、细胞浆及细胞核的抗原表达，从而对骨髓中的细胞进行定性分析。

5.细胞遗传学

近几年来，由于染色体分带技术的提高，尤其是高分辨技术的发展，对染色体异常（核型异常、数目异常）与某些急性白血病类型之间的关系已越来越密切，而且明确了某些亚型的标志性染色体异常。有些急性白血病患者细胞染色体核型或数目可正常，有些患者可以正常核型及异常核型同时存在，有的患者可仅为异常核型。

6.基因检测

急性白血病的基因研究发展很快，现已发现部分急性白血病亚型与某些基因异常密切相关。例如B-ALL的c-myc癌基因与IgH、Igκ或Igλ基因、BCR/ABL融合基因，T-ALL的TCR基因、AML-M2的AML1/ETO又称MTG8融合基因、AML-M3的PML/RARα融合基因、AML-M4EO的CBFB/MYH11等。基因检测不但为某些分型困难或急性混合型白血病提供诊断依据，且可用于残留白血病细胞的检测。

（四）诊断标准

1.AML诊断标准

见图26-3-1。

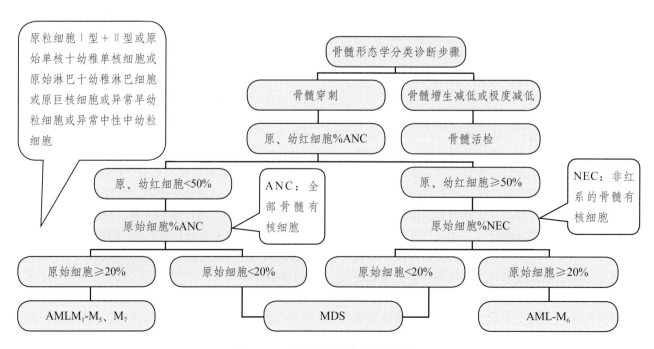

图26-3-1 骨髓形态学分类诊断步骤

2.ALL诊断标准

ALL的诊断标准是原始+幼稚淋巴细胞占骨髓有核细胞的比例≥25%。

（五）治疗原则

AML治疗近40年来已取得了长足进展，完全缓解（CR）率已达50%～80%，30%～40%的患者可望获得"治愈"。其中60岁以下者CR率可达70%～80%，3年总生存率（OS）约为50%。APL的CR率已达90%以上，5年OS率约80%。疗效提高得益于治疗方案的改进、支持治疗加强和干细胞移植技术的进展与广泛应用。尽管如此，仍有10%～20%的初治患者不能取得缓解，另有相同比例患者在诱导期间死于各种并发症。达到CR的患者中50%～70%终将复发，再缓解率仅为25%～40%，中位生存期不足6个月。老年AML CR率不足50%～60%，3年OS率低于10%。难治、复发和老年AML成为临床治疗难点。

成人ALL治疗上借鉴了儿童ALL的成功经验，几十年来疗效已有了明显提高，CR率已达70%～90%，有30%～40%的患者有望治愈，其中成熟B-ALL治愈率可达80%以上，Ph染色体/BCR-ABL融合基因阳性ALL的长期无病生存率也达到40%～50%。成人ALL的不良预后因素多，对皮质激素和门冬酰胺酶等主要抗白血病药物耐受性差，接受大剂量MTX等强烈化疗时并发症多，与儿童患者相比总体疗效仍然很差。

1.支持治疗

急性白血病的诊断一旦可以确立，接下来的24～48小时通常为患者接受诱导化疗做准备，往往患者的一般情况越好对诱导化疗的耐受性越强，在此期间需要对患者给予以下处理措施。

（1）紧急处理高白细胞血症 当循环血液中白细胞数 > 200×10^9/L，患者可产生白细胞淤滞，表现为呼吸困难、低氧血症、呼吸窘迫、反应迟钝、言语不清、颅内出血等。因此当血中白细胞 > 100×10^9/L时，即应紧急使用血细胞分离机，单采清除过高的白细胞（M$_3$型不首选），同时给予化疗和水化。可按白血病分类诊断实施相应化疗方案，也可先用化疗前短期预处理：ALL用地塞米松10mg/m^2，静脉注射；AML用羟基脲1.5～2.5g/6h（总量6～10g/d），约36小时，然后进行联合化疗。需预防白血病细胞溶解诱发的高尿酸血症、酸中毒、电解质紊乱、凝血功能异常等并发症。

（2）防止感染 防止感染是保证急性白血病患者争取有效化疗或进行骨髓移植、降低死亡率的关键措施之一。患者如出现发热，应及时查明感染部位，查找病原菌，及时使用有效抗生素。

（3）改善贫血 严重贫血者给予吸氧，输注浓缩红细胞，维持Hb > 80g/L。但白细胞淤滞症时不宜立即输注红细胞，以免进一步增加血液黏稠度。

（4）防止出血 血小板低下者可输注血小板悬液，保持血小板 > 20×10^9/L。

（5）预防尿酸性肾病 由于白血病细胞大量破坏，使血清及尿液中的尿酸水平明显升高，尿酸结晶的析出可聚集于肾小管，导致患者出现尿少甚至急性肾衰。应给予患者静脉补液，以保证足够尿量；碱化尿液及口服别嘌醇，以促进尿酸排泄和抑制尿酸结晶在肾内的生成与沉积。

（6）纠正水、电解质及酸碱平衡失调 化疗前及化疗期间均应监测水、电解质和酸碱平衡，及时发现异常并加以纠正，以保证机体内环境的相对稳定和药物疗效的正常发挥。

2.化学治疗

由于肿瘤治疗新药的不断发现，人们借助细胞生物学和药物效应、代谢动力学等学科的发展，逐步探索出一套以联合用药、大剂量、早期强化为主要策略的化疗方法，为大量杀灭恶性细胞提供了有效手段。白血病患者骨髓中存在着正常的多克隆造血和白血病单克隆造血两类竞争性细胞群。为恢复持久、正常的多克隆造血，运用化疗杀灭大量的白血病恶性克隆细胞，造成严重的骨髓抑制是目前必需的、最有效的治疗方法。主要包括诱导缓解治疗和缓解后治疗。

（1）诱导缓解治疗 目的是消灭以常规检查方法（骨髓涂片分类或活检）可以发现的白血病细胞，使之达到缓解。ALL诱导缓解化疗方案最常见的是由长春新碱和泼尼松为基本成分组成；这两种药联合组成的缓解方案可使约一半ALL病例获得完全缓解。AML诱导缓解方案常采用含阿糖胞苷和蒽环类的标准方案。

（2）缓解后治疗 包括巩固、强化、维持治疗和髓外白血病防治以及造血干细胞移植等。目的是清除残余的、常规检查方法不可发现的白血病细胞，以减少复发，延长生存。缓解后治疗第一阶段为巩固治疗，通常是按相同的药物组成和剂量强度重复使用原诱导方案，共治疗1～2个疗程。第二阶段为强化治疗，不仅用药剂量比诱导化疗更大，而且经常要在原诱导方案基础上再增添或换用一些不同的其他药物，治疗一至数疗程。最后阶段的维持治疗是指剂量较小、疗程较短，以不引起明显骨髓抑制为限的低弱化疗。

3.异基因造血干细胞移植

（1）对于AML患者细胞遗传学或分子遗传学预后良好组单纯化疗预后较好，CR1不考虑异基因造血干细胞移植；细胞遗传学或分子遗传学异常预后中等组可以采用含HD-Arc-C的巩固性化疗，也可采用异基因造血干细胞移植；细胞遗传学或分子遗传学异常预后不良组争取在CR1后采用异基因造血干细胞移植。

（2）造血干细胞移植是成人ALL极为重要的强化治疗手段，是高危患者治愈的主要方法，也是难治、复发患者挽救性治疗的重要选择。异体移植的疗效主要取决于患者年龄和白血病缓解状态。CR1期移植的疗效最佳，而2次或以上缓解（≥CR2）的患者和难治、复发患者的移植疗效明显减低。一般认为，≥CR2的成人ALL仍应推荐异体移植，如无合适的同胞或非亲缘供者，可考虑试验性非清髓移植、脐血干细胞移植或半倍体移植。

4.中枢神经系统白血病的防治

由于化疗药物难于通过血-脑屏障，隐藏在中枢神经系统内的白血病细胞常是白血病复发的根源，尤其是ALL患者。因此对中枢神经系统白血病的患者需进行药物鞘内注射治疗或脑-脊髓放疗。常用的化疗药物为甲氨蝶呤、阿糖胞苷等，同时应用一定量激素以减轻药物刺激引起的蛛网膜炎。ALL患者，若诊断时脑脊液正常，也需预防性鞘内药物注射。

5.细胞因子治疗

具有促进造血细胞增殖的作用。粒细胞集落刺激因子（G-CSF）和粒细胞-巨噬细胞集落刺激因子（GM-CSF）与化疗同时应用或于化疗后应用，可以减轻化疗所致粒细胞缺乏，缩短粒细胞恢复时间，提高患者对化疗的耐受性。

（六）预后

急性白血病未经特殊治疗者平均生存期仅3个月左右，短者甚至在诊断数天内死亡。随着治疗的进展，急性白血病的缓解率和生存率大大提高。ALL年龄在1~9岁且白细胞<50×10^9/L的患者预后最好，完全缓解后经过巩固与维持治疗，50%~70%的患者能够长期存活至治愈。女性ALL的预后好于男性。年龄较大与白细胞计数较高的急性白血病患者，预后不良。AML亚型M_3若能避免早期死亡则预后良好，多可治愈。

三、慢性粒细胞白血病（CML）

CML是一种相对少见的恶性肿瘤，大约占所有癌症的0.3%，占成人白血病的20%；一般人群中，大约每10万有1~2个人患有该病。CML可以发生于任何年龄的人群，但以50岁以上的人群最常见，平均发病年龄为65岁，男性比女性更常见。CML的病因仍未明确，但认为费城染色体与该病密切相关，有90%~95%的患者出现费城染色体。

（一）临床特点

因为CML进展比较缓慢，所以很多患者没有症状，尤其在早期的患者，随着疾病的进展，白血病破坏骨髓正常造血功能，浸润器官，引起了明显但非特异的症状。

1.贫血

表现为乏力、头晕、面色苍白或活动后气促等。

2.反复感染

主要由于缺少正常的白细胞，尤其是中性粒细胞引起。

3.出血倾向

表现为容易出血、出血不止、牙龈出血、大便出血及月经不规则出血等，由于血小板减少引起。

4.其他

脾大、不明原因的消瘦及盗汗等。

（二）疾病诊断与临床分期

根据骨髓中白血病细胞的数量和症状的严重程度，分为三个期：慢性期、加速期和急变期。其中大约有90%的患者诊断时为慢性期，每年有3%~4%的慢性期患者进展为急变期。

1.慢性期的诊断标准

（1）外周血或骨髓中原始粒细胞<10%。

（2）未达到诊断加速期或急变期的标准。

2.加速期的诊断标准：符合下列任何一项

（1）外周血及骨髓原始细胞10%~19%。

（2）外周血碱性粒细胞≥20%。

（3）与治疗无关的持续血小板减少。

（4）克隆演变。

（5）进行性脾脏增大或白细胞计数增高。

3.急变期的诊断标准：符合下列任何一项

（1）外周血及骨髓原始细胞≥20%。

（2）骨髓活检原始细胞聚集。

（3）骨髓外原始细胞侵犯。

（三）治疗原则

CML治疗依赖于疾病的分期、年龄和健康状况等。

1.慢性期

慢性髓性白血病（CML）慢性期患者的诊断及初始治疗（图26-3-2）。

2.加速期

参照患者既往治疗史、基础疾病以及BCR-ABL激酶突变情况选择合适的酪氨酸激酶抑制剂（TKI），病情至慢性期者可继续TKI治疗，如果患者有合适的造血干细胞移植供者来源，可考虑行异基因造血干细胞移植。

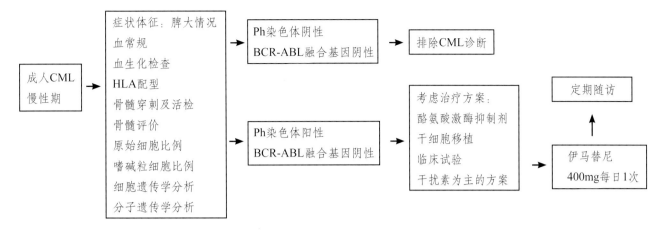

图26-3-2　慢性髓性白血病（CML）慢性期患者的诊断及初始治疗示意图

3.急变期

参照患者既往治疗史、基础疾病以及BCR-ABL激酶突变情况选择，TKI单药或联合化疗提高诱导缓解率，缓解后尽快行异基因造血干细胞移植。

（四）预后

CML经过化疗后中位生存期为3~4年，5年生存率25%~35%，个别可存活10~20年。病程后期约70%患者发生急变，此时疗效差，多数患者于几周或几个月内死亡。

四、慢性淋巴细胞白血病（CLL）

CLL是一种进展缓慢、惰性的肿瘤，患者通常保持无症状达数月至数年。

（一）临床特点

因为CLL进展比较缓慢，所以很多患者没有症状，尤其是早期的患者。随着疾病的进展，白血病破坏骨髓正常造血功能，浸润器官，引起了明显但非特异的症状。最常见症状是进行性淋巴结肿大，晚期患者可能出现贫血、血小板减少、消瘦及盗汗等。

（二）诊断标准及临床分期

1.诊断标准

对于CLL的认识已经有100余年的历史，但直到1988年和1989年才分别由美国国家癌症研究所CLL工作组（NCI-WG）和国际CLL工作组（IW-CLL）制定了统一的诊断标准，并于1996年由NCI-WG进行了修订。此外，2004年英国CLL协作组代表英国血液学标准委员会（BCSH）提出了免疫表型积分系统的CLL诊断标准。2008年IW-CLL联合1996年NCI-WG修订版的部分专家，发表了新的CLL诊断标准。

（1）外周血淋巴细胞绝对值增加 $> 5 \times 10^9/L$，经反复检查，至少持续4周以上（NCI），或 $> 10 \times 10^9/L$，持续存在（IWCLL，WHO）。

（2）以成熟的小淋巴细胞为主，形态分型　典型CLL：不典型淋巴细胞≤10%。CLL/PL：外周血幼淋细胞占11%~54%。不典型CLL：外周血中有不同比例不典型淋巴细胞，但幼淋细胞<10%。

（3）B-CLL免疫分型　SMIg（+/−），呈κ或λ单克隆轻链型；CD5（+）、CD19（+）、CD20（+）、CD23（+）、FCM7（+/−）、CD22（+/−）。

（4）骨髓　至少进行一次骨髓穿刺和活检，图片显示增生活跃或明显活跃，淋巴细胞>30%；活检呈弥漫或非弥漫浸润。

2.临床分期

国际上多采用Binet分期。

A期：Hb>100g/L；血小板 $> 100 \times 10^9/L$；头颈部、腋窝、腹股沟淋巴结（单侧或双侧）、肝、脾共5个区域累及。

B期：Hb>100g/L；血小板 $> 100 \times 10^9/L$；淋巴结和肝脾累及区域≥3个。

C期：出现贫血（Hb<100g/L）或（和）血小板减少（血小板 $< 100 \times 10^9/L$）。

（三）治疗原则

并非所有的CLL都需要治疗，对于病例早期、病情稳定或无症状病例的治疗并不能延长生存期，反而可能会缩短。有鉴于此，对于这部分患者仍采取观察措施。NCCN指南指出，应用荧光原位杂交（FISH）检测对del（11q）、del（13q）、12号染色体三体和del（17p）进行检测，能够提供疾病的预后信息和指导治疗。如果考虑进行治疗时，则必须进行FISH检测。患者具有开始治疗的指征后可根据无或伴有del（17p）和

del（11q）决定治疗的选择。

1.治疗指征

（1）进行性骨髓衰竭的证据 表现为血红蛋白和（或）血小板进行性减少。

（2）巨脾（如左肋缘下 > 6cm）或进行性或有症状的脾大。

（3）巨块型淋巴结肿大（如最长直径 > 10cm）或进行性或有症状的淋巴结肿大。

（4）进行性淋巴细胞增多，如2个月内增多50%，或淋巴细胞倍增时间（LDT）< 6个月。当初始淋巴细胞 < 30×10^9/L时，不能单凭LDT作为治疗指征。

（5）淋巴细胞数 > 200×10^9/L，或存在白细胞淤滞症状。

（6）自身免疫性溶血性贫血（AIHA）和（或）血小板减少（ITP）对皮质类固醇或其他标准治疗反应不佳。

（7）至少存在下列一种疾病相关症状：①以前6个月内无明显原因的体重下降≥10%；②严重疲乏，如ECOG体能状态（PS）≥2，不能进行常规活动；③无感染证据，体温 > 38℃，持续2周以上；④无感染证据，夜间盗汗1个月以上。

2.对于无del（17p）的CLL患者的治疗

按年龄及身体状况进行个体化治疗，选择如下。

（1）较年轻、无并发症的患者，建议应用氟达拉滨、环磷酰胺组成的FC方案。如经济条件许可，首选加用利妥昔单抗组成的FCR方案。另外，COP ± R、CHOP ± R方案也可在部分患者应用，但有效率不及FC为基础的方案高。

（2）年龄较大或有严重并发症不能耐受的患者，单药应用氟达拉滨、苯达莫司丁、苯丁酸氮芥、环磷酰胺或利妥昔单抗均可。

（3）合并自身免疫性溶血性贫血（AIHA）的患者，首先应用糖皮质激素控制溶血，如反应不佳则开始针对CLL的治疗。避免单独应用氟达拉滨，但可以在严密观察下应用FC或FCR方案。

3.伴del（17p）的CLL患者的治疗

（1）如患者年轻且有供体者，考虑异基因造血干细胞移植，也可采用减低预处理剂量的移植以减轻不良反应，扩大应用范围。

（2）FCR方案治疗，剂量、用法同前。

（3）阿仑单抗（CD52抗体）：单独应用或与FCR联合组成四药联合方案。

（4）大剂量甲泼尼龙。

（四）预后

本病病程长短不一，长者存活10余年，平均3 ~ 4年。主要死亡原因为骨髓功能衰竭引起的严重感染、贫血和出血。

五、护理

（一）心理社会支持

一旦被确诊白血病，患者及家属对这突如其来的消息一般都会不知所措，悲痛欲绝，往往在心理上难以承受，产生紧张、恐惧、焦虑、悲哀情绪。情绪是机体内环境的一部分，长期情绪低沉、焦虑、抑郁等异常心态可造成内环境的失衡，并影响食欲下降、失眠、免疫功能降低，反过来加重病情，对康复极为不利。护士首先可以向患者说明长期情绪低落的不利因素，鼓励患者树立战胜疾病的信心，并根据患者的心理特征做好心理疏导工作，介绍目前治疗白血病的新进展及治疗后长期生存的病例，提高患者对化疗的依从性，调动患者与疾病斗争的积极性，配合治疗。

（二）一般护理

1.病情观察

询问患者进食情况及有无恶心、呕吐、疲乏无力等情况。注意有无进行性贫血、出血、发热、感染等症状，及时记录体温、脉搏、呼吸、血压、意识及出入量等，并经常了解有关检测项目，以结合临床判断病情严重程度，制订护理计划。对于有脾大、脾胀痛症状的患者，护士应每天测量患者脾脏的大小、质地并做好记录。注意脾区有无压痛，观察有无脾栓塞或脾破裂的表现。脾栓塞或脾破裂时，患者突感脾区疼痛、拒按、发热、多汗以致休克，脾可进行性肿大，脾区可闻及摩擦音，甚至出现血性腹水。

2.饮食护理

白血病患者体内细胞核蛋白代谢亢进，并且有感染、发热、大量出汗、营养消耗增加。因此体质下降，活动耐力降低，患者常食欲不振。因此在化疗期间指导家属为患者提供高蛋白、高维生素、高热量、适量纤维素、清淡、易消化的食物。避免进食高糖、高脂、产气过多和辛辣的食物并注意改善烹饪方法以适合患者口味及爱好。进食时为患者准备清洁、安静、舒适的环境，指导患者少量多餐，细嚼慢咽。食物烹调尽量适合个人口味，但应选择清淡、易消化的食物，避免过热、过酸等。发热或口腔溃疡疼痛影响吞咽时改为半流质或流质饮食。消化道出血严重者应禁食。

3.休息与活动

根据患者体力，活动与休息可以交替进行，体力差者应以休息为主。在化疗期、病情较重、严重贫血、感染或有明显出血倾向者应绝对卧床休息；对因病情不允许活动的患者，要协助患者洗漱、进食、大小便、翻身等，以减少患者体力消耗。病情轻、缓解期和慢性白血病患者可适当活动；脾大者嘱患者取左侧卧床，以减轻不适感，尽量避免弯腰和碰撞腹部，以免发生脾破裂。对实行保护性隔离的患者，加强生活照顾。

（三）常见症状的护理

1.贫血的护理

由于骨髓中血液肿瘤细胞极度增生与干扰，造成正常红细胞生成减少；此外，无效红细胞的生成、溶血、出血以及某些阻碍DNA代谢的抗血液肿瘤药物，如阿糖胞苷、甲氨蝶呤的应用也影响正常红细胞的生成，因此血液肿瘤患者常有贫血症状。

（1）密切观察患者的面色、睑结膜、口唇和甲床的苍白程度，注意有无中枢性缺氧、贫血性心脏病等症状，尤其需要严密观察患者有无活动无耐力、头晕等表现。

（2）轻、中度贫血或贫血发生速度缓慢的患者可下地活动，护士应根据患者贫血程度、体力情况制订活动计划；指导患者进食高热量、高蛋白质、高维生素类食物，如猪肝、豆类、新鲜蔬菜等，加强患者营养，改善全身状况。

（3）严重贫血（血红蛋白＜60g/L）应予以常规氧气吸入并采取输血治疗，以减轻贫血和缓解机体缺氧症状。指导患者保证充足休息及睡眠，减少活动。严重贫血或贫血发展速度快的患者需卧床休息并给予生活照顾，限制活动，改变体位时动作应缓慢，由他人协助，防止突然体位改变发生晕厥而摔伤。

（4）为预防跌倒发生，应对新入院患者进行跌倒评估，做好防跌倒高危人群的筛查；患者住院期间病情发生变化时应及时进行评估和记录；对易发生跌倒的高危患者床旁设警示标志，采取安全防范措施，班班交接，并对患者及陪护人员进行预防跌倒的安全教育。

2.出血的护理

白血病细胞在骨髓内大量增殖，使巨核细胞受到抑制，血小板生成减少，凝血功能降低，从而出现全身多部位、多脏器出血。当患者血小板下降至20×10^9/L以下时，极易出现严重的出血症状，因此应嘱患者绝对卧床休息，预防出血并做好观察与处理。

（1）观察重点　出血主要表现在皮肤黏膜，皮肤可有出血点、淤斑甚至血肿，黏膜出血在鼻腔表现为鼻出血，在口腔表现为牙龈出血，呼吸道表现为咯血，胃肠道表现为呕血和黑便，泌尿道表现为血尿，眼底出血可致失明，有颅内出血时患者可很快死亡。

因此护士应重点观察：①皮肤黏膜有无出血点或淤斑出现，注射或穿刺部位有无出血不止，记录出血点的大小、范围、部位和时间；②有无内脏出血的迹象，是否存在心悸、呕血、便血、血尿或酱油色尿等；③有无颅内出血的症状，如头痛、头晕、视物不清、意识障碍；④监测血小板、出凝血时间及有关凝血化验数值。

（2）预防措施　①为患者创造安静舒适的休息环境，保证床单位清洁、平整、干燥。嘱患者避免情绪激动，保持心情舒畅，注意劳逸结合。②给予高营养、高蛋白、易消化、少渣或无渣饮食，避免进食过硬、带刺、过热、刺激性食物，每日饮水2000mL以上，防止胃肠道黏膜损伤。③嘱患者生活要有规律，注意劳逸结合，避免情绪激动，保持心情舒畅；同时，保持排便通畅，切忌大便时用力过度和屏气，预防出血。④医务人员进行各项医疗、护理操作时，动作要轻柔，避免过多的注射操作，嘱患者避免皮肤摩擦及磕碰；当血小板＜50×10^9/L时，应减少活动；血小板＜20×10^9/L时，应绝对卧床休息。

（3）不同部位出血的护理措施

1）口腔、牙龈出血：注意口腔清洁，每日三餐前后使用漱口液漱口，忌用牙签剔牙，牙龈渗血时可用冰盐水漱口使血管收缩，或使用肾上腺素棉球或明胶海绵贴敷止血，及时清除口腔内陈旧出血，加强口腔护理。

2）鼻腔出血：使用复方薄荷油滴鼻剂，保持鼻腔黏膜湿润。不用手挖鼻腔，一旦出血，少量时可用肾上腺素棉球填塞鼻腔止血，并局部冷敷；如出血不止，可用碘伏棉条填塞止血，填塞后定时使用无菌液状石蜡润湿，48～72小时自然脱落。

3）皮肤出血：嘱患者活动时要小心，避免皮肤摩擦或肢体挤压，以免发生皮下出血及血肿。保持皮肤清洁，洗浴时不可用力，防止抓伤皮肤，尽量减少针刺操作，尽量缩短止血带的使用时间。拔针后要延时加压，按压5～10分钟，防止局部血肿形成。如有较大血肿形成，应抽出积血，局部轻轻加压包扎。

4）关节腔及深部组织出血：减少患者活动量，避免过度运动。一旦出血，立即停止活动，卧床休息，局部制动，抬高患肢，用冰袋冷敷，减少出血，使用绷带压迫止血，测量血肿大小。出血停止后可改为热敷，促进淤血消散、吸收。

5）消化道出血：大量呕血及便血时，患者会表现出烦躁不安、头晕、口渴、出冷汗、脉搏细弱、血压下降，应及时通知医生，每15～30分钟测量脉搏、呼吸、血压一次，观察、记录呕血和便血的量及性质。少量出血可进温凉饮食，大量出血时应禁食，遵医嘱建立静脉通路、使用止血药、输入血制品，并注意观察患者有无用药反应及输血反应的发生。

6）眼底出血：应减少活动，卧床休息，不要揉擦眼睛，以免加重出血。

7）颅内出血：若出现视力模糊、头晕、头痛、呕吐、意识不清时，警惕颅内出血。一旦出现，应使患者去枕平卧，头偏向一侧，及时消除口腔内分泌物，防止窒息，快速建立静脉通路，遵医嘱使用脱水剂，观察并记录生命体征、意识状态及瞳孔大小，给予头枕冰袋、高流量吸氧等。

3.发热的护理

（1）一般处理 对于有感染的肿瘤患者应及时、全面地询问病史和体检，采集标本（如血液、痰液、尿液、脑脊液等）并及时送检；迅速、早期按经验进行抗生素治疗，存在感染的患者应当机立断及时应用强力抗生素迅速控制感染。对于过敏性发热要积极进行抗过敏治疗。

（2）皮肤护理 高热患者由于新陈代谢率增快，消耗大而进食少、体质虚弱，应卧床休息、减少活动，必要时可给予氧气吸入。高热患者进行物理降温及药物降温时，在退热过程中往往大量出汗，应及时擦干汗液，应勤换内衣裤，加强皮肤护理，以预防感冒及压疮的发生。

（3）口腔护理 长期发热患者，唾液分泌减少，口腔内食物残渣易于发酵、促进细菌繁殖，同时由于机体抵抗力低下及维生素缺乏，易于引起口腔溃疡，应加强口腔护理，减少并发症的发生。

（4）严密观察出入量及休克表现 高热患者体温骤降时，常伴有大量出汗，以致造成体液大量丢失，要鼓励其多饮水，可饮用含电解质饮料。同时严密观察并记录出入量，以防虚脱。年老体弱及心血管病患者极易出现血压下降、脉搏细速、四肢冰冷等虚脱或休克表现，应密切观察，注意保暖。对于高热持续状态，护士应严密观察，及时测量血压，一旦发现血压下降、脉搏细数、意识不清等应警惕感染性休克的出现。一旦出现上述情况应立即配合医生及时处理，不恰当地使用退热剂可出现类似情况，应慎用。

（5）昏迷护理 高热患者出现谵妄时，应及时使用床档以免患者坠床；出现昏迷时，按昏迷患者护理常规进行护理。

（6）心理护理 肿瘤性发热患者因持续高热引起不适，往往会出现不安、烦躁、焦虑等情绪，护理人员应加强与患者的沟通，向患者介绍同类疾病治疗成功的病例，鼓励和安慰患者，使其树立康复的信心。

（7）饮食护理 发热期间应选用营养高、易消化的流质饮食，如豆浆、藕粉、果泥和菜汤等。体温下降病情好转，可改为半流质饮食，如面汤、粥，配以高蛋白、高热量菜肴，如豆制品、鱼类、蛋黄等以及各种新鲜蔬菜。恢复期改为普通饮食，食欲好可给予鱼、肉、蛋、奶和豆类等。

（四）化疗患者的护理

化学治疗是白血病最主要和常用的治疗手段，分为两个阶段。护士应向患者解释化学药物两阶段治疗的目的和方法，使患者了解治疗的策略和过程，以积极配合治疗。第一阶段为诱导缓解治疗，其目的是联合应用化疗药物迅速杀灭白血病细胞，恢复机体正常造血功能，使患者症状和体征消失，血常规和骨髓象基本正常，达到完全缓解（CR）；第二阶段为缓解后治疗，主要是通过进一步的巩固与强化治疗，彻底杀灭体内残存的白血病细胞，防止复发，延长缓解和无病生存期，争取治愈。

1.白血病常用化疗药物的不良反应及护理要点

根据白血病细胞动力学的原理，选择作用于细胞增殖不同阶段的药物，制订联合化疗方案，可提高疗效及延长抗药性的发生。护士应了解临床常用化疗药的药理作用及不良反应，做好相应的观察与护理。白血病常见化疗药物的不良反应及护理要点见表26-3-2。

2.保护静脉血管

化疗时合理使用静脉，一些化疗药物对组织刺激性大，多次注射常会引起静脉周围组织炎症，如注射的血管出现条索状红斑、触之温度较高、有硬结或压痛，炎症消退后，注射的血管因内膜增生而狭窄，严重的可有血管闭锁，发疱性化疗药物渗漏后可引起局部组织坏死。因此应首选中心静脉导管，如经外周穿刺的中心静脉导管、植入式静脉输液港等。如果应用外周浅表静脉，尽量选择粗直的静脉，以最大限度地保护静脉，减轻患者的痛苦。

3.预防感染

骨髓抑制是化疗最严重的不良反应，许多化疗药物均有骨髓抑制。多数化疗药物骨髓抑制作用最强的时间是化疗后第7~14天，恢复时间多为之后的5~10天，但存在个体差异。所以化疗期间应遵医嘱定期检查血常规（初期每周2次，出现骨髓抑制时可随时进行），当白细胞计数 $< 3 \times 10^9/L$ 需暂停化疗，并给予升白细胞药（如鲨肝醇、利血生等）；当出现粒细胞缺乏，即成熟白细胞计数 $< 1 \times 10^9/L$ 或成熟粒细胞绝对值 $< 0.5 \times 10^9/L$ 时，应对患者进行保护性隔离。

（1）对于粒细胞缺乏者（白细胞计数 $< 4 \times 10^9/L$），有条件的可住层流病床或层流病室（两者洁净度均可达到百级），无条件者将患者安置在单人病房。①普通病室环境必须保持清洁卫生，定期空气消毒，

表 26-3-2　白血病常用化疗药物不良反应及护理要点

种类	药名	缩写	主要不良反应	护理要点
抗代谢类	甲氨蝶呤	MTX	口腔及胃肠道黏膜溃疡，肝损害，骨髓抑制	按时亚叶酸钙解毒、加强口腔护理、水化碱化尿液
	6-巯基嘌呤	6-MP	骨髓抑制，胃肠反应，肝损害	监测血象、肝功能、有无黄染；与别嘌呤醇合用需减量
	氟达拉滨	FLU	神经毒性、骨髓抑制，自身免疫现象	监测血象
	阿糖胞苷	Ara-C	消化道反应，肝功能异常，骨髓抑制，巨幼变	严密观察血象、生命体征、出血倾向及肝功能
	安西他滨	Cy	骨髓抑制，唾液腺肿大	同上
	羟基脲	HU	消化道反应，骨髓抑制	孕妇禁用；监测肝肾功能
烷化剂	环磷酰胺	CTX	骨髓抑制，恶心呕吐，出血性膀胱炎，脱发	大量饮水，水化和利尿，注意血尿，大剂量应用需泌尿道保护剂
	苯丁酸氮芥	CLB	骨髓抑制，胃肠反应	连续用药300mg以上时，易有蓄积作用，注意血象
	白消安	BUS	骨髓抑制，皮肤色素沉着，精液缺乏，停经，肺纤维化	监测血象，预防感染；观察肺功能
生物碱类	长春新碱	VCR	神经毒性，组织坏死，脱发	观察有无四肢麻木、刺痛、肌无力、腹胀、便秘等神经毒性表现
	高三尖酯碱	HHT	骨髓抑制，消化道反应，低血压、心悸	缓慢滴注，用药时或用药后应卧床休息防止体位性低血压
	依托泊苷	VP-16	胃肠反应、脱发，骨髓抑制、心悸、头晕、低血压	缓慢滴注至少30分钟，以防引起低血压
抗生素类	柔红霉素	DNR	骨髓抑制，心脏损害，消化道反应	监测血象及心率，有心慌不适及时告知
	去甲氧柔红霉素	IDR	同上	同上
酶类	门冬酰胺酶	L-ASP	肝损害，过敏反应，高尿酸血症，高血糖，胰腺炎，氮质血症	用药前做皮试；低脂饮食、监测血糖尿酸、血浆蛋白等，一旦发现腹痛及时监测血尿淀粉酶变化
激素类	泼尼松	P	血糖增高、消化道溃疡、水电解质紊乱、库欣综合征、继发感染、出血、骨质疏松、情绪改变及失眠	注意患者血糖、电解质等的监测；有无心悸、气短、水肿；预防继发感染、出血
肿瘤细胞诱导分化剂	维A酸（全反式维甲酸）	ATRA	皮肤黏膜干燥，口角破裂，消化道反应，头晕，关节痛，肝损害，重者可引起维A酸综合征	控制剂量或同时服用谷维素、维生素B$_1$、B$_6$等药物可减轻不良反应；监测肝功能
酪氨酸激酶抑制剂	甲磺酸伊马替尼（格列卫）		骨髓抑制	定期查血常规，可并用造血生长因子，严重者减量或暂时停药

保持室内空气清新。限制探视人数及次数，预防交叉感染。患者及家属均需戴口罩以预防呼吸道感染，已知呼吸道感染者谢绝进入病室。②层流病床每次使用前，应用风机高速档自净30分钟，同时开启层流床内的紫外线灯照射60分钟，再做空气及物体表面细菌培养，合格后方可收治患者。使用中每日对保护罩进行清洁擦拭，每7天清洗初消过滤网。③层流病室的使用详见第十一章第三节造血干细胞移植的护理。

（2）鼓励患者进食高蛋白、高维生素、清淡易消化的食物，以提高机体抵抗力。

（3）护理人员必须严格执行消毒隔离制度和无菌技术操作，防止各种医源性感染。

（4）观察患者有无发热、感染伴随症状及体征。注意保暖，高热时给予物理或药物降温，避免用乙醇擦浴。鼓励多饮水，警惕感染性休克的发生。

（5）做好口腔护理　目的是降低口腔溃疡发生率，减少溃疡面感染的概率，促进溃疡愈合。对已发生口腔溃疡者，应加强口腔护理，每天2次。合理选择漱口液，一般情况下可选用生理盐水、复方硼砂含漱液等交替漱口；若疑为厌氧菌感染可选用1%～3%过氧化氢溶液；真菌感染可选用1%～4%的碳酸氢钠溶液、制霉菌素溶液或1∶2000的氯己定溶液。每次含漱时间为15～20分钟，每天至少3次，溃疡疼痛严重者可在漱口液内加入2%利多卡因止痛。

（6）保持皮肤、肛周外阴清洁，勤换内衣裤，注意保暖，避免着凉。白血病化疗患者肛周黏膜也是常见的感染部位。为了预防肛周感染的发生，应指导患者多饮水，进食富含纤维素的水果及蔬菜，以保持大便通畅。如有便秘发生，可遵医嘱使用液状石蜡或开塞露等协助，大便后及时清洗肛周，严密监测肛周皮肤黏膜变化。患者出现肛周感染时，在便后、睡前用温水43℃～44℃，1∶5000高锰酸钾溶液坐浴20分钟，也可在上述坐浴基础上联合红外线局部治疗，对合并肛周脓肿者进行局部细菌培养，根据其培养结果遵医嘱选择敏感抗生素进行抗感染治疗。另外，对于女患者每晚要清洗会阴部，尤其在月经期间要特别注意外阴部清洁，以防止阴道和泌尿道感染。

（7）每次疗程结束后需复查骨髓象，以观察化疗效果和骨髓抑制程度。

（8）按医嘱给予抗感染治疗，合理配制抗生素，严格遵守抗生素的间隔给药时间，密切观察药物效果及不良反应。

4.并发症的护理

急性肿瘤溶解综合征是肿瘤负荷大的初治白血病患者治疗过程中最紧急的并发症，由于白血病细胞的大量溶解破坏，细胞内物质的快速释放，超过了肝脏代谢和肾脏排泄的能力，使代谢产物蓄积而引起高尿酸血症、高钾血症、高磷血症、低钙血症、代谢性酸中毒等一系列代谢紊乱，进而导致严重的心律失常或急性肾衰竭而危及生命。

（1）观察要点

1）高尿酸血症：血尿酸≥8.0mg/dL（475.9μmol/L）；恶心、呕吐、嗜睡；尿中有尿酸结晶；肾绞痛、血尿、尿酸性肾病、肾衰竭；个别有痛风发作。

2）高钾血症：血钾≥5.5mmol/L；疲乏无力、肌肉酸痛、肢体湿冷。

3）高磷血症：血磷≥5.5mg/dL（1.78 mmol/L）。

4）低钙血症：血钙≤2mmol/L；畏光、手足抽搐。

（2）护理要点

1）遵医嘱用药，化疗前24小时开始给予别嘌呤醇口服，以阻断尿酸的生成；静脉输注或口服碳酸氢钠，以碱化尿液，增加尿酸在碱性环境中的溶解度，减少尿酸盐结晶沉淀。

2）化疗前及化疗期间严密监测患者的外周血象、脉搏、心率的变化，应至少每日一次测血清电解质、磷、钙、尿酸、肌酐水平。一旦血清值发生异常，应遵医嘱给予适当的治疗。

3）碱化尿液（pH≥7），遵医嘱每天口服碳酸氢钠6~8g，以提高尿酸的溶解性。

4）嘱患者多饮水，保证每日足够的摄入量，使患者每日尿量>2400mL，每小时达100mL以加速尿酸的排泄。注意尿量和尿色的变化，准确记录24小时出入量。

5）在饮食上，给予低嘌呤饮食，化疗期间以少荤多素、宜碱忌酸、宜清淡忌厚味为原则，多食蔬菜、水果、谷类，如牛奶、鸡蛋、豆类、香菇、米、面、藕粉、核桃、花生、植物油、海藻类等含嘌呤较少的食物，忌食动物脑、内脏、海鲜、鸡、鸭、贝类和鱼

虾等含嘌呤丰富的食物，尤其要注意勿喝荤汤（荤菜中的嘌呤物质有50%均溶于水中），以减少血尿酸的形成。

（五）健康指导

1.疾病预防指导

避免接触对造血系统有损害的理化因素，如电离辐射、亚硝胺类物质、染发剂、油漆等含苯物质、保泰松及其衍生物、氯霉素等药物。如应用某些细胞毒性药物，如氮芥、环磷酰胺、丙卡巴肼、依托泊苷等，应定期查血象及骨髓象。

2.疾病知识指导

指导患者饮食宜选择富含蛋白质、高热量、高维生素、清淡、易消化、少渣软食，避免辛辣刺激，防止口腔黏膜损伤。多饮水、多食蔬菜、水果，以保持大便通畅。保证充足的休息和睡眠，适当加强健身活动，以提高机体抵抗力。避免损伤皮肤，沐浴时水温以37℃~40℃为宜，以免加重皮肤出血。

3.用药指导

向患者说明急性白血病缓解后仍应坚持定期巩固强化治疗，以延长疾病的缓解期和生存期。

4.预防感染和出血指导

注意保暖，避免受凉；讲究个人卫生，少去人群拥挤的地方；经常检查口腔、咽部有无感染，学会自测体温。勿用牙签剔牙，刷牙用软毛牙刷；勿挖鼻孔，干燥时可涂油保护；避免创伤。定期门诊复查血象，发现出血、发热及骨、关节痛应及时就医。

5.心理指导

向患者及家属说明白血病虽然难治但目前治疗水平进展快、效果好，应树立信心。家属应为患者创造一个安全、安静、舒适和愉悦、宽松的环境，使患者保持良好的情绪状态，以利于疾病的康复。化疗间歇期患者可做力所能及的家务，以增强自信心。

（陈静）

参考文献

[1]周小鸽,陈辉树.造血与淋巴组织肿瘤病理学和遗传学[M].北京:人民卫生出版社,2006.

[2]张之南,沈悌.血液病诊断及疗效标准[M].北京:科学出版社,2007.

[3]Dimopoulos MA, Moulopoulos LA, Maniatis A,et al.Solitary plasmacytoma of bone and asymptomatic multiple myeloma[J]. Blood,2000,96:2037-2044.

[4]Palladini G, Perfetti V, Merlini G. Therapy and management of systemic AL (primary) amyloidosis[J].Swiss Med Wkly,2006,136:715-720.

[5]张之南,杨天楹,郝玉书.血液病学[M].北京:人民卫生出版社,2003.

[6]Fonseca R, Barlogie B, Bataille R, et al. Genetics and cytogenetics of multiple myeloma: a workshop report[J]. Cancer Res,2004,64:1546-1558.

[7]McLain RF ,Weinstein JN. Solitary plasmacytomas of the spine: a review of 84 cases[J].J S pinal Dis ord,1989,2:69-74.

[8]Dürreral.Multiple myeloma: surgery of the spine: retrospective analysis of 27 patients[J].Spine,2002,27:320-326.

[9]方云,徐玉兰.血液系统危急重症患者护理及管理[M].北京:人民卫生出版社,2014.

[10]BadrosA,Goloubevao,DalalJS,et al.Neurotoxicity of bortezomib therapy in multiplemyeloma:a single-center experience and review of the literature[J]. Cancer,2007,9(11):1042-1049.

[11]崔薇,庞丽博,丁小萍.多发性骨髓瘤并发骨病患者的临床分析与护理对策[J].护理学杂志,2011,26(11):22-23.

[12]OSMAN K,COMENZO R,fledKUMAR SV. Deep venous thrombosis and thalidomide therapy for multiple myeloma[J].N Engl J Med,2001,344(25):1951-1952.

[13]BOWCOCK SJ,RASSAM SM,Ward SM,et al. Thromboembolism in patients on thalidomide for myeloma[J]. Hematology,2002,7(1):51-53.

[14]宋辉.循证护理在预防术中压疮中的应用[J].天津护理,2011,19(2):109-110.

[15]曹翠红.一例应用硼替佐米治疗多发性骨髓瘤致4级周围神经病变患者的护理[J].天津护理,2013,21(5):443-444.

[16]管忠震.恶性淋巴瘤诊断治疗学[M].北京:人民卫生出版社,2013.

[17]沈志祥,朱增雄.恶性淋巴瘤[M].北京:人民卫生出版社,2011.

[18]周际昌,实用肿瘤内科学[M].北京:人民卫生出版社,2007.

[19]孙燕,石远凯.临床肿瘤内科手册[M].北京:人民卫生出版社,2007.

[20]周秀华.内外科护理学[M].北京:科学技术出版社,2000.

[21]张惠兰,陈荣秀,肿瘤护理学[M].天津:天津科学技术出版社,1999.

[22]朱增雄,李小秋.解读2008年恶性淋巴瘤WHO分类-B细胞淋巴瘤[J]. 临床与实验病理学杂志, 2010, 26(2): 125-130.

[23]Jona A,Younes A. Novel treatment strategies for patients with relapsed classical Hodgkin lymphoma[J]. Blood,2010,24(6):233.

[24]SirohiB,CunninghamD,PowlesR,et al.Long-termoutcomeofautol-ogousstem-cell transplantation in relapsed or refractory Hodgkin 's lymphoma[J]. Ann Oncol,2008,19(7) : 1312.

[25]Moskowitz CH,Kewalramani T,Nimer SD,et al.Effectiveness of high dose chemoradiotherapy and autologous stem cell transplantation for patients with biopsy-proven primary refractory Hodgkin's disease[J]. Br J Haematol,2004,124(5):645.

[26]Jabbour E,Hosing C,Ayers G,et al.Pretransplant positive positron e-mission tomography/gallium scans predict poor outcome in patients with recurrent/refractory Hodgkin lymphoma[J]. Cancer,2007,109 (12):2481.

[27]Moskowitz CH,Nimer SD,Zelenetz AD,et al. 2-step comprehensive high-dose chemoradiotherapy second-line program for relapsed and re-fractory Hodgkin disease: Analysis by intent to treat and development of a prognostic mode[J]. Blood,2001,97(3):616.

[28]Steven H, Elias C, Nancy LH, et al. WHO Classification of Tumors, Pat-hology and Genetics of Tumors of Haematopoietic and Lymphoid Tissues[M]. Lyon: IARC Press, 2008: 233-244.

[29]Alizadeh AA, Eisen MB, Davis RE, et al. Distinct Types of Diffuse Large B-cell Lymphoma Identified by Gene Expression Profiling[J].Nature, 2000, 403(6769): 503-511.

[30]成人急性淋巴细胞白血病诊断与治疗专家共识.中华血液学杂志,2012,3(9):789-792.

[31]髓系白血病治疗的专家共识(第一部分)[J].中华血液学杂志,2009,30(6):429-431.

[32]慢性髓性白血病诊断与治疗指南(2013版)[J].中华血液学杂志,2013,34(5):464-470.

[33]慢性淋巴细胞白血病的诊断与治疗指南(2011年版)[J].中华血液学杂志,2011,32(7):498-501.

[34]非霍奇金淋巴瘤临床实践指南2013年中文版. http://www.nccnchina.org/files/NHL_2%202013_Full%20Manual_v3_ZH.pdf

[35]多发性骨髓瘤临床实践指南2014年中文版. http://www.nccnchina.org/files/Myeloma_Full%20Manual_v3_ZH.pdf

[36]陈爱梅.白血病化疗常见症状和不良反应护理[J].当代护士,2009,9:39-40.

[37]高云龙,宋俊玲.白血病化疗的护理体会[J].齐鲁护理杂志,2005,11(8):1039-1040.

[38]郑春荣,秦晶,吴杰.加强口腔、肛周护理降低白血病化疗后感染率[J].中国实用护理杂志,2004,20(3):14-15.

[39]尤黎明,吴瑛.内科护理学[M].北京:人民卫生出版社,2012.

第二十七章 骨及软组织肿瘤的护理

第一节 骨肉瘤

一、概述

骨肉瘤（osteosarcoma）又称成骨肉瘤（teogemic sarcoma），是源于间叶组织的恶性肿瘤，以能产生骨样组织的梭形基质细胞为特征，虽然在肿瘤中也可以见到纤维或软骨组织，或两种都有，但只要见到肉瘤基质细胞直接产生的骨样组织，其肿瘤的性质则为骨肉瘤。2002年WHO骨与软组织肿瘤分类中经典骨肉瘤被定义为高度恶性的梭形细胞肉瘤并可产生骨样基质。在人类的恶性肿瘤中，其发生率为（4～5）例/100万，与民族或种族无明确相关性。男性骨肉瘤的发病率高于女性，比例为3:2，多见于儿童或青少年，与此期骨骼生长发育旺盛有关。目前骨肉瘤采用以手术和化疗为主的综合治疗。20世纪70年代前，主要采用以截肢为主的单纯手术治疗，患者5年生存率为10%～20%。此后引入手术后辅助化疗，并发展为后期的新辅助化疗，即化疗-手术-术后化疗，患者5年生存率可达60%～80%。

骨肉瘤是骨骼系统最常见的骨原发恶性肿瘤，四肢骨骼是主要的发病部位，好发于青少年血运丰富的长骨干骺端，依次为股骨远端、胫骨近端、肱骨近端，近一半以上的患者发生在膝关节周围。此外，骨肉瘤也可发生于腓骨上端、髂骨、肋骨、胸骨等。

二、病因及预防

骨肉瘤的确切病因目前还不清楚，有研究显示可能与遗传学因素、病毒感染、放射损伤、化学致癌剂、长期接触放射性核素等因素相关。

（一）病因

1.遗传因素

随着分子生物学研究进展，发现骨肉瘤组织中有60%～75%出现第13号染色体（13q14）的视网膜母细胞瘤基因（Rb）异常。Tsuchiya T等对30例骨肉瘤的研究发现p53基因与骨肉瘤的发展明显相关。根据现有研究，多数学者更倾向于认为骨肉瘤的发生与多基因的联合改变有关，骨肉瘤的发生是多基因协同作用的结果。

2.病毒感染

有学者从大鼠自发性骨肉瘤中分离出的骨肉瘤病毒（FBJ）及RFB病毒可能诱发小鼠骨肉瘤，提示病毒可能与骨肉瘤的发生有关，但目前尚未有足够的流行病学资料说明人骨肉瘤与病毒有关。

3.放射损伤

随着放射治疗的应用，部分患者放射治疗部位在一定时间后出现骨肉瘤。另外，经动物实验证实，哺乳动物均可在一定剂量的射线照射下诱发骨肉瘤。

4.化学致癌剂

如甲基胆蒽和亚硝胺类物质均可诱发动物骨肉瘤。

（二）预防

对于骨肉瘤的有效预防措施是加强三级预防，具体表现为：①一级预防：普及骨肉瘤相关知识，提高警惕性。避免接触一些与本疾病发生可能相关的危险因素。当不得不接触这些危险因素时，应注意个人防护。②二级预防：早发现、早诊断、早治疗，提高生存率。该病初起时可能没有症状，最早出现的症状往往就是疼痛。无明显外伤史的青少年一旦出现疼痛应尽快就诊检查。骨肉瘤的发现早晚及其性质，对于手术措施的选择、预后具有重要意义。③三级预防：对症治疗，防止病情恶化以及并发症的出现。

三、组织及病理学特点

（一）分类

参照WHO2013年骨肿瘤分类，骨肉瘤分为普通骨肉瘤、毛细血管扩张型骨肉瘤、小细胞骨肉瘤、低级别中心性骨肉瘤、继发性骨肉瘤、骨旁骨肉瘤、骨膜骨肉瘤、高级别表面骨肉瘤。其中普通骨肉瘤中又分为成骨型骨肉瘤、成软骨型骨肉瘤、成纤维型骨肉瘤。

（二）分期和分级

骨肉瘤的外科分期诊断标准依旧参照骨和软组织恶性肿瘤的1980年Enneking分期（表27-1-1），实际也是根据GTM进行分期。Ⅰ期是低度恶性肿瘤，Ⅱ期是高度恶性肿瘤，Ⅰ、Ⅱ期肿瘤在根据解剖间室分为间室内（A）和间室外（B），发生转移的病例都属于Ⅲ期。

四、扩散和转移

（一）血道转移

骨肉瘤发生血道转移受累靶器官主要是肺，即使行截肢及化疗后仍有约40%患者死于肿瘤肺转移。骨肉瘤的转移和侵袭是一个多步骤的序贯过程，这些步骤之间相互联系，按照一定的次序进行，并受相关基因调控。这些基因主要包括促进骨肉瘤细胞转移发生的肿瘤转移基因和控制转移发生的肿瘤转移抑制基因。研究表明，80%～90%的患者确诊前已经发生了全身的微病灶转移。

（二）淋巴道转移

肿瘤发展到晚期在肢体近端可有局部淋巴结增大，一般为吸收所致的淋巴结炎，个别见于淋巴结转移或受侵，淋巴结大而硬是转移的征象。

五、临床表现

骨肉瘤的临床表现因肿瘤生长速度及破坏程度不

表 27-1-1 骨肉瘤临床病理分期

临床分期	病理学分级	原发部位	区域淋巴结转移	远处转移
ⅠA期	G_1G_2	T_1	N_0	M_0
ⅠB期	G_1G_2	T_2	N_0	M_0
ⅡA期	G_3G_4	T_1	N_0	M_0
ⅡB期	G_3G_4	T_2	N_0	M_0
Ⅲ期	G_{1-2}	T_{1-2}	N_1	M_1

同而异。有的患者发病前有外伤史，或因外伤后引起症状。

（一）首发症状

最早的主诉是疼痛，多为隐痛，活动后加重，由开始的间歇性和不规则性隐痛，逐渐转为持续性剧痛，疼痛往往难以忍受，尤以夜间和休息时为甚。常没有全身症状。部分患者在外伤后就诊，X线摄片后发现肿瘤异常性成骨。

（二）常见的临床表现

1.软组织肿块

长骨骨肉瘤侵犯临近软组织形成软组织肿块是最常见的临床表现，此类患者约90%可见肿块已经侵犯到骨外或间室外。肿瘤局部一般呈中等的韧质硬度，往往伴有明显的压痛。局部皮温升高，瘤体较大时则可出现皮肤表面静脉充盈或怒张。后期皮肤紧张发亮，体表红肿，色泽改变呈紫铜色，晚期可以摸到波动或听到血管杂音。

2.病理性骨折

骨肉瘤患者中有5%～10%会发生病理性骨折，多见于以溶骨性病变为主的骨肉瘤。溶骨性骨肉瘤以骨质破坏为主，很少或没有骨质生成。破坏多偏于一侧，呈不规则斑片或大片溶骨性骨质破坏。骨皮质受侵较早，范围较广。骨膜增生易被肿瘤破坏，而边缘部分残留，形成骨膜三角。广泛性溶骨性破坏易发生病理性骨折。

3.晚期表现

疾病发展到后期往往有低热、全身不适、体重减轻、贫血及进行性消瘦等症状，肢体近端可有局部淋巴结增大，应警惕转移征象。出现肺转移时，最初无肺部症状，晚期出现咯血、憋气及呼吸困难。

六、诊断

发生在青少年时期典型部位，同时又具有骨肉瘤典型表现的病例，诊断并不难。但并非所有骨肉瘤都有典型表现，如发生在骨干部位时，放射学表现更像尤文肉瘤。所以任何时候骨肉瘤的诊断都要遵循临床、影像、病理三结合原则，全面了解整个病理情况，结合临床和影像表现综合诊断。

（一）临床症状

骨肉瘤最常见的临床症状是疼痛和局部的软组织肿块。但患者从出现症状到来院就诊的时间可以为几周或数月甚或更长，如出现下列症状，应尽快到医院就诊：①不能解释的疼痛并持续加重，一般止痛剂无效；②肢体活动受限。

（二）生化学检查

1.常规全面检查

骨肉瘤患者入院应进行全面检查，包括血、尿、便、肝、肾功能和心电图等，以作为诊断和治疗的参考，特别是对大剂量的新辅助化疗有重要意义。

2.碱性磷酸酶（ALP）

该酶主要由体内成骨细胞产生，骨肉瘤患者肿瘤样类骨质形成时，血液内的血清碱性磷酸酶活力增高。检测正常值成人为45～125U/L，各个实验室ALP测定值标准略有不同，一般认为大于200U/L有意义。儿童在生长期可有升高。骨肉瘤早期、分化好的骨肉瘤ALP可以正常。经大剂量化疗和手术后，大部分患者ALP降低，所以ALP可作为化疗和手术前后的动态观察指标。

3.乳酸脱氢酶（LDH）

由于LDH是机体内糖酵解的限速酶，而肿瘤组织代谢又以糖酵解的加速为特点，故肿瘤组织的活力增强导致机体血液的LDH水平异常。有报道称术前血清LDH水平与骨肉瘤预后相关，LDH升高组统计学差异较ALP升高组更明显，提示其作为预后的检测指标较ALP更具特异性。

4.血沉和C-反应蛋白

骨肉瘤患者的血沉会升高，C-反应蛋白也往往高于正常值，但这都是非特异性的，诊断价值不大。

（三）标志物检查

组织学和免疫组化：骨肉瘤的ALP呈强阳性反应，尤以肿瘤外围生长区活性最高。免疫组化染色中，波形蛋白（vimentin）强阳性，在软骨分化区内100%饱和硫酸溶液中溶解的蛋白（S-100蛋白）阳性，上皮抗体及肌源性抗体亦可局部出现弱阳性，但绝不是弥漫性强阳性。骨基质中主要为Ⅰ型胶原蛋白，还有与骨质钙化有关的基质蛋白，包括骨钙素（osteocalcin）、骨黏蛋白（osteonectin）、骨桥蛋白（osteopontin）、骨形态形成蛋白（Bone Morphogenetic Protein，BMP）等，这些物质均可作为骨组织的标志物，但其阳性结果仅表明是成骨性组织或成骨性肿瘤。

（四）影像学诊断

随着影像学的发展，可采用多种方法对骨肉瘤进行辅助诊断，X线、CT、MRI和放射性核素骨扫描是诊断和评估骨肉瘤的重要手段。

1.普通X线检查

普通型骨肉瘤典型的X线表现为长骨干骺端侵袭性病变，尤其多发于股骨远端和胫骨近端。基本X线表现为溶骨性骨破坏、肿瘤骨的形成、软组织肿块和病理性骨膜反应。其中肿瘤骨的形成是X线诊断骨肉瘤的主要依据，一般认为骨肉瘤中肿瘤性成骨越少，恶性程度越高。

2.CT检查

CT表现为肿瘤部位溶骨性破坏，骨皮质中断，骨外形成较大软组织肿块。CT是外科手术限制性定位的重要依据之一，也是检测肺部转移灶最为常用的手段。CT对骨肉瘤的定性多无帮助，但在显示瘤骨或钙化方面有优势。

3.磁共振成像（MRI）

MRI对显示肿瘤内部结构非常敏感，多面成像可以清楚地显示肿瘤与周围正常结构，如肌肉、血管、神经等的关系，也能清楚显示肿瘤是否在髓腔内以及向骨骺和关节腔蔓延，是发现跳跃病灶最为理想的检查方法。

4.放射性核素骨显像（ECT）

ECT是基于局部骨骼血流与骨盐代谢的情况，在病变早期多已有明显的表现，对骨骼病变，特别是对无症状转移性骨肿瘤的早期诊断具有特殊价值。骨肉瘤表现为热区，囊性变及坏死区等缺血部位表现为冷区。骨扫描可以用于排除骨内的跳跃病灶和远处转移灶。

七、治疗

现代肿瘤学认为骨肉瘤是一种全身性的癌症，患者就诊时80%已有微小癌灶在全身血液转移。新辅助化疗是骨肉瘤治疗史上的一个里程碑。以手术为主，以化疗及区域性介入化疗为辅，联合放疗、免疫生物治疗等多程式的治疗方案，骨肉瘤的5年生存率明显提高。

（一）手术治疗

1.截肢术

截肢术至今仍然是骨肉瘤的重要治疗手段，包括高位截肢和关节离断术。原则上，截肢近端的髓腔应作快速病理，以确认达到足够的切除平面。手术指征：ⅡB期和不伴肺外转移的ⅢA期患者。

2.保肢术

由于新辅助化疗的有效开展，骨肉瘤的保肢术迅速发展，已成为骨肉瘤治疗的主流，有报道西方国家高达80%的患者接受保肢手术。术式包括灭活再植、异体骨移植、人工假体置换等。手术指征如下。

（1）患者的骨骼生长发育已经基本趋于成熟，年龄最好超过15岁。

（2）以Ennecking外科分期ⅡA期最为理想，对化疗反应好的ⅡB期患者也适宜选择保肢术。

（3）无主要的血管、神经受累，无病理性骨折、局部感染，局部软组织条件良好。

（4）能在肿瘤外将肿瘤完整切除，手术范围至少达到广泛切除的范围，但在重要血管、神经走行的部位，要达到广泛切除有困难。

（5）保留的肢体经重建后，功能要比假肢好，保肢手术后的局部复发率与病死率不会高于截肢。

（6）患者及其家属均有保肢的强烈愿望。

3.肺转移灶的手术治疗

近年来越来越多的学者主张对骨肉瘤发生肺转移的患者采取更为积极的治疗，已出现肺部转移的病例，如原发病灶已行根治性切除，肺部转移病灶也应考虑手术切除。手术治疗骨肉瘤肺转移已被普遍接受。手术指征如下。

（1）原发瘤必须完全控制或能够完全控制。

（2）没有无法控制的肺外转移。

（3）转移瘤能完全切除。

（4）预计术后能保留足够的肺组织。

（5）患者能耐受手术。

（二）化学治疗

20世纪70年代之前，肢体原发恶性肿瘤的治疗以截肢为主，保肢复发率高，5年生存率低于20%。1972年Cortes报道用阿霉素治疗转移性骨肉瘤有效。同年Jeffe报道大剂量甲氨蝶呤甲酰四氢叶酸（HD-MTX-CF）解救治疗取得疗效。这些成绩促进了联合方案的发展，使骨肉瘤的疗效提高，为患者肢体功能的保留带来了希望，使无瘤生存率有了令人鼓舞的提高。20世纪70年代中期，为在术前消灭肿瘤的亚临床灶，缩小周围反应带，为保留肢体进行局部切除创造条件，开始实施术前化疗。目前骨肉瘤临床上常用联合化疗方案中所包含的药物如下。

1.甲氨蝶呤（MTX）

MTX是骨肉瘤化疗中最常用的药物，其疗效与剂量有密切关系，大剂量优于中等剂量。迄今为止大剂量MTX被认为是单药有效率最高的抗骨肉瘤药物。MTX是细胞周期特异性药物，主要作用于S期。大剂量MTX的用药方案为8~12g/m²，静脉滴注，4~6小时输入，6~8小时后用亚叶酸钙（CF）解毒。

2.顺铂（DDP）

目前DDP主要与阿霉素联合用于对大剂量MTX缺乏敏感性的病例，两者的联合应用对骨肉瘤的有效率为40%~65%。推荐剂量100~120mg/m²，静脉滴注。

3.阿霉素（ADM）

ADM是细胞毒性抗生素，对多种肉瘤及癌都有缓解作用，属于细胞周期非特异性药物，对G₁及S期细胞最不敏感，对S早期和M期细胞最敏感。很多临床研究表明，缺少ADM的化疗方案或在化疗过程中减少ADM的用量会影响患者的生存率。推荐单次剂量60~80mg/m²，静脉滴注。

4.异环磷酰胺（IFO）

IFO被认为是又一种抗骨肉瘤的关键药物。大剂量IFO目前主要用于传统药物效果不佳病例的补充化疗。推荐剂量15g/m²，分5天静脉滴注，用药后每4小时给予膀胱黏膜保护剂美司钠静脉滴注，以免产生出血性膀胱炎。

5.长春新碱（VCR）

VCR在较低浓度可抑制人骨肉瘤细胞（HOS细胞）的增殖，且远低于中毒剂量，这就表明其可能应用为骨肉瘤的一线化疗药物。VCR有效的抗骨肉瘤作用机制之一就是通过抑制细胞内JunB的表达来抑制肿瘤细胞的增殖；同时VCR又可以显著上调细胞内抑癌基因GADD45的表达，促进细胞发生凋亡，这就揭示出另一条有效的对抗骨肉瘤的作用途径。推荐单次剂量1~2mg/m²，静脉滴注。

八、护理

（一）手术护理

1.术前护理

（1）皮肤准备

1）术前连续2天用毛巾蘸沐浴液和肥皂进行全身洗浴，手术部位皮肤应反复清洗。髋部手术者应清洁脐部污垢。手、足部位手术患者术前3天剪指/趾甲，每日2次温水泡手、足，以彻底清除皮纹内的污垢。

2）手术区需脱毛者，术前一天行手术区皮肤脱毛，首先应用医疗专用皮肤脱毛剂进行皮肤过敏试验，确认患者对脱毛剂无过敏反应。将脱毛剂涂抹在毛发根部，确保脱毛剂与毛发根部充分接触，作用5~20分钟后用纱布擦去脱掉的毛发和脱毛剂（具体方法参考脱毛剂产品使用说明书），脱毛后用温水再次清洗手术区皮肤。

3）不能使用脱毛剂备皮的患者，采取剪短毛发后使用电动剃毛器推除毛发，再用温水洗净手术区皮肤及脱掉的毛发。

4）手术当日晨，使用2%葡萄糖氯己定消毒溶液涂擦手术区皮肤两遍，更换清洁的病服。

5）骨科手术患者备皮范围：因为骨科手术伤口有时临时需要向肢端两端延伸，所以骨科手术皮肤准备的范围比其他专科手术要广泛，原则上要将备皮范围扩大到手术部位的上、下关节部分：①手或足部手术要从肘上或膝上部开始，向下至手指或足趾；②肘或膝部手术，上起肩或髋部，下至手足；③肩部手术，应包括肩关节的前后侧躯干（并越过中线），上起颈部，下至肋缘和肘；④髋部手术，应包括髋关节的前后侧躯干（并越过中线），上起乳部，下至膝部。

（2）适应性训练 骨肉瘤保肢术后为防止相关并发症，需要患肢制动且卧床时间较长。为提高术后患者舒适度及长期卧床的耐受力，常规进行术前适应性训练是非常必要的。四肢和躯干部位手术者，术前指导患者进行术后患肢制动的体位、功能位变化的训练；对术后不能下床的患者，指导其在床上正确使用便器；行保肢术的患者应于术前教会患者做股四头肌锻炼。

（3）营养支持 由于患者术前应用大剂量化疗，易产生严重胃肠道反应和中、重度骨髓抑制，导致患者术前营养状况较差，不利于术后伤口愈合，指导患者进食高蛋白、高热量、高维生素、低脂肪且易消化的食物，忌食辛辣刺激性食物，减少香蕉、核桃、茄子等阻碍止吐剂发挥作用的食物的摄入。对于体弱食欲不佳的患者，术前遵医嘱给予静脉输液或肠内、肠外营养支持者，以维持患者良好的身体状态，保证手术顺利完成。

（4）心理护理 骨肉瘤患者多为青少年，一旦被确诊，大多数患者在心理上都很难接受突如其来的打击，对生活失去信心。青少年处于生长发育的重要时期，心理尚未成熟，但已有一定的认知能力，活动范围不断扩展并已经开始憧憬和规划自己未来的生活，当得知自己罹患恶性骨肿瘤时，往往因惧怕手术和死亡而出现情绪变化，他们需要获得疾病的相关知识和正确面对的方法，但往往家庭并不具备相关专业知识和能力为患者提供照护，这就需要护士理解、重视和支持他们，教会他们如何面对治疗的过程及今后生活的挑战。

青少年骨肉瘤患者会因担心疾病预后、转归等出现拒绝与任何人沟通交流的现象，甚至有的患者会自己私下了解疾病的相关知识而非向医务人员询问。对于此类患者护士可以采用支持性心理治疗，理解同情他们的处境，开诚布公地向患者介绍关于此种疾病的相关知识，包括治疗方案、治疗持续时间、疾病的预后和转归等，同时还可以引导患者说出自己真实的想法，并对不正确或是极端的想法加以疏导，以减轻患者的不良心理反应，更好地配合治疗。向其介绍正在接受治疗并取得良好效果的患者，帮助他们相互交流，使其减少孤独感，树立信心，更好地完成角色转变和适应。

（5）疼痛护理 80%的骨肉瘤患者术前疼痛是由癌肿压迫骨、神经、内脏、皮肤和软组织的浸润及转移引起，加之罹患此类疾病给患者带来的负性心理，直接影响体内内源性抑痛物质内啡肽和脑啡肽的产生，而致痛物质及抗镇痛物质增高，使疼痛时间延长或程度加重，可能会影响镇痛药物的治疗效果。所以，护士要遵医嘱根据患者的病情、年龄、性别及疼痛程度坚持合理采用三阶梯止痛法缓解癌性疼痛。

对于青少年这个特殊群体来说，治疗疼痛的药理学基本原则与治疗成人疼痛的原则没有区别，但考虑到青少年对疼痛敏感性高、反应强烈等特点，医务人员的准确评估和处理还是很有必要的。护士应告知患者治疗期间的疼痛经历是正常的。青少年因害怕各种治疗或护理操作带来的不适，大都选择隐瞒和忍受疼痛，所以护士应鼓励他们陈述疼痛的症状，包括时间、强度、部位、性质等，遵医嘱给予三阶梯止痛，对于年龄＜14周岁的患儿，根据体重给药，做到剂量准确。对于使用阿片类药物者，注意观察有无恶心、呕吐、头晕、嗜睡、呼吸抑制等不良反应的发生，鼓励患者多饮水，以增加药物代谢，减少不良反应。

2.术后护理

（1）全麻术后护理 同第五章第四节"肿瘤外科患者的护理"中的术后护理内容。

（2）病情观察 观察切口有无渗血、渗液，有无发红、肿胀、热感、疼痛等症状。保持切口敷料清洁干燥；如有上述问题出现，应及时通知医生；遵医嘱给予抗生素治疗；观察患肢血液循环，有无皮肤苍白或青紫、温度降低；肢端有无剧烈疼痛或麻木；肢端动脉搏动有无减弱或消失；毛细血管充盈时间是否延长，如发现异常应及时处理。截肢术后观察切口边缘皮肤颜色、温度、感觉情况及有无坏死，如有异常给予相应处理。

（3）体位护理 术后体位的原则是患肢抬高，保持肢体功能位。髋关节置换术后，以平卧位为主，患肢外展15°～30°，取中立位，采用限位鞋固定，双腿间置T型枕，防止髋关节脱位。由于患者术后4～6周均需要保持此种体位，容易产生皮肤压疮，因此应使用气垫床。同时在调整体位时注意将整个髋部托起，使臀部离开床面，解除骶尾部压迫，2～4小时一次；大小便后，要擦干局部皮肤，防止局部潮湿刺激，保持床面平整干燥，无渣屑。截肢术后残端平放于床上，置于功能位，避免关节屈曲；小腿截肢者避免在膝下垫枕，大腿截肢者避免在两腿中间夹枕。

（4）负压引流管的护理 不同手术方式引流管放置位置不同，常使用负压引流。负压引流管压力一般维持在200～400MPa，妥善放置及固定引流管，定时挤压，保持引流管通畅及负压状态，预防伤口积血、积液，降低感染率；观察引流液的颜色、性状和量并准确记录，当引流液150～200mL/h，颜色深红或鲜红，有温度，肉眼可见引流管内有血液流出，患者出现心率加快、血压下降，则考虑有活动性出血；当引流瓶中无液体引出时，一定要检查引流管路是否通畅，有无打折、弯曲、扭转等情况，负压系统是否完好，并检查患肢置管周围有无皮下肿胀、渗液等情况，如均无以上现象发生，应立即通知主管医生，给予相应处理。一般引流液少于50mL/d且伤口无红肿、积液即可考虑拔管。

（5）疼痛的护理　手术切口疼痛多发生于术后24～72小时内。因此，护士应进行疼痛护理：①为患者安排安静舒适的治疗环境；②遵医嘱按三阶梯给药原则给予止痛措施；③告知患者镇痛泵的作用，指导其应用自控镇痛泵的方法，并观察其不良反应；④幻觉痛是截肢术后常见的并发症之一，发生率占60%～70%，主要表现为患者感觉已切除的肢体仍然存在，并有不同程度、不同性质的疼痛。幻觉痛的发病机制尚未完全阐明，但目前较明确的是，截肢部位的神经损害是由首先发生在神经切断部位周围的一系列变化引起的，然后导致中枢神经系统内部结构的变化，截肢平面越高，患肢痛发生率越高。幻觉痛的治疗以多学科综合治疗为主，尤其应重视对心理行为、康复治疗和手术治疗的研究。截肢患者术后出现幻觉痛时，应给予精神安慰，解释其原因，必要时遵医嘱应用止痛药，并观察药物疗效及不良反应。引导患者接受并触摸残端，分散注意力，避免受凉等各种外界因素刺激而诱发疼痛。

（6）心理护理　骨肉瘤青少年患者行截肢术后，面对肢体残缺，患者出现自卑、焦虑、对照顾者表现出挑剔不满，烦躁等心理问题时，要细致耐心地给予患者鼓励和支持，与患者共情，使其感受到自己的情绪情感能够被理解，并教会患者使用一些放松技术，比如渐进式肌肉松弛法、音乐放松想象训练等，从而达到消除紧张焦虑等不良情绪的目的，给患者时间和空间逐渐接受这一现实，积极面对生活。护理人员还要加强对他们相关知识的教育，有专人对他们的学习进行指导，帮助他们树立积极向上的人生观。在术后康复期的过程中青少年骨肉瘤患者可能会出现依赖增强、行为退化等现象，如不敢下床、不愿生活自理等。对此要充分调动患者的主动性，反复讲解自主活动的好处，克服依赖感，同时对其家属进行指导，避免因父母对子女过度保护和对其能力不信任导致患者的过分依赖，取得家属的配合，以减少患者角色强化的行为。

（7）功能锻炼　功能锻炼是通过肌纤维的收缩和舒张改善血液循环和肌肉组织营养，避免肌肉萎缩，增强肌肉力量，以帮助肢体功能恢复的一种康复措施，应根据患者全身和局部情况而进行，因病制宜、因人制宜，以患者不感到疲劳和疼痛为度。

下肢术后一天开始指导患者进行股四头肌功能锻炼以防止肌肉萎缩。股四头肌的功能是使小腿伸、大腿伸和屈，伸膝（关节）屈髋（关节），并维持人体直立姿势。尽早开始锻炼股四头肌不仅可以避免其功能退化，同时也为患者以后的直立行走打下良好基础。锻炼方法如下：①股四头肌等长收缩练习，即股四头肌收缩情况下的非负重直腿抬高训练，具体方法为膝关节尽量伸直，大腿前方的股四头肌收缩，踝关节尽量背伸，缓慢抬起整个下肢大约15cm，保持5秒，再保持同样姿势，缓慢直腿放下。②股四头肌等张收缩练习，仰卧床上，双膝并拢屈曲90°，保持健膝屈曲90°，患膝大腿与健侧持平，快速伸直膝关节保持5秒，并缓慢放下。

（8）膝关节假体置换康复　①术后1～3天主动伸屈踝关节和趾间关节，进行股四头肌及腘绳肌的等长收缩活动。每次保持5～10秒，每天50～100次。②术后4～14天、引流管拔除后进行膝关节屈伸活动的练习。在康复人员的帮助下，应用膝关节连续被动活动器（CPM机）辅助进行屈膝锻炼，要注意循序渐进，起始角度调整为0°～5°，每天增加5°～10°的活动范围，直到肢体活动范围达到90°～100°即可停用CPM机。在此过程中，注意观察伤口有无疼痛、发热、渗出，如有异常情况及时告知医生，适当调整CPM机的速度和频率。胫骨近端假体置换术后的患者应在术后6周进行膝关节角度练习。③术后2～6周继续进行CPM锻炼，并逐渐增加练习时间和频率。患者坐于床边主动练习膝关节屈伸；利用拐杖练习行走，加强步态训练；逐渐脱离拐杖练习上、下楼梯活动。完全康复后进行适当运动，如散步、打太极拳、骑自行车等。

（9）髋关节假体置换康复　①术后2～7天练习患肢所有肌肉的等长收缩，20次一组，每日2～3组；脚趾屈曲与背伸运动，臀收缩运动，20次一组，每日2～3组。②术后8～15天（引流管拔除之后）继续进行前期功能锻炼，同时增加屈髋屈膝训练，遵医嘱可以通过床头抬高进行屈髋练习，从15°开始逐渐增加抬高角度，不超过90°。但要注意禁止髋关节内收、内旋。③术后3周～3个月继续进行前期功能锻炼，从卧位→坐位→床旁站立→双拐站立、行走，循序渐进，并逐渐增加练习的时间和频率。

（10）截肢术后康复　截肢术后残肢训练包括

关节活动度训练和增强肌力训练两方面。遵循尽早进行、循序渐进的原则。

1）上肢：上肢截肢术后1~2天可离床活动，患者术后行走常有失衡感，应告知患者注意安全，适应并消除失衡感。上臂截肢后，为避免肩胛胸廓关节挛缩，指导患者进行耸肩运动，加强背部、胸部和肩部肌肉的锻炼；前臂截肢术后，指导患者进行肩关节前屈、内收、外展，加强上臂肌肉的锻炼。

2）下肢：下肢截肢术后2~3天可练习床上坐起，全身情况好转，可在术后5~6天开始扶拐离床活动；可以指导其做跪位平衡训练，患者呈跪位，康复人员双手扶持患者骨盆，协助患者完成重心左右移动、患者负重、身体调整反应等训练，以改善术后身体失衡现象。大腿截肢术后患者易出现屈髋外展畸形，要及早进行髋关节内收、后伸训练，加强臀肌和腹肌的锻炼；此类患者常伴有坐位平衡下降，可指导患者坐在平衡板上，双手交叉向前方平举，康复师让平衡板左右摇晃，诱发患者头部、胸部和双上肢的调整反应；小腿截肢术后，指导患者进行股四头肌等张收缩练习以及髋关节后伸内收练习，以锻炼下肢剩余肌肉力量，以维持安装假肢后站立和行走的功能。

3）假肢：由于残端肌肉力量不平衡，患者往往不自觉的采用不良体位，很容易导致关节屈曲挛缩，这些变形一经固定，将对其假肢的设计及安装带来严重影响。因此指导患者保持患肢功能位即髋、膝关节伸展。遵医嘱术后待切口完全愈合，即可以安装假肢，这对残肢定型、早期离床功能锻炼、减少患肢痛、防止肌肉萎缩和关节挛缩有积极作用。下肢截肢术后应积极锻炼上肢及健侧下肢活动，增加肌力，有利于以后用拐行走。使用假肢时一定要保持患肢接受腔内的清洁干燥，防止真菌等滋生而导致气味难闻和残端感染，同时注意保护残端皮肤，一旦发现残端皮肤出现湿疹、破溃、水泡、皮肤颜色加深等情况，应立即取下假肢，进行相应皮肤处理。

（11）对下肢手术患者指导练习用拐活动（图27-1-1）

1）用拐的注意事项：拐杖长度计算方法为身高（cm）减去41cm，或站立时大转子的高度即为把手的位置。调节拐杖到合适长度，一般拐杖顶部距离腋窝2~3横指宽，而不是把拐杖直接顶到腋窝。双手拄拐站直身体，使拐杖脚旁开患者脚边12~20cm。拐杖的手柄位置需要调节到双臂自然下垂时手腕水平。当使用拐杖支撑时，肘关节可以适当弯曲。

2）起身站立：在准备站立前，请先确定椅子或床是否稳定牢固；再将双拐并拢合在一起，用患肢一侧的手握住拐杖手柄，健侧的手扶住椅子扶手或床缘；两手一起支撑用力，同时健肢发力站起，保持站稳；在开始行走之前，先确保已经站稳，然后再将拐杖分置身体两侧。

3）行走：将双拐支撑在双脚两侧，保持身体平稳，两个拐杖顶部尽量压在双侧肋骨上，不要用腋窝直接顶在拐杖上，伸直肘部，用双手支撑体重；"四点法"：左拐杖→右脚→右拐杖→左脚，较安全稳定；"三点法"：患肢稍可或完全无法负重时，两边拐杖跟患肢一同向前；健肢再向前；"二点法"：左拐杖与右脚一致；右拐杖与左脚一致；"摇摆法"：快速通过时使用，两边拐杖同时前进，双腿再一起摆荡向前；"三角架法"：用于下肢麻痹者，右拐杖→左拐杖→两腿。注意行走过程中不要倚靠在双拐顶上。见图27-1-2。

4）上下楼梯：上下楼梯遵循的原则是健肢先上，患肢先下。下楼时将重量置于健肢，双手分别支撑拐杖，拐杖先下一阶再移动健肢；上楼时与下楼相反。

5）坐下：身体向后慢慢退，直到健肢碰到椅子或者床的边缘；保持体重在健肢上，将双拐并拢合在一起；用患肢一侧的手握住拐杖手柄，健侧的手放到椅子或床缘上，然后弯曲健侧膝盖，慢慢坐下；坐下过程始终保持双拐放在椅子旁边，除非医生允许患肢部分负重，否则在坐下过程仍需保持患肢离开地面不受力。

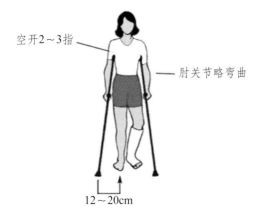

空开2~3指　　肘关节略弯曲

12~20cm

图27-1-1　双拐用法说明

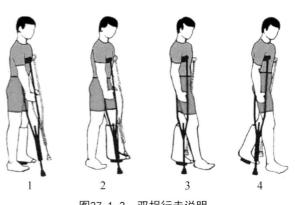

1　2　3　4

图27-1-2　双拐行走说明

（二）常见术后并发症的护理

保肢术后的主要并发症包括假体脱位、下肢静脉血栓、感染、植入物排斥等。

1.假体脱位

假体脱位是髋关节置换术后最常见的早期并发症，发生率为2%～3%，最易发生在全麻清醒过程的躁动状态及术后3周卧床翻身的操作中。髋关节置换后发生脱位的原因包括术后体位放置不正确、患肢过早负重等。由于随瘤骨切除大量附着于其上的肌肉组织，髋关节周围肌肉张力明显减弱，致使稳定性差而导致脱位。在进行各项操作和治疗时，应将整个关节托起，不可单纯牵拉、抬动患肢。

2.下肢静脉血栓

下肢静脉血栓是人工髋关节置换术后最常见的并发症之一，国内学者研究报道髋关节置换术后深静脉血栓形成的发生率为18.1%～40%，致命性肺栓塞为2%～7%。下肢静脉血栓常发生在术后3天内，其主要影响因素为血液高凝状态、静脉血流缓慢（或淤滞）、血管内皮损伤的存在。其中血液高凝状态是髋关节置换术后下肢静脉血栓形成的一个主要原因。置换操作引起的创伤可引发血小板反应性改变、术前禁食水、术中失血以及术后补液不足等均可引起循环血量不足，导致血液淤滞和血液凝固性增高而诱发血栓形成。加之患者长期卧床、下肢活动受限、多因害怕术后关节脱位而减少活动，血流缓慢而发生下肢静脉血栓。遵医嘱适当使用药物治疗（低分子肝素钙等），术后早期使用止痛剂，鼓励患者进行早期功能锻炼，变换体位。患者术后一天进行股四头肌等长收缩运动和踝关节的活动，加速下肢静脉回流，预防血栓形成。同时密切观察患肢血运、肿胀及感觉情况，妥善固定，防止脱出，保持引流管通畅，不折叠、扭曲，维持有效负压，发现异常立即采取积极有效措施，遵医嘱进行治疗。

3.感染

感染是保肢手术后最凶险的并发症。往往发生在术后1～3个月，先有局部窦道形成、渗出，随后继发感染。一旦发生感染，多数患者需要截肢。选择合适的保肢方法、严格无菌操作、术中严格止血、术后保持引流通畅和合理的抗生素应用等均是预防感染的关键。术后还应密切观察有无切口渗血、渗液及红肿、疼痛，同时监测体温变化。注意应用有效抗生素，保持切口清洁、干燥，渗血较多时及时更换敷料。

4.植入物排斥

异体骨移植术后可能会出现植入物排斥，表现为低热，伤口不愈合及渗液等。术前评估患者病情允许的情况下，可以考虑使用自体骨进行移植，以降低排斥反应的发生率。同时加强术后体温、伤口情况等的病情观察，一旦发现植入物排斥，及时取出植入物，防止病情恶化。

（三）居家护理

1.休息与活动

（1）常规指导　脱衣服时先脱健侧后脱患侧，穿衣时与之相反。患者下床时嘱其先保持坐立位移至患侧床边，健侧腿先离床并使足部着地，患肢外展屈髋离床，足部着地，再扶拐站立。上床按相反顺序进行。下肢保肢术患者在患肢功能完全恢复之前，上楼时健肢先上，拐杖及患肢跟上；下楼时拐杖先下，患肢随后，健肢最后。下肢截肢术后患者一般采用"三点法"行走方式行走。

（2）髋关节置换后活动指导　指导患者日常生活中患肢的正确位置，预防可能造成关节脱出的危险动作出现，建议不做或少做提重物、爬山、爬楼梯、跑步等有损人工关节的运动，以免出现关节脱位。

术后6周内指导患者不要交叉双腿、不要卧于患侧、不要坐沙发或矮椅、坐位时不要前倾、不要弯腰拾物、不要床上屈膝而坐；术后3个月内不能坐小凳、不能下蹲、不能爬陡坡。平卧位睡眠时两腿之间放一枕头，避免交叉双腿；侧卧位时两膝之间放置2个枕头，应尽量保持健侧卧位；坐位时要保持髋、膝关节弯曲不大于90°，避免坐矮椅或软沙发，若必须坐矮椅时，先将患肢伸直方可坐下；如厕时只能使用坐便器，保持膝关节低于髋部；穿鞋、袜时在伸髋屈膝下进行，穿无需系带的鞋，鞋底宜用软胶，不穿高跟鞋或滑底拖鞋。

2.心理社会支持

骨肉瘤多见于儿童和青少年，青少年患者作为家庭单元的重要组成部分，护士在关注癌症造成的心理痛苦的同时，也要留意其家庭成员的心理状况，对此类患者及其家庭成员应给予专业性的心理干预，及时给予信息及情感支持，如定期进行家庭访视、电话随访等，了解患者的身体及精神状况、康复情况、肢体复查情况，并给予相应的专业指导。帮助患者及其家庭接受现实，帮助其完成由患者角色转变为社会角色的适应，恢复正常的生活状态。

3.定期随诊复查

术后1年内每月复查一次患肢和胸部X线片，术后第2年则每2个月复查一次，以后每3个月复查一次，如发现异常及时就诊。

九、预后

骨肉瘤是原发恶性骨肿瘤之一，不仅局部侵袭性强，且易发生肺转移。随着新辅助化疗、手术、骨重建等技术的发展，骨肉瘤患者的5年生存率明显提高，但骨肉瘤的预后与组织学性质、恶性程度、部位、大小、生长速度、有无病理性骨折及治疗方法等不同而有所差异。骨肉瘤术后局部复发率为4%~10%。多数报道认为保肢术对骨肉瘤患者的生存率并无不利影响，其5年生存率与截肢者大致相同。

第二节　骨转移瘤

一、概述

骨转移瘤是骨骼系统最常见的肿瘤。骨骼系统也是晚期恶性肿瘤最常见的远处转移和受累部位。骨转移病灶的形成是原发癌经血道转移，肿瘤细胞与宿主相互作用的结果。据文献报道，在美国每年新诊断的癌症患者超过100万，其中约50%的患者最终发生骨转移，骨转移瘤的发病率约为原发恶性骨肿瘤的35~40倍，是骨科医生经常遇到的问题。骨转移一旦发生，预后较差，5年生存率仅为20%。随着近年来医疗水平的提高，尤其是影像学诊断水平的进展，对骨转移瘤认识不断深入，外科治疗配合化疗、放疗及姑息性治疗等多种途径的综合诊疗，不仅延长了患者的生存期，而且提高了患者的生活质量。

二、病因

骨转移病灶的形成是原发癌经血道转移，肿瘤细胞与宿主相互作用的结果，较公认的转移方式为：①原发肿瘤细胞浸润周围组织进入脉管系统（血液和淋巴）；②肿瘤细胞脱落释放于血循环中；③肿瘤细胞在骨髓内的血管壁停留；④肿瘤细胞透过内皮细胞溢出血管，继而增殖于血管外；⑤转移癌病灶内血运建立，形成骨转移病灶。

在癌症患者中，大约一半的患者会发生骨转移。常见的原发癌症部位为乳腺、肺部、前列腺、肾脏、甲状腺和肝脏。骨转移最常发生的部位是脊柱、骨盆、肋骨和肢体的近端。转移到膝和肘远端的部位不常见。

血道播散是绝大多数骨转移瘤的转移途径，常通过门静脉、肺静脉及脊椎静脉进入骨骼，从而使癌细胞能够直接转移至脊柱或其他骨骼。因脊椎静脉有广泛交通枝，该处静脉网内无静脉瓣，血流较慢，当腹内压升高时可以逆流，瘤栓流入脊椎或骨盆静脉，所以骨转移瘤好发于中轴骨（脊柱和骨盆）。

三、组织及病理学特点

转移癌病理学特征与原发肿瘤密切相关。大多呈灰白色、质地脆弱，常有出血坏死。骨质破坏后可以侵入周围正常软组织，形成瘤块呈浸润性生长，与周围正常组织无清楚界限。骨转移病变特征可分为溶骨型、成骨型和混合型三种类型。70%的骨转移病变为溶骨型。溶骨型骨转移灶骨质明显破坏，骨小梁消失或减少。

四、临床表现

骨转移患者的临床表现因原发肿瘤性质、骨转移部位、骨损害程度等情况而异。常见临床表现包括疼痛（50%~90%）、病理性骨折（5%~40%）、高钙血症（10%~20%）、脊柱不稳定和脊髓神经根压迫症状（<10%）、骨髓抑制（<10%）。其中骨痛最具特征性，常表现为持续性，夜间及休息时均无缓解，最终可由于进展性的骨破坏而产生与活动相关的严重疼痛，并出现病理性骨折。疼痛可呈局灶性，也可广泛分布，常进展迅速。大多数骨转移患者发病初期无任何临床症状。患者可能因骨疼痛而就诊检查，甚至在出现骨折后才就诊。

五、诊断

恶性肿瘤骨转移诊断主要是依据病理学和影像诊断证据。诊断应具备两项基本条件：一是确诊原发恶性肿瘤；二是影像学确诊骨转移。确诊原发恶性肿瘤的可靠依据是原发肿瘤获得组织病理学或细胞病理学诊断。确诊骨转移尚缺乏理想的检查方法，目前临床确诊主要依据X线、CT、MRI或者PET影像学诊断。除以上检查外，还需要通过病理检查明确诊断，结合免疫组化可获得更多原发瘤的信息。

肿瘤血清标志物的监测有利于骨转移瘤的诊断。

近年来，多种肿瘤标记物已经可以反映肿瘤的发生和发展情况。常用的肿瘤标记物有CEA、AFP、CA15-3、CA19-9、CA125、PSA等。

六、治疗

转移性骨肿瘤的治疗原则为缓解和控制骨痛，预防并发症，改善预后，最大限度地提高患者的生存质量。其治疗方法包括手术治疗及非手术治疗，后者包括放疗、化疗、核素治疗等。需要对每一例骨转移瘤患者的病史及全身情况进行系统、详细地评价，从而制订出合理的治疗方案，达到恢复功能，改善生活质量，延缓相关并发症的发生，控制肿瘤进展，延长生存期的目的。

（一）非手术治疗

1.放射治疗

放疗可以减轻骨局部疼痛，控制病灶发展，是治疗转移性骨肿瘤的主要方法之一。姑息放射剂量的照射可减轻或消除患者的骨痛。放疗方案的选择应根据患者全身情况、预期生存期的长短以及肿瘤的类型来决定。放疗适用于成骨型或混合型病灶，特别是乳腺癌的骨转移瘤；而单纯的溶骨型转移如肺癌、多发性骨髓瘤和肾癌，放疗效果较差。放疗的止痛效果是肯定的，但不能延长患者的生存期。

2.化学治疗

转移性骨肿瘤患者多处于癌症晚期，较难耐受高强度的全身化疗，单独使用传统化疗对骨痛的缓解及骨转移灶治疗效果不佳。化疗药物选择主要依据原发灶的细胞学性质而定，如非小细胞肺癌常以铂类为基础的联合方案，而乳腺癌常以FAC（5-FU+ADM+CTX）或紫杉类+蒽环类药物联合方案。使用骨溶解抑制药（如双膦酸盐类等药物）已经成为一种成熟的骨转移性肿瘤治疗方案，它可以抑制骨溶解、缓解疼痛、减少并延缓骨转移瘤的骨相关性并发症的发生。目前临床上使用的该类药物有帕米膦酸二钠（每次60～90mg，滴注4～6小时，每2～4周一次）、唑来膦酸（每次4mg，滴注15分钟以上，3～4周给药一次）和第三代的伊班膦酸钠（艾本，每次2～4mg，每月一次）等。

3.放射性核素治疗

放射性核素治疗不良反应小、止痛效果好，主要适用于前列腺癌、乳腺癌及其他成骨型骨转移瘤，对放疗后复发的患者也具有良好的疗效。

（二）手术治疗

骨转移癌患者的预后及原发肿瘤的控制是选择治疗方法应考虑的重要因素。对于原发肿瘤经治疗控制好且骨转移瘤也为单发的患者，应积极进行手术治疗以提高患者的生活质量。手术术式包括外科病变刮除加骨水泥填充、射频消融术、内固定术及假体置换术等。对于原发肿瘤治疗控制不佳，预期寿命短的患者，应避免较复杂的外科手术，考虑非手术治疗。

七、护理

（一）心理护理

骨转移瘤的诊断对患者和家属来说是"毁灭性的"信息，与原发肿瘤患者相比，骨转移瘤患者的躯体功能和健康状态更差，情绪表现得更加绝望。当医护人员开始讨论控制症状而不是治疗复发时，患者会感到医护人员及家属对他们不再抱有希望。因此护士要有高度同情心，体贴关怀患者，取得患者的信任。在治疗过程中，了解患者的心理需求，纠正患者错误的治疗观念，传递积极的治疗信息，帮助患者从关注生存期长短的心态中解脱出来，使其更加关注每天的生活质量，协助患者制订每天的生活目标，不断改善生活质量。

（二）症状的护理

1.疼痛

疼痛是恶性肿瘤骨转移的始发症状，会随着肿瘤的进展不断加重，严重影响患者的生活质量。骨转移瘤患者的疼痛发生率为60%～80%，其中1/3的患者为重度疼痛。骨转移瘤出现剧烈疼痛的可能机制为：①骨转移瘤可分泌前列腺素类物质，引起疼痛，且可使破骨细胞活化，加速骨破坏，引起病理性骨折；②骨转移瘤不断增长，侵犯压迫周围神经及组织，并向骨膜伸展，侵犯感觉神经末梢，引起疼痛。癌性骨痛的特点是位置固定、疼痛逐渐加重，夜间较明显；胸椎转移会产生束带样疼痛；腰椎转移常发生沿下肢外侧向足外侧的放射性疼痛，随咳嗽、排便等活动加重。

（1）止痛药使用方法　遵循WHO提出的三阶梯止痛法，进行止痛治疗。

（2）骨溶解抑制药止痛的护理　骨溶解抑制药物对癌症的溶骨型骨转移有镇痛作用，并可治疗癌症所致的高钙血症，对缓解骨转移痛的有效率为68%～85%。在静脉滴注时遵医嘱使用激素类药物可以减轻药物的不良反应，如发热、恶心、呕吐及酸痛。

骨溶解抑制药应于空腹或饭后1小时口服。出现高热者可遵医嘱使用消炎痛栓减轻症状。

（3）放疗止痛的护理 针对引起疼痛的原发或转移肿瘤病灶进行局部放疗，可达到止痛目的。护理人员在治疗前耐心向患者及家属介绍有关放疗的知识、治疗中可能出现的副作用及注意事项，以消除患者的恐惧心理，密切配合治疗。应告知患者，放疗后部分患者会出现短暂疼痛加剧，一般发生在放疗后2～10天，持续至3～7天，随后疼痛逐渐减少或消失。

2.脊髓压迫症

脊髓压迫症是脊柱转移癌的一个严重并发症。临床表现多种多样，从轻度感觉运动功能障碍，直到严重疼痛、大小便功能障碍和截瘫。护理的主要目的在于维护脊柱稳定、恢复神经功能、提高患者生活质量。

（1）支具应用 临床上认为脊柱破坏超过40%时有病理性骨折、不全截瘫的危险。此类患者建议减少下床活动，以防止病理性骨折的发生。无论是否手术均应从外部给予脊柱一定的支撑，应用支具来维持脊柱尤其是颈腰段的稳定性。护理重点在于及时调整支具的松紧程度和维持支具的正确位置。佩戴支具时应在支具靠近皮肤面内用软毛巾覆盖，避免支具衬垫与皮肤直接接触，防止皮肤压伤。如果是可拆卸型支具，应只在站立、行走时穿戴，卧位时去掉，以减少对睡眠的影响。

（2）体位转换 主动和被动活动很大程度上依赖于脊柱的稳定性。活动或负重时疼痛、活动受限、神经功能损害加重及影像学显示脊柱解剖关系改变均提示脊柱不稳。对于脊柱不稳定患者，应采取仰卧位或协助患者行轴性翻身，可以放松紧张的背部肌肉并缓解疼痛。

（3）功能锻炼 应向患者及家属讲解功能锻炼的重要性，指导和协助患者进行主动和被动运动，逐渐增加运动量，增加其生活自理能力，协助患者做好各项生活护理；保持关节功能位置，每天给予肢体按摩，防止关节变形及肌肉萎缩。

（4）其他 长期仰卧会导致压疮、肺部感染、深静脉血栓和泌尿系统感染等并发症。护理重点在于指导并协助患者进行体位转换，定时轴性翻身、拍背，保持床单清洁、干燥，注意保暖并防止烫伤；主动活动下肢肌肉，加强肢体锻炼，锻炼时要注意保护，以防跌伤等意外的发生；保持患者会阴清洁，鼓励患者多喝水，如出现排尿困难，可给予导尿并留置尿管，按时消毒或更换导尿管；应给予高营养且易消化的食物，以促进肠蠕动，减轻便秘及腹胀；大剂量使用激素时，注意有无消化道出血的倾向。

3.病理性骨折

转移性骨肿瘤有时因病理性骨折而被发现，骨转移最常发生的部位是脊柱、骨盆、肋骨和肢体的近端。而病理性骨折在下肢出现率最高，一旦发生病理性骨折，疼痛加重，肿胀明显，骨折出现在脊柱者，有时很快出现截瘫症状。病理性骨折主要以预防为主，对住院患者要加强宣教，告知患者注意保护已发生癌症转移的骨骼，避免剧烈弯腰、转体及突然的体位改变，减少活动量，对于高危人群可使用外固定支具加强后活动，减少病理性骨折的发生。出现病理性骨折后，嘱患者制动，不可随意搬运患者，安抚患者，评估患者生命体征，观察有无危及生命的并发症，待病情平稳后再处理骨折，同时给予相应的止痛措施，缓解患者因骨折而造成的疼痛症状。

4.高钙血症

高钙血症是骨转移瘤患者的致死原因之一。血钙增高的原因有：①骨折与肿瘤病灶释放钙离子；②患者极度衰弱，蛋白降低，血中游离钙增加；③长期卧床脱钙；④病灶内类甲状旁腺激素的分泌升高，血钙增加；⑤乳腺癌雌激素治疗可以增高血钙。血钙≥3.75mmol/L（15mg/dL）称为高钙危象，可以表现为腹痛、顽固性呕吐、极度衰弱、严重脱水、速发肾衰竭、昏迷死亡。因此，高钙血症不管有无症状均应紧急处理。治疗方法包括：①扩充血容量；②增加尿钙排泄；③减少骨的重吸收；④治疗原发性疾病。护理措施包括指导患者多饮水，增加尿量；制订合理饮食方案，少食用高钙的食物，多吃蔬菜；保持皮肤干燥清洁，瘙痒时防止因挠抓引起的皮肤损伤，严重时可请皮肤科会诊，外涂软膏；同时做好患者的安全防护和生命体征的观察，预防心脏停搏。遵医嘱使用抑制骨钙吸收的药物，监测血钙数值。

（三）手术治疗的护理

脊柱是骨骼系统中最易被转移瘤侵犯的部位，其中70%发生于胸椎，20%位于腰椎，10%发生于颈椎。转移瘤破坏椎体可造成严重疼痛、硬膜外脊髓压迫，导致感觉、运动功能障碍。Onimus等对100例脊柱转移癌患者进行外科治疗，其中80%的病例获得了术后功能改善。因此手术治疗（如经前路腹膜后腰椎肿瘤切除+人工椎体重建术、经前后路腰椎肿瘤全椎体切除+人工椎体重建术等）对于骨转移瘤单发且原发病控制良好的肿瘤患者，可使疼痛显著缓解，功能得到不同程度的恢复，最终改善患者的生存质量。良好的围术期护理可以明显降低各种手术并发症的发生率和死亡率，是提高治疗效果的重要因素。

1.术前护理

（1）体位护理 对于脊柱转移肿瘤的患者而言，

仰卧位是常见的休息体位，卧床期间要求加强皮肤护理，减少活动，轴线翻身防止病理性骨折；下床活动时协助患者佩戴支具，并注意安全。

（2）皮肤准备　骨科备皮同本章第一节骨肉瘤部分患者的皮肤准备。

（3）肠道准备　颈椎、胸椎手术患者按照一般外科手术进行肠道准备。经前路行腰椎、骶骨转移瘤手术时，手术通常采用腹膜后入路，一般情况下不会伤及腹腔脏器，偶有患者肿瘤与腹腔脏器有粘连，手术中需要切除相应的粘连组织，因此术前一日和术日晨需进行清洁灌肠，防止术中污染术区。

2.术后护理

（1）体位护理　为保持脊柱术后内固定稳定以及维持脊柱的正常生理弯曲，搬运时必须保持脊柱水平，卧床期间给予轴性翻身，避免由于躯干扭曲加重脊柱损伤。

（2）神经功能观察　脊柱术后椎体发生水肿压迫神经，患者可有脊髓症状和（或）神经根症状，患者表现为神经所支配区域的疼痛、麻木、感觉运动障碍。因此应仔细倾听患者主诉，密切观察肢体有无麻木、末梢皮肤颜色、温度、桡动脉（或足背动脉）搏动及肢体活动情况。协助患者进行生活护理时，注意水温，以免发生烫伤；脊柱手术后，使用气垫床，并遵医嘱定时给予患者轴性翻身，以免一侧皮肤过度受压而导致压疮。

（3）排尿　腰椎、骶尾部病变的患者，因感觉神经受损，不能排空膀胱内尿液甚至不能感知膀胱充盈。此类患者术后1~2周多采用留置导尿的方法，并进行膀胱功能锻炼，在尿管开放时嘱患者做排尿动作，增加腹压或用手按压腹部使尿液排出，以刺激神经反射的恢复；保证每天摄水量在2500~3000mL，引流袋低于膀胱水平以下，避免尿液反流，预防泌尿系感染；待病情稳定后，尽早拔除导尿管。

（4）预防并发症的发生　脊柱手术患者术后需要预防压疮、肺部感染、深静脉血栓等并发症的发生，如协助患者轴线翻身、保持床单位的清洁干燥；辅助咳嗽，如痰液黏稠不易咳出时，遵医嘱给予雾化吸入治疗，以稀释痰液预防肺感染的发生；指导患者进行踝关节屈伸运动，以发挥腓肠肌的作用。评估肌力＜3级的肌群可以采用助力运动，在康复人员的帮助下，配合完成肢体运动以防止下肢静脉血栓形成。同时重点观察有无术后脊髓压迫引起的大小便失禁、便秘和腹胀等其他并发症的出现。

3.康复护理

疼痛症状得以缓解时，在病情允许的前提下，护士指导患者进行康复训练。手术当天在床上练习深呼吸；24小时后可在护士指导下行肌力和关节度的练习，循序渐进，视患者恢复情况遵医嘱术后2周指导患者进行床头抬高练习，角度维持在30°~45°，4~6周可以指导患者佩戴支具进行下床拄拐活动。护士帮助患者佩带支具坐立时，如患者无头晕、不适等症状，再在床边站立，无不适即可下床行走，同时加强平衡能力辅助训练，活动时间根据患者耐受情况而定。第一次下床行走时需要有人在旁边看护，以防发生意外。下地时需循序渐进，逐渐增大活动量，术后6个月避免脊柱剧烈负重，勿使脊柱过度承受压力。

（四）居家护理

1.指导患者治疗后每3~6个月复查一次，可做局部转移灶和全身的影像学检查。具体情况应遵医嘱进行，出现不适随时就诊。

2.骨转移瘤患者居家活动时要注意安全、预防病理性骨折的发生，下床活动时佩戴支具，量力而行，要有家属陪同；按时服用止痛药，遵医嘱调整用量；腰椎、骶尾手术患者由于神经功能障碍，可能导致排尿不尽、尿潴留或尿失禁，应嘱患者注意观察小便的量及性质。同时家属要注意观察患者的心理变化，多给予鼓励和支持。

3.骨转移瘤发生截瘫的患者要注意预防长期卧床的并发症。①预防压疮，定时给予轴线翻身，床铺要平整、清洁，保持皮肤干燥，在翻身时避免拖、拉、拽等动作。②预防坠积性肺炎，在翻身时扣背，促进咳痰。③预防肌肉萎缩，有部分自主活动者，加强自主功能锻炼，无自主活动者以被动活动为主。④预防便秘，培养大便习惯，每日定时（如晚8点）用开塞露或按摩等促进排便，养成规律大便的习惯。⑤预防尿路感染，留置尿管者应夹闭尿管，定时开放，以免膀胱挛缩。长期留置尿管患者，一般每3天更换一次尿袋，如果采用抗反流尿袋，可每周更换一次，如尿液混浊或呈血性尿液必须每日更换尿袋；普通导尿管每2周更换一次，硅胶材质尿管应每月更换一次。

八、预后

骨转移瘤的预后及生存期取决于原发病灶的控制及重要脏器是否受侵。Hosono等对165例脊柱转移瘤患者预后相关的临床症状进行分析，结果表明原发肿瘤的病理类型是决定预后的主要因素，多发性骨髓瘤、甲状腺癌、肾癌、乳腺癌和前列腺癌引起的骨转移预后较好，其他影响因素包括术前有无瘫痪和疼痛。恶性肿瘤骨转移发生后一般不会很快危及生命，其主要伤害是疼痛、脊髓压迫等相关并发症导致患者生活质量的下降和肢体功能的丧失。

第三节　恶性黑色素瘤

一、概述

恶性黑色素瘤（黑色素瘤）是临床上较为常见的皮肤黏膜和色素膜恶性肿瘤，也是发病率增长最快的恶性肿瘤之一，年增长率为3%~5%。2010年全球黑色素瘤新发病例199 627例，死亡例数为46 372例。虽然黑色素瘤在我国发病率较低，但近年来成倍增长，每年新发病例约2万例。

对亚洲人和有色人种来说，原发于皮肤的恶性黑色素瘤占50%~70%，最常见的原发部位为肢端黑色素瘤，即足底、足趾、手指末端及甲下等部位，我国统计资料显示肢端黑色素瘤占所有黑色素瘤的41.8%；其次为黏膜黑色素瘤，如直肠、肛门、外阴、眼、口和鼻咽等部位，占所有黑色素瘤的22.6%；原发灶不明黑色素瘤约占10%。对于白种人来说，原发于皮肤的恶性黑色素瘤约占90%，原发部位常见于背部、胸腹部和下肢皮肤；原发于黏膜和肢端的恶性黑色素瘤仅占1%~5%。

二、病因及预防

恶性黑色素瘤的发生是环境因素和遗传基因相互作用的结果，这些因素相互复杂的关系决定了肿瘤的发生和发展。目前，其他危险因素还包括皮肤类型及发色、典型的痣、非典型痣、着色性干皮病、巨大的先天性痣、免疫抑制及血液恶性肿瘤等。

（一）病因

1.家族史和主要的基因突变

长期以来人们认为恶性黑色素瘤与家族史密切相关。相关分析显示，恶性黑色素瘤的家族聚集性并不能用单一的主基因突变解释。CDKN2A（细胞周期依赖性激酶抑制剂2A）抑癌基因的突变与一些家族的恶性黑色素瘤发病有关，其突变产物p16在调控细胞周期时发挥作用。但痣的数量、非典型痣、浅肤色、皮肤对日光的敏感度等都能增加具有CDKN2A突变人群及普通人群的恶性黑色素瘤患病危险性。

2.非典型痣

在一些家族中非典型和组织病理学上发育不良的痣和恶性黑色素瘤的发病风险增高密切相关，在非家族性的肿瘤中也发现了同样的现象。

3.肤色类型及皮肤对日光的反应

浅肤色以及皮肤对日光的反应是白种人发生恶性黑色素瘤的危险因素。

4.雀斑

雀斑与恶性黑色素瘤危险性的增加有关。雀斑与疾病关联的危险性在年轻人中比老年人要高。

5.获得性黑色素细胞痣

恶性黑色素瘤患者的肿瘤组织附近发现有残余痣迹象的比例达到72%。除去种族和年龄，全身的痣的数量是恶性黑色素瘤的最大危险因素。在临床上非典型痣及病理上发育异常的痣与恶性黑色素瘤的高危险性相关。

6.日光暴露

恶性黑色素瘤与职业性及非职业性日光暴露的关系目前尚不明确，但与高水平娱乐性日光暴露（日灼伤）显示出很强的关联。

7.其他环境暴露

已有证据显示恶性黑色素瘤与一系列环境因素和生活方式相关，如人工来源的紫外线、电离辐射、化学物、印刷业、口服避孕药、免疫抑制治疗、多不饱和脂肪酸的摄入、酒精的高摄入、高硒摄入、抗氧化维生素、使用染发剂和皮肤创伤等。

（二）预防

通过有效的一级预防和二级预防措施有可能减少恶性黑色素瘤的疾病负担。一级预防强调从儿童时期就开始减少阳光暴露，而二级预防措施着重于皮肤肿瘤的早期诊断。

三、组织及病理学特点

恶性黑色素瘤主要分型为浅表扩散型、结节型、恶性雀斑样、肢端雀斑样等。TNM分期见表27-3-1，临床分期见表27-3-2。

四、扩散和转移

转移是影响恶性黑色素瘤患者预后的主要因素。肿瘤转移包括原发肿瘤扩展浸润、肿瘤细胞脱离、转送和继发性生长等过程。肿瘤浸润和肿瘤转移是相互关系的不同过程。肿瘤浸润是肿瘤转移的前提，但

表 27-3-1　第 7 版 AJCC 皮肤恶性黑色素瘤的 TNM 分期

T 分期（原发肿瘤）		
	肿瘤厚度	溃疡形成情况
T_x	原发肿瘤无法评估	无法评价
T_0	无原发肿瘤存在证据	
T_{is}	原位癌	
T_1	≤1.0mm	a：无溃疡形成和有丝分裂率 <1mm^2
		b：有溃疡形成和有丝分裂率 ≥1mm^2
T_2	1.01~2.0mm	a：无溃疡形成
		b：有溃疡形成
T_3	2.01~4.0mm	a：无溃疡形成
		b：有溃疡形成
T_4	>4.0mm	a：无溃疡形成
		b：有溃疡形成
N 分期（区域淋巴结）		
	转移淋巴结数目	转移淋巴结大小
N_x	转移淋巴结情况无法评估	
N_0	无区域淋巴结转移证据	
N_1	1个	a：临床隐性转移（微小转移）
		b：临床显性转移（大体转移）
N_2	2~3个	a：临床隐性转移（微小转移）
		b：临床显性转移（大体转移）
		c：卫星灶或过路转移，而不伴淋巴结转移
N_3	≥4个	或转移淋巴结互相融合成团，或卫星灶/过路转移，伴淋巴结转移
M 分期（远处转移）		
	转移灶部位	血清LDH（乳酸脱氢酶）
M_x	远处转移灶无法评估	
M_0	无远处转移证据	
M_{1a}	皮肤、皮下软组织或远处淋巴结转移	正常
M_{1b}	肺转移	正常
M_{1c}	其他内脏器官转移	正常
	任何远处转移	升高

表 27-3-2　皮肤恶性黑色素瘤的临床分期

分期	T	N	M
0期	T_{is}	N_0	M_0
ⅠA期	T_{1a}	N_0	M_0
ⅠB期	T_{1b}	N_0	M_0
	T_{2a}	N_0	M_0
ⅡA期	T_{2b}	N_0	M_0
	T_{3a}	N_0	M_0
ⅡB期	T_{3b}	N_0	M_0
	T_{4a}	N_0	M_0
ⅡC期	T_{4b}	N_0	M_0
Ⅲ期	任意T	N_1	M_0
Ⅳ期	任意T	任意N	M_1

并不意味着有浸润就必然发生转移，然而肿瘤转移必定有浸润。

1.淋巴道转移

80%~90%的恶性黑色素瘤细胞首先转移到距离原发灶最近的区域淋巴结，然后依淋巴液引流方向依次向更远的淋巴结转移，首先接受恶性黑色素瘤转移的淋巴结称为前哨淋巴结。因此，通过淋巴显像和前哨淋巴结活检术可发现绝大多数的微小淋巴结转移。10%~20%的恶性黑色素瘤不遵循此规律，表现为跳跃转移。恶性黑色素瘤向淋巴结转移的机制尚不清楚。

2.血道转移

肿瘤血管的生成有利于肿瘤细胞进入血流或从血流中移行到血管外。恶性黑色素瘤细胞不仅可以沿神经纤维和皮肤附件转移，而且可以沿血管外缘转移称为血管嗜性。肺、乳腺、脑、肝、骨等为恶性黑色素瘤转移的常见受累器官。

五、临床表现

（一）早期症状

皮肤恶性黑色素瘤的早期临床表现为痣或色素斑迅速增大、隆起、破溃不愈、边缘不整或有切迹和锯齿、颜色改变、局部形成水泡、瘙痒和刺痛等，进而可出现卫星灶、局部淋巴结肿大。

（二）常见的临床表现

1.不典型痣

主要发生于普通皮肤，以放射生长为特点。表现为大的肿瘤性色素细胞在鳞状上皮之间呈铅弹样播散，肿瘤细胞分布于皮肤基底膜浅层。亦可见于多年形成的痣出现特征性变化，主要表现为溃疡，痣增大或颜色变化。

2.丘疹、结节及斑块

表现为快速生长的膨胀性丘疹、结节或斑块，偶尔呈息肉样，甚至有蒂，诊断时一般皮肤浸润较深。可发生于身体任何部位，常见于接受间歇日光照射部位，更常见于躯干、头颈和小腿下部。

3.恶性雀斑

源于恶性雀斑样痣，即由皮肤和其他器官的黑色素细胞系统所产生的变异现象。恶性雀斑侵犯真皮，生长较慢，不易转移，老年人多见。最常见于头面部、颈部等日光暴露部位。早期表现为深色不规则的皮肤斑点，病灶常较大且病灶中部分区域可出现色素沉着不足，可被误认为老年斑或灼伤斑。

4.肢端雀斑

一般指位于手掌、足底或甲下无毛发被覆盖部位的皮肤恶性黑色素瘤，因起病部位隐蔽，常发现较晚，甲下恶性黑色素瘤常被误诊为甲下血肿（甲下线状出血）。

六、诊断

临床表现、诊断性活检并配合相关影像学检查（如胸片、超声检查、CT、MRI、PET等）才能准确诊断，降低误诊率，达到早期诊断、早期治疗的目的。

（一）临床症状

恶性黑色素瘤的局部常呈锯齿状改变，表面凹凸不平，粗糙而伴有鳞形或片状脱屑。局部有渗液或渗血，局部皮肤有发痒、灼痛、水肿或丧失原有皮肤光泽。

（二）影像学诊断

1.胸片

胸片是恶性黑色素瘤初治患者最常使用的检查手段。

2.超声检查

超声检查已经广泛用于恶性黑色素瘤皮肤病灶的判断以及确定有无区域淋巴结转移。

3.CT

CT多用于出现肺部、脑部、腹部等转移相应症状和体征的患者。

4.MRI

MRI对于术前检查明确转移灶有一定价值。

5.PET

PET推荐应用于怀疑有远处转移及Ⅲ期和Ⅳ期的患者。

6.前哨淋巴结活检（SLNB）

前哨淋巴结活检对于精确临床分期最为重要，已作为区域淋巴结转移判断的金标准。

七、治疗

（一）手术治疗

1.外科广泛切除

外科广泛切除是该病的治疗原则。恶性黑色素瘤治疗计划需要综合考虑患者的年龄、身体状况、原发灶位置、组织病理学特征以及通过现有证据预测患者的预后等因素。在肢体手术过程中常常遇到一些创面修复的问题，对于一些肢体的特殊部位，如足底及关节周围等区域的恶性黑色素瘤要进行皮瓣转位修复术来进行组织修复；患侧肢体发生区域淋巴道转移的患者，应行局部病灶广泛切除及区域淋巴结清扫术，如腹股沟淋巴结清扫术、腋窝淋巴结清扫术等。

选择皮瓣时，多选用血运丰富的轴型皮瓣或岛状皮瓣移植（带血管蒂皮瓣移植）；带蒂移位具有成活率高、外形质地良好等优点。躯干、四肢近端恶性黑色素瘤术区较为平坦，扩大切除术后创面的肌肉组织较为丰富，首选局部、邻近皮瓣，甚至直接游离植皮术修复，对患者术后生活质量的影响较小。足底负重区、关节周围术区常用血管蒂皮瓣修复，以保证功能重建效果。

2.前哨淋巴结活检

前哨淋巴结活检用于发现有无早期淋巴结转移，依据前哨淋巴结是否阳性进行选择性清扫。

（二）化学治疗

目前NCCN指南推荐的用于治疗转移性恶性黑色素瘤的一线治疗包括单药治疗［氮烯米胺DTIC、替莫唑胺（TMZ）和紫杉醇］、联合化疗（以DTIC或TMZ为基础的联合化疗，或紫杉醇类药物为基础的联合化疗）、化疗联合生物治疗（DTIC或TMZ为基础化疗再联合IL-2和IFN-α）。临床常用药为达卡巴嗪（氮烯米胺），常用剂量200mg/m^2，静脉滴注。目前尚无证据显示上述方案可以改善转移性恶性黑色素瘤的生存率，所有以上的选择均为2B级证据推荐。

（三）生物治疗

作为恶性黑色素瘤免疫治疗的主要组成部分之一，细胞因子治疗在辅助治疗和姑息治疗方面都占据重要地位。目前应用于恶性黑色素瘤治疗的细胞因子主要有干扰素、IL-2、胸腺素等。

1.干扰素

干扰素是一类具有抗肿瘤及免疫调节活性的糖蛋白家族，目前应用于黑色素治疗的主要是IFN-α，尤其是IFN-α2b。

2.白细胞介素-2（IL-2）

大剂量白细胞介素-2是美国FDA批准治疗转移性恶性黑色素瘤的药物之一。其本身并无直接杀伤恶性黑色素瘤细胞或抑制其生长的作用，其抗肿瘤活性是通过诱导NK细胞激活、促进LAK细胞产生、诱导其他一些细胞因子实现的。一般推荐60万～72万U/kg，静脉注射，每8小时一次，连续不超过15次。

3.胸腺素-α1（TA1）

TA1属于生物反应调节剂，其作用机制尚未完全阐明，一般认为它可能主要是通过增强T细胞功能调节免疫系统。TA1已经在多个国家被批准用于恶性黑色素瘤，多与其他化疗药或细胞因子组成生物化疗方案。

八、护理

恶性黑色素瘤主要采取手术治疗、化学治疗和生物治疗的护理详见第六章肿瘤化学治疗的护理和第九章肿瘤生物治疗的护理。

（一）手术护理

1.术前护理

恶性黑色素瘤患者术前的营养支持、肠道准备及皮肤准备详见第五章第四节肿瘤外科患者的护理。恶性黑色素瘤多由痣或色素斑发展而来，患者常因黑痣破溃前来就诊，当患者得知因一颗痣而发展为恶性肿瘤且恶性程度极高，一旦肿瘤进入快速生长期则预后差、死亡率高等信息后，易产生恐惧和紧张心理，难以接受事实；因此，术前还应加强患者的心理护理和健康教育。

（1）心理护理　护士应耐心聆听患者倾诉，对于他们提出的问题给予详细解答，采用循序渐进的方式让患者了解手术治疗的目的和达到的效果，鼓励病友间加强沟通，以减轻患者内心的痛苦，使其克服恐惧和绝望心理，乐观、自信地接受治疗。同时应充分发挥社会及家庭的支持作用，鼓励家属关爱患者，增加患者的安全感和信任感，同时推荐痊愈病患与之交流，用社会的力量树立起战胜病魔的信心。

（2）健康教育　充分评估患者的自身状况、健康史及相关因素，对于有吸烟史患者，尤其是进行皮瓣转位修复术者鼓励其戒烟，以免香烟中含尼古丁引起血管收缩。指导患者有效咳嗽、床上排尿、排便及下肢功能锻炼的方法，以预防术后出现肺部感染、泌尿系感染、床上排便困难及下肢静脉血栓。

2.术后护理

恶性黑色素瘤患者术后常规监测生命体征，加强疼痛护理、体位护理和引流管的护理，行皮瓣转位修复术的患者还应加强对于皮瓣的观察和护理、运动功能和感觉功能的训练。

（1）疼痛护理　疼痛对于患者的影响很大，一方面，疼痛时释放的5-羟色胺具有强烈收缩血管的作用，可使血管痉挛、闭塞、血栓形成，血液循环障碍，影响皮瓣的存活；另一方面，患者因疼痛而辗转不安、难以入眠、不敢移动身体和用力咳嗽，影响了术后的康复过程。因此术后应减少或避免疼痛刺激，随时观察患者的表现并评估其疼痛的性质、部位、等级、持续时间，遵医嘱应用三阶梯止痛或自控镇痛技术，并观察止痛药的效果及不良反应。指导患者了解有关疼痛的知识和缓解疼痛的方法，同时给予患者安慰及鼓励，使其减轻对疼痛的恐惧感，促进术后机体恢复和伤口愈合。

（2）体位护理　术后采取平卧位、抬高患肢、患肢制动并保持功能位，以利静脉回流，减轻肿胀，预防足下垂。患肢包扎不要过紧，包扎时暴露出皮瓣中央部分以便观察皮瓣的血运及愈合情况。此外，还应防止皮瓣的牵拉及受压，促进皮瓣的及早愈合。

（3）引流管的护理　妥善固定引流管并保持通畅，避免弯曲、打折，观察引流液的颜色、形状、量和植皮区伤口的渗血情况并准确记录，如渗出液较多而引流袋内无引流液，说明引流不通畅，可能为血凝块阻塞吻合血管，可影响皮瓣供血而导致皮瓣血管危象。定时更换引流瓶（袋），严格执行无菌技术操作，防止感染。

（4）皮瓣的观察及护理

1）皮瓣对外界环境的各种刺激非常敏感，特别是冷刺激。为防止因寒冷造成血管痉挛的发生，保持病室温度23℃～25℃，室温过低时用鹅颈灯进行患肢照射以提高局部温度，一般使用40W灯，照射距离30～40cm，密切观察皮瓣情况避免局部温度过高造成烫伤。

2）由于血压过低容易导致皮瓣供血不足而影响成活，术后应维持收缩压不低于100mmHg（13.3kPa），尿量不少于30mL/h，血压如有下降应及时补充血容量，切忌应用升压药，以免外周血管收缩、血压升高，外周循环血量减少而影响皮瓣供血。同时遵医嘱定时给予解痉药物罂粟碱30mg肌内注射，3～4小时一次，防止外周血管痉挛。

3）观察皮瓣颜色时与健侧相同位置皮肤相比较，皮瓣颜色应较健侧稍红，警惕皮瓣血管危象的出现，如皮瓣暗红或青紫，常提示静脉回流受阻，出现静脉危象；皮瓣颜色苍白、浅粉，常提示动脉血供不足，出现动脉危象。皮瓣一般能耐受缺血达6小时，缺血时间越长，皮瓣坏死面积越大，当缺血时间达10小时，皮瓣总坏死率可达50%。一旦出现皮瓣坏死，及时通知主管医生，配合医生进行清创、换药等处理，必要时遵医嘱进行抗感染治疗。

4）术后6小时内每小时测量皮瓣温度（皮温）一次，测皮温的时间、压力、位置应固定，一般在转位皮瓣中心，同时与健侧相同位置做对照，之后的3天内每2小时测量皮温一次。正常皮温应在31℃～33℃，皮瓣温度与健侧相差不超过2℃。

5）术后初期皮瓣水肿是创伤后的正常组织反应。组织渗出在术后72小时达到高峰，以后逐渐改善，应严密观察并保持皮瓣下引流条引流通畅。如水肿严重，应适当抬高患肢或皮瓣移植部位，促进静脉回流；用棉签自移植物的远端向近心端滚动，对微循环淤血有明显效果。可用50%硫酸镁局部湿敷或局部理疗，以促使水肿吸收。必要时配合医生拆除部分缝线或做好术前准备后进行手术探查。

6）皮瓣微循环情况对于皮瓣的愈合非常重要，毛细血管充盈试验是最有价值的观察方法。用小玻璃棒或棉签轻轻按压转位皮瓣中心，使其苍白后迅速抬起，局部应在2秒内转为红润，如超过5秒以上或变化不明显，则提示皮瓣存在血液循环障碍。

（5）运动功能和感觉功能训练

1）运动功能训练：患者拆线后即可开始患肢功能训练。一般术后5～7天后鼓励患者做主动功能锻炼，每日3～4次，每次10～20下；术后2周皮瓣血供良好、软组织基本愈合后，可协助患者做被动功能锻炼，每日3～4次，注意手法由轻至重，活动范围由小到大，以患者无剧痛为限。

2）感觉功能训练：皮瓣感觉功能的恢复需要2～3个月的时间，完全的感觉恢复则需要6个月。术后2周皮瓣愈合良好拆线后可以用手掌反复轻柔触摸按摩皮瓣并主动有意识地去感觉，以促进皮肤感觉功能的恢复。

（二）常见术后并发症的护理

1.皮瓣血管栓塞及皮瓣坏死

血管栓塞分为动脉栓塞和静脉栓塞两种，静脉栓塞较动脉栓塞多见，动脉栓塞常在术后0.5～4小时出现，皮瓣颜色浅红或苍白，皮温较低，毛细血管充盈试验充盈减慢或不明显，无肿胀。静脉栓塞多发于术后72小时内，主要表现为皮瓣肿胀或颜色改变，皮瓣颜色因栓塞程度、波及范围不同，由暗红变紫红或紫兰继而黑紫，皮温开始高于健侧或随栓塞时间延长逐渐降低，同时多出现水泡。全层皮瓣颜色明显变黑，切割时无新鲜血液流出时为皮瓣坏死。血管痉挛时可先应用解痉药物对抗并观察疗效；一旦确诊为血管栓塞应立即通知医生并做好术前准备，以便医生进行手术探查，切除栓塞吻合口，重接或做血管移植，力争6小时内重建供血。

2.淋巴水肿及血肿

行腋窝淋巴结清扫术的患者2%～21%术后会出现上肢淋巴水肿及血肿，腹股沟淋巴清除术后患者20%～30%出现下肢及阴囊水肿，表现为局部组织肿胀、压痛明显，通常与手术切除淋巴结、损伤淋巴管和引流管的放置以及过早拔除有关。术后患者应卧床1～2周，患肢适当抬高并加压包扎，每次换药后都应重新加压包扎，引流管应连接负压吸引装置，密切观察并记录引流液的颜色、性质和量，为引流管的拔除提供参考依据。对于拔管后患者要观察伤口局部有无肿胀、压痛等症状，一旦发现及时通知医生，必要时配合医生重新留置引流管。

3.淋巴瘘

淋巴瘘是淋巴管受到损伤而引起的淋巴液外流，常发生在术后3～4天，主要与患者术后早期过度活动有关。表现为切口引流管内每日约有200～400mL淡黄色淋巴液流出或拔出引流后的切口有大量液体渗出，经久不愈。术后患者以卧床休息为主、减少患肢活动，保持引流通畅并加压包扎；少食含脂肪高的食物，不吃油腻食物，以免淋巴液增多；每日淋巴液引流量＞500mL时应禁食并遵医嘱给予肠外营养支持治疗。

（三）居家护理

1.行皮瓣转位修复者术后3周即可开始下地拄拐行走，6周后去拐行走，在行走过程中应逐渐负重。术后3周可以用提捏法锻炼皮瓣，以促进皮瓣软化加速局部适应性。由于移植的皮肤神经受损，皮瓣感觉较差，此时应格外注意保护患肢，防止冻伤、烫伤及意外损伤。

2.对于行腹股沟淋巴清扫术的患者，常出现下肢淋巴水肿，行走及劳动后加重，一般1～2年后可逐渐缓解。应告知患者出院回家后要适当卧床休息，再配合理疗，以促进侧支循环的建立，减轻水肿程度。

3.定期复查　术后每3个月复查一次，连续2年，无特殊情况者可以延长至每6个月复查一次，连续2年，之后第5年开始每年复查一次。复查项目包括胸片（判断术后有无出现肺转移）、腹部及盆腔B超（判断有无重要脏器转移）和患肢区域淋巴结B超（判断有无区域淋巴转移）。

九、预后

NCCN推荐，大多数原位或者早期恶性黑色素瘤通过手术切除即可治愈，但转移性恶性黑色素瘤的预后很差。生存期仅6～8个月，5年生存率为5%～6%。患者体质状况好、无肝脏转移、仅有单一部位转移、血清LDH水平和白蛋白水平正常及可以接受比较积极的治疗是预后良好的指标。

第四节　纤维肉瘤

一、概述

软组织肿瘤是指发生于人体支持组织内的非上皮性骨外组织的肿瘤，包括成纤维细胞/肌成纤维细胞性、平滑肌、横纹肌、脉管等多种组织分化的肿瘤及分化不确定的肿瘤。神经源性组织发生肿瘤时也表现为软组织肿块，其诊断与治疗方法也类似于其他软组织肿瘤，也归入此类。软组织肿瘤可以笼统地分为软组织良性肿瘤和肉瘤，良性软组织肿瘤的年发病率约为3000例/百万人口，软组织肉瘤约占所有恶性肿瘤的1%，其年发病率约为30例/百万人口，男性较女性多见，随年龄增加发病率增高，患者平均年龄为65岁。

纤维肉瘤是一种由成纤维细胞及其所产生的数量不等的胶原构成的恶性肿瘤，是软组织肉瘤中最常见的肿瘤，占25%～35%，此瘤生长在体表，容易早期发现，但临床上常被误诊为"纤维瘤"、"皮脂囊瘤"或其他软组织良性肿瘤。纤维肉瘤可发生于任何年龄，但多见于30～55岁的成年人，平均年龄为45岁左右，性别无明显差异。婴儿型纤维肉瘤36%～80%为先天性，36%～100%发生在1岁以内，2岁以后发生者少见，男性略多。纤维肉瘤最常见于下肢，其次为躯干和上肢；病程长短不一，短者仅为数周，长者可达20年及以上。

二、病因及预防

（一）病因
1.外伤史
外伤是物理致瘤因素，可发生于瘢痕组织或外伤部位。

2.放射线因素
放射线因素是导致纤维肉瘤病发的主要因素，曾经有报道，用放射线治疗肿瘤，间隔数年后患者的腹壁放射野内可出现纤维组织增生、软组织变厚并且呈现浸润性生长，而这其中会有部分的病例持续发展，演变为纤维肉瘤。放射后纤维肉瘤可发生于乳腺、宫颈，以及胚胎癌、精原细胞癌、肾母细胞瘤、鼻咽癌放射治疗后，平均发生在放疗后10年。

3.烧伤瘢痕
烧伤瘢痕可偶发纤维肉瘤，一般发生在烧伤后30～40年。曾有文献报道1例10年前上臂被水烫伤后发生纤维肉瘤的病例。

4.遗传因素
纤维肉瘤的发病是否与遗传有关，尚有争论，但儿童的先天性纤维肉瘤却很常见。

（二）预防
按照肿瘤的三级预防做好防治工作。

1.一级预防
养成良好的生活方式，避免外伤及烧伤，远离放射线的损害。

2.二级预防
早发现、早诊断、早治疗。要提高早期纤维肉瘤的检出率，临床上警惕局部疼痛及肿块等纤维肉瘤报警症状。

3.三级预防
一旦确诊纤维肉瘤，立即进行以手术治疗为主的综合治疗，防止病情恶化和肿瘤复发转移，预防并发症和后遗症的出现。

三、组织及病理学特点

纤维肉瘤被认为来源于间叶组织，是一种由成束的梭形成纤维细胞组成的恶性肿瘤，瘤细胞常呈鱼骨样排列，并具有不同程度的异形性和多少不等的核分裂现象，是较常见的软组织肿瘤。分化较好的纤维肉瘤质地较硬，切面表现为灰色，均匀一致。分化稍差者则为黄褐色，柔软，同时含有继发性囊性变、坏死或出血，生长缓慢的肿瘤有钙化及骨化现象。镜下可见肿瘤由梭形成纤维细胞组成，交织成漩涡状，这些细胞可产生丰富的网状纤维，有时也能产生粗胶原束。分化不好的肿瘤细胞有明显的有丝分裂，但大而不规则的巨细胞则并不常见。肿瘤细胞可以侵入血管壁内。分化更差的梭形细胞肉瘤，往往不能分清其组织来源。

纤维肉瘤的恶性程度差别很大，按瘤细胞的分化程度，结合瘤细胞与纤维成分的比例，核分裂象的多少，纤维肉瘤大致可以可分为以下三级：Ⅰ级：恶性程度较低，肿瘤分化较好；瘤细胞较细长，似纤维细胞，仅有轻度异型性，核分裂象少见，胶原纤维成分较多。Ⅱ级：分化中等，瘤细胞分化较差，异型性明显，核分裂象较多。胶原纤维和网状纤维较少，薄壁的小血管较多，常见继发性改变。Ⅲ级：分化差，恶性程度很高，显示高度异型性，瘤细胞致密、肥胖，核染色深，异型性明显，常有巨大或奇异的瘤细胞和核，核分裂象很多；此型大多起源于筋膜、肌肉等深部组织。

纤维肉瘤的分期标准参照WHO2013年软组织肉瘤的分类及分期见表27-4-1和表27-4-2。

四、扩散和转移

1.血道转移

纤维肉瘤血道转移最常见的是肺转移，也可发生骨转移、肝脏转移。

2.淋巴道转移

纤维肉瘤由于生长较缓慢，多认为属低度恶性，淋巴结转移占0.5%～8%，甚至多次复发仍不发生淋巴及血道转移。

五、常见的临床表现

1.肿块

纤维肉瘤多见单发性局部肿块，早期病变体积较小，生长缓慢，此后肿块生长迅速，直径可达十几厘米或更大。

表 27-4-1　软组织纤维肉瘤 TNM 分类

原发瘤（T）	T_X：无法评价原发肿瘤情况
	T_0：无原发肿瘤存在的证据
	T_1：肿瘤大直径≤5cm
	T_{1a}：浅表肿瘤*
	T_{1b}：深部肿瘤
	T_2：肿瘤大直径＞5cm
	T_{2a}：浅表肿瘤*
	T_{2b}：深部肿瘤
局部淋巴结（N）	N_X：无法评价局部淋巴结情况
	N_0：局部淋巴结无转移
	N_1：局部淋巴结有转移
	注意：局部淋巴结转移罕见，对于临床上或病理学上未检查淋巴结情况的病例，可认为N_0，而不是NX或PNX
远处转移（M）	M_0：无远处转移
	M_1：有远处转移

*，浅表肿瘤指全位于浅筋膜以上，不侵及筋膜；深部肿瘤位于浅筋膜下或筋膜表面，伴筋膜侵犯或穿过筋膜。腹膜后、纵隔和骨盆肉瘤均归类于深部肿瘤

表 27-4-2　软组织纤维肉瘤分期

分期	TNM 分期		
ⅠA期	T_{1a}、T_{1b}	N_0	M_0
ⅠB期	T_{2a}、T_{2b}	N_0	M_0
ⅡA期	T_{1a}、T_{1b}	N_0	M_0
ⅡB期	T_{2a}、T_{2b}	N_0	M_0
Ⅲ期	T_{2a}、T_{2b}	N_0	M_0
	任意T	N_1	M_0
Ⅳ期	任意T	任意N	M_1

2.局部疼痛

疼痛与病理分级及肿块部位有关，恶性程度越高，部位越深，疼痛的发生率也越高。而且疼痛性肿块的局部复发率是无痛性肿块的2倍。

六、诊断

当患者出现四肢表浅或深部软组织的肿块及疼痛时，应警惕纤维肉瘤的发生。如果患者外伤或烫伤部位出现局部肿块，或长期接触放射线后出现局部肿块，应做进一步检查。目前临床上一般根据患者的临床症状，结合影像检查进行确诊。

1.MRI

MRI在显示软组织肿瘤范围及与邻近神经血管束的关系方面有其优越性，并可从多角度了解肿瘤全貌，是软组织肿瘤的最佳影像学检查方法，有很高的敏感性，但特异性不高，对软组织良恶性肿瘤的鉴别和定性诊断存在一定的局限性。

2.B超

B超可鉴别肿瘤的囊实性。根据肿瘤的范围、边界及瘤体内部的组织回声，进一步鉴别良、恶性。

3.X线检查

X线片显示边界清楚的软组织阴影，亦可钙化，说明肿瘤内曾有过出血和坏死。胸片正侧位可了解有无肺转移。

4.CT

CT可较准确的判断肿瘤边界，有利于治疗方案的制定。

5.PET-CT

PET-CT对于纤维肉瘤的良恶性的鉴别、病变部位的定位、恶性程度的评价、疗效判断和预后均有良好的诊断价值。

七、治疗

目前手术切除仍是根治纤维肉瘤最有效的方法，辅以放疗或化疗等手段。

（一）手术治疗

1.纤维肉瘤切除术

（1）手术范围　纤维肉瘤要求广泛切除，切除边缘应距瘤缘3～5cm，应强调三维切除，避免复发，当皮肤受累时，切除受累皮肤外3cm，切断的神经近端送冰冻切片，检查确定切缘有无肿瘤细胞，应确保切缘无瘤，否则极易复发。切除范围过大的患者可行皮瓣移植术。

（2）特殊部位手术方法

1）位于胸壁者，常需切除肋骨，修补胸壁，或用游离肌皮瓣修复。

2）位于腹部者，在切除大片腹壁后可用皮瓣修复缺损。

3）腹膜后纤维肉瘤，由于肿块坚韧，不必顾及肿瘤破溃，易于手法钝性分离后切除，肿瘤侵犯腰大肌，要一并切除。

2.复发性纤维肉瘤扩大根治术

只要条件及局部情况允许，仍可再行广泛根治性手术，术前要经B超、CT等影像学检查，明确肿瘤边界及范围再行手术。

3.截肢手术

对于较晚期及肿瘤破溃者行截肢手术。

（二）化学治疗

纤维肉瘤对于化疗并不敏感，但对于分化不良的病例可以使用化疗，目前多使用阿霉素、环磷酰胺、长春新碱等，多药联合化疗可预防和控制微小转移灶，降低复发率。

（三）放射治疗

纤维肉瘤对于放疗并不敏感，但可用于围术期辅助治疗，术前放疗可使体积较大的肿瘤缩小，原来不能切除的肿瘤可以进行手术切除；术后放疗可控制手术残留的亚临床灶，降低局部复发率，或对扩大切除有困难的病例行术后辅助放疗。

八、护理

（一）手术护理

1.术前护理

植皮区域需做好皮肤准备，供区需检查皮肤有无炎症、破损、皮疹、体癣，剃除汗毛；受区如有炎症，应及时遵医嘱给予抗感染治疗后再行手术准备，如有破溃，手术当日应换药，保持创面清洁，避免于手术部位行静脉穿刺。其余术前护理同第五章第四节肿瘤外科患者的护理。

2.术后护理

纤维肉瘤患者术后一般护理、截肢的护理、体位护理和皮瓣移植的护理详见第五章第四节肿瘤外科患者的护理、本章第一节骨肉瘤和本章第三节恶性黑色素瘤部分。纤维肉瘤位于胸壁需行开胸术者应做好胸腔闭式引流的护理；位于腹膜后术后第1天麻醉清醒后应取半卧位，以减轻腹壁肌肉张力和疼痛，促进呼吸，减少肺部并发症，同时使渗出液积于盆腔，利于

引流；位于肢体者应加强相应肢体的功能锻炼，具体如下。

（1）患肢功能位　术后患肢保持功能位，避免不正常的体位和姿势所致的畸形，减少关节痉挛、变形、肢体失用的发生。具体体位：肩关节外展45°，前屈30°，外旋15°；肘关节屈曲90°左右；腕关节背曲20°～30°；髋关节前屈65°～70°，外展10°～20°，外旋5°～10°；膝关节前屈5°或伸直180°；踝关节屈5°～10°。术后第1天可以让患者开始肌肉的等长收缩活动，术后1～2周，患者可以做手术部位远近关节活动，但不可负重。

（2）上肢术后功能锻炼

1）拔管前：①握拳及转腕：带管时指导患者将三角巾取下，用健肢支托患肢肘关节，避免外展，患肢手指用力握拳再完全张开为一次，每天50～100次，腕关节旋转360°。②屈肘：指导患者将三角巾取下，用健肢支托患肢肘关节，避免外展，患肢前臂与上臂呈90°时，肘关节至最小角度再恢复至原位置为一次，每天30～50次。

2）拔管后：①握拳及转腕：拔管后指导患者用健肢将患肢托起，与身体呈90°进行握拳，每天50～100次。②屈肘：指导患者健肢将患肢托起，与身体呈90°进行屈肘为一次，每天30～50次。③上举：指导患者用Bobath握手，患侧上肢完全伸直由下垂位抬高至90°再恢复原位为一次，每天20～30次。④绕肩：指导患者双肩自然放松，由前向后（由后向前）转动肩关节360°为一次，每天40～60次。⑤摸耳：指导患者用健肢托住患肢肘关节并抬高，患肢手指由同侧耳廓开始沿头部曲线开始向上爬高从头顶绕过直至对侧耳廓为一次，每天15～20次。⑥爬墙：指导患者面对墙壁将健肢抬高放于墙上，患肢由肩水平开始向上爬高至可达到最高点为一次，每天15～20次。⑦外展：指导患肢自然下垂于身侧，逐渐向外展并抬高至90°再恢复至原位为一次，每天10～15次。

（3）下肢术后功能锻炼

1）趾关节练习：指导患者取平卧位，主动练习趾关节，每天50～100次。

2）踝关节练习：指导患者取平卧位，主动用力向上勾脚再恢复到原位置，每天50～100次。

3）股四头肌等长收缩练习：指导患者取平卧位，开始练习股四头肌绷劲保持5秒，放松为一次，每天50～100次。

4）股四头肌等张收缩练习：指导患者取平卧位，在家属或康复师的帮助下，将膝关节伸直，将患侧腿抬起，每天30～50次。

5）屈髋屈膝练习：指导患者取平卧位，患者主动

进行屈腿练习，每天30~50次。

6）外展练习：带管时指导患者取平卧位，进行髋关节外展练习，每天30~50次；拔管时指导患者健侧卧位，进行髋关节外展练习，每天20~30次。

（二）常见术后并发症的护理

1.感染

感染是影响皮瓣移植成活率的重要因素，护士应密切观察患者的体温变化、手术切口疼痛、肿胀、渗出情况及血象变化，以判断有无切口感染的发生。手术切口有渗血时，立即更换切口敷料，防止感染。

2.皮瓣坏死

肌皮瓣的血液供应丰富，易于成活，是组织重建常用的组织瓣之一。给予及指导患者保持适当体位，防止血管蒂受压，致受区皮瓣供血不足、皮瓣血管危象而导致皮瓣坏死。对于坏死皮瓣，要配合医生及时给予清创，使其延期愈合。

（三）居家护理

1.感觉恢复训练

行皮瓣移植术者，移植皮瓣区域的触觉、温度觉、触压觉等感觉恢复需要1年左右的时间，2年以上组织瓣的感觉功能基本定型。应重复使用冷、热、触摸等方式刺激皮瓣，促进神经系统的感觉信息处理，有助于其感觉恢复，但要适度，避免损伤皮瓣。

2.增加患肢肌力的训练

软组织扩大切除术后，部分肌肉组织缺损，应继续通过肢体功能锻炼加强其他肌肉的力量，维持正常的肢体运动功能。

3.定期复查

复查的间隔时间是先短后长，出院后每3个月复查一次，1年后每半年复查一次。如术区出现软组织肿块或压痛等不适症状，应及时到医院就诊。

九、预后

纤维肉瘤易累及周围软组织，手术切除后局部常见复发。肿瘤预后与其组织学分级及发病年龄有关，10岁以下的儿童预后明显较成人要好，儿童与成人肿瘤的复发率大致相同，但儿童肿瘤转移较少见，一般转移率低于10%。在成年人，当行边缘切除或切除范围不够广泛时，常可局部复发，大多数文献报道其复发率约为50%，而且60%的病例可发生转移。当肿瘤局部复发后，其转移的发生率也相应增高。纤维肉瘤易转移至肺和骨，尤其是中轴骨，罕见淋巴结转移。患者的5年存活率为39%~54%，Ⅰ~Ⅱ级纤维肉瘤的10年存活率约为60%，Ⅲ~Ⅳ级的10年存活率约为30%。提示预后差的指标包括肿瘤恶性度高、细胞丰富、胶原含量少、分裂象>20/10个高倍镜视野、有坏死。

（汤春佳　李琛）

参考文献

[1]徐万鹏,李佛保.骨与软组织肿瘤学[M].北京:人民卫生出版社,2008.

[2]王培霞,黄秀军,史书霞.骨科实用护理手册[M].上海:第二军医大学出版社,2010:291.

[3]徐卫东,吴岳嵩.人工关节手术与康复[M].上海:第二军医大学出版社,2000:91.

[4]王静,杨红梅,梁瑛琳.青少年骨肿瘤患者内心体验的质性研究[J].护理研究,2010,24(4):977-979.

[5]姜伟.新辅助化疗治疗青少年骨肉瘤的护理[J].中国医学文摘儿科学,2007,26(1):23-25.

[6]冯梅,钱亚菲,李媚,等.恶性骨肉瘤患者手术保肢综合治疗的护理体会[J].中国医疗保健,2010,19(04):77-79.

[7]Ritter J, Bielack SS. Osteosareoma[J].AnnOncol,2010,21(7):320-325.

[8]郭卫,燕太强.恶性骨肿瘤的化疗进展[J].中华肿瘤杂志,2002,24:516-518.

[9]WafaH,Grimer RJ.Surgical options and outcomes in bone sarcoma[J].Expert Rev Anticancer,2006,6:239-248.

[10]宋晓楠.脊柱内固定治疗骨转移瘤患者的护理[J].护理学杂志,2010,25(22):25-27.

[11]于世英.恶性肿瘤骨转移的诊断与治疗[M].北京:中国协和医科大学出版社,2006.

[12]王艳荣.恶性肿瘤患者诊断初期的心理状态及护理对策[J].护理学杂志,2005,20(3):13-15.

[13]赵天恩,郑家润.皮肤鳞状细胞癌研究进展[J].国际皮肤性病学杂志,2006,32(4):247-250.

[14]Mundy GR. Metastasis to bone: Causes, consequences and therapeutic opportunities[J].Net Rev Cancer,2002,2(8):584-593.

[15]Huber S, Ulsperger E, Gomar C, et al.Osseous metastases in breast cancer: Radiographic monitoring of therapeutic response[J].Anticancer Res,2002,22(2B):1279-1288

[16]郭卫.骨转移性肿瘤外科学[M].北京:人民卫生出版社,2012.

[17]尤渺宁,黄立红,商靖,等.乳腺癌骨转移并发高钙血症的护理[J].护士进修杂志,2011,26(23):2166-2168.

[18]杨华,张洁萍.1例桥式交叉游离背阔肌肌皮瓣移植术的围术期护理[J].中华护理杂志,2005,40(8):584.

[19]王凤霞,王秀军,张福芝.胸腔巨大神经纤维肉瘤切除患者术后监护期的护理[J].中华护理杂志,2011,46(10):1016-1017.

[20]宋金刚.软组织肿瘤学[M].天津:天津科技翻译出版公司,2012.

[21]古永恒,王思茹,郑庆元.髋关节置换术围术期护理及康复指导[J].护士进修杂志,2010,25(12):1108-1110.

[22]徐万鹏.骨与软组织肿瘤[M].北京:北京大学医学出版社,2011.

[23]张艳丽,祝顺琴,刘亚玲,等.恶性黑色素瘤内科治疗研究进展[J].肿瘤防治研究,2014,41(1):74-78.

[24]武忠弼.中华外科病理学[M].北京:人民卫生出版社,2002.

[25]Bradfor PT,AM,Mstaster ML,et al,Acral Lentiginous melanoma:incidence and survival patterns in the United States[J].Arch Dermatol,2009,145(4):427-434.

[26]Chang JW, Yeh KY, Wang CH,et al Malignant melanoma in Taiwan: a prognostic study of 181 cases[J].Melanoma Res,2004,14(6):537-41.

[27]杨金谷,熊舒原.人皮肤基底细胞癌、鳞状细胞癌的诊断及治疗[J].中国当代医药,2011,18(11):13-14.

[28]张聪,杨靖华.癌症患者的心理护理[J].护理研究,2003,17(4):469-470.

[29]张婷,李惠平,许春景.脊柱转移瘤围术期的护理[J].护士进修杂志,2012,27(2):182-184.

[30]刘毅.皮肤肿瘤治疗学[M].北京:人民军医出版社,2012.

[31]张晓实,陈映波,黄文林.黑色素瘤基础与临床[M].北京:人民卫生出版社,2010.

[32]张汝明,滕胜.软组织肉瘤现代外科治疗[M].天津:天津科学技术出版社,2001.

[33]梁金玉.一例巨大头颈部黏膜恶性黑色素瘤的伤口护理[J].护士进修杂志,2013,28(4):384-385.

[34]张惠兰,陈荣秀.肿瘤护理学[M].天津:天津科学技术出版社,1999.

[35]曹伟新,李乐之.外科护理学[M].北京:人民卫生出版社,2010.

[36]Christopher D.M. Fletcher,K.Krishnan Unni, Fredrik Mertens.软组织与骨肿瘤病理学和遗传学[M].程虹,金木兰,等译.北京:人民卫生出版社,2006.

[37]付文君,荆麒.股骨远端骨肉瘤患者行肿瘤型人工膝关节置换术的围术期护理[J].当代医学,2013,19(10):129-130.

[38] Fletcher CDM, Unni KK, Mertens F. World Health Organization classification of tumours of pathology and genetics,tumours of Soft tissue and bone[M].Iyon:IARC Press,2013.

[39]朱唯一,居贞瑾,黄琦昀,等.骨肉瘤患者健康教育现状与效果[J].解放军护理志,2014,31(11):7-11.

[40]娄楠,王洋,刘国雄,等.长春新碱对人骨肉瘤细胞的效应及其作用机制研究[J].中国实验诊断学,2014,18(6):890-892.

[41]刘蕊,支福娜,沈蕾,等.6例股前外侧皮瓣移植修复颌面部缺损手术的护理配合[J].中华护理杂志,2008,43(10):889-890.

[42]张鲜英,刘毅,肖斌,等.皮肤鳞状细胞癌外科治疗[J].临床肿瘤学杂志,2012,17(12):1105-1107.

[43]张蕾.脊柱转移癌所致脊髓压迫症对的护理[J].天津护理,2013,21(6):556-557.

[44]Wang XS, Rhines LD, Shiu AS, et al .Stereotactic body radiation therapy for management of spinal metastases in patients without spinal cord compression: a phase 1-2 trial[J]. Lancet Oncol,2012,13(4):395-402.

[45]黄雪莲.长期留置尿管患者的临床观察及循证护理研究[J].中国医疗前沿,2013,8(1):97.

[46]张菇浩,滕芸,杨丽,等.不同拔除尿管方式对长期留置尿管患者拔出尿管后尿潴留发生率的影响[J].护理实践与研究,2012,9(1):118-119.

[47]刘建华,周萍,贾瑛,等.骨肉瘤癌痛患者的护理对策[J].实用护理杂志,2000,16(3):15-16.

[48]刘佳.脊柱转移瘤围术期护理分析[J].临床护理,2013,3(9):132-135.

[49]李丽,姚志清,王增香,等.股前外侧肌皮瓣修复小腿骨筋膜间室综合征组织缺损的护理[J].护士进修杂志,2014,29(4):349-351.

[50]李曙光,黎莉.93例转移性恶性黑色素瘤预后分析[J].中国肿瘤临床,2004,31(8):446-448.

[51]郭巧英,陆丽娜,徐敏霞,等.12例股前外侧皮瓣移植后血管危象的观察[J].中华护理杂志,2012,47(3):215-216.

[52]王巧君,杨淑芳,王英彩,等.58例显微外科皮瓣修复小腿复杂伤软组织缺损患者的护理[J].中华护理杂志,2010,45(8):703.

[53]周爱妹,谢少华,李艳艳.15例甲状腺患者术后并发淋巴漏的观察及护理[J].中华护理杂志,2007,42(9):785-786.

[54]钟艳.恶性黑色素瘤综合治疗的护理体会[J].华西医学,2013,28(6):831-833.

[55]蒋青玉,张金桃,黄晓艳,等.胸大肌皮瓣修复术18例术后观察与护理[J].齐鲁护理杂志,2011,17(2):5-6.

第二十八章 中枢神经系统肿瘤的护理

中枢神经系统肿瘤包括颅内肿瘤（脑肿瘤）和椎管内肿瘤（脊髓肿瘤）。美国2012年统计发现，中枢神经系统肿瘤新发病例约2.3万例/年，死亡病例约有1.3万例/年，在20～39岁男性的癌症死亡率排位中，原发脑肿瘤为第一位，在20～39岁女性中则排第5位。2014年中国肿瘤登记年报显示，我国肿瘤登记地区中枢神经系统肿瘤的发病率为10.32/10万，占全身各部位肿瘤的2.3%，其中颅内肿瘤占2.1%，椎管内肿瘤占0.2%。中枢神经系统肿瘤男女发病之比为1.7：1，发病高峰为20～50岁。

第一节 颅内肿瘤

一、概述

颅内肿瘤分为原发性和继发性两大类。原发性颅内肿瘤特指起源于中枢神经系统各类细胞的肿瘤，可发生于脑组织、脑膜、颅神经、垂体、血管及胚胎残留组织等。继发性颅内肿瘤指身体其他部位的恶性肿瘤转移或侵入形成的转移瘤。颅内肿瘤以小脑幕为界，分为幕上肿瘤、幕下肿瘤两部分，前者多于后者，二者发病率之比约为2：1。其中蝶鞍区肿瘤虽位于幕上，但由于其富于重要血管和神经内分泌结构，该部位肿瘤的临床表现、诊断、治疗与护理比较特殊，故本节分别介绍幕上肿瘤、幕下肿瘤和蝶鞍区肿瘤。

（一）危险因素

颅内肿瘤的病因尚未完全清楚，目前认为主要与以下因素有关。

1.基因及遗传因素

绝大多数脑肿瘤发病以散发为主，然而研究显示，某些脑肿瘤可合并有多种遗传性因素并具有家族性，如40%的视网膜母细胞瘤患者有家族性，血管网状细胞瘤和神经纤维瘤等有明显家庭发病倾向，这些肿瘤常在一个家庭中的几代人出现；尽管大多数脑膜瘤为散发、非遗传性肿瘤，大多数没有遗传性，但研究表明有些脑膜瘤患者有遗传倾向；胶质瘤是中枢神经系统最常见的肿瘤，大多数没有遗传性，但有些胶质瘤是某些遗传性疾病的一部分，在胶质瘤患者的后代中，胶质瘤发病率较自然发病率高，且发病年龄亦早。因此，遗传性因素可能成为颅内肿瘤发病的因素之一。

2.电离辐射与非电离辐射

原发性脑肿瘤发病率的增加与暴露于高剂量的电离辐射有关，小剂量的电离辐射也能够增加罹患多种脑肿瘤（包括良性和恶性的肿瘤）的风险。目前广泛使用的移动电话等非电离辐射与颅内肿瘤的关系迄今尚有争议。

3.职业暴露

职业暴露可能是增加罹患脑肿瘤危险的因素，如农民接触大量杀虫剂、除草剂，电子工厂员工长期处于电磁场暴露等。尽管相关研究较多，但多数研究设计存在漏洞，结论一致性差，目前尚无定论。

4.化学物质致癌剂

目前多认为多环芳香烃化合物如甲基胆蒽、二苯蒽等都能诱发颅内肿瘤。另有研究表明，亚硝胺类化合物与胶质瘤的发生有关。

5.颅脑外伤

颅脑外伤与颅内肿瘤关系的研究可追溯至1922年Harvey Cushing的报道，可能与损伤后的组织破坏和修复有关。如产伤儿童发生脑肿瘤概率增大，长期听力损害可能诱发听神经瘤。

6.病毒感染

某些病毒感染是颅内肿瘤可能的危险因素。研究发现，猴病毒40与人巨细胞病毒可能导致人脑肿瘤发生。

（二）生理解剖

1.脑解剖生理

中枢神经系统以枕骨大孔为界，分为颅腔和椎管。颅腔内以小脑幕为界，分为幕上、幕下两部分。幕上包括脑组织和脑室，其中脑组织主要由端脑和间脑两个部分组成，间脑的室腔为第三脑室，向下连接中脑水管，向上经室间孔连通端脑的侧脑室。幕下脑组织主要由小脑和脑干两个部分组成。间脑和中脑经天幕裂孔相连，延髓和脊髓经枕骨大孔相延续。颅内肿瘤中大部分位于幕上，近1/3发生在幕下。

端脑由左右大脑半球构成。大脑半球由各种走向的大脑沟，把每一半球分为额叶、顶叶、枕叶、颞叶和岛叶。额叶与随意运动和高级神经活动有关，包括躯体运动功能、语言功能、智能、情感、自主神经调节、共济运动等。顶叶与人体的深浅感觉、轻触觉、振动觉、实体觉、两点辨别觉、触觉定位、复杂精巧的运动定位有关。枕叶与形成视觉形象、视物再现或回想、视觉反射有关。颞叶与听觉、前庭感受、感觉性语言、语言形成、记忆联想及嗅觉有关。岛叶存在内脏的感觉与运动中枢。胼胝体是连接两侧大脑半球的巨大纤维束，分为胼胝体嘴、膝、体、压部，胼胝体在两半球间有关躯体感觉性和视觉性学习体验的信息交流方面起作用，癫痫灶部位的神经元放电可以通过胼胝体的相互传播而扩散和加强。各部位肿瘤有其相应的定位症状，与该处的神经解剖结构和生理功能密切相关，如顶叶肿瘤主要表现为对侧半身的皮质感觉障碍及感觉失认，另外还有感觉性癫痫发作、体象障碍、结构失用症、失读症及轻瘫或偏瘫。

间脑由丘脑和下丘脑构成。丘脑为除嗅觉以外身体一切感觉传至相应大脑皮层的中继站。下丘脑为体温调节中枢，也是调节内脏活动和内分泌活动的高级中枢。松果体区位于颅腔正中，前部为第三脑室后壁，后部为小脑幕切迹游离缘、大脑镰结合处，上部达胼胝体压部，下部为中脑四叠体和中脑水管。松果体细胞内含有丰富的5-羟色胺，它在特殊酶的作用下转变为褪黑激素，这是松果体分泌的一种激素；松果体是人体"生物钟"的调控中心。

脑室是脑内的腔隙，其中充满脑脊液。侧脑室位于大脑半球深部，左右各一，形状不规则，位于额叶、顶叶、枕叶及颞叶内，双侧侧脑室经室间孔与第三脑室交通。第三脑室位于两侧丘脑之间，下方经导水管与第四脑室交通。

小脑占据颅后窝的主要空间，由小脑蚓部和小脑半球构成，覆盖其腹侧的脑桥及延髓。小脑经小脑上脚、中脚、下脚与脑干连接。小脑主要参与躯体平衡和肌张力（肌紧张）的调节以及随意运动的协调。

脑干位于后颅窝，小脑的腹侧，分为中脑、脑桥、延髓三个部分。脑干有传导功能，上面接受来自两侧内囊的神经纤维、视觉、听觉以及脑干本身的神经核团和神经纤维，向下连接着脊髓的神经通道。脑干与脊髓一样，有反射功能和传导功能。脑干内分布着众多的神经核团，是除了嗅神经和视神经以外的10对颅神经的起源地，以脑干为中枢的反射很多，可以是躯体或内脏传入引起躯体或内脏的效应，如角膜反射、对光反射等。特别是延髓有一些重要的反射中枢，如心跳中枢、呼吸中枢、吞咽中枢、呕吐中枢等，这些中枢都与人体生命活动密切相关，常称之为生命中枢。此外还有分布相当宽广的细胞体和传导纤维交错排列呈网状的区域，称为网状结构，它与大脑皮层、丘脑、边缘系统、小脑、脑干神经核和脊髓有密切的联系，参与神经系统重要的活动，调节呼吸、循环、消化等内脏功能，控制睡眠、觉醒的节律以及运动和感觉功能。

2.脑脊液循环

脑脊液为侧脑室脉络丛产生的无色透明液，总量达100～160mL，充满各脑室系统和蛛网膜下隙。脑脊液循环为左、右侧脑室脉络丛产生的脑脊液经室间孔至第三脑室，和第三脑室脉络丛产生的脑脊液一起经中脑水管至第四脑室，再与第四脑室脉络丛产生的脑脊液一起经第四脑室正中孔和外侧孔流入蛛网膜下隙，使脑、脊髓和神经根等均浸泡于脑脊液中。最后脑脊液沿蛛网膜下隙流向大脑背面，经蛛网膜颗粒归入静脉。脑脊液的主要作用为：运送营养物质至中枢神经系统；缓冲外来的机械压力；作为贮水池可以调节颅腔体积和内容物的改变。中枢神经系统的某些代谢产物也常借脑脊液作为媒介而排入静脉，使脑脊液中含有恒定的化学成分，以维持中枢神经系统的渗透压和酸碱平衡。颅内肿瘤引起梗阻性脑积水或脑脊液吸收不良引起颅内压增高时常进行侧脑室-腹腔分流术、侧脑室-上矢状窦分流术等脑脊液分流术将脑脊液直接引至静脉系统、淋巴系统及体腔内，以降低颅内压。

3.脑神经

脑神经也称"颅神经"，共12对，从脑发出左右成对，依次为嗅神经（Ⅰ）、视神经（Ⅱ）、动眼神经（Ⅲ）、滑车神经（Ⅳ）、三叉神经（Ⅴ）、展神经（Ⅵ）、面神经（Ⅶ）、前庭蜗神经（Ⅷ）、舌咽神经（Ⅸ）、迷走神经（Ⅹ）、副神经（Ⅺ）和舌下神经（Ⅻ），主要分布于头面部，其中第10对迷走神经还分布到胸、腹腔脏器。嗅神经（Ⅰ）和视神经（Ⅱ）均为感觉神经，与端脑和间脑相连，第Ⅲ～Ⅻ对脑神经均与脑干相连。

肿瘤侵及神经时，会导致神经的功能异常，如听神经瘤时肿瘤依次累及第Ⅷ、Ⅴ、Ⅶ、Ⅸ、Ⅹ、Ⅺ脑神经，表现为耳鸣、耳聋、同侧面部感觉减退与周围性面瘫，饮水呛咳、吞咽困难与声音嘶哑。

（三）组织及病理学特点

1.神经系统肿瘤的分级不同于全身恶性肿瘤的TNM分期，由于脑组织本身缺乏淋巴管道及很少发生颅外转移，故脑肿瘤主要依据肿瘤细胞的分化程度进行分级（表28-1-1）。一般情况下，级别越高，分化程度越差，恶性程度越高，则预后越差。

2.由于原发脑肿瘤的细胞起源不同，在相当长的时期内不能形成被广泛接受的分类标准。1860年德国病理学家Rudolf Virchow率先尝试脑肿瘤的大体表现与光镜下表现相结合，并以"glioma"命名胶质瘤，这一命名沿用至今。2007年WHO中枢神经系统肿瘤又重新进行分类，常见类型如下。

（1）神经上皮组织肿瘤 主要有毛细胞星型胶质细胞瘤（Ⅰ级）、室管膜下巨细胞型星型细胞瘤（Ⅰ级）、弥漫性星型细胞瘤（Ⅱ级）、间变性星型细胞瘤（Ⅲ级）、胶质母细胞瘤（Ⅳ级）、少突胶质细胞瘤（Ⅱ级）、间变少突胶质细胞瘤（Ⅲ级）、室管膜瘤（Ⅱ级）、脉络丛乳头状瘤（Ⅰ级）、脉络丛癌（Ⅲ级）、髓母细胞瘤（Ⅳ级）。

（2）颅神经和脊神经根肿瘤 主要有施万细胞瘤（神经鞘瘤，Ⅰ级）、神经纤维瘤（Ⅰ级）。

（3）脑膜肿瘤 主要有纤维型（成纤维细胞型）脑膜瘤（Ⅰ级）和过渡型（混合型）脑膜瘤（Ⅰ级）、血管网状细胞瘤（Ⅰ级）。

（4）淋巴造血系统肿瘤 主要有恶性淋巴瘤（2007年WHO分类未明确分级，实际相当于WHOⅢ～Ⅳ级）。

（5）生殖细胞肿瘤 主要有胚生殖细胞瘤（2007年WHO分类未明确分级，实际相当于WHOⅡ～Ⅲ级）、绒毛膜上皮癌（2007年WHO分类未明确分级，实际相当于WHOⅣ级）。

（6）鞍区肿瘤 主要有颅咽管瘤（Ⅰ级）、垂体瘤（Ⅰ级）。

（7）转移性肿瘤 主要为肺癌、乳腺癌、胃肠道癌等转移至中枢神经系统的肿瘤。

表28-1-1 WHO中枢神经系统肿瘤的分级标准（2007）

分级	生物学行为	预后
Ⅰ级	良性	手术全切可以治愈，或术后复发间隔期>5年
Ⅱ级	交界性	手术全切后复发间隔期3～5年
Ⅲ级	低度恶性	手术全切后复发间隔期1～3年
Ⅳ级	高度恶性	手术全切后很快复发，中位生存期不足1年

（四）扩散和转移

1.颅内转移

又称种植性转移，产生这种转移的条件是肿瘤富于瘤细胞而间质较少，因此瘤细胞容易脱落；或因瘤组织暴露于脑脊液的通路内，脱落的细胞可被带至远处或沉积于脑室壁上。

2.颅外转移

一般较少见，主要原因是机体的循环系统内具有较强的排斥游离的脑肿瘤细胞的能力，同时颅内又缺乏赖以转移的淋巴管道。

二、幕上肿瘤

近年来国内外大量文献报道幕上肿瘤的发病人群有年轻化趋势，其病死率和致残率也相对较高。幕上肿瘤占颅内肿瘤的67%～78%。从肿瘤发生的部位及发病率来看，大脑半球肿瘤发生率最高，占颅内肿瘤的51.4%，其中以额叶最多，颞叶次之，顶叶占第3位，枕叶最少。松果体区肿瘤占颅内肿瘤的1.1%～1.6%，好发于儿童及青少年。丘脑部位的肿瘤仅占颅内肿瘤的1%，以中青年患者为主，男性患者略多于女性。侧脑室肿瘤发生率较低，占颅内肿瘤的0.81%～1.6%，以儿童及青少年为主。

（一）临床表现

1.颅内压增高

约有80%的颅内肿瘤患者出现颅内压增高。通常以侧卧位腰穿所测得的脑脊液压力来表示，正常成人为0.8～1.8kPa（80～180mmH$_2$O或6.0～13.5mmHg），儿童为0.4～1kPa（40～95mmH$_2$O或3～5mmHg）。脑脊液压力持续超过正常值上限为颅内压增高。常见的临床症状如下。

（1）头痛 多以胀痛为主，以双颞、枕后、前额明显，开始以阵发性头痛渐进性加重，后期为持续性头痛阵发性加重，多在夜间或清晨，咳嗽、用力、屏气等活动后发生。小儿因颅缝未闭，颅高压时颅缝分开，故可没有头痛，只有头昏。

（2）呕吐 是由于迷走神经核团或神经根受刺激引起。常出现在头痛剧烈时，多伴有恶心，典型者呈喷射性呕吐，呕吐后头痛有所缓解。

（3）视盘水肿 是颅内压增高的客观指征，视盘水肿早期没有视觉障碍，视野检查仅可见生理盲点扩大。当视盘水肿持续存在数周或数月以上，视力开始减退。这时即使手术解除了颅内高压，视力仍可能进行性减退，甚至发展到失明，严重者可出现眼底出血。

以上三种表现是颅内压增高的三主征。

（4）精神症状　颅内压增高较为严重的患者还可出现情绪淡漠、反应迟钝、思维缓慢、记忆力减退等精神活动减退症状。甚至出现谵妄、木呆、嗜睡、昏睡及昏迷。

（5）复视　又称为假定位体征，这是由于颅内压增高及脑组织移位使远离病灶的展神经受到压迫和牵拉，引起展神经麻痹，可表现为一侧或双侧。

（6）头围增大　见于小儿病例，原因是颅缝未闭合。眼球倾向下旋，上部巩膜外露，出现所谓的"落日征"，这时叩诊可出现"破罐音"。

（7）生命体征的变化　急性颅内压增高或慢性颅内压增高有急性变化时可出现血压增高、脉搏和呼吸变慢，此变化又称为库欣反应。

（8）脑疝　脑疝也是颅内肿瘤患者的常见症状之一。脑疝是指随着颅内压的不断增高，其自动调节机制失代偿，部分脑组织从压力较高的地方向压力较低的地方移位，通过正常生理孔道而疝出，压迫脑干和相邻的重要血管和神经，出现特有的临床表现并危及生命。脑疝主要有5种类型，包括大脑镰旁疝、小脑幕切迹疝、小脑幕中心疝、小脑幕孔上疝和枕骨大孔疝，其中以小脑幕切迹疝和枕骨大孔疝最常见且危害最大。小脑幕切迹疝典型的临床表现为意识障碍（意识障碍的程度见表28-1-2和表28-1-3），病变同侧动眼神经麻痹和对侧肢体运动障碍；枕骨大孔疝表现为剧烈头痛、颈项强直，生命体征改变较明显，并可突然发生呼吸停止、昏迷而死亡。

表28-1-2　意识障碍程度

意识障碍程度	GCS 评分	临床表现
清醒	13～15分	定向功能好
嗜睡	9～12分	唤醒后很快入睡，定向功能障碍
浅昏迷	7～8分	意识丧失，对强烈的刺激或有简单反应，如压眶上缘可出现表情痛苦及躲避反应；角膜反射、咳嗽反射、吞咽反射及腱反射存在，生命体征一般平稳
中昏迷	4～6分	较浅昏迷重，表现为对疼痛刺激无反应，四肢处于完全瘫痪的状态，角膜反射、咳嗽反射、吞咽反射等存在，但明显减弱，腱反射亢进，病理反射阳性，呼吸循环功能尚可
深昏迷	3分	所有深浅反射消失，眼球固定、瞳孔散大，角膜反射、瞳孔对光反射、咳嗽反射、吞咽反射等均消失，四肢瘫痪，腱反射消失，生命体征不稳，处于濒死状态

表28-1-3　格拉斯哥（GCS）昏迷评分法

分值	运动反应	言语反应	睁眼反应
6	遵嘱活动	—	—
5	疼痛定位	回答切题	—
4	疼痛躲避	答非所问	自动睁眼
3	去皮层状态：屈曲	语词错乱	呼唤睁眼
2	去脑状态：僵直	唯有发音	刺痛睁眼
1	无反应	不言语	不睁眼

2.癫痫发作

癫痫是指大脑神经元突发性异常放电，导致短暂的大脑功能障碍的一种慢性疾病。发作时表现为一侧口角、手指或足趾抽搐，可扩散至整侧肢体，伴或不伴意识丧失、小便失禁。部分患者会有发作性感觉异常，如指端麻木感、蚁行感等。

3.局灶症状

（1）额叶肿瘤　主要表现为精神症状，如淡漠、情绪欣快、无主动性；记忆力、注意力、理解力和判断力减退；大小便不自知；典型病例有强握反射和摸索动作；癫痫发作以全身性多见。

（2）顶叶肿瘤　感觉障碍为主，以定位感觉及辨别感觉障碍为特征；肢体的位置感觉减退或消失，可能有感觉性共济失调症；优势侧病变可有计算不能、失读、失写及方向位置等的定向能力丧失。

（3）颞叶肿瘤　可有对侧同向性象限盲或偏盲；优势侧病变有感觉性失语，癫痫发作以精神运动性发作为特征；有幻嗅、幻听、幻想、似曾相识感及梦境状态等先兆。

（4）枕叶肿瘤　常会出现幻视，幻视多不成形，如闪光、火星、圆圈及线条等；有对侧同向性偏盲，但中心视野常保留；优势侧病变可有视觉失认等症。

（5）岛叶肿瘤　主要表现为内脏反应，如打嗝、恶心、腹部不适、流涎、胸闷及血管运动性反应等。

（6）间脑肿瘤　局灶症状少，可出现记忆力减退、反应迟钝、痴呆和嗜睡；随损害部位、范围的不同可出现各种感觉症状，可见感觉减退或感觉异常。

（7）松果体区肿瘤　可出现四叠体上丘综合征，表现为双眼上视不能、动眼神经核麻痹、瞳孔反射迟钝或消失及其他症状（如下丘脑后半部或中脑前半部受损出现嗜睡，四叠体下丘受压出现听觉障碍等）。此外，尚可有内分泌症状与脑积水导致的颅内高压症。

（8）第三脑室肿瘤　主要表现为间歇性的颅内压增高症状，头部处于某一处位置时可以引起症状的突然发作，表现为剧烈头痛、大量呕吐、意识迟钝甚至昏迷，常伴有面色潮红、出汗等自主神经症状。有时可导致呼吸停止而猝死。常有双下肢突然丧失肌张力而跌倒，但意识清楚。肿瘤侵及第三脑室底部可有嗜睡、尿崩、肥胖、生殖功能减退等，个别患者可出现性早熟现象。

（9）侧脑室肿瘤　常无特殊症状，以颅内压增高症为主。

（二）诊断

1.脑电图及脑地形图检查

大脑半球浅表肿瘤可出现高波幅慢波，多用于幕上肿瘤伴癫痫的术前检查及术中监测。

2.CT检查

CT可以直接显示肿瘤所在的位置、大小、形态及其周围有无水肿，脑室、脑池有无扩大、变形、受压及移位；也可明确显示肿瘤的钙化和骨质改变，如胶质瘤CT平扫示密度不均匀，常见出血、坏死或囊变，瘤周围水肿及占位效应均较明显；而脑膜瘤在CT图像上呈等密度或稍高密度，常见肿瘤钙化或周围骨质增生。

3.MRI检查

MRI是一种无创的检查技术，对脑和脊髓的检查最为理想，MRI软组织分辨力强，能提供较清晰的图像。脑胶质瘤MRI的表现通常为混杂信号病灶，T1加权像（T1WI）为等信号或低信号，T2加权像（T2WI）为不均匀高信号，伴有出血、坏死或囊变，瘤周围水肿及占位效应明显；肿瘤常沿白质纤维束扩散，增强时呈结节状或不规则环状强化。脑膜瘤在MRI图像上T1WI呈等信号或稍低信号，T2WI呈等信号或稍高信号。功能MRI（fMRI）通过观测肿瘤血容量推测肿瘤的良恶性程度，可协助外科医生制订手术计划，避开邻近肿瘤的功能区。

4.血管造影（DSA）、磁共振血管造影（MRA）、CT血管造影（CTA）

DSA、MRA和CTA能显示肿瘤与大的动脉、静脉间的关系，对鉴别诊断动脉瘤、血管瘤具有指导意义。

5.PET

PET可利用放射性核素标记的葡萄糖或氨基酸测定肿瘤的代谢，有助于定性诊断且可粗略推断肿瘤的恶性程度。

6.头颅平片检查

X线片有助于肿瘤的诊断，常规摄后前位及侧位片。

7.脑脊液检查

脑脊液检查包括脑脊液压力、细胞计数及生化检查。可通过腰穿或脑室穿刺获取脑脊液，对于颅内压增高者应慎做腰穿，以免发生脑疝。

（三）治疗原则

1.手术治疗

幕上肿瘤应以外科手术为首要治疗措施，手术类型主要如下。

（1）肿瘤切除术　其主张安全、最大范围地切除肿瘤，根据肿瘤切除程度分为肿瘤全切术、肿瘤次全切除（90%以上）、肿瘤大部分切除（60%以上）、肿瘤部分切除和活检。幕上肿瘤常见的开颅术有额颞开颅、顶枕开颅、矢状窦旁开颅等，脑深部和功能区附近的病变需要实施一些辅助措施，如神经电生理监测及神经导航系统，精确定位病灶和功能区，以减少手术并发症的发生率。

（2）减压术　即切除部分无重要功能区脑组织或去除颅骨、开放硬脑膜以达到降低颅内压的目的。分为外减压和内减压，外减压包括骨瓣减压术、颞肌下减压以及双额部广泛减压术。内减压术比外减压术使用机会较少，只有再次开颅有严重脑水肿或膨出时，为配合外减压术加强减压效果时才应用内减压术，临床常用脑叶切除术，尤其非优势半球的额叶或颞叶切除术。

（3）立体定向仪导航手术　立体定向活检术是为定性诊断困难的颅内病灶制订合理治疗方案的重要一步，其主要适用于不适合开颅手术的脑深部小病灶、多发病灶、位置在重要功能区的病灶；同时，也适宜功能性疾病患者、高龄患者及体弱患者。另外，还可以利用立体定向仪导航手术对囊性肿瘤进行间质内放疗、化疗等。

2.放射治疗

脑肿瘤放射治疗的目标是控制肿瘤，尽量降低放疗相关的急性损伤（如头痛、恶心、呕吐、腹泻、癫痫、意识障碍和体温增高）和远期损伤（如脑部照射后的嗜睡综合征，表现为嗜睡、厌食、低热、情感淡漠、眩晕及不可逆的神经功能障碍）。恰当地使用不同放射技术和剂量分割是成功的关键，目前推荐的标准放疗总剂量为54～60Gy，分割30～33次。现在成熟的放疗技术包括传统放疗、三维适形放疗（3-DCRT）、调强放疗（IMRT）、立体定向放射治疗（SRS），其中机械臂直线加速器射波刀与以往的立体定向放射治疗技术相比，其优势为定位更为准确、治疗中照射精确度一致、靶区剂量分布更为均匀合理、治疗周期更短等，是目前最先进的放射外科技术形式。射波刀（Cyber-knife）的治疗范围包括颅内良性和恶性肿瘤，如脑与脊髓转移性肿瘤、脑胶质细胞瘤、脑膜肿瘤、三叉神经鞘瘤、听神经瘤等。按肿瘤的大小与复杂程度，射波刀分1～5次治疗，其中脑与脊髓转移性肿瘤单次剂量为20～21Gy，脑膜肿瘤、三叉神经鞘瘤、听神经瘤等良性肿瘤单次剂量为11～12Gy，脑胶质细胞瘤根据肿瘤部位及恶性程度不同，单次剂量也存在较大差异。

3.化学治疗

化疗是利用药物来治疗肿瘤疾病，随着医学技术的不断进步，多种新的化学药物的研发以及对神经系统肿瘤分子生物学和分子遗传学特征的认识，越来越多的化疗药物在临床中得以广泛应用。常用的中枢神经系统抗肿瘤药物主要有烷化剂、抗代谢类药物、抗生素类、植物类药物和激素类药物。目前，神经系统中生殖细胞瘤、颅内淋巴瘤、髓母细胞瘤等化疗敏感肿瘤已将其作为主要的治疗手段。对于恶性脑肿瘤，尤其是脑胶质瘤，由于其侵袭性的生长特点，加上解剖位置的特殊性，手术难以大范围的彻底切除肿瘤。手术后辅以化疗可以在短期内杀死大量的癌细胞，使瘤体缩小，提高肿瘤患者的生存期。故在恶性脑胶质瘤中，化疗也开始扮演越来越重要的角色，逐渐成为综合治疗不可缺少的一部分。脑胶质瘤的化疗主要以新型烷化剂替莫唑胺和传统的亚硝脲类药物为基础，分子靶向药物也逐渐应用于恶性脑胶质瘤的治疗。然而对于脑转移瘤来说，化疗还没有成为主要的治疗手段，其化疗方案的选择主要依据原发肿瘤的病理类型和药物的血脑屏障通透性而制订。下面将介绍几种常用的脑肿瘤化疗方案（表28-1-4）。

4.免疫治疗

近20年来，脑肿瘤，尤其是胶质瘤的免疫治疗有了一定的发展。迄今，对胶质瘤的免疫治疗主要包括主动性免疫治疗、过继免疫治疗、被动免疫治疗及针对免疫状态抑制的免疫恢复治疗。胶质瘤的免疫治疗在实验研究中已取得一些进展，但尚未能超出探索实验阶段而出现突破。胶质瘤的免疫治疗仍是胶质瘤的重点研究课题之一。

（四）护理

幕上肿瘤位于大脑功能区，患者面临严重的致残率，护理人员对病情精细而准确的观察能力和分析能力，为患者进行全面、准确、规范地护理，是保证患者安全度过围术期的关键。

1.术前护理

（1）一般护理

1）颅内压增高的观察：脑肿瘤的患者早期颅内压增高症状不明显，容易被忽视。当颅内压增高症状明显时才来就诊。因此患者入院后护士应严密观察颅内压增高情况，若出现发作性剧烈头痛，伴有喷射性呕吐、视力模糊时，要警惕脑疝的发生，需立即通知医生，遵医嘱给予脱水治疗。对颅内压增高者，切忌灌肠，以免增加颅内压而诱发脑疝，可使用粪便软化剂或缓泻药。

2）评估语言和沟通能力：幕上肿瘤患者常伴有失语、失读等症状（表28-1-5），护理人员应对患者进行语言功能评估，一方面可帮助识别肿瘤的发生部位，另一方面有助于加强与患者的沟通。

3）评估肌力和肌张力：幕上肿瘤尤其是大脑半球功能区肿瘤患者由于肿瘤生长部位与邻近的神经组织受压、侵犯而产生功能缺损表现，如肢体肌力减退、偏瘫等，护理人员应正确评估肢体肌力及肌张力（表28-1-6和表28-1-7），及时发现疾病变化，进而实施针对性护理措施，保证患者安全。

表28-1-4　脑肿瘤化疗方案

病理类型	方案	剂量	给药途径	给药时间	给药间隔
脑胶质瘤	方案1：替莫唑胺常规5天方案	150～200mg/(m²·d)	空腹口服	第1～5天	每28天重复治疗
	方案2：替莫唑胺同期放疗方案	75mg/(m²·d)	空腹口服	第1～42天	与放疗同期进行
	方案3：替莫唑胺联合顺铂方案	替莫唑胺：200mg/(m²·d)	空腹口服	第2～6天	每28天重复治疗
		顺铂：40mg/m²	静脉滴注	第1～2天	
	方案4：亚硝基脲类药物为主的方案（PCV方案）	丙卡巴肼：60mg/(m²·d)	口服	第8～21天	每6周重复治疗
		洛莫司汀：110mg/m²	静脉滴注	第1天	
		长春新碱：1.4mg/m²	静脉推注	第1、29天	
	方案5：贝伐珠单抗单用方案	贝伐珠单抗：10mg/kg	静脉滴注	每2周1次	至肿瘤进展或毒性不可耐受
颅内淋巴瘤	方案6：大剂量甲氨蝶呤单药方案	甲氨蝶呤：3～3.5g/m²	静脉滴注	第1天	每2～3周重复疗程
生殖细胞瘤	方案7：PEB方案	顺铂：80～100mg/m²或20mg/(m²·d)	静脉滴注	第1天	每3～4周重复疗程
			静脉滴注	第1～5天	
		替尼泊苷：60～100mg/(m²·d)	静脉滴注	第1～5天	
		博来霉素：10mg/m²	静脉滴注	第1～5天	
髓母细胞瘤	方案8：CCNU+DDP+VCR方案	洛莫司汀：100mg/m²	口服	第1天	每6周重复疗程
		顺铂：60～75mg/m²	静脉滴注	第1天	
		长春新碱：1.5mg/m²	静脉推注	第1、8、15天	

表 28-1-5 语言障碍的分类及症状表现

分类	症状表现
运动性失语	患者能够理解他人语言及书面文字，但言语产生困难或不能言语或用词错误，或不能说出连贯的句子而呈电报式语言 患者常有构音障碍
感觉性失语	患者听力正常，不能理解他人和自己的语言，不能对他人提问或指令做出正确反应 患者自己语言流利，但用词错误或零乱，缺乏逻辑性，难以让人理解
命名性失语	患者对语言的理解正常，自发言语和言语复述较流利，但对物体的命名发生障碍 能够叙述某物的性状和用途，也能对他人称呼该物品名称的对错做出正确判断，但自己不能正确说出该物名称。言语中虚词较多，但缺乏有意义的名词及动词等实词
混合性失语	患者同时患有运动及感觉性失语，听不懂也难以表达自己的意愿，读写困难
失读症	患者不能辨识书面文字，不能理解文字意义

表 28-1-6 肌力手法检查与分级

级别	名称	标准	相当于正常肌力的（%）
0	零（zero，0）	无可测知的肌肉收缩	0
1	微缩（trace，T）	有轻微收缩，但不能引起运动	10
2	差（poor，P）	在减重状态下能做关节全范围运动	25
3	可（fair，F）	能抗重力做关节全范围运动，但不能抗阻力	50
4	良好（good，G）	能抗重力、抗一定阻力运动	75
5	正常（normal，N）	能抗重力、抗充分阻力运动	100

表 28-1-7 肌张力的评定

级别	标准
0	正常肌力
1	肌张力略微增加：受累部分被动屈伸时，在关节活动范围末时呈现最小的阻力或出现突然卡住和突然释放
1+	肌张力轻度增加：在关节活动后50%范围内出现突然卡住，然后在关节活动范围后50%均呈现最小阻力
2	肌张力较明显增加：通过关节活动范围的大部分时，肌张力均较明显的增加，但受累部分仍能较容易地被移动
3	肌张力严重增加：被动活动困难
4	僵直：受累部分被动屈伸时呈现僵直状态，不能活动

4）意识状态和生命体征的观察：由于肿瘤生长，患者可出现意识改变，早期为嗜睡、朦胧、躁动等，中晚期常为昏迷状态。观察意识通常可通过对话、呼唤姓名、定时、定向力的测定来判断，必要时使用格拉斯哥（GCS）评分量表。在护理患者过程中，严密观察体温、脉搏、呼吸、血压、瞳孔变化，并详细记

录。当颅内压增高时，出现脑组织局部受压，早期表现为脉搏慢而有力、呼吸深慢、血压升高，是发生脑疝的前驱症状，应提高警惕。

（2）心理护理 患者被确诊为脑肿瘤本身对患者就是一个极大的刺激，患者会出现沮丧、焦虑、悲观的情绪，这种状况本身会对神经系统产生负面的影响。而临床治疗多采用手术治疗，手术复杂程度高、危险性高、发生意外的可能性大，治疗方式带给患者的不确定性更大地增加了患者精神上的抑郁与焦虑。护理人员应主动向患者提供相关的专业知识，讲解手术的必要性、重要性、手术方式以及注意事项等，提高患者对手术的耐受程度。鼓励失语患者表达内心感受，且要耐心倾听，取得患者的信任。并鼓励患者亲友正确面对疾病，给予关心和家庭支持。

（3）安全护理 由于肿瘤压迫位置的不同，患者可出现视力减退、视野缺损、肢体乏力、肢体功能障碍、躁动等症状，癫痫患者服用抗癫痫药物具有一定的镇静作用，患者会有跌倒、坠床等安全隐患。医护人员应注意保持病房整洁，物品放置整齐，卫生间地面清洁、干燥，患者下床活动时穿防滑拖鞋并由家属和护理人员陪同，卧床患者要给予床挡保护，防止坠床。针对有精神症状的患者，要密切观察患者的精神状态并采取针对性措施，如抑郁型患者要防止自杀；躁狂患者要适当约束，防止自伤或伤害他人等。

（4）术前准备

1）皮肤准备：为预防伤口感染，术前根据医嘱备皮，检查患者是否有毛囊炎、头皮是否有损伤。根据备皮范围的不同可将备皮方法分为全颅备皮法和术区备皮法两种。

A. 全颅备皮法：术前一天需剪短头部毛发保留1cm左右，使用氯己定消毒洗液全身洗浴或清洗头颈部皮肤；再使用医疗专用脱毛剂，使用前应询问患者对脱毛剂皮肤试验有无过敏反应；使用时将医疗专用脱毛剂涂抹在毛发根部，确保脱毛剂与毛发根部充分接触，作用5～20分钟后用纱布擦去脱掉的毛发和脱毛剂（具体方法参考脱毛剂产品使用说明书），脱毛后用温水再次清洗手术区皮肤。不能使用脱毛剂备皮的手术患者采取剪短毛发后使用电动剃毛器推除毛发，再用温水洗净手术区皮肤及脱落的毛发。手术当日晨使用2%葡萄糖氯己定消毒溶液涂擦手术区皮肤。

B. 术区备皮法：依据手术入路的部位，备皮范围缩小为手术切口周围旁开1.5cm以内，方法同剪毛备皮法。

2）交叉配血：开颅手术较为复杂，术中有出血的风险，因此术前需提前备血。

3）抗生素皮试：遵医嘱术前给予抗生素皮试。

4）饮食护理：术前一天根据病情给予高蛋白、高

热量、高维生素、低脂、易消化、少渣食物；术前8小时禁食水，防止呕吐造成误吸而窒息。

5）肠道准备：术前一天遵医嘱给予缓泻剂，如复方聚乙二醇电解质（Ⅱ）68.56g加温水至500mL口服。

6）立体定向框架的安装：行立体定向仪手术者术前协助医生为患者安装头架，安装时应注意将活检靶点包含在立体定向仪定位范围内，送患者至核磁室定位扫描。由于框架安装在局麻下进行，操作过程中患者会有疼痛、紧张等情况，应做好相应的护理。

2.术后护理

（1）一般护理

1）严密监测生命体征变化：连续监测患者心率、呼吸、血压、血氧饱和度变化。若患者出现呼吸、脉搏减慢，而血压升高的库欣反应，常提示有颅内血肿或急性脑水肿发生，应立即通知医生处理。

2）严密观察意识、瞳孔、肢体活动，并做好记录。若出现双侧瞳孔不等大、瞳孔形状异常、对光反射迟钝或消失，或进行性意识障碍，突然肢体功能障碍等异常，应立即通知医生并给予吸氧、通畅呼吸道、建立静脉通路维持循环功能等措施。对于昏迷患者，护士应每日进行GCS评定，以便及时发现病情变化。

3）保持呼吸道通畅：氧气吸入2～3L/min，注意观察呼吸频率、节律以及血氧饱和度变化。

4）体位：全麻未清醒时保持去枕平卧位，头偏向一侧，防止患者误吸的发生；全麻清醒后给予床头抬高15°～30°，以利于头部血液回流，减轻脑水肿反应，体积较大的肿瘤切除后，24小时内应保持健侧卧位，以免脑和脑干突然移位，引起大脑上静脉的断裂出血、脑功能衰竭；术后1～3天以半卧位为主，适当增加床上运动，如左右翻身、被动锻炼、四肢抬举等；之后可在半卧位的基础上进行床旁站立、床边活动，并逐步过渡到扶行下床活动。

5）伤口观察及护理：观察伤口有无渗血、渗液并记录渗出量，及时更换敷料。若行去骨瓣减压术，由于脑组织失去骨瓣的保护，伤口处禁止加压包扎，严格限制头部活动，防止减压窗受压。

6）引流管道观察及护理：根据手术部位的不同，引流管的放置部位不同。术后常见的引流方式主要有硬膜外引流、硬膜下引流、硬膜外下"Y"形引流和皮下引流等。观察引流的颜色、量、性质，正常情况下术后1～2天引流液为暗红色，以后逐渐变浅、变清；保持引流通畅，定时挤捏管道，遵医嘱调节引流袋放置高度，一般不高于切口平面，以避免引流液反流，造成颅内感染；引流液少于10mL/d时考虑拔管。

7）疼痛的护理：术后患者多伴有头痛，评估患者头痛的程度，注意头痛的性质，区分伤口疼痛与颅内压增高引起的头痛，伤口疼痛一般发生于术后24小时内，颅内压增高引起的头痛发生在脑水肿高峰期，即术后2～4天内。一旦发生高颅压性头痛，遵医嘱给予脱水治疗，观察用药后头痛的缓解情况。由于吗啡或哌替啶等药物有抑制呼吸的作用，会影响气体交换，且吗啡还有缩小瞳孔的副作用，均会影响医护人员对患者意识状态的观察，所以开颅术后出现头痛时均不宜使用吗啡、哌替啶止痛，可使用布桂嗪止痛。

8）饮食与营养：全麻清醒后8小时无恶心、呕吐的患者，可少量饮水。术后第一天可逐渐进流质饮食，由于胃肠功能未完全恢复，不宜进豆浆等产气食物，以免引起肠胀气；术后第2天进半流质饮食逐渐过渡到软食、普食。饮食要选用高蛋白、高热量、高维生素、低脂肪、易消化食物；术后有意识障碍者，应采用鼻饲和静脉营养，保证机体的营养供给。

9）保持大便通畅：颅脑手术患者因需限制液体摄入、卧床周期长、长期大剂量使用脱水剂，容易造成便秘，便秘会使患者颅内压突然增高，增加脑疝的风险。因此，术后要防止便秘的发生。鼓励患者多吃水果、蔬菜等粗纤维食物，术后第一天开始鼓励患者床上翻身与活动以促进肠蠕动，帮助患者尽早排气、排便，术后3天仍未排便的患者应遵医嘱给予缓泻剂，避免排便时用力，大便干燥时使用甘油灌肠剂直肠给药。

（2）并发症的观察及护理

1）颅内出血：常发生于术后24小时内，是术后严重的并发症。术后每15～30分钟监测生命体征，同时注意意识及瞳孔变化，一旦发生头痛、烦躁、意识状态趋于恶化，一侧瞳孔散大，引流液呈鲜红色且量多，提示颅内出血，应通知医生，遵医嘱给予20%甘露醇等脱水剂以降低颅内压，并积极进行术前准备，以清除血肿。

2）脑水肿：由于术中脑组织暴露时间过长、脑组织过度牵拉、脑血管损伤、静脉回流不畅等引起脑水肿，常发生于术后2～4天。遵医嘱给予20%甘露醇、呋塞米等脱水剂，并详细记录24小时出入量（颅内高压高峰期控制输液量＜2000mL/d），定期复查血肾功能、血电解质的变化。使用脱水剂时尽可能选择中心静脉导管快速滴入（20～30分钟）。甘露醇遇冷易结晶，故使用前应仔细检查，如有结晶，可置于恒温箱中或热水中待结晶完全溶解后再使用。使用外用静脉通路时，如有静脉痉挛，应给予输液肢体按摩、热敷处理；如有静脉炎，及时用25%硫酸镁湿敷等方法处理。

3）感染：颅脑手术后常见的感染有切口感染、脑膜炎及肺部感染。切口感染多发生于术后3～5天，患者感到切口疼痛缓解后再次疼痛，局部有明显的红肿、压痛及皮下积液表现，头皮淋巴结肿大压痛；

严重的切口感染可累及骨膜，甚至发生颅骨骨髓炎。脑膜炎表现为术后3～4天，外科热消退之后再次出现高热，或术后体温持续升高，伴头痛、呕吐、意识障碍，甚至出现谵妄和抽搐，脑膜刺激征阳性；腰椎穿刺见脑脊液混浊、脓性、细胞数增加。肺部感染多发生于术后1周左右、全身情况差的患者，若未能及时控制，可因高热及呼吸功能障碍导致或加重脑水肿，甚至发生脑疝。

全麻未清醒带有气管插管或鼻咽通气管、口咽通气道时，应保持呼吸道通畅，及时清除口腔及气管内分泌物，给予低流量氧气吸入，监测血氧饱和度，使其维持在95%以上，防止缺氧导致脑水肿。全麻完全清醒后，有吞咽反射时，则应在充分吸痰下及时拔除气管插管或鼻咽通气管、口咽通气道，否则患者常因气管刺激而烦躁、呛咳，引起颅内出血。术后尽早开始呼吸功能锻炼，鼓励多咳嗽，定期叩背，使痰液易于排出，鼓励患者吹气球，锻炼肺功能。术后第1天即开始雾化吸入，2次/d，以利于稀释痰液，有利于排痰。预防尿路感染，清洁消毒尿道，2次/d，保持导尿管通畅，注意尿色及量的变化。注意观察切口处有无渗血、渗液及红肿，敷料有污染时应更换。体温超过37.5℃，每日测量体温4次，并及时给予物理降温；若体温＞38.5℃，应行血培养、痰培养、伤口分泌物培养等。若显示有病原菌感染，根据药敏试验选用合适的抗生素。严格掌握抗生素指征，正确合理使用，根据细菌学检查及药物敏感试验结果调整抗生素种类并监测药物毒性。保证休息，提供富含能量、蛋白质和维生素的饮食，补充水分和电解质，维持体液平衡和营养状况；明显摄入不足者，可提供肠内或肠外营养支持；严重贫血、低蛋白血症或白细胞减少者，需适当输血或补充血液成分。教育患者注意个人日常及饮食卫生，保持皮肤清洁，避免肠源性感染。若发现身体局部感染灶及早处理，以免延误治疗。

4）脑脊液漏：是指脑脊液通过切口漏液或经颅底的筛窦、蝶窦、乳突蜂窝与中耳形成鼻漏或耳漏，使颅腔内外直接或间接沟通，是开颅术后严重的并发症，可在术后即刻发生，也可发生于术后3～5天。常与硬脑膜缝合不严密、颅内压增高未解除、术中侧脑室开放或颅底组织破坏有关。若伤口敷料发现渗液或者引流管拔除后出现渗液，需立即留取渗出液送检，确定为脑脊液后，一般均采用患侧卧位，床头抬高30°，使脑组织沉落在漏孔处，以利贴附愈合，必要时协助医生行脑脊液漏修补术。外耳道或鼻腔有液体渗出时，在鼻孔以及外耳道安放无菌干棉球，浸湿后及时更换，防止液体逆流感染。给予去枕平卧位，头偏向患侧，维持到脑脊液漏停止后3～5天。嘱患者勿屏气、擤鼻、用力排便等，以免加重脑脊液漏。

5）癫痫：术前有癫痫或手术部位在中央回及颞叶附近者，术后应观察有无癫痫发生，注意患者安全，要按时、定量给予抗癫痫药物治疗，防止术后早期癫痫发作。保持病室安静，医护人员动作轻柔，减少声光刺激，保证患者足够的休息时间。癫痫发作时专人守护，将患者头偏向一侧，保持呼吸道通畅，加大吸氧流量，及时清除口鼻腔分泌物；松解衣扣，置软物垫于上下齿之间，防止舌咬伤；床档保护，防止坠床；保护肢体大关节，禁止强行按压，防止脱臼和骨折；密切观察并记录意识、瞳孔变化，发作开始的肢体及进展方向。

6）小脑幕切迹疝：小脑幕切迹疝是幕上大脑半球肿瘤最易引起的脑疝类型。患者出现头痛、恶心、呕吐，由间歇性转为持续性，并阵发性加重，进行性意识障碍；患侧动眼神经麻痹，病灶同侧瞳孔短暂时间缩小，之后进行性散大，对光反射迟钝；常见对侧肢体出现偏瘫和病理反射；生命体征有明显变化，包括血压升高、脉搏缓慢和呼吸不规律。一旦发生脑疝，应立即通知医生，建立静脉通路，快速静脉滴注脱水剂（如20%甘露醇250～500mL于20～30分钟内输毕，必要时可合用呋塞米以加强脱水作用），并给予激素治疗，及时缓解脑疝症状。如病变部位和性质已明确，应做好术前准备，立即施行手术治疗。诊断尚未明确者，立即进行脑血管造影、头部CT、MRI检查，明确诊断，及时治疗。

（3）同步放疗与化疗护理 临床实验研究表明，脑组织接受20～30Gy照射时血脑屏障通透性明显升高，同时可导致10^3～10^4数量级的细胞死亡。进一步研究表明2Gy剂量的常规分割放疗同样可以开放血脑屏障，并可在保护脑组织的同时最大程度地改变其通透性，使大分子水溶性化疗药有效通过。值得一提的是放疗导致的血脑屏障改变并不是永久性破坏，放疗结束后其通透性可逐渐恢复到放疗前水平。近年来，副作用较轻的口服化疗药物替莫唑胺联合放疗，已成为治疗恶性胶质细胞瘤的一线方案。替莫唑胺是一种新型的口服化疗药，属于二代烷化剂，口服后能够被迅速吸收，可通过血脑屏障，在中枢神经系统达到有效的药物浓度。为提高化疗效果，可以在放疗期间联合化疗，以提高生存质量，延长生存时间。但由于替莫唑胺低剂量长期口服加之放射线的双重作用，患者可能会出现一些不良反应，所以护理人员对这类患者需要做好相应的护理：治疗前要详细了解患者的同步放疗化疗方案，包括化疗药物的剂量、给药时间、放疗周期以及放射剂量等，并对患者以及家属做好相关健康教育：放疗前用温和、无刺激清洗液彻底进行头部皮肤清洁，脱发患者可将照射局部毛发剃除；放疗前使用皮肤保护剂（如利肤宁）防止皮肤色素沉着；放疗期间不可抓挠皮肤。替莫唑胺应在放疗前一小时给药，以空腹给药为宜，服药前遵医嘱给予止吐药，观察用药后反应。放射急性脑损伤常发生于放疗即刻到一个月内，临床主要表现为头痛、恶心、呕吐，嘱患者治疗前、后卧床休息1小时，遵医嘱使用皮质类固醇改善脑水肿症状。同步放化疗期间要监测血常规，每周一次，需注意防止淋巴细胞减少所致的感染。

（4）射波刀治疗期间的护理　脑与脊髓转移性肿瘤、脑胶质细胞瘤、脑膜肿瘤、三叉神经鞘瘤、听神经瘤等使用射波刀治疗明显提高了脑肿瘤患者的近期症状改善率及局部控制率，且痛苦小、反应轻，更人性化，更易为患者接受。

1）治疗前应充分向患者讲解射波刀的治疗计划、治疗过程中的体位配合。由于每次治疗需要制动30～40分钟，时间较长，不能配合者可在治疗前20分钟内遵医嘱给予镇静药。

2）定位前适当剪短头发并使用无刺激清洗液彻底进行头部皮肤的清洗，治疗时应着病号服，治疗期间不可抓挠皮肤。

3）放疗期间应嘱患者安静休息，出现头痛、恶心、呕吐等脑水肿症状时，及时通知主管医生进行相应处理。疼痛的护理详见本节术后护理中的相关内容。脑性呕吐与饮食无关，呕吐前无明显恶心和其他胃肠道症状，常表现为突然的喷射状呕吐，多在剧烈头痛时发生。因此，放疗期间要注意观察患者恶心、呕吐性状，以及呕吐与头痛的关系，并做好记录。呕吐后要及时清理呕吐物，保持室内清洁与空气新鲜，遵医嘱使用脱水药或止吐药；指导患者进食足够热量和蛋白质的饮食，食物宜清淡、多样化，忌吃辛辣和刺激性食物。

4）接受放疗的患者常出现骨髓抑制，放疗期间监测血常规变化，当白细胞降低至2.0×10^9/L时，应将患者隔离安置在单人房间，每日用紫外线消毒病房2次，限制探视，遵医嘱皮下注射重组人粒细胞集落刺激因子，或加以预防性抗感染治疗；每4小时监测体温，及时发现感染征象；指导患者保持口腔、会阴清洁，防止口腔和皮肤感染。

5）用药指导：首次射波刀治疗前口服地塞米松3mg，治疗后遵医嘱口服地塞米松3mg，每日两次或三次，至射波刀整个疗程结束，治疗结束后激素应逐渐减量。

6）每日检查患者口腔黏膜和放射野皮肤的情况，及时发现放射性口炎和放射性皮炎。放疗期间指导患者保持口腔清洁，用含氟牙膏和软毛牙刷刷牙，必要时用漱口液含漱；避免进食过热、过硬的食物，劝告

患者戒烟酒。保持放射野皮肤清洁，忌用肥皂或冷热水清洗放射野皮肤，避免抓挠或使用有刺激性的药物或化妆品，外出时打遮阳伞。

3.康复训练

幕上肿瘤由于与脑部功能区关系密切，术后病情平稳后48～72小时，需要根据不同的部位采取相应的认知、感知、偏瘫肢体和语言的康复训练。

（1）认知康复训练　由于颅脑手术（特别是额叶和颞叶的手术）会引起大脑皮层及皮质下结构的改变，进而导致认知功能的损害，所以患者应在术后进行认知功能的训练。

1）注意力集中训练：将0～10的数字做成卡片并按顺序排列好，指导患者以最快的速度读出这些数字，并指出相应的卡片，同时计时。

2）定向力康复训练：右侧大脑半球病变后，极易出现定向力障碍，情绪不稳定。可以用代偿方法进行训练，如提示卡、钟表、日历、辨认亲近的人等，反复练习。

3）提高记忆力的训练：将日常生活中熟悉物品做成图片让其辨认，并背出所看到卡片中物品的名称，反复练习。

（2）感知康复训练　顶叶肿瘤患者术后会伴随感知功能缺陷，对此要进行感知康复训练。训练患者感知物体的颜色、形状、形态、性质、温度等。如把几种形状不同、颜色不同的物品摆放在一起，并指令患者将物品中圆形、绿色的物品拿出来；指出液状物体同时辨认其温度，什么样的温度烫手，不能触碰等。指导患者反复练习，直到熟练掌握为止。

（3）肢体功能障碍的训练　脑肿瘤（尤其是额叶肿瘤）术后出现中央前回损伤，表现为肢体功能障碍、肢体偏瘫，在不同程度上造成肌力减退，在瘫痪的恢复期存在着肢体无力、肌力不足的现象。为了帮助瘫痪肢体进行功能锻炼，可逐步进行主动运动、被动运动、助力运动、坐位训练、站立训练、行走训练、作业治疗等，从而达到日常生活自理，提高生活质量。

1）被动运动：由护士或患者本人用健侧肢体协助进行关节的屈伸运动，尽可能达活动到最大幅度，然后稍加维持，根据疼痛感觉控制用力程度，每一动作重复20～30次，每日2～4次。

2）主动运动：由患者本人主动进行肌肉的舒缩运动和关节的屈伸运动，动作宜平稳缓慢，尽可能达最大幅度，然后稍加维持，引起轻度疼痛感即停止，每一动作重复20～30次，每日2～4次。

3）助力运动：通常使用徒手、健侧肢体或电动踏步康复机等，对患者的主动运动施加对抗阻力训练，兼有主动运动和被动运动的特点，每次10分钟，每日2次。

4）坐位训练：患者从卧到坐需要一个锻炼和适应过程，应循序渐进，先让患者半坐位，每天2次，每次3~5分钟。3~5天后扶持下床，坐于靠背椅上，两足着地、双手紧握扶手，辅助者双手扶托患者肩部，每日坐立3~5次，每次20~30分钟。随着患者支撑力增加，辅助者可渐渐撤离双手，使其维持平衡，然后鼓励患者撤离扶手，完全靠身体平衡坐立。

5）站立训练：开始进行站立锻炼时必须有护士帮助，护士与患者相对而立，先让患者背部倚靠站立，护士双手托患者腋下，双膝顶住患者膝关节，每次站立3~5分钟，每日数次。而后逐渐倚墙独自站立、扶床挡站立、不靠扶杖自行站立，为行走训练做准备。

6）行走训练：患者用健侧手扶住护士肩部，治疗师以手扶住患者腰部，缓慢小步行走，随后逐渐撤离他人的帮助，改为扶拐行走、弃拐行走训练。

7）作业疗法处方：根据患者的性别、年龄、职业、诊断、身心功能评定结果、专长、兴趣及生活条件，明确作业疗法的目标，选择作业训练的项目和重点，如改善手部的精细功能，包括捡拾珠子、打字、拧螺丝等；增强上、下肢肌力，包括打锤、擦拭桌面、拧铁丝、踏功率自行车等；床与轮椅之间的转移训练。

（4）语言康复训练 额颞部、顶叶角回主要影响患者的语言功能，上述部位受损后多存在言语功能障碍，应加强语言康复训练。首先，治疗训练开始前要评估患者语言障碍的类型、程度，确定语言治疗的方法，要有针对性。在术后病情平稳后即应开始语言的治疗训练，每日至少30分钟。

1）语音训练：训练目标是患者能够正确的发出字词的读音。

A.发音训练：指导患者模仿护士的发音，从汉语拼音开始到简单的字词，如"啊""喔""吃""喝""护士""医师"和"再见"等。

B.图形示意：对于理解力较好的患者，可以画口型简图，通过图形示意舌的位置、气流的方向和大小。

2）中期理解训练：此期的训练目标是患者能够正确地理解与执行指令。

A.认人训练：说出患者亲属的姓名让患者指认，再指定一人让患者说出姓名。

B.认物训练：准备2~3个常用物品的图片或实物，护士先说出一个物品的名称令患者指出相应的图片或实物，逐步过渡到护士说出名称让患者指出图片或实物。

C.指令训练：护士发出指令让患者复述并执行，如"现在吃饭""上床休息"等。

3）口语表达训练：训练目标是患者尽可能发挥残存的语言功能以与他人进行交流。

A."三字令"表达训练：从最简单的"二字令""三字令"开始，如教患者说"你好、我好、大家好"，在患者进行肢体功能锻炼时说"一二三、三二一，我锻炼、最积极"等。

B."接口令"表达训练：护士先反复说一个短句让患者跟着说，如患者说不出，护士就先说前半句让患者接下半句，目标是患者能完整的复述句子。

C.实用性表达训练：将练习的短句用于实际生活，如提问患者："你想做什么？""你早餐吃的什么？""你现在感觉怎么样？"等，要求患者用短句来回答并注意纠正错误的发音。

4.居家护理

（1）一般护理指导

1）伤口：指导患者伤口拆线后1个月内不要洗头，避免抓挠，防止感染。有减压窗的患者避免头部磕碰。

2）遵医嘱按时、按量服药：不可突然停药、改药及增减药量，尤其是抗癫痫药物和激素类药物，以免病情加重。

3）活动与休息：适当休息1~3个月后恢复一般体力活动。坚持体能锻炼（如散步、打太极拳等），劳逸结合，避免过度劳累。肢体活动障碍者，遵医嘱进行肢体的功能锻炼。保持个人卫生，每日开窗通风，保持室内空气清新。

4）及时就医指征：原有症状加重；头痛、头晕、恶心、呕吐、抽搐；不明原因的持续高热；肢体乏力、麻木；手术部位发红、积液、渗液等。术后3个月复查一次，之后每半年复查一次，至少复查5年，每次就诊时携带CT、MRI片。

（2）特殊护理指导

1）癫痫：对于癫痫患者应该加强饮食指导、安全护理和服药指导。

患者宜进清淡饮食，避免过饱；不宜单独外出、登高、游泳；随身带有疾病卡（注明姓名、诊断）。发作时就地平卧，头偏向一侧，解开衣领及裤带，上下齿间放置手帕类物品，不强行按压肢体，不喂水和食物。掌握正确的服药方法，缓释片（如德巴金）应整片吞服，可以对半掰开服用，但不能研碎或咀嚼。复查时由医生根据患者病情酌情调整剂量、逐渐减量。嘱患者按时服药并请家属督促，不能私自停药、换药、减量，以免病情加重。如有漏服，两次剂量不能同时服用，应按时间顺延。服用抗癫痫药期间每月应监测血药浓度和肝肾功能。

2）偏瘫：对于偏瘫患者，应加强家庭日常生活能力训练。

A.鼓励患者早期利用健侧肢体进行穿衣、刷牙、洗澡等日常活动。上下楼梯时，应健侧先上，下楼时应健侧先下，通过健侧的主动练习，带动及促进患侧肢体功能的恢复。

B.训练要循序渐进，强度要从小到大，若患者安静时心率超过120次/min，收缩压超过180mmHg，不宜锻炼，需卧床休息。若患者经过一天的训练，休息一夜后仍感觉疲劳，脉搏仍高于平日水平，则表示运动量过大，应适当减量。

C.运动后切勿立即进行热水浴，以免导致循环血量进一步集中到外周，从而使血压骤降，甚至诱发心律失常等疾病。保证足够时间的休息和睡眠。

D.在锻炼的过程中家属要帮助患者树立信心，避免指责患者。

3）语言障碍：对于存在语言障碍的患者，居家期间应该加强语言康复训练。

A.指导患者进行缩唇、叩齿、卷舌、鼓腮、吹气、咳嗽等训练。口腔操：患者噘嘴、鼓腮、龇牙、叩齿、弹舌等，每个动作做5～10次。舌运动：嘴张大，做舌的外伸后缩运动，将舌尖尽量伸出口外，舔上下嘴唇、左右口角，并做舌绕口唇的环绕运动、舌舔上腭的运动。每项运动重复5次，2～3次/d。

B.营造轻松安静的语言交流环境，鼓励家属多与患者交流。鼓励患者通过手势、卡片、唇语、表情等表达自己的意愿，尽量大声说话，克服羞怯心理；指导家属与患者沟通时要有耐心，不催促患者，对于点滴进步要及时给予肯定与表扬。

三、幕下肿瘤

幕下肿瘤占脑肿瘤的28%～33%，从肿瘤的解剖位置及发病率来看，小脑肿瘤（包括小脑半球肿瘤和小脑蚓部肿瘤）占颅内肿瘤的10%，可发生于任何年龄；桥小脑角区肿瘤以听神经瘤为常见，占颅内肿瘤的8.4%，约占颅神经肿瘤的90%以上，好发于成人，年龄高峰为40～50岁，儿童罕见。第四脑室肿瘤占颅内肿瘤的2%～9%，常见于儿童和青年人。而脑干肿瘤占颅内肿瘤的1.4%，以脑桥居多，中脑和延髓少见，好发于儿童和青年。岩骨斜坡区肿瘤、颈静脉孔区肿瘤和枕骨大孔区肿瘤发病率较低，国内外文献报道不一。

（一）临床表现
1.颅内压增高症状
幕下肿瘤多易压迫导水管，堵塞脑脊液通路，早期造成梗阻性脑积水，所以颅内压增高常为首发症状，主要表现为头痛、呕吐、视盘水肿、复视、视力下降，故幕下肿瘤出现呕吐比幕上肿瘤早且多。

2.局限症状
（1）小脑肿瘤　小脑半球肿瘤主要表现为患侧肢体协调动作障碍，出现辨距不良、动作不稳、指鼻试验及跟膝胫试验不稳等，并可有吟诗样言语、眼球震颤、肌张力降低等。小脑蚓部肿瘤表现为躯干性共济失调、宽基步态，逐渐发展为行走不能。

（2）桥小脑角肿瘤　典型表现为患者逐渐出现进行性单侧或不对称的高频感觉神经性听力丧失，常伴有耳鸣、眩晕与平衡不稳；三叉神经功能障碍表现为早期有痛样发作、面部麻木、感觉减退、角膜反射减弱或消失；晚期则逐渐出现患侧咬肌萎缩的症状；桥小脑角肿瘤压迫Ⅳ～Ⅺ脑神经，出现声音嘶哑、吞咽困难等，肿瘤继续增大可出现小脑及脑干受损症状，最终造成脑脊液通路受阻颅内压增高。

（3）脑干肿瘤　一侧脑干受损表现为交叉性麻痹，即病侧的颅神经麻痹和对侧的肢体偏瘫。脑桥肿瘤多见自发性水平或垂直性眼球震颤，肿瘤累及三叉中脑束则可有病侧面部感觉减退、角膜反射迟钝或消失、咀嚼无力等。延髓肿瘤以呕吐与呃逆为突出表现，后组脑神经麻痹症状明显。

（4）第四脑室肿瘤　肿瘤小时症状可不明显，呕吐是唯一较早出现的症状。当肿瘤引起第四脑室出口堵塞时，可出现脑积水表现。个别患者可有强迫头位、Bruns综合征。

（5）颈静脉孔区肿瘤　主要影响后组脑神经，出现后组脑神经麻痹表现，患者可出现声音嘶哑、饮水呛咳、吞咽困难等。

（6）岩斜坡肿瘤　早期症状为单侧脑神经麻痹，尤以Ⅳ、Ⅴ脑神经受损为多见，表现为复视，患侧眼球内转及面部感觉减退。

（7）枕骨大孔区肿瘤　该病临床发展较缓慢，早期常表现为一侧颈部疼痛，随病情发展逐渐出现肢体麻木，多见于上肢，逐渐累及下肢，手和上肢麻木较常见。肿瘤压迫延髓及高颈髓，患者出现双上肢乏力，严重者可出现肢体肌肉萎缩，腱反射减弱。肿瘤累及小脑患者可出现步态不稳、平衡功能障碍。

（二）诊断
幕下肿瘤除进行CT检查、MRI检查、血管造影（DSA）、CT血管造影（CTA）、磁共振血管造影（MRA）、PET、头颅平片检查、脑脊液检查外，还应增加听力测试和前庭功能测试及脑干听觉诱发电位（BAEP）。

1.听力测试和前庭功能测试
听力测试和前庭功能测试可作为听神经瘤术前的

常规检查，了解听力受损的程度和前庭功能的状态，以便估计预后和制定手术方案。所有听神经瘤的患者均有不同程度听力和前庭功能减退，由于传递高频音的神经纤维位于耳蜗神经的表面，容易受损，所以听神经瘤的典型表现为高频听力的丧失。听神经瘤多起源于听神经的前部，因此在病变早期用变温试验几乎都能发现前庭功能消失或减退。

2.脑干听觉诱发电位（BAEP）

BAEP记录的是听觉传导通路中的神经电位活动，反映耳蜗至脑干相关结构的功能状况，凡是累及听觉通道传导的任何病变和损伤都会影响BAEP。幕下肿瘤BAEP的异常率为75%～92%，故可用于幕下肿瘤术前辅助检查、术后效果评价及脑干的功能测定。

（三）治疗原则

1.手术治疗

幕下肿瘤中外科手术应作为首要治疗措施，其手术类型如下。

（1）肿瘤切除术　常见的开颅术包括小脑正中入路、小脑外侧入路、枕下乙状窦后入路、迷路入路等。原则上应力争全部切除肿瘤，小脑周围的手术要注意保护脑神经，桥小脑角区肿瘤需要保护面神经，可能时要保护听神经，手术中使用神经电生理监测防止神经损伤效果良好。对于术前呕吐频繁、甚至意识障碍加重的患者可先行脑室穿刺外引流术，以降低颅内压后再行手术切除肿瘤。胶质瘤及恶性肿瘤，手术尽可能切除瘤组织，术中疏通脑脊液通路，防止发生梗阻性脑积水，配合放射治疗。

（2）减压术　由于幕下空间狭小，脑组织功能重要，一般不进行颅内减压术。幕下外减压则采取枕骨去骨瓣，硬膜缝合的方法。

（3）脑室腹腔分流术　当颅内压增高同时脑室扩大，无法切除肿瘤或因其他因素不能切除肿瘤，也无法用药物控制时，可行脑室腹腔分流术，把一组带有单向阀门的分流装置置入人体内，将脑脊液从脑室分流到腹腔吸收以降低颅内压的方法，目前已成为治疗梗阻性脑积水的主要手段。一般情况下，脑室腹腔分流管长度为120cm左右，分流管类型包括普通分流管、抗虹吸分流管、重力调压分流管和可调压分流管。

2.放射治疗与化学治疗

方案与幕上肿瘤相同。

（四）护理

幕下肿瘤占据后颅窝，邻近脑干、后组脑神经、周围毗邻关系重要而复杂，加之手术创伤大、难度高，后颅窝代偿空间狭小，术后并发症凶险，因此加

强围术期的观察、护理和术后康复是保障手术成功、提高患者生存质量的关键。

1.术前护理

（1）一般护理　幕下肿瘤手术术前护理同幕上肿瘤术前一般护理，另外还应注意以下几点。

1）吞咽功能的评估：幕下肿瘤尤其是桥小脑角区肿瘤、脑干肿瘤可能会压迫后组脑神经（舌咽神经、迷走神经、副神经）而出现声音嘶哑、吞咽困难、饮水呛咳等。采用日本洼田氏的咽水试验即嘱患者半坐卧位，利用患者饮下温开水30mL的次数来评定吞咽困难的程度，Ⅲ级以上者需留置鼻饲管以辅助进食。吞咽功能具体分级标准见表28-1-8。

2）面神经功能的评估：桥小脑角区肿瘤可能会压迫面神经出现额纹消失、眼睑闭合不全、口角歪斜等，术前要评估患者面神经功能，具体分级标准见表28-1-9。

3）有脑积水、高颅压者予以脱水治疗，必要时行脑室外引流术。

（2）心理护理　幕下肿瘤患者由于压迫脑组织引起局部症状与颅内压升高症状明显，患者常感到恐惧、焦虑，应帮助患者面对疾病，以正确的态度接受治疗。听神经瘤表现为听力下降的患者进行语言和手势的交流，护理中注意在与患者交谈时站在听力健侧的方向，对耳鸣患者建议其听收音机等，以有效分散其注意力，减轻患者不适。

（3）安全护理　幕下肿瘤患者可出现头晕以及平衡障碍、共济失调，嘱患者尽量卧床休息，不单独外出，避免大幅度的摆动头部；洗澡、如厕时要守护患者，防止因平衡障碍而造成跌倒等意外伤害。

表28-1-8　吞咽神经功能分级标准

分级	吞咽功能
Ⅰ级（优）	能顺利地一次将水咽下
Ⅱ级（良）	分两次以上，能不呛咳地咽下
Ⅲ级（中）	能一次咽下，但有呛咳
Ⅳ级（可）	分两次以上咽下，但有呛咳
Ⅴ级（差）	频繁呛咳，不能全部咽下

表28-1-9　面神经功能分级标准

分级	观察项目
Ⅰ正常	面部运动功能正常，没有无力及联带运动
Ⅱ轻度功能障碍	面部运动功能仅有轻度不对称，可能有轻度的联带运动
Ⅲ中度功能障碍	有明显的不对称及明显的继发性缺陷（即并发症），但额部有运动
Ⅳ重度功能障碍	明显不对称，没有额部运动，面部无力伴有毁容性联带运动
Ⅴ严重功能障碍	面部仅有轻微的运动，额部没有运动
Ⅵ完全麻痹	面部没有任何的运动或肌张力消失

（4）饮食护理　给予高蛋白、高热量、高维生素、低脂易消化饮食，对不能进食或呕吐患者遵医嘱给予静脉营养支持。

（5）呼吸道准备　幕下病变可能会引起咳嗽、排痰功能减退，因此，术前指导患者戒烟，进行深呼吸和有效咳嗽的锻炼，必要时遵医嘱雾化吸入。

（6）术前准备　幕下肿瘤术前准备同幕上肿瘤常规准备。此外，还应注意以下几方面。

1）行脑室腹腔分流术的患者应进行腹部皮肤准备，备皮范围自锁骨上至耻骨联合两侧至腋后线，用液体石蜡油清洁脐部，同时应协助医生做好皮下隧道的体表标记。

2）术前携带脑室外引流管的患者备皮后应给予局部伤口换药，防止感染；同时夹闭引流管，待进入手术室将引流瓶悬挂于一定高度后才能开放引流。

2.术后护理

（1）一般护理　幕下肿瘤术后护理同幕上肿瘤术后一般护理。此外还应注意以下几点。

1）病情观察：严密观察心率、心律、呼吸、血压、血氧饱和度、意识、瞳孔的变化和有无小脑功能受损，如构音障碍、辨距不良、轮替动作差、肢体共济失调等，并做好记录。

2）呼吸维持：保持呼吸道通畅，氧气吸入2～3L/min，注意观察呼吸频率、节律以及血氧饱和度变化，必要时清理口腔异物及电动吸痰。由于延髓是呼吸中枢的所在地，术中牵拉、水肿、缺血等对呼吸中枢的影响，常导致呼吸肌力量不足，引起呼吸功能障碍，延髓肿瘤的患者术后需要特别注意睡眠中的呼吸形态，观察患者口唇、甲床、皮肤的色泽，发现异常时，积极配合医生行气管插管，呼吸机辅助呼吸。

3）体位与活动：全麻清醒后应给予枕下垫软枕，保持头、枕、肩在一条水平线，防止颈部过度扭曲而影响护理功能。术后一天给予抬高床头15°～30°，有利于颅内静脉回流减轻脑水肿，鼓励患者早期床上活动。5天后以半卧位为主，可在床旁站立并逐步过渡到扶行。

4）引流管道观察及护理：幕下肿瘤术后常见的引流主要有脑室外引流、硬膜下引流等。脑室外引流保持脑室内压力的恒定，术后引流瓶的高度应为引流装置距双耳孔水平连线上10～15cm，引流量＜300mL/d（＜12mL/h）；严格记录引流液的量、颜色、性状以及引流管内有无液面波动，适当限制患者头部活动范围，防止引流管受压、阻塞、脱落。搬动患者前应夹闭引流管，待引流瓶挂于一定高度后，方可放开引流，防止脑脊液逆流入脑室。减少脑脊液标本采集的频率，以防止逆行性感染的发生；根据患者意识情况、脑脊液引流

的情况、颅内压，每日评估脑室引流导管留置的必要性，脑室外引流保留时限应＜7天，拔管前应将引流管夹闭24小时，夹管期间注意观察患者有无颅内压增高症状（头痛、呕吐、视盘水肿等）。硬膜下引流同幕上引流管的护理。行脑室-腹腔分流术者，术后1～3天定时按压分流泵1～3次，每次10～15下，按压时无阻力说明分流管通畅；发现分流管阻塞后，可以通过按压分流泵来判断分流管阻塞的位置。

5）饮食与营养：术后8小时内禁食水，8小时后给予少量温开水，术后1～2天给予流质饮食，每次100～200mL，3～4小时一次，3天后给予半流质或软食。若患者有后组颅神经损伤，术后第一天禁食禁水，术后第2天后抬高床头，健侧卧位，给予半流质饮食。脑室-腹腔分流术患者应排气后进食。

（2）并发症的观察及护理

1）颅内出血：颅内出血是幕下肿瘤术后严重的并发症，常发生在术后24小时内。主要临床表现为患者进行性意识障碍加重，血压升高，脉搏、呼吸减慢；若脑室外引流管引流液的量骤增，引出大量血性液体，提示发生颅内出血。立即快速给予脱水剂，进行CT检查，确定血肿的部位和大小，必要时采取手术清除。

2）脑积水：小脑肿瘤术后易影响第四脑室和中脑导水管，阻塞脑脊液循环，早期出现梗阻性脑积水症状。患者可出现头痛、呕吐，CT检查显示脑室扩大。若因手术创伤造成严重脑水肿导致脑积水，可行脑室外穿刺引流术，待症状缓解后拔除引流管。若为梗阻性脑积水，可行脑室-腹腔分流术。

3）枕骨大孔疝：又称小脑扁桃体下疝，是幕下肿瘤最常见的一类脑疝，以挤压延髓引起的缺血和呼吸骤停为主要表现，特点为剧烈头痛、频繁呕吐、后颈及枕部疼痛、颈项强直、后组颅神经受累、生命体征紊乱，呼吸循环障碍，意识改变出现较晚，常没有发生瞳孔改变而呼吸心搏骤停。一旦发生脑疝，应注意保持呼吸道通畅，及时行气管插管和呼吸机辅助呼吸，建立静脉通路，快速静脉滴注脱水剂，如20%甘露醇250～500mL于20～30分钟内输毕，必要时可合用呋塞米以加强脱水作用，同时给予激素治疗，及时缓解脑疝症状。协助医生行头颅CT、MRI检查，明确诊断后立即施行手术治疗。

4）小脑缄默征：小脑蚓部肿瘤易出现，常发生在术后24～48小时，患者突然出现停止说话，伴有情绪不稳和小脑共济失调，通常意识水平不受影响，语言理解正常。加强术后观察，早期发现小脑缄默征，其治疗主要是采用心理治疗和康复治疗，需要采用一对一的形式进行语言训练、循序渐进教育等，使患者注意力集中，情绪稳定，减轻症状。

5）吞咽困难：护理人员应在术后8小时评估吞咽功能，对于吞咽功能Ⅰ级的患者应选择健侧卧位，并给予糊状食物；吞咽功能评定Ⅱ级的患者，严格禁止患者家属自行喂食，选择不易出现误咽的果冻样食物，教会患者吞咽与空吞咽交替，每日评估吞咽困难的程度，待吞咽功能改善后方可进食。吞咽功能Ⅲ级的患者，术后8小时开始留置鼻胃管，给予鼻饲流质饮食，常规采用肠内营养液持续滴注。出现呛咳时，应嘱患者腰、颈弯曲，身体前倾，下颌抵向前胸，以防止食物残渣再次误入气管。

6）肺部感染：幕下肿瘤患者的咳嗽以及吞咽反射减弱或者消失，容易造成口腔以及呼吸道内的分泌物、呕吐物误吸而致坠积性肺炎的发生。因此要协助患者翻身拍背，给予吸痰和雾化吸入。如术后患者虚弱，意识不清或不能自行咳嗽者，为防止呼吸道阻塞尽早行气管切开术。

7）应激性溃疡：患者由于手术刺激下丘脑可导致交感神经兴奋，神经功能紊乱引起胃肠黏膜缺血、缺氧、糜烂、出血。观察患者有无腹胀、胃内容物及大便的颜色。若出现消化道出血，应禁食水，留置胃管，予以胃肠持续减压，遵医嘱给予冰盐水洗胃，静脉予以止血药及抑酸剂。待出血停止后可逐步进流质、半流质饮食并逐步过渡到普食，禁食刺激性食物。

8）面瘫：桥小脑角区肿瘤可能会压迫面神经出现额纹消失、眼睑闭合不全、口角歪斜等，观察患者能否完成皱额、闭目、示齿、鼓腮等动作，并注意双侧颜面是否对称。加强眼睛的保护，防止暴露性角膜炎（患者可出现畏光、流泪、疼痛、眼睑痉挛等刺激症状）的发生。眼睑闭合不全的患者应用眼罩保护患侧眼睛，或用胶布将上、下眼睑粘合在一起，按时使用氯霉素眼药水滴眼，睡前使用眼药膏。加强口腔护理，保持口腔清洁，随时清除口角分泌物，防止口腔感染。若产生口唇疱疹，给予阿昔洛韦软膏涂抹患处。遵医嘱给予药物治疗，可用阿昔洛韦软膏涂抹患处，口服尼莫地平、复合B族维生素，静脉输注依达拉奉、神经节苷脂等。

9）消化道症状：脑室－腹腔分流患者早期出现腹胀、腹痛、呕吐和食欲下降等症状，主要是脑脊液对腹膜的刺激所致，一般1周左右该类症状可以自行消失。脑脊液中的白细胞和蛋白增高时，腹腔周围可能出现炎性水肿，甚至出现腹腔脏器的损伤、腹膜刺激征等，应及时对症处理。

10）低颅压综合征：脑室－腹腔分流术后造成低颅压症状的原因常为分流管选择不当、患者直立时脑室压力低于大气压力，导致过度分流。其症状表现为头痛、头晕、恶心等，应给予患者头低位或椎管内注射10mL生理盐水等。

3.康复训练

（1）行走训练 在幕下肿瘤由于中枢神经系统损伤常导致小脑共济失调，严重影响患者步态、日常生活能力，导致运动的随意性、姿势的稳定性、平衡性、准确性等方面的障碍。临床康复工作中应改善患者运动的姿势，增强稳定性；改善平衡调节，使患者学会小范围的运动。可用Frenkel训练法中的站立练习，一般在术后5天开始训练。在运动过程中注意维护良好的环境，让患者穿着合适的鞋，避免发生外伤。

1）侧走：身体重量在双足间轮流转移。

2）走平行线：将双足分别放在两平行线内侧，在35cm宽的平行线之间向前行走，行走10步即休息。

3）向前走：每步都踏在绘好足印的地板上，足印应平行且离中线5cm，进行1/4步、1/2步、3/4步及一整步的练习。

4）转弯：向左、向右转弯行走。

（2）吞咽功能康复训练 幕下肿瘤术后伴有吞咽困难的患者，应待病情平稳后，及早开始功能康复。

1）颊肌训练：指导患者做吸吮动作，可吸吮筷子、手指，继而做鼓腮、吐气、微笑等动作，以收缩颊部肌肉和口轮匝肌。

2）舌肌训练：护士站于患者右侧，让其主动做伸缩舌、舌左右摆动、舌背抬高运动，并用勺子或压舌板给予阻力。舌运动不灵活的患者，由护士协助或患者自己被动做舌不同方向的运动。

3）咽反射训练：将冰冻后的棉棒刺激软腭、舌根以及咽后壁，反复多次后，嘱患者做吞咽动作，刺激咽反射。

4）呼吸咳嗽训练：嘱患者进行深吸气－憋气－咳出的动作，咳嗽时要用力，以建立排出气管内异物的各种防御反射。

5）摄食训练：对2级、3级吞咽障碍患者以摄食和体位训练为主；对4级、5级吞咽障碍患者均予鼻饲，在鼻饲的基础上经过吞咽基础训练产生一定的吞咽能力后方可进行摄食训练。

A.根据病情扶患者坐起或给予床头抬高45°，头稍向前屈使食道向前弯曲成60°左右；不能坐起者取健侧卧位，偏瘫侧肩部垫起，辅助者位于患者健侧。这种体位食物不易从口中流出，有利于食团向舌根运送，减少鼻腔反流及误吸。

B.摄食量先以3～4mL开始，然后酌情增加至一汤匙（10～20mL），每次进食前清洁口腔。也可每次进食后饮少量含碳酸盐饮料（1～2mL），这样既可以刺激诱发吞咽反射，又能达到去除咽部残留食物的目的，以免食物残留引起误吸。

4.居家护理

（1）一般护理指导同幕上肿瘤。

（2）特殊护理指导

1）康复期应指导患者注意体位活动时避免过猛，头部避免剧烈运动。

2）仍存在步态不稳者应进行平衡功能训练，外出需有人陪同，防止摔伤。

3）听力障碍者选择佩戴助听器，尽量不单独外出，以免发生意外。

4）有面瘫的患者，术后半年至一年可有部分恢复，面神经功能Ⅲ级以上的患者，可选择针灸、理疗等以促进神经功能恢复，避免直接吹风，勿用冷水洗脸，可用温水毛巾热敷面瘫侧2～3次/d，以促进血液循环。眼睑闭合不全者应指导患者减少用眼和户外活动，外出时戴墨镜保护。

5）脑室-腹腔分流术患者应指导家属坚持每天按压分流泵，保持引流通畅，注意保护切口及分流管走行区域，身体不可用力过猛，以免分流管损伤。采用可调压分流泵的患者，通常术后禁行MRI检查，某些厂家的可调压分流管可以进行MRI检查，但MRI场强不超过3T，检查后需要再调压。

四、蝶鞍区肿瘤

（一）概述

蝶鞍区肿瘤深藏脑底，包括垂体瘤、颅咽管瘤等。垂体瘤约占颅内原发肿瘤的10%，尸检检出率为19%，好发于青壮年，20～50岁居多，约占85%，童年和青春期约占10%，男性多于女性。随着现代影像学技术及实验室技术的普及和提高，垂体瘤的"发现率"有不断增高的趋势。颅咽管瘤是一种常见的先天性胚胎残余肿瘤，多为良性，占颅内肿瘤的2%～5%，但在儿童却是最常见的先天性肿瘤，占蝶鞍区肿瘤的第一位，本病发病年龄有两个高峰，分别在5～14岁和50～74岁之间，肿瘤多数为囊性或部分囊性，完全实质性者较少见。

（二）危险因素

蝶鞍区肿瘤的形成涉及多种因素的影响，其病因尚无确切的解释，目前关于发病机制的研究主要集中在以下几个方面。

1.由异常生理调节引起，如下丘脑激素的异常调节、生长因子及其受体的激活等。

2.癌基因的激活或抑癌基因的丧失。

3.胚胎起源学说认为肿瘤起源于颅咽管残存鳞状细胞的瘤性转化。

4.化生学说认为肿瘤起源于垂体柄或垂体前叶的腺垂体细胞化生。

（三）生理解剖

蝶鞍区主要由蝶骨组成，形似马鞍，蝶鞍区位于颅底中央区域，其上方为视交叉，视交叉上后方为丘脑下部；蝶鞍区内容纳脑垂体，鞍前壁上缘两端为后床突，蝶鞍区底前下方为蝶窦。由鞍结节上缘至后床突有硬脑膜构成的鞍膈，呈空杯状。垂体位于颅内蝶鞍窝内，呈卵圆形，约1.2cm×1.0cm×0.5cm大小，平均重量为750mg。垂体又分为前后两叶，前叶为腺垂体，后叶为神经垂体。垂体前叶分泌多种激素，如促肾上腺皮质激素（ACTH）、生长激素（GH）、泌（催）乳激素（PRL）、黄体生成激素（LH）、卵泡刺激激素（FSH）和促甲状腺激素。垂体后叶主要储存下丘脑分泌的血管升压素（ADH）和缩宫素，蝶鞍区肿瘤常会出现内分泌功能紊乱症状。垂体通过垂体柄与第三脑室底和侧壁的下丘脑联系密切。腺垂体包括结节部、中间部和远侧部，垂体结节部，按照与鞍膈的关系可分为鞍内、鞍上和第三脑室内。

（四）组织及病理学特点
1.垂体瘤

（1）垂体瘤可根据肿瘤细胞的分泌功能分为分泌性（功能性）腺瘤和无分泌性（无功能性）腺瘤两大类。根据肿瘤细胞产生激素的不同又分为营养性激素腺瘤和促激素性激素腺瘤两类，前者肿瘤细胞分泌无周围靶腺的垂体激素，包括泌乳素（PRL）腺瘤和生长激素（GH）腺瘤两种；后者肿瘤细胞分泌有周围靶腺的垂体促激素类激素，包括促肾上腺皮质激素（ACTH）腺瘤、促甲状腺激素（TSH）腺瘤和促性腺激素（GnH）腺瘤。

（2）垂体瘤的大小分级　Ⅰ级：微腺瘤；Ⅰa：蝶鞍正常，肿瘤直径＜10mm，病灶局限；Ⅰb：蝶鞍大小正常，鞍底局限骨质变薄，下凹，侵蚀破坏，或双鞍底倾斜，肿瘤直径约10mm，鞍隔饱满或轻度隆起，CT和MRI难以发现肿瘤。Ⅱ级：蝶鞍球形扩大，鞍结节角＜90°。肿瘤直径10～20mm，位于鞍内或轻度向鞍上生长，CT和MRI可见肿瘤影或上突到鞍上池前部。Ⅲ级：肿瘤直径＞20mm，蝶鞍扩大；肿瘤明显向鞍上伸展，第三脑室也被轻度或中度上抬，CT和MRI可见鞍上池前中部的阴影。Ⅳ级：蝶鞍明显扩大，肿瘤直径在3～4cm，明显鞍上伸展，亦可向鞍旁发展；CT和MRI可见占据整个鞍上池阴影，第三脑室明显上抬受压。Ⅴ级：腺瘤直径在5cm以上，蝶鞍明显扩大、骨质弥漫性破坏，肿瘤可扩展到前颅窝底或中颅窝、蝶窦内，第三脑室及室间孔可被阻塞，出现脑积水。

2.颅咽管瘤

颅咽管瘤多见于成年患者，其组织学类型中84%～99%呈囊性或囊实混合性，而单纯实质性肿瘤仅占1%～16%。囊肿可单房或多房，包膜完整。囊液呈黄色或黄褐色，有时呈暗绿色，透明或混浊，黏稠囊液可呈乳糜状，囊液内有闪烁漂浮的胆固醇结晶为颅咽管瘤的重要特征，且放置不凝固。囊壁多附有钙化斑点，多数情况下钙化散在、质脆，有时钙化块大而坚硬。"鞍上蛋壳样钙化"是其特征性表现。

（五）扩散和转移

蝶鞍区肿瘤以良性肿瘤为多见，一般不会出现扩散和转移，但术后局部复发较为多见。国外资料报道垂体腺瘤术后复发率在7%～35%之间，单纯肿瘤切除者复发率可达50%。颅咽管瘤全切除术后的复发率为10%左右，而次全切除和部分切除术后的复发率高达50%以上甚至100%。

（六）临床表现

1.内分泌症状

（1）生长激素分泌过多，青春期前由于骨骺尚未融合，临床表现为巨人症，多数患者肢体特别长；成年后，骨骺融合，生长激素持续分泌过多，临床表现为面部软组织增厚、眼睑、耳鼻唇增厚，鼻腔、鼻甲增大，声带松弛，胸廓呈桶状、手足体积逐渐增大等，以生长激素腺瘤较为多见。

（2）女性患者出现闭经、泌乳、不孕、性功能减退等症状；男性患者为性功能减退或缺失，阳痿、精子减少，部分患者表现为男性乳房发育、泌乳、不育、睾丸萎缩。常见于泌乳素腺瘤。

（3）向心性肥胖、满月脸、水牛背，合并高血压、糖尿病等是促肾上腺皮质激素腺瘤的主要临床表现。

（4）甲状腺肿和甲状腺功能亢进等促甲状腺素分泌过多症状，多与促甲状腺素腺瘤有关。

（5）垂体功能障碍是颅咽管瘤的主要症状，表现为儿童生长发育迟缓、面黄、毛发脱落、无第二性征等。

2.对周围结构压迫的症状

（1）头痛 头痛的原因是肿瘤刺激局部鞍膈和硬脑膜所致，一旦肿瘤突破鞍膈向鞍上发展，头痛会明显减轻。头痛的部位多见于双颞、前额、眼球后，呈间歇性发作或持续性隐痛。

（2）视力视野障碍 肿瘤体积到达一定程度后常会向上压迫视神经、视交叉，引起视力视野障碍，早期表现为视力减退，多为缓慢加重，晚期可致失明。视野缺损差异较大，可有生理盲点扩大、象限性缺损、偏盲等。

（3）下丘脑症状 肿瘤压迫下丘脑后会出现体温调节失常，下丘脑后部受损时可表现为体温过低（35℃～36℃），下丘脑前部受损时表现为中枢性高热（39℃～40℃）。

（4）其他神经症状和体征 根据肿瘤侵袭的部位不同而不同，如肿瘤向后上生长压迫垂体柄或者下丘脑，引起垂体后叶素减少，可致多饮、多尿，导致尿崩症；如果肿瘤向侧方生长侵及海绵窦，则出现动眼神经或展神经麻痹；如果肿瘤穿过鞍隔向上生长至额叶可出现精神症状（如淡漠、情绪欣快、无主动性；记忆力、注意力、理解力和判断力减退等）。

（七）诊断

1.内分泌学检查

（1）生长激素 禁食12小时后生长激素正常值为2～4ng/mL，在巨人症或肢端肥大症患者可高于正常值数十倍或数百倍，常用于诊断生长激素腺瘤。

（2）泌乳素 泌乳素正常值女性30ng/mL，男性20ng/mL，如果高于300ng/mL就可以确诊泌乳素腺瘤。

（3）促肾上腺皮质激素 促肾上腺皮质激素进入血液后很快分解，所以临床上测定促肾上腺皮质激素的衍生物（皮质醇）。血浆中皮质醇正常值为早晨6～22ng/mL，晚上低于5ng/mL，24小时尿皮质醇低于100ng/mL。促肾上腺皮质激素腺瘤使血浆中的促肾上腺皮质激素含量增高且昼夜节律消失。尿皮质醇>100ng有诊断意义。

（4）促甲状腺激素 血浆中的促甲状腺激素正常值为5～10ng/mL。促甲状腺素腺瘤、原发性甲状腺功能低下、甲状腺炎、甲状腺肿瘤时血浆中促甲状腺素增高。在甲状腺素增高的情况下，只要能检测到促甲状腺素，哪怕是很少量，也提示垂体促甲状腺素腺瘤的可能。

（5）促性腺激素 促性腺激素包括促卵泡激素（FSH）和促黄体生成素（LH）。男性体内这两种激素水平较为恒定，女性则随着生理周期的变化而变化。FSH正常值为120ng/mL，LH为40ng/mL。促性腺激素腺瘤时，FSH／LH水平增高。

2.CT和MRI扫描

CT和MRI扫描是目前检查垂体瘤的主要手段。CT在骨结构和钙化灶的显示方面有优势，但是软组织对比度较差，不易鉴别腺体与邻近软组织的结构；MRI对软组织有着更强的对比度和清晰度，能很好地显示垂体内病变轮廓和确定肿瘤与鞍旁软组织结构的关系。

3.颅骨X线片

颅咽管瘤颅骨X线片表现为鞍区有钙化灶，钙化的形态多种多样，斑点状或团块状，有时沿肿瘤囊壁钙化呈蛋壳状，是与垂体瘤的鉴别要点之一。

（八）治疗

由于垂体腺瘤涉及诸多的内分泌激素和内分泌器官，表现类型各异，需要根据不同类型的垂体肿瘤因病施治，所以垂体腺瘤诊断和治疗具有一定的特殊性，其治疗方法和治疗结果也不尽相同。主要治疗手段包括药物治疗、手术治疗和放射治疗。在诊治垂体腺瘤的过程中应该遵循综合评估、科学决策、规范化和个体化治疗相结合，防止"过度治疗"，同时还要综合考虑患者的年龄、性别、结婚与否和是否有生育要求以及患者的心理状态、生活习惯、症状体征等因素的影响，最后制订一个符合这例患者的"个体化"治疗方案，使之得到满意的疗效。

1.手术治疗

目的是解除肿瘤对视路和周围结构的压迫；恢复或减轻内分泌激素异常，保留正常垂体及靶腺功能；切除肿瘤组织，获取肿瘤标本；减少肿瘤复发的机会。目前垂体瘤的手术入路主要有经颅入路与经蝶窦入路，经颅入路有纵裂入路、翼点入路；经蝶窦入路有经齿龈-蝶窦入路、经单鼻孔-蝶窦入路。其中经单鼻孔-蝶窦入路更为安全、简单、快捷、经济，并可取得满意或较满意的疗效。囊性颅咽管瘤在术中可行囊肿穿刺抽液和同位素间质内放疗。

2.药物治疗

垂体腺瘤导致垂体功能严重低下者，应口服激素以替代垂体功能的不足，如泼尼松、甲状腺素片等。服药时间的长短视垂体功能恢复情况而定；泌乳素腺瘤行血内分泌检查高泌乳素者可口服甲磺酸溴隐亭片，约75%Ⅱ级及其以上的垂体腺瘤患者在服药6～8周内可使肿瘤缩小，但需长期坚持服药；生长激素水平增高者，可使用生长抑素类药物，如醋酸奥曲肽注射液。

3.放射治疗

由于放疗能引起垂体功能低下和对视神经和下视丘不可逆的损害，在选择放疗时要根据病情、肿瘤大小、肿瘤与视神经的距离、手术切除程度、内分泌检查、家属意愿等，由有经验的垂体放疗专家在专业中心进行。有生育要求的患者不要放疗。放射治疗包括常规放射治疗和立体定向放疗，立体定向放疗适用于肿瘤局限于鞍内、与视通路距离超过5mm或者向鞍旁海绵窦发展的垂体腺瘤，对视通路的安全剂量为8Gy以内。垂体腺瘤放疗的长期并发症有垂体功能低下、视神经损害、放射性脑坏死、记忆力减退等。

（九）护理

由于蝶鞍区手术位置深，周围有许多重要的神经血管结构，手术相对复杂且风险较高，术后并发症管理困难，护理人员要在围术期的各个阶段分别制订和实施个体化的护理措施，保障患者手术安全。

1.术前护理

（1）一般护理　蝶鞍区肿瘤术前护理同幕上肿瘤术前一般护理，其次应注意以下几点。

1）协助医生进行患者视力以及视野检查。

2）评估患者有无尿崩症：详细记录24小时尿量，若尿量连续2小时＞300mL/h，或24小时＞5000mL，即为尿崩症，遵医嘱给予去氨加压素或垂体后叶素等，以收缩血管、升高血压

3）按时给予激素：遵医嘱术前3天给予10%葡萄糖注射液250mL+氢化可的松100mg静脉滴注，或每日口服泼尼松10mg，以防止潜在的垂体肾上腺皮质功能不全。

4）监测血电解质、血糖情况以及激素水平：对于激素分泌异常所引起的糖尿病或高血压患者，应按时测量血糖、血压情况，若测量值高于正常值，应及时通知主管医生，遵医嘱给予降糖、降压处理。

5）术前适应性训练：经鼻蝶入路手术患者需训练患者去枕平卧位、床上进食、漱口、大小便以及指导患者术后的卧位，使患者术后更容易适应。由于患者术后鼻腔用碘仿纱条填塞，无法经鼻呼吸，术前3天应训练患者张口呼吸。

（2）心理护理　蝶鞍区肿瘤患者术后会出现头痛、视力障碍及容貌和体型的改变，易产生恐惧或自卑心理。加之手术对生命的威胁和患者对手术知识的缺乏，患者易产生负面情绪。护士应主动与患者进行沟通并给予安慰及鼓励，为其讲解手术的必要性、重要性以及手术方式、注意事项，告知患者术后激素水平恢复后，其容貌的改变有恢复的可能，增强患者的自信和手术耐受程度。

（3）安全护理　肿瘤压迫视神经、视交叉及视神经束会导致视力减退、视野缺损，因此要帮助患者尽快熟悉病房环境，提供适当的光源，将常用的生活物品放置于患者的视线范围内，生活护理到位，移去病房内的障碍物，室内物品放置相对固定，若物品摆放位置改变应及时通知患者。下床活动时一定要守护在患者身旁，防止发生跌倒等意外事件。

（4）术前准备　蝶鞍区肿瘤的术前准备同幕上肿瘤的术前准备，但是应该加强口腔和鼻腔的准备。鼻蝶入路患者术前3天，常用氯霉素滴鼻液滴鼻3～4次/d，预防术后伤口感染。患有慢性鼻炎、鼻旁窦炎或其他鼻腔疾病者应在治愈后方可手术。术前一天剪净鼻

毛，清洁鼻腔，预防术后，检查口腔及鼻腔黏膜的完整性。

2.术后护理

蝶鞍区肿瘤术后护理同幕上肿瘤术后一般护理。此外，还需注意以下几点。

（1）一般护理

1）保持呼吸道通畅：鼻蝶入路患者麻醉复苏期应间断经口给予电动吸痰，防止鼻腔伤口渗液下流导致窒息。

2）体位：经鼻蝶入路手术患者应给予严格去枕平卧位，防止脑脊液鼻漏的发生。术后2～3天待生命体征平稳，无脑脊液鼻漏发生后可抬高床头30°～60°，利于脑组织移向颅底而封闭漏口。

3）伤口观察及护理：双侧鼻腔填塞碘仿纱条，观察有无液体渗出，并记录渗出液的颜色、性质、量，根据需要更换外敷无菌纱布，保持伤口清洁干燥，防止液体逆流，并发感染。禁止做鼻腔冲洗、滴药，避免屏气、咳嗽、擤鼻、用力排便等，以免加重脑脊液鼻漏的发生。鼻腔碘仿纱条取出后，若渗出无色、无味、透明液体，应考虑为脑脊液鼻漏的可能，及时通知主管医生，给予患者平卧位，并将分泌物送检。

4）出入量的观察及护理：严密观察每小时尿液的颜色、性质及量，并严格记录24小时出入量，以及尿比重，观察患者皮肤弹性，及时发现尿崩症。

5）定时监测血电解质、血糖以及激素水平，根据化验结果随时调整补充液体。

6）饮食指导：意识清醒，无恶心、呕吐患者，可循序渐进从流质过渡到半流质、软食、普食。禁忌摄入含糖高的食物，以免使血糖升高，产生渗透性利尿而增加尿量。

（2）并发症的护理

1）脑脊液鼻漏：脑脊液鼻漏是经鼻蝶入路垂体瘤切除术最常见的并发症，易出现在术后第2～3天拔除鼻腔填塞物后，鼻腔漏出淡黄色或澄清液体，或者口腔咽部感觉有液体流出，应通知医生对流出液体行化验检查。若流出液中蛋白生化检查糖定量>2mmol/L，蛋白定量>45mmol/L，即可确诊为脑脊液漏，此时禁忌重新填塞，应配合医生行腰大池置管引流术，并嘱患者平卧，保持腰背部穿刺点敷料干燥，根据病情调节引流瓶高度，经过5～7天后鼻腔停止漏液，拔除引流管。

2）视力、视野障碍：视力、视野障碍是术后常见的并发症，表现为双眼视力障碍或视野缺损，术后多数能够恢复视力。护理人员应密切观察生命体征变化，定时评估患者视力、视野情况，做好患者安全管理。

3）尿崩症：尿崩症是蝶鞍区肿瘤术后常见的并发症，发生率约为25%，临床上多为一过性尿崩症，多在术后6～24小时内发生。原因是手术损伤神经垂体及垂体柄，影响抗利尿激素的释放和转运。如连续2小时尿量>300mL/h或24小时尿量超过5000mL，尿比重在1.005以下，血钠升高和血容量不足，患者出现口渴、多饮，此时应及早配合医生进行血生化检验，遵医嘱使用去氨加压素（弥凝）或垂体后叶素，定期监测电解质。禁止摄入含糖液体，防止渗透性利尿，加重尿崩症。

4）水、电解质紊乱

A.高钠血症：多由下丘脑损伤导致抗利尿激素（ADH）分泌不足引起，其诊断标准是血清钠浓度>145mmol/L。主要措施是限制钠的摄入和补充低张液体，从而减少水的丢失并补充水分。补水的主要途径以口服为主，输液为辅。高钠血症必须缓慢纠正，以免加重脑水肿，第一个24小时血钠下降勿超过12mmol/L，48～72小时使血清钠恢复正常。注意补液速度不宜过快，宜<40滴/min。给予患者口服白开水1000～2000mL/d，严密观察患者意识、瞳孔、精神状态以及生命体征的变化，分析并鉴别意识改变的原因。

B.低钠血症：多由于下丘脑损伤导致抗利尿激素（ADH）分泌过多引起，其诊断标准是血清钠浓度<135mmol/L。主要包括脑耗盐综合征（CSWS）和抗利尿激素分泌不当综合征（SIADH），均表现为低钠低氯血症。前者引起的低钠血症常伴有中心静脉压低、尿钠含量高，应补充高渗氯化钠，给予鱼醋酸去氧皮质酮或ACTH以促进钠的吸收；后者引起的低钠血症常伴有尿钠正常或偏高，中心静脉压不低或偏高，应严格控制液体入量，必要时可应用利尿药物，适量补钠。注意观察患者有无头痛、嗜睡、烦躁、各种神经反射减弱及惊厥、昏迷、脑水肿和脑疝等。给予口服补充钠盐或静脉补充10%氯化钠注射液，静脉补盐速度不宜过快，以免造成渗透压的改变，严重影响肾功能，故补充钠盐应静脉输注与口服相结合，以减轻对肾脏的损害。准确记录24小时尿液的量及颜色。定期监测血清钠的变化，在饮食中适当增加含盐量。

C.低钾血症：多因尿崩症补钾不足引起，其诊断标准为血清钾<3.5 mmol/L。尽量口服补钾，常选用10%氯化钾溶液或枸橼酸钾口服，对不能口服者可经静脉滴注，严禁静脉推注钾，一般以尿量超过40mL/h或500mL/d方可补钾，每日补钾3～6g/d，补钾浓度不超过40mmol/L，补钾速度不宜超过20～40mmol/L。

D.高钾血症：常与连续使用甘露醇脱水引起急性肾功能受损有关，其诊断标准为血清钾>5.5mmol/L，应给予患者10%葡糖糖注射液500mL，加胰岛素15 U静脉滴注，严重时可用透析疗法。

E.意识障碍：术后患者发生意识障碍是由于术中

长时间牵拉脑组织和尿崩症引起的低钠血症导致的脑水肿及急性垂体功能减退所致。故应注意观察患者有无恶心、精神症状、嗜睡、抽搐甚至昏迷表现，如有异常及时通知医师，及时处理，以防水、电解质进一步紊乱而诱发癫痫大发作。

F.垂体功能低下：由于术中造成正常垂体损伤，激素治疗过程中停药过早或减量过快过多，患者术后出现乏力、倦怠、精神萎靡，严重时出现肾上腺皮质危象，表现为昏迷、血压下降、脉搏细数。要严密观察，根据血皮质醇和游离三碘甲状腺素浓度，使用皮质激素和甲状腺素予以纠正。出现肾上腺皮质危象者应遵医嘱使用氢化可的松100mg静脉滴注，一般2～3天可以纠正。

G.中枢性高热：由于下丘脑功能受损引起体温调节功能障碍而致，体温可达41℃，患者可处于昏迷状态。密切监测体温变化，观察热型及持续时间，以区别中枢性高热与感染所致高热。中枢性高热患者应遵医嘱给予医用冰毯机物理降温，医用冰毯机通过自动控温系统控制患者体温，设定冰毯机毯面温度、预达到温度，并持续肛温监测，控制体温<38.5℃；同时给予患者床上擦浴、口腔护理等基础护理；注意中枢性高热患者慎用冬眠药物，以防引起意识障碍。

3.居家护理

（1）蝶鞍区肿瘤居家护理同幕上肿瘤居家护理。

（2）特殊护理指导

1）经鼻蝶入路患者，嘱其术后避免剧烈咳嗽，用力擤鼻，以防止脑脊液漏。

2）告知视力及视野障碍的患者需有人陪伴，以免造成跌倒等意外事件的发生。

3）垂体瘤患者需要遵医嘱用药，尤其是激素类药物，切勿擅自停药，以免引起低血糖昏迷、感染性昏迷、低体温性昏迷、水中毒性昏迷、垂体切除术后昏迷和垂体卒中等垂体功能危象。

4）颅咽管瘤术后永久性尿崩症的患者需要终生使用去氨加压素或垂体后叶素，应教会患者及家属观察记录尿量的方法，要告知其用药的剂量、方法、时间，不可随意自行减量或停药。去氨加压素常见的不良反应有头痛、疲劳、胃痛、恶心、短暂血压降低、反射性心动过速和面部潮红；少见的不良反应有眩晕，多见于应用剂量过大时。垂体后叶素会有面色苍白、出汗、心悸、胸闷、腹痛、水样腹泻、过敏性休克等副作用。服药期间应注意副作用与不良反应的观察和对症处理。若伴有精神、食欲差或者呕吐应立即到当地医院进行血电解质检查。

5）复查指导：垂体瘤患者应在术后3个月、6个月、12个月复查垂体区MRI以及视力视野，特别是垂体激素水平。颅咽管瘤术后3个月复查一次，之后每半年复查一次，至少复查5年，每次就诊时携带CT、MRI片。

五、颅内肿瘤的预后

目前认为手术切除神经系统肿瘤是最基本的治疗方法，对良性肿瘤原则上应做到彻底切除以达到根治目的，即便属于恶性肿瘤，也应争取将肿瘤全切除。伴随我国医疗水平不断的改善，对于治疗颅内肿瘤患者已经有了很大的进步，但是由于颅内肿瘤恶性程度比较高，所以预后情况并不乐观。术后辅以放、化疗及其他治疗，可以起到根治或延长生命的作用。

颅内肿瘤的预后与其病理类型、部位、病情进展速度、术前神经科症状及其治疗是否及时与彻底等密切相关，此外，个人的先天心理特点、年龄、地域、环境等，都会影响到肿瘤的预后和复发。对单个患者临床预后的预测仍然缺乏可靠的综合指标。早期发现、早期诊断、早期治疗以及采取合理的治疗方法是提高生存率和生活质量的关键。良性肿瘤如能彻底切除可获得根治，如不能彻底切除则其预后与该部位恶性肿瘤相似。

第二节　椎管内肿瘤

一、概述

椎管内肿瘤也称脊髓肿瘤，其发病率为每年（0.9～2.5）/10万，较颅内肿瘤发病率低，两者之比约为1：10.7。椎管内肿瘤可发生在任何年龄，以20～50岁最为多见，男性稍多于女性。椎管内肿瘤包括发生于椎管内的各种组织，如神经根、硬脊膜、血管、脊髓及脂肪组织的原发性和继发性肿瘤。椎管肿瘤根据生长的部位及与脊髓的关系可分为髓内肿瘤、髓外硬脊膜内肿瘤和髓外硬脊膜外肿瘤，分别占椎管内肿瘤的15%、60%和25%。椎管内肿瘤好发于胸段，其次是颈段、腰骶段及马尾。

二、病因

椎管内肿瘤病因至今尚不完全清楚。较为认可的有以下几种。

1.由椎管周围组织直接侵入椎管，如淋巴瘤。

2.源于脊髓外胚叶的室管膜和胶质细胞，如神经胶质瘤、神经纤维瘤。

3.源于脊髓的中胚叶间质，如脊膜瘤。

4.同时也可以来自身体其他部位恶性肿瘤的转移，如肺癌、鼻咽癌、乳腺癌、甲状腺癌。

5.遗传因素：近年来通过细胞分子遗传学的研究发现，肿瘤细胞的染色体上有癌基因存在，伴发脊髓的多发性神经纤维瘤，常为染色体显性遗传性肿瘤。

三、生理解剖

脊柱由33个椎骨和相邻椎间盘组成，分颈椎（C1-C7）、胸椎（T1-T12）、腰椎（L1-L5）、骶椎（S1-S5）、尾椎（Co）。每个脊髓节段相对发出神经根经椎间孔出入，脊髓表面薄膜为软膜，再靠外为蛛网膜，两者之间的腔隙为蛛网膜下隙，再向外为硬脊膜，以其为界分为硬膜外隙和硬膜下隙。神经纤维瘤和脊膜瘤常位于硬膜下隙，而转移瘤和肉瘤位于硬膜外隙。

四、组织及病理学特点

根据病理可将椎管内肿瘤分为脊膜瘤、神经鞘瘤、星型细胞瘤、节细胞性神经瘤、浆细胞瘤、单纯性囊肿、血管瘤、脂肪瘤、错构瘤、硬脊膜囊肿、间叶瘤、肠源性囊肿、恶性神经鞘瘤和恶性血管内皮细胞瘤。神经纤维瘤、脊膜瘤和胶质细胞瘤（包括星形细胞瘤和室管膜瘤）为最常见的病理类型，其中神经纤维瘤约占40%，脊膜瘤占9%~12%，胶质细胞瘤占8%~12%。

五、扩散和转移

原发性肿瘤细胞可在原发部位不断生长，也可沿脑脊液向周围进行浸润扩散。

六、临床表现

1.感觉障碍

（1）疼痛 最常见的早期症状，主要为神经根性疼痛，多见于髓外肿瘤，疼痛如刀割、烧灼、针刺样，可呈持续性，也可呈间歇性，疼痛常因咳嗽、喷嚏、排便或其他用力而加重。

（2）感觉异常 多为束带感、蚁行感、针刺感。

（3）感觉缺失 肿瘤累及相应的脊髓平面以下感觉减退或消失。感觉障碍平面可与肿瘤累及平面相同，也可以低于肿瘤累及平面，深浅感觉受累的程度不同，髓外肿瘤症状从远端向近端发展，髓内肿瘤症状从近端向远端发展。

2.运动障碍

运动障碍一般比感觉障碍出现的晚，表现为肢体力弱，常从下肢末端开始向上发展，肿瘤累及的节段出现肌肉萎缩、腱反射减弱等下运动神经元性瘫痪，肿瘤累及的节段以下则表现为肌张力增高、腱反射活跃等上运动神经元性瘫痪。脊髓半横贯损害综合征主要见于髓外病变，肿瘤侵犯半侧脊髓表现为肿瘤节段以下，同侧上运动神经元性瘫痪和触觉、深感觉减退，对侧痛、温觉减退或消失，感觉障碍的发展常由下肢末梢开始逐渐向上发展，最终达到肿瘤生长平面。

3.反射异常

肿瘤累及脊髓相应节段的反射减弱或消失，在受累节段以下浅反射减弱或消失，腱深反射亢进，同时可出现病理征阳性：巴宾斯基征、奥本汉姆征、戈登征、霍夫曼征、查多克征等。

4.自主神经功能障碍

（1）膀胱、直肠功能障碍 髓内病变症状出现早，髓外病变症状出现晚，排尿障碍先是尿频、尿急、排尿困难，最后导致尿潴留或尿失禁；直肠功能障碍主要表现为便秘。

（2）排汗异常 肿瘤平面以下少汗或是无汗。

（3）Horner综合征 第2胸椎节段以上的椎管内肿瘤可引起患者病变同侧面部少汗、睑裂变小、瞳孔变小症状。

七、诊断

1.MRI检查

MRI检查是最具有诊断价值的方法，并对指导手术切除肿瘤具有积极意义。

2.脊髓造影

脊髓造影是目前显示椎管内占位病变的有效方法之一，可选用碘油（如碘苯酯）或碘水造影剂行颈脊髓椎管造影，尤其是经小脑延髓池注药造影容易确诊，显示出造影剂在非椎间盘平面上出现杯口状的缺损或阻塞。

3.CT检查

增强CT检查可使某些肿瘤得到较清晰地显示，髓内肿瘤（室管膜瘤、星形细胞瘤等）多见，脊髓的局限性增粗胀大伴有脊蛛网膜下隙或硬膜外隙的变窄肿瘤密度均一，多为低或等密度少数为高密度肿瘤与正常脊髓界限不清，可增强或不增强。脊膜瘤多为高密度，明显均一强化；脂肪瘤多呈分叶状低密度肿块不强化；椎管内肠源性囊肿多位于颈胸髓的腹侧边界规则清楚，呈囊性信号不强化或仅包膜轻度强化。

4.脊柱X线片

常规拍摄脊柱正位、侧位、斜位，有30%～40%的病例可有骨质改变。

（1）椎间孔扩大　常见于脊髓哑铃型肿瘤，两侧需要对比观察。

（2）椎管扩大　肿瘤增大可使椎管扩大，椎弓根间距及椎管的前后径增宽。

5.腰椎穿刺

腰穿后测压及动力试验常有不同程度的脊髓蛛网膜下隙梗阻，脑脊液蛋白含量绝大多数增高。

八、治疗

1.手术治疗

手术是椎管内肿瘤最有效的治疗方法，低恶性胶质瘤以及血管网状细胞瘤和神经鞘瘤等良性髓内肿瘤，一旦出现脊髓压迫症状，力争做到全肿瘤切除，早期手术可以恢复脊髓功能；对于高度恶性胶质瘤，手术治疗的目的是减轻脊髓受压和改善脊髓功能。

2.放射治疗

高度恶性肿瘤或不全切除的低度恶性肿瘤术后可行放射治疗，时间为4～5周，放射总剂量在40～50Gy。

3.化学治疗

胶质细胞瘤应用脂溶性烷化剂如卡氮芥（BCNU）治疗有一定的疗效，转移癌（腺癌、上皮癌）可应用环磷酰胺、甲氨蝶呤等进行治疗。

九、护理

（一）术前护理

1.一般护理

（1）病情观察　严密观察患者的生命体征、意识、大小便情况、肢体运动和感觉功能，出现异常及时通知主管医生。

（2）疼痛的护理　多是肿瘤压迫引起的神经根性疼痛，协助患者取舒适卧位。评估患者疼痛的程度，及时给予镇痛药物。观察患者用药后的效果及不良反应，并给予心理疏导。

（3）饮食护理　以高热量、高蛋白、高纤维素饮食为主，如瘦肉、牛奶、鸡蛋、鱼类、青菜、水果等。少食多餐，以保证营养的供给。

（4）肢体活动障碍的护理　椎管肿瘤患者会出现不同程度的肌力下降，导致肢体活动障碍，应注意观察评估患者四肢肌力及肌张力的情况，注意双下肢放置于功能位置。每日给予患者被动活动2～3次。用38℃～40℃温水泡脚，以促进患者感觉恢复，避免水温过高，防止烫伤。

（5）术前训练

1）卧床适应性训练：因手术需要切开或切除椎板势必造成脊柱稳定性差，故手术后患者需要卧硬板床2周，术前应训练患者床上进食、漱口、大小便以及指导患者正确的平卧位、侧卧位，使患者容易适应术后卧床生活。

2）有效咳嗽训练：指导患者深吸气后屏住呼吸片刻后进行有效咳嗽，以利于全麻术后患者排痰。

3）轴线翻身训练：协助患者进行轴线翻身，即头、颈、肩以及躯干在同一轴线上翻转。颈段手术轴线翻身时为有效保护颈椎，术前配置合适的颈托，协助患者试戴一段时间，促进患者适应。观察颈托局部皮肤有无红肿、磨擦伤等，并及时进行有效的颈托调整。

4）排尿训练：由于自主神经功能障碍引起膀胱功能障碍，加之患者需要卧床，故术前应对患者进行排尿训练。让患者放松腹部及会阴部，用温毛巾热敷下腹部或听流水声，温开水清洗会阴等，反复多次练习，直至能躺在床上自然排尿，避免术后发生尿潴留及排尿困难。

2.心理护理

椎管内肿瘤患者术前即有疼痛、瘫痪、大小便障碍，担心术后症状是否能够缓解，护理人员应积极给予心理疏导，讲解手术的安全性、必要性，告知患者术后通过各种锻炼可提高神经系感觉运动的功能，只有共同配合才能使康复取得最佳的治疗效果。

3.安全护理

由于肿瘤的压迫，患者可能会出现肢体运动异常、感觉功能异常、排便异常等，应及时给予患者生活帮助。外出、如厕、洗澡等均有专人看护；卧床时注意床挡保护；泡脚、洗澡等要注意水温，防止跌倒、坠床、烫伤等意外发生。

4.术前准备

椎管内肿瘤术前的饮食护理、肠道准备、皮试、交叉配血等内容同一般术前护理，详见第五章第四节肿瘤外科患者的护理中的术前护理内容。此外，还应注意皮肤准备的范围和支具的选择。

（1）皮肤准备的范围

1）高位颈段脊髓手术：枕骨粗隆至双肩水平的皮肤，两侧至腋中线。

2）胸腰段脊髓手术：以病变为中心上下5个椎体的皮肤，两侧至腋中线。

3）腰骶段脊髓手术：病变腰椎以上5个椎体至坐骨结节处的皮肤，两侧至腋中线。

（2）支具的选择 由于手术切除椎管内肿瘤的同时，需进行脊椎的椎板切除和椎体的成形术，术后3个月内应限制活动。外部支具有制动和保护脊柱的作用，根据不同的手术部位，术前选择合适的支具。

（二）术后护理

1.一般护理

（1）密切观察患者生命体征、意识的变化，观察心率、心律、呼吸、血压、血氧饱和度的变化，做好护理记录。

（2）体位护理 术后6小时内取去枕仰卧位，以压迫背部伤口防止出血。每1～2小时轴线翻身一次，搬动患者时要保持脊柱水平位，尤其是高颈段手术应颈部制动、颈托固定，应注意颈部不能过伸过屈，以免加重脊髓损伤。

（3）伤口的护理 保持伤口敷料干燥固定，注意观察伤口有无渗血、渗液，有无感染征象，尤其是骶尾部，敷料如有污染及时更换。

（4）引流管的观察 椎管术后常需要进行硬脊膜外引流，要保持伤口引流管的通畅，观察引流液的颜色、性质及量，翻身时避免引流管脱出，一般引流管在术后2～3天拔除。

（5）饮食护理 术后患者若无恶心、呕吐，排气后可进少量流质饮食。不要空腹喝牛奶以免胀气、腹痛，应进高蛋白、高热量、易消化的食物，以增强机体的抵抗力，多食蔬菜及水果，多饮水，保持大便通畅。

（6）疼痛的护理 咳嗽、打喷嚏、便秘常常可使腹压增加，诱发或加重疼痛，评估患者疼痛的程度及是否需要药物辅助止痛，尽量避免使用哌替啶类的镇痛药，防止在用药过程中导致患者呼吸麻痹。

（7）激素治疗的护理 椎管术后使用甲泼尼龙冲击疗法，以减轻手术后脊髓周围神经的水肿及炎性反应。首次剂量要加倍，使用激素时要观察患者的意识精神状态及有无消化性溃疡的表现，停用激素时，要根据患者病情逐渐减量，以免造成停药后的精神萎靡、乏力、食欲减退、恶心、呕吐以及关节疼痛等。

2.并发症的观察及护理

（1）椎管内血肿 常发生于术后24小时，为椎管术后最严重的并发症。患者突然出现四肢疼痛进行性加重，感觉障碍平面上升，双下肢瘫痪加重，此时应考虑血肿形成压迫脊髓，应密切监测生命体征变化，及时通知医生，遵医嘱进行术前准备以清除血肿。

（2）呼吸功能障碍 呼吸功能障碍为颈段椎管内肿瘤术后严重的并发症，常发生于术后72小时，主要是颈髓受压引起的肋间肌、膈肌麻痹，导致呼吸幅度减弱，继发缺氧及无力排出呼吸道分泌物；也可因患者伤口疼痛不敢咳嗽、深呼吸以致排痰不畅或无力咳嗽引起。因此，要加强呼吸的观察，尤其观察呼吸频率、胸廓幅度、血氧饱和度的变化，观察患者咳痰情况，痰液不易排出者，根据医嘱行雾化吸入2次/d，指导患者深呼吸，帮助患者翻身拍背以促进痰液排出。严重呼吸困难者可行气管切开术，或给予呼吸机辅助呼吸。

（3）排便功能障碍 椎管术后脊髓功能损伤，导致自主神经功能障碍，且患者卧床时间长，肠蠕动减慢，常表现为腹胀、便秘。术后应指导患者保证每日必需的热量和蛋白质，增加纤维素含量高的绿色蔬菜及水果的摄入，同时要多饮水，每天饮水量应为2000mL。嘱患者每日用手掌顺时针环形按摩腹部20～30分钟，协助患者养成定时排便的习惯。每日进行站立练习和肌肉活动，促进肠蠕动，防止便秘。便秘时可口服缓泻剂，大便干结时使用甘油灌肠，若无效可行人工助便治疗。腹胀时还可肌内注射新斯的明等药物来进行胃肠减压、中药灌肠或肛管排气等。

（4）排尿功能障碍 排尿功能障碍主要由术中腰骶段及以上任何部位的脊髓功能损伤所致。表现为尿失禁、尿潴留等。尿潴留的患者使用热毛巾湿敷腹部或用38℃～40℃的温水冲洗会阴部，听流水声以诱导其排尿。病情允许时，摇高床头取坐位或帮助患者下床如厕排尿。对于尿失禁的患者，指导患者进行盆底部肌肉的训练，以增强控制排尿的功能。具体方法为患者取立位、坐位或卧位，试做排尿动作，先慢慢收缩肛门，再收缩阴道、尿道，产生盆底肌上提的感觉。在肛门、阴道、尿道收缩时，大腿和腹部肌肉保持放松，每次收缩不少于3秒，然后缓慢放松，每次10秒左右，连续10次，以不觉疲乏为宜，每日进行5～10次。

（5）泌尿系统感染 保持会阴部清洁，术后保留尿管3～5天，嘱患者憋尿，如有尿意可开放尿管，如无尿意，应定时开放尿管，白天2～3小时开放一次，夜间4～5小时开放一次，使膀胱保持节律性充盈和排空，防止膀胱痉挛或缩小，促进功能恢复。鼓励患者多饮水，增加尿量，稀释尿液，借助排尿冲洗膀胱尿道，减少细菌滋生，预防泌尿系统感染，禁止膀胱冲洗，待神经功能恢复尽早拔除尿管。

（6）截瘫　脊髓横断损伤时，患者会出现截瘫，存在皮肤表面失去感觉、神经调节功能不良和血液循环差等问题，容易发生压疮和关节畸形。为避免压疮的发生，护士应帮助患者间歇解除压迫，每2小时翻身拍背，预防性使用减压贴和被动活动肢体关节；为防止关节畸形，要注意患者卧位姿势，不得压迫患肢，保持关节功能位置，足下垂者，应穿"丁"字鞋，保持双足功能位。

3.康复护理

（1）按摩　用柔软、缓慢的中等力度按摩、揉捏瘫痪的肌肉，以促进局部血液循环。

（2）被动运动　鼓励患者尽量用健侧肢体带动患肢做被动运动，或由他人帮助运动患肢，完成全范围的关节活动。

（3）主动运动

1）本体促进法训练：在主动运动恢复前，利用各种本体反射（如浅伸反射、屈曲反射）进行训练，以诱发主动运动。

2）瘫痪肌肉先做假想运动，然后再做助力运动。

3）患肢主动进行运动，防止肌肉萎缩。

4）坐起训练：先将床头摇起30°~60°，最初由他人辅助，以后患者可借助绳带坐起，进而双腿下垂坐在床边，最后下地坐椅。

5）理疗：瘫痪肢体理疗可改善患肢血液循环，促进功能恢复，延缓和防止肌肉萎缩。

（三）居家护理

1.伤口的保护

保持伤口清洁干燥，1个月内不要淋浴，可以进行擦浴。下床活动时应佩戴支具，术后2周可戴支具坐起，佩戴时间以2~3个月为宜，使用支具时要注意保护好伤口，保持伤口透气，避免支具摩擦刺激伤口，造成感染。避免强度较大的体力活动，保护好手术部位，防止关节脱位及损伤。

2.饮食指导

进食高蛋白、高维生素、高热量的饮食。多食水果、蔬菜，以增加肠蠕动，防止便秘。

3.排便护理

便秘时遵医嘱口服缓泻剂或使用开塞露。对于大小便失禁的患者，应嘱患者继续进行盆底肌肉功能锻炼，在照护者的帮助下做好会阴部皮肤的护理，每次更换纸尿裤时用温水清洗会阴和臀部，防止湿疹的发生。

4.功能锻炼

居家期间坚持进行肢体功能锻炼，做到主动运动与被动运动相结合。用健侧的肢体带动瘫痪肢体做被动活动，或由家属帮助运动，完成关节活动，以促进肢体功能恢复，主动参与日常生活，如自行吃饭、穿衣、床上坐起、使用轮椅等，逐渐树立生活的信心，尽早参加社会活动。

5.预防压疮

出院前指导卧床患者预防压疮的方法，居家期间避免局部组织长期受压，家属协助进行轴线翻身和扣背，每天使用温水擦浴，保持皮肤清洁，保持皮肤及床单的清洁平整。

6.按时服药

神经细胞营养药和糖皮质激素类药物（如氢化可的松、泼尼松、甲泼尼松等）要严格按照医嘱的时间和剂量服用。糖皮质激素类药物在服用的过程中不能突然停药，要在医生的指导下逐步减量、停药。

7.及时就诊

患者出现呼吸困难，肢体、感觉功能和大小便功能障碍短期内迅速加重，伤口出现红肿，有脓性渗出、发热等应及时就诊。术后3个月复查一次，之后每半年复查一次，至少复查5年，每次就诊时携带CT、MRI片。

十、预后

随着神经外科显微技术的发展和运用，目前椎管内肿瘤手术切除已经不再困难，特别是髓内良性肿瘤，目前也首选手术治疗。术后患者出现局部疼痛、肢体功能缺失，椎体骨性结构不稳定等系列并发症，需要疼痛治疗中心、康复治疗中心以及骨科等多专业协助，进行治疗。

（石倩）

参考文献

[1]全国肿瘤防治研究办公室.2014中国肿瘤登记年报[M].北京:军事医学科学出版社,2005.

[2]中华医学会神经外科分会肿瘤专业组.中国中枢神经系统恶性胶质瘤诊断和治疗共识(简化版)[J].中华医学杂志,2009,43(5):3028-3030.

[3]David L.Felten Ralph F.Jozefowcz.奈特人体神经解剖彩色图谱[M].北京:人民卫生出版社,2006.

[4]姚志彬.临床神经解剖学[M].广州:广东世界图书出版公司,2001.

[5]H.Richard Winn　Michel Kliol.尤曼斯神经外科学.神经外科导论与肿瘤学[M].北京:人民卫生出版社,2009.

[6]张天泽,徐光伟.肿瘤学（下册）[M].天津:天津科学技术出版社,1996.

[7]丁育基.颅脑重症与手术并发症的临床处理[M].北京:北京出版社,2002.

[8]陈茂君,蒋艳,游潮.神经外科护理手册[M].北京:科学出版社,2011.

[9]张惠兰,陈荣秀.肿瘤护理学[M].天津:天津科学技术出版社,1999.

[10]曹伟新,李乐之.外科护理学[M].北京:人民卫生出版社,2006.

[11]王忠诚.王忠诚神经外科学[M].武汉:湖北科学技术出版社,2005.

[12]赵继宗.神经外科学[M].北京:人民卫生出版社,2007.

[13]程金叶.脑疝患者的急救护理[J].河南实用神经疾病杂志,1998,3:65.

[14]孔一唯.外科颅脑急症致脑疝的急救护理[J].中国实用神经疾病杂志,2009,12(14):21,30.

[15]陈晨.神经系统少见病诊断与治疗[M].北京:人民军医出版社,2010.

[16]陈劲草,沈晓黎,雷霆,等.天幕脑膜瘤的显微外科治疗[J].中华神经外科疾病研究杂志,2003,3(6):511.

[17]王任直,魏俊吉.加强《垂体腺瘤诊疗指南》的制定和推广[J].中华神经外科杂志,2009,25(1):1-2.

[18]冯振发.垂体瘤术后的常见并发症总结及治疗体会探析[J].中国医药指南,2013,11(11):75-76.

[19]毛淑琴.经鼻蝶入路垂体瘤切除患者围术期的护理对策与体会[J].中国实用医药2013,3(7):232-233.

[20]郝希山.肿瘤手术学[M].北京:人民卫生出版社,2008.

[21]郝希山.简明肿瘤学[M].北京:人民卫生出版社,2001.

[22]胡雁.陆箴琦.实用肿瘤护理[M].上海:上海科学技术出版社,2007.

[23]宁宁.神经外科护理手册[M].北京:科学出版社,2011.

[24]Javed Siddiqi.神经外科重症监护[M].北京:人民卫生出版社,2011.

[25]赵继宗.神经外科诊疗常规[M].北京:中国医药科技出版社,2012.

[26]姚志彬.临床神经解剖学[M].广州:世界图书出版公司,2011.

[27]徐德保.神经外科护理查房手册[M].北京:化学工业出版社,2013.

[28]王彩云.神经外科临床护理思维与实践[M].北京:人民卫生出版社,2013.

[29]Santra A, Kumar R, Sharma P, et al.F-18 FDG PET-CT in patients with recurrent glioma: Comparison with contrast enhanced MRI[J].Eur J Radiol. 2011 Feb 23.

[30]Ljubimova JY, Fujita M, Khazenzon NM, et al.Nanoconjugate based on polymalic acid for tumor targeting[J].Chem Biol Interact,2008,171(2):195-203.

[31]Jiang H, Gomez-Manzano C, Lang FF, et al.Oncolytic adenovirus: preclinical and clinical studies in patients with human malignant gliomas[J].Curr Gene Ther,2009,9(5):422-427.

[32]何永生,黄光富,章翔.新编神经外科学[M].北京:人民卫生出版社,2014.

第二十九章 儿童肿瘤的护理

第一节 儿童霍奇金淋巴瘤

一、概述

霍奇金淋巴瘤（HL）又称霍奇金病（HD），是一种以多型淋巴细胞浸润伴恶性多核巨细胞为特征的淋巴瘤。1832年由霍奇金（Hodgkin）首先对本病在解剖学水平进行描述，并以此命名。该病主要累及淋巴结和脾脏，浸润细胞有多样性，多数为形态正常的反应性细胞，其中的R-S细胞由相对成熟的生发中心B淋巴细胞恶性转化而来。2014年美国和儿童癌症数据统计显示，0～14岁儿童HD的新发病例为380例；上海市肿瘤登记系统显示有关我国HD的报道，1986—1992年间0～14岁组儿童的年发病率为2.39/100万，男女比为2.3∶1。流行病学调查提示疱疹病毒6、巨细胞病毒、EB病毒感染可能与本病的发病有关。目前国内外均采用WHO 2008年分型标准将其分为5个亚型：①经典型；②结节硬化型；③富含淋巴细胞型；④混合细胞型；⑤淋巴细胞削减型。

二、临床表现

儿童HD的临床表现与成人相似，主要表现如下。

1.全身症状

非特异性全身症状包括发热、乏力、厌食、轻度消瘦、瘙痒等。原因不明的38℃以上发热或周期性发热、6个月内体重减轻10%以上、大量盗汗被定义为HD的全身症状，又称为B症状，与不良预后相关。

2.淋巴结肿大

最常见为无痛性锁骨上、颈部或其他部位淋巴结肿大，淋巴结质硬有橡皮样感觉。当患者出现不同程度的纵隔淋巴结浸润时，可引起咳嗽等气管-支气管受压症状。

3.合并免疫功能紊乱

如合并免疫性溶血性贫血，有贫血、黄疸、网织红细胞升高、Coombs试验阳性。合并免疫性血小板减少症时，有血小板减少、出血倾向、血小板相关抗体增高、骨髓巨核细胞成熟障碍等症状。

三、诊断与临床分期

1.诊断标准与流程

HD必须通过病理检查确诊，目前尚无其他可替代的确诊方法，并应包括病理亚型诊断。当发现无痛性淋巴结增大怀疑HD时，应及时行肿块病理活检，针吸或细针穿刺标本量少，常不足以明确诊断及分型。通过全面仔细的体格检查，胸部、腹部、盆腔影像学检查，骨髓活检及涂片检查，进行分期评估并以此为依据选择相应的治疗方案。

2.临床分型诊断

即有无全身症状：①A型：无任何B症状；②B型：体重减少＞10%或反复无原因发热＞38.0℃或夜间盗汗（B症状）。

3.分期诊断

采用Ann Arbor分期标准（表29-1-1）。常规分期检查包括以下项目：全身体格检查、骨髓活检及涂片、胸腹盆腔影像学检查（以增强CT检查为主），疑有骨骼浸润时进行全身骨扫描。通过以上检查确定肿瘤浸润范围并据此做出临床分期。

表 29-1-1　HD Ann Arbor 分期标准

分期	定义
Ⅰ期	单个解剖区淋巴结（Ⅰ），或单个结外病变（ⅠE）
Ⅱ期	横膈同一侧的≥2个淋巴结区病变（Ⅱ）；或横膈同一侧的单个肿块（结外）伴有区域淋巴结浸润；或≥2个淋巴结外病变（ⅡE）
Ⅲ期	横膈两侧淋巴结病变（Ⅲ），伴有脾脏浸润（ⅢS），伴有结外病变（ⅢE），或二者均有（ⅢSE）
Ⅳ期	广泛的或远处结外转移

四、治疗原则

HD的主要治疗手段为化疗和放疗，手术的主要目的为病理活检明确诊断。

1.放射治疗

HD对放疗敏感，成人HD普遍采用放疗，儿童的放疗模式也来自成人。由于放疗的远期副作用，应用于儿童时有试图进一步减少剂量或缩小放疗野的倾向。目前对生长期儿童Ⅲ、Ⅳ期HD以全身化疗为主，而对青少年局灶性病变的标准治疗为化疗联合肿瘤浸润野的低剂量放疗（1500～2500cGy）。

2.化学治疗

化疗是儿童HD的首选治疗方法。国际上HD化疗方案相对一致，应用COPP、MOPP、ABVD最为多见。其中ABVD至今仍为标准治疗方案，根据不同分期治疗时间以4～9个疗程为宜，过长的维持治疗并不能改善预后。MOPP方案对成人与儿童的晚期HD有50%的治愈率。ABVD方案仍可使50%的MOPP方案耐药者得到缓解。治疗过程中应注意蒽环类药物累积剂量，在儿童中一般不超过320mg/m²，以免导致对心脏的远期毒性作用，出现慢性难治性心功能不全。儿童HD常用化疗方案见表29-1-2。

五、预后

HD在合理的治疗下预后良好，治愈率可达

表29-1-2　儿童常用的HD化疗方案

方案	药物组成	剂量及用法
MOPP	氮芥	6.0mg/m²，第1、8天，IV
	长春新碱	1.4mg/m²，第1、8天，IV
	丙卡巴肼	100mg/m²，第1～14天，PO
	泼尼松	40mg/m²，第1～14天，PO
COPP	环磷酰胺（代替MOPP中的氮芥）	600mg/m²，第1、8天，IV
COMP	甲氨蝶呤（代替COPP中的丙卡巴肼）	40mg/m²，第1、8天，IV
ABVD	多柔比星	25mg/m²，第1、15天，IV
	博来霉素	10U/m²，第1、15天，IV
	长春碱	6mg/m²，第1、15天，IV
	达卡巴肼	375mg/m²，第1、15天，IV
COPP/ABV	环磷酰胺	600mg/m²，第1天，IV
	长春新碱	1.4mg/m²，第1天，IV
	丙卡巴肼	100mg/m²，第1～7天，PO
	泼尼松	40mg/m²，第1～14天，PO
	多柔比星	35mg/m²，第8天，IV
	博来霉素	10U/m²，第8天，IV
	长春碱	6mg/m²，第8天，IV
VAMP	长春碱	6mg/m²，第1、15天，IV
	多柔比星	25mg/m²，第1、15天，IV
	甲氨蝶呤	20mg/m²，第1、15天，IV
	泼尼松	40mg/m²，第1～14天，PO

80%～90%，分期和有无全身症状影响预后，反复复发的晚期广泛病变预后不良。远期死亡者死于治疗相关并发症多于疾病本身。儿童常见的与放疗、化疗相关并影响远期生活质量的并发症有放疗部位的软组织、骨骼发育不良及畸形，放疗野内脏器功能障碍、心肺功能障碍、不育和第二肿瘤等。

第二节　儿童非霍奇金淋巴瘤

儿童非霍奇金淋巴瘤（Non-Hodgkin Lymphomas，NHL）又称恶性淋巴瘤，起源于增殖分化过程中的淋巴细胞，其扩散方式与相应的正常淋巴细胞移行方式相似。由于儿童NHL涉及全身各处的淋巴细胞，其在发病部位和蔓延速度上类似于儿童白血病，因此倾向于将其归类为全身性疾病。

一、概述

1.流行病学特点及病因

儿童淋巴瘤的发病率依年龄不同而有所不同，在小于20岁的人群中占儿童恶性肿瘤的15%。10岁以下的儿童中NHL比霍奇金病更为常见，15～19岁的青少年霍奇金病发病率几乎是NHL的两倍。NHL的病因尚

不明确，遗传或获得性免疫缺陷综合征或接受免疫抑制治疗的患者中，NHL的发病率增高。在Burkitt淋巴瘤中，免疫球蛋白基因正常重排程序发生错误，并通过易位导致c-myc基因的功能失调，使细胞的增殖与分化失衡，最终细胞发生癌变。

2.病理分型

根据WHO2008年分类标准，儿童NHL主要有4个重要类型：①成熟B细胞肿瘤，包括Burkitt淋巴瘤/成熟B细胞白血病、弥漫大B细胞淋巴瘤、纵隔大B细胞淋巴瘤和未能进一步分类的B细胞淋巴瘤；②成熟或外周T细胞及自然杀伤细胞（NK）肿瘤，主要包括间变大细胞型淋巴瘤（ALCL）和NK细胞淋巴瘤；③前体B细胞肿瘤，主要为前体B淋巴母细胞型白血病/淋巴瘤；④前体T淋巴母细胞型白血病/淋巴瘤。

二、临床表现

1.全身症状

常见非特异性全身症状包括发热、浅表淋巴结肿大、盗汗。晚期患者出现消瘦、贫血、出血倾向、发热、肝脾大、浆膜腔积液、恶病质等症状和体征。

2.呼吸系统症状

当肿瘤位于前或中纵隔时可压迫气管、上腔静脉以及心肺组织，可伴有大量胸水。临床表现为胸痛、刺激性咳嗽、气促、平卧困难，重者出现上腔静脉压迫综合征。

3.消化系统症状

原发于腹部的肿瘤可出现腹痛、腹部膨隆、恶心、呕吐、大便习惯改变、肝脾大、腹水等症状。有时可表现为肠套叠、胃肠道出血、阑尾炎样表现，甚至少数患者发生肠穿孔等急腹症。

4.中枢神经系统症状

当肿瘤浸润脑膜、颅神经、脑实质、脊髓、脊髓旁硬膜外时，可出现头痛、呕吐、面瘫、感觉障碍、肌力改变、截瘫等颅压增高或神经受损症状。

三、诊断与临床分期

1.诊断标准

NHL的诊断必须依据病理（细胞）形态学、免疫学和细胞/分子遗传学。病理（细胞）形态学满足NHL的基本诊断，并进行形态学分型。病理免疫组化已成为当今NHL诊断及分型的必需手段，明确免疫亚型。有条件时应尽可能进行相关亚型的分子生物学特征检测，如Burkitt淋巴瘤常存在与c-myc断裂相关的t（8；14）及其变异型，而间变大细胞淋巴瘤常存在t（2；5）及其变异，使诊断更为可靠。

2.分期诊断

分期标准为St.Jude分期系统（表29-2-1）。常规分期检查包括以下项目：全身体格检查、眼底检查、骨髓涂片和（或）活检、胸腹盆腔影像学检查（以增强CT检查为主）、脑脊液离心甩片找肿瘤细胞，疑有中枢占位性浸润时行增强头颅MRI或CT，疑有骨骼浸润时行全身骨扫描。通过以上检查确定肿瘤浸润范围并据此做出临床分期。

3.诊断方法

血清乳酸脱氢酶（LDH）的水平能够反映肿瘤负荷大小，并和预后相关。当肿瘤负荷过大时，可发

表 29-2-1 St.Jude 非霍奇金淋巴瘤分期系统

分期	定义
Ⅰ期	单个淋巴结外肿块或单个淋巴结解剖区受累，除外纵隔及腹部起源
Ⅱ期	横膈同一侧的病变，大于单个淋巴结或淋巴结外肿块，伴有区域淋巴结浸润 胃肠道原发（通常为回盲部），伴或不伴系膜淋巴结浸润，基本完全切除
Ⅲ期	横膈两侧有病变 所有原发于胸腔的病变 所有广泛的未完全切除的腹腔病变 所有脊椎旁或硬膜外肿瘤
Ⅳ期	有中枢浸润或骨髓浸润

生心、肝、肾等重要脏器的浸润而致功能不全，因此治疗前应仔细评估肝肾功能。高负荷的NHL在治疗前以及初始治疗的一周内易发生肿瘤细胞溶解综合征，因此应定时进行肾功能、血电解质的监测，如尿酸含量、血钾、血磷、血钙等。患儿进行增强CT检查前应先核实肾功能情况，有肿瘤细胞溶解综合征或肾功能不良时应避免进行增强CT，因造影剂可能加重肾功能不全。外周血常规检查如存在贫血、血小板减少常提示为晚期或有骨髓浸润。骨髓涂片可除外骨髓浸润。浆膜腔液体沉渣涂片检查结合免疫表型检查有助于诊断、鉴别诊断和肿瘤浸润状态的评估。全身的影像学检查以评估肿瘤浸润范围，肿块常无钙化、无明显包膜。常用方法包括增强MRI、CT和B超。

四、治疗原则

治疗原则以化疗为主。根据病理形态学及免疫分型，分别采用成熟B细胞型NHL（非淋巴母细胞型，代表性疾病为Burkitt淋巴瘤）或淋巴母细胞型NHL（免疫表型为前驱T或前驱B）治疗方案，根据临床分期及分组确定化疗强度。成熟B细胞型NHL的化疗原则是短程、强烈，以烷化剂和抗代谢性药物（主要是甲氨蝶呤和阿糖胞苷）为主，化疗强度根据临床分组或分期而定。较多中心对间变型大细胞淋巴瘤采用类似B-NHL的治疗方案。而对前驱T或B淋巴母细胞型NHL，化疗原则与急性淋巴母细胞型白血病（ALL）一致。化疗方案见表29-2-2至表29-2-4。

放疗及手术作为辅助治疗。化疗后局部存在残留病灶、出现中枢浸润、脊髓压迫等症状时可考虑施行放疗。手术治疗一般用于取肿瘤组织活检或因肿瘤造成的肠套叠、肠梗阻等急腹症时。

表 29-2-2　B 细胞型 NHL 治疗方案化疗剂量与时间安排

方案	药物	剂量	给药时间（第 X 天）
诱导治疗P（3～7天接A方案）	环磷酰胺	300mg/m²，静滴2小时	1
	长春新碱	1.5mg/m²，静注（最大量2mg）	1
	泼尼松	45mg/（m²·d）分3次口服	1、2、3、4、5、6、7
	IT		1
A方案	环磷酰胺	800mg/m²，静滴2小时	1
		200mg/m²，静滴2小时	2、3、4
	长春新碱	1.5mg/m²，静注（最大量2mg）	1、8、15
	多柔比星	20mg/m²，静滴2小时	1、2
	阿糖胞苷*	500mg（1500mg）/m²，静滴2小时，每12小时×2次	1
	泼尼松	60mg/（m²·d），分3次口服	1、2、3、4、5、6、7
	IT		1（R1组） 1（R2组，第1个疗程第8天加1次） 1、8（R3组）
B方案	异环磷酰胺	1200mg/m²，静滴2小时	1、2、3、4、5
	美司钠	300mg/m²，静注，第0、3、6、9小时	1、2、3、4、5
	依托泊苷	60mg/m²，静滴2小时	1、2、3
	甲氨蝶呤△	300mg/m²，静滴3小时	1
	长春新碱	1.5mg/m²，静注（最大量2mg）	1
	泼尼松	60mg/（m²·d），分3次口服	1、2、3、4、5、6、7
	IT		1
BB方案	异环磷酰胺	1200mg/m²，静滴2小时	1、2、3、4、5
	美司钠	300mg/m²，静注，第0、3、6、9小时	1、2、3、4、5
	依托泊苷	60mg/m²，静滴2小时	1、2、3
	甲氨蝶呤**	3000mg/m²，静滴24h	1
	四氢叶酸钙	15mg/m²，静注，第42小时起每6小时一次×4	
	长春新碱	1.5mg/m²静注（最大量2mg）	8
	泼尼松	60mg/（m²·d），分3次口服	1、2、3、4、5、6、7
	IT		1、8
CC方案	顺铂	100mg/m²，静滴2小时	1
	地塞米松	12.5mg/m²，分3次口服	1、2、3、4、5
	依托泊苷	100mg/m²，静滴2小时	3、4、5
	多柔比星	30mg/m²，静滴2小时	1
	IT		1、8

注:

1. 除了长春新碱类和鞘内注射（IT）外，所有药物剂量根据体表面积调整。

2. *，第2疗程起增加至1500mg/m²。

3. **，10% 静注 0.5小时，42小时后四氢叶酸（CF）解救，剂量根据甲氨蝶呤血浓度调整，42小时 MTX浓度应＜1μmol/L，1～2μmol/L时CF剂量为30mg/m²，每6小时一次；2～3μmol/L时CF剂量为45mg/m²，以此类推；72小时MTX浓度应＜0.1μmol/L，0.1～0.2μmol/L时CF剂量为30mg/m²，0.2～0.3μmol/L时CF剂量为45mg/m²，以此类推，直至＜0.1μmol/L。

4. △，42小时 MTX浓度检测，如＞0.1μmol/L需解救，原则同上。

5. R1组：手术已完全切除肿块的Ⅰ、Ⅱ期（完全缓解），乳酸脱氢酶（LDH）正常；R2组：LDH小于正常2倍的Ⅰ、Ⅱ期，手术未完全切除；R3组：Ⅲ、Ⅳ期，或LDH大于正常2倍；R4组：2个疗程未获完全缓解者。

6. IT，鞘内化疗。剂量见表29-2-3。

表 29-2-3　鞘内化疗剂量

年龄（月）	甲氨蝶呤（mg）	阿糖胞苷（mg）	地塞米松（mg）	生理盐水（mL）
＜12	6	15	2.5	6
12～36	9	25	2.5	8
≥36	12.5（max）	35	5.0	10

表 29-2-4　　儿童淋巴母细胞型 NHL 化疗药物剂量与时间安排

药物	剂量	用药时间（第 X 天）
诱导方案 I		
泼尼松	60mg/（$m^2 \cdot d$），分3次口服	1~28，29~35减量至停药
长春新碱	1.5mg/m^2（最多2mg），静注	8、15、22、29
柔红霉素△	30mg/m^2，静滴2小时	8、15、22（29）
门冬酰胺酶	6000IU/m^2，肌注或静滴	9、12、15、18、21、24、27、30
环磷酰胺	1000mg/m^2，静滴2小时	36~64
美司钠	400mg/m^2，第0、4、8小时	36~64
阿糖胞苷	75mg/（$m^2 \cdot d$），皮下	38~41、45~48、52~55、59~62
6-巯基嘌呤	50mg/（$m^2 \cdot d$），口服	36~63
IT		1、15、29（脑脊液阳性，加8、22）
方案M		
6-巯基嘌呤	25mg/（$m^2 \cdot d$），睡前空腹口服	1~56
甲氨蝶呤*	5g/m^2，静滴24小时	1、15、29、43
IT		1、15、29、43
再诱导 II（ I + II 期不用）		
地塞米松	10mg/（$m^2 \cdot d$），分3次口服	1~7、15~21
长春新碱	1.5mg/m^2（最多 2mg），静注	1、8、15、22
多柔比星	30mg/m^2，静滴2小时	1、8、15（29）
门冬酰胺酶△	10 000IU/m^2，肌注或静滴	1、3、5、7、9、11、13、15
环磷酰胺	1000mg/m^2，静滴2小时	36
美司钠	400mg/m^2，第0、4、8小时	1
阿糖胞苷	75mg/m^2，皮下	38~41、45~48
6-巯基嘌呤	50mg/（$m^2 \cdot d$），睡前空腹口服	36~49
IT		38、45
维持治疗		至104周停药
甲氨蝶呤	20mg/（$m^2 \cdot w$），口服	
6-巯基嘌呤	50mg/（$m^2 \cdot d$），睡前空腹口服	
长春新碱	1.5mg/m^2，每8周用一次，静注	
地塞米松	6mg/（$m^2 \cdot d$），每8周用5天，分3次口服	
IT		每8周 I 、 II 期至总11次， III 、 IV 期至17次，脑脊液阳性至20次

注：

1. 除了长春新碱类和鞘内注射（IT）外，所有药物剂量根据体表面积调整。

2. △，患者条件允许第29天加一次。

3. *，10%静注 0.5小时，42小时后四氢叶酸（CF）解救，剂量根据甲氨蝶呤血浓度调整，42小时 MTX浓度应<1μmol/L，1~2μmol/L时CF剂量为30mg/m^2，每6小时一次；2~3μmol/L时CF剂量为45mg/m^2，以此类推；72小时 MTX浓度应<0.1μmol/L，0.1~0.2μmol/L时CF剂量为30mg/m^2，0.2~0.3μmol/L时CF剂量为45mg/m^2，以此类推，直至<0.1μmol/L。

五、预后

　　影响NHL预后的主要因素是初诊时肿瘤的负荷。LDH水平超过正常值的2倍、存在中枢浸润和（或）骨髓转移时提示肿瘤负荷高，预后相对不良。肿瘤对治疗早期的反应也常预示着预后，治疗反应不佳，治疗42~60天未能获得完全缓解者预后不良。治疗结束时进行全面评估，以后第1年每月随访一次，第2~3年每3个月随访，第4~5年每6个月随访。随访时进行常规体格检查、血常规及相关影像学检查。

第三节 神经母细胞瘤

神经母细胞瘤（neuroblastoma，NB）起源于交感神经节或双侧肾上腺，它是儿童期最常见的颅外实体瘤。

一、概述

（一）流行病学特点及病因

NB是最常见的儿童颅外实体肿瘤，占儿童肿瘤的8%~10%。每7000个活体婴儿就有1例患神经母细胞瘤，有证据显示，在发达国家中NB发病率基本一致。男女发病比例约为1.1∶1。美国儿童肿瘤协作组大样本资料提示诊断时中位年龄为19个月，其中36%为<1岁婴儿，89%年龄<5岁，98%<10岁。神经母细胞瘤多为散发病例，偶见家族性病例，流行病学研究提示下列因素可能促进神经母细胞瘤的发生：①早产儿和低体重儿；②怀孕前或怀孕中使用性激素；③怀孕期间每日饮酒史；④父母从事与电子相关的职业。

（二）形态学和组织学分型

1.形态学分类

依据神经母细胞的分化程度分为：①神经母细胞瘤；②神经节母细胞瘤；③神经节细胞瘤。

2.组织学分型

神经母细胞瘤的组织学分型方法甚多，但Shimada的组织学分型，按照间质成分、细胞分化，结合年龄、分裂指数（MKI）进行分型，被认为较为合理。

MKI：随机计数5000个神经母细胞瘤，MKI<100为低度，MKI>200为高度，MKI界于100~200为中度。

（1）预后良好型 <1.5岁，弱分化或中分化的神经母细胞瘤，并且MKI为低度或中度；1.5~5岁，中分化的神经母细胞瘤，并且MKI为低度；神经节母细胞瘤，混合型（Schwannian间质丰富）；神经节细胞瘤（Schwannian间质优势）。

（2）预后不良型 <1.5岁，未分化的或高度MKI神经母细胞瘤；1.5~5岁，未分化或弱分化神经母细胞瘤，或中度或高度MKI神经母细胞瘤；≥5岁的各种亚型神经母细胞瘤；神经节母细胞瘤，结节型（混合型，Schwannian间质丰富/优势和贫乏）。

二、临床表现

（一）常见症状

局限性病变往往无症状，如果局部肿瘤巨大可出现相应的压迫症状；如果出现贫血、发热和四肢疼痛提示可能存在骨髓转移；眼眶周围淤斑提示有眶内转移。晚期病例可出现腹部膨隆和呼吸困难；腹腔内肿瘤压迫肾血管或肠管会造成肾功能障碍和肠梗阻。

（二）特征性症状

1.横断性截瘫

颈部、胸部或腹部的神经母细胞瘤生长迅速，会通过椎间孔侵入椎管内，压迫脊髓出现相应的神经症状，肿物多为哑铃形。

2.眼阵挛-共济失调综合征

跳舞眼即眼睛快速不规则运动，可持续至睡眠中；舞蹈脚，即肢体共济失调和肌阵挛；多数患者伴随认知、运动、行为和语言发育延迟。

3.Horner综合征

颈部的交感神经受到神经母细胞瘤干扰会出现Horner综合征，表现为单侧面部无汗、眼睑下垂、瞳孔缩小、眼球内陷、虹膜异色征。

4.顽固性腹泻

NB释放血管活性肽会引起顽固性水样泻，常伴有低钾和低钙。多数释放VIP的NB为成熟的组织类型（神经节母细胞瘤或神经节瘤），肿瘤本身预后往往较好，手术切除肿瘤能完全消除症状。

5.高血压

肾血管受牵拉或压迫可引起肾素介导的高血压，但比较少见。

三、诊断

神经元特异性烯醇化酶（NSE）、香草基扁桃酸（VMA）作为神经母细胞瘤的肿瘤标志物，对其诊断、治疗及预后有重要意义。此外，还需行影像学检查，如B超、CT、增强CT以及磁共振等，腹腔肿物穿刺活检术可帮助明确病理诊断，骨髓活检用于判断有无骨髓转移。

四、治疗原则

神经母细胞瘤的治疗取决于临床分期、肿瘤能否完整切除以及组织病理分型。肿瘤局限、完整低危组通常只需手术治疗。中危和高危组需手术结合放化疗综合治疗，肿瘤巨大侵犯邻近器官和大血管者需在强化疗后手术，高危组需进行自体干细胞移植。

五、预后

1岁以内神经母细胞瘤患儿生存率为75%，有可能自然消散或转为良性肿瘤；Ⅰ期患儿治愈率将近90%，2岁以上的Ⅲ期和Ⅳ期患儿的生存率仅为10%～20%。

第四节　肾母细胞瘤

肾母细胞瘤又称Wilms瘤（Wilms' Tumor，WT），是婴幼儿最常见的恶性实体瘤之一，也是应用现代综合治疗技术（化疗、手术、放疗等）最早且疗效最好的恶性实体瘤之一，生存率已从20世纪30年代的30%飞跃到如今超过85%。

一、概述

（一）流行病学特点及病因

肾母细胞瘤多发生于年幼儿，平均发病年龄为3.5岁，超过80%的患儿年龄均在5岁以内。患儿常合并其他畸形或发育异常，如尿道下裂、隐睾、虹膜缺损、精神发育迟缓综合征、半身肥大等。

肾母细胞瘤的发病原因可能与遗传和先天发育畸形等有关。从胚胎学角度上讲，持续存在的后肾胚基未能分化成肾小球与肾小管，形成异常增生，最终发展成肾母细胞瘤。

（二）病理分型

1.形态学分类

肾母细胞瘤是起源于后肾胚基的恶性混合瘤，主要含有胚基、间质和上皮三种主要成分，按照以上三种组织成分所占比例不同可分为：①胚基型；②间质型；③上皮型；④混合型。

2.细胞分化程度分类

美国肾母细胞瘤协作组（NWTSG）根据组织学特点按照细胞分化程度将肾母细胞瘤分为分化不良型（预后不良型，UFH）和分化良好型（预后良好型，FH）。FH包括无间变的和其他具有高级分化的肾脏肿瘤；UFH主要为间变型WT。

（三）临床分期

Ⅰ期：肿瘤局限于肾包膜内，肾包膜未受侵犯，完整手术切除，切除边缘无肿瘤残留依据；肾窦血管未受累或未做活检（细针穿刺除外），切除前或切除中无包膜破裂。

Ⅱ期：肿瘤超出肾脏范围，但能完整切除，切除边缘无肿瘤残存依据；肿瘤有局部扩散，如肿瘤穿透包膜，或侵犯肾窦，或超出肾门的肾血管内；肿瘤活检（细针穿刺除外），局限于侧后腹膜的术前、术中破溃。

Ⅲ期：局限于腹部的非血行转移性肿瘤，有术后肿瘤残留依据，可以是以下任何一种情况：①腹部或盆腔的淋巴结侵犯（肾门、主动脉旁）；②肿瘤穿透腹膜表面；③腹膜种植；④术后镜下发现切除边缘肿瘤存在；⑤因肿瘤浸润重要组织未能完全切除；⑥超出侧后腹膜的术前、术中破溃。

Ⅳ期：血行转移（肺、肝、骨骼、脑等），腹部或盆腔以外的淋巴结转移。

Ⅴ期：双侧肾脏肿瘤。在活检之前应该对每侧肾脏肿瘤根据以上标准进行分期。

二、临床表现

（一）局部表现

1.腹部肿块

约90%的患儿以腹部肿块为首发症状而就诊。肿块多位于一侧上腹部，表面光滑，硬度中等，无压痛，活动度不明显，肿块巨大时可超过正中线。当肿块迅速增大时，可伴有贫血、高血压、发热。

2.腹部疼痛

约1/3的肾母细胞瘤患儿可有腹痛症状，多出现于腹部轻微钝性外伤后。若患儿出现急腹症表现常提示肿瘤有囊内出血或自发破裂。

3.血尿

部分患儿在就诊时伴有血尿，可以是肉眼血尿或镜下血尿，出现血尿往往提示肿瘤侵入肾盂。

（二）全身表现

随着肿块迅速增大，患儿可出现贫血、发热、食欲减退、消瘦等。当肿块压迫肠道时，可出现肠梗阻表现；肾静脉及下腔静脉受压时，可表现为精索静脉曲张、肝大、腹水、充血性心力衰竭；肿块压迫导致肾素分泌增加时，可出现高血压症状。部分患儿可合并先天性畸形，如虹膜缺损、泌尿生殖系统畸形、精神发育迟缓综合征、半身肥大等。

三、诊断

（一）实验室检查

常规的肝肾功能、心肺功能检查有助于手术前、化疗前对患儿总体状况进行判断。如伴有脏器功能损害，一般提示为病变晚期，肿瘤早期通常不影响脏器功能。

（二）影像学检查

1.超声检查

B超检查可明确肿块的部位、大小、质地，通常肿块密度不匀，可伴有液化灶。B超也可探测到肾静脉和下腔静脉有无瘤栓。

2.CT或MRI检查

肿块较大时，可伴有坏死灶或囊性变，通常无钙化，大部分肿瘤有包膜。当肿瘤沿肾静脉和下腔静脉生长时，CT和MRI相应部位可见瘤栓，少数患者瘤栓直至右心房。肺部是较为常见的远处转移部位，因此应常规在治疗前进行胸部CT扫描。

四、治疗原则

儿童肾母细胞瘤治疗方法与病理分型、分期相关。原则上需要手术、化疗和放疗联合作为基本治疗手段。完全切除的早期FH型可仅采用手术和简单的化疗。但Ⅲ、Ⅳ期和UFH型需要联合放疗。对于就诊时手术不能完全切除的肿瘤，在病理活检明确诊断后先化疗约5周，使肿瘤缩小、转移灶消失、待肿瘤可完全切除时再行手术切除肿瘤，术后需再行放疗和化疗。

五、预后

肾母细胞瘤FH型预后良好，5年EFS可达70%～80%以上，但UFH型预后明显差。分期误差也是导致预后不良的原因之一，复发机会因治疗强度的相对不足而明显增高。

第五节　肝母细胞瘤

肝母细胞瘤（hepatoblastoma，HB）是婴幼儿期常见的恶性肿瘤之一，小儿肝脏恶性肿瘤发病率占小儿恶性肿瘤的1%～2%，其中近80%为肝母细胞瘤，在腹腔恶性肿瘤中发病率位居第3位，仅次于肾母细胞瘤及神经母细胞瘤。

一、概况

（一）流行病学特点及病因

婴幼儿肝脏恶性肿瘤中肝母细胞瘤发病率最高，80%肝母细胞瘤确诊年龄在3岁以下。肿瘤发生于男性患儿略多。肝母细胞瘤是一种胚胎性实体恶性肿瘤，右叶多于左叶，约30%病变累及肝脏左右两叶，少数可同时有数个并发肿瘤病灶。肝母细胞瘤病因尚不清楚，有研究表明可能与遗传及染色体异常有关。

（二）病理分型

1.形态学分类

肝母细胞瘤根据所含组织成分可分为上皮型及混合型。上皮型又可分为4个亚型：胎儿型、胚胎型、巨小梁型及退变型。其中以胎儿型最为多见，胚胎型次之，巨小梁型及退变型临床上相对少见。

（1）胎儿型　分化良好的肿瘤细胞排列成束，类似于胎儿肝细胞，最常见。

（2）胚胎型　细胞较小，很少分化良好的细胞排列不规则，常见核分裂象，较常见。

（3）巨小梁型　可见胎儿及胚胎细胞位于小梁结构。

（4）退变型　肿瘤可以有胎儿和胚胎型上皮成分，还可以有间叶成分混入。

2.细胞分化程度分类

（1）高分化型肝母细胞瘤　细胞核成圆形，核仁中等，核分裂象较少，细胞形成肝小叶与胎儿型相当。

（2）低分化型肝母细胞瘤　核仁增加，常见核分裂象，细胞不形成肝小叶，该型相当于胚胎型。

（3）未分化型肝母细胞瘤　细胞质缺乏，完全没有产生糖原和胆汁的细胞，细胞核仁丰富，核分裂象较少。

二、临床表现

肝母细胞瘤临床主要表现为腹胀、疼痛或肿块、呕吐，贫血在诊断时最常见，但黄疸不多见。较罕见的表现包括肿瘤破溃、腹腔内出血、发热，约1/3患儿存在血小板增多症。

1.局部表现

上腹部膨隆是最常见的临床表现，90%的患儿右上腹出现可随呼吸活动的肿块。疾病初期腹部肿块不典型，腹部肿块多在无意中发现。疾病后期随腹部肿块增大，可出现腹围增大，腹部静脉曲张，肿块压迫胸腔可出现呼吸困难。体检肝脏呈弥漫性或结节性肿大，质地较硬。

2.全身表现

肿块增大压迫胃和十二指肠可引起食欲下降、恶心、呕吐，年长患儿可有疼痛、体重减轻或不升，贫血偶尔也可出现，较少出现黄疸。有研究报道肝母细胞瘤因肿瘤组织分泌性腺激素使男婴出现性早熟。

三、诊断

（一）实验室检查

血清甲胎蛋白（AFP）的测定对肝母细胞瘤的诊断及治疗效果、预后判断均有重要价值。90%的肝母细胞瘤患儿均有血清AFP水平升高。AFP可由胎儿肝脏及卵黄管分泌，因此在分析AFP含量的临床意义时应考虑患儿年龄因素。新生儿期AFP可呈逐日升高，生后1个月达到高峰，生后3个月逐步达到成人水平。新生儿期AFP升高可通过检测转葡萄糖基酶的含量来进一步判断，如该酶含量增加则反映AFP升高为生理性，反之则考虑由肿瘤引起。

（二）影像学检查

1.腹部X线检查

约90%的X线检查发现异常，但仅显示上腹占位性病变，腹部X线平片显示右上腹或中上腹增大肝脏影像。右叶肝母细胞瘤常使右侧结肠气体影向右移位，左叶肝母细胞瘤使胃液影向左侧移位。肿瘤巨大时可使膈肌抬高，膈肌活动受限或减弱。

2.腹部超声检查

腹部超声检查有助于初步评估肿瘤的范围、大小、性质以及评估肿瘤组织对血管的浸润情况。彩色多普勒超声有助于诊断血管瘤栓和肿瘤内的血管分流等。术中超声还可用来辅助诊断血管浸润和评价肿瘤是否可被切除。

3.腹部CT检查

CT是肝母细胞瘤诊断与鉴别诊断较为精确的方法。它可显示直径2mm的病变，平扫可确定肝肿瘤密度、结节性质及与周围组织的关系。增强CT可扫描肿瘤组织内部结构、肿瘤和周围血管的关系。

4.腹部MRI

MRI分辨率及组织显示比CT更清晰。MRI可以明确肿瘤血管和胆管解剖关系、肿瘤对周围组织器官的浸润，对选择手术方式、切除范围有指导意义。

四、治疗原则

完整切除肿瘤是肝母细胞瘤治疗的决定性因素，初诊时约50%病例不能完整切除肿瘤。术前化疗可使大部分肿瘤缩小，较好地与周围肝组织分隔开，大多数肿瘤经术前化疗可完整切除。放疗在肝母细胞瘤中治疗作用有限，目前还没有足够的经验证明放疗的疗效。有作者报道放疗对提高化疗的效果起到很好的辅助作用。但在放疗中应充分考虑放疗剂量不宜过大，以免术后抑制肝脏的再生。由于新生儿对放射线耐受有限，因此新生儿期肝母细胞瘤慎用放疗。

五、预后

近30年，HB的治疗有较明显的改进，在国际儿童肿瘤协会（International Society of Pediatic Oncology，SIOP）的SIOPEL-1研究中总成活率2年为79%。在德国肝肿瘤研究协作组研究数据显示，总成活率3年为82%。SIOPEL-1的结果提示，在治疗前肿瘤存在明显的远处转移可能是重要的预后改变因素，Ⅰ期3年成活率为100%，Ⅳ期则是44%。诊断时有转移者3年成活率为28%，而无转移者为77%，肺转移表示预后较差。

第六节   横纹肌肉瘤

横纹肌肉瘤（rhabdomyosarcoma，RMS）是儿童和青少年期最常见的恶性软组织肉瘤，恶性软组织肿瘤在儿童最常见恶性肿瘤中列第6位，而其中80%以上是RMS。现已证明RMS是起源于向横纹肌分化的原始间充质细胞或源自专有的胚胎肌肉组织区，而不是源于横纹肌，RMS是由不同分化程度的横纹肌母细胞组成的软组织恶性肿瘤，因此儿童RMS可见于任何存在骨骼肌的部位以及没有骨骼肌的部位，如膀胱、前列腺、胆道、鼻咽部等。

一、概述

（一）流行病学特点及病因

横纹肌肉瘤的发病高峰为2～5岁及15～19岁两个年龄段。美国20岁以下RMS年发病率为4.3/100万。在颅外实体瘤中占第3位，仅次于神经母细胞瘤和肾母细胞瘤。男性略多于女性（11.8：10.3），2/3患者在6岁前发病。8岁前原发部位以头部/颈部多见，眼眶部原发通常以胚胎型为主；原发于膀胱/阴道以小年龄为多见，病理类型常为葡萄簇状型；四肢则发生于大年龄为多，病理类型以腺泡型为主。

横纹肌肉瘤的发病机制尚不明确。正常情况下，原始的间充质细胞可分化成熟为骨骼肌、平滑肌、脂肪、纤维、骨和软骨组织。横纹肌肉瘤则是原始的间充质细胞在分化成熟过程中，发生了染色体的易位、丢失或融合以及多种癌基因的改变，因此横纹肌肉瘤的发生、发展具有明显的遗传倾向。

（二）病理分型

1.胚胎型横纹肌肉瘤

占儿童RMS的50%～60%以上，绝大多数发生在婴幼儿期，好发于头颈部与泌尿生殖道、腹膜后等部位，预后良好。

2.腺泡型横纹肌肉瘤

约占RMS的20%，多见于15～19岁青少年，好发于四肢、躯干、会阴部，预后较差。

3.混合型

由胚胎型和腺泡型相混组成，预后相对较差。

4.多形性横纹肌肉瘤

又称成人型横纹肌肉瘤，儿童中少见，仅占1%左右。好发于四肢，尤其大腿多见，预后差。

二、临床表现

横纹肌肉瘤的临床表现因肿瘤的生长部位、大小、压迫邻近器官导致功能障碍的不同而表现各异。但通常有两大特征性表现，最常见的是局部出现无外伤性的肿块；其次由于肿块发生于关键的功能部位，肿块逐渐增大造成功能障碍而作为初发症状。

1.局部表现

头颈、四肢的浅表肿瘤易被发现，表现为进行性增大、边界不清的无痛性肿块。其他部位亦可有肿块表现。女性患儿阴道横纹肌肉瘤主要发源部位为阴道前壁上部，大多数患儿表现为外阴部有息肉状肿物的突出而求诊。

2.全身表现

泌尿生殖系及盆腔肿瘤常表现为有出血性分泌物、血尿、尿路感染、便秘或尿潴留，胆道肿瘤可有发热、腹痛和黄疸，侵犯神经或压迫脊神经可引起疼痛、感觉异常、瘫痪等神经症状。有少部分患儿在求治中往往已出现区域部位淋巴结转移和（或）远处转移。

三、诊断

RMS主要通过临床表现、实验室检查、影像学检查（X线片、CT、磁共振、核素扫描、超声等）以及肿块切除或病理活检来获得诊断。

1.临床体格检查

泌尿生殖系及盆腔RMS常可通过直肠指检和双合诊在直肠前壁触及固定、光滑或呈小叶状的坚硬肿块而了解肿块部位、大小。阴道葡萄状肉瘤直肠指检时常可在阴道口有颗粒状胶质肿物垂露。

2.实验室检查

横纹肌肉瘤无特殊的肿瘤标志物检测以辅助诊断。常规的肾、肝、心、肺功能检查有助于术前、化疗前脏器功能状态的判断。如伴有脏器功能损害，一般提示为晚期病变，早期肿瘤通常不影响脏器功能。由于肿瘤可发生远处转移，因此应在治疗前进行骨髓涂片检查。血清乳酸脱氢酶（LDH）水平增高常提示肿瘤负荷大。

3.影像学检查

B超、CT或MRI检查可明确肿块性质、大小、部位以及浸润范围、与邻近脏器的关系，肿瘤部位的X线平片和胸片可了解有无骨质破坏和肺部转移，静脉肾盂造影、膀胱排泄造影、胃肠道造影检查、钡剂灌肠可发现膀胱、尿道、肠道的占位或肿瘤压迫推移、肾盂积水、输尿管扩张等。

四、治疗原则

手术切除曾是RMS唯一的治疗方法，并且需要扩大手术范围，甚至切除重要器官和组织，结果导致外形破毁、功能丧失，部分患者出现局部肿瘤复发，生存率仅为10%左右。自20世纪60年代以来，通过实施手术切除、术后放疗及化疗的多学科协作治疗模式，RMS的治愈率由70年代的25%稳步提高到90年代的70%

以上。因此儿童横纹肌肉瘤的治疗原则应是手术切除、化疗和放疗三种方法的有机结合。

五、预后

目前认为与RMS预后相关的因素包括肿瘤原发部位、病理组织学类型、诊断时年龄以及临床分组和分期。Ⅰ期横纹肌肉瘤儿童的治疗效果很好，5年无病生存率可达90%以上；Ⅱ期RMS的无病生存率为80%；接近70%的Ⅲ期患儿可长期存活，即使复发，一半左右的儿童通过再次治疗也能治愈；Ⅳ期RMS的5年存活率不到30%。

第七节　　儿童骨肉瘤

骨肉瘤（osteosarcoma）又称成骨肉瘤，起源于成骨性结缔组织，是最常见的原发于骨的恶性肿瘤，也是儿童及青少年时期最常见的原发恶性骨肿瘤，占20岁以下恶性骨肿瘤的56%，占全部儿童及青少年恶性肿瘤的5%左右。

一、概述

（一）流行病学特点及病因

骨肉瘤主要发生于儿童和青少年，10～20岁和20～30岁是两个发病高峰，发生于5岁以下患者少见。骨肉瘤的进展可能与骨生长有关，骨肉瘤的发病率最高在青春期，患者的身高通常高于同年龄段的平均身高，最常见的原发部位是骨最快速生长的长骨干骺端。在所有骨骼中，大约40%的肿瘤发生于股骨，其中80%位于股骨远端。其他的原发部位按发生率依次为胫骨近端、肱骨远端、骨盆、颌骨、腓骨及肋骨。男女发病比例约为2∶1。骨肉瘤的病因尚不明确，可能与电离辐射、射线、化学药物、遗传因素有关。

（二）病理分型

WHO骨肿瘤的组织学分类系统将骨肉瘤分为中央型（髓质型）和表面型（周围型），每一组中有多个亚型。

1.中央型（髓质型）

（1）传统的中央型骨肉瘤（经典型）。

（2）毛细血管扩张型骨肉瘤。

（3）骨内分化良好型（低恶性度）骨肉瘤。

（4）小细胞型骨肉瘤。

2.表面型（周围型）

（1）分化良好型骨旁骨肉瘤（低恶性度）。

（2）骨膜骨肉瘤（低中恶性度骨肉瘤）。

（3）高恶性度表面型骨肉瘤。

二、临床表现

患儿出现局部进行性疼痛和肿胀，外伤可以是重要的诱因，10%～30%的患者在发病前曾有外伤史。

（一）局部表现

1.疼痛

疼痛是骨肉瘤最早出现，也是最常见的症状。可发生在肿瘤出现以前，约有90%的患者出现疼痛。初期为间断性疼痛，逐渐发展为持续性或跳动性剧烈疼痛，患者难以忍受，尤以夜间为重。恶性度高的肿瘤疼痛发生较早且较剧烈。

2.局部肿胀

体检时可见患肢原发部位呈偏心性肿胀，进行性加重，硬度不一，有压痛，皮肤表面多有浅静脉怒张，局部温度高，有时可摸出搏动感，可在创伤后发生病理性骨折。

3.功能障碍

病理性骨折可能导致明显的患肢功能障碍，有45%的患者出现患肢活动受限。

4.病理性骨折

病理性骨折出现在8%的患者中，可有外伤史等诱因，也可以自发出现。

5.其他

部分患者出现关节积液，提示肿瘤可能侵犯关节腔。有1%～2%的患者出现对称性的干骺端病变，提示可能是多病灶骨肉瘤。

（二）全身表现

疾病早期可无明显全身症状，随着病情的进展可以出现发热、不适、贫血、进行性消瘦等全身症状，全身健康状况逐渐恶化甚至出现衰竭。肺部转移的患儿还可以有咳嗽、咯血、胸痛等相应的转移症状。除肺部转移外，一部分骨肉瘤患者还可发生其他骨、肝脏、脑部等转移，并出现相应的症状。

三、诊断

（一）实验室检查

1.常规检查

常规进行血、尿、肝肾功能等检查。

2.血清碱性磷酸酶（AKP）和乳酸脱氢酶（LDH）的测定

骨肉瘤目前尚未发现特异性的肿瘤标志物。AKP在骨肉瘤的诊断和随访中有一定的意义，50%以上的骨肉瘤和其他成骨性肿瘤可以显示AKP升高，但儿童的生长期AKP也会升高至正常值的1～2倍。血清乳酸脱氢酶在发生恶性肿瘤时也可以升高，提示瘤负荷水平，有一定参考价值。

（二）影像学检查

1.X线检查

骨肉瘤首选的检查方法。一般要求患肢骨的正侧位片，有一定特异性，骨肉瘤的X线主要表现是：①浸润性、溶骨性的骨破坏，境界不清，髓腔、骨皮质可呈虫蚀样、浸润状或斑片状骨破坏；②肿瘤组织内可以见到不规则、不清楚、浓淡混杂的钙化和骨化影；③放射状骨膜反应或Codman三角骨膜反应。

2.CT检查

患肢的CT扫描是对X线检查的有效补充，尤其对骨盆、脊椎等解剖上骨重叠多的部位诊断有帮助。除了可以看清骨皮质变化，肿瘤内骨化、是否侵入软组织外，增强CT还可以观察肿瘤内及周围血流情况。

3.MRI检查

可显示髓腔内、软组织、骺板、关节软骨等情况，缺点是扫描时间长，噪声大，儿童应用有一定困难。

4.ECT骨扫描或PET-CT

ECT和PET-CT利用放射性核素在病变处的浓集，可以发现其他无症状多病灶或髓腔内的跳跃病灶，了解有无骨转移及全身远处转移。

四、治疗原则

骨肉瘤成功的治疗方法包括有效的系统化疗及病灶的完全切除及功能的重建。系统化疗包括术前的新辅助化疗和术后辅助化疗。手术治疗则包括截肢手术和保肢手术。

五、预后

在肢体肿瘤中，远端肿瘤较近端预后好。中轴骨部位原发肿瘤具有进展和死亡的极高风险，这与不能达到手术完全切除有关。盆腔骨肉瘤占所有骨肉瘤的7%～9%，存活率为20%～47%。对于颅面部骨肉瘤，切除原发病灶是治愈的基础。系统化疗后有助于改善患者的预后；较大肿瘤比较小肿瘤预后差；血清LDH也与预后有关，可代表肿瘤的瘤负荷；局部肿瘤患者比有转移的患者预后好。此外由于肿瘤对放疗非常不敏感，因此肿瘤的可切除性是最重要的预后指征。

第八节　儿童畸胎瘤

畸胎瘤一词来源于希腊语"Teraton"，译为"怪物"。由Virchow于1869年描述一例含有来源于身体不同部位组织类型的骶尾部肿瘤时首先提出。现已明确畸胎瘤是一种胚胎性肿瘤，几乎可发生在身体的任何部位、任何器官，最常见于躯体中线部位或中线两侧。肿瘤可表现为实性或囊性，也可是混合性，其发生位置与患儿年龄有关。

一、概述

1.流行病学特点及病因

除睾丸畸胎瘤外，75%～80%的畸胎瘤为女性患者，约80%为良性，20%为恶性。畸胎瘤发生位置与患者年龄有关，婴幼儿畸胎瘤常发生在性腺外组织，以骶尾部最常见；较大儿童则以性腺畸胎瘤多见。

畸胎瘤病因尚不明确，目前原始生殖细胞学说是较为广泛接受的。该学说认为原始胚芽细胞是一些全能细胞，可发展和分化成各个胚层的成熟细胞。如果某些全能细胞在胚胎发育早期脱离了组织原和胚胎诱导体的控制，便会使细胞基因突变分化异常而形成畸胎瘤。

2.病理分型

肿瘤细胞的组织学分级按其未成熟组织和胚层上皮的多少分为4级，即：①0级，均为成熟细胞，细胞核无有丝分裂；②Ⅰ级，少量未成熟组织，没有或仅有少量外胚叶上皮；③Ⅱ级，中等量未成熟组织，少量外胚叶上皮；④Ⅲ级，大量未成熟组织，伴有较多的外胚叶上皮。

二、临床表现

（一）骶尾部畸胎瘤

骶尾部畸胎瘤男女发生比是1∶（3～4），临床表现可因肿瘤类型和大小及对周围组织的影响而不同。目前比较通用的分类方法为Altman分类法，根据肿瘤与骶尾骨的关系将其分为4型：①Ⅰ型（45.8%），肿瘤显著突出于骶尾部，仅有极小部分位于骶前；②Ⅱ型和Ⅲ型（34%和8.6%），瘤体骑跨于骶骨前后，其中Ⅱ型肿瘤的主要部分位于骶骨外，骶前部分未进入腹腔，Ⅲ型则以骶前瘤体为主，并可由盆腔伸展至腹腔；③Ⅳ型，肿瘤完全位于骶前，体表无肿瘤可见。

1.局部表现

因肿瘤类型和大小及对周围组织的影响而不同，主要表现如下。

（1）骶尾部肿块　骶尾部肿块是本病最常见的症状。在Ⅰ～Ⅲ型肿瘤中，因各型的特点显露的肿块部分占整个肿瘤的比例不同。肿块可呈圆形、椭圆形或不规则形。小的肿瘤仅在骶尾部有一小的突起，不易发现。肿瘤巨大时可如婴儿头部大小突出于骶尾部，并可引起难产。有的可偏向臀部一侧。巨大的肿瘤可将肛门向前下方推移，使肛管外翻，黏膜显露。由于瘤体内所含组织成分不同，肿瘤质地可呈囊性、实性或骨性。

（2）便秘　在Ⅱ、Ⅲ、Ⅳ型肿瘤患儿中，常因骶前肿瘤压迫直肠导致粪便变形、排便困难。尤其在Ⅳ型畸胎瘤，增大的骶前肿瘤占据盆腔空间，使直肠受到压迫导致便秘。部分患者以便秘为首发症状而就诊，症状严重者可出现完全性肠梗阻。

（3）排尿异常　随着骶前肿瘤不断增大而压迫膀胱颈，可导致排尿困难、尿滴沥或尿潴留。

（4）局部皮肤改变　覆盖于肿瘤表面的皮肤通常与正常皮肤无差异，当肿瘤过大时，表面皮肤张力增加、皮肤皱褶消失，表面皮肤变得菲薄且有光泽。

（5）肿瘤局部继发感染　如瘤体继发感染则可出现局部红肿，并伴有破溃和坏死，引起出血。破溃处可流出囊内液体、坏死组织、脓液及毛发等。Ⅲ型、Ⅳ型肿瘤感染后溃破可向会阴部、直肠内延伸，并可从肛门内流出毛发、皮脂及坏死组织等。肿瘤破溃处经久不愈形成慢性瘘道。

2.全身表现

（1）贫血　肿瘤过大时，大量血液进入瘤体，患儿可出现贫血及高输出性心力衰竭。如发生瘤内出血，患儿可出现相关的急性失血症状。

（2）合并其他相关畸形　合并其他先天性畸形的骶尾部畸胎瘤约占20%。较为多见的是肌肉骨骼异常，也可出现肾脏、心脏、消化道和中枢神经系统异常。Currarino综合征较为少见，是一种可伴有骶尾畸胎瘤的三联征，即骶前肿瘤、肛门直肠狭窄、骶骨发育异常。

（3）恶性畸胎瘤的相关症状　恶性畸胎瘤亦具有恶性肿瘤的生物学特性，可向周围组织浸润破坏而产生局部疼痛；可因骶神经丛受累而出现大小便失禁；骶前恶性畸胎瘤可向椎管内浸润，导致下肢肌力减退和大小便失禁。

（二）腹膜后畸胎瘤

腹膜后畸胎瘤早期不易发现。男、女发病无明显差别，约50%的病例发生在1岁以内。随着肿瘤不断增大，出现腹部膨隆，可因偶尔可摸到腹部包块而就诊，少数因肿瘤过大引起胃肠道压迫症状而就诊。1岁左右、全身情况良好的婴儿，有上述腹部肿块的体征，应想到畸胎瘤，X线平片见到骨骼或牙齿影即可确诊。

（三）纵隔畸胎瘤

多位于前纵隔，是前纵隔最常见的肿瘤之一。患儿临床上常表现为肺或支气管受压症状，如急性呼吸窘迫、慢性咳嗽、胸痛或喘鸣等；肿瘤破裂进入支气管可出现咯血或咳出毛发。男性患儿可因肿瘤分泌β-HCG而出现青春期性早熟，其中一些男性患儿可出现青春期乳房发育。

三、诊断

骶尾部畸胎瘤是一种显性畸胎瘤，是胎儿和新生儿最常见的肿瘤。诊断大多数通过体格检查、血清AFP和β-HCG测定以及各种放射影像学检查获得。婴幼儿期出现腹部肿块，并且伴有血清AFP升高应考虑畸胎瘤，通过X线腹部平片若见到骨骼或牙齿影像即可确诊。纵隔畸胎瘤行胸部X线侧位片可见一前纵隔肿块影，胸部超声检查显示为囊实性混合性肿块；CT检查能明确肿瘤的大小、位置、密度及与周围组织器官的关系；血清中测定AFP和β-HCG有助于诊断。

四、治疗原则

畸胎瘤的治疗手段主要有手术、化疗和放疗。无论良恶性，手术仍为首选并强调早期治疗，可明显降低肿瘤恶变率。恶性畸胎瘤术后常规应用联合化疗。骶尾部畸胎瘤确诊时年龄远大于1岁，血清AFP持续升高的患儿，即使肿瘤病理标本中未检出恶性成分，也最好在术后给予联合化疗。对于复发的畸胎瘤应再次手术切除，并根据病理性质决定是否加以化疗。

五、预后

良性畸胎瘤手术切除后预后较好。对于椎管内成熟型的畸胎瘤产生的类癌瘤，预后尚不明确。若它们的生物学行为有恶性特征，则手术切除后应辅助放疗，近期疗效有改善，远期疗效尚不确定。

第九节 儿童肿瘤的护理

一、手术护理

（一）术前护理

1.评估患儿全身状况

护士要全面评估患儿身体状况，包括营养状况、饮食睡眠状况、术前常规检查有无异常等，及时纠正营养不良、贫血及感染。

（1）营养评估 通过测量身高、体重来衡量患儿的体格发育，2~12岁儿童体重计算公式为：体重（kg）=年龄×2+8；身高计算公式为：身高（cm）=年龄×5+75。评估皮下脂肪的厚薄可反映小儿营养状况，营养不良时皮下脂肪层逐渐消失。儿童皮下脂肪层消减的顺序先由腹部开始，其次为躯干、臀部、四肢，最后为面部。此外，牙齿发育、囟门的闭合状况也可反映婴幼儿的营养发育状况。婴儿4~10个月开始出乳牙，2~2.5岁出齐，如出牙迟缓常反应营养不良或缺乏钙质；婴儿前囟门常于1~1.5岁闭合，如闭合迟缓可见于严重缺钙。

（2）饮食评估 1岁以内的患儿应评估其喂养方式，如母乳喂养、人工喂养，评估其每次哺乳量、辅食添加情况等；1~3岁患儿评估其饮食种类、饮食习惯、每日进餐次数等；3岁以上患儿饮食基本与成人相同。

（3）睡眠评估 不同年龄段患儿的睡眠时间各有不同，年龄越小，睡眠时间越长。1岁以内患儿每日睡眠时间为16~18小时；1~3岁患儿睡眠时间为10~16小时；6岁以上患儿睡眠时间基本与成人相同。

2.心理护理

婴幼儿对手术的恐惧感常不明显，对于年长患儿应用简单易懂的语言向其介绍手术的重要性及配合方法，给予患儿心理安慰，消除不良情绪。应向家长详细介绍麻醉方式、手术术式、术前准备内容、术后可能出现的并发症及应对措施，减轻家长焦虑情绪。

3.饮食指导

根据患儿年龄、病情给予易消化、高热量、高蛋白、高维生素饮食。消化道手术患儿需于术前3天改进半流质饮食，术前一天进流质饮食。

4.术前皮肤准备

于手术前一天根据手术部位对手术区域皮肤进行清洁，以预防切口感染。目前小儿术前皮肤准备推荐的方法为采用全身沐浴或局部皮肤擦浴2遍即可，腹部手术患儿注意脐部的清洁（先在脐部涂医用硅油或婴儿润肤油等将污垢软化，再用棉签轻柔擦拭），婴幼儿因皮肤娇嫩，擦洗时应注意动作轻柔，应用质地柔软的毛巾并选用婴幼儿专用洗浴用品，以免刺激皮肤；对于体毛重的患儿可先剪去毛发，再用电动脱毛器脱毛。手术当日晨，再使用2%葡萄糖氯己定消毒溶液（年龄≤2个月婴儿慎用）对术区皮肤进行擦拭并更换清洁衣裤。

5.术前胃肠道准备

年长患儿手术前禁食6~8小时，婴幼儿手术前禁食4~6小时。消化道手术患儿术前3天改进半流质饮食，术前一天进流质饮食，并于术前一天晚、术日晨清洁肠道。目前临床上常用口服聚乙二醇电解质溶液或乳果糖口服液导泻法进行肠道清洁，既能达到满意的肠道清洁效果，又可避免因灌肠而产生的不适。但此方法需要患儿充分配合，且口服液体量较多，适用于年长患儿；婴幼儿配合程度差，不适宜口服导泻剂，可选用甘油栓灌肠以清洁肠道。

6.术前备血及用药

遵医嘱根据手术部位、术式备好术中用血，根据手术种类（无菌手术、清洁手术、污染手术）于手术前30分钟合理应用抗生素。遵医嘱于手术前30分钟应用异丙嗪、阿托品等镇静及抑制腺体分泌药物。

（二）术后护理

1.全麻术后护理

（1）麻醉未醒时患儿行去枕平卧位，头偏向一侧，婴幼儿或肥胖患儿颈肩部垫软枕，以使气道通畅。患儿清醒后根据病情可采取半卧位，肢体手术者可抬高患肢15～30cm。

（2）选择适宜的鼻导管行持续低流量吸氧，氧流量为1～2L/min。

（3）麻醉未清醒者每15～30分钟测量生命体征一次，清醒后根据护理级别定时测量生命体征，并做好记录。观察患儿有无舌后坠及口唇颜色，及时清理呼吸道分泌物。

（4）出现躁动的患儿及时给予保护性约束。婴幼儿躁动时多以哭闹、躯体扭动为主，可采用中单包裹进行全身约束，并注意约束松紧适宜；对于实行肢体约束的患儿每15～30分钟观察被约束肢体的血运情况，每2小时松解约束一次，每4小时活动被约束肢体一次并注意保持肢体功能位。

（5）患儿应加床档保护，以免坠床。

2.伤口及各引流管的护理

（1）保持伤口敷料清洁干燥，如有渗出或被呕吐物、排泄物污染应及时更换。

（2）保持各引流管通畅，导管妥善固定，勿打折、扭曲、受压，定时沿离心方向挤压引流管，防止导管堵塞。婴幼儿配合程度差，可选用小手板固定双手，以避免患儿自行拔管。

（3）注意观察引流液的颜色、性状及引流量，若引出鲜红血性液，且每小时引流量大于30mL或24小时引流量大于100mL则提示有出血的可能。胸腔闭式引流还应注意观察水柱波动。

（4）引流袋应始终维持低于切口位置，以防引流液反流造成感染；更换引流袋时应严格执行无菌操作。

（5）胃肠减压及负压引流管应保持负压状态，达到有效吸引。

（6）长期留置尿管患儿应定时夹闭尿管，以锻炼膀胱功能，尿液应及时倾倒以防逆流感染。

3.疼痛护理

（1）正确评估患儿疼痛等级　对于可以自己描述疼痛程度的患儿，可采用模拟视觉量表（VAS）；对于年幼患儿，可采用面部表情评分法或通过其行为反应，从有无哭闹、面部表情、语言、体位、触摸伤口的表现和腿部的运动来判断小儿有无疼痛，即FLACC评分法。

（2）遵医嘱合理使用镇痛药物　小儿轻、中度疼痛常用对乙酰氨基酚（非类固醇抗炎药），中、重度疼痛可应用阿片类镇痛药，如布桂嗪、吗啡、芬太尼。给药途径首选口服给药，禁食患儿可采用肌注给药、自控式镇痛泵给药。

（3）观察用药效果以及药物副作用，如恶心、呕吐、呼吸抑制、便秘等。

4.饮食护理

非消化道手术患儿术后禁食4～6小时，手术当天应少量多餐，进清淡、易消化饮食；消化道手术患儿应禁食至肠蠕动恢复、肛门排气为止，对于不能正确表述的患儿，可通过听诊肠鸣音判断肠蠕动是否恢复（正常肠蠕动4～5次/min），进食顺序依次为流质饮食、半流质饮食、软食、普通饮食。

5.加强基础护理

保持患儿皮肤清洁，及时擦拭汗液，清理呕吐物、排泄物。保持床单位清洁干燥，避免皮肤受压。禁食患儿给予口腔护理，腹泻患儿及时清洁肛周皮肤。

6.鼓励患儿早期活动

患儿病情允许应尽早鼓励患儿下床活动，以便促进肠蠕动及身体其他功能恢复；不可下床活动的患儿，应协助患儿床上活动，如左右翻身、做腿部伸屈活动等。婴儿可通过变换体位、被动活动四肢、顺时针轻柔腹部等方法协助其床上活动。

二、化疗的护理

（一）化疗前准备与评估

1.做好化疗前的解释与健康指导

护士向患儿及家长讲解化疗的方法、途径、常用药物及常见化疗不良反应的处理措施等，指导家长合理安排患儿化疗期间的饮食起居；正确处理化疗患儿的排泄物；避免骨髓抑制期间各种感染的发生等，使患儿及家长做好充分思想准备，更好地配合治疗。

2.全面评估患儿状况

化疗前应完善相关检查，评估患儿血常规、肝肾功能、心脏标志物检测、心电图检查等，还应评估患儿年龄、配合程度、营养状况、有无感染、用药方案、给药途径、局部血管状况等。

（二）化疗静脉通路的选择

1.经中心静脉给药

化疗前应评估患儿年龄、配合程度、局部血管情况，所用药物性质等。持续静脉给药或应用发疱性化疗药时，推荐使用中心静脉给药，可根据化疗疗程选用中心静脉导管（CVC）、经外周静脉穿刺中心静脉导管（PICC）以及植入式静脉输液港（PORT）。2岁及以上患儿PICC置管常用静脉同成人，2岁以下患儿或肘部静脉发育不完善患儿还可选择经大隐静脉、颈外静脉隧道式、股静脉隧道式置入PICC。

2.经外周静脉给药

选择外周静脉给药时，推荐使用静脉留置针穿刺。儿童常用外周静脉包括头皮静脉、手背静脉、足背静脉、大隐静脉。2岁以下患儿四肢静脉不明显者可选用头皮静脉，但应禁止在该静脉输入发疱性化疗药。应用外周静脉输注化疗药前，应确认回血良好后方可给药且不可在外周静脉输入发疱性化疗药物。

（三）化疗常见不良反应的护理

1.局部不良反应

（1）化学性静脉炎 多数抗肿瘤药物对血管刺激性较大，由外周静脉输注时易造成化学性静脉炎，且小儿血管细细、血管壁薄、不易固定及多动等特点，比成人易发生静脉炎。临床表现为沿穿刺静脉走行出现红、肿、热、痛、色素沉着及血管变硬等。一旦出现静脉炎表现，应停止在该处继续输注化疗药，局部可贴水胶体敷料或涂抹如意金黄散、喜疗妥软膏等缓解局部症状。

（2）化疗药物外渗 由于小儿好动、不合作、血管细、短、不易固定等因素，化疗时常发生药液外渗，局部出现疼痛、肿胀，甚至造成局部组织溃疡、坏死。一旦发生药物外渗，立即停止输注并保留原针头，尽量回抽外渗至皮下组织的药液，根据药物性质、种类选择拮抗剂行局部封闭，抬高肢体、局部制动，可外涂喜疗妥乳膏、湿润烧伤膏、如意金黄散等，还可根据药物性质进行局部热敷或冷敷，蒽环类药物可行局部冷敷，禁忌热敷；植物碱类药物可局部热敷，冷敷则加重局部反应。

2.消化系统不良反应

（1）口腔黏膜炎

1）严密的观察是预防口腔黏膜炎最有效的方法，

每天密切观察患儿口腔黏膜的变化，仔细检查口腔黏膜有无红肿、出血、溃疡、糜烂，询问患儿有无口腔不适主诉。但部分患儿主诉描述不清，且多数患儿抗拒医护人员观察口腔，影响对口腔早期变化的观察，只能等患儿熟睡后或请陪护观察患儿口腔情况。

2）采用世界卫生组织（WHO）标准，口腔黏膜炎分为0级～Ⅳ级。0级：口腔黏膜无异常；Ⅰ级：口腔黏膜有1或2个<1.0cm的溃疡，轻度疼痛，不影响进食；Ⅱ级：口腔黏膜有1或2个>1.0cm的溃疡或数个小溃疡，疼痛明显，能进半流食；Ⅲ级：口腔黏膜有2个>1.0cm的溃疡和数个小溃疡，疼痛明显，只能进流质饮食；Ⅳ级：有2个以上>1.0cm的溃疡和（或）融合溃疡，疼痛剧烈，进食困难。Ⅰ～Ⅱ度口腔黏膜炎时鼓励患儿进食清淡、易消化、高蛋白、高维生素软食，避免冷热及粗糙食物刺激；Ⅲ～Ⅳ度口腔黏膜炎疼痛影响进食者，可给予利多卡因混悬液口腔含漱，进流质饮食。必要时遵医嘱给予营养支持。

3）出现溃疡者，先给予常规口腔护理，尽量清除溃疡面白色分泌物，但不可强行剥离，以免引起出血，清洗后局部外喷重组牛碱性成纤维细胞生长因子外用溶液（贝复剂），待干后外涂溃疡散或十六角蒙脱石粉。也可用生理盐水100mL加重组粒细胞生长因子（瑞白）150mg含漱，促进黏膜修复。疼痛者可给予生理盐水100mL + 2%利多卡因5mL疼痛时于用餐前含漱，5～10分钟后疼痛可缓解。口腔黏膜有明显渗血时，可用生理盐水100mL加去甲肾上腺素含漱，有利于血管收缩，以减少出血量，局部用无菌棉球压迫，必要时输注血小板。出现死皮时用温水清洗，慢慢剥脱，嘱患儿勿强力剥脱。

4）指导患儿运用正确方法预防口腔黏膜炎的发生，晨起、每次餐后30分钟及睡前先用软毛牙刷清洁口腔，动作宜轻柔，然后进行口腔含漱，含漱时嘱患儿用舌头在口腔搅动，让漱口液充分接触黏膜皱襞部分，每次3～5分钟。漱口水的选择应根据口腔pH值而定，每天测口腔pH值，pH值>7时，偏碱性，易发生细菌感染，适用3%硼酸溶液；pH值<6.5时，偏酸性，适用4%碳酸氢钠溶液。硼酸和碳酸氢钠交替使用可调节口腔pH值，而不利于细菌和真菌繁殖。

（2）恶心、呕吐

1）加强化疗期间饮食指导，少量多餐，进食营养丰富易消化饮食，避免油腻。建议在化疗前2～3小时进食，餐后取半卧位。

2）出现呕吐前驱症状时协助患儿取坐位或侧卧位，婴儿应将其头偏向一侧，预防误吸。

3）正确给予止吐药物治疗，于化疗前0.5～1小时及化疗后4～6小时分别给予止吐药物。

4）观察呕吐次数、呕吐物颜色、性质及量。及时清理呕吐物，保持室内空气新鲜，避免异味刺激。加强口腔护理，保持口腔清洁无异味。

5）呕吐严重者应暂禁食，观察患儿生命体征、神志、营养状况，有无脱水表现及腹部体征，遵医嘱行补液治疗，纠正电解质紊乱，必要时记录出入量。

（3）便秘

1）病情允许鼓励患儿多下床活动以训练其定时排便。卧床者可指导家长为其顺时针按摩腹部，以促进肠蠕动及排便。

2）进食新鲜蔬菜、水果等富含纤维素饮食，如香蕉、苹果、芹菜等。多饮水以润滑肠道，由于蜂蜜没有经过高温消毒，婴幼儿不宜饮用蜂蜜水通便。

3）观察患儿排便情况，三日无大便者给予对症处理，如注意小儿剂量应遵医嘱酌减。遵医嘱口服金双歧等双向调节肠道菌群药物或用开塞露射肛助便、甘油栓灌肠。

4）长期便秘患儿注意观察有无肛裂、痔疮等并发症，并给予对症处理。

（4）腹泻

1）观察腹泻次数、粪便性状、颜色与量，腹泻严重者及时留取便常规或粪便菌群分布化验，出现严重水、电解质紊乱时暂停化疗。

2）根据化验结果应用止泻药、肠道菌群调节剂及抗生素，如十六角蒙脱石、金双歧等，并观察疗效及用药反应。注意腹部保暖，防止着凉后肠蠕动增加而加重腹泻。

3）加强肛周皮肤清洁与护理，每次便后用温水清洗肛周，切忌用力擦拭，婴儿需勤换纸尿裤以减少粪便对皮肤的刺激，可涂红霉素软膏或氧锌油予以保护肛周皮肤。

4）指导患儿进食少渣、低纤维素、易消化的流质或半流质饮食，避免进食产气食物，如碳酸饮料、糖类、豆制品等。加强饮食卫生及手卫生，婴儿食用奶制品应现用现配，剩余乳汁及时弃去，以免变质后加重腹泻。

5）腹泻严重并发脱水患儿，应严格记录出入量，遵医嘱静脉补液，及时纠正电解质、酸碱平衡紊乱。

3.骨髓抑制

（1）粒细胞减少

1）指导患儿勿去人多场所，避免与上呼吸道感染者接触。

2）护士严格无菌操作，认真执行手卫生。

3）白细胞低于1×10^9/L，中性粒细胞低于0.5×10^9/L时，采取保护性隔离，尽量安排单间病房，限制探视陪伴人数；患儿及陪伴者戴口罩，医务人员进入病室应戴口罩；每日2次紫外线空气消毒，每次20分钟；保持床单位、被服清洁，婴儿应勤换尿布，被服如被尿液、排泄物、呕吐物等污染应及时更换；注意饮食卫生，忌食生食；患儿餐具及婴儿奶瓶、奶嘴应每日煮沸消毒。

4）对于大剂量化疗后，既往有化疗后严重骨髓抑制以及大范围放射后再化疗的患儿，遵医嘱应用粒细胞集落刺激因子治疗，定期监测白细胞并观察用药反应。

5）针对各类感染症状实施针对性控制，皮肤感染者与患儿家长一起为患儿洗澡，尽量使用纯棉内衣，按时对衣物、床单、被罩等进行更换与杀菌消毒。仔细观察患儿的面色，查看是否有出汗、潮红、发热症状出现，及时将异常症状告知医师。及时为患儿修剪指甲，避免使用刺激性香皂或浴液。及时刷牙、按时漱口，防止发生口腔感染。便后以温水清洗患儿肛周，或每日坐浴20分钟（1∶5000高锰酸钾），防止肛周感染。携带导管的患儿注意有无导管感染迹象，加强导管维护，防止导管相关性感染的发生。

（2）贫血

1）贫血程度较轻者，一般不需卧床休息，但应避免剧烈运动。生活要有规律，做适合自身的运动，活动间歇使患儿充分休息，保证充足的睡眠。贫血严重者，应根据其活动耐力下降情况制定活动强度、持续时间及休息方式，以不感到疲乏为度。

2）鼓励患儿进食营养丰富、高蛋白、高铁、高维生素饮食，如青菜、瘦猪肉、牛羊肉、核桃、花生、杏仁等。

3）加强口腔及皮肤护理。

4）重度贫血患儿组织缺氧，发绀不明显，应及时给予氧气吸入。

5）重度贫血（Hb＜60g/L）、合并感染或急需外科手术者遵医嘱输注成分血治疗，注意观察有无输血反应。

（3）血小板减少

1）减少患儿活动，避免过度活动、剧烈哭闹及磕碰，勿接触尖锐器具，勿进食粗糙食物，保持大便通畅。减少侵入性操作，如需穿刺，穿刺处须按压5～10分钟，并观察有无渗血。防止组织损伤，使用软毛牙刷，避免剔牙、有力咳嗽、抠鼻、擤鼻涕等动作，如有鼻腔出血予以填塞止血。

2）血小板低于50×10^9/L时，应观察全身有无出血点；血小板低于10×10^9/L时易发生内脏出血，应绝对卧床休息，避免患儿剧烈哭闹；如出现恶心、头痛、意识模糊等症状应考虑颅内出血；如有腹痛、黑便等应考虑消化道出血，应及时通知医生，给予吸氧、建立静脉通路等处理并配合进行抢救。

　　3）遵医嘱应用药物或输注血小板治疗，监测血小板数值，观察用药及输血反应。避免使用含阿司匹林、乙醇及抗凝剂（如肝素）的药物，防止造成出血。

4.心脏不良反应

　　（1）化疗前评估患儿有无心脏病史，如各类型先天性心脏病，常规进行心电图检查和髓过氧化物酶（MPO）、心肌肌酸激酶同工酶（CK-MB）、C反应蛋白（CRP）、肌红蛋白、肌钙蛋白等心脏标志物的检查以了解心脏功能。

　　（2）及时观察患儿病情，监测心率、节律变化，必要时给予心电监护。定期检测生化指标，预防血钾失调、钙离子紊乱等，防止对心脏及心功能造成进一步损害。

　　（3）根据患儿年龄、病情及药物性质严格控制输液速度，必要时应用输液泵，防止液体输入过快加重心脏负担。指导患儿勿做剧烈活动，注意休息，减少心肌耗氧量。

　　（4）临床上必须严格遵守细胞毒药物的常规使用剂量，对易发生心脏毒性的药物更是如此；尽量避免蒽环类药物与其他易发生心脏毒性的细胞毒药物联合应用，减轻心脏毒性的叠加效应；小儿患者尽量避免使用蒽环类药物或减小剂量；应用蒽环类药物引起心脏毒性致心力衰竭时，可以遵医嘱给予洋地黄、利尿剂、低盐饮食及卧床休息等对症治疗。

　　（5）严重贫血、电解质紊乱、酸碱平衡失调、胸腔积液、腹水、心包积液、肝肾功能损伤、胃肠功能下降、出血、感染、呕吐、失眠等均是细胞毒药物心脏毒性发生的诱发因素。及时、正确、有效地处理这些症状与体征在预防和治疗药物心脏毒性中具有重要意义。

5.泌尿系统不良反应

　　（1）化疗前告知患儿或家长可能出现的泌尿系统毒性反应，如输注蒽环类药物时24小时内可有恶心及呕吐、嗜睡、食欲低下、肉眼血尿等表现；顺铂、甲氨蝶呤等药物会使患儿出现高尿酸血症、高钾血症、高磷酸血症和低钙血症等症状，引起急性肾功能不全、脉搏不规律及肌肉痉挛等；环磷酰胺等药物会导致出血性膀胱炎，患儿会出现尿频、尿急、尿痛等症状。

　　（2）输入药物前充分补液并输注碳酸氢钠溶液以水化、碱化体液，定期监测肾功能及电解质。鼓励患儿在化疗前及化疗过程中增加饮水量，应用大剂量甲氨蝶呤或顺铂时应使尿量维持在每日2000～3000mL。饮水量的多少根据患儿体重及静脉补液量计算，一般患儿每日液体总量按80～100mL/kg计算，液体总量减

去静脉补液量即为需要饮水量，对于饮水困难患儿可通过静脉输液补充。

　　（3）指导患儿进低嘌呤饮食，少吃动物内脏、花生、瓜子、贝类，以防过多尿酸生成加重肾脏负担。

6.呼吸系统不良反应

　　（1）化疗前评估患儿有无肺部疾病，如肺炎、支气管炎、哮喘等，常规进行胸部X线检查。

　　（2）观察患儿病情变化，及时发现呼吸频率与节律的改变，一旦发生呼吸急促、发绀、呼吸困难等间质性肺炎、肺纤维化的肺毒性反应，遵医嘱应用激素、抗生素治疗。

　　（3）患儿出现缺氧指征，如呼吸浅促、鼻翼扇动、口唇发绀等应及时吸氧，严密监测血氧饱和度，根据缺氧状况随时调整氧流量。

7.神经系统不良反应

　　（1）告知患儿或家长可引起神经系统毒性反应的药物，如长春碱类、奥沙利铂、鬼臼碱类等。最常见为末梢神经损害，如手足麻木，严重者可出现中枢神经毒性反应，如感觉异常、肢体麻木、刺痛、共济失调、嗜睡、精神异常等。

　　（2）及时观察患儿病情，定期行神经系统检查，观察患儿的听力及肢体活动情况，出现异常遵医嘱应用营养神经药物。

　　（3）针对特殊用药进行针对性的健康教育。依托泊苷、替尼泊苷在输注过程中可引起体位性低血压，因此用药过程中应注意休息，避免突然改变体位。奥沙利铂毒性反应主要以末梢神经炎为特征的周围性感觉神经病变，遇冷会加重反应，如吸入冷空气会激发喉痉挛，因此不可进食冰冷食物，如冰镇汽水、冰激凌等；应避免一切冷刺激，如寒冷季节为防止患儿接触金属等冰冷物品，可适当佩戴手套。

8.过敏反应

　　（1）用药前评估患儿有无药物过敏史，告知患儿或家长可能出现的过敏反应。

　　（2）评估药物性质，用药前遵医嘱给予预防用药，如紫杉醇分别在用药前12小时、6小时给予地塞米松，用药前30～60分钟给予西咪替丁或雷尼替丁。必要时备好急救物品、药品。

　　（3）必要时输注化疗药物之前进行皮肤过敏试验，如门冬酰胺酶，结果阴性方可使用，并要求控制输液速度。

9.脱发

　　（1）做好患儿心理护理，特别是年长女性患儿，给予精神支持与安慰，告知脱发只是暂时现象，停药后不会影响头发再生。建议女性患儿于化疗前剪短头发，男性患儿可剃除头发，以减少脱发带来的不适

感。鼓励年长患儿佩戴假发或帽子以增强自信心。

（2）保持头皮清洁，建议每周清洗头部皮肤2～3次，可用指腹轻柔按摩头皮，增加血液循环及舒适感，避免搔抓皮肤。

（3）夏季患儿外出时，可佩戴遮阳帽以免日光直接照射头皮；寒冷季节更应加强头部保暖，以防感冒。

（4）使用紫杉醇、多烯紫杉醇、阿霉素等致脱发严重的药物化疗时，可给予头部结扎止血带或戴冰帽等措施减少脱发。持续扎止血带能够阻断头皮血液循环，使化疗药物不能直接作用于头皮毛囊，对头皮的毒性作用逐渐减弱甚至消失，从而起到了保护头发的作用。使用头部置冰帽冷疗可使局部血管收缩，血流量减慢，并可减低组织细胞的代谢和吸收，使其局部药物的浓度减低，相应毒性降低。

三、肿瘤患儿常见症状护理

（一）发热

1.密切观察体温变化，体温超过37.5℃的患儿每日测体温4次；体温超过38.5℃的患儿每4小时测体温一次，直至体温连续3天正常。

2.室温以20℃～24℃为宜，相对湿度以50%～60%为宜，每日定时通风，每次20分钟，以保持室内空气新鲜。

3.高热患儿应卧床休息，减少机体消耗。出汗较多时及时更换被服，保持皮肤清洁干燥。

4.体温超过38.5℃遵医嘱应用药物降温，对于儿童最安全有效的退热药为对乙酰氨基酚与布洛芬，代表药物分别为泰诺林、美林。注意观察药效及用药反应，用药后30分钟复测体温。有高热惊厥史的患儿应及早遵嘱给予药物降温同时行头部物理降温。

5.行温水浴或冰袋物理降温时，每次时间不超过30分钟，冷敷过程中注意观察皮肤颜色以免冻伤。物理降温后30分钟复测体温。

6.鼓励患儿多饮水，进食高热量、高维生素、营养丰富、清淡易消化的半流质或软食。

7.加强口腔护理，鼓励患儿漱口，防止口腔炎发生。

8.高热患儿遵嘱留取血培养、咽拭子等相应细菌学检查及药敏试验，根据检验结果合理应用抗生素治疗。

9.白细胞降低的患儿应注意保护性隔离。

（二）出血

1.消化道出血

（1）观察出血部位　小儿消化道出血多表现为呕血或便血，根据呕吐物及大便性状可分为上消化道出血（屈氏韧带以上的消化道，包括食管、胃、十二指肠）和下消化道出血（屈氏韧带以下的消化道）。上消化道出血表现为呕血和柏油样软便，粪便也可呈糊状；下消化道出血表现为下腹疼痛、排出暗红或鲜红色血便，性状多为稀便。

（2）观察出血量与出血速度　根据呕吐物、大便颜色性状以及有无休克症状来判断出血量与速度。小量上消化道出血呕血多为咖啡色或棕褐色，量大时可呈鲜红色伴有血凝块，粪便均呈柏油便，出血量大时粪便可呈暗红色糊状便。此外，观察患儿有无休克征象也是判断出血量多少的重要指标，当患儿出血量超过自身总循环血量的20%～25%时，即可出现休克症状。小儿的循环血量根据年龄及千克体重计算，通常情况下1岁以内小儿全身总循环血量按75～80mL/kg计算，1～6岁小儿按70～75mL/kg计算，6岁以上小儿同成人循环血量，按65～70mL/kg计算。

（3）少量出血者应卧床休息，减少活动；大出血者绝对卧床，设专人护理。给予患儿去枕平卧位，头偏向一侧，以防窒息。及时清除呼吸道分泌物、血液及呕吐物，保持呼吸道通畅，做好口腔护理。伴休克患儿给予中凹卧位，床头抬高10°～20°，床尾抬高20°～30°。安慰患儿及家长，消除患儿与家长的紧张、恐惧情绪。

（4）大量出血者，迅速建立静脉通路，遵医嘱输血、输液及应用止血药物，给予氧气吸入。

（5）根据病情给予心电监护，密切监测患儿神志及生命体征变化，尤其注意血压及尿量变化［保持尿量1mL/（kg·h）以上］，并准确记录。必要时备好床旁急救用物。

（6）活动性出血时应禁食，止血后1～2天可进高热量流质，避免粗糙、刺激性饮食。

2.鼻腔出血

（1）立即协助患儿坐位或仰卧位，用拇指和食指捏住鼻子前部并用手指将鼻翼向中隔处挤压3～5分钟，并给予安慰缓解紧张情绪。

（2）给予冰袋置于前额冷敷，同时让患儿低头张口呼吸，勿将血液咽下。

（3）应用上述方法不能止血者，应由医生给予麻黄碱或肾上腺素纱条填塞鼻腔止血。填塞的纱条一般保持24～72小时。纱条不可强行取出，可滴入石蜡油湿润后，待其自行脱落。

（4）及时清除面部或口腔内血迹，协助患儿漱口、更换污染被服，保持床单位清洁干燥。

（5）血小板低下伴大量出血者，遵嘱给予止血药。

（三）水肿

1.根据水肿程度限制液体及钠盐摄入，根据病情摄入适当蛋白质。遵医嘱记录24小时出入量。婴儿可穿戴纸尿裤，通过称量纸尿裤重量换算成尿量进行记录。

2.每日测体重或测量四肢围度与腹围观察患儿水肿进展情况。

3.轻度水肿患儿限制活动，严重水肿的患儿取适宜的体位卧床休息。

4.遵医嘱使用利尿或其他药物，观察药物疗效及副作用。

5.加强皮肤护理，避免皮肤受压及拖、拉、拽等动作，防止皮肤损伤。阴囊水肿者予以适度托起，必要时应用25%硫酸镁湿敷。

6.避免在水肿处穿刺注射，以防继发感染。严重水肿患儿穿刺后应延长按压时间。

7.肢体水肿明显者应予以抬高，以促进淋巴回流。

（四）疼痛

1.根据患儿年龄与表达能力使用模拟视觉量表、FLACC评分法等评估患儿疼痛的部位、性质、程度、发生及持续时间，了解疼痛的诱发因素、伴随症状、既往史及患儿的心理反应。婴幼儿常不能准确表达疼痛部位、性质及程度，可根据面部表情、哭闹程度、肢体活动、卧位、睡眠等进行疼痛评估。

2.给予患儿安静舒适的环境，根据疼痛的部位协助患者采取舒适体位。

3.对癌性疼痛患儿，遵循三阶梯给药原则，按时给药，按照疼痛等级分阶梯给药。

4.遵医嘱给予治疗或药物，并观察效果和副作用，合理饮食，预防便秘。

5.通过患儿喜欢的看动画片、玩游戏、讲故事、听儿歌等方法分散其注意力，减轻疼痛。

（五）肿瘤急症

儿童肿瘤较常见的肿瘤急症为上腔静脉综合征和肿瘤溶解综合征。

1.上腔静脉综合征

主要由胸腔内肿瘤压迫上腔静脉引起的一组症候群，表现为呼吸困难、头颈部水肿、颈静脉怒张、胸痛、咳嗽、咳痰、声音嘶哑、头晕、意识障碍等。多见于纵隔内淋巴瘤患儿，护理措施如下。

（1）患儿卧床，抬高床头30°～45°，根据缺氧的程度给予不同流量的吸氧，重症者取坐位双下肢下垂，以减少回心血量，降低静脉压。

（2）给予高蛋白、高维生素、高碳水化合物、易消化的低盐、低脂饮食，限制钠盐的摄入，少量多餐。

（3）禁止在上肢、颈外、颈内及锁骨下静脉输液，应选择在下肢静脉或股静脉穿刺置管输液。

（4）监测生命体征，及时发现心肺功能异常。

（5）观察精神症状及呼吸，观察颜面、颈部和上肢肿胀消退情况。

（6）准确记录24小时出入量，维持体液、电解质平衡。

（7）病室环境安静，加强基础护理，观察及保护皮肤，防止压疮发生。

2.肿瘤溶解综合征

由于肿瘤本身坏死或放化疗的应用引起肿瘤细胞崩解，大量细胞内代谢产物迅速进入血循环，从而形成高尿酸、高血磷、高血钾、低血钙等一系列危急的综合征。多见于肿瘤负荷重的非霍奇金淋巴瘤、神经母细胞瘤等。护理措施如下。

（1）对于有发生肿瘤溶解综合征风险的患儿（LDH≥1500mmol/L），密切观察24小时尿量及尿pH值，pH值≥7，遵医嘱留取血标本进行电解质检查。

（2）监测肾功能，嘱患儿多饮水，遵医嘱补液进行水化、碱化。建立双重静脉通路，均匀持续水化治疗，保证每日总入量≥$2000mL/m^2$，每日尿量保持在$2000mL/m^2$以上，保持尿液pH值≥7。

（3）遵医嘱给予别嘌醇口服以降低尿酸，观察用药反应，定期检测肝肾功能，注意血钾、血钙、血磷及尿酸变化。指导患儿多进食碱性食物（如蔬菜、水果），禁食含嘌呤饮食，限制高钾、高磷食物摄入。肾功能不全者给予低盐、优质蛋白饮食，并供给足够热量。

（4）手足搐搦患儿遵嘱静脉补钙，适当予以肢体保护性约束，防止意外伤害，并观察疗效。

（5）加强基础护理，保持床单位及皮肤清洁，避免刺激。做好健康教育及心理护理，消除不良情绪。

（苏玲）

参考文献

[1]金先庆,施诚仁.儿童实体肿瘤诊疗指南[M].北京:人民卫生出版社,2011.

[2]胡雁,陆箴琦.实用肿瘤护理[M].上海:上海科学技术出版社,2013.

[3]吴蓓雯.肿瘤专科护理[M].北京:人民卫生出版社,2012.

[4]施诚仁.儿童肿瘤外科学[M].北京:科学技术文献出版社,2006.

[5]张惠兰,陈荣秀.肿瘤护理学[M].天津:天津科学技术出版社,1999.

[6]刘新文,刘晓文.磷酸钠盐灌肠液在儿童结肠镜检查中的

应用研究[J].护理研究,2014,13:1604-1605.

[7]王晓冬,李立钦.乳果糖口服液用于小儿结肠镜术前肠道准备[J].中国实用医药,2013,8(22):161-163.

[8]刘莉,罗艳红.聚乙二醇电解质溶液在儿童结肠镜检查前肠道准备中的应用[J].医学临床研究,2013,30(4):748-750.

[9]黄利娥,范清秀.肝母细胞瘤术后并发症的观察与护理[J].齐齐哈尔医学院学报,2014,35(4):590-591.

[10]于清,朱雪凤.集束化护理对小儿输液外渗的干预[J].医学信息,2013,21:359-359.

[11]陈华,沈洁.小儿退热药的合理选择[J].中国中西医结合儿科学,2012,4(1):11-13.

[12]熊桂娟,陈育纯.儿童口腔黏膜炎口腔pH值变化及护理干预[J].中国实用医药,2012,7(16):221-222.

[13]艾奇,乔丽津.儿童急性白血病化疗常用药物的心脏毒性研究进展[J].天津药学,2013,25(6):37-40.

[14]张广超,李杰.儿童常用抗肿瘤药物的心脏毒性[J].实用儿科临床杂志,2010,25(1):5-6.

[15]张志泉,金润铭.化疗对儿童白血病实质脏器的损伤及防治[J].中国实用儿科杂志,2008,23(2):99-101.

[16]刘宗淑,刘淑丽,罗占林.头皮扎条形止血带预防不同化疗药物所致脱发的效果观察[J].护理学报,2014,21(9):30-31.

[17]邵彬,王宽宇.化疗脱发的研究现状[J].牡丹江医学院学报,2010,31(5):71-73.

[18]张桂霞.应用冰帽预防化疗药引起的脱发[J].锦州医学院学报,1997,18(3):60-61.

[19]刘洋,莫霖,王秋鸿,等.以循证护理为基础的临床护理路径在小儿神经母细胞瘤Ⅲ期化疗中的应用[J].重庆医科大学学报,2014,39(12):1825-1829.

[20]鲁华,熊莺,任玲,等.小儿恶性脑胶质瘤患者术后放化疗的观察护理[J].护士进修杂志,2011,26(13):1228-1229.

[21]林靖,崔勇,卢亦成.儿童脑胶质瘤的化疗进展[J].中国微侵袭神经外科杂志,2013,18(7):328-330.

[22]Jung TY, Kim CY, Kim DS, et al. Prognosis of pediatric high-grade gliomas with temozolomide treatment: a retrospective, multicenter study [J]. Childs Nerv Syst, 2012,28(7):1033-1039.

[23]Ater JL, Zhou T, Holmes E, et al. Randomized study of two chemotherapy regimens for treatment of low-grade glioma in young children: a report from the Children's Oncology Group [J]. J Clin Oncol,2012,30(21):2641-2647.

[24]Mrdak M, Mihajlovic M, Nikolic I, et al. The results of treatment of primary brain tumors in children [J]. Acta Chir Iugosl,2012,59(1):45-48.

[25]赖永洪,吴梓梁.小儿白血病化疗药物的毒性反应及处理[J].实用儿科临床杂志,2008,23(15):1150-1153.

[26]纪文元,梁平.儿童髓母细胞瘤术后放疗、化疗的治疗进展[J].实用儿科临床杂志,2011,26(11):884-886,896.

[27]蒋和玲,范静,李智.儿童造血干细胞移植口腔黏膜炎的观察和护理[J].全科护理,2013,11(5C):1379-1380.

[28]马琳,杜平,董晓琳.小儿中枢神经系统白血病的观察与护理[J].中国实用神经疾病杂志,2014,17(24):142.

[29]王桂珍.62例小儿白血病的心理护理体会[J].中国医药指南,2015,13(5):229-230.

[30]李静远.儿童贫血情况及其影响因素分析与管理对策[J].中医药管理杂志,2015,23(12):25-26.

[31]李强.慢性病贫血的诊断及治疗[J].实用儿科临床杂志,2007,22(15):1121-1123.

附　录

ECOG（美国东部肿瘤协作组）		卡劳夫斯基（Karnofsky）评分	
得分	描述	得分	描述
0	活动能力完全正常，与起病前活动能力无任何差异	100	正常，无症状和体征
		90	能进行正常活动，有轻微症状和体征
1	能自由走动及从事轻体力活动，包括一般家务或办公室工作，但不能从事较重的体力活动	80	勉强可进行正常活动，有一些症状或体征
		70	生活可自理，但不能维持正常生活工作
2	能自由走动及生活自理，但已丧失工作能力，日间不少于一半时间可以起床活动	60	生活能大部分自理，但偶尔需要别人帮助
		50	常需人照料
3	生活仅能部分自理，日间一半以上时间卧床或坐轮椅	40	生活不能自理，需要特别照顾和帮助
		30	生活严重不能自理
4	卧床不起，生活不能自理	20	病重，需要住院和积极的支持治疗
		10	重危，临近死亡
5	死亡	0	死亡

附录2　常用化疗药物一览表

药物名	别名	英文／缩写
烷化剂		
氮芥		HN_2
环磷酰胺	环磷氮芥	CTX
异环磷酰胺	异磷酰胺	IFO
美法仑	米尔法兰	L-PAM
甘磷酰芥		M-25
硝卡芥	邻丙氨酸硝卡芥	AT-1258
苯丁酸氮芥	瘤可宁	CB-1348，CLB
塞替派	三胺硫酸	TSPA
尼莫司汀	宁得朗	ACNU
卡莫司汀	卡氮芥	BCNU
洛莫司汀	环己亚硝脲	CCNU
司莫司汀	甲环亚硝脲	Me-CCNU
福莫司汀	福泰氮芥	FTM
白消安	马利兰	BUS，BSF
抗代谢药		
甲氨蝶呤	氨甲蝶呤	MTX
洛拉曲克	Thymitap	AG337
氟尿苷	氟铁龙	5'-DFUR
氟尿嘧啶	5-氟尿嘧啶	5-FU
巯嘌呤	6-巯基嘌呤	6-MP
硫鸟嘌呤	硫代鸟嘌呤	6-TG
阿糖胞苷	阿糖胞嘧啶	Ara-C
氟鸟苷	氟鸟脱氧核苷	FNDR
替加氟	喃氟定	FT-207
吉西他滨	健择	Gem
卡莫氟	氟尿己胺	HCFU
羟基脲		HU
优福定	复方替加氟	UFT
安西他滨	环胞苷	
卡培他滨	希罗达	Capecitabine Xeloda
抗肿瘤抗生素		
放线菌素D	更生霉素	ACD
多柔比星	阿霉素	ADM
柔红霉素	正定霉素	DRN
表柔比星	表阿霉素	EPI
吡柔比星	吡喃阿霉素	THP THP-ADM
阿柔比星	阿克拉霉素	ACR，ACM
伊达比星	去甲氧柔红霉素	IDA
光辉霉素	普卡霉素	MTH

（待续）

（续表）

药物名	别名	英文缩写
抗肿瘤抗生素		
丝裂霉素	自立霉素	MMC
培洛霉素	派来霉素	PLM，PEP
平阳霉素		A$_5$，PYM
博来霉素		BLM
链脲霉素		STZ
米托蒽醌	米西宁	MIT，MXT
抗肿瘤植物药		
长春新碱	醛基长春碱	VCR
长春地辛	西艾克	VDS
长春碱	长春花碱	VLB
长春瑞滨	诺维本	NVB
依托泊苷	足叶乙苷	VP-16
替尼泊苷	威猛	VM-26
秋水仙酰胺	秋酰胺	COLM
三尖杉碱		HRT
羟喜树碱		CPT
紫杉醇	紫素，泰素	PTX
泰素帝	多西紫杉醇	TXT
拓扑替康		TPT
伊立替康		CPT-11
抗肿瘤激素类		
泼尼松	强的松	PDN
甲基泼尼松龙	甲强龙	MePDNL
地塞米松	德沙美松	DXM
氢化可的松	氢可的松，皮质醇	Hydrocortisone，Cortisol
阿那曲唑	瑞宁得	Atamestane，Arimidex
氨鲁米特	氨基导眠能	Aminoglutethimide，AG
来曲唑	弗隆	Letrozole
福美坦	兰他隆	Formestane，Lentaron FMT
甲羟孕酮	甲孕酮	MPA
甲地孕酮	美可治	MA
他莫昔芬	三苯氧胺	TAM
LH-RH拮抗剂	亮丙瑞林，诺雷德抑那通	Leuprorelin，Zoladex
杂类		
门冬酰胺酶	左旋门冬酰胺酶	ASP
顺铂	顺氯氨铂	DDP
卡铂	碳铂	CBP
环硫铂		SHP
奥沙利铂	草酸铂	L-OHP
奈达铂	Naidabo	NDP
达卡巴嗪	氮烯咪胺	DTIC
米托蒽醌	二氢基蒽醌	MIT
丙卡巴肼	甲基苄肼	PCB
羟基脲	羟甲尿素	HU

附录 3　抗癌药物常见不良反应分级标准（WHO）

不良反应指标	分级（度）				
	0	I	II	III	IV
血液系统					
血红蛋白（g/L）	≥110	95～109	80～94	65～79	<65
白细胞（×10⁹/L）	≥4.0	3.0～3.9	2.0～2.9	1.0～1.9	<1.0
粒细胞（×10⁹/L）	≥2.0	1.5～1.9	1.0～1.4	0.5～0.9	<0.5
血小板（×10⁹/L）	≥100	75～99	50～74	25～49	<25
出血	无	淤点	轻度失血	明显失血	严重失血
胃肠道					
胆红素	≤1.25×N	1.26～2.50×N	2.6～5.0×N	5.1～10.0×N	>10×N
谷丙转氨酶	≤1.25×N	1.26～2.50×N	2.6～5.0×N	5.1～10.0×N	>10×N
碱性磷酸酶	≤1.25×N	1.26～2.50×N	2.6～5.0×N	5.1～10.0×N	>10×N
口腔	无异常	红斑、疼痛	红斑、溃疡，可进食	溃疡，只能进流食	不能进食
恶心、呕吐	无	恶心	暂时性呕吐	呕吐，需治疗	难控制的呕吐
腹泻	无	短暂（<2天）	能忍受（>2天）	不能忍受，需治疗	血性腹泻
肾、膀胱					
尿素氮	≤1.25×N	1.26～2.50×N	2.6～5.0×N	5.1～10.0×N	>10×N
肌酐	≤1.25×N	1.26～2.50×N	2.6～5.0×N	5.1～10.0×N	>10×N
蛋白尿	无	+，<0.3g/100mL	++，+++，0.3～1.0g/100mL	++++，>1.0g/100mL	肾病综合征
血尿	无	镜下血尿	严重血尿	严重血尿，带血块	泌尿道梗阻
肺	无症状	症状轻微	活动后呼吸困难	休息时呼吸困难	需完全卧床
发热（药物性）	无	<38℃	38℃～40℃	>40℃	发热伴低压
过敏	无	水肿	支气管痉挛，不需注射治疗	支气管痉挛，需注射治疗	过敏反应
皮肤	无	红斑	干性脱皮、水疱、瘙痒	湿性皮炎、溃疡	剥脱性皮炎、坏死，需手术
头发	无	轻度脱发	中度、斑状脱发	完全脱发，可再生	脱发，不能再生
感染（特殊部位）	无	轻度感染	中度感染	重度感染	重度感染伴低血压
心脏					
节律	正常	窦性心动过速，休息心率>100次/min	单灶室性期前收缩（PVC）	多灶性PVC	室性心律不齐
心功能	正常	无症状，但有异常心脏征象	短暂的心功能不足，但不需治疗	有症状，心功能不足，治疗有效	有症状，心功能不足，治疗无效
心包炎	无	有心包积液，无症状	有症状，但不需抽积液	心包填塞，需抽积液	心包填塞，需手术治疗
神经系统					
神志	清醒	短暂时间嗜睡	嗜睡时间不及清醒的50%	嗜睡时间超过清醒的50%	昏迷
周围神经	正常	感觉异常或腱反射减退	严重感觉异常或轻度无力	不能忍受的感觉异常或显著运动障碍	瘫痪
便秘*	无	轻度	中度	腹胀	腹胀，呕吐
疼痛（非肿瘤引起）△	无	轻度	中度	严重	难控制

*，指便秘不包括麻醉剂引起者；N指正常上限

△，指疼痛系指与治疗有关的疼痛，不包括疾病本身引起的疼痛，根据患者对止痛药的耐受情况，也可以有助于判断疼痛的等级

附录4　常用抗肿瘤药物配制方法一览表

药物种类	名称	储藏	溶解	溶解后	稀释	使用方法及注意事项
烷化剂	氮芥（HN$_2$）	遮光	0.9%NaCl 10mL	用前配制开封后10分钟内注入体内	5%GS或0.9%NaCl 20~40mL	可用于动脉注射、静脉注射（静脉冲入法）及腔内注射，但少用于腹腔注射 不能肌注和皮下注射，也不能静滴 如果外漏，用0.25%硫代硫酸钠（生理盐水或1%普鲁卡因）局部注射，冷敷6~12小时
	环磷酰胺（CTX）	遮光	0.9%NaCl 20~30mL			可静脉注射（缓慢）、肌内注射；注射剂稀释后不稳定，应于2~3小时内使用 别嘌醇、苯二氮䓬类、阿霉素、吗啡及哌替啶可使其毒性增加；氯霉素使其作用降低
	异环磷酰胺（和乐生，匹服平，IFO）	遮光	注射用水1g/25mL		0.9%NaCl或林格液500~1000mL	可静滴（1~2小时），静注 随后第4小时及第8小时静注美司钠，美司钠的剂量为异环磷酰胺的20% 本品可增强抗凝血药及降血糖药的作用
	硝卡芥（AT-1258）	遮光			5%GS或0.9%NaCl 40mL静注 5%GS 500mL静滴	
	塞替派（TSPA）		0.9%NaCl 10mL		5%GS或0.9%NaCl 250~500mL	
	卡莫司汀（卡氮芥，BCNU）	遮光		避光，室温可存放8小时，冷藏可存放24小时	5%GS或0.9%NaCl 250~500mL	可静滴 与西咪替丁配伍会增加骨髓毒性
	尼莫司汀（ACNU）	遮光	注射用水5mg/mL		5%GS或0.9%NaCl 250~500mL	
抗代谢药	阿糖胞苷（Ara-C）	遮光			注射用水，5%或10%GS，0.9%NaCl	室温可存放24小时，4℃冷藏可存放7天 可静注（静注时浓度≤0.5mg/mL）、静滴、皮下注射、鞘内注射 与肝素、胰岛素、甲氨蝶呤、5-氟尿嘧啶、青霉素钠、乙氧奈胺青霉素、苯四异恶唑青霉素、甲泼尼松龙琥珀酸钠配伍禁忌
	甲氨蝶呤（MTX）	遮光	注射用水50mg/2mL 遮光		5%或10%GS、GNS、0.9%NaCl	可静注、静滴、动脉给药（24小时）、鞘内注射及皮下注射 可能与叶酸、水杨酸、磺胺类、皮质类固醇激素、四环素、氯霉素、对氨基苯甲酸、丙磺舒、苯妥英、青霉素、维甲酸类、利尿药、胺碘酮、乙醇等发生药物相互作用 5-氟尿嘧啶、阿糖胞苷、泼尼松龙磷酸钠、口服氨基糖苷类会降低甲氨蝶呤的疗效
	5-氟尿嘧啶（5-FU）	遮光			5%GS 0.9%NaCl	可静滴、静注、瘤内注射、腔内注射，但不可鞘内注射 与甲氨蝶呤合用，应先给予甲氨蝶呤，4~6小时后再给予5-氟尿嘧啶 使用本药时不宜饮酒或同用阿司匹林类药物，以减少消化道出血的可能
	替加氟（喃氟啶，替加氟，FT-207）	遮光			5%GS 0.9%NaCl	可静滴 遇冷析出结晶，温热溶解后摇匀使用 避免与含钙离子、镁离子及酸性药物合用 与含人参制剂、甲氧氯普胺配伍可提高疗效
	氟脲脱氧核苷（FUDR）	遮光	注射用水2.5mL		5%GS 0.9%NaCl	可静滴、动脉给药及肝动脉插管给药

（待续）

（续表）

药物种类	名称	储藏	溶解	溶解后	稀释	使用方法及注意事项
抗代谢药	氟达拉滨（福达华）		注射用水2mL 固体粉末15秒内溶解		0.9%NaCl 10mL或100mL	可静滴（不少于30分钟）、静注
	吉西他滨（健择，GEM）	15℃～30℃	0.9%NaCl 浓度≤40mg/mL		0.9%NaCl 100～250mL	24小时内室温储存，不能冷藏 可静滴（30～60分钟）
	培美曲塞二钠（力比泰，赛珍）	应室温保存	0.9%NaCl	立即使用，未一次用完可置于冰箱（2℃～8℃）或室温（15℃～30℃）保存24小时，无须避光	每支药品20mL 0.9%NaCl溶解成浓度为25 mg/mL的溶液，慢慢旋转至粉末完全溶解，再用0.9%NaCl稀释至100 mL，静脉滴注超过10分钟	第一次完全溶解的溶液澄清，颜色为无色至黄色或黄绿色都是正常的，需进一步稀释 静脉滴注前观察药液有无沉淀及颜色变化，如有异样，不能滴注 建议用0.9%NaCl溶解稀释，不能溶于有钙的稀释剂包括林格乳酸盐注射液或林格注射液，其他稀释液与本品能否混合尚未确定，因此不推荐使用 处置与配制本品时需戴手套。如药液与皮肤黏膜接触，应立即用肥皂水清洗
抗肿瘤抗生素	平阳霉素（PYM，A5）	遮光	0.9%NaCl3～5mL		5%GS 0.9%NaCl	可肌内注射、静滴、动脉滴注；用药前1小时口服氯苯那敏/吲哚美辛或地塞米松
	博来霉素（BLM）	室温	0.9%NaCl或注射用水1～5mL		0.9%NaCl、注射用水、5%GS 浓度<1mg/mL	可肌内注射、皮下注射、静注（超过10分钟）、静滴、病灶内注射、动脉注射 终生剂量不可超过400mg，因其可致肺纤维化 注射前先口服50mg吲哚美辛，降低发热反应；用药后应避免日晒
	放线菌素D（ACTD）	遮光	5%GS溶解	避光	0.9%NaCl、注射用水、5%或10%GS 浓度≤10μg/mL	静滴（超过10分钟），避光 与非格司亭、维生素B_2、含苯甲基乙醇的注射液配伍禁忌
	柔红霉素（DNR）	遮光	用0.9%NaCl振荡溶解为20mg/10mL	避光	0.9%NaCl，浓度为2～5mg/mL	可静注，不宜静滴 与肝素、酸及碱性药物配伍禁忌 本药心脏毒性大
	阿霉素（ADM）	遮光	5%GS10～20mL	避光，冷藏	用5%GS 10～20mL溶解后，以5%GS 250mL作静脉滴注，再将ADM从输液小壶内作静脉冲入，或将溶解的ADM加5%GS 50～100mL中做静脉滴注，应避免药液外漏	可静注、静滴、腔内注射、膀胱灌注；不能鞘内注射 与肝素、头孢菌素类药物配伍禁忌 与环磷酰胺合用增加膀胱损害；与阿糖胞苷合用可致坏死性结肠炎 有累积心脏毒性，累积总剂量不超过400mg/m²
	表柔比星（EADM，EPI）	避光，4℃低温保存	5%GS 5mL	避光	同ADM	可静注、静滴、动脉给药、腔内注射、膀胱灌注；不能鞘内注射 局部给药比全身给药疗效好 与肝素、头孢菌素类药物配伍禁忌 使用时避光

（待续）

（续表）

药物种类	名称	储藏	溶解	溶解后	稀释	使用方法及注意事项
抗肿瘤抗生素	多柔比星脂质体（阿霉素脂质体，楷莱）	2℃～8℃	5%GS	立即使用，不立即使用时应保存在2℃～8℃不超过24小时	给药前取出所需量用5%GS 250mL稀释	根据推荐剂量和患者的体表面积确定给药剂量除5%GS外的其他稀释剂或任何抑菌剂都可使本品产生沉淀建议将本品滴注管与葡萄糖静脉滴注管相联通使用本品溶液时要谨慎，需戴手套。如药液与皮肤黏膜接触，应立即用肥皂水清洗不得与其他药物混合使用
	阿柔比星（阿克拉霉素）	遮光，密闭凉暗处	5％GS或0.9%NaCl		同ADM	
	吡柔比星（吡喃阿霉素，THP）	遮光，密闭，阴凉处	5％GS或注射用水	即时用完，室温下放置不得超过6小时	同ADM	只能用5%GS或注射用水溶解，以免pH的原因影响效价或混浊
	博安霉素（业立宁）	密闭阴凉处	0.9%NaCl		博安霉素5～6mg/m²+0.9%NaCl 2～4mL	
	丝裂霉素（MMC）	遮光	注射用水或0.9%NaCl溶解成2mg/5mL	遮光，4～6小时	静脉冲入或50～100mL静脉快速滴注	可静注（缓慢）、动脉给药、胸腔内注射5%GS稀释后要在3小时内用完与维生素B₁、维生素B₆、维生素C同时静注可使本药疗效降低
	斑蝥素				5%GS250～500mL	静滴
	米托蒽醌（MIT）	遮光			5%GS或0.9%NaCl 150mL以上	24小时室温下存放，可静滴（不少于30分钟），静滴时如果外漏，立即停止给药，并重建另一静脉通道以便将剩余的药品注射完毕不可动脉给药、皮下注射、肌内注射、鞘内注射终生总剂量<140～160mg/m²与MMC、VCR、5-FU、CTX和他莫昔芬配伍使用可提高疗效，减少不良反应，但应注意剂量调整
抗肿瘤植物药	长春新碱（VCR）	避光12℃以下	10mg/10mL	避光	用生理盐水10mL溶解，以5%GS 250mL做静脉输液，再将药物冲入或将药物稀释至50mL快速静脉滴注，避免药物外漏	避光，不能肌注、皮下及鞘内注射；宜采用静脉冲入法注入静注时如果外漏，立即停止用药，用大量生理盐水冲洗，1%普鲁卡因局部封闭，温湿敷或冷敷与门冬酰胺酶、异烟肼、维生素B₆合用可能增加本品的毒性；谷氨酸钠可使本品作用下降
	长春碱（长春花碱，VLB）	遮光，2℃～8℃	10mg/10mL	使用前配制	同VCR	只可静脉注射（1分钟内完成），不能肌注、皮下及鞘内注射静注时如果外漏，立即停止用药，用大量生理盐水冲洗，1%普鲁卡因局部封闭，温湿敷或冷敷
	长春地辛（西艾克，VDS）	遮光，2℃～10℃	0.9%NaCl	6小时内使用	同VCR	只可静脉注射（缓慢）及静滴（6～12小时），不能肌注、皮下及鞘内注射静注时如果外漏，立即停止用药，用大量生理盐水冲洗，1%普鲁卡因局部封闭，温湿敷或冷敷

（待续）

（续表）

药物种类	名称	储藏	溶解	溶解后	稀释	使用方法及注意事项
抗肿瘤植物药	长春瑞滨（诺维本，NVB）	遮光，2℃~8℃	5%GS或0.9%NaCl浓度为1.5~3.0mg/mL		用生理盐水10mL溶解，以0.9%Nacl作静脉输液，再将药物冲入或将药物稀释至50mL快速静脉滴注，避免药物外漏	24小时内室温下储存可静注（6~10分钟内）或静滴（15~20分钟内）；给药后用至少75~125mL 0.9%NS、GNS、GS、林格液等冲洗；禁止鞘内注射静注时如果外漏，立即停止给药并在另一静脉重新开始将剩下的药品注射完毕不可使用碱性药物稀释本品，以免产生沉淀
	伊立替康（开普拓，CPT-11）	遮光	40mg/2mL	12小时室温24小时冷藏	5%GS或0.9%NaCl 250mL	静滴（30~90分钟内完成）
	拓扑替康（和美新，TPT）	遮光	1mg/mL注射用水		5%GS或0.9%NaCl	24小时内室温下储存，静滴（不少于30分钟）
	足叶乙苷（依托泊苷，VP-16）	遮光	0.9% NaCl 10mL		0.9%NaCl 500mL（1:100）稀释，不宜用葡萄糖液稀释	本品在5%GS中不稳定，静滴（不少于30分钟）；不宜胸腔、腹腔注射或鞘内注射，不能肌注，静滴时注意不能外漏。与阿糖胞苷、环磷酰胺、卡莫司汀有协同作用
	替尼泊苷(鬼臼噻吩苷，卫萌，VM-26)		50mg/5mL		0.9%NaCl浓度为0.5~1mg/mL	静滴（1.5~2小时），不能静注5%GS稀释后容易产生沉淀，有沉淀不能使用与肝素配伍禁忌
	多西紫杉醇（泰素帝；艾素，TXT）	遮光（2℃~25℃；2℃~8℃）	用所配溶剂溶解，10mg/mL	室温可存放8小时，使用前配制避光，室温	5%GS或0.9%NaCl 250mL浓度<0.74mg/mL	室温可存放4小时；静滴（1小时）使用前先口服糖皮质激素类药物
	紫杉醇（特素，泰素，PTX）		0.9%NaCl 30mg/5mL		5%GS、GNS或0.9%NaCl，浓度为0.3~1.2mg/mL	8小时室温储存；不能冷藏；使用PVC注射管；使用前12小时及6小时先口服地塞米松20mg，给药前30~60分钟肌注或口服苯海拉明50mg，静注西咪替丁300mg或雷尼替丁50mg如与DDP合用应先给DDP，但此时紫杉醇的清除率下降1/3
	秋水仙酰胺（COLM）				5%GS 500mL	静脉滴注
	羟喜树碱（HCPT）	遮光		0.9%NaCl		可静注（缓慢）、肝动脉给药、动脉滴注、膀胱灌注本品不宜用GS等酸性药液溶解
	三尖杉碱（HRT）	遮光，密闭保存	5%GS或10%GS		5%GS或10%GS 200~500mL	缓慢静脉滴注（每分钟30~40滴）
杂类	门冬酰胺酶	15℃以下	注射用水10000U/4mL不得用0.9%NaCl直接溶解	2℃~8℃条件下可存放8小时	0.9%NaCl，5%GS 250~500mL	用前须皮试（首次用药或停药一周以上者皮试：用5mL注射用水把5000KU的药物溶解，抽取0.1mL药液注入另一含9.9mL稀释液的小瓶内，其浓度为10KU/mL，用0.1mL此药液皮试，观察1小时，如有红斑或风团出现即为阳性反应）静注30分钟以上，静滴3~5小时，配制好的药液8小时内用完
	三氧化二砷（亚砷酸）	遮光			成人：5~10mg以5%GS或0.9%NaCl 500mL稀释	静滴，每日一次，4~6周

（待续）

（续表）

药物种类	名称	储藏	溶解	溶解后	稀释	使用方法及注意事项
杂类	顺铂（PDD）	遮光	50mg/100mL	避光，室温	5%GS或0.9%NaCl 500～1000mL	室温下可24小时内存放，避光 可静注、静滴、动脉给药、腔内注射；不可使用含铝的输注用具
	卡铂（铂尔定）	遮光	5%GS溶解成10mg/mL	遮光	5%GS250～500mL	与氯化钠配伍禁忌。一经稀释，应在8小时以内用完，滴注与存放时应避免直接日晒
	奥沙利铂（草酸铂，乐沙定，艾恒）		5%GS或注射用水	冷藏条件下可存放24小时	5%GS250～500mL	静滴，不可使用含铝的输注用具 立即使用，静滴（2～6小时），不能静注 与氯化钠和碱性溶液（特别是5-FU）配伍禁忌，严禁与上述制剂混合或通过同一静脉同时给药 不可使用含铝的输注用具
	洛铂	遮光	5%GS或注射用水	遮光	5%GS	用药时不要进冷食，禁用冷水漱口 氯化钠可促使本药降解，与氯化钠注射液配伍禁忌
	奈达铂（奥先达，泉铂）	遮光	0.9%NaCl	遮光	0.9%NaCl500mL	与其他抗肿瘤药呈配伍禁忌，也不宜用氨基酸溶液、pH<5的酸性溶液（如电解质补液、5%GS或GNS）配制，滴注时间应在1小时以上
	达卡巴嗪（氮烯咪胺，DTIC）	遮光，2℃～8℃	注射用水100mg/10mL	避光，用前配制	0.9%NaCl	30分钟内注射完毕
激素类	曲普瑞林（达菲林）	25℃以下	药盒内提供的溶剂	复溶后立即注射		复溶后得到的悬浮液不得与其他药品混合；本品仅可肌内注射
生物反应调节剂	重组人血管内皮抑素（恩度）	2℃～8℃贮存	0.9%NaCl		加入0.9%NaCl250～500mL中，滴注时间3～4小时	
	尼妥珠单抗（泰欣生）	2℃～8℃贮存	0.9%NaCl		加入0.9%NaCl 250mL中，滴注时间1小时以上	
	利妥西单抗（美罗华）	2℃～8℃贮存	0.9%NaCl或5%GS	室温下保持12小时，2℃～8℃保存24小时	0.9%NaCl或5%GS稀释至1mg/mL，轻柔颠倒注射袋使溶液混匀并避免产生泡沫	药物稀释后应观察注射袋有无微粒或变色 初次滴注起始滴注速度为50mg/h，最初60分钟过后每30分钟增加50mg/h，直至最大滴速400mg/h 以后滴注起始滴注速度为100mg/h，每30分钟增加100mg/h，直至最大滴速400mg/h
	曲妥珠单抗（赫塞汀）	2℃～8℃贮存	用同时配送的含防腐剂的20mL无菌注射用水溶解，配好后的溶液可多次使用（可在2℃～8℃保存28天）	输注液配好后应马上使用，如在无菌条件下配制的可在2℃～8℃保存24小时	配好溶液后根据公式计算所需溶液体积，从小瓶吸出后加入250mL 0.9%NaCl输液袋中，轻轻翻转混匀，防止气泡产生	本药决不能未稀释就静脉滴注，配制好的注射液也不能用于静脉推注 初次给药应在90分钟内静脉输注，维持剂量可于30分钟内输完 5%GS不得使用，因其可使蛋白凝固 不可与其他药物混合或稀释

（续表）

药物种类	名称	储藏	溶解	溶解后	稀释	使用方法及注意事项
辅助用药	氨磷汀（阿米富汀）	2℃~8℃贮存	0.9%NaCl		加入0.9%NaCl 50mL中，15分钟滴完	
	伊班膦酸钠（佳诺顺，邦罗力）	遮光，密闭保存	5％GS或0.9%NaCl		稀释于不含钙离子的5％GS或0.9％NaCl 500~750mL中	静脉缓慢滴注，滴注时间不少于2小时 使用前给予适当的0.9%NaCl水化治疗 不得与其他种类的双膦酸盐药物同时使用 使用过程中需注意检测钙、磷、镁等电解质水平
	唑来膦酸（因力达，艾朗，择泰）	密闭保存	5％GS或0.9%NaCl		100mL 5％GS或0.9%NaCl稀释后静脉滴注	滴注时间不少于15分钟 首次使用应密切注意监测钙、磷、镁以及肌酸酐水平 伴恶性高血钙患者使用前应充分补水，利尿剂与本品合用时只能在充分补水后使用 对阿司匹林过敏的哮喘患者慎用 使用本品后需做肾功能检查
	因卡膦酸二钠（茵福）	遮光，密闭凉暗处	0.9%NaCl		500~1000mL 0.9％NaCl稀释后静脉滴注2~4小时	使用本品后需注意观察与高钙血症相关的一些指标，如钙、磷、镁、钾 如果出现低血钙症状，滴入钙剂可有效缓解
	氯膦酸二钠（固令）		5%GS或0.9%NaCl		300mg药物（1支5mL安瓿）用500mL 5%GS或0.9%NaCl溶液	配制好的溶液输注时间应至少超过2小时，连续输注数天直至达到正常的血钙水平，通常在5天内实现，正常情况下这种治疗不超过7天
	亚叶酸钙	2℃~8℃避光保存（不得冷冻）	5%GS或0.9%NaCl	尽快使用以避免细菌污染，溶解后2℃~8℃可保存24小时	静脉滴注溶于1000mL 5%GS或0.9%NaCl中	注射液中含钙离子，静脉注射时每分钟不超过160mg
	艾迪注射液	密封、避光，阴凉处	5%~10%GS或0.9%NaCl		加入5%~10%GS或0.9%NaCl 400~450mL	首次用药给药速度开始为15滴/min，30分钟后如无不良反应，给药速度控制50滴/min 如有不良反应再次应用时，用量从20~30mL开始，加入5%~10%GS或0.9%NaCl 400~450mL，同时可加入地塞米松5~10mg 本品含斑蝥素，外周静脉给药时注射部位静脉有一定刺激，可在静滴本品前后给予2%利多卡因5mg或加0.9%NaCl 100mL静滴
	鸦胆子油乳	密封、避光，冷凉处（2℃~10℃）	0.9%NaCl	立即使用	0.9%NaCl 250mL	不宜与其他药物同时滴注 如有分层，应立即停止使用
	康艾注射液	密封、避光	5%GS或0.9%NaCl		5%GS或0.9%NaCl 200~250mL稀释后使用	

（待续）

（续表）

药物种类	名称	储藏	溶解	溶解后	稀释	使用方法及注意事项
辅助用药	参附注射液	密封、遮光	5%～10%GS		肌内注射：一次2～4mL 静脉滴注：一次20～100mL（5%～10%GS 250～500mL稀释后使用） 静脉推注：一次5～20mL（5%～10%GS 20mL稀释后使用）	不得与其他药物在同一容器内混合使用 不宜与中药半夏、瓜蒌、贝母、白蔹、白及、五灵脂、藜芦同时使用 使用前必须对光检查，如发现药液出现混浊、沉淀、变色、漏气或瓶身细微破裂者，均不能使用 本品含有皂苷，摇动时产生泡沫是正常现象，不影响疗效 经稀释后出现混浊或沉淀不得使用
	香菇多糖（天地欣，力提能）	遮光，密闭保存	注射用水、5%GS或0.9%NaCl		天地欣：用2mL注射用水振摇溶解，加入5%GS或0.9%NaCl 250mL静滴或加5%GS5～10mL静注 力提能：加入5%GS或0.9%NaCl 250mL静滴或加5%GS 20mL静注	避免与维A制剂混用
	参麦注射液	密封遮光	5%GS		250～500mL5%GS稀释后静脉滴注	不与其他药物在同一容器内混合使用 不宜与中药五灵脂或藜芦同时使用 本品含有皂苷，摇动时产生泡沫是正常现象，不影响疗效 使用前必须对光检查，如发现药液出现混浊、沉淀、变色、漏气或瓶身细微破裂者，均不能使用；经稀释后出现混浊或沉淀不得使用
	右丙亚胺（奥诺先）	遮光，密闭，低温（2℃～8℃）保存	同时配送的0.167mol/L乳酸钠注射液	即刻使用，配好的溶液在15℃～30℃或2℃～8℃只能保存6小时	5%GS或0.9%NaCl	不得在右丙亚胺使用前给予阿霉素。右丙亚胺用专用溶剂配成10mg/mL的溶液，缓慢静脉推注或转移到输液袋内，快速静脉点滴，30分钟内滴完 本品粉末或溶液接触皮肤黏膜，应立即用肥皂和水彻底清洗

附录5 RTOG急/慢性放射损伤分级标准

美国肿瘤放射治疗协作组织（RTOG）急性放射损伤分级标准

	0级	1级	2级	3级	4级
皮肤	无变化	滤泡样暗色红斑/脱发/干性脱皮/出汗减少	触痛性或鲜色红斑、片状湿性脱皮/中度水肿	皮肤皱褶以外部位的融合的湿性脱皮、凹陷性水肿	溃疡、出血、坏死
黏膜	无变化	充血/可有轻度疼痛，无需止痛药	片状黏膜炎，或有炎性血清血液分泌物，或有中度疼痛，需止痛药	融合的纤维性黏膜炎/可伴重度疼痛，需麻醉药	溃疡、出血、坏死
眼	无变化	轻度结膜炎，有或无巩膜充血/流泪增多	轻度结膜炎伴或不伴角膜炎，需要用激素和（或）抗生素治疗/干眼，需用人工泪液/虹膜炎、畏光	严重角膜炎伴角膜溃疡/视野度或视野有客观性的减退/急性青光眼/全眼炎	失明（同侧或对侧）
耳	无变化	轻度外耳道炎伴红斑、瘙痒，继发干性脱皮，无需用药，听力图与疗前比无变化	中度外耳炎，需外用药物治疗/浆液性中耳炎/仅测试时出现听觉减退	重度外耳炎，伴溢液或湿性脱皮/有症状的听觉减退/耳鸣，与药物无关	耳聋
唾液腺	无变化	轻度口干/唾液稍稠/可有味觉的轻度变化如金属味/这些变化不会引起进食行为的改变，如进食时需水量增加	轻度到完全口干/唾液黏稠/明显味觉改变	-	急性唾液腺坏死
咽和食管	无变化	轻度吞咽困难或吞咽疼痛/需表面麻醉或非麻醉性止痛药/可能需进软食	中度吞咽困难或吞咽疼痛/可能需麻醉性止痛药/可能需进浓汤或流食	重度吞咽困难或吞咽痛伴脱水或体重比疗前下降>15%，需鼻饲管，静脉滴注液体或高营养物质	完全梗阻、溃疡、穿孔、窦道
喉	无变化	轻度或间歇性声嘶/咳嗽但不需要止咳药/黏膜红斑	持续声嘶但能发声/牵涉性耳痛、咽喉痛、片状纤维性渗出或轻度喉水肿，无需麻醉剂/咳嗽，需镇咳药	讲话声音低微、咽喉痛或牵涉性耳痛、需麻醉剂/融合的纤维性渗出，明显的喉水肿	明显的呼吸困难、喘鸣或咯血，需要行气管切开术或气管插管
上消化道	无变化	厌食伴体重比疗前下降≤5%/恶心，无需止吐药/腹部不适，无需抗副交感神经药或止痛药	厌食伴体重比疗前下降>5%而≤15%/恶心和（或）呕吐，需要止吐药/腹痛，需止痛药	厌食伴体重比疗前下降>15%/或需鼻胃管胃肠外营养支持。恶心和（或）呕吐需插管或肠胃外支持/用药物治疗后仍有较重的腹痛/呕血或黑粪/腹部膨胀（X线片示肠管扩张）	肠梗阻、亚急性或急性穿孔、胃肠道出血需输血/腹痛需置管肠减压或肠扭转
下消化道包括盆腔	无变化	大便次数增多或大便习惯改变，无需用药/直肠不适，无需止痛治疗	腹泻，需用抗副交感神经药（如止吐宁）/黏液分泌增多，无需卫生垫/直肠或腹部疼痛，需止痛药	腹泻，需胃肠外营养支持/严重黏液或血性分泌物增多，需卫生垫/腹部膨胀（X线片示肠管扩张）	急性或亚急性肠梗阻、瘘或穿孔/胃肠道出血需输血/腹痛或里急后重，需置管减压，或肠扭转
肺	无变化	轻度干咳或劳累时呼吸困难	持续咳嗽需麻醉性止咳药/轻微活动时呼吸困难，但休息时无呼吸困难	重度咳嗽，对麻醉性止咳药无效或休息时呼吸困难/临床或影像有急性放射性肺炎的证据/间断吸氧或可能需类固醇治疗	严重呼吸功能不全，需要持续吸氧或辅助通气治疗
泌尿生殖器	无变化	排尿频率或夜尿为治疗前的2倍/排尿困难、尿急，无需用药	排尿困难或夜尿少于每小时一次，排尿困难、尿急、膀胱痉挛，需局部用麻醉剂（如非那吡啶）	尿频伴尿急和夜尿，每小时一次或更频/排尿困难、盆腔痛或膀胱痉挛，需定时、频繁地给予麻醉剂/肉眼血尿伴或不伴血块	血尿需输血/非血凝块所致的急性膀胱阻塞、溃疡或坏死

（待续）

（续表）

	0级	1级	2级	3级	4级
心脏	无变化	无症状性心电图改变或心包异常而无其他心脏病表现	有症状，伴心电图改变和充血性心衰或心包疾病的影像学改变/无需特殊治疗	充血性心力衰竭、心绞痛、心包疾病，对治疗有效	充血性心力衰竭、心绞痛、心包疾病、心律失常，对非手术治疗无效
中枢神经系统	无变化	功能完全正常（如能工作），有轻微的神经体征，无需用药	出现神经体征，需家庭照顾/可能需护士帮助/药物治疗，包括类固醇激素，可能需抗癫痫药物	有神经体征，需住院治疗	严重神经损害，包括瘫痪、昏迷或药物控制下癫痫发作一周超过3次/需住院治疗
白细胞（×10⁹/L）	≥4.0	3.0~4.0	2.0~3.0	1.0~2.0	<1.0
血小板（×10⁹/L）	100	75~100	50~75	25~50	<25或自发出血
中性粒（×10⁹/L）	≥1.9	1.5~1.9	1.0~1.5	0.5~1.0	<0.5或败血症
血红蛋白（g/L）	>110	95~110	75~95	50~75	-
血细胞比容（%）	>32	28~32	28	需要输浓缩红细胞	-

美国肿瘤放射治疗协作组织（RTOG）晚期放射损伤分级标准

器官组织	0级	1级	2级	3级	4级	5级
皮肤	无	轻度萎缩、色素沉着、些许脱发	片状萎缩、中度毛细血管扩张、全部头发脱落	明显萎缩、显著的毛细血管扩张	溃疡	直接死于放射晚期反应
皮下组织	无	轻度硬化（纤维化）和皮下脂肪减少	中度纤维化，但无症状；轻度照射野挛缩；<10%线性减少	重度硬化和皮下组织减少、照射野挛缩>10%线性单位	坏死	
黏膜	无	轻度萎缩和干燥	中度萎缩和毛细血管扩张，无黏液	危害萎缩伴完全干燥，重度毛细血管扩张	溃疡	
唾液腺	无	轻微口干，对刺激有反应	中度口干，对刺激反应差	完全口干，对刺激无反应	纤维化	
脊髓	无	轻度L'Hermitte综合征	重度L'Hermitte综合征	在或低于治疗脊髓水平有客观的神经体征	同侧，对侧象限性瘫痪	
脑	无	轻度头痛、轻度嗜睡	中度头痛、中度嗜睡	重度头痛，严重中枢神经功能失调（行动能力部分丧失或运动障碍）	癫痫发作或瘫痪、昏迷	
眼	无	无症状的白内障、轻度角膜溃疡或角膜炎	有症状的白内障、中度角膜溃疡、轻微视网膜病或青光眼	严重角膜炎、严重视网膜病或视网膜剥脱	全眼球炎、失明	
喉	无	声音嘶哑、轻度喉水肿	中度喉水肿、软骨炎	重度水肿、重度软骨炎	坏死	
肺	无	无症状或轻微症状（干咳）；轻微影像学表现	中度有症状的纤维化或肺炎（重度咳嗽）、低热、影像学片样改变	重度有症状的纤维化或肺炎、影像学致密性改变	严重呼吸功能不全/持续吸氧，辅助通气	
心脏	无	无症状或轻微症状、一过性T波倒置和ST改变、窦性心动过速>110次/min（静息时）	轻微劳累时心绞痛、轻度心包炎、心脏大小正常、持续不正常T波和ST改变，QRS低	严重心绞痛、心包积液、缩窄性心包炎、中度心力衰竭、心脏扩大、心电图正常	心包填塞/严重心力衰竭/重度缩窄性心包炎	
食管	无	轻度纤维化、轻度吞咽固体食物困难、无吞咽疼痛	不能正常进固体食物、进半固体食物、可能有扩张指征	严重纤维化，只能进流食；可有吞咽疼痛；需扩张	坏死/穿孔、瘘	
小肠/大肠	无	轻度腹泻、轻度痉挛、轻度直肠分泌物增多或出血	中度腹泻和肠绞痛、大便>5次/d、多量直肠黏液或间断出血	阻塞或出血，需手术	坏死/穿孔、瘘	
肝	无	轻度无力、恶心、消化不良、轻度肝功能不正常	中度症状、肝功能检测有些不正常、人血白蛋白正常	肝功能不全、肝功能检测不正常、低白蛋白、水肿或腹水	坏死/肝性脑病	

（待续）

（续表）

器官组织	0级	1级	2级	3级	4级	5级
肾	无	一过性白蛋白尿；无高血压；轻度肾功能损害，尿素25～35mg%，肌酐1.5～2.0mg%，肌酐清除率>75%	持续中度蛋白（++）；中度高血压；无相关贫血；中度肾功能损害，尿素>36～60mg%，肌酐清除率50%～74%	重度蛋白尿；重度高血压；持续贫血（<10g%）；重度肾衰竭，尿素>60mg%，肌酐>4.0mg%，肌酐清除率<50%	恶性高血压，尿毒症昏迷，尿素>100mg%	
膀胱	无	轻度上皮萎缩，轻度毛细血管扩张（镜下血尿）	中度尿频；广泛毛细血管扩张，间断性肉眼血尿	重度尿频和排尿困难，重度广泛毛细血管扩张（常伴淤斑），频繁血尿，膀胱容量减少（<150mL）	坏死/膀胱挛缩（容量<100mL），重度出血性膀胱炎	
骨	无	无症状、无生长停滞、骨密度降低	中度疼痛或触痛、生长停滞、不规则骨硬化	重度疼痛或触痛、骨生长完全停滞、致密骨硬化	坏死、自发性骨折	
关节	无	轻度关节强直、轻度运动受限	中度关节强直、间断性或中度关节疼痛、中度运动受限	重度关节强直，疼痛伴严重运动受限	坏死/完全固定	

附录6　常见医学检验指标
一、临床血液学常规检验

中文名称	英文缩写	参考值	临床意义	提示
白细胞计数（White Blood Count）	WBC	成人：（3.5～9.5）×10⁹/L儿童：（8～10）×10⁹/L新生儿：20×10⁹/L	增高：1.生理性：初生儿，妊娠末期、经期，剧烈运动后、饭后、冷水浴后，极度恐惧与疼痛等2.病理性：化脓性细菌引起的炎症、尿毒症、严重烧伤、传染性单核细胞增多症、组织损伤、急性出血、大手术后、白血病等降低：病毒感染、伤寒、副伤寒、黑热病、疟疾、极度严重感染、再生障碍性贫血、X线及激光照射、肿瘤化疗后、非白血性白血病等	选用EDTA二钾抗凝剂真空静脉采血器采血，取血时防止针尖贴静脉壁，取血后立即颠倒反复混匀。抗凝剂EDTA二钾与血液比例为1.5～2.2mg/mL
白细胞分类（Differential Count）	DC			
1.中性粒细胞（Neutrophil）	NE	（1.8～6.3）×10⁹/L40%～75%	增高：急性化脓性感染、粒细胞白血病、急性出血、溶血、手术后、尿毒症、酸中毒、急性中毒等降低：伤寒、副伤寒、疟疾、流感、化学药物中毒、X线和激光照射、抗癌药物化疗、极度严重感染、再障、粒细胞缺乏症等	
2.嗜酸性粒细胞（Eosinophil）	EO	（0.02～0.52）×10⁹/L0.4%～8%	增高：变态反应、寄生虫病、某些皮肤病、某些血液病、手术后、烧伤等降低：伤寒、副伤寒及应用肾上腺皮质激素后	
3.嗜碱性粒细胞（Basophil）	BA	（0～0.06）×10⁹/L0～1%	增高：慢性粒细胞血液病，铅、铋中毒，霍奇金病，癌转移等	
4.淋巴细胞（Lymphocyte）	LY	（1.1～3.2）×10⁹/L20%～50%	增高：百日咳、传染性单核细胞增多症、慢性淋巴细胞性白血病、麻疹、腮腺炎、结核、传染性肝炎等降低：多见于传染急性期、放射病、细胞免疫缺陷等	
5.单核细胞（Monocyte）	MO	（0.1～0.6）×10⁹/L3%～10%	增高：结核、伤寒、亚急性感染性心内膜炎、疟疾、黑热病、单核细胞性白血病、急性传染病的恢复期等	

（待续）

（续表）

中文名称	英文缩写	参考值	临床意义	提示
红细胞计数 （Red Blood Count）	RBC	男：（4.3~5.8）×10^{12}/L 女：（3.8~5.1）×10^{12}/L 儿童：（4~4.5）×10^{12}/L	一般情况下红细胞数与血红蛋白之间有一定比例关系，对贫血诊断和鉴别诊断应同时测定血红蛋白浓度	
血红蛋白测定 （Hemoglobin）	Hgb	男：130~170g/L 女：115~150g/L 儿童：120~140g/L	增高： 1.生理性：新生儿、高原居住者 2.病理性：真性红细胞增多症、代偿性红细胞增多症（慢性肺脏疾病、先天性心脏病、脱水） 降低：各种贫血、白血病、手术后、产后、大量失血等	
血细胞比容 （Hematocrit）	HCT	男：0.40~0.50L/L （40%~50%） 女：0.35~0.45L/L （35%~45%）	增高：大面积烧伤、血浓缩脱水等 降低：各类贫血时随红细胞数的减少而有不同程度的降低	
红细胞平均容量 （Mean Corpuscular Volume）	MCV	82~100fl	增高：大细胞性贫血 降低：单纯细胞性贫血、小细胞低色素性贫血	
红细胞平均血红蛋白量 （Mean Corpuscular Hemoglobin）	MCH	27~34pg	增高：大细胞性贫血 降低：单纯细胞性贫血、小细胞低色素性贫血	
红细胞平均血红蛋白浓度 （Mean Corpuscular Hemoglobin Concentration）	MCHC	316~354g/L	小细胞低色素性贫血可见增高，其他贫血无显著变化	
红细胞体积分布宽度 （Red Volume Distribution Width）	RDW	37~50fl	反映红细胞大小不等的程度，对贫血的诊断有重大意义	
血小板计数 （Platelet）	PLT	（125~350）×10^9/L	增高：急性大出血、急性溶血、真性红细胞增多症、原发性血小板增多症、慢性粒细胞性白血病 降低： 1.造血功能障碍 2.血小板破坏过多 3.血小板消耗增加等	
血小板压积 （Platecrit）	PCT	0.115%~0.285%	增高：剧烈运动后、妊娠等	
平均血小板体积 （Mean Platelet Volume）	MPV	9.0~13.0fl	增高：剧烈运动后、妊娠9~12周、慢性骨髓性白血病、骨髓抑制恢复初期、各类子痫前2~5周、冠心病、糖尿病、急性心肌炎、体外循环术、脾切除等	肿瘤患者易出现DETA依赖的假性血小板减低（EDTA-PTCP），用MPV就可鉴别EDTA-PTCP与真正的血小板减少症，在EDTA-PTCP中MVP值正常，根据MVP值可以避免误诊，并及早正确治疗
血小板体积分布宽度 （Platelet Volume Distribution Width）	PDW	7~17 fl	增高：发育不良性贫血	

（待续）

（续表）

二、血常规报警提示符号的意义

提示符号	直方图异常区域	提示发生原因
R0或R1	淋巴细胞左侧区域	血小板凝集、巨大血小板、疟原虫、有核红细胞、不溶解红细胞、异常淋巴细胞、冷凝球蛋白等
R2	淋巴和单个核细胞间	异常淋巴细胞、异型淋巴细胞、原幼细胞、浆细胞、嗜酸性粒细胞、嗜碱性粒细胞
R3	单个核和粒细胞间	未成熟粒细胞、异常细胞、嗜酸性粒细胞
R4	粒细胞右侧区域	粒细胞增多症
RM	多区异常	以上多种原因引起

三、止血与血栓常规检验

中文名称	英文缩写	参考值	临床意义	提示
部分凝血活酶时间（Partial Thromboplastin Time）	PTT	60～85秒 超过正常对照10秒以上为延长	延长：见于因子Ⅷ、Ⅸ、Ⅺ和Ⅻ血浆水平减低、血友病和第Ⅺ因子缺乏症、肝脏疾病、阻塞性黄疸、新生儿出血症、口服抗凝剂、应用肝素、DIC等 缩短：DIC高凝期、心肌梗死、心绞痛、脑血管病变、肺梗死、静脉血栓等	1.采血人员应技术熟练、"一针见血"，防止组织损伤 2.取血注射器推荐用21G1.5或20G1.5号针头，取血时，回抽针栓速度要慢且均匀，使血液平稳地进入注射器，防止气泡产生 3.抽血过慢或不顺利，可激活凝血系统，试验结果显示凝血因子活性增高，血小板假性减低 4.血液取出后立即与枸橼酸钠抗凝剂混合10次，但要避免用力振摇。抗凝剂与血液浓度比为1:10
活化部分凝血活酶时间（Activated Partial Yhromboplastin time）	APTT	22.7～36.4秒	观察缺乏血小板血浆凝固所需的时间，是内源凝血系统较为敏感和常用的筛选试验	
血浆凝血酶原时间（Prothrombin Time）	PT	9.6～13.7秒	延长：见于先天性因子Ⅱ、Ⅴ、Ⅶ、Ⅹ缺乏症和低（无）纤维蛋白原血症，肝脏疾病，DIC，原发性纤溶症，维生素K缺乏症等 缩短：见于先天性因子Ⅴ增多症、长期口服避孕药、血栓前状态和血栓性疾病等	
凝血酶时间（Thrombin Time）	TT	14～21秒 超过对照3秒以上为延长	延长：见于肝素增多或类肝素抗凝物质存在、SLE、肝病、肾病、低（无）纤维蛋白原血症、FDP增多等	
纤维蛋白（原）降解产物（Fibrinogen Degradation Product）	FDP	＜10mg/L	原发性纤溶亢进时FDP的含量可明显升高，DIC、恶性肿瘤、白血病、肺栓塞、肾静脉血栓的形成和各种疾病引起的休克。溶栓治疗时FDP可显著增高	
纤维蛋白原定量（Fibrinogen）	FIB	2.0～4.0g/L	糖尿病、心脑血管病、烧伤、手术后和某些急性传染病、血浆纤维蛋白原可能增高、血液有凝固性增强的倾向	
D-二聚体测定（D-Dimer）		＜500ng/mL（FEU）	增高见于深静脉血栓形成、肺栓塞、DIC继发性纤溶亢进等疾病	

四、临床尿液常规检验

中文名称	英文缩写	参考值	临床意义	提示
尿葡萄糖测定（Glucose）	GLU	正常人＜10mmol/L	阳性见于：糖尿病、肾性糖尿病、甲状腺功能亢进症等；内服、注射大量葡萄糖及精神激动等也可致阳性反应	收集尿液应用干燥、清洁、方便的容器，必须满足下列要求： 1.送检尿标本容器上应有标签（条形码）并注明患者的姓名、科别、序号、收集标本的时间及检测项目 2.容器只限一次性使用，容器不少于容纳50mL尿液，如做细菌培养，应用专用无菌器皿 3.采用中段尿法留取尿液标本，如做细菌培养需预先清洗外生殖器或采用膀胱导管及穿刺法留取标本 4.因尿液中化学物质及有形成分不稳定，如胆红素、尿胆原被氧化，尿素经细菌酵解生成氨，尿pH值升高，葡萄糖被细菌降解，使病理性尿糖消失，故应排尿后尽快送检，不得超过2小时，冷藏4℃可抑制细菌繁殖，但不得超过8小时
尿胆红素测定（Bilirubin）	BIL	正常人为阴性	在肝实质性及阻塞性黄疸时，尿中均可出现胆红素，在溶血性黄疸患者的尿中，一般不见胆红素	
尿酮体测定（Ketobody）	KET	正常人为阴性	1.正常人尿液中不含酮体 2.严重未治疗的糖尿病患者酮体可呈强阳性反应 3.妊娠剧吐、长期饥饿、营养不良、剧烈运动后也可呈阳性反应	

（待续）

（续表）

中文名称	英文缩写	参考值	临床意义	提示
尿比重 （Specific Gravity）	SG	正常成人任意尿标本1.003～1.030，晨尿＞1.020；新生儿1.002～1.004	增高：尿浓缩时，比重可增高，见于急性肾炎、高热、心功能不全、脱水等；尿量增多同时比重增加，常见于糖尿病	化学防腐： 甲醛：每100mL尿液加40%甲醛0.5mL。（不适于糖、17-羟皮质激素检验）
尿酸碱度 （pH）	pH	pH4.8～7.4	正常尿液可呈弱酸性（pH=6），但因饮食种类不同，pH波动范围可为5.4～8.4。肉食者多为酸性，蔬菜、水果可致碱性。久置腐败尿或泌尿道感染，脓血尿均可呈碱性。结石尿的草酸盐、磷酸盐结石见于碱性尿；尿酸盐、胱氨酸结石多见于酸性尿。酸中毒及服用氯化铵等酸性药物时尿可呈酸性	盐酸：每100mL尿液加浓HCl0.1mL（不适用于细菌培养）
尿液蛋白质 （Protein）	PRO	正常人为阴性	分为功能性、体位性、病理性蛋白尿，后者见于肾炎、肾病综合征等	
尿胆原测定 （Urobilinogen）	UBG	正常人为弱阳性反应（＜50μmol/L）	尿胆原阴性常见于完全阻塞性黄疸。尿胆原增加常见于溶血性疾患及肝实质性病变，如肝炎时	
尿亚硝酸盐测定 （Nitrite）	NIT	正常人为阴性	如尿液中含革兰阴性细菌可将尿中的硝酸盐还原为亚硝酸盐而呈阳性	
尿潜血测定 （Occult Blood）	BLD	正常人为阴性	尿液中出现红细胞说明有肾脏泌尿系统疾病，常见于肾小球炎、泌尿系结石、结核或恶性肿瘤等	
尿液白细白测定 （Leucocyte）	LEU	正常人为阴性	尿内白细胞增多，表示泌尿系有化脓性炎症，如肾盂肾炎等	

五、临床生化常规检验

中文名称	英文缩写	参考值※	临床意义	提示
总胆红素 （Total Bilirubin）	TBIL	5～21μmol/L	增高：见于病毒性肝炎、肝硬化、胆道阻塞、溶血性黄疸等 降低：见于再生障碍性贫血及继发性贫血等	生化常规取静脉血不加任何化学试剂，取血管应选用静脉负压真空采血器或一次性塑料（玻璃）管。标本管必须贴有标签（条形码）并注明患者姓名、科别、床号、取血时间及检测项目。向标本管注入血液时应沿管壁注入，切忌注入气泡，防止溶血
直接胆红素 （Direct Bilirubin）	DBIL	0～3.4μmol/L	增高：常见于阻塞性黄疸、肝细胞性黄疸。溶血性黄疸时DBIL相对偏低	
血清总蛋白 （Total Protein）	TP	65～85g/L	增高： 1.血液浓缩而使总蛋白浓度相对增高 2.血清蛋白质合成增加 减低： 1.血浆中水分增加，血浆被稀释 2.营养不良和消耗增加 3.肝功能障碍，合成减少 4.蛋白质丢失	
血清白蛋白 （Albumin）	ALB	40～55g/L	增高：常见于严重脱水，血浆浓缩 减低：其原因与总蛋白浓度降低相同	
血清球蛋白 （Globulin）	GLOB	20～40g/L	增高： 1.炎症或感染 2.自身免疫性疾病 3.骨髓瘤和淋巴瘤等 4.慢性肝疾患 降低： 1.先天性无（低）球蛋白血症，仅见于男性婴儿 2.后天获得性疾患：体液免疫功能低下，反复感染	

（待续）

中文名称	英文缩写	参考值※	临床意义	提示
谷丙转氨酶 （Alanine Aminotransferase）	ALT	男： 9～50U/L 女： 7～40U/L	增高： 1.肝胆疾病：传染性肝炎、肝癌、肝硬化活动期、中毒性肝炎、脂肪肝、胆管炎和胆囊炎等 2.心血管疾病：心肌梗死、心肌炎、心力衰竭时的肝脏淤血、脑出血等 3.一些药物和毒物可引起ALT活性升高，如异烟肼、氯丙嗪、奎宁、水杨酸制剂及乙醇、铅、汞、四氯化碳或有机磷酸等	
谷草转氨酶 （Aspartate Aminotransferase）	AST	男： 15～40U/L 女： 13～35U/L	AST在心肌细胞内含量较多，当心肌梗死时，血清中AST活力增高，在发病后6～12小时之内显著增高，在48小时达到高峰，在3～5天恢复正常。血清中AST也可来源于肝细胞。各种肝病可引起血清AST的升高，有时可超过1000U，中毒性肝炎还可更高 肌炎、胸膜炎、肾炎及肺炎等也可引起血清AST的轻度增高	
γ-谷氨酰转肽酶 （Gamma Glutamine Transpeptidase）	GGT	男： 10～60U/L 女： 7～45U/L	GGT主要用于诊断肝胆疾病。原发性肝癌、胰腺癌和乏特壶腹癌时，血清GGT活性显著增高，特别在诊断恶性肿瘤患者有无肝转移和肝癌术后有无复发时，阳性率可达90% 嗜酒或长期接受某些药物如苯巴比妥者，血清GGT活性常升高。但是GGT特异性不高，急性肝炎、慢性肝炎活动期、阻塞性黄疸、胆道感染、胆石症、急性胰腺炎时都可升高	
碱性磷酸酶 （Alkaline Phosphatase）	ALP	成人男性： 45～125U/L 女性＞50岁： 50～130U/L 女性＜49岁： 35～100U/L	增高： 1.肝胆疾病：阻塞性黄疸、急性或慢性黄疸型肝炎、肝癌等 2.骨骼疾病：纤维性骨炎、成骨不全症、佝偻病、骨转移癌和骨折修复愈合期等	
乳酸脱氢酶 （Lactate Dehydrogenase）	LDH	男： 0～248U/L 女： 0～247U/L	增高：心肌梗死、肝炎、肺梗死、某些恶性肿瘤、白血病等。某些肿瘤转移所致的胸腹水中LDH活力往往升高	
乳酸脱氢酶同工酶-1	LDH-1	15～65U/L	增高：急性心肌梗死发作后早期、溶血性疾病、幼红细胞贫血症、肾坏死等	
肌酸激酶 （Creatine Kinase）	CK	男： 0～171U/L 女： 0～145U/L	急性心肌梗死后2～4小时 CK开始增高，可高达正常上限的10～12倍，2～4天后恢复正常。此外，病毒性心肌炎、脑血管意外、脑膜炎、甲状腺功能低下、进行性肌萎缩、皮肌炎等CK亦增加 CK分子是由脑型亚单位（B）与肌型亚单位（M）组成的二聚体，产生三种CK同工酶，即CK-BB、CK-MB、CK-MM。脑、前列腺、肠、肺、膀胱、子宫、胎盘及甲状腺中CK-BB占优势；骨骼肌及心肌中CK-MM占优势；CK-MB主要分布于心肌。正常血清中绝大部分为CK-MM的活力，含有少量的CK-MB，不超过总活力的5%，CK-BB含量极微	

（续表）

中文名称	英文缩写	参考值※	临床意义	提示
胆碱酯酶（Cholinesterase）	CHE	男： 4620～11 500U/L 女： 3930～10 800U/L	增高：散见于肾病综合征、甲状腺功能亢进、糖尿病等 降低：急、慢性肝炎，肝硬化，肝癌，低蛋白血症，有机磷中毒等	
α-L-岩藻糖苷酶（α-L-fucosidase）	AFU	10～35U/L	70%～85%的原发性肝癌可见升高	
总胆汁酸（Total Bile Acid）	TBA	0.5～10μmol/L	增高：急、慢性肝炎，肝硬化，肝癌等	
肌酐（Creatinine）	CREA	男： 70～115μmol/L 女： 40～80μmol/L	增高：肾脏功能中度或重度损害，肢端肥大症	
尿素氮（Urea Nitrogen）	BUN	2.8～7.2mmol/L	增高 1.生理性：高蛋白饮食引起血清尿素浓度和尿液中尿素氮的排出量升高 2.病理性： （1）肾前性：最重要的原因是失水使血液浓缩，可引起肾血流量减少，肾小球滤过率减低而使血尿素潴留。可见剧烈呕吐、幽门梗阻、肠梗阻和长期腹泻等 （2）肾性：急性肾小球肾炎、肾病晚期、肾衰竭、慢性肾盂肾炎及中毒性肾炎都可出现血尿素氮增高 （3）肾后性疾患：如前列腺肿大、尿路结石、尿道狭窄等引起的血尿素氮增加 降低：较为少见，常因严重的肝病，如肝炎合并广泛肝坏死导致	
葡萄糖（Glucose）	GLU	4.1～5.9mmol/L	增高： 1.生理性：饭后1～2小时，摄入高糖食物或情绪紧张肾上腺分泌增加时 2.病理性：内分泌腺功能障碍引起高血糖、颅内压增加、脱水引起的高血糖等 降低： 1.生理性：饥饿和剧烈运动 2.病理性：①胰岛β细胞增生或癌瘤等，使胰岛素分泌过多；②对抗胰岛素的激素分泌不足；③严重肝病患者等	
果糖胺（Hructosamine）	FMN	1.40～2.95mmol/L	反映被测前10～20天内连续变化的血糖浓度的平均水平	
总胆固醇（Cholesterol）	CHO	0～5.17mmol/L	增高：见于动脉粥样硬化、肾病综合征、胆总管堵塞、黏液性水肿和糖尿病等 降低：见于恶性贫血、溶血性贫血及甲状腺功能亢进等	
甘油三酯（Triglyceride）	TG	0.7～1.7mmol/L	增高：见于高脂血症、肾病综合征、糖尿病、动脉粥样硬化等 降低：见于无α（或无β）酯蛋白血症、严重营养不良等	
高密度脂蛋白胆固醇（High-density Lipoprotein-CHO）	HDL-C	男性： 0.91～2.0mmol/L 女性： 1.09～2.27mmol/L	HDL-C含量与动脉管腔狭窄程度呈显著的负相关。在估计心血管的危险因子中HDL-C的临床意义比胆固醇和甘油三酯高	

（待续）

（续表）

中文名称	英文缩写	参考值※	临床意义	提示
低密度脂蛋白胆固醇 （Low-density Lipoprotein-CHO）	LDL-C	0 ~ 3.1mmol/L	低密度脂蛋白胆固醇的浓度与冠心病危险性呈正向关系	
钾 （Kalium Potassium）	K	血清钾： 3.5 ~ 5.3mmol/L 尿钾： 25 ~ 125mmol/24h	增高：见于肾上腺皮质功能减退、急性或慢性肾衰竭、休克、组织挤压伤、重度溶血、口服或注射含钾液过多等 降低：见于严重腹泻、呕吐、肾上腺皮质功能亢进、使用排钾利尿剂、过量胰岛素、钡盐与粗制生棉油中毒等。大剂量注射青霉素钠盐	
钠 （Natrium Sodium）	Na	血清钠： 137 ~ 147mmol/L 尿钠： 40 ~ 220mmol/24h	降低：胃肠道失钠、尿钠排出增多、皮肤失钠、抗利尿激素（ADH）过多等 增高：肾上腺皮质功能亢进，严重脱水；中枢性尿崩症时ADH分泌量减少	
氯化物 （Chloride）	Cl	血清（浆）： 99 ~ 110mmol/L 脑脊液： 120 ~ 132mmol/L 尿液： 170 ~ 250mmol/L	血清（浆）氯化物增高：临床上高氯血症常见于高钠血症的脱水时，失液大于失盐，氯相对浓度增高；高血氯性代谢性酸中毒：过量注射生理盐水等 血清（浆）氯化物降低：氯化物的异常丢失或摄入减少，呼吸性酸中毒，呼吸衰竭 脑脊液低氯症：脑脊液为细胞外液的一部分，低钠血症均伴有脑脊液低氯症。重症结核性脑膜炎时，氯化物含量显著降低，化脓性脑膜炎时偶见降低 尿液氯化物排泄量的增减情况基本同尿钠一致	
钙 （Calcium）	Ca	2.10 ~ 2.55mmol/L	增高：甲状旁腺功能亢进症、维生素D过多症、多发性骨髓瘤、结节病引起肠道过量吸收钙等。儿童正常时血钙稍高于成人 降低：可引起神经肌肉应激性增强而使手足抽搐，可见于下列疾患： 1.甲状旁腺功能减退，原发性血钙减低 2.慢性肾炎尿毒症 3.佝偻病与软骨病 4.吸收不良性低血钙 5.大量输入柠檬酸抗凝血等	
无机磷 （Phosphorus Inorganic）	IP	0.81 ~ 1.45mmol/L	增高： 1.甲状旁腺功能减退症 2.慢性肾炎晚期磷酸盐排泄障碍 3.维生素D过多 4.多发性骨髓瘤及骨折愈合期 降低：甲状旁腺功能亢进、佝偻病或软骨病伴有继发性甲状旁腺增生、糖利用增加、肾小管变性病变等	

（待续）

（续表）

中文名称	英文缩写	参考值※	临床意义	提示
血清镁测定（Magnesium）	Mg	0.66～1.07mmol/L	增高： 1.肾脏疾病 2.肾上腺及甲状腺功能减退、糖尿病昏迷 3.多发性骨髓瘤、严重脱水等 降低： 1.消化道丢失 2.尿路丢失 3.甲亢、甲状旁腺功能亢进、醛固酮增多症、吸收功能不良综合征 4.伴低钾性低镁	
血清铁测定（Iron）	Fe	男性：11～30μmol/L 女性：9～27μmol/L	增高： 1.红细胞破坏增多时，如溶血性贫血 2.红细胞的再生或成熟障碍，如再生障碍性贫血、巨红细胞性贫血 降低：常见于缺铁性贫血、急性或慢性感染、恶性肿瘤等	
血清铜测定（Copper）	Cu	男性： 10.99～21.98μmol/L 女性： 12.56～23.55μmol/L	增高：见于甲状腺功能亢进、结核、风湿病和恶性肿瘤等 降低：肝豆状核变性	
血清锌测定（Zine）	Zn	7.65～22.95μmol/L	增高：常见于工业污染引起的急性锌中毒 降低：常见于酒精中毒性肝硬化、肺癌、心肌梗死、慢性感染、胃肠吸收障碍、肾病综合征及部分慢性肾衰竭	
血浆（清）碳酸氢根测定（Hydrocarbonate）	HCO_3	成人：20～29mmol/L 儿童：18～27mmol/L	增高： 1.代谢性碱中毒，如幽门梗阻、库欣综合征和服碱性药物过多等 2.呼吸性酸中毒，如呼吸中枢抑制、呼吸肌麻痹、肺气肿、支气管扩张和气胸等 降低： 1.代谢性酸中毒，如严重腹泻、肾衰竭、糖尿病和服酸性药物过多等 2.呼吸性碱中毒时，呼吸增速和CO_2排出过多	

注：随着医学检验飞速发展，各地区引进自动生化分析系统种类繁多，且选用试剂方法尚不统一，故参考值应根据所在地区医院实验室提供参数为准。

六、国内常用放射免疫检测肿瘤标志物项目表

中文名称	英文缩写	分子量	参考值※	临床意义
甲胎蛋白	AFP	70 000	0～20μg/L	肝癌，用于诊断生殖细胞肿瘤
癌胚抗原	CEA	180 000	0～5μg/L	结直肠癌、胃癌、胰腺癌乳腺癌和肺癌
糖类抗原125	CA125	200 000	0～35U/mL	卵巢癌、子宫内膜癌
癌抗原15-3	CA15-3	115D8：400 000； DF3：290 000	0～25U/mL	乳腺癌
糖类抗原19-9	CA19-9	抗原36 000、黏蛋白106D	0～39U/mL	胰腺癌、胃癌、结直肠癌、胆囊癌
癌抗原72-4	CA72-4	400 000	0～6U/mL	胃癌、卵巢癌
糖类抗原242	CA242		0～12U/mL	胰腺癌、结肠癌
糖类抗原50	CA50		0～20U/mL	胰腺癌、胆囊癌、肝癌、卵巢癌、子宫癌、恶性胸水
细胞角质素片段抗原21-1	CYFRA21-1	30 000	0～3.3μg/L	非小细胞肺癌
神经特异性烯醇化酶	NSE	87 000	0～16μg/L	小细胞肺癌、神经母细胞瘤
鳞状上皮细胞癌抗原	SCC	48 000	0～1.5μg/L	
前列腺特异抗原	t-PSA	36 000	0～4μg/L	前列腺癌

（待续）

（续表）

中文名称	英文缩写	分子量	参考值※	临床意义
α-L-岩藻糖苷酶	AFU		10～35U/L	原发性肝癌
铁蛋白	SF		男：30～400μg/L	急性白血病、转移性肝癌
			女：13～150μg/L	
β₂-微球蛋白	β₂-MG	11 800	1.3～2.7mg/L	多发性骨髓瘤、淋巴系统肿瘤
胰胚胎抗原	POA		0～7U/mL	胰腺癌
胃泌素前体释放肽	PROGRP		0～63pg/L	小细胞肺癌

附录7　EORTC QLQ-C30（version 3）生活质量调查问卷

我们很希望了解一些有关您及您的健康状况的信息。请独立回答以下所有问题，并圈出对您最合适的答案。答案无"正确"与"错误"之分。您提供的信息我们将绝对保密。

在过去的一周中	没有	有一点	有一些	非常多
1.当您做一些费力的动作，如提沉重的购物袋或行李箱时，您是否感到困难？	1	2	3	4
2.长距离步行时，您是否感到困难？	1	2	3	4
3.在户外短距离散步时，您是否感到困难？	1	2	3	4
4.在白天，您是否必须卧床或坐在椅子上？	1	2	3	4
5.您是否需要别人协助进食、穿衣、洗漱或上厕所？	1	2	3	4
6.您的工作或者日常活动是否受到体能限制？	1	2	3	4
7.您的业余爱好和休闲活动是否受到体能限制？	1	2	3	4
8.您曾感到气短吗？	1	2	3	4
9.您有过疼痛吗？	1	2	3	4
10.您曾需要休息吗？	1	2	3	4
11.您曾感到睡眠不好吗？	1	2	3	4
12.您曾感到虚弱吗？	1	2	3	4
13.您曾感到没有胃口吗？	1	2	3	4
14.您曾感受到恶心想吐吗？	1	2	3	4
15.您曾呕吐过吗？	1	2	3	4
16.您曾有便秘吗？	1	2	3	4
17.您曾有过腹泻吗？	1	2	3	4
18.您曾感觉疲乏吗？	1	2	3	4
19.疼痛影响您的日常活动吗？	1	2	3	4
20.您是否很难集中注意力做事，例如读报或看电视？	1	2	3	4
21.您曾感到紧张吗？	1	2	3	4
22.您曾感到担心吗？	1	2	3	4
23.您曾感到容易动怒吗？	1	2	3	4
24.您曾感到情绪低落吗？	1	2	3	4
25.您曾经感到记事困难吗？	1	2	3	4
26.您的身体状况或治疗过程，妨碍了您的家庭生活吗？	1	2	3	4
27.您的身体状况或治疗过程，妨碍了您的社交活动吗？	1	2	3	4
28.您的身体状况或治疗过程，造成了您的经济困难吗？	1	2	3	4

以下问题，数字1～7代表从"很差"到"很好"的等级，请在1至7之间圈出对您最合适的答案。

29.您如何评定过去一周中您的整体健康状况？

1	2	3	4	5	6	7
很差						很好

30.您如何评定过去一周中您的整体生活质量？

1	2	3	4	5	6	7
很差						很好

（待续）

（续表）

EORTC QLQ-LC13 肺癌生活质量调查问卷

患者有时会有以下临床症状。请指出在过去一周内您所出现的这些临床症状或问题的程度，圈出最适合您的答案。

在过去的一周中	没有	有一点	有一些	非常多
31.您经常咳嗽吗？	1	2	3	4
32.您咯血吗（痰中带血）？	1	2	3	4
33.您休息时感到气短吗？	1	2	3	4
34.您散步时感到气短吗？	1	2	3	4
35.您爬楼梯时感到气短吗？	1	2	3	4
36.您有过口腔或舌头疼痛吗？	1	2	3	4
37.您有过吞咽困难吗？	1	2	3	4
38.您有过手脚发麻/刺痛吗？	1	2	3	4
39.您有过脱发吗？	1	2	3	4
40.您有过胸痛吗？	1	2	3	4
41.您有过手臂或肩膀疼痛吗？	1	2	3	4
42.您有过身体其他部位的疼痛吗？	1	2	3	4
如果有，请写出部位：				
43.您服用过止疼药吗？				
1.没有　　　　2.有				
如果用过，止疼作用大吗？	1	2	3	4

EORTC QLQ-BR23 腺癌生活质量调查问卷

患者有时会有以下临床症状。请指出在过去一周内（过去7天内）您所出现的这些临床症状或问题的程度，圈出最适合您的答案。

在过去的一周内（过去7天内）	完全没有	有一点	相当多	非常多
44.您觉得嘴干吗？	1	2	3	4
45.您是否觉得饮食的味道和平常不一样？	1	2	3	4
46.您是否有眼睛疼痛、刺激感或流泪？	1	2	3	4
47.您会有掉头发么？	1	2	3	4
48.您如果有掉头发，才须回答此题：				
您是否对掉头发感到沮丧？	1	2	3	4
49.您觉得生病或身体不适么？	1	2	3	4
50.您会有发热潮红么？	1	2	3	4
51.您会头痛么？	1	2	3	4
52.您是否会觉得因为您的疾病或是治疗而使您身体外观上比较没有吸引力？	1	2	3	4
53.您是否会觉得因为您的疾病或是治疗而使您较为缺乏女人味？	1	2	3	4
54.您是否觉得观看自己不穿衣服的样子是很不舒服的事？	1	2	3	4
55.您会对自己的身体外观不满意么？	1	2	3	4
56.您是否担心未来的健康？	1	2	3	4
57.您对"性"感兴趣的程度如何？	1	2	3	4
58.您的性生活活跃的程度如何（有或没有性生活）？	1	2	3	4
59.如果您在过去4周内有性生活，才需回答此题：	1	2	3	4
您觉得性生活愉快的程度如何？				
60.您手臂或肩膀会疼痛么？	1	2	3	4
61.您的手臂或手部肿胀么？	1	2	3	4
62.您将手臂举起或向旁边伸展会有困难么？	1	2	3	4
63.您患侧乳房的部位会感觉疼痛么？	1	2	3	4
64.您患侧乳房的部位会肿胀么？	1	2	3	4
65.您患侧乳房的部位会过度敏感么？	1	2	3	4
66.您患侧乳房有皮肤方面的问题么（例如痒、干燥、脱屑）？	1	2	3	4

附录8 心理评估量表
Zung焦虑自评量表

评定项目	很少有	有时有	大部分时间有	绝大多数时间有
1.我感到比往常更加神经过敏和焦虑	1	2	3	4
2.我无缘无故感到担心	1	2	3	4
3.我容易心烦意乱或感到恐慌	1	2	3	4
4.我感到我的身体好像被分成几块，支离破碎	1	2	3	4
*5.我感到事事都很顺利，不会有倒霉的事情发生	4	3	2	1
6.我的四肢抖动和震颤	1	2	3	4
7.我因头痛、颈痛、背痛而烦恼	1	2	3	4
8.我感到无力且容易疲劳	1	2	3	4
*9.我感到很平静，能安静坐下来	4	3	2	1
10.我感到我的心跳较快	1	2	3	4
11.我因阵阵的眩晕而不舒服	1	2	3	4
12.我有阵阵要昏倒的感觉	1	2	3	4
*13.我呼吸时进气和出气都不费力	4	3	2	1
14.我的手指和脚趾感到麻木和刺痛	1	2	3	4
15.我因胃痛和消化不良而苦恼	1	2	3	4
16.我必须时常排尿	1	2	3	4
*17.我的手总是很温暖而干燥	4	3	2	1
18.我觉得脸发烧发红	1	2	3	4
*19.我容易入睡，晚上休息很好	4	3	2	1
20.我做噩梦	1	2	3	4

Zung抑郁自评量表

	偶尔	有时	经常	持续
1.我觉得闷闷不乐，情绪低沉	1	2	3	4
2.我觉得一天之中早晨最好	4	3	2	1
3.我一阵阵地哭出来或是想哭	1	2	3	4
4.我晚上睡眠不好	1	2	3	4
5.我的胃口跟以前一样	4	3	2	1
6.我跟异性交往时像以前一样开心	4	3	2	1
7.我发现自己体重下降	1	2	3	4
8.我有便秘的烦恼	1	2	3	4
9.我的心跳比平时快	1	2	3	4
10.我无缘无故感到疲劳	1	2	3	4
11.我的头脑像往常一样清楚	4	3	2	1
12.我觉得经常做的事情并没有困难	4	3	2	1
13.我感到不安，心情难以平静	1	2	3	4
14.我对未来抱有希望	4	3	2	1
15.我比以前更容易生气激动	1	2	3	4
16.我觉得决定什么事很容易	4	3	2	1
17.我觉得自己是个有用的人，有人需要我	4	3	2	1
18.我的生活过得很有意思	4	3	2	1
19.假如我死了别人会过得更好	1	2	3	4
20.平常感兴趣的事情我照样感兴趣	4	3	2	1

附录9　疲乏评估量表
简易疲乏评估量表（BFI）

我们一生中，一般大多数人会有时感觉非常疲劳或劳累。表中的0代表无疲乏，数字越大代表的疲乏程度越重，10代表你能想象的最疲乏。

您在最近一周内有没有感觉到不同寻常的疲劳或者劳累？　是（　　）　否（　　）

1.请用圆圈标记一个数字，最恰当地表示您现在的疲劳程度（疲劳、劳累）

|　　0　　|　1　|　2　|　3　|　4　|　5　|　6　|　7　|　8　|　9　|　　10|
|无疲乏|||||||||您能想象的最疲乏|

2.请用圆圈标记一个数字，最恰当地表示您在过去24小时内通常的疲劳程度（疲劳、劳累）

|　　0　　|　1　|　2　|　3　|　4　|　5　|　6　|　7　|　8　|　9　|　　10|
|无疲乏|||||||||您能想象的最疲乏|

3.请用圆圈标记一个数字，最恰当地表示您在过去24小时内最疲劳的程度（疲劳、劳累）

|　　0　　|　1　|　2　|　3　|　4　|　5　|　6　|　7　|　8　|　9　|　　10|
|无疲乏|||||||||您能想象的最疲乏|

4.请用圆圈标记一个数字，最恰当地表示您在过去24小时内疲劳对您下述方面的影响

A.一般活动

|　　0　　|　1　|　2　|　3　|　4　|　5　|　6　|　7　|　8　|　9　|　　10|
|无影响|||||||||完全影响|

B.情绪

|　　0　　|　1　|　2　|　3　|　4　|　5　|　6　|　7　|　8　|　9　|　　10|
|无影响|||||||||完全影响|

C.行走能力

|　　0　　|　1　|　2　|　3　|　4　|　5　|　6　|　7　|　8　|　9　|　　10|
|无影响|||||||||完全影响|

D.正常工作（包括外出工作及户内家务）

|　　0　　|　1　|　2　|　3　|　4　|　5　|　6　|　7　|　8　|　9　|　　10|
|无影响|||||||||完全影响|

E.与他人关系

|　　0　　|　1　|　2　|　3　|　4　|　5　|　6　|　7　|　8　|　9　|　　10|
|无影响|||||||||完全影响|

F.享受生活

|　　0　　|　1　|　2　|　3　|　4　|　5　|　6　|　7　|　8　|　9　|　　10|
|无影响|||||||||完全影响|

癌症疲乏量表（CFS）

这是一份关于您可能正在经历的疲劳相关感觉的问卷，对于提出的各个问题请选择与您现在状态最吻合的数字，并将您的选择圈起来。请不要过多考虑，根据第一印象回答。

现在	完全没有1	极少2	有一点3	相当多4	非常多5
1.你容易疲劳吗？					
2.你想躺下休息吗？					
3.你感到筋疲力尽吗？					
4.你觉得自己变得粗心了吗？					
5.你感到精力充沛吗？					
6.你的身体有疲劳感吗？					
7.你觉得说错话的时候增多了吗？					
8.你对很多事情都感兴趣吗？					
9.你对什么都感到厌烦吗？					
10.你觉得自己变得健忘了吗？					
11.你做事情能集中注意力吗？					
12.你觉得对什么都提不起劲吗？					
13.你觉得自己的思维变迟钝了吗？					
14.你能激励自己去做事情吗？					
15.你疲劳得无所适从吗？					

索　引